Psiquiatría Infantil y de la Adolescencia

Psiquiatría Infantil y de la Adolescencia

Directores

Pedro Javier Rodríguez-Hernández
Psiquiatra Infantil y de la Adolescencia, Pediatra y Psicólogo,
Servicio de Psiquiatría, Hospital Universitario Nuestra Señora de Candelaria,
Santa Cruz de Tenerife.
Profesor Asociado de Psiquiatría, Facultad de Medicina,
Universidad de La Laguna, Santa Cruz de Tenerife.
Vicepresidente del Colegio de Médicos de Santa Cruz de Tenerife.

Amaia Hervás Zúñiga
Jefa del Servicio de Salud Mental Infantil y Juvenil,
Hospital Universitari Mútua Terrassa, Barcelona.

Coordinadores

Abigail Huertas Patón
Facultativa Especialista de Área, Servicio de Psiquiatría, Instituto de Psiquiatría
y Salud Mental, Hospital General Universitario Gregorio Marañón, Madrid.

Mª Inmaculada Palanca Maresca
Colaboradora Docente, Facultad de Medicina, Universidad Autónoma de Madrid.
Jefa de Sección de Psiquiatría Infantil y de la Adolescencia,
Hospital Universitario Puerta de Hierro, Majadahonda, Madrid.

Matías Real López
Coordinador del Área de Psiquiatría, Universitat Jaume I, Castelló de la Plana.
Facultativo Especialista de Área, Servicio de Psiquiatría,
Consorci Hospitalari Provincial de Castelló.
Director Gerente del Consorci Hospitalari Provincial de Castelló.

Miembro del Comité Editorial

María Jesús Mardomingo Sanz
Presidenta de Honor de la Asociación Española de Psiquiatría
del niño y del adolescente (AEPNYA).

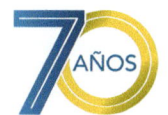 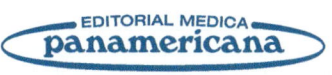

Desde 1953 formando Profesionales de la Salud

Buenos Aires - Bogotá - Madrid - México
www.medicapanamericana.com

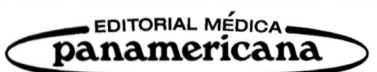

Visite nuestra página web:
http://www.medicapanamericana.com

ARGENTINA
Maipú 1300, piso 3 (C1006ACT)
Ciudad Autónoma de Buenos Aires, Argentina
Tel.: (54-11) 5031-6919
e-mail: cinfo@medicapanamericana.com

COLOMBIA
Carrera 7a A. N.º 69-19 - Bogotá DC - Colombia
Tel.: (57-1) 235-4068
e-mail: infomp@medicapanamericana.com.co

ESPAÑA
Sauceda, 10 - 5ª planta - 28050 Madrid, España
Tel.: (34-91) 131-78-00
e-mail: info@medicapanamericana.es

MÉXICO
Av. Miguel de Cervantes Saavedra, n.º 233, piso 8, oficina 801
Col. Granada, Alcaldía Miguel Hidalgo
Ciudad de México, México, C.P. 11520
Tel.: (5255) 5250 0664
e-mail: infomp@medicapanamericana.com.mx

ISBN: 978-84-1106-144-5 (Versión impresa + Versión digital)
ISBN: 978-84-1106-145-2 (Versión digital)

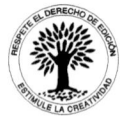

Colaboradores

Agustín Morrás, Raisa
Facultativa Especialista de Área, Servicio de Psiquiatría Infanto-Juvenil, Hospital Universitari Mútua Terrassa, Barcelona.

Albert Bitaubé, Jacobo
Profesor Contratado Doctor, Facultad de Psicología, Universidad Autónoma de Madrid.
Asesor Externo (Responsable de Investigación), Servicio de Neuropsicología infantil, Centro Neuromottiva, Centro de Psicología del niño y del adolescente, Madrid.

Alda Díez, José Ángel
Jefe de Sección, Servicio de Salut Mental, Hospital Sant Joan de Déu, Esplugues de Llobregat, Barcelona.

Berenguer Forner, Carmen
Profesora Permanente Laboral, Facultad de Psicología y Logopedia, Universitat de València.

Bigorra Gualba, Aitana Eva
Profesora Asociada, Facultad de Psicología, Universitat de Barcelona.
Facultativa Especialista de Área, Servicio de Psiquiatría y Psicología Infantil y Juvenil, Hospital Clínic Barcelona.

Bote Pérez, Valentín
Facultativo Especialista de Área, Servicio de Psiquiatría Infanto-Juvenil, Hospital Universitari Mútua Terrassa, Barcelona.

Camino Sánchez, María
Psicóloga Clínica, Servicio de Psiquiatría, Gerencia de Atención Primaria, Santander.

Cañamares Martínez, Susana
Psicóloga Infanto-Juvenil, Centro IGAIN, Institut Global d'Atenció Integral del Neurodesenvolupament, Barcelona.

Catalina Zamora, María Luisa
Facultativa Especialista de Área, Centro de Salud Mental de Retiro, Hospital General Universitario Gregorio Marañón, Madrid.

De Castro Manglano, Pilar
Profesora Contratada Doctor, Facultad de Medicina, Universidad de Navarra, Pamplona.
Facultativa Especialista de Área, Servicio de Psiquiatría, Clínica Universidad de Navarra, Madrid.

Del Sol Calderón, Pablo
Facultativo Especialista de Área, Servicio de Psiquiatría, Hospital Universitario Puerta De Hierro, Majadahonda, Madrid.

Díez Suárez, Azucena
Profesora Asociada, Facultad de Medicina, Universidad de Navarra, Pamplona.
Directora de la Unidad de Psiquiatría Infantil y de la Adolescencia, Clínica Universidad de Navarra, Pamplona.

Eirís Puñal, Jesús
Profesor Asociado, Facultad de Medicina, Universidade de Santiago de Compostela, A Coruña.
Facultativo Especialista de Área, Servicio de Pediatría, Complexo Hospitalario Universitario de Santiago, A Coruña.

Escamilla Canales, Inmaculada
Directora del Instituto de Neurociencias Aplicadas a la Educación, Servicio de Psiquiatría Infantil y Adolescente, Madrid.

Fernández-Jaén, Alberto
Profesor Asociado, Facultad de Medicina, Universidad Europea de Madrid, Villaviciosa de Odón, Madrid.
Director Médico del Servicio de Neurología, Hospital Universitario Quirónsalud, Pozuelo de Alarcón, Madrid.

Fernández Perrone, Ana Laura
Colaboradora Docente, Facultad de Medicina, Universidad Europea de Madrid, Villaviciosa de Odón, Madrid. Facultativa Especialista de Área, Servicio de Neurología, Hospital Universitario Quirónsalud, Pozuelo de Alarcón, Madrid.

Figueroa Quintana, Ana Elisabet
Facultativa Especialista de Área, Servicio de Psiquiatría Infanto-Juvenil, Complejo Hospitalario Universitario Insular Materno Infantil, Las Palmas de Gran Canaria.

Fuentes Pita, Patricia
Facultativa Especialista de Área, Servicio de Psiquiatría, Hospital Clínico Universitario de Santiago, Santiago de Compostela, A Coruña.

García Vázquez, Paula
Facultativa Especialista de Área, Servicio de Salud Mental, Hospital Universitario Central de Asturias, Oviedo.

Graell Berna, Montserrat
Profesora Asociada, Facultad de Medicina, Universidad Autónoma de Madrid.
Jefa del Servicio de Psiquiatría y Psicología, Hospital Universitario Infantil Niño Jesús, Madrid.

Haro Abad, Josep María
Profesor Asociado, Facultad de Medicina, Universitat de Barcelona.
Director Médico, Unidad de Docencia, Investigación en Innovación, Parc Sanitari Sant Joan de Déu, Sant Boi de Llobregat, Barcelona.

Herreros Rodríguez, Óscar
Facultativo Especialista de Área, Servicio de Psiquiatría, Hospital Universitario Virgen de las Nieves, Granada.

Hervas Zúñiga, Amaia
Jefa del Servicio de Salud Mental Infantil y Juvenil, Hospital Universitari Mútua Terrassa, Barcelona.

Huertas Patón, Abigail
Facultativa Especialista de Área, Servicio de Psiquiatría, Instituto de Psiquiatría y Salud Mental, Hospital General Universitario Gregorio Marañón, Madrid.

Huertas Patón, Israel
Facultativo Especialista de Área, Servicio de Neurología, Hospital Universitario Infanta Sofía, San Sebastián de los Reyes, Madrid.

Ibáñez Alario, Miguel
Colaborador Docente, Facultad de Medicina, Universidad de Cantabria, Santander.
Facultativo Especialista de Área, Servicio de Psiquiatría, Hospital Universitario Marqués de Valdecilla, Santander.

Javaloyes Sanchis, María Auxiliadora
Facultativa Especialista de Área, Servicio de Psiquiatría, Hospital General Universitario Dr. Balmis, Alicante.

Jiménez de Domingo, Ana
Profesora Asociada, Facultad de Medicina, Universidad Europea de Madrid, Villaviciosa de Odón, Madrid.
Facultativa Especialista de Área, Servicio de Neurología, Hospital Universitario Quirónsalud, Pozuelo de Alarcón, Madrid.

Jiménez de la Peña, Mar
Colaboradora Docente, Facultad de Medicina, Universidad Europea de Madrid, Villaviciosa de Odón, Madrid.
Facultativa Especialista de Área, Servicio de Diagnóstico por Imagen, Hospital Universitario Quirónsalud, Pozuelo de Alarcón, Madrid.

Lamborena Ramos, Cristina
Colaboradora Docente, Facultad de Medicina, Universitat de Barcelona.
Facultativa Especialista de Área, Servicio de Psiquiatría, Hospital Sant Joan de Déu, Esplugues de Llobregat, Barcelona.

Llorca Sánchez, José
Educador Social, Servicio de Psiquiatría, Hospital Universitari Mútua Terrassa, Barcelona.

López-Martín, Sara
Profesora Asociada, Facultad de Psicología, Universidad Autónoma de Madrid.
Directora del Centro Neuromottiva, Centro de Psicología del niño y del adolescente, Madrid.

Maraver García, Natalia
Psicóloga Coordinadora del Equipo de Infanto-Juvenil, Servicio de Salud Mental Infantil y Juvenil, Centro IGAIN, Institut Global d'Atenció Integral del Neurodesenvolupament, Barcelona.

Mardomingo Sanz, María Jesús
Profesora Titular de Psiquiatría Infantil Jubilada, Facultad de Medicina, Universidad Complutense de Madrid.
Jefa del Servicio de Psiquiatría Infantil Jubilada, Hospital General Universitario Gregorio Marañón, Madrid.

Martín Fernández-Mayoralas, Daniel
Profesor Asociado, Facultad de Medicina, Universidad Europea de Madrid, Villaviciosa de Odón, Madrid.
Facultativo Especialista de Área, Servicio de Neurología, Hospital Universitario Quirónsalud, Pozuelo de Alarcón, Madrid.

Masana Marín, Adela
Directora Médica de Amalgama 7, Escuela Terapéutica Can Ros, Aiguamúrcia, Tarragona.

Mendez Blanco, Iria
Coordinadora del Servicio de Psiquiatría Infanto-Juvenil, Hospital Universitari Mútua Terrassa, Barcelona.

Miranda Casas, Ana
Catedrática Emérita, Facultad de Psicología y Logopedia, Universitat de València.

Molina Cabrerizo, Javier
Facultativo Especialista de Área, Servicio de Psiquiatría, Hospital Universitario Virgen de las Nieves, Granada.

Monteagudo Vilavedra, Einés
Colaboradora Docente, Facultad de Medicina, Universidade de Santiago de Compostela, A Coruña.
Facultativa Especialista de Área, Servicio de Pediatría, Complexo Hospitalario Universitario de Santiago, A Coruña.

Nistal Franco, Icía María
Facultativa Especialista de Área, Servicio de Psiquiatría, Hospital Álvaro Cunqueiro, Vigo, Pontevedra.

Novell Alsina, Ramón
Director Médico, Servicio Especializado en Salud Mental y Discapacidad Intelectual, Institut d'Assistència Sanitària, Salt, Girona.

Ochando Perales, Gemma
Facultativa Especialista de Área, Servicio de Pediatría General, Hospital Universitari y Politècnic La Fe, Valencia.

Palacín Maresma, Aida
Facultativa Especialista de Área, Servicio Especializado en Salud Mental y Discapacidad Intelectual, Institut d'Assistència Sanitària, Salt, Girona.

Payá González, Beatriz
Colaboradora Docente, Facultad de Medicina, Universidad de Cantabria, Santander.
Facultativa Especialista de Área, Servicio de Psiquiatría, Hospital Universitario Marqués de Valdecilla, Santander.

Porta Pelayo, Javier
Director Científico de Genologica Medica, Laboratorio de Análisis Genéticos, Servicio de Genética, Málaga.

Pozuelo López, Maria Ángeles
Jefa de Sección, Servicio de Salut Mental, Hospital Sant Joan de Déu, Esplugues de Llobregat, Barcelona.

Ramos Vidal, Carla
Profesora Asociada, Facultad de Ciencias de la Salud, Universitat Jaume I, Castelló de la Plana.
Facultativa Especialista de Área, Servicio de Psiquiatría, Consorci Hospitalari Provincial de Castelló.

Rapado Castro, Marta
Investigadora, Facultad de Medicina, Universidad Complutense de Madrid.
Facultativa Especialista de Área, Servicio de Psiquiatría del Niño y del Adolescente, Instituto de Psiquiatría y Salud Mental, Hospital General Universitario Gregorio Marañón, Madrid.

Real López, Matías
Coordinador del Área de Psiquiatría, Universitat Jaume I, Castelló de la Plana.
Facultativo Especialista de Área, Servicio de Psiquiatría, Consorci Hospitalari Provincial de Castelló.
Director Gerente del Consorci Hospitalari Provincial de Castelló.

Ribeiro Fernández, María
Profesora Asociada, Facultad de Medicina, Universidad de Navarra, Pamplona.
Facultativa Especialista de Área, Servicio de Psiquiatría, Hospital Universitario de Navarra, Pamplona.

Rodó Amat, Montserrat
Educadora Social, Servicio de Psiquiatría, Hospital Universitari Mútua Terrassa, Barcelona.

Romay González, Jorge
Médico Interno Residente, Servicio de Psiquiatría, Hospital Universitario Marqués de Valdecilla, Santander.

Romero Cela, Soledad
Colaboradora Docente, Facultad de Medicina, Universitat de Barcelona.
Facultativa Especialista de Área, Servicio de Psiquiatría y Psicología Infantil y Juvenil, Hospital Clínic Barcelona.

Roselló Miranda, Belén
Ayudante Doctor, Facultad de Psicología y Logopedia, Universitat de València.

Russi Delfraro, María Eugenia
Colaboradora Docente, Facultad de Medicina, Universitat de Barcelona.
Facultativa Especialista de Área, Servicio de Neurología, Hospital Sant Joan de Déu, Esplugues de Llobregat, Barcelona.

Sanchez Fernandez, Bernardo
Colaborador Docente, Facultad de Medicina, Universitat de Barcelona.
Facultativo Especialista de Área, Servicio de Psiquiatría Infanto-Juvenil, Hospital Universitari Mútua Terrassa, Barcelona.

Sans Capdevila, Óscar
Jefe de la Unidad de Trastorno del Sueño, Servicio de Neurología, Hospital Sant Joan de Déu, Esplugues de Llobregat, Barcelona.

Seijo Zazo, Elisa
Colaboradora Investigadora, Facultad de Ciencias de la Salud-Medicina, Universidad de Oviedo, Asturias.
Facultativa Especialista de Área, Servicio de Salud Mental, Hospital Universitario Central de Asturias, Oviedo.

Serrano Pérez, Pedro
Colaborador Docente, Facultad de Medicina, Universitat Autònoma de Barcelona.
Facultativo Especialista de Área, Servicio de Psiquiatría, Hospital Álvaro Cunqueiro, Vigo, Pontevedra.

Soutullo Esperón, César
Professor, Vice Chair and Chief of Child and Adolescent Psychiatry, Louis A. Faillace Department of Psychiatry and Behavioral Sciences, The University of Texas (UT) Health Houston. UT Health Science Center at Houston, Texas, EE.UU.

Terán Prieto, Antonio
Coordinador y Responsable Médico, Área de Drogodependencias y Adicciones, Centro Asistencial San Juan de Dios, Palencia.

Vallejo Valdivielso, María
Profesora Asociada, Facultad de Medicina, Universidad de Navarra, Pamplona.
Facultativa Especialista de Área, Servicio de Psiquiatría y Psicología Médica, Clínica Universidad de Navarra, Pamplona.

Yamamoto Caballero, Sara Gisella
Facultativa Especialista de Área, Servicio de Psiquiatría Infanto-Juvenil, Hospital Clínico San Carlos, Madrid.

Prólogo

Psiquiatría Infantil y de la Adolescencia es la consecuencia del *Máster de Formación Permanente en Psiquiatría del Niño y del Adolescente*, cuya primera edición se inició en el año 2018 cuando aún no existía en nuestro país la especialidad, lo que representó para muchos psiquiatras infantiles una ayuda inestimable en su trabajo. La especialidad ya existe oficialmente y el libro aspira a cumplir un papel destacado en la formación de los psiquiatras infantiles al ofrecer una visión global, comprensiva, dirigida a la práctica clínica y basada en los datos de la investigación que abarca la mayoría de los temas fundamentales de la disciplina. Sus contenidos se dirigen a los psiquiatras infantiles, aunque no sólo, también a pediatras, neurólogos, psicólogos y psiquiatras de adultos y, es más, a todo aquel que, por su profesión o circunstancia, esté interesado en la infancia y adolescencia.

La psiquiatría infantil y de la adolescencia es una especialidad compleja, en la que factores genéticos y ambientales interactúan a lo largo de la vida del individuo, delineando la capacidad de adaptación y la vulnerabilidad para sufrir trastornos psiquiátricos. La influencia del medio socioeconómico y cultural en que viven los niños, la pobreza, el abandono, el maltrato, la violencia y las guerras son realidades de nuestro mundo, cada vez más frecuentes, que inciden directamente en los trastornos mentales que sufren. El psiquiatra infantil se enfrenta en la consulta a dilemas difíciles de resolver desde el punto de vista médico y humano, pues no siempre es sencillo saber cuál es el diagnóstico más acertado y el tratamiento más eficaz entre aquellos de que se dispone. El libro quiere contribuir, en alguna medida, a la puesta al día y al esclarecimiento de estos dilemas.

El libro aborda las bases científicas de la psiquiatría infantil, sus características específicas como especialidad y la aplicación, al diagnóstico y al tratamiento del paciente concreto, de esos conocimientos. Se trata de saber qué hay que hacer, cuándo, cómo, por qué y cuánto tiempo. Todo un reto.

El texto se estructura en nueve secciones: Fundamentos; Evaluación y diagnóstico; Trastornos del neurodesarrollo; Trastornos emocionales; Problemas de salud mental en el ámbito de la familia; Trastornos de salud mental de la adolescencia; Trastornos de salud mental asociados a problemas físicos; Tratamientos; Desarrollo de servicios y su evaluación.

La primera sección sitúa al lector en un marco conceptual y ético que compagina la visión científica con la dimensión humana de los trastornos psiquiátricos. Se subraya el carácter evolutivo de los trastornos mentales de la infancia, sus características clínicas y etiopatogénicas en función de la edad y el sexo, su relación con los trastornos psiquiátricos del adulto y el carácter inseparable entre práctica clínica e investigación. El psiquiatra, aunque no se dedique a la investigación, tiene que ser capaz de entender los estudios que se publican y distinguir lo que es riguroso de lo que no lo es. Este aprendizaje se enmarca en el conocimiento del concepto y perspectiva histórica de la especialidad, los principios éticos de su ejercicio, la necesidad de que se hagan estudios clínicos y de que se apliquen medidas terapéuticas cuya eficacia haya sido demostrada, así como la importancia de la docencia y la formación permanente. La ciencia y el conocimiento de la realidad progresan, cambian, y es preciso actualizarse. Pero es más, se destaca cómo la psiquiatría infantil, que se sitúa en el ámbito de la ciencia, no puede separarse del campo de las humanidades. Su objetivo va más allá de resolver problemas, tiene que ser capaz de disminuir el sufrimiento de seres humanos concretos.

En la segunda sección, se aborda la evaluación y el diagnóstico de los pacientes, un aspecto esencial del ejercicio de la medicina que requiere conocer las características clínicas de los trastornos psiquiátricos, pero también la capacidad para escuchar, observar y entender las distintas fuentes de información, tan importantes en la infancia y adolescencia, así como el empleo adecuado de pruebas de imagen y genéticas. El diagnóstico de niños y adolescentes se desarrolla en capítulos distintos, resaltando las diferencias en función de la edad, el papel de la familia y del paciente, la información que procede del colegio, el pediatra u otras fuentes y un aspecto clave: el encuentro médico-paciente y su poder terapéutico y rompedor de barreras.

La tercera sección se dedica a los trastornos del neurodesarrollo y de la conducta, siendo, estos últimos, uno de los motivos más frecuentes de consulta y, los primeros, uno de los temas de investigación más acuciantes, así como la discapacidad intelectual y los trastornos de aprendizaje.

Vienen a continuación, en la cuarta sección, los trastornos emocionales, cuya prevalencia aumenta en la infancia y adolescencia desde hace décadas. La depresión y la ansiedad afectan a niños y adolescentes cada vez más pequeños, observándose una transmisión generacional en la que tiene mucho que ver el estilo de vida que la sociedad impone a jóvenes y a familias. Las autolesiones, los intentos de suicidio, el estrés postraumático, expresan el sufrimiento de los pacientes, para quienes hablar con el médico puede ser su único alivio. Unas patologías que aumentan en un mundo donde cada vez es mayor la incertidumbre, las amenazas, la falta de perspectivas, la invasión de la tecnología, las redes que favorece la soledad de los adolescentes y la aceleración del tiempo, que termina por no existir a la velocidad que se consume.

La familia es la protagonista de la quinta sección, con dos capítulos que se dedican al maltrato y el abuso, y al conflicto en la familia como factor de riesgo de psicopatología, respectivamente. La familia protege pero también destruye. Entender la dinámica e interacción de padres e hijos y de madre y padre entre sí, puede ser la clave del diagnóstico y la base del tratamiento, ya que la familia es imprescindible para que las medidas terapéuticas se cumplan y que el pronóstico sea, así, más favorable.

La sexta sección se centra en la adolescencia, una edad en la que surgen o se incrementan problemas que comenzaron en la infancia. Una etapa que exige una mayor capacidad de adaptación de los adolescentes que cambian de ciclo escolar o incluso de colegio, y tienen que enfrentarse a nuevos desafíos: menor atención personal de lo profesores, integrarse en un grupo nuevo de amigos y asumir nuevas responsabilidades, etc. Es la edad de aparición de cuadros psicóticos, de problemas de identidad personal y de género, que ya habían comenzado pero que adquieren mayor agudeza, contacto con las drogas, comportamientos agresivos, trastornos de personalidad y fascinación por las nuevas tecnologías y las redes sociales. Es también la edad en la que aumentan los cuadros depresivos y la sintomatología suicida. Una sección en la que se destaca el papel fundamental que corresponde a los padres.

En la séptima sección se abordan aquellos trastornos mentales que se caracterizan por una repercusión más intensa en el estado físico del individuo como la anorexia nerviosa y la bulimia, que pueden llevar a la muerte o a complicaciones graves, así como trastornos cuyo cuadro clínico puede dar lugar a la confusión con otras enfermedades pediátricas. Los trastornos del sueño son un motivo frecuente de consulta; los adolescentes duermen cada vez menos y es necesario prestar especial atención al diagnóstico diferencial.

La octava sección se centra en el tratamiento farmacológico y de psicoterapia y en la formación y asesoramiento de los padres. Un aspecto central son las indicaciones y la eficacia de los distintos tratamientos, cuya aplicación tiene que basarse en estudios de investigación, junto a las características del cuadro clínico y las circunstancias personales y sociales del paciente. No todos los tratamientos están disponibles para todos los pacientes, una cuestión de justicia social y de cercanía de los servicios que va más allá de la labor del médico, pero a quien también concierne. La formación y asesoramiento de los padres es otro de los fundamentos del tratamiento. Cuando los padres entienden cómo y por qué, el cumplimiento y la evolución son mucho más favorables.

El libro termina con la organización y evaluación de los servicios, un asunto de igual o mayor importancia, en la medida en que las necesidades aumentan, un hecho constatado en los trastornos psiquiátricos de los niños y adolescentes. El progreso tecnológico no siempre se acompaña de una mejoría de la atención a los pacientes. Los servicios deben estar al servicio de los pacientes y no de la burocracia, lo que requiere la evaluación objetiva de su eficacia y funcionamiento.

Como puede apreciarse, el programa del libro es muy amplio y desarrolla contenidos muy distintos que pretenden dar una visión global y, en la medida de lo posible, completa de la psiquiatría infantil y de la adolescencia, una especialidad que plantea grandes desafíos. El programa se orienta a la práctica clínica, pero con una fundamentación científica de los conocimientos.

El libro consta de cuarenta y tres capítulos, en los que numerosos autores han puesto su esfuerzo y talento al servicio de los temas que se abordan, y se proponen respuestas a preguntas que surgen en la consulta con el paciente, al tiempo que se formulan otras nuevas que aún están por responder. Serán los lectores los que decidan, en último término, el valor y la utilidad de su contenido y quienes traduzcan en rigor diagnóstico, eficacia terapéutica y ayuda personal a los pacientes las sugerencias y recomendaciones que se hacen. En resumen, el libro aspira a ser un vehículo eficaz para la buena práctica de la psiquiatría infantil.

Los temas de los distintos capítulos ponen de relieve los profundos cambios que ha experimentado la psiquiatría infantil y de la adolescencia y, al mismo tiempo, la continuidad en el desarrollo de los conocimientos a lo largo del tiempo. La psiquiatría infantil tiene una historia que recorre etapas similares a las del resto de las ciencias. Su corpus de conocimientos no ha surgido de repente ni por casualidad, sino que es consecuencia del esfuerzo de muchas generaciones que dedicaron su vida a la infancia y a la adolescencia, pues la psiquiatría infantil ha tenido, desde sus orígenes, una vertiente educativa y social, no solamente clínica. El niño, la familia y la escuela constituyen una unidad dentro del gran marco social, y los problemas psiquiátricos son el resultado de ese conjunto de factores. De ahí, que la sensibilidad social del psiquiatra infantil y su capacidad para comprender la relación entre factores y circunstancias tan distintas sea necesaria para el correcto ejercicio de su trabajo.

El libro aspira a despertar el sentido crítico del lector, a situarlo en un marco conceptual y ético que comparta la visión científica de la psiquiatría con la dimensión humana, a que éste adquiera una visión más profunda de la especialidad y, en consecuencia, de la vida, y a que también sea capaz de distinguir la información relevante de la que no lo es, que sienta el gusto por el rigor y adquiera la sensibilidad imprescindible para ser un buen médico.

El mundo actual es complejo, la vida cambia con enorme rapidez y los primeros afectados son los niños, los adolescentes y las familias. El psiquiatra infantil tiene que ser capaz de captar estos cambios y entender cuál es su repercusión en los modos de vida y en los modos de enfermar. Eso implica la enorme exigencia de estar al día. Uno de los objetivos del libro es precisamente dar repuesta a esta necesidad y contribuir a que se esclarezcan algunos de sus interrogantes.

He tenido el gusto de dirigir el *Máster de Formación Permanente en Psiquiatría del Niño y del Adolescente* hasta este momento, en el que Pedro Javier Rodríguez y Amaia Hervás continuarán con esta tarea. A ellos deseo dar la enhorabuena por su excelente trabajo, ya que ambos gozan de amplia trayectoria y alto prestigio en el campo de la psiquiatría infantil y de la adolescencia. Y enhorabuena, también, a Editorial Médica Panamericana, por realizar esta edición en la que se ha puesto tanto esmero, dedicación y esfuerzo.

María Jesús Mardomingo
Presidenta de Honor de la Asociación Española de Psiquiatría
del niño y del adolescente (AEPNYA)

Prefacio

La psiquiatría de la infancia y de la adolescencia necesita incorporar, para su avance, los más importantes progresos en el conocimiento, tanto dentro de su dominio como en los campos que la rodean, como los realizados en genética, psicofarmacología, neurofisiología y neuroimagen, psicoterapia y en otras muchas disciplinas. Todos ellos van contribuyendo a una mejor comprensión de cómo el desarrollo de nuestro cerebro influencia los procesos mentales en las primeras edades infantiles y a lo largo de toda la vida, conocimiento que debe ser incorporado a la ciencia de la psiquiatría, que presume de vivir en estado de disciplina dinámica y científica.

Esta obra que presentamos, se ha escrito para desarrollar una misión necesaria en los dominios de la salud mental infantil y de la adolescencia. Es una disciplina que se expande de manera incesante, abarcando áreas más allá de nuestra especialidad. Además de los problemas psicopatológicos, cada vez es mayor el caudal científico en áreas relacionadas, de tal manera que cada una de ellas se puede considerar una disciplina por sí misma, interconectada con un todo que no deja de crecer de manera exponencial. Si consideramos algunas de las más significativas, como por ejemplo las ciencias básicas genéticas, neuroanatómicas, neurofisiológicas, la pedagogía o las ciencias jurídicas, podemos observar la importante aportación que realizan a la comprensión y manejo de la salud mental infantil y de la adolescencia o/y de la salud mental a lo largo de la vida. Nuevos conceptos de neuroplasticidad cerebral, epigenética, variación fenotípica de la psicopatología relacionada con la edad e intervenciones terapéuticas específicas para los procesos cualitativos diferenciales en los que se asienta la psicopatología a lo largo del tiempo, abren un futuro prometedor para nuestra especialidad de psiquiatría infantil y de la adolescencia. Para ello, los profesionales tendremos que tomar conciencia del continuo caudal de estudios y resultados de investigación que exigen una incorporación a nuestra práctica clínica y académica. Por ello, es necesario contar con una fuente de actualización veraz y evidente, que permita la comprensión de una realidad cada vez más exigente desde una mirada multidisciplinar y multimodal.

El libro comienza con una adecuada visión de los pilares de la psiquiatría, en donde se sintetiza la historia de la especialidad. Continúa con dos aspectos esenciales y básicos de nuestra práctica, capítulos sobre la psiquiatría de la evidencia y principios éticos que rigen el área de conocimiento. A continuación, se desarrolla el bloque de diagnóstico, esencial también para aquellos que trabajan en la salud mental del adulto-vejez, desde las primeras edades de la vida hasta el adolescente, y los instrumentos y herramientas que ayudan en el proceso, pruebas de imagen y estudios genéticos. El tercer bloque está dedicado a los trastornos del neurodesarrollo, cuya actualización en conceptos de amplia relevancia a la práctica clínica es constante: el trastorno del espectro autista, el trastorno por déficit de atención e hiperactividad, los trastornos del aprendizaje, los tics, y termina con dos capítulos sobre el trastorno negativista desafiante, el trastorno de conducta y la discapacidad intelectual. El bloque cuatro se centra en los trastornos emocionales, cuya presentación clínica e intervención en infancia y adolescencia exige una formación muy específica, que incluye el trastorno de estrés postraumático, el suicidio y conductas autolesivas, el trastorno obsesivo compulsivo, la depresión y trastorno bipolar, los trastornos de ansiedad y el trastorno de desregulación disruptiva del estado de ánimo. En el quinto bloque se abordan el abuso y maltrato y las interferencias parentales, área en necesidad de coordinación con las diferentes disciplinas para evitar duplicación de intervenciones y yatrogenia profesional. En el bloque sexto, se exponen algunos trastornos de salud mental como las psicosis, la identidad de género, el abuso de alcohol y drogas, la violencia, los trastornos de personalidad y el mal uso de nuevas tecnologías, áreas vinculadas a cómo una sociedad cambiante influye en las emergencias de nuevos desafíos para la salud mental. Otros tres temas se desarrollan en el apartado séptimo, dedicado a los trastornos de salud mental asociados a problemas físicos: trastornos de la conducta alimentaria, trastornos del sueño y trastornos psicosomáticos, desafiando el dualismo cartesiano entre cuerpo y alma-mente. El bloque octavo está dedicado íntegramente a la intervención-tratamiento, focalizando esta obra en uno de los principales objetivos del profesional de la salud mental, que es la mejora de la calidad de vida de los pacientes y de sus familias; desde la farmacología hasta la psicoterapia, pasando por la intervención en la funcionalidad, haciendo hincapié en el tratamiento de la depresión, el trastorno bipolar y el trastorno por déficit de atención e hiperactividad. Termina con un capítulo sobre asesoramiento a los padres. En el último bloque, se contemplan aspectos del desarrollo de servicios como los programas de hospital de día y hospitalización, urgencias, atención primaria, los enfoques comunitarios, el trastorno mental severo y los sistemas de evaluación, área fundamental, teniendo en cuenta el auge de la psiquiatría infantil y de la adolescencia tras la ansiada y esperada aprobación de la especialidad.

Nuestra especialidad ha experimentado un crecimiento en contenidos y recursos. Es fundamental contar con manuales que permitan sistematizar el incesante flujo de datos y que sirvan de fuente de conocimiento, tanto para el profesional experimentado como para los estudiantes y los nuevos especialistas.

Esta obra pretende encontrar una acogida favorable entre todos los profesionales que atienden a la salud mental infantil y juvenil: psiquiatras, pediatras, neuropediatras, psicólogos, enfermeras, trabajadores sociales, educadores sociales, terapeutas ocupacionales, etc., ya que todos necesitan, en sus respectivas disciplinas, una herramienta de consulta y asesoramiento completa, actual y basada en el estado presente del conocimiento científico. Es nuestro objetivo que nuestros lectores disfruten de ella.

Pedro Javier Rodríguez-Hernández
Amaia Hervás Zúñiga

Índice

Fundamentos

I

Los pilares de la psiquiatría: clínica, formación e investigación

1

M. J. Mardomingo Sanz

 OBJETIVOS

- Descubrir y acceder a aspectos fundamentales de la relación con los pacientes, el ejercicio de la psiquiatría en la práctica diaria, la formación y la investigación.
- Profundizar y analizar la dimensión científica de la medicina, el lugar que ocupa la relación médico-paciente y cómo las nuevas tendencias ponen en riesgo esa relación.
- Acceder al método de investigación, destacando la necesidad de que los resultados de la investigación repercutan de forma directa en la práctica clínica.
- Destacar el papel central de la formación, la experiencia clínica, la investigación y la medicina de la evidencia para el buen diagnóstico y tratamiento de los pacientes.
- Estimular el sentido crítico del alumno cuando accede a la literatura científica, ubicando la psiquiatría infantil en el ámbito de la medicina que se basa en pruebas.
- Plantear cuestiones candentes de la práctica clínica:
  - ¿El vínculo del médico con el paciente sigue formando parte de la buena medicina?
  - ¿Vamos hacia una medicina meramente técnica que resuelve problemas y a la que se acude como consumidor y cliente, y no como paciente?
  - ¿Ha cambiado el compromiso ético y personal del médico con el paciente?
  - ¿Qué papel corresponde al médico de niños y adolescentes?
  - ¿Son necesarias la formación y la investigación para la buena práctica médica?

INTRODUCCIÓN

La atención clínica a los pacientes, la formación permanente y la investigación son las tres vertientes que definen la actividad de un médico, además de la docencia. Cada uno de acuerdo con sus gustos e inclinaciones personales se dedicará más a una o a otra, pero las tres son inseparables y de las tres se debe aprender. El estudiante de medicina, el residente y el psiquiatra infantil tienen que descubrir e interiorizar la necesidad de seguir estudiando toda la vida, el carácter imprescindible de la formación continuada y la investigación, y el compromiso ético que supone ser médico.

> **!** Sin formación permanente no hay calidad ni eficacia, sin investigación no hay progreso científico, y, sin compromiso ético, no hay ejercicio de la medicina.

Tanto la práctica clínica como la docencia y la investigación requieren la colaboración con otras especialidades, como la pediatría, la psiquiatría general, la neurología y la psicología. Esta visión interdisciplinar y abierta es imprescindible para que el diagnóstico y el tratamiento de los pacientes sean acertados y completos, y es una de las características que mejor definen a la psiquiatría infantil.

La enseñanza de la psiquiatría infantil debe transmitir al alumno interés, entusiasmo, el deseo de hacer preguntas y un sano escepticismo. Las respuestas del presente podrán cambiar en el futuro, pero los criterios del método científico, la actitud ante la realidad y su estudio perdurarán.

La enseñanza se lleva a cabo en el aula, la consulta, la habitación donde el paciente está ingresado, la urgencia, los pasillos o tomando un café. Es un aprendizaje en dos direcciones, del profesor al alumno y del alumno al profesor. Los alumnos son un estímulo impagable, suscitan preguntas, sugieren respuestas, plantean nuevas dudas y transmiten esa sensación extraordinaria de que la experiencia del profesor va a tener continuidad. Transmiten otro mundo y otro tiempo que, tal vez, al profesor le queda ya lejano.

La psiquiatría infantil se ubica en el campo de la ciencia y debe afrontar nuevos interrogantes. No puede aceptar las soluciones de ayer como respuestas apropiadas de hoy, porque tal vez no lo sean. Precisamente la ciencia convierte en preguntas del presente lo que fueron respuestas del pasado, ya que los conocimientos tienen un carácter provisional hasta que otros más pertinentes los sustituyen. Una perspectiva especialmente relevante para la psiquiatría infantil, que abarca una realidad tan compleja como la de la infancia y la adolescencia, con implicaciones individuales, familiares y sociales; una realidad que es cambiante, pues se prolonga a lo largo de los años.

 La visión interdisciplinar y abierta es una de las características que mejor definen a la psiquiatría infantil.

LA ENCRUCIJADA DE LA PSIQUIATRÍA INFANTIL

La psiquiatría del niño y del adolescente es una de las especialidades más atractivas, por su complejidad científica y por su carácter eminentemente humano. Trabajar con niños y con jóvenes sitúa al médico ante una realidad única que le aporta otra perspectiva de la vida y que en muchos casos va a configurar su propia personalidad. Desde el punto de vista científico, la psiquiatría infantil ha experimentado, en las últimas décadas, un desarrollo de tal magnitud que constituye una de las áreas científicas con un futuro más interesante. Definir el concepto de psiquiatría infantil no es una tarea fácil: en primer lugar, porque estudia la conducta humana y sus trastornos en dos épocas de la vida, la infancia y la adolescencia, y, en segundo lugar, por su gran extensión. La psiquiatría infantil de comienzos del siglo XXI se afana en lograr una mejor definición de sus objetivos, límites, métodos y relaciones con otras ciencias afines.

 La psiquiatría del niño y del adolescente se caracteriza por su complejidad científica y su carácter eminentemente humano.

Ubicación de la psiquiatría en el ámbito del saber. La práctica de la psiquiatría infantil, en cualquiera de sus vertientes, es compleja, y, para entender esta complejidad, hay que preguntarse por el lugar que ocupa en el campo del saber. Lo primero que llama la atención es que la psiquiatría infantil se nutre de las ciencias básicas, de las ciencias aplicadas y de las humanidades. Las ciencias básicas (matemáticas, biología, genética) aportan el rigor, el método científico; las ciencias aplicadas (pediatría, psiquiatría, psicología), la práctica clínica y el beneficio para los pacientes, y las humanidades (filosofía, poesía, ética, arte), la dimensión humana inherente a la medicina y otro modo de conocimiento de la realidad (**Fig. 1-1**).

La psiquiatría infantil se sitúa en una encrucijada entre las ciencias experimentales y las humanidades. Las primeras destacan el aspecto racional y empírico del conocimiento. Las segundas consideran que la simbolización y la intuición son también formas válidas de acercarse a la verdad. Como decía Albert Einstein, «no todo lo que se puede medir cuenta, y no todo lo que cuenta se puede medir». Se volverá más adelante sobre este tema.

Muchos de los avances en el conocimiento de las causas y mecanismos de los trastornos psiquiátricos se deben a la biología molecular y a la genética; por su parte, las técnicas de imagen son esenciales para entender el funcionamiento del cerebro; la sociología ilumina el papel de los factores ambientales en la etiología y en la eficacia de los tratamientos; y, las humanidades, permiten entender el carácter subjetivo de las enfermedades y la realidad de cada paciente.

La psiquiatría se desarrolla, por tanto, entre la biología, por un lado, y las ciencias sociales, por otro, y tiene frente a sí un dilema: si solo acepta los datos de la experiencia subjetiva,

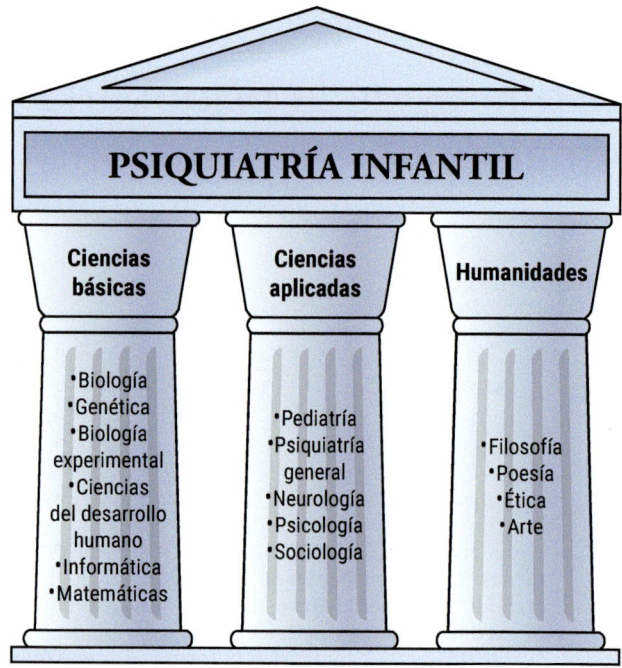

Figura 1-1. Ubicación de la psiquiatría del niño y del adolescente en el ámbito del saber. Adaptada de: Mardomingo MJ. Concepto y ámbito de la Psiquiatría del niño y del adolescente. En: Mardomingo MJ (ed.). Tratado de Psiquiatría del niño y del adolescente. Madrid: Díaz de Santos; 2015. p. 17-33. Edición digital, 2019.

nunca alcanzará la categoría de ciencia, pero, si elimina estos datos por completo, carecerá de otros elementos consustanciales a la realidad del paciente, imprescindibles para la buena práctica médica. Por eso, la psiquiatría infantil debe, por una parte, seguir el método científico y aplicar los resultados de la investigación y, por otra, tener muy en cuenta la experiencia que da la práctica clínica y las vivencias y valores de los pacientes, pues emitir un juicio clínico es una actividad personal del médico que es determinante para la realidad del paciente. Por eso, la psiquiatría infantil es una ciencia y un arte.

La psiquiatría infantil y la investigación de los trastornos psiquiátricos se sitúan en un ámbito que abarca otras disciplinas que son necesarias para analizar y comprender cuestiones complejas de la realidad humana, y nuevas teorías y planteamientos que contribuyan al equilibrio entre pensamiento científico y descubrimientos. Esta ubicación en el ámbito del conocimiento confiere a la psiquiatría infantil su singularidad como disciplina y el modo en que se ejerce, y contribuye a modular y definir la identidad del psiquiatra infantil.

LA PSIQUIATRÍA COMO ACTIVIDAD CIENTÍFICA

La psiquiatría, para ser una actividad científica, tiene que cumplir, según Mario Bunge, las siguientes condiciones:

- Centrarse en entes reales, no en entelequias o ficciones.
- Llevarse a cabo por investigadores, no por creyentes.
- Su objetivo es el conocimiento y el bien que ese conocimiento puede acarrear.
- La sociedad apoya y tolera esta actividad, otorgando la libertad necesaria para su desarrollo.

La actividad científica exige la noción de verdad en el sentido de que las ideas tienen que adecuarse a los hechos; propugna la libertad en la búsqueda del saber, en vez de la utilidad, la unanimidad o el aplauso; tiene un carácter sistemático; opta por la profundidad, antítesis del simplismo, y ama la claridad y la belleza. Y, por encima de todo, estudia entes materiales que se rigen por leyes susceptibles de ser conocidas, tal como opinaban los griegos.

¿Y qué es conocer la realidad? Para Parménides significa discernir, para Platón, definir y para Aristóteles, demostrar. Según Kant, conocer la realidad es emitir un «juicio objetivamente fundado», y Ortega y Gasset lo entiende como «aquel estado mental del hombre que coincide con lo que las cosas son». Es decir, conocer es llegar a un entendimiento de las cosas acorde con lo que realmente son. En el caso de la medicina, se trata de llegar a un conocimiento de la enfermedad y del enfermo que se corresponda con la naturaleza de la enfermedad y con la realidad del paciente.

¿Qué es conocer?
- Discernir (Parménides).
- Definir (Platón).
- Demostrar (Aristóteles).
- El juicio objetivamente fundado (Kant).
- El estado mental del hombre que coincide con lo que las cosas son (Ortega y Gasset).

La actividad científica da lugar a un conjunto de datos, hipótesis, teorías, métodos y resultados que forman el cuerpo de conocimientos de una especialidad. Su objetivo es descubrir leyes, sistematizar las hipótesis en teorías y perfeccionar los métodos. Unos métodos que se pueden comprobar, analizar, criticar y explicar. Por otra parte, la actividad científica asume que existen campos de investigación que se relacionan entre sí, que no solo son complementarios, sino que son imprescindibles para abarcar la alta complejidad de los entes reales, en nuestro caso, de las enfermedades mentales.

Por lo tanto, la psiquiatría infantil, como cualquier otra disciplina que desee situarse en el campo de la ciencia, tiene que cumplir unos presupuestos (**Tabla 1-1**).

La palabra método viene del griego *methodos* y significa, 'el camino que nos lleva hacia las cosas'; se trata del modo de hacer o de decir una cosa con orden, o también del procedimiento para hallar la verdad (método de investigación) y de enseñarla (método de docencia).

La ciencia consiste en comprender y descifrar lo real como realmente es, y el método que se emplea tiene que ser eficaz para lograr ese objetivo.

¿Qué es el método?
- El procedimiento para hallar la verdad: método de investigación.
- El procedimiento de enseñarla: método de docencia.

Objetivo:
- Comprender la enfermedad y al enfermo tal como son.

Tabla 1-1. Presupuestos científicos que debe cumplir la psiquiatría infantil

1. Debe escapar al dualismo psicofísico, al dualismo cuerpo-alma, que asume la existencia de entes inmateriales capaces de actuar sobre el cuerpo
2. No puede admitir argumentos de autoridad, sino datos que han sido demostrados
3. Necesita modelos matemáticos y tiene que hacer uso de la estadística
4. Su desarrollo está ligado al de otras neurociencias, así como a la psicología experimental
5. Sus hipótesis deben ser puestas a prueba y, en consecuencia, aceptadas o rechazadas. No pueden tener el carácter de irrefutables
6. Precisa de un fondo de conocimientos acumulado. Ha de contar con los datos de la historia
7. Tiene que buscar leyes que expliquen los fenómenos que estudia
8. Debe utilizar el método científico, que supone la experimentación rigurosa, la construcción de modelos matemáticos, el empleo de grupos control, y el correspondiente análisis estadístico de los datos

La psiquiatría infantil tiene que cumplir con los tres principios fundamentales del método científico: objetividad, inteligibilidad y dialéctica. Estos principios sostienen que la realidad es observable, comprensible y falsable. No cabe duda de que la física comprende objetos menos complejos que la biología, y esta, que la psicología o la psiquiatría; sin embargo, todas son científicas si apuran al máximo los tres principios enunciados. También hay disciplinas científicas que rescatan lo ya perdido (arqueología, paleontología), y otras, como la medicina, que anticipan lo aún no hallado.

LA COMPLEJIDAD DE LA PSIQUIATRÍA. ¿SE PUEDE ESTUDIAR LA MENTE?

La pervivencia del dualismo cuerpo-alma ha retrasado el desarrollo científico de la psiquiatría del adulto y de la psiquiatría infantil, al tiempo que pone de manifiesto la complejidad que implica el estudio del cerebro, del comportamiento humano, de los trastornos psiquiátricos y de la mente.

Según Eccles, hay dos formas de abordar el estudio de la mente: o bien se supone que se puede investigar científicamente, o bien se niega esta posibilidad y se afirma que la mente es de naturaleza misteriosa o incluso sobrenatural. Para los autores que defienden un concepto material, ya que no mecanicista, la mente es una propiedad emergente que solo poseen los animales dotados de sistemas neuronales plásticos de gran complejidad.

La hipótesis psicobiológica de la mente sostiene que todo hecho experimentado como mental es idéntico a alguna actividad cerebral, lo cual no implica que toda actividad cerebral sea mental.

Es precisamente la toma de conciencia lo que confiere a dicha actividad el carácter de mental. La asunción de que todas las anomalías mentales son anomalías neuronales supone el abandono del dualismo alma-cuerpo, que ha mantenido a la psiquiatría alejada de la medicina y de las neurociencias durante tanto tiempo y, por tanto, alejada del método científico.

Las nuevas técnicas de exploración del cerebro y, concretamente, las técnicas de imagen permiten correlacionar la estructura y función de regiones concretas del cerebro con el comportamiento y, por tanto, con el estado mental del individuo. Las técnicas de imagen funcionales posibilitan observar, de forma directa, cómo cambia el flujo sanguíneo y el consumo de oxígeno de una región cerebral concreta mientras el sujeto recuerda escenas de su vida, se emociona, resuelve un problema de matemáticas o aprende una tarea. Es decir, permiten observar el cerebro mientras está pasando por diferentes *estados mentales*.

La evolución del cerebro ha dejado al ser humano tener conciencia de que existe, de que piensa y de que es único; también de que pertenece a un grupo de seres que son sus semejantes y que conforman su especie. Pero, además, le ha permitido, como es propio de un animal curioso e inquieto, preguntarse por la naturaleza de esta realidad y por las normas y reglas que la rigen. De esta forma, surgió el interés de carácter científico y filosófico, pues filosofía y ciencia se interrogan por los mismos grandes temas, cada una desde su perspectiva y cada una con su método. Ambas iluminan la realidad y se retroalimentan.

El *homo sapiens*, un animal inquieto y curioso, se plantea preguntas científicas y filosóficas.

La ciencia se pregunta por tres asuntos fundamentales: el origen del universo, el origen de la vida y el origen del hombre. Para Kant, todas las cuestiones de la filosofía se reducen a una pregunta: ¿Qué es el ser humano? La ciencia tiene mucho que decir sobre categorías superiores del pensamiento, como el lenguaje, el amor, la conciencia o las emociones, temas todos de particular interés de la reflexión filosófica. Es decir, la filosofía, para llevar a cabo su objetivo, ya no puede prescindir de la ciencia, y la ciencia no puede prescindir de la reflexión filosófica.

Filosofía y ciencia se interrogan por los mismos grandes temas, cada una desde su perspectiva y cada una con su método.
- Preguntas de la ciencia:
  - El origen del universo.
  - El origen de la vida.
  - El origen del hombre.
- Preguntas de la filosofía:
  - ¿Qué es el ser humano?

CIENCIA, FILOSOFÍA Y CONOCIMIENTO

La ciencia busca el conocimiento de la realidad y el acceso a la verdad. Es tanto un método como una forma de pensar, y su tarea es inabarcable e interminable en términos filosóficos, pues la realidad es, por su propia naturaleza, inaprensible. Es decir, nunca la realidad puede ser aprendida en su totalidad.

La ciencia tiene que contribuir, en última instancia, al sentido de la existencia humana, una cuestión de orden filosófico.

El énfasis en el método para hacer ciencia no implica que el conocimiento se reduzca al método, ni que el método científico sea la única forma de aproximación al conocimiento. De hecho, en todo sistema lógico coherente, hay afirmaciones cuya veracidad o falsedad no puede ni demostrarse ni refutarse, lo que indica que el conocimiento científico es limitado, pero imprescindible.

La ciencia, por tanto, permite acceder al conocimiento de la realidad, aunque no de forma absoluta, sino limitada, y el método que emplea no brinda por sí mismo respuestas definitivas, pero proporciona un modo de conocimiento del universo y de la naturaleza humana único e insustituible. El estudio de los trastornos psiquiátricos, de la conciencia y de las relaciones cuerpo-mente requiere de la investigación científica, y, por tanto, del concurso de la psiquiatría, y precisa, asimismo, de la reflexión filosófica.

El verdadero conocimiento es siempre complejo, e implica incertidumbre y posibilidad de error.

Es lo más alejado del pensamiento simplista, en blanco y negro. El verdadero conocimiento se ubica en un contexto histórico, tiene que ser pertinente y huir de la fragmentación, debe ser capaz de relacionar la parte con el todo y el todo con la parte, descubriendo así su significado. El verdadero conocimiento posee, además, un carácter temporal, será sustituido por otro aún más pertinente, pero habrá cumplido su papel como eslabón de un engranaje, que no es más que el devenir de la historia y de la ciencia.

El verdadero conocimiento se alimenta de la observación, el análisis y la experiencia. Parte de saberes previos y es capaz de abrir nuevos caminos, utiliza la argumentación y la demostración, y huye de la irracionalidad. Es consciente de que su poder es limitado, pues es muy complicado, cuando no imposible, explicar la dimensión imprevisible e irreal de la vida.

Es muy difícil comprender el carácter inusitado de la existencia, esa parte de la vida que queda fuera de toda explicación razonable y requiere una mirada de benevolencia e ironía.

LOS PARADIGMAS Y EL DESARROLLO DE LA CIENCIA

El contexto histórico y el mundo de ideas de una época determinada condicionan el conocimiento y los conceptos que surgen y se van definiendo. Ese mundo de ideas que se transmite culturalmente, y que una serie de instituciones apoya y sostiene, es lo que Thomas Kuhn denomina un paradigma. Su concepto de paradigma implica dos características fundamentales. Por una parte, que ha tenido lugar un logro o avance que representa un modo nuevo de resolver un problema por la ciencia. Este logro sirve como modelo de investigación y da lugar a que se forme una teoría. Y, por otra parte, que existe una serie de valores compartidos por la comunidad científica, es decir, de métodos, reglas y generalizaciones que son el fundamento de la investigación en curso.

Para Kuhn, el desarrollo de la ciencia pasa por etapas de crisis que desembocan en un cambio revolucionario de paradigma y por etapas de normalización. Habría una fase previa a la ciencia, seguida de otra de ciencia normal, que se sigue de un período de crisis y termina con otro de revolución.

La etapa de ciencia normal surge cuando se produce un hallazgo, que da lugar al desarrollo de una teoría que, por primera vez, explica un hecho o acontecimiento en esa rama del saber. Durante esta etapa, la mayoría de los investigadores se dedica a confirmar el paradigma dominante, y el conocimiento se acumula en libros de texto que sirven de medio de transmisión a los nuevos investigadores y estudiantes. Durante esta etapa, se plantean enigmas y dilemas que deben resolverse en el futuro. Los logros de la etapa de ciencia normal son, por tanto, originales y novedosos, aunque con un inconveniente: la tendencia de la comunidad científica a centrarse fundamentalmente en confirmar esos hallazgos, lo que puede disminuir la innovación.

El cambio de paradigma se produce cuando surge una crisis por la introducción de nuevos conceptos que originan una revolución de ideas y métodos. Esto tiene lugar cuando la teoría antigua es incapaz de resolver los problemas que se le presentan, y el nuevo logro ofrece modos y formas de ver las cosas que suponen métodos de análisis más idóneos y nuevos problemas a los que dedicarse.

El modelo de Kuhn ha sido criticado por el peso excesivo que concede a la sociología y a la historia, minimizando el poder intrínseco de la ciencia. Sin embargo, sigue teniendo un gran interés su énfasis en el papel que tienen los valores compartidos por la comunidad científica en las decisiones que se adoptan, sobre todo en la tenacidad para evaluar otros paradigmas diferentes o contrapuestos al que se defiende.

Los paradigmas tienen consecuencias concretas: contribuyen a la selección de las preguntas que importan, a la elaboración de las teorías y planteamientos que definen una disciplina, a la interpretación de los resultados de los estudios científicos, y a la selección de los datos y pruebas que contribuyen con mayor solidez a la resolución de los problemas. También, y de forma particular, a establecer prioridades y modos de interconexión entre distintas disciplinas, y al cambio de enfoques y perspectivas.

Por ejemplo, el paradigma actual ha contribuido a definir el papel de la medicina de la evidencia o basada en pruebas; el concepto de salud, enfermedad y discapacidad; la práctica clínica y la investigación interprofesional e interdisciplinaria, y la calidad de los cuidados.

INVESTIGACIÓN EN PSIQUIATRÍA INFANTIL

La investigación en psiquiatría infantil tiene dos objetivos fundamentales: acrecentar el saber de la disciplina y proporcionar a los psiquiatras infantiles los conocimientos necesarios para comprender, evaluar, criticar y aplicar los avances que se producen en su especialidad. Esta segunda característica es, sin duda, la más importante.

> **!** Para un médico concreto es más importante entender los avances que se producen en su campo que contribuir directamente a esos avances dedicándose a la investigación.

El psiquiatra infantil tiene que ser capaz de analizar y criticar la metodología de un estudio, y de tomar decisiones con fundamento que se traduzcan en la práctica clínica, para lo que es imprescindible que desarrolle un sentido crítico de los artículos y estudios que lee.

El método científico se define como la investigación sistemática, controlada, empírica y crítica de hipótesis que pretenden responder preguntas relacionadas con los fenómenos naturales. En el caso de la psiquiatría, los resultados de la investigación deben ser clínicamente significativos y representar un beneficio para los pacientes.

> **!** Un estudio puede obtener resultados estadísticamente muy significativos, pero que, desde el punto de vista de su aplicación a la clínica, sean completamente insignificantes.

El poder estadístico es alto, pero el tema no aporta nada, lo que no excluye que la investigación básica sea imprescindible para el avance de la ciencia.

El ser humano como objeto de estudio. Breve historia. El descubrimiento del ser humano como objeto de estudio científico tuvo lugar de forma progresiva lo largo del tiempo y experimentó un impulso notable en el siglo XVII y otro, aún mayor, en el siglo XIX. El interés de Confucio, Platón, Aristóteles y otros muchos filósofos por el ser humano en general se sustituyó, poco a poco, por el interés por el ser humano concreto.

Bacon, Galileo y Descartes contribuyeron de modo sustancial al conocimiento del método en la Edad Moderna. Bacon estableció, en su *Novum organum* (1620), tres momentos lógicos del método científico: observación de los hechos, generalización a partir de la inducción y verificación experimental. De este modo, ayudó a configurar la ciencia moderna en el siglo XVII.

Galileo Galilei (1564-1642) subrayó la necesidad de la observación rigurosa para establecer hipótesis que pueden o no convertirse en ley. Consideraba que los tres pilares del método científico son el trabajo experimental, la elaboración matemática y el análisis conceptual.

Por su parte, Gregor Mendel aplicó la estadística a los datos que obtenía cultivando guisantes y formuló las leyes de la herencia que guiaron la investigación genética en la primera mitad del siglo XX. La metodología actual de la medicina basada en la evidencia ha vuelto a poner de relieve la importancia que tiene el análisis estadístico en la investigación. La práctica clínica se basará en los resultados que se obtienen con esta metodología. Otros autores que han contribuido al desarrollo del método científico han sido Descartes, Kant y Dilthey, entre otros.

EL MÉTODO DE INVESTIGACIÓN

Hacer un trabajo de investigación requiere, como punto de partida, dos condiciones: gusto por el saber y un modo especial de preguntarse sobre un problema concreto. A continuación, vienen varias fases: ver el problema; comprender el problema; introducción al problema; material y métodos; resultados; discusión; resumen y publicación. La etapa final es que esos resultados y nuevos conocimientos se apliquen a la práctica clínica. Por tanto, es esencial formular la pregunta del estudio, diseñar el estudio, desarrollarlo, analizar los resultados y dar a conocerlos.

La formulación de nuevas hipótesis exige del investigador originalidad, capacidad de elaboración, independencia, imaginación, curiosidad y sentido de la complejidad.

> ! Llevar adelante un proyecto de investigación implica tenacidad, esfuerzo, sentido crítico, compromiso con la ciencia y amor a la verdad.

La estadística constituye una herramienta inseparable del proceso de investigación. Tiene como objetivo minimizar el error del método que se emplea y de las afirmaciones que se hacen, aplicando un modelo matemático que tiene en cuenta tanto las variaciones de los efectos que se están estudiando como aquellas que se deben a otros efectos no controlados. Es muy importante no olvidar que la estadística aporta información acerca de una muestra, que a su vez representa a una población determinada, pero dice poco de la realidad de un individuo concreto. El paciente puede estar en el grupo que mejora y que ese estudio dice que es el 80 % o en el grupo que no mejora, aunque solo sea del 20 %.

> ! La estadística es imprescindible, pero también da lugar a errores o puede interpretarse de forma sesgada.

Hay una frase cargada de humor de Benjamin Disraeli (1804-1881) que dice: «Hay tres tipos de mentiras: las mentiras, las mentiras maliciosas y la estadística».

Las fuentes de error en la investigación son de múltiples tipos, y cabe destacar tres:

- Sesgo en la elección de la muestra.
- Error en el método de evaluación o procedimiento y, por tanto, en el diagnóstico.
- Variaciones individuales entre los sujetos por causas desconocidas.

Tipos de investigación

La investigación aplicada sigue un *continuum* que va reflejando la cuestión a la que se pretende responder y si se dirige a individuos, poblaciones o sistemas de salud. Se clasifica en descriptiva, exploradora y explicativa, lo que no significa que haya una jerarquía ni que los distintos tipos representen compartimentos estancos:

- La **investigación descriptiva** es de carácter cualitativo y se dirige al estudio de poblaciones. Por medio de la observación y mediante cuestionarios, recopila datos que permiten abarcar, entender y clasificar el ámbito de los fenómenos clínicos y sociales. La investigación descriptiva se centra en el estudio de una serie de variables en un grupo determinado de individuos, documentando sus características. Por ejemplo, en los mayores de 70 años, en los niños, en los adolescentes, en el medio rural o urbano, en hombres o en mujeres.
- La **investigación exploradora** se centra en fenómenos que se consideran de interés, y estudia sus dimensiones y posi-

ble relación con otros factores. Suele llevarse a cabo en poblaciones o comunidades. Son ejemplos de este tipo los estudios epidemiológicos que detectan factores de riesgo (como en la epidemia de coronavirus), los que establecen relaciones entre distintas variables, los que abordan la fiabilidad y validez de los trabajos de investigación o las medidas de prevención.
- La **investigación explicativa** utiliza diversos tipos de diseño experimental con el objeto de comparar dos o más situaciones o intervenciones. Pretende relacionar causas con efectos, medidas terapéuticas y su eficacia, tratamientos y evolución de los pacientes. Estos estudios aúnan eficacia y efectividad. A este grupo pertenecen los ensayos clínicos controlados y aleatorizados (ECCA).

También existe la llamada «**investigación transnacional**», que se refiere a la necesidad de que los resultados de la investigación se viertan en la práctica clínica, de tal modo que sea posible la medicina de la evidencia, es decir, la toma de decisiones que se basan en pruebas. Se calcula que solo un 14 % de los estudios de investigación se trasladan directamente a la práctica clínica; la gran mayoría no se traducen en medidas de prevención y tratamiento, lo que significa que son irrelevantes para el bienestar y curación de los pacientes.

Consentimiento informado

El consentimiento informado del participante en un estudio de investigación es un requisito ético obligatorio e imprescindible. Es una forma de proteger sus derechos frente a posibles abusos inherentes a cualquier actividad humana, más aún cuando se trata de la salud y de la enfermedad (v. **Cap. 4**).

Las dos características básicas de consentimiento informado son la información y el consentimiento. Los hospitales, centros de salud, centros de investigación y otras instituciones deben disponer de modelos institucionales. Su aplicación debe hacerse por personal competente que participe en el estudio.

El consentimiento informado consta, de forma resumida, de los siguientes elementos:

- Breve introducción en la que se invita a participar en el estudio y se explican sus características y objetivos, procedimientos, tiempo que va a durar, riesgos previsibles, posibles beneficios, inconvenientes, compromiso necesario y tratamientos alternativos para el paciente.
- Objetivo del estudio, explicando de forma clara y rigurosa cuál es el propósito del trabajo y por qué merece la pena que se realice, por qué se pide su colaboración y por qué se le ha seleccionado como posible participante.
- Procedimientos, exponiendo de manera comprensible y concreta en qué consiste la participación y qué le corresponde hacer al participante. Lo que se espera de él y el compromiso que debe asumir.
- Riesgos previsibles, molestias e inconvenientes que pueden sufrirse durante el estudio.
- Posibles beneficios para el participante, los enfermos, los conocimientos y la sociedad en general.

- Información del acceso que tendrá el participante al desarrollo de la investigación y a los resultados del estudio y en qué circunstancias.
- Alternativas a la participación, informando de otras medidas terapéuticas e intervenciones que se podrían aplicar si no se aceptara participar.
- Confidencialidad, dejando claro el carácter anónimo del individuo, de sus datos y de toda la información que se recoja para la investigación. También el mecanismo que se va a utilizar y especificando qué personas, organismos o agencias participarán en la recogida, análisis, tratamiento y almacenamiento de la información.
- Compensación que el participante va a recibir en dinero, traslados, etc. Descripción de posibles costes que pudieran surgirle con motivo del estudio.
- Derecho a reclamar información, manifestar quejas o dudas a lo largo de todo el estudio, contando con una persona concreta a quien dirigirse y que estará disponible.
- Formulación del consentimiento, manifestando el sujeto que su participación es voluntaria y que tiene el derecho a suspender esta participación en cualquier momento sin que eso suponga ningún perjuicio personal.
- Firma del consentimiento por parte del participante: niño mayor de 12 años, padres o representantes legales o persona de referencia en el estudio.

Investigación para la práctica clínica

El objetivo de la investigación es mejorar la práctica clínica diaria, facilitando el diagnóstico temprano y el tratamiento más eficaz, aliviando al paciente, mejorando el pronóstico y la evolución, y disminuyendo las secuelas y el gasto económico. Pero la investigación es necesaria no solo para la práctica clínica, sino para la organización de los servicios y la economía.

> La investigación debe aportar pruebas y datos que se traduzcan en las decisiones concretas que se toman en la clínica, junto con la experiencia del médico y el mundo de valores del paciente.

Los resultados de la investigación no solo deben ser estadísticamente significativos, sino tener un sentido y un significado para la resolución de los problemas del paciente. Si no es así, de poco sirven.

En último término, el enfoque científico debe iluminar la práctica clínica, siendo conscientes de que las respuestas de hoy se convertirán en preguntas del futuro, y los conocimientos actuales se completarán, serán sustituidos por otros o desaparecerán. Esa es la naturaleza de la ciencia: el carácter provisional de los hallazgos que, no obstante, serán el punto de partida de nuevas preguntas, un hilo conductor entre el pasado, el presente y el futuro, semejante al hilo conductor que guía las vidas personales.

Y, en este sentido, la metodología no lo es todo. Cuestiones como el diseño de los estudios y el análisis estadístico son imprescindibles para el rigor de los trabajos, pero no resuelven cuáles son las preguntas que deben formularse, ni explican, por sí mismos, el significado de los cuadros clínicos con los que el médico se enfrenta. La investigación, si quiere ser verdaderamente eficaz, tiene que contribuir a la creación de conocimientos que nos permitan entender el sentido y significado de la realidad que se estudia, lo que no podrá lograrse sin la aportación de la filosofía y las humanidades.

> Las cuestiones filosóficas subyacen a las preguntas que se plantean en la práctica clínica y en la actividad investigadora, e influyen en los avances de los métodos de medida y análisis y en los avances que se consiguen.

Y, en ese proceso, la reflexión filosófica contribuirá a que se abran nuevos caminos y vías de investigación, y a que entendamos mejor la naturaleza de la salud y de las enfermedades, de lo que somos y a lo que aspiramos.

DIFICULTADES DE LA INVESTIGACIÓN EN PSIQUIATRÍA DEL NIÑO Y DEL ADOLESCENTE

La complejidad de los trastornos psiquiátricos hace que su investigación tenga especiales dificultades. Se caracterizan por ser altamente prevalentes (los sufren una de cada dos personas), comenzar muy pronto (el 75 %, antes de llegar a la vida adulta), afectar la calidad de vida del paciente y de la familia, implicar un alto coste económico, evolucionar de forma crónica —especialmente cuando no se tratan—, ser factores desencadenantes de otras enfermedades y disminuir la esperanza de vida. Son enfermedades multicausales, heterogéneas y de evolución variable, y casi siempre con problemas y ramificaciones. La respuesta a los tratamientos es también variable, con un porcentaje mayor de pacientes que no hacen los tratamientos, especialmente en el caso de los niños y adolescentes. Por último, los avances tecnológicos y metodológicos en campos como la epigenética, la neuroimagen y la psicofisiología contribuyen al diagnóstico, pero no son una prueba definitiva del mismo.

> Los trastornos psiquiátricos son enfermedades multicausales, heterogéneas y de evolución variable que, con frecuencia, dan lugar a otros problemas y ramificaciones.

Si todo esto es así en la psiquiatría general, la investigación es aún más dificultosa en la psiquiatría de los niños y adolescentes, una edad con características particulares. La infancia y la adolescencia abarcan de los 0 a los 18 años, lo que significa que a medida que cambia la edad también cambia la expresión de los cuadros clínicos, así como la capacidad del niño para expresarse y la respuesta a los tratamientos. No es fácil definir qué es normal y qué es patológico en este período, pues lo que es normal a una edad deja de serlo a otra. Coger rabietas tirándose al suelo es normal a los 3 años, pero no lo es a los 10. Evaluar un trastorno bipolar a los 6-8 años no es igual que hacerlo a los 16. Es evidente que se necesitan diferentes métodos de evaluación. Como consecuencia, no es fácil definir lo que es normal y lo que es patológico.

Otra característica de la infancia y adolescencia es que las etapas de mejoría alternan, con relativa frecuencia, con las de

Tabla 1-2. Dificultades de la investigación clínica en psiquiatría infantil

- Definir qué es normal y qué es patológico
- La sintomatología varía con la edad
- Los criterios diagnósticos pueden ser válidos a una edad y no a otra
- A lo largo del curso clínico, son frecuentes las fases de mejoría y empeoramiento
- Es muy alta la comorbilidad
- Es más variable la respuesta a los tratamientos
- Hay una mayor dificultad para que se cumplan las prescripciones
- La familia ocupa un lugar determinante
- Hay variaciones geográficas y naturales

empeoramiento, la comorbilidad es muy alta y hay variaciones geográficas y naturales (**Tabla 1-2**). Estas circunstancias ponen de manifiesto lo necesario y urgente que es fomentar el interés de los estudiantes de medicina y de los residentes por la psiquiatría infantil y por la investigación, especialmente entre los psiquiatras generales, los pediatras, neurólogos, psicólogos y sociólogos. Los residentes deben entrar en contacto con la investigación en este campo de forma complementaria a la adquisición de una buena formación clínica. La preparación como clínico permite al médico el diagnóstico y tratamiento adecuado de los pacientes, y la participación en proyectos de investigación le aporta «la mentalidad científica», imprescindible para dar rigor a su trabajo e impulsar a la psiquiatría en el campo de la ciencia. Como clínico, el psiquiatra tiene que ser un pragmático, y, como científico, debe tener una actitud crítica frente a los resultados y una capacidad de evaluación de los nuevos conocimientos.

> Lograr que los residentes adquieran una formación clínica excelente y un gran interés por la investigación es uno de los objetivos más destacados de la psiquiatría infantil de nuestros días.

ASUMIR LA COMPLEJIDAD

La complejidad de la psiquiatría infantil requiere huir del simplismo y de las dicotomías en el enfoque de la práctica clínica y de la investigación. Dos ejemplos: psicoterapias y psicofarmacología, genética y dimensión evolutiva de los trastornos psiquiátricos.

> La psicoterapia y el tratamiento psicofarmacológico son dos medidas terapéuticas necesarias y que no son incompatibles, al revés, se complementan. Es más, ambos tienen que atenerse a idénticos principios de rigor ético y científico.

Los psiquiatras deben aprender los fundamentos de ambos tratamientos, las indicaciones, la evidencia de la prescripción, la interpretación de los ensayos clínicos y metaanálisis, y su aplicación al paciente concreto que acude a la consulta, cuyas características no se corresponden exactamente con las de estos estudios que suelen ser de breve duración.

Los avances de la genética molecular permiten comprender mejor los trastornos mentales de origen monogénico y poligénico, así como las variaciones en el número de copias, lo que va a repercutir en los sistemas de evaluación de los pacientes y en los tratamientos. Los genes intervienen en la etiopatogenia de los trastornos psiquiátricos, igual que lo hacen en el resto de las enfermedades, constatándose que el dualismo cuerpo-mente no tiene sentido, lo que tal vez se traduzca en una mayor aceptación social de las enfermedades psiquiátricas y en un menor estigma de los pacientes.

Entender los problemas psiquiátricos de los niños desde la perspectiva de su carácter evolutivo no solo es imprescindible para el diagnóstico, el tratamiento y la comprensión de los mecanismos etiopatogénicos, sino que es necesario para la organización de la atención a los pacientes y la buena coordinación entre los servicios de niños y adolescentes y los servicios de adultos. No hay que olvidar que el 75 % de los trastornos psiquiátricos del adulto comienzan en la infancia y adolescencia.

FORMACIÓN PARA LA PRÁCTICA CLÍNICA

En los últimos años, y especialmente durante la epidemia de coronavirus, ha habido un aumento de las consultas por problemas psiquiátricos de los niños y adolescentes que ha hecho aún más patente la falta de psiquiatras infantiles. La formación de nuevos psiquiatras y la creación de servicios para niños y adolescentes se han convertido en un tema urgente y de máxima actualidad, que representa un gran desafío para Europa, donde existe una gran variedad en los sistemas sanitarios y de formación de especialistas de los diferentes países.

La práctica clínica es la actividad fundamental de la mayoría de los médicos y es la que se tiene generalmente en el horizonte cuando se empieza la carrera. Es el fundamento de la medicina, pues toda la actividad médica se dirige a curar al paciente. A curar, aliviar, prevenir, disminuir el sufrimiento, acompañar y no dañar, lo que requiere mucho estudio, exigencia, sensibilidad y una buena formación durante la carrera y después.

La práctica clínica es, también, la prueba de fuego para el médico que cuando acaba la carrera tiene que enfrentarse a la realidad.

No todos siguen hacia adelante. Algunos, ante el reto, optan por especialidades que, aunque siempre terminan repercutiendo en el paciente, están alejadas del encuentro personal y la responsabilidad directa en la toma de decisiones.

La práctica clínica exige del médico conocimientos, experiencia y una actitud humana hacia el paciente que favorezca la comunicación y la confianza. Escuchar, observar, preguntar de forma adecuada, analizar la información que dan los padres y los niños, ubicarla en el saber y la experiencia del médico y evaluar qué exploraciones se deben solicitar son los primeros pasos para diagnosticar a un paciente.

El paciente acude al médico buscando ayuda por algo tan decisivo como sufrir una enfermedad o un problema psiquiátrico. Acude como una persona necesitada. El médico, a través del contacto con el paciente y de las exploraciones complementarias, tiene que dilucidar qué es lo que le sucede y qué remedios son los más oportunos.

Trabajar como médico, y más aún, como psiquiatra infantil de niños y jóvenes, es también un modo de *estar en el mundo*.

La realidad se percibe y adquiere un significado a partir de la experiencia personal del día a día. La enfermedad de los pacientes, la forma en que transcurre su vida, lo que era predecible, lo imprevisto, lo inexplicable, forman un mosaico que el médico, cuando es sensible, capta, siente y, poco a poco, configura su propia personalidad.

Conocimientos, ética y cualidades personales

La práctica clínica se fundamenta en los conocimientos (ciencia), las cualidades personales (arte) y los principios éticos, tres pilares del compromiso del médico con el paciente (**Fig. 1-2**). Para ello, el psiquiatra infantil debe llevar a cabo un largo proceso de formación, aprendizaje y reflexión. Una característica destacada de la psiquiatría infantil es que, la mayoría de las veces, los niños y adolescentes vienen a la consulta porque los padres u otras instancias así lo han decidido, y ellos no siempre están dispuestos a colaborar. Sienten miedo y aprehensión. Saben o intuyen que algo les pasa, y pueden incluso pensar que «están locos», una idea que los aterroriza. Con frecuencia, experimentan vergüenza o se creen culpables de lo que ocurre, o sencillamente no saben cómo explicarlo, pues es la primera vez que hablan de ese tema.

La sensibilidad y el arte por parte del psiquiatra que sabe tranquilizarles y crea un ambiente relajado y de comunicación sincera son fundamentales para llegar al diagnóstico y ayudar al paciente.

> **!** Cuando se logra una relación de confianza, de encuentro mutuo y de autoridad por parte del médico en la primera consulta, la relación médico-paciente queda establecida.

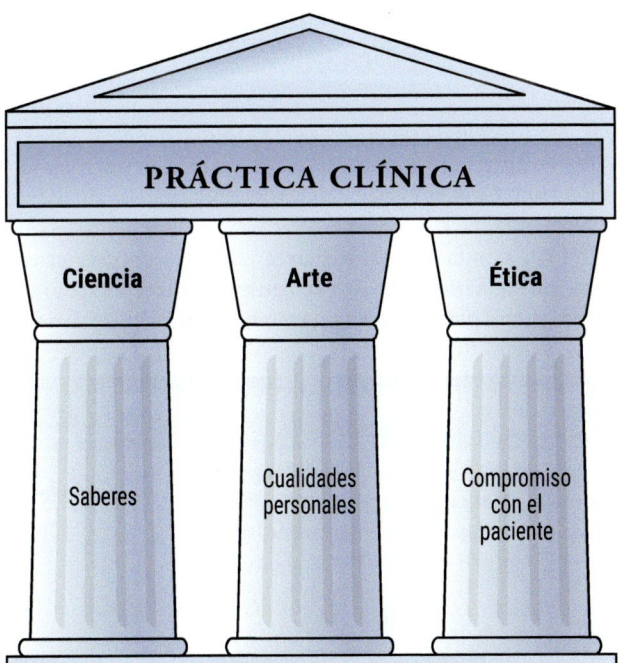

Figura 1-2. Pilares de la práctica clínica. Adaptada de: Mardomingo MJ. Abordar el trastorno por déficit de atención e hiperactividad en la práctica clínica. Madrid: Editorial Médica Panamericana; 2017. p. 15.

Tabla 1-3. Papel del médico en la práctica clínica

- Escuchar al paciente
- Entender su relato
- Identificar los síntomas y el contexto en que se presentan
- Captar el dolor y el grado de perturbación que producen
- Conocer sus consecuencias
- Aplicar con pericia los propios conocimientos
- Elaborar de forma progresiva un juicio clínico
- Diseñar el plan de tratamiento más eficaz y con menores inconvenientes para el paciente

Tomado de: Mardomingo MJ. Abordar el trastorno por déficit de atención e hiperactividad en la práctica clínica. Madrid: Editorial Médica Panamericana; 2017. p. 15.

Esa relación favorece el cumplimiento del tratamiento, el pronóstico y la evolución del paciente. Es un factor que contribuye a mejorar de forma significativa el pronóstico. En la **tabla 1-3** se resume el papel del médico en su trabajo diario con los pacientes.

Ser un buen médico de niños y adolescentes requiere ciertas cualidades personales, como la capacidad para escuchar y observar, la empatía con el paciente, la sensibilidad y la autoridad. Algunos médicos, igual que algunos padres, opinan que deben ser amigos de los pacientes, pero una cosa es la amistad médica que propugna Laín Entralgo y otra cosa es la amistad a secas. El médico practica la amistad médica que conduce al diagnóstico y al mejor tratamiento, teniendo en cuenta la realidad personal del paciente, su historia y su situación, más aún con los niños y los jóvenes, en quienes tienen tanto peso los factores familiares. Amistad sí, autoridad y definición de papeles también.

En una ocasión, una paciente que había tenido una anorexia nerviosa y que se curó y estudió medicina me decía, años después, hablando como colegas y amigas: «Cuando venía a la consulta te quería y te odiaba al mismo tiempo». Eso no se logra solo con amistad.

La práctica clínica se fundamenta en los conocimientos (ciencia), las cualidades personales (arte) y los principios éticos, tres pilares del compromiso del médico con el paciente.

La práctica clínica requiere combinar amistad médica y autoridad científica.

Desentrañar la clínica

Un aspecto fundamental del encuentro con el paciente es obtener una buena descripción del cuadro clínico, distinguiendo los síntomas decisivos de los que no lo son, descubriendo qué significan para el paciente y hasta qué punto condicionan su vida. De forma progresiva, el psiquiatra emitirá un juicio clínico que irá perfilando a medida que tenga más información y más datos. Después, diseñará el plan de tratamiento que sea más eficaz y que tenga menores inconvenientes para el paciente.

Tan importante como hablar con los niños es hacerlo con los padres o familiares. De hecho, es lo primero que hay que hacer, pues son una fuente imprescindible para hacer la historia clínica y artífices esenciales del tratamiento. La información de los padres es diferente a la de los niños, y no digamos a la de los adolescentes. Los niños hacen descripciones más ajustadas de los síntomas emocionales y los padres, de los problemas de conducta. Hay que conciliar ambas fuentes de información junto con la de los profesores y los servicios sociales cuando es necesario. Las conclusiones que se saquen no deben ser fijas e inamovibles, sino que se irán adaptando a la evolución del paciente y a los nuevos datos que surjan.

 Fuentes de información del psiquiatra infantil: paciente, padres, pediatra, médico de familia, colegio, servicios sociales y servicios jurídicos, cuando corresponda.

La formación clínica del médico continúa siendo, en nuestro tiempo, uno de los grandes retos de la carrera de medicina y de la formación de los residentes, y una de las fuentes de mayor satisfacción para el médico, que se sabe experto, capaz, útil y veraz.

El médico que asume este compromiso científico y humano siente que su profesión tiene sentido y, tal vez, que también tiene sentido su propia vida.

LA RELACIÓN MÉDICO-PACIENTE

La relación del médico con el paciente es uno de los aspectos fundamentales del ejercicio de la medicina, y no digamos del ejercicio de la psiquiatría infantil. Es una característica distintiva de esta disciplina que la diferencia claramente de otras profesiones. La relación médico-paciente forma parte del acervo médico desde los tiempos de Hipócrates, se enmarca en las relaciones humanas y tiene dos dimensiones: la personal y la que objetiva la realidad del paciente para, de ese modo, llegar al diagnóstico. Se trata, por tanto, de una relación de carácter interpersonal y científico-técnica, que respeta la realidad del paciente y, al mismo tiempo, aplica los métodos apropiados para llegar al diagnóstico y elegir el mejor tratamiento. La relación interpersonal es, según Zubiri, la única forma de relación auténticamente humana, pues se caracteriza por respetar la intimidad, la libertad y la inteligencia del otro en la búsqueda del bien. De este modo, contribuye a la realización personal de aquellos que la cultivan, en nuestro caso, del médico y del paciente.

 La relación con el paciente debe ser personal y objetivadora para así llegar al diagnóstico.

Dos utopías han pretendido quitar a la relación con el enfermo su carácter inmediato: la mentalidad mágica y la mentalidad técnica. La mentalidad mágica supone que el contacto directo con el paciente no es necesario para curarlo. La mentalidad técnica, propia de nuestro tiempo, sueña con la posibilidad de que el diagnóstico y el tratamiento se basen en métodos puramente objetivos. Sin embargo, ha sido la medicina moderna la que ha reivindicado y reivindica el contacto personal con el enfermo y la personalización de la enfermedad como imprescindibles para el quehacer médico correcto.

Para la medicina hipocrática, amistad médica y técnica son inseparables. Así, según Platón, «el enfermo es amigo del médico a causa de su enfermedad», y los preceptos hipocráticos afirman que «donde hay amor al hombre en cuanto hombre hay también amor al arte», en este caso, el arte de curar. La amistad médica se entiende como ayuda, compañía, aprecio, mutuo cuidado, cuyo objetivo es la salud.

El médico es amigo del enfermo, siendo amigo de la medicina y, a la vez, amigo del hombre. Tiene que conocer la fisiología de la salud y de la enfermedad, y estudiar las causas de sus alteraciones para aplicar los remedios apropiados. La amistad del médico con el enfermo necesita de la amistad del enfermo con el médico, que se traduce en la confianza. Si no hay relación de confianza, no hay relación médico-paciente. El enfermo tiene que confiar en la medicina y en su capacidad para curarlo y, sobre todo, en el médico concreto que va a tratarle. Debe confiar en su capacidad técnica y en su calidad como persona.

! La confianza en el médico es tan importante para la medicina hipocrática que se considera un factor esencial para la curación, pues «es preciso que el enfermo ayude al médico a combatir la enfermedad».

La relación médico-paciente debe analizarse desde la perspectiva histórica y filosófica y desde la perspectiva clínica, pues ambas son inseparables. Desde el punto de vista clínico, la relación médico-paciente debe contribuir al bienestar del paciente, para lo cual el paciente ha de entender en qué consiste el proceso que sufre –también los niños–, estar de acuerdo con las medidas que propone el médico, implicarse en el tratamiento y cumplirlo, tener una visión esperanzada y realista de la evolución, sufrir menos ansiedad y estrés, y tener una mejor calidad de vida (**Tabla 1-4**). El médico no tiene todas las respuestas, pero debe conocer la naturaleza de los trastornos, el pronóstico y la evolución previsible, y se lo irá transmitiendo al paciente en los momentos oportunos, en función de su propio criterio, en la medida en que el paciente desee conocerlo, de acuerdo con la edad y con el ritmo apropiado.

! La alianza terapéutica con el paciente, desde el primer encuentro en la consulta, mejora el pronóstico, el curso clínico y la adhesión al tratamiento.

La forma en la que el médico se relaciona con el paciente, el vínculo y el compromiso que con él establece, no solo tiene consecuencias para el paciente, sino que también las tiene para

Tabla 1-4. La relación médico-paciente desde la perspectiva clínica
La relación médico-paciente influye en:
• El bienestar del paciente
• La comprensión de su enfermedad
• Las decisiones que toma
• El compromiso que asume
• La adhesión y cumplimiento del tratamiento
• La evolución de la enfermedad
• La ansiedad e incertidumbre que sufre
• La calidad de vida
• La satisfacción profesional y personal del médico
• La certeza del médico de que su trabajo tiene sentido

el médico. Influye en su satisfacción profesional y personal, en la certeza de que su trabajo tiene sentido y de que no se trata de una mera actividad económica, sino de algo más, una actividad que tiene una dimensión personal y creativa que lo enriquece como persona.

No cabe duda de que la relación médico-paciente representa un desafío para los jóvenes psiquiatras de niños y adolescentes en un mundo cada vez más complejo, confuso, fragmentado y de experiencias fugaces.

Está en juego su modo de trabajar, el ámbito intelectual, ético y humano en el que lleva a cabo su actividad, y, tal vez, su satisfacción como médico y ante la vida.

EL ENCUENTRO MÉDICO-PACIENTE. RECUPERAR LA PALABRA

Dice Gregorio Marañón que el médico «debe buscar al ser humano en la enfermedad y no solo la enfermedad en el ser humano».

El encuentro y la comunicación con el paciente son el camino para buscar al ser humano que está detrás del cuadro clínico, y esa búsqueda se lleva a cabo por medio de la mirada, la palabra, el silencio y las maniobras instrumentales.

El primer contacto con el paciente se realiza habitualmente a través de la mirada, que expresa tal vez como ningún otro gesto lo que uno es y siente. Tan importante es la mirada que suele determinar la relación que se establece con los demás.

La mirada del médico tiene que cumplir, en opinión de Laín Entralgo, tres funciones: de acogida, inquisitiva e indagadora, y objetivadora. La mirada del médico acoge, inquiere sin quedarse en la superficie y analiza de forma objetiva para llegar al diagnóstico correcto, y lo hace ateniéndose a principios éticos (**Tabla 1-5**).

La mirada suele seguirse de la palabra. La comunicación, que es al principio visual, se hace también verbal y auditiva. La palabra tiene una función apelativa, llama al otro; expresiva, notifica algo que al otro le interesa, y nominativa, ayuda a comprender eso que al otro le afecta. Pero la palabra, además, seduce al otro para obtener su colaboración y ejerce una función liberadora. Lo que cuenta no es solo la fuerza lógica de lo que se dice, sino también quién lo dice y cómo lo dice. Y este es un arte que los psiquiatras jóvenes deben aprender y que requiere autenticidad y compromiso (v. **Tabla 1-5**).

Tabla 1-5. Funciones de la mirada y la palabra en la relación médico-paciente
• La mirada: – Acogedora – Inquisitiva • La palabra: – Apelativa – Notificadora – Representativa – Seductora – Liberadora – Esclarecedora – Afirmativa

Pero la palabra, además de tener un efecto en quien escucha, también lo tiene en quien habla.

El paciente que habla a su médico se libera, experimenta una catarsis, comprende mejor lo que sucede en su interior, se afirma a sí mismo y toma conciencia de su realidad y valía.

Esa es la esencia del diálogo del paciente con su médico. Los niños y los jóvenes, igual que los adultos, se preguntan por lo que les pasa y quieren entender su trascendencia y su significado.

> La enfermedad tiene un significado personal para el paciente, que se pregunta:
> - ¿Qué me pasa?
> - ¿Por qué?
> - ¿Por qué a mí?
> - ¿Qué he hecho?
> - ¿Qué debo hacer?

La creciente tecnificación de la medicina a lo largo de las últimas décadas, que tantos avances ha supuesto para el diagnóstico y para la terapéutica, no debe poner en peligro el carácter eminentemente humano de la relación médico-paciente. El médico, si de veras lo es, debe establecer con el paciente, y mucho más con el niño, una relación personal. Relación personal y pericia técnica son inseparables. Ya decía Paracelso que sin el encuentro personal con el paciente no hay medicina.

LOS NUEVOS RETOS DE LA PSIQUIATRÍA DEL NIÑO Y DEL ADOLESCENTE

El siglo XX se ha caracterizado por dos guerras mundiales y otras de carácter regional no menos crueles. La cultura burguesa entró en crisis, y horrores como el Holocausto, los fascismos y el estalinismo representaron el final de las utopías. El terrorismo, en sus más variadas formas, y de modo particular el terrorismo suicida dirigido contra inocentes, ha sido la última etapa de esta carrera del mal. Y a estos males se añadirían otros más en el siglo XXI, algunos ya existentes, pero que se han agravado con tal rapidez que han parecido nuevos: la crisis del clima, la subida de las temperaturas, las epidemias como la del coronavirus, los desastres naturales, las sequías, las inundaciones, los terremotos, las guerras al modo tradicional de la Primera y Segunda Guerra Mundial y con las nuevas herramientas que proporciona la tecnología. Todo ello da lugar a un clima de incertidumbre e inestabilidad que no nos imaginábamos hace pocos años. Un panorama desolador para los ancianos y no menos desolador para los jóvenes, que sienten que se les escapa el futuro sin que se cumplan sus deseos.

Pero el siglo XX y el XXI también se caracterizan por la lucha contra la pobreza, a favor de las mujeres y de las minorías, el reconocimiento de los derechos de los niños, la preocupación por el medio ambiente, y los grandes avances de la medicina y de la psiquiatría. Llegó internet y con él, el acceso masivo a la información —verdadera y falsa—, irrumpieron las redes sociales, se alcanzó la Luna y se explora Marte, los coches muy pronto no necesitarán conductor, y se han impuesto la rapidez y el carácter instantáneo de la existencia.

Tabla 1-6. Cuestiones candentes de nuestro tiempo

- Profundos cambios sociales, económicos, filosóficos y de las relaciones humanas
- Impacto de la tecnología en el diagnóstico y el tratamiento
- Descubrimiento de la salud y de la enfermedad como negocio
- Se propugna la aplicación de conceptos empresariales a la gestión de los servicios médicos y psiquiátricos, y se introducen cambios en la terminología
- Los derechos de los pacientes se plantean desde nuevas perspectivas
- Aparecen nuevos modos y estilos de vida

En resumen y a grandes rasgos, en relativamente poco tiempo han tenido lugar notables cambios tecnológicos, de la comunicación, sociales, económicos, filosóficos y de las relaciones humanas que se han traducido en avances y dilemas de la medicina y de la psiquiatría, e inciden en el método de investigación y docencia, y en la atención y relación con los pacientes. La tecnología se ha convertido en una herramienta fundamental para el diagnóstico y el tratamiento. Se ha descubierto la vertiente de la salud y de la enfermedad como negocio. Se aplican conceptos empresariales a la gestión de los servicios médicos y psiquiátricos. Surge una nueva perspectiva de los derechos de los pacientes, y se imponen nuevos modos y estilos de vida. Estamos en una época de crisis y hay cuestiones candentes sobre las que conviene reflexionar (**Tabla 1-6**).

La psiquiatría infantil no es ajena a ninguna de estas realidades y se enfrenta, de modo particular, a tres acontecimientos que se abordan en el **capítulo 2**, «La perspectiva histórica». De dónde y hacia dónde: el impacto de la tecnología, el enfoque empresarial de la atención a los pacientes y el sentimiento de frustración ante la práctica clínica: el médico quemado. Ante esta situación, conviene plantear algunas cuestiones que afectan sobre todo a los médicos jóvenes, a su futuro y a su identidad como médicos:

- El vínculo del médico con el paciente, ¿sigue formando parte de la buena medicina?
- ¿Vamos hacia una medicina meramente técnica que resuelve problemas y a la que se acude como consumidor y cliente, y no como paciente?
- ¿Ha cambiado el compromiso ético y personal del médico con el paciente?
- ¿Qué papel corresponde al médico de niños y adolescentes?

Vivimos en un tiempo de transformaciones profundas, vertiginosas e impredecibles, que no dan tregua para reflexionar sobre la trascendencia que tienen. Estas transformaciones afectan a la psiquiatría infantil y al modo de ejercerla.

Si nos preguntamos si está en crisis el ejercicio de la psiquiatría infantil, la respuesta más probable es, sí, está en crisis, pues lo está el mundo en el que vivimos, y la psiquiatría infantil es un espejo del mundo.

La psiquiatría infantil y los psiquiatras tienen que afrontar las transformaciones sociales, tecnológicas, económicas, filosóficas y de las relaciones humanas que se han producido en un tiempo relativamente corto y que continúan con un ritmo acelerado. Tienen que decidir el tipo de psiquiatría que desean ejercer.

 La psiquiatría del niño y del adolescente está en crisis, pues también está en crisis el mundo en el que vivimos. Los psiquiatras infantiles tienen que decidir el tipo de psiquiatría que desean ejercer.

LA IDENTIDAD DEL PSIQUIATRA INFANTIL

La medicina ha estado ligada históricamente a las humanidades, e insignes médicos como Marañón y el mismo Cajal fueron grandes humanistas. Esta tradición marcó el modo de entender la práctica médica y la relación médico-paciente, y está experimentando una profunda crisis en nuestros días. Las causas son muchas, pero cabe destacar algunos factores: entender la tecnología como el dios que todo lo resuelve; convertir la medicina ante todo en un negocio, y dar pábulo a charlatanes que siempre han existido, pero que ahora con las redes sociales y la facilidad de las falsas noticias para extenderse han cobrado una relevancia hace pocos años impensable. Son los nuevos brujos y chamanes (**Tabla 1-7**).

La medicina española puede sentirse orgullosa por el enorme avance de las últimas décadas. Tenemos una medicina pública a la altura de las mejores del mundo, propia de un país civilizado y que se preocupa de los derechos sociales; el progreso científico y técnico es incuestionable; hay inquietud por los derechos de los pacientes y por que participen en la toma de decisiones, y se habla de una medicina centrada en el paciente. Cierto es que son grandes avances, pero hay que estar alerta, pues los progresos nunca son definitivos.

A las nuevas generaciones de psiquiatras les toca vivir en un momento histórico de cambio, muy interesante, complejo, que les exige que definan su identidad como médicos. Es un mundo que ama las dicotomías, lo simple frente a lo complejo, la información visual antes que la lectura, los conocimientos fragmentados, las experiencias fugaces y los eslóganes. Un mundo del que ha desaparecido el silencio.

La enorme influencia de internet y de las redes sociales favorece la percepción emocional de la información antes que la reflexión y el análisis; noticias siniestras aparecen al lado de otras banales y se leen de forma similar, perdiéndose el sentido de jerarquía; la lectura es literal y no se ejerce el sentido del humor. Tampoco hay sentido del ridículo.

 La verdad se combate con la posverdad; las noticias, con los hechos alternativos y el razonamiento se sustituye por la expresión de las emociones.

De esta forma, se restringe el ejercicio de la libertad individual y del sentido crítico. Prima lo políticamente correcto.

Tabla 1-7. Los males que nos acechan

- Los nuevos brujos y chamanes
- Una medicina altamente eficaz y tecnificada, pero que se aleja de la realidad personal del paciente
- La medicina que se entiende como un negocio:
  - Administraciones públicas
  - Empresas privadas
  - Intereses personales

Que el alumno sea capaz de ejercer la crítica sobre la realidad que le rodea es uno de los objetivos prioritarios de la universidad y de modo particular, de la enseñanza de la medicina. Tener sentido crítico significa distinguir entre noticias contrastadas y opiniones, y entre datos y deseos. Por eso, los griegos distinguían entre la opinión (*doxa*) y el saber (*episteme*). Las opiniones no responden a razonamientos, y eso es algo fundamental en medicina. La mayoría de las noticias son opiniones, y las opiniones nunca parten de un planteamiento sopesado, ecuánime, parten de las emociones. Y no hay nada menos ecuánime que las emociones, nada menos racional. Lo que los jóvenes leen son casi siempre opiniones. Por eso es tan importante que los psiquiatras jóvenes tengan sentido crítico y lo cultiven con buenas lecturas. Su ausencia disminuye su libertad personal y les convierte en individuos vulnerables, con serias consecuencias para el ejercicio de su profesión.

 Que el psiquiatra infantil sea capaz de ejercer la crítica sobre la realidad que le rodea es un objetivo fundamental de su formación.

Pero no todo es negativo en nuestro mundo, ni mucho menos. Es un mundo con una libertad de movimientos y de experiencias mucho mayor, en el que hay una actitud más tolerante y sensible hacia aquellos que son diferentes, hacia las mujeres, la pobreza, los niños, las personas lesbianas, gais, trans (transgénero y transexuales), bisexuales, intersexuales, queers u otras (LGTBIQ+), y en el que se tienen muchos más medios para acceder al conocimiento, viajar y formarse.

Los psiquiatras infantiles tienen que decidir cuál es su actitud frente al mundo, como el resto de los seres humanos, y, sobre todo, tienen que decidir qué tipo de psiquiatría desean ejercer y qué tipo de psiquiatras desean ser. Tienen que definir su propia identidad. Los desafíos que tienen que afrontar son considerables y también apasionantes (**Tabla 1-8**).

Los valores y deseos de muchos médicos son poder desarrollar la vocación y disfrutar de la entrega a los pacientes; la formación continuada; la docencia y las recompensas que proporciona; la solidaridad entre médicos; la adaptación a las duras condiciones de trabajo; la independencia de influencias externas y el hallarse siempre disponible.

El buen médico aúna conocimientos, experiencia y capacidad de encuentro con el paciente, tres características que forman parte de la mejor tradición médica y que requieren cualidades personales no tan necesarias en otras profesiones, como la dimensión humana y la mirada personal hacia el paciente. Es a los jóvenes psiquiatras a quienes corresponde definir la nueva psiquiatría. Para hacerlo, han de enfrentarse a múltiples dilemas. Uno de los más importantes es tener que elegir entre ser médicos modernos y comprometidos o asumir el enfoque que convierte al paciente en cliente y al médico en proveedor de servicios.

La práctica clínica se ha basado, desde los tiempos de Hipócrates, en la relación médico-paciente, un bien invisible, inmaterial, que no se ve, ni se mide, ni se cuantifica, sensible y delicado, y por eso mismo difícil de preservar y proteger. Es a los psiquiatras jóvenes a quienes corresponde hacerlo. Y para terminar, una cita de Cervantes en el *Viaje al Parnaso* que dice así: «Tú mismo te has forjado tu ventura». Y así es, porque el buen médico nace y se hace.

PERSPECTIVAS PARA EL FUTURO

Los conocimientos adquiridos a lo largo de las últimas décadas permiten una mejor comprensión de los mecanismos etiopatogénicos de los trastornos psiquiátricos de la infancia y adolescencia y de las medidas terapéuticas más eficaces. La tradicional controversia entre factores genéticos y factores ambientales ya no tiene sentido.

Los factores genéticos o estructurales y los factores ambientales interactúan a lo largo de la vida del sujeto, y contribuyen a explicar, de un modo más racional y adecuado a la realidad, las características de conducta tanto normal como patológica. Los trastornos psiquiátricos no se deben a una única causa o mecanismo; por el contrario, su etiología es compleja y se debe a múltiples factores. La dotación genética es fundamental, pero la expresión de los genes en cuadros clínicos concretos depende del ambiente, del medio en el que transcurre la vida del individuo, y de los acontecimientos felices o desgraciados que se van sucediendo de modo particular durante los primeros años.

 Un objetivo fundamental es conocer de qué modo la experiencia individual induce cambios moleculares que ponen en marcha las enfermedades psiquiátricas.

El nuevo campo de la epigenética ha descubierto algunos de estos mecanismos, como el modo en que los factores ambientales dan lugar al silenciamiento de genes, lo que se traduce en alteraciones de la función neuronal, de la cognición, las emociones o el comportamiento. Estas alteraciones pueden ser reversibles si cambian esas circunstancias ambientales o, por el contrario, no serlo y persistir hasta la vida adulta, transmitiéndose a las generaciones futuras. Esto explica, en gran parte, que el 75 % de los trastornos psiquiátricos del adulto comiencen en la infancia. La investigación de estos fenómenos supone no solo un nuevo enfoque en la comprensión de la etiopatogenia de las enfermedades, sino que tiene consecuencias para la prevención, el diagnóstico y el tratamiento.

El niño no es un pequeño homúnculo en el cual ya están fijadas todas las características físicas y de conducta del futuro adulto, tal como sostenía el enfoque mecanicista de principios de siglo, pero tampoco es una *tabula rasa* donde todo está por escribir. Al contrario, sus características biológicas influyen y

Tabla 1-8. Los desafíos de los psiquiatras infantiles

- Trabajar con rigor, de acuerdo con el saber científico del momento
- Obtener información bien fundada, eligiendo la de alta calidad
- Adquirir experiencia clínica
- Buscar la sostenibilidad económica
- Cultivar la relación médico-paciente
- Incorporar los avances de la tecnología
- Mantenerse al día mediante la formación permanente
- Actuar de acuerdo con la ética

modifican las respuestas del medio ambiente tanto familiar como social, y, a su vez, el tipo de respuestas ambientales repercuten en la conducta del niño. Es decir, el ser humano es, a la vez y mutuamente, biológico y social. Como señala Edgar Morín, la clave de la cultura está en nuestra naturaleza, y la clave de nuestra naturaleza está en la cultura.

 PUNTOS CLAVE

- La psiquiatría del niño y del adolescente es una disciplina científicamente compleja y personalmente exigente. El psiquiatra infantil tiene ante sí los siguientes retos:

  - Adquirir los conocimientos que le permitan diagnosticar y tratar correctamente a los pacientes, de acuerdo con los principios de la medicina basada en pruebas.
  - Entender el método científico y ser capaz de criticar y discernir la calidad de los trabajos que se publican, es decir, tiene que distinguir la buena información científica de aquella que no tiene rigor.

  - Aprender el arte de relacionarse con el paciente, facilitando la comunicación y dando su apoyo, lo que se traduce en la mejor evolución de los cuadros clínicos.
  - Incorporar los avances tecnológicos que se van produciendo y repercuten en la comprensión de las enfermedades, la eficacia de los tratamientos, la organización de los servicios y los costes.

- En resumen, ser un buen médico supone un gran esfuerzo que también aporta grandes recompensas: la gratitud y el afecto de los pacientes, el reconocimiento de los compañeros, el enriquecimiento intelectual y la satisfacción de dedicarse a una profesión muy hermosa.

BIBLIOGRAFÍA

Bunge M. Seudociencia e ideología. Madrid: Alianza Universidad; 1985.

Chalmers AF. ¿Qué es esa cosa llamada ciencia? Madrid: Siglo XXI de España Editores; 1982.

Chalmers AF. What is this thing called Science? 3.ª ed. Indianapolis: Hackett Publishing; 1999.

Deschamps P, Hebebrand J, Jacobs B, Robertson P, Anagnostopoulos DC, Banaschewski T, et al. Training for child and adolescent psychiatry in the twenty-first century. Eur Child Adolesc Psychiatry. 2020;29(1):3-9.

Deschamps P, Jacobs B. An international perspective on training in child and adolescent psychiatry. Eur Child Adolesc Psychiatr. 2020;29(1):1-2.

Epstein RM. The Patient–Physician Relationship. En: Mengel MB, Holleman WL, Fields SA (eds.). Fundamentals of Clinical Practice A Textbook on the Patient, Doctor, and Society. New York: Kluwer Academic Publishing; 2012. p. 403-29.

Esquirol JM. Los filósofos contemporáneos y la técnica. De Ortega a Sloterdijk. Barcelona: Gedisa; 2012.

Falissard B, Monégat M, Harper G. Psychiatry, mental health, mental disability: time for some necessary clarifications. Eur Child Adolesc Psychiatry. 2017;26(10):1151-4.

Gil Deza E. La palabra médica. IntraMed [internet]. 2015 [consulta el 11 de enero de 2024]. Disponible en https://www.intramed.net/contenidover.asp?contenidoid=88191

Haskard KB, Williams SL, DiMatteo MR, Rosenthal R, White MK, Goldstein MG. Physician and patient communication training in primary care: effects on participation and satisfaction. Health Psychol. 2008;27(5):513-22.

Kuhn TS. The Structure of Scientific Revolutions. Chicago: University of Chicago Press; 2012.

Laín Entralgo P. La relación médico-enfermo. Historia y teoría. Biblioteca Virtual Miguel de Cervantes [internet]. 2012 [consulta el 10 de abril de 2023]. Disponible en: https://www.cervantesvirtual.com/nd/ark:/59851/bmctf0g8

Lu Y, Hu XM, Huang XL, Zhuang XD, Guo P, Feng LF, et al. Job satisfaction and associated factors among healthcare staff: a cross-sectional study in Guangdong Province, China. BMJ Open. 2016;6(7):e011388.

Machado A, Silva FJ. Toward a richer view of the scientific method. The role of conceptual analysis. Am Psychol. 2007;62(7):671-81.

Mallia P. The Nature of the Doctor–Patient Relationship. Health Care Principles through the Phenomenology of Relationships with Patients. Dordrecht: Springer; 2013.

Mardomingo MJ. Concepto y ámbito de la Psiquiatría del niño y del adolescente. En: Mardomingo MJ (ed.). Tratado de Psiquiatría del niño y del adolescente. Madrid: Díaz de Santos; 2015. p. 17-33.

Mardomingo MJ. La relación médico-paciente. Un desafío para la nueva psiquiatría. Revista Psiquiatría Infanto-Juvenil. 2018;2:174-9.

Mayer D. A brief history of medicine and statistics. In: Mayer D, editor. Essential Evidence-Based Medicine. 2ª ed. Cambridge: Essential Evidence-Based Medicine; 2010. p. 1-8.

MindEd. A free educational resource on children and young people's mental health [internet]. 2019 [consulta el 11 de enero de 2024]. Disponible en: http://www.minded.org.uk

Morris ZS, Wooding S, Grant J. The answer is 17 years, what is the question: understanding time lags in translational research. J R Soc Med. 2011;104(12):510-20.

Mosterín J. La naturaleza humana. Madrid: Espasa Calpe; 2006.

Moya A. Pensar desde la ciencia. Madrid: Editorial Trotta; 2010.

Popper K. La lógica de la investigación científica. Madrid: Tecnos; 1980.

Portney LG. Foundation s of Clinical Research. Applications to Evidence-Based Practice. Philadelphia: F.A. Davis; 2020.

Portney LG. Ethical issues in clinical research. En: Portney LG (ed.). Foundations of Clinical Research. Applications to Evidence-Based Practice. Philadelphia: F.A. Davis; 2020. p. 88-104.

Roessner V, Rothe J, Kohls G, Schomerus G, Ehrlich S, Beste C. Taming the chaos?! Using eXplainable Artificial Intelligence (XAI) to tackle the complexity in mental health research. Eur Child Adolesc Psychiatry. 2021;30(8):1143-6.

Sánchez Pedraza R. Bioestadística y psiquiatría. En: Gómez-Restrepo C, Hernández Bayona G, Rojas Urrego A (eds.). Psiquiatría clínica: Diagnóstico y tratamiento en niños, adolescentes y adultos. Madrid: Editorial Médica Panamericana; 2008. p. 745-52.

Szczeklik A. Catarsis. Sobre el poder curativo de la naturaleza y el arte. Barcelona: Acantilado; 2010.

Van Benthem P, Spijkerman R, Blanken P, Kleinjan M, Vermeiren R, Hendriks VM. A dual perspective on first-session therapeutic alliance: strong predictor of youth mental health and addiction treatment outcome. Eur Child Adolesc Psychiatry. 2020;29(11):1593-601.

Wagensberg J. El pensador intruso. Barcelona: Tusquets; 2014.

Wehling M. Principles of Translational Science in Medicine. From Bench to Bedside. 3ª ed. London: Academic Press; 2021.

La perspectiva histórica. De dónde y hacia dónde

2

M. J. Mardomingo Sanz

OBJETIVOS

- Exponer aquellos aspectos de la historia de la psiquiatría del niño y del adolescente que permiten entender los lazos que existen entre los conocimientos del pasado y los del presente.
- Comprender cómo los conocimientos del pasado han dado paso a los del presente, estimulando el avance de la ciencia, al tiempo que han contribuido a definir la personalidad del psiquiatra infantil.
- Descubrir cómo las etapas de logros científicos y sociales se siguen de otras de retrocesos, especialmente cuando se trata de la infancia y adolescencia y, por tanto, de la psiquiatría infantil, un campo delicado, vulnerable y que requiere dedicación y entrega.
- Entender que los grandes cambios científicos, históricos, sociales y filosóficos han tenido lugar porque otros anteriores prepararon el terreno, porque los ideales y el espíritu de la época contribuyeron a su origen, y porque hubo personas entregadas y con carisma que se implicaron para llevarlos a cabo.

INTRODUCCIÓN. LOS CAMINOS DE LA HISTORIA

La historia, como el resto de las humanidades, no está de moda y se mira como un tema que solo interesa a algunos académicos y personas peculiares que viven en tiempos pasados. No se entiende como uno de los fundamentos del saber actual. Pero la realidad es que no hubiéramos llegado a los conocimientos de ahora sin aquellos que nos han precedido, y reflexionar sobre cómo surgieron y qué aportaron es un modo necesario para llegar a nuevos descubrimientos.

La medicina científica de nuestro tiempo, de la que nos sentimos tan orgullosos, procede del pensamiento griego, se enriquece con árabes y judíos, florece en el Renacimiento y la Ilustración, avanza en el siglo XIX y llega hasta nosotros tras incorporar los grandes descubrimientos científicos del siglo XX. Este camino estuvo cargado de dificultades y riesgos, y grandes médicos sufrieron el exilio precisamente por su entrega a la investigación y a la búsqueda de la verdad.

Maimónides, filósofo y médico judío del siglo XII, nació en Córdoba cuando gobernaban los almohades, y escribió la *Guía de perplejos* y numerosos tratados de medicina. Tuvo que salir huyendo para morir exiliado en El Cairo.

Avicena nació en Bujará (Persia) (siglos X-XI), era musulmán y fue uno de los más grandes médicos y filósofos de la Baja Edad Media. Estuvo en la cárcel y escribió *El libro de la curación* y *El canon de la medicina*, que resumen el saber médico y farmacológico de su tiempo, y que se siguen citando en nuestros días.

Averroes, filósofo y médico cordobés, vivió en el siglo XII con los almorávides, era musulmán y admirador de Aris-

tóteles. En su obra *Refutación de la refutación* defiende que filosofía y religión no son incompatibles. Murió exiliado en Marruecos. Los tres fueron grandes admiradores de Aristóteles e incorporaron el pensamiento grecolatino a su época.

La medicina no es solo un opúsculo de datos y recomendaciones, hay que preguntarse por el modo en que se ha llegado a lo que sabemos, el contexto donde suceden los hechos, las relaciones entre descubrimientos y entre descubridores, las implicaciones que tuvieron esos descubrimientos, lo que dejó de ser verdad y, por lo mismo, el carácter transitorio de las verdades actuales. No solo importa el protocolo que debe aplicarse para resolver un problema, en este caso una enfermedad; también hay que comprender la complejidad y variedad de los cuadros clínicos y de las realidades personales, y para eso es necesario tener perspectiva. No cuenta únicamente la aparente eficacia. Cuando los conocimientos solo tienen un carácter instrumental, el alumno deja de ser inteligente para convertirse en seguidor. Es uno más que se sube a la mentalidad imperante.

> La ciencia avanza recreando y reinventando el pasado, y los psiquiatras infantiles tienen que aprender a reflexionar sobre la historia y el mundo de las ideas y, de ese modo, descubrir la relación entre ideas, conocimiento, valores y tradición.

Así entenderán mejor el tiempo en el que viven. ¿Qué es la historia? ¿Cuáles son los verdaderos sujetos de la historia? ¿Cómo contarla para que interese a los jóvenes? ¿De verdad pasa algo si no la conocen ni les importa? ¿Tal vez sí, tal vez no?

PERSPECTIVA HISTÓRICA DE LA PSIQUIATRÍA DEL NIÑO Y DEL ADOLESCENTE

La perspectiva histórica de la psiquiatría del niño y del adolescente es imprescindible para entender sus fundamentos, las características que la definen, el modo en que se ha desarrollado y las fases por las que ha pasado hasta situarse dentro del campo de la ciencia. Permite entender su vertiente social y humana, y el papel que desempeña en el mundo contemporáneo.

La historia nos sitúa en el tiempo, ese es su gran valor, da sentido a lo que conocemos, lo ubica en un contexto y, así, termina formando parte de nuestra memoria.

 El enfoque histórico evita los conocimientos fragmentados y dispersos, relaciona la psiquiatría del niño y del adolescente con el resto de las ciencias y de las humanidades, y trata al lector como alguien que piensa, razona y tiene sentido crítico.

Frente al enfoque narcisista de «nada hubo antes de lo que yo pienso y creo», la realidad es que el saber no brota del vacío, sino que parte de saberes previos que guían e iluminan los nuevos descubrimientos. La riqueza actual de la psiquiatría infantil debe mucho a su historia pasada, y bien está dedicarle cierta atención para que no se reduzca a una recopilación de datos, protocolos y recomendaciones, útiles pero insuficientes.

La historia nos sitúa en el tiempo, da sentido a lo que conocemos y lo ubica en un contexto.

Ante una perspectiva histórica de la medicina y de la psiquiatría, pueden surgir diversas dudas y preguntas:

- ¿Se forma mejor el médico?
- ¿Mejora la atención a los pacientes?
- ¿Aumenta la satisfacción de pacientes y médicos en la práctica diaria?
- ¿No es más eficaz centrarse en datos concretos y en aplicaciones prácticas?
- ¿No son estos enfoques pasados que carecen de valor actualmente?

La división entre saberes útiles e inútiles es, ha sido y seguirá siendo uno de los grandes y falsos temas de discusión de nuestro tiempo. Un tema que se ha agudizado por dos motivos: la crisis de la educación y los bajos niveles de aprendizaje escolar, y la presión del mercado, que pretende que la formación se enfoque a la obtención inmediata del mayor rendimiento.

En realidad, habría que plantearse más bien cuáles son las diferencias entre resultados a corto y a largo plazo; valores visibles e invisibles; qué contribuye a que un estudiante o un residente sean un buen médico o, simplemente y con mucho optimismo, un ingeniero de ciencias de la salud.

EL CONCEPTO DE INFANCIA Y LA HISTORIA DE LA PSIQUIATRÍA DEL NIÑO Y DEL ADOLESCENTE

El concepto que se tiene de la infancia condiciona las decisiones que se toman sobre los niños y adolescentes.

 Considerar la infancia como una etapa definida y diferenciada del resto de la vida humana es algo relativamente reciente y, de hecho, la *Declaración de los Derechos del Niño* de la ONU no tuvo lugar hasta el 20 de noviembre de 1959.

Pero hay que destacar que el concepto de infancia se refleja en las decisiones políticas, la educación, la protección social y la atención sanitaria.

La historia de la psiquiatría del niño y del adolescente está íntimamente unida a la actitud general que la sociedad ha tenido frente a la infancia y al modo de entenderla. Una historia que se entrelaza con la evolución de la sociedad y de la cultura, la posición del niño en el matriarcado y el patriarcado, los grandes sistemas pedagógicos y el lugar que el niño ha ocupado dentro de las teorías médicas dominantes en cada momento histórico.

Los cuidados y la atención al niño enfermo y al niño con trastornos psiquiátricos son siempre un reflejo de cómo la sociedad ve y entiende la infancia, y un claro exponente de las ideas, valores y tendencias dominantes.

Durante siglos, el niño, un ser inferior, ha formado parte de los grupos marginados de la sociedad, y su cuidado quedaba en manos de las mujeres. Es verdad que los escritos médicos de diversas culturas recogían las principales enfermedades padecidas por los niños, pero no es hasta el siglo XVIII, después de la Revolución francesa y el surgimiento del Romanticismo, cuando aparece el llamado sentimiento de la infancia, es decir, la convicción de que esta etapa de la vida del hombre debe ser considerada como algo específicamente distinto.

La Ilustración supuso el interés por el niño como objeto de compasión, como tema científico y como meta de la razón de Estado. La mortalidad infantil en aquella época era elevadísima, lo que planteaba un serio problema demográfico a los Estados, ya que la riqueza era proporcional al número de ciudadanos. Era necesario, por tanto, luchar contra la despoblación mediante una política financiera y a través de la progresiva incorporación de los niños a los cuidados médicos. En España, este proceso coincide con el reformismo centralista de la dinastía de los Borbones. La necesidad política y económica obliga a mejorar la asistencia sanitaria de los niños y adolescentes, de modo parecido a cómo la ausencia de los hombres de los centros de trabajo durante la Segunda Guerra Mundial contribuyó a que las mujeres se incorporaran al trabajo fuera de casa y empezaran a acudir a las fábricas. Una vez que los hombres volvieron de la guerra, las mujeres retornaron a las labores del hogar y cuidado de la familia.

La infancia abandonada: huérfanos y expósitos

Una realidad social también determinante fue el número tan elevado de niños que eran abandonados. La preocupación por los expósitos y su acogida en asilos y orfelinatos será una de las manifestaciones más importantes de este nuevo estado de ideas que surge con la Ilustración en relación con el niño. Pero ya antes, en Valencia, en el siglo XIV, se había creado una institución llamada Pare d'Òrfens que tenía como finalidad evitar que los niños mendigaran, un antecedente y primicia de las que surgirían después.

Las ideas de Locke, Rousseau y Pestalozzi se extienden por toda Europa, mientras en España destacan los pedagogos Feijoo, Sarmiento y Jovellanos. De este modo, una cierta idea romántica del niño va ganando prestigio entre las clases más acomodadas. Locke (1632-1704), en su obra *Some thoughts concerning education*, sostiene que el hombre es lo que la educación hace de él, y el niño se convierte en el portador de la esperanza social de crear una humanidad nueva y mejor.

 El énfasis en la responsabilidad que la sociedad tiene con la infancia es una idea avanzada de la Ilustración que abre camino a los derechos de los niños, cuyo reconocimiento no llegaría hasta dos siglos después, lo que constate que las grandes conquistas requieren tiempo y esfuerzo.

Natura *versus* nurtura

Uno de los representantes más radicales de la **teoría ambientalista** fue Jean-Jacques Rousseau (1712-1778), para quien el recién nacido es una *tabula rasa* donde todo está por escribir y a partir de la cual se formará el hombre futuro, una idea que también sostenía Locke. Rousseau concibió la infancia como una realidad psicológica bien definida, con su valor propio y con su derecho al desarrollo. La infancia encarna para él «la belleza natural» y no contaminada, por lo que debe ser protegida y resguardada de la corrupción propia de la civilización. Rousseau crea el mito del «buen salvaje». Es la sociedad la que pervierte al individuo, la que destruye su bondad natural, y su educación debe abarcar la «educación medicinal» y la «educación moral».

Las **teorías deterministas**, vigentes hasta entonces, representan la actitud opuesta a las ambientalistas. Según sus planteamientos, cuando el ser humano nace «todo está predeterminado». «En la naturaleza está escrito el destino». Esta idea se expresa muy bien en un letrero de la Universidad de Salamanca que dice: *Quod natura non dat Salmantica non praestat* (lo que no da la naturaleza Salamanca no lo presta), si bien su lectura puede ser actualmente mucho más leve: si uno no pone de su parte, la universidad poco puede hacer por él.

 El enfrentamiento entre deterministas y ambientalistas es la expresión de la clásica dicotomía entre natura y nurtura. Entre naturaleza y crianza. ¿Qué son más importantes, los genes o el ambiente? ¿La herencia o la educación? ¿Qué pensamos actualmente?

A la pregunta sobre si en la infancia está todo se puede responder: casi todo. Gran parte de lo que el niño será en el futuro ya viene escrito por la herencia y los genes, pero será susceptible de ser modificado y mejorado por las condiciones ambientales, por la educación y la cultura. Como afirma el poeta inglés Wordsworth, *The Child is the father of the man*.

La diatriba entre herencia y ambiente, que ya preocupaba a los griegos, cobra especial relevancia con el nuevo estado de ideas que representa la Ilustración y prosigue en el siglo XIX. La postura radical que concede a la herencia un valor absoluto

en el destino del individuo parece fuera de lugar, y creer ciegamente en la bondad natural del hombre que solo la sociedad pervierte no se compadece con la mera observación de la realidad. Es un concepto romántico que quita responsabilidad a las decisiones individuales, pero, por desgracia, falso.

En el siglo XIX, herencia y ambiente se consideran elementos independientes, que nada tienen que ver entre sí. ¿Cuál de los dos predomina? A medida que se conoce la obra de Gregor Mendel (1822-1894), Charles Darwin (1809-1882) y Francis Galton (1822-1911), y avanzan los estudios genéticos, se comprende que genes y ambiente no son entidades independientes y hasta contrapuestas, sino elementos básicos del desarrollo de la conducta humana que interactúan entre sí. De lo que se trata ahora es de entender cómo se relacionan, cómo dialogan entre sí, cuándo tiene lugar ese proceso de interacción genes-ambiente, cuándo comienza, por qué mecanismos, en qué momentos y con qué consecuencias para la salud y la enfermedad del individuo.

 Genes y ambiente son elementos básicos del desarrollo de la conducta humana que interactúan entre sí.

Los grandes hallazgos: la biología molecular

La gran pregunta del siglo XX es: ¿cómo tiene lugar el proceso de interacción genes-ambiente?

 Los avances de la epigenética, sobre todo en la segunda mitad del siglo, demuestran el poder de los factores ambientales para modificar la expresión de los genes y cómo a su vez los genes, al expresarse, modifican las circunstancias y características individuales.

El silenciamiento de genes es uno de los mecanismos epigenéticos fundamentales, tiene lugar mediante metilación del ácido desoxirribonucleico (ADN), acetilación de histonas y cambios en el modelado de la cromatina, que dan lugar a marcas epigenéticas. El gen marcado ya no se expresa, queda en silencio y puede darse un trastorno psiquiátrico, un cáncer, una enfermedad autoinmune, obesidad, enfermedades cardiovasculares, etc. ¿Qué factores ambientales pueden inducir modificaciones epigenéticas? Muchos: los virus, el estrés materno durante el embarazo, la nicotina, las infecciones, el alcohol, las drogas, sustancias cancerígenas.

 La acción de los factores ambientales comienza muy pronto, durante el embarazo, y será esencial para el desarrollo normal del cerebro y de la conducta.

Pero no termina con la etapa intrauterina, se prolonga en las experiencias tempranas, la familia, la escuela y el ambiente social donde viven el niño y el joven (**Fig. 2-1**). Las experiencias tempranas son determinantes para la vida de muchos individuos; el abandono, el maltrato, el abuso sexual y la violencia en el hogar tienen consecuencias duraderas. Las experiencias tempranas se convierten así en un tema ineludible y apasionante para la comprensión científica de las enfermedades y de los modos de enfermar, de los trastornos

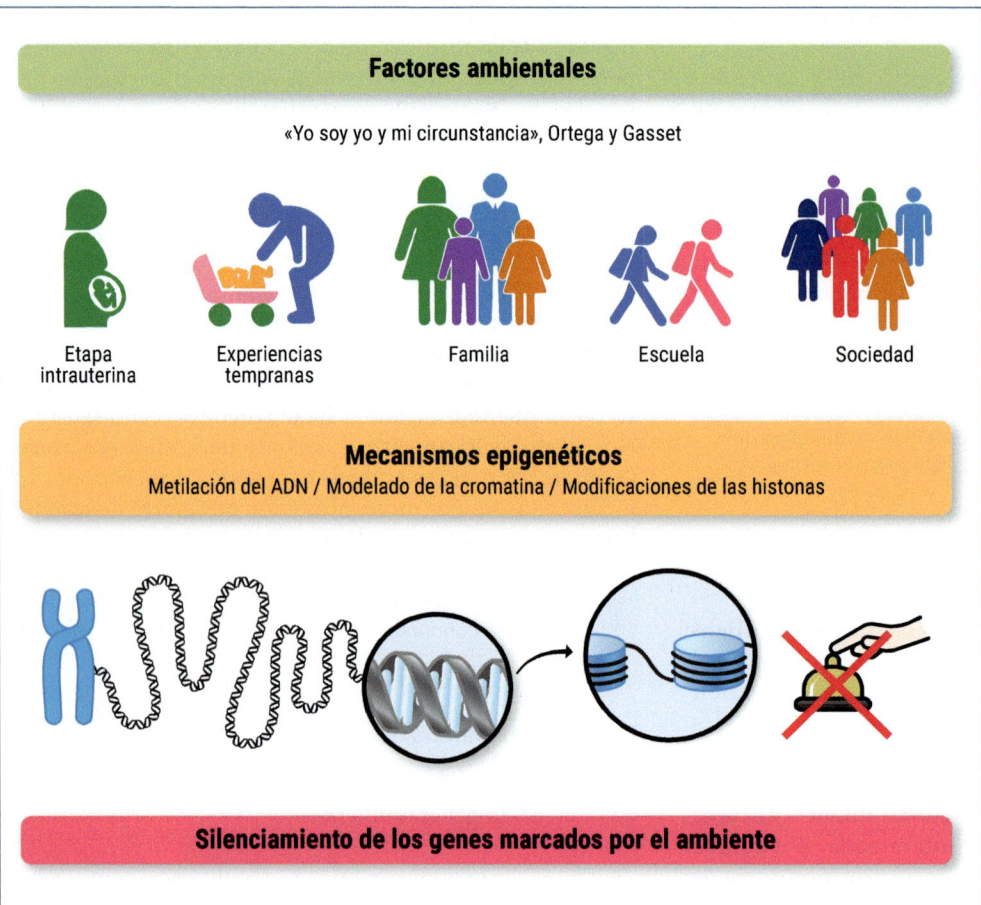

Figura 2-1. Interacción genes-ambiente. ADN: ácido desoxirribonucleico.

psiquiátricos y de las medidas de prevención y tratamiento que deben adoptarse.

La interacción genes-ambiente por medio de mecanismos epigenéticos explica el hecho de que si la madre fuma o bebe alcohol en el embarazo aumente el riesgo de que el niño sufra déficits cognitivos, trastorno por déficit de atención (TDAH), trastornos de conducta o consumo de drogas, y si es sometido a maltrato o a intenso sufrimiento, hay una probabilidad mayor de que se altere la respuesta del sistema endocrino al estrés y tenga depresión y ansiedad. Después de todo lo dicho, la respuesta a la discusión entre ambientalistas y deterministas, que cobra tanta intensidad en el siglo XVIII, puede resumirse en una frase de Ortega y Gasset en el XX: «Yo soy yo y mi circunstancia». El individuo es el bagaje con el que nace, el ambiente en que se cría y vive, y las decisiones personales que adopta. Descubrir los mecanismos moleculares subyacentes es una de las grandes tareas del futuro.

 El individuo es la herencia que recibe, el ambiente en que vive y las decisiones personales que adopta.

RELACIONES ENTRE PSIQUIATRÍA INFANTIL, PEDIATRÍA Y PSIQUIATRÍA GENERAL

El hecho de que la medicina de los niños se considerara históricamente como una parte de la medicina del adulto restringió su desarrollo y avance. Es a principios del siglo XX cuando la pediatría comienza poco a poco a tener entidad, lo que se tradujo en un descenso fulminante de las cifras de mortalidad infantil. La aparición posterior de las especialidades pediátricas en nuestro país, en los hospitales públicos, elevó la calidad de la asistencia sanitaria a los niños a cotas nunca sospechadas. El reconocimiento oficial de algunas de estas especialidades, entre ellas la de psiquiatría infantil, por fin, ha tenido lugar en España.

Pero todo lo que se refiere a la infancia resulta una empresa costosa, difícil y llena de obstáculos. Gracias a la insistencia de los médicos sobre los poderes públicos, se aprobó en nuestro país en 1904 la Ley de Protección de la infancia, que se perfeccionó y amplió en 2010 con la «Ley de los derechos y las opotunidades en la infancia y la adolescencia».

La pediatría de principios del siglo XX tiene un carácter regeneracionista que llega incluso a plantear el estudio integral del niño, que abarca aspectos biológicos, histológicos, higiénicos, psicológicos, jurídicos y sociológicos. Sin embargo, esta concepción integral se quedó, en la mayoría de los casos, en un deseo digno de elogio. Un avance enorme de la atención médica se produce a partir de mediados de siglo, cuando se lleva a cabo la progresiva medicalización. Sin embargo, la psiquiatría infantil continúa sin hallar su sitio. La pediatría considera los trastornos psiquiátricos como algo que le resulta ajeno, como algo que se supone pertenece al campo de la psiquiatría, lo que pone de manifiesto la plena vigencia conceptual de la dicotomía almacuerpo, tan perniciosa para el progreso de la medicina del niño. Y en cuanto a la actitud de la psiquiatría general, no concede a la psiquiatría infantil el rango de auténtica disciplina.

Sin embargo, a partir de la década de los setenta, son médicos pediatras y psiquiatras los que se vuelcan en el desarrollo de la psiquiatría del niño y del adolescente, en la creación de servicios ambulatorios y hospitalarios, en la concepción de una psiquiatría infantil moderna y que preste un verdadero servicio a los pacientes, a sus familias y a la sociedad. Una psiquiatría infantil pública de calidad, que en nada envidiara a la de los países más avanzados.

Una fecha digna de destacar es el año 1961, cuando se crean, en todas las capitales de provincia de España, los Centros de Diagnóstico y Orientación Terapéutica pertenecientes al Patronato Nacional de Asistencia Psiquiátrica. Este patronato desaparecerá años más tarde, dándose una progresiva incorporación de la psiquiatría infantil a los hospitales pediátricos de los hospitales generales y a los hospitales clínicos de las universidades. También se crearon cuatro hospitales de psiquiatría infantil, que recibieron el nombre de institutos médico-pedagógicos y se dedicaban preferentemente a niños con retraso mental: el de Fray Bernardino Álvarez, en el año 1948, en Madrid; el Rodríguez de Miguel, en Zamora, en 1970; El Pinar, en Teruel, también en 1970, y el Sanatorio Psiquiátrico Infantil La Atalaya, en Ciudad Real, en 1971.

LA TRADICIÓN FILOSÓFICA DE OCCIDENTE

La psiquiatría del niño y del adolescente bebe de la tradición filosófica occidental que se remonta a la medicina hipocrática, la influencia del cristianismo, el Renacimiento y su nuevo concepto del ser humano, la Ilustración y la Declaración Universal de los Derechos Humanos, el método científico-natural, y los nuevos conceptos sobre los derechos y valores de los pacientes que surgen en nuestro tiempo.

Desde el punto de vista académico, los orígenes de la psiquiatría infantil enlazan con la pedagogía, la criminología, la sociología, la psiquiatría y la neurología, recibiendo un gran impulso por la constatación de dos entidades médicas bien establecidas y que suponen un problema social: el retraso mental y las psicosis infantiles. A ambos se añadirán, posteriormente, los trastornos de la conducta, especialmente el problema de la delincuencia, la depresión, la ansiedad, los trastornos del desarrollo, los trastornos de la alimentación, los problemas de aprendizaje y todas aquellas entidades que abarca la actual psiquiatría infantil.

LA MEDICINA HIPOCRÁTICA

La medicina hipocrática ha marcado el devenir de la medicina de Occidente, de tal forma que muchos de los postulados éticos y clínicos aún vigentes parten del legado de Hipócrates (v. **Cap. 4**). La medicina hipocrática ha sido el marco conceptual, el origen y el cauce del pensamiento médico a lo largo del tiempo, presente no solo en la Edad Media, sino también en el Renacimiento y la Ilustración. La terminología, las categorías y, de modo especial, el modo de pensar siguen impregnando la medicina y la psiquiatría de nuestro tiempo, tal es la fuerza de sus planteamientos.

La distinción entre racional e irracional, y la noción de estado mental y de conflicto psíquico vienen de la Grecia clásica.

La concepción del cuerpo humano como un sistema, una jerarquía de órganos, un mecanismo, está en la base de los modelos médicos que surgen a partir del siglo v a. C. La medicina griega considera que la relación entre cuerpo y órganos, su equilibrio y desequilibrio influyen en el estado mental del individuo y en su locura, y que esta relación puede ser estudiada y entendida.

La medicina griega ya plantea que el cerebro es el órgano central de las operaciones mentales, el órgano que media entre el mundo interior y el exterior, y recibe la influencia de ambos.

La **teoría de los humores** concede especial importancia a su equilibrio en el organismo. Un exceso de bilis negra da lugar a la melancolía, a otros estados mentales anormales y a diversas enfermedades. Es posible que la teoría de los humores beba de fuentes indias y que, a su vez, influya en las creencias y filosofía de la India en la Edad Media. La teoría de los humores representa un esfuerzo por resolver el problema cuerpo-mente, un modo de dilucidar de qué forma la mente y el cuerpo se relacionan y se influyen mutuamente (v. más adelante). El interés y preocupación por este tema comienza con Platón y Aristóteles, prosigue con Galeno y continúa en nuestros días. Para los filósofos de la Antigüedad, de modo particular para Aristóteles, la mente comprende el carácter, la toma de decisiones morales y muchas de las pasiones que nos convierten en específicamente humanos. Comprender su relación con el cuerpo era un serio problema filosófico.

Para la medicina de la Grecia clásica, las enfermedades nacen del desequilibrio entre los humores del cuerpo. Mucho después surgiría el concepto de homeostasis.

La pervivencia de la terminología griega y latina en el vocabulario médico y psiquiátrico actual es indudable, y, a través de las palabras, de un modo más o menos sutil, los griegos nos legan sus ideas y su significado, y transfieren la compleja forma de pensar propia del mundo antiguo al modo de pensar del mundo contemporáneo. La literatura griega y romana, sea de carácter épico, trágico, cómico, poético o histórico, está repleta de referencias a la locura y al individuo que la sufre. En ocasiones, el autor emplea de forma metafórica estas imágenes para ilustrar otras ideas o con otros objetivos, pero en cualquier caso aluden a la noción de locura que se tenía entonces.

Palabras como manía, delirio, emoción, histeria, paranoia, melancolía, hipocondría, entre otras muchas, proceden del lenguaje antiguo y transmiten aquel modo de pensar. Asimismo, dos métodos terapéuticos de la psiquiatría proceden del mundo griego: la interpretación de los sueños y la curación por la palabra, fundamento de la psicoterapia.

El modelo poético, el filosófico y el médico

De modo muy resumido, puede decirse que tres de los modelos psiquiátricos que más han influido a lo largo de la historia de la psiquiatría parten de Grecia y se prolongan en la psiquiatría moderna. Son el modelo poético, el modelo filosófico y el modelo médico.

El **modelo poético** concibe la mente como un campo de fuerzas que caracteriza a la persona. Los héroes de la *Ilíada* y la *Odisea* son poseídos por estados mentales y pensamientos exacerbados por obra de una fuerza externa ejercida por los dioses. En las tragedias, alguno de estos estados mentales, con su carácter extremo, representa la locura. Alguno de esos héroes, como Hércules, son modelos de locura no solo en la Edad Media, sino también en el Renacimiento. La psiquiatría social y la psiquiatría interpersonal emplean el modelo de la mente como un campo de fuerzas, una de sus premisas fundamentales.

 El modelo poético griego concibe la mente como un campo de fuerzas que caracteriza a la persona. Hoy en día, una de las premisas de la psiquiatría social y de la psiquiatría interpersonal moderna es entender la mente como un campo de fuerzas en acción.

El **modelo filosófico**, de modo particular la filosofía platónica, distingue entre estados mentales generados en el interior y la mente autónoma. El predominio de los niveles inferiores sobre los superiores, sobre lo racional, originaría la locura. Por eso, la curación proviene de tornar otra vez al balance originario por medio del método dialéctico que proporciona la filosofía. La idea de conflicto formará parte fundamental de la teoría psicoanalítica de Sigmund Freud, y la terapia dialéctica se desarrollará en el siglo xx.

El **modelo médico** que se expone en el *Corpus Hippocraticum* entiende la actividad mental como una expresión de la actividad del cerebro —antes lo fue del corazón—. La epilepsia se origina en una perturbación del cerebro, no es fruto de la acción divina. La normalidad o anormalidad mental depende del equilibrio o desequilibrio de los diferentes órganos o de los humores que componen el cuerpo. La melancolía y la histeria son las dos enfermedades paradigmáticas que se curan restableciendo el equilibrio mediante cambios en la dieta, en el régimen de vida y con medicación.

! El modelo médico, que rechaza la magia y la superstición, pero que no descarta del todo la acción divina en las enfermedades y en la curación, prolonga su influencia en el pensamiento de Roma, Bizancio, Edad Media, Renacimiento y Edad Contemporánea.

Medicina técnica frente a empirismo

El siglo v a. C. significó un cambio de perspectiva radical en la concepción de la medicina, que se resume en los principios que se recogen en la **tabla 2-1**.

Frente a la medicina empírica, la medicina técnica supone curar sabiendo qué es lo que se hace y por qué se ha tomado esta decisión terapéutica.

Tabla 2-1. Principios de la medicina hipocrática

- El origen de las enfermedades está en la naturaleza humana
- La naturaleza, la *physis*, es de alguna forma razonable; por tanto, se puede conocer y establecer los principios que la rigen
- Como la naturaleza se puede conocer, también se puede modificar, y se modifica mediante la técnica de los griegos y el arte de los latinos. La ayuda técnica supone un conocimiento previo y científico de aquella realidad sobre la que va a actuar
- La naturaleza no solo se rige por las leyes de la razón y la necesidad, sino también por el azar y la fortuna

Un hecho trascendental tiene lugar, de esta forma, en las colonias griegas de Jonia y Sicilia: la medicina abandona el ámbito de la magia y la religión, y se sitúa en el campo de la ciencia y de la técnica. Y nos preguntamos: ¿ha desaparecido el enfoque mágico de la medicina y, de modo particular, el de la psiquiatría en nuestros días?

De acuerdo con los griegos, se pueden conocer las leyes que rigen el funcionamiento del cuerpo humano y, en consecuencia, del cerebro, base de las ideas, las emociones y el comportamiento. Los brujos, oráculos y chamanes pertenecen a otro ámbito de la realidad. El médico hipocrático observa, razona y saca conclusiones para ayudar a su paciente, o al menos para no dañarlo, toma nota de los resultados de sus prescripciones y es capaz de cambiar de opinión cuando los hechos demuestran que estaba equivocado. Es el benefactor de su paciente. Adquiere, por el hecho de ser médico, ese compromiso.

De acuerdo con los griegos, se pueden conocer las leyes que rigen el funcionamiento del cuerpo humano y, en consecuencia, del cerebro.

Pero la medicina hipocrática también afirma que la naturaleza humana no solo se rige por el razonamiento y la necesidad, también están presentes el azar y la fortuna. El azar de que haya un accidente que deje al paciente inválido o la fortuna de tener una familia que transmite amor y buena educación al hijo; las decisiones personales, acertadas o desacertadas; el encuentro con alguien que transforma la propia vida; el descubrimiento casual de la propia vocación. Es decir, se trata de esa dimensión impredecible de la vida que hace que lo que sucede podría no haber sucedido, que lo que es podría no haber sido. Lo explicaba muy bien en la consulta un abuelo que acompañaba a su nieto de 15 años que había intentado suicidarse. Estaba consternado y hasta tal punto lo sucedido había adquirido un significado radical e inesperado para él que decía: «Doctora, lo que era ya no es, y lo que ahora es no era».

 Con la medicina hipocrática se inicia la medicina científica, la que invoca el rigor, la comprobación y los principios éticos de la práctica médica.

Cuenta la tradición oral que, una vez, Hipócrates acudió en barca a la isla de Cos, lugar donde se encontraba habitualmente con el dios Asclepio, a visitar a la hija de un alto dignatario. La noche había sido tormentosa, pero de madrugada los vientos habían amainado y el sol resplandecía en las aguas ya en calma. La joven estaba tumbada en la cama, nerviosa y abatida. Hipócrates se inclinó, le tomó el pulso, le tocó la frente y le examinó la lengua. La muchacha tenía la boca seca, pues no bebía, la frente caliente, aunque no en exceso, y en un determinado momento el pulso se aceleró de forma repentina. Hipócrates levantó los ojos y vio que acababa de pasar un esclavo. Tras un breve silencio, el médico pronunció su diagnóstico: la muchacha sufría «mal de amor».

La medicina hipocrática se caracteriza por la actitud benevolente y benéfica con el paciente. La relación que se establece entre ambos implica que el médico vela por el enfermo y este confía en su médico. Es la excelencia moral del médico la que sustenta esa relación.

La esencia de la medicina griega se puede resumir en:

- Saberes, conocimiento.
- Técnica que aplica los conocimientos.
- Arte por el que el médico personaliza su saber en el paciente y en sus circunstancias.
- Azar y fortuna, que llegan o no, y que también se buscan.
- Frente a la magia y la religión, el médico hipocrático «sabe lo que hace y por qué lo hace».

Por lo que respecta a la medicina de los niños, Hipócrates describe algunos casos de epilepsia en la infancia, mientras que Galeno (siglo II d. C.) da cuenta del aura epiléptica en un adolescente.

El problema cuerpo-mente

Una de las características destacadas de los filósofos griegos es su afán por conocer la naturaleza humana y la realidad partiendo de una premisa verdaderamente genial, según la cual, los fenómenos variables tienen una naturaleza invariable y, por tanto, susceptible de ser estudiada. Esto enlaza con las ideas de Humboldt y, después, de Darwin sobre la evolución gradual de las especies y sobre la naturaleza de las cosas, que no son fijas por naturaleza y tienen la posibilidad de cambiar, aunque conservando su unidad y diversidad.

Anaximandro (610-546 a. C.) meditó sobre la naturaleza original y duradera de las cosas. Parménides (h. 530-h. 470 a. C.) proclamó su gran teoría de la unidad e invariabilidad del ser. Empédocles (h. 495-h. 435 a. C.) buscó los elementos simples de la materia y puede ser considerado como el creador del concepto de elemento. Finalmente, Demócrito (460-370 a. C.) formuló la teoría según la cual la materia se compone de átomos.

El problema cuerpo-mente cuenta con estos y otros antecedentes, y ha sido objeto predilecto de la filosofía y de la ciencia a lo largo de la historia.

> **!** La comunidad científica aún no ha desentrañado de modo definitivo la relación entre el cerebro y la mente, y tampoco ha resuelto el problema de la conciencia.

En cualquier caso, los procesos mentales solo podrán ser estudiados en la medida de que se trate de problemas neuronales, y las nuevas técnicas y métodos de investigación también buscan dilucidar estas cuestiones.

La traducción de los pensamientos o «estados mentales» de un individuo a imágenes de las áreas cerebrales que se activan y se contemplan mediante las técnicas de imagen nos recuerda a la traducción de señales que tiene lugar en el mundo de las telecomunicaciones; también a la que lleva a cabo un novelista cuando transforma sus ideas acerca de una trama y unos personajes en un texto escrito, cuya lectura permite al lector compartir su visión y entrar en otro mundo, bien de personajes históricos, de hechos actuales o de pura ficción. Lo mismo sucede con el arte, el fresco o la pintura que se contempla, que sumerge al espectador en la experiencia emocional y estética del artista, como ocurre con los frescos de Miguel Ángel o la atmósfera transparente de *Las meninas* de Velázquez. El

cerebro, la mente y sus relaciones inquietaron a los griegos y lo siguen haciendo en nuestros días.

LA EDAD MEDIA

La Edad Media es un largo período que se extiende durante mil años, entre los siglos V y XV, menos oscuro de lo que suele opinarse, y en el que aún perviven muchos de los presupuestos y creencias de la Antigüedad. La Edad Media desemboca en el Renacimiento y el retorno al Clasicismo. Una de las características más destacadas de esta época es el papel predominante del cristianismo en todas las esferas de la vida y la sociedad. El cristianismo supuso una auténtica revolución al promulgar el amor al prójimo y la compasión en las relaciones con los demás, con una norma básica de conducta: no le hagas al prójimo (al próximo) lo que no quieras para ti, una regla que comparten muchas religiones y tradiciones, como las *Analectas* de Confucio, el *Mahabharata*, el *Talmud* o el *Libro de Tobías*. La compasión se entiende no como sentimentalismo, sino como la capacidad para ponerse en el lugar del otro, comprender su situación y actuar para aliviarla. Las ideas del cristianismo impregnarán la cultura occidental perviviendo hasta nuestros días, con clara influencia en el modo de entender la práctica de la medicina.

En esa época, la creencia de que el origen de las enfermedades se debe a causas mágicas y sagradas sigue muy arraigada. El retraso mental o la epilepsia se consideran obra del demonio, de acuerdo con las herejías dualistas, pero los padres de la Iglesia, san Agustín, san Isidoro y santo Tomás sostienen que su origen no es sagrado, sino fruto de la naturaleza. Esta controversia continúa en el Renacimiento y, de alguna forma, se prolonga hasta nuestro tiempo.

EL RENACIMIENTO

El término Renacimiento fue introducido por Giorgio Vasari en 1550 para designar la renovación de las artes y las letras que estaba teniendo lugar en Florencia y en otros centros culturales de Italia.

Significa la vuelta a la Antigüedad después de la supuesta «oscuridad» de la Edad Media. Un nuevo espíritu ilumina la cultura, se vuelve a la literatura latina y griega y a la filosofía moral, que se basa en modelos clásicos; se lucha por la libertad política, se fomentan la industria y el comercio, y se afirman los bienes materiales frente al predominio de los espirituales de la etapa precedente, lo que se traduce en el desarrollo de la industria y la técnica.

La llegada del Renacimiento significó un cambio de paradigma. De la visión teocéntrica se pasa a la antropocéntrica: el hombre se convierte en el centro del universo, en la medida de todas las cosas; se acrecienta el deseo de desentrañar las leyes que rigen el cuerpo humano, con la monumental obra de Andrea Vesalio, *De humani corporis fabrica*; surge un nuevo concepto del cuerpo y del ser humano, y la libertad, la conciencia personal y la intimidad comienzan a considerarse atributos de la persona, aunque sea de un modo rudimentario. Por último, empieza a formularse la dimensión social de las enfermedades y de la medicina.

La visión antropocéntrica del hombre como un ser autónomo —germen de la visión secular de nuestro tiempo—,

Tabla 2-2. Nuevos planteamientos del Renacimiento

- El hombre ocupa el centro del universo
- Nuevos derechos:
  - Intimidad
  - Libertad de decisión
  - Conciencia personal
- Desentrañar las leyes que rigen el cuerpo humano:
  - Vesalio: *De humani corporis fabrica*
- Comienza la dimensión social de las enfermedades y de la medicina
- Lo que aún no sabemos lo descubriremos

así como la exaltación de las virtudes que le son naturales y su carácter único en el universo, abre nuevas perspectivas que enlazan con el descubrimiento de la infancia y el papel de la familia y el matrimonio. La actividad médica se percibe como una empresa abierta e ilimitada, todo es posible, lo que aún no conocemos lo descubriremos (**Tabla 2-2**).

Con el Renacimiento se cambia la visión teocéntrica por la antropocéntrica. El hombre se convierte en el centro del universo.

Montaigne, Erasmo y Descartes

Los grandes filósofos, como Michel de Montaigne (1533-1592), autor de los *Ensayos* y a quien se atribuye el origen de este estilo literario, entienden los hechos humanos, y, por tanto, las enfermedades, como obras naturales, mientras que Lutero, que elabora el concepto de falta moral, piensa que esta falta moral es causa de enfermedad, una mentalidad no tan ajena a nuestros días, cuando aún se piensa que tener un trastorno psiquiátrico es motivo de vergüenza y hay que ocultarlo, ya que representa un desdoro para el paciente y su familia.

 El trastorno mental se percibe como una debilidad de quien lo padece, por tanto, es su responsabilidad.

Un lugar especial en la historia de la locura lo ocupa Erasmo de Róterdam (1466-1536), que publica, en 1511, su *Elogio de la locura*. Erasmo es un gran admirador de los autores clásicos, de quienes admira el estilo y sus principios morales. Critica a científicos, teólogos y clérigos, y se centra en la debilidad natural del ser humano, incapaz de actuar de forma natural todo el tiempo sin ser dominado por las pasiones. Las pasiones son intrínsecas a la naturaleza, capaces de llevar a la locura, por lo que invoca la tolerancia en una época de por sí tan intolerante.

Para Erasmo, nada es bueno o malo. Es el pensamiento lo que lo convierte en tal. La locura forma parte del mundo y el mundo no existe sin la locura.

Todos somos actores y llevar una máscara es parte imprescindible de la vida. Al mismo tiempo, afirma que no tiene el menor sentido aceptar el mundo como es y acomodarse a las cosas tal como son.

Ante la visión del mundo como locura, propone algunas soluciones: volver a la naturaleza, aceptar la ignorancia y los errores, y tener ilusiones y proyectos placenteros.

Erasmo reconoce la fatuidad humana, pero es tolerante y opina que el hombre puede perfeccionarse, perfeccionando su modo de vivir. Locura y sabiduría se intercambian y mezclan en su planteamiento, y nunca están claramente separadas. Como afirma el proverbio, los niños y los locos dirán la verdad.

No es fácil saber hasta qué punto las ideas de Erasmo traducen su convicción de que las emociones son la base de los procesos racionales e irracionales, como décadas más tarde sostendrá la teoría psicodinámica. ¿O es una forma de ironía por su parte?

Ya en el siglo XVII tiene lugar un acontecimiento extraordinario para la ciencia y, por tanto, para la medicina. Descartes publica su *Discurso del método* (1637), una obra en la que defiende la necesidad de aplicar a la filosofía los principios racionales de la ciencia y de las matemáticas. Descartes cuestiona así que la opinión de «una autoridad reconocida» pueda ser el principio rector del saber, como hasta entonces lo era. Se inicia de este modo la medicina científico-natural, que alcanzará su momento de gloria en el siglo XVIII.

Descartes, en su *Discurso del método*, defiende la necesidad de aplicar a la filosofía los principios racionales de la ciencia y de las matemáticas. Así surge el método científico.

La psiquiatría infantil en el Renacimiento

En el siglo XVI, se publican en España una serie de libros sobre las enfermedades de los niños que contienen temas que hoy se ubicarían dentro de la psiquiatría infantil. Cabe destacar el *Libro de las enfermedades de los niños*, de Luis de Lobera de Ávila (1551), el *Método u orden de curar las enfermedades de los niños*, de Jerónimo Soriano, impreso en Zaragoza en el año 1600, y un texto de Francisco Núñez de Coria de 1580. Existen también referencias a la epilepsia en el *Liber de affectionibus puerorum* de Francisco Pérez de Cascales, de 1611.

Por otra parte, el interés por ayudar a la infancia y buscar remedios a sus dificultades queda patente en la enseñanza a los sordomudos de Ponce de León (1513-1584), inventor del primer método de instrucción de estos pacientes; y los trabajos también con sordomudos de Rodríguez Pereira en el siglo XVIII. Feijoo da fe, en sus *Cartas eruditas y curiosas* (1753), de una escritura otorgada por Ponce de León, en San Salvador de Oña, en la que dice textualmente: «Tuve discípulos que fueron sordos y mudos… a quienes mostré hablar, leer y escribir, y cantar y rezar».

Destaca, asimismo, la obra del suizo Félix Platter sobre el cretinismo, que incluye además una clasificación de las enfermedades mentales que se basa en los síntomas, causas y tratamientos. Félix Platter (1536-1614) fue el primero en atribuir un origen hereditario a algunos casos de deficiencia mental, recomendando un programa de ejercicios intelectuales para la recuperación de las formas leves. Es decir, Platter propone un tratamiento de tipo pedagógico que no curará la deficiencia mental, que él considera incurable, pero que contribuirá a mejorar el estado general de quien la sufre.

Platter puede considerarse como el primer médico que concibe la medicina como una rama de la ciencia natural separada de la filosofía. Una visión adelantada a su tiempo.

En la misma época, Thomas Willis (1621-1675), en su tratado *De anima brutorum*, publicado en 1672, dedica un capítulo a las etiologías, donde afirma, explícitamente, que no hay que olvidar la acción patógena «de los padres demasiado dados a la lectura, al estudio y a la meditación». En este sentido, Willis fue un auténtico precursor en señalar el papel de los factores ambientales y, en concreto, de la de la crianza de los niños en la etiología y el pronóstico de los trastornos psiquiátricos. Este enfoque llevó a Leo Kanner, ya en pleno siglo xx, a atribuir los primeros casos de autismo infantil a los padres «excesivamente rígidos, fríos e intelectualizados», una opinión que corrigió después. Willis distingue entre enfermedades en las que hay una afectación grave del cerebro y aquellas en las que dicha afectación no es visible. En estos casos, la etiología se debería a los «malos espíritus». De nuevo, lo que no se conoce se atribuye a causas mágicas. A través de Platter y de Willis toma cuerpo una corriente médico-pedagógica que estará presente en los siglos posteriores.

 Willis fue un auténtico precursor en señalar el papel de los factores ambientales y, en concreto, de la de la crianza de los niños en la etiología y el pronóstico de los trastornos psiquiátricos.

Una diferencia digna de destacar es que, mientras que en la Edad Media las referencias a las enfermedades de los niños y a la psiquiatría infantil se hacen en textos teológicos, en el Renacimiento aparecen en los tratados generales de medicina y de enfermedades de la infancia.

LA ILUSTRACIÓN

La Ilustración sienta las bases de la era científica de la psiquiatría del niño y del adolescente. Laín Entralgo afirma que hubo dos hechos fundamentales: la rebelión del sujeto que exige la introducción en el tratamiento de aspectos psicológicos y la revolución político-social que repudia la existencia de una medicina para ricos y otra para pobres.

Gaspar Casal (1680-1759), hablando de la proporción que debe existir entre el trabajo y la alimentación, dice: «Es evidente que por defecto de esta proporción andan llenos de males los ricos y los pobres: aquellos porque no trabajan según comen y estos porque no beben ni comen según trabajan». Había llegado la Ilustración. El paciente desea ser un sujeto único ante la mirada de su médico; no hay enfermedades, sino enfermos.

 La enfermedad debe entenderse en el contexto vital del paciente. Las medidas terapéuticas tendrán en cuenta sus circunstancias personales y sociales.

Comienza a atisbarse la medicina centrada en el paciente de nuestros días. Y hay algo más: la curación y la salud no pueden supeditarse a la pobreza y a la riqueza del individuo; no puede haber una medicina para ricos y otra para pobres. El saber del médico debe estar al servicio de todos. Empieza la lucha por la atención sanitaria a los más desfavorecidos, anticipo de la sanidad pública de nuestro tiempo.

Uno de los grandes filósofos de ese tiempo, cuya influencia llega hasta hoy, Immanuel Kant, considera que conocimiento y razón son inseparables, reconciliando empirismo y racionalismo. Kant busca unos principios éticos de carácter universal que rijan las relaciones humanas y que puedan ser aplicados en cualquier circunstancia. Uno de los más destacados es el que afirma que «el fin no justifica los medios».

De acuerdo con Kant, el enfermo nunca debe ser un medio por el cual el médico persigue fines ajenos a su bien. Por el contrario, el médico debe tratar al enfermo como un fin en sí mismo y nunca como un instrumento.

Kant considera que en el deber reside la virtud; por tanto, solo el médico que cumple con su deber es virtuoso.

El retraso mental o discapacidad intelectual

La deficiencia mental sigue siendo el gran tema de estudio y reflexión, pero desde una perspectiva racionalista e ilustrada. La obra paradigmática de la época es el *Traité medico-philosophique sur l'aliénation mentale* de Philippe Pinel (1745-1826), publicado en 1800. Para algunos autores representa el acta de nacimiento de la psiquiatría moderna. Curiosamente, ese mismo año llegó a París, Víctor, el salvaje de Aveyron. Su tratamiento por el médico Jean Marc Gaspard Itard (1775-1838) está íntimamente unido al comienzo de un nuevo concepto de psiquiatría infantil que busca el tratamiento del paciente concreto y se pregunta por las causas de las enfermedades psiquiátricas. El tratamiento del salvaje de Aveyron que lleva a cabo Itard se basa en el tratado de Pinel. Considerado como uno de los grandes médicos de todos los tiempos, Pinel quiso convertir la medicina en una ciencia natural y exacta, y entendió la enfermedad como «reacción vital», y no como una mera consecuencia de lesiones anatomopatológicas. Jean Étienne Dominique Esquirol y Jean Itard fueron discípulos de Pinel en la Salpêtrière. Itard trató al pequeño salvaje de Aveyron siguiendo las pautas y conceptos de su maestro, y publicó su experiencia con el niño en el libro *De l'education d'un homme sauvage*. Víctor, el niño salvaje, murió en 1828.

El siglo xviii supuso una auténtica revolución de las ideas, la estética, las artes, la ciencia, la medicina y las costumbres. El gran acontecimiento es la Revolución francesa (1789), que rompe con el Antiguo Régimen y da lugar al surgimiento de los derechos humanos. La carta universal de los derechos humanos incluye el derecho a la atención médica, independientemente del origen o condición social de la persona enferma.

 El enfermo se constituye en sujeto de derechos, lo que en su caso es especialmente necesario al ser más vulnerable por causa de su enfermedad.

En la **tabla 2-3** se resumen algunas de las características de la Ilustración.

El siglo xviii supuso una auténtica revolución de las ideas, la estética, las artes, la ciencia, la medicina y las costumbres.

Tabla 2-3. Principios de la Ilustración

- Surgen los derechos humanos
- El derecho a ser atendido como enfermo no puede depender de la condición social
- El enfermo se rebela y exige que se le trate de un modo personal
- Se rechaza la existencia de una medicina para ricos y otra para pobres
- Principio ético kantiano: el fin no justifica los medios

Tabla 2-4. Características del siglo XIX

- Ideales románticos
- Impacto del positivismo
- Conocimiento racional y científico de las cosas
- Método de observación
- Concepto de estructura y función en psiquiatría
- Kraepelin clasifica las enfermedades mentales de acuerdo con la clínica
- Publicación por Hermann Emminghaus del que se considera el primer tratado de psiquiatría infantil

EL SIGLO XIX

El siglo XIX es una etapa de gran fertilidad para el desarrollo de la psiquiatría.

Los ideales románticos, la necesidad de lograr un conocimiento racional y científico de las cosas, y la inclinación hacia el método de observación como modo para lograrlo serán las características propias de este período.

El impacto del positivismo contribuirá a la unificación de los planteamientos básicos de las distintas escuelas psiquiátricas, que asumirán una tarea común: transformar definitivamente el saber psiquiátrico en un saber positivo.

En 1887, el médico alemán Hermann Emminghaus (1845-1904) publica su libro *Die psychischen Störungen des Kindesalters*, que puede considerarse como el primer tratado de psiquiatría infantil. Por su parte, el esfuerzo de Emil Kraepelin (1885-1926) por clasificar las enfermedades mentales representará la culminación y síntesis de toda la psiquiatría del siglo XIX, convirtiéndose en punto de partida y referencia constante de las orientaciones que se han desarrollado a lo largo del siglo XX. Kraepelin, que fue discípulo de Griesinger, llevó a cabo su clasificación de las enfermedades mentales de acuerdo con la clínica, la evolución y la etiología, considerando que el agente causal alteraba o bien la estructura, o bien la función, lo que da lugar al cuadro clínico (**Tabla 2-4**).

La orientación social que se da a la medicina y a la psiquiatría infantil en este período intenta, de alguna forma, compensar la pobreza de los medios terapéuticos de que se disponía. Psiquiatría, pedagogía, inquietud social y psicología van de la mano. Pero el siglo XIX no solo se caracteriza por la inquietud social de médicos y maestros, sino también por los avances en el campo de la clínica, especialmente de la epilepsia y de la deficiencia mental, surgiendo, asimismo, trabajos sobre otras entidades, como la melancolía y la manía, aunque desde una perspectiva más limitada. En esta época comienzan a aparecer capítulos dedicados a la infancia en los libros de psiquiatría general y continúan en los libros de pediatría.

LA TRANSICIÓN AL SIGLO XX

La transición del siglo XIX al XX es un período fructífero para la psiquiatría infantil, que puede resumirse en tres acontecimientos:

- Comienzan a publicarse los primeros textos específicos de psiquiatría infantil fuera de los tratados de pediatría y psiquiatría general.

- Se desarrollan, cada vez más, nuevos métodos pedagógicos para la enseñanza y entrenamiento de los niños con retraso mental.
- Se elaboran test psicométricos capaces de medir las aptitudes mentales.

Durante mucho tiempo, la psiquiatría infantil estaría marcada por estos tres hechos, a los que se une la creciente sensibilidad social hacia las circunstancias sociales y familiares en que viven los niños, de modo especial cuando sufren maltrato y abandono. Es un período en el que se amplía el marco conceptual y se diversifican los temas de estudio.

A finales del siglo XIX y principios del XX aparecen los primeros libros de psiquiatría infantil.

Los comienzos del siglo XX se caracterizan por la descripción de trastornos psiquiátricos propios de la infancia, bajo la polémica de si son formas clínicas de las enfermedades del adulto, o bien de trastornos infantiles con entidad propia. Actualmente se sabe que el 50 % de las enfermedades psiquiátricas del adulto comienzan antes de los 14 años, y el 70 %, antes de los 18 años. Por tanto, esa distinción conceptual entre enfermedades del niño y del adulto no es exacta, aunque es evidente que los modos de presentación y evolución, la respuesta a los tratamientos y el peso de la herencia y del ambiente en la etiología son diferentes.

La preocupación institucional y social por el problema de la delincuencia infantil en nuestro país en aquellos años llevará a la creación del Tribunal Tutelar de Menores en 1920. Otra característica de entonces es la estrecha relación entre psiquiatría y neurología. Muchos médicos se definen como neuropsiquiatras y abarcan los trastornos neurológicos y los psiquiátricos hasta que se produjo la separación definitiva de ambas especialidades.

La psiquiatría infantil incorpora, poco a poco, los conceptos derivados de los grandes acontecimientos científicos que contribuyen a enriquecer y configurar su identidad (**Tabla 2-5**). Los planteamientos y trabajos de Galileo, Newton, Descartes, Darwin, Pávlov, Einstein, Freud y Marx ejercieron un impacto en la evolución histórica del pensamiento humano y, por tanto, en el surgimiento y posterior desarrollo de la psiquiatría, la psicología y la psiquiatría Infantil.

EL SIGLO XX

A lo largo del siglo XX, se aceleró el ritmo de los descubrimientos científicos con hallazgos fundamentales, como los grupos

Tabla 2-5. Grandes acontecimientos científicos

- La física de Newton fue necesaria para que surgiera la teoría de la relatividad de Einstein
- El método cartesiano fue un punto de partida del método científico
- La teoría de la evolución de Darwin sitúa al hombre en la escala animal
- El psicoanálisis de Freud aporta el concepto de inconsciente
- La perspectiva social ubica al sujeto en su ambiente y pone de relieve el papel de los factores sociales en la vida personal y en su transcurso
- La biología molecular y la descripción del genoma humano abren nuevos caminos para comprender la etiopatogenia de las enfermedades y métodos más eficaces de tratamiento

sanguíneos, las comunicaciones inalámbricas, la teoría de la relatividad, la penicilina, los computadores, los aceleradores de partículas, el ADN, las hormonas recombinantes, el láser, los chips, la aviación supersónica, los telescopios espaciales, la secuencia del genoma humano, nuevas partículas para entender el origen del universo, como el bosón de Higgs, e internet. Todos ellos dan cuenta del estado de ideas de nuestro tiempo.

El desarrollo de la psiquiatría infantil está influido por estas realidades y tiene lugar en función de dos factores: los avances de la ciencia y las circunstancias sociales y culturales del momento. La psiquiatría infantil es una disciplina especialmente inmersa en el espíritu de la época en mayor medida que otras ciencias (v. **capítulo 1,** «Los pilares de la psiquiatría. Clínica, formación e investigación»); la opinión que despierta y el concepto social que de ella se tiene condicionan su evolución científica y la aplicación práctica de sus hallazgos. El estado de opinión sobre un tema determinado es tan importante que los descubrimientos que se adelantan a su época pueden pasar inadvertidos y solo tener plena vigencia cuando los tiempos o la sociedad están preparados para entenderlos. El estado de opinión sobre la psiquiatría infantil ha comenzado a cambiar en los últimos tiempos, y es de esperar que así continúe, para dar lugar a una comunidad científica de psiquiatras infantiles intelectual y emocionalmente comprometidos con los niños y adolescentes, capaces de sensibilizar a la sociedad y de lograr que la atención psiquiátrica de calidad llegue a todos los que la necesitan.

 La psiquiatría infantil se desarrolla a medida que la ciencia avanza y en la medida en que las circunstancias sociales y políticas lo permiten.

Medicina de los valores

La medicina de los valores, que se inicia en el siglo XX y cobra plena vigencia en la actualidad, no solo incorpora la opinión y los deseos del paciente a la toma de decisiones en la práctica clínica, sino también los valores que forman parte de su vida.

 Los valores del paciente pueden ser conflictivos, problemáticos, incluso contradictorios con aquello que el médico recomienda.

Son valores que hacen referencia a categorías como lo bueno y lo malo, lo apropiado y lo inconveniente, lo que aprueba o no aprueba la sociedad, lo satisfactorio y lo insatisfactorio, etc. (v. **capítulo 4,** «Principios éticos de la práctica clínica en psiquiatría del niño y del adolescente»).

Los fundamentos de este enfoque parten de la filosofía griega de Aristóteles y Heráclito, que se ocupa de la búsqueda de la verdad y se prolonga en la fenomenología de Edmund Husserl (1859-1938); la filosofía existencial de Martin Heidegger (1889-1976), Jean Paul Sartre (1905-1980), Maurice Merleau-Ponty (1908-1961) y Gabriel Marcel (1908-1961); la filosofía humanista de Pedro Laín Entralgo (1908-2001) y la reflexión sobre los valores de Bertrand Russell, entre otros. Toda una gran corriente de pensamiento nacida en Occidente, que fluye desde el pasado, se enriquece incorporando nuevas perspectivas y configura nuestro modo de pensar.

Tabla 2-6. Objetivos de la tecnología aplicada a la atención sanitaria

- Facilitar y personalizar los servicios
- Mejorar la salud de la población
- Elevar la calidad de vida
- Lograr el bienestar emocional y mental de los pacientes

Por tanto, la medicina hipocrática, que se basa en la benevolencia, se enriquece con la medicina de los derechos en la Ilustración, que considera al paciente como un sujeto de derechos con capacidad de autonomía y decisión; se prolonga en el siglo XIX con la adopción del método científico, del que surgirá la medicina de la evidencia o basada en pruebas del siglo XX, y, en nuestro tiempo, se desarrollará la medicina de los valores centrada en el paciente, según la cual, toda decisión médica tendrá en cuenta el mundo personal de valores del paciente. También surge la perspectiva empresarial de la medicina y la atención sanitaria como una fuente de negocio.

HACIA DÓNDE VAN LAS NUEVAS TENDENCIAS. EL IMPACTO DE LA TECNOLOGÍA

Las nuevas tecnologías han supuesto un cambio considerable de los modos de relación personal. Algunos consideran que internet acerca a los que están lejos y aleja a los que están cerca. Como decía un abuelo a su nieto en la consulta, «menos WhatsApp y más llamar a tus padres». En cualquier caso, los avances tecnológicos permiten un acceso a la información extraordinario e inimaginable que ha supuesto una revolución de las técnicas diagnósticas y contribuirá a mejorar las terapias. Pero la tecnología no sustituye a la relación personal con el paciente, que sigue siendo uno de los grandes desafíos de la buena medicina, especialmente para los jóvenes. La tecnología al servicio de la medicina debe cumplir cuatro objetivos: facilitar y personalizar los servicios, mejorar la salud de la población, elevar la calidad de vida y contribuir al bienestar emocional y mental del paciente (**Tabla 2-6**).

La tecnología es, sin lugar a duda, una valiosísima herramienta al servicio de la medicina, pero el juicio clínico del médico y la relación personal con el paciente son dos herramientas que siguen siendo imprescindibles.

 La tecnología, tan necesaria y tan enriquecedora, no lo resuelve todo, ni implica una visión excluyente del quehacer médico y de la relación médico-paciente.

Tecnología y atención personalizada

De acuerdo con algunos expertos, hay dos circunstancias que van a marcar la evolución de la atención sanitaria: el paciente y su creciente deseo de ser atendido como persona; y las tendencias tecnológicas, como el *imprinting*, los dispositivos implantables, la realidad aumentada o los avances de la robótica. Se trata de compaginar la atención sanitaria personalizada y lograr el bienestar emocional y mental del paciente con las tendencias emergentes de la tecnología aplicada a la medicina (**Tabla 2-7**).

Tabla 2-7. Tendencias emergentes de la tecnología aplicada a la medicina

- El paciente protagonista
- Tecnología móvil, *big data* e inteligencia artificial
- Tecnología *wearable* 2.0. Estar conectados
- Tecnología *attachable*. Dispositivos implantados
- *Community Support*. Apoyo de la comunidad *online*

La tecnología tiene que contribuir a que se gestionen mejor los recursos sanitarios y al ahorro, de modo que la medicina pública sea sostenible, así como a mejorar la asistencia de aquellos pacientes que viven lejos de los servicios o tienen una mayor dificultad para acceder a ellos. Pero estos avances técnicos no deben poner en peligro el carácter eminentemente humano de la relación médico-paciente; al revés, deben facilitarlo, algo que los médicos jóvenes, si así lo desean, tendrán que reivindicar.

La irrupción de la tecnología hace creer a algunos que el diagnóstico lo dan las máquinas y el tratamiento lo ejecutan los protocolos, o que la práctica clínica carece de importancia y los trastornos psiquiátricos son entidades simples que se entienden sin esfuerzo, pues todo está en internet. Esta visión raquítica empobrece y desvirtúa la práctica de la medicina y socava los cimientos del buen diagnóstico y del buen tratamiento. Debilita, asimismo, la relación entre médicos y pacientes, y perturba la satisfacción que experimentan los médicos con su trabajo y los pacientes con la asistencia que reciben.

 La tecnología contribuye de modo decisivo al diagnóstico, al tratamiento, a la gestión de los recursos y la mejora de los servicios, pero no sustituye al juicio clínico del médico, ni suple el poder terapéutico de la relación de confianza con el paciente.

El enfoque empresarial de la psiquiatría infantil

Aplicar el enfoque empresarial a la actividad humana en todas sus facetas es una característica distintiva de nuestro tiempo, que tiene como objetivo obtener el máximo rendimiento y los máximos beneficios. La producción industrial se aplica al arte, al cine, a la literatura, a la música y a la gestión de múltiples actividades. Los artistas se quejan de que su campo de trabajo se ha convertido en una industria que se rige por las leyes del mercado, lo que limita su capacidad de creación.

En esta misma línea, la medicina, que es en primer lugar una ciencia aplicada, y la asistencia sanitaria, que es uno de los derechos humanos, tienen también una vertiente económica que abarca la práctica clínica y la actividad investigadora, y atender a esta vertiente económica es algo imprescindible para que sea sostenible. Otra cuestión distinta es cuando la obtención de beneficios económicos se convierte en el objetivo sustancial y primero.

Entender la psiquiatría exclusivamente como un negocio que tiene que dar sus réditos a los accionistas supone un nuevo enfoque que se traduce en modificaciones sustanciales que afectan al lenguaje, con cambios de la terminología. Uno de los más destacados es que el «paciente» se convierte en «cliente» y el médico, en un «proveedor de servicios».

Cuando hablamos, los médicos expresamos el concepto que tenemos de las enfermedades y de los enfermos, el de psiquiatría y el de medicina, y cómo entendemos la relación con los pacientes. Las modificaciones de léxico indican siempre un cambio de concepto. No hay que olvidar que el lenguaje constituye la más alta expresión de la evolución humana. Es el hecho cultural por excelencia.

Al hablar expresamos lo que somos, lo que pensamos y lo que nos gustaría ser, nos dirigimos al otro para transmitirle un mensaje que nos importa mucho. La realidad en la que vivimos condiciona nuestro lenguaje, y el lenguaje define y delimita el mundo personal de cada uno y el ámbito cultural al que se pertenece. Para conocer a alguien lo mejor es que hable. Si el lenguaje es siempre importante, en medicina y en psiquiatría es fundamental. Es el modo de acceso natural a la realidad.

De acuerdo con el Diccionario de la lengua española, paciente es alguien que padece física y corporalmente y se halla bajo atención médica. Por su parte, cliente es la persona que utiliza asiduamente los servicios de una empresa o profesional. Un cliente tiene un problema material o un negocio y busca a un experto. Un paciente sufre algo que pone en riesgo su vida, su bienestar y su identidad personal. En el primer caso, el asunto trata de algo externo a la realidad personal de las partes implicadas; en el segundo, se trata de algo que afecta directamente a la realidad de la persona y que tiene, por tanto, una dimensión humana.

Al utilizar los términos paciente y médico o, por el contrario, cliente y proveedor de servicios estamos revelando el concepto que tenemos de las enfermedades y de los enfermos, de psiquiatría y medicina y, en consecuencia, nuestro concepto de la relación médico-paciente. La visión de la medicina y de la psiquiatría desde un enfoque empresarial supone un cambio en sus objetivos y en el modo en que se ejerce.

Una pregunta muy pertinente es si médicos y pacientes están de acuerdo con este enfoque, si los primeros están satisfechos con su trabajo diario, si consideran que se cumplen los deseos que los llevaron a ser médicos o las esperanzas que llevaron al paciente a acudir a ellos. El lenguaje nos retrata, muestra el medio cultural al que pertenecemos, manifiesta lo que somos o lo que nos gustaría ser, lo que pensamos o lo que quisiéramos aparentar. La realidad condiciona el lenguaje y el lenguaje da cuenta de la realidad.

El paciente, cuando acude al médico, busca pericia técnica y un encuentro personal con alguien en cuyas manos pone su salud. Busca la ciencia de los griegos y el arte de los latinos.

El paciente desea ser tratado como alguien concreto y único, y no solo como uno más que tiene un problema, en su caso, un trastorno o enfermedad. Así como el cliente mantiene una actitud activa de vigilancia de su negocio, el paciente está atento a lo que sucede, pero, ante todo, se entrega al buen hacer y la benevolencia de su médico, confía en que este, por encima de todo, busca y trabaja para que él recupere la salud. Asume que entre ambos hay un compromiso ético.

El cliente da por sentado que el objetivo de su proveedor y el suyo propio es obtener un beneficio económico, cuanto mayor, mejor, y hay que lograr que ese beneficio se reparta entre los dos. Pasar de «paciente» a «cliente» supone perder uno de los fundamentos de la relación médico-paciente: la

> **Tabla 2-8. Componente económico de la medicina**
>
> - La medicina tiene una dimensión económica
> - Debe ser rentable si quiere ser sostenible
> - Precisa de una adecuada gestión de los recursos
> - Tiene que respetar la calidad científica
> - Para lograrlo, tienen que implicarse médicos, pacientes y sociedad
> - Debe mantener la confianza del paciente y el compromiso ético del médico

confianza en el médico. Se pierde así el carácter vocacional y ético de la medicina, ya que ante un cliente la primera obligación del médico será contribuir a las ganancias de los accionistas (**Tabla 2-8**).

¿Significa eso perder de vista el componente económico de la asistencia médica? No, de ningún modo.

 La asistencia médica debe ser rentable si quiere ser sostenible, y la gestión de los servicios de salud ha de buscar la calidad científica y la sostenibilidad económica, lo que exige la adecuada gestión de los recursos.

Una sostenibilidad en la que deben implicarse médicos, pacientes y toda la sociedad. Pero, en cualquier caso, el paciente nunca será «el producto» que se explota para hacer un negocio, una mera transacción comercial. En su circunstancia, el médico como experto asume la toma de decisiones, teniendo en cuenta lo que le pasa al paciente y atendiendo a sus deseos; por eso, el paciente busca un médico en quien pueda confiar.

Cuando se pregunta a los pacientes cómo desean ser tratados, la gran mayoría contesta que como pacientes y no como clientes. Cuando se les pregunta si prefieren ver a su doctor como a un médico o como a un proveedor de servicios, contestan que como a un médico.

Cuando se pregunta a los médicos y a los psicólogos qué términos usan con sus pacientes, el cien por cien de los médicos contesta que utiliza el término paciente y doctor. Ninguno prefiere hablar de cliente-proveedor. En múltiples estudios que evalúan a los médicos en su trabajo, los dos factores esenciales de insatisfacción son la falta de reconocimiento profesional y la pérdida de la relación humana con los pacientes al tener que actuar como proveedores de servicios y no como médicos, un tema que también preocupa en otras culturas.

EL MÉDICO QUEMADO O *BURNOUT*

El médico quemado es una realidad que probablemente siempre ha existido, pero que ha aumentado exponencialmente en nuestros días.

 Estar satisfecho en el trabajo es un aspecto muy importante de cualquier actividad laboral, y es esencial cuando se trata de los médicos, ya que condiciona la calidad de la relación con el paciente y la buena práctica clínica.

La satisfacción del médico se traduce en el compromiso personal con la institución donde trabaja, el rendimiento laboral y la buena relación médico-paciente, pues satisfacción del médico y satisfacción del paciente están relacionadas.

Desde hace unos años, se estudia el fenómeno del «médico quemado» o *burnout*, en inglés, que despierta un interés cada vez mayor en Europa y en Estados Unidos, así como en otros lugares donde hay diferentes sistemas de salud. Algunos países europeos, como, por ejemplo, España, cuentan con un Sistema Nacional de Salud, mientras que en Estados Unidos aún no existe el derecho a la atención médica con carácter universal e imperan los seguros privados. El médico quemado es aquel que se siente profundamente frustrado y desalentado en su trabajo como consecuencia del estrés que sufre.

El médico se quema a través de un proceso que tiene tres características:

- Pérdida del entusiasmo por el trabajo y hundimiento emocional.
- Despersonalización, con actitud negativa y cínica.
- Sentimiento de no estar realizado.

El número de médicos que se sienten quemados ha aumentado en los últimos años en todas las especialidades, así como las tasas de suicidio de los médicos. De acuerdo con un estudio publicado en *Journal of General Internal Medicine*, el 46 % de los médicos (30-65 %) se sienten quemados. En un informe de *Medscape* de 2015, las cifras son similares: un 50 % de los médicos afirman sentirse quemados, un 53 % de aquellos que trabajan en cuidados intensivos, un 52 % de los que trabajan en la urgencia, y un 50 % de los internistas, médicos de familia y cirujanos. Un 10 % se plantea cambiar de profesión.

Por lo que se refiere a los psiquiatras, las tasas son del 38-40 %, y las causas principales que señalan son burocracia excesiva, salarios bajos, trabajo excesivo e imposibilidad de tratar a los pacientes de forma adecuada. Consideran que lo que les sucede es grave.

 El estrés es más intenso entre los psiquiatras jóvenes: un 43 % de los menores de 35 años frente al 20 % de los mayores de 60 años. También hay diferencias entre los hombres y las mujeres.

 Los primeros síntomas en los hombres son de despersonalización, mientras que en las mujeres lo primero que se detecta es el hundimiento emocional.

La actitud negativa y cínica suele ser el modo por el que optan los hombres para defenderse del estrés. No obstante, el cinismo tampoco da resultado y se sigue de hundimiento emocional.

Las mujeres se centran, sobre todo, en los aspectos emocionales del estrés y el sentimiento de despersonalización aparece más tarde.

A las mujeres les afectan más los conflictos con los compañeros de trabajo, los problemas que surgen en casa y el no sentirse realizadas, aspectos que cuentan menos para los hombres.

Una de las variables de la frustración de muchos médicos es la dificultad para tener una relación adecuada con sus pacientes, una relación personal y de ayuda, que a su vez se traduzca en la satisfacción del paciente, su bienestar, el cumplimiento del tratamiento y la evolución satisfactoria de la enfermedad.

PUNTOS CLAVE

- La historia de la psiquiatría infantil nos permite conocer de dónde venimos y cómo han tenido lugar los grandes hitos en el desarrollo conceptual de la especialidad y de los servicios de atención a los pacientes. También nos permite entender mejor dónde estamos y hacia dónde nos dirigimos.
- La medicina hipocrática es el gran marco del que nace la medicina occidental. Sus presupuestos llegan hasta nuestros días. El principio hipocrático de «lo primero, no dañar» es irrenunciable.
- En la Edad Media (una época en la que no todo fue oscuridad y tinieblas) perviven las ideas clásicas, se acrecienta la influencia del cristianismo y se incorporan otras muchas influencias.
- El Renacimiento, al situar al hombre en el centro del universo, estimulará el estudio del cuerpo y de las leyes que lo rigen. La libertad, la conciencia personal y la intimidad comienzan a considerarse atributos de la persona, y empieza a formularse la dimensión social de las enfermedades y de la medicina. El quehacer médico se percibe como una empresa abierta e ilimitada: todo es posible, pues, aunque aún no lo conozcamos, lo descubriremos.
- El siglo XVIII sienta las bases de la era científica de la psiquiatría del niño y del adolescente, comienzan a tenerse en cuenta los aspectos psicológicos en el tratamiento de los

pacientes y se rechaza que existan dos modos de atención médica: la de los ricos y la de los pobres.
- El siglo XIX es una etapa de gran fertilidad para el desarrollo de la psiquiatría. Los ideales románticos conviven con la necesidad de lograr un conocimiento racional y científico de las cosas y de las enfermedades. Se escribe el primer tratado de psiquiatría infantil y comienzan las primeras instituciones y asilos para niños.
- El siglo XX es testigo de la separación de la medicina de los niños de la de los adultos, y comienzan las especialidades pediátricas. Se producen grandes avances en el diagnóstico y tratamiento de los trastornos psiquiátricos, y el sistema sanitario basado en la beneficencia se sustituye por la sanidad pública universal.
- Crece la preocupación por cuestiones éticas que sitúan los derechos, deseos y realidades del paciente en el centro de la toma de decisiones, y la medicina de los valores y orientada al paciente cobra protagonismo.
- La psiquiatría infantil de nuestro tiempo, y especialmente el psiquiatra joven, tiene que afrontar grandes desafíos: adaptarse a una realidad social y económica incierta; afrontar un desarrollo tecnológico rapidísimo; afrontar nuevos dilemas en la atención a los pacientes y la generalización de una visión mercantilista de la medicina que minimiza la relación médico-paciente.

BIBLIOGRAFÍA

Ballester R. Factores biológicos y actitudes vigentes frente a la infancia en la sociedad española del Antiguo Régimen. Asclepio; archivo iberoamericano de historia de la medicina y antropología médica. 1983;35:343-57.

Blythe Dososhow D. A History of Child Psychiatry. A Comprehensive Textbook. En: Martin A, Bloch MH, Volkmar FR (eds.). Lewis's Child and Adolescent Psychiatry. 5ª ed. Philadelphia: Wolters Kluwer; 2018.

Ceriani Cernadas JM. Is it possible to revert doctor-patient relationship deterioration? Arch Argent Pediatr. 2016;114(4):290-1.

Domènech E, Corbella J. Antecedentes históricos de la Psiquiatría Infantil. IMP Psiquiatría. 1991(4):204-8.

Epstein RM. The Patient-Physician Relationship. En: Mengel MB, Holleman WL, Fields SA (eds.). Fundamentals of Clinical Practice A Textbook on the Patient, Doctor, and Society. New York: Kluwer Academic Publishing; 2012. p. 403-29.

Falissard B. Thinking the future of child and adolescent psychiatry: what are we talking about? Eur Child & Adolesc Psychiatry. 2018;27(12):1519-21.

Fegert JM. [The early history of child and adolescent psychiatry. A review of research on historical aspects of the concepts of child psychiatric thought and processes]. Z Kinder Jugendpsychiatr. 1986;14(2):126-44.

Gracia Guillén D. Medio siglo de psiquiatría española: 1885-1936. Cuadernos de Historia de la Medicina Española. 1971;10:305-39.

Haskard KB, Williams SL, DiMatteo MR, Rosenthal R, White MK, Goldstein MG. Physician and patient communication training in primary care: effects on participation and satisfaction. Health Psychol. 2008;27(5):513-22.

Laín Entralgo P. Teoría y realidad del otro I. El otro como yo. Nosotros, tú y yo. Madrid: Revista de Occidente; 1961.

Laín Entralgo P. Teoría y realidad del otro II. Otredad y projimidad. 2ª ed. Madrid: Revista de Occidente; 1968. 212 p.

López Piñero J. Patología y clínica en el Romanticismo. En: Laín Entralgo P (ed.). Historia Universal de la Medicina. Barcelona: Salvat; 1974. p. 225-68.

López Piñero JM, Bujosa F. Los tratados de enfermedades infantiles en la España del Renacimiento. Valencia: Instituto de Historia de la medicina de la Ciencia López Piñero; 1982.

Lu Y, Hu XM, Huang XL, Zhuang XD, Guo P, Feng LF, et al. Job satisfaction and associated factors among healthcare staff: A cross-sectional study in Guangdong Province, China. BMJ Open. 2016;6(7):e011388.

Mallia P. The Nature of the Doctor-Patient Relationship. Health Care Principles Through the Phenomenology of Relationships with Patients. Dordrecht: Springer; 2013.

Mardomingo MJ. Los trastornos psiquiátricos infantiles en la década de los 90: ¿Hacia dónde vamos? An Esp Pediatr. 1990;33(43):13-7.

Mardomingo MJ. Historia de la Psiquiatría del niño y del adolescente. En: Mardomingo MJ (ed.). Tratado de Psiquiatría del niño y del adolescente. 1ª ed. Madrid: Díaz de Santos; 2015. p. 1-32.

Mardomingo MJ. La relación médico-paciente. Un desafío para la nueva psiquiatría. Revista Psiquiatría Infanto-Juvenil. 2018(2):174-9.

Mardomingo MJ, Rodríguez Ramos P, Gastaminza X. Historia de la Asociación Española de Psiquiatría del Niño y del Adolescente (AEPNyA) en su setenta aniversario. Revista Psiquiatría Infanto-Juvenil. 2020;37(2):7-22.

Meill A, Ericson G. The Trouble with Treating Patients as Consumers. Harvard Business Review. 2012.

Ordine N. La utilidad de lo inútil. Barcelona: El Acantilado; 2013.

Rodríguez Lafora G. Los niños mentalmente anormales. Madrid: Espasa Calpe; 1933.

Rutter M, Stevenson J. Developments in Child and Adolescent Psychiatry Over the Last 50 Years. En: Rutter M, Bishop D, Pine D, Scott S, Stevenson J, Taylor E, et al. (eds.). Rutter's Child and Adolescent Psychiatry. 5ª ed. Oxford: Blackwell; 2008. p. 3-17.

Stutte H. Sobre la situación actual de la Psiquiatría Infantil europea. Acta Paedopsichiatrica. 1968;35(2/3):48-58.

Thumiger C. A History of the Mind and Mental Health in Classical Greek Medical Thought. Hist Psychiatry. 2018;29(4):456-69.

Trimble M. The history and scope of neuropsychiatry. En: Agrawal N, Faruqui R, Bodani M, (eds.). Oxford Textbook of Neuropsychiatry. Oxford: Oxford University Press; 2020. p. 3-11.

Wallace ER, Gach J. History of Psychiatry and Medical Psychology. New York: Springer; 2008.

Psiquiatría de la evidencia. El tratamiento que se basa en pruebas

3

S. Cañamares Martínez y A. Hervás Zúñiga

OBJETIVOS

- Saber qué implica el concepto de evidencia en la práctica clínica.
- Conocer herramientas adecuadas en la evaluación para poder emplearlas.
- Conocer y saber utilizar las clasificaciones diagnósticas de los trastornos mentales.
- Saber buscar y aplicar tratamientos con mayor probabilidad de ser eficaces.

INTRODUCCIÓN A LA PSIQUIATRÍA DE LA EVIDENCIA

La psiquiatría actual basa su modelo en las prácticas de la medicina basada en la evidencia (MBE). Haciendo historia, destacan las aportaciones de Laupacis, que en 1988 hizo énfasis en la falta de patrones de medida con los que comparar riesgos y beneficios en los diferentes abordajes terapéuticos. Para que la medicina pudiese ser científica, debía someterse a un proceso de verificación basado en pruebas. En 1992, se publicó en la revista *JAMA* el artículo fundacional de la «Evidence Based Medicine». Firmado por el autodenominado «Evidence-Based Medicine Working Group», dirigido por David Sackett, su trabajo implicaba la superación de la incertidumbre en la toma de decisiones clínicas.

El término inglés *evidence* fue traducido de manera imprecisa por 'evidencia' (cuando la traducción más adecuada hubiese sido 'pruebas'), lo que dio lugar a la medicina basada en la evidencia, una denominación que ha llegado así hasta hoy.

El grupo de trabajo dirigido por Sackett propugnaba un cambio de paradigma basado en una serie de axiomas:

1. La experiencia clínica y la intuición en ocasiones pueden resultar engañosas.
2. El conocimiento psicopatológico y la experiencia clínica no son suficientes para establecer juicios como el diagnóstico, el pronóstico y la eficacia de los tratamientos y dan lugar a una medicina basada en la opinión que puede conducir a predicciones inexactas.
3. Es preciso explorar la mejor evidencia disponible a través de búsquedas en la literatura científica. Sackett veía en la utilización del ensayo clínico aleatorizado, especialmente en la revisión sistemática de varios ensayos clínicos aleatorizados (metaanálisis), el sistema de referencia para juzgar si un tratamiento causa o no beneficio.

Siguiendo este modelo, las decisiones clínicas deben pasar a convertirse en el resultado de un proceso supuestamente objetivo y reproducible. Propugna la necesidad de realizar verificaciones empíricas: pruebas (las mal traducidas evidencias). Ello implica la utilización de una serie de herramientas, de técnicas de recogida y análisis de datos que permitan una racionalización de las actividades clínicas en la búsqueda de objetividad.

> La psiquiatría de la evidencia implica que las decisiones clínicas deben ser el resultado de un proceso objetivo y reproducible.

Es incuestionable la importancia otorgada a la práctica basada en la evidencia en el campo de la actual psiquiatría. La mayoría de los psiquiatras y otros profesionales de la salud mental, están cada vez más familiarizados con su filosofía y métodos. Sin embargo, los resultados de las investigaciones empíricas no siempre llegan a integrarse en la práctica profesional. Las dos explicaciones más plausibles son la falta de acceso a la información científica y la dificultad en extraer información útil para la práctica desde la investigación por problemas de comprensión de los conceptos estadísticos e interpretación de los diseños de investigación. Sin embargo, el acceso a la literatura científica publicada es cada vez más fácil. La tecnología actual a través de internet permite buscar resultados válidos y relevantes en diferentes bases de datos desde nuestras casas o lugares de trabajo.

- La página web de la Biblioteca Nacional de Medicina de los Estados Unidos, **PubMed**, sin coste para los usuarios ni necesidad de suscribirse, permite realizar búsquedas bibliográficas que dan acceso a una amplia base de datos en el campo que nos ocupa. Es muy utilizada para consultas relacionadas con tratamientos farmacológicos.
- La página **PsycInfo** pertenece a la Asociación Americana de Psicología y ofrece resúmenes sin coste, lo que constituye una buena opción para cuestiones sobre temas psicológicos.

Además de las señaladas, cada vez más instituciones colaboran para proporcionar a los profesionales acceso a la mejor evidencia actual en investigación. La literatura en el campo de la salud crece exponencialmente y se hace indispensable contar con herramientas que permitan seleccionar la información con revisiones sistemáticas y metaanálisis disponibles.

- **The Cochrane Central Register of Controlled Trials (CENTRAL):** es la base de datos de estudios controlados de la Biblioteca Cochrane y ofrece revisiones sistemáticas que permitirán disponer de las mejores evidencias, a partir de las cuales tomar decisiones terapéuticas.
- El Instituto Nacional de la Excelencia para la Salud y la Atención del Reino Unido (**National Institute for Health and Care Excellence, NICE**): es un organismo independiente del Reino Unido que asume el compromiso de desarrollar guías y estándares de calidad para promover la toma de decisiones basadas en la evidencia en el sector de salud y atención social. Es un referente mundial al establecer normas para la asistencia sanitaria de alta calidad. Por el rigor metodológico y su carácter práctico, sus guías clínicas pueden ser tomadas como referencia. Se desarrollan teniendo en cuenta la mejor evidencia científica disponible y sus recomendaciones están consensuadas por expertos siguiendo un riguroso método de análisis. En la **tabla 3-1** se refieren diferentes recursos disponibles en internet para acceder a la información científica publicada.

 Se hace imprescindible disponer de herramientas de consulta que nos permitan acceder a la mejor información científicamente contrastada.

Se ha mencionado también la necesidad de conocer los conceptos estadísticos y de diseño de los estudios que permitan hacer una valoración crítica de las publicaciones. La interpretación adecuada de la información consultada posibilitará su comprensión y buena utilización en la práctica clínica. En la **tabla 3-2** se resumen algunos conceptos útiles en la práctica basada en la evidencia.

Durante la práctica clínica, es habitual la aparición de problemas, dudas o demanda de información concreta que requiera iniciar una búsqueda rigurosa para dar respuesta a la cuestión planteada dentro de la bibliografía científica disponible. Requiere destreza en el análisis de la información y saber interpretar los datos: validez, fiabilidad, diseño del estudio, tamaño y tipo de muestra, criterios de inclusión y otros aspectos. Las revisiones sistemáticas de la literatura científica y las guías de práctica clínica seleccionan la información por calidad y facilitan el trabajo.

 Con la aplicación, durante la práctica clínica, de la mejor solución basada en la evidencia a las cuestiones planteadas durante el trabajo, el clínico integra la información científica en su práctica, dando rigurosidad y consistencia a su trabajo.

No queremos acabar este apartado introductorio sin hacer referencia a ciertas críticas que ha recibido desde sus inicios la psiquiatría basada en la evidencia, relacionadas con la falta de

Tabla 3-1. Bases de datos en internet para búsquedas bibliográficas	
Libros metodológicos	Corresponden a textos basados en bibliografía adecuada y que son actualizados de forma periódica. Facilitan el acceso a una visión integral de un problema o pregunta específica. A través de palabras clave, se llega a una fuente de información que se supone ha sido convenientemente comprobada, contrastada, sintetizada y acumulada mediante procedimientos rigurosos: • UpToDate. http://www.uptodate.com • eMedicine. http://www.emedicine.com
Motores de búsqueda	Realizan una búsqueda simultánea en diversas fuentes consideradas relevantes. Algunos son gratuitos, otros requieren registrarse: • EMBASE. https://www.elsevier.com/es-es/solutions/embase-biomedical-research • TRIP database. https://www.tripdatabase.com
Bases de datos de estudios primarios	Son la principal fuente de información y permiten acceder a artículos originales individuales, independientemente del nivel de evidencia y calidad metodológica. Almacenan la información mediante un vocabulario controlado: • MEDLINE. http://www.ncbi.nlm.nih.gov/PubMed/ • PsycInfo. https://www.apa.org/pubs/databases/psycinfo/index • Web of knowledge (WoK). http://webofknowledge.com
Bases de datos de revisión sistemática	Constituidas por bases de datos de revisión sistemática. Es donde se pueden encontrar mayores niveles de evidencia científica: • Cochrane Library. http://www.cochrane.org/ • NICE. http://www.nice.com/ • Clinical Evidence. https://www.bmj.com/specialties/clinical-evidence

rigor en la utilización de métodos estadísticos de ciertos trabajos, la escasa repercusión que han tenido en ocasiones rigurosos estudios (debido a intereses concretos), así como la influencia que los laboratorios farmacéuticos pueden tener en la financiación de algunos de ellos. Son críticas que deben ser consideradas de cara a mejorar la elaboración de trabajos, así como en la difusión de los conocimientos en el campo de la evidencia científica.

EVALUACIÓN A TRAVÉS DE LA EVIDENCIA

La evaluación a través de la evidencia es el proceso de recogida sistematizada de información de todos los aspectos por parte de todos los informadores posibles con una metodología estructurada, identificando el problema e integrando toda la información disponible para realizar un diagnóstico clínico.

Cómo integrar la evaluación basada en la evidencia dentro una evaluación clínica

El objetivo de la evaluación clínica es verificar si los principios generales del desarrollo, establecidos para la población estudiada, se manifiestan en el individuo. Intenta conseguir una

Tabla 3-2. Conceptos útiles en la práctica basada en la evidencia

Desviación estándar	Medida de dispersión que refleja cuánto tienden a alejarse los valores concretos de la media
Diseño de un estudio	Es la estrategia o plan utilizado para responder una pregunta. Es la base de la calidad de la investigación clínica. Puede ser experimental (donde se controla y evalúa la exposición) u observacional (no se modifica la exposición). Los estudios experimentales pueden ser aleatorizados o cuasiexperimentales. Dentro de los observacionales existen los descriptivos (solo describen) y los analíticos (prueban asociaciones). Los descriptivos pueden, a su vez, ser transversales o de cohorte. Los analíticos se distribuyen en transversales, de cohorte o casos y controles
Efectividad	Término que se emplea para referirse a tratamientos que han demostrado ser beneficiosos en la práctica clínica habitual para pacientes ampliamente representativos de la población
Eficacia	Es empleado para indicar que un tratamiento ha demostrado un beneficio terapéutico cuando ha sido utilizado en condiciones experimentales. Generalmente implica una cuidadosa selección de los pacientes
Ensayo clínico	Hace referencia a estudios sobre tratamientos. Supone un estudio experimental prospectivo controlado, donde los participantes son asignados aleatoriamente en las diferentes intervenciones que se van a evaluar
Error aleatorio	Se debe a cambios desconocidos e impredecibles en los instrumentos de medida o en las condiciones ambientales
Metaanálisis	Forma robusta de análisis de datos que permite sintetizar los datos de diferentes estudios
Número necesario para tratar (NNT)	Se utiliza para resumir, con un único número abreviado, la eficacia de un tratamiento comparado con el placebo. Representa el número de personas que es necesario tratar para que uno de ellos se beneficie comparado con el grupo control
Número necesario para dañar (NND)	La frecuencia con la que ocurre un efecto secundario con un tratamiento específico. Da información sobre la seguridad de un tratamiento
Sesgo	Error que se produce al hacer inferencias desde una muestra que no es representativa. Hay varios tipos de sesgo: aleatorio, de respuesta o del entrevistador
Reducción absoluta de riesgo (RAR)	Es una medida utilizada para comparar dos alternativas diferentes
Significación estadística	Analiza si el resultado obtenido en un análisis se debe o no al azar. Depende de la magnitud de la diferencia que queramos analizar y del tamaño de la muestra
Tamaño del efecto	Mide la magnitud del efecto de un tratamiento relativo a las diferencias entre los casos en general. Es la diferencia entre las medias estandarizadas entre dos grupos de un estudio. Los mayores de 0,5 a menudo son considerados clínicamente significativos

completa descripción y entendimiento de la persona evaluada y proporcionar estrategias para la intervención posterior. Debe actuar de nexo entre la investigación básica y el diseño de la intervención concreta que nos ocupa.

> **!** La evaluación clínica es el **proceso de recogida siste-matizada de información** de todos los aspectos y situaciones destacables por parte de todos los informadores para realizar un diagnóstico clínico.

La evaluación del niño (hablamos de niño para referirnos a niño, niña y/o adolescente) debe tener en cuenta el contexto familiar, escolar, comunitario y cultural en que se mueve, por lo que es importante disponer de múltiples informantes.

Los problemas deben ser considerados en su **contexto evolutivo**, valorando si existe una desviación de la evolución normalizada o se trata de un trastorno o enfermedad. Es necesario un buen conocimiento del desarrollo infantil. Además de las preocupaciones de los adultos (padres, profesores, allegados), también es importante conocer la percepción del niño sobre sus dificultades (habitualmente no es él quien decide consultar) y qué desea cambiar. Debe ser valorada la mejor forma de comunicación con él (observar, jugar, dibujar, escribir o hablar directamente de los síntomas) en función

de las características generales y específicas de su desarrollo. Habrá que evaluar tanto sus fortalezas como sus limitaciones.

> **!** El conocimiento del desarrollo infantil y el contexto evo-lutivo concreto en que el niño se desenvuelve son bási-cos para diferenciar entre una desviación de la norma-lidad o una patología.

Es importante que el profesional que lleva a cabo la evaluación esté formado y familiarizado específicamente con esta población para que pueda establecer una comunicación efectiva con los niños y adolescentes. Debe apoyarse en pruebas validadas y realizarla de manera individualizada para el sujeto concreto, integrando toda la información recogida que ayudará a establecer el diagnóstico más adecuado siguiendo los sistemas de clasificación diagnóstica de los que se hablará más adelante.

La evaluación consta de cuatro fases (**Tabla 3-3**):

1. Recogida inicial de información, donde deben recopilarse datos específicos de la demanda y determinar los objetivos que se desean conseguir. También debe recogerse información sobre las condiciones históricas y actuales poten-cialmente relevantes en los ámbitos biológico, social y ambiental (anamnesis). La técnica utilizada es la entrevista.

Tabla 3-3. Fases del proceso de evaluación
Evaluación
1. Recogida inicial de información
Motivo de consulta. Objetivos deseados
Historia del desarrollo
Antecedentes familiares
Antecedentes médicos
Entrevista con el niño
2. Formulación de impresión diagnóstica con preguntas para verificar
3. Administración de pruebas de evaluación
Entrevistas
Observación directa
4. Integración de la información. Diagnóstico
Comunicación de resultados
Informe

2. Delimitación del problema por parte del clínico, con la formulación de una impresión diagnóstica y preguntas para verificar.
3. Recogida de información utilizando la entrevista, la observación directa y pruebas.
4. Integración-sistematización de los datos, recogiendo las preguntas que se plantearon al inicio y que motivaron la evaluación. Todo ello desembocará en el establecimiento de un plan terapéutico adecuado a las necesidades del individuo que ha sido evaluado.

Siempre teniendo en cuenta la individualidad de cada caso, la evaluación debe tener una **clara estructura** que permita ver posibles comorbilidades y evitar conclusiones apresuradas que darían lugar a diagnósticos poco fiables.

 Para una correcta evaluación se hace necesario seguir los pasos de manera ordenada y apoyarse en pruebas fiables y válidas que darán consistencia a la información.

Técnicas de evaluación

Las técnicas de evaluación son todos aquellos procedimientos que nos aproximan a la realidad psíquica del niño, unas veces para describirla y otras para cuantificarla. La técnica esencial e insustituible es la **entrevista**, que nos permitirá recoger la historia clínica o anamnesis.

También en el proceso resulta importante la **observación**. El resto de **pruebas psicológicas**, cuestionarios y escalas de evaluación psicopatológica, se utilizan de manera complementaria para cuantificar y precisar el problema ya definido.

Para poder implementar, en la práctica clínica, los resultados obtenidos de la literatura científica, resulta de gran ayuda utilizar los mismos instrumentos de evaluación que en investigación. Además de garantizar la utilización de buenas herramientas, facilitará la toma de decisiones en una fase posterior al disponer de información comparable. A continuación, se enumeran las características psicométricas que deben ser tenidas en cuenta a la hora de elegir buenos instrumentos de evaluación (**Tabla 3-4**).

Tabla 3-4. Características psicométricas para tener en cuenta en las pruebas de evaluación
• **Estandarización**: una prueba estandarizada supone que ha sido valorada en una población con distribución normal para la característica que se va a estudiar. La muestra utilizada tiene que ser representativa de la población y lo suficientemente grande como para proporcionar estimaciones estables de la variable analizada. Debe disponer de valores para la población general y para subgrupos específicos, si es necesario
• **Fiabilidad**: se refiere a la exactitud con la que un instrumento de medición mide el objeto
• **Fiabilidad interna**: cuando diferentes ítems de un instrumento de medida son homogéneos y correlacionan entre sí
• **Fiabilidad test-retest**: indica la estabilidad de la medida una vez transcurrido un lapso determinado
• **Fiabilidad entre evaluadores**: informa de la objetividad de la prueba, que debe dar resultados similares cuando se aplica por distintos evaluadores
• **Validez**: es el grado en el que un instrumento de medición mide lo que pretende medir
• **Validez de contenido**: grado en el que una prueba refleja de modo diferenciado el conjunto de rasgos específicos que pretende medir
• **Validez de constructo**: demuestra si el instrumento se comporta según lo esperable sobre la base del conocimiento teórico existente acerca de la variable que se evalúa.
• **Validez de criterio**: intensidad de la asociación de los resultados con otros sistemas de medida ya validados (validez concurrente) o con predicciones lógicamente esperables (validez predictiva)

Entrevistas clínicas

En la entrevista clínica se debe clarificar el **motivo de la consulta** y la **fijación de objetivos**. Debe conocerse por qué se ha solicitado la evaluación, qué se desea conseguir y cuáles son los comportamientos objeto de análisis. Las explicaciones que dan los padres a las dificultades pueden ayudar a poner en contexto el problema. Una vez encuadrada la demanda, se recoge toda la información referente a la **historia del desarrollo**. Supone un informe detallado de la evolución del niño desde el inicio del embarazo, parto y desarrollo temprano (anamnesis).

 Para la realización de una buena historia del desarrollo son muy útiles las entrevistas **estructuradas** con preguntas de cribado respecto a hitos importantes del desarrollo.

En la historia del desarrollo es importante:

• Identificar alteraciones en el primer año de la vida, aspectos temperamentales, como irritabilidad, alteraciones en el sueño, alimentación, en el desarrollo motor o en la sensorialidad.
• Entre el primer año y el segundo de la vida, emergen alteraciones relacionadas con la hiperactividad, sociabilidad y comunicación como aspectos más relevantes, especialmente en aquellos niños que no han desarrollado la comunicación no verbal-gestos de manera efectiva y presentan retraso en el desarrollo de lenguaje expresivo. Relevante es también el retraso en la aparición de juego funcional o hitos de autonomía adecuados para su edad.

- Entre el segundo y el tercer año de la vida, comienza a observarse a aquellos niños que no son capaces de mantenerse concentrados o quietos en el juego, que su juego o conducta presenta alteraciones cualitativas, como no funcional, repetitivo o que presentan grados importantes de descontrol e impulsividad con rabietas frecuentes, intolerancia al cambio o dificultades por defecto o exceso en la relación con otros niños, adultos o en la integración en el juego con otras personas.
- Con el inicio de la escolaridad, se observan alteraciones en los niños que no saben adaptarse a un nuevo contexto fuera del familiar y continúan con la misma conducta que en su casa. No respetan ni aprenden las reglas de comportamiento y su adecuación a los diferentes contextos. También en aquellos con exceso de movimiento, impulsividad e inatención, que presentan dificultades al tener que relacionarse con sus iguales y seguir actividades que requieran atención. Las dificultades expresivas de lenguaje son más evidentes al estar con niños de su misma edad.
- Al avanzar la escolaridad, se identificarán diferentes problemas de aprendizaje, sean generalizados (como ocurre en la discapacidad intelectual, con un retraso general en todos los hitos del desarrollo) o más específicos (como dislexia o discalculia).
- Los problemas de socialización y cognición social resultan más evidentes según va avanzando la infancia y adolescencia al no entender las normas del juego, comprender lo que se espera de ellos o lo requerido en función de la situación.
- Las dificultades en la función ejecutiva y en aspectos relacionados con la organización y planificación de las tareas repercuten en el desarrollo de la escolaridad y el desempeño en la vida cotidiana.

Deben ser recogidos también los **antecedentes familiares**, con información respecto al funcionamiento familiar previo y actual, así como la presencia de trastornos neuropsiquiátricos o/y alteraciones evolutivas en otros miembros de la familia. También hay que preguntar sobre los **antecedentes médicos** previos con un enfoque sistemático, valorando problemas somáticos que puedan ser relevantes para los síntomas actuales. Esto incluye una historia clínica de las enfermedades médicas del paciente y su familia. Asimismo, es importante pedir información a los padres sobre las fortalezas del niño, que podrán facilitar, atenuar o compensar las áreas de vulnerabilidad.

La **entrevista con el niño** hace necesaria la utilización de estrategias que sean apropiadas a su nivel de desarrollo y una adaptación a su mejor manera de comunicar. A través de la observación y de sus respuestas, será posible la valoración de diferentes aspectos de su desarrollo: estado afectivo, habilidades motoras y coordinación, habla y lenguaje, capacidad atencional, nivel de abstracción, juego simbólico y otras características.

En caso de adolescentes, la garantía de confidencialidad se hace especialmente necesaria para el establecimiento de una buena alianza terapéutica.

Como herramienta de evaluación es importante que la entrevista combine un nivel adecuado de estructura y estandarización (esencial para comparar entre niños), así como también sensibilidad a lo inesperado y al problema en particular. Existen dos grandes tipos en función de su estructuración.

- Las **entrevistas abiertas o no estructuradas**, de uso fundamentalmente clínico, son aquellas en las que el evaluador no utiliza un instrumento preestablecido en la realización de las preguntas ni un registro estructurado de las respuestas.
- En las **entrevistas semiestructuradas y estructuradas**, existe una sistemática en la recogida de la información. Son fundamentales en el campo de la investigación, pues permiten recoger una serie de variables de forma estructurada y están diseñadas para homogeneizar la información recopilada por evaluadores diferentes. Garantizan que los profesionales pregunten sistemáticamente por una amplia gama de síntomas, particularmente aquellos que, pudiendo ser clínicamente significativos, pueden ser omitidos por no formar parte del motivo de consulta. Su sistemática disminuye la probabilidad de pasar por alto trastornos asociados (comorbilidades). No reemplazan a una entrevista psicopatológica individual (no permiten registrar la cronología de los síntomas, la interacción entre diferentes variables ambientales, las reacciones emocionales ni otros aspectos del desarrollo) ni pueden ser utilizadas como base única para establecer un diagnóstico o planificar un tratamiento. Pero deben ser tenidas en cuenta las grandes ventajas que presentan de cara a evitar sesgos del entrevistador, y son de utilidad como apoyo para el clínico.

Entre las entrevistas **semiestructuradas** más utilizadas, destaca la Escala para la Evaluación de los Trastornos Afectivos y la Esquizofrenia en Niños (*Kiddie Schedule for Affective Disorders and Schizophrenia for School-Age Children*, **K-SADS**), puesta a disposición de los usuarios por sus autores para su uso. Está adaptada a los criterios diagnósticos del Manual Diagnóstico y Estadístico de los Trastornos Mentales (DSM). La versión para el presente y de por vida es la **K-SADS-PL** (*Present and Livetime Version*). Existe versión padres y niños. Evalúa edades comprendidas entre los 6 y los 18 años. Su duración es de 60-90 minutos. El entrevistador puede elegir entre una serie de preguntas posibles para indagar en el mismo dominio sintomatológico y finalizar cuando cree tener suficiente información. La especificidad de las preguntas, sus umbrales claros y la presencia de preguntas de cribado son útiles para los profesionales que tratan de mejorar la fiabilidad y validez de sus entrevistas clínicas. Existen diferentes versiones.

Entre las entrevistas **estructuradas** destacan las siguientes:

- La Entrevista Diagnóstica para Niños y Adolescentes-Revisada (*Diagnostic Interview for Children and Adolescents Revised*, **DICA-R**). Se trata de una entrevista estructurada de la que existen diversas versiones: DICA-C (de 6 a 12 años), DICA-A (de 13 a 17 años) y DICA-P con las mismas preguntas que las anteriores, pero adaptada a padres. Su duración es de 60-90 minutos.
- La Entrevista Diagnóstica para Niños, 5ª edición, del NIMH (*National Institute of Health Diagnostic Interview for Children*, **NIMH-DISC-5**), que tiene dos versiones: padres (DISC-P) y niños (DISC-C). Es totalmente estructurada también. Evalúa a niños y adolescentes ente 9 y 17 años.

- La entrevista telefónica breve del niño y la familia (*The Brief Child and Family Phone Interview*, **BCFPI**) para padres, profesores y jóvenes. Se utiliza como instrumento de detección de síntomas y valoración de tratamientos. Consta de distintas escalas para valorar síntomas de trastornos.
- Escala de Autismo Infantil (*The Childhood Autism Rating Scale*, **CARS-2**), DiLalla y Rogers, 1994. Escala de apreciación conductual destinada al diagnóstico y a la planificación del tratamiento de las personas con autismo. Respondida por padres. Consta de 15 ítems o áreas para valorar.
- La entrevista semiestructurada para diagnóstico del autismo (Entrevista para el Diagnóstico del Autismo-revisada [*Autism Diagnostic Interview-Revised*, **ADI-R**]). Es una entrevista diagnóstica para padres o cuidadores que permite la evaluación de sujetos con sospecha de trastorno del espectro autista (TEA). Existe un algoritmo diagnóstico establecido para las edades de 4-5 años y otro algoritmo de la edad en el momento de la evaluación. Se aplica desde los 24 meses e incluye la validez a la edad adulta.
- La entrevista semiestructurada para diagnóstico del autismo (Escala de Observación para el Diagnóstico del Autismo [*Autism Diagnostic Observational Schedule-2*, **ADOS-2**]) se realiza a niños, adolescentes y adultos en los que se sospechan síntomas de autismo. Fue creada por Lord *et al*. Existen cinco módulos con algoritmos diagnósticos adaptados a lenguaje y edad. Mediante el juego, interacción, conversación y material visual se van observando y codificando alteraciones evolutivas relacionadas con el autismo. Es válida a partir de los 12 meses de edad y hasta la edad adulta.

> **!** Con toda la información obtenida a través de las entrevistas a los padres y al niño, así como la proveniente de la **observación directa**, se dará paso a la toma de decisiones respecto a las pruebas estandarizadas que se van a utilizar para confirmar la impresión diagnóstica.

Pruebas psicológicas

Las pruebas son de gran ayuda en la toma de decisiones durante el proceso diagnóstico. Informan sobre la presencia (medida cualitativa) y gravedad (medida cuantitativa) de los síntomas. Estos instrumentos nos ayudan a focalizar y definir con mayor precisión los síntomas sugeridos por la historia clínica. Además, pueden ser utilizados como herramientas de cribado dentro de la evaluación con el fin de determinar si un niño debe o no ser evaluado con más profundidad en un determinado aspecto. Resultan, además, una fuente adicional de información. Existen formatos que pueden ser completados por el paciente, por los padres, por educadores y otros informadores que permiten hacernos una idea del comportamiento del niño en los diferentes ambientes en los que se desenvuelve.

> **💡** Con las pruebas psicológicas se evalúa la presencia e intensidad de síntomas sugeridos por la historia clínica.

Durante la realización de las pruebas, es necesario establecer un buen grado de comunicación con el niño y su familia, explicar la finalidad de la evaluación, asegurar la confiden-

cialidad del proceso, así como las instrucciones de los instrumentos que van a utilizarse. Es importante asegurar que ha habido una buena comprensión de las preguntas, así como sinceridad en las respuestas.

Se dispone cada vez de más y mejores pruebas que nos permiten medir y comparar. Más allá del proceso diagnóstico, también pueden ser utilizadas durante el tratamiento con la finalidad de monitorizar y medir su eficacia. De la misma manera, resultan de utilización indispensable en investigación para disponer de datos objetivos y medibles. Las características psicométricas de las pruebas vienen determinadas por las medidas especificadas en la **tabla 3-4**.

Se expone a continuación una selección de pruebas muy utilizadas. Si se desea información sobre estudios de estandarización para población española con descripciones más detalladas y propiedades psicométricas de muchos de ellos, puede consultarse el Banco de Instrumentos y Metodologías en Salud Mental de Cibersam.

Pruebas generales

Destacamos tres cuestionarios y escalas generales que son los más utilizados para evaluar síntomas de sospecha de psicopatología. Tienen versiones cumplimentadas por padres, profesores y autoinforme para adolescentes. Son muy útiles, ya que permiten hacerse una idea general del sujeto y valorar cómo es visto en diferentes entornos. Pueden proporcionar información adicional o que se había pasado por alto en la fase anterior. Todos ellos presentan buenas propiedades psicométricas y están estandarizadas para población española. Son muy utilizados en investigación.

Inventario de Conducta Infantil

Achenbach creó el Inventario de Conducta Infantil (*Child Behaviour Check List*, CBCL), perteneciente al sistema de evaluación multiaxial denominado Sistema de Evaluación de Base Empírica de Achenbach (*Achembach System of Empirically Bases Assessment*, **ASEBA**) para valorar psicopatología. Contiene dos partes: la primera informa sobre habilidades o competencias deportivas sociales y académicas; la segunda está compuesta de 105 a 120 preguntas, según versiones, recogiendo ocho síndromes designados, como ansioso/depresivo, aislamiento/depresión, quejas somáticas, problemas sociales, problemas de pensamiento, problemas de atención, problemas de conducta y conducta agresiva. Finalmente, hay una agrupación en dos escalas (internalizantes y externalizantes).

Tiene distintas versiones para padres (CBCL), profesores (TFR) y autoaplicada (YRF) para adolescentes, dos rangos de edad, de 1,5 años y de 6 a 18. Desde su creación, han ido pasando por distintas versiones hasta las actuales del 2001.

Cuestionario de Capacidades y Dificultades

El cuestionario de capacidades y dificultades (*The Strengths and Difficulties Questionnaire*, SDQ) de Goodman ofrece las versiones para padres, educadores y autoadministrado para adolescentes. Permite realizar un cribado de problemas de conducta en niños de 3 a 16 años. Consta de 25 ítems, divididos en cinco escalas de cinco ítems cada una: síntomas emocionales, problemas de conducta, hiperactividad, problemas con compañeros y conducta prosocial. Con las cuatro primeras escalas se obtiene otra general que informa de la presencia de dificultades.

Sistema de Evaluación de Niños y Adolescentes

El Sistema de Evaluación de Niños y Adolescentes (SENA) es un cuestionario creado por Fernández-Pinto, Santamaría, Sánchez-Sánchez *et al*. Este instrumento está dirigido a la detección de un amplio espectro de problemas emocionales y de conducta desde los 3 hasta los 18 años. Los cuestionarios están divididos por etapa escolar: nivel 1 (infantil), nivel 2 (primaria) y nivel 3 (secundaria). Dispone de tres tipos de cuestionarios en función del informador (familia, escuela y autoinforme). Esto permite obtener una visión más completa del niño. Detecta problemas interiorizados y exteriorizados, problemas específicos, áreas de vulnerabilidad y recursos psicológicos.

Pruebas específicas por trastornos

Son utilizadas para valorar la presencia e intensidad de los síntomas. Pueden tener también una función de cribado. También permiten aportar información sobre comorbilidades. Aunque la mayoría de ellas serán descritas con detenimiento en otros capítulos, se pasará a enumerar las más utilizadas.

Trastornos externalizantes

- La Escala de Valoración del Trastorno por Déficit de Atención e Hiperactividad (*Attention Deficit/hyperactivity Disorder Rating Scale-IV*, **ADHD-RS-IV**) es una escala desarrollada para valorar alteraciones evolutivas relacionadas con el TDAH. Creada por Du Paul, aplica a niños y adolescentes de 5-18 años. Existe versión para padres y profesores. Consta de 18 ítems que se concentran en dos factores: hiperactividad y agresividad/impulsividad.
- **Conners**. Existen varias versiones de esta escala. Las más utilizadas son para edades de 3 a 17 años. La Escala de Conners-revisada (*Conners Rating Scale Revised*, CRS-R), desarrollada por C. Keith Conners en 1969, tiene 27-28 ítems, que se recogen en cuatro grupos: problemas de comportamiento, desatención/pasividad, hiperactividad e índice TDAH. Existe versión para padres y profesores, y para adolescentes, existe la versión autoaplicada (12-17 años). Son muy empleadas en clínica para valorar problemas de conducta en general. También se utilizan para medir el efecto del tratamiento farmacológico en la reducción de síntomas.
- Escala SNAP-IV (*Swanson, Nolan and Pelham Scale*) de valoración de síntomas de TDAH. Para valorar síntomas de TDAH. Es similar a la anterior. Se utiliza en niños de 5 a 11 años. Presenta una versión de 90 y otra de 31 ítems. Existen versiones para padres, niños y autoaplicada.

Trastornos de ansiedad

- Escala Multidimensional de Ansiedad para Niños (*Multidimensional Anxiety Scale for Children*, **MASC**). Es de J. S. March. Mide cuatro factores principales de ansiedad: síntomas físicos, ansiedad social, evitación del daño y ansiedad por separación. La puntuación total indica trastornos de ansiedad generalizada.
- Cuestionario de Ansiedad Estado-Rasgo en Niños (*The State-Trait Anxiety Inventory for Children*, **STAIC**). Creada por C.D. Spielberg *et al*. Consta de dos subescalas para valorar síntomas de ansiedad estado y rasgo. Cada una tiene 20 ítems. Autoadministrada.
- Escala de Ansiedad Manifiesta en Niños-revisada, 2ª edición (*The Children's Manifest Anxiety Scale*, **CMAS-R2**), de R. Reynolds y O. Richmond. Escala de ansiedad manifiesta en niños y adolescentes. Mide la tendencia a experimentar síntomas de ansiedad no transitoria; por lo tanto, se puede considerar como una medida de ansiedad rasgo. Consta de 49 ítems. Autoadministrada.
- Escala de Ansiedad General para Niños (*General Anxiety Scale for Children*, **GASC**), de Sarason. Escala general de síntomas de ansiedad infantil compuesta por 45 ítems, repartidos en dos subescalas: escala de mentira y escala de ansiedad generalizada).

Trastornos del estado de ánimo

- Inventario de Depresión de Beck y Steer (*Beck Depresión Inventory*, **BDI**). Es la escala más utilizada para evaluar síntomas de depresión en adolescentes. Valora aspectos cognitivos, conductuales, emocionales y somáticos. Es autoadministrada.
- Inventario de Depresión Infantil de Kovacs (*Children's Depression Inventory*, **CDI**). La componen 27 ítems. Se administra de 7 a 15 años. Los niños deben escoger aquella frase que se encuentra más próxima a su situación afectiva actual de las tres presentadas. Es la escala más estudiada en depresión infantil.
- Inventario de Depresión Infantil Versión Corta (*Children's Depression Inventory-Short*, **CDI-S**). Es una versión abreviada de 10 ítems. La selección la realizó Kovacs. Escogió los ítems más representativos para cubrir los criterios diagnósticos de la sintomatología depresiva de niños de 7 a 17 años.
- Escala de Depresión para Niños-revisada (*Children's Depression Rating Scale-Revised*, **CDRS-R**). Fue creada por Poznanski y Mokros. Desarrollada sobre el modelo de la Escala de Depresión de Hamilton (*Hamilton Depression Rating Scale*). En ella, el especialista completa la escala de manera independiente con el padre y el hijo, obteniendo tres puntuaciones.
- Escala de Evaluación de la Manía (*Young Mania Rating Scale*, **P-YMRS**). Desarrollada por Young, es una escala de valoración de síntomas de manía para niños-adolescentes. Esta versión consta de 11 ítems, donde se pregunta a los padres si observan algunos de los síntomas de manía en sus hijos, como euforia, sueño, irritabilidad, contenido de pensamiento, etc. Su rango de puntuación va de 0 a 60.
- Cuestionario de Síntomas Bipolares en Niños (*Child Bipolar Questionnaire*, **CBQ**), de Pappolos *et al*. Cuestionario para evaluación de síntomas bipolares en el niño-adolescente. Consta de 65 ítems. Además de manía e hipomanía, también valora aspectos afectivos, de conducta y otros.

Trastorno obsesivo-compulsivo

- Escala de Yale-Brown (*Children's Yale-Brown Obsessive-Compulsive Scale*, **CY-BOCS**), de Steketee, para la evaluación de síntomas de trastorno obsesivo compulsivo en niños-adolescentes. Se administra al niño y a los padres, conjuntamente o por separado. Consta de diez ítems, cinco para obsesiones y cinco para compulsiones. Está diseñada para aplicarse a niños y adolescentes de 6 a 17 años. Valora el tipo y frecuencia de los síntomas.
- Cuestionario de Obsesión de Leyton (**LEYTON**), de Berg *et al.* Recoge 20 síntomas de la esfera obsesivo-compulsiva. Valora la presencia y la intensidad de sus repercusiones.

Trastorno del espectro autista

- Lista de Verificación para el Autismo en Niños Pequeños Modificada-revisada (*Modified Checklist for Autism in Toddlers-Revised*, **M-CHAT-R**), de Robins, Fein y Barton. La M-CHAT-R con seguimiento (M-CHAT-R/F) es un cuestionario completado por los padres de niños de 18-24 meses, diseñado para identificar a niños con riesgo de autismo en la población general. Consta de dos etapas. En un primer estadio los padres deben completar 20 preguntas sí/no. En una segunda fase, el profesional pregunta otros ítems. Se suman con una puntuación total y se categoriza.
- Cuestionario de Comunicación Social (*The Social Communication Questionnarie*, **SCQ**). De Rutter, Bailey y Lord. Respondido por padres o cuidadores a partir de los 4 años. Es un medio rápido para determinar la posible presencia de síntomas de TEA. Se cumplimentan dos formas: la A hace referencia a la conducta durante toda la vida y la B, a los últimos tres meses. Está basada en la ADI-R.
- Test Infantil del Síndrome de Asperger (*Childhood Autism Spectrum Test*, **CAST**), de Scott, Baron-Cohen, Bolton y Brayne. Cuestionario de 39 ítems que se administra a las familias. Basado en descripciones de síntomas del espectro autista en chicos con capacidad intelectual dentro de la normalidad.
- Cociente de Espectro Autista-Niños (*Autism Spectrum Quotient*, **AQ-Child**), de Baron-Cohen. Desarrollado para detectar síntomas dentro del espectro autista para niños de 4 a 11 años.
- Cociente de Espectro Autista-Adolescentes (*Autism Spectrum Quotient*, **AQ-Adolescent**), de Baron-Cohen para la detección de rasgos del espectro autista. De 10 a 16 años.

Conducta adaptativa

Suponen el conjunto de habilidades conceptuales, sociales y prácticas que los individuos aprenden para funcionar en su vida diaria y que permiten responder al contexto y a los cambios en su vida.

- Escala de Comportamiento Adaptativo de Vineland, 3ª edición (*Vineland Adaptive Behaviour Scales-3*, **Vineland-3**), de Sparrow, Cicchetti y Balla. Las escalas de Vineland de comportamiento adaptativo suponen un sistema estandarizado para evaluar habilidades personales y sociales necesarias en la vida diaria, desde el nacimiento hasta los 90 años. Valora muchos aspectos recogidos en cinco dominios: comunicación, habilidades para la vida diaria, socialización, habilidades motoras e índice de conducta adaptativa. Consta de una entrevista semiestructurada y formatos de cuestionario para padres o cuidadores y para maestros. Los tiempos de aplicación varían en función de la edición. Su información permite conocer puntos débiles y fuertes del sujeto, así como desarrollar planes de entrenamiento.
- Sistema de Evaluación de la Conducta Adaptativa (*Adaptative Bahaviour Assesment System II*, **ABAS-II**), de Harrison y Oakland. Es un instrumento de evaluación de la conducta adaptativa, de 0 a 89 años, cuyo objetivo es determinar la capacidad de desenvolverse en la vida cotidiana sin ayuda. Evalúa la comunicación, utilización de recursos comunitarios, habilidades académicas funcionales, vida en el hogar y en la escuela, salud y seguridad, ocio, autocuidado, autodirección, social, motora y empleo. Ofrece los tres índices globales conceptual, social y práctico, así como un índice global de conducta adaptativa. La información se recoge (en función de la edad y situación) a través de cuestionarios cumplimentados por padres, profesores, cuidadores y/o allegados, así como autoinformados. También aquí su información permite conocer puntos débiles y fuertes del sujeto, así como desarrollar planes de entrenamiento.

Evaluación neuropsicológica

Su objetivo es evaluar una amplia gama de funciones cognitivas y conductuales, e interpretar los datos en el contexto del conocimiento de las relaciones conducta-cerebro. Los dominios cognitivos más importantes que se incluyen en la evaluación de niños y adolescentes son la capacidad intelectual, aprendizaje, función ejecutiva, atención, cognición social y lenguaje.

Capacidad general e inteligencia

Implican una valoración global de la capacidad intelectual. Los resultados se expresan en forma de edad mental o cociente intelectual.

- **Leiter.** Escala Internacional de Ejecución de Leiter (Roid y Miller). Edad de aplicación de 2 a 18 años. Test de inteligencia general, totalmente manipulativo.
- **WPPSI-IV.** Escala de Inteligencia de Wechsler para Preescolar y Primaria-IV (Wechsler). De 2,6 a 7,7 años. Constituido por 15 pruebas que se agrupan para obtener escalas primarias, secundarias y la escala total.
- **WISC-V.** Escala de Inteligencia de Wechsler para Niños-V (Wechsler). Se administra de 6 a 16 años 11 meses. Proporciona una evaluación amplia de la aptitud intelectual general, además de cinco dominios cognitivos específicos (comprensión verbal, visoespacial, razonamiento fluido, memoria de trabajo y velocidad de procesamiento).
- **WAIS-IV.** Escala de Inteligencia de Wechsler para Adultos-IV (de 16 a 90 años). Es de la misma familia de los dos anteriores. Ofrece puntuaciones compuestas que reflejan el funcionamiento intelectual en cuatro áreas cognitivas (comprensión verbal, razonamiento perceptivo, memoria de trabajo y velocidad de procesamiento) y una puntuación compuesta que refleja la aptitud intelectual general (coeficiente intelectual total).

Aprendizaje y competencia escolar

Acostumbran a pasarse con frecuencia de manera protocolizada, como cribado para detectar trastornos de aprendizaje, o bien para valorar retrasos de aprendizaje relacionados con la presencia de otros trastornos (emocionales, TDAH u otros).

- **TALE**. Test de análisis de lectura y escritura, de Toro y Cervera. De primero a cuarto de primaria. Destinado a determinar los niveles generales de lectura y escritura adquirida. Comprende lectura (lectura de letras, sílabas, palabras y texto; comprensión lectora) y escritura (caligrafía, copia, dictado y redactado).
- **CANALS**. Pruebas psicopedagógicas de aprendizajes instrumentales, de Canals *et al.* Evalúa lectura (velocidad y comprensión lectoras), dictado, matemáticas (cálculo y resolución de problemas). Se presentan para todos los cursos de primaria y secundaria.
- **PROLEC-R**. Batería de Evaluación de los Procesos Lectores-Revisada en Primaria, de Cuetos, Rodríguez-Ruano y Arribas. Se centra en los procesos que intervienen en la comprensión del material escrito: identificación de letras, reconocimiento de palabras, de seudopalabras, estructuras gramaticales, signos de puntuación, comprensión de oraciones, de textos y oral.
- **PROLEC-SE-R**. Batería de Evaluación de los Procesos Lectores en Secundaria y Bachillerato-Revisada, de Cuetos y Arribas. Batería de 13 pruebas para evaluar y detectar dificultades lectoras en adolescentes. Permite obtener información sobre los tres principales procesos de la lectura a esas edades: léxicos, sintácticos y semánticos. Hay dos modalidades de aplicación: cribado y batería completa.
- **DST-J**. Test para la detección de la dislexia en niños, de Fawxett y Nicholson. El DST-J es una batería breve para detectar, de forma rápida, la dislexia entre niños de 6,5 años a 11,5 años. Está formado por 12 pruebas, cuya puntuación da lugar a un índice de riesgo de dislexia. Este índice puede variar entre leve, moderado o alto. También proporciona información sobre los puntos fuertes y débiles en la ejecución del niño.

Función ejecutiva

Son las actividades mentales complejas necesarias para planificar, organizar, guiar, revisar, regularizar y evaluar el comportamiento necesario para la adaptación eficaz al entorno y alcanzar metas. Se pueden encontrar afectadas en diferentes trastornos (TEA, TDAH y otros). Se enumeran las siguientes pruebas diagnósticas:

- **BRIEF-2**. Escala de evaluación conductual de la función ejecutiva, de Gioia *et al.* Permite evaluar los aspectos más cotidianos y conductuales de las funciones ejecutivas con validez ecológica. Dispone de dos formas, para padres y escuela. Proporciona puntuaciones en distintos índices y escalas relacionados con las funciones ejecutivas, que permiten planificar intervenciones posteriores. Existe versión autoadministrada para adolescentes.
- **BRIEF-P**. Escala de evaluación de la función ejecutiva-versión infantil, de Gioia *et al.* Para niños de 2 a 5 años. Es el mismo formato que el presentado anteriormente.

- **ENFEN**. Batería de Evaluación Neuropsicológica de las Funciones Ejecutivas en Niños, de Portellano *et al.* De 6-12 años. Evalúa el nivel de madurez y rendimiento cognitivo en actividades relacionadas con la función ejecutiva.
- **MFF-20**. Test de emparejamiento de figuras familiares, de Cairns y Cammock. Evalúa el estilo cognitivo reflexivo e impulsivo de niños de entre 6 y 12 años.
- **NEPSY-II**. Batería neuropsicológica infantil, de Korkman *et al.* De aplicación individual para niños de entre 3 y 16 años. Permite llevar a cabo una evaluación cognitiva específica a partir del análisis de seis dominios cognitivos: funcionamiento ejecutivo, lenguaje, memoria y aprendizaje, funcionamiento sensoriomotor, percepción/cognición social y procesamiento visoespacial.
- **STROOP**. Test de colores y palabras, de Golden. Se utiliza en personas de 7 a 80 años para la detección de atención dividida y resistencia a la interferencia.
- **TAVECI**. Test de aprendizaje verbal España-Complutense infantil, de Bernardet, Alejandre y Pamos). Evalúa neuropsicológicamente la memoria y la capacidad de aprendizaje. Se aplica de 3 a 16 años.
- Torre de Londres (*Tower of London*, **TOL**), de Culbertson y Zillmer. Para niños desde 7 años en adelante. Tiene como objetico la evaluación de la capacidad de planificación ejecutiva.
- **WCST**. Test de clasificación de tarjetas de Wisconsin, de Grant *et al.* Evalúa el pensamiento abstracto, la perseverancia y la capacidad para desarrollar y mantener estrategias de solución de problemas para lograr un objetivo. Se aplica de los 6,5 a los 80 años.

Atención

Es el proceso cognitivo por el cual se dirigen los recursos mentales a un aspecto concreto del entorno sin tener en cuenta al resto. Se pueden valorar diferentes tipos de atención (selectiva, dividida, sostenida).

- **CARAS-R**. Percepción de diferencias (Thurstone *et al.*). Para niños de los 6 a los 18 años. Evalúa aptitudes perceptivas y atencionales.
- **CPT-II**. Test de ejecución continua (Rosvold *et al.*). Prueba realizada por ordenador que evalúa la capacidad de atención sostenida. Mide tiempo de reacción, errores de omisión y de comisión (capacidad de inhibir un impulso). Permite evaluar inatención, impulsividad, atención sostenida y vigilancia. Su edad de aplicación va desde los 8 años hacia adelante.
- **CSAT-R**. Tarea de atención sostenida en la infancia-revisada, de Servera y Llabrés. Esta prueba es una versión del Test de ejecución continua o *Continuous Performance Test* (CPT) para la evaluación de la capacidad de atención sostenida en niños. La tarea se aplica por ordenador de forma *online*, por lo que resulta sencillo y motivador. Se aplica a niños de entre 6 y 11 años de edad.
- **d2**. Test de atención d2 (Brickenkamp). Es para niños a partir de 8 años hasta adultos. Evalúa la atención selectiva y la concentración. Ofrece información acerca de la velocidad y la precisión, junto con aspectos importantes, como la estabilidad, la fatiga y la eficacia de inhibición.

Lenguaje

Se valoran diversos procesos, fonético-fonológico, semántico, morfológico, sintáctico y pragmático.

- **Bayley-III**. Escala Bayley de desarrollo infantil. Creada por Bayley en 1969 y actualizada, posteriormente, en 1993. Es una buena herramienta para detectar posibles retrasos en el desarrollo y elaborar un plan de intervención temprana en niños de 1 a 42 meses. Valora globalmente las áreas evolutivas más importantes.
- **BLOC**. Batería de lenguaje objetiva y criterial para niños desde los 5 hasta los 14 años. Evalúa cuatro aspectos básicos del lenguaje: morfología, sintaxis, semántica y pragmática.
- **CEG**. Test de comprensión de estructuras gramaticales, de Mendoza. Instrumento diseñado para evaluar la comprensión gramatical correspondiente a niños de 4 a 11 años.
- **ITPA**. Test de Illinois de aptitudes psicolingüísticas, de Kirk, para niños de entre 2,5 y 10,5 años. Detecta posibles dificultades en el proceso de comunicación (deficiencias en la percepción, interpretación o transmisión).
- **Peabody**. Test de vocabulario en imágenes, de Dunn y Dunn. Valora el vocabulario receptivo. Para edades entre los 2,5 y 90 años.
- **Reynell**. Escala de desarrollo del lenguaje, de Reynell. Para de niños de entre 18 meses y 7 años. Permite evaluar a cualquier niño con sospecha de algún problema de lenguaje, y ofrece guías básicas de terapia y estimación.
- **TTFC-2**. Test Token para niños, de McGhee, Enrler y DiSimoni. Mide el lenguaje receptivo en niños de 3 a 12 años.

Cognición social

Se refiere a la valoración sobre cómo se procesa la información social. Se puede encontrar afectada en diversos trastornos como el TEA, los trastornos de personalidad y la esquizofrenia.

- *Stories of the Everyday Life* (**SEL**). Validación española de Historias de la Vida Cotidiana, de Lera-Miguel *et al*. Se basa en el original de Kaland. Evalúa la cognición social en niños y adolescentes con TEA. Está compuesto por un juego de 13 historias que evalúan diferentes aspectos de la cognición social: persuasión, malentendidos, empatía, intenciones, ironía, mentiras, celos, etcétera.
- Teoría de la mente (*Theory of Mind*, **ToM**), de Baron-Cohen *et al*. Diferentes pruebas para valorar la atribución de creencias falsas de primer orden y de segundo orden. Evalúa la competencia mentalista en niños pequeños.
- Test de los ojos. Test usado también en las evaluaciones de teoría de la mente y creado por Baron-Cohen. Consta de fotografías en las que aparecen las miradas de distintas personas que expresan un sentimiento o pensamiento. Cada fotografía tiene cuatro respuestas posibles, entre las cuales el sujeto debe elegir la más adecuada.
- Test Metedura de Pata. Adaptación española del *Faux Pas Test* (Stone *et al*., 1998). Incluye diez historias con metedura de pata y diez historias control. La persona debe discriminar si hay metedura de pata y responder las pregun-

tas de la historia. Mide la adaptación social mediante la interpretación adecuada de situaciones sociales.

La evaluación médica

El **examen del estado mental** (EEM) es una descripción objetiva de la apariencia, síntomas, comportamiento y funcionamiento del niño tal como se manifiesta durante la visita. Se trata de una exploración estructurada en la que se valoran diferentes áreas de su estado mental en el momento de la evaluación. Permitirá que otro profesional pueda hacerse una imagen clara de su estado mental en el momento de la evaluación. Se recoge mientras se realiza la entrevista y se basa, sobre todo, en la observación, aunque alguna información debe ser preguntada. Un ejemplo de secuencia de exploración por áreas podría ser el siguiente: 1) aspecto, actitud y conducta, 2) conciencia, 3) orientación, 4) memoria y atención, 5) psicomotricidad, 6) lenguaje, 7) humor y afectividad, 8) pensamiento, 9) sensopercepción, 10) voluntad, 11) inteligencia, 12) hábitos fisiológicos, como sueño o alimentación, 13) juicio e introspección.

- **Pruebas médicas específicas**: en función de la historia recogida y de los antecedentes familiares, puede hacerse necesario solicitar pruebas médicas específicas. Hay cuadros médicos que pueden causar psicopatologías o complicar un cuadro psiquiátrico ya existente. También existen trastornos que pueden generar problemas físicos. A continuación, se exponen las más frecuentes:
  - **Pruebas de neuroimagen**. Se utilizan cuando hay regresiones evolutivas no explicadas, cuando existen alteraciones en el examen neurológico o cuando hay una presentación atípica. Entre ellas está la resonancia magnética estructural (RM), la resonancia magnética funcional (RMf), la tomografía por emisión de positrones (PET) y la tomografía computarizada por emisión de fotón único (SPECT).
  - **Electroencefalograma** (EEG). Está indicado cuando hay sospecha de trastorno epiléptico u otro problema neurológico.
  - **Electrocardiograma basal** (ECG). Se recomienda cuando existen antecedentes familiares de enfermedad cardíaca, muerte súbita, cardiopatías, hipertensión o cuando va a iniciarse un tratamiento farmacológico con posibles efectos secundarios cardíacos.
- **Pruebas basales de laboratorio**. Se aconsejan antes del inicio de un tratamiento farmacológico, especialmente con el uso de determinados fármacos, como es el caso de la clozapina. El uso de pruebas de laboratorio no se realiza de manera protocolizada, pero son recomendables en tratamientos farmacológicos crónicos.
- **Pruebas neuroendocrinas**. Las alteraciones en las concentraciones de hormonas tiroideas pueden desencadenar síntomas psiquiátricos, como ansiedad, depresión, inquietud, etcétera.
- **Cribado basal de sustancias tóxicas**. La determinación de sustancias tóxicas en suero y orina se utiliza habitualmente en adolescentes cuando existe la sospecha de uso de drogas psicoactivas, como *cannabis*, cocaína, etcétera.

DE LA EVALUACIÓN AL DIAGNÓSTICO A TRAVÉS DE LA EVIDENCIA

El objetivo final de la evaluación clínica es llegar a un diagnóstico, que se basa en una agrupación de síntomas o patrones reconocidos, identificados y cuantificados en la evaluación. Para ello, se hace necesario disponer de un sistema de clasificación diagnóstica fiable y válido que nos sirva de punto de unión entre la evaluación y el tratamiento adecuado.

El diagnóstico que se basa en pruebas. Las clasificaciones suponen una manera de intentar sistematizar el conocimiento existente sobre un área determinada. Tienen un doble objetivo: facilitar la comunicación entre profesionales que trabajan en el mismo campo, suministrando una base de información y acceso a los conocimientos existentes, y aportar información descriptiva sobre las entidades clasificadas, permitiendo realizar predicciones y formular teorías.

La historia de los sistemas clasificatorios actuales en psiquiatría responde a la necesidad de contar con una herramienta de clasificación de los trastornos mentales consensuada y ampliamente aceptada. Los primeros intentos clasificatorios de enfermedades mentales se refieren ya en la antigua Grecia. Desde entonces, los propósitos de ordenar el conocimiento de las enfermedades mentales han sido constantes, pero las grandes diferencias en las clasificaciones según países, posiciones ideológicas, así como experiencias clínicas diferentes, los dificultaban. Se hacía necesario buscar una nomenclatura común que permitiera una comunicación efectiva entre profesionales. Los criterios que han guiado las clasificaciones actuales surgieron a lo largo del siglo xix, durante el cual diferentes autores influyeron en el desarrollo de sistemas de clasificación que facilitasen la comunicación, permitiendo configurar marcos conceptuales donde ubicar los conocimientos.

> **!** Los dos sistemas diagnósticos más importantes hoy día son la **Clasificación Internacional de Enfermedades**, actualmente en su 11ª edición (CIE-11), auspiciada por la Organización Mundial de la Salud (OMS), y el **Manual Diagnóstico Estadístico de los Trastornos Mentales**, actualmente en su quinta edición (DSM-5), promovido por la Asociación Psiquiátrica Americana (APA).

Ambos suponen una forma de intentar sistematizar el conocimiento científico existente. Sus objetivos básicos son cinco: 1) facilitar una nomenclatura para la comunicación entre las personas que trabajan en ese campo; 2) suministrar una base para acceder a los conocimientos existentes sobre un determinado trastorno; 3) aportar información descriptiva sobre las entidades estudiadas; 4) realizar predicciones, especialmente respecto al pronóstico y tratamiento, y 5) proporcionar los conceptos básicos requeridos para formular teorías.

La estrecha colaboración entre los consultores que producen las ediciones de la CIE y el DSM han llevado a una considerable compatibilidad entre las dos versiones «oficiales» de los trastornos psiquiátricos.

Ambos son sistemas clasificatorios categoriales y descriptivos. Se asume que las clasificaciones están compuestas por unas entidades (enfermedades o trastornos) que se configuran en unas categorías determinadas, y que la persona tiene la enfermedad si cumple los criterios diagnósticos correspondientes. Las decisiones terapéuticas suelen ser dicotómicas. La persona tiene que recibir tratamiento según tenga el diagnóstico.

Frente a este **sistema categorial** se presenta el **dimensional**, que no asigna el diagnóstico a una categoría concreta, sino que presupone la existencia de unas dimensiones en cada una de las cuales se ubicaría el paciente, quedando descrito por la ubicación que tiene en una dimensión. Cada uno de estos sistemas tiene ventajas y limitaciones, entendiéndolos como modelos teóricos que nos ayudan a comprender y clasificar la realidad. Aunque el categorial es el que ha predominado hasta ahora, parece que el dimensional va teniendo más relevancia en nuevas clasificaciones.

> **!** En el nuevo DSM-5, la perspectiva dimensional ha ganado fuerza, incorporando escalas de gravedad para todos los trastornos, así como reestructurando los criterios diagnósticos para algunas enfermedades, como en el caso del trastorno del espectro del autismo.

Las escalas dimensionales tienen mucho sentido en niños y adolescentes, porque con frecuencia se observan alteraciones que son desviaciones de un desarrollo normalizado, más que categorías de trastornos o enfermedades.

Estas clasificaciones diagnósticas también son descriptivas, ya que organizan las categorías basándose en las distinciones clínicas de los síntomas que aparecen. El principal elemento de organización es el síndrome (conjunto de síntomas), y asume que los síntomas se agrupan de maneras específicas que tienen algún significado clínico y que, quizás, puedan reflejar procesos etiológicos comunes. Se ha observado una alta tasa de comorbilidad (presencia frecuente de varios trastornos), así como una falta de especificidad en la respuesta al tratamiento. Por ello deben considerarse, más que enfermedades específicas, constructos clínicamente útiles de ayuda para facilitar objetivos.

> **!** En el DSM-5, los trastornos que tienen su inicio en la infancia y adolescencia se agrupan dentro de los trastornos del neurodesarrollo, para enfatizar su relación con déficits durante el desarrollo neurológico.

El resto de los trastornos infantojuveniles han sido incluidos en otros capítulos más afines a sus características. Las alteraciones neuroevolutivas en la infancia están todavía en fase de investigación. En general, presentan etiologías comunes entre ellas y, por ello, frecuentemente coexisten. Más que constructos independientes asociados, parecen ser alteraciones neuroevolutivas que coexisten y que pueden ser factores de riesgo muy relevantes para los trastornos psiquiátricos del adulto.

El Manual Diagnóstico Estadístico de los Trastornos Mentales, editado por la APA, proporciona descripciones claras de las categorías diagnósticas con el fin de que los clínicos e investigadores puedan diagnosticar, estudiar e intercambiar información y tratar los distintos trastornos.

> ❗ El DSM-5 se publicó en mayo de 2013 y presenta varios cambios respecto a los anteriores. Las descripciones de las categorías diagnósticas son más completas y ponen más énfasis en aspectos del desarrollo, especificidades culturales, diferencias de género, factores pronósticos y de riesgo (temperamentales, ambientales, genéticos o fisiológicos), así como consecuencias funcionales.

Desde la introducción del DSM, ha mejorado significativamente la fiabilidad con la que los profesionales hacen diagnósticos psiquiátricos al disponer de un sistema de clasificación al que atenerse. Sin embargo, para que también sean válidos, deben tener en cuenta los factores biológicos, psicológicos y sociales que están implicados en la psicopatología. Ello permitirá al clínico disponer, posteriormente, de un plan de tratamiento adecuado al tener en cuenta todas las variables influyentes en la problemática.

DEL DIAGNÓSTICO AL TRATAMIENTO A TRAVÉS DE LA EVIDENCIA

Una vez establecido el diagnóstico, los clínicos deben tomar decisiones sobre el tratamiento más adecuado para el paciente que consulta.

Cómo planificar un tratamiento a través de la evidencia

La elección terapéutica tiene una especial complejidad en el caso de los niños, donde interactúan diversas variables, como la edad, el desarrollo cognitivo y emocional, así como circunstancias personales, familiares y sociales.

> ❗ La prescripción de un tratamiento debe atenerse al principio ético de buscar el bien del paciente, eligiendo el más eficaz, el que mejor se adapte a sus características y con los menores efectos adversos.

Para reducir la incertidumbre en la toma de decisiones y aumentar la eficacia en la práctica clínica, se hace necesario, también en esta fase de elección del tratamiento, utilizar información científica contrastada y fiable. Ello significa integrar la maestría clínica individual (dominio del conocimiento y juicio clínico adquirido por la experiencia) con la mejor evidencia científica. Es necesario que investigaciones de calidad apoyen la recomendación terapéutica elegida. No es posible aceptar, por razones científicas y éticas, la prescripción de un tratamiento cuya eficacia no esté demostrada.

En el campo de los tratamientos psicológicos, desde que Eysenck, en 1952, cuestionara la eficacia de la psicoterapia, al no encontrar diferencias estadísticamente significativas entre los grupos tratamiento y control, los estudios en ese ámbito se hicieron cada vez más numerosos. Trabajos como los de Shapiro y Shapiro (1982) y Smith y Glass (1997) o el metaanálisis de Lipsey y Wilson (1993) concluyeron beneficios del tratamiento psicológico sobre el placebo. Las revisiones de Kazdin, en el año 2000, también llegaban a la conclusión de que, independientemente del tipo de psicoterapia, tratar era mejor que no tratar. Los resultados del estudio de Luborsky

et al., sobre el efecto positivo semejante de todas las psicoterapias abrieron un nuevo frente de investigación con el fin de determinar el efecto propio y específico de cada una de ellas.

Paralelamente y respondiendo a necesidades sociales, culturales y económicas de los años noventa en Estados Unidos, la APA creó, en 1993, el Grupo de Trabajo para la Promoción y Difusión de los Tratamientos Psicológicos (*Task Force on Promotion and Dissemination Psychological Procedures*), con el deseo de determinar su eficacia en función del tipo de trastorno y elaborar guías de tratamiento adecuadas a cualquier situación clínica concreta. Entre sus principales objetivos, destacaba el desarrollo de criterios que delimitasen claramente los tratamientos psicológicos de validez empírica para recomendarlos en utilización clínica. El número de estudios ha ido creciendo exponencialmente desde entonces hasta la actualidad.

Respecto a los tratamientos farmacológicos, desde el descubrimiento fortuito por Bradley de los efectos de la anfetamina en la hiperactividad infantil, en 1937, hasta la actualidad, la psicofarmacología se ha convertido en un área activa de investigación y de práctica habitual. En su inicio, la aplicación de psicofármacos en etapas del desarrollo se basaba en las investigaciones de adultos, extrapolando los resultados.

La evaluación sistemática de la eficacia y seguridad de los medicamentos psiquiátricos en niños y adolescentes comenzó hace unos 20 años y no ha parado de crecer. Desde entonces, se han realizado un número considerable de ensayos clínicos aleatorizados, que incluyen también estudios de efectividad comparativa, para evaluar el beneficio terapéutico de los medicamentos y de estos en relación con otras intervenciones. Estos estudios han informado sobre la farmacocinética pediátrica (absorción, distribución, metabolismo y excreción), la eficacia y la seguridad de los psicofármacos más utilizados. Se han realizado metaanálisis que han valorado los beneficios y efectos secundarios de los medicamentos más comunes utilizados en esta etapa del desarrollo, como los estimulantes, los antidepresivos y los antipsicóticos.

Las medicaciones para tratar enfermedades mentales son cada vez más usadas en psiquiatría infantil y adolescente, y los estudios realizados han permitido la elaboración de guías de práctica basada en la evidencia que informan a los clínicos del valor terapéutico y el riesgo de los tratamientos farmacológicos.

Para acceder a la información científica existente sobre los tratamientos psicológicos y farmacológicos, debe conocerse cómo se clasifica la información científica disponible. Los requisitos para demostrar la efectividad en un tratamiento son relativamente variables y no existe consenso universal. Contar con evidencia científica no es una cuestión de todo o nada, sino que hay grados en el alcance del objetivo. Según la rigurosidad de la metodología de los estudios, así será la evidencia de sus resultados. En la **tabla 3-5** se describen las características de los diferentes diseños de los estudios científicos.

Un tratamiento que ha sido estudiado en numerosas ocasiones, en diferentes centros con resultados convergentes y recopilados de forma sistemática de acuerdo con una metodología rigurosa, contará con el mayor grado de evidencia. Así, los tratamientos alcanzarán un nivel de evidencia en función de las características de los estudios que lo amparan. Se asocian los niveles de evidencia en función de las características de los estudios.

Tabla 3-5. Niveles de evidencia científica	
Nivel de evidencia	**Tipo de evidencia científica (EC)**
1	Revisión sistemática de estudios aleatorizados o de casos múltiples
2	Un estudio aleatorizado u observacional con efectos importantes
3	Un estudio no aleatorizado o estudio de seguimiento
4	Series de casos o casos y controles
5	Basado en fundamentos teóricos

Fuente: OCEBM levels of evidence [internet]. Ox.ac.uk. 2020: https://www.cebm.ox.ac.uk/resources/levels-of-evidence/ocebm-levels-of-evidence

Si hay, al menos, un estudio riguroso, se tiende a considerar que se cuenta con la llamada evidencia tipo A. En caso de estudios bien realizados, pero sin grupos de control, se cataloga como evidencia tipo B (moderada). Cuando nos referimos a intervenciones basadas en casos o plausibles, se etiquetan como de tipo C (sugerente). Otros autores hablan de tratamientos bien fundamentados (tipo A) o de eficacia probable (tipo B). Los grados de recomendación se describen tal como se muestra en la **tabla 3-6**.

En un apartado anterior de este capítulo, se hacía referencia a la existencia de guías de tratamientos eficaces (psicológicos y farmacológicos) realizadas por instituciones relevantes, como el NICE o la APA. Son desarrolladas siguiendo una rigurosa metodología. Informan a los profesionales de las técnicas y tratamientos más efectivos disponibles para un determinado trastorno y permiten acercar la práctica profesional a la investigación. Son una buena referencia para plantear las intervenciones, aunque las características individuales del paciente (la edad, tratamientos previos, antecedentes familiares, comorbilidades, problemas asociados y otros aspectos relevantes) deben ser tenidas en cuenta para que el tratamiento sea efectivo. Además, la decisión sobre el tratamiento también depende del lugar, la cultura donde se va a llevar a cabo, así como de la disponibilidad de recursos en la zona.

Existen distintos tipos de tratamientos que pueden ser aplicados al mismo trastorno en función del caso, siempre utilizando la evidencia como soporte. Cada vez son más frecuentes los tratamientos multimodales que suponen dos o más intervenciones simultáneamente, mejorando de manera significativa los resultados. En la práctica clínica infantil, la implicación de los diferentes ambientes en los que el niño se

desenvuelve es habitual. Así, la intervención farmacológica, psicoterapia, asesoramiento a padres, abordajes pedagógicos y coordinación con las escuelas se combinan con frecuencia.

El plan de tratamiento implica, además de la elección del más adecuado para el caso, información y consentimiento del paciente y los padres, el establecimiento de las pautas, la valoración del tiempo de duración, las estrategias de evaluación y los criterios de suspensión en caso necesario. Una buena relación de confianza entre profesional, paciente y familia es importante para que el tratamiento se cumpla.

Se ha hecho referencia a la importancia de los tratamientos multimodales en estas etapas del desarrollo que hagan posible la participación en los diferentes ambientes en los que el niño se desenvuelve. En los trastornos más prevalentes en esta etapa, como el trastorno por déficit de atención e hiperactividad, la participación de todos ellos se hace imprescindible para una buena evolución.

La **psicoterapia en niños y adolescentes** es el principal recurso, y se recomienda frecuentemente como tratamiento de primera elección en las guías clínicas. En ella, terapeuta y paciente trabajan juntos para mejorar los problemas o el trastorno que este sufre.

Terapia conductual

La terapia conductual (TC) es una intervención dirigida a cambiar conductas. Su objetivo es reforzar conductas deseables y eliminar las no deseadas o desadaptativas. Está centrada en la conducta problema. Las técnicas utilizadas se basan en las teorías del condicionamiento clásico y operante. Siguiendo la teoría del primero, las principales técnicas utilizadas en este enfoque son la inundación, la desensibilización sistemática y la exposición o terapia aversiva. Las técnicas basadas en el condicionamiento operante son el refuerzo, el castigo y el modelado. También se utilizan la economía de fichas, el manejo de contingencias y la extinción. Son especialmente eficaces para enseñar a los padres a modificar y mejorar las conductas de sus hijos.

Terapia cognitivo-conductual

La terapia cognitivo-conductual (TCC) es la más estudiada. Se trabaja enseñando a conocer los estilos de pensamiento que predisponen a resultar disfuncionales. Incluye un conjunto de técnicas que se aplican en el tratamiento de muchos trastornos mentales. Asume que los pensamientos, emociones y conductas están interrelacionados, por lo que identificando y sustituyendo los pensamientos disfuncionales se pueden cambiar las emociones y la conducta posterior. Incluye técnicas como la reestructuración cognitiva (identificación y sustitución de los pensamientos por otros más adaptativos con la consiguiente mejora del estado emocional y del comportamiento posterior) y el entrenamiento en resolución de problemas (sustituyendo las conductas de afrontamiento ineficaces y desadaptativas por otras activas, racionales, constructivas y eficaces). La TCC concede gran importancia al aprendizaje de conductas sociales e interpersonales, y a las ideas y creencias que marcan el modo de interpretar la realidad. Las creencias e interpretaciones erróneas generan distorsiones cognitivas que ocupan un lugar clave en diversos trastornos (ansiedad, depresión y trastorno

Tabla 3-6. Grados de evidencia científica	
Grado	**Recomendación**
A	**Buena evidencia.** Niveles 1-2 de la **tabla 3-5**
B	**Evidencia moderada.** Nivel 3 de la **tabla 3-5**
C	**Evidencia sugerente.** Niveles 4-5 de la **tabla 3-5**

Fuente: AHRQ Health Care Innovations Exchange [internet]: https://www.ahrq.gov/innovations/index.html

obsesivo-compulsivo [TOC]). Otra técnica muy utilizada en TCC es el Entrenamiento Personal de la Competencia Verbal (*Verbal Self-Instruction Training*, VSIT) en el que se basa el programa Párate y piensa de Kendall.

Terapia cognitivo-conductual de tercera generación

Se caracteriza por utilizar técnicas más centradas en el proceso que en el contenido de los pensamientos, promoviendo que los individuos sean conscientes y acepten sus pensamientos sin juzgarlos. Forman parte de este grupo la terapia de aceptación y compromiso (ACT), la terapia cognitiva basada en el *mindfulness* (MBCT) y la terapia dialéctico conductual (DBT).

Entrevista motivacional

Es un estilo de asistencia directa, centrada en el paciente, que busca provocar un cambio mediante la exploración y resolución de ambivalencias. Se considera que la resistencia al cambio está producida por los beneficios de mantener la conducta-problema y los costes asociados al cambio. Utiliza técnicas como la escucha reflexiva y la calidad de la relación terapeuta-paciente, que es colaborativa y no directiva.

Programas de habilidades sociales

Los programas de entrenamiento en habilidades sociales grupales van dirigidos a mejorar la interacción con iguales (por dificultades en analizar la naturaleza de las relaciones sociales, carencia de la capacidad para la interrelación a pesar de entenderla o dificultad para entender y procesar las claves emocionales internas). También pueden añadirse problemas para identificar y regular emociones, así como desarrollar habilidades empáticas. Los programas tratan de fomentar estos aspectos, incluyendo elementos comunes en diferentes combinaciones: relajación, reconocimiento emocional, resolución de problemas, manejo de la ira, habilidades de conversación, etc. Utilizan técnicas conductuales y cognitivo-conductuales.

Terapias psicoeducativas a padres

En los últimos años ha habido un gran avance en los programas de entrenamiento a padres. Se centran en los progenitores como principales agentes del cambio. Surgen de la necesidad de dotar a los padres de herramientas que permitan ser más proactivos en la comprensión, abordaje y tratamiento de la problemática de su hijo, desalentando las tácticas coercitivas. Se ha demostrado que son muy efectivos para reducir el comportamiento problemático del niño. Pueden realizarse de manera individual o grupal; la segunda opción resulta más ventajosa por razones económicas y de apoyo entre sus miembros. Existen programas estructurados de psicoeducación a padres que tienen como objetivo enseñarles, mediante una serie definida de sesiones previamente estructuradas, a manejar y modificar conductas disruptivas. Utiliza técnicas de modificación de conducta y también cognitivo-conductuales para favorecer el desarrollo de conductas adaptadas, habilidades de resolución de problemas, capacidades de negociación,

etc. Este planteamiento terapéutico ha generado múltiples programas de intervención, como *The Incredible Years* de Webster-Stratton (2015). Son intervenciones recomendadas en problemas de conducta.

Intervenciones basadas en la escuela

Son muy diversas y también cuentan con evidencia empírica. Pueden tener como objetivo solucionar los problemas académicos que con frecuencia presentan los niños con afectaciones psiquiátricas. También pueden suponer introducir cambios en el entorno para facilitar su adaptación. Los docentes pueden ayudar significativamente a sus alumnos a mejorar su comportamiento si dominan las técnicas de modificación de conducta.

En todos los casos, las psicoterapias deben enfrentarse al reto de demostrar con estudios controlados su eficacia, indicaciones, superioridad frente al placebo, efectos secundarios y tiempo de administración. En los capítulos posteriores se llevará a cabo la tarea de referenciar los tratamientos psicológicos más eficaces para cada tipo de trastorno.

Tratamientos farmacológicos

Muy a menudo, se utilizan los tratamientos farmacológicos dentro de una programación terapéutica integral. Como ya se ha señalado, la investigación en farmacología pediátrica ha ido haciéndose cada vez más numerosa, proporcionando un mejor conocimiento de los beneficios y riesgos de diferentes psicofármacos en esta etapa evolutiva. Para algunas medicaciones, la base de conocimientos actuales es todavía incompleta y se extrapola la información obtenida en el campo de los adultos. Esta carencia es especialmente evidente en lo que respecta a su uso a largo plazo.

La respuesta a fármacos en niños y adolescentes es muy diferente a la de los adultos. Los resultados de la farmacocinética informan de mucha variabilidad entre sujetos, de modo que durante su uso clínico pueden aparecer importantes diferencias individuales en los efectos a lo largo del tratamiento. En el período neonatal y en niños prematuros, se produce un aumento del pH y del tránsito gastrointestinal. Los fármacos alcalinos se absorben en el niño más rápidamente que en el adulto, mientras que los ácidos débiles, se absorben peor. El tiempo de tránsito intestinal y vaciamiento gástrico se prolongan hasta la adolescencia. La biodisponibilidad de los fármacos que son afectados por el pH, la motilidad gastrointestinal, los transportadores o el metabolismo intestinal son similares a los de los adultos a partir de los 5 años. En recién nacidos y lactantes, los factores más influyentes son el incremento en el agua corporal total y extracelular, junto con una menor cantidad de albúmina, que conduce a una mayor concentración en plasma de fármacos hidrosolubles. Los fármacos más lipofílicos presentan un volumen de distribución similar en niños y adultos, aunque la concentración en el sistema nervioso central pueda ser mayor por la permeabilidad de la barrera hematoencefálica.

Respecto al metabolismo, la mayoría de los psicofármacos implican en su metabolismo el citocromo P450 (CYP450). Entre los 2 y 3 años, la actividad de algunas isoenzimas del citocromo P450 se iguala a la del adulto. Sin embargo, la actividad enzimática de la isoenzima CYP2D6, que metaboliza a la mayoría de los antidepresivos tricíclicos y a varios inhibidores selectivos de la recaptación de serotonina (ISRS), no llega a alcanzar los niveles de actividad del adulto hasta los 12 años, lo que puede explicar la menor metabolización de estos antidepresivos en niños menores de esta edad. Los fármacos más lipofílicos presentan un volumen de distribución similar en niños y adultos, aunque la concentración en el sistema nervioso central pueda ser mayor por la mayor permeabilidad de la barrera hematoencefálica.

Respecto a los cambios con la edad de los neurotransmisores en los que actúan los psicofármacos:

a) **Nivel dopaminérgico**: los receptores D2 aumentan de forma transitoria durante los dos primeros años para disminuir a partir de los 2-5 años, haciéndolo después de los 10 en un 2,2 % por década. Asimismo, la síntesis y el recambio de dopamina alcanzan en la etapa posnatal y antes de la adolescencia su máximo nivel para disminuir posteriormente en el adulto. Por el contrario, los receptores dopaminérgicos D1 aumentan de forma más tardía y alcanzan niveles más altos en la adolescencia y edad adulta, favoreciéndose la maduración de la corteza prefrontal y mejorando las funciones ejecutivas y cognitivas en dicha transición del ciclo vital.

b) El desarrollo de los **receptores adrenérgicos**, el **transportador de noradrenalina** y la **densidad sináptica**, destacan en la adolescencia para decaer en el adulto mayor, por lo que los antidepresivos tricíclicos son poco eficaces en niños y adolescentes, mientras que ISRS son eficaces en todas las edades al madurar antes el sistema serotoninérgico.

c) La **serotonina** aparece desde la quinta semana de gestación, mucho antes que la noradrenalina y dopamina. En humanos, el funcionamiento de la serotonina es más alto en el cerebro en desarrollo, entre los 2 y 5 años, declina antes de la pubertad y alcanza, a los 11 años los niveles del adulto.

d) El **sistema colinérgico** se encuentra en desarrollo durante la gestación y primeros años de vida posnatal. Durante este período, los receptores nicotínicos desempeñan papeles importantes en el desarrollo, maduración y plasticidad neuronal.

e) En una etapa temprana del desarrollo, existe un patrón único excitatorio, que viene dado tanto por el ácido γ-aminobutírico (**GABA**) como por el **glutamato**. Posteriormente, conforme avanza el desarrollo, las neuronas gabanérgicas van madurando, se configuran las redes glutamatérgicas y se establece el equilibrio clásico en la adolescencia tardía entre la excitación mediada por el glutamato y la inhibición mediada por las neuronas gabaérgicas adultas.

> **!** Las intervenciones farmacológicas son una opción que debe ser valorada teniendo en cuenta sus riegos y beneficios por el profesional, la familia y, si es posible, el propio paciente. Habitualmente forman parte de un plan terapéutico global, junto con la psicoterapia y otras intervenciones.

En algunas alteraciones del neurodesarrollo, como el TDAH, la combinación de tratamiento farmacológico y psicoeducativo es el tratamiento más eficaz. El metilfenidato, la atomoxetina, la dextroanfetamina, las sales mixtas anfetamínicas y lisdexanfetamina, así como la guanfacina son psicofármacos aprobados por la Agencia del Gobierno de los Estados Unidos reguladora para la Administración de Alimentos y Medicamentos (FDA).

En otros casos, como en los trastornos del espectro autista (TEA), no existe todavía ningún fármaco que trate los síntomas nucleares del TEA, y los que se utilizan son para mejorar comorbilidades o síntomas asociados.

En trastornos psiquiátricos de comienzo en edad adolescente, como son los trastornos afectivos, psicóticos, etc., se emplean los fármacos tradicionalmente utilizados en la edad adulta, con los cuales se han realizado ensayos clínicos en la población infantil-adolescente y han demostrado efectividad y seguridad.

En el caso de los **antidepresivos**, la fluoxetina, sertralina y el escitalopran son los que tienen recomendación por la FDA para el tratamiento de las alteraciones afectivas. La fluvoxamina (para mayores de 8 años), la sertralina (mayores de 6 años), la fluoxetina (mayores de 7 años) y la clomipramina (mayores de 10 años) son las recomendadas por la FDA para el tratamiento del TOC pediátrico.

En trastornos de ansiedad infantil no hay ningún ISRS aprobado por la FDA. A pesar de la falta de evidencia, se utilizan en niños y adolescentes con trastornos de ansiedad dentro de un programa integral de tratamiento si no han respondido a intervenciones psicológicas previas, ya que numerosos estudios demuestran que son los psicofármacos más efectivos y mejor tolerados, de manera que muchos clínicos eligen los ISRS aprobados para el TOC pediátrico.

Las **benzodiazepinas** no han demostrado una eficacia superior a placebo en estudios clínicos controlados en niños y adolescentes con trastornos de ansiedad, por lo que no se consideran psicofármacos de primera elección en estos casos y, además, pueden provocar desinhibición conductual con irritabilidad, agresividad e impulsividad, en especial en niños con TDAH, TEA, etc. Pueden, además, producir dependencia, tolerancia y un riesgo de abuso, en especial en edad adolescente, por lo que su utilización más allá de 4 semanas está desaconsejada.

La **risperidona** y el **aripiprazol** tienen indicación aprobada por la FDA para el tratamiento de la agresividad e irritabilidad en niños y adolescentes con TEA, y, además de estos, la olanzapina, quetiapina, paliperidona y asenapina están aprobadas para el tratamiento de la esquizofrenia y la fase maníaca del trastorno bipolar en adolescentes. Sin embargo, el uso de estos antipsicóticos se ha incrementado, a expensas de indicaciones fuera de ficha técnica, para el control de conductas disruptivas en niños sin autismo, impulsividad y agresividad, y en jóvenes sin trastorno bipolar y en tics.

La risperidona es el antipsicótico atípico mejor estudiado en niños y adolescentes, y existe aprobación de su indicación en el tratamiento de la psicosis, la irritabilidad y agresividad en TEA, así como en el tratamiento sintomático de la agresividad, irritabilidad y conducta desafiante de niños y adolescentes con conductas perturbadoras, como parte de una estrategia terapéutica global. Recientemente, la Agencia Española del Medicamento ha aprobado la **lurasidona** para el tratamiento de esquizofrenia en adolescentes mayores de 13 años.

Existen muy pocos estudios clínicos controlados con los estabilizadores del humor, de manera que también se emplean sin indicación aprobada en ficha técnica para tratar la irritabilidad, la labilidad afectiva y la agresividad en niños con conducta disruptiva o con TEA. El único estabilizador aprobado en mayores de 12 años es el litio para el tratamiento de la manía aguda y para el mantenimiento del trastorno bipolar.

> El tratamiento con psicofármacos debe seguir unos principios generales antes, durante y después de iniciarse. Previo al tratamiento, deben estar clarificadas las características del sujeto, su diagnóstico, el fármaco elegido, la dosis adecuada y la duración prevista del tratamiento.

En ocasiones, los tratamientos son ineficaces porque no se dan durante el tiempo necesario o en la dosis adecuada.

Es importante conseguir la adherencia a la intervención, que será facilitada con la existencia de una buena alianza terapéutica. Es importante aclarar expectativas (qué se puede esperar del fármaco) y explicar detenidamente los posibles efectos secundarios.

La evaluación sobre la eficacia del tratamiento y de sus posibles efectos adversos debe realizarse periódicamente mientras el paciente lo esté recibiendo. Requiere citar al paciente a consulta periódicamente y disponer de varias fuentes de información (paciente, padres y entorno escolar, si es necesario).

> Cuando se utilizan adecuadamente, los psicofármacos pueden tener un papel importante en el tratamiento de los niños y adolescentes con diversos trastornos mentales. Existen evidencias de que algunos medicamentos pueden ayudar a mejorar, además de los síntomas, la funcionalidad y acelerar la recuperación.

La psicofarmacología pediátrica es un campo en rápido desarrollo, por lo que los clínicos deben estar informados de los nuevos datos disponibles.

PUNTOS CLAVE

- Cada vez más profesionales de la salud consideran útil y necesario aplicar los conocimientos aportados por la evidencia científica a su práctica clínica, contribuyendo a mejorar la calidad de su trabajo y los resultados para sus pacientes.
- La variada y rápida proliferación de información científica disponible requiere de la utilización de herramientas adecuadas que ayuden a discriminar, organizar y utilizar la información científica disponible, y permitan utilizarla para actuar de una manera más eficaz, efectiva y eficiente en la práctica clínica habitual. Este es el objetivo de la psiquiatría basada en la evidencia (basada en pruebas).
- Siguiendo este modelo, todo procedimiento de toma de decisiones clínicas (desde la recogida de información al tratamiento) debe pasar a convertirse en el resultado de un proceso objetivo y reproducible a través de verificaciones empíricas. Ello implica la utilización de herramientas, así como técnicas de recogida y análisis de datos que permitan la racionalización de las actividades clínicas en la búsqueda de la objetividad.

BIBLIOGRAFÍA

Achenbach TM, Becker A, Doepfner M, Heiervang E, Roessner V, Steinhausen HC, et al. Multicultural assessment of child and adolescent psychopathology with ASEBA and SDQ instrument: research findings, applications and future directions. J Child Psychol Psychiatry. 2008;49(3)251-75.

Agencia Española del Medicamentos y Productos Sanitarios (AEMPD). Ministerio de Sanidad, Consumo y Bienestar Social, 2019. Disponible en: https://www.aemps.gob.es/#

Agency for Healthcare Research and Quality, Rockville, MD. Health Care Innovations Exchange. Content last reviewed August 2021 [internet]. [Consulta el 17 de enero de 2024]. Disponible en: https://www.ahrq.gov/innovations/index.html

American Academy of Child and Adolescent Psychiatry. Practice parameter for the assessment of children and adolescents. 2021. Disponible en: https://www.aacap.org/AACAP/Practice/Clinical%20Practice%20Guidelines/AACAP/Resources_for_Primary_Care/Practice_Parameters_and_Resource_Centers/Practice_Parameters.aspx

American Psychiatric Association. Manual Diagnóstico y Estadístico de los Trastornos Mentales, 5ª ed. (DSM-5). Madrid: Editorial Médica Panamericana; 2014.

American Psychological Association. Criteria for evaluating treatment guidelines. Am Psychol. 2002;57(12):1052-9.

Beutler LE. Empirically based decisión making in clinical practice. Prevention & Treatment. 2000;3(27a). Disponible en: https://www.apa.org/pubs/journals/index

Cibersam.es. Ficha técnica del instrumento [internet]. [Consulta el 17 de enero de 2024]. Disponible en: https://bi.cibersam.es/busqueda-de-instrumentos/ficha?Id=151

Conners CK. Escalas de evaluación del TDAH de Conners para padres, maestros y niños. 3ª ed. USA: Pearson; 2008.

Couteur AL, Gardner F. Use of structured interviews and observational methods in clinical settings. En: Rutter M, Bishop D, Pine D, et al. (eds.). Rutter's Child and Adolescent Psychiatry. 5ª ed. Oxford: Blackwell; 2008. p. 271-88.

De la Osa Chaparro N, Lacalle Sisteré M. Evaluación en la infancia y la adolescencia. En: Fernández-Ballesteros R (dir.). Evaluación psicológica: concepto, métodos y estudio de casos. 2ª ed. Madrid: Editorial Pirámide; 2011. p. 340-56.

Desviat M. Psiquiatría y evidencia. Los límites de la función del clínico. En: Baca E, Lázaro J. (eds.). Hechos y valores en psiquiatría. Madrid: Editorial Triacastela; 2003.

Drugs@FDA: FDA-Approved Drugs[internet]. [Consulta el 17 de enero de 2024]. Disponible en: https://www.accessdata.fda.gov/scripts/cder/daf/index.cfm?event=overview.process%26ApplNo=204521

EMA. European Medicines Agency [internet]. 2023 [consulta el 17 de enero de 2024]. Disponible en: https://www.ema.europa.eu/en

Evidence-Based Medicine Working Group. Evidence-based medicine. A new approach to teaching the practice of medicine. JAMA. 1992 Nov 4; 268(17):2420-5. doi: 10.1001/jama.1992.03490170092032.

Eysenck HJ. The effects of psychotherapy: an evaluation. 1952. J Consult Clin Psychol. 1992 Oct;60(5):659-63. doi: 10.1037//0022-006x.60.5.659.

Fernández-Ballesteros R. Evaluación psicológica: Conceptos, métodos y estudio de casos. 1ª ed. Madrid: Editorial Pirámide; 2007.

Gómez de la Cámara A. Psiquiatría basada en la evidencia. En: Palomo T, Jiménez-Arriero MA (eds.). Manual de Psiquiatría. Madrid: Ene Life Publicidad S.A. y Editores; 2014. p. 945-55. Disponible en: https://psicovalero.files.wordpress.com/2014/11/manual-de-psiquiatria.pdf

Goodman R, Ford T, Simmons H, Gatward R, Meltzer H. Using the Strengths and Difficulties Questionnaire (SDQ) to screen for child psychiatric disorders in a community sample. Br J Psychiatry. 2000;177:534-9.

Guyatt GH, Sackett DL, Sinclair JC, Hayward R, Cook DJ, Cook RJ. Users' guides to the medical literature. IX. A method for grading health care recommendations. Evidence-Based Medicine Working Group. JAMA. 1995;274(22):1800-4.

Hamilton J, Çuhadaroglu-Çetin F. Práctica basada en la evidencia en Salud Mental de la Infancia y Adolescencia. En: Irarrázaval M, Martin A (eds.); Prieto-Tagle F, Morey J (trad.). Manual de Salud Mental Infantil y Adolescente de la IACAPAP. Ginebra: Asociación Internacional de Psiquiatría del Niño y Adolescente y Profesiones Afines; 2018. Disponible en: https://iacapap.org/_Resources/Persistent/86899a519033e4918629e19df56c538893b-f43ec/A.6-Pr%C3%A1ctica-Evidencia-Spanish-2018.pdf

Higgins JP, Green S. Cochrane Handbook for Systematic Reviews of Interventions, versión. 5.1.0. The Cochrane collaboration; 2011.

Hunsley J, Mash EJ. A guide to assessments that work. New York: Oxford University Press; 2008.

Kendall PC. Cognitive-behavioral therapies with youth: Guiding theory, current status, and emerging developments. J Consult Clin Psychol. 1993 Apr;61(2):235-47.

King RA. Practice parameters for the psychiatric assessment of children and adolescents. American Academy of Child and Adolescent Psychiatry. J Am Acad Child Adolesc Psychiatry. 1997 Oct;36(10 Suppl):4S-20S. doi: 10.1097/00004583-199710001-00002.

Laupacis A, Sackett DL, Roberts RS. An assessment of clinically useful measures of consequences of treatment. N Engl J Med. 1988;318(26):1728-33.

Lázaro L, Moreno D, Rubio B. Manual de psiquiatría de la infancia y la adolescencia. Asociación Española del Niño y del Adolescente. Barcelona: Eselvier; 2022.

Lempp T, de Lange D, Radeloff D, Bachmann C. La evaluación clínica de niños, adolescentes y sus familias En: Rey JM (ed.). Manual de Salud Mental Infantil y Adolescente de la IACAPAP. Ginebra: Asociación Internacional de Psiquiatría del Niño y Adolescente y Profesiones Afines; 2018.

Lewis J. Procedure for the development and Review of NICE Policy. London: National Institute for Health and Clinical Excellence (NHS); 2009.

Mardomingo MJ. Principios Básicos de Farmacología Pediátrica. En: Soutullo C, Mardomingo MJ (coords.). Manual de Psiquiatría del Niño y del Adolescente. Madrid: Editorial Médica Panamericana; 2010.

Mardomingo MJ, Herreros O. Psicoterapias en niños y adolescentes. En: Soutullo C, Mardomingo MJ (coords.). Manual de Psiquiatría del Niño y del Adolescente. Madrid: Editorial Médica Panamericana; 2010.

Mojarro D, Benjumea P, Ballesteros C, Soutullo C. Historia Clínica y Evaluación Psiquiátrica. En: Soutullo C. y Mardomingo MJ (coords.). Manual de Psiquiatría del Niño y del Adolescente. Madrid: Editorial Médica Panamericana; 2010.

Muir Gray, JA. Evidence-Based Healthcare. London: Churchill-Livingstone; 1997.

National Institute for Health and Care Excellence (NICE) [internet]. United Kingdom. Disponible en: https://https://www.nice.org.uk/guidance/cg123 - https://www.nice.org.uk

National Institute for Health and Care Excellence (NICE). Process and methods guide. The Guidelines Manual. London: NICE; 2014. Disponible en: https://www.nice.org.uk.

Navarro FA. Diccionario crítico de dudas inglés-español de medicina. Madrid: McGraw-Hill Interamericana; 2000.

The Centre for Evidence-Based Medicine [internet].2020 [consulta el 17 de enero de 2024]. Disponible en: http://www.cebm.net/ocebm-levels-of-evidence.

Sackett DL, Straus SE, Richardson WS, et al. Evidence- Based Medicine: How to practice and teach. British Medical Journal, 2ª. ed. New York: Churchill Livingstone. 2000.

Shapiro DA, Shapiro D. Meta-analysis of comparative therapy outcome studies: a replication and refinement. Psychol Bull. 1982;92(3):581-604.

Smith ML, Glass GV. Meta-analysis of psychotherapy outcome studies. Am Psychol. 1977;32(9):752-60.

Verhulst FC, Van der Ende J. Using rating scales in a clinical context. En: Rutter M, Bishop D, Pine D, et al. (eds.). Rutter's Child and Adolescent Psychiatry. 5ª ed. Oxford: Blackwell; 2008. p. 289-98.

Vitiello B. Principios de uso de medicación psicotrópica en niños y adolescentes. En: Rey JM (ed.), IACAPAP. Libro electrónico de la IACAPAP de Salud Mental en Niños y Adolescentes. Ginebra: Asociación Internacional de Psiquiatría y Profesiones Aliadas de Niños y Adolescentes; 2018.

Villello B, Davico C. Twenty years of progress in paediatric psychopharmacology: accomplishments and unmet needs. Evid Based Ment Health. 2018;21(4): e10. doi: 10.1136/ebmental-2018-300040.

Webster-Stratton C, Reid MJ. The Incredible Years parents, teachers and children training series: A multifaceted treatment approach for young children with conduct disorders. En: Weisz J, Kazdin A. (eds.). Evidence-Based Psychotherapies for Children and Adolescents. 2ª ed. New York: Guilford Publications. 2015.

World Health Organization. The ICD-10. Classification of Mental and Behavioural Disorders: Clinical descriptions and diagnostic guidelines. 1992.

World Health Organization. International Statistical Classification of Diseases and Related Health Problems (ICD-11). Guidelines. 2020.

Principios éticos de la práctica clínica en psiquiatría del niño y del adolescente

4

M. J. Mardomingo Sanz

OBJETIVOS

- Plantear aquellos aspectos de la ética médica especialmente relevantes para el ejercicio de la psiquiatría infantil.
- Exponer la evolución histórica de la ética médica, las peculiaridades de la psiquiatría infantil, los derechos de los menores, el papel de los padres y la responsabilidad del médico.
- Destacar los dilemas e incertidumbres a los que se enfrenta el psiquiatra, ante los cuales no bastan la buena intención, el sentido común o los buenos deseos, sino que exigen la preparación y el conocimiento de le ética médica y de las leyes que regulan su aplicación.
- Diferenciar principios éticos de normas legales.
- Proporcionar recursos para afrontar los desafíos que plantea el paciente difícil.
- Describir los principios éticos de la psiquiatría infantil y sus peculiaridades al dirigirse a los niños y a los adolescentes.

INTRODUCCIÓN

La ética es el fundamento de la actividad médica, y sin ética la práctica clínica pierde su esencia, deja de ser medicina. La medicina, al ser una actividad humana que afecta de forma directa al bien de los otros, requiere principios éticos que guíen al médico, que tiene que enfrentarse a dudas, dilemas, paradojas y situaciones difíciles que ponen en juego su capacidad de discernimiento. La ética es una disciplina que forma parte de los planteamientos y del saber humano desde los tiempos hipocráticos, y desde mucho antes, cuando el *Homo sapiens* empieza a preguntarse por sí mismo y por sus congéneres, por el bien y por el mal.

La mayoría de los médicos basan sus decisiones en principios éticos más o menos explícitos y sienten, con frecuencia, la dificultad de enfrentarse a pacientes que suponen un enorme desafío. No hay que olvidar que en cualquier cuadro clínico intervienen variables de índole individual, familiar, cultural, social y económica. Esto es así en la medicina de los adultos y, de un modo mucho más intenso y problemático, en la pediatría y en la psiquiatría de los niños y adolescentes, donde hay varios actores: el niño, en función de su madurez; los padres o representantes legales; el médico, y, en ciertos casos, los servicios sociales y legales. El psiquiatra infantil tiene que tomar decisiones sobre problemas diagnósticos y terapéuticos, aspectos personales del paciente y circunstancias sociales, económicas y legales. Son decisiones en las que entran en juego los valores y creencias del paciente y los valores y creencias del médico.

La ética es el fundamento de la actividad médica y, sin ética, la práctica clínica pierde su esencia, deja de ser medicina.

ÉTICA Y VIDA MODERNA

El ejercicio de la medicina y, de modo particular, el ejercicio de la psiquiatría infantil ha adquirido a lo largo de las últimas décadas una enorme complejidad como consecuencia de las profundas transformaciones sociales, familiares, legales y tecnológicas que se han producido. Unas transformaciones que, a su vez, han modificado el modo de vivir y de relacionarse, la percepción de la vida y de los valores, el concepto de atención médica y la relación médico-paciente. El médico se encuentra ante dilemas éticos que plantean serias cuestiones morales. Para resolverlos, precisa formación, principios a los que atenerse y pautas de decisión que guíen su toma de decisiones, siempre a la búsqueda del mayor beneficio y el menor riesgo para su paciente, lo que requiere la reflexión ética y filosófica.

> ❗ La formación ética del médico no termina con el conocimiento de las guías de buena práctica médica, los comités de ética y las recomendaciones de las asociaciones científicas. Es un proceso de búsqueda y reflexión personal permanente que tiene como objetivo alcanzar la mayor excelencia en el ejercicio de su profesión.

El carácter vocacional de la medicina la distingue de otras actividades que tienen un carácter principalmente instrumental, cuyo primer objetivo es obtener un beneficio. En la auténtica medicina, el primer objetivo es curar, aliviar, no dañar, proteger, y de este modo tener un medio de vida.

Ética y formación de los psiquiatras infantiles

Las cuestiones éticas no siempre forman parte de la formación de los psiquiatras infantiles. Sin embargo, la psiquiatría infantil se caracteriza por la variedad y complejidad de las situaciones clínicas y humanas con las que el psiquiatra tiene que enfrentarse, que son mayores cuando los padres no son capaces de emitir un juicio fundamentado sobre la situación del hijo. El médico asume una responsabilidad que requiere, de forma particular, el buen juicio clínico y ético. Para lograrlo, no solo es necesario acceder a la información, que es sobreabundante, sino también discernir esa información para así adquirir conocimientos, hacer un juicio crítico sobre los mismos y ejercer el razonamiento ético respecto a su aplicación.

 La información no equivale a conocimiento, ni conocimiento a correcta aplicación, para lo que es imprescindible la formación ética del médico.

El juicio clínico del médico y la calidad de la relación médico-paciente —que incluye también la relación con los padres— son determinantes para el ejercicio de la buena psiquiatría, una psiquiatría que se traduce en el bienestar de los pacientes y en la satisfacción profesional del médico, que siente que su trabajo tiene sentido.

ÉTICA Y EVOLUCIÓN HISTÓRICA DE LA PRÁCTICA MÉDICA

La ética médica cuenta con una larga tradición que en el mundo occidental comienza con la filosofía griega e, incluso antes, con el planteamiento de cuestiones morales acerca de la bondad o maldad de los actos humanos. El Código de Hammurabi (1728 a. C.) ya supuso un avance para enjuiciar los actos humanos, pues no solo aplicaba la ley del talión, sino también incluía la presunción de inocencia, y el acusado y el acusador podían aportar pruebas. A lo largo de los siglos, la religión, la filosofía, la antropología y el derecho han reflexionado sobre este tema fundamental, aún más acuciante cuando se refiere a la práctica médica. Los escritos hipocráticos, la filosofía árabe, los padres de la Iglesia, la filosofía moral, la tradición y la ética de las costumbres han dado lugar a un corpus de reflexiones y conocimientos que configuran la ética médica moderna y aportan luz a problemas médicos cada vez más complejos.

Filosofía y ética nos sitúan en el mundo, nos permiten comprenderlo y comprendernos, nos dan perspectiva y sentido crítico, y nos dan una visión humana y completa del paciente. Ambas forman parte de la tradición occidental y de la historia de la medicina, y suponen un compromiso moral.

Dice Aristóteles en *Ética a Nicómaco*: «Siempre que está en nuestro poder el hacer, lo está también el no hacer…, de modo que, si está en nuestro poder el obrar cuando es bello, lo estará también cuando es vergonzoso».

En la **tabla 4-1** se resumen algunos de los hitos más significativos desde Hipócrates hasta Laín Entralgo y Zubiri.

El juramento hipocrático

El juramento hipocrático ha marcado durante siglos los principios morales que deben regir la relación médico-paciente.

Tabla 4-1. Algunos hitos en la historia de la ética

- El Código de Hammurabi (1.728 *a. C.*)
- Hipócrates de Cos (siglo V a. C.)
- Aristóteles (siglo IV)
- San Agustín (siglo IV)
- Maimónides, Averroes, Avicena (siglo XII)
- Tomás de Aquino (siglo XIII)
- René Descartes (siglo XVI)
- Baruch Spinoza (siglo XVII)
- Immanuel Kant (siglo XVIII)
- Javier Zubiri (siglo XX)
- Pedro Laín Entralgo (siglo XX)

Unos principios que tienen plena vigencia. En el juramento se recogen, de modo solemne y bajo la forma de un compromiso, los deberes del médico, buscando la excelencia en el ejercicio de la medicina. De este modo, el médico hipocrático asume como su mayor compromiso buscar siempre y en primer lugar el bien de su paciente. Su objetivo se resume en una máxima sencilla: recuperar la salud, evitar la enfermedad y, ante todo, no dañar. Esta forma de entender el ejercicio de la medicina se ha mantenido hasta el comienzo del mundo moderno (**Fig. 4-1**).

La medicina hipocrática busca la armonía entre el ser humano y la naturaleza, y establece un paralelismo entre la estructura del cosmos y la del cuerpo humano. Surge así la idea del ser humano como un microcosmos frente al macrocosmos del universo. Ambos están en sintonía, mantienen un equilibrio, y de esa relación armónica surge la empatía inherente a la práctica médica, que es, según Zubiri, «la base inconmovible de la medicina». La armonía de las constelaciones tendría su correlato en el equilibrio, la homeostasis del cuerpo humano.

Esta interpretación cósmica de la naturaleza humana se expone en el tratado hipocrático *Acerca del número siete*.

 El médico hipocrático funda sus juicios clínicos en sus conocimientos filosóficos, en la observación de la naturaleza, en la contemplación del cuerpo humano y en su experiencia personal. De ahí surgirán las medidas terapéuticas.

El conocimiento de la naturaleza y la experiencia del médico son imprescindibles para el ejercicio de la medicina. El médico parte de los conocimientos, los contrasta con la observación de la realidad y toma las decisiones pertinentes para sanar a su paciente.

 Conocimientos, experiencia y práctica médica constituyen para la medicina hipocrática los tres pilares que fundamentan el ejercicio de la medicina.

El tiempo de la razón

La medicina hipocrática se ha enriquecido a lo largo del tiempo con otras perspectivas filosóficas, éticas y científicas. Un momento clave es el siglo XVIII, con el surgimiento de la Ilustración y el comienzo de los derechos humanos a raíz de la Revolución francesa (1789). El enfermo se constituye

Figura 4-1. Evolución histórica de la práctica médica. Adaptado de: Mardomingo MJ. Principios éticos de la práctica psiquiátrica. En: Mardomingo MJ (ed.). Tratado de Psiquiatría del niño y del adolescente. Madrid: Díaz de Santos; 2015. p. 1167-77.

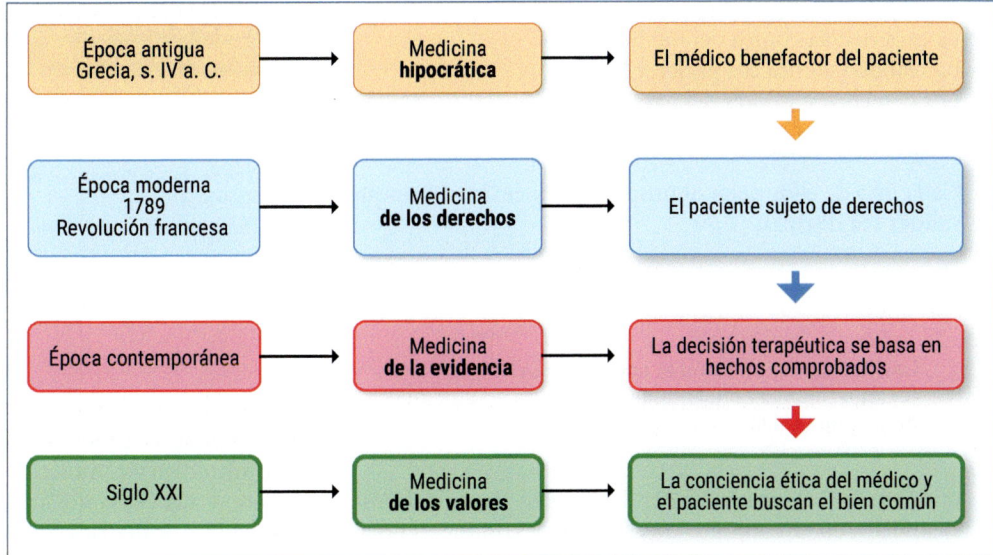

Figura 4-1. Evolución histórica de la práctica médica. Adaptado de: Mardomingo MJ. Principios éticos de la práctica psiquiátrica. En: Mardomingo MJ (ed.). Tratado de Psiquiatría del niño y del adolescente. Madrid: Díaz de Santos; 2015. p. 1167-77.

en sujeto de derechos, de forma más destacada en su caso, por ser especialmente vulnerable como consecuencia de su enfermedad, que, como afirma Laín Entralgo, «lo convierte en un ser menesteroso», necesitado de ayuda.

La carta de los derechos humanos incluye el derecho a la atención médica, independientemente del origen o condición social del sujeto enfermo.

Kant es uno de los grandes filósofos que se interesó por la ética en varias de sus obras. Considera que, si bien el conocimiento parte de la experiencia, la razón ocupa asimismo un lugar destacado.

De este modo, se reconcilian empirismo y racionalismo. Los valores y el significado que tiene la vida para el sujeto dependen de la experiencia (dimensión subjetiva) y de la razón (dimensión objetiva), sin que pueda faltar ni la una ni la otra.

Kant busca unos principios éticos de carácter universal, de modo similar a los principios de la ciencia, que pueden ser aplicados, por tanto, en cualquier circunstancia. No nacen de experiencias exteriores y concretas, sino que brotan del interior del ser humano y son, en este sentido, anteriores a la experiencia.

De acuerdo con Kant, el médico debe tratar al enfermo como un fin en sí mismo, y nunca como un medio. Es decir, el paciente no puede tener un carácter instrumental al servicio del médico. El médico se plantea tres preguntas: «¿qué debo hacer?, ¿qué debo saber? y ¿qué puedo permitirme esperar? La primera es una pregunta de carácter moral. La segunda se refiere a los límites del conocimiento. La tercera, a las expectativas razonables que se pueden tener. Kant considera que es en el deber donde reside la virtud. Solo el médico que cumple con su deber es virtuoso.

Experimentación, ensayo, error y pruebas

La descripción, en el siglo XIX, del método experimental, por parte de Claude Bernard constituye uno de los grandes hitos en el desarrollo y avance de la medicina. Supuso un cambio cualitativo que ha tenido consecuencias en la práctica médica y en la actitud terapéutica.

De acuerdo con los postulados del método experimental, los datos de la experiencia tienen que corroborarse mediante la prueba del ensayo y el error, que es la base del método científico.

La formulación cósmica del hombre en el universo, de tipo simbólico y metafórico de la medicina hipocrática, da paso a la dimensión racional y científica del conocimiento, propia de la ciencia experimental, que minimiza la intuición y la simbolización como criterio final. La medicina clínica debe basarse en datos, en pruebas, de tal modo que solo se adopten con el paciente aquellas medidas diagnósticas y terapéuticas cuya eficacia haya sido demostrada.

Se produce, de esta manera, un cambio progresivo de paradigma: la medicina hipocrática, que se caracteriza por la actitud benevolente y paternalista del médico como único valedor del bien de su paciente, se complementa con la medicina de los derechos en la Ilustración, que convierte al paciente en un sujeto de derechos con capacidad de autonomía y decisión; continúa en el siglo XIX con la adopción del método científico como base de las decisiones médicas, que, a su vez, dará origen a la medicina de la evidencia o basada en pruebas en el siglo XX. Y ya en nuestro tiempo surgirá la medicina de los valores, que requiere que el médico tenga en cuenta el mundo personal de valores del paciente cuando haya que tomar decisiones difíciles que impliquen dilemas éticos.

Ética y leyes

Las leyes y normas que protegen los derechos de los pacientes son imprescindibles, pero no suficientes. Cuando se trata de una actividad tan compleja como la medicina, que actúa sobre realidades esenciales e inaprensibles, como la salud, la enfermedad, la vida y la muerte, es necesario un sistema de valores capaz de impregnar, y si es preciso transformar, la conciencia del médico y la conciencia del paciente en pos del bien común.

De todas estas fuentes, enfoques y reflexiones surge la bioética médica, tal como se entiende en nuestros días, según la cual las decisiones del médico se fundan en cinco pilares:

- Los datos científicos disponibles.
- La experiencia clínica del médico.
- La realidad clínica del paciente.
- Los derechos y valores del paciente.
- El compromiso ético del médico.

Cada uno de ellos tiene su propio peso y entidad, aunque su validez sea distinta.

DEFINICIÓN

> **!** La ética se define como el conjunto de normas morales que rigen la conducta de la persona en cualquier ámbito de la vida.

La ética médica regula los deberes del médico con su paciente y se explicita en el conjunto de códigos de conducta, guías de práctica clínica y de investigación, protocolos, comités de ética y normas de colegios médicos y de asociaciones científicas. Todos ellos tienen como objetivo definir y establecer el conjunto de deberes que rigen la conducta profesional del médico, con el objeto de proteger y salvaguardar los derechos del paciente.

Cuando se trata de la atención médica y psiquiátrica de menores, la necesidad del fundamento ético de la relación médico-paciente es aún mayor, y tiene unas características propias que van más allá de la relación con los adultos.

> **!** El tratamiento de los niños y los jóvenes requiere del médico responsabilidad, sensibilidad, compromiso, capacidad de análisis y comprensión de situaciones que implican a toda la familia y no siempre son sencillas de resolver.

El derecho a la intimidad, la confidencialidad, la autonomía del paciente, el grado de madurez, la rectitud, el bien común y la justicia son dimensiones de la decisión del médico que a veces resultan difíciles de compaginar. Hay ocasiones en las que el médico no es que deba elegir entre lo bueno y lo malo, que es sencillo y obvio; tiene que discernir entre dos o más situaciones cuando ninguna implica un bien sin consecuencias negativas, sino un bien incompleto con consecuencias no deseables. Es decir, tiene que elegir aquello que supone un mayor beneficio para el paciente con un daño menor, una decisión que implica dilemas morales que cuestionan la conciencia y los valores del médico.

Las guías y protocolos son de gran ayuda, pero nunca sustituirán al juicio clínico y ético del médico y a su compromiso moral de velar por el paciente.

En la **tabla 4-2** se resumen los principios éticos de la práctica clínica en psiquiatría infantil que deben guiar las decisiones del médico.

EL NIÑO COMO SUJETO DE DERECHOS Y VALORES

El reconocimiento del niño como sujeto de derechos y valores es un logro de nuestra época, con una fecha clave, el 20 de noviembre de 1989, cuando la Asamblea General de Naciones

---

Tabla 4-2. Principios éticos de la práctica clínica en psiquiatría infantil

- Derecho a la intimidad del paciente
- Confidencialidad
- Autonomía del paciente
- Grado de madurez del niño
- Rectitud
- Búsqueda del bien común
- Elección del mayor beneficio con el menor daño
- Sentido de la justicia
- Respeto de las leyes

Unidas aprobó la Convención de los Derechos del Niño. El nuevo estado de ideas sobre la infancia va a contribuir a que se profundice y complete el concepto de relación médico-paciente, y a la elaboración de los principios que deben regir la atención psiquiátrica a esa edad, pues el niño enfermo y el niño con trastornos psiquiátricos son, en último término, un espejo del concepto que la sociedad tiene de la infancia en general y un claro exponente de las ideas, valores y tendencias que esa misma sociedad propugna.

La atención psiquiátrica de los niños ha cambiado y enriquecido sus planteamientos de modo similar a lo sucedido con los adultos. Un cambio sustancial ha sido el mayor protagonismo del paciente en la toma de decisiones del médico y de los padres. El niño y el adolescente deben ser informados y, en función de su madurez y edad, deben implicarse en todo aquello que les afecta. De hecho, la autoridad y el papel de los padres ha perdido su carácter absoluto, entre otras cosas porque no todos los padres desean el bien del hijo y porque pueden darse circunstancias en las que la opinión de los padres y la del hijo sean contradictorias. A veces, los padres están de acuerdo con el médico y no lo está el hijo, otras veces es el paciente quien está de acuerdo con el médico, pero no lo están los padres, lo que no es tan infrecuente. También puede suceder que la opinión de la madre y la del padre no coincidan, o que ninguno de ellos esté en condiciones de juzgar rectamente qué es lo que más conviene al hijo.

> **!** La participación del niño o el adolescente en las decisiones del médico es imprescindible, no solo como un acto de respeto y reconocimiento de sus derechos y capacidad de autonomía, sino porque es una característica intrínseca a la buena relación médico-paciente, que favorece el que se lleve a cabo el tratamiento, mejora el pronóstico del trastorno, fortalece la seguridad del paciente en sí mismo y afianza la confianza con su médico.

El paciente y los padres le deben a su vez al médico, lealtad, verdad y colaboración.

El respeto a los derechos del paciente en psiquiatría infantil implica, en muchos casos, mayores incertidumbres que cuando se trata de adultos en temas fundamentales del diagnóstico, las medidas terapéuticas, el consentimiento informado, la confidencialidad, el papel de los padres y la relación con la escuela y otras instituciones sociales y legales. Es un reto que exige del médico formación, experiencia y cualidades personales y profesionales.

El reconocimiento del niño como sujeto de derechos y valores es un logro de nuestra época, con una fecha clave, el 20 de noviembre de 1989, cuando la Asamblea General de Naciones Unidas aprobó la Convención de los Derechos del Niño.

PRINCIPIOS ÉTICOS DE LA PSIQUIATRÍA INFANTIL

Los principios éticos que deben regir la práctica de la psiquiatría infantil encierran una mayor complejidad que la de los adultos, dadas las características que le son propias:

- Su ámbito de actuación es la infancia y adolescencia.
- La edad de los pacientes supone mayores exigencias e incertidumbres.
- Hay una mayor vulnerabilidad del paciente.
- La complejidad de las situaciones clínicas es mayor.
- Intervienen numerosos agentes: paciente, padres, circunstancias familiares, colegio, agentes sociales, servicios legales.

Beauchamp y Childress describieron en el año 1978 los principios éticos básicos que deben regir la profesión médica. Se resumen en los siguientes: no dañar, buscar el bien mayor, ser justo, ser fiel, y respetar la autonomía, la dignidad, la confidencia y la verdad. El bien del paciente debe ser la esencia de la medicina, un bien que está por encima de condicionantes burocráticos, económicos, ideológicos o políticos. El médico ejercerá el altruismo, que sustenta la confianza del paciente, y buscará la justicia social que defiende el derecho de todos a la atención médica.

El principio de autonomía significa que el médico propone la mejor solución y el paciente toma la decisión final, una decisión que, en el caso de la psiquiatría infantil, debe ser adoptada por los padres, el niño y el médico de forma conjunta.

La aplicación de estos principios se lleva a cabo en función de determinadas características personales del paciente, como la edad, grado de madurez, circunstancias familiares y sociales, y tipo de enfermedad; y en función de algunas cualidades personales del médico, que son inherentes a la buena práctica médica, pero que no siempre están presentes.

El médico debe imbuirse de la ética de la virtud y, desde esta perspectiva, ha de ser capaz de escuchar el relato del paciente, entender la vivencia subjetiva que tiene de la enfermedad, de qué modo percibe las medidas terapéuticas que se le proponen y cuáles son sus expectativas de recuperación.

 La ética de la virtud y la capacidad de escuchar hacen posible el razonamiento moral por parte del médico, que le llevará a tomar, junto con el paciente y los padres, las mejores decisiones.

El papel de los niños. Madurez y capacidad de decisión

Un aspecto fundamental en este proceso es el papel que va a desempeñar el niño o el adolescente, un papel que ha cambiado de forma drástica en los últimos años, pasando de una actitud esencialmente paternalista por parte de los adultos a otra que busca dar un mayor protagonismo al paciente con el objeto de respetar su autonomía, tal como se indicaba más arriba. Este mayor protagonismo tiene, además, la ventaja de implicarlo en el tratamiento y mejorar el cumplimiento.

Ha surgido así el concepto de menor maduro para indicar que la mayoría de edad cronológica no es un requisito ni indispensable ni suficiente para intervenir en la toma de decisiones. Lo que cuenta es la capacidad de la persona para entender y juzgar su situación, y las consecuencias que se derivan de esas decisiones. Esta capacidad varía con la madurez cognoscitiva y emocional del niño, y se considera apropiada, en términos generales, a partir de los 12 años. En cualquier caso, esto significa que se debe informar al paciente de lo que le sucede de acuerdo con su capacidad de comprensión, de las medidas que en opinión del médico deberían tomarse y de las ventajas e inconvenientes de adoptarlas o de no hacerlo.

Las circunstancias familiares son otro factor modulador del papel del paciente. No es lo mismo si el niño está acompañado por unos padres responsables y comprometidos que cuando vive con otras personas o en un hogar de la comunidad, o procede de la calle. En estos casos, y en función de la patología que sufra o del tipo de tratamiento que requiera, por ejemplo, un ingreso, podrá ser necesario recurrir al juez para asegurar en todo momento la mayor protección del paciente. La intervención del juez también es necesaria cuando los padres se oponen al tratamiento, con riesgo grave para la salud del paciente, o cuando es el adolescente el que se niega.

 La mayoría de edad cronológica no es un requisito indispensable ni suficiente para intervenir en la toma de decisiones. Lo que cuenta es la capacidad de la persona para entender y juzgar su situación, y las consecuencias que se derivan de esas decisiones.

En líneas generales, cuanto mayor es la edad y madurez del niño, más debe tenerse en cuenta su opinión, aunque en todos los casos, incluidos los niños pequeños y con el lenguaje apropiado, se les debe informar de lo que les sucede, el motivo por el que acuden al médico y la pertinencia del tratamiento, que no debe percibir como una amenaza, sino como un acto terapéutico encaminado a ayudarle.

La participación del niño en la toma de decisiones tiene numerosas ventajas. Siente el respeto del médico que cuenta con su opinión, refuerza la relación de confianza médico-paciente, pierde el temor a que se tomen medidas potencialmente peligrosas y sobre las que él no tiene control, se siente más seguro y es más proclive a colaborar en el tratamiento.

CONFIDENCIALIDAD Y RESPETO

La confidencialidad se refiere a la obligación del médico de no dar a conocer, y por tanto de guardar en secreto, lo que le cuenta el paciente, un principio que forma parte de la medicina desde Hipócrates. La relación médico-paciente se sustenta en la mutua confianza, que a su vez precisa de la intimidad y la confidencia, una característica aún más relevante en el caso de los adolescentes, en los que esta confidencia tiene que compaginarse con el derecho a la información de los padres. El médico debe dejar claro desde el principio que lo que el niño o el joven cuentan es secreto, lo que es compatible con que los padres conozcan el diagnóstico y el tratamiento, pues ellos también desean ayudar, con una única excepción: cuando hay riesgo evidente para la seguridad y bienestar del paciente o de otros. En ese caso, el médico está obligado a comunicarlo, como medida de protección, y así debe dejárselo claro al adolescente cuando este acepta el tratamiento.

En la mayoría de los casos, los adolescentes entienden que la postura del médico es razonable. Se puede formular diciendo: «Yo no cuento a tus padres lo que tú me cuentas, pero sí les digo lo que creo que te pasa, lo que habría que hacer y cómo ellos pueden colaborar». De este modo, siente que su intimidad está preservada.

Hay casos problemáticos en que la familia no ejerce su misión protectora, o los padres no reconocen los problemas psicológicos o psiquiátricos de los hijos, o no les conceden la relevancia que tienen, o no se implican en el tratamiento o, en caso más extremo, se oponen al tratamiento. En este último caso, si hay un riesgo serio para el niño, deberá recurrirse al juez.

 La confidencialidad se refiere a la obligación del médico de no dar a conocer, y por tanto de guardar en secreto, lo que le cuenta el paciente.

CONSENTIMIENTO INFORMADO

El principio de autonomía requiere que el paciente dé su consentimiento a las medidas diagnósticas y terapéuticas que se le proponen, una vez que ha sido informado de manera apropiada (v. **Cap. 1**, «Los pilares de la psiquiatría: clínica, formación e investigación»). Informar al paciente y a los padres de manera apropiada es una condición imprescindible para que el consentimiento sea moralmente válido, una condición que no siempre se cumple.

 El consentimiento informado se define como el permiso voluntario y continuado del paciente a recibir un tratamiento, una vez conocidas sus características, sus probabilidades de éxito y las alternativas al mismo.

Tanto los padres como el niño deben ser capaces de entender la importancia de las medidas diagnósticas y terapéuticas propuestas por el médico para decidir de forma acertada. El médico tiene que explicar:

- En qué consiste la enfermedad.
- Cuál es su evolución previsible.
- Qué cabe esperar si no se trata.
- Qué ventajas ofrece el tratamiento.
- Qué inconvenientes tiene.
- Cuáles son los riesgos de seguir el tratamiento y de no hacerlo.
- Y qué otras alternativas existen.

Lo ideal es que esta información sea expuesta por el médico al paciente de forma personal o que lo haga la persona que está implicada en el tratamiento o investigación junto con el médico.

 La exposición por parte del médico tiene que ser sencilla, clara, incidiendo en aquellos aspectos que son más relevantes para la toma de decisión del paciente, sin sesgos, ajena a intereses personales o económicos o a presiones burocráticas, y exenta de toda coacción.

Esa explicación tiene que ser asequible, coherente y estar fundamentada. Debe contribuir a que el paciente y los padres comprendan lo que sucede y lo afronten mejor para tomar la decisión que, en su opinión, sea más beneficiosa para el niño.

 El modo de dar la información y su extensión, así como el tiempo que se dedica a hacerlo son aspectos muy importantes para que el paciente y los padres entiendan el significado de lo que se les dice y el grado de responsabilidad que les corresponde.

Nunca se debe exigir la firma del consentimiento de forma inmediata, salvo en casos de extrema urgencia, sino que padres y niño deben disponer de tiempo para tomar la decisión, sabiendo que, si se niegan, no significará, en ningún caso, que el paciente se quede sin la atención del médico.

Es evidente que la información que se da al niño depende de su edad, madurez y características personales y familiares, buscando en todo momento respetar su libertad y autonomía y no perjudicarlo. La mayoría de los niños no están en condiciones de dar un consentimiento formal, y son los padres o tutores legales los que deben hacerlo. No obstante, deben conocer de forma apropiada la propuesta de tratamiento y mostrarse de acuerdo. Los adolescentes a partir de los 16 años y aquellos que están emancipados han de hacerlo expresamente. También es conveniente que lo hagan los niños a partir de los 12 años, e incluso antes, y, aunque no tenga un carácter normativo, deben conocer el tratamiento que van a recibir, las razones por las que se escoge, las molestias inherentes a su aplicación y el bien que cabe esperar si se sigue. En aquellos casos en que el paciente maduro o los padres se nieguen a recibir el tratamiento y esto suponga un grave riesgo para la salud del niño, se deberá recurrir al juez.

El consentimiento puede ser verbal en la mayoría de los casos, excepto cuando se trata de terapias de alto riesgo o de la participación en ensayos clínicos, en que debe hacerse por escrito. En cualquier caso, el consentimiento de padres y paciente debe figurar en la historia clínica. También tienen que saber que su compromiso puede romperse en cualquier momento y el tratamiento será suspendido. Cuando los padres están separados, debe firmar el consentimiento aquel que tiene la custodia del niño, siendo conveniente que firmen siempre madre y padre.

 Los actos médicos no son, en principio, ni buenos ni malos, sino que dependen de los conocimientos y de la voluntad y conciencia ética del médico.

Por lo tanto, la actividad médica, como toda actividad humana, debe estar sujeta a control y a supervisión. A los padres y al paciente les corresponde, en su medida, una parte de ese control.

En la referencia bibliográfica de Rodríguez-Ramos y Díaz Atienza se hace un resumen de la legislación española sobre el consentimiento informado en menores, y, en el **capítulo 1** «Los pilares de la psiquiatría: clínica, formación e investigación», pueden verse los apartados del consentimiento informado.

DESAFÍOS DEL PACIENTE DIFÍCIL

Los desafíos que plantea el paciente difícil incluyen, en el caso de los niños, a los padres y a la familia. La sensación de bienestar del médico en la relación con su paciente es uno de los mayores bienes de la práctica médica. El médico percibe la confianza de su paciente y se siente movido a atenderlo y ayudarlo. Pero no en todos los casos es así. Hay pacientes difíciles que suponen un gran desafío y un gran estrés para el médico. Puede deberse a varias circunstancias:

- Las características de personalidad del paciente.
- La complejidad del proceso que sufre.
- La dificultad para encontrar una solución terapéutica.
- La incapacidad de los padres para entender lo que está pasando.
- La resistencia para aceptar que el hijo tiene un trastorno psiquiátrico.
- La negativa a seguir el tratamiento que está indicado.
- La convicción de que el médico tiene una solución mágica.
- El motivo por el que acuden no es lo que en realidad le pasa al hijo, sino otros problemas familiares.

La existencia de otros problemas familiares puede llevar a los padres a acudir al médico como un modo indirecto de afrontarlos, resolverlos o encauzarlos, por ejemplo, en las separaciones matrimoniales conflictivas o en relaciones altamente problemáticas de los padres.

El médico, por su parte, puede tener prejuicios, preferencias y afinidades que de algún modo podrían influir en no prestar la misma atención a todos los pacientes o, por el contrario, podrían no influir en absoluto, lo que es compatible con que haya pacientes y padres con los que el médico conecta de un modo inmediato y fácil y otros a los que se atiende igual, pero sin esa sensación de comodidad. Hay una serie de variables, y pueden añadirse otras que, sin duda, influyen en la relación que médico y paciente establecen y en el juicio clínico y ético del médico: la educación, la raza, el nivel socioeconómico, el sexo, discrepancias culturales y de valores, la edad del paciente y de los padres o el aspecto exterior.

- Los desafíos que plantea el paciente difícil incluyen, en el caso de los niños, a los padres y a la familia.
- Variables que pueden influir en el juicio clínico y ético del médico son: la educación, la raza, el nivel socioeconómico, el sexo, discrepancias culturales y de valores, la edad del paciente y de los padres o el aspecto exterior.

Hay pacientes oposicionistas, agresivos, desafiantes, que no se implican en el tratamiento y adoptan una actitud chulesca y altiva. Por su parte, hay padres siempre insatisfechos, que exigen que la solución de los problemas venga desde fuera, que no aceptan la realidad y reclaman que el médico, la sanidad pública, la privada o los organismos pertinentes modifiquen la enfermedad del hijo o incluso su naturaleza, o alivien su responsabilidad y su papel de padres. El médico, en estos casos, puede sentirse movido a librarse de ese paciente y de esos padres.

Lo correcto, desde el punto de vista ético, es que, a pesar de estas circunstancias tan negativas, el médico siga prestando ayuda al paciente, quien sigue siendo sujeto de respeto y consideración.

También puede darse la circunstancia de que el psiquiatra infantil sienta que su trabajo es inútil y frustrante con un paciente y una familia concreta, y que después se encuentre con sorpresas.

Contaré una experiencia personal. En una ocasión, recién terminada la especialidad y siendo muy joven, llegó a la consulta una familia altamente conflictiva, en la que el adolescente tenía un trastorno del comportamiento grave, el padre era adicto a las drogas sin reconocerlo y la madre, una víctima pasiva de la situación que protegía al marido. La consulta con el joven era decepcionante, pues no se implicaba en el tratamiento, y la entrevista con los padres, de gran ambigüedad y tensión, ya que el padre se negaba a reconocer su problema y la madre lo apoyaba. Cada vez que acudían a la consulta —y curiosamente no solían fallar—, yo experimentaba un gran estrés, pues tenía la convicción de que, además de pasarlo mal por la situación familiar tan difícil y por mi falta de experiencia, era imposible resolver el problema. En resumen, que, además del mal rato, la consulta no servía para nada.

Al cabo de muchos años, y de modo casual, yendo un día por la calle se acercó una mujer. Era la madre de aquel adolescente quien, al verme, acudió presurosa a saludarme y, después de una breve conversación, oí con asombro cómo decía: «Doctora, no sabe cuánto nos ayudó». Por tanto, el médico que actúa con buena voluntad y desea el bien de su paciente, aun sintiéndose incómodo, frustrado y desconcertado ante una situación aparentemente irresoluble, puede ayudar y aliviar. Es la dimensión inaprensible de la vida y de la medicina.

Ante un paciente difícil, se recomienda seguir cuatro pasos:

1. Identificar qué es lo que hace que este paciente sea difícil (problemas de carácter, no implicarse en el tratamiento, actitud agresiva, padres exigentes).
2. Analizar la dificultad del paciente desde una perspectiva médica por si sufre otro trastorno (la irritabilidad en un niño con un trastorno de conducta puede deberse a que también tiene una depresión; el oposicionismo puede formar parte de un trastorno por déficit de atención e hiperactividad (TDAH); la negativa a ir al colegio de

un adolescente ansioso y con problemas de relación con los compañeros puede ser la expresión de una fobia escolar).

3. Aplicar una regla de oro: ante un paciente difícil, no tomar una decisión de forma impulsiva, sino pararse y reflexionar, y sobre todo recordar que cualquier paciente, hasta el más impertinente, es una persona que sufre y que si sigue en la consulta es porque continúa pidiendo ayuda. De este modo, el médico cumplirá otro de los principios básicos de la ética médica: el respeto por las personas.

4. Consultar con otros compañeros que contribuyan a analizar y discernir qué es lo más adecuado.

CUALIDADES Y VALORES DEL PSIQUIATRA INFANTIL

Al ser la medicina una actividad esencialmente humana, que se basa en la relación con los otros, los valores y las cualidades personales y profesionales del médico ocupan un lugar destacado (**Tabla 4-3**). La dimensión ética de la práctica médica se tiene y se adquiere, y las cualidades personales se educan. El buen médico se ejercita, desde que comienza la carrera, en adquirir y cultivar esas cualidades que le harán excelente como médico, para lo cual precisa tener conocimientos, ejercer la reflexión personal y la crítica, y entrenarse en la toma de decisiones encaminadas a velar

Tabla 4-3. Valores y cualidades del psiquiatra infantil implicados en el diagnóstico

- Valores y cualidades personales:
  - Integridad
  - Coherencia
  - Transparencia
  - Honradez
  - Responsabilidad
  - Credibilidad
  - Confianza
  - Lealtad

- Valores profesionales:
  - Competencia científica
  - Calidad humana
  - Formación continuada
  - Investigación responsable
  - Dimensión ética
  - Independencia
  - Profesionalidad centrada en el paciente

- Valores de la relación clínica con los menores:
  - Información según la edad
  - Autonomía en función de la edad y la circunstancia
  - Confidencialidad
  - Respeto
  - Diálogo

- Valores sociales:
  - Compromiso cívico
  - Defensa de los derechos de los niños
  - Solidaridad con los más desfavorecidos
  - Gestión eficiente y sostenible de los recursos sanitarios

Adaptado de: Mardomingo MJ. Principios éticos de la práctica psiquiátrica. En: Mardomingo MJ. Tratado de Psiquiatría del niño y del adolescente. Madrid: Díaz de Santos; 2015; p. 1167-77. Edición digital, 2019.

por la salud de su paciente. El médico no se limita a aplicar la técnica, sino que debe conocer el arte de la medicina que sustenta la relación médico-paciente. El ejercicio de este arte y el afán de superación modularán su personalidad y le aportarán sabiduría.

 Hay algunas cualidades humanas y profesionales imprescindibles para que la actividad médica tenga un carácter ético: honradez, responsabilidad, juicio ético, calidad humana y credibilidad.

El médico transmitirá al paciente confianza, sentido de la verdad, compromiso y lealtad. Poder confiar en el médico es una de las cualidades que más aprecian los pacientes y es la primera condición que eligen para sentirse satisfechos.

Por otra parte, ser un buen médico implica una elevada exigencia que abarca varios aspectos y es un programa de vida:

- Estar al día de los avances de la ciencia.
- Tener un sentido crítico frente a la realidad social.
- Comprender la complejidad de las enfermedades y de los trastornos psiquiátricos.
- Entender la repercusión de las condiciones sociales en la etiología, el diagnóstico y el tratamiento.
- Resistir la presión de los enfoques que entienden la práctica médica como una actividad meramente económica y al paciente como un instrumento para el éxito y el dinero.
- No dejarse invadir por la burocracia.
- Ejercer la justicia a través del uso responsable de los recursos disponibles.
- Luchar contra el estigma y la discriminación de los pacientes.

Cuando se trata de niños y adolescentes, el médico tiene que adaptarse a la edad, las características personales y la situación de la familia; informar de manera apropiada y conquistar la confianza del niño, de tal modo que, sin dejar de ser su médico, sea también su valedor y aliado, lo que al mismo tiempo requiere no darle la razón cuando no la tiene o está equivocado. El respeto y el diálogo son cualidades imprescindibles, lo que implica saber escuchar el relato del paciente y ser capaz de orientar la conversación para obtener información y datos clínicamente relevantes.

La relación con los niños, los jóvenes y los padres requiere sutileza y sensibilidad del médico, y confianza y lealtad del paciente. De ese modo, el psiquiatra, a través de su trabajo, configura su identidad como persona y como médico, y el paciente recibe la atención y los cuidados que se le deben.

DILEMAS ÉTICOS DE LA PRÁCTICA CLÍNICA

El psiquiatra infantil se enfrenta, en el día a día, a dilemas éticos que dan lugar a situaciones de incertidumbre y a problemas morales.

 Unos dilemas que no siempre son fáciles de dilucidar, pues es preciso elegir entre dos o más opciones que podrían beneficiar al paciente, pero que tienen también consecuencias no deseadas.

Es decir, el médico no puede elegir entre lo bueno y lo malo, que es lo más sencillo, sino entre bienes imperfectos, con alguna consecuencia negativa.

Hay situaciones en las que la transgresión de las normas éticas es evidente, pues el proceso diagnóstico o el tratamiento contravienen los más elementales principios de la ética médica. Es así cuando el diagnóstico médico:

- Tiene como objetivo justificar conductas rechazables pero que no se deben a ninguna enfermedad o trastorno, sino que son de carácter voluntario (por ejemplo, la piromanía).
- Se utiliza para definir como patológicos comportamientos que no se ajustan a la norma mayoritaria, pero que nada tienen que ver con la patología (por ejemplo, la homosexualidad).
- Se usa como excusa para aplicar medidas coercitivas sobre personas socialmente problemáticas (por ejemplo, a los delincuentes).
- Tiene como finalidad la venganza; por ejemplo, privar de la patria potestad a la madre o al padre sin justificación objetiva, alejando al niño del afecto y los cuidados a los que tiene derecho.

Está claro que, en ninguna de estas circunstancias, ni en otras similares, el diagnóstico cumple su objetivo fundamental: servir a la verdad científica y al bien del paciente y ejercer la justicia. A primera vista puede parecer que son comportamientos extremos que rara vez se dan, pero por desgracia no es así.

Otras formas de uso inapropiado y, por tanto, no ético del diagnóstico, consisten en diagnosticar a alguien de algo que no tiene con fines no médicos (diagnosticar de un TDAH para obtener ventajas en el colegio y mejorar las calificaciones), o para protegerlo de responsabilidades legales y penales (diagnosticar de un trastorno bipolar para eludir las consecuencias de los actos antisociales de un trastorno de conducta); o cometer un error diagnóstico por la falta de capacidad del médico para llevarlo a cabo.

En otros casos, que son la mayoría, el dilema procede de la necesidad de elegir entre dos opciones cuando ambas tienen inconvenientes.

> **!** No hay que olvidar que el diagnóstico puede tener consecuencias personales, sociales y económicas para el paciente que van más allá de las características propias de la enfermedad.

El diagnóstico de un trastorno psiquiátrico puede implicar el estigma social del niño y condicionar su escolarización, el acceso a servicios sanitarios, la recepción o no de ayudas económicas y la burocratización desmedida. Todo ello, a su vez, influye en la imagen personal del paciente, la autoestima y la percepción que tiene del trastorno que lo aqueja, aspectos que, a su vez, son fundamentales en la evolución y en el pronóstico. Las mismas consideraciones pueden aplicarse a la familia.

> **💡** Las decisiones del médico deben basarse en el bien del paciente, el menor daño posible, el sentido de la verdad y el ejercicio de la justicia. El médico también se forma y prepara para adoptar este tipo de decisiones.

Hay cinco elementos que son clave para resolver dilemas éticos a lo largo del proceso diagnóstico y terapéutico:

1. Características del cuadro clínico.
2. Preferencias y valores del paciente y de la familia.
3. En qué medida la decisión que se toma mejora la calidad de vida del paciente.
4. Circunstancias externas y características de la familia.
5. Capacidad del psiquiatra para reconocer las propias limitaciones.

En primer lugar, las características del cuadro clínico: ¿hasta qué punto se debe intervenir?, ¿va a aportar al paciente un mayor beneficio?, ¿merece la pena hacerlo? Por ejemplo, un niño tiene una discapacidad intelectual ligera y los padres están separados. El padre desea llevar interno al niño a un colegio donde podrá recibir una educación mejor que la que tiene en el pueblo donde viven. La madre se opone, pues eso supone que no viva en casa y alejarlo de su medio habitual. O en el caso de un niño con autismo, ¿tiene que ir a un colegio exclusivo para niños con este trastorno o permanecer en el aula especial del colegio de su barrio? En el segundo caso, ¿hasta cuándo debería seguir allí?

Un segundo elemento que se han de considerar son las preferencias y valores del paciente y de la familia. Hay que escuchar la opinión de los padres, que en último término serán los que decidan, asesorarlos de acuerdo con la información científica disponible, y escuchar al niño. Se debe evaluar la capacidad de los padres para emitir un juicio fundamentado y las circunstancias que pueden estar condicionando su decisión. Lograr que la madre y el padre estén de acuerdo con la decisión final es imprescindible para que no surja el enfrentamiento o se incrementen los que ya existen.

Un tercer elemento es tener en cuenta en qué medida la decisión que se toma mejora la calidad de vida del paciente o, por el contrario, la empeora, y si esto sería de forma temporal o, tal vez, de forma definitiva. Por ejemplo, el niño con la discapacidad intelectual que se menciona más arriba, seguramente va a empeorar su calidad de vida al ir interno al colegio, pero hay que analizar otros factores, como la edad, el grado de discapacidad, la cercanía o lejanía del colegio del lugar donde viven los padres, el régimen de salidas, y algo fundamental y que angustia a los padres: ¿contribuirá a que reciba cuidados y protección cuando ellos no estén? A veces, cuando el paciente no es ni será autónomo, llevarlo interno a un colegio o residencia puede ser el único medio para que tenga, más adelante, un lugar donde vivir y estar protegido.

El cuarto elemento son las circunstancias externas y las características de la familia. Evaluar bien este aspecto es esencial para el ejercicio de la ética y la salvaguarda de los derechos del niño. Las circunstancias externas condicionan las medidas terapéuticas, que deben ajustarse a la norma de oro de estar indicadas y avaladas por los datos científicos disponibles, la experiencia personal del médico y las características del paciente y de la familia, de tal modo que tengan los menores efectos adversos.

Un quinto elemento del juicio ético del médico es la capacidad para reconocer las propias limitaciones, lo que requiere humildad y sentido de la verdad.

Tabla 4-4. Elementos que se deben tener en cuenta ante un dilema ético

- Características del cuadro clínico:
  - Gravedad
  - Necesidad y pertinencia de intervenir
  - Probabilidad de ayuda y mejoría
- Preferencias y valores del paciente y de los padres:
  - Qué prefieren y desean el niño y los padres
  - En qué medida son capaces de emitir un juicio acertado
  - Qué circunstancias pueden estar condicionando su decisión
- Calidad de vida:
  - Cuál es la calidad de vida con la enfermedad
  - Qué impacto tendrán las medidas médicas sobre la calidad de vida
- Circunstancias externas que podrían condicionar las medidas asistenciales:
  - Lugar de residencia
  - Nivel educativo y económico de la familia
  - Servicios asistenciales disponibles
  - Problemas legales
- Capacidad del médico para reconocer las propias limitaciones:
  - Humildad
  - Sentido de la verdad

De esta forma, el psiquiatra infantil, en aquellos casos de gran incertidumbre, actuará con prudencia y sabrá buscar la ayuda necesaria, sabiendo que sus ideas, emociones, creencias y valores intervienen en la decisión. En la **tabla 4-4** se describen los elementos que se deben tener en cuenta ante un dilema ético.

Puede resumirse, aunque parezca obvio, que el diagnóstico y el tratamiento de un trastorno psiquiátrico no es un acto neutro, sino que puede tener consecuencias positivas y negativas para el paciente y para la familia. Puede contribuir a discriminarlo o ser decisivo para que mejore de su cuadro clínico y se refuerce su calidad de vida al proporcionarle los beneficios inherentes a un buen tratamiento. Dice Fernando Savater en su libro *Ética para Amador*: «La ética se ocupa de la libertad y libertad es decir sí o no, decidir; pero no solo decidir, sino saber qué estás decidiendo». Esa es también la responsabilidad del psiquiatra infantil.

Ejemplos de dilemas éticos

Los dilemas éticos a los que tiene que enfrentarse un psiquiatra infantil son innumerables, unas veces de carácter grave por sus consecuencias para los pacientes, otras más leves pero inquietantes. A continuación, se exponen algunos ejemplos. Seguro que hay varias soluciones posibles. ¿Cuáles serían? ¿Qué preguntas deberían plantearse? ¿Qué tensiones y contradicciones están implícitas? ¿Cómo podrían aplicarse los principios éticos de la práctica médica? Se recomienda comentarlo con compañeros.

1. Un niño de 6 años acude a la consulta porque va mal en el colegio, y los profesores han advertido a los padres que tendrá que repetir primero de primaria si no mejora.

Le observan que no atiende, se distrae continuamente, responde sin pensar, pierde el hilo de las explicaciones, es muy lento en la realización de los deberes y no adquiere el nivel de los compañeros, lo que está afectando su imagen personal. Se le diagnostica de un TDAH, pero los padres se niegan al tratamiento farmacológico. El médico recomienda entonces medidas psicopedagógicas, con ligera mejoría, pero no lo suficiente.

En este caso están en juego los principios de autonomía y beneficencia. El derecho de los padres de tomar sus propias decisiones entra en conflicto con el deber del médico de proporcionar el mayor beneficio al paciente con el tratamiento que está indicado.

2. Los padres de un adolescente de 15 años que tiene problemas de comportamiento acuden a la consulta sin que el hijo lo sepa, quejándose de su conducta. Desean que el médico lo trate para lograr el cambio que ellos no consiguen.

En este caso, el dilema ético afecta a los principios de autonomía, confidencialidad y veracidad. El deseo de los padres colisiona con el derecho del hijo a estar informado, la confidencialidad con el médico y la veracidad de este, que debe guiarse por criterios profesionales y no por el de los padres, aunque lo tenga en cuenta.

3. Un niño de 9 años tiene síntomas de ansiedad estrechamente relacionados con conflictos y discusiones de los padres, que amenazan con separarse y terminan haciéndolo. La madre sufre depresiones y, a raíz de la separación, tiene un episodio grave que requiere su hospitalización. El niño quiere y se siente unido tanto a la madre como al padre, pero tiene la necesidad de proteger a su madre, a quien percibe como más vulnerable y necesitada. El padre, aduciendo la enfermedad de la madre, solicita la custodia del hijo y pide la colaboración y el apoyo del pediatra.

Se trata de una situación seria, pues hay un conflicto entre preservar los buenos cuidados del niño y el derecho de la madre a tener también la custodia del hijo.

Se decidió que la custodia siguiera siendo de ambos progenitores, apoyar que el niño viviera de momento con el padre y esperar a ver la evolución de la madre, que seguiría, en cualquier caso, en estrecho contacto con el hijo.

4. Un adolescente de 16 años que había venido a la consulta a los 8 años por una fobia escolar, viene de nuevo con su madre por sufrir crisis de angustia intensísimas. Nunca ha sido agresivo y desea hacer una pregunta al médico, al que conoce desde que era niño. Es una familia con grandes dificultades económicas que vive en un barrio periférico de la ciudad con escasos servicios sociales. El padre es alcohólico y la madre trabaja como asistenta. Desde los 10 años, el muchacho oye que el padre llega por las noches borracho y maltrata a la madre, quien ha adoptado una actitud de sumisión.

Siendo ya adolescente, una noche no pudo soportarlo más, fue a la habitación de los padres y propinó una soberana paliza al padre. Desde entonces, las palizas a la madre disminuyeron. Pasado un tiempo quiso volver a la consulta; tenía una duda y deseaba formular a su médico una pregunta: ¿Hice mal?». Aquí los principios que hay que tener en cuenta son los de beneficencia, derechos de los otros, autoridad paterna y adecuación de los medios a los fines.

5. Un padre pide información al médico sobre la actividad sexual de su hijo de 13 años y el consumo de drogas. El derecho a la privacidad del paciente colisiona con la obligación del médico de tomar aquellas medidas que lo protejan de conductas de alto riesgo. Se trata de los principios de confidencialidad y beneficencia.

6. Una mujer de 34 años va a la consulta con su hijo de 5 años que se niega a ir al colegio. La madre le cuenta al médico que es prostituta y que tiene problemas con la justicia. Al niño también lo cuida el compañero de la madre, con quien convive desde hace dos años y a quien el niño quiere, aunque no es su padre biológico. Al niño se le diagnostica de una fobia escolar, se toman medidas para que se incorpore de forma gradual al colegio y mejora hasta recibir el alta.

   Al cabo de un tiempo, la madre vuelve a la consulta. Cuenta que, por problemas con la justicia, tiene que ir a la cárcel y existe la posibilidad de que al niño lo lleven a un hogar de la comunidad, a lo que ella se opone y el niño también. El compañero de la madre expresa de forma explícita que desea ocuparse de él y que tiene los medios para hacerlo. Los dilemas afectan a los principios de beneficencia y autonomía. En este caso, se recomendó que el niño siguiera viviendo con el compañero de la madre, sin cambiar de casa ni de colegio, bajo la supervisión de los servicios sociales.

   La madre salió de la cárcel a los dos años y medio. Había estudiado hostelería y estaba buscando trabajo. El niño había seguido una vida normal, bien adaptado y sin problemas de aprendizaje. La familia se reunió de nuevo. Esta historia más que un caso clínico parece un cuento para niños, pero fue real, pues la vida también esconde sorpresas maravillosas.

7. Una compañía farmacéutica ofrece al médico una remuneración considerable a cambio de que remita pacientes a un ensayo clínico. Se pone en juego el principio de fidelidad. Los intereses económicos del médico colisionan con su obligación de permanecer fiel al bien de su paciente, actuando como su cuidador y protector.

8. Unos padres que conocen desde hace muchos años al médico, le piden que recete también a otro hijo que tiene el mismo cuadro clínico que el que está en la consulta, y a quien el médico no conoce. Se trata del principio de no maledicencia, pues el médico prescribiría sin haber estudiado médicamente al paciente y sin que existiera una relación médico-paciente.

9. Una niña de 7 años acude a la consulta, remitida por el colegio, porque tiene una actitud desafiante con la profesora, maltrata a los niños de la clase, es posesiva, absorbente y tiránica, no tolera que se le contraríe y se niega a responder cuando le preguntan. Ha sido vista por la orientadora, un gabinete psicopedagógico, una psicóloga y un psiquiatra infantil, pero los padres no están de acuerdo con su opinión y consideran que es el colegio el que no se adapta a las características de la niña. En la consulta, los padres no modifican su actitud, aseguran

que en el ámbito familiar la niña no tiene el menor problema y que es dulce, cariñosa y complaciente. A lo largo de varias entrevistas, la niña no cambia de conducta en el colegio y los padres siguen exigiendo que el colegio, el médico, el conductor del autobús escolar y el mundo entero se adapte a sus necesidades y mayor conveniencia. La decisión que se tome debe respetar los principios de fidelidad, no maleficencia y beneficencia.

Ante el deseo de librarse de un paciente difícil, el médico debe permanecer fiel a los objetivos del tratamiento y evitar el daño que supone el abandono del paciente, sopesando la posibilidad de transferirlo en un momento clínicamente adecuado si considera que no es la persona idónea para el tratamiento.

10. Unos padres piden al médico que emita un diagnóstico menos estigmatizante para su hija para obtener el pago de la compañía de seguros. La niña tiene 16 años y ha sido diagnosticada de una esquizofrenia paranoide. Los padres desean que se haga constar el diagnóstico de depresión. En este caso, entran en conflicto los principios de veracidad y no maleficencia. La obligación del médico de documentar la verdad puede entrar en conflicto con el daño al paciente si su seguro deja de pagar. Como la paciente había padecido episodios depresivos, se hizo constar que sufría una esquizofrenia con episodios de depresión.

ÉTICA DE LA INVESTIGACIÓN

La investigación de las enfermedades que sufren los niños y la búsqueda de nuevos tratamientos son un derecho fundamental de la infancia, un derecho que también incluye la investigación de los trastornos psiquiátricos. La investigación que conduce al mejor conocimiento de las causas y mecanismos de las enfermedades y de las medidas terapéuticas más eficaces forma parte de la historia de la medicina y del compromiso del médico con la sociedad y con los pacientes.

 Sin investigación no hay ciencia, y la que ya existe no avanza.

Durante mucho tiempo los niños han estado excluidos de los estudios de investigación, y la psiquiatría infantil se basaba en los datos y la experiencia con los adultos. Esta actitud pretendía no solo proteger a los niños de los posibles daños derivados de los estudios de investigación, sino que también se ha debido a motivos de índole económica y al hecho de que los niños, como las mujeres, ocupan un lugar secundario en el conjunto de la sociedad. Por eso, establecer los principios éticos de la investigación en la infancia es imprescindible para que estos estudios se lleven a cabo con la mayor seguridad y protección para los pacientes.

La investigación tiene que atenerse a los principios de respeto, beneficencia y justicia, a los que se añaden los de veracidad e integridad. La veracidad implica el compromiso de no engañar y de informar al paciente con toda lealtad, proporcionándole los datos que precisa para decidir libremente. La integridad se refiere a la obligación del médico de cumplir con los principios y las normas vigentes que regulan su profesión, sin anteponer su interés personal al bien y a los derechos del paciente. La investigación que se basa en el engaño es inmoral, incluso cuando da lugar a nuevos conocimientos.

 Los estudios de investigación tienen que fundamentarse en el rigor, la reflexión ética, el respeto a las normas, la búsqueda del progreso de la medicina y el beneficio de la sociedad.

Por ese motivo, también se consideran un derecho social. Su fundamento ético requiere que el avance científico, la integridad científica y el mínimo peligro para el paciente sean compatibles.

Con la progresiva reglamentación y control de los estudios de investigación puede dar la falsa impresión de que no existen problemas o riesgos éticos, pero no es cierto, y la historia así lo demuestra. Más allá de los múltiples protocolos, normas, regulaciones y controles, es el médico, con su compromiso y conciencia moral, quien tiene que velar por la práctica ética de la investigación.

La normativa legal debe abarcar todos los apartados que conciernen a los derechos del paciente:

- La información completa y adecuada a los padres y al niño.
- El consentimiento paterno.
- El consentimiento gradual del niño según la edad.
- La confidencialidad.
- La definición de riesgo mínimo.
- La relación riesgo/beneficio.
- La definición de abuso y coacción.
- El reclutamiento y la aleatorización.
- El acceso al tratamiento.
- El no confundir la atención clínica que se da en la consulta con la participación en un ensayo clínico.

! El consentimiento informado de los padres y del paciente tiene que estar amparado por una normativa legal que vele y proteja, por encima de todo, los derechos y la seguridad del paciente.

La ley debe proteger los derechos del niño, incluso en aquellos casos en que los padres no son capaces de juzgar correctamente (véanse los apartados del consentimiento informado en el **capítulo 1**, «Los pilares de la psiquiatría: clínica, formación e investigación»).

Como se ha visto a lo largo de este capítulo, los dilemas éticos forman parte de la actividad médica en cualquiera de sus facetas y, de modo particular, de los estudios de investigación, que deben cumplir una serie de requisitos. Uno fundamental es asegurarse de que el daño infligido a los participantes, aunque sea mínimo, no forme parte del diseño de la investigación, sino que, en caso de que se dé, se trate de algo accidental e imprevisto. Más aún, hay que estar seguro de que el diseño de la investigación no implica un riesgo mayor para el paciente que el trastorno que sufre y que, en caso de que surjan contratiempos, se tienen previstas las medidas que hay que tomar para resolverlos.

La falta de ética y los abusos en la investigación pueden abarcar un amplio espectro:

- El más grave de estos abusos es la falta de respeto a los derechos del paciente.
- La manipulación de sus necesidades a favor de intereses ajenos a su bienestar o curación.
- La falta de información.
- La coacción más o menos sutil.
- La minimización de los riesgos.
- La sobrevaloración de los beneficios.
- Y cualquier tipo de amenaza respecto a la pérdida de la atención sanitaria que el paciente está recibiendo si no acepta participar.

La investigación, incluida la básica, se orienta a resolver problemas humanos. En el caso de la medicina, los resultados de la investigación tienen que trasladarse a la práctica clínica, siendo el paciente el receptor final de este beneficio.

Los resultados de los ensayos clínicos no siempre coinciden con lo que el médico observa en la consulta, es decir, la eficacia de un fármaco (resultados en el ensayo) no siempre coincide con su eficiencia (efectos en el paciente). Una tercera variable que hay que considerar es la efectividad (relación coste/beneficio).

La colaboración entre clínicos e investigadores es muy necesaria, pues contribuye a que los resultados de los estudios se trasladen con mayor rapidez a la práctica diaria para mayor ventaja de los pacientes.

Por otra parte, la cercanía de clínicos e investigadores favorece que el médico dedicado a la investigación no se aleje de la realidad clínica, y que el médico dedicado a ver pacientes esté al día de los progresos de su disciplina, conociendo las mejores alternativas para su paciente.

Es de prever que, en los próximos años, los métodos de investigación sigan perfeccionándose y que el acceso a la buena información sea cada vez más fácil. Sin embargo, comprender esa información solo será posible si el médico es capaz de ubicarla en el contexto del saber médico y de analizarla con sentido crítico.

ÉTICA Y ASPECTOS LEGALES EN LA FORMACIÓN DE LOS PSIQUIATRAS INFANTILES

Si la ética se ha convertido en un asunto primordial de nuestro tiempo, que afecta a la política, la justicia, las relaciones sociales, la educación, la vida cotidiana y los asuntos laborales y familiares, mucho más determinante es en la medicina, que deja de serlo si no se basa en principios éticos. Pero las corrientes turbulentas de un mundo donde se producen cambios drásticos y los seres humanos están sometidos a múltiples incertidumbres; donde la ley del más fuerte o el más osado se impone sobre el débil y la compasión es más una actitud vociferante que una realidad; donde el éxito, el dinero y el gusto por la exhibición se consideran valores a los que es obligado aspirar; en un mundo así, la conciencia ética del médico también está en peligro, y por eso precisamente la ética debería cobrar un protagonismo central en la formación de los estudiantes de medicina y de los médicos jóvenes y un recuerdo y ejercicio permanente de los no tan jóvenes.

El psiquiatra infantil, con un papel tan destacado en el bienestar de los niños y en la protección de sus derechos, debería reflexionar de forma habitual sobre estos temas. Los principios éticos no son algo que se aprende en un momento determinado, sino un valor que se incorpora a la propia vida. Un valor que cuestiona y apela al psiquiatra infantil y que está implícito en las decisiones de la práctica clínica diaria.

La conciencia ética no se traduce solo en la decisión que se adopta ante un hecho concreto, sino que es un reto permanente, un camino que se recorre a lo largo de la vida profesional y que la trasciende.

La formación ética del médico requiere partir de una actitud previa, de una disposición que le abre a la realidad del paciente y le permite desvelarla. Esta actitud exige capacidad de crítica y que el médico no se deje llevar por las modas, lo políticamente correcto, la dispersión, la banalidad y la cantidad deslumbrante de datos, casi siempre intrascendentes y arbitrarios, que mutan, se contradicen y se convierten, eso sí, en lugares comunes y tendencias universales.

Los principios éticos y las normas legales regulan la relación del médico con el paciente, la familia, los colegas, el personal sanitario, las instituciones y la sociedad. No cabe duda de que el psiquiatra infantil tiene que estar preparado en este campo.

El razonamiento ético es imprescindible para el ejercicio de una medicina cada vez más compleja, que plantea múltiples disyuntivas y que tiene que adaptarse a los infinidad de cambios que se producen:

- Ha cambiado el papel del paciente y de los padres, que han ganado autonomía y poder de decisión.
- Se han transformado los sistemas de salud y las variables demográficas.
- Ha aumentado la demanda y, por tanto, la necesidad de justicia y equidad en el reparto de los recursos.
- Ha habido una revolución tecnológica que ha modificado el acceso a la información, la práctica médica y, por tanto, la atención a los pacientes.
- Ética y legalidad no siempre coinciden.

Todos estos cambios requieren de una buena preparación ética y legal del médico.

A lo largo de su ejercicio profesional, el psiquiatra infantil tiene que compaginar la medicina de la evidencia con la medicina de los valores. Con mucha frecuencia constatará los distintos enfoques y actitudes que se adoptan ante un mismo hecho o situación clínica, y cómo las dudas forman parte del ejercicio de la medicina. El médico, ante estos dilemas, cuenta con su preparación intelectual, su experiencia como médico, su conocimiento de las leyes y su conciencia moral. Además, debe ser consciente de sus propios valores, pues así será capaz de entender los valores de los demás y de tomar decisiones éticas fundamentadas.

La formación ética del médico requiere partir de una actitud previa, de una disposición que le abre a la realidad del paciente y le permite desvelarla. Esta actitud exige capacidad de crítica.

Ética y leyes

Los aspectos legales de la práctica clínica son otro apartado fundamental de la formación del psiquiatra infantil. Las leyes regulan el comportamiento y las relaciones entre las personas, un aspecto clave en el ejercicio de la psiquiatría, por lo que el médico tiene que estar al tanto de estas leyes y del modo de aplicarlas. La ética y la legalidad no siempre coinciden. Un acto puede ser legal y no ser ético, y no es lo mismo un dilema clínico que un dilema ético. Puede darse la circunstancia de que una decisión clínica beneficie al paciente, pero sea éticamente incorrecta; por ejemplo, adelantar a un paciente en una lista de trasplantes es algo que le beneficia, pero es inmoral para los pacientes que son postergados. También puede darse la circunstancia de que una decisión sea ética, pero que no se ajuste a la legalidad.

> Ética y ley no siempre coinciden. Una decisión puede ser legal y no ser ética. O puede ser ética y no ajustarse a la legalidad. No es lo mismo un dilema clínico que un dilema ético.

Así como las leyes pueden variar de un país a otro por razones históricas y culturales, los principios éticos, salvo excepciones, tienen un carácter universal. Las leyes permiten resolver problemas éticos, pero sin duda ocupan un lugar secundario respecto a la ética. Ley y ética no siempre están de acuerdo ni son equivalentes. La obligación del médico de actuar de forma ética es aún más acuciante en el caso del psiquiatra infantil, pues sus pacientes son más vulnerables, indefensos y susceptibles de sufrir abusos.

> Los principios éticos se adquieren y se interiorizan, y su aplicación en la práctica es susceptible de mejorarse con la experiencia.

1. La ética trata del bien y el mal en los actos humanos
2. La ética es el conjunto de principios y reglas morales que regulan las relaciones humanas
3. La conducta ética del médico es la esencia de la relación médico-paciente
4. La capacidad de razonamiento ético es imprescindible en la práctica de la psiquiatría
5. Ética y legalidad no siempre coinciden. Un acto legal puede no ser ético
6. Hay medidas que benefician al paciente, pero que son éticamente incorrectas
7. En situaciones complejas, lo prudente es pedir ayuda
8. La capacidad para escuchar y dialogar contribuye a clarificar dilemas éticos
9. El buen razonamiento ético requiere tener en cuenta todos los puntos de vista, especialmente aquellos con los que no se está de acuerdo
10. Cuando la ética desaparece del horizonte médico, es recomendable cambiar de profesión

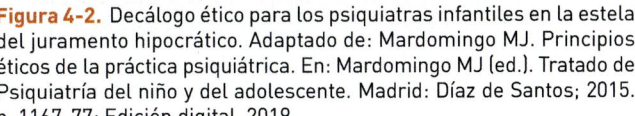
Figura 4-2. Decálogo ético para los psiquiatras infantiles en la estela del juramento hipocrático. Adaptado de: Mardomingo MJ. Principios éticos de la práctica psiquiátrica. En: Mardomingo MJ (ed.). Tratado de Psiquiatría del niño y del adolescente. Madrid: Díaz de Santos; 2015. p. 1167-77; Edición digital, 2019.

De esta forma, el psiquiatra infantil perfecciona su identidad como médico y se reafirma en un sistema de valores que no siempre serán compartidos por otras personas e instituciones. La «ética de la virtud» y la «ética de los buenos cuidados» guían el quehacer del psiquiatra infantil. La primera esclarece lo que es ser un buen médico e invita a actuar de acuerdo con este concepto. La segunda indica que la elección adecuada es aquella que va siempre a favor del paciente.

Adquirir e interiorizar los principios éticos de la práctica clínica no termina con el período de formación, es un proceso que se prolonga toda la vida e insta al médico a interesarse por cuestiones intelectuales, éticas y filosóficas de su tiempo, una tradición propia de la mejor medicina.

Nunca se acaba de aprender a ser un buen médico. Tal vez, ese sea uno de los mayores atractivos de esta profesión. En la **figura 4-2** se presenta un decálogo de principios éticos para los psiquiatras infantiles.

 PUNTOS CLAVE

- Los principios éticos son uno de los fundamentos de la medicina, cuya formulación ha variado a lo largo de la historia de acuerdo con los avances científicos y tecnológicos, las transformaciones sociales, el progresivo desarrollo de los derechos humanos y el concepto de relación médico-paciente.
- La formación ética no es cuestión de un día, sino un proceso crítico y de reflexión que acompaña de modo permanente al ejercicio de la medicina.
- Los psiquiatras infantiles no pueden quedarse al margen de cuestiones científicas, intelectuales, éticas y filosóficas que han formado parte de la esencia e historia de la medi-

cina. De esa manera, se enriquecen como personas y cumplen con su obligación de responder a las necesidades del paciente y a los retos de la sociedad.
- Los niños acompañan al psiquiatra infantil en su camino, le transmiten no solo el dolor, sino también la felicidad. El médico guarda sus palabras como un bien precioso, se implica en su curación, busca lo mejor para su paciente, practica el altruismo, y así, poco a poco, configura su identidad.
- Y para terminar, unas palabras de Erich Fromm en su libro *Ética y psicoanálisis*: «En el arte de vivir, el hombre es al mismo tiempo el artista y el objeto de su arte, es el escultor y el mármol, el médico y el paciente».

BIBLIOGRAFÍA

Adshead G. Ethics and law. En: Puri B, Treasaden I (ed.). Psychiatry: An evidence-based text. London: Hodder Arnold; 2010. p. 1234-8.

Belitz J, Bailey RA. Clinical ethics for the treatment of children and adolescents: a guide for general psychiatrists. Psychiatr Clin North Am. 2009;32(2):243-57.

Blooch S, Green SA (eds.). Psychiatric ethics. Oxford: Oxford University Press; 2009.

Chen DT, Shepherd LL. When, why, and how to conduct research in child and adolescent psychiatry: Practical and ethical considerations. Psychiatr Clin North Am. 2009;32(2):361-80.

Fallat ME, Glover J. Professionalism in pediatrics: statement of principles. Pediatrics. 2007;120(4):895-7.

Fenton R. What is the place for philosophy within the field of medicine? A review of contemporary issues in medical ethics. Philosophy, Ethics, and Humanities in Medicine. 2018;13(1):16.

Gracia D, Jarabo Y, Martín Espíldora N, Ríos J. Toma de decisiones en el paciente menor de edad. Med Clin (Barc). 2001;117(5):179-90.

Hébert PC, Rosen W. Doing Right. A Practical Guide to Ethics for Medical Trainees and Physicians. Oxford: Oxford University Press; 2020.

Helmchen H, Sartorius N (eds.). Ethics in Psychiatry. European Contributions: Springer; 2010.

Hoagwood K, Jensen P, Leshner A. Aspectos éticos en la investigación de los trastornos mentales en niños y adolescentes: implicaciones para el desarrollo de una ciencia de la ética científica. Advanced selected topics in Psychiatry American Psychiatric Association. 2004:53-63.

Katz AL, Webb SA; Committee on Bioethics. Informed Consent in Decision-Making in Pediatric Practice. Pediatrics. 2016;138(2): e20161485.

Lolas F. Ethics in psychiatry: a framework. World Psychiatry. 2006;5(3):185-7.

Mardomingo MJ. Principios éticos de la práctica psiquiátrica. Tratado de Psiquiatría del niño y del adolescente. Madrid: Díaz de Santos; 2015. p. 1167-77. Edición digital, 2019.

Martínez González C, Sánchez Jacob M. Bioética, pediatría y medicina basada en valores. An Pediatr Contin. 2011;9(6):397-402.

McIntosh N, Bates P, Brykczynska G, Dunstan G, Goldman A, Harvey D, et al. Guidelines for the ethical conduct of medical research involving children. Royal College of Paediatrics, Child Health: Ethics Advisory Committee. Arch Dis Child. 2000 Feb;82(2):177-82.

Raza M, Dharamshi HA, Ahsan SZ, Naqvi Z, Naqvi T, Mohsin Ali AA, et al. The Future of Ethics in Medicine. Iran Red Crescent Med J. 2016;18(6):e26900.

Reyes López M, Sánchez Jacob M. Bioética y Pediatría. Proyectos de vida plena. Madrid: Sociedad de Pediatría de Madrid y Castilla-La Mancha; 2010.

Robertson M, Walter G. Ethics and Mental Health. The Patient, Profession and Community. Boca Raton: CRC Publisher; 2013.

Rodríguez-Ramos P, Díaz Atienza J. 30. Aspectos médico-legales específicos del niño y del adolescente. En: Soutullo C, Mardomingo MJ (coords.). Manual de Psiquiatría del Niño y del Adolescente. Madrid: Editorial Médica Panamericana; 2010. p. 421-30.

Ross LF. Children in medical research. Access versus protection. Oxford: Clarendon Press; 2006.

Sidhu N, Srinivasaraghavan J. Ethics and Medical Practice: Why Psychiatry is Unique. Indian J Psychiatry. 2016;58(Suppl 2):S199-S202.

Smajdor A, Herring J, Wheeler R. Oxford Handbook of Medical Ethics and Law. 1ª ed. Oxford: Oxford University Press; 2022.

Steenfeldt-Foss OW. Ethical Principles in Psychiatry: The Declarations of Hawaii and Madrid. En: Helmchen H, Sartorius N (eds.). Ethics in Psychiatry. European Contributions. Dordrecht: Springer; 2010. p. 128-38.

Thirumoorthy T. The Ethics of Medical Education-The Ethical and Professional Issues in Teaching and Learning Medicine. Ann Acad Med Singap. 2017 Sep;46(9):331-2.

Weiss L, Weiss R, Daryn R. Professionalism and Ethics in Medicine. A Study Guide for Physicians and Physicians in Training. New York: Springer; 2015.

Wilkinson D, Savulescu J. Wellcome Trust–Funded Monographs and Book Chapters. Ethics, conflict, and medical treatment for children: From disagreement to dissensus. London: Elsevier; 2018.

Zwitter M. Medical Ethics in Clinical Practice. Cham: Springer; 2019.

Evaluación y diagnóstico

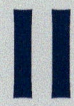

Evaluación y diagnóstico de los adolescentes. El encuentro médico y paciente

5

A. Javaloyes Sanchis

OBJETIVOS

- Familiarizarse con el proceso diagnóstico en el adolescente.
- Conocer los diferentes elementos que intervienen en la evaluación del adolescente.
- Presentar las herramientas necesarias para realizar una evaluación psiquiátrica en el adolescente.
- Revisar las habilidades específicas que necesita el profesional de salud mental en la evaluación psiquiátrica del adolescente.

GENERALIDADES

La adolescencia es una etapa crítica en el desarrollo evolutivo, y supone un reto complejo tanto para el propio adolescente y su familia como para los diferentes profesionales que tienen un papel esencial en el acompañamiento y en la intervención a lo largo de los diferentes procesos vitales que van a ocurrir.

Aunque la evaluación psiquiátrica del adolescente tiene algunas similitudes con la del niño pequeño o con la del adulto, existen diferencias claras tanto en el formato como en el estilo. Por este motivo, es esencial que todos aquellos profesionales que trabajan con este grupo poblacional se familiaricen con este modelo.

Como luego se verá a lo largo del tema, la evaluación clínica en psiquiatría infantojuvenil va a tener como eje central la entrevista clínica, en la que, como se verá, será un reto realizar la exploración psicopatológica del adolescente. Como complemento esencial, el profesional va a contar con la posibilidad de utilizar exploraciones complementarias (instrumentos diagnósticos, exploración física, investigaciones) y la recopilación de información relevante de otros profesionales implicados en el cuidado integral del adolescente (profesores, profesionales de atención primaria etc.).

> ! Algunos de los factores que explican la complejidad de este proceso incluyen la existencia devisiones muy distintas del problema (adolescente frente a familia), la necesidad de interpretar las emociones y cogniciones del adolescente, conocer el desarrollo normal del adolescente y el hecho de que el adolescente, generalmente, tiene inicialmente un nivel de resistencia elevado a colaborar con el proceso de evaluación.

El pilar básico de la evaluación clínica es la entrevista clínica. A pesar de esto, va a ser importante que el psiquiatra tenga habilidades específicas para la entrevista clínica y esté familiari-zado con los principales instrumentos diagnósticos, la relevancia de determinadas exploraciones complementarias y del examen físico, para poder así completar la información obtenida durante la entrevista clínica. Este capítulo va a abordar la exploración psiquiátrica del adolescente de una forma integrada, y está destinado a los profesionales que quieren perfeccionar sus habilidades de entrevista y familiarizarse con este modelo.

RETOS DE LA EVALUACIÓN PSIQUIÁTRICA DEL ADOLESCENTE

Como ya se sabe, la salud mental en la etapa de la adolescencia se convierte en una prioridad para todos los profesionales que, desde los diferentes ámbitos, acompañan al joven durante estos años. Los diferentes retos personales, sociales y familiares a los que el adolescente se enfrenta convierten este período en una etapa de riesgo para el desarrollo de los problemas de salud mental.

Si antes de la pandemia se manejaban datos de prevalencia de trastornos psiquiátricos muy elevados (la Organización Mundial de la Salud cifraba en un 20 % el porcentaje de adolescentes de todo el mundo que experimentaban problemas de salud mental cada año), la pandemia de enfermedad coronavírica de 2019 (COVID-19) ha tenido un impacto significativo en la salud mental de los adolescentes, y las cifras que se manejaban se han duplicado o triplicado en función de la patología (**Tabla 5-1**).

En el proceso de detección y diagnóstico de estas patologías, nos enfrentamos a retos muy complejos. Al margen de la escasez de recursos profesionales en el ámbito de la salud mental, el trabajo se dedica, casi en su totalidad, a la prevención terciaria, es decir, al diagnóstico y tratamiento de los trastornos psiquiátricos una vez instaurados, siendo nulos o muy escasos los recursos dirigidos a la prevención primaria (promoción de la salud mental en población general) o secundaria (detección de las primeras señales de alarma). Esto complica

Tabla 5-1. Prevalencia de trastornos de salud mental en adolescentes

Trastorno de salud mental	Porcentaje (%) de adolescentes
Cualquier trastorno mental	49,5
Trastorno de ansiedad	31,9
Trastorno del comportamiento	19,1
Trastorno del estado de ánimo	14,3
Trastorno por uso de sustancias	11,4
Trastorno de la alimentación	2,7

claramente el pronóstico, ya que, además del aumento en la gravedad del trastorno, confluyen factores como el aumento de comorbilidades y la tendencia a la cronicidad de algunos de estos diagnósticos.

Uno de los hitos evolutivos que se adquieren durante esta etapa es el sentido de identidad. Esto implica, además de un nivel de sufrimiento elevado, un proceso de ruptura de los modelos utilizados durante la infancia, que casi en la totalidad de los jóvenes implica una distancia física y emocional de las figuras de referencia, y los iguales se convierten en las personas de referencia para el adolescente. Estas variables van a marcar un reto importante para los profesionales encargados de la evaluación y el diagnóstico durante esta etapa, ya que, a diferencia de lo que ocurre en la etapa adulta, el adolescente raramente pide ayuda para aliviar su sufrimiento, y, generalmente, cuando se comienza con el proceso de evaluación, va a haber que vencer una resistencia activa del paciente.

Todas estas variables confirman la complejidad de este proceso y, por tanto, la importancia de contar con una formación y experiencia específica por parte de los profesionales. Por este motivo, el título de este tema es muy adecuado, «encuentro médico-paciente», dando una pista clara de lo que se reforzará a continuación, la importancia de que el profesional establezca una relación de confianza y cercanía con el adolescente, ya que sin ella el proceso de evaluación y posterior diagnóstico se verá limitado y, con él, el peligro de comorbilidad y cronicidad, con un riesgo de que los problemas se puedan mantener a largo plazo y contaminen la etapa adulta.

- Alta prevalencia en esta etapa, impacto de la pandemia.
- Factores que dificultan el proceso de evaluación:
  - Recursos dedicados casi exclusivamente a la prevención terciaria: llegamos tarde.
  - ¿Dónde está el límite entre normalidad y patología?
  - Resistencia del adolescente.
  - Importancia de la formación.
  - Necesidad de habilidades específicas.

OBJETIVOS DE LA EVALUACIÓN PSIQUIÁTRICA EN ADOLESCENTES

Los objetivos de la evaluación psiquiátrica del adolescente incluyen, entre otros, el ser capaz de identificar la naturaleza

y la gravedad del problema que presenta el adolescente, conseguir identificar las posibles causas que desempeñan un papel relevante en el desarrollo y el mantenimiento del problema en las distintas facetas de la vida del adolescente (social, familiar e individual), planificar el manejo del problema de forma coordinada y conjunta con la familia, establecer una relación terapéutica tanto con los padres como con el adolescente durante la entrevista clínica, y, por último, observar el comportamiento del adolescente y del resto de la familia durante la entrevista, identificando las distintas respuestas emocionales, para poder, así, utilizar esta información tanto en la entrevista como en las futuras intervenciones terapéuticas.

- Los objetivos de la evaluación psiquiátrica de adolescentes son:
  - Establecer una relación terapéutica tanto con el adolescente como con la familia.
  - Identificar la naturaleza y la gravedad del problema.
  - Identificar las posibles causas que desempeñan un papel relevante en el desarrollo y mantenimiento del problema (ámbito social, familiar e individual).
  - Planificar el manejo del problema de manera conjunta con la familia.
  - Observar el comportamiento del adolescente y realizar una evaluación psicopatológica.
  - Recoger el estado mental de los familiares y el impacto que pueda estar teniendo en la patología del adolescente.

LA RELACIÓN TERAPÉUTICA ENTRE EL ADOLESCENTE Y EL PROFESIONAL DE SALUD MENTAL

La relación terapéutica, también conocida como alianza o vínculo terapéutico, entre un adolescente y su psiquiatra, es un componente crucial del proceso de tratamiento de la salud mental. A través de esta relación es como se fomenta la confianza, se promueve la comunicación abierta, y se facilita el cambio y el crecimiento personal.

La relación terapéutica es un predictor esencial de los resultados del tratamiento en la terapia de salud mental. Una fuerte alianza terapéutica puede facilitar la participación en la terapia, mejorar la adherencia al tratamiento y promover la satisfacción con su seguimiento. Por otro lado, una alianza terapéutica débil puede ser un obstáculo para el progreso en la terapia y puede conducir a una terminación prematura del tratamiento.

Hay varios elementos clave en la relación terapéutica entre un adolescente y su psiquiatra. Estos incluyen el establecimiento de la confianza, la empatía y la comprensión, el respeto mutuo, la colaboración en los objetivos y las tareas de la terapia, y la congruencia o acuerdo en la conceptualización del problema.

> ! Establecer y mantener una relación terapéutica con los adolescentes puede presentar desafíos únicos. Los adolescentes están en una etapa de desarrollo en la que están luchando por la independencia, formando su identidad, y navegando por las relaciones sociales complejas. Estos factores pueden influir en la forma en que se relacionan con el psiquiatra y en su disposición a participar en la terapia.

Tabla 5-2. Elementos clave de la relación terapéutica

Elemento	Descripción
Confianza	El adolescente percibe que puede confiar en el psiquiatra y se siente seguro al compartir con él sus pensamientos y sentimientos
Empatía y comprensión	El psiquiatra muestra una comprensión genuina y sin prejuicios de las experiencias y perspectivas del adolescente
Respeto mutuo	Tanto el adolescente como el psiquiatra se tratan con respeto y valoran las contribuciones del otro
Colaboración	El adolescente y el psiquiatra trabajan juntos para establecer los objetivos de la terapia y llevar a cabo las tareas del tratamiento
Congruencia	El adolescente y el psiquiatra están de acuerdo en la conceptualización del problema y en la dirección del tratamiento

Hay varias estrategias que los psiquiatras pueden utilizar para fomentar una relación terapéutica fuerte con los adolescentes, que incluyen la validación de las experiencias y emociones del adolescente, la adaptación del enfoque terapéutico a las necesidades individuales del adolescente, y la incorporación de la participación de los padres o cuidadores de una manera apropiada y respetuosa (**Tabla 5-2**).

PARTES DE LA EVALUACIÓN PSIQUIÁTRICA

Como ya se ha comentado anteriormente, el eje central de la evaluación psiquiátrica en adolescentes es la entrevista clínica. Además de esta, y con el objetivo de realizar una formulación diagnóstica lo más acertada posible, es conveniente utilizar instrumentos diagnósticos, entre los que se encuentran las distintas escalas de evaluación, las entrevistas semiestructuradas y los instrumentos específicos para algunos diagnósticos, diseñados específicamente para este grupo de edad. Por norma general, es necesario realizar un examen físico y/o neurológico para poder excluir patología orgánica que esté desempeñando un papel importante en el problema y, a la vez, para tener una línea de base para futuras intervenciones (por ejemplo, si hubiera que pautar medicación). Además, y en función del tipo de problema que el adolescente presente, se realizarán las pruebas complementarias pertinentes. Por último, y a diferencia de la evaluación psiquiátrica del adulto, es esencial que, en este grupo de edad, se complemente la información obtenida con otros profesionales implicados en la salud integral del adolescente, principalmente el profesorado y el profesional de atención primaria.

- Partes de la evaluación psiquiátrica:
  - Entrevista diagnóstica:
    - Recogida de información.
    - Evaluación psicopatológica.
  - Instrumentos diagnósticos.
  - Examen físico.
  - Pruebas complementarias.
  - Recogida de información de otros profesionales.

Entrevista diagnóstica

Existen unos requisitos esenciales para realizar una entrevista clínica a un adolescente. En primer lugar, va a ser necesario que el profesional que realiza la evaluación clínica esté familiarizado con los diferentes estadios evolutivos normales del adolescente para poder diferenciar así las conductas normales de las patológicas. El desarrollo normal debe cubrir tanto los aspectos psicomotores como los cognitivos, emocionales y sociales. De forma paralela, es esencial el tener un conocimiento básico de la psicopatología del adolescente, ya que existen diferencias claras con la del adulto. Por un lado, existe un grupo importante de patologías que son específicas para este grupo de edad (por ejemplo, el trastorno por déficit de atención e hiperactividad), y, por otro lado, los trastornos psiquiátricos se van a presentar de forma muy diferente en los adolescentes y en los adultos (por ejemplo, es más común que un episodio depresivo en la adolescencia se presente con conductas agresivas que con síntomas depresivos). En tercer lugar, es importante, que el profesional que entreviste al adolescente y a su familia posea unas habilidades de entrevista específicas (que serán comentadas con más detalle en el apartado dedicado a la entrevista con el adolescente).

La entrevista debe incluir a toda la familia. El formato que suele funcionar mejor con el adolescente es realizar una parte inicial con toda la familia para llevar a cabo una recogida inicial de información, y, a partir de ahí, darle un lugar especial a la entrevista individual del adolescente. Esta parte de la entrevista tiene como objetivo prioritario establecer una alianza terapéutica y realizar una evaluación psicopatológica completa.

Es importante dejarle claro al adolescente que existe una obligatoriedad de confidencialidad (salvo en situaciones puntuales que impliquen riesgo vital para el paciente o para otra persona).

Después de esta parte de la entrevista, y siempre si el adolescente da permiso, se procede a entrevistar a solas a los padres, dedicando tiempo a realizar una historia evolutiva que nos permita recoger información de hitos evolutivos, rasgos caracteriales, antecedentes personales y antecedentes familiares. Además, los distintos miembros familiares van a aportar una información muy relevante sobre las interacciones y se debe aprovechar para pedir la colaboración de todos para resolver el problema.

Es esencial elegir un lugar que cumpla unos requisitos mínimos para realizar la entrevista clínica. Además de disponer de una sala de espera adecuada, en la que el adolescente pueda aguardar acompañado de su familia, es importante tener en cuenta que, en la medida de lo posible, no se debe mezclar en salud mental a adolescentes y adultos. Es importante identificar al adolescente y a la familia en la sala de espera, y, tras pedirles que nos acompañen a la sala de entrevista, realizar la presentación y explicación de la dinámica que se va a seguir durante la entrevista, especificando aproximadamente su duración.

La sala de entrevista deberá ser, en la medida de lo posible, una sala grande en la que quepan, al menos, cinco o seis sillas, que se pondrán de forma circular, dejando la mesa a un lado. En la sala tendrá que haber al menos material para que el adolescente pueda escribir o dibujar. También se deberá disponer del material necesario para el examen físico del adolescente (luego se comentará en el apartado dedicado a las exploraciones complementarias qué tipo de material).

El profesional ha de permanecer en una postura neutral durante la entrevista, manteniendo como objetivo prioritario la vinculación con las dos partes (adolescente y familia), e intentando que el adolescente cuente con sus palabras el motivo de consulta. El profesional no debe pensar que el adolescente necesita un lenguaje especial ni bajar a un nivel de interacciones demasiado infantil. Antes de abordar el motivo de consulta, se le puede pedir al adolescente que presente al resto de la familia, y aporte alguna información que facilite el establecimiento de la relación con él, como el nombre de su colegio, los nombres de sus amigos o sus *hobbies*.

> ! Los puntos básicos para cubrir en la entrevista clínica incluyen la descripción detallada del problema, el funcionamiento del adolescente en las diferentes áreas (académica, social y familiar), la historia personal, incluyendo el desarrollo psicomotor, cognitivo y emocional, y la historia familiar, incluyendo un árbol genealógico, pudiendo, incluso, los adolescentes pequeños participar en su elaboración. Es importante, también, explorar con la familia los puntos positivos que pueden actuar como factores protectores y, a la vez, ayudarnos a mejorar la situación en la que la familia se encuentra.

Entrevista con el adolescente

Antes de comenzar con la entrevista clínica, es importante conocer el desarrollo normal del adolescente (en función de su edad, sexo y cultura) para adecuar el estilo de entrevista a estos factores. Para empezar, se puede romper el hielo con preguntas básicas, como los amigos, el colegio o las áreas de interés especial, y pasar luego a que el adolescente nos presente el problema desde su punto de vista e intentar realizar una evaluación de su estado mental (presencia de síntomas depresivos, ansiedad, preocupaciones, etc.). Es importante no subestimar la capacidad del adolescente para verbalizar emociones y tener un punto de vista propio en las dificultades que la familia presenta.

> ! El estilo de entrevista es mejor no estructurada, con preguntas abiertas y un estilo informal con el que el adolescente se sienta a gusto. Para lograr una relación adecuada con el adolescente, es importante establecer un ambiente relajado, en el que el adolescente vaya reduciendo las defensas iniciales con las que afronta el proceso de evaluación. Para ello, es esencial utilizar una comunicación verbal y no verbal adecuada, situarse desde el principio en un rol neutral, alejado de las demandas de los padres, que van a ser, por lo general, muy diferentes a las del adolescente.

El objetivo principal de la entrevista individual es la evaluación de su estado mental (afectividad, pensamientos, etc.) y de su funcionamiento individual (habilidades sociales, capacidad de establecer una relación, comunicación, etc.). Siempre se le debe ofrecer la posibilidad de contar algo que le resulte difícil de decir delante de los padres. La entrevista individual se puede utilizar también para reforzar la relación terapéutica, sobre todo si va a existir trabajo individual posterior.

Como ya se ha dicho, con los adolescentes, es importante clarificar que existe confidencialidad (el profesional debe guardar el secreto de lo que se hable de forma individual con el adolescente), siempre que no exista un riesgo para su vida o para otros, o en el caso de que la información sea considerada por el profesional como imprescindible para el trabajo terapéutico con la familia.

Es importante iniciar el rato de entrevista individual normalizando la situación en la medida de lo posible (frases como «es muy frecuente acudir a esta consulta por dificultades como las tuyas»), y transmitir el mensaje de que seguro que hay cosas que también sus padres tienen que cambiar (para que no se sientan tan señalados como la única parte implicada en el problema).

Teniendo en cuenta la prevalencia tan elevada de cuadros depresivos en la adolescencia, es importante preguntar directamente por el ánimo (aunque el síntoma diana sea un problema de conducta, por ejemplo), ya que es muy probable que exista una dificultad encubierta en esta área.

En la exploración del ánimo, hay que incluir siempre alguna pregunta directa sobre ideación autolítica o presencia de autolesiones, ya que es frecuente descubrir la presencia de ellas, y compartirlas en el proceso de evaluación es un factor de buen pronóstico para su resolución. En adolescentes con dificultades para verbalizar, se puede utilizar la escritura (sobre todo si utilizan diarios) o los dibujos, para facilitar que el adolescente comparta algunos de sus sentimientos. Con adolescentes, es necesario, además, incluir algunas preguntas específicas como uso de drogas o alcohol y relaciones de pareja y sexuales.

> • Los requisitos básicos para realizar una entrevista adecuada a adolescentes con problemas de salud mental son:
> - Poseer habilidades de entrevista específicas para recoger toda la información necesaria.
> - Establecer una alianza terapéutica con el adolescente.
> - Conocer la psicopatología del adolescente.
> - Conocer la historia evolutiva normal.
> - Ser capaz de observar e interpretar las interacciones familiares.

Estructura de la entrevista

Aunque existen distintos modelos para recoger la información necesaria durante la entrevista clínica, a continuación, se presenta una alterativa que cubre de manera adecuada todos los apartados necesarios de una forma coherente para la familia.

Modelo de historia

Datos demográficos: nombre, edad, colegio, composición familiar.

- El problema de consulta, incluyendo quién la ha solicitado y los datos relacionados con la cronología (inicio, duración y evolución), el tipo de problema, su gravedad, las consecuencias en el ámbito familiar, personal, académico y social, y los factores agravantes o de mejora. Es importante también que el examinador conozca la barrera entre lo que se considera normalidad y la patología, ya que, en esta etapa, lo habitual es encontrar mucha sintomatología emocional y conductual, y no siempre va a enmarcarse en un trastorno psiquiátrico.
- Áreas generales de funcionamiento del adolescente: salud general (sueño, apetito), escuela, relaciones con otros adolescentes y profesores, y funcionamiento académico, relación con los miembros del núcleo familiar, vida social, *hobbies*, uso de las tecnologías y autoconcepto.
- Estructura familiar y funcionamiento de la familia, edades, profesiones, historia de problemas físicos o psiquiátricos, relación con los hermanos, otros familiares implicados, tipo de estilo de crianza (permisivo, estricto), habilidades de comunicación y apoyo entre sus miembros, nivel de críticas, expectativas, relaciones entre los padres.
- Historia personal: embarazo, historia perinatal, desarrollo inicial, vinculación con la madre, hitos de desarrollo, patrones de alimentación, temperamento, interacciones iniciales, enfermedades, adaptación a la escolaridad, antecedentes psiquiátricos.
- Exploración psicopatológica del adolescente: aspecto, lenguaje y habla, conducta, estado de ánimo, proceso y contenido del pensamiento y funcionamiento cognitivo.
- Observación de las interacciones entre los miembros de la familia: comunicación, apoyo, patrones de relación.
- Observación del comportamiento y estado emocional del adolescente: actividad, cooperación, relación, interacciones con los padres.

 En la entrevista clínica es importante seguir siempre una estructura clara y darle una parte esencial a la exploración psicopatológica.

Evaluación del estado mental

Además de observar y poner en el contexto del problema actual las interacciones entre el adolescente y la familia, es esencial realizar durante la entrevista la exploración psicopatológica del adolescente, que ha de incluir las siguientes áreas de evaluación que se comentan a continuación.

Así pues, la **evaluación psicopatológica** debe incluir:

- El aspecto general del adolescente (presencia de signos dismórficos, nivel de higiene y cuidado, marcas de posible maltrato).
- Relación con el examinador y la familia: mirada, nivel de colaboración, relación con el resto de la familia.
- Lenguaje y habla durante la entrevista (tono, volumen, monotonía, forma y contenido).
- Conducta, incluyendo actividad motora (tics, estereotipias, agitación psicomotriz) y colaboración durante la entrevista.

- Estado afectivo (intentando que el adolescente use palabras para describirlo como triste, enfadado, preocupado, irritado, etcétera).
- Nivel de ansiedad: miedos, fobias, obsesiones, evitaciones, rituales.
- El proceso y contenido del pensamiento (volumen, prosodia, intención comunicativa, velocidad, preocupaciones, ideas suicidas, ideas delirantes, etcétera).
- Atención y memoria.
- Función cognitiva del adolescente de forma muy básica (conocimientos, vocabulario, etcétera).
- Orientación en persona, tiempo y espacio.
- Conciencia del problema y capacidad de juicio: capacidad de reconocer los problemas, disposición a recibir ayuda, capacidad de adherencia al tratamiento.
- Evaluación del riesgo: pensamientos o conductas suicidas, comportamientos de riesgo, pensamientos o planes de hacer daño a alguien.

DIAGNÓSTICO DIFERENCIAL ENTRE NORMALIDAD Y PATOLOGÍA

Como profesionales de la salud, es crucial estar alerta a los signos y síntomas de problemas de salud mental en este grupo de edad, ya que a menudo son malinterpretados como comportamientos típicos de la adolescencia.

 Una de las grandes dificultades estriba en saber diferenciar entre lo que se considera un sufrimiento aceptable, propio de los retos y cambios de esta etapa evolutiva, y la sintomatología propia de un trastorno psiquiátrico.

A continuación, se van a revisar algunos signos y síntomas comunes que pueden indicar la presencia de problemas de salud mental en los adolescentes y se va a realizar una comparativa con los cambios normales propios de esta etapa.

- **Cambios en el rendimiento escolar**: debido al impacto en la motivación y las funciones ejecutivas, un porcentaje muy alto de adolescentes con problemas de salud mental van a tener un deterioro en su rendimiento académico.
- **Aislamiento social**: los adolescentes pueden retraerse de sus amigos y familiares, y mostrar poco interés en actividades que solían disfrutar.
- **Cambios en el sueño y el apetito**: los adolescentes pueden experimentar insomnio, dormir demasiado, tener poco apetito o comer en exceso.
- **Cambios en el comportamiento**: esto puede incluir una disminución en la higiene personal, comportamiento impulsivo o riesgoso, o una disminución en la energía.
- **Sentimientos de tristeza o desesperanza**: los adolescentes pueden expresar pensamientos de muerte o suicidio.
- **Dificultades de concentración**: los problemas de concentración pueden manifestarse en el rendimiento escolar o en la incapacidad para realizar tareas cotidianas.

Tabla 5-3. Diferencias entre la conducta de adolescente con y sin problemas de salud mental

Comportamiento adolescente normal	Posibles signos de problemas de salud mental
Experimentar cambios en las relaciones con los padres y pares	Aislamiento social constante y persistente
Cambios en el apetito y patrones de sueño debido al crecimiento y desarrollo	Cambios extremos y duraderos en el apetito o en los patrones de sueño
Establecimiento de la identidad propia, lo que puede llevar a algunos cambios en la apariencia y el vestuario	Descuido constante de la higiene personal
Estrés debido a las demandas académicas y sociales	Sentimientos constantes de ansiedad o preocupación que interfieren con la vida diaria
Experimentar una gama de emociones por los cambios hormonales	Sentimientos constantes de tristeza, desesperanza, pensamientos de muerte o suicidio

- **Diferencias entre el comportamiento normal** de los adolescentes y los signos de problemas de salud mental.

 Es importante distinguir entre los comportamientos normales de los adolescentes y los signos de posibles problemas de salud mental.

En la **tabla 5-3** se presentan algunas comparaciones.

INSTRUMENTOS DIAGNÓSTICOS

Identificar y diagnosticar los trastornos psiquiátricos en adolescentes es una tarea compleja. A pesar de que los trastornos psiquiátricos se enmarcan cada vez más en un modelo neurobiológico, y de que la genética y la neuroimagen tienen por delante un recorrido de avances claros, todavía no se dispone de pruebas complementarias específicas que nos proporcionen un diagnóstico. Aunque el peso del diagnóstico va a estar, como se ha visto, en la entrevista clínica, se dispone de herramientas de evaluación y diagnóstico validadas y fiables, para los profesionales de la salud mental.

Como parte de la evaluación clínica, va a ser importante familiarizarse con los diferentes instrumentos diagnósticos que pueden servirnos para complementar la información clínica recogida en la entrevista clínica.

 • Los diferentes instrumentos diagnósticos se pueden agrupar en:
  - Entrevistas semiestructuradas para complementar la información recogida en la entrevista inicial.
  - Escalas de evaluación psicológica o neuropsicológica.
  - Test de personalidad.
  - Cuestionarios de recogida de información, que pueden ser autoinformes o para que completen el profesorado o la familia.

Entrevistas semiestructuradas

Las entrevistas diagnósticas tienen como objetivo principal obtener una información no sesgada por motivos subjetivos, estandarizada y, por tanto, más exacta. Por lo general, lo que se persigue es realizar un diagnóstico y suelen emplearse principalmente para la investigación. En los adolescentes no son fáciles de utilizar y dificultan en cierto modo el proceso terapéutico. Además, se requiere de un entrenamiento para su uso y de un tiempo más largo para su utilización. Las entrevistas clínicas semiestructuradas son una herramienta importante para la evaluación y el diagnóstico de los trastornos psiquiátricos en adolescentes. Estas entrevistas incluyen una serie de preguntas estandarizadas que exploran una variedad de áreas, incluyendo los síntomas actuales, la historia del desarrollo y el funcionamiento actual.

Las entrevistas utilizadas de forma más frecuente son: la Entrevista Diagnóstica para Niños (*Diagnostic Interview Schedule for Children*, DISCR), la Entrevista Diagnóstica para Niños y Adolescentes-Revisada (*Diagnostic Interview for Children and Adolescents*, DICA-R), entrevista clínica semiestructuradas para los trastornos de personalidad del eje II del Manual Diagnóstico y Estadístico de los Trastornos Mentales, 5ª edición (DSM-5) (SCID-II), la Escala para la Evaluación de los Trastornos Afectivos y la Esquizofrenia en Niños (*Kiddie-SADS, Schedule for Affective Disorders and Schizophrenia for School-Age Children*), que combina evaluación dimensional y categoría para el diagnóstico de psicopatología grave, y la Entrevista Diagnóstica Internacional Compuesta (CIDI) (**Tabla 5-4**).

Pruebas neuropsicológicas

Las pruebas neuropsicológicas aportan información en cuatro áreas principalmente: las habilidades intelectuales, funciones ejecutivas, habilidades específicas y problemas de aprendizaje. Las principales indicaciones son sospecha de retraso evolutivo, bien sea específico o generalizado, y si se presume un problema neuropsiquiátrico (alteración de funciones ejecutivas, por ejemplo). Es esencial interpretar los resultados obtenidos de manera adecuada, y no dar demasiado significado a un resultado aislado fuera del contexto en el que se produzca.

Tabla 5-4. Entrevistas clínicas semiestructuradas

Herramienta de evaluación	Descripción
SCID-II	Evaluación de una amplia gama de trastornos psiquiátricos basada en los criterios del DSM-5
K-SADS	Evaluación de los trastornos psiquiátricos en niños y adolescentes
CIDI	Evaluación de los trastornos psiquiátricos basada en los criterios del DSM y la CIE

CIDI: Entrevista Diagnóstica Internacional Compuesta; CIE: Clasificación Internacional de Enfermedades; DSM: Manual Diagnóstico y Estadístico de los Trastornos Mentales; K-SADS: Escala para la Evaluación de los Trastornos Afectivos y la Esquizofrenia en Niños; SCID-II: entrevista clínica semiestructuradas para los trastornos de personalidad del eje II del Manual Diagnóstico y Estadístico de los Trastornos Mentales, 5ª edición (DSM-5).

Es importante también utilizar instrumentos estandarizados que poseen alta fiabilidad y validez, y a la vez tener en cuenta las posibles variaciones culturales (por lo que lo ideal sería utilizar instrumentos que han sido validados en la población en la que se quiere utilizar).

Para la evaluación cognitiva en edad escolar (6 a 17 años), se utiliza la Escala de Inteligencia de Wechsler para Niños-Revisada (*Wechsler Intelligence Scale for Children-Revised,* WISC-R). Este es el test de inteligencia más utilizado, y se emplea normalmente como primera línea para decidir la necesidad de otras pruebas. Está formado por distintas subescalas que miden diferentes habilidades del adolescente, y se agrupa en dos puntuaciones finales: la verbal y la manipulativa, que conjuntamente determinan el coeficiente intelectual final. La puntuación media global es de 100, con una desviación estándar de 15.

Test de personalidad

Existen varios tipos de test de personalidad que se pueden utilizar con adolescentes, aunque su uso debe ser siempre como complemento a la evaluación psiquiátrica, y no deben servirnos para realizar el diagnóstico. Las pruebas de personalidad más utilizadas en el adolescente son:

- **Inventario de Evaluación de la Personalidad para Adolescentes (*Personality Assessment Inventory-Adolescent,* PAI-A)**: es una versión del Inventario de Evaluación de la Personalidad para adultos, adaptada para adolescentes. Evalúa patrones de comportamiento, habilidades y psicopatologías en adolescentes. Cubre una amplia gama de temas, incluyendo ansiedad, depresión, agresión y problemas familiares.
- **Inventario de cinco factores de personalidad (*Revised NEO Personality Inventory,* NEO-PI-R)**: este test evalúa cinco dimensiones de la personalidad: neuroticismo, extraversión, apertura a la experiencia, amabilidad y responsabilidad. Esta prueba se utiliza tanto en adultos como en adolescentes.
- **Inventario Multifásico de Personalidad de Minnesota para Adolescentes (MMPI-A)**: esta prueba se utiliza para identificar una variedad de problemas psicológicos en adolescentes, como la ansiedad, la depresión, el trastorno por déficit de atención e hiperactividad (TDAH) y problemas de conducta.

Las diferencias entre estas pruebas radican, principalmente, en los aspectos de la personalidad que evalúan, así como en el enfoque que utilizan para hacerlo. Por ejemplo, el PAI-A y el MMPI-A tienen un enfoque más clínico y se usan para identificar problemas psicológicos. El NEO-PI-R, por su parte, se basa en el modelo de los cinco factores y proporciona una evaluación más general de la personalidad. La Escala de Autoestima de Rosenberg (RSE) es una medida específica de autoestima y no evalúa otros aspectos de la personalidad (**Tabla 5-5**).

Cuestionarios de evaluación

En lo que a escalas de evaluación se refiere, se utilizan para complementar la sospecha diagnóstica y facilitar que se esta-

Tabla 5-5. Test de personalidad

Nombre de la escala	Función	Componentes
Inventario de Evaluación de la Personalidad para Adolescentes (PAI-A)	Evalúa patrones de comportamiento, habilidades y psicopatologías en adolescentes	Ansiedad, depresión, agresión, problemas familiares, etcétera.
Inventario de cinco factores de personalidad (NEO-PI-R)	Evalúa cinco dimensiones de la personalidad	Neuroticismo, extraversión, apertura a la experiencia, amabilidad, responsabilidad
Inventario Multifásico de Personalidad de Minnesota para Adolescentes (MMPI-A)	Identifica una variedad de problemas psicológicos en adolescentes	Ansiedad, depresión, trastorno por déficit de atención e hiperactividad (TDAH), problemas de conducta, etcétera.

blezca un diagnóstico psiquiátrico, así como establecer su gravedad y repercusiones. Estos cuestionarios suelen tener formatos de autoinforme, de familia y de profesorado.

Una parte central de la evaluación es la evaluación general y detallada de los síntomas. Para ello, se pueden utilizar herramientas estandarizadas de evaluación de la salud mental, como el Inventario de Conducta Infantil (*Child Behavior Checklist,* CBCL) y el Cuestionario de Capacidades y Dificultades (*Strengths and Difficulties Questionnaire,* SDQ). La evaluación global de funcionamiento (*Global Assessment of Functioning,* GAF) es una herramienta útil para evaluar el funcionamiento global del adolescente en varias áreas, incluyendo el rendimiento escolar, las relaciones interpersonales y el comportamiento en casa.

En lo que a trastornos específicos se refiere, existen instrumentos específicos para casi todos ellos. Los más utilizados en el ámbito clínico incluyen:

- Para el trastorno por déficit de atención e hiperactividad, Escala de Conners breve (*Conners Rating Scale*), que nos permite en su versión de padres y profesores recoger información sobre desatención, hiperactivdad y problemas de conducta escala de Du Paul; SNAP-IV (escala que en su versión abreviada nos posibilita recoger síntomas de desatención y de hiperactividad e impulsividad), y McCarney (escala que nos permite obtener puntuaciones por rango de edad y sexo de desatención, hiperactivdad e impulsividad).
- Para los trastornos del espectro autista no diagnosticados en la etapa infantil, el Cuestionario de Cribaje para el Espectro Autista (*Autism Spectrum Screening Questionnaire,* ASSQ), la Escala Australiana o la Escala de la Autónoma.
- Para los trastornos de la conducta alimentaria, Inventario de Trastornos Alimentarios (*Eating Disorder Inventory,* EDI) y el Test de Actitudes Alimentarias (*Eating Attitude Test,* EAT).
- Para la depresión, el Inventario de Depresión de Beck (*Beck Depression Inventory,* BDI) y el Inventario de Depresión Infantil (*Children's Depression Inventory,* CDI).

Tabla 5-6. Cuestionarios de autoinforme y evaluaciones de observación

Herramienta de evaluación	Descripción
Conners, Du Paul, McCarney	Evaluación TDAH en versión familiar y escolar
Australiana, Autónoma y ASSQ	Evaluación de trastorno del espectro autista
Inventario de Trastornos Alimentarios (EDI) y Test de Actitudes Alimentarias (EAT)	Escalas para evaluar trastorno de alimentación
CDI, BDI	Medida de los síntomas de depresión en niños y adolescentes
SCARED	Medida de los síntomas de ansiedad en niños y adolescentes
Escala de Autoestima de Rosenberg (RSE)	Evalúa la autoestima en adolescentes y adultos

ASSQ: Cuestionario de cribaje para el espectro autista (*Autism Spectrum Screening Questionnaire*); BDI: Inventario de Depresión de Beck (*Beck Depression Inventory*); CDI: Inventario de Depresión Infantil (*Children's Depression Inventory*); SCARED: Cuestionario de los trastornos emocionales relacionados con la ansiedad infantil (*Screen for Child Anxiety Related Disorders*); TDAH: trastorno por déficit de atención e hiperactividad.

- Para medir síntomas de ansiedad en niños y adolescentes, cuestionario de los trastornos emocionales relacionados con la ansiedad infantil (*Screen for Child Anxiety Related Disorders*, SCARED).
- El inventario RSE es una medida muy utilizada para evaluar la autoestima en adolescentes y adultos (**Tabla 5-6**).

EXAMEN FÍSICO Y PRUEBAS COMPLEMENTARIAS

La relevancia de la exploración física y de las investigaciones complementarias va a depender del tipo de problema que el adolescente presente.

> **!** Por norma general, se recomienda realizar una exploración física general en la que se recoja el peso, la altura y se realice una exploración cardiovascular y neurológica básica (auscultación, presión arterial, pulso, coordinación, marcha, etc.). Los hallazgos positivos deben llevar a una derivación a pediatría para que se realice una evaluación más detallada.

En lo que a las pruebas complementarias se refiere, es importante que, ante cualquier sospecha de trastorno afectivo, trastorno de alimentación o cuadro de ansiedad se realicen pruebas de laboratorio (hematócrito, electrólitos, función hepática, perfil férrico y función tiroidea). Esta información puede ser especialmente relevante si se va a recomendar un tratamiento farmacológico como parte del plan de intervención. Otro tipo de pruebas más complejas se limitarán para sintomatología psicótica o cambios bruscos en la personalidad del adolescente. Entre estas pruebas complementarias, se encuentran el electroencefalograma o pruebas de neuroimagen (especialmente resonancia magnética) para excluir la presencia de patología orgánica.

Algunos de los motivos ante los cuales hay que poner un acento especial en las pruebas médicas incluyen:

- Presentación de alucinaciones o delirios.
- Historia de las convulsiones.
- Antecedentes de traumatismo craneal o infección del sistema nervioso central.
- Síntomas médicos de pérdida de función.
- Nivel de consciencia alterado, fatiga intensa, cambios cognitivos.
- Pérdida intensa de peso.
- Antecedentes familiares de patología médica relevante (epilepsia, diabetes, etcétera).

INFORMACIÓN COMPLEMENTARIA

Es esencial, para conseguir una visión global e integrada del problema y de la situación del adolescente y su familia, obtener información sobre el comportamiento del adolescente desde el contexto escolar, no solo por el número de horas que pasa allí, sino también por la relevancia de la información que puede obtenerse en este contexto (especialmente socialización, relación con figuras de referencia, etc.). Es importante tener siempre presente que, debido al secreto profesional, se ha de solicitar el permiso de la familia por escrito, para contactar con otros profesionales.

De igual forma, el pediatra o médico de atención primaria puede ser un informador relevante, no solo del funcionamiento previo del adolescente, sino también de los diferentes miembros de la familia. En lo que a los pediatras se refiere, es relevante revisar la frecuencia de visitas y el tipo de problemas físicos que el adolescente ha presentado, ya que son muchos los estudios que detectan una frecuencia de patología psiquiátrica muy alta en los adolescentes que acuden al pediatra repetidas veces con problemas físicos.

Existen instrumentos diagnósticos dedicados a estos profesionales, aunque, por lo general, lo más dinámico y productivo es llamar por teléfono e intercambiar impresiones. Con el profesorado, es esencial preguntar por la presentación del adolescente dentro y fuera del aula (estado de ánimo general, funcionamiento académico, problemas de manejo en el aula, etc.), su relación con los demás adolescentes y con los docentes (vínculo que establece y cómo acepta la autoridad y las normas). Va a ser muy importante la coordinación con profesionales del servicio psicopedagógico, ya que ellos van a estar en contacto directo con todo el profesorado.

Por último, es importante mencionar que, frecuentemente, las familias ya han tenido contacto previo con otros profesionales, como trabajadores sociales o psicólogos, y que, además de solicitar informes previos, si es posible deben contactar entre sí para intercambiar impresiones sobre la familia, teniendo siempre en cuenta el permiso familiar para la coordinación.

EVALUACIÓN DEL RIESGO

Desde la pandemia, el grupo diagnóstico que ha crecido de forma más clara ha sido el de las autolesiones y las conductas suicidas.

> **!** Es muy importante que, en la evaluación psiquiátrica de cualquier adolescente, preguntemos por la presencia de ideas suicidas o la presencia de conductas autolesivas siempre. Es importante desmontar el mito de que preguntar por ideas suicidas aumenta el riesgo de actuar, y perder el miedo a utilizar preguntas como: «¿Alguna vez has pensado en hacerte daño?» de forma sistemática en cualquier evaluación psiquiátrica.

Es muy relevante, también, el poder determinar el nivel de riesgo vital del adolescente, especialmente saber diferenciar entre las autolesiones y la ideación suicida. En el primer lugar, la intención suele ser aliviar la tensión y la ansiedad, y no tanto el acabar con la vida, y, por tanto, el nivel de gravedad es muy diferente.

Es fundamental tener clara la diferente terminología que se utiliza en la evaluación de conductas suicidas:

- Ideas de muerte: ideación pasiva de muerte, «ganas de desaparecer», sin que exista una planificación estructurada.
- Riesgo de suicidio: posibilidad de que una persona atente deliberadamente contra su vida.
- Ideación suicida: pensamientos y deseo persistente de querer matarse con planes para llevar a cabo un acto suicida.
- Tentativa autolítica: acto suicida fallido cuyo resultado no implica la muerte.
- Autolesiones no suicidas: lesiones que se autoinfligen intencionalmente en la superficie corporal y que suelen producir sangrado, hematoma o dolor (por ejemplo, cortar, quemar, golpear, frotar en exceso, etc.), con la expectativa de que la lesión solo conlleve un daño físico leve o moderado. Por tanto, no hay intención suicida, sino que lo que se pretende es aliviar un malestar.

Es importante como parte de la evaluación recoger todos los factores de riesgo para la aparición de ideas suicidas, que que incluyen factores personales, familiares, académicos y sociales. De igual forma, la evaluación recogerá la presencia de factores de protección que pueden compensar el riesgo inicial.

Factores de riesgo de la conducta suicida

A continuación podemos encontrar los diferentes factores de riesgo en la evaluación de conductas autolíticas.

Personales

- Intentos de suicidio previos.
- Presentar un trastorno mental diagnosticado.
- Presencia de enfermedad grave y/o dolor crónico, o de una discapacidad.
- Trastornos por consumo de sustancias.
- Historial de violencia doméstica, abuso infantil o negligencia.
- Exceso de perfeccionismo.
- Presencia de autolesiones.
- Dificultades de comunicación y expresión emocional.
- Personalidad fácilmente influenciable.

Familiares

- Una pérdida grave y/o reciente.
- Un historial familiar de suicidio y/o autolesiones.
- Trastorno por consumo de sustancias en el entorno familiar.
- Negligencia y/o presencia de violencia intrafamiliar.
- Estresores relacionados con rupturas de vínculos familiares.
- Familia con altos niveles de perfeccionismo y exigencia.

Académicos y sociales

- Falta o pérdida de red de apoyo social.
- Haber vivido como víctima experiencias de acoso escolar o ciberacoso.
- Rechazo social y maltrato por condición de orientación sexual.
- Fracaso académico.

Factores de protección de la conducta suicida

De igual forma, en el proceso de evaluación es importante tener en cuenta factores protectores que puedan compensar factores de riesgo y mejorar el pronóstico.

Personales

- Buenas habilidades para la gestión emocional y el afrontamiento y resolución de problemas.
- Habilidades de comunicación y relación interpersonal con iguales y adultos.
- Autoconcepto y autoestima saludables.
- Actitudes de relación interpersonal prosociales y favorecedoras de la convivencia.
- Hábitos personales saludables (sueño, alimentación y actividad física).
- Uso adecuado de las tecnologías de la información y las comunicaciones (TIC).
- Rasgos caracteriales.
- Rendimiento escolar adecuado.
- Sentimiento positivo de pertenencia a uno o varios grupos.
- Existencia de vinculación con proyectos personales.

Familiares

- Relaciones familiares adecuadas y satisfactorias.
- Comunicación familiar y emocional basada en el diálogo y el respeto.
- Vínculos de apego estables.
- Estilos educativos y modelos adecuados.

Sociales y académicos

- Existencia de red de apoyo social: amigos/as y compañeros/as.
- Relaciones adecuadas con adultos (centro educativo, actividades deportivas, extraescolares, etcétera).
- Contar con adultos de referencia y confianza ante situaciones de conflicto o problemática.
- Arraigo social y cultural en el entorno próximo.

Tabla 5-7. Escalas para valorar riesgo suicida		
Escala de conductas de autolesivas en adolescentes (A-SHBS)	Evalúa la frecuencia de autolesiones en adolescentes	Autolesiones
Escala de riesgo suicida para adolescentes (ARS)	Evalúa el riesgo de suicidio en adolescentes	Ideación suicida, planificación, intentos, factores de riesgo y protección

Algunas de las escalas que pueden ayudarnos a evaluar el riesgo suicida se incluyen en la **tabla 5-7**.

FORMULACIÓN DIAGNÓSTICA

Después de recoger toda la información, es importante realizar una formulación diagnóstica en la que se pueda resumir lo más relevante del proceso de evaluación realizado. Aunque en algunas ocasiones los síntomas nos llevarán a acercarnos a un diagnóstico clínico (que debe basarse en los criterios del DSM-5), lo más importante es realizar una hipótesis diagnóstica y poder argumentar el porqué.

> **!** En este proceso, es importante recoger qué factores causales se identifican (precipitantes, predisponentes y mantenedores) y cuál es nuestro plan de intervención. Sería útil también recoger nuestra impresión sobre la evolución o pronóstico de nuestra hipótesis diagnóstica.

Una vez que se ha llegado a un diagnóstico, es importante implicar en este proceso al adolescente y su familia de una manera comprensible y sensible. Esta discusión debe incluir una explicación del porqué del diagnóstico, un plan de intervención y qué esperar en el futuro.

Es mucho más eficaz plantear una formulación diagnóstica abierta que realizar un diagnóstico clínico en el que la etiqueta no va a poder explicar ni cubrir toda la información. Como clínicos, y especialmente en la adolescencia, es importante que el diagnóstico no se vea como algo finalista, sino como un proceso de entender lo que ocurre en un contexto determinado, en el que confluyen factores de riesgo tanto biológico como ambiental.

Aunque a veces es una buena alternativa emplazar a los afectados a una segunda sesión para confirmar la hipótesis, dando así tiempo para corregir los cuestionarios, la familia generalmente quiere irse a casa con una explicación de lo que le pasa a su hijo y de las recomendaciones necesarias para mejorar la situación. Algunas recomendaciones básicas que hay que seguir en el proceso de retorno del diagnóstico incluyen:

- Utilizar un lenguaje sencillo.
- No implicarse emocionalmente ni hacer juicios de valor.
- Mantener una postura neutral.
- Enfatizar los aspectos positivos del adolescente.
- Implicar a la familia y al adolescente en el proceso de intervención.

- A la hora de anticipar las opciones terapéuticas, es importante de hablar de pronóstico con o sin intervención.
- Transmitir confianza y mostrarse cercano a la familia.

En las clasificaciones actuales desaparece la categoría *Trastornos de inicio en la infancia, la niñez o la adolescencia*. Un bloque principal de trastornos que pueden aparecer en esta etapa se incluye en la nueva categoría de *Trastornos del neurodesarrollo*. Dentro de los trastornos del neurodesarrollo se incluyen las siguientes categorías:

1. La discapacidad intelectual, que es la nueva denominación del retraso mental, apareciendo el retraso global del desarrollo para niños de menos de 5 años.
2. Los trastornos de la comunicación.
3. El trastorno del espectro autista, que engloba todos los trastornos generalizados del desarrollo bajo un solo diagnóstico.
4. El trastorno por déficit de atención e hiperactividad (amplía hasta los 12 años la edad de presentación y, por tanto, para los que debutan de forma tardía, es especialmente relevante ser conocedor de este cambio en criterio diagnóstico).
5. Los trastornos específicos del aprendizaje.
6. Los trastornos motores.

> **!** Aunque la mayoría de estos diagnósticos del neurodesarrollo van a diagnosticarse en la infancia, es frecuente que puedan pasar enmascarados hasta este período.

Además, en la adolescencia, van a realizarse de forma frecuente los siguientes diagnósticos clínicos:

- Los trastornos de conducta se incluyen junto con los trastornos del control de los impulsos.
- Los trastornos del ánimo se diagnostican con los criterios diagnósticos de los adultos.

Tabla 5-8. Categorías diagnósticas del Manual Diagnóstico y Estadístico de los Trastornos Mentales, 5ª edición
• Trastornos del neurodesarrollo
• Trastornos de la eliminación
• Trastornos neurocognitivos
• Trastornos relacionados con sustancias y otras adicciones
• Espectro de la esquizofrenia y otros trastornos psicóticos
• Trastornos depresivos
• Trastornos de ansiedad
• Trastorno obsesivo-compulsivo y trastornos asociados
• Trastornos relacionados con el trauma y estresores
• Trastorno por síntomas somáticos y trastornos asociados
• Trastornos disociativos
• Trastornos de la alimentación
• Disfunciones sexuales
• Trastornos parafílicos
• Disforia de género
• Trastornos del sueño-vigilia
• Trastornos disruptivos, del control de impulsos y de la conducta
• Trastornos de la personalidad

- Los trastornos de la alimentación, junto a los trastornos de la conducta alimentaria.
- Los trastornos de ansiedad, que se diagnostican con los criterios diagnósticos.
- El trastorno reactivo de la vinculación, dentro de los trastornos de trauma y por estrés.
- La esquizofrenia de inicio temprano y el trastorno bipolar de inicio temprano se diagnostican con los criterios diagnósticos del adulto (v. **Tabla 5-8**).

Como se ha visto, existe un grupo importante de trastornos que se diagnostican en adolescentes, que no aparecen en la sección dedicada a la infancia (por ejemplo, los trastornos del estado de ánimo, de ansiedad, de la conducta alimentaria, etcétera).

Dada la complejidad del proceso diagnóstico, es posible que, después de la entrevista inicial, no se tenga claro el diagnóstico. Es importante entender que esta posibilidad es parte del proceso, y que igual hay que comenzar con una hipótesis diagnóstica que se irá confirmando en las próximas entrevistas.

En este proceso de clarificar, es esencial entender la situación de forma descriptiva, sin forzar a que encaje en una etiqueta diagnóstica cerrada. Es importante considerar la presencia de psicopatología familiar, y que quizás esta puede ser parte del cuadro clínico. También es importante, si existen dudas, realizar de nuevo el proceso de diagnóstico diferencial y considerar la posibilidad de que existan comorbilidades que estén complicando el proceso diagnóstico. Asimismo, en este momento de dudas, hay que reconsiderar aspectos médicos que puedan estar causando los síntomas psiquiátricos, y en el adolescente, especialmente, la posibilidad de que exista un consumo de tóxicos que pueda complicar la presentación (por ejemplo, en un cuadro con síntomas depresivos y desmotivación).

PUNTOS CLAVE

- Con el aumento en la sensibilización sobre la importancia de la salud mental en adolescentes, se está produciendo un incremento en la demanda de evaluaciones psiquiátricas y de intervenciones terapéuticas para este grupo poblacional. Como se ha visto, la evaluación psiquiátrica de adolescentes es un proceso que puede parecer complicado y complejo si el profesional que lo realiza no se encuentra familiarizado con el mismo y con las diferencias existentes entre la evaluación de adultos y la de niños pequeños.
- Establecer el vínculo terapéutico no va a ser tarea fácil para el profesional, ya que el proceso diagnóstico tiene como fuente principal de información la entrevista clínica, y, para ello, la alianza entre profesional y adolescente es esencial. Realizar una evaluación del estado psicopatológico implica una peri-

cia y habilidades específicas, y el conocimiento de la psicología evolutiva y la psicopatología propia de esta etapa. La relación terapéutica entre el adolescente y su psiquiatra es un elemento esencial del tratamiento de la salud mental. A través de una relación terapéutica fuerte, los psiquiatras pueden facilitar el cambio y el crecimiento en los adolescentes, y apoyarlos en su camino hacia la recuperación y el bienestar.
- Las entrevistas clínicas semiestructuradas, cuestionarios de autoinforme, evaluaciones de observación y evaluaciones neuropsicológicas son complementos esenciales de la evaluación, y es importante tener un conocimiento de todas las herramientas que pueden facilitarnos llegar a un diagnóstico certero en el adolescente y, en consecuencia, poder así iniciar un plan terapéutico adecuado.

BIBLIOGRAFÍA

Josephson AM; AACAP Work Group on Quality Issues. Practice parameters for de assessment of the family. J Am Acad J Child Adolesc Psychiatry. 2007;46(7):922-37.

King RA. Practice parameters for the psychiatric assessment of children and adolescents. American Academy of Child and Adolescent Psychiatry. J Am Acad Child Adolesc Psychiatry. 1997;36(10 Suppl):4S-20S.

Leckman JF, Taylor E. Clinical assessment and diagnostic formulation. En: Thapar A, Pine DS, Leckman JF, Scott S, Snowling MJ, Tayloret E (eds.).

Rutter's Child and Adolescent Psychiatry. 6th ed. Chichester, West Sussex, Ames, Iowa: John Wiley & Sons Inc; 2015.

Robson KS (ed.). Manual of Clinical Child and Adolescent Psychiatry. New York: New York University Press; 1994.

Rutter M, Tuma AH, Lann IS (eds.). Assessment and diagnosis in child psychopathology. London: The Guilford Press;1988.

Stubbe D. Practical Guides in Psychiatry: Child and Adolescent Psychiatry: A practical guide. Philadelphia, PA: Lippincott Williams & Wilkins; 2007.

Evaluación y diagnóstico en el niño pequeño. Un reto de la práctica diaria

6

A. Díez Suárez

OBJETIVOS

- Reconocer la importancia del diagnóstico de patología psiquiátrica en niños menores de 12 años.
- Conocer algunos aspectos del desarrollo psicológico determinantes para la exploración del estado mental de los niños.
- Aprender a realizar una evaluación psiquiátrica estructurada en niños.
- Identificar las funciones de los pediatras en la evaluación psiquiátrica de los niños.
- Conocer los principales cuestionarios que se pueden aplicar en la evaluación psiquiátrica de los niños y sus familias.
- Distinguir las exploraciones complementarias que pueden ser útiles en los principales trastornos psiquiátricos en niños menores de 12 años.
- Conocer los principales sistemas de clasificación de enfermedades mentales para realizar el diagnóstico en niños.

RESUMEN

Los trastornos psiquiátricos afectan aproximadamente al 10 % de los niños por debajo de los 12 años. Alcanzan a todas las áreas de la vida de los niños, y su diagnóstico e intervención precoces son fundamentales para mejorar el pronóstico.

> La entrevista psiquiátrica con el niño y con su familia es la única herramienta veraz para realizar el diagnóstico, y no se puede sustituir por ninguna otra exploración. Los test y cuestionarios pueden ser útiles para complementar la información, pero no son imprescindibles en ningún caso.

Es importante conocer las características psicológicas de los niños en cada edad o etapa para poder distinguir si los comportamientos o ideas son adecuados a la edad o patológicos. Los principales profesionales que diagnostican y tratan a los niños con trastornos psiquiátricos son los psiquiatras infantiles y los psicólogos, aunque los pediatras pueden diagnosticar y tratar también este tipo de trastornos si tienen la suficiente formación y experiencia. Su papel es fundamental para la detección precoz. Se debe realizar una formulación diagnóstica que incluya, además del diagnóstico principal, otras patologías o condicionantes que sean relevantes. Los principales sistemas de clasificación de las enfermedades mentales, para niños al igual que para adultos, son la Clasificación Internacional de Enfermedades de la Organización Mundial de la Salud, 10ª edición (CIE-10) y el Manual Diagnóstico y Estadístico de los Trastornos Mentales de la Asociación Americana de Psiquiatría (DSM-5).

INTRODUCCIÓN: IMPORTANCIA DE LA EVALUACIÓN PSICOPATOLÓGICA EN NIÑOS

La evaluación del estado mental de los niños requiere una serie de habilidades y conocimientos por parte de los profesionales de la salud. Su objetivo principal es realizar un diagnóstico preciso que permita aplicar una intervención adecuada. Sin embargo, no se debe obviar que la entrevista supone el primer contacto del médico o psicólogo con el paciente y su familia, por lo que también tiene un objetivo terapéutico. Los trastornos mentales afectan a todas las áreas de la vida, por lo que una evaluación completa de salud debe incluir, además, un cribado de psicopatología. La exploración en los niños pequeños, menores de 12 años, supone un reto, por varios motivos:

- Primero, porque para juzgar los comportamientos o actitudes como patológicos es necesario conocer con precisión el desarrollo normal de los niños en cada una de las etapas.
- Segundo, por las dificultades propias de la entrevista con niños, que suelen ser llevados a consulta por sus padres, y lo habitual es que no comprendan por qué se encuentran allí ni qué se espera de ellos. El terapeuta debe adaptarse a la situación y nivel de desarrollo de cada niño.
- Tercero, porque los niños forman parte de un sistema, que es la familia, por lo que es imprescindible analizarla y contar con ella para el plan de tratamiento.

> La entrevista clásica que suelen realizar los profesionales de la salud mental dirigida a adultos es insuficiente y poco adecuada.

Para realizar una evaluación psicopatológica en niños es necesario habilitar los espacios de exploración, y, por supuesto, que los profesionales conozcan las particularidades de los niños, y estén formados en las diferentes técnicas disponibles para evaluarles.

Nota: a lo largo de este capítulo, cuando se mencione «padres», se hará referencia a los cuidadores principales, los que acompañan a los niños a consulta. Asimismo, se hablará de «niños» para referirse a menores de 12 años, puesto que ya se dedica un capítulo a la evaluación de los adolescentes.

CARACTERÍSTICAS DEL DESARROLLO PSICOLÓGICO DE LOS NIÑOS

Aunque el desarrollo del niño es continuo, para facilitar su comprensión, se suele dividir la niñez en tres etapas: infancia (de 0 a 3 años), preescolar (de 3 a 6 años) y escolar (de 6 a 11 años). El conocimiento de este desarrollo incesante es de vital importancia a la hora de evaluar a un niño en consulta. Sin conocer el desarrollo normal, no se puede valorar si un comportamiento, pensamiento, actitud, etc., es patológico o adecuado para la edad.

En la **tabla 6-1** se describen algunas de las principales características del desarrollo de los niños que pueden resultar de interés en la evaluación de niños en la etapa escolar, de 6 a 11 años. Se exponen diferentes áreas: motriz, dibujo, historias, conocimiento, cognición, moral, social, autoconcepto, afectivo-sexual y familiar.

PROFESIONALES IMPLICADOS

La exploración psicopatológica a un niño la pueden realizar varios especialistas de salud, ya sean pediatras, psicólogos o

Tabla 6-1. Características psicológicas de los niños en edad escolar

	Inicio educación primaria (5-6 años)	Final educación primaria (11 años)
Motor	• Salta, chuta un balón • Equilibrio razonable, capaz de estar quieto y sostener los brazos firmes, de pie a la pata coja, izquierda y derecha • Sentido general de izquierda y derecha, no siempre consistente • Capaz de hacer alternancia rápida de movimientos • Sincinesias leves en los movimientos de los dedos	• Salta, lanza, coge y chuta un balón con facilidad • Elabora, por ejemplo, pasos de baile, tirar por la espalda o engañar al receptor • El equilibrio es bueno, tándem caminando con facilidad • Distinción precisa de izquierda y derecha • Sin sincinesias
Dibujo	• Capaz de nombrar y copiar círculo, cuadrado, triángulo y cruz con facilidad. Algunos copian diamante, asterisco y estrella de cinco puntas (más si han ido a educación infantil) • Dibuja persona con cuerpo, brazos y piernas. Algunos pueden añadir características con detalle, pero los suelen omitir • Pueden dibujar una casa y un árbol también	• Círculo, cuadrado, triángulo, diamante, asterisco, estrella de cinco puntas. Puede lograr un cubo, a menudo solo después de mostrarles cómo dibujarlo • Dibuja persona más detallada con manos, pies, figuras de acción. Chicas, con más detalles decorativos; chicos, con más detalle de acción
Historias	• Las personas son, en general, autorreferenciales, incluso si una figura tiene un nombre diferente, su vida y circunstancias son usualmente idénticas al niño	• Puede dibujar a alguien que no es él mismo y también tener una historia sobre otra familia incluso inventada. Crea parcelas complejas, utilizando lenguaje descriptivo
Conocimiento (depende de la exposición)	• Recita el alfabeto, cuenta más de 20, escribe nombre y apellido • Reconoce letras impresas y números. Escribe la mayoría de letras y números. Puede tener algunas inversiones	• Lee en voz alta y para sí mismo con comprensión, realiza la suma de dos dígitos y resta mental; multiplica, divide, y hace fracciones sobre papel. Sabe detalles de figuras históricas, geográficas, naturales, fenómenos, sistemas del cuerpo
Cognición	• Egocéntrico, definiciones idiosincrásicas de observaciones «científicas», centralización (definen por una sola dimensión) • Inicio de operaciones concretas, conservación y clasificación	• Conservación de número, peso y volumen; flexibilidad de habilidades operativas, incluyendo reversibilidad
Moral	• Define lo correcto y lo incorrecto en términos de castigo y dolor, u otros motivos personales e idiosincrásicos • Interesado en cómo funciona el mundo, la vida, la muerte, la religión, usa el pensamiento mágico	• Define lo correcto y lo incorrecto por principios internos • Tiene empatía y puede valorar temas desde la posición de otro
Social	• Disfruta de la compañía de otros niños • Nombra a varios amigos. Juego interactivo con reglas, a menudo determinado externamente • El juego creativo es imitativo • Juzga a sus compañeros según le resulten agradables • Juegos de destreza individual, puede jugar en equipo, pero coopera basándose más en reglas que en estrategias complejas	• Es probable que tenga un mejor amigo y un círculo cercano de amigos • Las actividades con los compañeros son cada vez más independientes de la supervisión de los padres • Capaz de crear juegos y establecer reglas • Consideración hacia los demás, particularmente chicas • Aumenta la autosuficiencia y la responsabilidad • Los compañeros son juzgados por sus cualidades • Trabajo en equipo con estrategia

(Continúa)

Tabla 6-1. Características psicológicas de los niños en edad escolar (*Cont.*)

	Inicio educación primaria (5-6 años)	Final educación primaria (11 años)
Autoconcepto	• Depende de las descripciones de los demás	• Depende de la visión de éxito, competencia y evaluación por estándares internos, así como de la comparación con compañeros y de presiones sociales • Selecciona entre diferentes modelos disponibles para definir un estándar que le permita ser interesante (*cool*) para sí mismo y sus amigos seleccionados
Afectivo-sexual	• Interesado en las diferencias sexuales, placer de tocarse a sí mismo • En general, prefiere jugar con personas del mismo sexo, pero está cómodo con actividades mixtas organizadas	• Cambios en los caracteres sexuales secundarios (etapas de Tanner II-V; las chicas dos años antes que los chicos habitualmente) • Prefiere los amigos del mismo sexo • Alguna incomodidad relativa al crecimiento (se encorva, se avergüenza del desarrollo de las mamas o del tamaño del pie). La amplia gama en el inicio puberal con respecto a sus iguales puede crear desafíos para la autoestima individual • Puede sentir admiración hacia miembros individuales del sexo opuesto o, por el contrario, pensar que son «asquerosos» • El interés se expresa mediante burlas o mensajes enviados a través de otros
Familia	• Identificación con los padres o hermanos, principalmente del mismo sexo • Participa en rituales familiares y rutinas alrededor de las comidas y de la hora de dormir	• Compara a sus padres con otros adultos, incluyendo maestros y padres de otros niños • Más independiente de los rituales y rutinas familiares • Más responsabilidad por las tareas del hogar, autocuidado y deberes escolares

Adaptada de: Combrink GL, Fox G. Development of School-Age Children. En: Martin A, Bloch MH, Volkmar F (eds.). Lewis's Child and Adolescent Psychiatry: A Comprehensive Textbook. 5ª ed. Philadelphia: Lippincott Williams and Wilkins; 2018. p. 261-7.

especialistas en psiquiatría, siempre que cuenten con la formación necesaria.

> Los psiquiatras infantiles y de adolescentes y los psicólogos clínicos formados en psicopatología infantil son los profesionales más cualificados para realizar una entrevista completa con el niño y su familia, un examen del estado mental, establecer un diagnóstico preciso e indicar un tratamiento adecuado.

Si no tienen experiencia suficiente, lo cual es natural que suceda en los especialistas en formación, se debe contar con la supervisión de un experto. Los psicólogos han de colaborar con un equipo médico en aquellos casos en los que sea necesario prescribir un tratamiento farmacológico.

Los **pediatras** son los profesionales que más suelen conocer a los niños y sus familias, por lo que su labor es fundamental en el diagnóstico y la prevención precoz. Aunque se estima que un 20-30 % de las consultas de atención primaria se originan por motivos psicosociales (dificultades de aprendizaje, de comportamiento, miedos, etc.), muchos pediatras encuentran limitaciones para valorar y manejar estas situaciones. Su función es detectar cualquier tipo de trastorno, y valorar la derivación a un equipo de salud mental infantil. En algunos casos de trastornos psicopatológicos habituales, como, por ejemplo, el trastorno por déficit de atención (TDAH) o los trastornos de ansiedad, pueden realizar el diagnóstico e incluso iniciar y controlar

el tratamiento, en especial en los casos menos graves y sin comorbilidad. Es habitual que les resulte arduo explorar las dinámicas familiares, las emociones y, sobre todo, otros aspectos más delicados, como los abusos o las ideas de muerte.

Los pediatras suelen tener dificultades a la hora de realizar una exploración psicopatológica por varios motivos:

• Primero, en la mayoría de los casos, no tienen formación suficiente, ya que la rotación por psiquiatría infantil y adolescente no está contemplada en los programas de formación, salvo como optativas.
• Segundo, la posibilidad de realizar una exploración completa está condicionada por la escasez de tiempo del que disponen para cada consulta, en especial en atención primaria.
• Tercero, les puede resultar difícil la coordinación con los equipos de especialistas en psiquiatría infantil.

Los **psiquiatras** generales, con formación mayoritaria en psiquiatría de adultos, encuentran otras barreras diferentes. La principal es que no suelen estar tan familiarizados con el desarrollo psicológico de los niños sanos, por lo que pueden desconocer qué conductas o pensamientos se deben considerar normales y cuáles patológicos en niños. Su formación en psiquiatría infantil a menudo es insuficiente. Aunque algunos pueden estar muy concienciados de que más de la mitad de los trastornos que se presentan en adultos se han

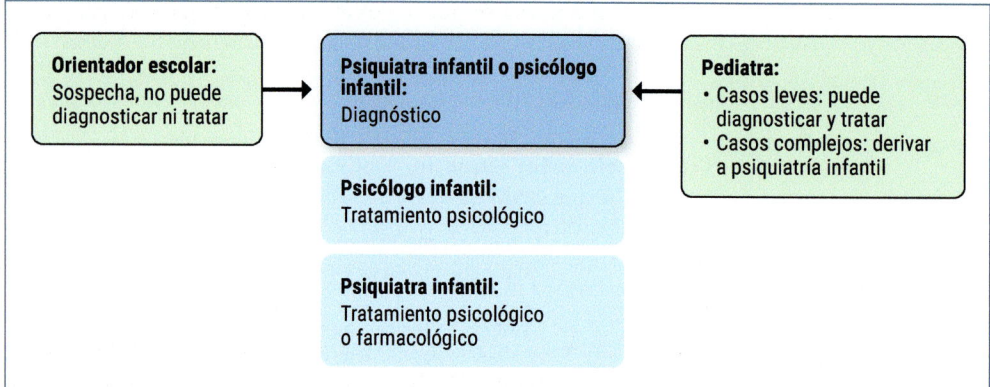

Figura 6-1. Profesionales implicados en el diagnóstico de patología psiquiátrica en niños.

iniciado antes de los 18 años, otros tienden a adoptar una actitud escéptica.

 Los profesionales que no están adecuadamente cualificados y tratan a niños pueden infraestimar la posibilidad de que las dificultades referidas por los niños y sus familias sean debidas a patología psiquiátrica.

Atribuyen la psicopatología en menores a otros factores, como el tipo de familia, el estilo educativo de los padres o la forma de vida en los jóvenes. A menudo no son conscientes de que estos condicionantes pueden ser un epifenómeno. Por ejemplo, pueden considerar que una conducta patológica se produce por motivos tales como que los niños juegan en exceso a videojuegos, no pasan tiempo con sus padres, su madre les sobreprotege o acuden a demasiadas actividades extraescolares. Todas estas falsas atribuciones se derivan de la ausencia de percepción de la psiquiatría infantil como una ciencia. Los verdaderos factores etiológicos de los trastornos psiquiátricos no van en esa línea, ya que los más determinantes son: la herencia, causas perinatales (enfermedades o consumo de tóxicos de la madre durante el embarazo, prematuridad o bajo peso) o acontecimientos vitales estresantes.

Por último, los orientadores escolares, que pueden ser psicopedagogos o psicólogos, son profesionales del ámbito educativo, y no clínico. Ellos, al igual que los pediatras, pueden derivar a los niños para ser valorados en psiquiatría, pero en ningún caso pueden realizar un diagnóstico de trastornos psiquiátricos, ya que no pertenecen al ámbito asistencial (**Fig. 6-1**).

LA EXPLORACIÓN PSICOPATOLÓGICA EN NIÑOS

La entrevista con el niño y su familia

Los niños no son adultos «en miniatura», y los trastornos mentales que padecen no son una mera reproducción de los que presentan los adultos. Se encuentran en continuo desarrollo, por lo que sus síntomas evolucionan a medida que lo hacen ellos. Debido a su plasticidad neuronal, son mucho más permeables a los cambios, ya sean beneficiosos o perjudiciales.

Antes de abordar una evaluación psiquiátrica en un niño se debe contar con la suficiente formación en el área.

 En psiquiatría, al igual que en cualquier otra especialidad médica, no se puede realizar una exploración sin saber qué se va a buscar. Hay que conocer cuáles son los trastornos que se van a explorar, para poder identificar los síntomas de cada uno de ellos.

También se deben analizar las circunstancias que puedan influir sobre dichos síntomas y las bases de los tratamientos psicológicos o farmacológicos. En la **tabla 6-2** se enumeran los principales trastornos psiquiátricos que pueden presentar los niños.

La entrevista psicopatológica con un niño y su familia es un arte que requiere de años de formación. Hasta los profesionales más experimentados no dejan nunca de aprender de cada niño y de cada situación. Para disponerse a realizar una entrevista en un niño, lo primero es que el ambiente y el espacio estén acondicionados (**Fig. 6-2**). Para que los niños se encuentren cómodos, es recomendable tener a la vista algunos

---

Tabla 6-2. Principales trastornos psiquiátricos en niños (menores de 12 años)

Trastornos de diagnóstico frecuente

- Trastornos de ansiedad
- Trastorno por déficit de atención e hiperactividad
- Trastorno negativista desafiante
- Trastorno obsesivo-compulsivo
- Trastornos de aprendizaje, especialmente del lenguaje
- Trastornos depresivos
- Trastornos de síntomas somáticos y relacionados
- Trastornos de la conducta alimentaria (anorexia y bulimia)
- Trastornos de la ingesta alimentaria (selectivo)

Trastornos de diagnóstico menos frecuente

- Trastornos del espectro autista
- Retraso mental
- Trastorno adaptativo y de estrés postraumático
- Trastornos del vínculo
- Trastornos de tics
- Trastornos de eliminación: enuresis, encopresis

Trastornos poco frecuentes o excepcionales en la etapa escolar

- Trastornos del humor: trastorno bipolar
- Esquizofrenia de inicio muy precoz

Adaptada de: Díez Suárez A. Psicopatología en la edad infantil. En: Polaino A, Chiclana C, López Cánovas F, Hernández G (eds.). Fundamentos de Psicopatología [ebook]. BibliotecaOnline. 2017. ISBN 978-84-15998-50-1.

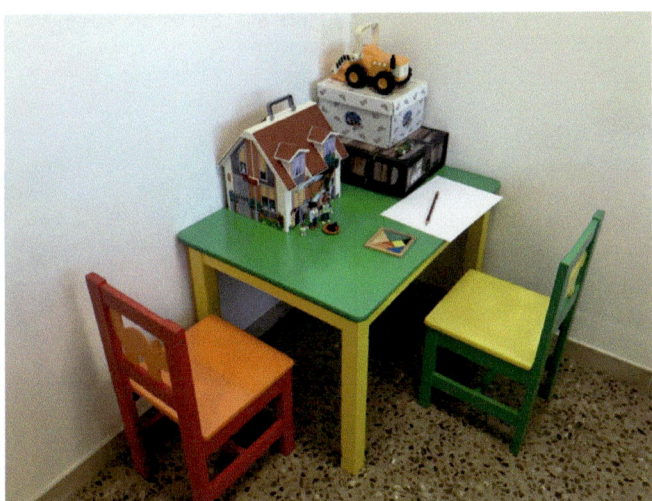

Figura 6-2. Ejemplo de consulta acondicionada para la evaluación psiquiátrica en niños.

juguetes, dibujos y objetos de colores. Conviene contar con alguna silla o mesa de pequeño tamaño y, si los niños se sitúan allí, es preferible sentarse a su altura, acercarse, y no dirigirse a ellos desde un plano superior. Se puede contar con un espejo para explorar la autoestima o la distorsión de la imagen corporal, por ejemplo, en trastornos de la conducta alimentaria. El lenguaje y el tono de voz deben ser adecuados a la edad, nivel de desarrollo y situación de cada niño.

Se debe indagar acerca de sus intereses o aficiones, como deporte, animales, colecciones, personajes, etc., y mostrar interés por ellos. Cuando no colaboran, o en niños muy pequeños o muy inhibidos, se les puede mostrar imágenes o algún video sobre estos intereses. Es muy habitual que el formato pregunta-respuesta no funcione, por lo que es preferible intercalar los interrogantes con otras peticiones, como dirigirse a una zona de juegos, pedirle que dibuje, escriba, cuente una historia o complete algún cuestionario. Los juguetes que representan a familias tienen especial interés. En niños difíciles de explorar, cualquier gesto de colaboración debe ser bienvenido con un elogio. El tono de voz debe ser adecuado, y se deben evitar las críticas. Hay que intentar transmitir que se es capaz de ponerse en su lugar y que no se pretende juzgarles. Para ello, algunos comentarios útiles pueden ser: «Entiendo que esto debe ser difícil para ti», «me imagino que estarás sufriendo mucho», «no será fácil hablar de esto», «veo que te emocionas/te molestas al comentar este tema».

La **historia clínica** debe incluir los siguientes apartados, en este orden: fuente de referencia (si acude con la madre, el padre, ambos u otros cuidadores), información sobre la identificación, motivo de consulta, historia psiquiátrica actual y pasada, antecedentes médicos significativos, historia familiar (en especial, antecedentes psiquiátricos), historia del desarrollo (perinatal, primera infancia, escolarización, familiar, educativa), estado mental, formulación diagnóstica y planificación del tratamiento. En el **Anexo** se ofrece un modelo de entrevista semiestructurada basada en este esquema. Es conveniente realizar un genograma para poder ilustrar de forma clara la organización familiar. En la **figura 6-3** se muestran los principales símbolos empleados en los genogramas.

La historia se puede completar, según la organización de la consulta, en una sola visita o en varias. En la mayoría de los casos, se incluyen tres etapas:

- **Primero se realiza una entrevista a los padres en presencia de los niños**. Aunque en algunos casos el contenido de lo que se va relatando puede molestar u ofender al paciente, permite observar la interacción entre los padres y los hijos. La mera observación de cómo se sientan, habitualmente el niño en medio de los padres, ya aporta información. Se debe permanecer muy atento al lenguaje no verbal, a las expresiones faciales y los gestos tanto de los padres como de los niños. Hay que tratar de crear un clima de confianza, aunque esto no siempre se consigue.
- **Posteriormente se debe entrevistar al niño a solas** y completar aspectos concretos de la exploración psicopatológica. Una vez decididas las medidas terapéuticas, se le deben explicar al niño de forma adecuada a su edad y con entusiasmo.
- Por último, **se dedicará un tiempo a recoger datos de los padres en ausencia del niño**. En ese momento, habitualmente también se explicarán las diferentes medidas de tratamiento.

En los casos de hijos de padres divorciados, independientemente de quién tenga la custodia, hay que tener en cuenta dos **condicionantes legales** importantes:

- El primero es que en el caso de que uno de los progenitores no acompañe al menor a la consulta, lo cual es frecuente, el profesional de la salud debe tener constancia de que proporciona su consentimiento para la evaluación y, sobre todo, para el tratamiento.
- El segundo es que ambos progenitores tienen derecho a recibir la información y los informes médicos de su hijo. Es nuestra obligación, por tanto, entregar los informes y aportar la información que soliciten tanto a uno como a otro. La única excepción a esta norma es que al progenitor le hayan retirado la patria potestad, lo cual es muy infrecuente.

 Es muy recomendable seguir un guion para realizar la entrevista, ya que facilita que la información se registre de forma estructurada y completa.

Al igual que en cualquier otra enfermedad, se empezará preguntando por el motivo de consulta y la descripción de los síntomas. El acrónimo FIND (Frecuencia, Intensidad, Número, Duración) puede resultar útil para valorar la presencia y la evolución de los síntomas. El registro de lo que el paciente y la familia han intentado ya para solucionar la situación, y si ha funcionado o no es de vital importancia para enfocar el tratamiento.

Se deben recoger todos los datos referentes a la historia del desarrollo, los posibles acontecimientos vitales estresantes (Mardomingo, 2015), el aprendizaje, y las relaciones sociales. Una sugerencia para explorar los eventos traumáticos es: **«¿Te ha ocurrido algo tan malo en tu vida que te haya cambiado, que creas que ya no eres el mismo desde que te ocurrió?»**. El estilo educativo de los padres se puede ir

Figura 6-3. Genograma y su interpretación.

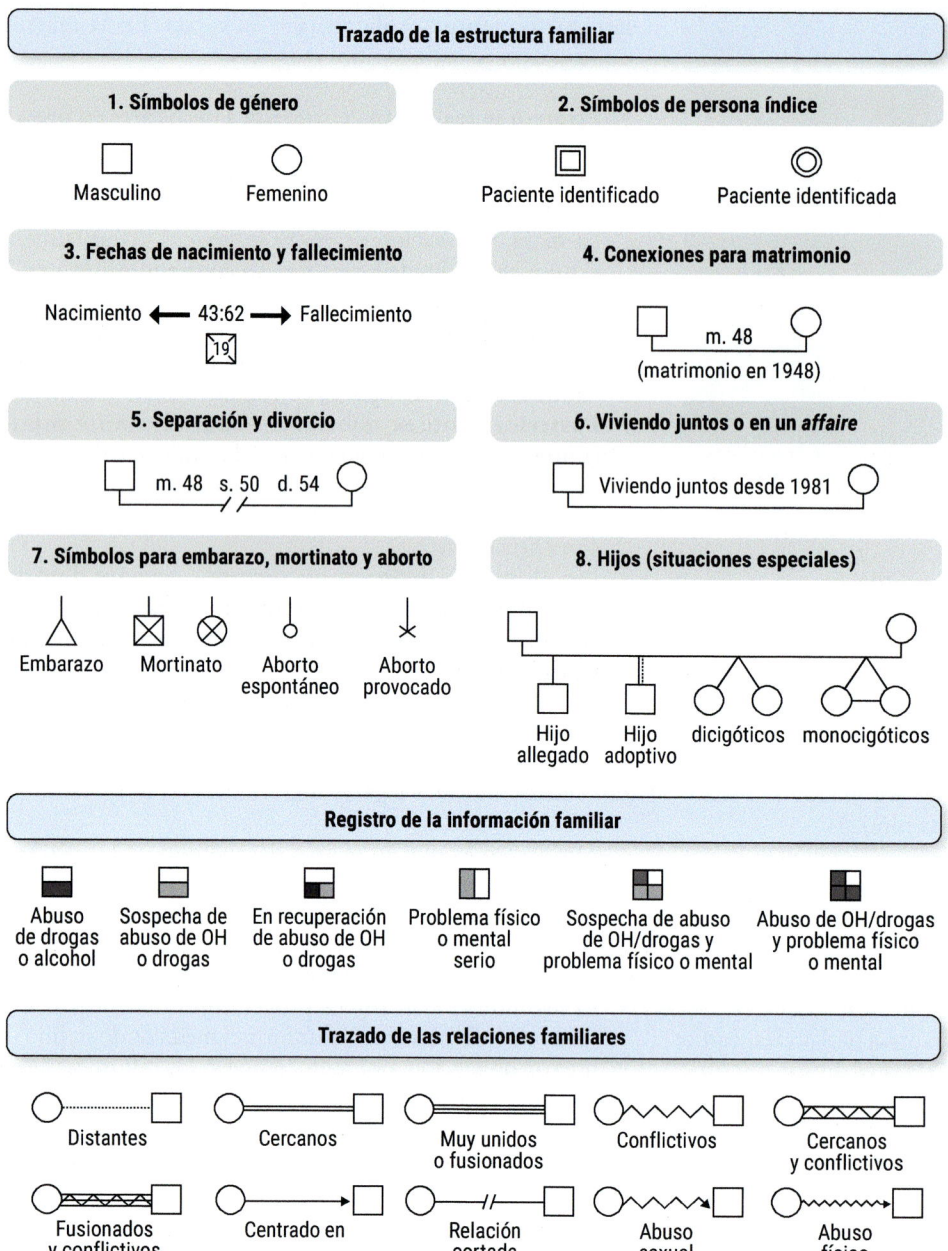

deduciendo del relato y los comentarios realizados a lo largo de la entrevista.

En niños pequeños se puede recurrir a la exploración a través del **juego,** que constituye su modo principal de relacionarse con el mundo. Mediante el juego se despertará su interés y se pueden explorar múltiples áreas. Se puede observar su comportamiento en general, si es cuidadoso o impulsivo, si se mantiene quieto o va cambiando de actividad, si se dispersa, cómo es su manipulación, su lenguaje, estimar su nivel de desarrollo intelectual, etc. Si la consulta es de dimensiones reducidas o no está adaptada, se puede trasladar al niño a otra sala más adecuada, con juguetes, para realizar allí una observación directa. También se puede emplear como herramienta proyectiva, como puede ser el empleo de muñecos que representen a diferentes miembros de la familia.

En algunos casos puede resultar útil recurrir a **otras fuentes de información,** como otros cuidadores de la familia extensa, o profesores. La recogida de información del centro escolar siempre se debe realizar tras el consentimiento implícito de los padres. Una buena estrategia puede ser entregar una tarjeta de visita y pedir que los profesores o el orientador escolar contacten con nosotros, o bien hacerles llegar a través de los padres algunos cuestionarios para que los completen y nos los devuelvan. Esta información es especialmente útil en el diagnóstico de algunas patologías como trastornos de aprendizaje, del espectro autista o trastorno por déficit de atención e hiperactividad. Por supuesto, es muy recomendable establecer contacto con los colegios en las situaciones de posible acoso escolar.

Las **exploraciones complementarias,** tales como analíticas, pruebas de neuroimagen, o electroencefalograma, sólo

Tabla 6-3. Exploraciones en la evaluación psicopatológica: recomendaciones

Exploración/prueba	Recomendación	Observaciones
Evaluación y entrevista con el paciente	Imprescindible	
Entrevista a la familia	Imprescindible	U otros cuidadores
Formulación diagnóstica	Imprescindible	CIE-10 o DSM-5
Cuestionarios (paciente, familia)	Recomendable	De funcionamiento general y específicos para cada trastorno
Información del colegio (profesores, tutores, orientador escolar)	Recomendable	Más relevante en TDAH o trastorno del aprendizaje
Determinación de cociente intelectual (distinción entre manipulativo y verbal)	Recomendable	Más relevante en TDAH o trastorno del aprendizaje
Exploraciones neuropsicológicas (atención, lecto-escritura, memoria, planificación y otras funciones ejecutivas)	Recomendable	Más relevante en TDAH o trastorno del aprendizaje
Pruebas de visión y audición	Recomendable	Más relevante en TDAH o trastorno del aprendizaje
Analítica general en sangre (incluyendo perfil tiroideo, hemograma, y otras según sospecha)	Recomendable	Mandatorio en trastornos depresivos, psicóticos, espectro autista o de ansiedad
Pruebas genéticas (cariotipo, X frágil, test genéticos de respuesta a medicamentos)	Si se sospecha otro diagnóstico	• Imprescindible en trastornos del espectro autista, o retraso mental • Casos resistentes a tratamientos farmacológicos o con vulnerabilidad a efectos adversos
Neuroimagen (resonancia magnética), EEG	Según diagnóstico	Imprescindible en primer episodio psicótico o depresión grave con inhibición

CIE-10: Clasificación Internacional de Enfermedades, 10ª edición; DSM-5: Manual Diagnóstico y Estadístico de los Trastornos Mentales, 5ª edición; EEG: electroencefalograma; TDAH: trastorno por déficit de atención.

son necesarias cuando se sospecha otro problema médico asociado, como norma general.

 No obstante, en algunas patologías concretas pueden ser recomendables, como, por ejemplo, una determinación de hemograma para descartar anemia o perfil tiroideo para valorar hipotiroidismo en un paciente con depresión.

En la **tabla 6-3** se resumen las indicaciones de las exploraciones complementarias en psiquiatría infantil. En los últimos años se han diseñado pruebas genéticas relacionadas con la farmacocinética, que determinan factores como la metabolización, la respuesta o el riesgo de efectos adversos de los fármacos. Un ejemplo de esto es el estudio de la empresa Oneome (https://oneome.com/), elaborado en colaboración con la Clínica Mayo.

Instrumentos de evaluación psicológica en niños

La anamnesis mediante la entrevista clínica es la única herramienta imprescindible en el diagnóstico en psiquiatría, tanto general como infantil. Algunos cuestionarios o test de elección múltiple, o tipo Likert, pueden resultar útiles para complementar la información de la entrevista. Las exploraciones psicométricas, o test, sirven para evaluar diferentes áreas, tales como la inteligencia general o las funciones ejecutivas (atención, planificación).

Test para evaluación del desarrollo/cociente intelectual

Los test psicométricos permiten conocer el nivel intelectual, de desarrollo o determinadas habilidades del niño. No son imprescindibles, pero pueden ser muy recomendables, según el tipo de motivo de consulta. Por ejemplo, cuando se consulta por dificultades o fracaso académico, o se sospecha un cociente intelectual bajo o alto. También en los casos de dificultades específicas de aprendizaje, si se quiere descartar un trastorno de aprendizaje, ya sea de tipo verbal o procedimental. En la **tabla 6-4** se describen algunos de estos test de determinación de cociente intelectual, y sus características.

Cuestionarios para padres y niños

Tal y como se ha explicado anteriormente, los test o cuestionarios pueden ser útiles para complementar la información obtenida tras la entrevista. Sus **funciones principales** son recabar información complementaria, realizar un cribado de alguna otra patología, graduar la intensidad de los síntomas y su evolución con el tiempo, o emplearlos para investigación.

 Nunca se puede realizar un diagnóstico basado en cuestionarios; ningún trastorno se diagnostica mediante ningún test específico.

Pueden ser autoadministrados, es decir, completados por el niño, o heteroadministrados, por los padres u otros informantes, por ejemplo, los profesores. Tal y como se puede ver en la **tabla 6-4**, los test de funcionamiento general abordan dife-

Tabla 6-4. Escalas y cuestionarios útiles en niños en la etapa escolar

Instrumento	Edades	Áreas de exploración	Utilidad
Test de Inteligencia			
K-BIT: test breve de inteligencia de Kaufman (Kaufman, 1996)	4-90 años	Inteligencia verbal (vocabulario) y no verbal (matrices)	Determina dos índices de inteligencia de forma breve (aplicación: 15-30 min)
MSCA: Escalas de McCarthy (McCarthy, 1972)	2,5-8,5 años	Verbal, manipulativa, numérica, mnésica y motora	Utilidad clínica y pedagógica
WISC-V: Escala Wechsler de Inteligencia para Niños (*Wechsler Intelligence Scale for Children*) (2015)	6-16 años	Comprensión verbal, visión espacial, razonamiento fluido, memoria de trabajo, velocidad de procesamiento	Aplicación: 50-65 min. Permite información completa
Cuestionarios de funcionamiento general			
CBCL: Inventario de Conducta Infantil 6-18 (Achenbach y Rescorla, 2001)	6-18 años	Comportamiento agresivo, ansioso/deprimido, problemas de atención, incumplimiento de las reglas, quejas somáticas, problemas sociales, problemas de pensamiento, retraído/deprimido	118 ítems. Padres, maestros, niños (solo 11-18 años)
TAMAI: Test Autoevaluativo Multifactorial de Adaptación Infantil (Hernández-Guanir)	8-18 años	Inadaptación general, personal, escolar, social; insatisfacción familiar, con los hermanos; educación adecuada del padre/madre, discrepancia educativa; proimagen y contradicciones	Niños
SDQ: Cuestionario de Cualidades y Dificultades (*The Strengths and Difficulties Questionnaire*) (Goodman *et al.*, 1998): http://www.sdqinfo.com/py/sdqinfo/b3.py?language=Spanish	Niños: 11-17. Padres: 4-17 años	Síntomas emocionales, problemas de conducta, hiperactividad, problemas con compañeros, conducta prosocial	25 ítems. Niños, padres
SENA: Sistema de Evaluación de Niños y Adolescentes (Fernández-Pinto *et al.*)	3-18 años (nivel 2: 6-12 años)	• Problemas interiorizados: depresión, ansiedad, ansiedad social, quejas somáticas, obsesión-compulsión y sintomatología postraumática. • Problemas exteriorizados: hiperactividad e impulsividad, problemas de atención, agresividad, conducta desafiante, problemas de control de la ira, conducta antisocial	Padres, profesores, niños
Instrumentos específicos de evaluación psicopatológica			
Trastorno por déficit de atención e hiperactividad			
SNAP IV: escala SNAP-IV (Swanson, Nolan and Pelham Scale) de valoración de síntomas de TDAH o Escala de Conners	6-18 años	Inatención, hiperactividad, impulsividad	Padres, profesores
EDAH: Escala para la evaluación del Trastorno por Déficit de Atención con Hiperactividad (Farré y Narbona, 2013)	6-12 años	Inatención, hiperactividad, impulsividad, trastorno de conducta	Padres, profesores
Ansiedad			
MASC: Escala Multidimensional de Ansiedad para Niños	8-18 años	Síntomas físicos, evitación de daños, ansiedad social, por separación, pánico	Niños
IME: Inventario de Miedos Escolares (Méndez, 1998)	8-11 años	Miedo al malestar físico, ansiedad anticipatoria, miedo al fracaso y al castigo escolar, miedo a la evaluación social y escolar	28 ítems. Niños, padres y profesores

(Continúa)

Tabla 6-4. Escalas y cuestionarios útiles en niños en la etapa escolar (*Continuación*)

Instrumento	Edades	Áreas de exploración	Utilidad
Depresión			
CDI: Inventario de Depresión Infantil (Kovacs)	8-11 años		37 ítems. Padres y educadores
CDS: Cuestionario de Depresión para Niños (Lang y Tisher)	8-16 años	Respuesta afectiva, problemas sociales, autoestima, preocupación por la muerte/salud, sentimiento de culpabilidad, síntomas depresivos varios	66 ítems. Niños
Autismo			
CAST: Test Infantil del Síndrome de Asperger (Scott, 2002): http://espectroautista.info/CAST-es.html	4-11 años	Cribado de autismo	37 ítems. Padres y educadores

rentes dimensiones sintomáticas (p. ej., atención, ansiedad, conducta). Existen además diferentes cuestionarios específicos para cada patología.

Otras exploraciones: juego simbólico, técnicas proyectivas

Las técnicas proyectivas, desarrolladas desde la psiquiatría psicoanalítica, permiten obtener información de forma indirecta y no estructurada. Posibilitan que el niño exprese las actitudes, creencias, motivaciones o sentimientos más profundos, no conscientes, o que no consiga expresar. Pueden ser expresivas, gráficas, constructivas, estructurales, temáticas, asociativas y de juegos o dramatización. Son especialmente útiles en niños pequeños, más retraídos, o cuando el niño muestra un temor a relatar algún contenido, como, por ejemplo, secretos familiares.

Estos son algunos ejemplos:

- **Dibujo**. Se le pide al niño que se dibuje a sí mismo o a su familia, y que describa la situación (colocación, tamaño relativo y actitud de cada personaje, actividad, etcétera).
- **Juego con figuras humanas**. Colocándose a su altura, se puede jugar con él e ir inventando historias sobre los personajes. Lo habitual es que los niños pequeños, menores de 8 años, se identifiquen con esos personajes, por lo que los relatos pueden ser autorrevelaciones.
- **Petición de los tres deseos**. Según la edad y estilo del niño, se le puede mostrar una lámpara maravillosa simulando el cuento de Aladino (**Fig. 6-4**) o contarle ese cuento para pedirle que pida tres deseos. Se le puede sugerir que no sean deseos materiales.
- **Otras preguntas**. ¿Qué te gusta hacer, en qué eres bueno? ¿Qué te pone furioso? ¿Qué cambiarías de tu vida? ¿Con qué personaje (de una serie, película o libro) te sientes identificado?

En pacientes con escasa introspección o una importante represión de los síntomas, en los que la entrevista convencional es poco útil, se pueden aplicar algunos test proyectivos.

Para realizarlos se requiere preparación y experiencia. El **test de apercepción temática** (TAT) (a partir de 14 años), desarrollado por Henry Murray, y su versión infantil CAT (de 3 a 10 años) consisten en la presentación de unas láminas con figuras humanas o animales, respectivamente, que el paciente debe interpretar.

FORMULACIÓN DIAGNÓSTICA. SISTEMAS DE CLASIFICACIÓN DE ENFERMEDADES MENTALES EN LOS NIÑOS

El diagnóstico en psiquiatría infantil, al igual que en todas las especialidades médicas, es fundamental para comprender las dificultades del niño, y para enfocar el tratamiento. Los síntomas psiquiátricos se suelen presentan de forma dimensional, y no dicotómica, es decir, cualquier persona puede tener un grado mayor o menor de cada uno de ellos. Todos podemos ser un poco inatentos, estar muy ansiosos o tener algún síntoma depresivo.

 Es habitual que los niños presenten síntomas en distintas dimensiones sintomáticas. Cuando estos síntomas tienen una frecuencia concreta y una intensidad suficiente para generar un impacto, se cataloga como un trastorno.

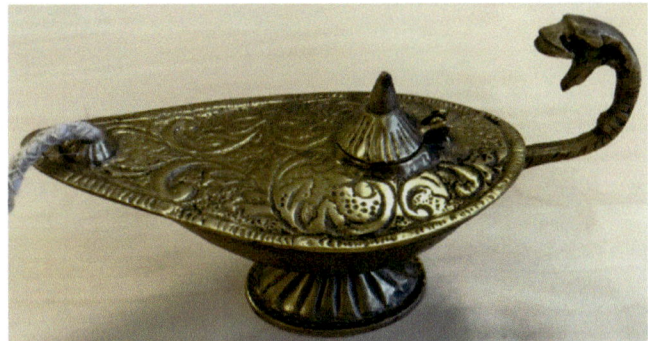

Figura 6-4. Lámpara maravillosa de Aladino.

No obstante, el diagnóstico en psiquiatría se realiza de forma categorial, agrupando los síntomas en trastornos que constituyen categorías concretas. Aunque estos sistemas tienen sus limitaciones, ya que en ocasiones los pacientes pueden no «encajar» en una categoría determinada, cuentan con un reconocimiento internacional. Los dos **sistemas principales de clasificación de trastornos mentales** son:

- El sistema de la Organización Mundial de la Salud (OMS), denominado **Clasificación Internacional de Enfermedades , 11ª edición (CIE-11**, publicada en junio de 2018).
- El **Manual Diagnóstico y Estadístico de los Trastornos Mentales (DSM)**, de la Asociación Americana de Psiquiatría, publicado en mayo de 2013.

La formulación diagnóstica debe incluir aspectos tanto neurobiológicos como personales, sociales, familiares o académicos. Es esencial considerar también otros factores psicológicos o sociales que suelen ser de vital importancia.

 En la cuarta edición del Manual Diagnóstico y Estadístico de Trastornos Mentales (DSM-IV) se sugería el modelo de formulación «bio-psico-social». Aunque en su quinta edición (DSM-5) se ha eliminado este sistema, sigue siendo recomendable tenerlo presente.

Permite realizar una descripción breve, no solo de los síntomas que presenta el paciente, sino también de su contexto familiar, social, educativo y cultural. Con ello se logra que los signos y síntomas cobren un significado, único en cada niño. Mediante este sistema se realiza una «foto» del paciente, y se intenta evitar el reduccionismo, especialmente el que trata de hacer referencia solo a aspectos biológicos. La **escala de gravedad según la impresión del clínico** (*Clinical Global Impression-Severity*, GGI), gradúa en una escala de 1 a 7 la gravedad del paciente (Guy, 1976). El DSM-5 recomienda su utilización, que puede ser útil tanto en el momento de la primera consulta, cuando se establece un diagnóstico, como en revisiones posteriores. Su interpretación se puede ver en el **Anexo**.

Anexo. Evaluación inicial (notas médicas). Unidad de Psiquiatría Infantil y Adolescente

Historia del Consultor/Colaborador/ Fellow/Residente

Nombre:
Fecha de nacimiento:
Peso (percentil):
F. cardíaca: TA sistólica:
Fecha actual

Vive con: padre-madre-hermanos
          en
Curso-colegio

Historia
Sexo:
Talla (percentil):
TA diastólica:

Motivo de consulta
Hx enfermedad actual

Depr. Mayor (5)
Depr./Irrit.
Anhedonia
Apetito
Sueño
Agit./Ret. psicomotor
Energía
Inútil-culpable
Concentr.-Indec.
SUI

Manía
Euf. (3)/Irr. (4)
Grandios.
↓ Sueño
Hablador ++
Pensam. acelerado
Distraído
↑ Actividad
Placer/dolor

TDAH (6)
Errores de descuido
↓ Atención
No escucha
No termina tareas
Desorganizado
Evita esfuerzo mental
Pierde cosas
Distraído
Olvidadizo

(Continúa)

Anexo. Evaluación inicial (notas médicas). Unidad de Psiquiatría Infantil y Adolescente (*Cont.*)

Enreda (*Fidgets*)
Se levanta
Corre-trepa
No juega en silencio
Siempre moviéndose
Habla excesivamente
Contesta sin pensar/responde impulsivamente
No espera turno
Interrumpe

Hx psiquiátrica anterior

Hábitos/estilo de vida
Alimentación
Sueño
Actividad física
Uso de pantallas

Abuso de sustancias (droga/edad/cantidad/frecuencia)
Tabaco. EtOH. THC. Otras drogas

Historia médica
Problemas visión/audición, TCE, problemas médicos serios
Alergias medicamentosas
Medicación actual

Historia médica familiar (antecedentes cardiovasculares)

Historia psiquiátrica familiar

Historia social/desarrollo
Embarazo-parto-perinatal
Lactancia y primera infancia (de 1 hasta 3 años)
Preescolar/ed. infantil (de 3 hasta 6 años)
Colegio (de 6 años en adelante)
Legal
Trauma: físico/sexual/emocional/abuso y abandono
Relaciones sociales (padres/familiares/amigos/pareja)/Hx sexual
Situación familiar: trabajo padres, horarios familiares, etcétera

EXPLORACIÓN DEL ESTADO MENTAL
Sensorio-cognición
Alerta y orientado   persona-tiempo (día-fecha-mes-estación-año) lugar-circunstancia
Atención-concentración
Memoria: corto plazo (dígitos adelante y atrás 5 – 7 – 1 – 9 – 3)   largo plazo (3 palabras)
Abstracción (refranes)-símiles/diferencias

Apariencia-comportamiento
Alteraciones físicas
Edad
Cooperativo
Contacto ocular
Actividad psicomotriz
Tics-manierismos
Higiene-vestido

Humor

Afecto
Intensidad (plano-normal-dramático)
Movilidad (estrecho-estable-inestable/lábil)
Rango (pleno-restringido)

Proceso/forma del pensamiento
Bloqueo-Persever.-Orient. a tópico-Circunst.-Tangencial-Vuelo de ideas-Ensalada de palabras

(Continúa)

Anexo. Evaluación inicial (notas médicas). Unidad de Psiquiatría Infantil y Adolescente (*Cont.*)

Contenido del pensamiento

Ideación

  Suicida

  Violenta

  Homicida

Percepción

  Aluc. auditivas/visuales/tact./olfat/gusto

  Ilusiones

Delirios/ideas delirantes

  Paranoide

Obsesiones

Rumiaciones

Grandios.

Habla

Lento-monótono-regular en ritmo
y tiempo-acelerado-rápido-presionado

Articulación

¿Qué te gusta hacer, en qué eres bueno?
¿Qué te pone furioso?

Lenguaje

Prosodia/flujo

Repetición/nombra

Comprensión

Lectura/escritura (usar plantilla según edad)

Dibujo de persona o familia

Memoria a largo plazo (repetir 3 palabras)

3 deseos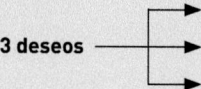

Insight/conciencia de enfermedad

Capacidad de juicio

CUESTIONARIOS/TESTS

Autoadministrados (rellenados por el paciente)

Heteroadministrados

  Padres o cuidadores

  Profesores

EXPLORACIONES COMPLEMENTARIAS:

Psicodiagnóstico (test cociente intelectual, atención, memoria, planificación)

Analítica

Neuroimagen

DIAGNÓSTICO (DSM-5):

Diagnósticos psiquiátricos y médicos (importantes para entender el trastorno mental)

Capacidad intelectual, personalidad, etcétera

Factores psicosociales y ambientales

Escala de Impresión Global Clínica (*Clinical Global Impression*, CGI)

0	1	2	3	4	5	6	7
No evaluado	Normal. No enfermo	En el límite de la enfermedad	Levemente enfermo	Moderadamente enfermo	Marcadamente enfermo	Gravemente enfermo	Entre los sujetos más extremadamente enfermos

PLAN DE TRATAMIENTO:

  Medicación

  Psicoterapia (individual, grupal)

  Intervención enfermería (relajación, psicoeducación)

  Seguimiento (ingreso, revisiones en consulta)

Dr. /Dra. ....

Especialista en Psiquiatría Infantil y Adolescente

(Nombre y firma obligatorios)

Dr. /Dra. ....

Fellow/Residente

(Nombre y firma obligatorios)

DSM-5: Manual Diagnóstico y Estadístico de los Trastornos Mentales, 5ª edición); EtOH: alcohol; F: frecuencia; TA: tensión arterial; SUI: autolesión/suicidio); TADH: trastorno por déficit de atención e hiperactividad; TCE: traumatismo craneoencefálico; THC: marihuana.

PUNTOS CLAVE

- La principal herramienta para la evaluación en psiquiatría del niño es la entrevista psiquiátrica.
- La entrevista requiere un entrenamiento específico.
- Los profesionales que pueden realizar un diagnóstico son principalmente los psiquiatras infantiles y psicólogos con suficiente experiencia y formación, aunque los pediatras son los primeros profesionales que tratan con niños y pueden, asimismo, realizar una aproximación diagnóstica y de tratamiento.
- Para realizar una exploración completa, se deben conocer las características principales del desarrollo psicológico normal de los niños.

- Ninguna exploración complementaria es imprescindible, pero algunas escalas y cuestionarios pueden ser útiles. No es necesario realizar analíticas o pruebas de imagen, salvo cuando se sospecha otro problema médico.
- La Clasificación Internacional de Enfermedades de la Organización Mundial de la Salud (CIE-11) y el Manual Diagnóstico y Estadístico de los Trastornos Mentales de la Asociación Americana de Psiquiatría (DSM-5) constituyen los dos principales sistemas de clasificación de enfermedades para el diagnóstico psiquiátrico en niños.

BIBLIOGRAFÍA

Achenbach TM, Rescorla LA. Manual for the ASEBA Preschool forms and Profiles: An integrated system of multi-informant assessment. Burlington: University of Vermont. Department of Psychiatry; 2000. ISBN 0-938565-68-0.

American Psychiatric Association (APA). Manual Diagnóstico y Estadístico de los Trastornos Mentales DSM-5. 2013.

Clasificación Internacional de Enfermedades (CIE-11). Organización Muncial de la Salud; 2018.

Combrink GL, Fox G. Development of School-Aged Children. En: Martin A, Bloch MH, Volkmar F (eds.). Lewis's Child and Adolescent Psychiatry: A Comprehensive Textbook. 5ª ed. Philadelphia: Lippincott Williams and Wilkins; 2018. p. 261-7.

Díez Suárez A. Psicopatología en la edad infantil. En: Polaino A, Chiclana C, López Cánovas F, Hernández G (eds.). Fundamentos de Psicopatología [ebook]. BibliotecaOnline Sl; 2017. ISBN 978-84-15998-50-1.

Farré A, Narbona J. EDAH. Evaluación del Trastorno por Déficit de Atención con Hiperactividad. Madrid: TEA Ediciones; 2013.

Goodman R, Meltzer H, Bailey V. The Strengths and Difficulties Questionnaire: A pilot study on the validity of the self-report version. Eur Child Adolesc Psychiatry. 1998(3):125-30. doi:10.1007/s007870050057. ISSN 1018-8827.

Guy W. Clinical Global Impressions. En: ECDEU Assessment Manual for Psychopharmacology, revised. National Institute of Mental Health. Maryland: The George Washington University; 1976. p. 218-22.

Mardomingo MJ. Experiencias tempranas y desarrollo de la conducta. En: Tratado de Psiquiatría del niño y del adolescente. Madrid: Díaz de Santos; 2015. p. 247-80.

Scott FJ, Baron-Cohen S, Bolton P, Brayne C. The CAST (Childhood Asperger Syndrome Test): Preliminary development of a UK screen for mainstream primary-school-age children. Autism. 2002;6(1):9-31.

Pruebas de imagen. Utilidad para la clínica y para la investigación

7

A. L. Fernández Perrone, A. Jiménez de Domingo, M. Jiménez de la Peña, D. Martín Fernández-Mayoralas y A. Fernández-Jaén

OBJETIVOS

- Conocer las diferentes pruebas de imagen, y su empleo en la investigación y en el diagnóstico etiológico de los trastornos psiquiátricos infantiles.
- Conocer los hallazgos neuroanatómicos más frecuentemente referidos en los trastornos psiquiátricos infantiles más prevalentes, particularmente en los trastornos del neurodesarrollo.
- Detallar las indicaciones para la realización de pruebas de imagen en niños y adolescentes con trastornos neuropsiquiátricos.

INTRODUCCIÓN

Los grandes avances tecnológicos han aportado instrumentos de gran valor en el conocimiento de los trastornos psiquiátricos y del neurodesarrollo. En las últimas dos décadas, los avances en la neuroimagen, tanto estructural como funcional, han aportado resultados importantes y determinantes en el conocimiento de la neurobiología subyacente en estos trastornos.

La aparición de la resonancia magnética nuclear (RM) cerebral pudo mostrar la presencia anecdótica de formas sintomáticas en casos aislados con diferentes trastornos psiquiátricos (más frecuentes en trastornos del neurodesarrollo). Sin embargo, las mejoras en la resolución de esta técnica y el análisis cuantitativo de las imágenes (espesor cortical, tractografía, etc.) la han convertido en un instrumento esencial en el análisis diferencial del desarrollo de la sustancia gris y blanca en pacientes con trastornos neuropsiquiátricos frente al observado en población general. En la misma línea, los estudios funcionales, particularmente desde la aparición de la RM funcional (RMf) cerebral, han permitido analizar la activación cerebral ante determinadas tareas en pacientes con diferentes problemas frente a grupos control. Sin embargo, estas técnicas no están exentas en este momento de marcadas limitaciones (resolución espaciotemporal, artefactos de movimiento, diferentes paradigmas en pruebas funcionales, cambios estructurales y funcionales propios de la edad, etcétera).

Indudablemente, en un apartado mucho más práctico, no debe obviarse la utilidad de la neuroimagen en el ejercicio clínico. El profesional deberá conocer las técnicas más adecuadas según patología, las indicaciones de las mismas, la valoración de los resultados y su aplicabilidad.

Las exploraciones complementarias, tales como analíticas, pruebas de neuroimagen o electroencefalograma, como norma general solo son necesarias cuando se sospecha otro problema médico asociado.

En este capítulo se van a detallar de forma conjunta todos estos aspectos, particularmente en los trastornos más prevalentes en la población infantojuvenil, generalmente, los más estudiados.

PRUEBAS DE IMAGEN

A continuación se van a describir los diferentes tipos de pruebas.

Neuroimagen estructural

Los métodos de neuroimagen en la infancia básicamente incluyen a la ecografía (ECO) cerebral, la tomografía computarizada (TC) craneal y la RM cerebral.

La **ecografía cerebral** es una prueba destinada al período neonatal o en el primer año de vida, mientras la fontanela anterior permanece abierta. La ecografía es un procedimiento no invasivo, que emplea los ultrasonidos para generar imágenes en dos o tres dimensiones. Si bien, dada la temática, es una prueba a lo que no se dedicará mucha extensión, se debe recordar que, por su estandarización, es recomendable recoger los resultados en el historial —si esta prueba fue realizada— a causa de su sensibilidad en la isquemia perinatal, la hidrocefalia o las malformaciones congénitas importantes, ya que estas situaciones pueden predisponer a algunos trastornos del neurodesarrollo; o, en el caso de presentar anomalías malformativas, va a condicionar la realización de estudios de neuroimagen más exhaustivos o pruebas genéticas apropiadas.

La **TC craneal** se basa en un procedimiento radiográfico, en el que se proyecta un haz de rayos X que giran alrededor del paciente. Al salir del paciente, estos son captados por los detectores y transmitidos a un ordenador para generar cortes de imágenes bidimensionales del paciente. Asimismo, se pueden generar reconstrucciones 3D del órgano a estudio.

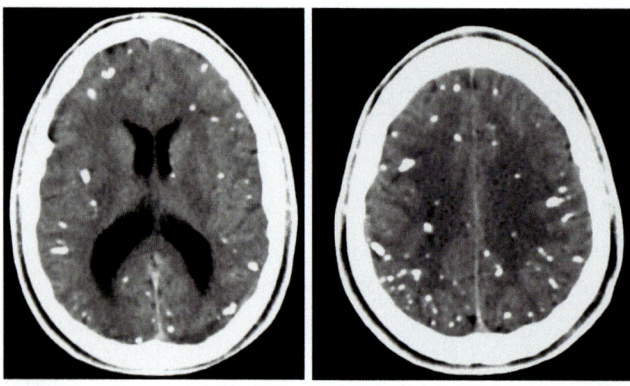

Figura 7-1. Calcificaciones por toxoplasmosis en paciente con discapacidad intelectual.

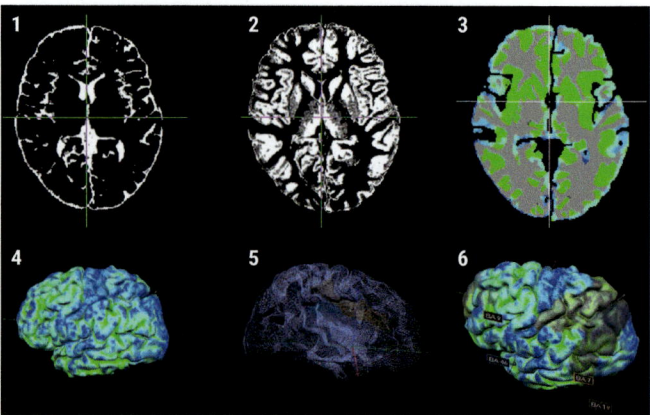

Figura 7-2. Pasos para el análisis volumétrico de la resonancia magnética cerebral.

De nuevo, su utilidad en la investigación neurobiológica de los trastornos psiquiátricos es pobre, si bien puede seguir mostrando cierta aplicabilidad en el apartado clínico; puede ser particularmente útil ante la sospecha de hemorragias, traumatismos o anomalías craneales, así como de procesos con calcificaciones intracraneales (**Fig. 7-1**). Como se verá en el apartado «Neuroimagen en la práctica clínica», podrá ser una técnica que considerar en cambios bruscos del comportamiento infantil, ante la presencia súbita de alucinaciones o ante la sospecha de ciertas infecciones antenatales.

> ! La **RM cerebral**, por su inocuidad, resolución espacial, definición, alta sensibilidad y capacidad multiplanar, es la prueba de referencia en la investigación y en la práctica clínica en la población infantojuvenil.

Permite obtener imágenes cerebrales muy precisas en dos dimensiones (con reconstrucciones posibles en tres dimensiones) a través del procesamiento de las ondas de radio que se hacen pasar por la zona del cuerpo sometida a un campo magnético.

El análisis de las imágenes obtenidas en la resonancia, dependiendo de las secuencias empleadas y el *software* apropiado, permite, además, medir el volumen de ciertas estructuras cerebrales y el espesor cortical o analizar cualitativa y cuantitativamente los tractos neurales. Así, para el preprocesado o análisis de las imágenes, pueden emplearse programas muy conocidos como FreeSurfer, BrainVoyager QX, Analyze, SPM y/o FSL, o la combinación de los mismos, para la medición de estructuras corticales y subcorticales, generalmente desde secuencias ponderadas en T1, T2 o ambas. Para analizar las estructuras que se quieren estudiar, se emplea, generalmente, el **análisis de regiones de interés** (*region of interest,* ROI) o la **morfometría basada en vóxeles** (*voxel-based morphometry,* VBM). Con el primero se analizan las regiones de interés delimitadas anatómicamente; la segmentación puede ser manual o semiautomática con la aplicación de atlas. Para la morfometría basada en vóxel, el proceso se inicia con una medición automática de todo el cerebro, normalización estereotáctica, extracción del tejido que se va a estudiar y suavizado posterior (**Fig. 7-2**). Distintos programas (BrainMagix o Functools, 3D Fiber Tracking, etc.) permiten, a través de las imágenes ponderadas en difusión, mostrar bidimensionalmente o tridimensionalmente los tractos cerebrales más importantes (**tractografía**) (**Fig. 7-3**).

Estas secuencias ponderadas en difusión evalúan la difusión del agua en el cerebro; la difusión asimétrica de los haces de tractos de fibras permite su evaluación. A esta asimetría se la denomina anisotropía, y se relaciona con el número de fibras. Por otro lado, esta anisotropía es cuantificable; para este propósito, se puede emplear la proporción «anisotropía fraccional» (FA).

De nuevo, estas técnicas no están exentas de ciertas limitaciones ni en la investigación ni en la clínica, ya que requieren que el paciente permanezca inmóvil durante 15-20 minutos, condición compleja en la población infantil. Esta circunstancia conlleva el empleo de sedación o anestesia en muchos pacientes.

Las diferentes técnicas empleadas, las diferentes resoluciones de las resonancias, el *software* usado y el análisis manual o semiautomatizado dificultan la generalización de conclusiones. Por otra parte, la mayor parte de estudios de neuroimagen no excluyen comorbilidades, y muchos pacientes han recibido tratamientos farmacológicos diferentes, circunstancias ambas que condicionan no solo los hallazgos en estudios funcionales, sino también los estructurales.

Neuroimagen funcional

Las técnicas de neuroimagen funcional se basan en reconstruir los datos de imágenes en un espacio anatómico estandarizado, y comparar los resultados entre pacientes con un determinado trastorno y sujetos control, o bien con otros trastornos. Los resultados de los grupos promedio pueden ser útiles, sobre todo en el estudio de la fisiopatología del trastorno y para evaluar los efectos del tratamiento.

Entre las pruebas funcionales, destacan la tomografía computarizada con emisión de fotón único (SPECT), la tomografía por emisión de positrones (PET), la RM espectroscópica, la RMf cerebral y la magnetoencefalografía (MEG).

La **SPECT** utiliza como radiofármaco habitual el xenón-133, el yodo-123 o el tecnecio-99m. Estos se distribuyen en el cuerpo y el cerebro, emitiendo un rayo gamma único cuando se descomponen. Las áreas cerebrales más activas reciben más flujo sanguíneo y más cantidad de trazador radiactivo, detectándose por la cámara SPECT (**Fig. 7-4**). Esta cámara de rayos gamma gira alrededor del paciente, permitiendo, posteriormente, una reconstrucción tridimensional si se precisa.

Figura 7-3. Alteración tractográfica en dos pacientes con trastorno del espectro autista.

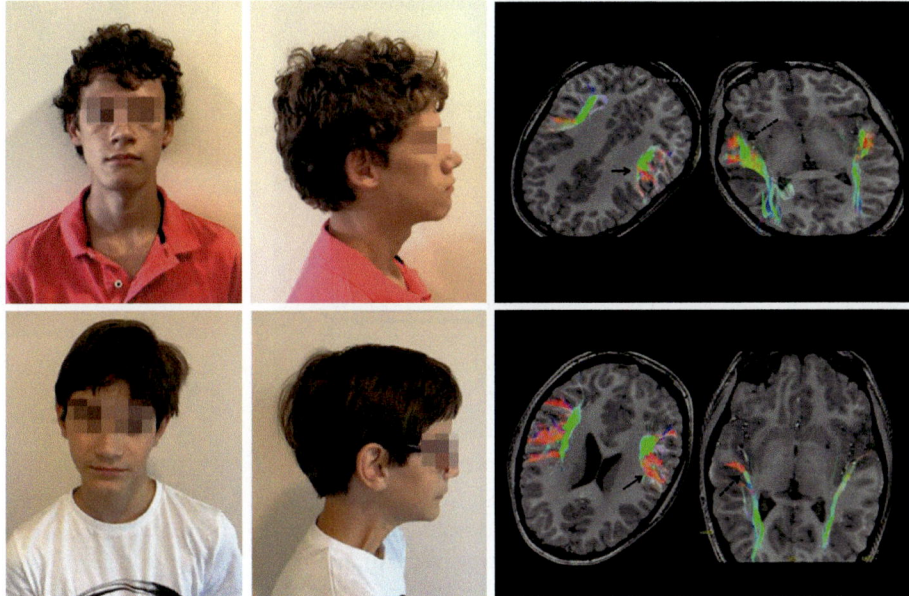

La **PET** emplea radiofármacos inyectados o inhalados como el oxígeno-15, el carbono-11 o el flúor-18. Cuando se descomponen, emiten positrones que pueden ser detectados por la cámara PET. Algunos métodos PET son dependientes de flujo, mientras que otros miden ratios de metabolismo cerebral.

Estas técnicas están siendo desplazadas por la RMf debido a su mayor resolución espacial y temporal y a la ausencia de radiactividad. Es posible que, desde el punto de vista clínico, la PET sea útil para estudiar la caracterización y medición de niveles de receptores, transportadores de dopamina u otros neurotransmisores y para cuantificar la dopamina y otros neurotransmisores extracelulares, entre otros aspectos.

La **resonancia nuclear magnética espectroscópica** es un tipo de RM que cuantifica diferentes marcadores químicos, físicos y electrónicos, y que permite valorar las condiciones e integridad de las neuronas, vaina de mielina, glía, etc. Nos aporta información cuantificada sobre la actividad de ciertos metabolitos (N-acetil-aspartato, colina, láctico, etc.) durante el reposo o ciertas actividades cognitivas (**Fig. 7-5**).

La **RM funcional cerebral** supone un gran avance, especialmente respecto al SPECT y a la PET, y es una de las últimas técnicas de neuroimagen desarrolladas. Esta técnica utiliza los principios generales que relacionan estrechamente la actividad neuronal con el metabolismo y el flujo sanguíneo.

> **!** Las imágenes obtenidas mediante RMf nos permiten visualizar las áreas cerebrales funcionales en la realización de una tarea específica durante la exposición ante determinados estímulos.

La visualización de las áreas de activación en el cerebro se han explicado por el efecto BOLD (*blood oxygenation level-dependent effect*), el cual se basa en el flujo sanguíneo cerebral, el metabolismo neuronal y las propiedades magnéticas de la hemoglobina, lo que permite obtener una señal al someter al cerebro a un campo magnético de una determinada intensidad (p. ej., 3 Tesla).

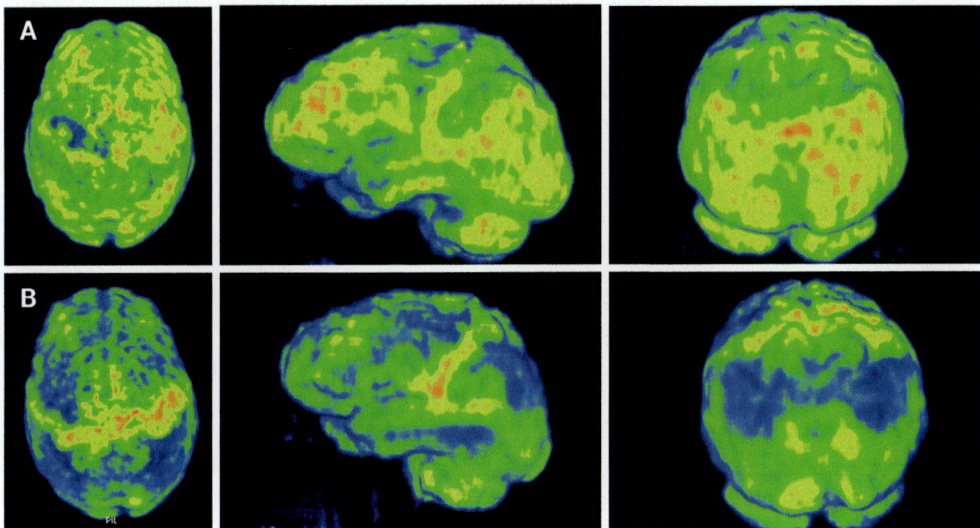

Figura 7-4. Tomografía computarizada con emisión de fotón único. **(A)** Normal. **(B)** Regresión cognitiva.

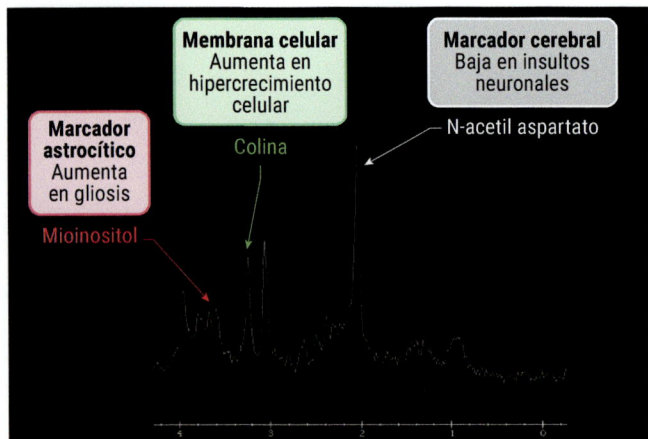

Figura 7-5. Espectroscopia cerebral. Marcadores más importantes.

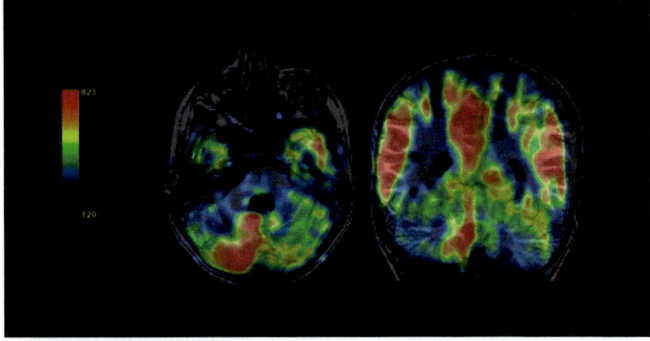

Figura 7-6. Resonancia magnética nuclear. Secuencia con marcado arterial de espín. Disminución del flujo cortical en hemisferio cerebeloso izquierdo en paciente con trastorno por déficit de atención e hiperactividad y rasgos del trastorno del espectro autista.

La hemoglobina tiene unas propiedades magnéticas diferentes, dependiendo de si va ligada a oxígeno (oxihemoglobina) o no (desoxihemoglobina). La oxihemoglobina es diamagnética, lo que la hace insensible a la resonancia magnética. Pero la desoxihemoglobina es paramagnética, lo que genera una distorsión de campo magnético en resonancia magnética. Esto hace que, dependiendo de su concentración local en los vasos sanguíneos de una región cerebral, se obtenga una señal que se visualiza en RMf. Esta señal es una medida relativa que se muestra negativamente relacionada con la cantidad de desoxihemoglobina. Cuando se realiza una determinada tarea, una o varias áreas de nuestro cerebro se activan, lo que produce un incremento en el flujo sanguíneo cerebral autorregulado en el cerebro hacia las áreas de actividad metabólica. Esto genera un aporte de oxígeno mayor al necesitado por las células, incrementando la concentración de oxihemoglobina, lo que reduce la concentración relativa de oxidesoxihemoglobina y, en consecuencia, incrementa la señal en relación con su concentración basal.

> La RMf puede registrar cambios hemodinámicos cerebrales que acompañan la activación neuronal, lo que permite la evaluación funcional de regiones responsables de los sistemas sensitivos, motores, cognitivos y afectivos en condiciones normales y patológicas, poniendo en relación la actividad cerebral con las actividades.

Es una técnica no invasiva, puesto que no requiere inyección de contraste ni radiación. Por eso puede repetirse en el momento de la prueba, permitiendo estudios prospectivos en un mismo paciente, aplicando tareas diferentes, de modo que se pueden probar diferentes estructuras y redes del encéfalo.

Aplicaciones de la resonancia magnética funcional

Este procedimiento tiene diferentes aplicaciones.

> En la práctica clínica permite localizar la actividad funcional de un componente del proceso cognoscitivo asociado al área cerebral afectada para la planeación quirúrgica o la radiocirugía, indicando qué zonas cerebrales deben respetarse debido a la función crítica que cumplen.

En varios centros, se han estandarizado diferentes protocolos que permiten mapear de forma eficiente áreas auditivas, visuales, del sistema motor y del lenguaje.

Otra técnica que emplea la RM potenciada en perfusión es el marcado arterial de espín (*arterial spin labeling*, ASL), a través del marcado de los espines de los protones del agua (**Fig. 7-6**). Los campos magnéticos asociados a las tareas de activación cognitiva especializadas son capaces de producir resultados robustos en sujetos individuales, lo que permite la caracterización de los efectos del tratamiento médico y analizar la variabilidad entre pacientes. El análisis funcional puede llevarse durante la realización de una tarea, percepción de un estímulo o en estado de reposo (**Fig. 7-7**). Este último análisis permite valorar la conectividad funcional en estado de reposo o *resting-state brain connectivity*.

Pueden usarse diferentes tareas cognitivas para valorar el grado de activación de las regiones cerebrales *a priori* relacionadas con la tarea con el fin de evaluar la integridad funcional de estas estructuras corticales o subcorticales. A las limitaciones señaladas en la RM cerebral estructural hay que sumar la añadida por los paradigmas empleados en las pruebas funcionales.

Del mismo modo que en la RM volumétrica, la RMf se ha utilizado para correlacionar datos de esta prueba con diferentes polimorfismos genéticos. La relación entre la genética y la neuroimagen es realmente prometedora en este sentido.

De forma aún más novedosa y prometedora, los estudios de conectividad funcional en estado de reposo parecen estar

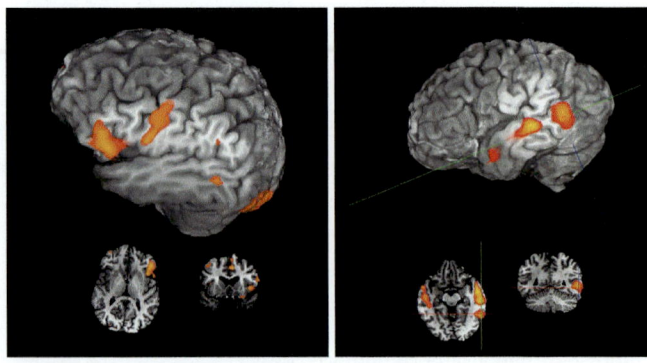

Figura 7-7. Resonancia magnética funcional. Estudio funcional de la dominancia del lenguaje.

aportando resultados muy interesantes en diferentes trastornos del neurodesarrollo en particular.

La **MEG** registra los campos magnéticos generados por el flujo de corriente eléctrica intracelular, a través de las dendritas de las neuronas piramidales, ofreciendo una adecuada resolución temporal y espacial. Registra, desde la superficie craneal, el campo magnético generado por fuentes neuronales cerebrales, y determina la actividad neuronal cortical directa sin distorsión, con una resolución temporal de 0,1 ms y espacial de menos de 1 mm. La técnica de fusión con una imagen de RM permite localizar los dipolos y observar la propagación bioeléctrica cerebral y sus desviaciones en los casos estudiados.

Neuroimagen en patologías prevalentes

Trastorno por déficit de atención e hiperactividad

El trastorno por déficit de atención e hiperactividad (TDAH) es el trastorno del neurodesarrollo caracterizado por falta de atención y/o impulsividad-hiperactividad inapropiadas para la edad y perjudiciales, según el Manual Diagnóstico y Estadístico de los Trastornos Mentales, 5ª edición (DSM-5) y la Clasificación Internacional de Enfermedades, 10ª edición (CIE 10) (Asociación Americana de Psiquiatría, 2013). El TDAH se asocia comúnmente con disfunción escolar/académica, laboral y social. También se ha demostrado el déficit en varios dominios cognitivos en personas con TDAH mediante estudios neuropsicológicos. Además de los estudios neuropsicológicos, genéticos y neuroquímicos que investigan la fisiopatología del TDAH, en las últimas tres décadas se ha publicado un gran número de estudios de neuroimagen para dilucidar posibles alteraciones estructurales o funcionales en el cerebro y su relación con manifestaciones clínicas determinadas en cada uno de los trastornos. Por esta razón, se realizan estudios metaanalíticos que permiten sintetizar hallazgos de diferentes estudios y analizar los que se repiten consistentemente, ya que muchas veces los hallazgos son inconsistentes o contradictorios.

> **!** Los estudios mediante neuroimagen en el TDAH han sugerido una disfunción de los circuitos fronto-estriado-talámicos y fronto-cerebelosos, fundamentalmente aquellos que afectan a la corteza prefrontal (CPF) y a su relación con los ganglios basales, ciertos núcleos talámicos y el cerebelo.

Los primeros estudios demostraron que el volumen total del cerebro es un 5 % menor en niños con TDAH que en niños sin TDAH debido a un grosor cortical disminuido en dichas áreas. Todos los estudios reportados posteriormente han demostrado un volumen cerebral discretamente (3-5 %) menor en pacientes con TDAH frente a controles, exceptuando un estudio realizado en adultos. Se han descrito reducciones volumétricas en cualquiera de los lóbulos cerebrales. Sin embargo, las reducciones en el volumen de la corteza prefrontal, sobre todo las que afectan especialmente a las áreas prefrontal y premotora, son los hallazgos más frecuentemente referidos; de hecho, todos los estudios específicos sobre el

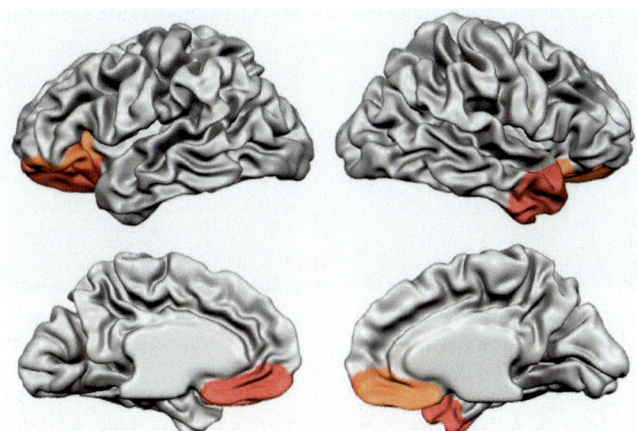

Figura 7-8. Espesor cortical disminuido en corteza prefrontal y polo temporal en pacientes con trastorno por déficit de atención e hiperactividad.

volumen frontal o el grosor cortical de la CPF o córtex orbitofrontal arrojan resultados similares en esta línea (**Fig. 7-8**).

El estudio prospectivo del desarrollo cortical reveló que los niños con TDAH tenían un mayor adelgazamiento total de la corteza cerebral, de predominio en la región prefrontal superior y medial. La maduración jerárquica de la corteza cerebral está igualmente retardada.

Estas diferencias también se han demostrado en pacientes que nunca han recibido tratamiento farmacológico, por lo que no pueden atribuirse a los efectos de la medicación; de hecho, numerosos estudios han demostrado en los pacientes con TDAH que han recibido tratamiento con psicoestimulantes, un grosor cortical y un volumen cerebral más próximo al del grupo control en comparación con los que no han sido médicamente tratados.

Los estudios morfométricos del cuerpo calloso son igualmente amplios en el TDAH, y la mayoría demuestran un volumen menor de esta estructura en pacientes afectos, particularmente en el esplenio.

Los estudios realizados en los ganglios basales con grandes grupos de pacientes con TDAH han demostrado una disminución del volumen del núcleo caudado derecho y/o izquierdo, si bien los resultados respecto al putamen o pálido son más contradictorios; algunos estudios han mostrado un menor volumen del globo pálido; el putamen no parece mostrar diferencias volumétricas frente a grupos control.

El cerebelo también podría presentar una disminución de volumen (sobre todo en el vermis), insinuando una probable modulación de la actividad del circuito fronto-estriatal.

Existen pocos estudios funcionales realizados hasta la fecha. Algunos estudios realizados con SPECT evidenciaron, inicialmente, un flujo sanguíneo reducido en el estriado, aunque no son concluyentes. Estudios con PET mostraron una reducción del metabolismo global en pacientes con TDAH, pero, posteriormente, los resultados han sido contradictorios.

Los estudios mediante la resonancia espectroscópica en el TDAH también son escasos, habiendo revelado, una baja concentración de N-acetilaspartato en la corteza prefrontal dorsolateral izquierda y una reducción del índice glutamato/creatina en la corteza cingulada anterior derecha en adultos con TDAH respecto al grupo control.

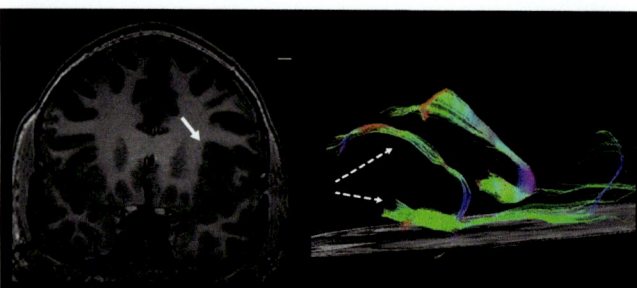

Figura 7-9. Aumento de la girificación frontal izquierda y alteración del uncinado ipsilateral en paciente con trastorno del espectro autista por una mutación en gen *ANKDR11*.

Estos estudios con RMf han ofrecido resultados compatibles con anomalías regionales en la activación del cerebro, sobre todo en el lóbulo frontal y, algo menos, en el estriado. Estas diferencias se han relacionado con el desempeño de funciones cognitivas en el TDAH, sugiriendo los variados déficits asociados con este trastorno. Algunos estudios han demostrado una mayor activación del circuito cortical cíngulo-fronto-parietal en controles respecto a niños con TDAH durante tareas ejecutivas en estos pacientes. Los estudios de conectividad funcional en estado de reposo están demostrando que la alteración en la conectividad en pacientes con TDAH no está restringida a las áreas implicadas en el funcionamiento ejecutivo-atencional exclusivamente, lo que sugiere la implicación de sistemas motivacionales o afectivo/motivacionales.

En pacientes con TDAH, mediante MEG, se ha registrado una menor actividad magnética cerebral durante la realización de las tareas cognitivas respecto al grupo control en la CPF dorsolateral y cíngulo anterior del hemisferio izquierdo.

Un reciente un metaanálisis (2021) ha analizado todos los estudios de neuroimagen, tanto estructurales como funcionales, realizados y no ha encontrado una congruencia significativa entre las alteraciones regionales estructurales y funcionales en el TDAH, lo que no solo podría atribuirse a la heterogeneidad clínica, la flexibilidad experimental y analítica, y el sesgo de publicación positivo, sino también apuntar hacia una fisiopatología más amplia y basada en interacciones de redes que carece de una expresión fija. En el citado trabajo se observa de una forma significativa, en la RMf, una disfunción (usando estímulos neutrales) en el pálido/putamen izquierdo y una disminución de actividad (usando sujetos masculinos) en el giro frontal inferior izquierdo (Fig. 7-9).

Trastorno del espectro autista

El trastorno del espectro autista (TEA) ha sido uno de los trastornos del neurodesarrollo más estudiados desde la neuroimagen en las últimas décadas. Los hallazgos más frecuentemente descritos consisten en un incremento importante del volumen cerebral. El incremento del volumen cerebral es gradual, con un pico a la edad de 2-5 años, incrementándose este volumen en un 4-12 % respecto a la población de la misma edad. Este incremento parece afectar tanto a la sustancia blanca como a la sustancia gris. Este mayor tamaño cerebral parece estar presente en la infancia, y puede estar ausente o ser discreto (1,6 %) en la edad adulta; sin embargo, la mayor parte de estudios practicados en adultos se han realizado con pacientes con buena capacidad intelectual, lo que podría ser un sesgo significativo.

Análisis más específicos en el apartado estructural han demostrado anomalías volumétricas que afectan de manera más consistente al lóbulo temporal (70 % de los estudios) y frontal (50 % de los estudios); en contrapartida, la mayor parte de estudios muestran un desarrollo normal del lóbulo parietal y occipital.

Otras estructuras que han sido implicadas a través de estudios volumétricos han sido la amígdala, el cuerpo calloso y el córtex cingulado. Respecto a la primera, la mayor parte de trabajos han demostrado un incremento en el tamaño, si bien parece que este fenómeno es edad-dependiente; así, este mayor volumen de la amígdala tendería a normalizarse con la edad. La volumetría amigdalar se ha relacionado con la gravedad de los problemas sociales y comunicativos. El menor volumen del cuerpo calloso, así como un menor volumen del cingulado, también se ha referido en repetidas ocasiones en el TEA. La afectación más evidente de la región posterior del cuerpo calloso podría estar justificada por el tipo de fibras corticales que decusan a través del mismo.

Otros hallazgos referidos en pacientes con TEA han sido un menor volumen de ciertas estructuras cerebelosas, así como un mayor volumen del caudado. Los hallazgos volumétricos cerebelosos son congruentes con los estudios *post mortem* en pacientes con TEA.

En cuanto al espesor cortical, varios estudios han demostrado un mayor grosor global, con afectación predominante del lóbulo frontal y temporal. Estos hallazgos parecen mostrar una relación directa con aspectos funcionales (comportamientos repetitivos, gravedad sintomática o habilidades lingüísticas). Los estudios longitudinales sobre el comportamiento del espesor cortical a lo largo de la edad o la interacción de la edad sobre este espesor han sido incongruentes; sin embargo, los hallazgos referidos parecen observarse con mayor frecuencia en niños. Otros aspectos relevantes han sido los estudios de girificación, la cual parece estar incrementada en el lóbulo frontal en niños (v. Fig. 7-9).

Estudios más recientes mediante imágenes con tensor de difusión (DTI) han evidenciado una menor FA, tanto en niños como adultos con TEA, en diferentes áreas cerebrales (CPF, cingulado, lóbulo temporal, fascículo arqueado y uncinado, etc.). Esta circunstancia puede estar reflejando la presencia de problemas microestructurales corticales, la implicación de los procesos anormales de mielinización o ambas en estos pacientes.

Desde el punto de vista funcional, los resultados están muy condicionados por la tarea cognitiva empleada durante el estudio (empatía cognitiva, reconocimiento facial o tareas lingüísticas). Los resultados de estos estudios parecen mostrar, en general, problemas de conectividad, aunque los resultados no siempre son constantes. Si bien, la mayor parte de estudios han reflejado una peor conectividad intercortical, otros han arrojado resultados totalmente contrarios. Los estudios en reposo parecen aclarar parcialmente esta situación, ya que se ha observado una clara hipoconectividad *top-down* asociada a una hiperconectividad de áreas posteriores o córtico-subcorticales. Esto podría estar relacionado con la patología *per se*, o bien tratarse de mecanismos compensadores.

Otros estudios con técnicas diferentes han mostrado de nuevo resultados dispares. Así, se ha descrito una disminución de N-acetilaspartato en cerebros de niños con TEA a través de espectroscopia, situación que no ha podido demostrarse en otros trabajos.

 Al igual que en el TDAH, en el TEA, los estudios de neuroimagen han demostrado un desarrollo anormal cerebral tanto estructural como funcional. La heterogeneidad de los grupos, las habilidades intelectuales y verbales de los pacientes seleccionados, y las tareas o paradigmas empleados en las pruebas funcionales dificultan la obtención de datos más consistentes.

Otros trastornos del neurodesarrollo

Los estudios de neuroimagen, tanto estructurales como funcionales, en la población con **trastornos del lenguaje** (TEL) han aportado datos igualmente discordantes. Los aspectos más constantemente referenciados han sido un menor volumen cerebral (inespecífico, ya que se ha observado en otros trastornos del neurodesarrollo) o un menor desarrollo/función de estructuras vinculadas directa o indirectamente al lenguaje (giro frontal inferior —*pars triangularis*—, giro temporal posterosuperior o núcleo caudado). Numerosos estudios han demostrado un patrón anormal de asimetría de las áreas cerebrales vinculadas al lenguaje, implicando particularmente a las regiones previamente señaladas. La asimetría normal del *planum temporale* (el 65 % de los individuos tiene un *planum temporale* izquierdo marcadamente más desarrollado) parece estar ausente o invertida en pacientes con trastornos del lenguaje (también en disléxicos). En el mismo sentido, los estudios funcionales parecen mostrar una menor activación en regiones temporales en estos pacientes. Sin embargo, las diferentes metodologías de estudio, la heterogeneidad de las poblaciones analizadas y los criterios diagnósticos empleados dificultan la correcta interpretación de estos resultados.

En el caso de los trastornos específicos del aprendizaje, son los realizados en pacientes con dislexia o trastorno específico de la lectura los más abundantes. Los modelos neurocognitivos relacionados con la dislexia implican, generalmente, al córtex parietal posterior, el córtex occipitotemporal y el área de broca en el lóbulo frontal. Estudios clásicos, basados en estudios necrópsicos y estructurales, demostraron la pérdida de asimetría del plano temporal en pacientes con dislexia, frente a individuos sin este trastorno (con mayor tamaño del plano temporal izquierdo). Esta circunstancia es congruente con la función del *planum temporale* izquierdo en el lenguaje, el reconocimiento de palabras y la conciencia fonológica. El plano temporal abarca parte del giro temporal superior y se extiende al lóbulo parietal, por lo que estas áreas han sido las más estudiadas en estos pacientes.

Sin embargo, los resultados de los diferentes estudios estructurales con relación a la estructura y funcionamiento de estas áreas son inconsistentes. La mayor parte de estudios basados en VBM han demostrado un menor volumen de la sustancia gris en la parte posterior de la cisura de Silvio, la circunvolución fusiforme y algunas regiones occipitales. Otros hallazgos frecuentemente observados están relacionados

con un menor volumen de la CPF inferior, particularmente del giro orbitofrontal izquierdo y, en particular, el giro temporal medial izquierdo, implicado en numerosas funciones lectoras, cuya lesión se ha visto claramente relacionada con la alexia y la agrafía. Sin embargo, un reciente estudio metaanalítico, tras mostrar la relación entre el volumen de estas estructuras y la lectura, mostró la pérdida de significación al controlar el volumen total de la sustancia gris.

Los estudios realizados sobre otras estructuras, como el cuerpo calloso o la ínsula, han arrojado resultados dispares. Así, aunque algunos trabajos han evidenciado un menor volumen del cuerpo calloso en su región anterior, otros estudios han demostrado un mayor tamaño del cuerpo calloso en pacientes con dislexia.

Los hallazgos encontrados en la tractografía son congruentes con los volumétricos. La mayor parte de estudios mediante DTI han mostrado diferencias anisotrópicas significativas en el hemisferio izquierdo y, en menor medida, en el derecho. La asimetría de la FA interhemisférica de nuevo podría estar explicando, indirectamente, la alteración de las estructuras izquierdas señaladas y/o los mecanismos compensatorios de las estructuras contralaterales.

Los estudios funcionales han mostrado la implicación de diferentes regiones temporoparietales izquierdas, así como frontales y occipitales bilaterales, durante la lectura. Una vez más, de forma más consistente, el lóbulo temporal izquierdo parece mostrar una clara disfunción en tareas que implican a la conciencia fonológica en estos pacientes.

 Los pacientes con trastornos de la lectura tienden a mostrar una hipoactividad temporoparietal y occipitotemporal ventral izquierdas; en el lóbulo frontal ipsilateral, tiende a observarse una hipoactividad del giro frontal inferior y una sobreactividad en la corteza motora primaria e ínsula.

Otras de las áreas que parecen sobreactivarse en pacientes disléxicos, de forma diferencial frente a controles, son el tálamo derecho y la ínsula, otra vez como probable mecanismo compensador.

En numerosos trabajos han contribuido al desarrollo de la teoría cerebelosa de la dislexia, ya que existe una disfunción cerebelosa, presente en 80 % de los disléxicos, así como la constancia de encontrar anomalías morfométricas en tal estructura. Durante una condición de reposo y ante la realización y el aprendizaje de una secuencia motora, los disléxicos tienen una menor activación del cerebelo, en el lado ipsilateral y en el vermis, así como una mayor activación de las áreas frontales durante el aprendizaje de la secuencia motora.

 Esto señala que el cerebelo no solo participa en la automatización y aprendizaje de habilidades, sino también en tareas relacionadas con el lenguaje, por lo que las alteraciones en la activación del cerebelo podrían repercutir en la automatización de una habilidad como la lectura.

Otro de los problemas más estudiados es el **trastorno por tics** o **trastorno de Tourette**.

> ! Desde el punto de vista estructural, el menor espesor cortical de la CPF es uno de los hallazgos más constantes y a la vez relacionado con la gravedad de los tics.

Después de esta estructura, aquellas relacionadas con el procesamiento sensorial-motor han sido las más estudiadas; su menor espesor cortical parece relacionarse con los comportamientos asociados a los tics.

Los estudios de difusión también han demostrado una peor conectividad del córtex frontal con otras áreas corticales y de los ganglios basales. La persistencia de estas alteraciones en el adulto se acompaña de una persistencia de los tics.

Desde una perspectiva funcional, los estudios mediante RMf han mostrado una menor actividad en reposo en diferentes regiones motoras, córtex parietal, insular y cingulado. La función de esta última estructura también se ha visto relacionada con la intensidad de los tics. Ante diferentes tareas, la menor activación del CPF, cingulado anterior y corteza premotora, así como de las áreas somatosensoriales y temporoparietales, sigue siendo significativa.

Uno de los neurotransmisores más implicados históricamente en los tics es la dopamina; la implicación de su transportador presináptico (*dopamine active transporter*, DAT1) o del receptor de este neurotransmisor ha sido estudiada de forma amplia en estudios funcionales. Sin embargo, el incremento de la unión al DAT1 en el estriado o a su receptor, previamente reportado en diferentes trabajos, no se ha podido demostrar en estudios metaanalíticos una vez hechas las correcciones para otras variables, como la edad. Si bien la teoría de hiperinervación dopaminérgica estriatal se mantiene en algunos estudios, la implicación del ácido γ-aminobutírico (GABA) u otras catecolaminas parece igualmente relevante.

Otros trastornos psiquiátricos

Otros trastornos psiquiátricos infantiles, desde la perspectiva de la neuroimagen, han sido menos estudiados.

En relación con el **trastorno de conducta** y el **trastorno oposicionista desafiante**, desde el punto de vista estructural, numerosos estudios han mostrado un menor desarrollo de estructuras temporales y frontales. Un menor volumen de la sustancia gris en estructuras como el córtex orbitofrontal, ambos lóbulos temporales, amígdala e hipocampo izquierdos han sido referidos. Al igual que en pacientes con TDAH, el volumen total de la sustancia gris puede estar disminuido en un 6 % respecto a grupo control. De forma particularmente significativa, el volumen de las estructuras límbicas parece relacionarse significativamente con la sintomatología cardinal de los trastornos conductuales. La mayor parte de los estudios señalados estaban «contaminados» por la elevada frecuencia del TDAH comórbido.

Sin embargo, un trabajo metaanalítico (2016) ha demostrado un desarrollo y función anormal bilateral de amígdalas e ínsulas, el estriado derecho, el giro frontal superior y medio izquierdo, y el precúneo izquierdo. Estos hallazgos fueron independientes de la presencia de TDAH asociado. Ante la presencia de TDAH, parece que las alteraciones más específicas en los trastornos conductuales son aquellas relacionadas con la función de la amígdala.

Estudios previos también habían demostrado una hipoactivación de la amígdala o del córtex orbitofrontal en pacientes con trastornos de la conducta. Ante imágenes emocionalmente negativas, los pacientes con trastornos de conducta mostraban una hipoactividad significativa de la amígdala izquierda; sin embargo, otros estudios arrojaron resultados contrarios. Otros trabajos han reflejado una menor activación de la corteza orbitofrontal en estos pacientes, explorando la recompensa durante tareas de ejecución continuada. Esta hipoactivación parece también estar presente en ínsula, hipocampo, cingulado anterior y cerebelo durante tareas atencionales.

Los **trastornos del ánimo** han sido escasamente estudiados desde el punto de vista neurobiológico en la población infantil; la mayor parte de estudios se han realizado en población adulta.

Actualmente, el diagnóstico de depresión se realiza teniendo en cuenta las manifestaciones clínicas con poca evidencia objetiva. La RM se ha utilizado para investigar los cambios patológicos en la anatomía del cerebro asociados con este trastorno.

Se han identificado varios cambios regionales en la sustancia gris en el lóbulo frontal, el lóbulo parietal, el tálamo, el caudado, el pálido, el putamen y los lóbulos temporales mediante estudios anatómicos de RM. Los estudios con DTI han mostrado alteraciones de la sustancia blanca, como disminución de la anisotropía fraccional (FA) en el cíngulo, el hipocampo, las regiones parietales, la circunvolución temporal inferior y la circunvolución frontal superior. Además, se encontró actividad cerebral anómala en la corteza prefrontal, el lóbulo occipital, la sustancia gris temporal, el caudado y el putamen.

Un metaanálisis reciente demostró que el aumento de la actividad en la corteza cingulada anterior predecía una mayor probabilidad de mejora en respuesta a las intervenciones farmacológicas y psicoterapéuticas en el trastorno depresivo mayor. Además, dos metaanálisis separados identificaron la reducción del volumen del hipocampo como predictor de una peor respuesta al tratamiento y tasas de remisión más bajas en personas con depresión.

Además de predictores de respuesta al tratamiento farmacológico, los estudios de neuroimagen han ofrecido biomarcadores de respuesta a neuromodulación —por ejemplo, terapia electroconvulsiva (TEC), estimulación magnética transcraneal (TMS)— y psicoterapia en los trastornos depresivos mayores.

Otra de las patologías a la que hay que hacer referencia es la **esquizofrenia**, que suele debutar en la adolescencia o edad adulta. En los trabajos publicados, se observó volumen hipocampal más pequeño en los pacientes en comparación con los controles, seguido de volúmenes más pequeños de amígdala, tálamo y núcleo *accumbens*, así como volúmenes más grandes del *pallidum* ventral y de los ventrículos laterales. Asimismo, tienen un adelgazamiento cortical generalizado y una superficie cortical más pequeña, más llamativa en las regiones del lóbulo frontal y temporal. La disminución del grosor cortical también es mayor en personas que reciben medicación antipsicótica y se correlacionan negativamente con la dosis de medicación, la gravedad de los síntomas y la duración de la enfermedad.

Los avances en los métodos de neuroimagen también han llevado a la conclusión de que existe una comunicación anormal o ineficaz entre las regiones funcionales del cerebro provocadas por anomalías en las conexiones subyacentes de la sustancia blanca. Las imágenes DTI observan una anisotropía fraccional significativamente más baja, generalmente en los tractos de fibra que conectan las fibras del lóbulo prefrontal y temporal. Estudios metaanalíticos recientes sugieren que las disminuciones de FA están más extendidas en la esquizofrenia, afectando a casi todas las principales regiones de la sustancia blanca, y los mayores efectos se observan en los tractos interhemisféricos y cortical-talámicos, incluida la corona radiada y el cuerpo calloso.

En estudio de SPECT y PET se ha demostrado una hipofrontalidad activada por la tarea (tareas ejecutivas, de vigilancia y de memoria), que se ha evidenciado también con RMf, además de hipoactivación en la corteza prefrontal ventromedial, el hipocampo izquierdo, la corteza cingulada posterior, el precúneo y la hiperactivación en la circunvolución lingual bilateral, en pacientes esquizofrénicos frente a controles.

En el plano funcional, se han intentado esclarecer los cambios químicos que existen en la esquizofrenia con la observación de distintas moléculas, de las que las más estudiadas son la dopamina, la serotonina, GABA y glutamato.

> ! En estudio PET se observó una reducción de los receptores serotoninérgicos 5-hidroxitriptamina 1 (5-HT1) en el mesencéfalo y la protuberancia, y una reducción de los receptores 5-HT2 en la neocorteza, sin cambios en el transportador de serotonina en relación con pacientes sanos.

Con respecto al GABA, un metaanálisis no mostró diferencias significativas en los niveles de GABA entre pacientes y controles. Incluso los estudios PET/SPECT no muestran diferencias, aunque los niveles de GABA pueden ser diferentes en pacientes medicados y no medicados, y este hecho puede contribuir a los resultados inconsistentes observados en los estudios de casos y controles.

Con respecto al glutamato, un metaanálisis en 2016 observa una disminución del glutamato y un aumento de la glutamina en la región frontal medial. Un metaanálisis posterior informó una elevación de glutamato en los ganglios basales, glutamina en el tálamo y glutamato más glutamina en el tálamo y el lóbulo temporal medio.

Los distintos trabajos que estudian la dopamina son los que muestran mayor congruencia en los resultados.

> ! Se ha demostrado que la densidad del receptor D2 de dopamina y la ocupación de los receptores D2 por dopamina aumentan en pacientes con esquizofrenia.

Existen técnicas de imagen más novedosas que usan la glucoproteína de vesículas sinápticas (SV2A) como ligando para imágenes PET y, dadas las anomalías sinápticas propuestas en la esquizofrenia, esto podría convertirse en una poderosa herramienta para investigar la fisiopatología de la esquizofrenia en un futuro próximo.

Además, las imágenes de resonancia magnética de neuromelanina se utilizan para examinar la liberación de dopamina, y se ha encontrado que muestran un exceso de dopamina en la sustancia negra de los pacientes con esquizofrenia.

Si bien, recientemente, Cassidy *et al.* (2019) no observaron diferencias de grupo significativas entre los pacientes con esquizofrenia y los controles, sí encontraron una correlación positiva con la concentración de neuromelanina, los niveles de dopamina y la gravedad de la psicosis en la esquizofrenia.

Otra técnica novedosa es la proyección de imágenes de densidad y dispersión de orientación de neuritas (NODDI), que ha mostrado una microestructura alterada de la sustancia gris en la esquizofrenia.

En el **trastorno bipolar (TB)**, los primeros estudios que utilizaron tomografía computarizada mostraron anomalías estructurales, como proporciones ventriculares/cerebrales significativamente mayores en grupos de individuos con TB en comparación con los controles.

En una de las primeras revisiones, Soares y Mann (1997) describieron un tercer ventrículo más grande y un cerebelo más pequeño, así como hiperintensidades periventriculares.

> ! Más recientemente, el grupo de trabajo ENIGMA (Enhancing Neuroimaging Genetics Through Meta-Analysis), que incluye 28 grupos internacionales, mostró una reducción del grosor cortical bilateral en las regiones frontal, temporal y parietal de pacientes con TB, especialmente en la corteza frontal media rostral izquierda, la circunvolución fusiforme izquierda y la *pars opercularis* izquierda.

Los autores demostraron una asociación de la duración de la enfermedad con el grosor cortical y del aumento del grosor cortical con el uso de litio. Con respecto al volumen de las regiones cerebrales asociadas con la regulación del estado de ánimo y la recompensa, algunos estudios mostraron una amígdala y un hipocampo más pequeños y un cuerpo estriado más grande.

En los estudios de RM con secuencias DTI se encuentran alteraciones en la microestructura de la sustancia blanca, principalmente dentro del cíngulo, la vía principal en el sistema límbico, y en la conectividad interhemisférica por el cuerpo calloso; todas ellas, anomalías en regiones asociadas con la regulación emocional.

Los estudios de neuroimagen funcional con pacientes con TB han encontrado disfunciones de conectividad en los circuitos neuronales asociados con el procesamiento de emociones, la regulación de emociones y el procesamiento de recompensas. Se observa una menor conectividad de la amígdala con la ínsula y el hipocampo, y de la amígdala con la corteza orbitofrontal medial en pacientes con TB. Se han encontrado hallazgos en los que los hijos de padres con TB tienen una menor conectividad funcional entre el estriado ventral derecho y el cíngulo anterior caudal izquierdo en respuesta a la pérdida; y una mayor conectividad funcional entre la *pars orbitalis* derecha, la corteza orbitofrontal izquierda y derecha en respuesta a la recompensa, lo que puede suponer un posible marcador neuronal para el riesgo de trastorno bipolar.

> Los estudios con pruebas de neuroimagen, en las últimas cuatro décadas, han sido un campo enormemente explorado con el fin de orientar la investigación de los trastornos psiquiátricos y del neurodesarrollo. Sin embargo, los estudios no han podido formular pruebas de imagen sensibles o específicas para estas patologías.

La búsqueda de biomarcadores de neuroimagen se ha visto restringida por la reproducibilidad limitada de las técnicas de imagen, las herramientas limitadas para evaluar la neuroquímica, la heterogeneidad de las poblaciones de pacientes no definidas por los fenotipos basados en el cerebro, la exploración limitada de los componentes temporales de la función cerebral y relativamente pocos estudios que evalúan el desarrollo cerebral.

> !
> - Actualmente, el valor clínico de las herramientas de diagnóstico por imágenes es limitado para este grupo de patologías, y el diagnóstico, a día de hoy, se realiza por criterios clínicos. Pero, no cabe duda de que la neuroimagen puede servir de ayuda al diagnóstico, pronóstico y seguimiento del tratamiento de los trastornos psiquiátricos y del neurodesarrollo, en un futuro próximo.
> - Existen evidencias de que la neuroimagen puede ayudar a la «psiquiatría de precisión».

Varias revisiones recientes describen la implicación de los métodos de neuroimagen en la predicción y respuesta al tratamiento tanto en trastorno depresivo mayor como en trastorno bipolar o esquizofrenia, así como en la identificación de marcadores neurales potenciales que predicen la aparición futura de psicosis en individuos con «riesgo clínicamente alto».

Neuroimagen compartida

Como se puede comprobar en apartados anteriores, numerosos hallazgos estructurales y funcionales parecen compartidos entre los diferentes trastornos expuestos.

Tanto desde el punto de vista necrópsico (estudios *post mortem*) como desde el de la neuroimagen, el hallazgo de trastornos de la migración neuronal, particularmente heterotopias, se ha referido en el TDAH, los TEA, los trastornos específicos del lenguaje o la dislexia, entre otros (**Fig. 7-10**). De alguna manera, esta circunstancia refleja el desarrollo cortical aberrante en un determinado grupo de pacientes afectos. La presencia de heterotopias u otros trastornos migracionales podría estar igualmente relacionada con alteraciones genéticas implicadas en el desarrollo del sistema nervioso central (SNC) (citoesqueleto, estructura sináptica o reguladores cromatíni-

cos), que, a su vez, han sido implicados de forma particular en trastornos del neurodesarrollo (p. ej.: *ANKRD11*, *FLNA1*, etc.). Otro aspecto relevante es la presencia de dichas alteraciones en áreas no siempre relacionadas típicamente con el trastorno de estudio; esta circunstancia refleja la presencia de un desarrollo cerebral global anormal, en muchos casos.

Por otro lado, la implicación de algunas estructuras, como la corteza prefrontal, el cingulado, ciertas estructuras temporales anteriores, parece común —directa o indirectamente— a muchos de los trastornos referidos. Así, un menor espesor cortical total se ha referido en el TDAH o los trastornos de la conducta infantil; un menor espesor cortical de la corteza prefrontal, en el TDAH, algunos estudios en pacientes con TEA, o trastornos del lenguaje o casos con trastornos conductuales; la pérdida de asimetría del *planum temporale* la comparten pacientes con TEL o dislexia. Es destacable el resultado de un reciente estudio metaanalítico, con análisis mediante RM cerebral, que demostró que los hallazgos en pacientes con autismo eran compartidos con los hallazgos observados en el trastorno obsesivo compulsivo y la esquizofrenia. Es reseñable, igualmente, el metaanálisis sobre trabajos realizados con RMf en pacientes con autismo y TDAH, en el que no se consiguió demostrar ninguna diferencia funcional entre ambos grupos en las áreas característicamente vinculadas a los mismos; tan solo se pudo demostrar una activación diferente del cerebelo de forma significativa entre ambos grupos.

Esta neuroimagen compartida podría tener numerosas explicaciones. La tipificación meramente clínica de los trastornos, sin la posibilidad de empleo de marcadores biológicos, podría favorecer que los hallazgos no sean específicos para un trastorno; los estudios en pacientes con determinadas genopatías podrán, quizás, arrojar resultados más específicos en pacientes con un determinado trastorno. Un segundo factor de confusión es la elevada comorbilidad entre los trastornos del neurodesarrollo y los trastornos psiquiátricos, en general; la mayor parte de estudios, no excluyen la comorbilidad, a pesar de la influencia conocida de la misma; otros no excluyen a pacientes que han sido o están siendo medicados, otro sesgo conocido en estudios estructurales y funcionales. Otro factor que hay que tener en cuenta es la presencia igualmente compartida de genes o variantes genéticas comunes a muchos de estos trastornos.

Por último, los avances tecnológicos aplicados a la neuroimagen, sin lugar a dudas, han aportado un progreso relevante en el conocimiento de estos trastornos; cabe esperar que pruebas de neuroimagen estructurales o funcionales puedan, quizás, detallar con más precisión los límites entre unos trastornos y otros.

Neuroimagen en la práctica clínica

La literatura médica está repleta de ejemplos o casos con diferentes trastornos neuropsiquiátricos (autismo, TDAH, dislexia, tics, etc.) secundarios a procesos infecciosos, isquémicos, malformativos o tumorales del SNC (v. **Fig. 7-10** y **Fig. 7-11**). Si bien, la mayor parte de los casos que serán atendidos en la consulta, serán idiopáticos o genéticos, diferentes factores prenatales, perinatales o posnatales pueden ser igualmente responsables de la sintomatología observada.

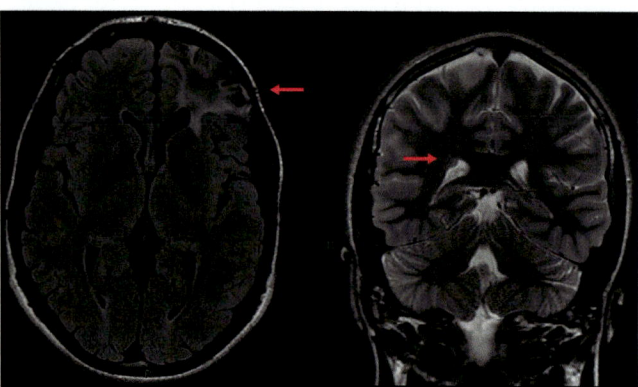

Figura 7-10. Resonancia magnética nuclear de dos pacientes con trastorno por déficit de atención e hiperactividad. El primero muestra una malacia frontal y el segundo, heterotopias periventriculares.

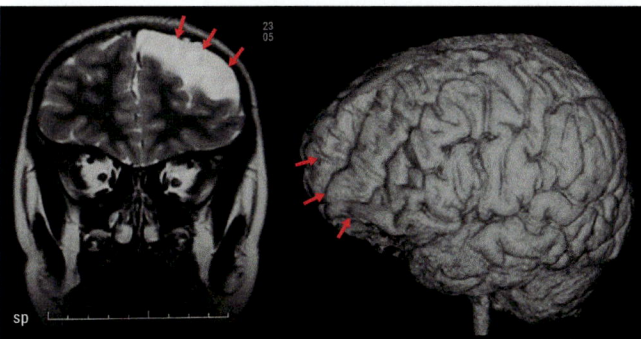

Figura 7-11. Quiste aracnoideo voluminoso con efecto masa sobre lóbulo frontal en paciente con trastorno por déficit de atención e hiperactividad.

> **!** Se ha señalado la atipicidad en la aparición sintomática, como un factor que hay que tener en cuenta a la hora de recomendar estudios de neuroimagen en pacientes con trastornos psiquiátricos; así, la aparición abrupta de ciertos síntomas característicos de un determinado trastorno (p. ej., TDAH, TEL o trastornos de la conducta) podría estar señalando la indicación de estudios de neuroimagen.

Sin embargo, se debe recordar que numerosos procesos pueden estar presentes ya en etapas tempranas del desarrollo, y tener una sintomatología mucho más insidiosa que la señalada.

De igual modo, no debe sobreestimarse el diagnóstico funcional de síntomas cuyo origen puede ser orgánico. La presencia de cefalea, ataxia, parestesias o alteración sensorial, entre otros, puede estar sugiriendo una patología orgánica cerebral y ser erróneamente interpretada en el contexto de un trastorno del ánimo o trastorno por ansiedad.

Indudablemente, los estudios de neuroimagen no están recomendados en la mayoría de las guías para el estudio de pacientes con trastornos del ánimo, trastornos de conducta, TDAH o trastornos del aprendizaje. Sin embargo, los clínicos deben recordar la presencia de «síndromes» o trastornos «clásicos» secundarios a lesiones cerebrales. En estos casos, los estudios mediante RM cerebral son los más recomendados.

Para un correcto diagnóstico de los trastornos previamente señalados, hay que atenerse a las clasificaciones y guías más actuales, que recogen los diferentes criterios clínicos propios del problema y el proceder diagnóstico. Clasificatoriamente, se puede hacer uso de los criterios del Manual Diagnóstico y Estadístico de los Trastornos Mentales (DSM-5) o de la Clasificación Internacional de Enfermedades (CIE-10).

Estas guías señalan la necesidad de una anamnesis adecuada y una exploración física completa en la mayor parte de los trastornos que se han señalado.

> **!** Como se indicó previamente, la presencia de síntomas atípicos o la aparición anormal de los mismos puede señalar la conveniencia de estudios radiológicos. La presencia entre los antecedentes personales de factores prenatales, perinatales o posnatales, que puedan haber producido un daño objetivable en el SNC, se constituye como otro motivo para la realización de estudios de imagen (**Tabla 7-1**).

Tabla 7-1. Etiología de los trastornos del neurodesarrollo

	Momento del desarrollo	Etiología
Idiopática		• Desconocida influencia de genética + ambiente
Sintomática	Prenatal	• Malformaciones cerebrales (trastornos migracionales, agenesias, etcétera)* • Anomalías genéticas (mutaciones, microdeleciones y errores congénitos del metabolismo) • Infecciones (citomegalovirus, toxoplasma, etcétera) • Exposición a sustancias tóxicas (alcohol, plomo, etcétera)
	Perinatal	• Prematuridad • Bajo peso al nacimiento • Encefalopatía neonatal: hipóxico-isquémica • Encefalopatía hemorrágica • Infecciones del SNC • TCE (obstétrico)
	Posnatal	• TCE • Encefalopatía hipóxica • Encefalopatías epilépticas • Infecciones del SNC • Tumores • Malnutrición grave

* Las malformaciones cerebrales suelen tener, a su vez, un origen endógeno o exógeno.
SNC: sistema nervioso central; TCE: traumatismo craneoencefálico.

En la misma línea, la mayor parte de estas guías condicionan la realización de estudios de neuroimagen a los hallazgos en la exploración física. La presencia de discromías, dismorfias (frecuentes en trastornos genéticos o en la exposición intraútero a sustancias tóxicas) o una exploración neurológica anormal, son otros motivos para la realización obligada de una RM cerebral (**Fig. 7-12**).

El examen físico debe ser, por tanto, completo y no limitado al estado de conciencia-alerta o situación cardiovascular; si la condición para la realización de una RM cerebral es una exploración neurológica anormal, entre otros factores, y esta no se lleva a cabo, el profesional nunca encontrará esta indicación.

La recomendación de estudios de neuroimagen está ligada, según numerosos protocolos, al tipo de trastorno.

> La realización de RM cerebral en pacientes con discapacidad intelectual, autismo, trastornos graves del lenguaje o del desarrollo de la coordinación se recomienda en numerosas guías para el diagnóstico etiológico, con independencia de factores asociados. Esta misma recomendación se ha establecido en algunas guías ante el primer episodio psicótico en la infancia y adolescencia o el inicio de un trastorno depresivo mayor.

En otros trastornos psiquiátricos, la conveniencia o recomendación de los estudios de neuroimagen estará vinculada

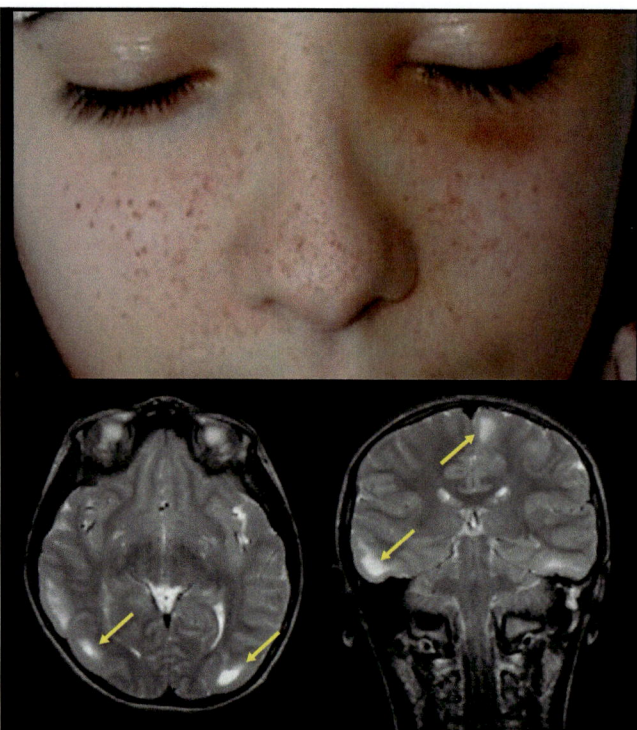

Figura 7-12. Niña con CI límite y trastorno por déficit de atención. Angiofibromas faciales característicos de la esclerosis tuberosa. Múltiples áreas con alteración de la señal en la resonancia magnética cerebral (flechas), con afectación predominante subcortical, sugerentes de tubérculos corticales, en relación con enfermedad neurocutánea.

Tabla 7-2. Indicaciones para la realización de técnicas de neuroimagen

- Discapacidad intelectual o cociente intelectual menor de 75
- Autismo
- Trastorno grave del lenguaje
- Trastorno grave del desarrollo de la coordinación
- Primer episodio psicótico
- Macrocefalia o microcefalia (± 2DS)
- Dismorfias
- Exploración neurológica anormal
- Manifestaciones intracraneales de trastornos genéticos
- Discromías compatibles con trastornos neurocutáneos
- Situaciones o problemas neurológicos asociados:
  - Epilepsia o antecedente de convulsiones
  - Ataxia
  - Trastornos del movimiento asociados
  - Pérdida de fuerza o parestesias
  - Trastornos sensoriales
- Regresión cognitiva
- Valorar si malformaciones mayores (particularmente cardíacas)
- Antecedente de situación prenatal de riesgo para el SNC:
  - Malformativa, genética, infecciosa o tóxica
- Antecedente de situación perinatal de riesgo para el SNC:
  - Gran prematuridad, encefalopatía hipóxico-isquémica y/o hemorrágica, infecciones, traumatismo obstétrico
- Antecedente de situación posnatal de riesgo para el SNC:
  - Infecciosa, hipóxica, traumática, tumoral

DS: desviación estándar; SNC: sistema nervioso central.

a la presencia de otros factores asociados: examen neurológico anormal, antecedentes personales sugerentes de daño cerebral, epilepsia o regresión cognitiva (**Tabla 7-2**).

Por tanto, se debe distinguir entre los estudios realizados mediante neuroimagen estructural y funcional para el conocimiento más amplio de los trastornos psiquiátricos, de las indicaciones clínicas para la realización de una RM cerebral. El pediatra, psiquiatra o neuropediatra deberán conocer en qué circunstancias puede estar indicada la realización de este estudio tanto para el diagnóstico etiológico como, en muchos casos, para el propio pronóstico.

 PUNTOS CLAVE

- Los estudios de neuroimagen apoyan el componente neurobiológico de los trastornos psiquiátricos, particularmente los trastornos del neurodesarrollo.
- Los hallazgos observados en estudios estructurales y funcionales no son específicos de un trastorno en particular.

- Entre las indicaciones, en la práctica clínica, para la realización de estudios de imagen, destaca la presencia de una exploración neurológica anormal, por lo que la misma debe realizarse en todos los casos.

BIBLIOGRAFÍA

Albert J, Fernández-Jaén A, Martín Fernández-Mayoralas D, López-Martín S, Fernández-Perrone AL, Calleja-Pérez B, et al. Neuroanatomía del trastorno por déficit de atención/hiperactividad: correlatos neuropsicológicos y clínicos. Rev Neurol. 2016;63(2):71-8.

Anagnostou E, Taylor MJ. Review of neuroimaging in autism spectrum disorders: what have we learned and where we go from here. Mol Autism. 2011;2(1):4.

Anderson AN, King JB, Anderson JS. Neuroimaging in Psychiatry and Neurodevelopment: why the emperor has no clothes. Br J Radiol. 2019 Sep;92(1101):20180910.

Brandl F, Weise B, Mulej Bratec S, Jassim N, Hoffmann Ayala D, Bertram T, et al. Common and specific large-scale brain changes in major depressive disorder, anxiety disorders, and chronic pain: a transdiagnostic multimodal meta-analysis of structural and functional MRI studies. Neuropsychopharmacology. 2022;47(5):1071-80.

Betancur C, Sakurai T, Buxbaum JD. The emerging role of synaptic cell-adhesion pathways in the pathogenesis of autism spectrum disorders. Trends Neurosci. 2009;32(7):402-12.

Boedhoe PSW, Van Rooij D, Hoogman M, Twisk JWR, Schmaal L, Abe Y, et al. Subcortical Brain Volume, Regional Cortical Thickness, and Cortical Surface Area Across Disorders: Findings From the ENIGMA ADHD, ASD, and OCD Working Groups. Am J Psychiatry. 2020 Sep 1;177(9):834-43.

Cassidy CM, Zucca FA, Girgis RR, et al. Neuromelanin-sensitive MRI as a noninvasive proxy measure of dopamine function in the human brain. Proc Natl Acad Sci USA. 2019;116(11):5108-5117. doi:10.1073/pnas.1807983116.

Del Casale A, Ferracuti S, Alcibiade A, Simone S, Modesti MN, Pompili M. Neuroanatomical correlates of autism spectrum disorders: A meta-analysis of structural magnetic resonance imaging (MRI) studies. Psychiatry Res Neuroimaging. 2022 Sep;325:1115165.

Eckert MA, Berninger VW, Vaden KI Jr., Gebregziabher M, Tsu L. Gebregziabher M, Tsu L. Gray Matter Features of Reading Disability: A Combined Meta-Analytic and Direct Analysis Approach (1,2,3,4). eNeuro. 2016;3(1): ENEURO.0103-15.2015.

Fernández-Jaén A, Fernández-Perrone A, Martín D. Trastornos del neurodesarrollo. Discapacidad intelectual y trastornos de la comunicación. Madrid: Editorial Médica Panamericana; 2018.

Fernández-Jaén A, López-Martín S, Albert J, Martín Fernández-Mayoralas D, Fernández-Perrone AL, Calleja-Pérez B, et al. Trastorno por déficit de atención/hiperactividad: perspectiva desde el neurodesarrollo. Rev Neurol. 2017;64(s01):S101-S4.

Fonseka TM, MacQueen GM, Kennedy SH. Neuroimaging biomarkers as predictors of treatment outcome in Major Depressive Disorder. J Affect Disord. 2018 Jun;233:21-35.

Keshavan MS, Collin G, Guimond S, Kelly S, Prasad KM, Lizano P. Neuroimaging in Schizophrenia. Neuroimaging Clin N Am. 2020 Feb;30(1):73-83.

Hyman SL, Levy SE, Myers SM; Council on Children with Disabilities, Section on Developmental and Behavioral Pediatrics. Identification, Evaluation, and Management of Children With Autism Spectrum Disorder. Pediatrics. 2020 Jan;145(1):e20193447.

Ivleva EI, Turkozer HB, Sweeney JA. Imaging-Based Subtyping for Psychiatric Syndromes. Neuroimaging Clin N Am. 2020 Feb;30(1):35-44.

Linden D. Neuroimaging and Neurophysiology in Psychiatry. Oxford: Oxford University Press; 2016.

Martín Fernández-Mayoralas D, Fernández-Jaén A, García-Segura JM, Quiñones-Tapia D. Neuroimagen en el trastorno por déficit de atención/hiperactividad. Rev Neurol. 2010;50(Suppl 3):S125-33.

Noordermeer SD, Luman M, Oosterlaan J. A Systematic Review and Meta-analysis of Neuroimaging in Oppositional Defiant Disorder (ODD) and Conduct Disorder (CD) Taking Attention-Deficit Hyperactivity Disorder (ADHD) Into Account. Neuropsychol Rev. 2016 Mar;26(1):44-72.

Pagnozzi AM, Conti E, Calderoni S, Fripp J, Rose SE. A systematic review of structural MRI biomarkers in autism spectrum disorder: A machine learning perspective. Int J Dev Neurosci. 2018;71:68-82.

Patel DR, Greydanus DE, Omar HA, Merrick J. Neurodevelopmental Disabilities: Clinical Care for Children and Young Adults. Dordrecht: Springer; 2011.

Quintero Gutiérrez del Álamo FJ, Correas J, Quintero Lumbreras FJ. Trastorno por déficit de atención e hiperactividad (TDAH) a lo largo de la vida. Barcelona: Elsevier Masson; 2010.

Sala C, Verpelli C. Neuronal and Synaptic Dysfunction in Autism Spectrum Disorder and Intellectual Disability. London: Academic Press is an imprint of Elsevier; 2016.

Samea F, Soluki S, Nejati V, Zarei M, Cortese S, Eickhoff SB, et al. Brain alterations in children/adolescents with ADHD revisited: A neuroimaging meta-analysis of 96 structural and functional studies. Neurosci Biobehav Rev. 2019 May;100:1-8.

Scaini G, Valvassori SS, Diaz AP, Lima CN, Benevenuto D, Fries GR, et al. Neurobiology of bipolar disorders: a review of genetic components, signaling pathways, biochemical changes, and neuroimaging findings. Braz J Psychiatry. 2020 Sep-Oct;42(5):536-5518.

Schmeisser MJ, Boeckers TM, SpringerLink. Translational Anatomy and Cell Biology of Autism Spectrum Disorder. Cham: Springer International Publishing: Springer; 2017.

Soares JC, Mann JJ. The anatomy of mood disorders--review of structural neuroimaging studies. Biol Psychiatry. 1997;41(1):86-106. doi:10.1016/s0006-3223(96)00006-6.

Verdú Pérez A. Sociedad Española de Neurología Pediátrica. Manual de Neurología Infantil. 2ª ed. Buenos Aires; Madrid: Editorial Médica Panamericana; 2014.

Zacková L, Jáni M, Brázdil M, Nikolova YS, Marečková K. Cognitive impairment and depression: Meta-analysis of structural magnetic resonance imaging studies. Neuroimage Clin. 2021;32:102830.

Zhang FF, Peng W, Sweeney JA, Jia ZY, Gong QY. Brain structure alterations in depression: Psychoradiological evidence. CNS Neurosci Ther. 2018;24(11):994-1003.

Estudios genéticos. Utilidad para la clínica y para la investigación

8

D. Martín Fernández-Mayoralas, J. Porta Pelayo, A. Jiménez de Domingo, A. L. Fernández Perrone y A. Fernández-Jaén

OBJETIVOS

- Conocer las diferentes técnicas genéticas y su utilidad en la investigación y diagnóstico etiológico de los trastornos psiquiátricos infantojuveniles, especialmente en los del neurodesarrollo.
- Conocer la carga genética y los hallazgos referidos con más frecuencia en los trastornos más prevalentes, particularmente en los trastornos del neurodesarrollo.
- Detallar las indicaciones para la realización de pruebas genéticas en niños y adolescentes con trastornos neuropsiquiátricos.
- Describir las situaciones clínicas en las que la evaluación genética es necesaria para el diagnóstico etiológico y su importancia.

INTRODUCCIÓN

Los hijos cuyos padres padecen enfermedades psiquiátricas corren un mayor riesgo de desarrollar una amplia gama de trastornos psiquiátricos, no solo el trastorno específico de los padres. Es más, aproximadamente la mitad de las personas con una enfermedad psiquiátrica cumplirán, al mismo tiempo, los criterios para un segundo trastorno. La comorbilidad es la norma y no la excepción. Esta breve introducción nos da una idea de la enorme complejidad que representa el universo genético en la neurociencia, las grandes dificultades a las que se enfrentan los investigadores y el gran reto que supone para los clínicos aventurarse en este tema.

Los grandes avances tecnológicos en la investigación y diagnóstico de la genética han aportado valiosos instrumentos en el conocimiento de estos trastornos psiquiátricos, incluidos los trastornos del neurodesarrollo (TND), cuya manifestación, siempre de inicio en la infancia, repercute negativamente en el funcionamiento personal, social, académico y/u ocupacional. La discapacidad intelectual (DI), los trastornos de la comunicación (TC), los trastornos del espectro autista (TEA), el trastorno por déficit de atención e hiperactividad (TDAH) y los trastornos del aprendizaje son ejemplos típicos de TND.

> **!** Los exponenciales avances científicos en la investigación de la genética molecular, asombrosos durante el último lustro, han demostrado la sospecha que aportaba la experiencia clínica: existe un gran componente genético en la mayor parte de los trastornos neuropsiquiátricos, en general, y de los TND, en particular.

Además, dichos avances científicos nos permiten usar actualmente, durante la evaluación clínica, determinadas técnicas de diagnóstico genético que pueden facilitar el diagnóstico causal en multitud de pacientes con patología psiquiátrica, sobre todo, aunque no exclusivamente, en los TND más graves: DI y TEA. El profesional deberá conocer las técnicas más adecuadas según la patología, la indicación de las distintas pruebas, la valoración de los resultados y su aplicabilidad.

Esperamos en este capítulo detallar de forma conjunta todos estos aspectos, particularmente en los trastornos más prevalentes en la población infantojuvenil, y generalmente los más estudiados.

TIPOS DE PRUEBAS

En este apartado se deben diferenciar claramente, por el uso y la sistemática, entre los estudios o pruebas encaminados a la identificación de *loci* o regiones genéticas relacionadas con una determinada patología (**estudios de apoyo o rastreo genético**) y aquellos que se van a emplear en la práctica clínica atendiendo a las características del paciente (**estudios de diagnóstico genético**).

Estudios de apoyo o rastreo genético

Los estudios más importantes para el conocimiento de la carga genética en los trastornos neuropsiquiátricos se han basado en los siguientes medios: estudios de heredabilidad, estudios de ligamiento y estudios de asociación. Gracias a ellos, se evidenció desde los inicios la gran contribución de la variación genotípica (esto es, la presencia de diferentes variantes genéticas) en los trastornos neuropsiquiátricos y los TND.

Estudios de heredabilidad

Analizan las contribuciones de los factores genéticos y ambientales a la varianza fenotípica total en una población.

La heredabilidad se ha estimado general e históricamente a través del estudio de gemelos idénticos (monocigóticos) frente a gemelos no idénticos (dicigóticos), si bien no es el único método. Los gemelos monocigóticos apenas tienen diferencias genéticas, mientras que los dicigóticos comparten aproximadamente la mitad del material genético. Los índices de heredabilidad varían de 0 a 1. Una heredabilidad próxima a 0 indicaría que un trastorno está generado con factores no genéticos, mientras que una heredabilidad próxima a 1 señalaría que la influencia genética es muy condicionante.

> ❗ Se debe señalar que un índice de heredabilidad no representa el porcentaje que está determinado por la genética, sino el porcentaje de la varianza debido a factores o diferencias genéticas. Tampoco aporta información sobre qué genes están implicados, ni está señalando que un trastorno sea característicamente familiar, esto es, que sea «heredado» de sus padres, pues es muy frecuente encontrar mutaciones espontáneas o *de novo*, esto es, propias del paciente y no heredadas de sus progenitores, aunque sean heredables desde («a partir de») el sujeto afectado.

Los estudios de heredabilidad han sido criticados por diferentes motivos: escasa representatividad o premisas no científicamente demostradas (concordancia genética en los gemelos, mismo ambiente, etc.), entre otros aspectos.

Estudios de ligamiento

Se basan en la ley o presunción de que dos alelos en genes vecinos situados en el mismo cromosoma deberán ser transmitidos juntos más frecuentemente que por azar. El análisis de los cruzamientos genéticos permite calcular la frecuencia de recombinación y, conociendo esta, hacer mapas de ligamiento para un determinado trastorno.

Los estudios de ligamiento paramétrico permiten obtener la puntuación llamada **logaritmo de las probabilidades (LOD)**, que se calcula como el logaritmo de la razón entre la probabilidad de la descendencia dada la existencia de ligamiento con frecuencia de recombinación R respecto al caso sin ligamiento. Dicho de otro modo, sería un logaritmo de A/B, donde A sería la probabilidad de ligamiento suponiendo que están ligados y B, la probabilidad de ligamiento suponiendo que no lo están. Un LOD ≥ 3 apoya el ligamiento genético (1.000 sobre 1); un LOD mayor de 2 o 2,2, según referencias, es sugerente de ligamiento y un valor inferior cuestiona dicho ligamiento. Para el análisis del LOD se precisan modelos genéticos precisos respecto al modo de herencia, frecuencias génicas y penetrancia clínica, lo que dificulta su aplicabilidad. Como alternativa, puede emplearse el ligamiento no paramétrico, sobre todo para enfermedades o trastornos complejos genéticamente.

Estudios de asociación genética

Se basan en secuenciar el ácido desoxirribonucleico (ADN) en grupos de pacientes con un trastorno concreto (caso) frente a otro grupo (familiar o no) sin dicho trastorno (control). Estos estudios iniciales analizaban solo ciertos genes, a los que se les presuponía una sospecha causal. Estos trabajos han permitido conocer algunos genes causales, predisponentes o condicionantes en diferentes procesos. En un primer momento eran preferibles los estudios familiares, dado que las diferencias genéticas eran menores. En los estudios familiares, se comparan los alelos transmitidos y no transmitidos; los alelos de riesgo hipotético deberían ser más comunes entre los transmitidos. En los estudios de casos y controles, se comparan las frecuencias de alelos entre controles y afectados; los alelos de riesgo hipotético deberían ser más frecuentes en pacientes con la patología estudiada.

Con la llegada de las nuevas tecnologías, se han podido realizar estudios de asociación en todo el genoma, sin la hipótesis previa relacional entre un gen y un trastorno. Son los **estudios de asociación de genoma completo (*genome-wide association studies*, GWAS)**, que sirven para identificar variantes comunes asociadas con múltiples trastornos, por lo que precisan de grandes poblaciones de afectados y no afectados.

La mayor limitación de los estudios de asociación es la necesidad de múltiples pruebas para evitar falsos positivos. Esto sigue condicionando el análisis específico de ciertos genes de sospecha, por lo que prácticamente se han abandonado las aproximaciones a dichos «genes candidatos», dada su bajísima rentabilidad, y se usan habitualmente los GWAS. Otras limitaciones del GWAS son la variabilidad genotipo-fenotipo, la elevada frecuencia de variantes genéticas en población «sana», la baja replicabilidad, y factores reguladores genéticos y epigenéticos, entre otros.

Una vez realizado el análisis estadístico, para los estudios de asociación, se suele emplear la *odds ratio* (OR), que analiza las probabilidades de presencia alélica en casos frente a controles. Un valor en 1 o próximo indica ausencia o pobre asociación; por encima de 1 señalaría que el alelo incrementa el riesgo para el trastorno estudiado, y por debajo de 1, que dicho alelo protege contra el mismo (**Fig. 8-1**). Los GWAS emplean como marcadores genéticos, los polimorfismos de nucleótido único (*single nucleotide polymorphisms*, **SNP**).

> Los SNP son variantes genéticas que ocurren comúnmente (> 1 %) en la población general. Por lo tanto, los SNP detectados en los GWAS no son variantes patogénicas ni causales, sino moduladoras, predisponentes o de riesgo, con un bajo tamaño de efecto y OR, presentes con mayor frecuencia en diferentes trastornos que en la población control, apoyando el modelo poligénico aditivo de los TND más leves y como el TDAH o los trastornos del aprendizaje, y el poligénico multiplicativo (multigénico) para algunos casos de TEA.

Retomaremos estos modelos en el apartado *Genética compartida* de este tema. De hecho, los SNP hallados mediante GWAS, dadas las limitaciones de la técnica para detectar porcentajes inferiores, están presentes en más de un 5 % de la población (y normalmente en porcentajes mucho mayores). Es posible que las nuevas *next-generation* GWAS, capaces de detectar SNP presentes en más del 1 % poblacional, puedan detectar variantes intermedias (menos comunes, pero

Figura 8-1. Los estudios de asociación genómica amplia o de genoma completo (GWAS) tienden a tipificar las variantes comunes con baja *odds ratio*, apoyando los modelos poligénicos.

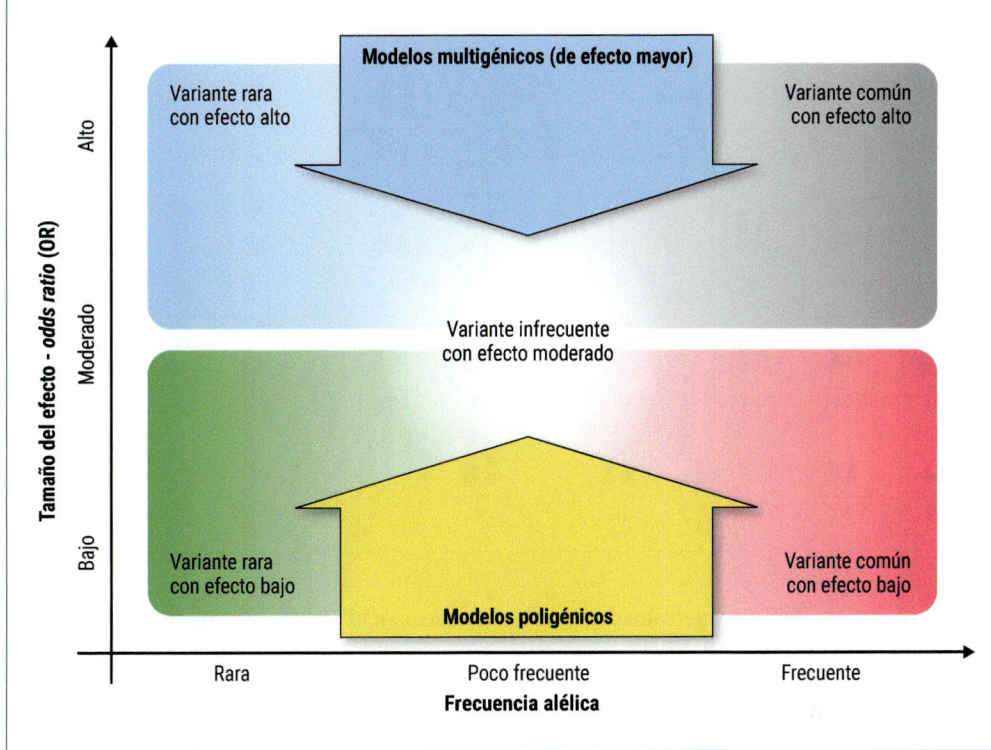

no raras) con tamaños de efecto y OR algo más elevadas o intermedias que las obtenidas hasta ahora.

Estudios de diagnóstico genético

Los estudios genéticos son un requerimiento cada vez más vital durante la evaluación diagnóstica de los trastornos neuropsiquiátricos, especialmente en los TND. El especialista debe conocer las características y rentabilidad de estas pruebas, según la patología a estudio. Históricamente, ciertos síndromes genéticos se han manifestado por TND muy diferentes asociados a síndromes dismorfológicos. Así, síndromes conocidos como el síndrome de Prader-Willi, la distrofia miotónica de Steinert o el síndrome de Sotos, entre otros muchos, asocian trastornos de la comunicación, DI, TEA, TDAH, etc.

A continuación, se detallarán los estudios más habituales en la práctica clínica para detectar variantes raras, con un alto tamaño de efecto y, con frecuencia, causales de enfermedad. Se establecerán dos grupos: el primer grupo incluye técnicas dirigidas a estudiar anomalías numéricas o estructurales de los cromosomas. El segundo, incluye los estudios de secuenciación, que en general detectan mutaciones puntuales, como las **variantes de nucleótido único (SNV)**.

Técnicas dirigidas a estudiar anomalías numéricas o estructurales de los cromosomas (citogenética, citogenética molecular, técnica de amplificación de sondas dependientes de ligandos múltiples)

Cariotipo

Permite visualizar los 46 cromosomas ordenados por parejas de homólogos. Para su estudio, se necesita un cultivo de células obtenidas de cualquier tejido vivo. El cariotipo están-

dar, por obtención de cromosomas metafásicos, permite la detección de anomalías cromosómicas estructurales (como una traslocación) y numéricas, tanto pérdidas (por ejemplo, deleciones) como ganancias (sobre todo duplicaciones, aunque la ganancia de material genético puede ser mayor; por ejemplo, una triplicación) de material genético superiores a 5 Mb. El cariotipo de más de 450 bandas, obtenido a través de cromosomas prometafásicos, tipifica alteraciones cromosómicas con un tamaño superior a 3 Mb (**Fig. 8-2**).

Hibridación *in situ* fluorescente

La hibridación *in situ* fluorescente (FISH) permite el estudio citogenético de alteraciones estructurales de menor tamaño. Numerosas sondas posibilitan la observación de un locus específico en un cromosoma a través de la hibridación con sondas marcadas con fluorocromos (**Fig. 8-3**). Las sondas más empleadas son las de locus específicos o subteloméricas.

> **!** No es útil para el estudio del genoma como tal, por ejemplo, en pacientes que no encajan en un diagnóstico muy específico, ya que precisa previamente una alta sospecha de un diagnóstico concreto.

Técnica de amplificación de sondas dependientes de ligandos múltiples

La técnica de amplificación de sondas dependientes de ligandos múltiples (*multiplex ligation-dependent probe amplification*, MLPA), aunque es una técnica cuantitativa de genética molecular más que de citogenética, se incluye aquí porque, al igual que la hibridación genómica comparativa (CGH) y la hibridación genómica comparativa por microarrays (aCGH),

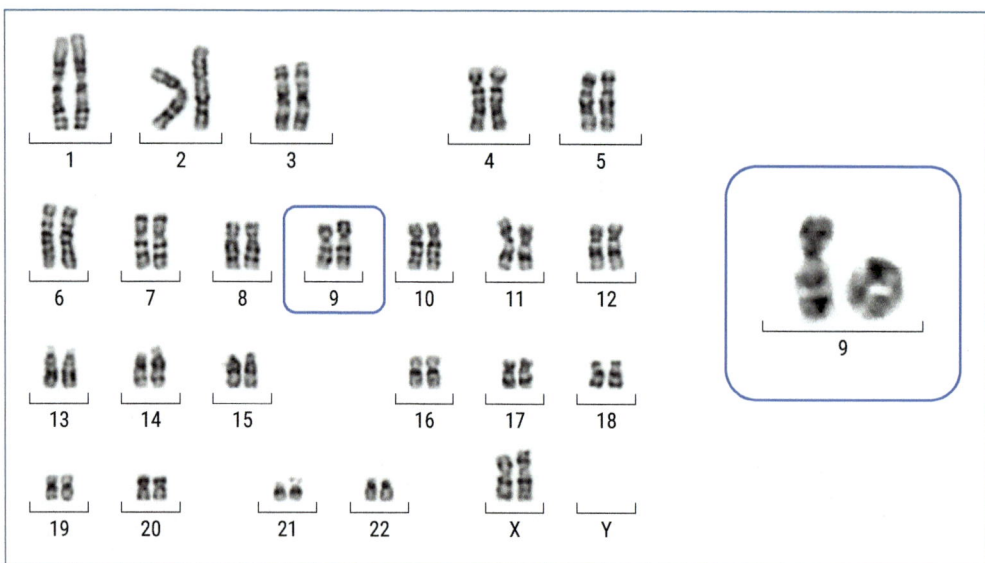

Figura 8-2. Cariotipo normal. A la derecha, detalle de cromosoma 9 en anillo, en paciente con trastorno del espectro autista (TEA) y discapacidad intelectual.

que se analizarán en breve, permite detectar **variaciones en el número de copias** (*copy number variation*, **CNV**), definido teóricamente como el segmento de ADN, igual o mayor de 1 kb, cuyo número de copias es variable comparándolo con un genoma de referencia. La MLPA está basada en la reacción en cadena de la polimerasa, y podría usar hasta 40 sondas de forma simultánea, cada una para un locus de interés, por lo que permite estudiar más regiones que la FISH (p. ej., uno o varios exones de un mismo gen, de distintos genes, de distintas regiones específicas). Existen más de 300 paneles (agrupaciones) de sondas prediseñadas. Permite, además, la detección de mutaciones puntuales ya conocidas, aunque este no es el propósito de esta técnica (existen otras técnicas de secuenciación mucho más eficientes para la detección de este tipo de variantes). No permite, sin embargo, la detección de reordenamientos en equilibrio. Como en la FISH, se debe tener una alta sospecha de una patología concreta (**Fig. 8-4**), pero la MLPA ha reemplazado a la FISH en la mayoría de las ocasiones. Existe una modificación de la técnica de MLPA (*methylation-specific MLPA*, MS-MLPA) que añade a la MLPA el estudio de cambios en el estado de metilación del ADN relacionados con enfermedades que pueden ser fruto de disomía uniparental (cuando los dos

homólogos de un par cromosómico provienen de un solo progenitor) o al fenómeno de impronta genética o *imprinting,* por el que ciertos genes son expresados de un modo específico que depende del sexo del progenitor, y pueden no ser detectables por otras técnicas moleculares, como los síndromes de Prader-Willi y Angelman, o el Silver-Russell o Beckwith-Wiedemann, entre otros. En este caso, se pueden detectar, en un mismo ensayo, CNV y estado de metilación de manera simultánea en varias regiones, y permite cuantificar y en parte discriminar la metilación de ninguno, uno o los dos alelos.

Hibridación genómica comparativa convencional

Es una técnica de citogenética molecular que permite el estudio de alteraciones estructurales del ADN por rastreo de regiones, a través de la hibridación del ADN genómico del paciente, marcado de una forma específica, y comparándolo con ADN humano de referencia; esta técnica puede detectar solo grandes anomalías estructurales (deleciones y/o duplicaciones de material genético entre 2 y 10 Mb), por lo que está en desuso en la actualidad y ha sido sustituida por la siguiente.

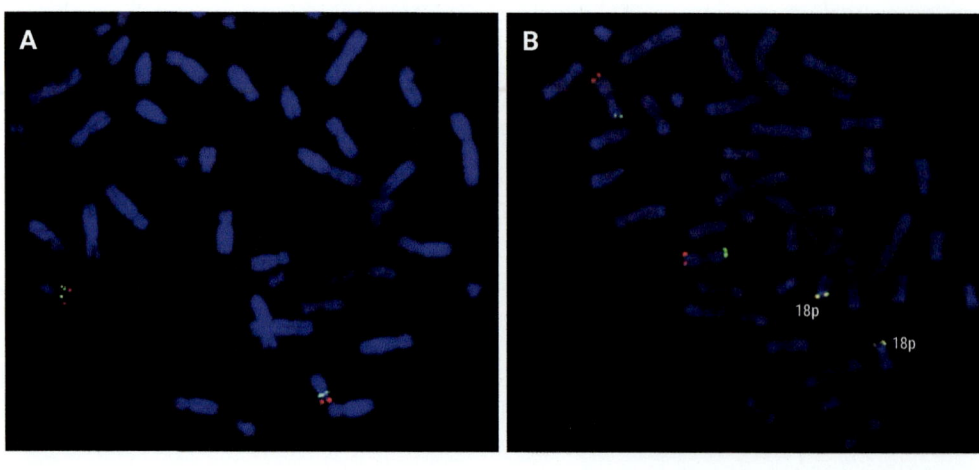

Figura 8-3. Hibridación *in situ* fluorescente (FISH) para síndrome de Smith-Magenis **(A)** y deleción 18p **(B)**.

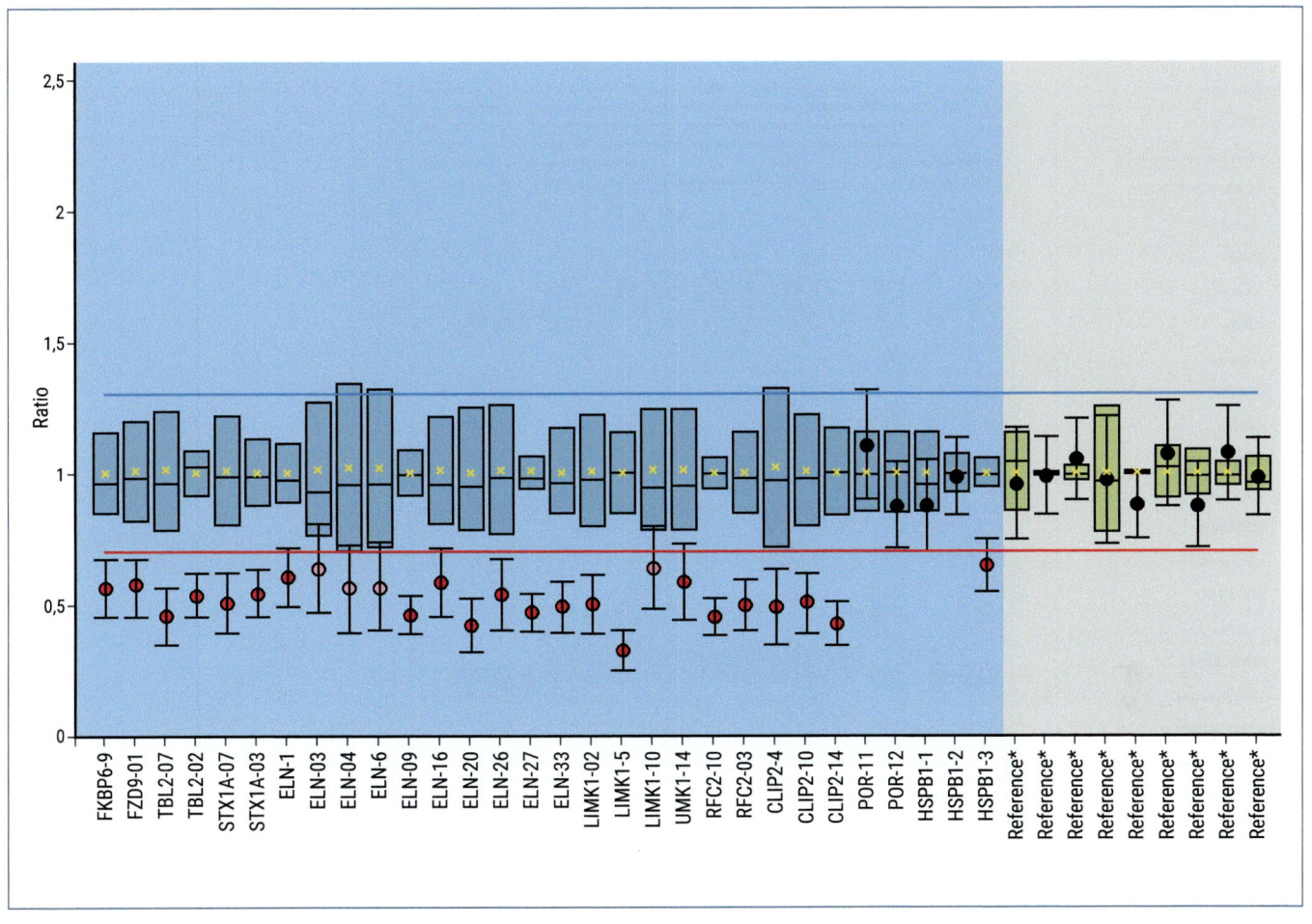

Figura 8-4. Técnica de amplificación de sondas dependientes de ligandos múltiples (MLPA) que muestra una típica deleción en la región 7q11.23 (puntos rojos), en paciente con síndrome de Beuren-Williams.

Hibridación genómica comparativa por microarrays

Es una técnica de citogenética molecular que emplea miles de secuencias de ADN o sondas de oligonucleótidos unidas. Con la aCGH, se detectan CNV en forma de ganancia (en general, duplicaciones) o pérdida (en general, deleciones) de material genético de hasta 15-25 kb (**Fig. 8-5**). La aCGH no detecta reordenamientos balanceados (por ejemplo, una traslocación equilibrada), ni mosaicismos de bajo nivel. Tampoco expansión de repetición de trinucleótidos (por ejemplo, el síndrome X frágil), ni, por supuesto, variantes caracterizadas por una mutación génica puntual, para lo que se emplearán los estudios de secuenciación. Cabe destacar una prometedora técnica citogenética de cara a detectar también anomalías estructurales: el **mapeo mediante genoma óptico**. Esta técnica va a ser capaz de detectar no solo las CNV, al igual que las aCGH, sino también reordenamientos balanceados o no, ubicación de traslocaciones de cualquier tipo, inversiones, inserciones, isocromosomas, cromosomas en anillo, reordenamientos complejos y, posiblemente, expansiones de tripletes como las del X frágil. Si se implanta globalmente, se conocerá como una verdadera **citogenética de nueva generación** (***next-generation cytogenetics,*** **NGC**) (véase un poco más adelante el concepto de la actual *next-generation sequencing*, NGS, para una mejor comprensión).

Técnicas dirigidas a estudiar mutaciones puntuales (variantes de nucleótido único, variaciones en el número de copias e insdel). Estudios por secuenciación

La rentabilidad diagnóstica de las pruebas genéticas se ha incrementado con el desarrollo de las técnicas de secuenciación. Hasta hace unos diez años, la secuenciación estaba basada en la técnica de Sanger, que permite secuenciar fragmentos de unos 500 pb, por lo que la secuenciación de un solo gen puede ser muy costosa y laboriosa (p. ej.: un gen con 20 exones necesita 20 secuenciaciones Sanger). Sin embargo, el desarrollo de la tecnología de secuenciación NGS ha permitido analizar 23.000 genes de forma simultánea y a bajo coste.

> **!** Estas técnicas de secuenciación (Sanger y NGS) permiten el estudio de variantes diferentes a la aCGH o MLPA. Mientras que la aCGH y la MLPA permiten el estudio de cambios en el número de copias de un fragmento de ADN, la secuenciación detecta variaciones de aproximadamente 1-20 nucleótidos de la secuencia de ADN.

Cabe destacar que la secuenciación NGS permite también el estudio de variaciones en el número de copias (CNV), aunque de momento con una fiabilidad menor que las técnicas aCGH o MLPA.

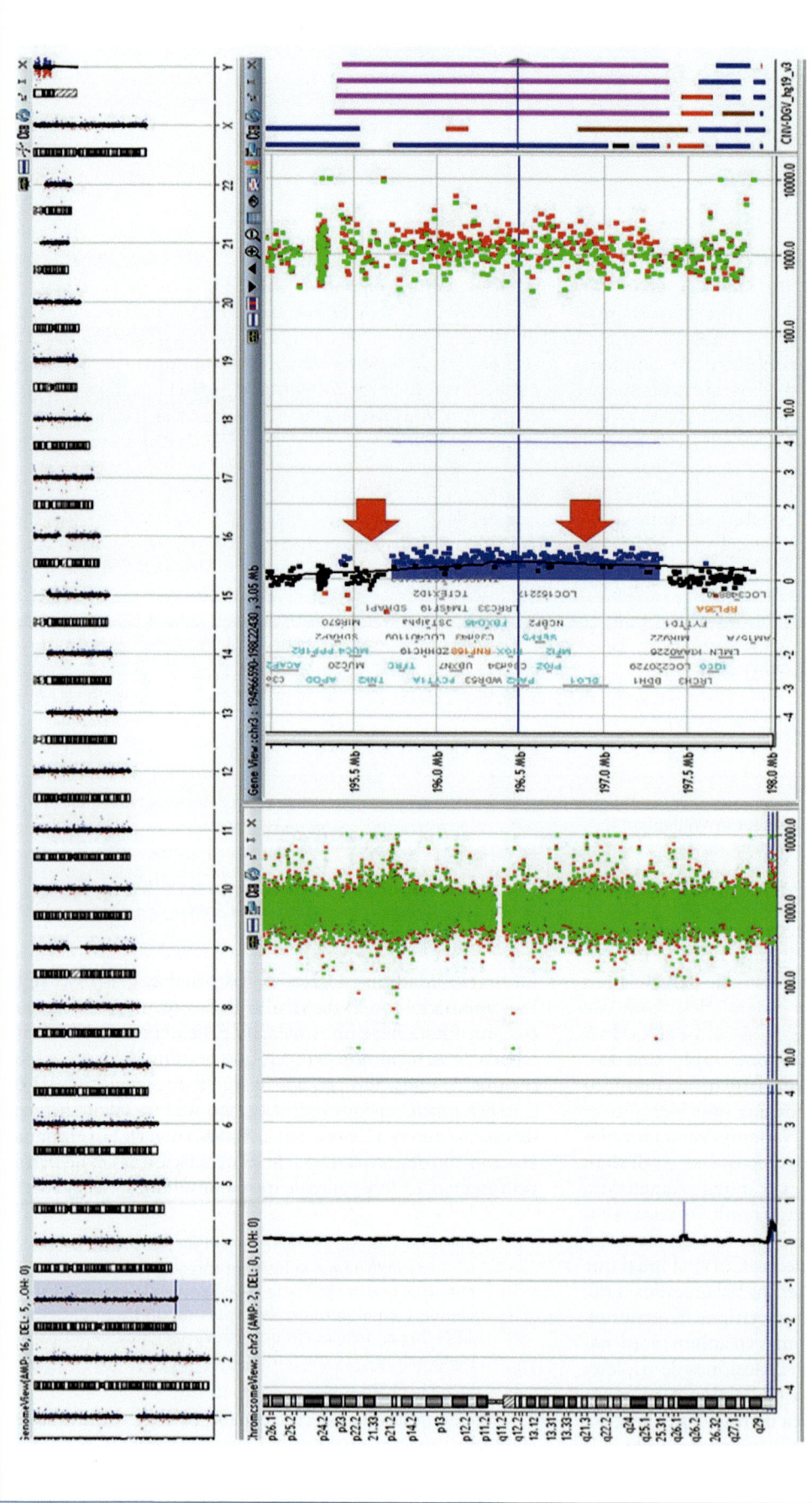

Figura 8-5. Estudio por hibridación genómica comparativa por microarrays (aCGH). Duplicación de 1.607 Mb en paciente afásico. La región duplicada está marcada en azul y acotada por las flechas.

Las variantes detectadas mediante secuenciación pueden ser de varios tipos:

- **SNV**: la variante afecta a un solo nucleótido y supone un cambio de una base por otra. Dentro de este grupo podemos diferenciar:
  - **Sinónimas**: son cambios en un nucleótido que no produce un cambio de aminoácido. Normalmente no suelen tener repercusión en la proteína.
  - *Missense* o de cambio de sentido, en el que la SNV produce un cambio de aminoácido que puede dañar la función de la proteína con una gravedad muy variable (p. ej., un cambio de un aminoácido básico, como la lisina, por otro del mismo tipo, como la arginina, suele respetar mucho la función de la proteína; no así un cambio de un aminoácido hidrofóbico, como fenilalanina, por uno polar, como la serina, que afectará gravemente a la función proteínica).
  - *Nonsense* o sin sentido, en el que la SNV produce un cambio de aminoácido que conduce a un codón de parada o terminación prematuro (de ahí el «sin sentido»), generándose una proteína truncada, donde faltan un número de aminoácidos variable, siendo generalmente grave, porque la proteína suele ser afuncional y se degrada.
  - *Splice site*: cuando la SNV se produce en la región de empalme. También son graves, por lo general, pues la proteína codificada es dismórfica.
- *Indel*: son variantes que pueden afectar a uno o varios nucleótidos y suponen la pérdida, inserción o pérdida-inserción de dichos nucleótidos. Dentro de estas, se pueden diferenciar:
  - *Frameshift* o de cambio de pauta de lectura. Suelen ser graves. Suponen pérdidas o ganancias de un número de nucleótidos que no es múltiplo de 3, por lo que rompe la pauta de lectura, generándose normalmente un codón de parada y una proteína no funcional.
  - *In frame* o en pauta de lectura: habitualmente más leves, porque las ganancias o pérdidas sí son múltiplo de 3, por lo que introducen o eliminan aminoácidos, pero no rompen el marco de lectura.

A través de la tecnología NGS se pueden estudiar grupos de genes vinculados a patologías muy concretas (paneles), secuenciar genes con fenotipo clínico conocido (5.000-7.000 genes), realizar la secuenciación del exoma completo (*whole-exome sequencing*, WES) y secuenciar el genoma completamente (*whole genome sequencing*, WGS). Estas técnicas pueden realizarse de forma individual o en trío (analizando a los padres a la vez que al paciente); el análisis en trío ha mostrado una mayor rentabilidad diagnóstica. Esta rentabilidad diagnóstica está igualmente relacionada con el número de genes estudiados: 3-15 % por Sanger, 10-20 % en los paneles, 20-30 % en el WES clínico, y hasta el 50-60 % en WES/WGS completo en trío (**Fig. 8-6**). De igual modo, la formación del clínico en el área genética incrementa en un 30 % la rentabilidad diagnóstica de estas técnicas. En aquellos casos en los que no se haya alcanzado el diagnóstico etiológico, tras una clara sospecha del origen genético, los resultados de la NGS deben ser evaluados periódicamente, dada la descripción de más de 200 trastornos genéticos nuevos por año.

GENÉTICA EN PATOLOGÍAS PREVALENTES

A continuación se va a comentar la base genética que subyace a los problemas más comunes del neurodesarrollo en los que se tiene cierto conocimiento al respecto.

Trastorno del espectro autista y discapacidad intelectual

Las variantes de genes implicados en todos los TND implican su participación en el desarrollo del sistema nervioso central a través de variados mecanismos: los más importantes son la regulación de la expresión génica a través del remodelamiento de la cromatina, la síntesis y degradación de las proteínas y la función sináptica. Cualquiera de las etapas puede estar involucrada: la neurogénesis y la gliogénesis, la migración y la diferenciación neuronales, la apoptosis, el crecimiento neuronal y la elongación de dendritas, axones y sus prolongaciones, la sinaptogénesis, la poda axonal y sináptica, la densidad de la región presináptica y postsináptica, la actividad de los canales y neurotransmisores, el citoesqueleto neuronal (incluyendo la estructura o función ciliar), y la mielinización, entre muchas otras. Para una información más exhaustiva, se recomienda la lectura recomendada de Bourgeron *et al.*, donde se encuentra información muy clara sobre estos mecanismos y la enorme cantidad de genes involucrados, con su función correspondiente.

Respecto a los TEA, los estudios realizados con gemelos han arrojado unos índices de heredabilidad muy elevados. A medida que el espectro clínico de los TEA se ha ampliado, especialmente en el último Manual Diagnóstico y Estadístico de los Trastornos Mentales (DSM-5), la concordancia entre gemelos, así como los índices de heredabilidad, aun siendo muy altos, han disminuido levemente. Esta circunstancia podría estar explicando la participación poligénica en formas «más leves» o «menos clásicas» de TEA, sobre todo en el caso de los TEA de alto funcionamiento (antes llamados trastorno de Asperger), o bien un diagnóstico inapropiado (por ejemplo, la frecuente incorporación de los niños atípicos o con trastorno pragmático de la comunicación al diagnóstico de TEA debido a motivos diversos). Debido a esta marcada heterogeneidad del TEA en el manual DSM-5, en este tema, se denominará **TEA** al conjunto de pacientes que cumple los criterios diagnósticos; TEA(-) (**minus**), a los TEA de alto funcionamiento, y TEA(+) (**plus**), a aquellos TEA con rasgos sindrómicos (por ejemplo, dismorfias o malformaciones) y/o con deterioro del lenguaje y/o DI asociada. El deterioro del lenguaje ha de ser grave, pues viene definido en el DSM-5 por un habla ausente o ininteligible, con/sin el uso de palabras sueltas o frases bisilábicas o ecolálicas. Creemos que la denominación TEA idiopático (cuya gravedad puede ser extrema) y TEA sindrómico no ayuda en nada a la toma de decisiones sobre la evaluación diagnóstica que se debe seguir.

En este momento, se estima la heredabilidad del TEA en 0,6-0,7, si bien se han arrojado datos entre 0,26 y 0,9. La concordancia para el TEA se ha establecido en aproximadamente el 90 % de los gemelos monocigóticos frente al 10 % en los dicigóticos. Estos datos son coherentes con el riesgo relativo (RR) de TEA en hermanos; en el caso de gemelos monocigóticos, este RR asciende a 153, frente al 8,2 en dicigóticos.

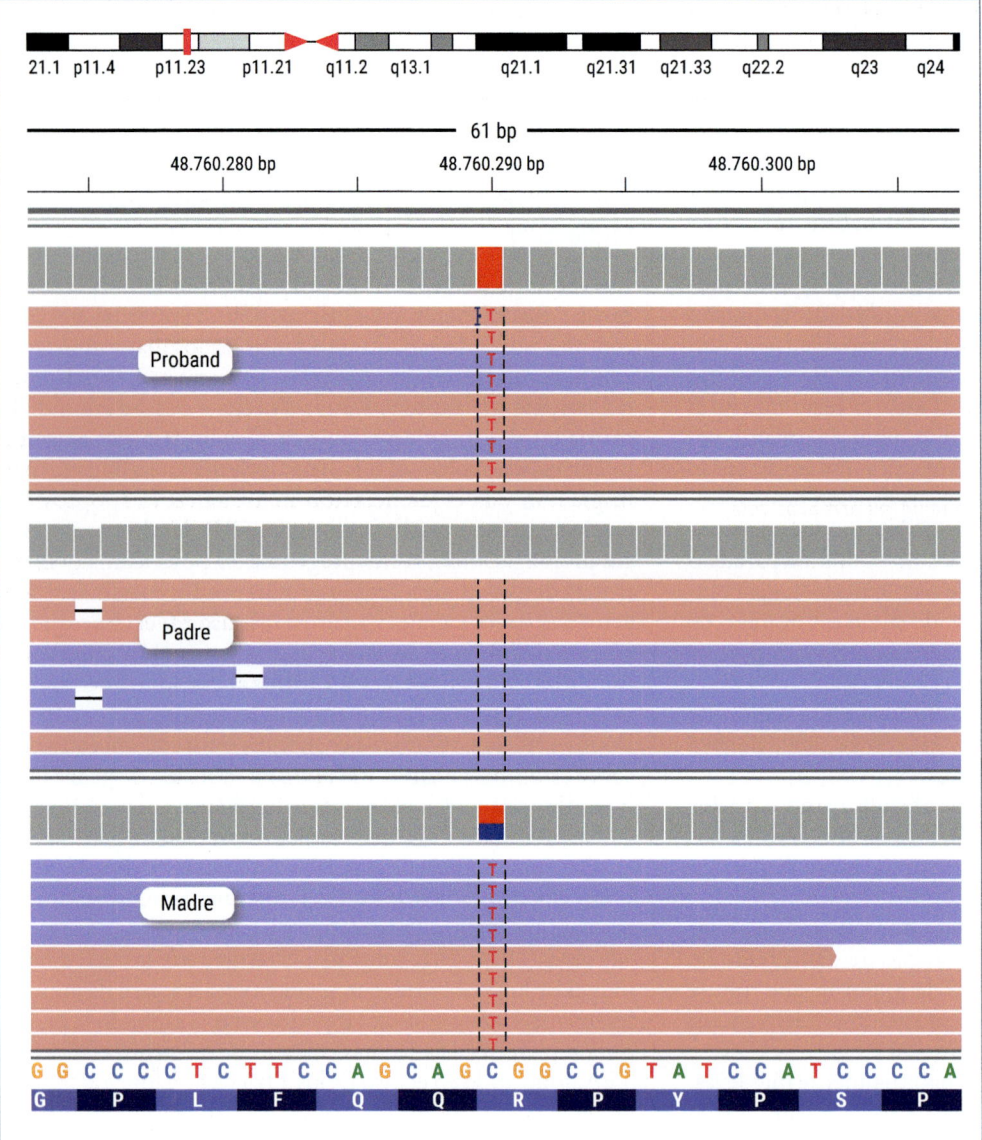

Figura 8-6. Secuenciación exómica masiva en trío. Visualización de la mutación en gen *PQBP1* heredada por la madre en el cromosoma X (NM_001032383.1, c.727C>T [p.Arg243Trp]).

El sexo también es un factor genético importante que influye en el riesgo de TEA. Los varones son diagnosticados de TEA con más frecuencia que las mujeres, en una proporción de 4:1. Una proporción de casos están asociados con variantes ligadas al cromosoma X, pero la preponderancia masculina no se explica solo por la variación genética en los cromosomas sexuales, pudiendo explicarse por diferencias sexuales en los efectos de las variantes autosómicas. Antaki *et al.* han comprobado que las mutaciones *de novo* tienden a acumularse más en la línea germinal paterna que en la materna, y que esta acumulación es mayor a mayor edad del padre.

El mapeo de los locus de riesgo para el TEA a través de estudios de ligamiento ha mostrado numerosas áreas de riesgo, muchas de ellas compartidas con otros TND. Algunos de estos locus se asocian a LOD o valores de ligamiento no paramétrico realmente elevados: 1p36.2, 1q23, 3q13.3, 3q26.3, 7p14.1, 7q31.1, 9p24.3, 13q13.3, 15q11, 15q13.3, 19p13, 20q11.2 o Xp22.1. Sin embargo, los estudios realizados mediante ligamiento no son generalmente concordantes en la identificación de estos locus.

Qiu *et al.*, recientemente, mediante un complejo metaanálisis, identificaron 12 SNP significativos en *CNTNAP2*, *MTHFR* (polimorfismo C677T), *OXTR*, *SLC25A12* y *VDR* (polimorfismo rs731236). No obstante, un excelente estudio por GWAS, con más de 5.000 familias, no consiguió identificar ninguna variante significativa. Esto hace pensar que el riesgo de estas formas poligénicas de genes frecuentes, cada uno de ellos con bajas *odds ratio* (OR), se debería a la suma de un número extremadamente variable de alelos comunes con efectos pequeños, y conducirían a casos de TEA(-).

Los estudios más recientes han demostrado la participación de más de 1.000 genes que podrían explicar las formas monogénicas del TEA, debidas a mutaciones muy infrecuentes (usualmente, inferior es a 1/10.000-100.000) con altos tamaños de efecto y *odds ratio* (OR), que conducirían a los casos de TEA(+). Las interacciones de estos genes con otros han favorecido el modelo de red genética o conectoma genético, en la que más de 4.000 genes podrían contribuir en la etiopatogenia de TEA y otros TND.

El advenimiento del cariotipo permitió el descubrimiento de que la deleción (eliminación) o la ganancia (duplicación, triplicación, etc.) de material genético causa enfermedades involucradas en los TND (por ejemplo, el síndrome de Down en el caso de ganancia o el síndrome de Turner en el caso de pérdida de material). La mejoría de la tecnología en citogenética molecular, especialmente de la aCGH, extendió esta visión a la escala submicroscópica, permitiendo detectar CNV (usualmente microdeleciones o microduplicaciones) de solo más de 15 kb. Estas CNV afectan a una baja frecuencia de la población, pero existe un gran número, al menos 1.100 CNV diferentes, ubicados en más de 500 locus, que pueden ser causa de TEA. Se estima que cerca del 5 % de los pacientes con TEA presentan una CNV patogénica, y sobrepasan el 10 % cuando se excluye a los TEA(-) de las muestras y hasta el 20 % en TEA(+).

> **!** Se ha observado la tendencia, que no la norma, de relacionar extensas deleciones genéticas con las formas TEA(+) y la presencia de duplicaciones o deleciones de menor tamaño con TEA más leves o con otros TND menos incapacitantes (**Fig. 8-7**).

Los avances en la genética por secuenciación han revolucionado la eficiencia diagnóstica clínica en el TEA(+) y en la DI (o en casos claros de retraso global del desarrollo en niños preescolares, preludio evidente de una DI). En ambos casos, las mutaciones típicas suelen afectar a genes implicados en la función neuronal y sináptica que se comentó al inicio del **capítulo 3**, «Psiquiatría de la evidencia. El tratamiento que se basa en pruebas». Los primeros estudios llegaron a tipificar la presencia de mutaciones en estos genes, generalmente *de*

novo y con efecto deletéreo, hasta en el 10-20 % de casos con TEA que ya habían mostrado resultados normales en aCGH. Estudios más recientes, aplicando la WES o WGS en trío, han elevado esta cifra hasta el 40 % (mutaciones *de novo* sobre todo, aunque a veces heredadas, ligadas a X o recesivas, generalmente).

Con frecuencia, variantes genéticas patogénicas con pérdida de función del gen (p. ej., deleciones o mutaciones *frameshift*) suelen mostrar fenotipos más graves que variantes patogénicas en las que la función del gen sigue parcialmente respetada (p. ej., duplicaciones o mutaciones *missense*); sin embargo, esto no se cumple para todos los trastornos genéticos.

Los análisis identifican CNV y SNV raras *de novo* con una tasa mucho más alta en familias donde un solo hijo en la familia es diagnosticado con TEA (conocidas como **familias simplex**) en comparación con las **familias multiplex**, que son las que tienen múltiples hijos afectados. Además, las CNV y SNV *de novo* ocurren con más frecuencia, las CNV abarcan más genes que en los hermanos no afectados, y las SNV conducen a mutaciones con peores consecuencias para la proteína. Por otro lado, la contribución de **CNV heredadas raras**, así como las **SNV heredadas ultrarraras**, que ocurren con poca frecuencia en una población (menos del 0,1 %) y se transmiten de padres a niños, son raras en las familias simplex. Estas SNV hereditarias producen, con frecuencia, mutaciones *missense* relativamente leves, existiendo cierta funcionalidad parcial proteínica, por lo que la presentación clínica resultante casi siempre será más leve que las resultantes de una pérdida total de funciones del mismo gen (por ejemplo, *nonsense*), y probablemente sean causas monogénicas de TEA(-), a menudo con un claro pedigrí familiar, con mayor frecuencia de lo que se cree.

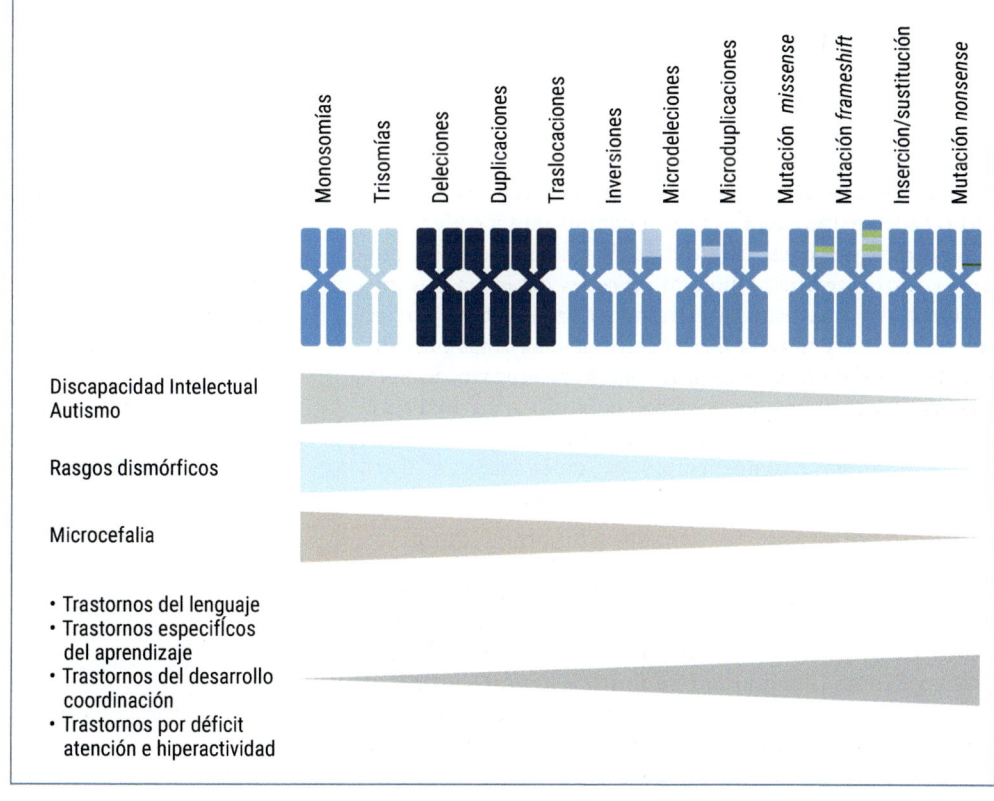

Figura 8-7. Hipótesis genético-probabilística de los trastornos del neurodesarrollo. La discapacidad intelectual y el autismo estarán más representados probabilísticamente por anomalías genéticas de mayor tamaño.

Monosomías · Trisomías · Deleciones · Duplicaciones · Traslocaciones · Inversiones · Microdeleciones · Microduplicaciones · Mutación *missense* · Mutación *frameshift* · Inserción/sustitución · Mutación *nonsense*

Discapacidad Intelectual Autismo

Rasgos dismórficos

Microcefalia

- Trastornos del lenguaje
- Trastornos específicos del aprendizaje
- Trastornos del desarrollo coordinación
- Trastornos por déficit atención e hiperactividad

Resumiendo, la aplicación secuencial de aCGH (10-20 % de rendimiento) y pruebas de secuenciación (otro 30-40 %) llegan a demostrar el origen genético de un TEA hasta en el 40-60 % de los casos.

El **estudio genético de la DI**, ha ido realmente parejo al del TEA. La heredabilidad de la DI se estima situada entre 0,4 y 0,8. En este momento, la genética explicaría más de la mitad de los casos de origen conocido. El síndrome de Down sigue siendo la causa más frecuente de DI de origen genético. Dentro de los síndromes más estudiados, debe destacarse el síndrome X frágil, considerado, hasta hace poco, la causa más frecuente de DI de origen hereditario; este síndrome tiene una prevalencia del 1/4.000-1/7.000. Sin embargo, la aplicación de estudios genéticos por aCGH ha demostrado que algunos síndromes de microdeleción muestran una mayor prevalencia y también un comportamiento hereditario relevante. Así, el síndrome de deleción 22q11 (síndrome velocardiofacial/DiGeorge) ha mostrado tener una prevalencia aproximada de 1/2.000-1/4.000; un reciente estudio realizado en mujeres gestantes demostró una frecuencia de 1/992, situándolo en el síndrome de microdeleción más frecuente. Dada la elevada variabilidad clínica de los síndromes por microdeleción o microduplicación (DI, TEA, TDAH, cualquier TND), probablemente la verdadera prevalencia de estos síndromes esté infraestimada. De hecho, solo un 30 % de los casos de 22q11 sufren DI o TEA, mientras que los demás casos pueden ser asintomáticos o presentar otros TND, lo que contribuye a dicha infraestimación.

Al igual que en el TEA, existen más de 1.000 genes relacionados con la DI, cuyas funciones son similares a las comentadas respecto al TEA. Las interacciones de estos genes con otros han favorecido el modelo de red genética, en la que más de 4.000 genes podrían contribuir en su etiopatogenia. En un terreno más práctico, la aplicación secuencial de aCGH (20 % de rendimiento) y pruebas de secuenciación (otro 40 %) llegan a demostrar el origen genético de la DI hasta en el 60-70 % de los casos, un tanto mayor que en el caso del TEA y similar al del TEA(+), donde cabe esperar una variante extremadamente infrecuente y *de novo* (habrá notables excepciones; por ejemplo, los no infrecuentes casos ligados al cromosoma X).

Sin embargo, en el caso del TEA(-) son de esperar rendimientos diagnósticos mucho menores debido a que con frecuencia el trastorno es claramente transmitido por un progenitor o hay más familiares afectados, hay más probabilidades de CNV heredadas infrecuentes, así como de SNV heredadas ultrarraras, lo que hace muy difícil su análisis al no poder segregar genes en los tríos, y constituyen, hoy por hoy, todo un reto diagnóstico.

Trastorno por déficit de atención e hiperactividad

Se trata de uno de los TND más estudiados desde la genética, aunque actualmente, al tratarse de un trastorno leve y extremadamente heterogéneo, no existe un conocimiento suficiente como para que los estudios de diagnóstico genético desempeñen un papel clínico relevante en el diagnóstico etiológico de los casos de TDAH aislado, sin patrón dismorfológico o sin otras comorbilidades (TEA, DI, etc.) (**Tabla 8-1**).

Tabla 8-1. Indicaciones para la realización de estudios genéticos o valoración por genetista en paciente con trastorno del neurodesarrollo o psiquiátrico

Discapacidad intelectual o cociente intelectual menor de 75

TEA(+) y TEA

Trastorno de la comunicación no TEA grave o TEL(+): en edad escolar, habla ausente o ininteligible con/sin el uso de algunas palabras sueltas o frases bisilábicas o ecolálicas

Regresión cognitiva y/o aparición de sintomatología psicótica

Macrocefalia o microcefalia (± 2DS)

Dismorfias

Talla patológica (± 2DS)

Ginecomastia o genitales ambiguos

Antecedente personal de:
• Malformaciones sistémicas
• Afectación neurológica (epilepsia, ataxia, neuropatía, etc.) o alteración sensorial (pérdida visual o auditiva)

Antecedente familiar de:
• Abortos de repetición
• Antecedente de primer grado con alteración genética conocida
• Antecedente de primer grado con discapacidad intelectual o autismo

DS: desviaciones estándar; TEA: trastorno del espectro autista; TEL: trastorno del lenguaje.

Los estudios de heredabilidad realizados sobre gemelos han demostrado la elevada participación genética en el TDAH. La concordancia diagnóstica en gemelos monocigóticos (heredabilidad) se sitúa en el 70-80 %, y desciende al 30 % en los dicigóticos (**Tabla 8-2**). Los estudios familiares han señalado históricamente una elevada prevalencia de TDAH entre padres y hermanos de pacientes con TDAH. El riesgo o probabilidad de recurrencia familiar (padre a hijo) se sitúa en el 25-50 %. En sentido inverso, un padre o hermano de niño con TDAH tiene de dos a ocho veces más riesgo de tener este mismo trastorno que la población general; según otros estudios, el 18-25 % de padres con niños con TDAH cumplirán criterios de TDAH también. Por lo tanto, el TDAH tiene una alta heredabilidad, similar a otros trastornos, como

Tabla 8-2. Índices de heredabilidad en diferentes trastornos del neurodesarrollo

Discapacidad Intelectual	0,6-0,8
Trastornos de la comunicación	0,5-0,7
Trastorno del espectro autista	0,6-0,8
Trastorno por déficit de atención e hiperactividad	0,6-0,9
Trastorno específico del aprendizaje	0,6-0,7
Trastornos motores	0,7-0,9

el TEA, la esquizofrenia y el trastorno bipolar, siendo además muy «heredable» por parte de uno de sus padres, más que otros trastornos de salud mental comunes, como el trastorno depresivo mayor. Los estudios de adopción demuestran que los niños hiperactivos tienden a asemejarse más intensamente a sus padres biológicos que a los adoptivos.

Los estudios de ligamiento en el TDAH demostraron históricamente un ligamiento significativo (aunque débil) en los locus 16p13, 17p11, 7p13 y 15q15, y sugestivo en 5p13, 5q33, 6q14, 9q33, 11q25, 11q22 y 20q13.

Los estudios de asociación en el TDAH son igualmente numerosos y, en gran medida, discordantes en sus resultados. La mayor parte de los genes estudiados o analizados, codifican transportadores dopaminérgicos, receptores catecolaminérgicos, enzimas metabolizadoras de catecolaminas, factores o receptores neurotróficos o proteínas vinculadas a la plasticidad y regulación sináptica, y receptores serotoninérgicos o glutamatérgicos (por ejemplo, *SLC25A12*). Actualmente, la evidencia parece clara en la relación etiológica con ciertos polimorfismos de genes, como *DAT1, DRD4, DRD5, SNAP-25, LPHN3, GIT1, 5-HTT* y *HTR1B*, y también han implicado a ciertos receptores glutamatérgicos (*GRM1, GRM5, GRM7* y *GRM8*) y el resto de las funciones relacionadas con el neurodesarrollo comentadas al inicio del **capítulo 3**, «Psiquiatría de la evidencia, El tratamiento que se basa en pruebas». Estas variantes, si bien están científicamente asociadas al TDAH (y a algunas de sus consecuencias), muestran OR muy bajas, y algunas de ellas están presentes hasta en el 70 % de la población, por lo que pueden considerarse moduladoras o predisponentes, no causales.

Un reciente estudio de GWAS ha implicado a diferentes genes (*DUSP6, SEMA6D, FOXP2, SPAG16*, un total de 12 genes), de nuevo, con bajos OR y la mayor parte de ellos con una frecuencia superior al 50-60 % en la población general. La investigación actual se ha propuesto cuantificar cómo puede combinarse el riesgo genético con factores ambientales para afectar el curso del TDAH. Si bien los genes no cambian a lo largo de la vida, los efectos de los genes sobre la salud y el comportamiento no son estáticos y pueden afectar el desarrollo de manera diferente a lo largo del tiempo.

En cuanto al diagnóstico genético de variantes raras, de cara al diagnóstico clínico causal, las técnicas de aCGH y NGS no ofrecen resultados consistentes en el TDAH habitual. Las variantes de genes implican las funciones que se han relacionado causalmente con el TEA y la DI, y muchos de ellos (por ejemplo, el gen *SATB2*, típicamente ausente en el síndrome de deleción 2q33.1, la deleción/duplicación 16p11.2, deleción 22q11, síndrome de Williams, Smith-Magenis y cientos, si no miles más) padecen, de forma comórbida, TDAH. Un reciente estudio demostró una rentabilidad diagnóstica de los aCGH en el 8 % de los pacientes con TDAH, y discretamente superior si estos pacientes tenían DI. Con una aplicación más expansiva, se ha podido mostrar que muchos de estos genes están igualmente implicados en otros TND, como algunos casos de TDAH sin TEA/DI, aunque rarísimamente «aislado» sin otros hallazgos sistémicos asociados (por ejemplo, la deleción 22q11 no solo confiere un altísimo riesgo de TDAH, sino que también está relacionada con psicosis/esquizofrenia y, a veces, con TEA, como se vio previamente). Así, algunos grupos empiezan a proponer también redes genéticas relacionadas con el TDAH que están involucradas en los procesos biológicos previamente señalados.

Otros trastornos del neurodesarrollo

Al abordar la genética de los trastornos de la comunicación, en el caso del **trastorno específico del lenguaje (TEL)**, se vuelven a observar unos índices de heredabilidad elevados, del 0,5-0,75, si bien depende de los criterios diagnósticos empleados. Numerosos genes o regiones han sido implicados en este trastorno (algunos asociados paralelamente al trastorno fonológico): *FOXP1, FOXP2, CNTNAP2, ATP2C2, CMIP, SPCH1, SLI1-4.* Muchos de estos genes y otros cientos de ellos están igualmente implicados en otros TND, como la DI o el TDAH, pero sobre todo, sin lugar a dudas, en el TEA dado el claro solapamiento clínico entre los TEA y el TEL grave.

> ! En nuestra opinión, dichos TEL graves (en edad escolar, habla ausente o ininteligible con/sin el uso de algunas palabras sueltas o frases bisilábicas o ecolálicas) deben seguir el mismo protocolo diagnóstico genético que los TEA/DI (**Tabla 8-1** y **Fig. 8-8**).

Dentro de los trastornos específicos del aprendizaje, el **trastorno específico de la lectura** (particularmente la dislexia) ha sido el más estudiado. Como se señaló con anterioridad, la heredabilidad de los trastornos específicos del aprendizaje se sitúa en 0,59-0,67. Específicamente, en el caso de la dislexia y otros trastornos de la lectura, esta se ha estimado en 0,6 aproximadamente (0,18-0,72). Los estudios de ligamiento, realizados en las tres últimas décadas, evidenciaron la participación de diferentes locus de riesgo, denominados *DYX1-DYX9*, en las regiones 1p36-p34, 2p16-p15, 3p12-q13, 6p22 y 6q13-16.2, 11p15.5, 15q21.3, 18p11.2 y Xq27.3. En cada uno de estos locus, se encuentran genes que han sido posteriormente implicados a través de estudios de asociación (*DYX1C1, DCDC2, KIAA0319, C2ORF3, MRPL19, ROBO1, FAM176A, NRSN1, KIAA03191* y *FMR1*). Estudios posteriores han añadido a la lista de genes implicados el *ROBO2, FOXP2, FGF18, CNTNAP2, BRIN2B, SLCA3, ABCC13, DOCK4* o *ATP2C2*, entre otros. La mayor parte de estos genes están relacionados con las funciones descritas al inicio del **capítulo 3**, «Psiquiatría de la evidencia, El tratamiento que se basa en pruebas». Por otro lado, muchos de ellos, nuevamente, están implicados en otros TND. Desde una perspectiva clínica, de nuevo, la aplicabilidad de los aCGH y la NGS ha demostrado deleciones, duplicaciones o mutaciones puntuales, algunas de las cuales comprometen a algunos de los genes previamente señalados (*DOCK4, CNTNAP2* o *FOXP1*), o bien dibujan la participación de otros (*NEGR1, ASIC2, DCD15* o *KANSL1*).

Dada la elevada heredabilidad en los **trastornos por tics crónicos** o en el **trastorno de Tourette (TT)**, estos han sido estudiados también desde la perspectiva genética. A través de estudios familiares, se ha referido una heredabilidad en los trastornos por tics entre 0,25 y 0,77. En los estudios de gemelos, las ratios de concordancia clínica eran cuatro y seis veces superiores en los monocigóticos frente a los dicigóticos, para los trastornos por tics y el TT, respectivamente. Esta

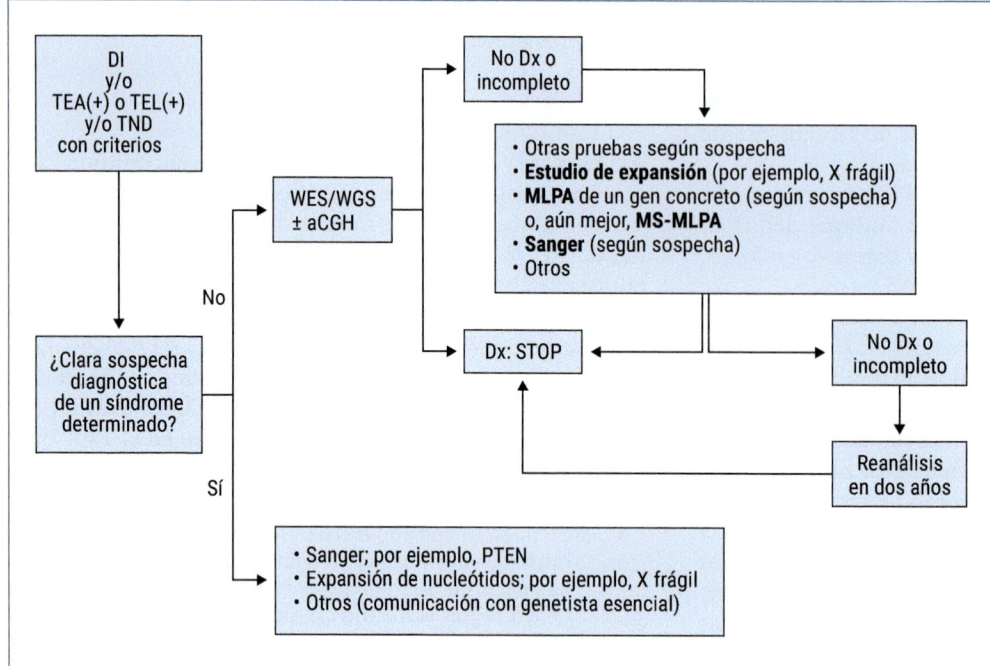

Figura 8-8. Algoritmo diagnóstico genético en trastornos del neurodesarrollo. aCGH: hibridación genómica comparativa por *microarrays*; DI: discapacidad intelectual Dx: diagnóstico; MLPA: técnica de amplificación de sondas dependientes de ligandos múltiples; MS-MLPA: MLPA específico de metilación; TEA: trastorno del espectro autista; TEL: trastorno del lenguaje; TND: trastornos del neurodesarrollo; WES: secuenciación del exoma completo; WGS: secuenciación del genoma completo.

circunstancia coincide con la presencia de tics con 7-22 veces más frecuencia en familiares de primer grado, y 10-100 veces más en el caso del TT. Los estudios de ligamiento en el TS han demostrado la asociación con ciertos locus: 3p21–p14, 4q34–q35, 5q35.2–q35.3, 6p21, 7q31, 11q23–24, 13q31.1, 15q21.1–15q21.3 y 17q25, pero sin asociarse a ningún gen de efecto mayor. Los primeros estudios intentaron valorar la asociación con genes catecolaminérgicos, bien relacionados con la frecuencia del TS, bien con la intensidad de los tics; los resultados fueron dispares, habiéndose referido cierta asociación con el *DRD2, DRD4, DAT1, HTR2A, HTR2C* o *MAO-A*. Mediante el análisis de las CNV, se han descrito deleciones que afectan a genes como *NTN4, COL27A1, COL8A1, FSCB, SLITRK1, IMMP2L, CNTNAP2* o *NLGN4* -relacionados con el desarrollo o metabolismo neuronal, o más específicamente, la sinaptogénesis-, en pacientes con TT y otros trastornos del neurodesarrollo. Los estudios por WES en el TT son escasos, y el tamaño de la población estudiada, menor. Se han detectado mutaciones *de novo*, con efecto deletéreo y probablemente relacionado hasta en el 12 % de los casos. Estos estudios implican, entre otros, a genes como *HDC, RICTOR, STRIP2, NEK10, FN1* o *CELSR3*, algunos de estos, implicados en la diana de rapamicina en células de mamífero, del inglés *mammalian Target of Rapamycin* (mTOR), y/o el desarrollo embrionario. Como era de esperar, varios de ellos se solapan con genes de riesgo para el trastorno obsesivo-compulsivo y/o el TEA sin DI.

Otros trastornos psiquiátricos

Otros trastornos psiquiátricos han sido también estudiados desde la genética; la heredabilidad es alta en la mayoría de ellos (**Tabla 8-3**).

La heredabilidad de los **trastornos de la conducta** en la infancia también es elevada. Las tasas de correlación gené-

tica para estos trastornos se sitúan en 0,76-0,81 y 0,4-0,54 para gemelos monocigóticos y dicigóticos, respectivamente. Numerosos estudios de ligamiento han relacionado regiones como 1q, 2p11.2, 9q34, 11q14.3, 14p o 17q12, con OR modestas y, generalmente, poco coherentes entre diferentes estudios. De nuevo, genes relacionados con la transmisión o el metabolismo catecolaminérgico se han relacionado con estos trastornos, bien en su presencia o en su gravedad sintomática: *5HTTLPR, DAT1, MAOA* o *COMT*. Otros estudios han aportado un mayor papel de la combinación de estos genes en la varianza de estos trastornos. Genes como *OXTR, GABRA2, C1QTNF7* o *CTNNA2*, este último implicado en la estabilidad sináptica, también se han relacionado con la predisposición a los trastornos conductuales.

En los **trastornos depresivos**, la concordancia entre gemelos se sitúa en el 46 % y 20 % para los monocigóticos y dicigóticos, respectivamente. Los índices de heredabilidad parecen estar ligados a la edad, siendo más bajos en la infancia, y más elevados en la adolescencia. Los estudios de ligamiento han mostrado ciertos locus implicados (2p16, 3p26, 5p15, 10q26, 11q25 o 19p13). Estudios de asociación han significado algu-

Tabla 8-3. Índices de heredabilidad en algunos trastornos psiquiátricos	
Trastornos de la conducta	0,45-0,6
Trastorno depresivo mayor	0,4-0,8
Trastorno bipolar	0,6-0,85
Trastorno por ansiedad	0,4-0,5
Trastorno obsesivo-compulsivo	0,6-0,7
Trastorno de la conducta alimentaria	0,55-0,6
Esquizofrenia	0,7-0,85

nos genes funcionalmente relacionados con los TND, descritos al inicio del **capítulo 3**, «Psiquiatría de la evidencia. El tratamiento que se basa en pruebas». Lamentablemente, al igual que con los estudios de ligamiento, los resultados son inconsistentes. A través del estudio metaanalítico, algunos de estos genes han mantenido OR bajas pero significativas, como *APOE, GNB3, 5HTT* o *DAT1;* estos dos últimos, relacionados con la transmisión catecolaminérgica y relacionados, paralelamente, con otros trastornos neuropsiquiátricos.

GENÉTICA COMPARTIDA

Muchas de las alteraciones genéticas señaladas están implicadas en diferentes trastornos. De nuevo, esta circunstancia es coherente con la práctica clínica. No es infrecuente confirmar la presencia de un trastorno por tics en el padre de un paciente con TDAH o la de un trastorno de la coordinación en el hermano de un paciente con trastorno del aprendizaje. Por otro lado, como se señaló previamente, la comorbilidad entre los diferentes TND u otros padecimientos psiquiátricos es elevada, contribuyendo notablemente a esta circunstancia.

Al valorar la heredabilidad de los diferentes trastornos mencionados, numerosos estudios arrojan cifras muy elevadas (0,6-0,8) de correlación genética entre ellos. En los estudios de ligamiento, se han descrito locus compartidos entre diferentes TND, particularmente en el TDAH, los TEA y los trastornos del aprendizaje. A través de los estudios de ligamiento o asociación, se han descrito numerosos polimorfismos, generalmente implicados en la transmisión sináptica (catecolaminérgica o glutamatérgica, entre otras), en procesos neurotróficos o vasculares (como el gen *PTPN11*, propio del síndrome de Noonan). Todos estos polimorfismos o variantes son frecuentemente compartidos entre diferentes trastornos psiquiátricos. Esta circunstancia, sumada a la presencia de estas variantes en más de la mitad de la población general, apoya el papel de estos genes como moduladores, pero no como causales del proceso. Así, un reciente estudio sobre locus de riesgo significativo en el TDAH ha demostrado una correlación genética significativa (positiva o negativa) de los mismos con procesos tan dispares como la obesidad, medidas antropométricas, la diabetes, el cáncer de pulmón o la artritis reumatoide. Otro trabajo, el mismo año, a través del estudio de más de un millón de individuos con 17 fenotipos neuropsiquiátricos, demuestra una correlación genética positiva entre el TDAH con los trastornos del ánimo y la esquizofrenia, el TT con los trastornos del ánimo y el trastorno obsesivo compulsivo, y el TEA con la esquizofrenia, entre otros.

Mediante aCGH se detectan microdeleciones o microduplicaciones que subyacen en la etiopatogenia de la DI, el TEA, el TDAH o la esquizofrenia. De hecho, los síndromes más frecuentes por microdeleción o microduplicación (22q11.21, 15q11.2q12, 7q11.23, 4p16.2, 17p13 y 17p11) pueden manifestarse en un 20-30 % de los casos por TEA o DI, hasta en un 40 % por TDAH, y, un reducido grupo, manifestarse inicialmente o presentar, a partir de la infancia, sintomatología psicótica. Si bien hay una tendencia a que las deleciones cursen de forma más grave (por ejemplo, con TEA o DI, entre otros trastornos), y las duplicaciones de las mismas regiones de forma más leve (por ejemplo, trastor-nos del aprendizaje o TDAH), esto no es siempre la norma, pues depende de muchas variables, como la más evidente: el tamaño de la CNV. De hecho, síndromes por deleción, bien establecidos en este momento (22q11, 2p15-16.1, 1q21.2, entre muchos otros), pueden manifestarse por un TDAH, con o sin rasgos dismórficos, o malformaciones asociadas u otras comorbilidades.

Con la aplicación de los estudios de secuenciación, se ha observado un fenómeno similar: mutaciones en genes previamente implicados en TEA o DI se están diagnosticando y tipificando en pacientes con TDAH, TEL o esquizofrenia, sin DI acompañante. Así, genes reguladores de la estructura y función sináptica, codificantes de contactinas, neuroliguinas y neurexinas (por ejemplo, *CNTNAP2*), pueden asociarse a fenotipos como el TDAH, TEA, DI, TT o esquizofrenia.

Muchas de estas diferencias podrían estar justificadas por la extensión de la CNV o por el tipo de mutación génica (*nonsense, missense, frameshift,* etc.), o la ubicación en un dominio u otro del gen. La presencia de idénticas alteraciones genéticas (por ejemplo, la misma mutación o una microduplicación de tamaño idéntico) en individuos pacientes, aparentemente sanos o con otros fenotipos, pone en evidencia el papel de otros factores: ambiente, penetrancia, epigenética, modelos de doble impacto o la presencia de genes «protectores», y, sin duda, también el azar en la configuración e interconexión de millones y millones de sinapsis. Pueden aplicarse diferentes modelos de herencia para entender mejor el sustrato genético de los trastornos neuropsiquiátricos, desde el modelo poligénico a modelos monogénicos dominantes o recesivos. Probablemente, en la realidad convivan los modelos entre sí. La mayoría de los trastornos descritos tienen un componente poligénico.

> **!** Se ha postulado la presencia de modelos poligénicos multiplicativos (cuyo extremo, con pocos genes de mayor OR, nos hemos permitido denominar «multigénico» o del efecto mayor) para explicar el TEA o la DI, y aditivos para el TDAH o los trastornos del aprendizaje.

La heterogeneidad de las poblaciones estudiadas y la dificultad para la detección de variantes raras o infrecuentes en estudios poblacionales podrían enmascarar la frecuencia real de estas alteraciones con OR altas o intermedias. Es muy preocupante, en este sentido, la presencia de «seudocontroles». Por ejemplo, un padre TEA(-) jamás diagnosticado de nada, que acude a consulta por un diagnóstico de TEA o TEA(-) en su hijo. Probablemente, ambos compartan una variante patogénica monogénica con un tamaño de efecto alto o, al menos, intermedio. Sin embargo, en los estudios de investigación por GWAS, dado que la presencia de síntomas de los TND sigue una distribución continua en la población general, la correlación genético-clínica entre diferentes trastornos va a ser, muchas veces, complicada, por lo que las **SNV** (igual daría con las CNV) **heredadas raras no se van a detectar como patogénicas**. ¿Por qué? Porque desafortunadamente, estas variantes van a estar representadas en grupos control o grupos de «supuestos» individuos sanos en bases internacionales como *gnomAD* (https://gnomad.broadinstitute.org/).

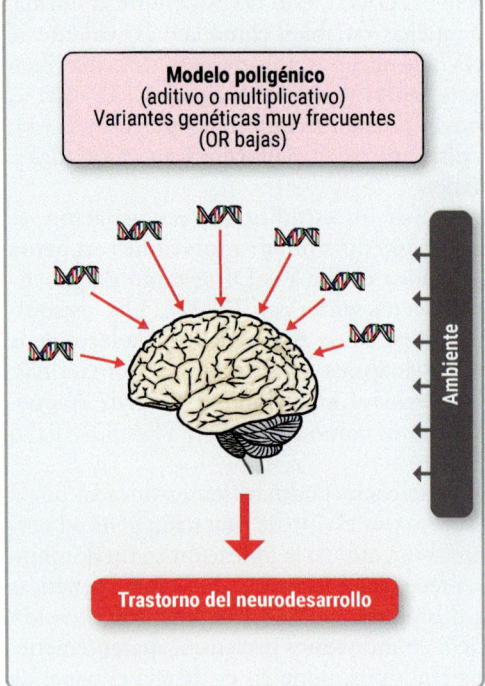
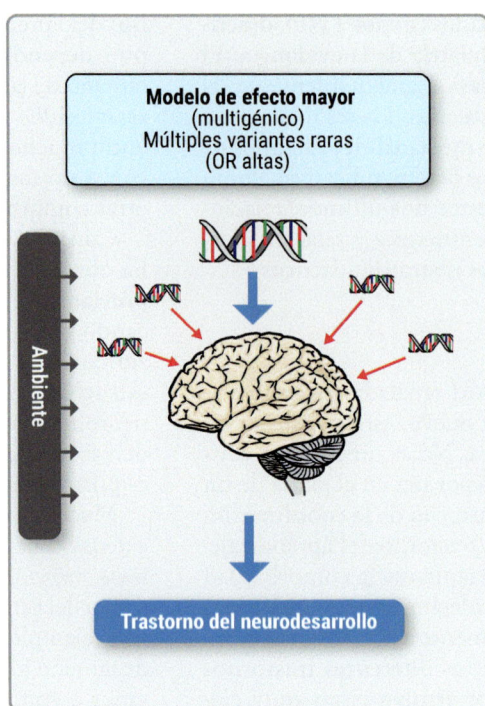

Figura 8-9. Modelos genéticos en los trastornos del neurodesarrollo. OR: *odds ratio*.

Además, se debe recordar que los estudios de GWAS han tendido a detectar, hasta casi hoy mismo, alteraciones genéticas con frecuencias en la población superiores al 5 %. El conocimiento más extenso de las alteraciones genéticas detectadas a través de nuevas técnicas de GWAS (*next-generation* GWAS), capaces de detectar SNP presentes en más del 1 % poblacional), y su implicación en la neuropsiquiatría, pero en particular en algunos TND, quizás puedan aportar algo de luz y, probablemente, apoyen el modelo de efecto mayor. Este modelo se describiría como la presencia de un número indeterminado de variantes raras con elevadas o intermedias OR, que, a su vez, explicarían la mayor parte de la susceptibilidad para el trastorno en un determinado individuo (**Fig. 8-9**). Realmente, el modelo de efecto mayor coincidiría con un modelo poligénico multiplicativo, en el cual **solo uno de los genes implicados tendría una OR muy elevada**. En ciertos casos, la diferencia entre este modelo y el monogénico será muy borroso, pues siempre algunos genes muy eficientes pueden influenciar la expresión de un gen de elevado tamaño de efecto y OR.

Los trastornos psiquiátricos con menor heredabilidad, una moderada tasa de correlación en gemelos dicigóticos y elevada falta de coherencia entre los estudios realizados —no clasificables como TND— responden, entre otros aspectos, a un papel más importante en estos procesos del ambiente (desde aspectos psicoeducativos a situaciones de adversidad vital).

ESTUDIOS GENÉTICOS EN LA PRÁCTICA CLÍNICA

Como se señalaba en apartados anteriores, las guías internacionales relacionadas con la evaluación diagnóstica de los trastornos previamente señalados indican la conveniencia de una anamnesis adecuada y una exploración física com-

pleta. La mayoría de los pacientes con sospecha de TND deberá recibir una evaluación neuropsicológica adecuada, entre otros muchos motivos, para tener recogido cuál es el cociente intelectual de una posible DI, mediante una prueba de inteligencia adecuada, como la escala de inteligencia de Wechsler para Niños-V (WISC-V), o bien una prueba de nivel de desarrollo en niños de menor edad, como la escala de inteligencia de Wechsler para Preescolar y Primaria (WPPSI). La existencia en el historial personal de malformaciones sistémicas o antecedentes familiares particulares (abortos de repetición con/sin fecundación *in vitro* resultante, padre/hermano con alteración cromosómica, DI o TEA), así como la presencia de epilepsia comórbida, debe hacer plantear al clínico la conveniencia de los estudios genéticos. La exploración física puede poner de manifiesto signos compatibles con alteraciones genéticas que deberán valorarse detenidamente: dismorfias o defectos congénitos menores (pabellones auriculares, dedos y uñas de manos y pies, pecho, cabello y muchas más), discromías (manchas acrómicas, café con leche, lipomas cutáneos), talla patológica, trastornos musculoesqueléticos, alteraciones marcadas de crecimiento craneal (microcefalia o macrocefalia), afectación oftalmológica (incluidas las ametropías: hipermetropías, miopías, intensas), alteraciones auditivas graves, genitales ambiguos o ginecomastia.

Al igual que con los estudios de neuroimagen, la conveniencia de los estudios genéticos también está relacionada con el tipo de trastorno.

 Así, la mayor parte de guías, recomiendan la realización de estudios genéticos en todos los pacientes con TEA o con DI (incluyendo un retraso global del desarrollo en un niño en edad preescolar que sea una clara sospecha de futura DI) (**Tabla 8-1**).

Tabla 8-4. Rentabilidad diagnóstica de las exploraciones complementarias en la discapacidad intelectual. Destacan significativamente los estudios genéticos (hibridación genómica comparativa por microarrays y estudios de secuenciación)

	Estudio	Rentabilidad diagnóstica (%)
Estudios genéticos	Cariotipo	3-15 %
	Deleciones subteloméricas	5-6 %
	Microarrays cromosómicos	**15-20 %**
	X frágil	2-3 % (varones); 1-2 % (niñas) 1,5 % (niñas); 0,5 % (varones)
	MECP2 en niñas	**30-50 %**
	Secuenciación (panel, exoma, genoma)	Exoma 24-40 % Genoma 26-50 %
Estudios metabólicos		0,2-7 % (media 1 %)
Neuroimagen		Cualquier hallazgo 30-40 % Diagnóstico: 0,2-4 %

aCGH: hibridación genómica comparativa por microarrays.

En cualquier paciente que experimente una regresión cognitiva o ante la aparición de sintomatología psicótica, deberá contemplarse igualmente la necesidad de los estudios señalados, particularmente cuando el paciente había tenido previamente algún TND.

En otros TND (TDAH, trastorno del aprendizaje, coordinación, TEA(-) con claro pedigrí familiar), se contemplará la necesidad de estudios genéticos en relación con la presencia de otras variables previamente señaladas en la **tabla 8-1** (antecedentes, exploración física sugerente, comorbilidades, entre otras), y, ante la duda, se consultará directamente a los genetistas expertos.

El clínico que vaya a evaluar y tratar patología psiquiátrica infantil, particularmente TND, debe estar familiarizado con estas situaciones, las indicaciones y la rentabilidad de los estudios genéticos individualizados para cada caso. Como ejemplo, en la **tabla 8-4** se detalla la rentabilidad de diferentes pruebas en el diagnóstico etiológico de la DI.

Por último, se debe recordar la relevancia del diagnóstico etiológico en muchos de estos trastornos. Podrá ayudar a anticipar problemas asociados, valorar si existe un tratamiento específico para el proceso base y evitar pruebas innecesarias. Un trastorno metabólico (casi nunca culpable en exclusiva de una DI o un TEA aislado, y causa de apenas un 1 % de todos los casos de TEA/DI) también puede ser detectado mediante una evaluación genética, aunque, en función del paciente, puede ser necesario asociar un estudio protocolizado de detección de metabolopatías. Una prueba genética, en saliva o sangre, es un proceso apenas invasivo y no más caro si se compara con una punción lumbar, una orina de 24 horas, incluso una resonancia magnética cerebral bajo sedación o anestesia. Respecto a esta última, cabe destacar su importancia en caso de síndromes polimalformativos, dismorfias, epilepsia o déficit/trastorno motor, pero no sería de primera línea en un TEA o DI aislada. Del mismo modo, los estudios serológicos múltiples sin

Tabla 8-5. Utilidad del diagnóstico etiológico

Aclarar la etiología:
- Rechazar otras hipótesis etiológicas

Anticipar problemas asociados:
- Neurológicos (epilepsia, sensoriales, etcétera)
- Sistémicos (malformativos, endocrinopatías, etcétera)

Empleo de tratamientos específicos:
- Trastornos metabólicos
- Endocrinopatías (p. ej., hipotiroidismo)
- Tratamientos experimentales (p. ej., genopatías de la vía mTOR)

Estrategia de estudio y seguimiento:
- Evitar pruebas innecesarias
- Realizar exámenes complementarios acorde a etiología

Consejo genético:
- Reproductivo, estudio de portadores y diagnóstico prenatal

Intervención terapéutica (farmacológica o no farmacológica):
- Iniciar terapias de mayor eficacia terapéutica acorde a etiología

Iniciar apoyo en grupos especializados

Asociacionismo:
- Mayor conocimiento del problema y su origen
- Reconocimiento social (sanitario, educativo, político, etcétera)
- Formación del profesional y otras familias

Investigación:
- Relación genotipo y fenotipo
- Nuevos tratamientos

Planificación a largo plazo:
- Revisiones y exploraciones complementarias
- Anticipación pronóstica: curso clínico esperable

mTOR: diana de rapamicina en células de mamífero.

sospecha clínica, el análisis de metales pesados en sangre o cabello (salvo raramente el plomo en sangre, en ciertos contextos epidemiológicos), estudios de flora y permeabilidad intestinal, pruebas de metabolitos de levadura, oligoelementos, micronutrientes y anomalías inmunitarias extravagantes, entre otras muchas pruebas no señaladas, no están indicadas.

! En la **figura 8-8** se muestra una posible aproximación diagnóstica desde el punto de vista genético a los TND, especialmente a la DI y el TEA.

El diagnóstico genético etiológico también ayudará a realizar los exámenes complementarios dirigidos según la causa, establecer estrategias preventivas, consejo genético, intervención terapéutica más útil según casuística previa, referir a grupos de apoyo especializados y establecer estrategias educativas planificadas a largo plazo, entre otros aspectos (**Tabla 8-5**).

PUNTOS CLAVE

- Los estudios genéticos apoyan la elevada carga hereditaria de los trastornos descritos.
- De nuevo, los hallazgos genéticos no son específicos para un trastorno del neurodesarrollo en particular.

- La presencia de autismo, discapacidad, dismorfias o malformaciones son indicaciones claras para la valoración genética.
- El diagnóstico etiológico puede condicionar el abordaje y el pronóstico de un trastorno neuropsiquiátrico.

BIBLIOGRAFÍA

Agnew-Blais JC, Belsky DW, Caspi A, A Danese, Moffitt TE, Polanczyk GV, et al. Polygenic Risk and the Course of Attention–Deficit/Hyperactivity Disorder From Childhood to Young Adulthood: Findings From a Nationally Representative Cohort. J Am Acad Child Adolesc Psychiatry;2021;60(9):1147-56.

Albert J, Fernández-Jaén A, Martín Fernández-Mayoralas D, López-Martín S, Fernández-Perrone AL, Calleja-Pérez B, et al. Neuroanatomía del trastorno por déficit de atencion/hiperactividad: correlatos neuropsicológicos y clínicos. Rev Neurol. 2016;63(2):71-8.

Anagnostou E, Taylor MJ. Review of neuroimaging in autism spectrum disorders: what have we learned and where we go from here. Mol Autism. 2011;2(1):4.

Antaki D, Guevara J, Maihofer AX, Klein M, Gujral M, Grove J, et al. A phenotypic spectrum of autism is attributable to the combined effects of rare variants, polygenic risk and sex. Nat Genet. 2022;54(9):1284-92.

Betancur C, Sakurai T, Buxbaum JD. The emerging role of synaptic cell-adhesion pathways in the pathogenesis of autism spectrum disorders. Trends Neurosci. 2009;32(7):402-12.

Bourgeron T. Current knowledge on the genetics of autism and propositions for future research. C R Biol. 2016;339(7-8):300-7.

Brainstorm Consortium; Anttila V, Bulik-Sullivan B, Finucane HK, Walters RK, Bras J, Duncan L, et al. Analysis of shared heritability in common disorders of the brain. Science. 2018;360(6395):eaap8757.

Burmeister M, McInnis MG, Zöllner S. Psychiatric genetics: progress amid controversy. Nat Rev Genet. 2008;9(7):527-40.

Castells-Sarret N, Cueto-González AM, Borregan M, López-Grondona F, Miró R, Tizzano E, et al. Comparative genomic hybridisation as a first option in genetic diagnosis: 1000 cases and a cost-benefit analysis. An Pediatr. 2018;89(1):3-11.

Cross-Disorder Group of the Psychiatric Genomics Consortium; Lee SH, Ripke S, Neale BM, Faraone SV, Purcell SM, et al. Genetic relationship between five psychiatric disorders estimated from genome-wide SNPs. Nat Genet. 2013;45(9):984-94.

Eckert MA, Berninger VW, Vaden KI, Jr., Gebregziabher M, Tsu L. Gray Matter Features of Reading Disability: A Combined Meta-Analytic and Direct Analysis Approach. eNeuro. 2016;3(1):ENEURO.0103-15.2015.

Fernández-Jaén A, Cigudosa JC, Martín Fernández-Mayoralas D, Suela J, Fernández-Perrone AL, Calleja-Pérez B, et al. Genética aplicada a la práctica clínica en trastornos del neurodesarrollo. Rev Neurol. 2014;58(Suppl 1): S65-70.

Fernández-Jaén A, Fernández-Mayoralas DM, Calleja-Pérez B, Muñoz-Jareno N, López-Arribas S. Endofenotipos genómicos del trastorno por déficit de atencion/hiperactividad. Rev Neurol. 2012;54(Suppl 1):S81-7.

Fernández-Jaén A, Fernández-Perrone A, Martín D. Trastornos del neurodesarrollo. Discapacidad intelectual y trastornos de la comunicación. Madrid: Editorial Médica Panamericana; 2018.

Fernández-Jaén A, López-Martín S, Albert J, Martín Fernández-Mayoralas D, Fernández-Perrone AL, Calleja-Pérez B, et al. Trastorno por déficit de atención/hiperactividad: perspectiva desde el neurodesarrollo. Rev Neurol. 2017;64(s01):S101-S4.

Geschwind DH, Flint J. Genetics and genomics of psychiatric disease. Science. 2015;349(6255):1489-94.

Goldstein S, Reynolds CR. Handbook of Neurodevelopmental and Genetic Disorders in Childrenn. 2ª ed. New York: Guilford Press; 2011.

Grotzinger AD, Mallard TT, Akingbuwa WA, Ip HF, Adams MJ, Lewis CM, et al. Genetic architecture of 11 major psychiatric disorders at biobehavioral, functional genomic and molecular genetic levels of analysis. Nat Genet. 2022;54(5):548-59.

Grati FR, Molina Gomes D, Ferreira JC, Dupont C, Alesi V, Gouas L, et al. Prevalence of recurrent pathogenic microdeletions and microduplications in over 9500 pregnancies. Prenat Diagn. 2015;35(8):801-9.

Linden D. Neuroimaging and Neurophysiology in Psychiatry. Oxford: Oxford University Press; 2016.

Mak CC, Leung GK, Mok GT, Yeung KS, Yang W, Fung CW, et al. Exome sequencing for paediatric-onset diseases: impact of the extensive involvement of medical geneticists in the diagnostic odyssey. NPJ Genom Med. 2018;3(8):1-19.

Mantere T, Neveling K, Pebrel-Richard C, Benoist M, van der Zande G, Kater-Baats E, et al. Optical genome mapping enables constitutional chromosomal aberration detection. Am J Hum Genet. 2021;108(8):1409-22.

Martín Fernández-Mayoralas D, Fernández-Jaén A, García-Segura JM, Quinones-Tapia D. Neuroimagen en el trastorno por déficit de atención/hiperactividad. Rev Neurol. 2010;50(Suppl 3):S125-33.

Martin J, O'Donovan MC, Thapar A, Langley K, Williams N. The relative contribution of common and rare genetic variants to ADHD. Transl Psychiatry. 2015;5(2):e506.

Mascheretti S, De Luca A, Trezzi V, Peruzzo D, Nordio A, Marino C, et al. Neurogenetics of developmental dyslexia: from genes to behavior through brain neuroimaging and cognitive and sensorial mechanisms. Transl Psychiatry. 2017;7(1):e987.

Mitchell KJ. The genetics of neurodevelopmental disorders. Hoboken: Wiley-Blackwell; 2015.

Pagnozzi AM, Conti E, Calderoni S, Fripp J, Rose SE. A systematic review of structural MRI biomarkers in autism spectrum disorder: A machine learning perspective. Int J Dev Neurosci. 2018;71:68-82.

Paracchini S, Diaz R, Stein J. Advances in Dyslexia Genetics-New Insights Into the Role of Brain Asymmetries. Adv Genet. 2016;96:53-97.

Patel DR, Greydanus DE, Omar HA, Merrick J. Neurodevelopmental Disabilities: Clinical Care for Children and Young Adults. Dordrecht: Springer; 2011.

Quintero Gutiérrez del Álamo FJ, Correas J, Quintero Lumbreras FJ. Trastorno por déficit de atención e hiperactividad (TDAH) a lo largo de la vida. Barcelona: Elsevier Masson; 2010.

Sala C, Verpelli C. Neuronal and Synaptic Dysfunction in Autism Spectrum Disorder and Intellectual Disability. London: Academic Press is an imprint of Elsevier; 2016.

Santos Simarro F, Vallespín García E, Palomares Bralo M. Nuevas metodologías en el estudio de enfermedades genéticas y sus indicaciones. Pediatr Integral. 2019;23(5):241-8.

Schmeisser MJ, Boeckers TM. Translational Anatomy and Cell Biology of Autism Spectrum Disorder. Cham: Springer International Publishing; 2017.

Srivastava S, Love-Nichols JA, Dies KA, Ledbetter DH, Martin CL, Chung WK, et al. Meta-analysis and multidisciplinary consensus statement: exome sequencing is a first-tier clinical diagnostic test for individuals with neurodevelopmental disorders. Genet Med. 2019;21(11):2413-21.

Verdú Pérez A. Manual de Neurología Infantil. 2ª ed. Editorial Médica Panamericana; 2014.

Wong LJ. Next Generation Sequencing Based Clinical Molecular Diagnosis of Human Genetic Disorders. Cham: Springer International Publishing; 2017.

Trastornos del neurodesarrollo

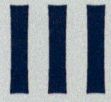

Introducción a los trastornos del neurodesarrollo

9

A. Hervás Zúñiga

OBJETIVOS

- Conocer los trastornos incluidos en los trastornos del neurodesarrollo (TND).
- Comprender el desarrollo evolutivo en las primeras edades.
- Entender el desarrollo del cerebro en las primeras edades.
- Saber manejar el concepto de neuroplasticidad cerebral.
- Conocer el neurodesarrollo en la adolescencia.

INTRODUCCIÓN

En el capítulo se utilizarán indistintamente los términos trastornos del espectro del autismo (TEA) y autismo.

El término autismo de alto funcionamiento se utiliza igualmente para autismo sin discapacidad intelectual.

Los términos discapacidad intelectual (Manual Diagnóstico y Estadístico de los Trastornos Mentales, 5ª edición [DSM-5]) y trastorno del desarrollo intelectual (TDI) (DSM-5-texto revisado [DSM-5-TR]) se utilizan también sin distinción.

EL DSM-5 (Asociación Americana de Psiquiatría, 2013) y el DSM-5-TR, en su posterior actualización, introdujeron una categoría diagnóstica nueva llamada trastorno del neurodesarrollo (TND), un grupo de trastornos que comienzan generalmente en la infancia y pueden tener un curso crónico que persiste de por vida.

Los TND incluyen un grupo de trastornos heterogéneos y dimensionales, cambiando el enfoque categórico del Manual Diagnóstico y Estadístico de los Trastornos Mentales, 4ª edición-texto revisado (DSM-IV-TR; Asociación Americana de Psiquiatría, 2004) y de la Clasificación Internacional de Enfermedades, 10ª edición (CIE-10) (ICD-10; Organización Mundial de la Salud, 1992) y clasificaciones previas. La reciente actualización del DSM-5-TR (Asociación Americana de Psiquiatría, 2022) ha tenido pocos pero importantes cambios en la categoría de TND que se especifican en este capítulo, en especial, con referencia a trastornos del espectro autista, discapacidad intelectual, que cambia su nombre, y pequeños comentarios en el trastorno por déficit de atención e hiperactividad (TDAH), pero sin cambiar conceptos claves diagnósticos. El resto de los TND permanecen sin cambios en criterios diagnósticos, pero han tenido algunos cambios de codificación.

Los TND son alteraciones del desarrollo del cerebro comunes, que suelen tener un gran impacto en los pacientes afectados y sus familias y surgen cuando los procesos de desarrollo se ven perturbados principalmente por diversos factores genéticos y ambientales. Dada la complejidad del desarrollo del cerebro humano y la variedad de posibles alteraciones, las presentaciones clínicas y los posibles factores etiológicos de los trastornos son muy heterogéneos. Tradicionalmente, el concepto de TND se ha restringido a trastornos en los que se cree que ocurren alteraciones durante el desarrollo del cerebro embrionario, por ejemplo, como el TEA, el TDAH y la discapacidad intelectual. Sin embargo, con una mejor comprensión de los procesos de maduración que continúan hasta la edad adulta temprana (**Fig. 9-1**), los trastornos con una edad de inicio más tardía, por ejemplo, la esquizofrenia, ahora también se denominan TND.

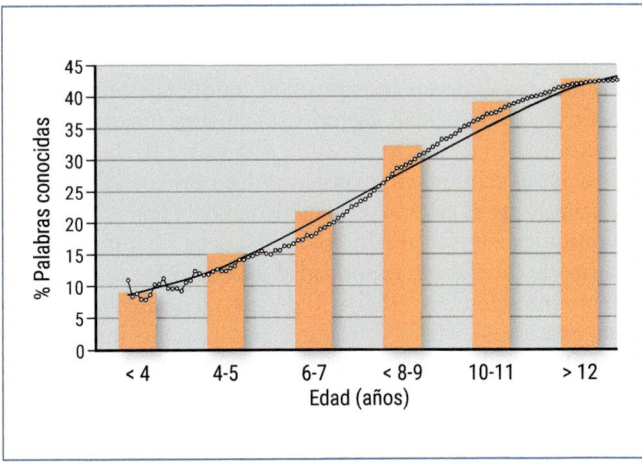

Figura 9-1. Porcentaje de palabras abstractas a las diferentes edades. Adaptada de: Ponari M, Norbury CF, Vigliocco G. Acquisition of abstract concepts is influenced by emotional valence. Dev Sci. 2018 Mar;21(2) [consulta el 24 de enero de 2024]. Disponible en: https://onlinelibrary.wiley.com/doi/10.1111/desc.12549. Epub 21 de febrero de 2017.

El concepto de TND tiene una base común a todo ellos según Thapar, Cooper, Rutter, 2017:

- Presentan una vulnerabilidad genética que, según se va descifrando con las nuevas tecnologías existentes, resulta común en muchos de ellos. Esta vulnerabilidad interactúa con factores no genéticos, como factores epigenéticos (ya sean ambientales o inmunológicos).
- Los signos del TND comienzan en la infancia y en muchos casos, en la primera infancia. Por lo tanto, el TND es una parte inherente del desarrollo de la persona desde sus primeros años de vida.
- La presentación del trastorno va cambiando de acuerdo con la edad, según el período y especificidad de maduración cerebral que ocurre a diferentes edades. Estos cambios en la presentación clínica se traducen en una maduración diferente de las emociones y comportamientos específicos.
- Afectan más frecuentemente a los varones, aunque el género femenino tiene una presentación clínica diferenciada, con una base biológica posiblemente también diferenciada, que se asocia a una infradetección y un infradiagnóstico.
- Las características o síntomas que definen los TND son más visibles en la infancia y suelen mejorar con la edad. Las características clínicas en la edad adulta pueden persistir totalmente en algunos individuos y parcialmente en otros e incluso no presentar ningún signo visible clínico, pero aun con escasa sintomatología clínica del TND, pueden tener interferencia importante en su funcionamiento.
- Los trastornos del neurodesarrollo se alejan del concepto más tradicional de un cuadro psiquiátrico y es difícil para los profesionales abordar algo que es parte del desarrollo de la persona, que tiene aspectos positivos, pero también tiene otros aspectos que causan interferencia funcional importante.

DIFERENTES TRASTORNOS INCLUIDOS DENTRO DE LOS TRASTORNOS DEL NEURODESARROLLO

Los TND incluyen TEA, que a su vez engloba un grupo de trastornos de diferente gravedad, que comienzan generalmente en la infancia temprana y que afectan al desarrollo de la comunicación social, de los intereses y la conducta estereotipada, repetitiva y sensorialidad. La reciente actualización diagnóstica, publicada el 18 de marzo del 2022 (DSM-5-TR), ha introducido algunos cambios en los criterios diagnósticos del DSM-5. Especifica que el criterio A diagnóstico de TEA, «déficits en la comunicación social e interacción», debe incluir todos los criterios de 1) déficit en reciprocidad socioemocional; 2) déficits en comunicación no-verbal; y 3) déficits en desarrollar y mantener relaciones sociales. Otro cambio importante introducido en el DSM-5-TR es que retira el requerimiento de trastornos exigido por el DSM-5 para incluir un modificador clínico por «problema del neurodesarrollo, mental o del comportamiento».

Un 33 % de los TEA se asocian a discapacidad intelectual, y un tercio presenta una grave afectación de la comunicación. En la adolescencia y la edad adulta, cuando se inicia y se espera que un adulto pueda ser autónomo, las bases de las alteraciones cognitivas asociadas al TEA, con dificultades en la propia identificación, expresión y empatía de las emociones, en la cognición social, en el procesamiento de la información y en la función ejecutiva, se asocia a importantes limitaciones en su funcionamiento autónomo. Están relacionados con una frecuente comorbilidad, sea con una o varias alteraciones del neurodesarrollo o trastornos de salud mental o físicos. Tienen, en su mayoría, un componente etiológico genético que interactúa con factores ambientales, y en grupos específicos de TEA con discapacidad intelectual, grave afectación del lenguaje y epilepsia. Hoy, se pueden reconocer en cerca del 40 % las causas etiológicas genéticas de gran efecto.

La detección y tratamiento precoz en el TEA es esencial en los primeros años de la vida. Cuando aparecen los primeros signos de autismo, existe una máxima plasticidad cerebral y los tratamientos psicoeducativos de base neuroevolutiva presentan una máxima eficacia al mejorar la evolución de la persona. No existen actualmente tratamientos farmacológicos que se hayan demostrado eficaces para el TEA, pero sí para los problemas de salud mental frecuentemente asociados.

El TDAH es un trastorno del neurodesarrollo que comienza en la infancia temprana, cuya base cognitiva radica en un déficit de autorregulación cognitiva que se manifiesta con síntomas de alteraciones atencionales y presencia de hiperactividad-impulsividad. La sintomatología mejora con la edad, pero en un número relevante de los casos, aproximadamente en un 60 %, los síntomas o el síndrome permanecen en la edad adulta. El DSM-5 y el DSM-5-TR han mantenido los mismos aspectos fundamentales diagnósticos que su predecesor, salvo algunas excepciones, como la disminución en mayores de 17 años del número de síntomas requeridos para el diagnóstico (de 6 a 5) en cada dimensión y se retrasa el inicio de los síntomas de 6 a 12 años. Se acepta la comorbilidad del TDAH con el TEA, antes rechazada en clasificaciones anteriores. La terminología de los subtipos también ha cambiado a presentación del TDAH combinada, principalmente inatenta o principalmente hiperactiva-impulsiva, y existe la denominación de otros TDAH especificados e inespecíficos, nueva denominación del TDAH no especificado (TDAH-NOS). El grado de gravedad del TDAH en leve, moderado y severo también era una novedad introducida en el DSM-5 en las especificaciones clínicas. La actualización del DSM-5-TR no ha supuesto cambios diagnósticos esenciales en los criterios del TDAH. Sin embargo, el DSM-5-TR realiza algunos cambios en su descripción del TDAH: especifica que la heredabilidad es del 74 %, que no existen marcadores biológicos diagnósticos para el TDAH y que los metaanálisis del TDAH no identifican diferencias entre personas con TDAH y controles.

Clarifica también que los síntomas del TDAH pueden ser mínimos o ausentes cuando la persona con TDAH recibe frecuentes refuerzos para su conducta apropiada, si está bajo supervisión cercana, en una situación nueva, realizando actividades interesantes para la persona, tiene una estimulación consistente externa (pantallas electrónicas) o interactuando en situaciones de uno a uno (por ejemplo, en el despacho del clínico). Subraya que la prevalencia es más alta en poblaciones específicas, como niños en acogida o residencias de protección de la infancia o justicia.

Especifica también que la influencia familiar no causa el TDAH, pero que puede influir en su evolución y en el desarrollo de problemas de conducta.

Realiza también una observación respecto a los aspectos culturales, reconoce que están presentes en el TDAH y que el diagnóstico debe realizarse con profesionales competentes en los aspectos culturales específicos diagnósticos.

También cambia el título respecto a «aspectos relacionados con el género» por «aspectos relacionados con el sexo-género en el diagnóstico» y realiza una distinción conceptual entre la noción biológica del sexo y la psicológica, social, histórica y cultural (por ejemplo, género). Añade también una frase «la severidad de los síntomas de TDAH puede ser debida a diferencias en las vulnerabilidades genéticas y cognitivas entre los dos sexos» (DSM-5-TR).

El TDAH tiene una etiología de predominio genético que interactúa con factores ambientales, pero la etiología genética se debe casi siempre a variaciones de polimorfismos distribuidos comúnmente en la población. Existen, en este caso, tratamientos farmacológicos que han mostrado eficacia y buena tolerabilidad para los síntomas nucleares del TDAH y también para las frecuentes comorbilidades de salud mental asociadas. Tratamientos psicoeducativos individuales, familiares y escolares son los tratamientos de elección en las primeras fases del TDAH, o bien para el TDAH no asociado a comorbilidad de salud mental.

La discapacidad intelectual ha experimentado un cambio importante en su terminología en el DSM-5-TR. El nombre ha cambiado a trastorno del desarrollo intelectual (TDI) congruente con la terminología utilizada en la Clasificación Internacional de las Enfermedades Mentales, en su 11º edición (CIE-11), un trastorno que incluye los dos aspectos especificados en el DSM-5, es decir, déficits en el funcionamiento intelectual y adaptivo con un fallo en llegar a los estándares del desarrollo y socioculturales para la independencia personal y responsabilidad social. Se aleja así de la terminología de retraso mental que utiliza el DSM-IV-TR, cuya clasificación se basa sobre todo en puntuaciones de capacidad intelectual.

Se especifica que, aunque no se debe ser totalmente estricto en el rango de puntuación del 65-75, el diagnóstico no debería ser apropiado para aquellos que tengan puntuaciones sustancialmente más altas.

Cambia también la terminología a trastorno del desarrollo intelectual no especificado (discapacidad intelectual no especificada en DSM-5).

El DSM-5-TR especifica que para el diagnóstico de TDI requiere déficits en comportamientos cognitivos, sociales y adaptativos (identificados a través de una evaluación completa) y déficits indicados por las puntuaciones tradicionales del coeficiente intelectual. Incluye los mismos criterios de severidad que el DSM-5: leve, moderada, severa y profunda.

El DSM-5-TR presenta una tabla de gran ayuda para determinar el nivel de gravedad basado en dominios conceptual, social y práctico.

«Retraso global de desarrollo» fue un nuevo diagnóstico en el DSM-5, diseñado para aplicarse a niños menores de 5 años que no logran alcanzar el desarrollo típico en varias áreas de funcionamiento intelectual. Sin embargo, no es posible realizar una evaluación sistemática de su funcionamiento intelectual debido a su corta edad o a otros problemas físicos o sensoriales. Esta categoría sirve de puente para que después de los 5 años se reevalúe al niño y se proporcione un diagnóstico más certero.

La categoría «trastornos del desarrollo intelectual no especificado» incluida en el DSM-5 es renombrada como «discapacidad intelectual no especificada» en el DSM-5-TR. Es una categoría reservada para aquellos mayores de 5 años en los que una evaluación ajustada no es posible debido a problemas sensoriales o físicos. Se especifica que solo debe utilizarse en ocasiones excepcionales, y se recomienda realizar una reevaluación posterior.

El TDI se refiere a un retraso generalizado en todos los aspectos evolutivos motores, comunicativos, cognitivos y sociales, pero preservando su deseo social y comunicativo. En el DSM-5 y DSM5-TR se define como un trastorno que comienza durante el período de desarrollo y que incluye limitaciones del funcionamiento intelectual, del comportamiento adaptativo en los dominios conceptual, social y práctico. Se deben cumplir tres criterios: 1) deficiencias en las funciones intelectuales; 2) deficiencias en el comportamiento adaptativo que producen el fracaso del cumplimiento de los estándares de desarrollo sociocultural para la autonomía personal y responsabilidad social; 3) que el inicio de las deficiencias intelectuales y adaptativas estén durante el período del desarrollo.

Se clasifican en leve, moderado, grave y profundo, describiéndose en los dominios conceptual, social y práctico como gran novedad de la clasificación. El dominio conceptual implica la competencia intelectual, el aprendizaje académico y conocimientos prácticos, resolución de problemas y juicio práctico. El dominio social implica la conciencia de los pensamientos, sentimientos y experiencia, la empatía y habilidades comunicativas interpersonales y el juicio social. El dominio práctico implica la autogestión y autonomía, como el autocuidado personal, responsabilidad en el trabajo, organización de la vida personal, educacional y laboral, autogestión del dinero, ocio y comportamiento. La TDI de severidad moderada, grave y profunda se detecta ya desde los primeros meses de la vida, con un retraso generalizado en todos los hitos evolutivos motores, comunicativos, sociales y cognitivos, mientras que la TDI leve presenta un leve retraso de los hitos evolutivos que puede pasar desapercibida hasta las edades escolares, cuando se observa retraso en el aprendizaje y aspectos madurativos generalizados.

Las causas etiológicas son variadas, con factores genéticos, cuadros sindrómicos, errores innatos del metabolismo, exposición prenatal a drogas, tóxicos, infecciones o fármacos, o lesiones perinatales entre los más frecuentes.

Los «trastornos de la comunicación» experimentaron un gran cambio con el DSM-5, pero casi ninguno con el DSM-5-TR. Incluye el trastorno del lenguaje, trastorno del sonido del habla, trastornos de la fluidez de inicio en la infancia (tartamudeo), trastorno de la comunicación social (pragmático). Se desarrollan a continuación.

Trastorno del lenguaje

Incluye categorías de clasificaciones previas, del DSM-IV-TR y DSM-5, como trastorno del lenguaje mixto expresivo y receptivo, y trastorno de lenguaje expresivo. Incluye individuos con dificultades en el desarrollo del lenguaje expresivo y receptivo, abarcando vocabulario limitado, errores con los verbos, o dificultades en recordar palabras o producir frases. No deben cumplir criterios para TDI o retraso global del desarrollo o condiciones neurológicas, motoras o sensoriales. El DSM-5-TR ha cambiado el código de F80.9 a F80 (DSM-5-TR).

Se incluyen en este grupo alteraciones llamadas antes «disfasia», «trastornos específicos de lenguaje» o «trastornos mixtos de lenguaje expresivo y receptivo», entre otros. Los trastornos del lenguaje incluyen aquellos que presentan persistentes dificultades en la adquisición del lenguaje en sus diferentes modalidades (hablado, escrito, etc.), con una reducción del vocabulario, deficiencia de la construcción gramatical, que limita el funcionamiento comunicativo y, secundariamente, el funcionamiento social o/y académico. El trastorno del lenguaje es identificable generalmente en los primeros años de la vida, muchas veces al detectar un retraso en adquirir los hitos evolutivos de lenguaje en las edades iniciales (desarrollo de primeras palabras funcionales antes de los 24 meses y frases funcionales de tres palabras con un verbo antes de los 36 meses) y/o una deficiencia en adquirir la complejidad de un lenguaje fluido más allá de los 4 años de edad. Las habilidades del lenguaje se encuentran afectadas en su aspecto cuantitativo y cualitativo por debajo de su edad cronológica, en el desarrollo de aspectos expresivos de lenguaje, la complejidad estructural del lenguaje, preservando el sentido de la comunicación, que se hace por gestos y aspectos no verbales para compensar las dificultades expresivas del lenguaje. Se excluye cuando esta alteración del lenguaje no está explicada por un daño neurológico primario, una discapacidad intelectual o un retraso global del desarrollo. Puede diagnosticarse asociado a otros trastornos del neurodesarrollo, como es el caso del TEA, TDAH o trastornos del aprendizaje, por poner algunos ejemplos. A diferencia de las alteraciones del lenguaje propias del autismo, en el trastorno del lenguaje no asociado a TEA no se presenta uso repetitivo o estereotipado de lenguaje, y el contexto y los gestos de las otras personas ayudan a comprender la situación y el lenguaje. Por el contrario, en el autismo sin trastorno del lenguaje se presentan más dificultades cuanta más información se tenga para procesar, con dificultades de comprender el contexto social y la comunicación no verbal.

Trastorno del sonido del habla o fonológico

Es un diagnóstico identificado en el DSM-IV-TR como trastorno fonológico, y trastorno del desarrollo de la articulación en el DSM-III-R. Los criterios diagnósticos permanecen iguales en el DSM-5-TR. Las personas con estos trastornos muestran errores en la producción del sonido del habla, que causa dificultad para la comprensión de su lenguaje y entorpece la comunicación verbal. No es atribuible a condiciones adquiridas o congénitas (DSM-5-TR).

Incluye lo que anteriormente se conocía como «dislalias», una alteración que ocurre en la pronunciación de los fonemas aislados o dentro de las palabras, que afecta a la asociación del sonido con la grafía y que muchas veces es la base de la dislexia o de los trastornos del aprendizaje de la lectoescritura. Estos problemas pueden ser de tipo evolutivo o fisiológico, con dificultades en la maduración del cerebro y del aparato fonoarticulador; de tipo audiógeno, relacionado con una deficiencia auditiva, y de tipo orgánico, con alteraciones tanto en la esfera central como en la periférica del sistema nervioso central (disartrias), o bien de instrumentos de base (disglosia) o de tipo funcional, con dificultades en el reconocimiento gnósico y de producción práxica.

Trastorno de la comunicación social (pragmático)

No ha cambiado en el DSM-5-TR y representa también al llamado «trastorno semántico-pragmático», que presenta alteraciones en el uso social del habla, es decir, la utilización del lenguaje dentro de los contextos sociales, presentando dificultades para adaptar la comunicación a los diferentes contextos sociales con falta de flexibilidad para adaptar la comunicación a los diferentes turnos comunicativos y a las personas, cambiando de temáticas, dificultades en comprender y en utilizar la comunicación no verbal, dificultades en la comprensión del lenguaje abstracto e inducido, del lenguaje dentro de un contexto y en la inferencia lógico-pragmática. Es similar a las dificultades de la comunicación social presente en el autismo, pero sin la presencia de conductas repetitivas o estereotipias motoras ni acciones estereotipadas motoras o verbales; tampoco presentan alteraciones sensoriales o intolerancia a pequeños cambios.

Trastorno de la fluidez de lenguaje de inicio en la infancia (tartamudeo)

Es una dificultad del habla, de la fluidez y del ritmo del habla que causa una ansiedad significativa. La ansiedad provoca más alteración en la fluencia verbal (DSM-5-TR).

Incluye el tartamudeo y las disfemias, aquellos trastornos que afectan la fluencia del discurso, tartamudez, disfemias, disfluencias, alteraciones del ritmo del habla y aquellas alteraciones de la fluidez del lenguaje con la exclusión del autismo. Ocurre a veces como resultado de espasmos musculares en las regiones fonatorias, produciendo alteraciones en la prosodia de carácter evolutivo. Existen dificultades en la repetición de sílabas, en especial monosílabos con prolongación en el sonido de las sílabas, resultando en palabras fragmentadas y bloqueos. La tartamudez puede ser de tipología tónica, al principio de los discursos, generando un bloqueo intenso, pero los afectados luego pueden comunicarse sin dificultad, o de tipología clónica con espasmos que provocan emisiones repetidas de uno o varios fonemas al comienzo de la comunicación, y de tipología mixta, que incluye combinación de la tipología tónica y clónica.

Trastornos específicos del aprendizaje

Según el DSM-5 y DSM-5-TR, se incluye diferente denominación según afecte el desarrollo del aprendizaje una de las tres áreas: dificultades del aprendizaje de la lectura (dislexia), dificultades específicas en el aprendizaje de la expresión escrita (disortografía) y en el cálculo (discalculia). Debe especificarse la gravedad del trastorno del aprendizaje y, si es leve, moderado o severo. Si los trastornos del aprendizaje existen en aislamiento, su desarrollo evolutivo está preservado excepto en el desarrollo de la conciencia de fonemas y/o en la escritura y/o en el concepto numérico, y aspectos relacionados con su sociabilidad y capacidad cognitiva, por ejemplo, están preservadas. Estos trastornos del lenguaje son:

- La dislexia, que representa el 80 % de los trastornos del aprendizaje. Este trastorno se caracteriza por dificultades de lectura persistentes que no pueden explicarse por déficits sensoriales, dificultades cognitivas, falta de motivación o falta de instrucción en lectura. Tiene un componente genético: un 25-65 % de los niños disléxicos tienen un progenitor disléxico. La dislexia perdura, por lo general, en la edad adulta, con una baja velocidad lectora y un bajo dominio ortográfico. La conciencia fonológica, base de la dislexia, se adquiere a los 4 años y es la capacidad de identificar y utilizar los diferentes sonidos que forman parte del lenguaje humano, como son los fonemas y las sílabas. La ruta léxica fundamental en la conciencia fonológica se encuentra en el giro fusiforme y para activarla se produce la entrada visual de la palabra mediante el nervio óptico que llega al giro fusiforme mediante el lóbulo occipital.

- La discalculia, según el DSM-5 y el DSM-5-TR, se define con un patrón de dificultades en el procesamiento de la información numérica, aprendizaje de operaciones aritméticas y cálculo correcto o fluido. También se especifica la conveniencia de indicar si hay dificultades en el razonamiento matemático y en el razonamiento correcto de las palabras. En dos terceras partes de los casos se asocia a otros TND y se presenta en el 3-6 % de los niños escolares. Si hay un familiar con discalculia, hay 5-10 % de riesgo mayor de otro familiar de que también tenga discalculia. Se ha encontrado que las mujeres tienen más riesgo que los varones, lo que sugiere la implicación del cromosoma X en el desarrollo de las áreas cerebrales implicadas en el procesamiento numérico. Dentro de los aspectos cognitivos de la manipulación de la información numérica, se encuentran el código magnitud (cantidad), código auditivo-verbal, que procesa todas las funciones matemáticas dependientes del lenguaje, y el código arábico visual, que procesa la representación visual-arábiga de los números. El lóbulo parietal está implicado en el buen uso de las matemáticas; el código magnitud, en el surco interparietal bilateral; el código verbal, en el giro angular izquierdo, y el código visual, en el lóbulo parietal posterosuperior.

Trastornos motores

Incluyen los trastornos del desarrollo de la coordinación motora, los tics y el trastorno de movimientos estereotipados:

- **Trastorno del desarrollo de la coordinación (TDC):** se caracteriza por una coordinación motora por debajo de la esperada por su edad, con dificultades en la motricidad fina, gruesa o en ambas. No se explican por una enfermedad o discapacidad intelectual. Afecta tanto a los logros académicos como a la funcionalidad en la vida diaria y puede persistir en la vida adulta. A estos niños, que

evitan actividades deportivas, les afecta en su funcionalidad en la vida diaria, por lo que pueden tener problemas asociados al sedentarismo, baja autoestima y dificultades emocionales.

- **Trastorno por tics-Tourette:** hasta un 18 % de los niños pueden desarrollar un tic en la infancia, que se reduce a un 2 % en la adolescencia y para un 1 % en la edad adulta. Los tics son movimientos repetitivos rápidos, no rítmicos y estereotipados e involuntarios, que a los afectados les incomoda realizar y describen como no agradables para ellos, y que resultan de contracciones musculares súbitas e involuntarias. Afectan principalmente a las zonas de la cara, ojos, cuello y brazos. La mayor parte de los tics son transitorios y fluctuantes en su intensidad. Los trastornos por tics incluyen desde cuadros benignos de tics hasta cuadros complejos de Tourette. En los casos más simples, se presentan tics motores simples o descargas involuntarias de músculos en la cara, ojos, boca, tronco y brazos. En niños, generalmente no suele haber premoniciones. En otros casos más complejos, los tics motores se combinan con secuencias bruscas de acciones involuntarias, además de tics vocales o fónicos. A veces se asocian a coprolalia o producción de palabras obscenas involuntarias y de características similares a los tics motores, ecopraxia o reproducción inmediata sin funcionalidad de acciones que observan, ecolalia o reproducción inmediata involuntaria de palabras o frases que escuchan, palilalia o repetición involuntaria de palabras. Muchas veces estas características menos comunes del Tourette son difíciles de reconocer: los tics motores y/o vocales aparecen y desaparecen, y eso dificulta la identificación de estos síntomas más infrecuentes del Tourette cuando están presentes sin tics motores.

- **Trastornos del movimiento estereotipados:** son movimientos repetitivos, rítmicos y que carecen de una funcionalidad evidente, pero pueden tener funciones de calmar y relajar a los afectados. Pueden aparecer dentro del desarrollo típico, o bien asociado a TEA, discapacidad intelectual o cuadros sindrómicos. Pueden clasificarse en *primarias*, cuando son manifestaciones únicas en una persona, o *secundarias,* cuando están asociados a TND o déficits sensoriales. Un 80 % de los movimientos estereotipados comienzan antes de los 2 años, ocurren solo cuando están despiertos, no tiene urgencias premonitorias, se asocian a diferentes emociones positivas o negativas y generalmente disminuyen o desaparecen con la distracción. El DSM-5 lo define como un comportamiento motor repetitivo y que no es aparentemente funcional, que parece impulsivo y que puede tener una función autorreguladora, produce una interferencia en la vida y puede conllevar autolesiones. Su inicio es en épocas precoces del neurodesarrollo y no es atribuible a causas neurológicas o no se explica mejor por otros trastornos mentales o TND.

La clasificación del TND en la CIE-11 no difiere de forma decisiva de los TND en el DSM-5. En el DSM-5-TR, dentro de los especificadores clínicos se incluye «asociado a una conocida condición médica o genética o factor ambiental», por ejemplo, si existe un cromosoma frágil X asociado, lo que presupone que, según se vayan identificando causas genéticas, se irán transformando las especificaciones a medida que aparezcan nuevos datos de la investigación genética.

EL ORIGEN DE LOS TRASTORNOS DEL NEURODESARROLLO

Los trastornos del desarrollo se incluyeron por primera vez en el Manual Diagnóstico y Estadístico de Trastornos Mentales, 3ª edición (DSM-III) en la categoría de los trastornos autistas. Posteriormente se incluyeron los trastornos del neurodesarrollo en el DSM-5 y DSM-5-TR como una categoría más amplia y sustituyó a la sección del DSM-IV de trastornos diagnosticados en la infancia o adolescencia. En la CIE-11, la última revisión de la Clasificación Internacional de Enfermedades, publicada por la Organización Mundial de la Salud, los TND ganan incluso más prominencia y se vuelven una parte prominente del capítulo de psiquiatría, denominándose «trastornos mentales, comportamentales o del neurodesarrollo».

El concepto de trastorno del neurodesarrollo en psiquiatría apareció por primera vez en 1820, en el libro de Étienne-Jean Georget (1795-1828), un estudiante de Philippe Pinel (1745-1826) y Jean-Étienne Esquirol (1772-1840), pioneros de la psiquiatría moderna. Uno de sus logros fue el clasificar los trastornos de salud mental en síntomas mentales más que en conceptos humorales.

La primera descripción conocida del TDAH se publicó en 1775 por un médico alemán, Melchior Adam Weikard, bajo el nombre Mangel der Aufmerksamkeit/Attentio volubilis, en el libro *Der philosophische Arzt*. Weikard (1742-1803) dedicó seis páginas de su libro a describir el déficit atencional. Describe como los estímulos sensoriales capturan la atención del paciente y le distraen de sus pensamientos… El resultado es distracción, falta de atención e inatención. El termino latino *volubilis* proviene del verbo *volvere* (*to turn*). Es decir, significa 'volverse fácilmente', 'cambiar'.

Antes de las descripciones de Leo Kanner en 1943 y Hans Asperger en 1944, profesionales rusos especificaron que muchos de los ascetas rusos ortodoxos presentaban conductas autistas, con frecuencia no verbales, y se mostraban poco sujetos a las convenciones sociales e indiferentes al clima frío o al dolor. Un caso descrito fue el de Víctor, el salvaje de Aveyron (1788-1828), un chico de 12 años llevado a París por Jean Itard, que intentó instruirle y evaluó su progreso sensorial, intelectual y afectivo en los cinco años siguientes. Más tarde, Itard describió que Víctor podría ser un niño con autismo abandonado por sus padres. Describió la instrumentalización de Víctor como maneras aberrantes de pedir y destacó como lo más importante sus dificultades en la comunicación social. Aunque aprendió a deletrear, no podía utilizar su conocimiento para aplicarlo en las relaciones sociales. Édouard Séguin (1812-1880) fue un pionero de la educación de niños con discapacidad intelectual, primero en Francia y luego en Estados Unidos.

El médico británico John Langdon Down (1828-1896) describió el síndrome de Down o la trisomía 21 en una serie de conferencias en la Medical Society of London en 1887 y también describió diez casos de *savants*, pacientes con habilidades excepcionales en un campo muy concreto. Asimismo, clasificó la discapacidad intelectual en tres grupos: congénita, accidental y del desarrollo. También describió lo que hoy

conocemos como «autismo regresivo de inicio tardío«, afectados que tuvieron un desarrollo temprano normalizado que perdieron su intelecto y lenguaje y vivían en un mundo para ellos mismos, hablaban en tercera persona, tenían movimientos rítmicos y automatizados y disminuyeron la respuesta a otras personas.

En la clasificación basada en fenotipos conductuales y los *Research Domain Criteria* (RDoC), del National Institute of Mental Health ha abogado por la clasificación de los trastornos mentales por análisis genéticos. Con el rápido avance en la biología molecular, genética, genómica, se van identificando cada vez más causas genéticas implicadas en su etiología, y en el futuro será posible clasificar estos trastornos, al menos los más graves, como causas etiológicas.

LA HIPÓTESIS DE UN CONTINUO GENÉTICO DEL NEURODESARROLLO

Existe evidencia de que los diferentes trastornos del neurodesarrollo comparten polimorfismos genéticos de riesgo entre ellos y también con la esquizofrenia. Variaciones en el número de copias del ácido desoxirribonucleico (CNV) asociadas a los TND también se han encontraron en pacientes con esquizofrenia, proponiendo un modelo en que los TND, incluyendo la esquizofrenia, son resultado de un fenotipo variado que resulta de un desarrollo cerebral alterado. Este modelo está basado en un modelo etiológico que combina factores ambientales y genéticos, desarrollándose la hipótesis de que los TND se clasifican de acuerdo a la gravedad, que estaba basada en edad de inicio del trastorno, alteraciones cognitivas asociadas e impedimento funcional. En apoyo de esta hipótesis se encontró que la cantidad de CNV está correlacionada positivamente con la gravedad del TND, siendo mayor en discapacidad intelectual que en autismo, y mayor en autismo con discapacidad intelectual que sin discapacidad intelectual. Kirov demostró que cuando existían CNV grandes, raros, implicados en TND, el trastorno era más grave, más frecuente en autismo o malformaciones congénitas que en esquizofrenia. También se encontraron CNV en TND sin retraso cognitivo y en personas con alteraciones cognitivas sin trastornos psiquiátricos.

DESARROLLO EN LOS PRIMEROS AÑOS DE LA VIDA

El niño, cuando va a la escuela, entra en un nuevo entorno de relaciones sociales, de autonomía, de descubrimiento del aprendizaje, de conocer nuevos roles con adultos, nuevas relaciones. Asimismo, según su cerebro va madurando, viviendo nuevas experiencias, nuevos circuitos funcionales, se va desarrollando y haciéndose más complejo. Su lenguaje se hace más elaborado, se amplía el vocabulario: desde unas 100 palabras a los 3 años a 2.000 a los 6 años. A los 10 años predomina el desarrollo del pensamiento formal. Con el dominio del lenguaje mejora la comprensión del entorno y adquiere nuevos conocimientos basados en la lógica de lo concreto.

Los trastornos del lenguaje son evidentes en esta etapa infantil y afloran en especial en educación primaria y posteriormente en secundaria, las dificultades en los aprendizajes formales, muy probablemente relacionadas con la falta de maduración y consolidación de los circuitos que posibilitan la adquisición de los aprendizajes académicos. Durante la infancia también maduran los circuitos cerebrales encargados del procesamiento de las emociones, la regulación emocional, la compresión social que toma relevancia en la edad infantil y que será de importante relevancia más tarde en la vida.

Desarrollo del juego

Una de las grandezas de la infancia es descubrir el entorno, a otras personas, otros niños y su capacidad relacional a través del juego. El juego es un proceso esencial en la vida del niño que tiene una función socializadora, de adquisición de conocimientos, de descubrimiento del entorno y de lo que uno mismo es capaz de hacer, así como de desarrollo de la autoestima, la imaginación y la creatividad. El juego en sí mismo ayuda al desarrollo del niño en diferentes esferas y es esencial para el desarrollo de su cerebro por la estimulación creativa que le produce. Con el juego el niño desarrolla las habilidades siguientes:

- Afectividad: mediante la creación de estructura durante el día, actividades que le entretienen, le divierten, le provocan emociones positivas de alegría, sorpresa, y esta fuente de alegría le ayuda a manejar las tensiones y relajarse.
- Motricidad: vital también en el desarrollo de su psicomotricidad fina o gruesa, sea individual o grupal.
- Inteligencia: a través del juego y la manipulación de los objetos entiende su funcionamiento, qué provoca su acción en objetos o personas, generando predicciones sobre las cosas y las personas, desarrollando imaginación sobre él mismo, sobre lo que otros sienten y piensan a través del juego simbólico. El niño se siente capaz de modificar el curso de los acontecimientos e inicia el análisis y razonamiento de los objetos. Es fundamental para el desarrollo de teoría de la mente.
- Creatividad: en todos los niveles del juego, el niño emplea destrezas y procesos que le dan oportunidad de ser creativos a través de la producción, la invención y la ficción.
- Socialización: el juego es un medio que permite la socialización con personas adultas y sobre todo con niños de su edad; descubre la comunicación con otros niños, el juego cooperativo, la superación de sí mismo a través del juego y el compartir ideas, su creatividad con otros niños.

Entre los 0-2 años predomina el juego sensoriomotor que, en general, es un juego con el que disfrutan los niños con autismo, por ejemplo, haciendo mover una y otra vez los objetos a través de la repetición y entendiendo mediante la observación y predicción su funcionamiento. Los juguetes, los objetos son altamente predecibles a esta edad. Algo que les divierte es tener una respuesta inmediata y predecible con los objetos. El juego funcional está afectado en TDI y puede estar afectado en niños con TDAH y/o TEA.

Entre los 2-6 años, en el período preoperacional, es el descubrimiento del juego simbólico, el atribuir pensamientos, intenciones, emociones a los juguetes como una manera de entender el mundo complejo de las personas. El juego simbólico es un estadio precoz de teoría de la mente como

la atención conjunta lo es para el juego simbólico. El saber lo que mira una persona es una manera de adentrarse en cómo funciona su mente y sus emociones. Por ello, el juego simbólico está relacionado con la capacidad cognitiva, con la capacidad de lenguaje, y puede estar afectado también en niños con TEA, TDI y trastorno de la comunicación.

Los factores culturales son relevantes en el juego. En determinadas culturas, el juego tiene un componente de género. En la cultura actual no se ve bien que los niños jueguen con muñecas, lo que disminuye el desarrollo del juego simbólico, y, en cambio, se fomenta en ellos un juego más físico.

Durante mucho tiempo se consideró que los niños con autismo, por ejemplo, tenían un pensamiento concreto y no tenían juego simbólico. Ahora se sabe que en algunos casos es así, pero no siempre es la norma, y niños con autismo pueden tener juego simbólico, especialmente aquellos con buenas capacidades cognitivas, buen lenguaje expresivo y, en especial, en el género femenino. Por ello, la ausencia de juego simbólico no estará incluido en la CIE-11 como un síntoma de autismo, aunque siempre es algo que se debe considerar cuando haya niños que se evalúan con buenas habilidades de lenguaje y buenas habilidades cognitivas que presenten ausencia o una falta de compresión del juego simbólico.

El juego funcional es la capacidad de utilizar apropiadamente los juguetes para lo que están diseñados y saber su significado. El juego funcional está relacionado con la capacidad cognitiva, y niños con autismo pueden ser muy funcionales, tener buen juego funcional con juguetes, explorándolos e incluso ser muy creativos en su funcionalidad con legos, playmobil, etc. En los niños de edades entre 6 y 12 años, se encuentra el período de las operaciones concretas, en el que disfrutan de los juegos con reglas; aquellos juegos en los que, antes de empezar a jugar, ya saben que tienen reglas que todos deben cumplir. Los niños con autismo sufren con este tipo de juegos, les cuesta entender las reglas y a veces generan sus propias reglas que insisten en que otros niños sigan. Los niños con TDAH tienen dificultades para aceptar las normas por su impulsividad, a diferencia de los niños con TEA o TDI, que pueden no entender las normas. A veces, es el primer momento en el que empiezan a sentir que no encajan con sus compañeros: los niños disfrutan de las reglas del juego cuando a ellos les estresan y les enfadan. Por ello es un momento fundamental para que entiendan el propósito de las normas, el propósito de los juegos con otros niños y que se sientan competentes en su juego para que puedan disfrutar de esta actividad. Paralelamente al desarrollo del juego, de la cognición y del lenguaje, está el desarrollo de su aprendizaje académico, especialmente en el colegio.

Desarrollo del aprendizaje

El aprendizaje es la base principal de nuestro desarrollo cognitivo, de los conocimientos que vamos construyendo cada vez más complejos y que será el fundamento de nuestra profesión futura. Para aprender, se requiere regularse emocionalmente en el colegio, motivarse y desear integrarse en clase, ser parte del grupo, aprender la mecánica de la clase, escuchando y mirando a la profesora, siguiendo las instrucciones y las normas, y colaborando en las discusiones de clase.

Por eso, en el aprendizaje, aquellos que tienen dificultades con el lenguaje o retraso en el lenguaje tendrán problemas en la adquisición de palabras abstractas, palabras muy dependientes en su aprendizaje del contenido semántico y de deducir una correcta relación con el contexto. Los niños con autismo tendrán menos problemas en la adquisición y desarrollo de palabras concretas, aprendidas ante la observación de aspectos determinados de su entorno, más basadas en memorización y relación específica e inmediata con aspectos más perceptivos visibles y sensoriales.

Por lo tanto, el desarrollo del lenguaje en los niños está construido a base de realizar mapas «palabra a palabra» sobre los objetos, acciones, personas, etc. Este proceso puede estar ayudado por el uso no verbal de guías, como es la dirección de la mirada, el señalamiento y otros gestos con los que sus padres les ayudan activamente a dirigir su atención hacia ciertas acciones, objetos o personas o intencionadamente aíslan los puntos de referencia nominal para que los identifiquen de forma correcta.

Como se ha explicado anteriormente, se van desarrollando desde los primeros meses de la vida circuitos funcionales implicados en este proceso de desarrollo lingüístico muy influenciado por la experiencia y por un entorno que favorezca el desarrollo de lenguaje dentro de un ambiente interactivo.

El aprendizaje de palabras abstractas se ha relacionado con las activaciones de áreas corticales en el hemisferio izquierdo, involucradas en los procesos lingüísticos o en semántica del lenguaje como la zona cortical inferior frontal izquierda y la corteza temporal superior. En el aprendizaje de palabras abstractas es más fácil para los niños aprender aquellas que tienen una carga emocional incorporada. Estas palabras aprendidas de contenido abstracto y con alta carga emocional aparecen pronto en el desarrollo, alrededor de los 20 meses y se incrementan rápidamente en su adquisición. El 76,7 % de los niños entre los 18-23 meses han aprendido las palabras «bien» y «feliz», así como su significado. Entre los 6-12 años, el 75 % de las palabras que producen los niños son concretas y el 25 %, abstractas. En cambio, en la vida adulta solo el 28 % de las palabras que se utilizan son concretas; todas las demás son abstractas. La velocidad de adquisición del lenguaje abstracto cambia a partir de los 8,5 años.

Las emociones son muy importantes para adquirir el lenguaje abstracto: se aprende antes y se recuerda mejor, especialmente antes de los 8-9 años, ya que a esta edad los niños son mejores que a los 11 para reconocer las emociones en las palabras y afianzar su conocimiento, es decir, que las emociones lideran el aprendizaje de palabras abstractas en la primera infancia.

Como se aprecia, entre los 4-6 años es la edad de mayor adquisición de lenguaje abstracto a diferencia del lenguaje concreto, que cuando más se adquiere es entre los 2-3 años. Los niños con autismo, por ejemplo, no muestran esa preferencia por el lenguaje asociado a las emociones y al lenguaje abstracto. Esta falta de preferencia no se puede asumir que sea exclusivamente por las dificultades con el componente emocional; también está relacionado con el proceso complejo de adquisición del lenguaje abstracto, que requiere una comprensión del contenido semántico abstracto, así como un mecanismo más complejo de comprensión del lenguaje y

de una asociación lógica con contenidos no presentes. Este proceso está relacionado con la maduración del lóbulo frontal.

EPIDEMIOLOGÍA

Un 15-20 % de la población infantil presenta un TND, por lo que es una causa común de consulta en la edad infantil y adolescente. En EE. UU., según el National Center for Health Statistics, en 2015 se estimaba que un 5 % de niños entre 3-17 presentaban un TND.

En estudios previos se estableció una prevalencia de TND de los siguientes trastornos: TDAH: 9-9,5 % (Thomas R, *et al.*, 2015); TEA: 0,7-2,2 % (Baio J, *et al.*, 2018); trastorno específico del aprendizaje o dislexia: 1,2-24 % (Al-Yagon M, *et al.*, 2013) y trastorno de coordinación motora: 1,4-19 % (Lingam R, *et al.*, 2009).

Los estudios epidemiológicos realizados en TND tienen la limitación de presentar sesgos importantes. La mayoría se basan en registros poblacionales o datos administrativos, sin estudiar directamente los casos, con una disparidad importante de métodos utilizados, que solo en algunos casos contemplan muestras poblacionales, mientras la mayoría incluye muestras clínicas o escolares, y son insuficientes los que aportan datos de comorbilidad entre los diferentes trastornos que explican la variabilidad de resultados.

En general, es raro para un TND que ocurra en aislamiento y se asocia a diferentes TND (comorbilidad homotípica) o con otros trastornos psiquiátricos (comorbilidad heterotípica).

En algunos casos, en la primera infancia, los TND pasan desapercibidos, y es en el proceso de autonomía e independencia cuando aumentan las demandas escolares y sociales y se hacen más evidentes (Mcgovern CW, *et al.*, 2005).

DESARROLLO DEL CEREBRO

Dentro del desarrollo del cerebro podemos ver los siguientes aspectos.

Desarrollo de la corteza cerebral

El cerebro es el órgano más complejo del cuerpo, que, aunque solo representa un 2 % de nuestro peso total, dirige los procesos existenciales, motores, emocionales, cognitivos, sensoriales, intelectuales, etcétera.

La corteza cerebral es la envoltura del cerebro. Se trata de la parte más recientemente desarrollada evolutivamente que envuelve áreas más primitivas del cerebro. En la corteza cerebral existen las circunvalaciones cerebrales, que son pliegues que dan más extensión a la corteza cerebral y que aumenta la complejidad del cerebro sin aumentar su tamaño. La extensión de las circunvalaciones es de 1,5 metros cuadrados.

La corteza cerebral es la parte más importante del cerebro en cuanto a la integración de información, consciencia, sociabilidad y razonamiento.

La base del cerebro son las neuronas, las células en las que se basa la organización cerebral, que, además de producir sustancias esenciales, como proteínas, neurotransmisores, etc., reciben información a través de unas extensiones denominadas dendritas y, una vez procesada, la emiten a través de impulsos eléctricos mediante los axones, que comunican las neuronas entre ellas y con otras células del cuerpo, músculos o glándulas. Los nervios son una agrupación de axones, cuya función principal es la interconectividad y transmisión de información.

Las neuronas se comunican mediante los axones con otras neuronas o células de músculos o glándulas a través de la hendidura sináptica que, mediante un impulso eléctrico, segregan neurotransmisores (serotonina, dopamina, GABA, glutamato, etc.), cuya función es excitar o inhibir la célula postsináptica receptora del impulso eléctrico (compuestos químicos que permiten transmitir el impulso eléctrico hacia otras neuronas o células de músculos o glándulas).

Las neuronas se organizan en estructuras funcionales, donde incluso la posición neuronal dentro de estas organizaciones o microestructuras es de elevada importancia. Las neuronas están organizadas de manera muy concreta, de tal manera que funcionan en red y sus conexiones están muy organizadas para funcionar de manera sincronizada, pero el entorno, las mismas sensaciones corporales, o la manera de pensar y vivir, las experiencias, la memoria, puede hacer cambiar estos circuitos. Las redes neuronales pueden superponerse y participar en varios circuitos, y esta compleja funcionalidad del cerebro todavía dista mucho de entenderse.

El cerebro recoge información del mundo exterior y del cuerpo a través de las sensaciones transmitidas por las neuronas sensoriales. Estas sensaciones son traducidas y llevadas, sin una organización específica, hacia la corteza cerebral. Allí, mediante la memoria de experiencias y la integración de información, esta información se vuelve consciente y organizada para dar órdenes a nuestro cuerpo. En otras palabras, se crea una percepción consciente de nuestras sensaciones a través de los mapas cognitivos, que incluyen información propioceptiva del aparato musculoesquelético, interoceptiva del propio cuerpo y exteroceptiva del mundo exterior. La información sensorial que «sube» es filtrada en el tálamo, que la dirige a la corteza cerebral para su procesamiento. No se sabe muy bien cómo se integra esta información, pero parece que en la corteza cerebral, de una manera segmentada, se va elaborando la información compleja, con circuitos cerebrales que van integrando la información de una manera coordinada. La corteza visual primaria está en el cerebelo y la corteza auditiva primaria está en el lóbulo temporal. El sistema límbico es importante, pues conecta con la corteza cerebral y es la encargada de los recursos sociales y emocionales. Los ganglios basales permiten la integración y ejecución del movimiento.

Desarrollo de estructuras cerebrales fetales transitorias y permanentes

El desarrollo del sistema neural comienza a las cinco semanas de edad posmenstrual (*post menstrual age*, PMA), y se comienzan a generar neuronas cerca de los ventrículos. La mayoría de estas neuronas se generan entre las 5-28 semanas PMA.

La mayoría de las neuronas se desarrollan en las láminas germinales cerca de los ventrículos. Desde su sitio original, las neuronas migran hacia los lugares de destino, y el destino de muchas neuronas corticales es el plato cortical. La migración ocurre entre las 20-26 semanas PMA, y ocurre antes en la zona occipital que en la frontal. Durante la migración, las neuronas desarrollan los axones, membranas, dendritas, espacios sinápticos, receptores, etc., y la primera tanda de neuronas migratorias no alcanzan el plato cortical, sino que se quedan en el subplato cortical.

El plato subcortical es una estructura temporal, el mayor lugar de diferenciación neuronal y sinaptogénesis y recibe los primeros aferentes al córtex (talamocortical aferentes). No se sabe exactamente la función del plato subcortical, pero sí se conoce que es muy importante durante el tiempo fetal. Alcanza su máximo grosor entre las semanas 28-34 PMA y es 4-7 veces más grueso que el plato cortical, con el tamaño más grande en la corteza frontal y parietal de asociación. Desde las 25-26 semanas comienza a encogerse, y mueren las neuronas con una muerte programada celular. En este tiempo, las neuronas que se han desarrollado más tarde pasan el subplato y comienzan a poblar el plato cortical, por lo que se tienen que recolocar los aferentes talamocorticales.

La expansión del plato cortical coincide con una expansión del córtex y la girificación de este. El volumen cortical incrementa 20 veces en la segunda mitad del embarazo, que coincide con el encogimiento del plato subcortical. Es decir, que en el segundo semestre del embarazo y primeros meses tras el nacimiento, coinciden dos circuitos interrelacionadas en el córtex cerebral, pero independientes, el plato subcortical temporal y el plato cortical permanente, que se va desarrollando.

La desaparición del subplato cortical ocurre tres meses después del nacimiento en el córtex primario motor, visual y somatosensorial, y al año en las áreas corticales de asociación, incluyendo las regiones prefrontales y temporoparietales.

También en el desarrollo cerebral ocurre la formación de células gliales (oligodendrocitos) (en el cerebro adulto hay el mismo número de células gliales que de neuronas). Este proceso tiene lugar en la segunda mitad del embarazo, y estas células se encargan de la mielinización de los axones. La mielinización comienza entre las 28-30 semanas PMA, con una rápida progresión que continúa muy activa durante los seis primeros meses después de la concepción. La mielinización de la corteza cerebral se completa en la vida adulta a los 40 años.

La muerte cerebral y también eliminación de sinapsis y conexiones son necesarias y ocurren por señales eléctricas y químicas inducidas por la experiencia. La eliminación de axones en humanos ocurre sobre todo en el cuerpo calloso y en el tracto corticoespinal, comienza en el embarazo y termina a los dos años del nacimiento. La eliminación de las sinapsis también comienza a mitad del embarazo, pero es muy prominente entre el comienzo de la pubertad y la edad adulta temprana.

El desarrollo del cerebelo, que tiene el 80 % de las neuronas de un cerebro adulto, experimenta un desarrollo similar. Tiene una capa externa granular (EGL) temporal, que alcanza su máximo espesor a las 28-34 semanas PMA, y que dos-tres meses después del parto comienza a encogerse para desaparecer al año del nacimiento. Las neuronas de la capa externa granular pasan a la capa interna granular.

Es decir, el momento de máximo desarrollo del cerebro ocurre en el segundo semestre del embarazo y en los dos-tres meses posparto y sobre todo en el primer año de la vida, con estructuras temporales que desaparecen, aunque también hay neuroplasticidad en el segundo año de la vida. Dos momentos importantes en el desarrollo de la neuroplasticidad son:

- A los 3 meses, cuando desaparece el subplato cerebral en las áreas corticales primarias motoras, somatosensoriales y visuales.
- Al año, cuando desaparece el subplato cerebral en la corteza de asociación y la capa granular externa cerebelosa.

Desarrollo de los neurotransmisores

Los neurotransmisores comienzan a desarrollarse entre las ocho y diez semanas PMA. Entre ellos se encuentran las catecolaminas, la serotonina, el ácido γ-aminobutírico (GABA) y los aminoácidos excitatorios, como el glutamato, que se encuentran en el córtex cerebral. También se desarrollan los receptores adrenérgicos α-2 en la sustancia blanca del cerebro y en los núcleos del tronco del encéfalo, donde suelen estar sobre expresados transitoriamente y el recambio de las catecolaminas es relativamente alto. También los receptores del glutamato N-metil-d-aspartato están también sobre expresados, sobre todo entre las semanas 13-21 PMA y en el momento del nacimiento. Otro cambio ocurre con el GABA, que de tener una función excitatoria (en los dos primeros trimestres de embarazo) pasa a tener una función inhibitoria en el tercer trimestre que continuará el resto de la vida. También en el momento del nacimiento las fibras serotoninérgicas inervan todas las capas del córtex cerebral, pero rápidamente irán disminuyendo en densidad.

Estos cambios de los neurotransmisores en el momento del nacimiento tienen la función de inducir una excitabilidad fisiológica, especialmente en las neuronas motoras, para inducir la respiración continua del recién nacido y que sustituya a la respiración fetal.

CONCEPTO DE NEUROPLASTICIDAD

La plasticidad cerebral es algo muy importante, porque permite cambios en los circuitos neuronales y cambios de su estructura y función basada en la experiencia. La plasticidad posibilita cambios de las estructuras neuronales a corto y largo plazo. La funcionalidad del cerebro depende de la biología y de la experiencia. Esta hace también que determinados genes se activen y puedan cambiar la estructura de los axones,

transmisión, tamaño neuronal y funcionalidad mediante el aumento de sinapsis o conexiones neuronales.

La plasticidad facilita la creación de nuevas funciones, nuevos circuitos cuando hay alguna vía cerebral que no está funcionado correctamente. La imaginación y la originalidad están asociadas a la corteza temporal-occipital-parietal conectada con la corteza prefrontal, encargada de la abstracción, síntesis y simbolismo. La conexión entre los dos hemisferios cerebrales es mediante el cuerpo calloso, que es un manojo de axones.

Durante el desarrollo embrionario, los axones de las neuronas jóvenes llegan a su destino mediante procesos bien regulados de guía axonal, estableciendo conexiones inmaduras y temporales con las neuronas que están diferenciándose en las regiones diana.

Durante el desarrollo de las conexiones en la corteza cerebral, la estructura transitoria de la subplaca constituye el principal compartimiento de conexión neuronal de la corteza hasta los siete meses de desarrollo. La subplaca desaparece progresivamente en la etapa posnatal temprana hasta los 6 meses de vida. Las fibras nerviosas que van a establecer contactos en la corteza entran primero en la subplaca y establecen circuitos sinápticos temporales, donde permanecen un «tiempo de espera» antes de entrar en la placa cortical para establecer sinapsis con las neuronas de las diferentes capas corticales.

Desde los siete meses de desarrollo hasta un año de vida posnatal, la subplaca es un lugar de relevo sináptico. Estas sinapsis transitorias desarrollan circuitos neuronales transitorios, que representan la base neurobiológica de la actividad eléctrica del comportamiento fetal y de los neonatos prematuros. Durante la etapa perinatal se extienden las fibras corticales desde la subplaca hacia las neuronas de la placa cortical (futura corteza cerebral), con lo que se inicia y progresa la formación de circuitos de conexión maduros entre áreas de la corteza cerebral. Se origina entonces una sobreproducción sináptica que permanece en la infancia, en la que los procesos de generación predominan sobre los de retracción sináptica, hasta llegar a la adolescencia, donde se invierte el patrón y se produce una poda selectiva de los contactos no funcionales (es decir, predomina la eliminación de sinapsis poco eficaces sobre la generación de nuevas) (**Fig. 9-2**). El equilibrio entre

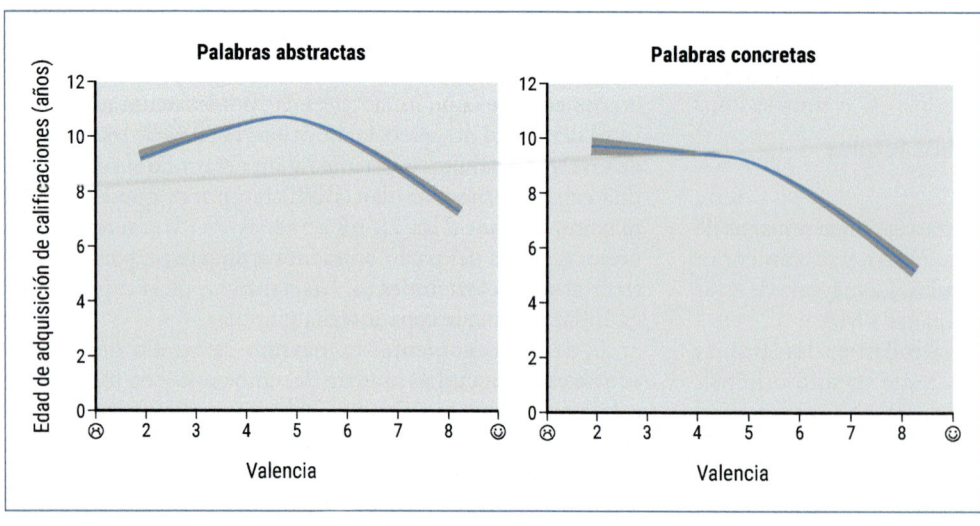

Figura 9-2. Adquisición de palabras abstractas y concretas. Adaptada de: Ponari M, Norbury CF, Vigliocco G. Acquisition of abstract concepts is influenced by emotional valence. Dev Sci. 2018 Mar;21(2) (consulta el 3 de agosto de 2022). Disponible en: https://onlinelibrary.wiley.com/doi/10.1111/desc.12549. Epub 21 de febrero de 2017.

producción y eliminación sináptica seguirá extendiéndose a lo largo de la vida. Esto es lo que se denomina neuroplasticidad adaptativa y reactiva.

Hace poco se ha podido demostrar que las neuronas de la subplaca se relacionan embriológica y funcionalmente con un núcleo cerebral cuya estructura y funciones son poco conocidas: el claustro. El claustro está conectado recíprocamente con todas las regiones de la corteza cerebral, de forma muy significativa con la corteza prefrontal, y su función es muy relevante en el proceso de atención y el estado de conciencia. Aunque no se han descrito diferencias significativas en la estructura del claustro en los TND, sí se han encontrado en la subplaca. El estudio de las posibles alteraciones de la conectividad entre el claustro y la corteza cerebral en el TEA y el TDAH parecen un prometedor proyecto para entender su fisiopatología.

En pacientes con TEA y TDAH se han descrito alteraciones del desarrollo inicial de las sinapsis en los circuitos de conexión entre áreas corticales de procesamiento complejo (que reciben y procesan de forma combinada información multimodal), sobre todo de los lóbulos frontal, temporal y parietal. El proceso de sinaptogénesis está regulado por múltiples factores genéticos y epigenéticos (ambientales), por lo que corre un alto riesgo de ser alterado en el período perinatal, durante su etapa de mayor maleabilidad, dando como consecuencia trastornos del neurodesarrollo.

En relación con el carácter poligénico del TEA, se han descubierto genes cuyas mutaciones producen alteraciones sinápticas que cursan con TEA y TDAH, así como con TDI y trastornos neuropsiquiátricos. Entre los genes descritos están los que codifican proteínas de organización sináptica, que incluyen complejos de adhesión celular y factores secretados. Muchas proteínas codificadas por genes de riesgo para padecer TEA, TDAH o TDI participan en diferentes procesos de conectividad neuronal en la sinapsis, incluyendo sistemas proteicos relacionados con receptores para neurotransmisores, como el glutamatérgico (p. ej., GRIN2B), el gabaérgico (p. ej., GABRA3 y GABRB3) y el glicinérgico (p. ej., GLRA2), y también en los mecanismos de neuritogénesis (p. ej., CNTN), el establecimiento de las sinapsis (p. ej., cadherinas y protocadherinas), la conducción neural (CNTNAP2) y la permeabilidad de las membranas neuronales a iones (CACNA1, CACNA2D3 y SCN1A). Algunas de estas proteínas están directamente involucradas en la actividad y la formación de las sinapsis, como las neurexinas y las neuroliginas. Otras proteínas forman parte de los andamios necesarios para el posicionamiento de moléculas de adhesión celular y receptores de neurotransmisores en la sinapsis, por ejemplo, los genes SHANK (SHANK1, SHANK2 y SHANK3) y los que codifican las proteínas de la familia Rho GTPasas. Estas proteínas se unen en grandes plataformas moleculares de interacción con receptores de glutamato y actina asociada a proteínas, afectando de forma muy evidente el desarrollo y morfología de las dendritas.

Síndromes del neurodesarrollo asociados frecuentemente con la aparición de TEA, TDAH, TDI, como el síndrome X frágil, presentan anomalías importantes en las espinas sinápticas en las dendritas de las neuronas corticales. La distribución heterogénea en intensidad y localización de estas alteraciones en las conexiones neuronales de la corteza explicaría las diversas manifestaciones clínicas, tanto de la entidad diagnóstica (TEA, TDAH, TDI, etc.) como de las diferencias entre individuos con el mismo diagnóstico.

El cerebro social incluye el córtex medial prefrontal, el córtex asociativo parietal temporal, el cerebelo, la amígdala y el tronco del encéfalo. Las alteraciones cerebrales incluyen sobreconectividad, infraconectividad y difusa conexión entre las diferentes redes funcionales. Esto resulta en una reducida especialización de las redes funcionales y una reducción de los *hubs* o nódulos donde las conexiones de largo alcance convergen en la corteza prefrontal, parietal y temporal (**Fig. 9-3**).

BASES BIOLÓGICAS DE LAS ALTERACIONES DE LAS FUNCIONES EJECUTIVAS

Se han descrito tres tipos de circuitos en la función ejecutiva:

- Circuito frontoestriado: asociado a déficits en la supresión de respuestas, organización y planificación, entendido como el circuito «frío» o «el qué» de la función ejecutiva.
- Circuito frontocerebelar: asociado a déficits en la coordinación y problemas con el tiempo o duración de la conducta o el circuito «cuándo» de la función ejecutiva.
- Circuito frontolímbico: asociado a síntomas de descontrol emocional, déficits en la motivación, hiperactividad-impulsividad y tendencia a la agresión, conocido como circuito «caliente» o el «por qué» de la función ejecutiva.

Los circuitos «calientes» de la función ejecutiva están asociados a estrategias más primitivas de regular las emociones, y los circuitos «fríos», a estrategias más cognitivas o elaboradas. Las personas con TDAH presentan más afectación en la inhibición de sus respuestas, en la vigilancia y en la memoria de trabajo, funciones relacionadas con circuitos «calientes» de la función ejecutiva, mientras que los niños y adolescentes con autismo presentan afectación en la flexibilidad de su pensamiento o memoria y en su capacidad de planificación, relacionado con circuitos «fríos» de la función ejecutiva. Ambos trastornos del neurodesarrollo coexisten con frecuencia, presentando un cuadro clínico con mayor afectación e intensidad de las funciones ejecutivas.

Los circuitos cerebrales que se han implicado en la desregulación emocional son, por una parte, un circuito funcional cerebral *botton-up* que incluye el núcleo *accumbens*, la amígdala y el tálamo, y un circuito *top-down* que incluye la parte dorsal de la corteza cingulada anterior, la corteza orbitofrontal y la ínsula.

Los circuitos que intervienen en la regulación emocional cambian también con la edad, y en la infancia operan áreas ventrales de la corteza cingulada anterior, es decir, circuitos «calientes» de la función ejecutiva, mientras que en edades mayores es el área dorsal de la corteza cingulada anterior, es decir, circuitos «fríos» de la función ejecutiva o funciones más cognitivas que emocionales.

En aquellos adolescentes o adultos con TND y con alteraciones emocionales asociadas, seguirán activándose las áreas ventrales de la corteza cingulada anterior como mecanismo primario de regular sus emociones. La amígdala es clave en el procesamiento emocional y en el autismo, como se ha descrito anteriormente. En la desregulación emocional asociada al TDAH se ha encontrado una amígdala hiperactiva, mientras que en la asociada al

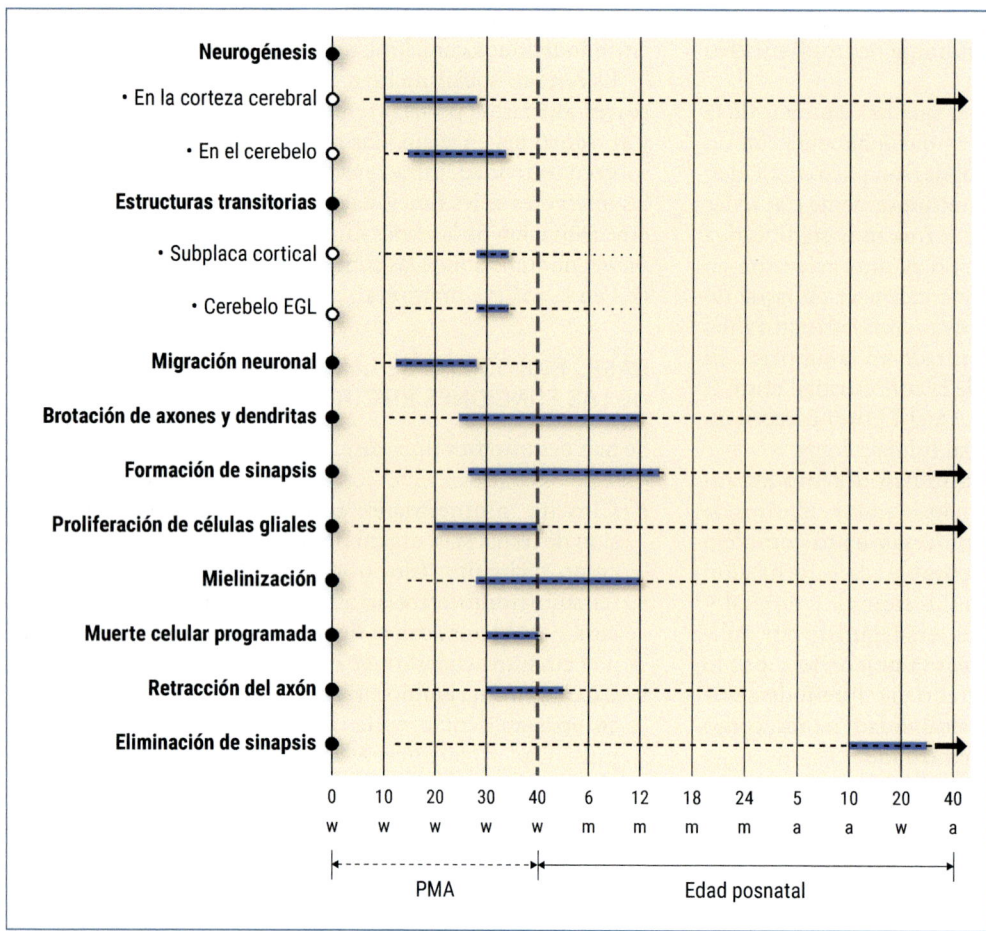

Figura 9-3. Procesos del desarrollo que ocurren en el cerebro humano. Adaptada de: Hadders-Algra M (ed.). Early Detection and Early Intervention in Developmental Motor Disorders. Clinics in Developmental Medicine Series. London: Mac Keith Press; 2021. ECG: capa externa granular; PMA: edad posmenstrual.

autismo, la función de la amígdala tiene resultados contradictorios: por una parte, se ha descrito una menor activación de la amígdala y giro fusiforme, y otros autores, por el contrario, han encontrado un incremento de la activación.

Ambas situaciones pueden ser correctas y podrían depender del contexto en el que se producen. Por un lado, existe una con respuesta exagerada de la amígdala ante situaciones que provocan emociones negativas, como se ha estudiado en personas con autismo y ansiedad. Por otro lado, se observa una hiporrespuesta de la amígdala cuando se estudian las personas con autismo empatizando con otras personas.

De la misma manera que coexiste en las mismas personas con autismo extremas diferencias perceptivas, presentando al mismo tiempo hipersensibilidad o hiposensibilidad sensorial, podría también existir en la misma persona una hiperemocionalidad o hipoemocionalidad dependiendo de las situaciones.

La desregulación emocional se ha asociado independientemente a autismo, TDAH, problemas de conducta, problemas por uso de sustancias, problemas relacionados con el estado de ánimo, problemas de la conducta alimentaria y conductas autolesivas. El 20-36 % de personas con TDAH tienen desregulación emocional asociada.

DESARROLLO EVOLUTIVO DEL ADOLESCENTE

La etapa que va de los 10 a los 20 años de edad es un período crítico en el desarrollo, igual que los primeros años de la vida,

con un cambio rápido y drástico, físico, corporal y hormonal que coincide con cambios psicológicos, en la autonomía, las relaciones sociales y en el desarrollo cognitivo.

Es el momento en el que se va edificando lo que será la base de la identidad y el desarrollo de la personalidad, que sientan sus bases en la adolescencia.

Un aspecto fundamental en el desarrollo evolutivo del adolescente es el despertar del hipotálamo, que estimula la hipófisis para secretar las hormonas sexuales que madurarán los órganos sexuales y producirán los cambios físicos abruptos de la adolescencia.

Gran parte de la investigación se ha centrado en los períodos críticos o sensibles que ocurren en la infancia, pero se ha propuesto que la adolescencia constituye una segunda «ventana de oportunidad» en el desarrollo cerebral.

Esta fase de la vida, que puede abarcar de forma variable de los 9 a los 18 años de edad, comienza con el inicio de la pubertad y puede ser considerada como una transición a la independencia o inicio del comportamiento adulto (Child AHCP, 2003).

Varios aspectos del comportamiento y la cognición muestran mayor sensibilidad y plasticidad en la adolescencia, incluyendo una mayor vulnerabilidad al riesgo psiquiátrico.

En la adolescencia se asocian cambios en la estructura cerebral y función, incluida la disminución del volumen de la materia gris, aumentando los volúmenes de materia blanca, la reorganización de las dendritas y sináptica.

Este proceso asegura que las sinapsis redundantes se eliminan para promover la eficiencia y maduración de los circuitos neuronales. La poda sináptica generalizada comienza temprano en la infancia, pero el pico de poda se cree que ocurre durante la adolescencia.

De acuerdo con los primeros estudios *post mortem* en humanos, se ha observado una disminución de la densidad sináptica en varias áreas corticales a partir de la infancia tardía hasta el final de la adolescencia. Trabajos posteriores indicaron que la eliminación de las espinas sinápticas continúa más allá de la adolescencia y en la tercera década de vida, siendo la corteza prefrontal una de las últimas regiones del cerebro en madurar y potencialmente más vulnerable a la disfunción. Estudios en humanos y animales han demostrado que la densidad sináptica cae en la adolescencia.

Ahora se sabe que el sistema inmunitario desempeña un papel importante en los complejos procesos del desarrollo cerebral subyacente a lo largo de la vida al llevar a cabo una serie de importantes funciones homeostáticas en condiciones fisiológicas de ausencia de inflamación patológica o infección. En particular, la poda sináptica durante los períodos críticos de la vida temprana puede desempeñar un papel clave en la formación del cerebro, en su desarrollo y en el riesgo subsiguiente de psicopatología, incluido el desarrollo neurológico y trastornos como la esquizofrenia y los trastornos del espectro autista.

Sexualidad

Se llama «sexualidad» al bienestar físico, social y psicológico relacionado con nuestra sexualidad, basado en un concepto positivo respecto a nuestra sexualidad y la posibilidad de tener relaciones sexuales agradables y seguras, libres de discriminación, coacción o violencia. Los adolescentes-adultos con TND reciben menos educación sexual y afectiva que sus compañeros normoevolutivos, lo que les deja en una desventaja clara respecto a la información y a sus dificultades en su expresividad social y comunicativa, por lo que tienen menos acceso y oportunidad a relaciones psicoafectivas. También están más expuestos a relaciones psicoafectivas y sexuales traumáticas, violentas y forzadas, más frecuentes en el género femenino.

La sexualidad es un aspecto esencial de nuestro ser humano en todos nuestros estadios de la vida. Incorpora identidad de género, orientación sexual, erotismo, placer, intimidad, experiencias sexuales y reproducción.

La sexualidad se experimenta en los pensamientos, deseos, actitudes, conductas, roles y relaciones.

La conducta sexual se puede expresar y dirigir hacia nosotros mismos o hacia otras personas.

La orientación sexual es la experiencia de atracción íntima sexual hacia alguien del mismo género, otro género o cualquier género.

En adolescentes-adultos autistas se ha descrito que existe una mayor atracción no heterosexual, es decir, una menor atracción hacia el otro género cuando son comparados con sus compañeros normoevolutivos (alrededor del 5-10 % de atracción hacia el mismo género). Especialmente hay un mayor número de adolescentes-mujeres autistas en comparación con los hombres, que se identifican como bisexuales.

Identidad de género

Género biológico es aquel con el que se nace. Cuando se habla de «género», se hace referencia a conductas y actitudes en el contexto de nuestra cultura que son juzgadas socialmente como masculinas o femeninas. La identidad de género es el propio concepto que se tiene de uno mismo, del propio género, que puede estar relacionado o no con nuestro género biológico. La disforia de género es cuando la persona vive una incongruencia entre su identidad de género y el género asignado socialmente. En general, las adolescentes autistas del género biológico femenino son las que tienen menos conformidad con el género asignado, se identifican menos con el grupo de afiliación y tienen más variabilidad en su expresión de género, con menos conductas típicamente femeninas y más rasgos masculinos. Aunque la disforia de género es en cierta medida poco común, en las consultas de disforia de género, las personas con autismo están más representadas.

Diversidad de género es el término que se utiliza cuando se presenta una divergencia de nuestra identidad de género individual respecto de las normas culturales esperadas para una persona de nuestro género. Transgénero por su parte, hace referencia a cuando se presenta una identidad de género que no se corresponde con el género de nacimiento. Las adolescentes mujeres con autismo tienen más predisposición de identificarse como transgénero que los adolescentes varones y que sus compañeras no autistas féminas. Los adolescentes género-diversos son aquellos que presentan dificultades en la autoexpresión de sí mismos por sus problemas en la comunicación social propia del autismo y porque les provoca temor el expresar su auténtico género relacionado con una percepción negativa y discriminatoria hacia las personas transgénero.

 PUNTOS CLAVE

- Los TND son alteraciones neuroevolutivas que comienzan en primera infancia y duran toda la vida.
- Tienen una base genética, y factores no genéticos interactúan con causas genéticas.
- Se basan en alteraciones producidas en el cerebro durante las primeras fases de su desarrollo.
- La adolescencia es un período también de máximo hito evolutivo.

- Los TND engloban diferentes trastornos que incluyen el TEA, TDAH, TDI, trastornos de comunicación, los trastornos de aprendizaje y los trastornos motores.
- Todos los TND tienen en común que comienzan en la primera infancia, mejoran con la edad, y tienen una base genética y una evolución crónica.
- Los TND coexisten entre ellos y con otros trastornos de la salud mental.

(Continúa)

PUNTOS CLAVE (*Cont.*)

- El desarrollo del juego y el aprendizaje y su exploración es relevante en los TND.
- El desarrollo de la corteza cerebral, el de los neurotransmisores y el de las estructurales fetales transitorias y no transitorias son vitales en el desarrollo cerebral.

- La adolescencia es un período también de máxima importancia como un hito fundamental en el desarrollo.
- El desarrollo de la identidad y de la sexualidad es muy relevante en la adolescencia en TND.

BIBLIOGRAFÍA

American Psychiatric Association. Diagnostic and Statistical Manual of Mental Disorders, 5ª ed.-texto revisado (DSM-5-TR). Washington, DC: American Psychiatric Association; 2022.

Bölte S, Neufeld J, Marschik PB, Williams ZJ, Gallagher L, Lai MC. Sex and gender in neurodevelopmental conditions. Nat Rev Neurol. 2023;19(3):136-59.

Bölte S, Neufeld J, Marschik PB, Williams ZJ, Gallagher L, Lai MC. Sex and gender in neurodevelopmental conditions. Nat Rev Neurol. 2023 Mar [consulta el 26 de enero de 2024];19(3):136-59. Disponible en: https://www.nature.com/articles/s41582-023-00774-6. Epub 6 de febrero de 2023.

Carter MT, Srour M, Au PB, Buhas D, Dyack S, Eaton A, et al; Canadian College of Medical Geneticists. Genetic and metabolic investigations for neurodevelopmental disorders: position statement of the Canadian College of Medical Geneticists (CCMG). J Med Genet. 2023 Jun [consulta el 26 de enero de 2024];60(6):523-32. Disponible en: https://jmg.bmj.com/content/60/6/523. Epub 23 de febrero de 2023.

Chelini G, Pangrazzi L, Bozzi Y. At the Crossroad Between Resiliency and Fragility: A Neurodevelopmental Perspective on Early-Life Experiences. Front Cell Neurosci. 2022 [consulta el 26 de enero de 2024];16:863866. Disponible en: https://www.frontiersin.org/articles/10.3389/fncel.2022.863866/full

Francés L, Quintero J, Fernández A, Ruiz A, Caules J, Fillon G, et al. Current state of knowledge on the prevalence of neurodevelopmental disorders in childhood according to the DSM-5: a systematic review in accordance with the PRISMA criteria. Child Adolesc Psychiatry Ment Health. 2022;16(1):27.

Gillberg C. The ESSENCE in child psychiatry: Early Symptomatic Syndromes Eliciting Neurodevelopmental Clinical Examinations. Res Dev Disabil. 2010 [consulta el 26 de enero de 2024];31:1543-51. Disponible en: https://www.sciencedirect.com/science/article/abs/pii/S0891422210001368?via%3Dihub

Granocchio E, De Salvatore M, Bonanomi E, Sarti D. Sex-related differences in reading achievement. J Neurosci Res. 2023;101(5):668-78. Epub 9 de julio de 2021.

Halladay AK, Bishop S, Constantino JN, Daniels AM, Koenig K, Palmer K, et al. Sex and gender differences in autism spectrum disorder: summarizing evidence gaps and identifying emerging areas of priority. Mol Autism. 2015;6:36.

Hannigan LJ, Askeland RB, Ask H, Tesli M, Corfield E, Ayorech Z, Magnus P, Njølstad PR, Øyen AS, Stoltenberg C, Andreassen OA, Ronald A, Smith GD, Reichborn-Kjennerud T, Havdahl A. Developmental milestones in early childhood and genetic liability to neurodevelopmental disorders. Psychol Med. 2023;53(5):1750-58. Epub 21 de septiembre de 2021.

Johnson KA, Worbe Y, Foote KD, Butson CR, Gunduz A, Okun MS. Tourette syndrome: clinical features, pathophysiology, and treatment. Lancet Neurol. 2023 Feb [consulta el 26 de enero de 2024];22(2):147-58. Disponible en: https://www.thelancet.com/article/S1474-4422(22)00303-9/fulltext. Epub 28 de octubre de 2022.

Kittel-Schneider S. ADHD: The Mammoth Task of Disentangling Genetic, Environmental and Developmental Risk Factors. Am J Psychiatry. 2023 Jan [consulta el 26 de enero de 2024];180(1):14-16. Disponible en: https://ajp.psychiatryonline.org/doi/10.1176/appi.ajp.20220916

Louveau C, Ellul P, Iftimovici A, Dubreucq J, Laidi C, Leyrolle Q, et al. Neurodevelopmental disorders (NDD) without boundaries: research and interventions beyond classifications. J Neural Transm (Vienna). 2023 Mar [consulta el 26 de enero de 2024];130(3):473-79. Disponible en: https://pubmed.ncbi.nlm.nih.gov/36719463/

Micai M, Fulceri F, Caruso A, Guzzetta A, Gila L, Scattoni ML. Early behavioral markers for neurodevelopmental disorders in the first 3 years of life: An overview of systematic reviews. Neurosci Biobehav Rev. 2020 Sep [consulta el 26 de enero de 2024];116:183-201. Disponible en: https://www.sciencedirect.com/science/article/pii/S0149763420304541?via%3Dihub

Mollon J, Almasy L, Jacquemont S, Glahn DC. The contribution of copy number variants to psychiatric symptoms and cognitive ability. Mol Psychiatry. 2023 Apr [consulta el 26 de enero de 2024];28(4):1480-93. Disponible en: https://www.nature.com/articles/s41380-023-01978-4. Epub 3 de febrero de 2023.

Ponari M, Norbury CF, Vigliocco G. Acquisition of abstract concepts is influenced by emotional valence. Dev Sci. 2018 Mar [consulta el 26 de enero de 2024];21(2). https://onlinelibrary.wiley.com/doi/10.1111/desc.12549. Epub 21 de febrero de 2017.

Rutter M, Kim-Cohen J, Maughan B. Continuities and discontinuities in psychopathology between childhood and adult life. J Child Psychol Psychiatry. 2006;47(3-4):276-95.

Santosh P, Cortese S, Hollis C, Bölte S, Daley D, Coghill D, et al. Remote assessment of ADHD in children and adolescents: recommendations from the European ADHD Guidelines Group following the clinical experience during the COVID-19 pandemic. Eur Child Adolesc Psychiatry. 2023 Jun [consulta el 26 de enero de 2024];32(6):921-35. Disponible en: https://link.springer.com/article/10.1007/s00787-023-02148-1. Epub 11 de febrero de 2023.

Sisk LM, Gee DG. Stress and adolescence: vulnerability and opportunity during a sensitive window of development. Curr Opin Psychol. 2022 Apr [consulta el 26 de enero de 2024];44:286-92. Disponible en: https://www.sciencedirect.com/science/article/abs/pii/S2352250X21001974?via%3Dihub

Sokolowski HM, Levine B. Common neural substrates of diverse neurodevelopmental disorders. Brain. 2023 Feb 13 [consulta el 26 de enero de 2024];146(2):438-47. Disponible en: https://academic.oup.com/brain/article/146/2/438/6775263?login=false.

Stiles J, Jernigan TL. The basics of brain development. Neuropsychol Rev. 2010 Dec [consultado el 3 de agosto de 2022];20(4):327-48. Disponible en: https://link.springer.com/article/10.1007/s11065-010-9148-4

Sydnor VJ, Larsen B, Bassett DS, Alexander-Bloch A, Fair DA, Liston C, et al. Neurodevelopment of the association cortices: Patterns, mechanisms, and implications for psychopathology. Neuron. 2021 Sep 15 [consulta el 26 de enero de 2024];109(18):2820-46. Disponible en: https://www.cell.com/neuron/fulltext/S0896-6273(21)00457-8?_returnURL=https%3A%2F%2Flinkinghub.elsevier.com%2Fretrieve%2Fpii%2FS0896627321004578%3Fshowall%3Dtrue. Epub 15 de julio de 2021.

Thapar A, Cooper M, Rutter M. Neurodevelopmental disorders. Lancet Psychiatry. 2017 Apr;4(4):339-46.

Yasuda Y, Matsumoto J, Miura K, Hasegawa N, Hashimoto R. Genetics of autism spectrum disorders and future direction. J Hum Genet. 2023;68(3):193-7.

Trastorno del espectro autista*

10

A. Hervás Zúñiga y N. Maraver García

OBJETIVOS

- Mejorar el conocimiento y la identificación de:
  - La presentación del autismo en las diferentes edades.
  - Los síntomas de autismo en el género femenino.
  - El autismo asociado a otras alteraciones del neurodesarrollo y a otros trastornos psiquiátricos.
- Mejorar la competencia en:
  - La evaluación diagnóstica y en la utilización de instrumentos de evaluación.
  - La intervención en las diferentes edades.
- Introducir estrategias de intervención en el ámbito escolar.
- Mejorar el manejo farmacológico en el autismo y en el autismo asociado a otras comorbilidades.

INTRODUCCIÓN-EPIDEMIOLOGÍA

El autismo es una alteración del neurodesarrollo que comienza en la infancia y dura toda la vida. En este tema se presenta el concepto actual del autismo, se explica cómo cambian los signos de autismo con la edad y la diferencia de evaluaciones e intervención con la edad. También se plantean las características particulares de la presentación clínica en el género femenino y cuando hay otros trastornos coexistentes.

Los TEA consisten en un grupo de alteraciones del neurodesarrollo que comienzan en edades precoces y que persisten, en mayor o menor grado, a lo largo de la vida debido a diferentes causas, en gran parte todavía desconocidas, que presentan aspectos en común respecto a la clínica del autismo nuclear, con alteraciones en la comunicación social y la presencia de patrones de lenguaje, conducta estereotipada y/o dificultades en el área sensorial.

Además, la mayoría de las personas con autismo tienen alteraciones comórbidas asociadas, ya sea con otras alteraciones del neurodesarrollo, como en el lenguaje, aprendizaje, trastorno por déficit de atención e hiperactividad (TDAH), psicomotricidad, retraso cognitivo, o bien comorbilidades asociadas a ansiedad, depresión, trastornos obsesivo-compulsivos, psicosis, trastornos alimentarios y graves problemas de conducta, entre otros.

Los criterios diagnósticos del Manual Diagnóstico y Estadístico de los Trastornos Mentales, 5ª edición-texto revisado (DSM-5-TR) y de la Clasificación Internacional de Enfermedades, 11ª edición (CIE-11) están basados en alteraciones conductuales, presentes más claramente en la primera infancia. Los síntomas de autismo se van expresando diferentemente a distintas edades. Según avanza la infancia, las dificultades cognitivas en teoría de la mente, empatía, comprensión social y dificultades en el área de función ejecutiva son más evidentes. En general, los síntomas de autismo mejoran con la edad: en la adolescencia mejoran las dificultades en el área sociocomunicativa y, en la edad adulta, mejoran las conductas repetitivas y estereotipadas.

Existe una escasez de estudios epidemiológicos en autismo, y, la mayoría de los datos resultan de informes diagnósticos realizados por profesionales.

> **!** Las cifras más utilizadas a nivel mundial son las registradas por los Centers for Disease Control and Prevention (CDC) en Estados Unidos, en su Informe Semanal de Morbilidad y Mortalidad (*Morbidity and Mortality Weekly Report*, MMWR), basadas en datos de 2012 de niños de 8 años de 11 estados americanos, que informan de uno de cada 68 niños con autismo; uno de cada 54 niños, basado en datos de 2016, y la más reciente publicación, de abril del 2023, que encontró una prevalencia de autismo en niños de 8 años de uno de cada 36, recogido de datos del 2000. En general, se acepta una prevalencia del TEA mundial de alrededor del 1 %.

En los datos de 2012, la prevalencia era significativamente mayor entre los niños (23,6/1.000) en comparación con las

---

* En todo el capítulo se utilizará indistintamente TEA (trastornos del espectro del autismo) y autismo. El término autismo de alto funcionamiento se utiliza indistintamente de autismo sin discapacidad intelectual.

niñas (5,3/1.000), y el 82 % de los chicos identificados con autismo presentaban diagnósticos o adaptaciones educacionales. La edad media en la que recibían una evaluación completa era de 36 meses, sin diferencias en cuanto al género. Más del 62 % de la población TEA tiene una capacidad intelectual dentro de la normalidad, con un CI mayor o igual que 70, de los que un 38 % tiene un CI mayor o igual que 85.

En los datos más recientes de 2000, el autismo era más prevalente en niños de 8 años, 3,8 veces más frecuente que en niñas (4,3/1.000 frente a 1,14/1.000), menos prevalente en no hispánicos blancos que entre los no hispánicos negros o afroamericanos, hispánicos y no hispánicos asiáticos. Por primera vez, se revierten datos previos de más prevalencia del autismo en blancos no hispánicos. Un 37,9 % presentaban discapacidad intelectual, los cuales tenían una edad media de diagnóstico de autismo más temprana (43 meses) que aquellos sin discapacidad intelectual (53 meses). No resultaba clara la asociación con un nivel socioeconómico más bajo, solo presente en tres de los 11 estados americanos estudiados.

CONCEPTO DEL AUTISMO. CRITERIOS DIAGNÓSTICOS SEGÚN EL MANUAL DIAGNÓSTICO Y ESTADÍSTICO DE LOS TRASTORNOS MENTALES, 5ª EDICIÓN-TEXTO REVISADO Y LA CLASIFICACIÓN INTERNACIONAL DE ENFERMEDADES, 11ª EDICIÓN

La conceptualización, definición y criterios diagnósticos del autismo se han ido modificando, complementando y ajustando a lo largo de las últimas décadas.

> **!** Los síntomas nucleares del autismo incluyen alteraciones en la comunicación social, patrones de lenguaje y conducta estereotipada y dificultades en el área sensorial. Existen diferencias muy marcadas por la sintomatología nuclear del autismo que se presenta.

Puede presentarse el autismo en la edad infantil en afectados con escaso deseo social o, por el contrario, con gran deseo social, desinhibidos e inadecuados en su contacto con otras personas. Algunos pueden tener una buena respuesta social, ser obedientes al adulto, mientras que otros presentan escasa respuesta social y sin reacción a normas, órdenes o comentarios. Todos tienen dificultades en la reciprocidad social, en compartir efectivamente juegos, interacciones, emociones y experiencias. Todos presentan dificultades en la coordinación de su lenguaje y comunicación no verbal, que por lo general, es escasamente integrada. Además, hay quienes presentan una limitación muy marcada en su expresión facial, contacto ocular y gestos, mientras que otros presentan estos aspectos no verbales mucho más preservados. La sintomatología dentro de la esfera de conducta e intereses restringidos o estereotipados puede también acentuar las diferencias entre niños y niñas con autismo.

Algunos pueden mostrar intereses repetitivos aparentemente funcionales, como es en dinosaurios, historia, números, etc., mientras que otros presentan intereses peculiares en enchufes, ventiladores, etc. Los hay que pueden presentar marcadas estereotipias de su cuerpo, o bien conductas y juegos repetitivos. Algunos muestran inflexibilidad a los cambios, que pueden desencadenar rituales verbales o conductuales, asociados en ocasiones a graves problemas de conducta. La hiper o hiposensorialidad asociada en algunos casos, es la causa de reacciones extremas a estímulos sensoriales que, en ocasiones, pasan desapercibidos para los adultos de su entorno.

En el año 2013, la Asociación Americana de Psiquiatría (APA) publicó la 5ª edición del DSM-5, que supuso un cambio importante en reconocer el autismo como un espectro de alteraciones del desarrollo (trastorno del espectro autista) de diferente severidad (incluyendo tres niveles de severidad para las alteraciones de la comunicación social y para los patrones e intereses restringidos y estereotipados que se asociaban a diferentes trastornos neuroevolutivos, psiquiátricos y médicos, incluidos dentro de los modificadores clínicos). El texto revisado se publicó el 18 de marzo del 2022 (DSM-5-TR), sustituyendo el requerimiento de trastornos exigido por el DSM-5, para incluir un modificador clínico por problema del neurodesarrollo, mental o del comportamiento. Pueden verse en las siguientes páginas los criterios diagnósticos del DSM-5-TR (**Tabla 10-1**), niveles de gravedad (**Tabla 10-2**) y especificadores clínicos (**Tabla 10-3**), así como los criterios diagnósticos del CIE-11 (**Tabla 10-4**), de los especificadores clínicos del CIE-11 (**Tabla 10-5**) y de los códigos diagnósticos para especificadores clínicos del CIE-11 (**Tabla 10-6**).

PRESENTACIÓN CLINICA DEL AUTISMO

La presentación clínica del autismo cambia según la edad.

Presentación clínica según la edad

En edad temprana los signos de autismo van apareciendo progresivamente en la mayoría de las ocasiones.

Inicio de signos de autismo

Los síntomas de autismo van desarrollándose progresivamente y, al menos en algunos casos, aparecen como signos precoces en los primeros meses de la vida.

Posiblemente, el primer signo que se ha identificado en hermanos de niños con autismo, que posteriormente desarrollan autismo, sea la disminución del contacto ocular que aparece entre los 2 y 6 meses. Otros signos precoces hacia los 6 meses de vida son la disminución de la sonrisa social y vocalización hacia las personas, que incrementan hacia los objetos. También, en esta edad, pueden aparecer síntomas sensoriales o alteraciones más inespecíficas, como son las alteraciones motoras. Posteriormente, sobre los 15 meses es cuando los síntomas más nucleares y claros del autismo en la sociabilidad y comunicación comienzan a ser evidentes. La presencia de conductas repetitivas puede comenzar incluso más tarde de los 24 meses. Por ello, no es infrecuente que diagnósticos iniciales de trastornos de la comunicación en los primeros 2-3 años de vida, al aparecer posteriormente conductas repetitivas, cambien a un diagnóstico de TEA.

No todos los casos de autismo tienen un comienzo insidioso. Un 25-30 % de los padres describen un desarrollo evolutivo dentro de la normalidad en el primer año o 18 meses de vida, y es posteriormente cuando existe una regresión en el interés y comunicación social como primeros signos evidentes

Tabla 10-1. Criterios diagnósticos del trastorno del espectro autista

A. Deficiencias persistentes en la comunicación e interacción social que se presentan en diferentes contextos, manifestadas por todo lo siguiente, ya sea actualmente o en el pasado (los ejemplos son ilustrativos, no exhaustivos):

1. Deficiencias de reciprocidad socioemocional, que pueden presentarse desde aproximaciones sociales anormales y fracaso para mantener una conversación bidireccional, como las manifestadas por la disminución en compartir intereses o emociones, hasta una falta total en la iniciación o respuesta a las interacciones sociales

2. Dificultades en las conductas comunicativas no verbales presentes en la interacción social; p. ej., desde una baja integración de la comunicación verbal y no verbal hasta anormalidades en el contacto ocular y el lenguaje corporal, déficits en la comprensión y uso de gestos o una completa falta de expresión facial y comunicación no verbal

3. Dificultades para desarrollar, mantener y comprender relaciones sociales adecuadas al nivel de desarrollo (aparte de con los cuidadores); se incluyen, p. ej., desde dificultades para ajustar la conducta social a diferentes contextos para compartir juego imaginativo y para hacer amistades, hasta una falta aparente de interés en las personas

B. Presencia de patrones de comportamiento, intereses y actividades restringidas y repetitivas, tal como se manifiesta en dos o más de los siguientes, ya sea actualmente o en el pasado (los ejemplos son ilustrativos, no exhaustivos):

1. Comportamientos motores, verbales o uso de objetos de forma estereotipada y repetitiva; (p. ej., estereotipias motoras simples, alinear o mover objetos de forma repetitiva, ecolalia o frases idiosincrásicas)

2. Insistencia en el mantenimiento de lo mismo, adhesión inflexible a las rutinas, patrones de comportamiento ritualizados de tipo verbal o no verbal (p. ej., extremas alteraciones con cambios pequeños, dificultades con las transiciones, patrones de pensamiento rígido, rituales de saludo, insistencia en una misma ruta o comida todos los días)

3. Intereses excesivamente fijos y restringidos que son anormales, ya sea en su intensidad u objetivo (p. ej., una fuerte vinculación o interés por objetos inusuales, excesivamente circunscritos o intereses perseverantes)

4. Hiperreactividad o hiporreactividad a estímulos sensoriales o interés sensorial inusual por aspectos del entorno (p. ej., aparente indiferencia al dolor/temperatura, respuesta negativa a sonidos específicos o texturas, oler o tocar excesivamente los objetos, fascinación por las luces o por dar vueltas a los objetos)

Especificar gravedad actual: la gravedad está basada en la dimensión de las alteraciones en la comunicación social y en la dimensión de patrones restrictivos y repetitivos de conducta

C. Los síntomas deben presentarse en el período del desarrollo temprano (aunque pueden no llegar a manifestarse plenamente hasta que las demandas sociales exceden las limitadas capacidades, o pueden estar enmascaradas por estrategias aprendidas a lo largo de la vida)

D. Los síntomas crean interferencia clínica significativa en el funcionamiento social, ocupacional o en otras áreas importantes del funcionamiento actual

E. Estas alteraciones no están mejor explicadas por discapacidad intelectual (trastorno del desarrollo intelectual) o retraso en el desarrollo global. Discapacidad intelectual y trastornos del espectro autista frecuentemente coocurren; para realizar un diagnóstico comórbido entre trastornos del espectro autista y discapacidad intelectual, la comunicación social debería estar por debajo de lo esperado para el nivel de desarrollo general

Fuente: Asociación Americana de Psiquiatría (APA). Manual Diagnóstico y Estadístico de los Trastornos Mentales, 5ª edición-texto revisado (DSM-5-TR); 2022.

de autismo. La causa de esta regresión temprana no está clara y, en muchas ocasiones, todas las pruebas médicas resultan dentro de la normalidad. Este inicio regresivo del autismo se ha asociado incluso con aquellos que desarrollan el lenguaje más tempranamente y no está claro si la evolución es peor si el inicio sintomático cursa con regresión.

Autismo en edad preescolar

Ya hacia los 3 años, los síntomas nucleares de autismo base para el diagnóstico de autismo están desarrollados en muchos niños.

El diagnóstico es más claro en aquellos que tienen autismo asociado a discapacidad intelectual, en los que se evidencian alteraciones propias de la discapacidad intelectual, como son el retraso psicomotor, la escasa curiosidad por su entorno, la escasa funcionalidad en el juego y, en general, los déficits generalizados en las diferentes áreas del desarrollo y en la adaptación funcional. A ello se asocian los síntomas propios del autismo, que no suelen estar presentes en aquellos niños con discapacidad intelectual sin autismo.

En los primeros años de la vida, las conductas repetitivas y la rigidez conductual y cognitiva pueden ocasionar graves problemas de conducta e irritabilidad ante cambios inesperados, lenguaje incomprendido o situaciones sociales a las que el niño no sabe adaptarse o para las que no encuentra cómo pedir ayuda. A esta edad son obvias las alteraciones sociales por escasez en su interés o respuesta social, o bien por su exceso social con marcada desinhibición, o por tener dificultades para ajustar su comportamiento a diferentes contextos sociales, como es la escuela, o para aprender las normas y cómo debe ser su comportamiento, como otros niños de su edad en la educación preescolar. Los padres presentan muchas dificultades a la hora de exponer a sus hijos a situaciones sociales; por ejemplo, llevarlos a restaurantes o supermercados, o cualquier otra que no sea dentro de su rutina, por la reacción inesperada a estímulos sensoriales o bullicio, o cambios inesperados que pueden provocar reacciones extremas que ponen en peligro al niño. Por ello los padres, generalmente, evitan estas situaciones, lo que conlleva un aislamiento del niño y su familia y una escasez de oportunidades de aprendizaje en diferentes contextos sociales.

En el caso de autismo sin discapacidad intelectual, no suelen existir otros retrasos evolutivos y son los síntomas nucleares de autismo los que suelen estar presentes. Dificultades de

Tabla 10-2. Niveles de gravedad para el trastorno del espectro autista		
Nivel de gravedad	**Comunicación social**	**Conductas restrictivas, repetitivas**
Grado 3 Necesita ayuda muy notable	Déficits intensos en las habilidades comunicativas sociales verbales y no verbales. Muy limitada iniciación de las interacciones sociales y mínima respuesta a las aperturas sociales de otros. Por ejemplo, cuando presenta escasas palabras de habla poco comprensible quien raramente inicia interacciones y, cuando lo hace, realiza aproximaciones inusuales, exclusivamente para sus necesidades, y responde socialmente solo a aproximaciones muy directas	Conducta inflexible, extrema dificultad para el cambio u otras conductas repetitivas o restrictivas que interfieren con el funcionamiento en todas las esferas. Grandes alteraciones/dificultades cambiando el foco o las acciones
Grado 2 Necesita ayuda notable	Marcados déficits en las habilidades comunicativas verbales y no verbales. Los déficits sociales son aparentes, incluso con apoyos *in situ*. Limitada iniciación de interacciones sociales. Reducida o normal respuesta a las aperturas sociales de otros. P. ej., cuando pueden hablar con frases simples, pero sus interacciones se limitan a intereses especiales restrictivos y con marcada atipicidad en la comunicación no verbal	Conducta inflexible, dificultades con el cambio, u otras conductas restrictivas o restringidas aparecen con suficiente frecuencia y son obvias para el observador ordinario e interfieren con su funcionamiento en una variedad de contextos. Alteración y/o dificultad para cambiar el foco o las acciones
Grado 1 Necesita ayuda	Sin apoyo *in situ*, presenta alteraciones visibles en la interacción social. Dificultades en iniciar relaciones sociales y claros ejemplos de respuestas atípicas a las aperturas sociales de otros. Puede parecer que tiene una disminución del interés en las interacciones sociales. P. ej., cuando puede hablar con frases y comunicarse, pero falla en mantener conversaciones, y sus intentos de hacer amigos son extraños y poco exitosos	Su conducta inflexible causa interferencia significativa con su funcionamiento en uno o más contextos. Dificultades en el cambio entre actividades. Los problemas de organización y planificación obstaculizan su independencia

Fuente: Asociación Americana de Psiquiatría (APA). Manual Diagnóstico y Estadístico de los Trastornos Mentales, 5ª edición-texto revisado (DSM-5-TR); 2022.

relación social, de adaptarse a los diferentes contextos y la presencia de patrones repetitivos de juego o conducta, alteraciones sensoriales o manierismo son síntomas de alerta.

Autismo en edad escolar

En la edad escolar, el niño tiene que afrontar un contexto social más complicado. En la escuela tiene que pasar más tiempo atento y concentrado, sentado en su silla, obedeciendo a la maestra, socializando con los niños y adaptando su comportamiento a cambios continuos diarios.

En esta edad, comienzan a aparecer las dificultades en el área de la cognición social: dificultad para expresar verbalmente sus necesidades vitales, sus emociones, sus pensamientos y experiencias, y para compartir con sus padres su vida diaria, logros y frustraciones. Para los padres comienzan a ser obvias estas diferencias con otros niños de su edad, ven a sus hijos más inmaduros en sus juegos, en sus intereses y conducta con otros niños o adultos. Los padres temen el rechazo de sus

hijos por otros niños al observar su falta de empatía, rigidez o dominancia en la relación con sus compañeros, sus comentarios poco empáticos y su torpeza en aprender las normas de los juegos e incorporarse a ellos.

En la edad escolar, a las dificultades de incorporarse en el juego en grupo se añaden los problemas de coordinación y psicomotricidad que interfiere en juegos físicos y deportes, agravando el desarrollo de amistades y juego con otros niños. Sería recomendable que el patio en los colegios fuese un espacio de aprendizaje social, con diversidad en los juegos que ayudara a los niños con autismo en su proceso de socialización.

En la edad de escolarización primaria, independiente de la capacidad intelectual, aparecen las dificultades de aprendizaje que suelen estar asociadas a niños con autismo, como son las dificultades expresivas de lenguaje, de comprensión de lenguaje, en especial el lenguaje inducido, no contextualizado y el lenguaje abstracto.

Alrededor de un 40 % tienen hiperactividad, impulsividad y/o dificultades atencionales asociadas. Los problemas de psicomotricidad fina son frecuentes en niños con autismo, interfiriendo en el aprendizaje escrito y actividades gráficas. La dislexia y dificultades en asignaturas con contenido abstracto como las matemáticas suelen estar presentes. Algunas de estas dificultades de aprendizaje pueden pasar desapercibidas o mal comprendidas por el profesorado, al existir áreas de habilidades cognitivas superiores en cálculo, memoria inmediata, habilidades visuoespaciales, etc., frecuentemente presentes en estos niños.

Tabla 10-3. Especificadores clínicos para el trastorno del espectro autista
• Con o sin discapacidad intelectual asociada
• Con o sin alteración del lenguaje asociado
• Asociado a otros problemas del neurodesarrollo o salud mental o conducta (use códigos para identificar problemas del neurodesarrollo o salud mental o conducta)
• Con catatonia
• Asociado a condiciones médicas o genéticas conocidas o factores ambientales (use códigos para identificar condiciones asociadas genéticas o médicas)

Fuente: Asociación Americana de Psiquiatría (APA). Manual Diagnóstico y Estadístico de los Trastornos Mentales, 5ª edición-texto revisado (DSM-5-TR); 2022.

Autismo en edad adolescente

En general, la sintomatología de autismo mejora con la edad, en especial en la adolescencia y edad adulta, pero, por el con-

Tabla 10-4. Criterios diagnósticos para 6A02, trastorno del espectro autista

1. Déficits persistentes para iniciar y mantener la comunicación social y las interacciones sociales recíprocas que están fuera del rango esperado de funcionamiento típico, dada la edad y el nivel de desarrollo intelectual del individuo. Las manifestaciones específicas de estos déficits varían según la edad cronológica, la capacidad verbal e intelectual y la gravedad del trastorno. Las manifestaciones pueden incluir limitaciones en las siguientes áreas:
   - Comprensión, interés o respuestas inapropiadas a las comunicaciones sociales verbales o no verbales de los demás
   - Integración del lenguaje hablado con señales no verbales complementarias típicas, como contacto visual, gestos, expresiones faciales y lenguaje corporal. Estos comportamientos no verbales también pueden reducirse en frecuencia o intensidad
   - Comprensión y uso del lenguaje en contextos sociales y capacidad para iniciar y mantener conversaciones sociales recíprocas
   - Conciencia social, lo que conduce a un comportamiento que no está adecuadamente modulado de acuerdo con el contexto social
   - Habilidad para imaginar y responder a los sentimientos, estados emocionales y actitudes de los demás
   - Intercambio mutuo de intereses
   - Capacidad para establecer y mantener relaciones típicas con los compañeros

2. Patrones persistentes de comportamiento, intereses o actividades restringidos, repetitivos e inflexibles, que son claramente atípicos o excesivos para la edad y el contexto sociocultural del individuo. Pueden incluir las siguientes manifestaciones:
   - Falta de adaptabilidad a nuevas experiencias y circunstancias, con angustia asociada, que puede ser provocada por cambios triviales en un entorno familiar o en respuesta a eventos imprevistos
   - Adhesión inflexible a rutinas particulares, p. ej., geográficas, como seguir rutas conocidas, o tiempos precisos, como las relacionadas con las comidas o el transporte
   - Cumplimiento excesivo de las reglas (p. ej., al jugar)
   - Patrones de comportamiento ritualizados excesivos y persistentes (p. ej., preocupación por alinear o clasificar objetos de una manera particular) que no tienen ningún propósito externo aparente
   - Movimientos motores repetitivos y estereotipados, como movimientos de todo el cuerpo (p. ej., mecerse), marcha atípica (p. ej., caminar de puntillas), movimientos inusuales de manos o dedos y posturas. Estos comportamientos son particularmente comunes durante la primera infancia
   - Preocupación persistente con uno o más intereses especiales, partes de objetos o tipos específicos de estímulos (incluidos los tecnológicos) o un apego inusualmente fuerte a objetos particulares (excluyendo los confortadores típicos)
   - Hipersensibilidad o hiposensibilidad excesiva y persistente de por vida a los estímulos sensoriales o interés inusual en un estímulo sensorial, que puede incluir sonidos reales o anticipados, luz, texturas (especialmente ropa y alimentos), olores y sabores, calor, frío o dolor

3. El inicio del trastorno ocurre durante el período de desarrollo, generalmente en la primera infancia, pero los síntomas característicos pueden no manifestarse por completo hasta más tarde, cuando las demandas sociales superan las capacidades limitadas

4. Los síntomas resultan en un deterioro significativo en el funcionamiento personal, familiar, social, educativo, ocupacional u otras áreas importantes. Algunas personas con trastorno del espectro autista pueden funcionar adecuadamente en muchos contextos mediante un esfuerzo excepcional, de modo que sus deficiencias pueden no ser evidentes para los demás. Un diagnóstico de trastorno del espectro autista sigue siendo apropiado en tales casos

Fuente: Clasificación Internacional de Enfermedades para las estadísticas de mortalidad y morbilidad, 11ª edición (CIE-11); enero de 2023. Organización Mundial de la Salud.

trario, las necesidades sociales requeridas, relacionadas con la edad, aumentan dramáticamente.

Las relaciones entre adolescentes son complejas, tanto con personas del mismo género como del género opuesto, y participar en conversaciones en grupo es difícil para un adolescente con autismo. Las dificultades en su autonomía, higiene, autocuidado y desarrollo psicoafectivo pueden proporcionarles dificultades de relación con sus compañeros. En la adolescencia, etapa de desarrollo emocional y sexual, se ven también afectados por la escasa oportunidad de tener relaciones afectivas con el sexo opuesto, que se acompaña de frustración y dudas. Pueden aparecer enamoramientos y conductas inadecuadas hacia personas del mismo género o género opuesto, porque les cuesta captar el no como respuesta. En el autismo existe un aumento de dudas sobre la propia identidad, una mayor variabilidad en la sexualidad con aumento de la homosexualidad, bisexualidad, pansexualidad o asexualidad y disminución de la heterosexualidad en comparación con adolescentes o adultos sin autismo. La disforia de género está aumentada hasta cinco veces en adolescentes y adultos con autismo y, preferentemente, en el género femenino.

Como ocurre en muchos otros adolescentes, la relación de los adolescentes autistas con la familia puede sufrir un distanciamiento al volverse más herméticos y tender a aislarse en su habitación. La falta de aceptación normativa parental puede desencadenar una excesiva dedicación a sus intereses, sin límites, como dependencia de videojuegos, chats varios, películas, etcétera.

Sus dificultades académicas incrementan su estrés escolar. Por lo general, tienen muy buena memoria en datos, sobre todo en áreas relacionadas con su interés. Tienen un rendimiento desigual que depende de si las materias que les parecen motivadoras o no. La falta de esfuerzo en asignaturas poco motivadoras para ellos atrae el reproche de padres y profesores. Entre un 30-50 % de ellos tienen dificultades asociadas en el área atencional que incrementan su distractibilidad y dificultades en memoria de trabajo:

- Las dificultades en el área de función ejecutiva son comunes a todas las personas con autismo presenten dificultades atencionales o no.
- Presentan dificultades en la flexibilidad cognitiva con problemas en adaptarse al incremento de la presión escolar de la adolescencia.
- Sus dificultades de planificación y organización son más evidentes cuando tienen más asignaturas para hacer deberes y trabajos que elaborar.

Tabla 10-5. Especificadores clínicos para 6A02, trastorno del espectro autista

Estos especificadores permiten la identificación de limitaciones concurrentes en las habilidades intelectuales y funcionales del lenguaje, que son factores importantes en la individualización adecuada del apoyo, la selección de intervenciones y la planificación del tratamiento para las personas con trastorno del espectro autista
También se proporciona un calificador para la pérdida de habilidades previamente adquiridas, que es una característica de la historia del desarrollo de una pequeña proporción de personas con trastorno del espectro autista

Trastorno concurrente del desarrollo intelectual

• Con o sin trastorno del desarrollo intelectual

Las personas con trastorno del espectro autista pueden presentar limitaciones en las capacidades intelectuales. Si están presentes, se debe asignar un diagnóstico separado de trastorno del desarrollo intelectual, utilizando la categoría adecuada para designar la gravedad (es decir, leve, moderado, grave, profundo, provisional). Debido a que los déficits sociales son una característica central del Trastorno del espectro autista, la evaluación del comportamiento adaptativo, como parte del diagnóstico de un Trastorno del desarrollo intelectual concurrente, debe poner mayor énfasis en los dominios intelectual, conceptual y práctico del funcionamiento adaptativo que en las habilidades sociales

Grado de deterioro funcional del lenguaje

• Con deterioro leve o nulo del lenguaje funcional
• Con deterioro del lenguaje funcional (es decir, incapaz de usar algo más que palabras sueltas o frases simples)
• Con ausencia total o casi total de lenguaje funcional

El grado de deficiencia en el lenguaje funcional (hablado o por señas) debe designarse con un segundo calificador. El lenguaje funcional se refiere a la capacidad del individuo para utilizar el lenguaje con fines instrumentales (p. ej., expresar necesidades y deseos personales). Este calificador pretende reflejar, principalmente, las deficiencias del lenguaje expresivo verbal y no verbal presentes en algunas personas con trastorno del espectro autista y no las deficiencias del lenguaje pragmático, que son una característica central del trastorno del espectro autista

Fuente: Clasificación Internacional de Enfermedades para las estadísticas de mortalidad y morbilidad, 11ª edición (CIE-11); enero de 2023. Organización Mundial de la Salud.

Tabla 10-6. Códigos diagnósticos para especificadores del trastorno del espectro autista

	Con deterioro leve o nulo del lenguaje funcional	Con deterioro del lenguaje funcional	Con ausencia total o casi total de lenguaje funcional
Sin trastorno del desarrollo intelectual	6A02.0	6A02.2	—
Con trastorno del desarrollo intelectual	6A02.1	6A02.3	6A02.5
Se puede utilizar otro trastorno especificado del espectro autista si no se aplican los parámetros anteriores	6A02Y		
Trastorno del espectro autista no especificado; se puede utilizar si se desconocen los parámetros anteriores	6A02Z		
Sin pérdida de habilidades previamente adquiridas	6A02.x0		
Con pérdida de habilidades previamente adquiridas	6A02.x1		

Fuente: Clasificación Internacional de Enfermedades para las estadísticas de mortalidad y morbilidad, 11ª edición (CIE-11); enero de 2023. Organización Mundial de la Salud.

todo tipo de actividades con nuevas tecnologías son también frecuentes en estas edades en las que el aislamiento social suele ser la norma.

Autismo en edad adulta

En la edad adulta, los síntomas de autismo suelen ser mucho menos obvios, bien porque disminuyen con el tiempo o porque las personas adultas acomodan sus síntomas de autismo. Más de un 50 % de los niños que cumplían criterios de autismo en edad infantil no lo cumplirán en edades adultas. Sin embargo, siguen teniendo grandes dificultades de funcionamiento y adaptación a la vida del adulto.

Fracasan muchas veces en sus intentos de estudiar o trabajar, o de tener una vida social o relaciones afectivas, y la gran mayoría ni se plantea una vida en independencia. Solo un 20-25 % de los adultos con autismo conseguirán una vida completamente autónoma e independiente. Incluso, aquellos con buenas habilidades cognitivas van a necesitar ayudas especializadas en el desarrollo de su independencia. Sus fracasos en conseguir una vida independiente, a pesar de que lo intenten, la incertidumbre de qué les ocurre, su aislamiento, sentido de diferencia y, en ocasiones, de marginación precipitan cuadros

• Las dificultades en abstracción entorpecen el conocimiento de materias más técnicas, como las matemáticas, física o química.
• Las dificultades de comprensión semántica, sobre todo en el lenguaje abstracto, obstaculizan la comprensión y memorización de textos.

A esto, se suman las demandas del aprendizaje cada vez mayores, que exigen adaptaciones curriculares o dispositivos escolares individualizados que les permitan desarrollar su enseñanza obligatoria, formación profesional y, en algunos casos de autismo sin discapacidad intelectual, la educación universitaria. Por este estrés constante relacionado con la necesidad de adaptación a las demandas de todo tipo a las que ellos no tienen recursos para responder, es en esta edad cuando aparecen comorbilidades emocionales. Adiciones a videojuegos y a

psiquiátricos emocionales de ansiedad o depresión, o bien otros trastornos psiquiátricos en la esfera conductual, alimentaria o por consumo de alcohol. La comorbilidad psiquiátrica, especialmente en el autismo sin discapacidad intelectual, suele ser la norma en estas edades.

Las personas con autismo van a necesitar recursos de apoyo durante el resto de sus vidas que se deben planificar-para cuando sus padres no estén. Recursos de vida independiente, pisos protegidos, centros de día, de formación profesional, y recursos protegidos de incorporación a la vida laboral con trabajos especialmente adaptados, considerando sus habilidades cognitivas, preferencias de interés, dificultades sociales y motrices. Los dispositivos médicos, de salud mental, también deberán estar adaptados y especializados para esta población.

Presentación del autismo en el género femenino

Un aspecto poco comprendido y de creciente interés, es el menor número de chicas con capacidad intelectual dentro de la normalidad enviadas a servicios para diagnóstico de autismo, con ratios de hasta 11 chicos por cada chica. En estudios epidemiológicos poblacionales de autismo sin discapacidad intelectual, existen tres-cuatro chicos por cada chica, lo que refleja que tener autismo y ser del género femenino es un factor de riesgo para no ser enviada a recursos especializados y permanecer sin diagnóstico o con diagnósticos equivocados. En el género femenino, es la comorbilidad psiquiátrica o/y la discapacidad intelectual el factor determinante para que sean derivadas a centro especializados para el diagnóstico. En parte, este sesgo de envío a servicios especializados está mediado porque la presentación clínica del autismo en chicas, en especial con buenas capacidades cognitivas, podría tener cualidades diferentes a la de los varones.

 El género femenino podría estar asociado a un autismo más social e incluso desinhibido, con intereses más sociales, como moda, cantantes, etc., y con la presencia de un menor número de conductas repetitivas. Sin embargo, esta sociabilidad desinhibida, acompañada de un alto nivel de autonomía, déficits en la empatía y comprensión social haría a las afectadas vulnerables a explotación y abusos de todo tipo.

En autismo asociado a discapacidad intelectual, el género femenino no está claro si se asocia con una mayor gravedad en los síntomas de autismo, porque en este caso la evidencia es contradictoria. En general, los estudios encuentran menos conductas repetitivas en chicas, y las asocian más frecuentemente a epilepsia y a epilepsia resistente a tratamiento, con un incremento de alteraciones cerebrales en estudios de neuroimagen cuando son comparadas con chicos con autismo.

En el género femenino, se ha descrito la compensación de síntomas, enmascarándolos mediante estrategias de imitación, verbalizaciones un tanto estereotipadas para disimular e imitaciones de otras personas de su misma edad (lo que se ha denominado «camuflaje»), por lo que, en la evaluación de los profesionales, los síntomas de autismo no suelen ser evidentes y su diagnóstico resulta más difícil.

Los instrumentos utilizados tradicionalmente (Escala de observación para el diagnóstico del autismo-2 [*Autism Diagnostic Observational Schedule-Second Edition*, ADOS-2 y Entrevista para el diagnóstico del autismo-revisada [ADI-R]) tienen más dificultad en identificar las características específicas de la presentación del autismo en el género femenino y, en especial, el ADOS- 2 puede ser menos sensible si, durante la evaluación, la adolescente o adulta con autismo camufla los síntomas. Es recomendable a las jóvenes varias veces antes de concluir un diagnóstico, en especial en casos dudosos.

En el género femenino, es esencial que se diagnostique el autismo en la infancia, ya que, con la mejora de síntomas que tiene lugar con la edad, el camuflaje, la comorbilidad tan frecuente con trastornos emocionales, alimentarios, autolesiones e ideas autolíticas, resulta muy difícil que se diagnostique el autismo en la edad adulta, y se producen diagnósticos equivocados de trastornos de personalidad o psicosis, o se diagnostica solo la comorbilidad sin el autismo.

Presentación del autismo asociado a comorbilidad

En un 40 % de los casos en la primera infancia, el autismo se asocia a otros trastornos evolutivos, y en la edad adolescente-edad adulta, hasta en un 80 % de los casos tienen alteraciones psiquiátricas que coexisten con el autismo.

En los primeros años de vida, uno de los aspectos asociados a una variedad clínica es si existe o no un trastorno en el lenguaje expresivo. Desde la aparición del DSM-5, se ha excluido, como síntoma diagnóstico de autismo, la existencia de alteraciones expresivas del lenguaje que se diagnostican adicionalmente al cuadro clínico de autismo. Las alteraciones del lenguaje expresivo propias del autismo son diferentes a las de un trastorno expresivo del lenguaje. En autismo, el lenguaje puede tener una cualidad estereotipada, como son las ecolalias demoradas o uso autoestimulatorio del lenguaje con sonidos o expresiones placenteras que se repiten. También el lenguaje puede estar descontextualizado o tener una cualidad poco social. En un trastorno expresivo del lenguaje, el lenguaje tiene una cualidad normal, con intención social, pero es más infantil que la edad evolutiva o capacidad intelectual y de menor complejidad gramatical. El trastorno de la comunicación social, descrito por primera vez en el DSM-5, presenta las alteraciones de la comunicación social propias del autismo sin la existencia de ningún patrón estereotipado de conducta, motora o lenguaje, ni alteraciones sensoriales. En estos casos presentan dificultades de adaptar el lenguaje a los contextos sociales, de entender las normas de conversación y de comprender efectivamente el lenguaje. No puede diagnosticarse un trastorno de la comunicación social si existe discapacidad intelectual o autismo, o se han diagnosticado previamente.

Otra comorbilidad frecuentemente asociada al autismo es el TDAH. Ambos trastornos, el autismo y el TDAH, coexisten con gran frecuencia. En este caso, tanto la sintomatología de autismo como la de TDAH son más intensas que si existieran independientemente. También es más grave la afectación de la función ejecutiva y, aunque la memoria inmediata, en muchos casos, puede estar preservada, suele existir una afectación en la memoria de trabajo. La falta de inhibición conductual e impulsividad pueden provocar conductas agresivas.

Las dificultades de función ejecutiva propias del autismo, así como las dificultades en la flexibilidad cognitiva, abstracción y planificación, determinan que, aunque se posea una buena capacidad intelectual, hagan falta adaptaciones curriculares, en especial cuando se asocian a las alteraciones de la función ejecutiva propias del TDAH.

Una particularidad de la comorbilidad del autismo y el TDAH es que, en aproximadamente un 60 % de los casos, la respuesta a los estimulantes —tratamiento tradicional del TDAH— es positiva, pero en un 30 % de los casos la respuesta farmacológica es negativa, con un incremento de irritabilidad, excitabilidad y con la presencia de un cuadro de activación que hace necesaria la retirada del fármaco. Se podría pensar que el fenotipo clínico en estos casos de comorbilidad de autismo y TDAH que responden y no responden a estimulantes podría ser semejante, pero diferentes mecanismos psicopatológicos podrían explicar la diferente respuesta al tratamiento. Existe cierta evidencia de que la comorbilidad de autismo y TDAH que no responde positivamente a estimulantes suele tener una comorbilidad múltiple. Diferentes mecanismos psicopatológicos con alteraciones en la regulación de las emociones podrían dar un cuadro clínico semejante al TDAH que explicaría su respuesta negativa a los estimulantes. Antipsicóticos atípicos o agonistas α-adrenérgicos podrían ser más adecuados en estos casos.

Los problemas de conducta están frecuentemente asociados al autismo. La rigidez y las dificultades de adaptación a nuevas situaciones e imprevistos se relacionan con desobediencia, irritabilidad y agresividad. En autismo sin discapacidad intelectual, esta presentación clínica asemeja un trastorno negativista desafiante, pero el problema radica en un desconocimiento y falta de comprensión de las normas sociales y rol propio del adulto más que en el desafío deliberado de las normas sociales y del adulto.

En la adolescencia, la comorbilidad con trastornos de ansiedad y depresivos son la norma más que la excepción. Factores biológicos pueden provocar vulnerabilidad a trastornos emocionales. Las personas con autismo presentan gran complejidad en su evaluación, ya que tienen dificultades para identificar sus sensaciones y emociones internas, por lo que no saben describir lo que sienten o lo malinterpretan (alexitimia). Su disminución en la expresión facial dificulta identificar lo que están sintiendo, e incluso su expresión facial puede resultar incongruente con sus emociones. Por esta razón, los métodos estandarizados de evaluación de los trastornos emocionales infradetectan estos problemas en la población con autismo.

Un trastorno depresivo debe sospecharse cuando existe un empeoramiento brusco de la conducta y de los síntomas autistas, un incremento de la ansiedad e irritabilidad con pérdida de los intereses más motivadores. Un inicio brusco de irritabilidad, agresividad, empeoramiento brusco de los síntomas de autismo, un mayor aislamiento, deterioro del rendimiento escolar e incluso rechazo a acudir al colegio pueden ser síntomas asociados a depresión. Los problemas de reconocimiento y expresión de sus propias emociones, de la expresión no verbal, y, en general, la escasa introspección en sus dificultades junto con las dificultades para pedir ayuda hacen muy difícil la valoración de los cuadros

de depresión en esta población. La alexitimia o la dificultad de identificar en uno mismo las emociones y expresarlas se asocia a la desregulación emocional y a la ideación y consumación suicida.

En el autismo, en especial en aquellos sin discapacidad intelectual, las ideaciones de muerte y conductas suicidas están incrementadas, muchas veces sin llegar a verbalizarlas a los adultos de su entorno. La ideación suicida, los intentos autolíticos y el suicidio consumado está aumentado en personas autistas, en especial en el género femenino.

Las dificultades de entender los estados mentales y perspectivas de otras personas se relacionan con la presencia de trastornos de ansiedad, específicamente de ansiedad social. Cogniciones ansiosas de evaluación negativa por otras personas se relacionan con un empeoramiento en las relaciones y conductas evitativas sociales. Experiencias negativas previas de victimización por compañeros, tan frecuentes en este colectivo, también se asocian a ansiedad social e incluso a pensamientos traumáticos recurrentes que les llevan a evitar a personas de la misma edad o lugares en los que ocurrieron las victimizaciones. En ocasiones, cuadros de ansiedad aguda pueden ocurrir ante situaciones vividas como amenazantes y ante las que carecen de estrategias y recursos para buscar ayuda.

Episodios psicóticos transitorios o ideas sobrevaluadas pueden ocurrir dentro del contexto de una deficitaria empatía y comprensión social. Aunque en la infancia los afectados suelen presentar rechazo a conductas de riesgo, en la edad adulta incrementan el consumo de tóxicos, en especial de alcohol, por el efecto de desinhibición y euforizante que presenta. Problemas alimentarios asociados a conductas impulsivas alimentarias como mecanismos poco efectivos de autorregularse, son comunes, y también se ha descrito la anorexia nerviosa, resistente a tratamiento, en especial en aquellas personas que presentan rigidez en su conducta, autoimagen y alimentación.

EVALUACIÓN DIAGNÓSTICA

El diagnóstico es un proceso multidisciplinar que incluye una detallada historia del desarrollo, prestando especial atención a la evolución de los síntomas de autismo y de otras comorbilidades. Es necesario recoger información de los padres y de los profesores en contacto con el niño en un contexto de relación con otros niños. Siempre se ha de incluir una evaluación neuropsicológica que incluya capacidad intelectual o, al menos, una escala del desarrollo, capacidad de adaptación funcional e instrumentos para detectar comorbilidades.

La evaluación diagnóstica es un proceso complejo, que incluye una evaluación multidisciplinaria. Debe recogerse información del motivo de la consulta, quién los deriva y el grado de preocupación de los padres sobre el desarrollo de su hijo, consultas profesionales previas que hayan tenido, otros posibles diagnósticos y tratamientos anteriores, así como la opinión de los padres ante posibles conflictos diagnósticos. Se deben recoger antecedentes de otros familiares con síntomas o diagnóstico de autismo u otro trastorno del neurodesarrollo o diagnóstico psiquiátrico. En hermanos, existe un incremento de hasta un 30-40 % de alteraciones del neurodesarrollo.

Hay que elaborar una historia detallada de los antecedentes personales, de cualquier enfermedad o problema durante el embarazo que tuvo la madre, problemas en el parto o perinatales. Prematuridad, bajo peso al nacer, accidentes perinatales, exposición a tóxicos de la madre durante el embarazo, edad avanzada del padre o edad muy joven o avanzada de la madre son factores asociados a un incremento de riesgo de autismo.

Retrasos generalizados en los hitos del desarrollo son frecuentes en autismo asociado a discapacidad intelectual, como es el retraso psicomotor, el control de esfínteres, en el desarrollo de lenguaje y, en general, en aspectos funcionales de juego y de adquisición de autonomía. Los niños con autismo con capacidad intelectual dentro de la normalidad presentan con mayor frecuencia hitos del desarrollo dentro de la normalidad, pero a veces presentan un desarrollo del lenguaje o motor más lento o dificultades de control de esfínteres por la hiposensibilidad perceptiva o por miedos que adquieren en el aseo.

Debe recogerse detalladamente el inicio de síntomas relacionados con el autismo, edad de aparición y cualquier regresión en el lenguaje u otras habilidades que ocurra.

Los niños con autismo presentan dificultades en su adaptación escolar. Toda desviación del aprendizaje académico no explicado por su capacidad intelectual debería ser estudiada por profesionales adecuados para descartar la asociación con otros problemas del aprendizaje, sea dislexia, discalculia, TDAH, dispraxias, entre otras, o bien problemas de atención o función ejecutiva, o problemas secundarios al autismo en aquellos casos concretos con dificultades en el razonamiento abstracto y compresión verbal. Es necesario evaluar las ayudas académicas necesarias y ponerlas en funcionamiento.

Dificultades en el área de la psicomotricidad fina y gruesa se manifiestan en áreas tan relevantes del primer aprendizaje como la escritura, dibujo y áreas relacionadas con la plástica o la música. Las dificultades en la psicomotricidad gruesa les complican todavía más la incorporación al juego con sus compañeros, a actividades deportivas y a otros acontecimientos sociales, influyendo en cierta manera, también, en el estatus dentro del grupo, por sus escasas habilidades en el ámbito deportivo y social.

Las dificultades de comprensión verbal, presentes también en niños con buenas habilidades comunicativas, no son siempre evidentes para las personas de su entorno. Dificultades para entender la pragmática de la comunicación pueden no ser tan evidentes para los profesionales del ámbito de la educación.

En la edad adolescente-edad adulta, los síntomas de autismo son menos visibles, y hay que recoger una historia evolutiva sobre la presencia de síntomas de autismo en la primera infancia.

La evaluación de la capacidad cognitiva, funciones neuropsicológicas, adaptación funcional y comorbilidad es esencial. Siempre debe realizarse un examen médico, neurológico y pruebas genéticas como parte del protocolo que las guías recomiendan.

En caso de signos positivos neurológicos, otras pruebas como resonancia magnética cerebral y electroencefalograma (EEG), entre otras, pueden ser necesarias. En aquellos casos de regresión, signos extrapiramidales acompañados de epilepsia, los estudios metabólicos en sangre y orina son recomendados.

Instrumentos de cribado para signos precoces de autismo

- La Lista de Verificación para el Autismo en Niños Pequeños Modificada (*Modified Checklist for Autism in Toddlers*, **M-CHAT**). CHAT fue el primer instrumento de cribado para autismo en población general. Sin embargo, obtuvo una escasa sensibilidad del 18 %, por lo que no se recomendó su uso. La nueva versión revisada de la M-CHAT, M-CHAT-R con seguimiento (M-CHAT-R/F), ha conseguido mejoras en aspectos de fiabilidad de la escala.
- Prueba de detección de trastornos generalizados del desarrollo (*Pervasive Developmental Disorders Screening Test*-II, **PDDST-II**) (Siegel B, 2004). Evalúa aspectos generales del desarrollo y aspectos específicos del desarrollo relacionados con el autismo. Comprende preguntas sobre el desarrollo del niño en los primeros 48 meses de vida.
- Escalas de comunicación y comportamiento simbólico (*Communication and Symbolic Behavior Scales*, **CSBS**) y la Escala de comunicación y conducta simbólica – Perfil del desarrollo – Lista de chequeo de infantes y deambuladores (*Communication and Symbolic Behavior Scales Developmental Profile* [**CSBS DP**] *Infant-Toddler Checklist*) (Wetherby y Prizant, 2001). La CSBS es un instrumento de cribado, completado por los padres de niños, hasta los 24 meses, sobre las habilidades comunicativas y simbólicas.
- Herramienta de detección del autismo en niños pequeños y niños (*The Screening Tool for Autism in Toddlers and Young Children*, **STAT**). Es un test de cribado nivel 2 interactivo, corto, que lleva menos de 20 minutos, para niños inicialmente entre los 24 y 36 meses (aunque se ha demostrado su eficacia para menores de 24 meses, presenta más validez el test a partir de los 14 meses). Incluye 12 actividades de juego, comunicación e imitación (Stone, 2000). Se ha encontrado una sensibilidad de 0,95, especificidad de 0,73, un valor predictivo de 0,56 y negativo de 0,97.
- Otras escalas son Detección temprana de rasgos autistas (*Early Screening Autistic Traits Questionnaire*, **ESAT**) (Swinkels *et al.*, 2006); la Lista de verificación de signos tempranos de trastornos del desarrollo (*Checklist for Early Signs of Developmental Disorders*, **CESDD**) (Dereu *et al.*, 2010), el Programa de observación de atención conjunta preescolar (*Joint Attention-Observation Schedule*) (Nygren *et al.*, 2012), y el Cuestionario de dimensiones de los síntomas del autismo (*Autism Symptom Dimensions Questionnaire*, **ASDQ**) para niños y adolescentes entre 2-17 años (Frazier, 2023).
- El **Test Infantil del Síndrome de Asperger** (*Childhood Asperger Syndrome Test*, **CAST**) (Scott FJ, Baron-Cohen S, Bolton P y Brayne C, 2002) ha demostrado ser útil en la identificación temprana de niños de edades comprendidas entre los 4 y los 11 años, cuyos comportamientos sugieren un alto riesgo de presencia de autismo de capacidad intelectual dentro de la normalidad.

- El Cuestionario de Comunicación Social (*Social Communication Questionnaire*, SCQ) (Rutter M, Bailey A y Lord C, 2003), es un cuestionario rellenado por los padres o cuidadores destinado a niños, adolescentes y adultos entre 4 y 40 años. Basado en las preguntas de la ADI-R.
- Escala de capacidad de respuesta social (*Social Responsiveness Scale*, SRS) (Constantino JN, 2005). Tiene 65 ítems, ha de ser completada por padres o profesores, y se aplica en edades entre 4 y 18 años. Es más sensible a alteraciones más sutiles de autismo y da un perfil de riesgo.

Instrumentos diagnósticos de evaluación del autismo

Existen instrumentos clínicos diagnósticos con demostrada fiabilidad en el diagnóstico de autismo, especialmente el ADI-R o el ADOS-2, disponible en castellano.

El ADI-R (Le Couteur A, Lord C, Rutter M) y ADOS-2 (Lord C, Rutter M) son instrumentos clave en la evaluación clínica y de investigación del autismo. El ADI-R es una entrevista con los padres o cuidadores de niños, adolescentes y adultos con autismo, que incluye un algoritmo diagnóstico con referencia, principalmente, a los 4-5 años y otro algoritmo de la edad actual. Es válido para niños con edades mayores de 2 años, aunque actualmente se está desarrollando un algoritmo para niños con edades mentales mayores de 12 meses.

La ADOS-2 es una evaluación semiestructurada para niños, adolescentes y adultos con autismo. Mediante juego, conversación, imágenes y libros, el entrevistador va provocando «conductas autistas» que va puntuando con el fin de obtener algoritmos diagnósticos que clasifican los casos en no TEA, autismo o espectro autista. El ADOS-2 tiene cinco módulos de aplicación y algoritmos diagnósticos clasificados según edad y nivel de lenguaje. Dichas herramientas deben ser utilizadas por profesionales entrenados en su uso y requieren tiempo para su aplicación. El ADOS-2 incluye la incorporación de un nuevo módulo T para niños pequeños con edad cronológica o no verbal mayor de 12 meses. Estos instrumentos evalúan los síntomas nucleares diagnósticos del autismo, son utilizados ampliamente y se considera esencial su uso en investigación.

Evaluación neuropsicológica y médica

Para la evaluación del nivel del desarrollo las escalas más utilizadas son:

Escalas del desarrollo

- Escalas Bayley de desarrollo infantil y niño pequeño, 3ª edición (*Bayley Scales of Infant and Toddler Development*, 3ª edición (BSID) (2005). Aplicada a niños de 1-42 meses. Existe una versión traducida al castellano en Estados Unidos, pero no adaptada a la población española. Exige entrenamiento y es costosa en tiempo de aplicación (unos 90 minutos).
- La Prueba de detección del inventario de desarrollo de Battelle (*Battelle Developmental Inventory Screening Test*, BDIST) (Newborg et *al.*, 2005) consiste en 96 ítems extraídos del Inventario de Depresión de BECK-II (BDI-II),

aplicados en 10-30 minutos, dependiendo de la edad del niño. Existe la limitación de que los estudios de validez se han realizado con la escala total, lo que limita su fiabilidad. Requiere entrenamiento.

Evaluación del habla, el lenguaje y la comunicación

- **Lenguaje comprensivo.** Test de vocabulario en imágenes Peabody (2a, 6m-90a): evalúa la comprensión del vocabulario a través del reconocimiento de las imágenes nombradas.
- **Lenguaje expresivo.** Dirigido al discurso espontáneo, se hace una valoración tanto de la forma (cantidad de vocabulario, longitud del discurso, ritmo y tono, ecolalias, literalidad, capacidad para hacer y responder preguntas e iniciar y mantener una conversación) como de su contenido (coherencia, temas focalizados en intereses peculiares o tendencia a evadirse en fantasías o repetición de diálogos aprendidos).
  Escala de desarrollo de lenguaje (Reynell, 1997) para edades de 1-7 años. Para niños con baja capacidad cognitiva está la prueba de evaluación de capacidades comunicativas **ACACIA** (Tamarit, 1994). La Prueba de lenguaje oral de Navarra (PLON) a partir de los 3 años y el Test de Illinois de aptitudes psicolingüísticas (ITPA) están entre los recomendados, además de las observaciones de lenguaje expresivo y receptivo de la ADOS-2 o información de lenguaje del ADI-R o de las escalas evolutivas.

Evaluación cognitiva

- **Escala de Inteligencia de Wechsler para Preescolar y Primaria-III (WPPSI-III)** (2a, 6m-7a, 3m), **Escala de Inteligencia de Wechsler para Niños (WISC-IV)** (6-16a, 11m) y **Escala de Inteligencia de Wechsler para Adultos (WAIS)** (16-89a). Valoran la capacidad intelectual global (CI) a partir de los resultados parciales de las áreas verbales, razonamiento perceptivo, memoria de trabajo y velocidad de procesamiento, ajustadas a la edad de cada sujeto.
- **Escala Internacional de Rendimiento de Leiter 3ª edición** (*Leiter International Performance Scale-Third Edition*, **Leiter-3**) (Roid, Miller, Pomplun, Koch). La escala Leiter-3 evalúa habilidades no verbales cognitivas, atencionales y neuropsicológicas en niños, adolescentes y adultos. Es ideal para personas con autismo y trastornos del lenguaje o comunicación que entienden mínimas instrucciones verbales. La Escala de valoración cognitiva Merrill Palmer también es utilizada en aquellos no verbales.

Teoría de la mente (2-8 años)

Capacidad de atribuir pensamientos, intenciones y sentimientos ajenos y diferentes de los nuestros. Se evalúa a través de la interpretación de viñetas o dibujos específicamente diseñados y por medio de historias sociales que tienen que ver con estados mentales o acontecimientos físicos (Historias Sociales de F. Happé, 1994; TOM Test Muris, 1999; Test de los ojos Baron-Cohen, 1999).

Funciones ejecutivas (6-8 años)

Capacidad para establecer soluciones a un problema novedoso, llevando a cabo predicciones sobre sus consecuencias. Implica buena aptitud para planificar, organizarse y tomar decisiones. Por ejemplo, el Test de clasificación de tarjetas de Wisconsin (*Wisconsin Card Sorting Test*-64, WCST-64), Torre de Londres (*Tower of London,* TOL), etc. La Escala de evaluación conductual de la función ejecutiva (BRIEF-2) es útil para evaluación de las funciones ejecutivas.

Juego

Durante el primer año de vida, ya se puede observar el interés de los niños por los distintos juegos y cómo los utiliza. Se puede ver su curiosidad para explorarlos y para comprender y prever las consecuencias de la causa-efecto en alguno de ellos. A partir de los 2 años, se observa su capacidad creativa y de simbolización: representar con sus muñecos situaciones vividas con anterioridad, organizar secuencias de acciones bien estructuradas o utilizar un objeto cualquiera en sustitución del que necesita, pero no tiene (*Costello Symbolic Play Test,* Lowe & Costello, 1988).

Conducta adaptativa

Las escalas de conducta adaptativa de Vineland para 0-18 años (*Vineland Adaptive Behavior Scales,* VABS-II) nos dan información sobre la capacidad de comunicación (receptiva, expresiva y escrita), habilidades de la vida cotidiana (personal, doméstica y comunitaria), socialización (relaciones interpersonales, juego, ocio y habilidades adaptativas) y, hasta los 6 años, también del desarrollo motor. Contiene una lista adicional de preguntas sobre conductas desadaptativas, utilizable a partir de los 5 años de edad.

Psicopatología general

No existen escalas para evaluar psicopatología asociada al autismo adaptadas a esta población. En general, se emplean las mismas escalas que se utilizan para población sin autismo. Las personas con autismo tienen dificultades para entender las preguntas, por lo que sus repuestas a veces no son muy válidas en cuestionarios. Los síntomas comórbidos en la población autista también suelen ser de diferente presentación clínica. Las escalas de conducta de niños (*Achenbach Child Behaviour Check List,* CBCL) para padres, el Formulario de informe del maestro (*Teacher's Report Form,* TRF) (1a, 6m-18a) y el autoinforme a partir de los 11 años, valoran problemas generalizados del desarrollo, afectivos, de ansiedad, somáticos, oposicionistas, de conducta y TDAH, dependiendo de la edad del chico. Permiten comparar los resultados obtenidos en la familia y en la escuela. El autoinforme nos indica, además, la capacidad del muchacho para reconocer sus propias dificultades y características. Cuestionarios para TDAH (Conners padres y profesores), depresión (BDI, CDI), el Cuestionario de autoevaluación Ansiedad Estado-Rasgo en Niños (STAIC), para trastorno obsesivo-compulsivo (TOC) (Leyton), etc., también son utilizados. Recientemente se han desarrollado medidas de ansiedad más específicas para autismo en niños (Rodgers, 2016) y en adultos (Escala de ansiedad para el autismo-adultos [*Anxiety Scale for Autism-Adults,* ASA-A] (Rodgers, 2020).

Evaluación médica y neurológica

Se debe buscar la existencia de alteraciones en el desarrollo o regresiones evolutivas a cualquier edad, identificar cualquier encefalopatía, crisis epilépticas, problemas con el sueño o alimentación.

Examen físico y neurológico

- **Perímetro cefálico.** El promedio del perímetro cefálico en niños con autismo es más alto que en los niños con un desarrollo normal. La distribución de las medidas está claramente desviada hacia arriba, con una media en autismo alrededor del percentil 75.
- **Examen motor.** Existen deficiencias en la motricidad fina y gruesa en individuos con autismo, que son más intensas en aquellos con CI más bajo.

Pruebas específicas

- **Estudios metabólicos**: están indicados cuando existe un historial de letargia, vómitos cíclicos, crisis epilépticas tempranas, rasgos dismórficos o toscos y/o retraso mental.
- **Estudios genéticos**: la recomendación es que los niños con sospecha de autismo deberían tener un análisis genético. Algunas guías recomiendan el microarray genético, pero actualmente se consideran más informativas las secuenciaciones del exoma o de todo el genoma. Si específicamente se sospecha un fenotipo de frágil X, se deberá realizar un análisis de frágil X.
- **Pruebas electrofisiológicas**: las indicaciones para EEG incluyen evidencia de crisis clínicas, historia de regresión (pérdida clínicamente significativa en la función social o comunicativa) y situaciones donde hay un alto índice de sospecha clínica de que la epilepsia pueda estar presente.
- **Neuroimagen**: el autismo no se considera una indicación para una exploración de neuroimagen, ni siquiera en niños con macrocefalia. La presencia de rasgos neurológicos no simplemente explicados por el diagnóstico de autismo (examen motor asimétrico, disfunción en los pares craneales, intensos dolores de cabeza) puede ser una indicación para realizar una exploración de neuroimagen.

TRATAMIENTO

El tratamiento tiene que ser individualizado, basado en las particularidades de cada niño, considerando sus déficits y también sus fortalezas. Aplicado de una manera generalizada en los contextos naturales en los que vive el niño y multidisciplinar, con profesionales especializados que dominen las diferentes técnicas de tratamiento utilizadas en el autismo.

En el diseño del tratamiento, habrá que considerar diferentes aspectos: edad, capacidad intelectual, comorbilidad, entorno familiar y social.

Intervención temprana

La intervención va dirigida a cambiar el interés de los niños con síntomas de autismo hacia los objetos por el interés hacia otras personas. El programa debe incorporar objetivos basados en los hitos del desarrollo esperable de un niño con evolución típica.

La intervención en estas edades tempranas gira alrededor de rutinas sociales centradas, en todo momento, en la motivación e intereses del propio niño. La finalidad principal es estimular las áreas del neurodesarrollo más afectadas en los niños con autismo, entre las que se incluyen la imitación, comunicación, iniciación y motivación social, desarrollo de habilidades motoras, cognitivas, juego, siendo el centro de toda la intervención la interacción con un adulto.

El adulto debe generar oportunidades de interacción social en las que sea el propio niño el que inicie la interacción espontáneamente. Para ello, el adulto debe ser suficientemente sensible, habilidoso y creativo para ser motivante. Mediante la imitación e iniciación de todo tipo de acciones, movimientos y actividades de interacción con otra persona, se busca estimular el desarrollo de la conectividad cerebral implicada en la mirada, atención conjunta, reconocimiento de emociones, imitación, etc. Los padres son esenciales en dicho proceso y son altamente eficaces los programas estructurados que se llevan a cabo con ellos para que trabajen los déficits en comunicación e interacción de sus hijos (Análisis de la conducta aplicada [*Applied Behavior Analysis*, ABA], Terapia de comunicación para niños con autismo [*Pediatric Autism Communication Therapy*, PACT] y *Early Start Denver Model*, ESDM).

Principios generales del tratamiento psicoeducativo

- Inicio lo más temprano posible. No es necesario un diagnóstico para comenzar a intervenir. Es esencial una intervención en todos los aspectos en los que exista una desviación del desarrollo típico.
- A todas las edades, la intervención debe ser compartida y coordinada entre los padres, la escuela y los profesionales.
- Debe realizarse, siempre que sea posible, dentro de los entornos naturales del niño.
- La intervención debe ser intensiva, entendida como aplicada de una manera natural por los diferentes adultos que conviven con el niño, y estructurada dentro del ambiente del día a día.

Existen diferentes prioridades de la intervención en función del momento evolutivo y de las capacidades de cada niño.

Intervención en edad infantil

En niños pequeños, es imprescindible hacer una intervención estructurada y predecible, teniendo en cuenta sus posibilidades intelectuales. La estructura debe adaptarse, en la medida de lo posible, en casa y en la escuela. La utilización de estructura con apoyos visuales y recompensas sencillas, usualmente sociales, facilitan a cualquier niño pequeño la comprensión de lo que se espera de él. El tratamiento y educación de niños con autismo y con problemas de la comunicación (*Treatment and Education of Autistic and related Communications Handicapped Children*, TEACCH; Schopler, 1988) proporciona muchos ejemplos prácticos y sencillos de poner en práctica la estructura para favorecer el juego, los aprendizajes y la autonomía. En niños con poca capacidad comunicativa verbal, es aconsejable la introducción de métodos alternativos de comunicación cuando sea el momento adecuado (p. ej., el Sistema de comunicación de intercambio de imágenes (*The Picture Exchange Communication System*, PECS).

En los niños en edad infantil, y según la evolución de cada uno de ellos, la intervención adecuada irá dirigida a facilitar la comprensión del entorno y su integración en el grupo, a adecuar su conducta a las exigencias sociales y a mejorar ante las dificultades específicas de aprendizaje o lenguaje en caso de que se considere necesario. Durante este período, en chicos con autismo sin discapacidad intelectual se puede ya ir trabajando de manera individualizada la comprensión y la interiorización de las áreas de dificultad, así como las áreas de fortaleza. Se deberían incorporar también programas grupales donde se trabajen estrategias de juego cooperativo, pertenencia al grupo, ayuda mutua y aspectos sociales y comunicativos.

Las áreas relacionadas con el reconocimiento emocional, empatía, integración de información y comprensión sociales son básicas para tratarlas en la terapia de grupo. Los grupos terapéuticos son espacios naturales para poner en práctica lo aprendido con la terapia individual: dan cohesión y la sensación de compartir experiencias con otros niños. Los padres deben ser implicados en todos los procesos, bien individualmente o en grupos psicoeducativos, lo que facilita la colaboración, cooperación y comprensión entre los diferentes padres.

Para aquellos que presenten importantes dificultades de socialización, resultan muy positivas las actividades de tiempo libre en programas de apoyo, en los que puedan relacionarse con niños de características similares dentro de entornos naturales.

Intervención en edad adolescente

En esa etapa, en general, hay que priorizar la mejoría de las habilidades sociales del adolescente con autismo, en sesiones individuales o de grupo, la ampliación de sus intereses, el control de su impulsividad, y mejorar su nivel de autonomía para acercarse al máximo a la adquirida por los compañeros de su misma edad.

Se recomienda promover la higiene personal mediante la aceptación de los cambios corporales, así como la toma de «conciencia social» sobre la importancia del cuidado del aspecto físico para relacionarse con los demás.

El adolescente con autismo presenta las mismas necesidades de desarrollo afectivo y sexual que cualquier otra persona, aunque no lo comunique o incluso pueda negarlo. Es necesaria una buena alianza en la relación terapéutica para poder abordar estas cuestiones abiertamente con el adolescente: necesita que se le enseñe a identificar los sentimientos de atracción sexual hacia otra persona para diferenciarlos del deseo de amistad (y viceversa). Todo ello, en un clima de confianza y aceptación, utilizando un lenguaje y ejemplos que entienda. Se le debe ayudar a reconocer y evitar situaciones potencialmente peligrosas que puedan presentarse en su madurez, sobre todo si tiene una baja comprensión verbal, enseñándole a discriminar entre amigos y extraños, tipos de caricias, etc. Ante conductas sexualizadas socialmente inadecuadas, es importante anticiparle sus consecuencias sociales y orientarle hacia una sexualidad más adecuada, evitando criticar su conducta y abordando los posibles sentimientos de vergüenza y remordimiento.

El adolescente con autismo presenta la misma necesidad social que sus iguales, pero sus aficiones e intereses son diferentes, con frecuencia más infantiles que los de los adolescentes de su edad. El abordaje debe dirigirse a explicar, ofrecer y favorecer competencias y comprensión del funcionamiento social. Es importante validar los rasgos personales del adolescente: que tenga intereses diferentes no significa que deba abandonarlos o cambiarlos, pero sí debe aprender con quién puede compartirlos y cuáles son los temas de interés del grupo para evitar hacerse pesado.

Es importante que se siga trabajando con él de forma clara la comprensión de los estados mentales de los demás, especialmente las señales de incomodidad o rechazo, y crear ambientes positivos y de crítica constructiva para que el adolescente o adulto autista pueda explicar, preguntar o expresar sus dudas, temores o vivencias sociales sin miedo a la «represalia». Resulta de gran utilidad romper las situaciones sociales complejas en partes más sencillas, de manera que el adolescente pueda extraer normas sociales que memorizará e intentará poner en práctica en diferentes contextos. Se pueden utilizar ayudas visuales para concretar conceptos abstractos.

Es fundamental la búsqueda de un grupo de referencia y/o pertenencia con otras personas que presenten las mismas dificultades que él a través de grupos terapéuticos o asociaciones. En estos encuentros, se favorece un clima de confianza que promueve la cohesión de los miembros y la sensación de pertenencia. De ese modo aumenta la autoestima y seguridad para compartir y hablar tanto de situaciones de rechazo que suelen haber sufrido todos ellos como de intereses comunes en la forma e intensidad que lo experimentan. Durante las sesiones, se deben trabajar los conflictos o malentendidos, enseñando a realizar análisis funcional de la situación. Hay que evitar llevarles la contraria con afirmaciones que puedan provocar irritabilidad, pero se les ha de confrontar con la incongruencia; si es necesario, se puede hacer de forma individual.

Es importante practicar con el adolescente autista pautas conversacionales adecuadas, como formular preguntas, hacer comentarios empáticos, de interés, etc. Cuando empieza a hacer monólogos, se le debe enseñar a introducir frases de aprobación («¿no crees?») o de seguimiento («¿me sigues?»).

Es relevante promover la identificación de sus emociones, incluyendo sentimientos y sensaciones básicas, como la frustración, soledad, enfado, ira, rabia, envidia, etc., y favorecer que pueda verbalizar y canalizar sus sentimientos de manera adecuada. Aumentar el conocimiento de uno mismo ayuda a adquirir confianza. En ocasiones, la ironía puede desbloquear ciertas situaciones de reflexión sobre temáticas difíciles, como cuando un adolescente responde que no le preocupa nada o que todo le va muy bien.

Los padres necesitan que el equipo terapéutico valide el trabajo realizado hasta el momento y les ayude a reconstruir expectativas a través de objetivos asumibles, a reformular la demanda terapéutica y, por último, a contenerlos emocionalmente. También se les debe ayudar a reforzar y valorar los pequeños cambios que realice su hijo, así como a aceptar la necesidad del adolescente de intimidad, autonomía y desarrollo de amistades o relaciones sexuales. Deben aprender a supervisar, pero sin entorpecer una progresiva autonomía y toma de decisiones.

Intervención escolar

Por la exigencia social y académica y por la alta sensorialidad asociada, el ámbito escolar es un contexto donde el niño-adolescente con autismo presenta otras alteraciones asociadas (de aprendizaje, de ansiedad, de conducta, etc.). Deben evaluarse siempre sus necesidades, en especial al inicio de la escolarización y en cada cambio de ciclo y al finalizar la escolaridad, con el objetivo de facilitar todas las ayudas necesarias para una escolarización satisfactoria.

Se deben facilitar:

- **Crear entornos potenciales de aprendizaje**. Uno de los retos para el maestro del aula es crear entornos potenciales de aprendizaje.
  Los tutores, a la hora de diseñar las actividades, pueden plantearse objetivos de tres niveles (medio, alto y bajo) para que una misma actividad pueda ser presentada con objetivos más o menos difíciles en función de las capacidades de cada alumno.
  Se evita, así, una conducta que se cronifica en muchos alumnos y que se puede denominar «aprender a no escuchar». Se produce cuando los alumnos están durante muchas horas en un grupo-aula donde los aprendizajes no están adaptados a su capacidad, ya sea de comprender o atender, y el niño hace actividades paralelas, no conectadas con el grupo.
- **Favorecer el interés por los contenidos escolares**. A los maestros puede beneficiarles conocer cuáles son los intereses del niño (dinosaurios, coches, pokémon) y buscar maneras de introducirlos, en la medida de lo posible, en los contenidos escolares para que sean motivadores en sí mismos. Cuando esto no es posible, pueden utilizarse motivadores *a posteriori* del trabajo «que toca».
- **Estructura**. Otro aspecto importante en la escuela es la estructura. Ejemplo de estructura en la escuela es un lugar fijo para sentarse en todas las aulas, etc. Así, en cada mesa sabe lo que toca hacer: escuchar al tutor y hacer lo que hace el resto del grupo, escuchar al maestro que tiene a su lado, trabajar solo, etc. También puede generarse estructura en el patio creando una zona en la que se juega a la pelota, otra con las bicis o al pilla-pilla, etcétera.
- **Apoyos visuales (horarios, imágenes)**. Los entornos deben ser comprensibles para los alumnos, y para ello debe recurrirse, en caso de que sea necesario, a los apoyos visuales, favoreciendo que el alumno sea autónomo, sin necesidad de otra persona que le recuerde lo que se espera de él ni lo que debe hacer en cada lugar.

- **Juego.** El juego es otra área de intervención, ya que a muchos niños con autismo se les deberá enseñar a jugar porque no han tenido interés hacia los juguetes y/o no saben cómo utilizarlos de manera funcional u otra forma que autoestimulándose.
- **Motivación por la competencia.** Para los niños con autismo es importante que puedan realizar actividades por sí mismos, sin ayuda del adulto, y que sean exitosas. Esta motivación por hacer las cosas bien es imprescindible para encontrar placer por el aprendizaje.
  - **Aprendizaje sin error.** Para conseguirlo, es necesario plantear actividades adaptadas a su capacidad (que las puedan entender y realizar fácilmente), que tengan un final claro, que no den pie a equivocarse y con materiales atractivos para el alumno.
  - **Retirada de ayudas.** Para proporcionar un aprendizaje sin error, es necesario proporcionar ayudas, pero no han de ser ni demasiadas ni pocas, sino las justas. También debe planificarse una óptima y progresiva retirada de ayudas para no generar frustraciones.
  - **Pausa-descanso.** Para algunos alumnos con autismo, será necesario facilitar un lugar-momento como pausa-descanso con el objetivo de que, una vez se incorporen de nuevo al grupo o al aula, puedan continuar aprendiendo o teniendo una conducta adaptada al entorno.
- **Ayuda en la planificación y organización.** A medida que van avanzando los cursos y que las demandas de organización y planificación requeridas para las tareas aumentan, para ir creando hábitos y rutinas se utilizan apoyos visuales. Es importante recordar que hay que dar solamente una instrucción-orden a la vez. Los niños con autismo necesitan simplicidad de lenguaje y tiempo para entenderlo y responder.
- **Manejo de los problemas de conducta.** En la escuela, a menudo aparecen conductas no deseadas realizadas no solo por los alumnos con autismo, sino también por otros alumnos con diferentes problemáticas. Para saber cuál es la mejor manera de actuar ante estas situaciones, es fundamental realizar un análisis funcional de la conducta, es decir, qué función está cumpliendo en ese entorno y en ese momento.
- **Recreo.** Es en el recreo cuando los niños crean las mayores demandas de socialización. Para un niño con autismo puede ser el peor momento del día, ya que puede no querer estar con gente, no entender cómo se juega, o ser un momento complicado para él porque los compañeros se meten con él o le ignoran.
  Pueden anticiparse estos problemas mediante una enseñanza predecible a lo que pasará en el patio, con apoyos visuales. Parte de la anticipación incluirá la enseñanza de juegos dirigidos y reglados, especificando bien las normas con apoyos visuales (p. ej., las normas del pilla-pilla).
- **Apoyo del grupo.** La enseñanza explícita de habilidades sociales propias del recreo puede ser necesaria en niños mayores, como enseñarles a incorporarse a un juego ya empezado, proponer a otros niños un juego diferente al que hacen, disculparse ante el no cumplimiento de una norma. Se pueden establecer grupos de juego en el recreo de 4-5 compañeros que van cambiando semanalmente y que juegan con él.
  - **Tutorización entre iguales.** Puede establecerse la figura del compañero-tutor, que será, de forma temporal, el que ayuda al niño con autismo en una tarea concreta (p. ej., en el patio, el compañero-tutor le ayuda a recordar las normas del escondite: «Tienes que esperar callado hasta que te encuentren»).
  - **Círculo de amigos.** También puede utilizarse la estrategia del círculo de amigos, que consiste en construir un círculo de amigos en el entorno del alumno con autismo que se encuentra «aislado» socialmente. Se elige un facilitador (adulto: tutor, orientador del centro) y se decide qué recursos van a invertirse (p. ej., 30 minutos a la semana para la reunión del círculo). Se pide el consentimiento de las familias y, en especial, se pregunta al alumno con autismo si está de acuerdo en recibir ayuda de los compañeros. Se realiza una primera reunión con el grupo-clase para concienciar a los alumnos, informarles y pedir voluntarios. Esta reunión es dinámica, construyéndose a partir de lo que los alumnos aportan e informan sobre el compañero con autismo. Se trabaja desde la empatía, pidiéndoles comentar qué sentirían si fueran el alumno que se encuentra aislado. Se crea el círculo de amigos a partir de seis-ocho voluntarios, los que presenten más recursos de relación social, así como más empatía con el alumno con autismo. Se deciden las funciones del círculo, es decir, qué puede hacer cada uno para ayudarle: sentarse con él en clase, acercarse a él a la hora del recreo, etc. Se especifica que ningún compañero es responsable de lo que hace-dice el alumno con autismo. En este punto, es aconsejable que el niño con autismo ofrezca apoyo a sus compañeros, pensando en sus puntos fuertes-habilidades.

TRATAMIENTO FARMACOLÓGICO

La utilización de fármacos va dirigida a la comorbilidad y, cuando deban ser utilizados, una guía inalterable en una población tan vulnerable a los efectos secundarios de los fármacos es, siempre, comenzar exclusivamente con un fármaco e incrementar despacio, siempre con el propósito de evitar efectos secundarios, y retirar el fármaco si estos son intensos. El profesional debe controlar muy de cerca los posibles efectos secundarios y evitar la plurifarmacología.

Principios generales del tratamiento farmacológico

La mayoría de los niños o de las personas con autismo no necesitan o no se benefician del tratamiento con fármacos, y los tratamientos psicosociales de base conductual, generalizados e individualizados, son los tratamientos de elección.

Como principio general básico en cualquier población infantil es instaurar siempre el tratamiento, tanto farmacológico como psicosocial, en estrecha colaboración con los padres. Una guía importante en esta población tan vulnerable es evitar ingresos hospitalarios y soluciones crónicas para problemas agudos, tan frecuentes en personas con autismo, ante cambios, situaciones nuevas o inesperadas. Siempre, ante un empeoramiento brusco de conducta, se debe evaluar la existencia de una comorbilidad asociada, para lo cual realizar un diagnóstico por un profesional experto en el tema resulta ser esencial.

Un patrón inalterable en una población tan vulnerable a los efectos secundarios de los fármacos es comenzar exclusivamente con uno e incrementar el tratamiento con prudencia. El objetivo es evitar efectos secundarios, pero si aparecen y son graves hay que retirar el fármaco. El profesional debe controlar muy cercanamente los posibles efectos secundarios, y facilitar a los padres un rápido acceso a los profesionales en caso de que surjan imprevistos con la medicación. Como norma, el profesional debe intentar maximizar y esperar la efectividad de un fármaco antes de realizar cambios para evitar la plurifarmacología.

Muchas veces, la plurifarmacoterapia enmascara efectos secundarios de otro fármaco, por lo que la retirada de fármacos puede producir reacciones no esperadas. Los padres deberán tener una amplia información de los efectos que tendrá en su hijo el tratamiento farmacológico que se le va a administrar, de cuáles son los efectos secundarios más frecuentes y qué otros efectos secundarios indicarán la necesidad de retirar el fármaco. Es importante evitar el comienzo de tratamientos farmacológicos durante períodos de cambio en la vida de estos niños o situaciones muy estresantes escolares, o en situaciones relacionadas con comorbilidades médicas que requieren un tratamiento o respuesta diferente del farmacológico.

Tratamientos farmacológicos utilizados en autismo

Los fármacos más utilizados en el autismo asociado a comorbilidad son:

Antipsicóticos atípicos

Actualmente, los únicos fármacos que tienen indicación por la Food and Drug Administration americana (FDA) en personas con autismo son la **risperidona** (2006) y el **aripiprazol** (2009), ambos utilizados para las comorbilidades frecuentemente asociadas, sin que exista evidencia de mejora en los síntomas específicos del autismo. Mejoran la irritabilidad, agitación, labilidad emocional, hiperactividad y conducta estereotipada evaluada por la escala de autismo *Autism Behavior Checklist* (ABC).

Fármacos estimulantes utilizados en el tratamiento del trastorno por déficit de atención e hiperactividad

Existe moderada evidencia de eficacia para el tratamiento con **metilfenidato** en la comorbilidad del autismo con TDAH. Existen varios ensayos clínicos aleatorizados que han demostrado su eficacia en el autismo asociado a hiperactividad, impulsividad, inatención y agresividad. Sin embargo, su eficacia y tolerabilidad en autismo asociado a TDAH es menor que cuando el TDAH se presenta sin estar asociado al autismo.

Siempre que se utilice el metilfenidato es necesario comenzar con dosis muy bajas y muy lentamente, descartando efectos secundarios de irritabilidad, agitación, disforia, labilidad emocional, conductas compulsivas y empeoramiento de conductas estereotipadas que, en muchas ocasiones, exige la

retirada del fármaco. Derivados anfetamínicos se utilizan de una manera similar al metilfenidato.

Fármacos no estimulantes utilizados en el tratamiento del trastorno por déficit de atención e hiperactividad

- **Atomoxetina**: fármaco no estimulante que actúa como inhibidor de la receptación de la noradrenalina. También tiene moderada evidencia de mejora en los síntomas del TDAH y ansiedad asociadas al autismo.
- **Guanfacina y clonidina**: ambos también fármacos no estimulantes utilizados en el tratamiento del TDAH y que actúan como agonistas de los receptores adrenérgicos α-2, tienen evidencia de mejora en los problemas de hiperactividad, impulsividad (sobre todo) y menos en la atención asociada al autismo. En general, su uso es bastante seguro, pero es recomendable el control de la presión arterial y se ha de evitar cuando existan antecedentes de cardiopatías. La sedación es un efecto secundario ocasional cuando se administran los fármacos durante el día.

Fármacos inhibidores selectivos de la recaptación de serotonina

Son escasos los estudios aleatorizados, doble ciego, que estudian la efectividad de los inhibidores selectivos de la recaptación de serotonina (ISRS) en personas con autismo asociado a depresión o ansiedad. Existen varios estudios que no han encontrado evidencia de mejora en las conductas repetitivas propias del autismo. Casi un 50 % de los pacientes con autismo, tratados con ISRS presentan fenómenos de activación que exigen la retirada del fármaco.

> **!** Los ISRS más recomendados son aquellos que tienen una vida media más corta, como sertralina y citalopram, pero existen estudios realizados con fluoxetina con buena tolerancia y efectividad. Fluoxetina y fluvoxamina tienen también evidencia de efectividad en TOC asociado al autismo en adultos.

Es necesaria la realización de estudios de la utilización de los ISRS en la población de adultos con autismo comórbido con ansiedad.

Fármacos utilizados en las alteraciones del sueño

La **melatonina** es considerada como la hormona del sueño y se utiliza en autismo para mejorar el inicio del sueño y disminuir los despertares nocturnos. Se ha asociado el autismo a una disminución de la secreción de melatonina al atardecer. Produce pocos efectos secundarios, excepto sedación diurna en algunos casos. Otros fármacos utilizados en el insomnio en personas con autismo son la clonidina, los antihistamínicos y la trazodona. Recientemente se ha comercializado el Slenyto®, que libera melatonina a lo largo de la noche y mejora el mantenimiento del sueño.

Fármacos utilizados en agresión y agitación

Los problemas de conducta se asocian con frecuencia al autismo. Las dificultades de expresión verbal, la rigidez y conductas estereotipadas propias del trastorno, las dificultades de autorregulación emocional e impulsividad, frecuentemente asociadas, incrementan el riesgo de conductas agresivas y agitación ante situaciones nuevas, imprevistos o situaciones no comprendidas por las personas. Fármacos como la clonidina, guanfacina, antipsicóticos atípicos, propanolol, litio, oxcarbazepina y clonazepam son posibilidades terapéuticas en estos casos.

 PUNTOS CLAVE

- Los trastornos del espectro autista (TEA)-autismo son alteraciones del neurodesarrollo que comienzan en edades muy precoces del neurodesarrollo y que afectan al desarrollo de la comunicación social, juego, intereses y conducta.
- Los TEA-autismo son frecuentes, con una prevalencia media estimada de un 1 %.
- Al ser una alteración evolutiva, cambia con la edad. La tendencia es que los signos de autismo mejoran con la edad. En la edad adulta, solo cumplen criterios diagnósticos un 50 % de los que los cumplían en la infancia, pero aunque no presenten muchos síntomas visibles de autismo, tienen gran limitación funcional.
- La presentación del autismo en las personas del género femenino, especialmente asociado al autismo sin discapacidad intelectual, es frecuentemente infradiagnosticado al ser más sociables, más funcionales en sus intereses y menos repetitivas en sus acciones.
- La evaluación diagnóstica es un proceso complejo que implica a una variedad de profesionales, cuya experiencia y competencia en autismo resulta esencial, además de la realización de pruebas estandarizadas.
- El tratamiento del autismo cambia según la edad. En todas las edades es esencial un análisis funcional de los problemas asociados y de las alteraciones evolutivas, con un diseño detallado de los objetivos terapéuticos, metodología para conseguirlos y medidas de evaluación.
- En edades precoces, los métodos basados en la interacción con los padres, creando rutinas sociales que promuevan la iniciativa del niño y un interés social en el que se construyan los objetivos terapéuticos, constituyen el tratamiento de elección.
- En edades infantiles y adolescentes, una combinación de intervención individual con terapia grupal mejora el conocimiento y las estrategias adaptativas a esta edad.
- En la edad adolescente, los tratamientos deben ir dirigidos a mejorar la identidad personal, psicoafectiva y social, así como el grado de autonomía.
- En la edad adulta, los tratamientos deben ir dirigidos a conseguir la vida autónoma esperada por la capacidad intelectual de la persona.
- Los padres son agentes indispensables de toda programación terapéutica.
- Siempre debe existir una evaluación de las necesidades y ayudas necesarias en el ámbito escolar del niño con autismo.
- No existen tratamientos farmacológicos efectivos para el autismo, pero sí hay tratamientos efectivos para la comorbilidad asociada.

BIBLIOGRAFÍA

American Psychiatric Association. Diagnostic and Statistical Manual of Mental Disorders, 5ª ed.-texto revisado (DSM-5TM). Washington, DC: American Psychiatric Publishing; 2022.

Antaki D, Guevara J, Maihofer AX, Klein M, Gujral M, Grove J, et al. A phenotypic spectrum of autism is attributable to the combined effects of rare variants, polygenic risk and sex. Nat Genet. 2022 Sep;54(9):1284-92. doi: 10.1038/s41588-022-01064-5. Epub 2 de junio de 2022. Erratum in: Nat Genet. 2022 Jun 29; PMID: 35654974.

Arranz MJ, Salazar J, Bote V, Artigas-Baleri A, Serra-Llovich A, Triviño E, et al. Pharmacogenetic Interventions Improve the Clinical Outcome of Treatment-Resistant Autistic Spectrum Disorder Sufferers. Pharmaceutics. 2022 May 6;14(5):999. doi: 10.3390/pharmaceutics14050999. PMID: 35631585; PMCID: PMC9143818.

Autism Spectrum Disorder in Young Children: Screening. US Preventive Services Task Force. 2021 [consulta el 29 de enero de 2024]. Disponible en: https://www.uspreventiveservicestaskforce.org/uspstf/draft-update-summary/autism-spectrum-disorder-young-children-1

Breuss MW, Antaki D, George RD, Kleiber M, James KN, Ball LL, et al. Autism risk in offspring can be assessed through quantification of male sperm mosaicism. Nat Med. 2020;26(1):143-50. doi: 10.1038/s41591-019-0711-0.

16 Early signs of autism by 16 months. Baby Navigator. 2022 [Consulta el 29 de enero de 2024]. Disponible en: https://babynavigator.com/lookbooks/english/earlysigns/#16-early-signs-autism/1

Fombonne E. Camouflage and autism. J Child Psychol Psychiatry. 2020; 61(7):735-8. doi:10.1111/jcpp.13296.PubMed Google Scholar CrossRef

Hervás A. Autismo y depresión: presentación clínica, evaluación y tratamiento [Autism and depression: clinical presentation, evaluation and treatment]. Medicina (B Aires). 2023 Mar;83(Suppl 2:37-42). Spanish. PMID: 36820481.

Hervás A. Emotional dysregulation and autism spectrum disorders. Rev Neurol. 2017;64 (Supl. 1):S17-S25.

Hervás A. Género femenino y autismo: infra detección y mis diagnósticos [Female gender and autism: under detection and my diagnoses]. Medicina (B Aires). 2022 Feb 2;82(Suppl 1):37-42. Spanish. PMID: 35171806.

Hervás A. Psicofarmacología del TEA. En: Soutullo C (ed.). Guía Esencial de Psicofarmacología del Niño y del Adolescente. 2ª ed. Madrid: Editorial Médica Panamericana; 2017.

Hervas A. Trastornos del espectro autista. En: Caraballo RH, Campistol J, González Rabelino G (eds). Neuropediatría. Fundamentos prácticos. Madrid: Editorial Médica Panamericana; 2022.

Hervás A. Un autismo, varios autismos. Variabilidad fenotípica en trastornos del espectro autista (TEA). Rev Neurol. 2016;62(Suppl 1):9-14.

Hervás A, Pont C. Desarrollo afectivo-sexual en las personas con trastornos del espectro autista [Affective-sexual development in people with autistic spectrum disorders]. Medicina (B Aires). 2020;80(Suppl 2):7-11.

Hervás A, Romarís P. Adaptación funcional y trastornos del espectro autista [Functional adaptation and disorders of the autistic spectrum]. Medicina (B Aires). 2019;79(Suppl 1):10-5. Spanish. PMID: 30776273.

Hervás A, Rueda I. Alteraciones de conducta en los trastornos del espectro autista [Conduct disorders in autism spectrum disorders]. Rev Neurol. 2018 Mar 1;66(S01):S31-8. Spanish. PMID: 29516450.

Hyman SL, Levy SE, Myers SM; Council on Children With Disabilities, Section on Developmental and Behavioral Pediatrics. Identification, Evaluation, and Management of Children With Autism Spectrum Disorder. Pediatrics. 2020;145(1):e20193447. doi: 10.1542/peds.2019-3447.

Lebersfeld JB, Swanson M, Clesi CD, O'Kelley SE. Systematic Review and Meta-Analysis of the Clinical Utility of the ADOS-2 and the ADI-R in Diagnosing Autism Spectrum Disorders in Children. J Autism Dev Disord. 2021;51(11):4101-4114. doi: 10.1007/s10803-020- 04839-z.

Lord C, Elsabbagh M, Baird G, Veenstra-Vanderweele J. Autism spectrum disorder. Lancet. 2018 Aug 11;392(10146):508-20. doi: 10.1016/S0140-6736(18)31129-2. Epub 2 de agosto de 2018. PMID: 30078460; PMCID: PMC7398158.

Maenner MJ, Warren Z, Williams AR, et al. Prevalence and Characteristics of Autism Spectrum Disorder Among Children Aged 8 Years – Autism and Developmental Disabilities Monitoring Network, 11 Sites, United States, 2020. MMWR Surveill Summ. 2023;72(2):1-14. doi: 10.15585/mmwr.ss7202a1.

Mutluer T, Aslan Genç H, Özcan Morey A, Yapici Eser H, Ertinmaz B, Can M, et al. Population-Based Psychiatric Comorbidity in Children and Adolescents With Autism Spectrum Disorder: A Meta-analysis. Front Psychiatry. 2022; 13:856208. doi:10.3389/fpsyt.2022.856208.

Pérez-Crespo L, Prats-Uribe A, Tobias A, Duran-Tauleria E, Coronado R, Hervás A, et al. Temporal and Geographical Variability of Prevalence and Incidence of Autism Spectrum Disorder Diagnoses in Children in Catalonia, Spain. Autism Res. 2019;12(11):1693-705.

Real-López M, Peraire M, Ramos-Vidal C, Nath D, Hervás A, Cortés X. Implicación de la disbiosis intestinal en la etiopatogenia y el tratamiento del trastorno del espectro autista: una revisión bibliográfica [Involvement of intestinal dysbiosis in the etiopathogenesis and treatment of autism spectrum disorder: a bibliographic review]. Rev Neurol. 2021 Oct 16;73(8):282-95. Spanish. doi: 10.33588/rn.7308.2021189.

Rogers SJ, Yoder P, Estes A, et al. A Multisite Randomized Controlled Trial Comparing the Effects of Intervention Intensity and Intervention Style on Outcomes for Young Children with Autism. J Am Acad Child Adolesc Psychiatry. 2021;60(6):710-722. doi:10.1016/j.jaac.2020.06.013.PubMed Google Scholar CrossRef.

Rydzewska E, Dunn K, Cooper SA. Umbrella systematic review of systematic reviews and meta-analyses on comorbid physical conditions in people with autism spectrum disorder. Br J Psychiatry. 2021;218(1):10-19. doi: 10.1192/bjp.2020.167.PubMed Google Scholar CrossRef.

Volkmar F, Siegel M, Woodbury-Smith M, King B, McCracken J, State M; American Academy of Child and Adolescent Psychiatry (AACAP) Committee on Quality Issues (CQI). Practice Parameter for the Assessment and Treatment of Children and Adolescents With Autism Spectrum Disorder. J Am Acad Child Adolesc Psychiatry. 2014;53(2):237-257. doi: 10.1016/jzjaac.2013.10.013.

Wang X, Zhao J, Huang S, et al. Cognitive Behavioral Therapy for Autism Spectrum Disorders: A Systematic Review. Pediatrics. 2021;147(5):e2020049880. doi: 10.1542/peds.2020-049880.

World Health Organization. Clasificación Internacional de Enfermedades para las Estadísticas de Mortalidad y Morbilidad, 11ª edición (CIE-11); 2023.

Yu Y, Ozonoff S, Miller M. Assessment of Autism Spectrum Disorder. Assessment. 2023 May 29:10731911231173089. Doi: 10.1177/10731911231173089. Epub ahead of print. PMID: 37248660.

Zeidan J, Fombonne E, Scorah J, et al. Global prevalence of autism: A systematic review update. Autism Res. 2022;15(5):778-90. doi: 10.1002/aur.2696.PubMed Google Scholar CrossRef

Zwaigenbaum L, Bauman ML, Stone WL, Yirmiya N, Estes A, Hansen RL, et al. Early Identification of Autism Spectrum Disorder: Recommendations for Practice and Research. Pediatrics. 2015;136(Suppl 1):S10-40.

Trastorno por déficit de atención e hiperactividad 11

J. Albert Bitaubé, D. Martín Fernández-Mayoralas, S. López-Martín, A. Jiménez de Domingo,
A. L. Fernández Perrone y A. Fernández-Jaén

OBJETIVOS

- Entender que el trastorno por déficit de atención e hiperactividad (TDAH) es complejo y heterogéneo.
- Conocer los principales factores que condicionan la presentación clínica del trastorno.
- Conocer la etiología y los correlatos cerebrales y neuropsicológicos del TDAH.
- Conocer los principales criterios diagnósticos del TDAH.
- Comprender que la evaluación es un proceso complejo que requiere recoger e interpretar múltiples fuentes de información.
- Conocer las principales intervenciones basadas en la evidencia disponibles para el TDAH.

INTRODUCCIÓN

El trastorno por déficit de atención e hiperactividad (TDAH) es el término empleado para definir a un trastorno del neurodesarrollo caracterizado por la presencia marcada y persistente de los síntomas de falta de atención y/o de hiperactividad/impulsividad.

Aunque desde algunos contextos puede considerarse un trastorno de escasa gravedad y estrechamente relacionado con el ambiente (p. ej., estilos de crianza y educativos permisivos), la evidencia empírica acumulada en las últimas décadas muestra tanto su fuerte base neurobiológica como el notable deterioro que genera si no se identifica y se trata adecuadamente.

La prevalencia estimada del TDAH en el mundo es del 5 % en niños* y del 2,8 % en adultos. Esta prevalencia se ha mantenido estable en los últimos 30 años, cuando se siguen los procedimientos diagnósticos internacionales y estandarizados dentro de los estudios epidemiológicos. No obstante, en contextos clínicos-administrativos, la prevalencia es más variable en determinadas áreas geográficas en donde las tasas son más elevadas. En todo caso, se debe señalar que, de forma general, el TDAH sigue siendo un trastorno infraidentificado, infradiagnosticado e infratratado con las importantes consecuencias negativas que ello conlleva para el individuo y su entorno, así como para la sociedad.

- El TDAH es el término empleado para definir a un trastorno del neurodesarrollo caracterizado por la presencia marcada y persistente de los síntomas de falta de atención y/o de hiperactividad/impulsividad.
- La prevalencia estimada del TDAH en el mundo es del 5 % en niños y del 2,8 % en adultos. El TDAH puede generar un notable deterioro si no se diagnostica y trata de forma precoz y adecuada.

---

* Se emplea a lo largo del capítulo el genérico del masculino (p. ej., niños) para referirse a ambos sexos (niños y niñas).

Las evidencias aportadas durante el presente capítulo se basan, principalmente, en estudios colaborativos de múltiples centros que trabajan con amplias muestras, en revisiones sistemáticas y estudios metaanalíticos, en las principales guías de práctica clínica europeas y estadounidenses, basadas en la evidencia, y en documentos de consenso actualizados de organizaciones vinculadas con la investigación y la clínica del TDAH, como la World Federation of ADHD (Attention Deficit Hyperactivity Disorder) o el European ADHD Guidelines Group (EAGG).

PRESENTACIÓN CLÍNICA DEL TRASTORNO POR DÉFICIT DE ATENCIÓN E HIPERACTIVIDAD

Aunque el término TDAH pretende agrupar a un conjunto homogéneo de pacientes con el fin de guiar el diagnóstico y la intervención, la realidad clínica y la evidencia empírica muestran de manera robusta que el TDAH es un trastorno marcadamente heterogéneo en todos sus niveles de análisis.

Con respecto a la presentación clínica, los niños y adolescentes con el trastorno difieren en la manifestación de los síntomas, en los dominios funcionales afectados, en el patrón de comorbilidades mostrado, en la evolución clínica del trastorno e, incluso, en función del género.

Síntomas del trastorno

La falta de atención y la hiperactividad/impulsividad constituyen las dos principales dimensiones sobre las que actualmente se basa el diagnóstico clínico del trastorno.

Los principales sistemas de clasificación y diagnóstico requieren un patrón persistente de síntomas de una o ambas dimensiones, con una frecuencia que sea notablemente superior a lo esperado para el nivel de desarrollo del individuo. Además, como se detalla más adelante, estos síntomas deben estar presentes en al menos dos contextos distintos y deteriorar uno o varios dominios funcionales, como la escuela (aprendizaje y rendimiento académico), la familia o las relaciones sociales.

La falta de atención agrupa un conjunto de conductas que sugieren una fuerte tendencia a la distracción y dificultades en el mantenimiento de la atención y el esfuerzo cognitivo (las cuales son especialmente manifiestas en tareas poco estimulantes y reforzantes), así como problemas en la memoria de trabajo y en las habilidades de organización y planificación. Por su parte, la hiperactividad se refiere a la presencia de una actividad motora excesiva (incluyendo el habla) y dificultades para permanecer quieto, especialmente en situaciones estructuradas que requieran un elevado nivel de autocontrol. Finalmente, la impulsividad agrupa a un conjunto de conductas que sugieren una predisposición para actuar rápido, a menudo de forma prematura, sin la adecuada planificación.

Repercusión funcional

Aunque el TDAH puede considerarse como un trastorno leve por una parte de la sociedad e incluso por algunos profesionales, la evidencia señala que tiene importantes consecuencias negativas en múltiples dominios funcionales.

Los niños con TDAH tienen un mayor riesgo de sufrir lesiones graves relacionadas con accidentes domésticos y otras conductas de riesgo, problemas de relación con iguales y con la familia (padres y hermanos), y dificultades académicas que pueden llevar a suspender asignaturas y a repeticiones de curso. Los adolescentes con este trastorno presentan a su vez una mayor tasa de abandono escolar, consumo más temprano y frecuente de tabaco, alcohol y otras drogas, conductas sexuales de riesgo, embarazos no deseados y accidentes de tráfico, entre otras consecuencias. No obstante, es importante señalar que el tratamiento puede mejorar de manera drástica el pronóstico del trastorno, especialmente en los casos más graves.

En relación con los síntomas, la dimensión de hiperactividad/impulsividad se asocia con una mayor probabilidad de llevar a cabo conductas de riesgo, tener accidentes y ser excluido por los iguales, mientras que la dimensión de falta de atención se relaciona principalmente con un bajo rendimiento escolar y una baja autoestima.

Además de tener en cuenta la repercusión final en el diagnóstico del trastorno y en la evaluación y seguimiento de los tratamientos aplicados, la calidad de vida también se ha incorporado recientemente en la investigación y en la práctica clínica del TDAH. La calidad de vida es un constructo más amplio que la repercusión funcional porque, de hecho, incluye tanto los síntomas como la misma repercusión funcional, así como el bienestar personal y la satisfacción con la vida. Los estudios realizados observan una menor calidad de vida percibida por parte de los niños con TDAH en comparación con niños con desarrollo típico. Se ha de tener en cuenta también en la óptica terapéutica, la calidad de vida de padres y hermanos de pacientes con el trastorno también se encuentra afectada.

Patrones de comorbilidad

La evidencia de estudios con muestras poblacionales y clínicas señala que la mayoría de niños y adolescentes con TDAH presentan, además, otros trastornos asociados.

Se estima que un tercio de los casos de TDAH tiene únicamente este trastorno, mientras que los dos tercios restantes presentan también uno o más trastornos psiquiátricos, incluidos los del neurodesarrollo (que son los trastornos comórbidos más frecuentes). Entre estos últimos, los trastornos del aprendizaje, especialmente de la lectura, son los que se asocian con más frecuencia con el TDAH (**Fig. 11-1A**). Fuera de los trastornos del neurodesarrollo, el trastorno negativista desafiante es la condición comórbida más común en niños con TDAH. Este patrón de comorbilidades se ha observado en estudios clínicos multicéntricos internacionales. Es importante subrayar que es posible, además de pertinente, diagnosticar TDAH en personas con discapacidad intelectual (DI) y/o con un trastorno del espectro autista (TEA), pues la presencia de un TDAH comórbido no tratado empeora la gravedad y el pronóstico de ambos trastornos.

El TDAH es muy prevalente en un amplio conjunto de síndromes genéticos, como el síndrome de Down, el síndrome X frágil, el síndrome de Williams, la esclerosis tuberosa o la neurofibromatosis. En algunos de estos síndromes, se

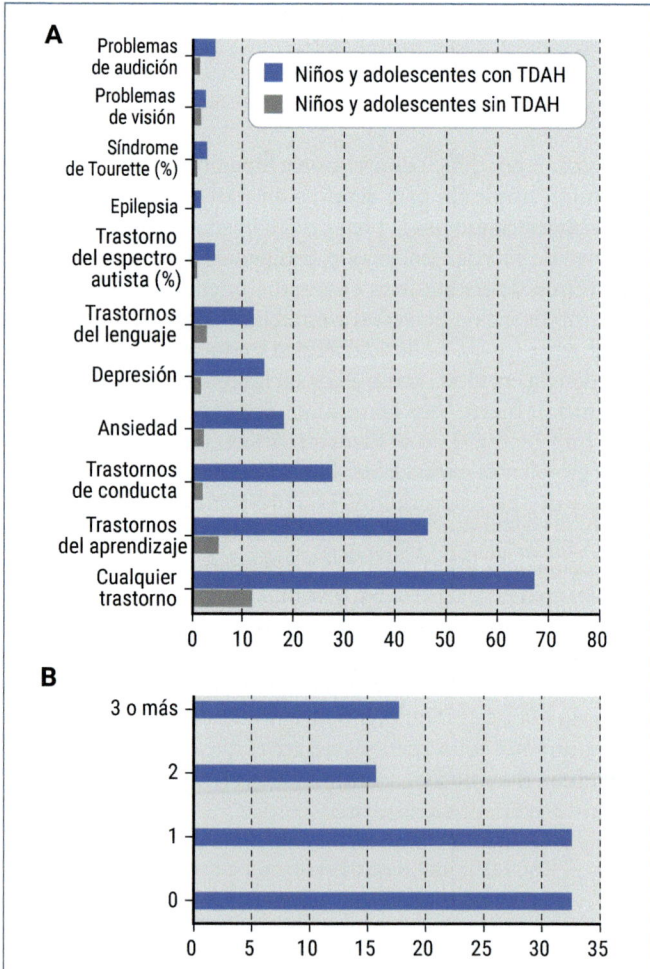

Figura 11-1. (A) Prevalencia de distintos trastornos comórbidos en una muestra representativa de niños y adolescentes con y sin TDAH, de Estados Unidos. **(B)** Porcentaje de niños y adolescentes con TDAH que tienen trastornos comórbidos. Datos extraídos de: Larson *et al.*, 2011, Pediatrics; resultados similares se han obtenido en posteriores estudios con muestras clínicas europeas y norteamericanas. TDAH: Trastorno por déficit de atención e hiperactividad.

observa el TDAH en más del 50 % de los casos. Por otro lado, como se abordará más adelante, aunque el TDAH en pacientes sin DI ni clara dismorfología suele asociarse con múltiples causas y, dentro de las genéticas, con variantes de pequeño tamaño de efecto en múltiples genes, en un subgrupo de pacientes con TDAH se pueden identificar anomalías genéticas de mayor tamaño que por sí mismas explican el trastorno. Estos casos pueden presentar características particulares en la expresión del trastorno, el patrón de comorbilidades y el curso clínico. Por ello, resulta crucial identificarlos.

Se ha constatado, además, un incremento progresivo en el deterioro funcional a medida que aumenta el número de trastornos comórbidos (**Fig. 11-1B**). Estos casos requerirán mayores y más variados recursos terapéuticos tanto farmacológicos como psicológicos y educativos. Asimismo, los niños y adolescentes con TDAH y otros trastornos comórbidos parecen presentar un perfil neuropsicológico caracterizado por déficits más marcados y que implican a más procesos. Además, la presencia de comorbilidades se ha identificado como uno de los principales factores que aumentan la probabilidad de que el TDAH persista en la vida adulta.

El número de niños y adolescentes con TDAH y otras dificultades clínicas aumenta indudablemente cuando se consideran las manifestaciones subclínicas de los trastornos comórbidos previamente mencionados. Estas condiciones subclínicas, entre las que destacan las dificultades de aprendizaje y el funcionamiento intelectual límite (FIL) en el plano cognitivo, y la baja autoestima, los problemas de relación con iguales y las dificultades en la pragmática del lenguaje, en el plano socioafectivo, suelen también requerir apoyo terapéutico, porque impactan negativamente en uno o varios dominios funcionales y empeoran la calidad de vida de los pacientes y sus familias. De este modo, los casos «puros» de TDAH (esto es, sin otros trastornos o condiciones subclínicas) son la excepción en lugar de la norma.

> **!** Aunque no se encuentran actualmente dentro de los trastornos incluidos en los principales sistemas diagnósticos, como el Manual Diagnóstico y Estadístico de los Trastornos Mentales, 5ª edición (DSM-5) y la Clasificación Internacional de Enfermedades, 11ª edición (CIE-11), de la Asociación Americana de Psiquiatría y la Organización Mundial de la Salud, respectivamente, existe un creciente consenso en considerar el tempo cognitivo lento (TCL) y las dificultades de regulación emocional (DRE) como dos condiciones fuertemente relacionadas con el TDAH.

En concreto, el TCL se considera actualmente como una dimensión independiente pero estrechamente vinculada con el TDAH (especialmente con la dimensión de falta de atención), que se caracteriza por un conjunto de particularidades cognitivas y motoras, como ensimismamiento, facilidad para perderse en los propios pensamientos, confusión mental, lentitud motora y de pensamiento o baja activación. Se estima que un 20-40 % de los niños y adolescentes con TDAH mostrarían estos síntomas adicionales, los cuales parecen mostrar una repercusión funcional particular que suele relacionarse con dificultades académicas y problemas interiorizantes (sobre todo ansiedad, y también baja autoestima, distimia o depresión) y de relación (timidez, aislamiento social). Aunque el

término TCL es el más empleado todavía, existe una fuerte tendencia de intentar sustituir este término por el de síndrome de la desconexión o desvinculación cognitiva.

Por su parte, la DRE constituye también una dimensión independiente del TDAH y de otros trastornos comórbidos (p. ej., el trastorno negativista desafiante y la depresión) que, sin embargo, presenta a su vez un elevado solapamiento con el TDAH y, especialmente, con la dimensión de hiperactividad/impulsividad. De hecho, se estima que la DRE está presente en casi un 50 % de los niños, y especialmente en los adolescentes, con el trastorno. Entre las dificultades típicamente incluidas en esta dimensión, se encuentran las asociadas con una elevada impulsividad emocional y las vinculadas con una escasa regulación afectiva, como una excesiva labilidad emocional, una baja tolerancia a la frustración o una elevada irritabilidad. La presencia de DRE incrementa la repercusión funcional del TDAH y aumenta el riesgo de que el trastorno persista en la vida adulta.

Finalmente, la evidencia apunta también a la existencia de una relación entre el TDAH y otras enfermedades médicas, como la epilepsia, la obesidad, los trastornos del sueño, la diabetes *mellitus*, distintas enfermedades autoinmunes o alergias y asma. En estas poblaciones, se ha observado un aumento notable de la prevalencia de TDAH y, viceversa, el riesgo de presentar estas enfermedades es mayor en niños y adolescentes con TDAH que en aquellos con un desarrollo típico.

Trastorno por déficit de atención e hiperactividad a lo largo del desarrollo

El TDAH no es un trastorno estático. Los estudios longitudinales llevados a cabo en muestras clínicas y poblacionales demuestran que tanto la falta de atención como la impulsividad persisten, en mayor medida que la hiperactividad, a lo largo del desarrollo.

Esto conlleva inevitablemente que se observen cambios en un mismo individuo en la presentación clínica del trastorno en función de la etapa evolutiva en la que se encuentre. De esta forma, las presentaciones combinadas son más frecuentes en la infancia y pueden progresar hacia una presentación predominante de falta de atención en la adolescencia o adultez.

Más allá de los cambios asociados con la edad, se debe señalar que incluso las presentaciones podrían variar en un mismo período del desarrollo en función del contexto. Como cualquier otro trastorno del neurodesarrollo, la manifestación clínica de los síntomas y especialmente el nivel de deterioro funcional observado en cada momento no son independientes de las demandas del ambiente y de los apoyos disponibles: períodos o situaciones que requieran una fuerte demanda de los procesos cognitivos deficitarios harán especialmente visibles los síntomas del trastorno y se asociarán con un aumento de la repercusión funcional. El impacto negativo del TDAH será, asimismo, más marcado ante la ausencia de apoyos y adaptaciones.

Aunque el presente capítulo se centra en la infancia y adolescencia, conviene recordar que el TDAH también se presenta en adultos. La mayoría de pacientes con TDAH no cumplirán todos los criterios diagnósticos en la vida adulta. No obstante, muchos de ellos mostrarán niveles subclínicos de hiperactividad/impulsividad y, especialmente, de falta de atención, o persistirá el deterioro funcional en algún dominio.

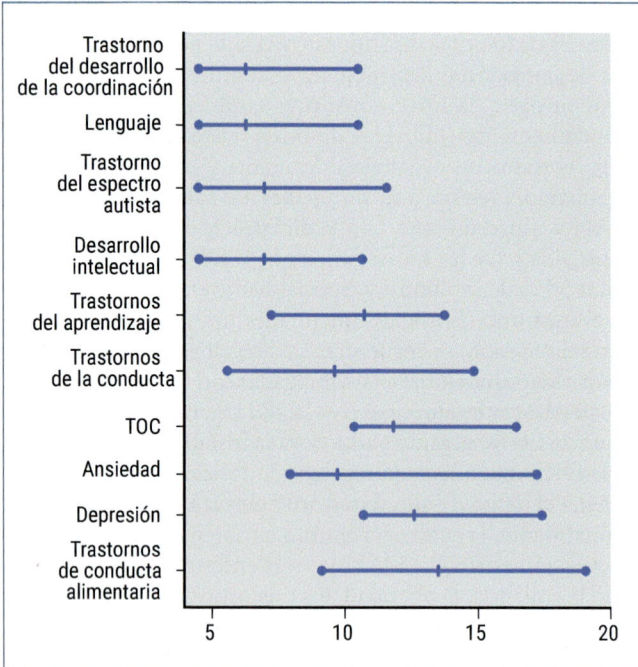

Figura 11-2. Principales comorbilidades asociadas con el TDAH a lo largo del desarrollo hasta la vida adulta. Datos aproximados y no exhaustivos, basados en Jensen y Steinhausen, 2015, ADHD. TOC: trastorno obsesivo-compulsivo.

Finalmente, el patrón de comorbilidades asociado con el TDAH también muestra variaciones a lo largo del desarrollo (**Fig. 11-2**).

Diferencias de género en la presentación clínica del trastorno por déficit de atención e hiperactividad

Los niños, en comparación con las niñas, tienen más del doble o el cuádruple de probabilidades de recibir un diagnóstico TDAH en la infancia, según estudios poblacionales y clínicos, respectivamente. Posiblemente se deba a que los niños suelen mostrar con más frecuencia un perfil caracterizado por la hiperactividad y los comportamientos disruptivos, que se observan con más facilidad que los síntomas de falta de atención.

> **!** Por ello, se debe prestar especial atención en las primeras etapas del desarrollo a la correcta identificación de perfiles caracterizados principalmente por la falta de atención en niñas y adolescentes tanto desde el contexto educativo (docentes y equipos de orientación) como desde el contexto clínico (p. ej., consultas de pediatría).

Con todo, este sesgo diagnóstico en la infancia asociado con el género se reduce drásticamente en la adolescencia, con un aumento notable de mujeres que reciben un diagnóstico clínico de TDAH. Asimismo, se observa un patrón de comorbilidades del TDAH distinto en función del género. Los niños tienen más probabilidades de mostrar trastornos externalizantes, como el trastorno negativista desafiante (TND) o el trastorno de conducta, mientras que las niñas tienden a presentar trastornos internalizantes, como ansiedad, distimia o depresión.

ETIOLOGÍA DEL TRASTORNO POR DÉFICIT DE ATENCIÓN E HIPERACTIVIDAD: GENÉTICA, AMBIENTE E INTERACCIÓN GENÉTICA-AMBIENTE

El TDAH emerge por la acumulación de múltiples factores de riesgo, de los cuales los factores genéticos son más relevantes que los ambientales.

A pesar de la altísima heredabilidad del TDAH, solo en un número reducido de niños y adolescentes con TDAH es posible identificar las causas genéticas del mismo. No obstante, no se debe obviar, por su relevancia clínica, que el TDAH puede ser parte de las manifestaciones clínicas de síndromes relacionados con anomalías genéticas de gran tamaño que afectan a los cromosomas o a regiones funcionales de algunos genes. Las mismas mutaciones genéticas heredadas o adquiridas aparecen, a menudo, no solo en el TDAH, sino también en otros trastornos, como el TEA o la DI, e incluso con otros trastornos psiquiátricos. Este hecho demuestra el elevado solapamiento genético que existe entre los trastornos del neurodesarrollo y que puede explicar, junto con otros factores, la elevada comorbilidad entre ellos.

Por su parte, los factores de riesgo ambientales del TDAH parecen ejercer sus efectos, ya sea de manera aislada o especialmente en su interacción con los genes, en etapas muy tempranas del desarrollo (principalmente durante el embarazo, el parto y los primeros años de vida). De nuevo, aunque infrecuentes, riesgos ambientales aislados podrían explicar el trastorno por sí mismos, como en casos en los que se ha producido una privación ambiental extrema y mantenida o exposiciones intensas a tóxicos (el mejor ejemplo es el de la adopción internacional).

Genética epidemiológica

Desde la perspectiva poblacional, no existen dudas del marcado componente hereditario del TDAH según varias líneas de evidencia. En primer lugar, un conjunto de estudios señala que los progenitores y hermanos de pacientes diagnosticados con TDAH presentan un mayor riesgo de desarrollar el trastorno que los padres y hermanos de no afectados con TDAH (entre cinco y diez veces superior). En segundo lugar, otros estudios observan mayores tasas de TDAH entre los padres biológicos de niños adoptados con TDAH (un 18 %) en comparación con las tasas de TDAH encontradas entre los padres adoptivos (5-6 %) y entre padres de niños de la población general (3 %). Finalmente, los estudios de gemelos estiman que el TDAH tiene una heredabilidad del 70-80 %, una cifra muy próxima a la observada en el TEA y en la esquizofrenia. Si uno de los gemelos monocigóticos presenta TDAH, se estima que el otro tiene un riesgo 70 veces superior al observado entre gemelos monocigóticos sin TDAH. El riesgo desciende notablemente en gemelos dicigóticos con cifras similares a las observadas entre hermanos (el riesgo se multiplica por ocho). No se estima, además, que los efectos de los factores de riesgo ambientales compartidos por los gemelos modulen de manera sustancial la etiología del trastorno, por lo que el papel del ambiente se restringiría principalmente al contexto (único) no compartido por los gemelos, a su interacción con los genes y/o a su papel modulador de la expresión génica a través de modificaciones del ADN (esto es, a cambios epigenéticos). Los genes y su interacción con el ambiente a lo largo del desarrollo parecen claves en el comienzo del trastorno, así como en su curso clínico a lo largo del desarrollo (remisión frente a persistencia del trastorno, evolución de los síntomas y de la disfunción, comorbilidades, etcétera).

 La heredabilidad estimada del TDAH es del 0,7-0,8, una cifra similar a la observada en el TEA y en la esquizofrenia.

Genética molecular

A pesar de su elevada heredabilidad, el TDAH tiene un componente genético poligénico con múltiples variantes genéticas implicadas en la mayoría de los casos.

Como en otros trastornos del neurodesarrollo, las variantes genéticas implicadas desempeñan un papel muy limitado en el riesgo de TDAH por sí mismas. Aproximadamente, un tercio de la heredabilidad total del TDAH se ha atribuido históricamente a variantes genéticas comunes (observadas en más del 1 % de la población), denominadas polimorfismos de nucleótido único (SNP, por sus siglas en inglés), que pueden identificarse mediante metaanálisis de múltiples estudios de asociación del genoma completo (GWAS) en todo el mundo, con grandísimas muestras de personas con TDAH y de personas con desarrollo típico. Gracias a estos estudios, se han localizado 27 ubicaciones (locus) asociadas con el TDAH, e identificado 76 potenciales genes de riesgo implicados, principalmente, en el desarrollo cerebral temprano. Además, estos genes de riesgo se expresan en el cerebro y especialmente en la corteza prefrontal, lo que apoya los modelos iniciales que relacionaban el TDAH con esta región cerebral y con la transmisión dopaminérgica. Estas mismas variantes genéticas comunes (SNP) se han observado también en otros trastornos mentales, e incluso en ciertas enfermedades autoinmunes, lo que de nuevo apunta a que existiría un riesgo genético y neurobiológico común, no solo dentro de los trastornos del neurodesarrollo, sino con otros trastornos psiquiátricos y con algunas enfermedades.

Además de las variantes de riesgo genético comunes en la población, el estudio del genoma completo también ha podido identificar variantes de riesgo genético para el TDAH poco comunes (observadas en menos del 1 % de la población) con alto tamaño de efecto (*odds ratio* elevadas). Estas variantes pueden ser variaciones estructurales en el número de copias (*copy number variation* o CNV), que a menudo eliminan o insertan largos segmentos de parte de un gen o incluso de uno o varios genes, o bien, con mayor frecuencia, cambios en un solo nucleótido (*single nucleotide variant* o SNV). Aunque parecen explicar una mínima parte de la heredabilidad del TDAH (0,2-0,4 %), estudios recientes muestran que un 7-15 % de los pacientes con TDAH las portan. La mayoría de las variantes detectadas son mutaciones infrecuentes *de novo*, esto es, propias del paciente y no heredadas de sus progenitores, aunque sean heredables desde («a partir de») el sujeto afectado. Estas variantes genéticas raras se relacionan más fácilmente que otras variantes genéticas con una mayor disfunción neurobiológica en el TDAH.

 Tanto las variantes genéticas comunes como las raras contribuyen a la heredabilidad del TDAH. Una parte relevante de esta heredabilidad se comparte con otros trastornos del neurodesarrollo e incluso con otros trastornos psiquiátricos fuera de esta categoría.

Dada la frecuente arquitectura poligénica del TDAH, una aproximación prometedora es el cálculo de puntuaciones de riesgo poligénico, ya que resumen el riesgo genético acumulado de TDAH en cada persona. Con esta metodología, se ha constatado que el riesgo poligénico para el TDAH se asocia con las dimensiones de falta de atención e hiperactividad/impulsividad en la población general (lo que apoya una perspectiva dimensional del trastorno) y con el deterioro de varias funciones cognitivas, entre las que destacan la atención y las funciones ejecutivas (lo que apoya una aproximación neuropsicológica). Un reciente estudio incluso va más allá, al demostrar que la relación entre el riesgo genético de desarrollar TDAH y la expresión sintomática del trastorno está mediada, al menos parcialmente, por la afectación del funcionamiento cognitivo (se ha confirmado, hasta el momento, el papel de la memoria de trabajo y de la atención). Estos hallazgos apoyan la conceptualización de algunas funciones cognitivas como endofenotipos del TDAH y, por tanto, como potenciales objetivos para guiar la evaluación y la intervención del trastorno en cada individuo.

 A pesar de su elevada heredabilidad, el TDAH tiene un componente genético poligénico con múltiples variantes genéticas implicadas en la mayoría de los casos.

Factores de riesgo ambientales

Con respecto a los factores relacionados con el ambiente, sus efectos también se estiman pequeños y acumulativos en la mayoría de casos de TDAH. Además, se estima que se producen principalmente en interacción con la genética y a través de los cambios epigenéticos.

Una reciente revisión de 65 metaanálisis identifica la obesidad materna antes del embarazo, los trastornos hipertensivos maternos durante el embarazo, la preeclampsia, la exposición materna a paracetamol durante el embarazo y la presencia en el niño de eccemas durante la infancia como factores de riesgo de TDAH con apoyo empírico consistente. Asimismo, en un segundo nivel de evidencia, por la calidad de los estudios realizados hasta el momento, se encuentran dos factores asociados con la madre (sobrepeso antes del embarazo y consumo de tabaco durante el embarazo) y dos factores relacionados con el niño (asma infantil y el nivel sérico de vitamina D). Es importante señalar que el incremento del riesgo asociado con estos factores de riesgo ambientales con evidencia sólida es modesto, con *odds* ratio comprendidas entre 1,28 y 1,63. Otros factores de riesgo típicamente relacionados con el TDAH, como la prematuridad/bajo peso al nacer tienen *odds* ratios mayores, pero requieren confirmación, dada la fuerte heterogeneidad y la baja muestra de los estudios.

Es importante recordar que las asociaciones observadas no tienen por qué ser necesariamente causales y que los efectos de estos factores ambientales podrían producirse a través de la mediación de la genética e, incluso, de otros factores, como las comorbilidades. Así, la presencia entre estos factores de riesgo de varios síndromes metabólicos maternos y de varias enfermedades inmunológicas en los niños con TDAH sugiere que podría existir una asociación entre enfermedades relacionadas con el sistema inmunitario y el TDAH.

- El TDAH emerge por la acumulación de múltiples factores de riesgo, de los cuales los genéticos son más relevantes que los ambientales.
- Con respecto a los factores relacionados con el ambiente, sus efectos también parecen pequeños y acumulativos en la mayoría de casos de TDAH. Además, se estima que se producen, principalmente, en interacción con la genética y a través de los cambios epigenéticos.

Correlatos neuropsicológicos y cerebrales del trastorno por déficit de atención e hiperactividad

Más allá de la presentación clínica observable del trastorno, el TDAH se caracteriza por relacionarse con déficits en múltiples procesos mentales (tanto cognitivos como motivacionales y emocionales) y con alteraciones en la estructura y función cerebral.

Estos déficits median la relación entre los factores etiológicos (genéticos y ambientales) y la expresión del trastorno (síntomas, patrón de comorbilidades, deterioro funcional y curso clínico). En este sentido, pueden considerarse como endofenotipos del trastorno que estarían más próximos a las causas que los síntomas. Por ello, representan excelentes objetivos de evaluación e intervención y, actualmente, uno de los principales retos de la investigación aplicada.

Neuropsicología del trastorno por déficit de atención e hiperactividad

Existe, actualmente, un amplio consenso en considerar el TDAH como un trastorno complejo con múltiples perfiles neuropsicológicos que se relacionan, además, con circuitos cerebrales relativamente independientes.

Los modelos iniciales que proponían que el trastorno se asociaba con un único déficit cognitivo (p. ej., el control inhibitorio en la influyente teoría de Russell Barkley) o afectivo (la motivación en la hipótesis de la aversión de la demora de la recompensa de Sonuga-Barke) se han reemplazado por modelos de múltiples vías que asumen que en el TDAH pueden estar afectados distintos procesos mentales. Un resumen no exhaustivo de los perfiles neuropsicológicos más característicos del TDAH y de las redes cerebrales que parecen sustentarlos, puede encontrarse en la **figura 11-3**.

La evidencia actualmente disponible muestra, además, que el TDAH se caracteriza por una fuerte heterogeneidad, que se observa desde el punto de vista clínico y etiológico, y también neuropsicológico y neurobiológico. Por tanto, niños y adolescentes con un mismo diagnóstico clínico de TDAH pueden tener dificultades en dominios neuropsicológicos distintos. La mayoría de pacientes con TDAH muestra déficits en uno o varios dominios cognitivos, mientras que un escaso número de ellos presenta dificultades en todos ellos.

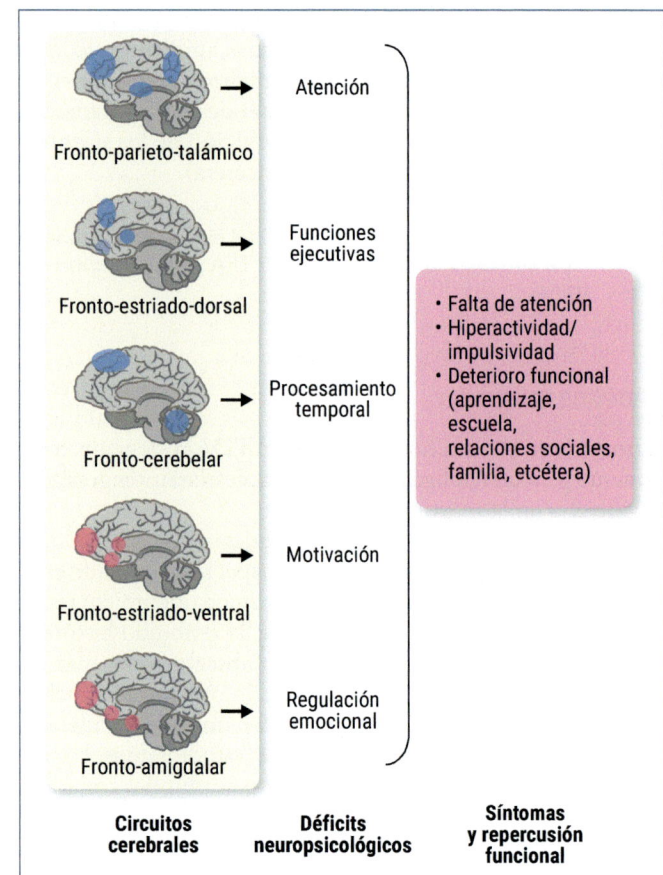

Figura 11-3. Resumen de los principales perfiles neuropsicológicos y circuitos cerebrales asociados en el TDAH.

Aunque todavía no existe consenso sobre qué y cuántos dominios neuropsicológicos pueden estar involucrados en el TDAH, los estudios de metaanálisis destacan los siguientes: las funciones ejecutivas (especialmente, el control inhibitorio, la memoria de trabajo y la planificación/organización), la motivación (medida principalmente como la preferencia por las recompensas inmediatas frente a las demoradas, aunque estas últimas sean notablemente mejores), la estimación y el procesamiento del tiempo y la atención (medida con varios índices, entre los que destaca una marcada variabilidad intraindividual). En todos estos dominios, se han observado diferencias entre niños y adolescentes con y sin TDAH, a pesar de incluir en los primeros a pacientes con perfiles neuropsicológicos probablemente distintos.

La mayoría de estudios realizados han observado que ningún déficit cognitivo específico se presenta en más del 70 % de los pacientes con TDAH. Sin embargo, un reciente estudio, que ha aplicado varios test para estimar el funcionamiento de cada dominio evaluado, ha encontrado que un 89 % de los niños con TDAH mostraría un déficit en una o varias de las tres funciones ejecutivas básicas (control inhibitorio, memoria de trabajo y/o flexibilidad cognitiva).

! De replicarse estos resultados, el perfil neuropsicológico más característico del TDAH sería el que afecta a las funciones ejecutivas, aunque dentro de estas habría de nuevo que tener en cuenta la heterogeneidad de perfiles.

Asimismo, otro indicador neuropsicológico mostrado por un alto porcentaje de pacientes con TDAH es una alta variabilidad intraindividual, típicamente medida a través de la variabilidad de los tiempos de respuesta en tareas neuropsicológicas.

Por otro lado, también se han encontrado déficits en la regulación emocional, generalmente medida a través de escalas de comportamiento, así como un menor rendimiento en pruebas de funcionamiento intelectual y de aptitudes académicas. Dado que los actuales test de inteligencia utilizan modelos que incorporan la memoria de trabajo y la velocidad de procesamiento, no sorprende que la estimación del cociente intelectual total pueda estimarse a la baja en personas con TDAH. Asimismo, la atención y el funcionamiento ejecutivo son parte de los procesos implicados en la lectura, escritura y en las matemáticas, y se conoce además su impacto negativo.

Existe, actualmente, un amplio consenso en considerar el TDAH como un trastorno complejo con múltiples perfiles neuropsicológicos que se relacionan, además, con circuitos cerebrales relativamente independientes.

Neuroanatomía del trastorno por déficit de atención e hiperactividad

El conocimiento de los correlatos neuroanatómicos y neurofuncionales del TDAH se ha incrementado de manera notable en las últimas décadas, en paralelo con el avance de las técnicas y de los procedimientos de análisis de la estructura y función cerebral. Asimismo, la crisis científica relacionada con los bajos niveles de replicabilidad de los estudios neurocientíficos (también observada en otras áreas de la medicina y la psicología) ha impulsado la colaboración internacional para aumentar el tamaño de las muestras experimentales y las prácticas de ciencia abierta.

Dentro de este contexto, los estudios del grupo de trabajo ENIGMA (Enhancing Neuroimaging Genetics Through Meta-Analysis [ENIGMA]) han permitido examinar transversalmente las diferencias neuroanatómicas entre niños, adolescentes y adultos con y sin TDAH en amplias muestras. El primero de los estudios de este consorcio, publicado en 2017 y centrado en regiones subcorticales, confirmó, con más de 3.000 individuos, resultados previos al observar un menor volumen intracraneal total y menores volúmenes del estriado dorsal (caudado y putamen). Asimismo, mostró la relevancia de regiones poco examinadas en el TDAH, como el núcleo accumbens y, especialmente, la amígdala y el hipocampo. La afectación de estas regiones subcorticales sugiere la relevancia no solo de los circuitos frontoestriados dorsal y ventral, sino también del circuito frontolímbico, que participa en la regulación emocional.

El segundo estudio del grupo de trabajo ENIGMA, publicado en 2019, examinó las potenciales diferencias corticales entre más de 4.000 personas con y sin TDAH. Los datos revelaron diferencias mucho más sutiles y en un menor número de regiones de las esperadas, en función de los resultados de la extensa investigación previa con muestras más discretas. Las diferencias más marcadas se encontraron en el área de superficie de toda la corteza (una medida anatómica relacionada con el número de columnas ontogénicas que discurren perpendiculares a la superficie del cerebro), seguidas de reducciones en esta misma medida en regiones prefrontales, cingulares y temporales. En cuanto al grosor cortical (otra medida anatómica que se relaciona con el número de neuronas en una determinada columna), las diferencias se restringieron a regiones temporales y, especialmente, al polo temporal. Esta última región, de nuevo escasamente atendida por la investigación previa, es una importante área de asociación heteromodal que integra y procesa las propiedades emocionales y motivacionales de los estímulos, y que mantiene fuerte conexiones con áreas también implicadas en el TDAH.

Las diferencias anatómicas observadas no se relacionan con la historia previa de tratamiento farmacológico con estimulantes y no se relacionan con las comorbilidades.

Se debe destacar que las diferencias anatómicas entre TDAH y controles en todas las regiones corticales y subcorticales, excepto el hipocampo, se observaron en la infancia, pero no en la adolescencia y la adultez. Estos resultados están en consonancia con estudios longitudinales previos que observaron un retraso en la maduración estructural de la corteza cerebral (en concreto, de las medidas de grosor y área de superficie cortical).

Por tanto, la evidencia, tanto de los estudios transversales con grandes muestras como de los estudios longitudinales, apoyan la hipótesis del retraso madurativo en el TDAH: las trayectorias de desarrollo cerebral en el TDAH son similares a las observadas en la población general, pero la maduración comienza más tarde y es más lenta.

Las demoras más prominentes, superiores a los dos años con respecto a los controles, se localizan en regiones prefrontales, seguidas de regiones temporales.

Además de explorar posibles alteraciones estructurales en regiones corticales y subcorticales (sustancia gris), otros estudios han examinado la integridad de los tractos de sustancia blanca como medida indirecta del grado de conectividad cerebral en el TDAH. Las diferencias más consistentes se observan en los tractos posteriores del cuerpo calloso y, en menor medida, en los fascículos frontooccipital y longitudinal inferiores. Sin embargo, estos resultados que sugieren una conectividad cerebral alterada en el TDAH deben interpretarse todavía con cautela por la existencia de resultados contradictorios, por el alto nivel de inferencia de la técnica y de las medidas empleadas, y por la ausencia de control de los movimientos de la cabeza de los participantes durante el registro. Dada la fuerte influencia de estos movimientos en la estimación de las medidas de conectividad utilizadas (que se basan en las propiedades de difusión del agua), se precisan más estudios para confirmar los patrones de conectividad alterados en el TDAH.

Neurociencia funcional del trastorno por déficit de atención e hiperactividad

Aunque escasos por ser invasivos y limitados casi exclusivamente, a adultos con el trastorno, los estudios que han empleado la tomografía por emisión de positrones (PET) han permitido demostrar la existencia de alteraciones en el transportador y en los receptores de dopamina en el circuito frontoestriado que explicarían los efectos terapéuticos de los estimulantes, así como sus efectos sobre el funcionamiento cognitivo. También se ha constatado una menor disponibilidad de dopamina en regiones que forman parte del sistema de recompensa (principalmente, núcleo accumbens) y del sistema límbico (fundamentalmente, la amígdala). Los niveles dopaminérgicos en estas regiones parecen además relacionarse con los síntomas del trastorno (sobre todo con la falta de atención) y con las dificultades motivacionales presentes en el TDAH. Por su parte, los estudios para examinar la disponibilidad de noradrenalina (otro importante objetivo terapéutico de las medicaciones para el TDAH, como se verá más adelante) son muy escasos, dadas las dificultades metodológicas que plantea su estudio. En todo caso, se sabe que este neurotransmisor tiene un papel relevante sobre funciones cognitivas y afectivas, e incluso sobre la regulación de los niveles de dopamina en los lugares donde escasean sus transportadores, como en la corteza prefrontal.

> ❗ Los estudios que han examinado la actividad hemodinámica mediante el uso de resonancia magnética funcional y la actividad electrofisiológica de niños y adolescentes con TDAH durante la realización de tareas cognitivas y afectivas han encontrado, de manera general, menores activaciones en los pacientes en comparación con los controles.

Los resultados más consistentes se observan en tareas que demandan la participación de la memoria de trabajo y, especialmente, del control inhibitorio. Así, se observa una hipoactivación en el circuito frontoestriado dorsal, típicamente asociado con el control inhibitorio. Además, se ha observado una baja activación de los circuitos cerebrales involucrados en la atención, la motivación y el procesamiento de las recompensas, el procesamiento y estimación del tiempo y, aunque menos explorado, también en la regulación emocional (v. **Fig. 11-3**). Paralelamente, se han observado patrones de hiperactivación en otras regiones posteriores (p. ej., áreas somatosensoriales, visuales y cúneo), posiblemente como mecanismo de compensación de los déficits observados en los circuitos frontales. Como en el caso de las alteraciones neuroanatómicas, las diferencias en la actividad cerebral entre niños con y sin TDAH parecen reducirse de manera paulatina con la edad y son independientes del tratamiento farmacológico.

Otra línea de estudios destacada es aquella que explora los patrones de activación neural en reposo (es decir, sin realizar tarea alguna durante el registro de la señal). Dentro de este perfil de investigaciones, han tenido un mayor impacto aquellas que exploran la red de activación (modo) por defecto (DMN). Esta red cerebral, donde sobresalen regiones prefrontales mediales, la corteza cingulada y el precúneo, muestra su máxima activación cuando se orienta la atención internamente (p. ej., en nuestros pensamientos), mientras que se desactiva cuando la atención se orienta hacia estímulos externos.

> ❗ La principal hipótesis asociada con la red por defecto propone que el TDAH se caracterizaría por presentar fallos en la desactivación de esta red, lo que lleva a un período de desconexión con la tarea en curso (lapsus atencionales).

Durante los períodos en los que está activada la red por defecto, mientras se realiza una actividad cognitiva, es más probable cometer fallos atencionales y, de hecho, se ha constatado un aumento de los errores de omisión y de la variabilidad de los tiempos de reacción (dos índices neuropsicológicos que sugieren dificultades atencionales).

Finalmente, se debe señalar que las diferencias en la estructura y función cerebral observadas entre los niños y adolescentes con y sin TDAH son significativas, pero muy modestas en cuanto a su magnitud (p. ej., con tamaños del efecto menores a 0,2 con respecto a las diferencias estructurales). Este resultado probablemente se relaciona, de nuevo, con la fuerte heterogeneidad del TDAH, que conlleva una reducción de las diferencias grupales cuando se incluyen, dentro de uno de los grupos, a personas con el mismo diagnóstico de TDAH, pero con perfiles neuropsicológicos y neurobiológicos distintos. Por todo ello, aunque se están realizando importantes avances en la aplicación de procedimientos de aprendizaje automático sobre datos neuropsicológicos y neurobiológicos para intentar diferenciar pacientes con el trastorno de personas con desarrollo típico, actualmente estas diferencias no son apreciables en casos individuales y, por ello, no pueden utilizarse para fines diagnósticos.

> 💡 Más allá de la presentación clínica observable del trastorno, el TDAH se caracteriza por relacionarse con déficits en múltiples procesos mentales (tanto cognitivos como motivacionales y emocionales) y con alteraciones en la estructura y función cerebral.

DIAGNÓSTICO Y EVALUACIÓN DEL TRASTORNO POR DÉFICIT DE ATENCIÓN E HIPERACTIVIDAD

Aunque los criterios diagnósticos del TDAH son relativamente claros, la evaluación del TDAH es un proceso complejo en el que se deben integrar múltiples fuentes de información, herramientas de valoración y niveles de análisis. Se recomienda complementar la valoración de los síntomas (conductas) con una evaluación neuropsicológica-psicopedagógica, así como incluir medidas que permitan conocer el impacto funcional que generan las dificultades y la calidad de vida del paciente y de su familia. El trabajo conjunto entre distintos profesionales de la salud y del ámbito educativo resulta fundamental.

Criterios diagnósticos del trastorno por déficit de atención e hiperactividad

La CIE, de la Organización Mundial de la Salud, y especialmente el DSM, de la Asociación Americana de Psiquiatría, continúan siendo las principales referencias para realizar el diagnóstico de TDAH.

Ambos adoptan una aproximación similar al TDAH en sus últimas versiones (CIE-11 y DSM-5): lo incluyen dentro de la categoría de trastornos del neurodesarrollo, aceptan la existencia de tres presentaciones distintas en función de los síntomas mostrados (presentación predominante de falta de atención, hiperactiva-impulsiva o combinada), marcan los 12 años como la edad máxima en la que se han tenido que manifestar los síntomas y requieren que los síntomas tengan un impacto negativo en el aspecto funcional. Aunque ambos han introducido algunas características de una aproximación dimensional a los trastornos del neurodesarrollo (p. ej., al sustituir los subtipos de la cuarta edición revisada del DSM, DSM-IV-TR, por las presentaciones actuales descritas en el DSM-5), continúan siendo, esencialmente, sistemas categoriales de clasificación y diagnóstico.

No obstante, existen diferencias en algunos aspectos entre ambos sistemas, que esencialmente se relacionan con un enfoque más descriptivo y menos pautado de la CIE-11. Así, mientras que el DSM-5 detalla cada síntoma y el umbral necesario para el cumplimiento de este criterio (al menos seis de los nueve síntomas de falta de atención y/o de hiperactividad/impulsividad en el caso de los niños, y de cinco en el caso de los adultos), la CIE-11 describe varios síntomas a modo de ejemplo para cada dimensión sintomática, pero no es exhaustiva en su listado ni tampoco define un umbral para la toma de decisiones clínicas.

Además del DSM-5 y la CIE-11, el diagnóstico y la evaluación pueden basarse en las directrices de un conjunto de guías de práctica clínica elaboradas por distintas asociaciones profesionales (véase, p. ej., la guía clínica de la Asociación Americana de Pediatría, publicada en 2019) o por los propios países. En Europa, destacan las guías de Reino Unido (National Institute for Health and Care Excellence, NICE, 2018), Alemania (2018), Países Bajos (2019) y España (2017). Aunque existen algunas discrepancias entre estas guías, las recomendaciones son, en líneas generales, similares en lo que respecta a la evaluación y el diagnóstico de TDAH.

> **!** Aunque los criterios diagnósticos del TDAH son homogéneos entre sistemas, claros y, *a priori*, relativamente sencillos de seguir, el proceso de evaluación y diagnóstico del trastorno es complejo, y requiere recoger, integrar e interpretar información cuantitativa y cualitativa de múltiples fuentes de información que, además, no siempre son coincidentes.

De hecho, existen datos robustos acerca de una baja concordancia entre las valoraciones de los síntomas realizadas por padres y profesores, así como entre padres y los propios pacientes en el caso de adolescentes. Según nuestro conocimiento, no se aportan pautas en los sistemas de evaluación para combinar los datos dispares durante el proceso diagnóstico. Dada esta complejidad, se debe advertir que no existe escala o test médico, biológico o neuropsicológico alguno que por sí mismo sea diagnóstico. Probablemente las escalas rellenadas por la madre reflejen, en mayor medida, la realidad que el resto.

El diagnóstico y la evaluación del TDAH necesitan tener en cuenta no solo la complejidad del trastorno, sino también su elevada heterogeneidad. Esta implica que personas con el mismo diagnóstico de TDAH pueden mostrar diferencias marcadas en las causas del trastorno (genética o ambiental, o multifactorial), los déficits cognitivos que se encuentran alterados, el patrón de condiciones o trastornos comórbidos, o los dominios funcionales que están deteriorados. Reconocer esta heterogeneidad en la valoración e individualizar los planes de intervención es fundamental para dar una adecuada respuesta clínica.

> Con todo, el diagnóstico de TDAH constituye finalmente un juicio clínico basado en un alto nivel de conocimiento científico, en la experiencia clínica acumulada de los profesionales implicados, y en la información cuantitativa y cualitativa recogida durante todo el proceso de evaluación.

Proceso de evaluación del trastorno por déficit de atención e hiperactividad

La complejidad y heterogeneidad del TDAH requiere la participación de varios profesionales de la salud (a menudo, médicos y psicólogos) y de la educación (docentes y equipos de orientación) que se aproximen al trastorno desde distintas disciplinas (neurología, psiquiatría, pediatría, psicología o neuropsicología), utilizando diferentes aproximaciones (por ejemplo, categórica frente a dimensional, o sintomatológica frente a neurocognitiva).

> **!** Tres de los componentes más relevantes del proceso de evaluación son la entrevista clínica, las escalas y los test neuropsicológicos, los cuales se revisan a continuación con mayor detalle.

Además, la exploración física del paciente junto con la información recogida en la entrevista es esencial para identificar otras condiciones y enfermedades que pudieran estar detrás de los síntomas (diagnóstico diferencial de posibles fenocopias del TDAH), así como para guiar la toma de decisiones sobre la necesidad de realizar pruebas adicionales en el ámbito genético, metabólico o de la estructura y función cerebral.

Aunque la mayoría de pacientes con TDAH tiene un componente genético poligénico con múltiples variantes genéticas comunes implicadas (que en la actualidad no son detectables con las técnicas genómicas actuales), no debe obviarse que en un conjunto de ellos se pueden detectar alteraciones genéticas que por sí mismas incrementan de manera sustancial el riesgo de presentar el trastorno. En este sentido, la probabilidad de identificar variantes genéticas raras (CNV o SNV) aumenta notablemente cuando, además del TDAH, existen dismorfias, malformaciones congénitas, rasgos significativos de TEA, DI u otros trastornos graves comórbidos. En estos casos, su detección puede ser útil desde el punto de vista clínico. El empleo de análisis por microarrays cromosómicos (CMA) y, especialmente, de las técnicas de secuenciación masiva de nueva generación (tanto de todo el genoma [WGS] como de los exomas [WES]) ha incrementado significativamente la detección de anomalías genéticas en los trastornos del neurodesarrollo. La utilidad diagnóstica de la WGS/WES aumenta además cuando se lleva a cabo «en trío» (con muestras de sangre/saliva tanto del paciente como de su padre y su madre) con respecto a cuando se realiza únicamente en el paciente, lo que es especialmente útil para detectar mutaciones de *novo*.

Al igual que la evaluación genética, la resonancia magnética estructural (RMe) se recomienda en aquellos casos en los que se detecta, en la exploración física, microcefalia o macrocefalia, signos neurocutáneos o malformaciones congénitas, mientras que el electroencefalograma (EEG) está indudablemente indicado ante la sospecha de crisis y síndromes epilépticos.

Entrevista clínica

La entrevista clínica constituye el elemento central de la evaluación y el diagnóstico de cualquier trastorno del neurodesarrollo, incluido el TDAH.

La entrevista se suele componer de elementos que son comunes a todos los trastornos (algo imprescindible, dado el elevado solapamiento y comorbilidad entre ellos) y elementos específicos del propio TDAH (principalmente, revisión de criterios diagnósticos, aunque también se recomienda indagar sobre la posible afectación cognitiva y socioemocional).

Con respecto a los primeros, se recomienda comenzar con el motivo de consulta para, posteriormente, revisar la historia del desarrollo de los principales dominios (área motora, habla y lenguaje, cognición, desarrollo socioemocional y conducta adaptativa), la historia escolar y de aprendizaje (asignaturas con más y menos dificultades, suspensos y repeticiones de curso o nivel de competencia en los aprendizajes básicos: lectura, escritura y matemáticas) y las historias médica y psicológica (enfermedades y trastornos pasados y actuales). Además, resulta conveniente obtener información sobre la historia familiar (diagnósticos previos de TDAH, casi siempre sin diagnóstico, y/u otros trastornos del neurodesarrollo, enfermedades médicas, etc.) y los antecedentes personales (cómo transcurrió el embarazo y el parto, enfermedades médicas asociadas cardiológicas, pulmonares, dermatológicas, etc.). También es apropiado conocer la estructura familiar (p. ej., número de hermanos, estado civil y modelo de convivencia de los padres) y las dinámicas y rutinas en casa (estilo de crianza, patrones de interacción familiar y estilos de comunicación). Se recomienda, siempre que sea posible, incluir a los niños y adolescentes en las entrevistas (ya sean solos y/o con sus familiares), ya que constituyen una fuente esencial de información. Este procedimiento permite conocer su nivel de conciencia de las dificultades, uno de los principales predictores del éxito de la intervención, que requeriría incorporarse como un objetivo prioritario si se estima que es bajo.

Con respecto a los elementos específicos del TDAH, los criterios diagnósticos del trastorno requieren revisarse en detalle durante la entrevista, preguntado sobre cada uno de los síntomas del TDAH, la edad de aparición de los mismos y sobre qué dominios funcionales repercuten. De esta forma, se podrá estimar si los síntomas persisten en el tiempo, si se observan en varios contextos y si son más intensos de lo esperado para el nivel de desarrollo del paciente. Además, el trastorno debe causar deterioro funcional en uno o varios dominios, como la escuela/aprendizaje, las relaciones con iguales, el bienestar psicológico o las relaciones familiares.

El formato de entrevista más utilizado en la práctica clínica es el semiestructurado, ya que permite realizar una valoración más sistemática y exhaustiva que una entrevista abierta y, a la vez, más flexible que formatos cerrados típicamente empleados en investigación. Los módulos específicos de TDAH y trastornos relacionados de la entrevista diagnóstica Escala para la Evaluación de los Trastornos Afectivos y la Esquizofrenia en Niños-versión presente y de por vida (*Kiddie-Schedule for*

Affective Disorders and Schizophrenia-Present and Lifetime Version, K-SADS-PL) pueden resultar muy útiles e incrementan la fiabilidad del proceso de evaluación. Otras entrevistas también utilizadas son la *Mini-International Neuropsychiatric Interview for Children and Adolescents* (MINI-KID), la Entrevista Diagnóstica para Niños y Adolescentes (*Diagnostic Interview for Children and Adolescents*, DICA) o la Entrevista Diagnóstica para Niños (*Diagnostic Interview Schedule for Children*, DISC).

Escalas de valoración

Dentro de las escalas de valoración se pueden incluir aquellas dirigidas a valorar de manera específica los síntomas diagnósticos o nucleares del TDAH y aquellas que incorporan una valoración más general del comportamiento e incluyen síntomas de un amplio conjunto de trastornos y dificultades que pueden presentarse durante la infancia y la adolescencia. Además, no se debe olvidar la relevancia de evaluar el nivel de repercusión del cuadro clínico en distintos dominios funcionales y conocer cuál es la calidad de vida del paciente y su familia.

Escalas de síntomas de trastorno por déficit de atención e hiperactividad

Las escalas de valoración de los síntomas de TDAH constituyen buenas herramientas para complementar la información recogida en la entrevista y en la observación clínica. Permiten estimar el nivel sintomatológico en contextos reales (generalmente, casa y colegio) y compararlo con los niveles obtenidos por muestras representativas de niños/adolescentes de la misma edad y del mismo sexo. Este último aspecto es especialmente relevante, porque posibilita tener en cuenta las importantes diferencias en la expresión del trastorno a lo largo del desarrollo y en función del género, variables que no se tienen en cuenta en la medida necesaria en la evaluación categorial realizada a través del DSM-5 o la CIE-11. De esta forma, se podrán identificar solo aquellos pacientes que muestran una intensidad sintomática marcadamente elevada (generalmente, se utilizan como umbrales percentiles iguales o superiores a 90).

> ! La evidencia señala que el uso de escalas estandarizadas y baremadas reduce el número de falsos positivos en el diagnóstico.

Entre las escalas de síntomas más utilizadas en la investigación y en la práctica clínica se encuentran la Escala de Conners (que incluye síntomas de trastorno oposicionista desafiante, además de TDAH) y la Escala de Valoración del Trastorno por Déficit de Atención e Hiperactividad (*ADHD-Rating Scale*) (Du Paul, que cuantifica los 18 criterios del TDAH del manual DSM-5). Ambas están adaptadas al DSM-5, pero sus últimas versiones publicadas (Conners-4 y ADHD-RS-5) todavía no se encuentran baremadas con muestras de nuestro país. En general, los estudios previos muestran importantes diferencias en las valoraciones de los informantes (padres y profesores), de las cuales la materna es la de mayor precisión desde el punto de vista estadístico, por lo que, aunque son necesarias, deben ser interpretadas con precaución y en consonancia con el resto de la evaluación clínica y neuropsicológica.

Asimismo, es importante no corregir las escalas con umbrales absolutos en lugar de con los baremos correspondientes, porque se estaría eliminando la aproximación dimensional y el adecuado ajuste por edad y género.

Escalas de amplio espectro

Dada la elevada comorbilidad del TDAH, también resultan útiles las escalas de amplio espectro que cubren un extenso rango de condiciones y trastornos infantojuveniles. Entre ellas, destacan el Sistema de Evaluación de la Conducta de Niños y Adolescentes-3 (BASC-3) y el Sistema de Evaluación de Niños y Adolescentes (SENA). Ambas están baremadas con muestras representativas de la población española y abarcan un amplio rango de edades, desde infantil hasta la vida adulta. Las últimas versiones de las principales escalas de TDAH incluyen también ítems para valorar las condiciones y trastornos que más frecuentemente se le asocian, como los problemas de sueño, la ansiedad y la depresión, la desregulación emocional (dificultades que frecuentemente coexisten con el TDAH y que son independientes de otros trastornos afectivos, como se ha revisado previamente), el tempo cognitivo lento (dimensión también estrechamente relacionada con el TDAH, pero independiente de los síntomas nucleares del trastorno), el trastorno negativista desafiante o el trastorno de conducta. Si se dispone de estas escalas de síntomas ampliadas, puede no ser necesario aplicar otras más generales.

Escalas de repercusión funcional

Además de valorar los síntomas característicos del trastorno y sus principales comorbilidades, la definición diagnóstica del TDAH requiere tener en cuenta las consecuencias negativas que genera. De hecho, no existe trastorno si no existe un deterioro funcional significativo. Aunque la situación está cambiando en algunos contextos clínicos y, especialmente, en el contexto de la investigación, no siempre se evalúa y cuantifica el deterioro funcional que genera el TDAH a través de escalas en la práctica clínica. Se recomienda su incorporación junto con la estimación del nivel sintomatológico.

La relación entre la intensidad sintomática y el deterioro funcional es positiva, pero modesta. En otras palabras, aunque exista una tendencia a que una mayor sintomatología se asocia con un mayor deterioro, no siempre es así. Pueden existir pacientes con elevada sintomatología y muy baja repercusión, y viceversa. Por ello, resulta fundamental medir tanto los síntomas como la disfunción en el proceso diagnóstico y además en el seguimiento de los pacientes. Por otro lado, tener en cuenta la repercusión funcional y otros constructos, como la calidad de vida, permite realizar una aproximación más holística del TDAH, en la que, quizás, lo más importante sean las consecuencias negativas que genera (no tanto sus síntomas), y en donde el trastorno no solo surge de los déficits de la persona, sino que también depende de los recursos y apoyos que se le pueden dar.

> La definición diagnóstica del TDAH requiere evaluar las consecuencias negativas que genera el trastorno (qué dominios funcionales están afectados y en qué grado).

Entre los instrumentos comúnmente utilizados para cuantificar el nivel de deterioro funcional en cada dominio, se encuentra la Escala de Impedimento Funcional de Weiss (*Weiss Functional Impairment Rating Scale-Parent Report*, WFIRS-P) (versión para padres) y la WFIRS-S (versión para el paciente), dos escalas específicamente diseñadas para el TDAH. De nuevo, las versiones más recientes de las escalas de síntomas incorporan módulos para evaluar la repercusión funcional dada su relevancia (véase, por ejemplo, la ADHD-RS-5 o la última versión de las escalas de Conners).

Test neuropsicológicos

Dentro de esta categoría, se incluyen tanto los test dirigidos a evaluar el funcionamiento de distintos procesos cognitivos (atención, funciones ejecutivas, memoria-aprendizaje o lenguaje, entre otros) como los test que valoran diferentes aptitudes (principalmente, aptitudes intelectuales y aptitudes académicas, como lectura, escritura y matemáticas). Estos últimos, denominados frecuentemente test psicopedagógicos, también se basan en modelos de la psicología cognitiva y tienen, además, una fuerte base neurobiológica. Así, por ejemplo, los test de lectura suelen incluir la valoración de sus principales precursores cognitivos (conciencia fonológica, memoria de trabajo y velocidad de procesamiento). Estos dos últimos procesos también forman parte de los modelos actuales de inteligencia sobre los que se basan la mayoría de los test de inteligencia.

> Los test neuropsicológicos no pueden, al igual que las escalas de síntomas, ser diagnósticos por sí mismos.

Los síntomas de falta de atención y el déficit atencional cuantificados por una escala y por un test, por ejemplo, pueden relacionarse con una amplia variedad de trastornos y condiciones médicas, e incluso asociarse con situaciones transitorias no patológicas (p. ej., falta de sueño o efectos secundarios de una medicación).

> ! Los test neuropsicológicos pueden proporcionar información útil tanto para el proceso de evaluación y diagnóstico (p. ej., al caracterizar los perfiles neuropsicológicos afectados en cada paciente, cuantificar la gravedad del déficit de manera más objetiva o aportar datos adicionales que permitan clarificar discrepancias entre informantes en las escalas de síntomas) como para la supervisión del tratamiento (p. ej., con la aportación de información adicional de los efectos del tratamiento sobre el funcionamiento cognitivo que se encuentra alterado en cada paciente).

Es importante destacar que los déficits neuropsicológicos asociados con el TDAH (p. ej., en la atención y el funcionamiento ejecutivo) predicen no solo la intensidad de los síntomas nucleares del trastorno, sino también el impacto negativo sobre varios dominios funcionales (principalmente aprendizaje y escuela, aunque también otros, como el funcionamiento social). Esta influencia parece ejercerla de manera indirecta a través de los síntomas, pero existen dudas de si además los déficits neuropsicológicos podrían generar directamente un mayor deterioro funcional. En cualquier caso, esta evidencia sugiere que los síntomas y los déficits neuropsicológicos son dos dimensiones relacionadas, pero claramente diferenciadas, por lo que se deben tener en cuenta de manera independiente en el proceso de evaluación.

Entre los test más empleados en la práctica clínica se encuentran los Test de ejecución continua (*Continuous Performance Test*, CPT), los cuales, principalmente, valoran procesos asociados con el control inhibitorio y, especialmente, con la atención, y los test que valoran el funcionamiento ejecutivo. Otros perfiles neuropsicológicos del TDAH no disponen todavía de instrumentos estandarizados y baremados para la clínica, y se restringen al contexto de investigación.

> **!** Los test neuropsicológicos son imprescindibles, en un número relevante de casos, para realizar un adecuado diagnóstico diferencial y de comorbilidades.

Se debe recordar que la comorbilidad es la norma en lugar de la excepción en el TDAH, y que varios de los trastornos comórbidos más comunes son los trastornos específicos del aprendizaje (dislexia, discalculia y disgrafía), los trastornos del lenguaje y la discapacidad intelectual-FIL. La identificación y diagnóstico de todos ellos requiere realizar un test neuropsicológico. Por otro lado, estos trastornos pueden generar síntomas similares al TDAH. De esta forma, un paciente con una DI leve mostrará sintomatología relacionada con la falta de atención porque presenta un déficit general en el funcionamiento cognitivo, u otro paciente con una dislexia puede, asimismo, presentar fatiga atencional al tener que realizar un sobreesfuerzo cognitivo para leer.

> **!** Finalmente, se debe tener presente que los propios déficits neuropsicológicos y síntomas del TDAH pueden repercutir negativamente en el aprendizaje de la lectoescritura y en la correcta adquisición de sus precursores, y requerir apoyo sin existir un trastorno de aprendizaje.

>
> - La CIE de la Organización Mundial de la Salud y, especialmente, el DSM de la Asociación Americana de Psiquiatría continúan siendo las principales referencias para realizar el diagnóstico de TDAH.
> - La entrevista clínica constituye el elemento central de la evaluación y el diagnóstico de cualquier trastorno del neurodesarrollo, incluido el TDAH.

INTERVENCIONES PARA EL TRASTORNO POR DÉFICIT DE ATENCIÓN E HIPERACTIVIDAD: RECOMENDACIONES TERAPÉUTICAS

La combinación de tratamiento farmacológico y psicológico constituye, de manera general, la mejor opción terapéutica por su eficacia para reducir los síntomas nucleares del trastorno y mejorar las habilidades adaptativas, así como la funcionalidad y la calidad de vida de los pacientes y de sus familias.

La conjunción de ambos tipos de tratamiento permite, además, reducir la dosis de medicación recibida, aporta beneficios a largo plazo y ofrece una adecuada respuesta clínica a los trastornos comórbidos.

Dentro de los tratamientos farmacológicos se dispone actualmente de un conjunto relativamente amplio de medicaciones, tanto estimulantes como no estimulantes, que han demostrado su eficacia y seguridad en un amplio número de ensayos clínicos controlados y aleatorizados (ECCA). Por su parte, dentro de la categoría de tratamientos psicológicos, se incluyen las intervenciones conductuales, cognitivo-conductuales y neuropsicológicas. Con una menor eficacia sobre la reducción de los síntomas nucleares del trastorno que los tratamientos farmacológicos (especialmente en el corto plazo), las intervenciones psicológicas resultan, en la mayoría de casos, imprescindibles para dar una respuesta holística a los pacientes y a sus familias, así como a las frecuentes comorbilidades del TDAH. En los niños de edad escolar, la psicoeducación para padres constituye una herramienta fundamental, ya que contribuirá a una mayor adhesión al plan de tratamiento e incrementará la motivación por las terapias psicológicas y pedagógicas.

> **!** Además de los tratamientos farmacológicos y psicológicos centrados en el paciente, el plan de intervención debe involucrar a la familia y a los profesionales de la educación (docentes y orientadores).

La casa y el colegio son, sin duda, los contextos en los que los niños y adolescentes pasan más tiempo y, por ello, desde donde más se puede modificar su comportamiento a través de la formación a padres y profesores en habilidades de comunicación y en técnicas psicológicas conductuales y cognitivo-conductuales (principalmente relacionadas, aunque no solo, con el manejo de los antecedentes y consecuentes de las conductas que se desean modificar).

Por otro lado, uno de los dominios funcionales más afectados en los niños y adolescentes con TDAH es el aprendizaje y el rendimiento académico. Por ello, en la mayoría de los casos se requiere poner en marcha distintas adaptaciones metodológicas para intentar minimizar el impacto negativo del TDAH sobre el proceso de enseñanza-aprendizaje y sobre la evaluación de conocimientos y competencias. Estas adaptaciones permiten mejorar, además, el comportamiento e incrementar su motivación por aprender. Con todo, la experiencia clínica y la evidencia empírica acumulada muestran que el tratamiento del TDAH debe ser multimodal y multidisciplinar.

Antes de revisar los tratamientos, se debe señalar que la mayoría de estudios realizados valoran la eficacia de los tratamientos a partir de las escalas de síntomas (percepción de padres y profesores), y son pocos, aunque en reciente aumento, los que examinan otras variables relevantes, como la repercusión funcional, la calidad de vida o los cambios neurobiológicos-neuropsicológicos. Asimismo, se determina que la mejor prueba de la eficacia de una intervención son las valoraciones de profesores, al no conocer los tratamientos aplicados. Con todo, a pesar de la calidad experimental de los estudios, es importante destacar también sus limitaciones y los debates existentes sobre las mejores formas de evaluar distintos tratamientos (p. ej., farmacológicos frente a psicológicos).

Figura 11-4. Resumen de la eficacia de las principales intervenciones sobre la reducción de los síntomas nucleares del TDAH, según la evidencia metaanalítica de ensayos clínicos aleatorizados y controlados. Tamaños del efecto (medidos como la diferencia de medias estandarizadas, DME) extraídos de Cortese *et al.* Lacent Psychiatry; 2018. Cortese *et al.* JAACAP; 2015. Daley *et al.* JAACAP; 2014. DME entre 0,2 y 0,5 se considera una eficacia pequeña; DME entre 0,5 y 0,8, media; DME >0,8, grande. No se dispone todavía de suficientes estudios que valoren la lisdexanfetamina (LDX) y el entrenamiento cognitivo de múltiples procesos por parte de evaluadores ciegos. Por ello, no se muestra la barra correspondiente.

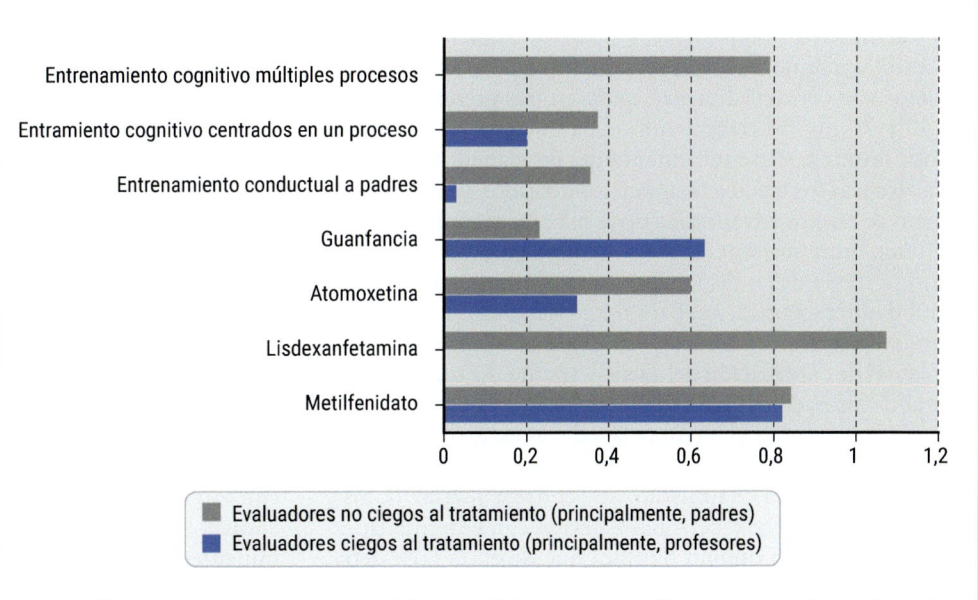

Tratamiento farmacológico

Los fármacos de primera elección para el tratamiento del TDAH en niños y adolescentes son los estimulantes del sistema nervioso central. En España están actualmente autorizados para uso clínico tanto el metilfenidato (MTF) como la lisdexanfetamina (LDX). La atomoxetina (ATM) y la guanfacina (GFX) de liberación prolongada, fármacos no estimulantes, constituyen la segunda línea de tratamiento para el TDAH cuando existe intolerancia, contraindicación o una baja respuesta clínica a los estimulantes.

Los fármacos estimulantes presentan una mayor eficacia que los no estimulantes en la reducción de los síntomas nucleares del trastorno, según distintos metaanálisis (**Fig. 11-4**). Asimismo, los fármacos, tanto estimulantes como no estimulantes, son más eficaces que los tratamientos psicológicos en la mejora (especialmente a corto plazo) de los síntomas cardinales del TDAH. Aunque todavía se requiere mayor investigación para valorar sus efectos sobre los síntomas a largo plazo y sobre otras dimensiones relevantes para el paciente y su familia (aprendizaje, dificultades escolares, dificultades sociales y familiares, etc.), se dispone de metaanálisis que observan una mejoría de estos aspectos también a largo plazo.

Fármacos estimulantes

Metilfenidato

El MTF aumenta la actividad catecolaminérgica (noradrenalina y, principalmente, dopamina) en el espacio sináptico, bloqueando su recaptación. El tratamiento para el TDAH con estimulantes, y especialmente con MTF, es posiblemente una de las intervenciones más seguras, eficaces y efectivas dentro de la psiquiatría.

Aunque la eficacia de la LDX es ligeramente superior al MTF (v. **Fig. 11-4**), una reciente revisión sistemática y metaanalítica que proporciona la evidencia más completa

hasta el momento para informar a pacientes, familias, médicos y grupos de trabajo de guías clínicas continúa apoyando MTF como tratamiento de primera elección en el caso de niños, aunque, en nuestra opinión, debe ser el conjunto de síntomas, la presencia de comorbilidades y otros factores los que determinen, por parte del médico especialista, la elección individualizada para cada caso de un fármaco u otro como primera opción.

En España, existen actualmente varias formulaciones de MTF que permiten dar una mejor respuesta a las necesidades de cada paciente: liberación inmediata (Rubifen® y Medicebran®; cobertura aproximada de 3-4 horas), liberación intermedia-modificada (Medikinet®, Equasym® y Rubifen Retard®; cobertura aproximada de 8 horas), y liberación prolongada-modificada de liberación osmótica (Concerta® y Rubicrono®; cobertura aproximada de 12 horas). Además, se va a disponer de nuevas preparaciones y formulaciones de MTF (también de LDX) que ayudarán a ampliar la cobertura terapéutica y la adherencia al tratamiento. Destacan las soluciones orales o en jarabe y los comprimidos masticables. Se debe recordar que, en el caso del MTF, el umbral de la respuesta es variable en cada paciente, por lo que es preciso ajustar la dosis de manera progresiva hasta conseguir el efecto terapéutico deseado, y no solo por otros criterios, como el peso.

Lisdexanfetamina

La LDX (Elvanse®) es un profármaco (molécula farmacológicamente inactiva por sí misma que se convierte en activa tras un proceso natural de hidrólisis en el organismo) que ejerce dos efectos sobre la neurotransmisión: aumenta la liberación de dopamina y, en menor medida, de noradrenalina al espacio intersináptico y bloquea la recaptación de ambos neurotransmisores en la neurona presináptica, aumentando la cantidad disponible de estas catecolaminas para ejercer su efecto en el receptor postsináptico. Estas diferencias en los mecanismos de acción entre el MPH y la LDX podrían explicar, en parte, el hecho de que algunos pacientes respondan mejor a uno u otro tratamiento.

La LDX mantiene su eficacia durante aproximadamente 13 horas y se comercializa en España en tres presentaciones: 30, 50 y 70 mg. El tratamiento debe iniciarse siempre por la dosis mínima, e irse incrementando de manera progresiva hasta alcanzar los efectos terapéuticos deseados con el menor número de efectos adversos. La dosis máxima recomendada es de 70 mg. Entre sus ventajas destacan la posibilidad de ajustar la dosis a través de su disolución, su fácil administración, su estabilidad terapéutica y el bajo riesgo de abuso. Los efectos secundarios más frecuentes son similares al MTF e incluyen problemas de conciliación del sueño y apetito. Se recomienda, en ambos casos, supervisar la talla y el peso. Los estimulantes tienen una influencia clara sobre la reducción de peso, siendo la acción sobre la talla controvertida y sobre la talla final, mínima o ninguna. Asimismo, se aconseja revisar la historia médica familiar y personal asociada con enfermedades cardiovasculares, lo que no significa que de entrada se deba hacer un estudio cardiovascular a todo paciente con TDAH sobre el que se vaya a instaurar un tratamiento.

Aunque el tratamiento con estimulantes para el TDAH se encuentra entre las intervenciones más eficaces disponibles en neuropsiquiatría, en una proporción relevante de pacientes (aproximadamente, un 25-30 %) no se observa una reducción de los síntomas notable o aparecen efectos secundarios que requieren su retirada. Asimismo, dentro de este grupo de pacientes se incluyen algunos con otros trastornos y condiciones cuya sintomatología comórbida se puede ver exacerbada por los estimulantes. En estos casos, se recomiendan los fármacos no estimulantes de segunda elección y/o tratamiento psicológico.

Fármacos no estimulantes

Atomoxetina

La atomoxetina (ATX) se une al transportador de noradrenalina 1 (NET 1, por sus siglas en inglés). En concreto, su mecanismo de acción consiste en impedir la recaptación de noradrenalina por este transportador, lo que incrementa finalmente la transmisión de este neurotransmisor en todo el cerebro. Asimismo, la ATX también aumenta la transmisión de dopamina en la corteza prefrontal gracias a la inhibición de NET 1, ya que en esta región apenas se expresa el transportador de dopamina (DAT1).

Los efectos sobre la reducción de los síntomas de TDAH no son significativos con respecto al placebo hasta aproximadamente la cuarta semana de tratamiento, que alcanza su máximo efecto a partir de las 8-12 semanas tras su introducción. Por tanto, no es un tratamiento adecuado para dar respuesta rápida en casos graves si se aplica aisladamente. La dosis recomendada al inicio es de 0,5 mg/kg/día, y posteriormente de 1-1,2 mg/kg/día, aunque pautas de ascenso más lentas se asocian a una mejor tolerancia. En cuanto a la respuesta clínica, se observan diferencias notables entre pacientes: aproximadamente la mitad de ellos muestra mejorías clínicas notables al término de los ensayos clínicos, mientras que alrededor del 30-40 % no responde de modo satisfactorio (los efectos no son superiores al placebo). Los efectos secundarios más

frecuentes en niños y adolescentes son menores y se relacionan sobre todo con problemas gastrointestinales y con alteraciones leves del sistema nervioso central (SNC) (dolores de cabeza, sedación o somnolencia).

> ❗ Los metaanálisis de ECCA demuestran la seguridad y la eficacia de la ATX para reducir los síntomas nucleares del TDAH en casos con y sin comorbilidades. En el primer conjunto de pacientes es especialmente interesante porque se ha constatado su eficacia para el TDAH sin exacerbar los síntomas de otros trastornos comórbidos, como los trastornos de ansiedad, de abuso/dependencia de sustancias, el síndrome de Tourette o el trastorno bipolar.

En algunos casos incluso se han observado mejorías en estos trastornos asociados, especialmente cuando se relacionan con la presencia de tics. Con todo, se debe recordar que la eficacia de la ATX es menor que la encontrada por los estimulantes (v. **Fig. 11-4**).

Guanfacina

Agonista selectivo de los receptores adrenérgicos α-2A. Su mecanismo de acción es desconocido, pero se hipotetiza que consiste, principalmente, en estimular los receptores postsinápticos α-2A en la corteza prefrontal, lo que permite incrementar la transmisión noradrenérgica y la conectividad funcional de esta región cerebral. Se estima que este mecanismo de acción reduce los síntomas de TDAH a través de la mejora de las funciones cognitivas de las que la corteza prefrontal es responsable, como el control inhibitorio, la memoria de trabajo y la flexibilidad cognitiva.

Desde el punto de vista clínico, permite el control de los síntomas de TDAH a lo largo de todo el día con una dosis única, por lo que mejora la adhesión terapéutica y se reducen las fluctuaciones en los niveles plasmáticos. Aunque es menos sedante que otros agonistas de los receptores α-2, la guanfacina (GXR por sus siglas en inglés, *Guanfacine Extended Release*) debe emplearse con precaución en pacientes que estén recibiendo otros tratamientos con acción depresora del SNC y en aquellos que sigan tratamientos antihipertensivos. La GXR se comercializa en España en comprimidos de 1, 2, 3 y 4 mg (Intuniv®). El tratamiento debe iniciarse lentamente y supervisar su eficacia y su tolerancia. Se recomienda evitar incrementos superiores a 1 mg por semana y reducir la progresión ante la aparición de efectos secundarios. El beneficio clínico puede depender del peso del paciente, y la mayor eficacia se ha registrado con dosis aproximadas de 0,1 mg/kg/día, si bien dosis inferiores podrían mostrar una efectividad similar. No se han estudiado dosis superiores a 6-7 mg. Los efectos terapéuticos de la GXR se observan desde la primera semana de tratamiento.

Los metaanálisis de ECCA demuestran la eficacia de la GXR para reducir los síntomas nucleares del TDAH, especialmente la hiperactividad e impulsividad. No obstante, el tamaño del efecto es menor que el observado con los estimulantes, aunque similar al encontrado con la ATX. En la práctica clínica, es común combinar la GXR con MTF o LDX en aquellos casos con una pobre respuesta clínica a los estimulantes (especialmente cuando hay síntomas de trastorno negativista desafiante) o ante la imposibilidad de subir la dosis de estos últimos. La eficacia de esta combinación se ha confirmado recientemente en varios ECCA. Asimismo, se ha constatado su seguridad y eficacia en niños con TEA y TDAH para mejorar los síntomas cardinales del TDAH y, recientemente, análisis secundarios de este mismo ECCA han mostrado también su utilidad para reducir las conductas desafiantes y, de manera más modesta, los comportamientos repetitivos. Más allá de la comorbilidad con el TEA, la GXR puede ser una adecuada alternativa para niños y adolescentes con TDAH y ansiedad, tics, problemas conductuales o problemas de impulsividad emocional. Sus efectos secundarios más comunes son similares a los estimulantes, con excepción de la somnolencia, que puede ser más acusada.

Nuevos fármacos no estimulantes

Además de la ATX, la GXR y de la clonidina (otro modulador del receptor como la GXR que no está aprobado en España), es probable que en los próximos años se pueda ampliar la oferta de medicaciones no estimulantes. Actualmente, se encuentran en fase de desarrollo clínico (fases 2 y 3) varios agentes del grupo de los inhibidores de la recaptación de monoaminas (como la ATX) y, especialmente, varios agentes multimodales que combinan una acción agonista o antagonista sobre el receptor (como la GXR) con la modulación de los transportadores de monoaminas (noradrenalina, serotonina y/o dopamina). Entre estos últimos, destaca la **viloxazina** de liberación prolongada, recientemente aprobada por la Food and Drug Administration (FDA) como tratamiento del TDAH en niños y adolescentes. Los resultados de los análisis principales y secundarios de los primeros ensayos clínicos sugieren reducciones de los síntomas cardinales del trastorno y también de la repercusión funcional en varios dominios, como los problemas escolares y de aprendizaje, y los problemas sociales con iguales.

Tratamiento psicológico

Dentro de la categoría de tratamientos psicológicos se encuentran un conjunto relativamente heterogéneo de intervenciones, entre las que destacan por su mayor estudio y respaldo empírico las terapias conductuales y neuropsicológicas. Las primeras se basan principalmente en las técnicas de modificación de conducta derivadas de los principios básicos del condicionamiento operante, como el reforzamiento positivo, el reforzamiento negativo, la extinción, el castigo positivo o el castigo negativo. Se complementan, además, con otras técnicas psicológicas, como el moldeamiento, el encadenamiento o la instigación (ayudas), y también con la modificación de los antecedentes y el contexto en el que producen las conductas problemáticas o desadaptativas. Las intervenciones neuropsicológicas, por su parte, se dirigen principalmente a desarrollar o compensar procesos cognitivos deficitarios. Los principales modelos teóricos del TDAH y la evidencia experimental señalan que el trastorno se caracteriza por presentar distintos perfiles neuropsicológicos, entre los que destacan aquellos en los cuales la atención, las funciones ejecutivas, el procesamiento del tiempo o la motivación están afectados. Junto con las terapias conductuales y neuropsicológicas tam-

bién se debe señalar la utilidad de la terapia cognitiva en el TDAH con dos aproximaciones muy utilizadas en la práctica clínica como son el entrenamiento en autoinstrucciones y el entrenamiento en resolución de problemas.

Intervención conductual

La mayoría de los programas de conducta se llevan a cabo a través de la formación de padres y, en algunos contextos, también de profesores (p. ej., el programa de Barkley, el Programa de Parentalidad Positiva [Triple P] o el programa para padres New Forest). Estos programas se dirigen especialmente a niños de edad preescolar y escolar, e incorporan principios del aprendizaje social y, especialmente, del condicionamiento operante. Generalmente, incorporan módulos de formación dirigidos a prestar atención (atención positiva) e incrementar los elogios a las conductas deseadas para aumentar su frecuencia, utilizar programas de refuerzos o recompensas sistemáticos y estructurados, como el uso de fichas (hasta 6 años aproximadamente) o puntos (de 7 a 12 años), emplear de manera adecuada los castigos (con preferencia por la retirada de fichas/puntos y el tiempo fuera), planificar planes de actuación conductual ante actividades fuera de casa y elaborar un plan para generalizar aprendizajes en la escuela. Asimismo, se instruye en el uso de las normas (claras, coherentes y muy limitadas) y se subraya el importante papel de los padres y profesores como modelos de comportamiento para el paciente. En adolescentes, los programas se adaptan para incorporar otras habilidades que adquieren una mayor relevancia en esta etapa, como las relacionadas con una comunicación más asertiva y clara, y las vinculadas con la persuasión (cambio de actitudes, creencias y acciones) y la negociación.

Los metaanálisis de ECCA demuestran la eficacia de los programas de conducta para reducir los síntomas nucleares del trastorno, pero solo por evaluadores no ciegos (padres). A diferencia de los tratamientos farmacológicos, no se observan mejoras significativas desde el punto de vista sintomatológico con evaluadores ciegos al tratamiento (generalmente profesores), pero sí en los problemas de conducta y en la calidad de la crianza-estilo educativo (especialmente cuando manejan un estilo de crianza positivo, basado en la promoción de conductas deseadas). Cuando se pregunta a los padres, también perciben mejorías académicas y sociales, pero existen dudas de si estas valoraciones se ven sesgadas al conocer el tipo de tratamiento que reciben.

> **!** Es importante subrayar que la eficacia de las aproximaciones conductuales podría estar condicionada por otros factores, como la presencia de TDAH y de otros trastornos en uno o ambos padres, así como por su asertividad y sus habilidades de comunicación verbal y no verbal. Por ello, es importante valorar estos aspectos antes de iniciar los programas para incluirlos como parte de los objetivos terapéuticos, si fuera necesario.

Intervención neuropsicológica

Este tipo de tratamiento tiene como principal objetivo mejorar el funcionamiento de los procesos cognitivos implicados en el trastorno a través de una estimulación sistemática, repetida y adaptada a cada paciente. Dada la interrelación entre las bases neurobiológicas y neuropsicológicas del trastorno, los síntomas y la repercusión funcional, se espera que la mejora del funcionamiento cognitivo conlleve una reducción de la sintomatología y una mejora de la repercusión funcional.

La mayoría de estudios realizados desde esta aproximación de intervención se han centrado en los efectos de programas de ordenador adaptativos centrados en un único proceso cognitivo (principalmente, la memoria de trabajo). Los metaanálisis de estos ECCA (menores en número que los tratamientos anteriores) demuestran una mejora en el proceso entrenado, pero una transferencia-generalización limitada a otros contextos. Asimismo, la eficacia de este tipo de intervención es modesta sobre la reducción de la falta de atención, y solo según las valoraciones de los padres.

> **!** La evidencia más reciente señala las limitaciones de los estudios incluidos en estos metaanálisis, al no trabajar adecuadamente el proceso que se pretende estimular (como en el caso de la memoria de trabajo), y demuestra la eficacia de programas que entrenan múltiples funciones ejecutivas, no solo para mejorarlas, sino también para reducir los síntomas de TDAH y los síntomas asociados con los problemas de conducta.

Estos programas parecen más eficaces en edad preescolar y primeros años de educación primaria, aunque todavía se requiere más investigación al respecto para conocer sus efectos en otras etapas evolutivas.

Otros tratamientos

Las intervenciones sobre la alimentación tienen una eficacia significativa, pero muy modesta, con tamaños de efecto muy pequeños, sobre la reducción de los síntomas de TDAH. Entre estas intervenciones se encuentran aquellas que eliminan los colorantes artificiales de la dieta, las que restringen de manera intensa y puntual algunos alimentos, como los azúcares, las grasas y los aditivos, y las que complementan la dieta con suplementos (típicamente con ácidos grasos poliinsaturados). Estas últimas son, sin duda, las más utilizadas en nuestro país.

Por otro lado, los amplios conocimientos adquiridos sobre las bases cerebrales del TDAH han despertado el interés por el desarrollo de intervenciones dirigidas a estimular (p. ej., la estimulación transcraneal por corriente continua o magnética transcraneal) o modular (*neurofeedback*) los patrones de actividad deficitarios en el trastorno. La evidencia sugiere, en el caso del *neurofeedback* (la intervención más estudiada), efectos en la reducción de los síntomas, pero que se restringirían a los evaluadores no ciegos (padres, en la mayoría de los estudios). Asimismo, algunos estudios recientemente publicados sugieren que la eficacia proviene de efectos no específicos de la intervención y, por ello, compartidos con la condición control. Dado que los protocolos de intervención son todavía básicos, se espera que el desarrollo de nuevos protocolos posicione finalmente al *neurofeedback* como una intervención eficaz.

Elección de la estrategia de tratamiento

La selección de la estrategia de tratamiento es un proceso complejo que implica la toma de decisiones basadas tanto en la evidencia científica y en las principales guías de práctica clínica como en las preferencias y características del paciente, de su familia y de su entorno. Aunque el tratamiento combinado representa, de manera general, la estrategia terapéutica con mayores beneficios para el paciente y la familia, determinadas situaciones pueden requerir un tratamiento unimodal o una secuenciación de los tratamientos. Entre los factores más relevantes que hay que tener en cuenta para seleccionar el mejor plan de tratamiento se encuentran la edad de la paciente, la gravedad del trastorno y el patrón de comorbilidades.

> **!** Con respecto a la **edad del paciente**, destaca la recomendación de comenzar la intervención con un tratamiento psicológico (principalmente entrenamiento a padres en modificación de conducta) en niños de edad preescolar, ya que la evidencia indica que la intervención farmacológica tiene una menor eficacia y más efectos secundarios en esta etapa evolutiva. Solo en casos especialmente graves, o en aquellos casos en los que no se aprecie una mejoría clínica tras la intervención psicológica, se recomienda iniciar tratamiento farmacológico con estimulantes.

Más allá de esta recomendación específica, es importante tener en cuenta que la manifestación clínica del trastorno puede variar en función de la edad y de las demandas ambientales. De hecho, es frecuente observar una reducción progresiva de los síntomas de hiperactividad, mientras que los síntomas relacionados con la impulsividad, y especialmente con la falta de atención, suelen ser más persistentes y continuar en la adolescencia e, incluso, en la vida adulta. Como se ha descrito, varios de los síntomas de falta de atención parecen estar estrechamente relacionados con dificultades ejecutivas y metacognitivas, dos de las funciones neuropsicológicas que más tardan en madurar, incluso en personas con un desarrollo típico. Asimismo, los síntomas pueden exacerbarse en períodos con una fuerte demanda de los procesos neuropsicológicos en los que el paciente muestra déficits. Por todo ello, el plan de intervención requiere su revisión de manera continua para dar una adecuada respuesta a las necesidades del paciente en cada momento (p. ej., aumentado la dosis de medicación o incorporando terapias psicológicas si emergen otros trastornos comórbidos). Asimismo, es importante supervisar la evolución del trastorno para retirar la medicación o reducir la dosis ante remisiones totales o parciales, respectivamente.

> **!** La elección de la estrategia de tratamiento depende de la **gravedad del trastorno** tanto de la intensidad sintomática como, especialmente, del deterioro funcional que genera.

Aunque existe un importante consenso entre las principales guías clínicas con respecto a la evaluación, diagnóstico y tratamiento del trastorno, en este último punto se observan discrepancias. De manera general, las guías norteamericanas recomiendan la medicación como primera línea de tratamiento para el TDAH, mientras que las guías europeas son más conservadoras y sugieren comenzar el tratamiento con una aproximación psicológica (principalmente, conductual) en los casos leves.

Si la respuesta clínica es parcial o insatisfactoria, se recomienda la inclusión de la medicación en el plan de tratamiento.

 Las guías europeas sugieren comenzar el tratamiento con una aproximación psicológica en los casos leves.

Esta recomendación se basa en la evidencia que demuestra que el tratamiento farmacológico muestra una mayor eficacia que el tratamiento psicológico en la reducción de los síntomas nucleares del trastorno y que, además, lo consigue de manera más rápida. Sin embargo, en los casos leves, se recomienda iniciar el tratamiento con una aproximación psicológica, teniendo en cuenta que la evidencia muestra que la eficacia (tamaños del efecto) de este tipo de intervenciones podría dar una adecuada respuesta clínica a este nivel de gravedad. En los casos leves, además, las diferencias de eficacia entre los tratamientos farmacológicos y psicológicos son menos prominentes, con la ventaja adicional de los segundos de no presentar los efectos adversos asociados con las medicaciones (véanse, por ejemplo, los resultados del ECCA del tratamiento multimodal del TDAH).

 Por último, otro de los principales factores que se han de considerar en la selección de la estrategia de tratamiento es el **patrón de comorbilidades**.

Como se ha señalado previamente, la comorbilidad es la norma y no la excepción en el TDAH, tanto si se consideran las manifestaciones clínicas y subclínicas de los trastornos como si únicamente se tienen en cuenta las primeras. Por un lado, las comorbilidades requerirán modificar el plan de tratamiento farmacológico, ya sea para revisar la medicación para el TDAH, por sus contraindicaciones con la presencia de otras patologías y/o para incorporar nuevas medicaciones que den respuesta a los trastornos coexistentes. Por ejemplo, la medicación estimulante podría agravar el cuadro clínico en un subgrupo de pacientes con depresión, trastorno de ansiedad o trastorno por tics; podría utilizarse de manera inapropiada o abusiva en un trastorno comórbido de abuso de sustancias o estar, incluso, contraindicada ante la emergencia de una psicosis. Por otro lado, el tratamiento psicológico (conductual, cognitivo-conductual o neuropsicológico) será primordial si coexisten otros trastornos del neurodesarrollo, como la DI-FIL, los trastornos de aprendizaje o los trastornos del lenguaje, y también si aparecen otros trastornos psiquiátricos, como el trastorno límite de la personalidad, el trastorno obsesivo-compulsivo o trastornos de ansiedad y del estado de ánimo.

El patrón de comorbilidades que puede presentar un paciente con TDAH es, además, distinto en función de la edad del paciente. Por ello, resulta fundamental supervisar a lo largo de todo el desarrollo, no solo el propio TDAH, sino también posibles indicadores tempranos que sugieran la aparición de otros trastornos comórbidos. Ante algunos de estos trastornos, como la presencia de una psicosis o ante el riesgo de suicidio, se deberá priorizar, de hecho, el tratamiento comórbido sobre el del propio TDAH.

 Entre los factores más relevantes que hay que tener en cuenta para seleccionar el mejor plan de tratamiento se encuentran la edad de la paciente, la gravedad del trastorno y el patrón de comorbilidades.

LIMITACIONES Y DIRECCIONES FUTURAS

En las últimas décadas se ha producido un avance sin precedentes en el conocimiento sobre el TDAH que ha mejorado notablemente la comprensión de su etiología y de sus bases neurobiológicas y neuropsicológicas. Sin embargo, estos avances todavía no se han trasladado a la práctica clínica, ya que se mantiene, en esencia, el mismo procedimiento diagnóstico y de intervención empleado en las últimas décadas (principalmente, una aproximación diagnóstica categorial basada en los síntomas y un tratamiento basado en fármacos estimulantes y en la intervención conductual).

Los actuales sistemas diagnósticos (DSM-5 y CIE-11) continúan conceptualizando el TDAH como una categoría con límites claramente definidos que puede diferenciarse de la normalidad (no trastorno) y de otros trastornos. No obstante, la evidencia acumulada en los últimos años desafía esta aproximación conceptual del trastorno al mostrar, de manera repetida, su dimensionalidad (los síntomas y déficits neurobiológicos-neuropsicológicos se distribuyen a lo largo de la población), su heterogeneidad causal y neurobiológica (pacientes con el mismo diagnóstico presentan perfiles distintos) y su elevado solapamiento genético y neurobiológico-neuropsicológico con otros trastornos del neurodesarrollo (e incluso con otros trastornos psiquiátricos). La complejidad de esta nueva realidad conlleva que la aplicación de este conocimiento básico al contexto clínico sea todo un reto, por lo que, probablemente, la combinación e integración de distintas aproximaciones al TDAH, incluida la actual, sea lo más apropiado en el futuro.

En todo caso, estos nuevos hallazgos señalan la necesidad de 1) aproximarse al trastorno desde otras perspectivas con especial atención a los niveles genético y neurobiológico-neuropsicológico (véase, por ejemplo, la iniciativa *Research Domain Criteria* (RDoC); 2) tener en cuenta la marcada heterogeneidad del trastorno en la evaluación y la intervención de este (no parece adecuado un tratamiento común para todos los pacientes con TDAH ni farmacológico ni conductual-neuropsicológico), y 3) considerar, en la práctica clínica, el elevado solapamiento con otros trastornos, con el fin de no dejar de identificar e intervenir sobre el conjunto de comorbilidades que, generalmente, mostrará un paciente con TDAH.

 PUNTOS CLAVE

- El TDAH es un trastorno del neurodesarrollo caracterizado conductualmente por la falta de atención y/o la hiperactividad/impulsividad.

- Aunque el término TDAH pretende agrupar a un conjunto homogéneo de pacientes, existe una marcada heterogeneidad entre ellos.

(Continúa)

PUNTOS CLAVE *(Cont.)*

- El trastorno emerge, en la mayoría de casos, por la acumulación de múltiples factores de riesgo genéticos y ambientales de pequeño efecto por sí mismos.
- Más allá de los síntomas, el TDAH se caracteriza por relacionarse con déficits en múltiples procesos neuropsicológicos y sus respectivos sustratos cerebrales.
- Los actuales criterios diagnósticos de los principales sistemas se basan en los síntomas del trastorno y en la repercusión funcional. Ambos deben tenerse en cuenta.

- Aunque los criterios diagnósticos del TDAH son, *a priori*, sencillos de seguir, el proceso de evaluación y diagnóstico es complejo, y requiere recoger, integrar e interpretar datos de múltiples fuentes de información.
- La combinación de tratamiento farmacológico y psicológico constituye, de manera general, la mejor opción terapéutica.

BIBLIOGRAFÍA

Albert J, Fernández-Jaén A, Martín Fernández-Mayoralas D, López-Martín S, Fernández-Perrone AL, Calleja-Pérez B, et al. Neuroanatomía del trastorno por déficit de atención/hiperactividad: correlatos neuropsicológicos y clínicos [The neuroanatomy of attention deficit hyperactivity disorder: neuropsychological and clinical correlates]. Rev Neurol. 2016 Jul 16;63(2):71-8.

Albert J, Sánchez-Carmona AJ, Fernández-Jaén A, López-Martín S. Neurofeedback for ADHD: a Critical Review and Suggested Future Directions. Current Developmental Disorders Reports. 2017;4(3):86-93.

Albert J, Sánchez-Carmona AJ, López-Martín S, Calleja-Pérez B, Fernández-Mayoralas DM, Jiménez de Domingo A, et al. Déficits neuropsicológicos, intensidad sintomática y repercusión funcional en el trastorno por déficit de atención con hiperactividad. Medicina (B Aires). 2022;82(Suppl 1):23-2.

American Psychiatric Association. Diagnostic and Statistical Manual of Mental Disorders, 5ª ed. (DSM-5). Washington, DC: American Psychiatric Publishing; 2013.

Banaschewski T, Coghill D, Zuddas A (eds.). Oxford Textbook of Attention Deficit Hyperactivity Disorder. Oxford: Oxford University Press; 2018.

Becker SP, Willcutt EG, Leopold DR, Fredrick JW, Smith ZR, Jacobson LA, et al. Report of a Work Group on Sluggish Cognitive Tempo: Key Research Directions and a Consensus Change in Terminology to Cognitive Disengagement Syndrome. J Am Acad Child Adolesc Psychiatry. 2022;S0890-8567(22)01246-1. doi: 10.1016/j.jaac.2022.07.821. Online ahead of print.

Caye A, Swanson JM, Coghill D, Rohde LA. Treatment strategies for ADHD: an evidence-based guide to select optimal treatment. Mol Psychiatry. 2019;24(3):390-408.

Chen Q, Brikell I, Lichtenstein P, Serlachius E, Kuja-Halkola R, Sandin S, et al. Familial aggregation of attention-deficit/hyperactivity disorder. J Child Psycholo Psychiatry. 2017;58(3):231-9.

Coghill D, Banaschewski T, Cortese S, Asherson P, Brandeis D, Buitelaar J, et al. The management of ADHD in children and adolescents: bringing evidence to the clinic: perspective from the European ADHD Guidelines Group (EAGG). Eur Child Adolesc Psychiatry. 2021;1-25.

Cortese S, Adamo N, Del Giovane C, Mohr-Jensen C, Hayes AJ, Carucci S, et al. Comparative efficacy and tolerability of medications for attention-deficit hyperactivity disorder in children, adolescents, and adults: a systematic review and network meta-analysis. Lancet Psychiatry. 2018;5(9):727-38.

Cortese S, Ferrin M, Brandeis D, Buitelaar J, Daley D, Dittmann RW, et al; European ADHD Guidelines Group. Cognitive training for attention-deficit/hyperactivity disorder: meta-analysis of clinical and neuropsychological outcomes from randomized controlled trials. J Am Acad Child Adolesc Psychiatry. 2015 Mar;54(3):164-74.

Daley D, Van der Oord S, Ferrin M, Danckaerts M, Doepfner M, Cortese S, et al; European ADHD Guidelines Group. Behavioral interventions in attention-deficit/hyperactivity disorder: a meta-analysis of randomized controlled trials across multiple outcome domains. J Am Acad Child Adolesc Psychiatry. 2014 Aug;53(8):835-47, 847.e1-5.

Faraone SV, Rostain AL, Blader J, Busch B, Childress AC, Connor DF, et al. Practitioner Review: Emotional dysregulation in attention-deficit/hyperactivity disorder – implications for clinical recognition and intervention. J Child Psychol Psychiatry. 2019 Feb;60(2):133-50.

Fernández-Jaén A, Cigudosa JC, Martín Fernández-Mayoralas D, Suela J, Fernández-Perrone AL, Calleja-Pérez B, et al. Genética aplicada a la práctica clínica en trastornos del neurodesarrollo [Genetics applied to clinical practice in neurodevelopmental disorders]. Rev Neurol. 2014 Feb 24;58(Suppl 1):S65-70.

Fernández-Jaén A, López-Martín S, Albert J, Martín Fernández-Mayoralas D, Fernández-Perrone AL, Calleja-Pérez B, et al. Trastorno por déficit de atención/hiperactividad: perspectiva desde el neurodesarrollo [Attention deficit hyperactivity disorder: from a neurodevelopmental perspective]. Rev Neurol. 2017 Feb 24;64(s01):S101-4.

Fernández-Jaén A, López-Martín S, Albert J, Fernández-Mayoralas DM, Fernández-Perrone AL, Tapia DQ, et al. Cortical thinning of temporal pole and orbitofrontal cortex in medication-naïve children and adolescents with ADHD. Psychiatry Res. 2014 Oct 30;224(1):8-13.

Fernández-Jaén A, Martín Fernández-Mayoralas D, Fernández-Perrone AL, Calleja-Pérez B, Albert J, López-Martín S, et al. Disfunción en el trastorno por déficit de atención/hiperactividad: evaluación y respuesta al tratamiento [Dysfunction in attention deficit hyperactivity disorder: assessment and response to treatment]. Rev Neurol. 2016;62(Suppl 1):S79-84.

Fernández-Jaén A, Martín Fernández-Mayoralas D, Fernández-Perrone AL, Jiménez A, Albert J, López-Martín S, et al. Neurodesarrollo y fenocopias del trastorno por déficit de atención/hiperactividad: diagnóstico diferencial [Neurodevelopment and phenocopies of attention deficit hyperactivity disorder: differential diagnosis]. Rev Neurol. 2018 Mar 1;66(S01):S103-7.

Martín Fernández-Mayoralas D, Fernández-Perrone AL, Muñoz-Jareno N, Fernández-Jaén A. Actualización en el tratamiento farmacológico del trastorno por déficit de atención/hiperactividad: lisdexanfetamina y guanfacina de liberación retardada [An update on the pharmacological treatment of attention deficit hyperactivity disorder: lisdexamphetamine and extended-release guanfacine]. Rev Neurol. 2017 Mar 13;64(s02):S1-8.

Hoogman M, Bralten J, Hibar DP, Mennes M, Zwiers MP, Schweren LS, et al. Subcortical brain volume differences in participants with attention deficit hyperactivity disorder in children and adults: a cross-sectional mega-analysis. Lancet Psychiatry. 2017 Apr;4(4):310-9.

Hoogman M, Muetzel R, Guimaraes JP, Shumskaya E, Mennes M, Zwiers MP, et al. Brain Imaging of the Cortex in ADHD: A Coordinated Analysis of Large-Scale Clinical and Population-Based Samples. Am J Psychiatry. 2019 Jul 1;176(7):531-42.

Jensen CM, Steinhausen HC. Comorbid mental disorders in children and adolescents with attention-deficit/hyperactivity disorder in a large nationwide study. Atten Defic Hyperact Disord. 2015 Mar;7(1):27-38.

Kofler MJ, Irwin LN, Soto EF, Groves NB, Harmon SL, Sarver DE. Executive Functioning Heterogeneity in Pediatric ADHD. J Abnorm Child Psychol. 2019 Feb;47(2):273-86.

Larson K, Russ SA, Kahn RS, Halfon N. Patterns of comorbidity, functioning, and service use for US children with ADHD, 2007. Pediatrics. 2011 Mar;127(3):462-70.

Pauli-Pott U, Mann C, Becker K. Do cognitive interventions for preschoolers improve executive functions and reduce ADHD and externalizing symptoms? A meta-analysis of randomized controlled trials. Eur Child Adolesc Psychiatry. 2021 Oct;30(10):1503-21.

Sonuga-Barke EJS, Becker SP, Bölte S, Castellanos FX, Franke B, Newcorn JH, et al. Annual Research Review: Perspectives on progress in ADHD science – from characterization to cause. J Child Psychol Psychiatry. 2023 Apr;64(4):506-32.

World Health Organization. International Statistical Classification of Diseases and Related Health Problems, 11ª edición (CIE-11); 2019. Disponible en: https://www.who.int/standards/classifications/classification-of-diseases

Trastornos del aprendizaje. Características clínicas, evaluación y diagnóstico diferencial. Recomendaciones terapéuticas

12

A. Miranda Casas, B. Roselló Miranda y C. Berenguer Forner

 OBJETIVOS

- Exponer la aplicación de los criterios del diagnóstico clínico de los trastornos específicos de aprendizaje, de acuerdo con el Manual Diagnóstico y Estadístico de los Trastornos Mentales, 5ª edición (DSM-5).
- Conocer las manifestaciones de los trastornos específicos del aprendizaje de la lectura y su tipología.
- Conocer los trastornos específicos de la comprensión lectora y las posibles causas.
- Definir los diferentes trastornos específicos del aprendizaje de la escritura.
- Analizar las características de los trastornos del aprendizaje de las matemáticas.
- Conocer procedimientos utilizados en la evaluación general de los trastornos específicos del aprendizaje (lectura, escritura, comprensión lectora y matemáticas).
- Describir las estrategias fundamentales de intervención en la dislexia.
- Explicar algunas estrategias cognitivas para potenciar la comprensión lectora.

CONCEPTO DE TRASTORNOS DEL APRENDIZAJE

Los trastornos del aprendizaje implican dificultades significativas en la adquisición de los aprendizajes instrumentales. La forma de entenderlos se basa en los criterios que son manejados mayoritariamente por profesionales de Estados Unidos y Europa que tienen un enfoque clínico (DSM-5 Y CIE-11).

Enfoque clínico. Los trastornos del aprendizaje en el Manual Diagnóstico y Estadístico de los Trastornos Mentales, 5ª edición y en la Clasificación Internacional de Enfermedades, 11ª edición

La Clasificación Internacional de Enfermedades, 11ª edición (CIE-11), de la Organización Mundial de la Salud, y el Manual Diagnóstico y Estadístico de los Trastornos Mentales, 5ª edición (DSM-5), de la Asociación Americana de Psiquiatría (APA), presentan una visión relativamente coherente de los trastornos del aprendizaje. En la CIE-11, el trastorno del desarrollo del aprendizaje escolar presenta varios **tipos cualitativamente diferentes** (lectura, ortografía, cálculo, mixto). Se hace referencia a un deterioro clínicamente significativo del rendimiento escolar, definido por el nivel de escolaridad por debajo de lo esperado para la edad cronológica y el nivel general de funcionamiento intelectual, presencia de antecedentes, también de otros problemas (p. ej., trastorno por déficit de atención e hiperactividad, problemas emocionales), y escasa respuesta a la intervención. Se trata de un déficit temprano que no obedece a factores externos ni a déficit visual o auditivo.

Los **trastornos específicos del aprendizaje (TESA)**, en el DSM-5 (APA, 2013), se incluyen dentro de la categoría de **trastornos del neurodesarrollo**, un conjunto de condiciones que se manifiestan pronto en la vida y se caracterizan por déficits evolutivos que producen alteraciones en el funcionamiento personal, social, académico u ocupacional. Los TESA se manifiestan durante los años de escolarización formal. Se caracterizan por **dificultades persistentes en los aprendizajes instrumentales básicos, lectura, escritura o matemáticas**, que se asocian a déficits específicos en el procesamiento eficaz de la información. En consecuencia, el **rendimiento académico** está afectado de manera que, o bien se encuentra por debajo de la media para la edad, o bien solo se alcanzan niveles aceptables dedicando esfuerzos extraordinarios al aprendizaje.

 Los TESA se caracterizan por:
- Manifestarse durante los años de escolarización formal.
- Producir dificultades persistentes en los aprendizajes instrumentales básicos, lectura, escritura o matemáticas.
- Asociarse a déficits específicos en el procesamiento eficaz de la información.
- Persistir en gran manera a lo largo de la vida, afectando aproximadamente al 4 % de la población adulta.

El DSM-5 ha agrupado los TESA bajo un único trastorno, básicamente por dos razones. En primer lugar, porque la investigación con gemelos ha mostrado que los diferentes trastornos del aprendizaje (lectura, escritura y matemáticas) pueden tener una **base genética común** y, en segundo lugar, por la elevada **coocurrencia** entre diferentes TESA.

El **diagnóstico clínico** se realiza a partir de la presencia de cuatro criterios, debiendo cumplirse todos ellos:

1) Las **dificultades persisten**, a pesar de las intervenciones, al menos en una de las áreas siguientes: lectura lenta o incorrecta de las palabras, dificultad para comprender el significado de lo que se lee; dificultad en la ortografía o expresión escrita; en el sentido del número, hechos numéricos y cálculos o en el razonamiento matemático.
2) Las **habilidades académicas** afectadas están **por debajo de lo esperado** para la edad cronológica e interfieren con el rendimiento académico, laboral o con actividades de la vida diaria. La valoración se realiza por pruebas estandarizadas y por la evaluación clínica.
3) **Comienzan en la edad escolar**, aunque a veces no se hacen evidentes hasta que las exigencias académicas exceden las capacidades del individuo (p. ej., pruebas con tiempo limitado, lectura o escritura de textos largos y complejos).
4) Antes del diagnóstico de TESA, **deben excluirse**: discapacidad intelectual, déficit visual o auditivo, otros trastornos neurológicos o mentales, adversidad psicosocial, falta de dominio del lenguaje o instrucción académica inadecuada. Se subraya, así, la necesidad de realizar un diagnóstico diferencial, identificando factores de exclusión.

Los cuatro criterios diagnósticos han de estar basados en la **historia del individuo** (desarrollo, médica, familiar, educativa), en los **informes escolares** y en la **evaluación psicoeducativa**. Además, hay que especificar el **tipo de limitaciones** que se producen en la lectura, en escritura o en matemáticas (**Fig. 12-1**).

Enfoque educativo: trastorno del aprendizaje como necesidad específica de apoyo educativo

La perspectiva que se asume en el área de salud y en el área de la educación tiene más similitudes que divergencias. La última normativa de 2020, vigente en el ámbito educativo (LOMLOE), hace referencia al alumnado que requiere una atención educativa diferente a la ordinaria por presentar **necesidades específicas de apoyo educativo**. En esta categoría se incluyen los trastornos de atención o de aprendizaje y los trastornos del desarrollo del lenguaje y de la comunicación en sustitución de las categorías dificultades de aprendizaje (DA) y TDAH de la LOMCE.

Se propone el establecimiento de **medidas curriculares y organizativas** que aseguren que el alumnado con cualquier tipo de necesidad educativa logre el máximo desarrollo de sus capacidades personales. Los **servicios de orientación educativa** se encargarán de la evaluación psicopedagógica para la detección temprana de los estudiantes con TESA, la adecuada escolarización, el seguimiento y apoyo del proceso educativo, el asesoramiento técnico pedagógico al profesorado, así como la orientación y el apoyo a las familias. El tratamiento de los TESA se realiza a través de clases de apoyo o de refuerzo educativo, dentro o fuera del aula y mediante **adaptaciones curriculares individualizadas (ACI)**, que consisten en la modificación de elementos del currículo. Las ACI no significativas introducen cambios moderados en contenidos, evaluación o metodología. Sin embargo, las ACI significativas eliminan contenidos esenciales, objetivos generales, y modifican sustancialmente los criterios de evaluación.

La visión en educación más reciente de los TESA se conoce como **respuesta a la intervención**. El estudiante pasará desde la categoría de riesgo a la de dificultad de aprendizaje si no consigue los progresos suficientes, a pesar de haberse implementado programas de intervención basados en la evidencia.

Las visiones clínicas y educativas en el siglo XXI comparten una serie de presupuestos: enfoque multidimensional en la detección, prevención e intervención, con aportaciones de disciplinas como psicología, medicina, educación y neurociencias; interés en la integración e inclusión social; preocupación por la identificación de factores de riesgo, biológicos y ambientales o «ventanas críticas de vulnerabilidad»; existencia de un continuo de gravedad que provoca heterogeneidad en la presentación; cronicidad a largo del ciclo vital; alta coocurrencia entre ellos: 30-50 % entre trastorno en la lectura y trastorno en matemáticas; 55-60 % entre trastorno en la lectura y trastorno en la escritura.

Prevalencia de los trastornos específicos del aprendizaje y diagnóstico diferencial

La prevalencia global de los trastornos en lectura, escritura y matemáticas fluctúa entre un 5 y un 15 % en niños en edad esco-

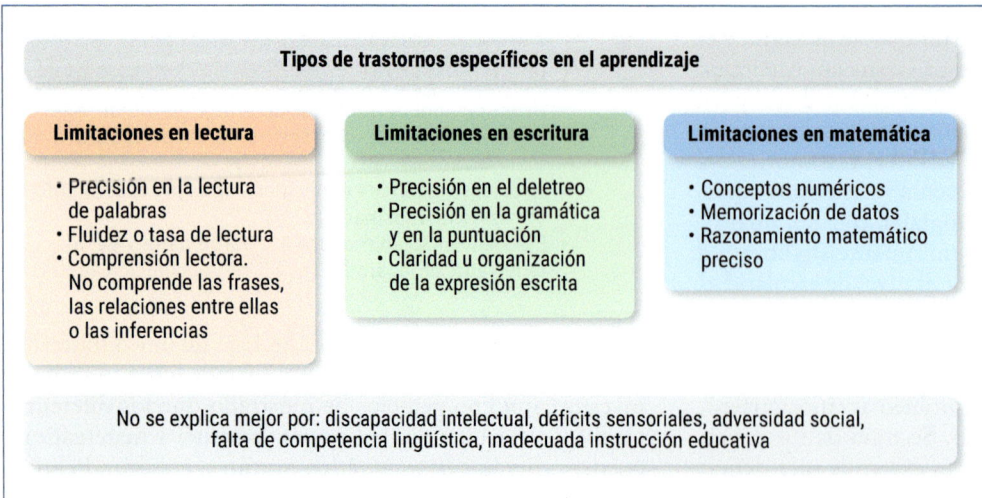

Figura 12-1. Tipos de trastornos específicos en el aprendizaje.

lar, y afecta a un 4 % de adultos, con independencia de lenguas y culturas. En su origen, concurren **factores de riesgo ambiental y/o genéticos**, por lo que su evaluación y la intervención exigen una estrecha colaboración entre especialistas clínicos y educativos. Las neurociencias unen aportaciones de la psicología, la medicina y la educación, integrando los conocimientos sobre el cerebro con el desarrollo de los procesos cognitivos y verbales.

Antes de hacer un diagnóstico de TESA, hay que excluir en el proceso de evaluación una serie de condiciones como causas primarias del pobre rendimiento académico: discapacidad intelectual, TDAH, trastorno del espectro autista, absentismo escolar debido a condiciones médicas generales, trastornos psiquiátricos (trastornos del humor, de ansiedad y psicosis), discrepancia entre la lengua materna y la lengua de escolarización, instrucción inadecuada, situación de privación social, trastorno auditivo y trastorno visual.

Los clínicos e investigadores deben también estimar el nivel de gravedad de un TESA, basándose en el nivel de apoyo necesario para responder a las demandas que plantea el contexto social. La **presentación leve** afecta a uno o dos dominios de aprendizaje, pero puede compensarse a lo largo de la escolarización. En la **presentación moderada**, las dificultades son notables, por lo que es improbable que el individuo logre un desempeño eficaz sin una enseñanza especializada. En la **presentación grave** las dificultades afectan a varios dominios académicos y no es probable que el aprendizaje se produzca sin una intervención especializada intensiva durante los años escolares.

TRASTORNOS ESPECÍFICOS EN EL APRENDIZAJE DE LA LECTURA. TIPOS

Teniendo en cuenta la complejidad de los procesos perceptivos, lingüísticos, cognitivos y metacognitivos que es necesario coordinar para leer, no sorprende el número de niños que tienen dificultades en lograr un aprendizaje tan complejo. Hay dos tipos de problemas en la lectura, que suelen asociarse a déficits en el habla y en el lenguaje: **problemas para aprender la conversión de la letra impresa en sonidos** y **problemas en la comprensión**. Ambos trastornos muestran una relativa independencia, de forma que hay personas con problemas en el reconocimiento de las palabras, pero buenas en comprensión, y personas que leen correctamente, sin errores, pero no consiguen entender lo que están leyendo. La justificación se fundamenta en diferentes procesos implicados en ambas tareas. El reconocimiento de palabras depende de **procesos perceptivos y léxicos**, mientras que, en la comprensión intervienen sobre todo **procesos sintácticos y semánticos**. No obstante, un buen lector debe automatizar el reconocimiento de la palabra para poder acceder a la comprensión del texto (**Fig. 12-2**).

Trastorno en el reconocimiento de palabras/dislexia

La **dislexia** es un término alternativo al TESA de la lectura, usado para referirse a un patrón de lectura que se caracteriza por problemas para el reconocimiento preciso o fluido de palabras, pobre decodificación lectora, y escasas habilidades ortográficas. Si se emplea dislexia para especificar este patrón particular, es importante especificar cualquier otra dificultad que se presente, como limitaciones en la comprensión.

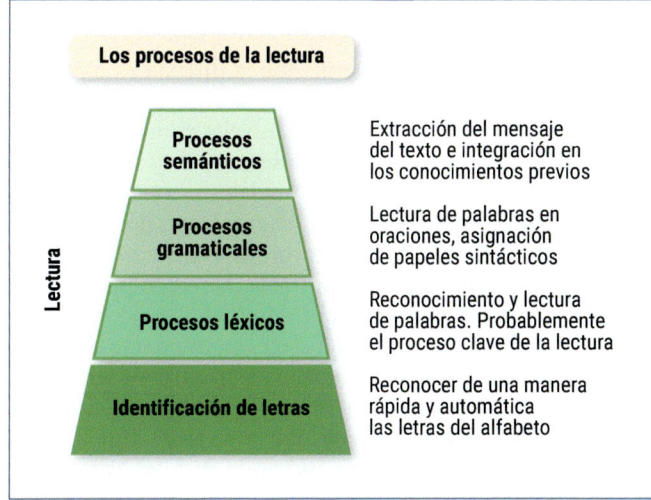

Figura 12-2. Cuadro de los procesos en la lectura.

Las dificultades de precisión y fluidez en el reconocimiento de palabras escritas y en el deletreo tienen un **origen neurológico**, según la Asociación Internacional de Dislexia (2002). Tienen un carácter permanente y resultan de un **déficit en el componente fonológico** del lenguaje de carácter inesperado, dado que otras habilidades cognitivas tienen un desarrollo normal. Como consecuencia, se producen problemas en la comprensión y reducida experiencia lectora, que merman el desarrollo del vocabulario y de la base de conocimientos.

> **!** La dislexia se caracteriza por:
> - Problemas para el reconocimiento preciso o fluido de palabras.
> - Pobre decodificación lectora, y escasas habilidades ortográficas.
> - Asociarse con frecuencia a limitaciones en la comprensión de la lectura.

La dislexia representa cuatro de cada cinco trastornos de aprendizaje, con tasas de prevalencia en torno al 7 % que afectan a 2/1 varón frente a mujer. Se trata de un trastorno crónico que puede presentarse con diferente gravedad cuando se inicia la lectura, aunque casi la mitad de casos se identifican a partir de 4º de la educación primaria. Además, la dislexia suele estar asociada con otros trastornos, en particular con el TDAH, con los trastornos específicos del lenguaje (TEL) y con los trastornos del aprendizaje de las matemáticas o de la escritura. Estudios longitudinales y estudios con familias con riesgo de dislexia confirman que muchas de ellas muestran también dificultades en el lenguaje y de atención cuando se examina su historia neuropsicológica.

No obstante, hay indicadores que orientan en el diagnóstico diferencial. Así los **déficits fonológicos** serían las manifestaciones esenciales de la dislexia, mientras que los TEL presentan **déficits cognitivos asociados a componentes semánticos o morfosintácticos del lenguaje** (gramática, comprensión y producción de vocabulario, etc.). Por último, el TDAH tiene como síntomas nucleares los déficits en inhibición, control ejecutivo y memoria visoespacial, y su diagnóstico se basa en **indicadores comportamentales**.

Factores explicativos en la dislexia

La comunidad científica asume que la dislexia es una condición con un **origen genético** y una **base cerebral**, cuya explicación exige el análisis de tres niveles complementarios **neurobiológico**, **cognitivo** y **conductual**. Los mecanismos neurobiológicos implicados son complejos y su expresión cognitiva y conductual puede depender de factores del ambiente.

Como sucede con otros trastornos del neurodesarrollo, la dislexia es en gran medida **hereditaria** (heredabilidad media, $h^2 = 0,59$). En la última década ha sido identificado un listado de genes que intervienen en la dislexia que aumenta día a día. De hecho, los niños con una historia familiar de dificultad lectora/dislexia tienen cuatro veces más probabilidades de manifestar dicha dificultad que los que no tienen un historial de riesgo familiar. El riesgo es superior en hijos varones de padres con dislexia que en mujeres.

Respecto a las **bases neuroanatómicas**, las autopsias de cerebros de individuos con dislexia han mostrado malformaciones corticales y subcorticales (displasias y ectopias) que se originaron hacia la mitad del embarazo, el período activo de la migración celular a la corteza telencefálica. Otros hallazgos neuroanatómicos indican que en los cerebros de disléxicos existen anomalías en las asimetrías esperadas en el *planum temporale*, región parieto-occipital, en la densidad de fibras del cuerpo calloso o en el tamaño y distribución de células del córtex cerebelar. Finalmente, en el plano **neurofisiológico**, los estudios con potenciales evocados han encontrado que los disléxicos frente a los controles presentan un aumento de la latencia y disminución de la amplitud de la P-300 y P-400 (**Fig. 12-3**).

No obstante, los factores ambientales, que incluyen a todos los niveles del ecosistema del niño, son importantes predictores de la dislexia y de los TESA en general.

 La dislexia es una condición con un origen genético y una base cerebral, cuya explicación exige la conjunción de tres niveles complementarios: biológico, cognitivo y conductual. Además, los factores ambientales interactúan con los factores de riesgo biológicos.

En resumen, los factores neurológicos y genéticos son mejor comprendidos como factores de riesgo que se manifiestan de forma diferente, dependiendo del ambiente escolar, familiar y de los atributos del niño, en particular la motivación. El entorno lingüístico o la cantidad y calidad de las interacciones en el contexto familiar, la importancia que se concede a la lectura, la disponibilidad de materiales, la lectura conjunta padres/hijo y el estatus socioeconómico de la familia son variables explicativas que pueden potenciar o limitar el desarrollo de habilidades protectoras y compensatorias. También la instrucción inadecuada podría coadyuvar al surgimiento de un problema en la lectura, junto con una predisposición neurobiológica.

Factores cognitivos afectados en la dislexia

Las bases neurobiológicas de la dislexia están asociadas a fallos en el desarrollo de múltiples procesos cognitivos que comprenden conciencia fonológica, velocidad de nombramiento y memoria de trabajo.

La **conciencia fonológica** se define como la capacidad para comprender, analizar y manipular la estructura de los sonidos del habla. Los niños/as con dislexia muestran bajo rendimiento en tareas de conciencia fonológica que valoran la identificación de rimas (carbón-melón), el aislamiento de fonemas (decir el primer sonido de «pato»), la supresión de fonemas de palabras (rosa-osa) y de seudopalabras (colo- olo), la segmentación de fonemas (identificar los fonemas que hay en

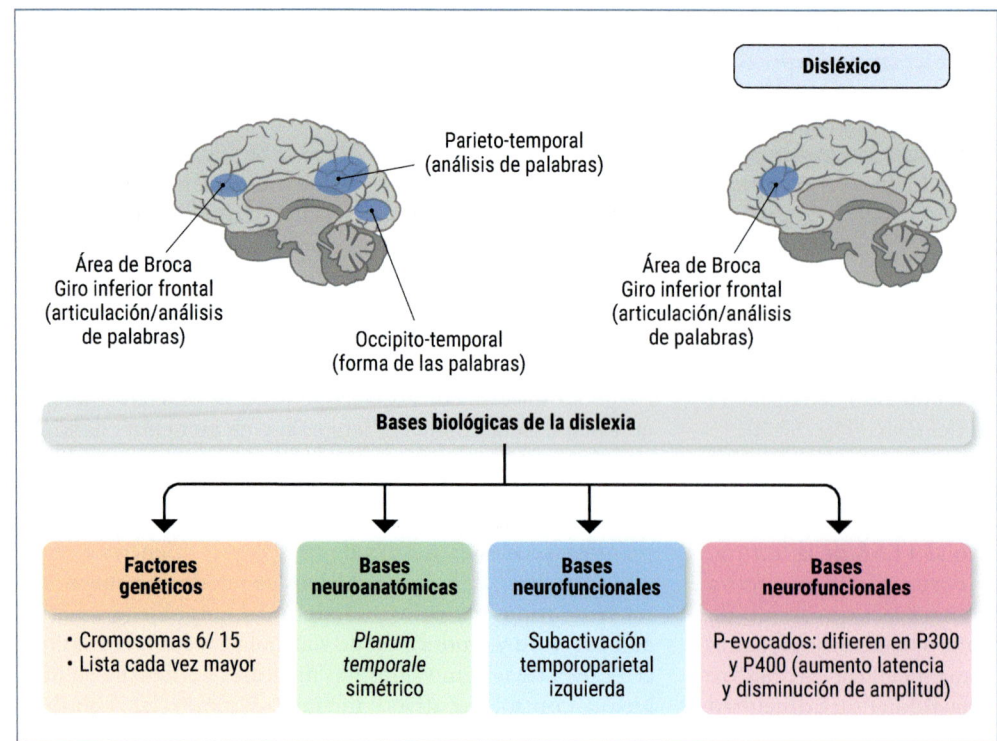

Figura 12-3. Bases biológicas de la dislexia.

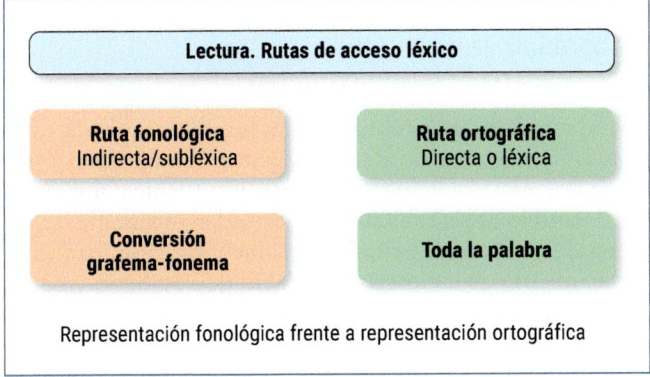

Figura 12-4. La doble vía de acceso al léxico.

«sol») o la integración de fonemas (qué palabra es m/a/m/á). La conciencia fonológica pobre se relaciona con un bajo nivel de lectura de seudopalabras que requieren la aplicación de las reglas de conversión grafema/fonema. A su vez, la recodificación fonológica de la palabra impresa es un mecanismo de autoaprendizaje mediante el cual se potencia la identificación directa de las palabras por la vía visual.

Las habilidades de conciencia fonológica son un medio necesario, pero no suficiente, para lograr la lectura fluida. Un corpus de investigación sólido ha mostrado que los disléxicos son más lentos en el nombramiento de estímulos familiares, como dígitos, colores, letras o dibujos. Aunque el sustrato neurológico de la **velocidad de nombramiento** depende de la tarea de evaluación que haya sido empleada, los resultados más fiables apuntan al fallo en la activación de las áreas temporooccipitales.

La **memoria de trabajo**, que se suele evaluar mediante tareas de recuerdo de dígitos inverso o memoria de frases, es otro proceso neuropsicológico implicado en los trastornos de lectura. El déficit en memoria de trabajo verbal impide la retención temporal de las secuencias de sonidos asociadas a las secuencias de letras. Por otra parte, el déficit en la memoria de trabajo visoespacial puede dificultar el almacenamiento y manipulación de información visual y espacial.

> Las bases neurobiológicas de la dislexia están asociadas a fallos en el desarrollo de múltiples procesos cognitivos: conciencia fonológica, velocidad de nombramiento y memoria de trabajo.

Factores conductuales. Subtipos disléxicos

La dislexia se manifiesta en el ámbito conductual como un conjunto heterogéneo de condiciones con diversidad de manifestaciones. La tipología que cuenta con mayor consenso tiene como coordenadas de referencia el **modelo de doble vía**, que categoriza los subtipos disléxicos en función de los problemas en el uso de las vías en las que se realiza el acceso al léxico (**Fig. 12-4**):

1. **Dislexia fonológica**. Existe un **deterioro de la vía fonológica o indirecta,** que se encarga de la conversión del grafema en el fonema. Los disléxicos fonológicos son capaces de leer las palabras familiares, pero tienen problemas para leer palabras desconocidas, polisílabas y las seudopalabras. Los errores más frecuentes son las adiciones (casas por casa), sustituciones (rosa por rota) o inversiones de letras, sílabas o palabras (p. ej., leer sol por los).
2. **Dislexia visual (superficial)**. Está afectada la **ruta ortográfica o vía directa de acceso a la palabra**. Los disléxicos superficiales tienen dificultad para leer de manera global las palabras. Presentan una lectura muy lenta, silábica y cometen errores leves de lectura (rectificaciones, repeticiones, vacilaciones). Están más atentos a la decodificación que al significado de la oración.
3. **Dislexia mixta**. Se produce una combinación de **errores de dislexia fonológica y de dislexia superficial**. Es la que tiene **más gravedad.**

El reconocimiento de palabras es el principal objetivo en las fases iniciales del aprendizaje de la lectura, hasta que se convierte en un proceso automático. El avance permite liberar recursos atencionales y dedicarlos a los procesos superiores cuya meta es la comprensión. Por consiguiente, inicialmente se aprende a leer para pasar después a aprender leyendo. En líneas generales, las manifestaciones más frecuentes de los trastornos en la lectura siguen un curso evolutivo, que se ejemplifica en la **figura 12-5.**

Trastornos específicos en la comprensión lectora

Entre el 5 y 8 % de los escolares de primaria presentan un **trastorno específico en la comprensión** (TECO) que se

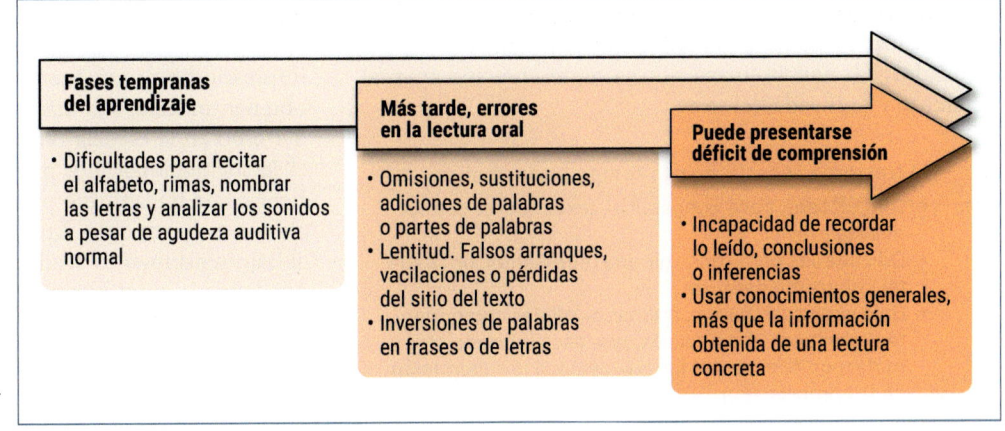

Figura 12-5. Manifestaciones evolutivas del trastorno de lectura.

concentra en las **dificultades para conectar el texto con el conocimiento previo y construir una representación mental coherente**. El problema obedece a una baja capacidad en la coordinación de múltiples componentes lingüísticos, procesos inferenciales y procesos metacognitivos/ejecutivos.

- **Déficits de lenguaje.** Está documentado el poder predictivo que tienen los problemas tempranos de lenguaje oral en la comprensión de textos. Los individuos con un TECO procesan con mayor esfuerzo que los lectores hábiles el significado tanto de palabras como de pasajes del texto, lo que sugiere que el procesamiento semántico no tiene la misma eficacia. Asimismo, los lectores con TECO tienen un escaso conocimiento de estructuras gramaticales, vocabulario y déficits en el funcionamiento de la memoria de trabajo.

  Los niños con TECO muestran escasa competencia para captar la estructura del texto y formar macroideas. Necesitan ayuda para organizar, integrar y priorizar la información, tal y como hacen de forma natural los buenos lectores. Cuentan historias poco integradas y tienen más dificultad para seleccionar el evento más importante entre varias alternativas. En tareas de escribir historias, tienden a cometer una serie de fallos, como usar verbos en presente, pronombres sin antecedente, o describen aspectos específicos de las viñetas sin conexión global con la historia, por desconocimiento de la estructura de la gramática de las historias (marco, personajes, argumento y resolución).
- **Razonamiento inferencial.** Los malos lectores tienen problemas para hacer inferencias anafóricas (conectar oraciones mediante pronombres) e inferencias basadas en el conocimiento previo. Suelen hacer pocas inferencias espontáneamente, aunque son capaces de hacerlas cuando se les enseña.
- **Procesos ejecutivos/metacognitivos.** La supervisión es el proceso ejecutivo con mayor relevancia en los TECO. Los hallazgos sugieren que los malos lectores, cuando se les pide que subrayen la parte de un texto escrito que «no tiene sentido», identifican menos inconsistencias. Tampoco distinguen entre partes fáciles y difíciles del texto ni explican correctamente cual es la razón de la mayor o menor dificultad.

Otras funciones ejecutivas implicadas en los TECO son el **bajo nivel de planificación estratégica, iniciativa y organización**, que se pone de manifiesto, sobre todo, en la ejecución de tareas que tienen cierta complejidad. Además, suele estar afectada la memoria de trabajo debido a las interconexiones con el **mecanismo de supresión**, puesto que, si se mantienen los significados de las palabras, tanto adecuados como no adecuados, no podría formarse una representación mental coherente y unificada del texto.

> ! El trastorno específico en la comprensión implica:
> - Dificultades para conectar el texto con el conocimiento previo.
> - Dificultades para construir una representación mental coherente del texto.
> - Baja capacidad para coordinar múltiples componentes cognitivos y lingüísticos, procesos inferenciales y metacognitivos, entre los que destaca la supervisión de la comprensión.

Evaluación general de los trastornos específicos del aprendizaje de la lectura

Para la identificación temprana de un trastorno en el aprendizaje lector, es imprescindible utilizar dos fuentes de información: la historia relacionada con la lectura de los padres y otros familiares cercanos, como hermanos (antecedentes familiares), y el desarrollo de las habilidades que pueden predecir la adquisición de la lectura, esencialmente, identificación fonémica, conocimiento de las letras y velocidad de nombramiento.

La **evaluación formal** de un posible trastorno del aprendizaje en general, que exige la colaboración de especialistas en distintas disciplinas, tiene dos objetivos fundamentales. En primer lugar, obtener información relativa a **factores intervinientes** y, en segundo lugar, identificar el **perfil de limitaciones y potencialidades** del niño, junto con características del entorno familiar y educativo, para ajustar la intervención al caso concreto. Generalmente, consiste en una anamnesis, seguida de aplicación de test psicométricos para valorar la capacidad intelectual, habilidades académicas, funcionamiento ejecutivo, socioemocional y evaluaciones del comportamiento, incluyendo información cualitativa, observaciones de clase y cuestionarios para padres y profesores

Los apartados «Pruebas generales» y «Pruebas neuropsicológica», que se desarrollan a continuación, contienen información aplicable a cualquier trastorno específico del aprendizaje, ya sea la lectura, la escritura o las matemáticas.

Pruebas generales

La evaluación se inicia con la **historia clínica** con la familia, a fin de obtener datos sobre: a) el **problema** (motivo actual de la consulta, inicio y evolución del problema, intentos anteriores de tratamiento y resultados, etc.); b) **historia evolutiva** (desarrollo prenatal, perinatal y posnatal), desarrollo del lenguaje (balbuceo, primeras palabras, frases de dos/tres palabras, inteligibilidad del habla, habilidad comunicativa, etc.), **desarrollo motor** (inicio de la marcha, motricidad gruesa y fina, equilibrio, etc.); c) **adquisición de hábitos de sueño, alimentación, control de esfínteres o autonomía**; d) **comportamiento** (sociabilidad, seguimiento de normas, hiperactividad, labilidad emocional, etc.); d) **historia académica** (rendimiento en diferentes asignaturas, posibles repeticiones, ayuda especial escolar o extraescolar; etc.); e) situación socioeconómica de la familia; f) **Percepción y conciencia de la familia de los problemas del niño**, y g) **historia clínica familiar** (incidiendo, sobre todo, en los trastornos del neurodesarrollo). También resulta imprescindible mantener **entrevistas con los profesores** para obtener un cuadro lo más exacto posible del comportamiento del niño en la escuela tanto en el plano académico como en el socioemocional. Los niños con TESA se enfrentan a experiencias de fracaso que pueden determinar una presentación clínica muy variable. En algunos casos, la remisión se debe al bajo rendimiento académico, mientras que en otros casos obedece a la manifestación de síntomas secundarios, como el rechazo escolar, conductas oposicionistas, pobre motivación, baja autoestima, tristeza e incluso quejas somáticas.

Otro dato general es el nivel de **capacidad cognitiva**. Puede obtenerse mediante la aplicación de las **Escalas Wechs-**

ler: **WPPSI-IV** (preescolar y primaria) y **WISC-V** para niños y adolescentes de 6-16 años. El WISC-V (Wechsler, 2014) permite obtener el **cociente intelectual (CI) total** y **cinco índices principales**: comprensión verbal (ICV), visoespacial (IVE), razonamiento fluido (IRF), memoria de trabajo (IMT) y velocidad de procesamiento (IVP).

Evaluación neuropsicológica

Son pruebas complementarias que ayudan a determinar el grado de gravedad del trastorno y el pronóstico. Son necesarias para identificar los fallos y las competencias en procesos cognitivos concretos, así como otras condiciones que pueden concurrir, como los retrasos y trastornos del lenguaje y el TDAH. Por consiguiente, la evaluación deberá incluir pruebas de memoria, funcionamiento ejecutivo y habilidades lingüísticas.

- **Pruebas de memoria.** Orientan sobre la capacidad para mantener viva y operar mentalmente con la información de naturaleza visual (Test de una figura compleja de Rey, 1996) o auditiva (subtest de Test de memoria del WISC-V).
- **Pruebas de funciones ejecutivas.** Incluyen **inhibición, control emocional, flexibilidad, memoria de trabajo, planificación y organización, supervisión de la tarea** y **organización de materiales.** Las funciones ejecutivas pueden evaluarse mediante la Escala de evaluación con-

ductual de la función ejecutiva (*Behavior Rating Inventory of Executive Function-Second Edition*, BRIEF-2) (familia y escuela), adaptación española de Maldonado *et al.* (2017) o con pruebas de ejecución, como la batería de Evaluación Neuropsicológica de las Funciones Ejecutivas en Niños (ENFEN) (Portellano, 2011), que incluye actividades de fluidez verbal, construcción de senderos, construcción con anillas y resistencia a la interferencia.

- **Pruebas de habilidades lingüísticas.** Fonología: la capacidad de análisis y manipulación oral de la estructura silábica y fonémica de las palabras puede evaluarse con la prueba de **conciencia fonológica** (Prueba para la Evaluación del Conocimiento Fonológico, PECO) (Ramos, 2000); la **riqueza del léxico**, con el test de vocabulario en imágenes Peabody (Dunn, Dunn y Arribas, 2010) y el **conocimiento gramatical**, con el Test de comprensión de estructuras gramaticales (CEG) (Mendoza *et al.*, 2005).
- **Pruebas de evaluación del comportamiento:** la Escala para la evaluación del trastorno por déficit de atención con hiperactividad (EDAH) (Farré y Narbona) detecta manifestaciones típicas del déficit de atención, de hiperactividad y trastorno de conducta. Una visión más general ofrece el Cuestionario de Cualidades y Dificultades (adaptado por Rodríguez-Hernández *et al.*, 2014), que valora síntomas emocionales, problemas de conducta, hiperactividad, problemas con compañeros y conducta prosocial (**Fig. 12-6**).

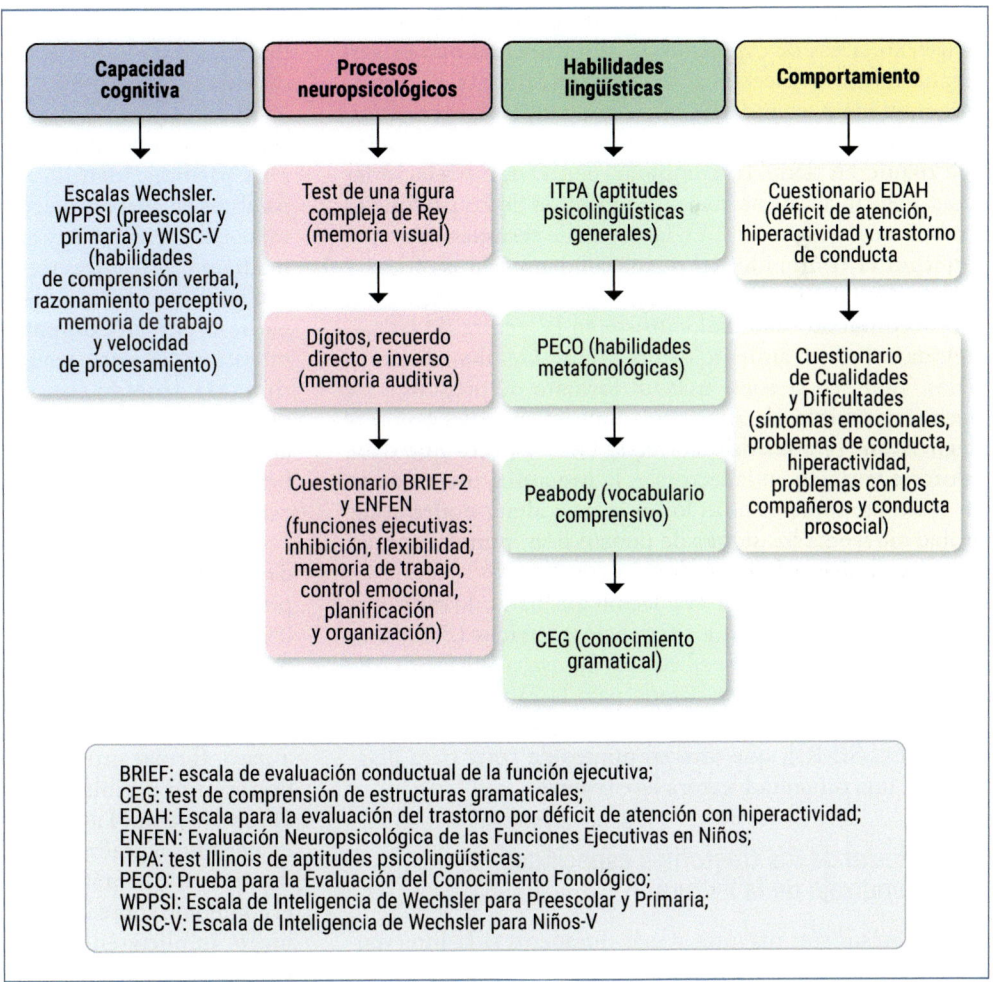

Figura 12-6. Pruebas para la evaluación general de los trastornos del aprendizaje.

Evaluación específica del rendimiento en tareas de lectura

Para identificar niños preescolares en **riesgo de dislexia** pueden usarse pruebas que valoren procesos fonológicos: discriminación de fonemas (decir si dos palabras son iguales o diferentes; p. ej., cal y col), segmentación de sílabas (separar las sílabas de las palabras; p. ej., co/me/ta), identificación de fonemas (discriminar si las palabras contienen un determinado fonema; p. ej., ¿contiene «r» la palabra zorro, y piña tiene «r»?), repetición de seudopalabras (p. ej., pelagro), memoria verbal a corto plazo (repetición de dígitos) y fluidez verbal (decir nombres de animales en un minuto). A partir de los 7 años y hasta adultos, se utiliza la batería diagnóstica que aumenta las probabilidades de hacer un diagnóstico diferencial correcto (Cuetos *et al.*, 2020).

La valoración que está centrada propiamente en las **dificultades en lectura** comienza con tareas de reconocimiento rápido y automático de las letras del alfabeto (decir el nombre o sonido de las letras o decidir si pares de palabras o seudopalabras son iguales o diferentes). Otras tareas más avanzadas se focalizan en el reconocimiento y lectura de palabras, incluyendo la lectura de listas de palabras de distinta longitud y frecuencia, y lectura de seudopalabras (cortas y largas). Por último, se aplica también la lectura de textos con diferente extensión y dificultad, registrando los errores y la velocidad de la lectura.

Para valorar los **trastornos de comprensión de textos** se aplican tareas de captación de idea principal que exigen organizar ideas y seleccionar las ideas fundamentales, distinguir entre ideas secundarias y detalles, y captar la estructura. También se aplican **tareas de comprensión de inferencias** que requieren deducir, comparar, contrastar y relacionar ideas, identificar los motivos e intenciones de los personajes o relaciones causa/efecto. En las tareas de **resumen**, hay que sintetizar el contenido del texto, condensando las ideas y hechos. En cuanto a la forma de presentación de las tareas, el procedimiento habitual consiste en la lectura de textos, seguida del planteamiento de preguntas, literales e inferenciales. También se suele usar un formato de preguntas de elección múltiple, de alternativas, entre las cuales hay que elegir la que se considera correcta. Otro aspecto que debe valorarse también en la lectura es la **prosodia**, presentando un texto para que el niño lo lea en voz alta y poder comprobar si respeta los signos de puntuación: puntos, comas, interrogaciones, admiraciones.

Las diferentes tareas de evaluación que han sido expuestas suelen estar incluidas en los **test psicométricos** [Batería de Evaluación de los Procesos Lectores-Revisada (PROLEC-R) en educación primaria y Batería para la Evaluación de los Procesos Lectores en Secundaria y Bachillerato-Revisada (PROLEC-SE-R)], que ofrecen puntos de corte para diagnosticar una dificultad lectora leve o grave.

Tratamiento de los trastornos específicos del aprendizaje de la lectura

Los progresos son mayores y más duraderos si la intervención es **temprana** y se usan técnicas respaldadas por estudios

Tabla 12-1. Ejemplos de tareas de conciencia fonológica	
Tipos de tareas palabras-sílabas-sonidos	**Ejemplo de actividades palabras-sílabas-sonidos**
• Identificación silábica • Descomposición/integrar • Reconocimiento • Duración acústica • Clasificación • Aislamiento • Manipulación • Comparación entre sonidos	• ¿Cuántas sílabas hay en...? Separa las sílabas de... • ¿Se oye.... en...? • ¿Qué palabra es más larga? • Indica las que empiezan/terminan... • ¿Cuál es la primera/última...? • Añadir-suprimir-invertir • Buscar lo que se repite en...

rigurosos acerca de su eficacia. Las intervenciones asentadas en los principios de la psicología cognitivo-conductual, por ahora, son las que cuentan con mayor evidencia.

El nivel más básico de tratamiento comprende desde actividades sencillas de identificación silábica o integración/segmentación de fonemas, hasta la realización de actividades más complicadas de aislamiento y manipulación de fonemas. Recomendamos el programa LETRA, un tutorial para el aprendizaje de la lectura mediante ordenador (Jiménez, 2016). Se recomiendan también las aplicaciones digitales para el fomento de la lectura en estudiantes con dislexia (**Tabla 12-1**).

El siguiente nivel abarca la realización actividades de lectura con una dificultad progresiva, de las letras y sílabas a las palabras: identificar errores y volver a leer; segmentar palabras en sílabas; deletreo; asociar palabra-imagen. Finalmente, la meta que hay en el tercer nivel es la automatización mediante las lecturas repetidas y lecturas preexaminadas. Se trata de actividades de lectura oral guiadas por un profesor, padre o por un compañero, que promueven el reconocimiento rápido de nuevas palabras y ayudan a su comprensión. De acuerdo con investigaciones en el campo de las neurociencias, las intervenciones educacionales intensivas en los procesos fonológicos y de reconocimiento de las palabras y de su significado «también modifican las conexiones cerebrales» (Bravo, 2014).

Por otra parte, siguiendo las recomendaciones de la Asociación Internacional de Dislexia, los alumnos con dislexia pueden beneficiarse de las adaptaciones no significativas. En los materiales, por ejemplo, segmentar los textos, destacar con fosforitos lo más importante, hacer conjuntamente esquemas o mapas cognitivos, o usar la grabadora. Las adaptaciones en la metodología incluyen dar las instrucciones de las tareas paso a paso, formar grupos de aprendizaje cooperativo, adoptar una aptitud flexible sobre el tiempo de trabajo o fomentar la autoevaluación. Las adaptaciones en la evaluación se centran en permitir la realización de exámenes orales, uso del ordenador, apoyar con gráficos o imágenes el material escrito, valorar el contenido sobre la ortografía o la calidad de la letra y, desde luego, implicar en el proceso a todos los profesionales que tengan relación con el niño.

En la recuperación de la dislexia son útiles las técnicas multisensoriales (métodos de asociación simultánea integrando el canal visual-auditivo-cinestésico-táctil) y hacer uso de las posibilidades que ofrecen las modernas tecnologías. La intervención debe implementarse en pequeño grupo, de manera intensiva, por especialistas con una formación adecuada y tan pronto como sea posible. Debe determinarse si hay que proporcionar ayuda emocional, además de contenidos instruccionales.

Intervención en los trastornos de comprensión lectora

El entrenamiento en conciencia fonológica, conversión letra/sonido y lecturas repetidas produce ganancias significativas en medidas de lectura de exactitud y fluidez, pero las mejoras no se generalizan a las medidas de comprensión.

Un metaanálisis de 39 estudios de entrenamiento en estrategias de comprensión, que incluyeron a 3.529 participantes españoles, aportó una serie de conclusiones valiosas (Ripoll & Aguado, 2016). La enseñanza y práctica del resumen fue la intervención más eficaz por sí sola. Pero los programas con más efectos positivos combinaban, además del resumen, estrategias de activación del conocimiento previo, identificación de ideas principales, autointerrogación, construcción de inferencias, parafraseo, organizadores gráficos y revisión de la comprensión. La enseñanza del conocimiento de las estructuras textuales, tanto narrativas como expositivas (enumeración, descripción, comparación, planteamiento del problema-solución), también demostró ser efectiva.

Una metodología excelente para la enseñanza de estrategias es la **enseñanza recíproca**, que consiste en la alternancia de la tutoría del profesor y del alumno, centrada en cuatro estrategias: resumen (¿cómo se expresaría con una frase lo más importante?, ¿es un buen resumen, dice lo fundamental?); clarificación de dificultades (¿he entendido bien esa parte del texto?, ¿cómo se relaciona lo que acabo de leer con lo anterior?); autointerrogación (¿qué sucedió?, ¿cómo y por qué sucedió?), y predicción de hipótesis. Al principio, tiene lugar el modelado por parte del terapeuta, seguido del diálogo interactivo con el niño sobre la estrategia, la práctica guiada y, por último, la práctica independiente.

! El tratamiento del trastorno en la comprensión lectora se basa en:

- Enseñanza de estrategias (resumen, activación del conocimiento, identificación de ideas principales, autocuestionarios, parafraseo, organizadores gráficos, revisión).
- Enseñanza de estructuras textuales tanto narrativas como expositivas.

En los últimos años, se han elaborado materiales prácticos para la evaluación e intervención de la lectura que han sido impulsados en diferentes comunidades. Como ejemplos ilustrativos destacan la *Guía de evaluación. Destrezas lectoras. Educación Primaria y Secundaria* (editadas por la Agencia Andaluza de Evaluación Educativa, 2014) y la *Guía didáctica de lectura comprensiva* (editada por la Consejería de Educa-ción, Cultura y Universidad de la Región de Murcia). Se puede acceder a ellas a través de internet.

TRASTORNOS EN EL APRENDIZAJE DE LA ESCRITURA

El DSM-5 hace referencia a **dificultades en la ortografía** y a dificultades en la **expresión escrita**, que tienen una **estrecha asociación**. Los **errores disortográficos** marcan la distinción entre dos tipos de disortografía: disortografía fonológica y disortografía superficial, que están asociados a los subtipos disléxicos. En la **disortografía fonológica**, los errores derivan de la utilización incorrecta de las reglas de conversión fonema-grafema que desfiguran la fonética de la palabra: omisiones (comerlo-comelo), sustituciones (manzana-mantana), rotaciones (pala-bala). También son típicos los errores en enlaces (se lava-selava) o las fragmentaciones incorrectas (Pedrito-Pe drito). La dificultad para escribir seudopalabras es notable.

En la **disortografía superficial**, los errores más frecuentes se concentran en la transgresión de las reglas de ortografía arbitraria, pero no desfiguran la fonética de la palabra. Se suelen producir la omisión o adición de H (hermano-ermano), sustituciones no fonológicas; B-V; G-J; Y-LL; K-Q (queso-keso); cambios consonánticos (limpio-linpio.) Otros errores afectan a la acentuación (ratón-raton) y a los signos puntuación (Es bueno, bonito. Es bueno bonito).

Los **problemas en la composición escrita** se asocian a déficits en los tres procesos de la elaboración de un texto: **planificación**, que es desarrollar mentalmente la tarea antes de realizarla; **textualización**, que consiste en dar forma lingüística al contenido, traduciendo las ideas al lenguaje concreto, y la **revisión**, que implica procesos cíclicos y recursivos (repasar, evaluar, identificar incoherencias, corregir y reevaluar) (v. **Fig. 12-7**).

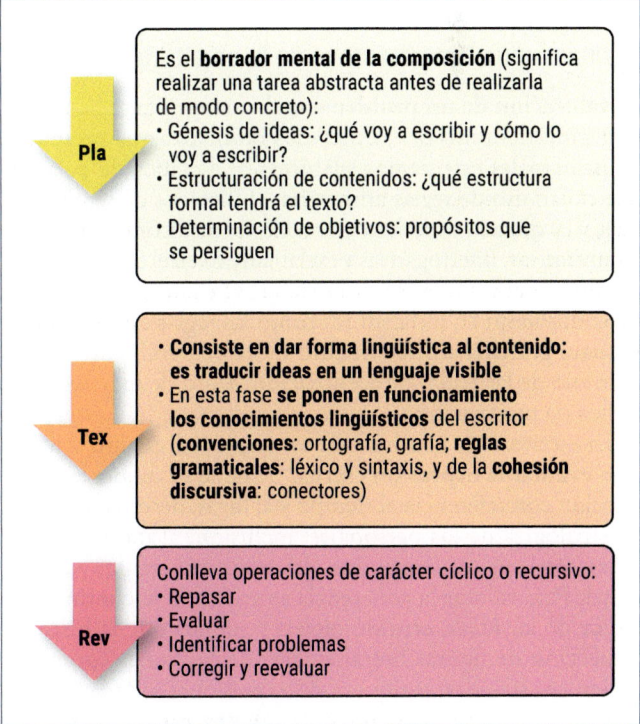

Figura 12-7. Fases de la composición escrita.

La redacción sobre manualidades de un niño de 5º de educación primaria con un diagnóstico de dislexia, ejemplifica la estrecha relación entre problemas en ortografía y expresión escrita.

Además de las dudas en la escritura de las palabras, que han provocado tachones y rectificaciones, se observan déficits en conocimiento fonológico en los errores de omisión y adición de grafemas o en las uniones indebidas de palabras. También se constatan abundantes cambios consonánticos (h, b-v, ll-y), de acentuación y puntuación. Asimismo, la redacción denota limitaciones en la organización del texto, errores gramaticales y escasa complejidad sintáctica. En general, se observa el uso de la estrategia de «decir lo que se conoce» en lugar de un procedimiento más elaborado de expresión escrita.

> • Los errores disortográficos pueden ser de tipo fonológico (omisiones, sustituciones, rotaciones, enlaces o fragmentaciones incorrectas) o afectar a la transgresión de reglas ortográficas (sustitución de b por v; o sustitución de y por ll).
> • La expresión escrita puede verse afectada en tres fases: planificación, textualización y revisión.

Evaluación de los trastornos de la escritura

La **valoración de un problema en la ortografía** se basa en la ejecución del niño de: a) dictados de sílabas que presenten las principales estructuras silábicas; b) dictados de palabras que exijan uso de reglas arbitrarias; c) dictados de seudopalabras, y d) dictado de frases con oraciones de distinta estructura (enunciativas, interrogativas y exclamativas) en el que aparezcan nombres propios y palabras acentuadas. Se trata de determinar el rendimiento en indicadores como las reglas de conversión fonema-grafema, conocimiento de la ortografía arbitraria, dominio de las reglas de acentuación, o uso de mayúsculas y signos de puntuación.

La escritura de una historia es un procedimiento sencillo para **evaluar la expresión escrita**. Se tiene en cuenta la introducción con referencia al tiempo y al lugar, descripción física o psicológica de los personajes, inclusión, al menos, de un suceso con sus consecuencias, desenlace coherente; y creatividad. Para valorar la coherencia se atiende a la continuidad lógica de las ideas, sentido global y unitario de la historia, utilización de figuras literarias, uso de oraciones complejas y bien construidas, y riqueza de expresiones y de vocabulario. La **Batería de Evaluación de los Procesos de Escritura** (PROESC) (Cuetos, Ramos, Ruano, 2004) es muy utilizado

en nuestro contexto para evaluar el nivel del aprendizaje de la escritura, aspectos gráficos, ortográficos y de expresión escrita.

> • La valoración de un problema en la ortografía debe basarse en la ejecución del niño en el dictado de sílabas, dictado de palabras y dictado de frases de distinta estructura.
> • La evaluación de la expresión escrita puede basarse en el nivel demostrado en la escritura de una historia o de un texto expositivo.

Tratamiento de los trastornos de la escritura

El objetivo general en el tratamiento de un trastorno disortográfico es aumentar e interiorizar el vocabulario básico y asimilar correctamente reglas ortográficas. Se recomiendan actividades variadas, como el inventario de errores del alumno o los textos mutilados. Los materiales que responden a un enfoque clásico se focalizan en la intervención directa en los errores relacionados con las reglas de ortografía (cuadernos como *Cuido y refuerzo mi ortografía*).

Las intervenciones en los trastornos de la expresión escrita se fundamentan en las distintas fases de composición. La planificación se fomenta mediante el modelado de estrategias de análisis, búsqueda de ideas y organización. La generación de ideas se puede facilitar con la ayuda de fichas con conectores que inicien frases (pienso que, aun cuando, en contraposición, entretanto, etc.). Las fichas para pensar pueden ayudar a organizar preguntas para pensar sobre el tipo de texto. Por ejemplo, ¿qué estructura tiene que seguir este texto?, ¿qué es lo que voy a explicar?, ¿en qué orden ocurren las cosas?

Para mejorar la elaboración del texto, es útil que el niño cuente de forma oral los contenidos que va a redactar y que luego elabore un borrador, teniendo en cuenta las anotaciones de las fichas para pensar y las mejoras que se han comentado con él cuando ha contado la historia. Por último, es importante motivar al niño a platearse preguntas centradas en la revisión del contenido del escrito, a modo de autoevaluación. ¿Hay una idea, argumento o explicación mejor que los que se han escogido?, ¿eliminaría, modificaría o añadiría alguna expresión?, ¿se repite la información varias veces?, ¿están organizadas las ideas de forma coherente?, ¿hay cosas que no se han explicado suficientemente?, ¿se ha detenido demasiado en una idea poco relevante?, ¿ha escrito lo que realmente quería expresar?, ¿ha utilizado un lenguaje y vocabulario apropiados? o ¿alguna idea no queda clara o no está bien expresada?

TRASTORNOS EN EL APRENDIZAJE DE LAS MATEMÁTICAS. TIPOS

La matemática es una disciplina compleja y abstracta, lo que explica el número de personas que tienen dificultades en los países desarrollados. El DSM-5 hace referencia a dos tipos de **trastornos en el aprendizaje matemático** que se pueden manifestar con una relativa independencia: a) en el dominio del concepto de número, realización de operaciones o cálculos aritméticos; b) en el razonamiento matemático. Los trastornos en el aprendizaje de las matemáticas afectan con la misma frecuencia a niños y a niñas, tienen un carácter crónico y un inicio temprano.

Las **dificultades en el dominio del concepto del número, de los hechos numéricos o de los cálculos** se manifiestan por una comprensión pobre del número, de su magnitud, así como de las relaciones que mantienen los números entre sí; contar con los dedos en lugar de realizar el cálculo mentalmente; perderse en medio de las operaciones aritméticas y confundir los procedimientos de las diferentes operaciones. La discalculia es el término alternativo utilizado para referirse a estos problemas de procesamiento numérico.

Las **dificultades con el razonamiento matemático** consisten en limitaciones graves para aplicar los procedimientos matemáticos en la solución de problemas. Se focalizan en una escasa capacidad para reconocer la estructura de un problema, transformar la información lingüística del enunciado en información numérica, relacionar las partes del enunciado con la pregunta que se plantea, estimar el resultado y seleccionar la operación correcta de solución.

> ! Los trastornos en el aprendizaje matemático se pueden manifestar:
> - En el dominio del concepto de número, memorización de operaciones o realización mental de cálculos aritméticos.
> - En el razonamiento matemático y solución de problemas.

La identificación de los dos tipos de trastornos se basa en criterios diagnósticos generales que ya se han comentado: las dificultades persisten al menos 6 meses a pesar de la intervención, afectan negativamente al rendimiento académico y no se explican mejor por discapacidad intelectual, deficiencias visuales o auditivas, adversidad psicosocial o por dominio insuficiente del lenguaje de la instrucción. Se recomienda especificar la gravedad actual como leve, moderada o grave.

La competencia matemática comienza con la comprensión de la numerosidad y las relaciones entre los números. Los niños con trastornos en el aprendizaje de las matemáticas (TESAM) muestran una carencia innata en el sentido del número que tiene una trascendencia similar a los déficits en conciencia fonológica de los niños con dislexia. Desde muy pronto aparecen problemas en la subitizacion (del inglés *subitizing*), que consiste en determinar rápidamente los elementos de un conjunto de tres o cuatro elementos, lo cual indica que la numerosidad se percibe de manera inmediata. Asimismo el déficit en el procesamiento numérico se manifiesta al realizar otras tareas numéricas básicas, como clasificación de objetos de acuerdo con un criterio básico de color o tamaño, inclusión de un conjunto pequeño de objetos en otro mayor, conservación de la cantidad o el volumen con independencia de la apariencia externa, y en la seriación de objetos. Las dificultades en el conteo y el uso de estrategias inmaduras en el cálculo, que acarrean más errores y más tiempo en la realización de operaciones aritméticas, son otras manifestaciones tempranas de las TESAM.

Los porcentajes de **prevalencia** varían, dependiendo de los criterios de identificación y de los puntos de corte utilizados, pero entre el 3 % y el 7 % de los niños y adolescentes serán diagnosticados de TESAM al menos en una competencia matemática a lo largo de su escolaridad. La comorbilidad con otros trastornos es alta. Concretamente, asciende hasta un 70 % con trastornos en la lectura, y en porcentajes inferiores con el TDAH (26 %).

Bases neurobiológicas de los trastornos en el aprendizaje de las matemáticas

Se conoce poco la etiología de las TESAM, aunque estudios familiares y con gemelos sugieren contribuciones genéticas y ambientales. Los miembros de las familias de niños con TESAM tienen diez veces más probabilidades de manifestar el problema que los individuos de la población general. Sin embargo, todavía no se ha identificado un gen o una combinación de genes responsables de este trastorno. Otro dato significativo es la afectación que muestran algunas habilidades matemáticas en determinadas condiciones genéticas. Los niños con síndrome de Turner tienen una comprensión del número adecuada, pero cometen muchos errores en la solución de problemas complejos. Los niños con neurofibromatosis-1 tienen deficiencias en el cálculo y en la solución de problemas con texto, y los niños con síndrome de Williams tienen dificultades con las matemáticas que están asociadas a déficits visoespaciales.

Hay pruebas de que estos trastornos se asocian con una **disfunción localizada alrededor del surco intraparietal**, una estructura que está relacionada con el procesamiento de la cantidad, pero a medida que los procesos matemáticos se automatizan el vínculo con la red parietal disminuye y se incrementa la implicación del lóbulo frontal. Por consiguiente, los TESAM pueden resultar de la alteración en una o múltiples redes relevantes, o de su interacción.

> 💡 En los TESAM, posiblemente estén implicados factores genéticos y ambientales. Aunque no se ha identificado todavía un gen o combinación de genes responsable de este trastorno, se han observado anomalías funcionales cerebrales durante la realización de tareas aritméticas.

Factores cognitivos implicados en el trastorno del aprendizaje de las matemáticas

La **falta de atención** impide el uso de estrategias ordenadas y jerarquizadas, propiciando equivocaciones en el cálculo aritmético y dificultades para distinguir la información importante de la menos importante en la solución de un problema. Por ejemplo, analicemos la solución de Marcos del siguiente problema: «En una bandeja hay 62 caramelos. ¿Cuántos caramelos quedarán si nueve niños toman 6 caramelos cada uno?».

Datos   operación

62 caramelos   62, 16

6 niños   02 10

R = 10 caramelos se reparten

Probablemente, el error de Marcos (TDAH con predominio de inatención, que repite 6° de educación primaria) se ha debido fundamentalmente al déficit atencional. Se ha dejado llevar por la apariencia del significado del dato expresado numéricamente al seleccionar el número en lugar de la cantidad que se expresa en letra, que habría sido lo correcto. Además, la falta de atención le ha impedido procesar en profundidad el texto del problema y seleccionar el orden de las operaciones correspondientes.

Los **déficits en inhibición** provocan numerosos errores por precipitación y falta de reflexión en la realización de operaciones aritméticas. Asimismo, ocasionan el mantenimiento de información irrelevante en la memoria de trabajo por fallos en el mecanismo de supresión, acarreando el consiguiente **bloqueo de la memoria de trabajo**. Más del 50 % de los preescolares con bajo rendimiento en tareas de inhibición y memoria exhiben, posteriormente, problemas en las matemáticas.

La dificultad para mantener la información numérica en la **memoria** explica el escaso conocimiento de hechos numéricos o los errores de los niños con TESAM en la sucesión ordenada de los pasos en la solución de un problema. El **lenguaje** suele estar en la base de las dificultades para aprender las tablas de multiplicar, lectura y escritura de números, comprensión de términos matemáticos en general (doble, triple, mitad, etc.) y en el conteo. Es evidente que el lenguaje es una habilidad imprescindible para comprender la estructura y segmentar las fases de un problema de texto.

Las **deficiencias en la organización perceptivo-visual** influyen en la diferenciación figura-fondo, en la discriminación y en la orientación espacial. Producen un aumento de errores en la realización de los cálculos, omisión de números, rotaciones en la escritura, errores en la lectura del signo y en la alineación de las cifras en las operaciones de cálculo, confusión de números de grafía o sonido similar y dificultades para establecer comparaciones basadas en semejanzas y diferencias. Los déficits visoespaciales influyen también de forma negativa en la representación de diagramas y en el reconocimiento de las figuras geométricas.

> Los trastornos en el aprendizaje de las matemáticas están relacionados con:
> - Déficits en atención, que impiden la planificación y organización.
> - Déficits en inhibición, que acarrean problemas en la memoria de trabajo.
> - Déficits en la organización perceptivo-visual (figura-fondo, discriminación y orientación espacial).

Evaluación y diagnóstico del trastorno en el aprendizaje de las matemáticas

La evaluación de los TESAM debe tener un enfoque multidimensional, como cualquier otro trastorno en el aprendizaje. Los aspectos relativos a la aplicación de pruebas generales y neuropsicológicas se han recogido en los subapartados *«Pruebas generales»* y *«Evaluación neuropsicológica»* del apartado *«Evaluación de los trastornos de la lectura»*. Se expondrán los procedimientos para valorar el rendimiento específico en tareas de matemáticas, que fundamenta el diseño del programa de tratamiento.

El **cribado** o *screening* es la primera fase de un proceso que suele llevarse a cabo en la población general para la identificación temprana de casos que necesitan ser sometidos a un proceso diagnóstico formal. Son evaluadas múltiples habilidades mediante baterías sencillas de administrar, que incluyen comparación de magnitudes, conteo, recuperación de hechos matemáticos básicos y problemas sencillos de texto.

La **evaluación formal** se dirige a determinar si el niño domina los contenidos de matemáticas en comparación con los estándares académicos de su curso, para lo cual los test psicométricos son una valiosa ayuda, como el Test para el diagnóstico de las competencias básicas en matemáticas (**TEDI-MATH**) o **Tema-3** (**Fig. 12-8**).

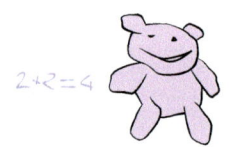

Evaluación de las competencias matemáticas básicas
(4-8 años)
Para Educación Infantil y 1er Ciclo Primaria

Operaciones lógicas básicas
- Seriación
- Clasificación
- Conservación
- Inclusión

Comprensión del sistema numérico
- Oral: yo te digo dos números y me dices cuál es el más grande
- Arábigo: ¿es un número? 3, F, $
- Comparación de números: ¿cúal es más grande?

Conteo *(counting knowledge)*
- Contar: p. ej., con límite superior, contar hacia atrás...
- Numerar: p. ej., numerar conjuntos lineales, conjuntos aleatorios

Operaciones matemáticas
- Con imágenes (globos rojos y azules: ¿cuántos hay en total?
- Con números: sumas, restas y multiplicaciones
- Con enunciado verbal. Problemas de texto sencillos

Subitizing
- Estimación intuitiva de la cantidad de elementos

Figura 12-8. Evaluación de las competencias matemáticas básicas.

Los test valoran el conocimiento numérico, los procedimientos de cálculo y la solución de problemas aritméticos. Asimismo, mediante el análisis de las operaciones y problemas que realiza el niño, se pueden analizar los fallos en el cálculo que indican conceptos mal aprendidos. Además, es posible obtener información sobre las estrategias que utiliza el estudiante con TESAM cuando aborda un problema informalmente, ver cómo lo comprende y si entiende el procedimiento empleado.

- El cribado del trastorno en el aprendizaje de las matemáticas se realiza mediante tareas que valoran la comparación de magnitudes, el conteo, la recuperación de hechos matemáticos y la resolución de problemas sencillos de texto.
- La evaluación formal se dirige a determinar si el niño domina los contenidos matemáticos en comparación con los estándares académicos de su curso. Se realiza a través de test psicométricos y analizando la realización del niño de actividades de matemáticas.

Intervención psicoeducativa en los trastornos del aprendizaje de las matemáticas

Las **directrices fundamentales** incluyen: individualización de la enseñanza, análisis de las tareas a fin de graduar la enseñanza según el ritmo de aprendizaje, apoyar el cálculo con diagramas y gráficos y, por último, partir de la experiencia diaria y de la manipulación para que el aprendizaje sea significativo.

La **recuperación de hechos numéricos** se fundamenta en la instrucción directa, con explicación explícita de las estrategias adecuadas, a través del modelado, indicando cuándo y cómo aplicarlas. Se combina con la práctica repetida mediante juegos, cuentos, canciones o programas informatizados (Virtual Homework o La lluvia de números), que permiten aprender el concepto lógico de las operaciones y mecanizar la ejecución de una forma efectiva y amena.

La **intervención en solución de problemas** está basada en la enseñanza de estrategias cognitivas y metacognitivas. Incluye, generalmente, las siguientes fases:

- Leer el problema en voz alta, destacando los términos lingüísticos significativos.
- Parafrasear el problema, expresándolo con palabras propias.
- Dibujar una representación de su estructura.
- Subrayar la información importante del contenido y de la pregunta.
- Estimar, esto es, hacer una aproximación de cuál será el resultado.
- Calcular y revisar todo el proceso para detectar y subsanar posibles errores.

La colección de la serie de Matemáticas *Pues… ¡Claro!* (Galve, 2018) enseña al niño a representar un problema de un modo fácil, utilizando un sencillo sistema de representación de la estructura de cada tipo de problema: cambio, combinar, comparar e igualar, estrategias de resolución de problemas y refuerzo de las operaciones básicas. Se pretende que el niño aprenda a identificar los datos del problema, responder a las preguntas «¿qué me dan?, ¿qué me piden?», representar gráficamente el problema, elegir las operaciones adecuadas y realizarlas dar una solución y, por último, revisar.

Los **avances tecnológicos** también prestan una valiosa ayuda en la intervención. Los programas informáticos ayudan a destacar los conceptos fundamentales; con la *tablet* y el móvil, los alumnos tienen acceso fácil y rápido a internet (véanse LLuvia de números, regletas digitales, El tren de las matemáticas de Lola, Aprender matemáticas con Dragón, Robots y números, etcétera).

- Las directrices de intervención en la discalculia incluyen la individualización de la enseñanza, el análisis de tareas o el apoyo del cálculo con diagramas y gráficos. Se debe partir de la experiencia diaria y la manipulación para que el aprendizaje sea significativo.
- La intervención en solución de problemas se basa en la enseñanza de estrategias (leer, parafrasear, dibujar la estructura, subrayar información importante, estimar, calcular y revisar).

CORRELATOS SOCIOEMOCIONALES DE LOS TRASTORNOS DEL APRENDIZAJE

Los problemas socioemocionales se tratan en otros capítulos con la profundidad que merecen, pero, en el presente tema, se incluyen unos comentarios breves a fin de concienciar a los profesionales de las consecuencias de los trastornos del aprendizaje en el plano socioemocional. El tratamiento psicopedagógico de los TESA es imprescindible, pero hay que ser conscientes de que la comorbilidad es más una regla que una excepción. La coocurrencia de los TESA con el **TDAH**, con un **trastorno de la ansiedad** o con un **trastorno de la conducta**, entre otros, puede requerir la administración de medicación específica.

La ansiedad, las respuestas conductuales desadaptadas de evitación y frustración, que son características de muchos niños con TESA, generan sentimientos de baja competencia. La mayoría presentan un patrón atribucional negativo, caracterizado por atribuir los resultados a factores externos incontrolables como la suerte/mala suerte o la facilidad de la tarea. Este tipo de explicaciones no ayudan a construir la autoestima. Así, la dificultad para resolver las tareas provoca creencias irracionales basadas en la baja competencia o en factores externos incontrolables. En consecuencia, se genera una elevada ansiedad que se resuelve de inmediato con una conducta de protección, como el abandono. Sin embargo, el abandono refuerza las creencias irracionales de baja competencia y aumenta las posibilidades de renunciar a realizar las tareas, antes incluso de intentarlo.

Los procedimientos para valorar los correlatos emocionales de los TESA se comentan con la suficiente profundidad en otros temas, aunque desde aquí se recomienda que se tengan en cuenta. Debido a la erosión generalizada del autoconcepto y de la motivación que provocan los TESA, es recomendable incluir, en los protocolos de evaluación, test de autoestima, de ansiedad, depresión, problemas conductuales y emocionales (Cuestionario de Capacidades y Dificultades [*The Strengths and Difficulties Questionnaire*, SDQ]; adaptación de Rodríguez Hernández *et al.*, 2014).

La ansiedad hacia las tareas académicas, la frustración y la minusvaloración necesitan ser abordadas en la intervención, manteniendo una estrecha cooperación entre todos los implicados (profesores, orientadores, padres y psiquiatras) para desarrollar pautas comunes de actuación. Hay que ayudar al niño a comprender los sentimientos negativos de frustración, a aprender estrategias para enfrentarse a ellos y cómo construir la motivación. Se trata de ayudar a los niños y adolescentes con TESA a interpretar sus experiencias de forma más positiva, a valorar mejor los resultados de la tarea y a potenciar su implicación en el proceso.

Asimismo, la psicoeducación con padres es necesaria. El objetivo es eliminar sentimientos de culpa y ayudarles a comprender que el bajo rendimiento es la consecuencia de un problema real y no un producto de la falta de esfuerzo. También deben promoverse unas expectativas realistas sobre la cronicidad del trastorno, que se centren en el presente y disminuyan el miedo al futuro.

- Incluir en los protocolos de evaluación test de autoestima, ansiedad, problemas emocionales y conductuales.
- Valorar la conveniencia de recomendar medicación junto con la intervención educativa.
- Desarrollar psicoeducación con los padres para eliminar sentimientos de culpa, ayudarles a comprender el problema y construir expectativas realistas, centrándose en el presente.

RESUMEN

En esta unidad se presenta un conocimiento actual de los trastornos específicos del aprendizaje (TESA), estructurando la organización de los contenidos de manera secuencial y lógica. Cada uno de los apartados se inicia con la clasificación, prevalencia y criterios diagnósticos de los TESA en lectura, escritura y matemáticas. Se analizan los tres planos que están conectados en los TESA, esto es, biológico, cognitivo y conductual. Se desarrollan también algunas directrices para la evaluación y formas de intervención. Por último, se exponen unas breves consideraciones de las implicaciones socioemocionales de los trastornos.

 PUNTOS CLAVE

- Los trastornos del aprendizaje se caracterizan por dificultades persistentes en los aprendizajes instrumentales básicos, lectura, escritura o matemáticas, que se asocian a déficits específicos en el procesamiento eficaz de la información.
- El diagnóstico clínico se realiza teniendo en cuenta estos cuatro criterios:
  1) Persistencia de las dificultades, a pesar de las intervenciones.
  2) Las habilidades académicas se encuentran por debajo de lo esperado e interfieren con el rendimiento académico, laboral o actividades de la vida diaria.
  3) Las dificultades comienzan en la edad escolar, aunque a veces no se evidencian hasta que las exigencias académicas exceden las capacidades del individuo.
  4) Estos problemas no se explican mejor por discapacidad intelectual, déficit visual o auditivo, otros trastornos neurológicos o mentales, adversidad psicosocial, falta de dominio del lenguaje o instrucción académica inadecuada.
- La dislexia es un término alternativo para el trastorno específico del aprendizaje de la lectura. Se caracteriza por problemas en el reconocimiento preciso o fluido de palabras y escasas habilidades ortográficas. Como consecuencia, se producen problemas de comprensión y pobre vocabulario y merma de la base de conocimientos.
- La dislexia se manifiesta con frecuencia en asociación con el TDAH, con los TEL y con los trastornos del aprendizaje de las matemáticas o de la escritura.
- En función de los problemas en el uso de las rutas del acceso al léxico, se distinguen:
  - Dislexia fonológica. No hay dificultad para leer vocablos familiares, pero sí hay problemas para leer palabras desconocidas y seudopalabras.
  - Dislexia visual (superficial). Se produce una lectura lenta y fragmentada, con alteraciones en la prosodia.

- En la dislexia mixta se combinan errores de dislexia fonológica y de dislexia superficial. Es la que tiene más gravedad.
- Los niños con dislexia se benefician de un método de instrucción directo y sistemático, centrado en la reconversión fonológica y en la lectura. También se recomiendan las adaptaciones en los materiales, la metodología o la evaluación.
- Los trastornos específicos de la comprensión se manifiestan por dificultades para conectar el texto con el conocimiento previo y construir una representación mental coherente. El problema obedece a una baja capacidad en la coordinación de componentes cognitivos y lingüísticos, procesos inferenciales y procesos metacognitivos.
- El tratamiento específico de los trastornos de la comprensión lectora está basado en la enseñanza de estrategias: activación del conocimiento previo, cuestiones, resumen, mapas cognitivos, estructuras textuales, autoevaluación.
- Los trastornos de la escritura hacen referencia tanto a dificultades en ortografía como en la expresión escrita (composición).
- Los errores disortográficos diferencian entre dos tipos de disortografía fonológica (uso incorrecto de las reglas de conversión fonema-grafema) y superficial (transgresiones de las reglas de ortografía arbitraria).
- Es importante analizar en qué fase de la composición escrita se producen las dificultades: en la planificación, en la textualización o en la revisión.
- Los trastornos en el aprendizaje matemático pueden afectar al dominio del concepto de número, operaciones y realización mental de cálculos y/o al razonamiento matemático.
- La discalculia es el término alternativo referido a problemas de procesamiento de la información numérica, aprendizaje de operaciones aritméticas y cálculo correcto o fluido.

(Continúa)

PUNTOS CLAVE (*Cont.*)

- En el trastorno del aprendizaje de las matemáticas, están implicados factores cognitivos: falta de atención y déficits en inhibición, memoria y en organización perceptivo-visual.
- El programa de intervención en los trastornos de aprendizaje matemático incluye la individualización de la enseñanza, análisis de las tareas a fin de graduar la enseñanza, apoyo del cálculo con diagramas y gráficos e incremento del aprendizaje significativo.
- Los trastornos del aprendizaje suelen coocurrir con problemas emocionales, como ansiedad o respuestas desadaptadas de evitación y frustración, que generan baja competencia. Valorar la necesidad de administración de un tratamiento farmacológico.

BIBLIOGRAFÍA

Asociación Americana de Psiquiatría. Guía de consulta de los criterios diagnósticos del DSM-5. Washington, DC: American Psychiatric Association; 2013.

Bravo Valdivieso L. El aprendizaje del lenguaje escrito y las ciencias de la lectura. Un límite entre la psicología cognitiva, las neurociencias y la educación. Rev Interd Filos y Psicol 2016;11(36): 50-9.

Cuetos F. Psicología de la lectura: diagnóstico y tratamiento. Düsseldorf: Editorial Académica Española (EAE);1990.

Cuetos F, Arribas D, Suárez-Coalla P, Martínez-García C. PROLEXIA. Diagnóstico y Detección Temprana de la Dislexia. Madrid: TEA Ediciones; 2020.

Cuetos F, Arribas D, Ramos JL. PROLEC-SE-R. Batería para la Evaluación de los Procesos Lectores en Secundaria y Bachillerato-Revisada. Madrid: TEA Ediciones; 2017.

Cuetos F, Ramos JL, Ruano E. PROESC. Batería de Evaluación de los Procesos de Escritura. Madrid: TEA Ediciones; 2004.

Cuetos F, Rodríguez B, Ruano E, Arribas D. PROLEC-R. Batería de Evaluación de los Procesos Lectores Revisada. Madrid: TEA Ediciones; 2014.

Cuetos F, Soriano M, Rello L. Dislexia, ni despiste ni pereza. Todas las claves para entender el trastorno. Madrid: La Esfera de los Libros; 2019.

Dunn LM, Dunn LM, Arribas D. PEABODY. Test de vocabulario en imágenes. Madrid: TEA Ediciones; 2010.

Farré i Riba A, Narbona García J. EDAH. Escalas para la Evaluación del trastorno por déficit de atención con hiperactividad. 7ª ed. Madrid: TEA Ediciones; 2003.

Galve JL. Pues… ¡Claro! 2 Madrid: Editorial CEPE: 2018.

Gioia GA, Espy KA, Isquith PK. BRIEF-2. Evaluación Conductual de la Función Ejecutiva. (Adaptación española de Maldonado, MJ, et al.). Madrid: TEA Ediciones; 2017.

Gregoire J, Noel MP, Van Nieuwenhoven C. TEDI/MATH. Test para el Diagnóstico de las Competencias Básicas en Matemáticas. Madrid: TEA Ediciones; 2015.

Jiménez JE. Programa LETRA: sistema de aprendizaje tutorial para la formación del profesorado en la enseñanza de la lectura. Materiales Didácticos Universitarios Serie Psicología/1. San Cristóbal de La Laguna: Servicio de Publicaciones de la Universidad de La Laguna; 2016.

Mendoza E, Carballo G, Muñoz J, Fresneda MD. CEG. Test de Comprensión de Estructuras Gramaticales. Madrid: TEA Ediciones; 2005.

Portellano JA, Martínez Arias R, Zumárraga L. ENFEN. Evaluación Neuropsicológica de las Funciones Ejecutivas en Niños. Madrid: TEA Ediciones; 2011.

Rey A. REY. Test de copia de una figura compleja. Madrid: TEA Ediciones;1997.

Ripoll JC, Aguado G. Reading Comprehension Improvement for Spanish Students: A Meta-Analysis. Rev Psicodidact. 2014;19(1):27-41. doi: 10.1387/RevPsicodidact.9001.

Rodríguez-Hernández PJ, Betancort M, Ramírez GM, García R, Sanz-Álvarez EJ, De las Cuevas C. Puntos de corte de la versión española del Cuestionario de Cualidades y Dificultades (SDQ). Rev Psiquiatr Infant-Juven. 2014;3:23-9.

Wechsler D. Escala de Inteligencia de Wechsler para Niños-V: WISC-V. Madrid: Pearson. (Adaptación en español). 2014.

World Health Organization. International classification of diseases, 11ª edición (ICD-11); 2019; Disponible en: https://icd.who.int

Trastornos por tics y síndrome de Tourette

13

J. Eirís Puñal, P. Fuentes Pita y E. Monteagudo Vilavedra

 OBJETIVOS

- Descubrir y acceder a la clasificación de los trastornos por tics y sus modificaciones según criterios del DSM-5.
- Tener conciencia de los tics como proceso integrado en los trastornos del neurodesarrollo.
- Reconocer la clínica de los tics e identificar sus características distintivas.
- Saber diferenciar de otros trastornos hipercinéticos del movimiento.
- Reconocer los signos de alerta que orienten a un trastorno de tics secundario.
- Identificar y diagnosticar las comorbilidades.
- Analizar el modelo biopsicosocial con identificación de factores atenuantes y agravantes de los tics.
- Saber diseñar un plan de intervención terapéutico. Familiarización con terapias psicológicas y farmacológicas.
- Desterrar falsas creencias sobre inhibición *versus* intervención proactiva en la concienciación del tic por pacientes y familia.
- Diseñar y aplicar las terapias de reversión de hábitos.

INTRODUCCIÓN

Clásicamente, los tics se han definido como movimientos repetitivos, no rítmicos y estereotipados resultantes de contracciones musculares súbitas, abruptas, involuntarias y no propositivas. Se clasifican por su cualidad (motores o vocales) y por su expresividad clínica (simples o complejos). Pueden presentarse de forma aislada o en combinación, y su curso evolutivo puede ser transitorio o crónico.

Los tics representan el trastorno de movimiento más frecuente en la edad pediátrica. Se estima que hasta un 5 % de la población en edad escolar presenta tics y que un 1 % cumple criterios para síndrome de Tourette, si bien las cifras varían entre un 5-19 % para los tics y un 0,5-3,8 % para el Tourette. Su importancia radica no solo en su elevada prevalencia y en la posible disfunción que puedan generar, sino en la habitual comorbilidad asociada que, en muchas ocasiones, se erige en el problema más relevante. En los últimos años hemos asistido a cambios en la categorización de los tics y en la aproximación terapéutica a los mismos con el desarrollo de terapias más eficaces, no solo farmacológicas, sino también psicológicas y conductuales, e incluso quirúrgicas para casos seleccionados. El reconocimiento de los tics es habitualmente sencillo para el clínico conocedor de sus características. Para un mejor conocimiento y conceptualización de los tics se ofrece, a continuación, una breve reseña de su actual ubicación en el DSM-5, las diferencias en relación con la clasificación anterior y los fundamentos que han sustentado los cambios en los criterios.

LOS TICS EN EL MANUAL DIAGNÓSTICO Y ESTADÍSTICO DE LOS TRASTORNOS MENTALES, 5ª EDICIÓN. CATEGORIZACIÓN Y CRITERIOS DIAGNÓSTICOS

El DSM-5 incluye los trastornos por tics dentro de los trastornos del neurodesarrollo, integrándolos junto al trastorno del desarrollo de la coordinación y al trastorno de movimientos estereotipados dentro de la categoría de trastornos motores.

Representan, pues, un trastorno del movimiento dentro de una visión neurológica estricta y un trastorno del neurodesarrollo desde un enfoque neuropsiquiátrico, en la misma consideración conceptual que el trastorno del desarrollo intelectual (discapacidad intelectual), los trastornos del espectro autista, el trastorno por déficit de atención e hiperactividad, los trastornos específicos del aprendizaje y los trastornos de la comunicación.

Las diferentes categorías de tics y sus criterios se especifican en la **tabla 13-1**.

EVOLUCIÓN DE LOS CRITERIOS DIAGNÓSTICOS. MANUAL DIAGNÓSTICO Y ESTADÍSTICO DE TRASTORNOS MENTALES 4ª EDICIÓN-TEXTO REVISADO (DSM-IV-TR) Y MANUAL DIAGNÓSTICO Y ESTADÍSTICO DE TRASTORNOS MENTALES, 5ª EDICIÓN

El DSM-IV-TR incluye los tics dentro de la sección de *Trastornos de inicio en la infancia, la niñez y la adolescencia*, y acepta las siguientes categorías: 1) trastorno de Tourette; 2) trastorno

Tabla 13-1. Trastorno de tics. Criterios diagnósticos del Manual Diagnóstico y Estadístico de los Trastornos Mentales, 5ª edición

Un tic es una vocalización o movimiento súbito, rápido, recurrente y no rítmico

Trastorno de Tourette

A. Los tics motores múltiples y uno o más vocales han estado presentes en algún momento durante la enfermedad, aunque no necesariamente de forma concurrente
B. Los tics pueden aparecer de modo intermitente en frecuencia, pero persisten durante más de un año desde la manifestación del primero
C. Comienza antes de los 18 años
D. El trastorno no se puede atribuir a los efectos fisiológicos de una sustancia (p. ej., cocaína) ni a otra afección médica (p. ej., enfermedad de Huntington, encefalitis posvírica)

Trastorno de tics motores o vocales persistente (crónico)

A. Los tics motores o vocales únicos o múltiples han estado presentes durante la enfermedad, pero no ambos a la vez
B. Los tics pueden aparecer intermitentemente en frecuencia, pero persisten durante más de un año desde la manifestación del primero
C. Comienza antes de los 18 años
D. El trastorno no se puede atribuir a los efectos fisiológicos de una sustancia (p. ej., cocaína) ni a otra afección médica (p. ej., enfermedad de Huntington, encefalitis posvírica)
E. Nunca se han cumplido criterios de trastorno de Tourette

Especificar si son:

- Solo con tics motores
- Solo con tics vocales

Trastorno de tics provisional*

A. Tics motores y/o vocales, únicos o múltiples
B. Los tics han estado presentes por un tiempo inferior a 1 año desde su comienzo
C. El inicio es anterior a los 18 años
D. El trastorno no se puede atribuir a los efectos fisiológicos de una sustancia (p. ej., cocaína) o a otra afección médica (p. ej., enfermedad de Huntington, encefalitis posvírica)
E. Nunca se han cumplido criterios para de trastorno de Tourette o para el trastorno de tics motor o vocal persistente (crónico)

Otros trastornos de tics especificados

Se aplica a las formas de presentación de tics por cuyas características predominantes causan una significativa afectación social, ocupacional o en otras áreas de adaptación, pero no cumplen los criterios completos de las categorías diagnósticas aceptadas dentro de los trastornos de tics o de otros trastornos del neurodesarrollo. Esta categoría se usa en situaciones en las que el clínico especifica la razón concreta del incumplimiento de los criterios de una de las categorías principales de tics o de otro trastorno del neurodesarrollo. El diagnóstico se efectuaría expresando «Otro trastorno de tics especificado», seguido de la razón específica (p. ej., «de inicio posterior a los 18 años»)

Trastorno de tics no especificado

Se aplican las mismas consideraciones que en el apartado anterior, pero el clínico no especifica la razón concreta del incumplimiento de los criterios e incluye aquellos casos en los que no existe una información suficiente para realizar un diagnóstico más específico. De forma complementaria, se pueden dividir en función del origen de los tics

* El término «provisional» sustituye a «transitorio», aunque, por error, la traducción en español mantiene la denominación «transitorio». En la tabla se alude al término correcto, fiel al original (provisional) en lengua inglesa.

de tics motor o vocal crónico; 3) trastorno de tics transitorio, y 4) trastorno de tics no especificado. El DSM-5 ha supuesto una simplificación y clarificación de los criterios diagnósticos, así como una reducción de la categoría de trastorno de tics no especificado. Los cambios aceptados se han sustentado en un proceso de análisis y discusión de cada uno de los criterios que sustentan a las diversas categorías.

Criterio A

a.1) Se valoró la conveniencia de considerar los tics vocales simples (gruñidos, olfateos, aclaramientos de garganta) como tics motores en la medida en que están ocasionados por contracturas diafragmáticas u orofaríngeas. En la decisión final, no obstante, se consideró prioritario no asumir la modificación en aras de no cambiar sustancialmente la tradición mantenida hasta el momento, lo cual redundaría en una modificación significativa de la prevalencia del Tourette, desautorizando estudios epidemiológicos consistentes y relevantes; por otro lado, no existe ninguna evidencia de que tal paso conllevase una modificación sustancial en el diagnóstico o tratamiento de pacientes con tics. En la decisión conservadora asumida, se tuvo en cuenta, también, que la actual diferenciación entre tics motores y vocales viene fortalecida por estudios de análisis factorial que los identifican como factores independientes. En este sentido, algunos estudios epidemiológicos sugieren que las tasas de comorbilidad difieren en función de la presencia de tics crónicos vocales o motores, asociándose los tics vocales crónicos a tasas de comorbilidad mayores (58 %) que los motores crónicos (12 %) y, específicamente, tasas superiores de TDAH (33 % frente a 12 %) y de trastorno obsesivo-compulsivo (TOC) (8 % frente a 0 %).

a.2) Del mismo modo, se juzgó apropiado retirar el término estereotipado de la definición general de tics para disminuir la posible confusión con el término estereotipia en sí mismo.

a.3) Se aceptó algún cambio menor en la definición de los tics para homogeneizarla entre las diferentes categorías.

a.4) Se desestimó la modificación del criterio A en el Tourette y trastorno de tics motores o vocales crónicos, con la finalidad de unificar ambas categorías.

a.5) Por último, se consideró innecesaria una categorización diferencial para los tics motores crónicos y los vocales crónicos y se concluyó que basta con añadir un especificador relativo a si se trata de tics motores o vocales.

Criterio B

b.1) La duración de 12 meses para hablar de un proceso crónico se ha mantenido, pero no así la de 3 meses de intervalo libre de síntomas como elemento crítico para determinar cronicidad. Ambos representan puntos de corte arbitrarios, pero en relación con los 12 meses se acepta como tiempo adecuado cuando se alude a cronicidad. El intervalo no superior a 3 meses libre de síntomas es confuso y arbitrario, porque es difícil recordar fiablemente el tiempo en el que el tic no ha estado presente cuando se pregunta al respecto, ya que puede no existir conciencia de su existencia, aun cuando objetivamente persiste, y porque puede conllevar al diagnóstico de tic transitorio recurrente en pacientes con tics persistentes durante años, pero que, por la existencia de intervalos libres, nunca alcanzan los criterios para un adecuado diagnóstico de un trastorno de tic crónico, bien Tourette o trastorno de tic motor o vocal crónico. Eliminar tal punto de corte es la base para la inclusión de la categoría de trastorno de tic provisional, cuando los tics duran menos de un año, asumiéndose otra categoría cuando excedan este tiempo. En la misma consideración se sitúa la retirada de los tics de menos de cuatro semanas de duración de la categoría de trastorno de tics no especificado para ser incluidos, también, en la categoría anterior.

Criterio C

Se ha mantenido la edad de 18 años como edad límite de aparición de los tics.

Criterio D

d.1) Se excluyó al metilfenidato como ejemplo de sustancias causantes de tics. Al respecto, se ha hecho hincapié en que, a pesar de la información extendida sobre la relación causal entre el uso de estimulantes y la presentación de tics, existen múltiples estudios que demuestran que el tratamiento apropiado del TDAH con estimulantes no se asocia a presentación o exacerbación de tics superior a la observada con placebo o clonidina.

d.2) Se mantienen los criterios de exclusión anteriores y se establece la posibilidad de incluir una causa específica conocida de los tics dentro de la categoría «Otros trastornos de tics especificados».

Criterio E

e.1) Los tics de aparición por encima de 18 años de edad podrán incluirse en «Otros trastornos de tics especificados», añadiendo «con comienzo por encima de los 18 años», y aquellos tics con duración inferior a 4 semanas, pasarían a la categoría de «Trastorno de tics provisional».

e.2) Desde una perspectiva de desarrollo, género y fondo cultural, se consideraron los criterios como apropiados y no se juzgó necesario un apartado específico para subtipos de tics.

 El DSM-5 mantiene el trastorno de Tourette, trastorno de tics motor o vocal crónico y trastorno de tics no especificado. Desaparece el trastorno de tics transitorio y se incorporan el trastorno de tics provisional y otros trastornos de tics especificados.

FISIOPATOLOGÍA DE LOS TICS

Aunque no se conocen en profundidad todos los aspectos neurobiológicos que subyacen a los tics, se dispone de múltiples evidencias a favor de una disfuncionalidad en los circuitos córtico-estriado-tálamo-corticales y cerebelosos.

Se han planteado diferentes modelos explicativos sobre la base de alteraciones de la neurotransmisión en los circuitos aludidos, con hallazgos significativos que involucran, en especial, a la dopamina y, en menor medida, al ácido γ-aminobutírico (GABA), glutamato, acetilcolina y sistema canna-

binoide y opioide endógeno, con un papel más residual para la noradrenalina. En estudios histopatológicos *post mortem*, así como de imagen estructural con resonancia magnética de alta resolución y de neuroimagen funcional con tomografía por emisión de positrones (PET), se aportan datos adicionales sobre la implicación de las estructuras mencionadas.

Los modelos de estimulación tónica y fásica de dopamina en la hendidura sináptica ofrecen una visión que ayuda a la comprensión de por qué algunos fármacos estimulantes usados en el tratamiento del déficit de atención e hiperactividad, en presencia de comorbilidad con trastorno de tics, pueden conllevar una mejoría en la expresividad de los tics en un elevado número de pacientes.

Los estudios familiares y los estudios de genética molecular han revelado que los trastornos de tics tienen un elevado componente genético, estimándose que los familiares de primer grado de un afecto de síndrome de Tourette tienen un riesgo del 5-15 % de desarrollar también Tourette y un riesgo del 10-20 % de desarrollar cualquier tipo de tic. Aunque de forma global, y en comparación con los estudios genéticos de diferentes trastornos psiquiátricos, los estudios sobre síndrome de Tourette todavía se ven limitados en gran medida por el tamaño relativamente pequeño de las muestras y la complejidad y heterogeneidad de sus manifestaciones, por lo que, por el momento, su rentabilidad es inferior a la obtenida en otros trastornos.

Se han identificado varios genes candidatos que contribuyen a la clínica dentro de un patrón de herencia complejo, diferente del autosómico dominante clásicamente invocado.

SEMIOLOGÍA DE LOS TICS

Con independencia de la clasificación de los tics en función de los criterios diagnósticos mencionados, en la práctica habitual, los tics se clasifican de acuerdo a su tipología, complejidad, presentación aislada o múltiple, localización, frecuencia y duración.

De acuerdo con su **tipología**, los tics pueden ser vocales, motores, sensoriales o cognitivos.

Los tics vocales y los tics motores representan las manifestaciones principales y características de los trastornos de tics. Cuando afectan a la musculatura nasal, laringofaríngea o diafragmática, se denominan **tics vocales** (se ha discutido si sería más apropiado denominarlos fonatorios) y, cuando afectan al resto de músculos implicados, **tics motores**. La expresividad clínica está sujeta a una gran variabilidad y las formas de presentación son prácticamente infinitas. Menos del 5 % de los pacientes con tics solo tienen tics vocales, pero los tics motores sin asociación de tics vocales son muy comunes. Los **tics sensoriales** reflejan una característica propia de los tics, la urgencia premonitoria, que el paciente reconoce cada vez más, a medida que crece, y a la que se aludirá extensamente más adelante. Los **tics cognitivos** se presentan de forma preferente en pacientes adolescentes y adultos con trastorno de Tourette, y son percepciones complejas, cuyas delimitaciones con los fenómenos obsesivo-compulsivos del TOC han sustentado un amplio debate sobre su verdadera naturaleza. Son pensamientos repetitivos que no están provocados por ansiedad, sino que responden a una necesidad excesiva de ceder o actuar de forma proactiva ante algún estímulo, auditivo, visual, táctil ation">192 SECCIÓN III • Trastornos del neurodesarrollo

o interno. Se producen pensamientos ecoicos, juego mental, contar o pensamientos repetitivos y con contenido sexual o agresivo, sin contenido atemorizante.

Según su **complejidad**, los tics pueden ser simples y complejos: los tics motores simples afectan a un músculo aislado o a un grupo muscular localizado, y los complejos agrupan a varios músculos aislados o a una secuencia más compleja de movimientos. Los **simples** duran menos que los complejos (milisegundos o segundos) y afectan más a la cara y el cuello, en forma de parpadeos, movimientos oculares, nasales, de labios, de la mandíbula o del cuello, sonrisa sardónica o cambios en la mirada. También afectan a otras localizaciones corporales, provocando, por ejemplo, elevaciones de hombros, extensión de las extremidades, etc. Los **complejos** incluyen combinaciones diversas de tics simples (inclinación del cuello con elevación del hombro, flexiones del tronco y estiramientos o contorsiones de los miembros, etc.) o actos de mayor elaboración, que pueden parecer propositivos, como gestos obscenos (copropraxia) o repetición de movimientos observados en otros (ecopraxia); pueden conllevar conductas autolesivas (sacudidas cervicales bruscas, estallidos de dedos, lamerse los labios y hacerse heridas). Los términos clónico, tónico y distónico se usan para referirse a su expresión como movimiento repetitivo frente a una contracción muscular mantenida. Las formas distónicas más habituales son los movimientos oculógiros sostenidos, los fenómenos distónicos cervicales y los blefaroespasmos, y las formas clónicas más frecuentes son los parpadeos y las muecas faciales.

Para los vocales, la categoría simple alude a ruidos o sonidos del tipo carraspeos, toses, inspiraciones nasales, soplidos, aclaramientos de garganta, gritos, aullidos, ladridos, gruñidos o chasquidos. Se reserva el término complejo para acciones más elaboradas y cognitiva y lingüísticamente diferenciadas, como la ecolalia (repetición de las últimas palabras o frases escuchadas), palilalia (repetición de verbalizaciones propias) o coprolalia (emisiones socialmente inaceptables, como obscenidades, insultos o contenidos peyorativos étnicos, raciales o religiosos).

> ! Los tics se presentan, habitualmente, en la primera década de la vida (4-6 años) y, frecuentemente, lo hacen en forma de parpadeo, movimientos nasales o muecas faciales. Los tics motores suelen progresar siguiendo una trayectoria rostrocaudal. Los tics vocales suelen presentarse uno o dos años después del inicio de los tics motores y suelen ser simples; los tics vocales complejos prácticamente nunca se presentan aislados, y lo habitual es que coexistan con tics simples vocales y motores.

En la **tabla 13-2** se ofrece una clasificación semiológica de los tics.

CARACTERÍSTICAS DE LOS TICS

Los tics gozan de unas peculiaridades específicas y distintivas que los diferencian de otros trastornos episódicos del movimiento y que facilitan su reconocimiento, en concreto, su curso clínico fluctuante, su capacidad de autorreproducción a demanda y autocontrol, su relación con diferentes factores subjetivos u objetivos, y por verse precedidos por una urgencia premonitoria.

Tabla 13-2. Semiología clínica de los tics

- Parpadeo
- Movimientos oculares
- Apertura ocular
- Elevación de párpados
- Aleteos nasales
- Frunción nasal
- Inflar los mofletes
- Apertura bucal
- Movimientos de la comisura bucal
- Movimientos labiales
- Protruir la lengua
- Movimientos de mandíbula
- Castañear los dientes
- Muecas faciales
- Sacudidas de la cabeza
- Giros o sacudidas de cuello
- Movimientos de cabeceo
- Encogimiento de hombros
- Movimientos de los brazos
- Movimientos de las manos
- Movimientos con el tronco
- Tensar el abdomen
- Movimientos de la pierna, pie o primer dedo

Motores complejos

- Movimientos seudointencionales
- Expresiones faciales complejas
- Gestos con los ojos o la cabeza
- Movimientos complejos con la boca
- Movimientos o expresiones faciales
- Gestos con los hombros
- Gestos con los brazos o manos
- Acicalarse
- Aplausos
- Toqueteos con los dedos
- Dar saltos
- Flexiones o inclinaciones de tronco
- Tics de escritura
- Posturas distónicas
- Inclinarse o girarse
- Dar vueltas
- Dar patadas
- Tics distónicos
- Copropraxia
- Ecopraxia
- Palipraxia

Fonatorios o vocales simples

- Carraspeos
- Tos
- Inspiraciones nasales
- Sorber
- Sonidos guturales
- Ladridos
- Resoplidos
- Gritos
- Chasquidos
- Aullidos
- Gruñidos

Fonatorios o vocales complejos

- Emisiones de sílabas, palabras o frases
- Coprolalia
- Ecolalia
- Palilalia
- Bloqueos de habla
- Alargar las palabras
- Emisiones bruscas
- Emisiones fuera de contexto
- Cambios en el volumen del habla
- Cambios en el acento o prosodia

Curso clínico fluctuante

La expresividad de los tics puede ser muy variable, tanto intradía como interdía, con cambios en su frecuencia e intensidad en períodos cortos de tiempo (minutos, horas) o prolongados (días, semanas o meses). Están sujetos a una gran influencia del entorno y de la situación interna de cada paciente, pudiendo agravarse o aliviarse en función de modificaciones en el estado de ánimo, ansiedad, estrés, cansancio o aburrimiento. Pueden presentarse exacerbaciones en racimos durante períodos cortos (a veces segundos o pocos minutos) o duraderos, en los que pueden identificarse una amplia serie de factores que actuarían como precipitantes o agravantes, con gran variación interindividual. Suelen verse agravados por el estrés, el cansancio o el aburrimiento y, a menudo, son más prominentes mientras el niño mira la televisión. Algunos detonantes curiosos incluyen estímulos visuales (p. ej., algún patrón gráfico concreto) o la exposición a algunas voces o sonidos. Así, algunos niños pueden tener tics solo con escuchar la voz de su profesor o algún comentario o alusión que les concierne. En análisis de grabaciones en vídeo, se ha documentado una reducción de hasta un 27 % en la expresividad de los tics en situaciones de consulta clínica, cuando el paciente se encuentra frente al examinador. Así pues, aun asumiendo una naturaleza genética todavía no bien dilucidada, resulta innegable la función moduladora de la expresividad de diversos condicionantes exógenos o endógenos que pueden desempeñar un papel relevante en el planteamiento terapéutico.

Capacidad de autocontrol

A diferencia de otros trastornos del movimiento, los tics pueden ser suprimidos a voluntad durante períodos cortos de tiempo. Sin embargo, la supresión voluntaria del tic no anula la urgencia premonitoria, por lo que no es infrecuente que los tics se reanuden e incluso puedan presentar un efecto rebote siguiendo al intento de supresión, si bien este aspecto es controvertido y no universalmente aceptado.

Capacidad para ser reproducidos a demanda

Se trata de una característica curiosa y muy específica de los tics. Aunque habitualmente se asumen los tics como involuntarios y, en gran medida y a efectos prácticos, así se puedan considerar, siendo estrictos en su análisis no podrían categorizarse de esta forma si se considera que siguen a un evento previo, que es la urgencia premonitoria, y que el paciente puede reproducirlo con exactitud cuando se le indica. Este hecho no está presente en trastornos del movimiento clásicos, como la corea o la distonía, entre otros, todos ellos procesos claramente involuntarios y no autorreproducibles. Como puede observarse, el término involuntario no figura en la definición de los tics del DSM-5.

Relación con actividades propositivas y con el sueño

A diferencia de otros movimientos anormales, los tics no interrumpen las actividades habituales, con lo que no es esperable que un tic que afecte al miembro superior distorsione la actividad del individuo cuando come, bebe o escribe.

Los tics no suelen presentarse habitualmente durante el sueño, pero pueden estar presentes y asociarse con un aumento en la fase de movimientos oculares rápidos.

Identificación de la urgencia premonitoria

La urgencia premonitoria es una sensación subjetiva, habitualmente desagradable, que muchos pacientes identifican antes de la presentación del tic y que suele presentarse en los grupos musculares involucrados en el tic. Es más comúnmente identificable por adolescentes y adultos, frecuentemente en los tres años siguientes al debut de los tics, pero algunos niños pueden tener conciencia de la misma desde los 9 años de edad. Aunque de difícil descripción, puede ser percibida como una sensación de picor, pinchazo, quemazón o tensión, en cualquier caso no placentera, y que se extingue una vez realizado el tic. En este sentido, el tic podría considerarse una conducta o reacción individual tendente a controlar la urgencia premonitoria y puede representar una respuesta automática a esta, no procesada conscientemente.

DIAGNÓSTICO DE LOS TICS

Es exclusivamente clínico y está fundamentado en una anamnesis y exploración neurológica y psiquiátrica detalladas. El conocimiento de las características de los tics y su semiología son los pilares en los que se asienta.

El papel de algunas pruebas complementarias es generalmente secundario y está relegado a situaciones poco habituales, cuando las manifestaciones son atípicas o si se considera la posibilidad de un tic secundario.

> **!** El punto de partida inicial para el diagnóstico de un trastorno de tics es la identificación y reconocimiento del tic como tal y su diferenciación con otros trastornos del movimiento, manifestaciones de alergia u trastornos psiquiátricos que cursan con movimientos repetitivos.

En este contexto, cobra una importancia relevante la existencia de una historia familiar de tics, aunque en muchas ocasiones este dato no sea aportado por la familia, incluso ante tics persistentes en la vida adulta y objetivados por el examinador durante la entrevista.

DIAGNÓSTICO DIFERENCIAL DE LOS TICS

El conocimiento de otros trastornos hipercinéticos del movimiento es importante para la realización de un adecuado diagnóstico diferencial (**Tabla 13-3**). En general, la diferenciación con las estereotipias o con fenómenos coreicos, atetósicos, distónicos, mioclonías, espasmo hemifacial, piernas inquietas o crisis epilépticas focales no debería ofrecer grandes dificultades, si bien, como se ha comentado, tanto los componentes distónicos como los mioclónicos pueden ser una presentación de un trastorno de tics (tics distónicos, tics mioclónicos). En estos casos, las características habituales de los tics, en especial la posibilidad de ser reproducidos a demanda, la capacidad de un autocontrol breve y la identificación de la urgencia premonito-

Tabla 13-3. Trastornos hipercinéticos del movimiento

Corea	Movimientos arrítmicos, asimétricos, bruscos, breves, no propositivos. En reposo o perturbando el movimiento normal
Atetosis	Movimientos distales lentos, sinuosos, no propositivos
Distonía	Contracción tónica, lentamente sostenida, condicionante de posturas anómalas
Mioclonía	Contracciones musculares rápidas, cortas y bruscas
Temblor	Oscilación rítmica entre 8-12 Hz sobre un punto o plano
Balismo	Movimiento violento y masivo de un miembro
Tics	Un tic es un movimiento súbito, rápido, recurrente y no rítmico
Estereotipias	Movimientos repetitivos, aparentemente guiados y sin objetivo

ria son datos altamente sugerentes, cuando no patognomónicos. Al respecto, sin embargo, para episodios complejos en su expresividad clínica, con combinación de manifestaciones coreicas y distónicas que se desencadenan por un movimiento específico y que se corresponden con discinesias paroxísticas cinesigénicas, se ha de asumir que puede existir una sensación similar a la urgencia premonitoria, y algunos pacientes pueden ser capaces de inhibir el episodio —modificando la pauta de movimiento habitual— una vez reconocida la sensación inicial, y también de poder reproducirlo a demanda, al menos parcialmente.

Las **estereotipias**, incluidas al igual que los tics dentro de los trastornos motores del neurodesarrollo, pueden plantear en ocasiones algunas dudas de interpretación. Consisten en movimientos repetitivos, semiinvoluntarios, rítmicos, coordinados, no propositivos, estereotipados y suprimibles con la distracción o el cambio de actividad. Pueden ser primarias o secundarias a diferentes procesos, en especial a discapacidad intelectual o trastornos del espectro autista. En algunas ocasiones, pueden interferir la actividad normal si son muy frecuentes o conllevar conductas lesivas. En la **tabla 13-4** se muestran las características distintivas más notorias entre tics y estereotipias.

Tabla 13-4. Características diferenciales entre tics y estereotipias

Estereotipias	Tics
Comienzo más temprano (<3 años)	Comienzo más tardío (4-7 años)
Constantes y fijos en el tiempo	Variables, cambiantes con el tiempo
Brazos, manos, cuerpo entero	Ojos, cara, cabeza, hombros
Rítmicos y prolongados	Cortos y rápidos
No urgencia premonitoria	Urgencia premonitoria
Cese rápido con distracción o cambio de actividad	Pueden agravarse con distracción

La diferenciación con procesos como algunos trastornos disociativos, conductas compulsivas, manierismos o estereotipias puede conllevar dificultades en algunos casos atípicos. Algunos tics motores complejos pueden ser difíciles de distinguir de conductas obsesivo-compulsivas cuando asocian manifestaciones muy estereotipadas, como cepillarse o atusarse el cabello, o efectuar golpes repetitivos con los dedos. El hecho de que las conductas obsesivo-compulsivas se realicen habitualmente para aliviar la ansiedad, mientras que los tics responden a un intento de control de la urgencia premonitoria, puede ser un elemento clave en su diferenciación.

En situaciones excepcionales, los tics pueden ser expresión de enfermedades o procesos de diferente consideración, entre las que cabe destacar la enfermedad de Wilson, la neuroacantocitosis, el síndrome X frágil, la corea de Sydenham, la enfermedad de Huntington o un secundarismo o yatrogenia ligada a la administración de carbamazepina, fenitoína, lamotrigina o neurolépticos. La relación con la administración de fármacos estimulantes puede resultar más controvertida por la habitual comorbilidad entre los trastornos de tics y el TDAH que habitualmente subyace al uso de estos fármacos.

 No existe una línea divisoria clara que permita una diferenciación inequívoca entre un trastorno de tics primario y un trastorno secundario, pero algunas características, como la ausencia de tics faciales, un curso evolutivo poco variable, inicio posterior a los 18 años sin antecedente de tics previos y la presencia de tics complejos sin historia de tics simples, pueden cuestionar un trastorno de tics primario.

Una valoración pediátrica general puede ser útil para el diagnóstico diferencial de algunas manifestaciones interpretables como tics simples. Los aclaramientos de garganta o las inspiraciones nasales pueden representar tics fonatorios simples o constituir manifestaciones alérgicas; del mismo modo, los movimientos de parpadeo pueden producirse en el contexto de un defecto visual o conjuntivitis. En algún caso, los movimientos cervicales que pueden ser interpretados como tics pueden obedecer a reajustes posicionales por algún problema vertebral.

EVALUACIÓN DE LAS CARACTERÍSTICAS Y GRAVEDAD DE LOS TICS

La evaluación de la gravedad de los tics incluye el análisis de una serie de dimensiones que permitirán objetivar la relevancia clínica del trastorno, y que incluyen topografía, número, frecuencia, complejidad, intensidad, grado de interferencia asociado, malestar subjetivo y perfil temporal.

Los instrumentos que se utilizan para la objetivación de los aspectos comentados son los que se explican a continuación.

Entrevista clínica

El paso inicial es la obtención, a través del relato del paciente, familiares o testigos cercanos, de información que permita conocer la edad de inicio y el curso del proceso, así como la existencia o no de antecedentes familiares, para pasar, a continuación, a valorar la expresividad clínica de los tics en cuestión mediante un análisis descriptivo de la localización, intensidad, frecuencia y perfil evolutivo de los tics. El uso de entrevistas semiestructuradas permite un análisis detallado de la fenomenología de los tics y aporta información valiosa para cuantificar su gravedad. El instrumento de evaluación de uso más extendido es la Escala de gravedad global de tics de Yale (*Yale Global Tic Severity Scale,* **YGTSS**), con buena capacidad psicométrica y fiabilidad interobservador, y con traducción y validación en lengua española. Requiere experiencia clínica en el conocimiento de los tics y sobre su aplicación. A través de la misma (15-30 minutos), se obtiene información separada para los tics fónicos y los tics motores. Consta de tres dimensiones específicas: a) inventario de tics, b) análisis de la gravedad, y c) impacto/discapacidad asociada.

El inventario de síntomas consta de una amplia variedad de tics, tanto vocales como motores, por cuya presencia durante la última semana se pregunta a la familia/paciente y sobre los que se responde con sí/no cuando son nombrados.

Los tics motores y vocales se valoran independientemente en función de cinco variables: número, frecuencia, complejidad, intensidad y grado de impacto o interferencia. Los resultados se expresan según una escala ordinal dimensional que abarca desde 0 (ausente) a 1-5, en función de la expresividad en cada apartado. Se obtienen puntuaciones para cada modalidad de tics (motores y fónicos) y una puntuación total. El último apartado evalúa el deterioro para tics fónicos, motores y global, según una escala ordinal que va desde 0 (ninguno) a 1 (mínimo), 2 (leve), 3 (moderado), 4 (marcado) y 5 (grave). La puntuación final se encuentra entre 0-50 y representa la suma total de las puntuaciones en las cinco variables analizadas, siendo la puntuación más elevada cuanto más grave sea el proceso.

Inventarios de autorreporte

Son instrumentos sencillos y útiles, en especial para su uso repetido, aunque de forma global su capacidad para evaluar afectación subjetiva, disfunción e interferencia es baja. Se han descrito varios, entre los que se destacan los siguientes:

- *Yale Tourette Syndrome Symptoms List-Revised* (**TSSL-R**). Enumera una lista de tics motores y fónicos, tanto simples como complejos, y valora su presencia durante cada día de la última semana dentro de una escala ordinal de gravedad de 0-5. Puede resultar útil como instrumento adicional a la entrevista clínica, pero su capacidad psicométrica aislada no ha sido evaluada.
- *Motor tic, Obsessions and compulsions, Vocal tic Evaluation Survey* (**MOVES**). Evalúa la frecuencia con la que se han presentado los tics motores, fónicos, obsesiones y compulsiones de una lista de 20 ítems, y se requiere una puntuación de 0-4 (nunca, a veces, con frecuencia, siempre) para cada uno. Parece tener una buena correlación con la YGTSS.
- La *Hopkins Motor/Vocal Tic Scale* (**HMVTS**) recurre a una escala ordinal (1, ninguna; 2, leve; 3, moderada; 4, moderadamente severa; 5, severa) para puntuar la gravedad de cada tic presente en la última semana, y se completa de forma independiente por el paciente/familia y el examinador. La puntuación final será una valoración que oscila entre asintomático y peor que nunca.

- *Parent Tic Questionnaire* (**PTQ**). Se ha señalado una alta correlación con la YGTSS. Es un instrumento para padres, quienes evalúan la presentación en la semana previa de 14 tics motores y 14 tics fónicos comunes, si bien pueden añadir alguno no incluido. Se obtiene una puntuación compuesta, derivada de la presencia (1) o ausencia (0) de cada tic, su frecuencia (4, constantemente; 3, cada hora; 2, diariamente; 1, semanalmente) y su intensidad (entre 0-8). La puntuación compuesta se encontrará entre 0 (ausente) y 32 (máxima frecuencia e intensidad).

IDENTIFICACIÓN Y DIAGNÓSTICO DE LAS COMORBILIDADES

En el 80-90 % de los casos de síndrome de Tourette, se asocian otros trastornos neuropsiquiátricos comórbidos que contribuyen o pueden por sí mismos ser los responsables principales del impacto funcional negativo en los afectados. Al respecto, se ha documentado que el incremento en la gravedad de los tics puede acompañarse de un aumento en la expresividad e incluso en el número de trastornos asociados.

La comorbilidad más común es el TDAH, presente hasta en un 50-90 % de los casos de síndrome de Tourette, pero no es la única. Las comorbilidades pueden presentarse bien aisladas o en diferentes combinaciones con cualquiera de las siguientes: trastorno obsesivo-compulsivo, trastorno de ansiedad, trastorno de desregulación emocional, trastorno negativista desafiante, trastorno del desarrollo de la coordinación, trastornos del aprendizaje o trastorno del espectro autista.

En los adultos, se objetivan con frecuencia manifestaciones obsesivo-compulsivas, depresión y autoagresiones y, con menor frecuencia, trastorno del espectro autista. En niños, las principales comorbilidades son el TDAH y el trastorno obsesivo-compulsivo.

TRATAMIENTO DE LOS TICS

No se realiza individualización alguna en función de las diferentes categorías de tics, aunque, por ser el síndrome de Tourette la expresividad habitualmente más sintomática, la mayoría de evidencias disponibles corresponden a esta categoría diagnóstica.

Algunas consideraciones previas a la planificación terapéutica deben incluir:

- **Identificación de la necesidad de establecer un tratamiento**. Ello implica la valoración del impacto en la calidad de vida, así como la identificación del grado de implicación diferencial en esta de los tics en sí mismos y de las comorbilidades, que deben ser identificadas y priorizadas en muchos casos. El impacto o discapacidad ligada a los tics incluye manifestaciones físicas, académicas, ocupacionales, sociales y personales/emocionales. Las manifestaciones físicas pueden incluir contracciones musculares tónicas dolorosas o autolesiones compulsivas, con casos extremos de mielopatía cervical y tetraparesia, siguiendo a tics de latigazo cervical. Puede derivarse una repercusión académica o laboral negativa relacionada con los tics por su interferencia en la atención sostenida o por la consciencia necesaria para su deliberada supresión en el marco de una terapia de reversión de hábitos. Algunos tics específicos, como los que involucran fenómenos copropráxicos, o algunos vocales complejos pueden ser particularmente preocupantes por el impacto social asociado. La posibilidad de aislamiento social o acoso no debe de subestimarse, ni las manifestaciones emocionales derivadas que podrían conllevar un aumento en la expresividad de los tics.

- **Identificación y diferenciación de las preocupaciones del afectado y las de su familia**, no siempre coincidentes.
- **Establecimiento de expectativas realistas**. Se tendrán en cuenta diferentes aspectos:
  - Los tics siguen un curso fluctuante a lo largo de su evolución, por lo que la atribución de eficacia a una medida concreta ha de tomarse con cautela.
  - No es esperable una completa resolución de los tics bajo una intervención farmacológica o conductual, por lo que una meta realista puede ser su reducción y una mejoría en la calidad de vida.
  - Una discontinuación prematura de las medidas terapéuticas suele ser la causa principal de los fracasos terapéuticos.
  - El tratamiento busca una mejoría sintomática y no es curativa. La precocidad en su aplicación no modifica la evolución natural de los tics.

> **!** Cualquier programa de intervención en el trastorno de tics ha de contemplar dos escenarios diferentes: el tratamiento de los tics en sí mismos y el manejo de las comorbilidades.

El **tratamiento de las comorbilidades**, ya señaladas, presentes de forma aislada o combinada en porcentajes elevados de casos, puede constituir el verdadero objetivo terapéutico, relegando incluso a los tics a un segundo plano. En la **tabla 13-5** se aportan resultados de estudios que valoran la eficacia de diferentes tratamientos en tics y TDAH comórbidos.

Respecto al **tratamiento específico de los tics**, abarca varios ejes de intervención, con un espectro que iría desde la mera observación/conducta expectante a una opción quirúrgica mediante estimulación cerebral profunda o cirugía estereotáxica, pasando por las medidas más habituales de intervenciones farmacológicas y no farmacológicas.

En la **figura 13-1** se aporta un esquema general de intervención.

Tratamiento no farmacológico

Se han descrito múltiples modalidades de intervenciones no farmacológicas para los trastornos de tics, entre ellas: a) práctica negativa masiva; b) psicoterapia de soporte; c) terapia de reversión de hábitos; d) exposición y prevención de respuesta; e) automonitorización; f) terapia cognitivo-conductual; g) terapias de relajación; h) entrenamiento asertivo; i) manejo de contingencias; j) entrenamiento en biorretroalimentación.

> **!** Las técnicas que gozan de mayor predicamento y eficacia son las basadas en exposición y prevención de respuestas y las técnicas de reversión de hábitos.

Ambas son eficaces y se consideran tratamientos conductuales de primera línea. De acuerdo con la *Guía de práctica clínica para el síndrome de Tourette y otros trastornos de tics* (Sociedad Europea para el Estudio del Síndrome de Tourette), la decisión entre una u otra vendría determinada inicialmente por la preferencia del paciente, y ambas deben ser ofertadas a las familias. Tras diez semanas de intervención deben evaluarse los resultados y, de no haber mejoría, cambiar de técnica.

Exposición y prevención de respuesta

La aplicación de esta técnica para reducir los tics se basa en la asociación de sensaciones premonitorias desagradables a un tic vocal o motor que le sigue y consigue aliviar esa sensación. En términos de teoría del aprendizaje, los tics podrían considerarse como respuestas condicionadas a los estímulos premonitorios interoceptivos. Cuando estos estímulos se van sucediendo a lo largo del tiempo, el poder de la interacción asociativa entre la sensación y el tic se fortalece.

Tabla 13-5. Evidencias sobre el tratamiento del síndrome de Tourette y el trastorno por déficit de atención e hiperactividad comórbidos

Fármaco	Autor/año	Nº casos	Duración (semanas)	Tipo estudio	Edad/años	Eficacia ST	Eficacia TDAH
Clonidina	Leckman (1991)	41	12	I	7-48	+	+
Clonidina	Singer (1995)	37	6	II	7-13	–	–
Clonidina/ metilfenidato	Tourette Syndrome Study Group (2002)	34	16	I	7-14	+	+
Guanfacina	Scahill (2001)	34	3	I	10,4 (media)	+	+/–
Metilfenidato/ Dextroanfetamina	Castellanos (1997)	20	9	I	9,4 (media)	+/–	+
Metilfenidato	Gadow (2007)	71	2	I	6-12	+/–	+
Atomoxetina	Spencer (2008)	117	18	II	7-17	+	–

Figura 13-1. Algoritmo general de intervención en los trastornos de tics.

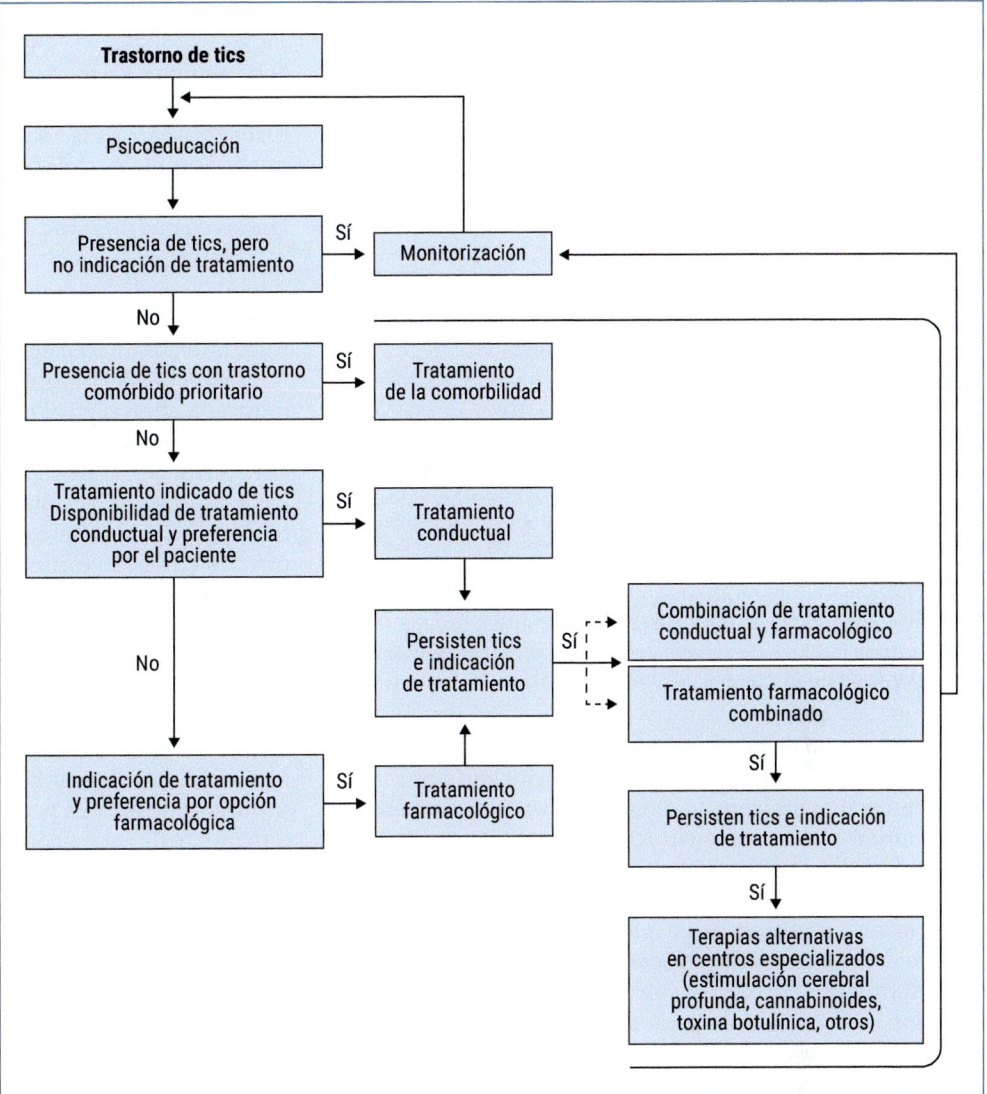

La exposición con prevención de respuesta tiene por objeto interrumpir dicha asociación, confrontando a los pacientes por un tiempo prolongado con las sensaciones (exposición) y evitando que realicen el tic (prevención de respuesta) para que sean capaces de aprender a tolerar la sensación desagradable (habituación). De este modo, la exposición con prevención de respuesta conduce a un proceso de mejora denominado habituación. Como resultado de este proceso, la necesidad de realizar el tic disminuirá.

La habituación se explica por tres principios fundamentales (adaptado del uso de la misma para el trastorno obsesivo-compulsivo):

• Principio 1: en caso de exposición prolongada a una situación soportable, la ansiedad o el malestar acaban disminuyendo siempre. Esto quiere decir que, si uno se expone a una sensación que despierta el deseo de realizar un tic, pero no lo realiza, siente una ansiedad desagradable cuya intensidad crece hasta cierto nivel. Dicha ansiedad se mantiene «plana» durante un determinado intervalo de tiempo y, por último, acaba siempre por disminuir y desaparecer.

• Principio 2: si se repite el ejercicio de exposición, la ansiedad o el malestar asociados acaban siendo cada vez menos intensos. Esto quiere decir que, si todos los días se repite el mismo ejercicio, la ansiedad o el malestar asociados se reducen.

• Principio 3: en caso de exposición repetida, el malestar o la ansiedad máxima duran cada vez menos. Si uno repite con bastante frecuencia el mismo ejercicio, la ansiedad o malestar máximo que siente disminuye su duración.

 En la técnica de exposición y prevención de respuesta, la exposición regular y gradual a las sensaciones descritas conlleva que se realice cada vez con menor dificultad, y la ansiedad o malestar experimentados llegan a desaparecer.

En relación con la técnica en sí, la exposición con prevención de respuesta conlleva repetir una serie de ejercicios que permiten al paciente: 1) afrontar de forma muy progresiva las sensaciones que desencadenan los tics, partiendo de las sensaciones que desencadenan una molestia soportable para él, y demorando para más adelante aquellas otras ante las que le resulta imposible, o muy difícil, resistir la realización de tics; 2) ayudar a la persona a reducir de forma muy progresiva los tics asociados a estas sensaciones mediante la prevención de respuesta, que podría a consistir en disminuir la frecuencia de realización del tic, reducir la complejidad del mismo o no hacerlo.

Terapia de reversión de hábitos

Toma también su punto de partida en el reconocimiento de la urgencia premonitoria por parte del paciente.

> **!** La terapia de reversión de hábitos hace uso de la urgencia con el objetivo de interferir con el refuerzo negativo, esto es, liberarse de la urgencia haciendo el tic. Básicamente incluiría los siguientes pasos: 1) entrenamiento en la consciencia del tic y de la propia urgencia premonitoria; 2) entrenamiento en técnicas de relajación; 3) aprendizaje de una conducta competitiva que interfiera con o sustituya al tic y que socialmente resulte más aceptable; 4) contención social, con ayuda y motivación familiar, de amigos y educadores, así como intervención en el manejo de contingencias.

Debe dirigirse de forma prioritaria a modular los tics más notorios y/o con mayor repercusión funcional; habría que incluir un mantenimiento de la respuesta competitiva durante un minuto o más, y se enmarcaría dentro de un proceso de modelado gradual de la respuesta en cuanto a la velocidad o amplitud del tic.

De manera global, se asiste a una tendencia en la que las recomendaciones intuitivas clásicas (los tics deben ignorarse, no deben suprimirse, no pueden controlarse, las terapias conductuales son ineficaces, el intento de supresión empeora la urgencia premonitoria y/o desencadena nuevos tics) van cambiando a aproximaciones diferentes y «contraintuitivas» sobre estas premisas: a) debe de favorecerse la concienciación de los tics y la urgencia premonitoria, b) ha de fomentarse su autocontrol, c) ha de realizarse refuerzo positivo, d) las estrategias conductuales son eficaces y ni empeoran ni favorecen la aparición de nuevos tics, y e) la urgencia premonitoria tiende a desaparecer.

Las terapias conductuales representan una opción de alta eficacia y suficiente de forma aislada para el control de muchos trastornos de tics leves a moderados.

> **!** Diferentes estudios aleatorizados y controlados han demostrado un tamaño de efecto que iguala o es superior al de terapias farmacológicas clásicas tanto en niños como en adultos, refiriéndose un mantenimiento de la respuesta a los seis meses de hasta un 87 % en respondedores.

Por lo comentado, las guías de buena práctica clínica americanas, canadienses y europeas recomiendan las intervenciones conductuales como medidas de primera línea para tics de intensidad leve o moderada, y en situaciones de comorbilidad psiquiátrica susceptibles de intervención conductual. En la **figura 13-2** se ofrece un algoritmo de actuación con las dos modalidades no farmacológicas de intervención.

Tratamiento farmacológico

Son múltiples las aportaciones que revisan el tratamiento farmacológico de los tics/síndrome de Tourette. Se reserva habitualmente para situaciones cuya gravedad causa un deterioro importante en la calidad de vida, cuando se asocian comorbilidades tributarias de tratamiento farmacológico o en circunstancias en que no existe disponibilidad de terapia conductual.

La decisión terapéutica se sustentará en un análisis de los riesgos y beneficios potenciales, y debe enmarcarse dentro de una intervención psicosocial que tome en consideración factores intercurrentes o agravantes.

Se dispone de múltiples opciones farmacológicas que han mostrado eficacia en el control de los tics. La mayoría intervienen en los circuitos córtico-estriado-tálamo-corticales, cuya disfunción o pérdida de inhibición se acepta como base fisiopatológica más comúnmente implicada. A pesar de los múltiples ensayos clínicos y aportaciones de series de casos, la práctica clínica se enmarca todavía en un escenario de ensayo-error, existiendo controversias y factores limitantes para una adecuada selección e individualización de los tratamientos (**Tablas 13-6 y 13-7**).

Agonistas noradrenérgicos α-2A

La clonidina y la guanfacina han demostrado eficacia en la supresión de los tics y, aunque, en general, es inferior a la obtenida con antipsicóticos, son considerados por algunos autores como fármacos de primera línea en los algoritmos de tratamiento farmacológico. Para la **clonidina** existe una presentación en parches transdérmicos (no disponible en España) que, a dosis de 1-2 mg, se mostró eficaz en un estudio de 4 semanas en 437 pacientes con tics de entre 7-18 años de edad. La **guanfacina** puede administrarse en una única dosis que procura una liberación retardada y que pronto estará comercializada en nuestro país. Tiene un efecto agonista para los receptores adrenérgicos α-2A más selectivo que la clonidina. Los efectos secundarios son habitualmente leves y transitorios, e incluyen somnolencia, hipotensión, bradicardia, síncope y sequedad de boca. Se aconseja el control basal y, con los aumentos de dosis, de la presión arterial y de la frecuencia cardíaca.

La clonidina demostró eficacia en tres ensayos clínicos tanto frente a placebo como a levetiracetam. Con relación a la guanfacina, se disponen de resultados dispares, ineficacia frente a placebo o mejoría, en estudios con comorbilidad con TDAH. Tanto la guanfacina como la clonidina pueden ser particularmente beneficiosas en pacientes con TDAH asociado, sobre el que, con independencia del efecto sobre los tics, pueden mostrar un efecto adicional a los estimulantes, en especial en el control de la impulsividad. Un metaanálisis que evaluó la eficacia de estimulantes y no estimulantes en el tratamiento del TDAH con tics, y que incluyó dos estudios con clonidina y uno con guanfacina, demostró un tamaño de efecto (ES) superior de α adrenérgicos frente a atomoxetina en el control tanto de los tics (ES = 0,74) como del TDAH (ES = 0,61). El Consejo Asesor Médico de la Asociación del Síndrome de Tourette (Tourette Syndrome Association Medical Advisory Board) ha publicado unas guías de recomenda-

Figura 13-2. Algoritmo de decisión sobre las intervenciones psicológicas en el trastorno de tics.

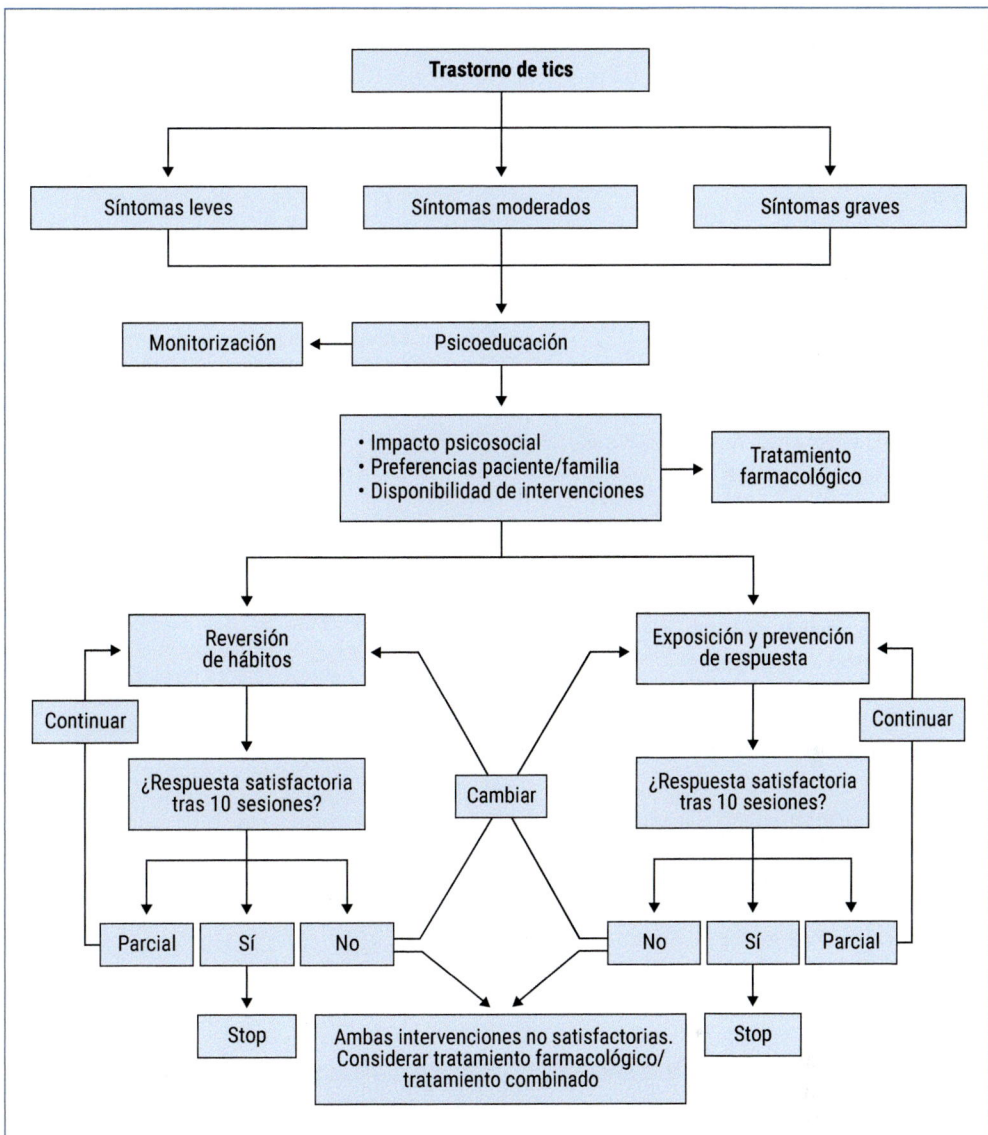

ciones donde plantean los α-2 adrenérgicos como fármacos de primera línea en la comorbilidad Tourette-TDAH.

Fármacos antidopaminérgicos

Se incluyen los que actúan a través del bloqueo de receptores de dopamina (antipsicóticos) o a través de una depleción presináptica de monoaminas, como la **tetrabenazina**.

Antipsicóticos clásicos

Disponen de aprobación por la Food and Drug Administration (FDA) el **haloperidol** y la **pimozida**. Como grupo, su potencial beneficio ha de sopesarse cuidadosamente frente a los riesgos derivados de su desfavorable perfil de seguridad y efectos secundarios, claros limitantes de su uso y que incluyen riesgo incrementado de somnolencia, aumento de peso, síndrome metabólico, desregulación de la temperatura, hiperprolactinemia, aumento del intervalo QT, síndrome neuroléptico maligno o manifestaciones extrapiramidales, entre

otros. Afortunadamente, la temida discinesia tardía es muy poco frecuente y, en un estudio retrospectivo de 521 pacientes pediátricos y adultos con ST bajo tratamiento superior a un año, no se detectó ningún caso.

Haloperidol

Actúa como antagonista de receptores D2 de forma permanente. Su eficacia ha sido ampliamente documentada en diferentes estudios controlados, tanto frente a placebo o clonidina como a otros antipsicóticos como pimozida o flufenazina. Los datos disponibles apuntan globalmente a una eficacia ligeramente superior a pimozida, si bien con resultados discordantes y con un perfil de efectos secundarios mayor.

Pimozida

Derivado de la difenilbutilpiperidina. Actúa como antagonista de receptores D2. De eficacia ampliamente documentada en una reciente revisión Cochrane, ha sido evaluada frente a

Tabla 13-6. Consideraciones generales sobre el uso de fármacos en los tics

Consideración	Comentario
Uso habitual en monoterapia secuencial	Favorece la tolerabilidad e identificación del fármaco más eficaz
Inicio a dosis bajas, preferentemente nocturnas Incrementos regulares en función de eficacia y tolerabilidad	• Minimización de efectos secundarios • Identificación de dosis mínima eficaz
Habitualmente no es necesario calcular dosis en función del peso	• Atención a dosis máximas recomendadas • Niños que toleran dosis elevadas/adultos que tienen efectos secundarios a dosis bajas • Tolerabilidad más dependiente de predisposición genética que de peso y talla
Valoración de reducción de dosis en situaciones específicas Retirada del tratamiento siempre gradual	• Mejoría en factores ambientales involucrados (p. ej., del estrés en vacaciones) • Efectos secundarios, incluso con dosis bajas. Considerar retirada y alternativa
Valorar entrada del fármaco con mejor perfil de tolerabilidad	Antipsicóticos atípicos frente a antipsicóticos clásicos
Actuación en comorbilidades	• Tratar condición comórbida en la misma forma que si ocurre aislada • Asociar intervenciones conductuales cuando estén indicadas • Inhibidores de recaptación de serotonina en TOC, ansiedad y depresión • Metilfenidato es el tratamiento de elección en comorbilidad con tics leves/moderados • Considerar guanfacina/clonidina o atomoxetina con tics moderados/intensos o aumento de tics tras metilfenidato/otros estimulantes
• Factores de incertidumbre ligados al tratamiento farmacológico • Dificultades para la identificación del fármaco de elección	• Casuísticas mixtas de niños y adultos • Casuísticas pediátricas con pacientes en diferentes etapas de neurodesarrollo • Casuísticas poco homogéneas, en expresividad de tics y comorbilidades • Identificación de la gravedad según criterios subjetivos • Dificultades para valorar respuestas por la variabilidad natural de los tics • Criterios no establecidos sobre la duración del tratamiento • Tratamientos inadecuadamente cortos por temor a efectos secundarios • Ausencia de terapias específicas en función de factores etarios, de género o étnicos

TOC: trastorno obsesivo-compulsivo.

Tabla 13-7. Tratamiento farmacológico de los tics. Dosificación y categoría de evidencia

Fármaco	N.º dosis/día	Dosis inicial (mg)	Rango dosis (mg)	Categoría de evidencia
Risperidona	1-2	0,25-0,5	2-10	A
Aripiprazol	1-2	1-2,5	10-30	A/B
Ziprasidona	2	5-10	10-40	B
Quetiapina	2	25-50	75-150	C
Tiaprida	2-3	50-100	100-900	B
Haloperidol	2-3	0,25-0,5	2-10	A
Pimozida	2	0,5-1	1-8	A
Tetrabenazina	3	12,5	75	C
Tetrahidrocannabinol	2-3	2,5	20-30	C
Clonidina	1-3	0,025	0,025-0,4	B
Guanfacina	1-2	0-5-1	0,5-4	B
Clonazepam	1-3	0,25-0,5	0,5-4	C
Toxina botulínica	i.m.	Variable en función del músculo		B

i.m.: intramuscular.

haloperidol, mostrando eficacia similar, igual o mayor, así como frente a risperidona, con equivalente perfil de eficacia y seguridad. Los efectos secundarios son los habituales en los neurolépticos clásicos, pero se ha señalado que las tasas de discontinuación del tratamiento son inferiores que con haloperidol. Su uso requiere monitorización de la función cardíaca por el riesgo de aumento del intervalo QT.

Flufenazina

Antagonista de los receptores D1 y D2. De eficacia global menor que el haloperidol, según la mayoría de los datos disponibles. Algunos estudios abiertos demostraron su eficacia, con un perfil de tolerabilidad superior al del haloperidol. Un estudio retrospectivo con 268 pacientes, con síndrome de Tourette en población adulta y pediátrica, demostró una moderada o elevada respuesta en el 80,5 % de los casos. La fatiga y somnolencia fueron los efectos secundarios más relevantes y no se encontraron casos de discinesia tardía.

Sustitutos de benzamidas

La sulpirida actúa como antagonista selectiva de receptores D2 y D3, y puede ser agonista parcial de D2 a dosis bajas. Ha sido usada ampliamente para el tratamiento de los tics y en un estudio mostró mejoría en un 59 % de los pacientes, así como un efecto favorable en el control de manifestaciones obsesivo-compulsivas, sensación subjetiva de tensión, agresividad y humor depresivo. La eficacia fue también corroborada en otros estudios abiertos. La posibilidad de efectos extrapiramidales es baja, pero no así la hiperprolactinemia y la pérdida de peso.

Otros sustitutos de benzamidas, como tiaprida y amisulprida, se han ensayado en el tratamiento de los tics, mostrando eficacia clara la primera y muy débil la segunda.

Antipsicóticos atípicos

Presentan un perfil farmacodinámico y de tolerabilidad más favorable que los clásicos.

Risperidona

Es el fármaco más estudiado en el tratamiento del síndrome de Tourette. Actúa como antagonista de los receptores D2, 5-HT2, H1, α-1 adrenérgicos, D3 y D4, y su eficacia se ha documentado en diferentes estudios frente a placebo y pimozida y otros antipsicóticos clásicos, con resultados equiparables a estos últimos en un metaanálisis del año 2012. La hiperprolactinemia y el aumento de peso son los efectos secundarios más habituales.

Quetiapina

Actúa como antagonista de los receptores D2, 5-HT1A, 5-HT2, H1, y α-1 y α-2 adrenérgicos. Su eficacia se demostró en algunos estudios abiertos y retrospectivos en población pediátrica. Sus efectos adversos incluyen sedación y aumento de peso.

Ziprasidona

Actúa como antagonista de los receptores D2, 5-HT2, α-1 adrenérgico y H1. Su eficacia se demostró en un estudio aleatorizado, doble ciego y controlado con placebo que incluyó 28 niños con síndrome de Tourette. Su mayor riesgo es el aumento del intervalo QT.

Clozapina

Al contrario que otros antipsicóticos, no se ha mostrado eficaz y se ha señalado, incluso, la exacerbación o aparición de nuevos tics.

Aripiprazol

Antagonista parcial de D2 y 5-HT2A y antagonista de 5-HT2A. Diferentes estudios abiertos, controlados con placebo y comparativos con otros fármacos, así como metaanálisis, aportan resultados de eficacia significativa en el control de los tics, equiparables o mayores a otras opciones terapéuticas, como tiaprida, haloperidol o risperidona. Así, un estudio doble ciego controlado en 65 niños con síndrome de Tourette comparó la eficacia de aripiprazol frente a tiaprida durante 12 semanas y se apreció un perfil de tolerabilidad similar y un descenso mayor en los síntomas según la YGTSS —(29 ± 13) % frente a (16 ± 14) %— para aripiprazol y tiaprida, respectivamente. Otro estudio aleatorizado doble ciego que comparó la eficacia de aripiprazol frente a risperidona en 60 niños y adolescentes mostró un perfil de eficacia y seguridad similares en ambos grupos, con repercusión también favorable en mejora de calidad de vida, si bien con un mejor resultado en funcionamiento social con risperidona. Los autores advierten, no obstante, que la corta duración del estudio no permite inferir resultados similares a largo plazo. Su perfil de tolerabilidad es, en general, más favorable que el de otros antipsicóticos, con probabilidades más bajas de efectos extrapiramidales, prolongación de QT, aumento de peso e hiperprolactinemia. Al respecto, se han comunicado unas tasas de discontinuación por efectos adversos del 20,7 %.

Agrupando la información disponible, la selección farmacológica varía en función de criterios geográficos. En Estados Unidos, entre los antipsicóticos atípicos disponibles, la risperidona (A) es la que ha mostrado mayor eficacia, y se considera de primera elección dentro de este grupo farmacológico. Se siguen de aripiprazol (B), ziprasidona (B), olanzapina (C) y quetiapina (C).

> **!** En ámbito europeo, tanto la risperidona como la tiaprida gozan de recomendación de primera línea, con aripiprazol y pimozida situados como segunda opción. Aunque para el aripiprazol solo existe una evidencia grado B, se ha ido consolidando como un fármaco de amplio uso y muchos autores lo consideran el fármaco con el perfil de eficacia/seguridad más ventajoso.

Fármacos que disminuyen dopamina

En la consideración del papel de un estado hiperdopaminérgico como factor implicado en la generación de tics, se han considerado potencialmente útiles otras aproximaciones terapéuticas.

Tetrabenazina

Ejerce también un ligero efecto de bloqueo de receptores de dopamina, pero su mecanismo de acción principal es la inhibición reversible del transportador vesicular de monoaminas tipo 2 (VMAT2) y una disminución de su captación a dicho nivel, condicionando una disminución de monoaminas. Una gran ventaja respecto a los antipsicóticos estriba en que no causa aumento de peso ni conlleva riesgo de discinesia tardía, aunque sí otros efectos secundarios, como sedación, lentitud de movimientos, depresión, acatisia e insomnio. Se dispone de varios estudios abiertos y retrospectivos que muestran evidencia de reducción de los tics y refieren respuestas favorables hasta en un 77-80 % de los casos. La valoración del estado del metabolizador CYP2D6 puede ser útil en la identificación de un perfil de eficacia y efectos secundarios óptimo. A pesar de lo expuesto, no se dispone de ensayos clínicos aleatorizados y controlados con este fármaco que permita, por el momento, establecer conclusiones ni recomendaciones definitivas.

Otros fármacos

Incluyen un grupo heterogéneo de fármacos que actúan a través de la modificación del tono gabaérgico (p. ej., antiepilépticos, benzodiazepinas, relajantes) y otros de indicación, mecanismo de acción e indicaciones diversas.

Clonazepam

Integrado en el grupo de las benzodiazepinas y modulador del tono GABA. Algún estudio mostró una eficacia en hasta un 71 % de los casos e, incluso, superioridad sobre fármacos con indicación más establecida en el tratamiento de los tics, como la clonidina. Los efectos secundarios habituales incluyen somnolencia, sedación, desinhibición paradójica e irritabilidad que, en asociación con su potencial capacidad de adicción, pueden limitar su indicación.

Topiramato

Facilita el tono gabaérgico y su principal indicación es como antiepiléptico. Un estudio doble ciego, controlado, con placebo demostró superioridad sobre placebo para el topiramato, y un metaanálisis apunta que la evidencia actual parece ser prometedora, pero no suficiente para el establecimiento de una indicación terapéutica específica, por lo que son necesarios más estudios controlados con placebo.

 Los efectos cognitivos del topiramato, incluyendo dificultades de atención y afasia nominal, han de considerarse previos a su administración.

Para otros antiepilépticos como el levetiracetam, un estudio aleatorizado y doble ciego no corroboró los resultados favorables sugeridos en aportaciones previas.

Nicotina

Se han referido efectos favorables en administración conjunta con haloperidol, pero no en monoterapia. Su corta vida media, limitante de eficacia, podría obviarse mediante la aplicación de parches de nicotina.

Baclofeno

Miorrelajante que actúa como agonista de GABA parcial. Se ha descrito una eficacia leve en el control de los tics.

Cannabinoides

Un estudio aleatorizado, doble ciego, controlado mostró eficacia de tetrahidrocannabinol frente a placebo sin alteraciones cognitivas. Sus efectos adversos potenciales incluyen ansiedad, depresión, temblor, insomnio y un posible riesgo de psicosis.

Ácidos grasos omega-3

Un estudio doble ciego, controlado, con placebo no objetivó diferencias significativas en la categorización de la gravedad de los tics, pero sí una reducción en la afectación asociada a los mismos. Como limitación del estudio se menciona la escasa muestra y la utilización de aceite de oliva en el grupo placebo.

Toxina botulínica

Suele limitarse a su aplicación intramuscular en áreas anatómicas involucradas, en tics particularmente molestos. Diferentes series de casos indican no solo eficacia en el control sintomático de los tics, sino en la desaparición de la urgencia premonitoria. Los tics de parpadeo, cuello y hombros son los más comúnmente tratados con este método, aunque puede aplicarse también a algunos tics vocales mediante infiltración intralaríngea. El beneficio puede prolongarse de tres a seis meses.

Globalmente, aunque la disponibilidad de fármacos es extensa, no existen criterios uniformes de actuación y las modalidades de intervención difieren mucho en función de la diferente experiencia individual e, incluso, de diferentes áreas geográficas. Agrupando la información disponible hasta el año 2011, entre los antipsicóticos atípicos permitidos en Estados Unidos, risperidona (A) es la que ha demostrado mayor eficacia, y se considera como primera elección dentro de este grupo farmacológico, seguida de aripiprazol (B), ziprasidona (B), olanzapina (C) y quetiapina (C).

 En Europa, tanto risperidona como tiaprida son recomendaciones de primera línea, mientras aripiprazol y pimozida se sitúan como segunda opción. Sin embargo, en el momento actual, se tiende a relegar los antipsicóticos a una tercera o cuarta línea de indicación, a pesar de su probada eficacia, debido a la preocupación ligada a sus potenciales efectos adversos (**Fig. 13-3**).

TRATAMIENTO DE LAS COMORBILIDADES

De forma genérica, el tratamiento de las comorbilidades específicas, mencionadas en asociación a tics, no difiere del

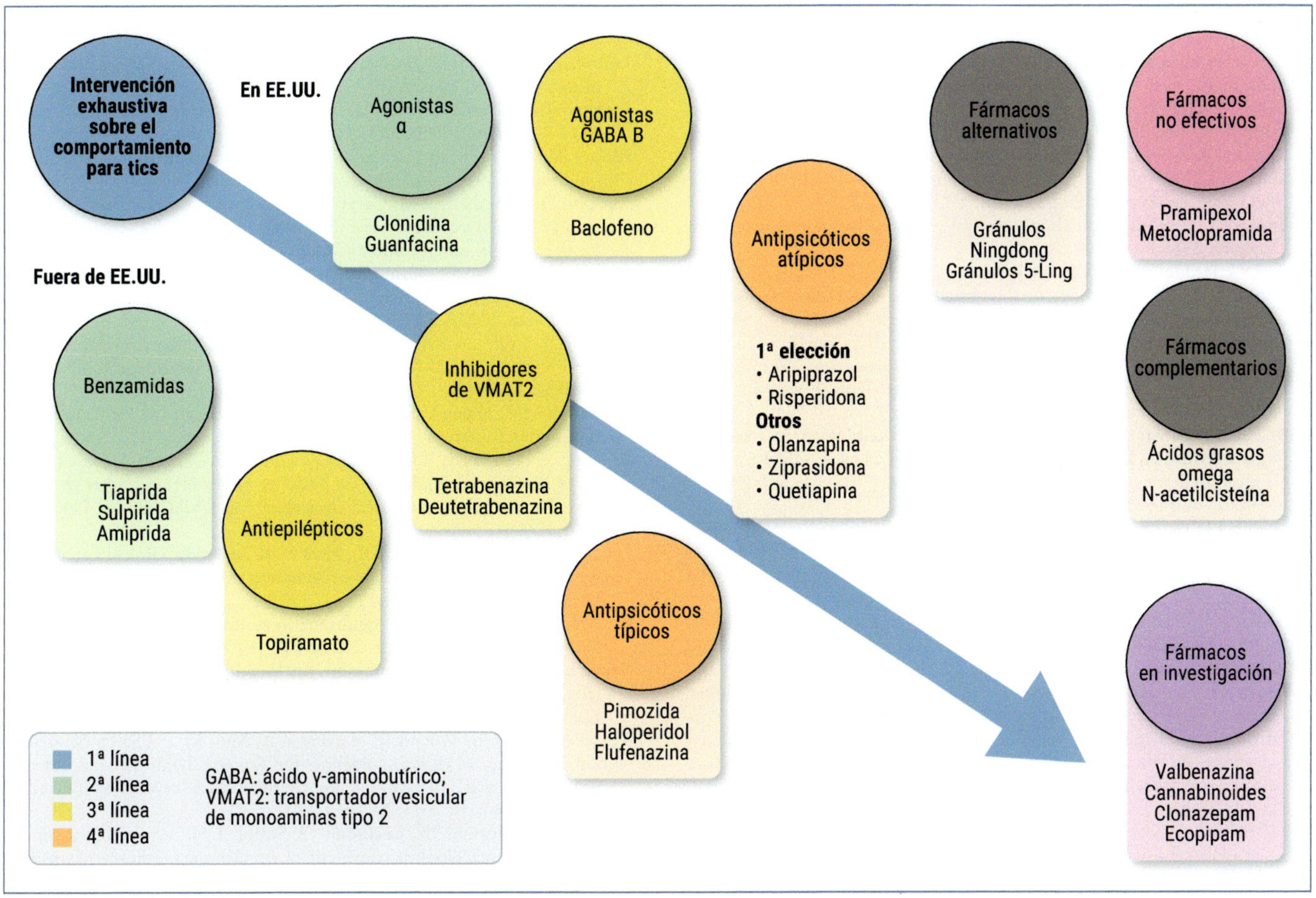

Figura 13-3. Catalogación y proceso de secuenciación farmacológica siguiendo criterios geográficos (EE. UU. y fuera de EE. UU).

utilizado para cada una de ellas en ausencia de tics, y contemplarán medidas de intervención psicológicas y farmacológicas en el marco habitual de una aproximación multimodal. Los inhibidores de recaptación de serotonina son los principales agentes en el tratamiento de la ansiedad, depresión y trastorno obsesivo-compulsivo, mientras que el metilfenidato o la lisdexanfetamina han de considerarse como primera opción para el tratamiento del TDAH, lejos de consideraciones clásicas en las que se consideran fármacos contraindicados.

> **!** En este sentido, existen múltiples estudios y metaanálisis que muestran, inequívocamente, la inexistencia de una relación entre la administración de metilfenidato y agravamiento de los tics, aunque no puede excluirse esta posibilidad para algún paciente en concreto.

Fármacos alternativos como la atomoxetina, clonidina o guanfacina entran en consideración, bien en monoterapia o asociados a metilfenidato.

PUNTOS CLAVE

- Los tics son movimientos o vocalizaciones rápidas, no rítmicas y recurrentes, de inicio habitual en la infancia y que siguen un curso fluctuante transitorio o crónico.
- El DSM-5 los incluye dentro de los trastornos motores del neurodesarrollo, junto con el trastorno de movimientos estereotipados y el trastorno del desarrollo de la coordinación. Se categorizan de acuerdo con el tiempo de evolución y a su semiología motora o vocal.
- El síndrome o trastorno de Tourette implica que durante un tiempo superior a un año ha habido tics motores múltiples y uno o más tics vocales, aunque no necesariamente de forma simultánea.
- Las características distintivas de los tics incluyen la existencia de una urgencia premonitoria, la capacidad de

supresión y autorreproducción voluntarias y su característico patrón fluctuante en frecuencia e intensidad.
- El 80-90 % de casos con Tourette tienen diferentes comorbilidades (trastorno por déficit de atención e hiperactividad [TDAH], trastorno obsesivo-compulsivo, depresión, ansiedad, desregulación emocional, agresividad) que afectan significativamente la calidad de vida y que pueden representar un problema mayor que los tics en sí mismos.
- La psicoeducación, junto con el entrenamiento en la concienciación del tic a través del reconocimiento de la urgencia premonitoria y posterior desarrollo de una respuesta competitiva, es la base de la terapia de reversión de hábitos. Junto con diferentes opciones farmacológicas, representan los pilares fundamentales para el tratamiento de los tics.

BIBLIOGRAFÍA

American Psychiatry Association. Diagnostic and Statistical Manual of Mental Disorders, 5ª ed. (DSM-5). Washington, DC: APA; 2013.

Bate KS, Malouff JM, Thorsteinsson ET, Bhullar N. The efficacy of habit reversal therapy for tics, habit disorders, and stuttering: a meta-analytic review. Clin Psychol Rev. 2011;31(5):865-71.

Budman CL. The role of atypical antipsychotics for treatment of Tourette's syndrome: an overview. Drugs. 2014;74(11):1177-93.

Campistol J. Trastornos paroxísticos no epilépticos en la infancia. Barcelona: Viguera, 2014.

Cath DC, Hedderly T, Ludolph AG, Stern JS, Murphy T, Hartmann A, et al. European clinical guidelines for Tourette syndrome and other tic disorders. Part I: assessment. Eur Child Adolesc Psychiatry. 2011;20(4):155-71.

Cohen S, Mulqueen J, Ferracioli-Oda E, Stuckelman ZD, Coughlin CG, Leckman JF, Bloch MH. Meta-Analysis: Risk of Tics Associated With Psychostimulant Use in Randomized, Placebo-Controlled Trials. J Am Acad Child Adolesc Psychiatry. 2015;54(9):728-36.

Eiris Puñal J, Fernández MA. Abordar el trastorno por déficit de atención e hiperactividad en la práctica clínica. Criterios diagnósticos DSM-5®. Vol 3. Trastornos del neurodesarrollo. Trastornos motores. 2019. Madrid: Editorial Médica Panamericana. ISBN (tomo III): 978-84-9110-308-0.

Eirís-Puñal J. Trastornos motores en los trastornos del neurodesarrollo: Tics y estereotipias. Rev Neurol. 2014;58(Suppl 1):S77-82.

Eirís-Puñal J. ¿Trastorno de tics provisional o trastorno de tics transitorio? Rev Neurol. 2019;68:356.

Eirís-Puñal J. Psicofarmacología de los trastornos de Tourette y tics. En: Soutullo (ed.). Guía Esencial de Psicofarmacología del Niño y del Adolescente. 2ª ed. Madrid: Editorial Panamericana; 2017. p. 235-48.

Freeman RD, Fast DK, Burd L, Kerbeshian J, Robertson MM, Sandor P. An international perspective on Tourette syndrome: selected findings from 3,500 individuals in 22 countries. Dev Med Child Neurol. 2000;42(7):436-47.

García-López R, Perea-Milla E, Romero-González J, Rivas-Ruiz F, Ruiz-García C, Oviedo-Joekes E, et al. Adaptación al español y validez diagnóstica de la Yale Global Tics Severity Scale. Rev Neurol. 2008;46(5):261-6.

Ghanizadeh A, Haghighi A. Aripiprazole versus risperidone for treating children and adolescents with tic disorder: a randomized double blind clinical trial. Child Psychiatry Hum Dev. 2014;45(5):596-603.

Hollis C, Pennant M, Cuenca J, Glazebrook C, Kendall T, Whittington C, et al. Clinical effectiveness and patient perspectives of different treatment strategies for tics in children and adolescents with Tourette syndrome: a systematic review and qualitative analysis. Health Technol Assess. 2016;20(4):1-450.

Jimenez-Shahed J. Medical and Surgical Treatments of Tourette Syndrome. Neurol Clin. 2020;38(2):349-66.

Knight T, Steeves T, Day L, Lowerison M, Jette N, Pringsheim T. Prevalence of tic disorders: a systematic review and meta-analysis. Pediatr Neurol. 2012;47(2):77-90.

Leckman JF, Bloch MH, King RA, Scahill L. Phenomenology of tics and natural history of tic disorders. Adv Neurol. 2006;99:1-16.

Leckman JF, Walker DE, Cohen DJ. Premonitory urges in Tourette's syndrome. Am J Psychiatry. 1993;150(1):98-102.

Malaty AI, Akbar U. Updates in medical and surgical therapies for Tourette syndrome. Curr Neurol Neurosci Rep. 2014;14(7):458.

Martino D, Pringsheim TM, Cavanna AE, Colosimo C, Hartmann A, Leckman JF, et al. Systematic review of severity scales and screening instruments for tics: critique and recommendations. Mov Disord. 2017;32(3):467-73.

Piacentini J, Woods D, Scahill L, Wilhelm S, Peterson AL, Chang S, et al. Behavior Therapy for Children with Tourette Disorder: A Randomized Controlled Trial. JAMA. 2010;303(19):1929-37.

Quezada J, Coffman KA. Current Approaches and New Developments in the Pharmacological Management of Tourette Syndrome. CNS Drugs. 2018:32(1):33-45.

Robertson MM, Eapen V, Singer HS, Martino D, Scharf JM, Paschou P, et al. Gilles de la Tourette syndrome. Nat Rev Dis Primers. 2017;3:16097.

Roessner V, Plessen KJ, Rothenberger A, Ludolph AG, Rizzo R, Skov L, et al. European clinical guidelines for Tourette syndrome and other tic disorders. Part II: pharmacological treatment. Eur Child Adolesc Psychiatry. 2011;20(4):173-96.

Sanger TD, Chen D, Fehlings DL, Hallett M, Lang AE, Mink JE, et al. Definition and classification of hyperkinetic movements in childhood. Mov Disord. 2010;25(11):1538-49.

Set KK, Warner JN. Tourette syndrome in children: An update. Curr Probl Pediatr Adolesc Health Care. 2021;51(7):101032.

Singer H. Tics and Tourette's syndrome. En: Swainman KF, Ashwal S, Ferriero D (eds.). Swainman's Pediatric Neurology: Principles and Practice. St. Louis: Elsevier Health Sciences; 2011. p. 1009-19.

Verdellen C, Van de Griendt J, Hartmann A, Murphy T; ESSTS Guidelines Group. European clinical guidelines for Tourette Syndrome and other tic disorders. Part III: behavioural and psychosocial interventions. Eur Child Adolesc Psychiatry. 2011;20(4):197-207.

Weisman H, Qureshi IA, Leckman JF, Scahill L, Bloch MH. Systematic review: pharmacological treatment of tic disorders--efficacy of antipsychotic and alpha-2 adrenergic agonist agents. Neurosci Biobehav Rev. 2013:37(6):1162-71.

Woods DW, Piacentini JC, Himle MB. Assessment of tic disorders. En: Woods DW, Piacentini JC, Walkup JT (eds.). Treating Tourette syndrome and tic disorders. A guide for practitioners. New York: The Guilford Press;2007. p.22-33.

Qi Y, Zheng Y, Li Z, Xiong L. Progress in Genetic Studies of Tourette's Syndrome. Brain Sci. 2017;7(10):134; doi: 10.3390/brainsci7100134.

Zinner SH, Mink JW. Movement Disorders I: Tics and Stereotypies. Pediatr Rev. 2010;31(6):223-33.

Trastorno negativista desafiante y trastorno de conducta

14

S. Yamamoto Caballero

OBJETIVOS

- Conocer las principales características de los trastornos de la conducta, su definición y el proceso de desarrollo a lo largo de la historia de su concepto, comprensión y tratamiento.
- Identificar los criterios diagnósticos de este tipo de trastornos y realizar un correcto diagnóstico diferencial para poder elaborar un plan de intervención y tratamiento.
- Identificar cuáles son los principales problemas asociados a los trastornos de la conducta, como trastornos que conviven en un individuo de manera simultánea.
- Analizar cuáles son las mejores técnicas de tratamiento y abordaje.
- Conocer cómo intervenir en los problemas de conducta y los objetivos prioritarios durante la intervención con el niño y adolescente, con los padres y con los profesores.

INTRODUCCIÓN

Los problemas de conducta en niños y adolescentes son uno de los principales motivos de consulta en los servicios de salud y, pese a la gravedad, no siempre son reconocidos por los profesionales sanitarios. Sin embargo, son de las quejas más frecuentes por parte de padres y profesores.

Las conductas reiteradas y persistentes relacionadas con comportamiento agresivo, rebeldía, violación de la norma, conductas delictivas, peleas, vandalismo o agresiones a otras personas y animales son solo algunas de las manifestaciones de un conjunto de problemas que pueden encontrarse en los niños y en los jóvenes de edades muy diferentes y que afectan de forma significativa el funcionamiento y la calidad de vida personal, familiar y social.

En los niños, los problemas de conducta pueden convertirse en un limitante para su desarrollo adaptativo. El curso es variable, así como sus causas, las cuales se esconden con mucha facilidad debajo de un trastorno del comportamiento y, en muchos casos, asociarse a otro trastorno psiquiátrico, principalmente el trastorno por déficit de atención e hiperactividad (TDAH), y también ansiedad o depresión, por citar algunos ejemplos.

En el Manual Diagnóstico y Estadístico de los Trastornos Mentales, 4ª edición-texto revisado (DSM-IV-TR), los trastornos del comportamiento se situaban bajo el epígrafe de *Trastorno por déficit de atención y comportamiento perturbador*. Sin embargo, con la publicación de la quinta edición (DSM-5), hoy en día se agrupan en *Trastornos disruptivos, del control de los impulsos y de la conducta*, donde se incluyen:

- Trastorno negativista desafiante.
- Trastorno explosivo intermitente.
- Trastorno de conducta.

- Trastorno de la personalidad antisocial.
- Piromanía.
- Cleptomanía.
- Otro trastorno disruptivo del control de los impulsos y de la conducta especificado.
- Trastorno disruptivo del control de los impulsos y de la conducta no especificado.

Los dos principales trastornos del comportamiento son el trastorno negativista desafiante (TND) y el trastorno de conducta, conocido también como trastorno disocial, que serán los que se tratarán principalmente en este capítulo.

 El TND se caracteriza por un patrón de comportamiento desobediente, hostil y desafiante hacia los padres o figuras de autoridad. Si, además, su comportamiento es más agresivo, infringe los derechos básicos de los demás, con un comportamiento anormal para su edad que le lleva a violar las normas, se denomina trastorno disocial.

Diagnosticar un trastorno del comportamiento puede ser un reto, porque los niños cambian constantemente. En algunos casos, lo que parece ser un trastorno de comportamiento, puede ser un problema adaptativo o secundario a un problema sociofamiliar cronificado.

Múltiples recursos desde salud mental, área social, así como educativa, pueden estar involucrados en el cuidado y tratamiento de niños con un trastorno del comportamiento, lo que representa un gran desafío para todos los profesionales en el momento de realizar una coordinación efectiva, sin olvidarse de los recursos económicos necesarios.

EPIDEMIOLOGÍA

Los estudios epidemiológicos muestran que la incidencia de estos problemas ha crecido durante las últimas décadas y que aparecen a edades cada vez más tempranas.

Las encuestas de la Oficina Nacional de Estadística (ONS), de 1999 y 2004, reportaron que su prevalencia era del 5 % entre niños y jóvenes de 5 a 16 años; sin embargo, estos datos difieren según los criterios de recogida de datos, la población estudiada y las posibles diferencias culturales en torno a lo aceptado socialmente.

En la última revisión realizada en 2017 por el Instituto Nacional de la Excelencia para la Salud y la Atención del Reino Unido (National Institute for Health and Care Excellence, NICE), en su *Guía sobre conducta antisocial y trastornos del comportamiento en niños y adolescentes*, se refleja que la prevalencia de los trastornos de conducta aumenta a lo largo de la infancia y son más comunes en los niños que en las niñas, y se cita como ejemplo que el 7 % de los niños y el 3 % de las niñas de 5 a 10 años tienen trastornos de conducta; en menores de 11 a 16 años, la proporción asciende al 8 % de los niños y al 5 % de las niñas.

El TND suele preceder al trastorno disocial (TD), y ambas patologías aparecen con más frecuencia en varones que en mujeres prepuberales. La mayoría de los niños que presentan un TND no derivan en sintomatología compatible con TD; si bien, los pacientes con TD retrospectivamente lo más probable es que en algún momento hayan cumplido criterios de TND.

> **!** Los trastornos del comportamiento comúnmente coexisten con otros problemas de salud mental: el 46 % de los niños y el 36 % de las niñas tienen, al menos, un problema de salud mental coexistente. Esta asociación entre los trastornos de comportamiento con el TDAH es especialmente prevalente, en algunos casos más del 40 %.

Según datos recogidos en la Guía NICE, los trastornos del comportamiento en la infancia también están asociados con una tasa significativamente mayor de problemas de salud mental en la vida adulta, incluido el trastorno de personalidad antisocial: hasta el 50 % de los niños y jóvenes con un trastorno de conducta desarrollan un trastorno de personalidad antisocial.

ETIOPATOGENIA

El comportamiento es el resultado de múltiples variables internas y externas que confluyen, interaccionan y se potencian entre sí, por lo que es difícil hablar de etiología y es preferible hablar de factores de riesgo.

En la **tabla 14-1** se puede ver el resumen de estas variables o factores de riesgo.

Dentro de las variables externas están, principalmente, la del moldeado educativo de sus educadores, fundamentalmente sus padres, y el contexto socioeducativo punitivo, rígido, por citar algunos ejemplos.

La tolerancia de los padres y adultos, su estilo educativo y estrategias que tienen para manejar el comportamiento de los niños y adolescentes condicionan mucho la presentación del trastorno del comportamiento.

En los últimos años, se está viviendo un cambio social en labores y normas. El crecimiento del individualismo y la competitividad, la baja tolerancia a la frustración y al esfuerzo, la incapacidad para gestionar el aburrimiento y la intolerancia a la espera e incertidumbre son variables externas que se deben tener en cuenta, además de la posible incidencia de las nuevas tecnologías en este ámbito.

Las encuestas ONS de 1999 y 2004 demostraron que los trastornos de la conducta tienen un fuerte gradiente de clase social, con un aumento de tres a cuatro veces de prevalencia en zonas urbanas y clase social baja, aunque, en los últimos años, se está viendo un aumento de casos en el grupo socioeconómico medio-alto, posiblemente relacionado con el estilo de crianza materialista como factor de riesgo. Del mismo modo, la encuesta encontró que casi el 40 % de los niños bajo

Tabla 14-1. Factores de riesgo asociado con el desarrollo de trastornos del comportamiento			
Parentales	**Neurobiológicos**	**Psicológicos**	**Socioculturales**
Educación dura y punitiva	Herencia	Bajo cociente intelectual	Deprivación socioeconómica
Disciplina errática o inconsistente	Sexo masculino	Temperamento difícil	Amistades que delinquen, consumen drogas o se portan mal
Conducta delincuente, disocial o abuso de drogas en los padres	Bajo peso al nacer	Rasgos sociopáticos o psicopáticos	Historia de abusos
Violencia en la familia (agresiones físicas y verbales)	Complicaciones prenatales y perinatales	Agresividad alta	Exposición repetida a violencia en la televisión y juegos
Abuso físico, emocional o sexual	Lesiones y enfermedades cerebrales	Problemas de atención, impulsividad e hiperactividad	Asistir a escuela con poca disciplina y disfunción
Trastorno psiquiátrico en los padres	Menor función noradrenérgica	Problemas de aprendizaje	Rechazo por sus iguales y padres
Falta de supervisión apropiada	Relación con la testosterona	Maltrato y negligencia	Problemas con la justicia

Adaptada de: Soutullo C, Mardomingo MJ (coords.). Manual de Psiquiatría del Niño y del Adolescente. Madrid: Editorial Médica Panamericana; 2010.

tutela, los que habían sido abusados y los que estaban en los registros de protección o salvaguarda de la niñez, tenían un trastorno de conducta.

De las variables internas se pueden mencionar, principalmente, las neurobiológicas y la propia carga genética, pese a que no se ha logrado identificar un gen específico y ser múltiples los genes implicados, entre ellos los responsables de la formación del temperamento, elemento principal en la constitución de la personalidad del niño o adolescente, así como el desarrollo del cerebro, principalmente el córtex prefrontal, principal área reguladora del control de impulsos y funciones ejecutivas.

Se estima que la heredabilidad del TND se sitúa en torno al 50 %. Se trata de una herencia multigénica, pero, como se ha mencionado, la interacción entre variables internas y externas es importante para poder desarrollar un trastorno del comportamiento. Por ejemplo, los distintos polimorfismos funcionales del gen promotor de la enzima monoaminooxidasa (MAO) influyen en la expresión de conducta disfuncional ante la presencia de abusos infantiles, de modo que los niños víctimas de maltrato con un genotipo que genera bajos niveles de la actividad de la MAO desarrollan, con mayor frecuencia, comportamientos antisociales.

> **!** El sexo masculino es otra variable interna que se debe considerar. Casi la totalidad de los estudios muestran que el sexo masculino es factor de riesgo para presentar tanto un TND como un trastorno disocial.

Existe la evidencia de que desde la primera infancia, los niños se pueden mostrar impulsivos, irritables, con rabietas frecuentes e intensas, y tienen mayor probabilidad de mostrarse desafiantes a lo largo de las diferentes etapas de la vida (esto, posiblemente, en relación con las escasas habilidades verbales), así como tendencia a actuar con agresividad.

La testosterona se ha vinculado clásicamente con la agresividad, pero se considera que la agresividad tiene más que ver con el aprendizaje social que con la testosterona. La testosterona aumenta la impulsividad y la asunción de riesgos, pero los efectos de la testosterona son enormemente dependientes del contexto.

> **💡** Muchas situaciones contextuales, consideraciones temperamentales o genéticas, etc., pueden producir comportamientos no adecuados a las normas sociales o a los derechos de las demás personas. Sin embargo, se considera un «trastorno del comportamiento» cuando esta situación es mantenida y genera clara afectación en el funcionamiento biopsicosocial del niño y adolescente, con violación de las normas graves, o con una tendencia a no tener en cuenta los sentimientos de los demás.

> **!** Es importante recordar que ninguna condición única, por sí misma, predice el desarrollo de un TND o trastorno de la conducta, sino que es la sumatoria de factores de riesgo lo que incrementa la probabilidad de su aparición.

Hay modelos explicativos en adquisición, desarrollo y mantenimiento de los problemas de conducta, pero la mayoría han mostrado una gran heterogeneidad involucrada en estos trastornos.

CUADRO CLÍNICO

La infancia es una etapa de la vida que destaca por la rápida evolución y desarrollo de las personas, y es importante tener en cuenta que muchos cambios en el comportamiento pueden considerarse normalizados o típicos y tienden a desaparecer en momentos evolutivos más avanzados. Ciertas conductas perturbadoras cumplen una función en las distintas etapas del desarrollo. Del mismo modo, la adolescencia suele asociarse a confrontación de las normas con un deseo de reafirmar su propia identidad al pasar los adolescentes de la etapa de la niñez a la vida adulta. En algunos casos, una adolescencia intensa puede llegar a manifestarse como un TND, principalmente cuando el patrón educativo es rígido, autoritario o inflexible.

Las alteraciones comportamentales son frecuentes y comunes en especial a los 18-24 meses de edad, con un pico de máxima intensidad a los 3 años y en la adolescencia. Estos comportamientos se consideran patológicos cuando se extienden mucho más allá de estas condiciones tanto en frecuencia como en intensidad.

> **!** La clínica en el TND se caracteriza por situaciones en las que el niño o el adolescente muestra un patrón de conducta hostil persistente (enfado, discusiones, desobediencia, etc.) con otros niños o con adultos, un comportamiento desafiante hacia las figuras de autoridad, junto con discusiones y negativa activa a cumplir sus responsabilidades, que está claramente fuera de los límites normales del comportamiento de los niños de la misma edad y contexto sociocultural, que aparece en varios contextos y que se ha manifestado, como mínimo, durante los anteriores seis meses.

Generalmente, estos niños tienen una baja tolerancia a la frustración y pierden el control fácilmente. Lo más característico es que sus desafíos sean en forma de provocaciones que dan lugar a enfrentamientos y, por lo general, con adultos o niños que el paciente conoce bien.

El trastorno disocial clínicamente significativo es el trastorno externalizado más grave, donde la edad de inicio suele ser más tardía que el TND. Se acompaña de un comportamiento disocial o agresivo, repetitivo y persistente —hacia personas o animales, destrucción de objetos— que va más allá del desafío, la desobediencia o la subversión, vulnera los derechos de otras personas y las normas de convivencia y/o reglas socialmente aceptadas para cada edad, por lo que muchas veces conlleva a problemas legales.

Los trastornos disociales no aparecen de un día para otro y, con frecuencia, suelen precederse de un TND en edades más tempranas, ya que existe una gran variedad de síntomas que van evolucionando con el tiempo, hasta establecer un patrón uniforme de violación de los derechos de los demás, con una aparente frialdad emocional debido a las dificultades de ponerse en el lugar del otro. El mejor predictor de la continuidad de las conductas agresivas es que estas se hayan iniciado antes de los 10 años.

El trastorno disocial se caracteriza por agresión a personas y animales, fanfarroneo, amenaza o intimidación a otros, peleas físicas, uso de armas que pueden causar un daño físico grave a otras personas (palo, botella, navaja, pistola), destrucción de la propiedad, fraudulencia/robo y violaciones graves de las normas, como fugas del domicilio.

> ! La manifestación clínica más importante que diferencia el trastorno disocial del de conducta es que en el primero se violan los derechos básicos de los demás, con un grave alcance del comportamiento antisocial, sin tener en cuenta los sentimientos de los otros, mientras que en el TND la hostilidad y el negativismo no llegan a violar seriamente los derechos de los demás.

Un aspecto importante que hay que tener en cuenta es la relación que existe entre los trastornos de comportamiento y el consumo de tóxicos. Se observan más conductas de consumo en pacientes con trastorno disocial, y los efectos que producen incluyen el agravamiento del problema y la dificultad en la intervención terapéutica.

En cuanto a la evolución de la clínica, se han identificado ciertos factores que parecen asociarse a la prolongación del problema en la edad adulta. Uno es la edad de inicio: los niños que desarrollan síntomas antes de los 6 años tienen mayor riesgo. Otro es la amplitud del problema, con peor evolución cuando los síntomas se dan en varios contextos. El tercer factor de riesgo es la frecuencia, intensidad y diversidad de los trastornos conductuales.

DIAGNÓSTICO

El diagnóstico es fundamentalmente clínico a través de la entrevista clínica al paciente y sus familiares, siendo importante la detección precoz y teniendo especial cuidado de si se está ante un trastorno o un síntoma más de otro trastorno.

Establecer un adecuado diagnóstico precoz disminuye considerablemente la posibilidad de desarrollar otras patologías en situación de comorbilidad, así como el consumo de recursos sanitarios y de servicios sociales, jurídicos o educativos.

Las investigaciones muestran que los trastornos del comportamiento a edades tempranas están fuertemente asociados con distintos problemas de conducta y de salud durante la adolescencia, tales como el rechazo por parte de los amigos, el consumo de drogas, la depresión, desempeño educativo deficiente (que, en muchos casos, termina con el abandono escolar y la delincuencia), abuso de sustancias y mayor contacto con el sistema de justicia. Esta asociación continúa en la vida adulta con peores resultados educativos y ocupacionales, y un alto nivel de problemas de salud mental en algún momento de sus vidas. El 90 % de las personas con conducta antisocial y trastorno de personalidad tendrá otro problema de salud mental

A menudo se emplea el término trastorno de conducta de una forma vaga para referirse a cualquier tipo de resistencia a las normas, cuando los trastornos de conducta tienen una definición específica en los principales sistemas de clasificación.

> ! Existen criterios diagnósticos para el TND y el trastorno disocial en los principales sistemas de clasificación internacionales. Tanto el DSM-5 como la 10ª edición de la Clasificación Internacional de Enfermedades (CIE-10), ofrecen sus propios criterios diagnósticos. Ambos requieren que los síntomas hayan estado presentes, por lo menos, durante seis meses en el caso del TND y de 12 meses en el TD.

La clasificación CIE-10 de la Organización Mundial de la Salud de los trastornos mentales y del comportamiento agrupa los trastornos del comportamiento en una categoría única, que incluye el trastorno de conducta socializado, trastorno de conducta no socializado, trastornos de conducta limitados al contexto familiar y TND, mientras que en el DSM 5 se consideran dos patologías diferentes dentro de los trastornos disruptivos, del control de impulsos y de la conducta.

Criterios diagnósticos

Para establecer el diagnóstico es preciso que los síntomas que presenta el paciente se correspondan con los síntomas establecidos en alguna de las clasificaciones internacionales de los trastornos mentales. La clasificación más utilizada en la práctica clínica es el DSM-5.

Los criterios diagnósticos del DSM-5 para el trastorno negativista desafiante y para el trastorno de la conducta disocial se exponen en las **tablas 14-2** y **14-3**, respectivamente.

En 2011, se publicó una revisión sobre las propuestas de modificaciones en el trastorno disocial para el DSM-5, según la cual el protocolo diagnóstico para este padecimiento debe incluir evaluación de un subtipo limitado a la infancia, historia psiquiátrica familiar, rasgos de «callo emocional», criterios específicos para mujeres y preescolares, uso temprano de sustancias y biomarcadores psicológicos, genéticos y de imágenes cerebrales.

En el momento de valorar la gravedad del cuadro es importante recordar los siguientes aspectos:

- Las faltas de respeto a las figuras de autoridad suelen afectar primero a la persona que conoce más, siendo la madre, por lo general, la primera en afectarse.
- La intensidad de los síntomas depende del grado de desarrollo físico, emocional e intelectual del niño.
- Peor pronóstico cuanto más alejado de «lo normal» es el comportamiento (cuanto más precoz, cuanto menos socializado).
- Las consecuencias del comportamiento afectarán distintos ámbitos familiares, escolares, sociales y laborales (y también sanitarios y judiciales), y, por ende, suponen una carga económica muy notable para la sociedad.

En el proceso diagnóstico, es importante una adecuada anamnesis y entrevista clínica con preguntas sobre los factores socioeconómicos y contextuales para recoger información del paciente, familiares y, en muchos casos, del centro escolar a donde acude y tratar de responder a cuestiones de un esquema básico que incluyan cómo, cuándo, dónde y con qué frecuencia tienen lugar las manifestaciones del trastorno del comportamiento, en qué contextos se producen, posibles desencadenantes, así como la evolución a lo largo del tiempo.

Tabla 14-2. Criterios diagnósticos del Manual Diagnóstico y Estadístico de los Trastornos Mentales, 5ª edición para el trastorno negativista desafiante

A. Un patrón de enfado/irritabilidad, discusiones/actitud desafiante o vengativa que dura, por lo menos, seis meses, que se manifiesta al menos con cuatro síntomas de cualquiera de las categorías siguientes y que se exhibe durante la interacción, por lo menos, con un individuo que no sea un hermano

Enfado/irritabilidad

1. A menudo pierde la calma
2. A menudo está susceptible o se molesta con facilidad
3. A menudo está enfadado y resentido

Discusiones/actitud desafiante

4. Discute a menudo con la autoridad o con los adultos, en el caso de los niños y los adolescentes
5. A menudo desafía activamente o rechaza satisfacer la petición por parte de figuras de autoridad o normas
6. A menudo molesta a los demás deliberadamente
7. A menudo culpa a los demás por sus errores o su mal comportamiento

Vengativo

8. Ha sido rencoroso o vengativo por lo menos dos veces en los últimos seis meses

Nota: Se deben tener en cuenta la persistencia y la frecuencia de estos comportamientos para distinguir los que se consideren dentro de los límites normales de los sintomáticos. En los niños de menos de 5 años, el comportamiento debe aparecer casi todos los días durante un período de seis meses, por lo menos, a menos que se observe otra cosa (Criterio A8).
En los niños de 5 años o más, el comportamiento debe aparecer, por lo menos, una vez por semana durante al menos seis meses, a menos que se observe otra cosa (Criterio A8). Si bien estos criterios de frecuencia se consideran el grado mínimo orientativo para definir los síntomas, también se deben tener en cuenta otros factores; por ejemplo, si la frecuencia y la intensidad de los comportamientos rebasan los límites de lo normal para el grado de desarrollo del individuo, su sexo y su cultura

B. Este trastorno del comportamiento va asociado a un malestar en el individuo o en otras personas de su entorno social inmediato (es decir, familia, grupo de amigos, compañeros de trabajo) o tiene un impacto negativo en las áreas social, educativa, profesional u otras importantes

C. Los comportamientos no aparecen exclusivamente en el transcurso de un trastorno psicótico, un trastorno por consumo de sustancias, un trastorno depresivo o uno bipolar. Además, no se cumplen los criterios de un trastorno de desregulación perturbador del estado de ánimo

Especificar la gravedad actual:

Leve: los síntomas se limitan a un entorno (p. ej., en casa, en la escuela, en el trabajo, con los compañeros)
Moderado: algunos síntomas aparecen en dos entornos por lo menos
Grave: algunos síntomas aparecen en tres o más entornos

Tabla 14-3. Criterios diagnósticos del Manual Diagnóstico y Estadístico de los Trastornos Mentales, 5ª edición para el trastorno de la conducta disocial

A. Un patrón repetitivo y persistente de comportamiento en el que no se respetan los derechos básicos de otros, las normas o reglas sociales propias de la edad, lo que se manifiesta por la presencia en los doce últimos meses de, por lo menos, tres de los quince criterios siguientes en cualquiera de las categorías siguientes, existiendo, por lo menos, uno en los últimos seis meses:

Agresión a personas y animales

1. A menudo, acosa, amenaza o intimida a otros
2. A menudo, inicia peleas
3. Ha usado un arma que puede provocar serios daños a terceros (p. ej., un bastón, un ladrillo, una botella rota, un cuchillo, un arma)
4. Ha ejercido la crueldad física contra personas
5. Ha ejercido la crueldad física contra animales
6. Ha robado, enfrentándose a una víctima (p. ej., atraco, robo de un monedero, extorsión, atraco a mano armada)
7. Ha violado sexualmente a alguien

Destrucción de la propiedad

8. Ha prendido fuego deliberadamente con la intención de provocar daños graves
9. Ha destruido deliberadamente la propiedad de alguien (pero no por medio del fuego)

Engaño o robo

10. Ha invadido la casa, edificio o automóvil de alguien
11. A menudo miente para obtener objetos o favores, o para evitar obligaciones (p. ej., «engaña» a otros)
12. Ha robado objetos de valor no triviales sin enfrentarse a la víctima (p. ej., hurto en una tienda sin violencia ni invasión; falsificación)

Incumplimiento grave de las normas

13. A menudo sale por la noche a pesar de la prohibición de sus padres, empezando antes de los 13 años
14. Ha pasado una noche fuera de casa sin permiso mientras vivía con sus padres o en un hogar de acogida, por lo menos, dos veces o una vez si estuvo ausente durante un tiempo prolongado
15. A menudo falta a la escuela, empezando antes de los 13 años

(Continúa)

Tabla 14-3. Criterios diagnósticos del Manual Diagnóstico y Estadístico de los Trastornos Mentales, 5ª edición para el trastorno de la conducta disocial (Cont.)

B. El trastorno del comportamiento provoca un malestar clínicamente significativo en las áreas social, académica o laboral

C. Si la edad del individuo es de 18 años o más, no se cumplen los criterios de trastorno de la personalidad antisocial

Especificar si:

Tipo de inicio infantil: los individuos muestran, por lo menos, un síntoma característico del trastorno de conducta antes de cumplir los 10 años

Tipo de inicio adolescente: los individuos no muestran ningún síntoma característico del trastorno de conducta antes de cumplir los 10 años

Tipo de inicio no especificado: se cumplen los criterios del trastorno de conducta, pero no existe suficiente información disponible para determinar si la aparición del primer síntoma fue anterior a los 10 años de edad

Especificar si:

Con emociones prosociales limitadas: para poder asignar este especificador, el individuo ha de haber presentado, por lo menos, dos de las siguientes características de forma persistente durante 12 meses, por lo menos, en diversas relaciones y situaciones. Estas características reflejan el patrón típico de relaciones interpersonales y emocionales del individuo durante ese período, no solamente episodios ocasionales en algunas situaciones. Por lo tanto, para evaluar los criterios de un especificador concreto, se necesitan varias fuentes de información. Además de la comunicación del propio individuo, es necesario considerar lo que dicen otros que lo hayan conocido durante períodos prolongados de tiempo (p. ej., padres, profesores, compañeros de trabajo, familiares, amigos)

Falta de remordimientos o culpabilidad: no se siente mal ni culpable cuando hace algo malo (no cuentan los remordimientos que expresa solamente cuando le sorprenden o ante un castigo).

El individuo muestra una falta general de preocupación sobre las consecuencias negativas de sus acciones. Por ejemplo, no siente remordimientos después de hacer daño a alguien ni se preocupa por las consecuencias de transgredir las reglas

Insensible, carente de empatía: no tiene en cuenta ni le preocupan los sentimientos de los demás. Este individuo se describe como frío e indiferente. La persona parece más preocupada por los efectos de sus actos sobre sí mismo que sobre los demás, incluso cuando provocan daños apreciables a terceros

Despreocupado por su rendimiento: no muestra preocupación respecto a un rendimiento deficitario o problemático en la escuela, en el trabajo o en otras actividades importantes. El individuo no realiza el esfuerzo necesario para alcanzar un buen rendimiento, ni siquiera cuando las expectativas son claras, y suele culpar a los demás de su rendimiento deficitario

Afecto superficial o deficiente: no expresa sentimientos ni muestra emociones con los demás, salvo de una forma que parece poco sentida, poco sincera o superficial (p. ej., con acciones que contradicen la emoción expresada; puede «conectar» o «desconectar» las emociones rápidamente) o cuando recurre a expresiones emocionales para obtener beneficios (p. ej., expresa emociones para manipular o intimidar a otros)

Especificar la gravedad actual:

Leve: existen pocos o ningún problema de conducta, aparte de los necesarios para establecer el diagnóstico, y los problemas de conducta provocan un daño relativamente menor a los demás (p. ej., mentiras, absentismo escolar, regresar tarde por la noche sin permiso, incumplir alguna otra regla)

Moderado: el número de problemas de conducta y el efecto sobre los demás son de gravedad intermedia entre los que se especifican en «leve» y en «grave» (p. ej., robo sin enfrentamiento con la víctima, vandalismo)

Grave: existen muchos problemas de conducta, además de los necesarios para establecer el diagnóstico, o dichos problemas provocan un daño considerable a los demás (p. ej., violación sexual, crueldad física, uso de armas, robo con enfrentamiento con la víctima, atraco e invasión)

No se debe olvidar realizar una exploración física y neurológica completa y preguntar por el consumo de drogas, estupefacientes y otras sustancias, para, en caso necesario, realizar un test con consumo de tóxicos.

Como muchas patologías en psiquiatría, el diagnóstico es principalmente clínico. Sin embargo, además de la entrevista clínica, se pueden emplear cuestionarios autoaplicados o dirigidos a padres y profesores, así como algunas entrevistas estructuradas. Todas estas herramientas se han ido desarrollando con el paso del tiempo, ya que los TND y los trastornos disociales varían dependiendo del contexto y evolucionan según la edad. Además, hay que tener en cuenta que el niño y adolescente tienden a infravalorar las dificultades, con poca conciencia del problema, y son los observadores, como padres o profesores, quienes dan más detalle.

En la **tabla 14-4** se pueden ver algunas entrevistas y cuestionarios para el análisis de la conducta.

No solo se debe establecer un buen diagnóstico, sino también valorar qué hay detrás de estas alteraciones de comportamiento. Se podría comparar con la teoría del iceberg, donde el problema de conducta es lo que se ve y por debajo hay varios factores escondidos, como dificultades familiares,

con sus iguales, consumo de tóxicos o la asociación con otro trastorno psiquiátrico, como el TDAH, ansiedad o depresión, que habrá que considerar en el momento del tratamiento (**Fig. 14-1**).

Asimismo, se han adaptado y/o elaborado otras escalas para la detección de los trastornos de comportamiento, especialmente en sujetos que presentan una sintomatología similar al TDAH, de gran utilidad, aunque relativas al momento de llevar a cabo el procedimiento de diagnóstico y precisión de la patología *per se*. Así, se cuenta con instrumentos tales como las escalas de Conners, la escala SNAP-IV de valoración de síntomas de TDAH (Swanson, Nolan y Pelham) o la Escala para la evaluación del trastorno por déficit de atención con hiperactividad (EDAH).

Se debe recordar la alta prevalencia de TDAH asociado en este trastorno, como se ha comentado previamente (**Tabla 14-5**).

Diagnóstico diferencial

El diagnóstico diferencial se debe plantear con diferentes patologías, principalmente psiquiátricas, que pueden generar sintomatología semejante a la previamente descrita.

Tabla 14-4. Herramientas útiles en el diagnóstico de los trastornos del comportamiento

Nombre	Objetivo	Informador	Autores
Entrevista diagnóstica para niños y adolescentes	Diagnóstico categorial de TND y comorbilidad	Niños de 8-17 años y padres de niños de 3-17 años	Ezpeleta L, *et al.*
Instrumentos ASEBA	Evaluación dimensional del TND y comorbilidad	Niños de 11-18 años, padres de niños 1,5-18 años y profesores de niños 1,5-18 años	Achenbach TM, *et al.*
(BASC™-3)	Problemas conductuales y emocionales, conducta adaptativa	Padres y profesores de individuos de 2-21 años	Reynolds y Kamphaus
Inventario de expresión de ira estado-rasgo en niños y adolescentes	Expresión de ira	Niños de 8 a 17 años	Del Barrio V, *et al.*
CAS	Agresividad	Padres y profesores de niños de 5-18 años	Halperin JM, *et al.*
APQ	Estilo educativo	Padres de niños de 3-14 años	Frick PJ, *et al.*
CBCL	Problemas conductuales y emocionales	Padres o profesores de niños o adolescentes de entre 4 y 18 años	Achenbach TM, *et al.*

APQ: Cuestionario de Crianza de Alabama (*Alabama Parenting Questionnaire*); ASEBA: Sistema de Evaluación de Base Empírica de Achenbach; BASC-3: Sistema de Evaluación de la Conducta de Niños y Adolescentes-3 (*Behavior Assessment System for Children-Third Edition*); CAS: Escala de Agresión Infantil (*Children's Aggression Scale*); CBCL: Inventario de Conducta Infantil (*Child Behaviour Checklist*); TND: trastorno negativista desafiante.

Hay estudios que muestran una disminución en la prevalencia del trastorno de conducta, pese a mantener tasas altas, por el aumento de otros trastornos emocionales, como los cuadros adaptativos, con mayor necesidad de buscar apoyo profesional especializado, particularmente entre los niños y jóvenes en familias conflictivas, lo cual evidencia la importancia de ver qué hay más allá del cambio de comportamiento y las alteraciones de conducta.

Cuando se está frente a una alteración de conducta, lo primero que se debe evaluar es si corresponde a una variación de la normalidad. Como se ha mencionado previamente, la niñez y adolescencia son períodos sometidos a cambios en la conducta, que son necesarios y forman parte de la evolución. Asimismo, preguntar a los padres por los modelos de crianza y sus expectativas, nos ayudará en la evaluación.

En el proceso del diagnóstico diferencial, conviene hacer las siguientes preguntas:

- ¿La alteración de conducta tiene otros síntomas acompañantes?
- ¿El comportamiento suele ser de forma recortada e intermitente, intensidad variable no tan grave? Y, sobre todo, ¿muestra remordimiento y culpa?

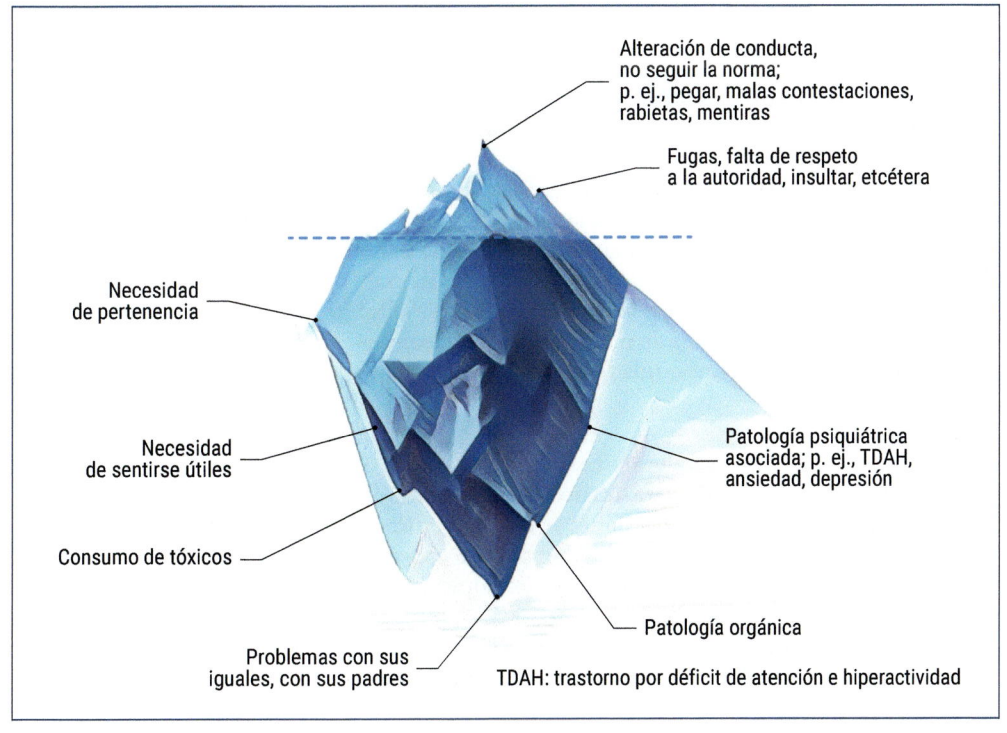

Figura 14-1. Teoría del iceberg aplicada a la conducta.

Tabla 14-5. Herramientas útiles en el diagnóstico de los trastornos del comportamiento

Nombre	Objetivo	Informador	Autores
SNAP-IV (Swanson, Nolan y Pelham)	Diagnóstico de TDAH y TND, según criterios DSM-5	Padres o profesores	Swanson JM, et al.
Conners 3®b	Hiperactividad, déficit de atención y trastorno de conducta	Padres o profesores de 6 a 18 años	Conners
EDAH	Hiperactividad, déficit de atención y trastorno de conducta	Padres y profesores De 6-12 años	Farré y Narbona

DSM-5: Manual Diagnóstico y Estadístico de los Trastornos Mentales, 5ª edición; EDAH: Escala para la evaluación del trastorno por déficit de atención con hiperactividad; SNAP-IV: Escala SNAP-IV de valoración de síntomas de TDAH (Swanson, Nolan y Pelham); TDAH: trastorno por déficit de atención e hiperactividad; TND: trastorno negativista desafiante.

En caso afirmativo, conviene descartar otras patologías como las siguientes:

- **Trastornos del aprendizaje:** pacientes que pueden ser muy irritables, sobre todo los que no tienen mucha habilidad verbal. Los déficits del lenguaje pueden contribuir a la tendencia a expresar sentimientos y actitudes físicamente, en lugar de verbalmente.
- **TDAH:** generan agresividad de forma reactiva y emocionalmente intensa, pero los afectados no son vengativos o rencorosos. Suelen exhibir un comportamiento hiperactivo e impulsivo que puede ser perturbador, pero no viola por sí mismo las normas sociales propias de la edad. La clave está en la inatención, la hiperactividad motora y la pobre concentración. Sin embargo, hay que tener en cuenta que, cuando se cumplen simultáneamente los criterios de trastorno por déficit de atención e hiperactividad y de trastorno disocial, deben establecerse ambos diagnósticos, ya que no son excluyentes.

! Esta asociación entre los trastornos de comportamiento con el TDAH es especialmente prevalente, en algunos casos más del 40 %.

En el TDAH, los problemas se encuentran en varios contextos y los síntomas conductuales derivados de la impulsividad suelen ser más leves y más anárquicos.

- **Trastornos afectivos**, como depresión, donde, en ocasiones, se encontrará irritabilidad en lugar de tristeza, o el trastorno afectivo bipolar. Normalmente se distinguen del patrón de problemas comportamentales propio del trastorno disocial por el curso episódico y las características sintomáticas acompañantes de un episodio maníaco: verborrea, reducción de la necesidad de sueño, pensamiento acelerado.
- **Psicosis.**
- **Trastornos por consumo de tóxicos**.
- Otros diagnósticos, como el **trastorno obsesivo-compulsivo (TOC)**: chicos que en ocasiones se muestran distantes, irritables, sobre todo cuando los demás no acceden en realizar sus compulsiones, y pueden ser insistentes y llegar a mostrar violencia y agresividad.
- **Trastornos adaptativos**, cuando los mecanismos adaptativos superan al niño, con alta expresividad conductual.

Según el DSM-5, los problemas de comportamiento hay que tenerlos en cuenta en los trastornos adaptativos y los relacionados con el trauma y estrés, con dos categorías:

- Los relacionados con la afectación del comportamiento.
- Los que afectan las emociones y el comportamiento.

Para ello, se debe identificar un estresor, una reacción desproporcionada y con alto impacto en la vida del paciente.

El **trastorno de desregulación disruptiva del estado de ánimo** es una nueva categoría diagnóstica en el DSM-5, donde el síntoma central es una irritabilidad crónica, grave y persistente.

Sin embargo, si los problemas de conducta son graves, muy frecuentes, y la persona no muestra culpa ni remordimiento y predomina la indiferencia, sin afectarle el otro, se estaría, posiblemente, frente a un TND o trastorno disocial.

Se debe recordar que algunas enfermedades orgánicas o situaciones pueden asociarse a irritabilidad o a comportamientos negativistas. La mayoría hacen referencia a alteraciones neurológicas (traumatismo craneoencefálico, accidentes cerebrovasculares, síndromes confusionales, infecciones o neoplasias cerebrales). Los trastornos metabólicos o el efecto de algunos fármacos, como, por ejemplo, corticoesteroides, algunos antiepilépticos (perampanel) u otros con efecto estimulante (antigripales) pueden confundirse con un TND.

Como resumen, se puede ver el algoritmo en el proceso diagnóstico y de manejo siguiente (**Fig. 14-2**).

Además de una guía, el NICE ha elaborado un cuestionario para su utilización durante la evaluación inicial de un niño o joven con sospecha de trastorno de conducta, así como una interesante herramienta *online*, que actúa como un árbol de decisión, para facilitar la tarea del profesional sanitario a la hora de evaluar y manejar este problema (que puede consultarse en el siguiente enlace: http://pathways.nice.org.uk/pathways/antisocial-behaviour-and-conduct-disorders-in-children-and-young-people).

COMPLICACIONES

La Guía NICE 2013 recuerda la necesidad de evaluar otros factores que pueden complicar el cuadro, como la presencia de otros trastornos mentales (depresión o trastorno de estrés postraumático), trastornos del desarrollo (principalmente, trastorno por espectro autista y trastorno por déficit de atención e hiperactividad), trastornos o dificultades de aprendizaje y abuso de sustancias.

Figura 14-2. Algoritmo de orientación diagnóstica e intervención de los trastornos del comportamiento. DSM-5: Manual Diagnóstico y Estadístico de los Trastornos Mentales, 5ª edición; EEG: electroencefalograma; TD: trastorno disocial; TDAH: trastorno por déficit de atención e hiperactividad; TND: trastorno negativista desafiante.

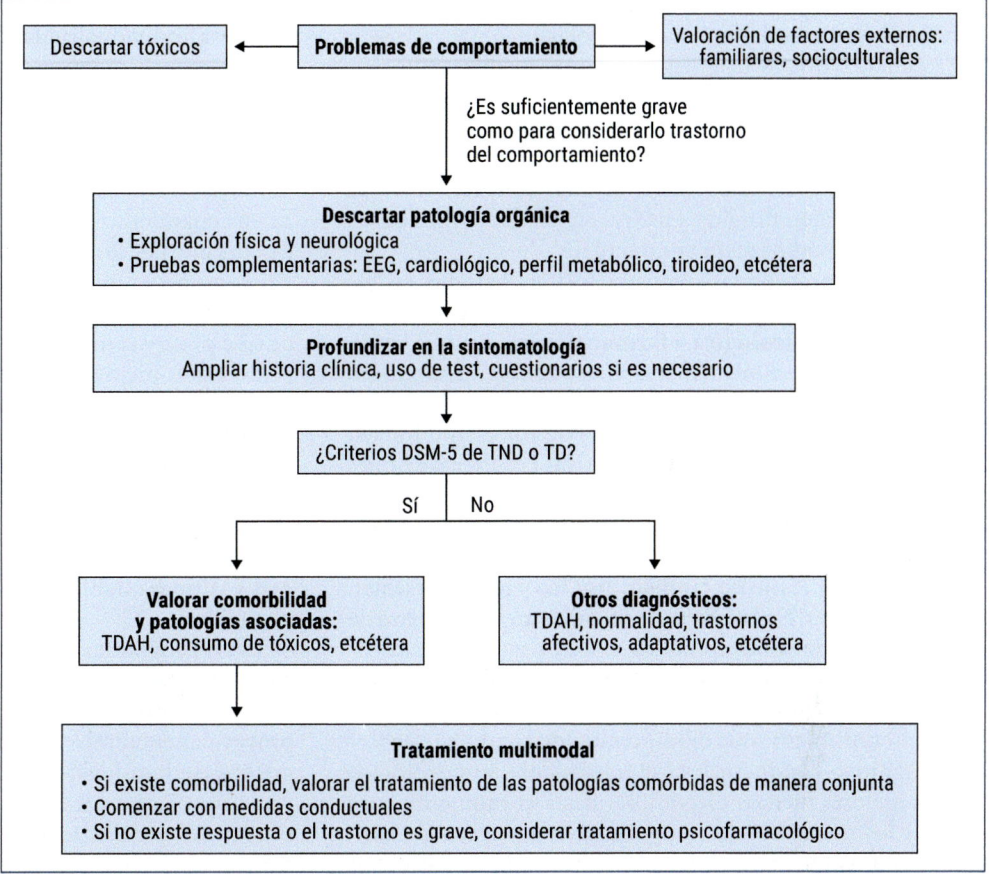

Los trastornos de comportamiento pueden coexistir con distintos problemas y complicaciones, especialmente cuando las conductas son graves y no se ha actuado de manera precoz. Además de los trastornos psiquiátricos asociados ya mencionados, como la asociación alta que presenta con TDAH y patología afectiva, las dos complicaciones más importantes son las siguientes:

- **Consumo de tóxicos y otras sustancias**: existe asociación estrecha entre los comportamientos perturbadores, principalmente el trastorno disocial (TD), y el consumo de drogas en la adolescencia. Por un lado, el abuso de sustancias se considera unánimemente un factor de riesgo para la realización de conductas antisociales y, en ocasiones, estas transgresiones de la norma se producen por la necesidad de la obtención inmediata de la sustancia. Los estudios al respecto, realizados en nuestro país y en el extranjero, señalan que esta relación se da principalmente con el consumo de alcohol, y también de marihuana, tabaco, drogas de síntesis, etcétera.
- **Fracaso escolar y absentismo escolar**: al perder la estructuración temporal del ocio y del trabajo, se crea una situación de indisciplina que se traslada al ámbito familiar, con el consecuente empeoramiento de una situación.

TRATAMIENTO

En marzo de 2013, el Instituto Nacional de la Excelencia para la Salud y la Atención del Reino Unido (National Institute for Health and Care Excellence, NICE) publicó la *Guía sobre conducta antisocial y trastornos del comportamiento en niños y adolescentes* (*Antisocial behaviour and conduct disorders in children and young people: recognition, intervention and management*). Tal y como afirma esta guía, el diagnóstico temprano de los trastornos del comportamiento es fundamental para garantizar que los niños y sus familias puedan acceder al tratamiento y apoyo que necesitan para un adecuado manejo e intervención.

La ausencia de tratamiento para estos trastornos deriva en problemas de salud mental graves en la etapa adulta, dando lugar a situaciones de incapacidad, por lo que la falta de atención supone un elevado coste para el sistema de salud y para la sociedad a largo plazo.

Además, es frecuente la presencia de comorbilidad, siendo crucial prestar atención y tratamiento a dicha comorbilidad.

 Los trastornos del comportamiento por su preocupante latencia, complejidad y consecuencias negativas en la esfera familiar, académica y social requieren una intervención temprana de alta relevancia, por lo que se recomienda una intervención multimodal, es decir, es necesaria la intervención mediante distintas modalidades terapéuticas, de las cuales la psicoterapia cognitiva y conductual es la principal, con intervención de distintos profesionales (profesionales de la salud mental, pediatras, maestros, equipos de orientación, etcétera).

La intervención en los trastornos del comportamiento incluye distintas estrategias, como la psicoeducación, la psicoterapia cognitivo-conductual y la farmacología, además de la intervención educativa, familiar y social.

La gran mayoría de las guías y literatura médica coinciden en que el tratamiento de elección debe ser la psicoeducación y psicoterapia, principalmente la cognitiva y conductual, con la colaboración de los padres o cuidadores principales. En los últimos años, los estudios han mostrado consistentemente que la intervención dirigida a padres en edades tempranas es decisiva en la modificación conductual.

Según las recomendaciones del NICE, basadas en los estudios de mayor rigurosidad científica, hay dos tipos de intervención, la **psicológica** y **farmacológica**, aunque como primera elección recomienda la terapia psicológica, como los programas de entrenamiento grupal para padres, dirigidos a padres y cuidadores de niños y jóvenes de entre 3 y 11 años.

En general, se consideran más efectivas las intervenciones con la familia que con el adolescente. Para otros autores, lo ideal es que la intervención se realice en el entorno donde se desarrollan las conductas inadecuadas, para así trabajarlas *in situ*, como es en el medio familiar, con los padres, o escolar, con los profesores. En la intervención, no hay que olvidarse de los factores del entorno, como los aspectos socioeconómicos y culturales, y tampoco de factores inherentes al propio niño o adolescente, como su temperamento o su nivel madurativo.

Los procedimientos de modificación de conducta, las técnicas cognitivo-conductuales y el tratamiento farmacológico son los mejores medios disponibles hasta el momento para manejar los trastornos de comportamiento y tratar de aminorar sus consecuencias a largo plazo, siendo necesario conocer las técnicas que mejores resultados ofrecen en el manejo de los niños y adolescentes que presentan dificultades en el manejo de la impulsividad, del autocontrol, que muestran un oposicionismo manifiesto ante las figuras de autoridad, y de aquellos que no han aprendido límites claros para regular su comportamiento. Como en la mayoría de problemas psicopatológicos, la combinación de procedimientos es la que mejor resultado suele ofrecer a medio y a largo plazo.

Psicoeducación

Explicar al paciente y sus progenitores no solo el diagnóstico, sino también las patologías asociadas resulta fundamental y es el primer paso. Se deben resolver las dudas y cuestiones que aparecen en el momento del diagnóstico o de la evolución del trastorno y las posibilidades de intervención.

Es importante emplear un lenguaje sencillo y adaptado al nivel de la familia, y comprobar que se comprende lo que se les transmite, tratando en todo momento de favorecer y motivar el cambio.

Tratamiento psicológico

El tratamiento psicológico de los trastornos del comportamiento se basa en las estrategias cognitivas y conductuales. Para su aplicación, es necesario tener en cuenta:

- La psicoterapia se debe aplicar todos los días y en todos los entornos, previa coordinación en caso necesario (escolar, en casa, etcétera).

- Los problemas más importantes deben ser evaluados de forma individualizada, intentando realizar una intervención específica y reevaluando de manera periódica la efectividad de la intervención.

Entrenamiento a padres

El entrenamiento de los padres en técnicas de modificación de conducta es fundamental en todos los casos de trastornos del comportamiento. Se les enseña a los padres o cuidador principal a mejorar su comunicación con el hijo, sus métodos de disciplina y el manejo de la conducta de su hijo. El objetivo principal es mejorar las habilidades de crianza de los padres para que sea más cálida, coherente y consistente, evitando la agresividad y la falta de muestras de afecto, lo que a su vez mejorará la relación afectiva con el hijo. Se busca fomentar los comportamientos positivos, como elogiar los actos positivos, ignorar, cuando se pueda, los comportamientos negativos, mediante estrategias como el tiempo fuera, y establecer normas y rutinas estables y predecibles a través de órdenes claras y sencillas.

Estos programas siguen un manual y todos aquellos profesionales del ámbito de la salud o educativo pueden aplicarlos con la formación adecuada. El proceso que indican estos programas es común a todos ellos. Se inicia estableciendo los grupos de familias (habitualmente no más de 10 familias por grupo) que presentan problemas de comportamiento similares. A continuación, se definen las metas y objetivos, que deben ser alcanzables e, inicialmente, de baja complejidad. La duración de las sesiones depende del tipo de programa, aunque generalmente se considera un máximo de 10 o 15. Al finalizar las sesiones, se evalúan los resultados obtenidos. Sin embargo, no se puede olvidar que el formato individual podría ser el abordaje de elección para aquellas familias con un riesgo mayor de abandonar la intervención, por ejemplo, con una importante presencia de psicopatología.

Existen diferentes programas estructurados, siendo los más conocidos Los años increíbles, Programa de Parentalidad Positiva (Triple P) y Nonviolent Resistance. Los objetivos principales de estos entrenamientos son fomentar los comportamientos positivos, ignorar, cuando se pueda, los negativos y establecer normas y rutinas estables y predecibles.

En estos programas se pretende mejorar la conducta del niño, sus relaciones sociales y en el hogar. Si se llevan a cabo correctamente, el niño adquirirá conductas positivas que le ayudarán a desenvolverse y comunicarse en los diferentes contextos en los que se desarrolla. Se pretende reducir el comportamiento negativo, ignorándolo o proporcionando consecuencias negativas, como castigos, y aumentar las conductas colaborativas a través de un premio o reconocimiento cuando tengan lugar.

Los programas de entrenamiento para padres son una intervención robusta en problemas de conducta, tanto en programas conductuales como no conductuales, disminuyendo los efectos a largo plazo. Por otra parte, algunos estudios indican que el entrenamiento de corte conductual se muestra muy eficaz en la reducción de los comportamientos negativos, pero menos eficaz en otros aspectos, como en la mejora de la autoestima del niño y en la cohesión familiar.

Este entrenamiento suele ser eficaz porque reduce la explosividad y las situaciones de violencia, ya que los padres no tienen que controlar todo, sino solo una parte de los comportamientos.

De acuerdo con Lochman y Steenhoven, las mejoras en las prácticas parentales logradas con el entrenamiento parental incluyen:

- Reducciones en la conducta hostil de los padres y en el castigo físico.
- Mayor número de respuestas contingentes hacia la conducta inapropiada.
- Incremento de las expresiones de afecto hacia el niño.
- Más satisfacción con su papel de padres después de la intervención y más implicación con la escuela.
- Incremento de las estrategias de resolución de problemas y comunicación positiva.
- Más receptividad entre los miembros de la familia.
- Reducción sustancial de los conflictos familiares.

Los programas de entrenamiento de padres han mostrado ser superiores a otras formas de intervención familiar, como los «programas a domicilio» (*Home Visiting Programs*), las escuelas de padres para niños preescolares, los programas sociales y los programas basados en la terapia multisistémica, según refleja el estudio de Farrington y Welsh.

Uno de los programas más ampliamente usados en el tratamiento del TND es el programa de Russell Barkley, que pretende mejorar la conducta, las relaciones sociales y la adaptación general en casa del niño y del adolescente temprano. El **programa de Barkley** consta de ocho pasos: aprender a prestar atención positiva al menor, usar el poder de su atención para conseguir que obedezca, dar órdenes de forma eficaz, enseñarle a no interrumpir actividades, establecer en casa un sistema de recompensa con fichas, aprender a castigar el mal comportamiento de forma constructiva, ampliar el uso de tiempo fuera y aprender a controlar al menor en lugares públicos.

Cuando se trata de un TND leve con una repercusión de ambiente familiar, muchas veces este tipo de intervención es suficiente para el manejo.

Terapia de interacción entre padres e hijos

Se trabaja conjuntamente con los padres y el niño, siendo más beneficioso en niños más pequeños y con TND.

Terapia familiar multisistémica

Es una terapia orientada a la familia e implementada en el hogar, con una duración aproximada de cuatro meses. Se utiliza, sobre todo, en adolescentes tanto con TND como trastorno de conducta (TC).

Terapia cognitivo-conductual con el niño/adolescente

El objetivo de la terapia es disminuir los pensamientos y emociones negativas, enseñarle a reconocer sus emociones y las de los demás, y mejorar sus habilidades sociales.

Programa de entrenamiento en habilidades sociales para niños y adolescentes

Consisten en realizar entrenamientos en habilidades sociales a través de técnicas como el juego simbólico y el *role play*. Con ellas se busca enseñar a los niños con trastornos del comportamiento a comprender y aplicar las reglas del juego, a aceptar las consecuencias de sus actos sin culpar a los demás, a no abandonar el juego, a resolver distintos tipos de problemas, y a identificar los propios sentimientos y los de los demás.

Programas en el entorno escolar

En diversos países, como el Reino Unido y Estados Unidos, tienen programas oficiales que llevan a cabo en las aulas para trabajar los problemas de comportamiento.

Psicoterapia conductual

Consisten en un conjunto de estrategias que utilizan el refuerzo y el castigo para establecer o incrementar las conductas deseadas, y reducir o eliminar las conductas inadecuadas, asumiendo que están moldeadas por las contingencias ambientales.

La psicoterapia conductual se debe realizar de manera precoz, ya que mejora el pronóstico. Algunos estudios han mostrado que su utilización en el comienzo del trastorno o en menores de 12 años presenta mayor efectividad que si se inicia con posterioridad, ya que se considera no solo una modalidad de intervención, sino también de prevención.

Estas técnicas son fáciles de implementar, rápidas, de bajo coste y adaptables a múltiples contextos.

En función del objetivo, se distinguen tres tipos de técnicas:

- Técnicas para incrementar los comportamientos adecuados.
- Técnicas para disminuir los comportamientos inadecuados.
- Los procedimientos combinados, que pueden emplearse tanto para aumentar o mantener como para disminuir o eliminar comportamientos inadecuados.

La psicoterapia conductual es aplicada por los padres, educadores o tutores, quienes previamente deberán identificar las conductas alteradas, por ejemplo, a través del uso de registro, teniendo en cuenta características como frecuencia, intensidad, posibles desencadenantes, situaciones que empeoran o mejoran y su curso.

Es especialmente importante priorizar las conductas graves y potencialmente peligrosas de aquellas que pueden ser modificables, así como tener en cuenta que no se podrán controlar todos los comportamientos de una vez. Posteriormente, se establecerá un orden de prioridades para intervenir.

En la **tabla 14-6** se resumen las principales técnicas conductuales.

Psicoterapia cognitiva

La psicoterapia cognitiva comprende una serie de técnicas encaminadas a modificar los pensamientos, creencias o actitudes del paciente.

Tabla 14-6. Principales técnicas conductuales

Para aumentar comportamientos		
Técnica	**Procedimiento**	**Aspectos generales**
Alabanza	• Debe ser descriptiva • Debe incluir comentarios positivos • Debe ser sincera • Contingente a la conducta • Con tono de voz agradable	• Resaltar aspectos positivos, por pequeños que sean, en el comportamiento del niño • Prevenir conductas negativas
Atención	• Mirándole o sonriéndole • Haciendo un comentario rápido sobre su comportamiento • Manteniendo una breve conversación • Realizando alguna actividad junto a él	• Aprender a diferenciar entre llamar la atención y recibir una atención adecuada • Mejorar el comportamiento, fijándonos en aspectos positivos
Recompensas y privilegios	• Identificar las recompensas más apropiadas • Dar siempre después de la emisión de la conducta objetivo, nunca antes • Utilizar de forma sistemática • Variar para evitar la saciación • Dar privilegios en proporción al esfuerzo realizado	• No premiar exclusivamente la emisión de la conducta, sino el esfuerzo que ha realizado por conseguirla

Para disminuir comportamientos		
Técnica	**Procedimiento**	**Aspectos generales**
Extinción	• Anotar las cosas que podemos hacer cuando el niño presente dicho comportamiento (p. ej., realizando otra actividad) • Prestar atención justo en el momento en que cese dicho comportamiento disruptivo, sonriéndole, hablándole, mirándole, etcétera • Si el niño intenta llamar la atención pataleando, agrediendo, rompiendo o lanzando cosas por el aire, aplicar aislamiento, teniendo especial cuidado de que sea un lugar seguro	• Exige gran cantidad de autocontrol emocional por parte del tutor • Ignorar no es lo mismo que no hacer nada • Es una forma eficaz de enseñar que su comportamiento no merece nuestra atención • Cuando se lleva a cabo esta técnica, se está desanimando al niño a que vuelva a repetir dicho comportamiento
Coste de respuesta	• El privilegio debe ser algo que se pueda negar en ese momento al niño • Especificar *a priori* el tiempo de supresión del privilegio adaptándolo a la edad del niño y a la gravedad del comportamiento • No se deberían suprimir al mismo tiempo demasiados privilegios ni durante demasiado tiempo • Cambiar los privilegios que se suprimen con cierta frecuencia para que no pierdan eficacia	• Aprende que todo comportamiento disruptivo lleva asociado una consecuencia negativa • Resulta especialmente apropiada para niños más mayores

Técnicas combinadas		
Técnica	**Procedimiento**	**Aspectos generales**
Economía de fichas	• Consiste en registrar las conductas positivas del niño en un calendario • Cada conducta positiva conlleva una señal y, cuando se sobrepasa un determinado número de señales, se le entrega un premio refuerzo	• Es importante delimitar bien los comportamientos (que puedan contarse) • Habrá que pactar, igualmente, el refuerzo que se conseguirá por la adquisición de las distintas fichas (pegatinas, caras alegres, etc.), así como el momento en que se realizará el canje
Contratos de contingencias	• Se establece una negociación, generalmente entre padres (tutor, etc.) y niño o adolescente, a través de un contrato donde se especifica, concretamente, qué es lo que se pide al menor en el plano conductual y cuáles serán las consecuencias que tendrá su cumplimiento	• Se debe establecer un límite de tiempo para la revisión del contrato y que las condiciones que en él se establezcan sean justas para las dos partes intervinientes • Deben explicitarse claramente las conductas en términos positivos que debe seguir el menor y las consecuencias positivas (recompensas/privilegios) que obtendrá por ellas, así como las consecuencias negativas (pérdida de privilegios) que se derivarán de su incumplimiento, y que han de revisarse periódicamente para evaluar su cumplimiento e introducir las modificaciones que se acuerden entre las partes

Los procedimientos cognitivos son programas encaminados a reestructurar los pensamientos de los niños y lograr nuevas conductas facilitadoras de la reducción de los problemas de comportamiento.

A continuación, se resumen las principales técnicas.

Autoinstrucciones

Son verbalizaciones internas que el niño o adolescente realiza para sí con el fin de guiar la propia conducta. Es posible entrenar esta técnica con la imaginación o el dibujo de situaciones reales para que cuando llegue el momento el niño la pueda practicar.

Es una técnica que modifica las autoverbalizaciones (pensamientos) que el sujeto ejecuta antes, durante y después de una tarea o enfrentamiento a una situación difícil para él. Se le pide que vaya diciendo en voz alta lo que hace en el transcurso de una tarea en la que se quiere entrenar, se focaliza la atención en la conducta que se desea modificar y se utilizan los autorrefuerzos después de cada ensayo.

Detención del pensamiento

Procedimiento utilizado principalmente en niños mayores, desarrollado para intentar eliminar los pensamientos obsesivos que pueden actuar como detonantes de la conducta agresiva.

Se enseña al niño a centrar su atención sobre el pensamiento negativo durante unos 15 segundos y a detener su presencia mediante un gesto o palabra que cambie su centro de atención. Requiere un entrenamiento previo en la identificación de dichos pensamientos negativos, así como en la de las expresiones e imágenes utilizadas.

Autocontrol

Busca regular las conductas desde el propio niño o adolescente ante situaciones conflictivas y controlar la expresión de las emociones negativas. Algunos ejemplos son el uso de técnicas de relajación y respiración.

Autorregulación

Tiene como objetivo aprender a regular la conducta del menor mediante la autoobservación, los autorregistros y los autorrefuerzos contingentes a la realización de tareas adecuadas. A través de estos procedimientos, el niño llega a tener conciencia de sus propios problemas, ya que presupone saber pensar, saber preguntarse cuál es el problema o qué es lo que está pasando.

La adquisición de este autocontrol permitirá al niño una menor dependencia de su entorno y puede ser una ayuda para consolidar comportamientos aprendidos mediante otras estrategias más conductuales.

Este procedimiento es utilizado cuando ya se ha modificado la conducta del niño y se pretende que se mantenga el cambio conductual.

En la **tabla 14-7** se ofrecen algunos consejos sobre el manejo cognitivo conductual de este tipo de trastornos.

Tabla 14-7. Recomendaciones conductuales en el trastorno negativista desafiante/trastorno de conducta

- Genere confianza, establezca límites, pero ofrezca un refuerzo positivo incondicional
- Identifique los patrones conductuales
- Reúnase con la familia y el niño para firmar contratos (todos firman) sobre cuestiones básicas. Limite estos acuerdos a tres o cuatro puntos cada vez
- Explore los sentimientos negativos u hostiles y ofrezca formas alternativas de expresarlos
- Utilice la interpretación paradójica, reformule la conducta
- Enseñe los valores del respeto y la reciprocidad
- Enseñe a los padres a cambiar las estrategias de defensa y ataque
- Enseñe al joven cómo formular una queja (asertividad frente a agresividad)
- Utilice juegos de mesa para reforzar el respeto a las normas y extrapólelas a la vida social
- Desarrolle consecuencias para las conductas problemáticas, incluyendo el coste de respuesta y los tiempos muertos
- Simplifique las actuaciones de los padres con el objetivo de aumentar la efectividad
- Utilice sistemas conductuales que incluyan reforzadores positivos (adapte la «economía de fichas» a la edad del niño)
- Exponga y corrija los conflictos parentales
- Apoye las consecuencias legales de las conductas perturbadoras

Manejo de la ira

- Fomente las consecuencias naturales
- Utilice la restitución y los trabajos sociales en los casos de infracción de leyes o de daños a la propiedad, etcétera
- Si es detenido, póngase en contacto con la Fiscalía de Menores
- Establezca normas claras
- Enseñe responsabilidad, enfrentando la agresividad y las quejas. Practique la inversión de roles
- Enseñe estrategias de autocontrol: respiración profunda, «párate, mira, escucha, piensa», relajación progresiva, tiempos muertos autoimpuestos, ejercicio, técnica de la silla vacía, etcétera
- Estimule las recompensas, «descubra» al niño haciendo cosas positivas, dedique más tiempo de ocio al niño
- Ayude al niño a perdonar a aquellos que provocan su ira utilizando cartas, la técnica de la silla vacía, etcétera
- Ayude al niño a hacer una lista de las experiencias que le provocan sentimientos de enfado y decepción, e identifique y exprese las necesidades no cubiertas
- Ayude al niño a sustituir sus pensamientos irracionales por afirmaciones autodescriptivas positivas
- Estimule los servicios comunitarios o el trabajo con el fin de aumentar la responsabilidad, la autonomía y el crecimiento personal
- Proteja al niño de los abusos. Anime a los padres a no utilizar castigos corporales

No olvide la necesidad de apoyo y soporte

- Las familias de niños con TND pueden necesitar apoyo para mantener al niño en la familia y que esta no se resienta
- Los niños pueden precisar apoyo escolar o tutores particulares
- Las familias pueden necesitar un «respiro» de vez en cuando, especialmente en momentos de conflictos mantenidos
- El niño y su familia pueden necesitar un abordaje multisistémico para coordinar los servicios disponibles (incluyendo los judiciales, los educativos, los de control de tóxicos, etcétera)
- El entrenamiento in situ (en casa) puede ser útil para introducir un modelado de roles apropiado para modificar las pautas educativas cuando estas son clave
- Es posible que se necesite entrenar al niño sobre cómo reintegrarse en la sociedad y en actividades lúdicas
- En muchas ocasiones, el cambio de amistades es básico para evitar influencias negativas y lograr un modelado de roles apropiado

Adaptada de: Protocolo de Trastorno de Conducta de la Asociación Española de Psiquiatría del Niño y el Adolescente (AEPNYA), 2008. TC: trastorno de conducta; TND: trastorno negativista desafiante.

Tabla 14-8. Recomendaciones para los padres

Lo que no debemos hacer

- No entrar en una lucha de poderes en busca de ganar o decir la última palabra
- No promover la argumentación ni la discusión con el fin de convencer de que nosotros, los adultos, tenemos la razón
- No criticar ni utilizar formas de comunicación de tipo agresivo
- No confrontarse con el niño o el adolescente ante momentos de crisis
- No obligar al niño o al adolescente a cambiar su conducta en momentos en que esté alterado o en crisis
- No establecer castigos en momentos de conflicto

Lo que debemos hacer en el momento de dar una orden

- Es importante detenerse (STOP), calmarse, sobre todo si el niño es pequeño
- Asegúrese de que comprenderá la orden, afirmando lo que se dijo
- La orden debe ser única, clara y concreta
- Hay que tolerar un período de tiempo para cumplir la orden

En la **tabla 14-8** se pueden ver algunas recomendaciones para los padres. Hay que tener en cuenta que el objetivo de aplicar cualquier estrategia no es ganar la batalla, porque ganar una batalla implica que debe haber una pelea. Es mejor buscar una solución ante un problema, teniendo en cuenta al niño y adolescente en la propuesta de esas posibles soluciones.

Para lograr una actitud favorable en el niño o el adolescente, este tiene que percibir que es respetado y aceptado como persona; no se le critica ni rechaza: lo que no se acepta es su conducta.

Tratamiento psicofarmacológico

Es importante tratar de forma específica la psicopatología subyacente, siendo necesario en muchos casos, además del manejo psicoterapéutico, el uso de psicofármacos, como los psicoestimulantes o antipsicóticos atípicos, principalmente en el manejo de casos graves.

No existe un tratamiento específico ni protocolos bien establecidos. Tampoco se conoce el mecanismo exacto por el que el tratamiento farmacológico es útil en niños y adolescentes con un TND o un trastorno disocial.

El tratamiento farmacológico dependerá de la comorbilidad, principalmente. Cabe señalar que la comorbilidad del trastorno disocial es alta; entre los trastornos externalizados (trastorno disocial [TD], TDAH y TND) tienen, al menos, uno de los otros dos diagnósticos tanto en muestras epidemiológicas como clínicas.

No existe ninguna medicación dirigida a tratar el TND, y las guías de práctica clínica consideran que no es suficiente tratar exclusivamente con medicación. Cuando hay un trastorno del comportamiento y va acompañado de un TDAH, los fármacos con mayor evidencia de eficacia son los psicoestimulantes, como el metilfenidato o el dimesilato de lisdexanfetamina, que son útiles en la regulación de la impulsividad y favorecen el control inhibitorio y la autorregulación del comportamiento, y, con un tamaño de efecto menor, la guanfacina y la atomoxetina.

Tabla 14-9. Tratamiento farmacológico de la agresión en la infancia-adolescencia

Trastorno comórbido	Con pruebas de alta fiabilidad (al menos, un estudio controlado)	Con pruebas de fiabilidad baja (ensayos abiertos)
Trastorno de conducta	• Risperidona • Haloperidol • Litio • Ácido valproico • Metilfenidato	• Carbamazepina • Clonidina • Trazodona
TDAH	• Metilfenidato • Clonidina • Bupropión • Tioridazina • Clorpromazina • Haloperidol	• Dextroanfetamina • Guanfacina • Fluoxetina • Sertralina
Trastorno bipolar	Litio	• Ácido valproico • Risperidona
Depresión		• Fluoxetina • Sertralina • Trazodona
Ansiedad		Buspirona
Estrés postraumático		Propanolol
Autismo	• Haloperidol • Clomipramina	• Trifluoperazina • Flufenazina • Tiotixeno • Molindona • Clonidina • Fluoxetina • Buspirona • Propanolol • Nadolol
Retraso mental	• Clomipramina • Tioridazina • Haloperidol • Metilfenidato • Risperidona	• Propanolol • Nadolol • Litio • Carbamazepina • Buspirona
Daño cerebral traumático		Propanolol

Adaptado de: Bassarath L. Medication Strategies in Childhood Aggression: A Review. Can J Psychiatry. 2003:48(6):367-73. TDAH: trastorno por déficit de atención e hiperactividad.

Podrá ser necesaria la utilización de antipsicóticos atípicos en dosis bajas, como risperidona, aripiprazol, para disminuir el oposicionismo, las conductas desafiantes y la sintomatología disocial en casos graves, cronificados y cuando la respuesta terapéutica a la psicoterapia es escasa. El uso de estabilizadores del humor (valproato, litio) presenta menor evidencia científica y mayores efectos adversos.

> **!** Considerar risperidona (previa valoración de riesgos y beneficios) para el tratamiento a corto plazo, para el manejo del comportamiento agresivo grave en jóvenes con un trastorno de conducta que tienen problemas de ira explosiva y desregulación emocional grave, y que no han respondido a las intervenciones psicológicas.

No existe una dosis óptima establecida; en niños menores de 6 años, se recomienda comenzar con dosis de 0,5 mg/día (dividida en dos tomas, mañana y noche) e ir aumentando según la respuesta y la tolerancia hasta 1 mg/día. En niños mayores de 6 años, se puede llegar a 2-3 mg/día, y en adolescentes, hasta 5-6 mg/día. Existe presentación en solución, lo que facilita la dosificación en los niños más pequeños. Los efectos secundarios suelen ser leves y bien tolerados. Se deben emplear en las dosis mínimas posibles y durante un período de tiempo concreto, debido a sus potenciales efectos adversos (**Tabla 14-9**).

PUNTOS CLAVE

- Los problemas de conducta en niños y adolescentes son de las quejas más frecuentes por parte de padres y profesores, y de los principales motivos de consulta en los servicios de salud.
- La infancia es una etapa de la vida que destaca por la rápida evolución, durante la cual muchos cambios en el comportamiento pueden considerarse normalizados o típicos, cumpliendo una función, y tienden a desaparecer en momentos evolutivos más avanzados. Del mismo modo, la adolescencia suele asociarse a confrontación de las normas, con un deseo de reafirmar su propia identidad al pasar a la vida adulta.
- El comportamiento es el resultado de múltiples variables internas y externas que confluyen, interaccionan y se potencian entre sí, por lo que es difícil hablar de etiología y es preferible hablar de factores de riesgo. Dentro de estos últimos se encuentran el moldeado educativo de sus educadores, fundamentalmente sus padres, las estrategias que tienen para manejar el comportamiento de los niños y adolescentes, y la baja tolerancia a la frustración, en la que las nuevas tecnologías tienen un papel importante hoy en día.
- El diagnóstico es fundamentalmente clínico a través de la entrevista clínica al paciente y sus familiares. Es impor-

tante la detección precoz y prestar especial atención a si se está ante un trastorno, un síntoma más de otro trastorno o una coexistencia con otras patologías, como, por ejemplo, el TDAH, información fundamental para el plan de tratamiento e intervención.
- Los trastornos del comportamiento, por su preocupante latencia, complejidad y consecuencias negativas en la esfera familiar, académica y social, requieren una intervención temprana de alta relevancia. Se recomienda una intervención multimodal, es decir, es necesaria la intervención mediante distintas modalidades terapéuticas, de las cuales la psicoterapia cognitiva y conductual es la principal, con intervención de distintos profesionales (profesionales de la salud mental, pediatras, maestros, equipos de orientación, etcétera).
- La gran mayoría de las guías y literatura coinciden en que el tratamiento de elección debe ser la psicoeducación y psicoterapia, principalmente la cognitiva y conductual, con la colaboración de los padres o cuidadores principales, reservando el uso de psicofármacos, como los psicoestimulantes o antipsicóticos atípicos, principalmente en el manejo de casos graves.

BIBLIOGRAFÍA

Aguilar-Valera JA. Evaluación y diagnóstico clínico-funcional de los trastornos de conducta en la población infantil: consideraciones conceptuales y metodológicas. Cuadernos de Neuropsicología/Panamerican Journal of Neuropsychology. 2019;13(2):145-62.

American Psychiatric Association. Diagnostic and Statistical Manual of Mental Disorder, 5ª ed. (DSM-5). Washington, DC: APA; 2013.

Azeredo A, Moreira D, Barbosa F. ADHD, CD, and ODD: Systematic review of genetic and environmental risk factors. Res Dev Disabil. 2018;82:10-9.

Bassarath L. Medication Strategies in Childhood Aggression: A Review. Can J Psychiatry. 2003;48(6):367-73.

Blázquez-Almería G, Joseph-Munné D, Burón-Masó E, Carrillo-González C, Joseph-Munné M, Cuyàs-Reguera M, et al. Resultados del cribado de la sintomatología del trastorno por déficit de atención con o sin hiperactividad en el ámbito escolar mediante la escala EDAH. Rev Neurol. 2005;41(10):86-590.

Bulotsky-Shearer R, Bell E, Romero S, Carter T. Identifying Mechanisms Through Which Preschool Problem Behavior Influences Academic Outcomes: What Is the Mediating Role of Negative Peer Play Interactions? Journal of Emotional and Behavioral Disorders. 2014;22(4): 199-213.

Comeau J, Georgiades K, Duncan L, Wang Li, Boyle, M. 2014 Ontario Child Health Study Team. Changes in the Prevalence of Child and Youth Mental Disorders and Perceived Need for Professional Help between 1983 and 2014: Evidence from the Ontario Child Health Study. Can J Psychiatry. 2019 Apr;64(4):256-64.

De la Peña-Olvera F, Palacios-Cruz L. Trastornos de la conducta disruptiva en la infancia y la adolescencia: diagnóstico y tratamiento. Salud Mental. 2011;34(5):421-7.

Díaz JL, de la Peña F, Suárez JA, Palacios L. Perspectiva actual de la violencia juvenil. MedUNAB [internet]. 2004 [consulta el 6 de febrero de 2024];7(20):115-24. Disponible en: https://revistas.unab.edu.co/index.php/medunab/article/view/229

Díaz Sibaja MA. Trastornos del comportamiento perturbador: trastorno negativista desafiante y trastorno disocial. En: Comeche Moreno MI, Vallejo Pareja MA (AA.). Manual de Terapia de Conducta en la Infancia. 3ª ed. Madrid: Dykinson; 2005. p. 465-517.

Díez Suárez A, Canga Espina C. Trastornos del comportamiento. Pediatr Integral. 2022;XXVI(2):68-75.

Eddy LS. Trastornos del comportamiento: Tema de revisión. Revista de Formación Continuada de la Sociedad Española de Medicina de la Adolescencia. Adolescere. 2020;VII(I):28-38.

Espada Sánchez JP, Méndez Carrillo FX. Factores familiares, comportamientos perturbadores y drogas en la adolescencia. En: Fernández JR, Secades R (coords.). Intervención familiar en la prevención de las drogodependencias. 2002. p. 25-55.

Farrington DP, Welsh BC. Family-based Prevention of Offending: A Meta-analysis. Australian & New Zealand Journal of Criminology. 2003;36(2):127-51.

Gerlach M, Mehler-Wex C, Schimmelmann BG. Antipsychotics. En: Gerlach M, Warnke A, Greenhill L (eds.). Psychiatric Drugs in Children and Adolescents. New York: Springer-Verlag Wien; 2014. p. 157-218. doi: 10.1007/978-3-7091-1501-5.

Gorman DA, Gardner DM, Murphy AL, Feldman M, Bélanger SA, Steele MM, et al. Canadian guidelines on pharmacotherapy for disruptive and aggressive behaviour in children and adolescents with attention-deficit hyperactivity disorder, oppositional defiant disorder, or conduct disorder. Can J Psychiatry. 2015;60(2):62-76.

Gresham FM. Disruptive Behavior Disorders. Evidence-Based Practice for Assessment and Intervention. New York: The Guilford Press; 2015.

Hidalgo Vicario MI, Rodríguez Hernández PJ. Trastornos del comportamiento. En: Curso de psiquiatría del niño y del adolescente para pediatras. Sociedad Española de Medicina de la Adolescencia (SEMA).

Jiménez Barbero JA, Pérez García M, Medina Garrido ML, Rivera Rocamora C. El abuso de drogas en el marco de los trastornos del comportamiento perturbador. Drug abuse in the context of disruptive behavior disorders. Trastornos Adictivos. 2010;12(2):48-57.

Lázaro García ML, Moreno Pardillo D, Rubio Morell B. Manual de psiquiatría de la infancia y adolescencia AEPNYA. 1ª ed. Madrid: Elsevier; 2021.

Lochman JE, Van den Steenhoven A. Family-based approaches to substance abuse prevention. Journal of Primary Prevention. 2002;23:49-114.

Mardomingo MJ. Tratado de Psiquiatría del niño y del adolescente. Madrid: Ediciones Díaz de Santos; 2015.

Moffit TE, Arseneault L, Jaffee SR, Kim-Cohen J, Koenen KC, Odgers CL, et al. Research review: DSM-V conduct disorder: research needs for an evidence base. J Child Psychol Psychiatry. 2008;49(1):3-33.

Montero D, Fernández-Pinto I. ABAS-II. Sistema de Evaluación de la Conducta Adaptativa. Madrid: TEA Ediciones; 2013.

Murray J, Farrington DP. Risk Factors for Conduct Disorder and Delinquency: Key Findings from Longitudinal Studies. Can J Psychiatr. 2010;55(10): 633-42.

National Institute for Health and Care Excellence, NICE. Antisocial behaviour and conduct disorders in children and young people: recognition and management. Clinical guideline. Published: 27 de marzo de 2013.

Ogundele MO. Behavioural and emotional disorders in childhood: A brief overview for paediatricians. World J Clin Pediatr. 2018;7(1):9-26.

Omer H. Nonviolent Resistance: A New Approach to Violent and Self-Destructive Children. Cambridge: Cambridge University Press; 2009.

Organización Mundial de la Salud. Trastornos Mentales y del Comportamiento. Descripciones clínicas y pautas para el diagnóstico. Clasificación Internacional de las Enfermedades, 10ª edición (CIE-10); 1992.

Ouellet-Morin I, Côté SM, Vitaro F, Hébert M, Carbonneau R, Lacourse É, et al. Effects of the MAOA gene and levels of exposure to violence on antisocial outcomes. Br J Psychiatry. 2016; 208(1):42-8. doi: 10.1192/bjp. bp.114.162081. Epub 22 de octubre de 2015. PMID:26494873.

Pringsheim T, Hirsch L, Gardner D, Gorman DA. The Pharmacological Management of Oppositional Behaviour, Conduct Problems, and Aggression in Children and Adolescents with Attention-Deficit Hyperactivity Disorder, Oppositional Defiant Disorder, and Conduct Disorder: A Systematic Review and Meta-Analysis. Part 1: Psychostimulants, Alpha-2 Agonists, and Atomoxetine. Can J Psychiatry. 2015;60(2):42-51.

Rodríguez Hernández PJ. Trastornos del comportamiento. Pediatr integral. 2017;XXI(2): 73-81.

Romero E, Villar P, Luengo MA, Gómez-Fraguela JA, Robles Z. Programa para la intervención en problemas de conducta infantiles EMPECEMOS. Entrenamiento de padres y madres. Madrid: TEA Ediciones; 2013.

Rowe R, Maughan B, Pickles A, Costello EJ, Angold A. The relationship between DSM-IV oppositional defiant disorder and conduct disorder: findings from the Great Smoky Mountains Study. J Child Psychol Psychiatry. 2002;43(3):365-73.

Simonoff E, Elander J, Holmshaw J, Pickles A, Murray R, Rutter M. Predictors of antisocial personality. Continuities from childhood to adult life. Br J Psychiatry. 2004;184:118-27.

Smith AK, Stasi SM, Rhee SH, Corley RP, Young SE, Hewitt JK. The Role of Attention-Deficit/hyperactivity Disorder in the Association between Verbal Ability and Conduct Disorder. Front Psychiatry. 2011;2:3.

Soutullo Esperón C, Mardomingo Sanz MJ (coords.). Manual de Psiquiatría del Niño y del Adolescente. 1ª ed. Madrid: Editorial Médica Panamericana; 2010.

Sasot Llevadot J, Freixas Benaides J. 37 Curso de Pediatría Extrahospitalaria. Trastornos de conducta; 2010. Barcelona. Disponible en: https://centreguia.cat/images/stories/pdf/37CursoPedExtra-Cap03.pdf

Stringaris A, Maughan B, Goodman R. What's in a Disruptive Disorder? Temperamental Antecedents of Oppositional Defiant Disorder: Findings from the Avon Longitudinal Study. J Am Acad Child Adolesc Psychiatry. 2010;49(5):474-83.

Thompson KC, Stoll KA, Paz C, Wright S. Oppositional Defiant Disorder. En: Goldstein S, DeVries M (eds.). Handbook on DSM-5 Disorders in Children and Adolescents. New York: Springer International Publishing AG; 2017. p. 483-97. doi 10.1007/978-3-319-57196-6_25.

Waller R, Shaw DS, Neiderhiser JM, Ganiban JM, Natsuaki MN, Reiss D, et al. Toward an Understanding of the Role of the Environment in the Development of Early Callous Behaviour. J Pers. 2017;85(1):90-103.

Webster-Stratton C, Gaspar MF. Seabra-Santos MJ. La Versión de Padres, Profesores y Niños del *Incredible Years*: Adaptación a Portugal de Programas de Intervención Temprana para la Prevención de Problemas de Conducta y para la Promoción de la Competencia Social y Emocional. Psychosocial Intervention. 2012;21(2):1-17. Disponible en: http://www.copmadrid.org/webcopm/publicaciones/social/in2012v21n2a5_es.pdf

Discapacidad intelectual y problemas de salud mental asociados

15

R. Novell Alsina y A. Palacín Maresma

OBJETIVOS

- Conocer y detectar las principales enfermedades mentales en personas con discapacidad intelectual y del desarrollo.
- Realizar una evaluación completa basándose en el modelo biopsicosocial.
- Comprender e identificar los factores que pueden ocasionar o mantener los trastornos psiquiátricos y conductuales en esta población.
- Saber cómo apoyar a personas con discapacidad intelectual y del desarrollo que presentan enfermedades mentales o trastornos de la conducta.

INTRODUCCIÓN

La discapacidad intelectual es un constructo que incluye un amplio rango de condiciones derivadas de las acciones de diversos factores biológicos, psicológicos o sociales. Según la American Association on Intellectual and Developmental Disabilities (AAIDD), no es un trastorno médico, aunque sea codificado en una clasificación internacional de enfermedades (Clasificación Internacional de Enfermedades, 10ª edición, CIE-10), y tampoco es un trastorno mental, aunque se recoja en clasificaciones de trastornos mentales (Manual Diagnóstico y Estadístico de los Trastornos Mentales, 5ª edición, DSM-5).

> La discapacidad intelectual se refiere a un estado particular de funcionamiento intelectual y adaptativo, que se inicia en la infancia y en el que las limitaciones de la inteligencia coexisten con limitaciones asociadas en habilidades conceptuales, sociales y prácticas. Más allá, el concepto de discapacidad intelectual describe el ajuste entre las capacidades del individuo y la estructura y las expectativas de su entorno personal y social.

La discapacidad intelectual afecta, aproximadamente, al 1,5 % de la población en los países con una economía consolidada, y su tasa se duplica en las regiones más pobres del planeta. En más de la mitad de los casos se desconoce su causa, y esta proporción es mayor en países no desarrollados. Los costes sociosanitarios asociados a esta condición son enormes, y otro tanto ocurre con la carga de dependencia para el propio sujeto y para sus allegados. De hecho, los estudios efectuados en Holanda y en el Reino Unido indican que la discapacidad intelectual no solo lidera la tabla de clasificación de costes directos e indirectos de los trastornos mentales, sino también la del conjunto de todo el sistema sanitario. Sin embargo, las políticas de salud de los países desarrollados y los organismos internacionales relegan sistemáticamente la discapacidad intelectual a un segundo plano, cuando no la ignoran por completo. Muchos países carecen de políticas sanitarias sobre discapacidad intelectual, que es considerada un problema de los servicios sociales, infravalorando las necesidades asistenciales de este conjunto de población, compartimentando la asistencia entre diferentes administraciones y contraviniendo el más elemental principio de equidad al negar recursos y servicios equiparables a los que tiene, por ejemplo, un paciente diabético. De hecho, no es infrecuente que los gestores sanitarios consideren que la discapacidad intelectual no es un problema sanitario, sino puramente social.

Aunque no debe considerarse discapacidad intelectual, el funcionamiento intelectual límite (FIL) es una metacognición de salud que incluye una población vulnerable, que se caracteriza por disfunciones cognitivas del desarrollo asociadas a un cociente intelectual entre 71 y 85 puntos, y está directamente relacionada con características prácticas y habilidades sociales que resultan en limitaciones en sus actividades y restricciones en la participación. Su prevalencia puede llegar hasta el 13,6 %. Esta agrupación heterogénea de síndromes, trastornos o enfermedades específicas del desarrollo neurológico incluye variaciones extremas de la normalidad sin ningún tipo de problema médico específico, personas con elevado riesgo de sufrir problemas de salud y de exclusión social, y personas con trastornos específicos, muchos de ellos no suficientemente estudiados o reconocidos en las clasificaciones internacionales (Martínez-Leal *et al.*, 2020). Obtener un coeficiente intelectual (CI) entre 71 y 85 es suficiente para establecer el diagnóstico de FIL, pero esta puntuación no nos ofrece una descripción de la conducta o de las funciones ejecutivas, habilidades imprescindibles para poder adaptarse al entorno, más allá de la puntuación obtenida en el test de inteligencia.

En cuanto a la población con trastorno del espectro autista (TEA), se estima que un 33 % presentan discapacidad intelectual (Maenner MJ, 2020), y que el 25 % manifiestan un funcionamiento intelectual límite (Baio J, 2014). Varios estudios ponen de manifiesto el sesgo diagnóstico del TEA en mujeres, siendo estas más frecuentemente diagnosticadas y derivadas a servicios de salud especializados cuando presentan discapacidad intelectual y/o trastornos de conducta asociados (Giarelli E, 2010, Dworzynski, 2012), hecho que podría confundir al lector pensando que las mujeres con TEA presentan más frecuentemente discapacidad intelectual que los hombres con TEA.

PREVALENCIA DE LAS ENFERMEDADES MENTALES EN PERSONAS CON DISCAPACIDAD INTELECTUAL

¿Las personas con discapacidad intelectual/TEA tienen más trastornos mentales y/o de conducta que la población general?

¿Es el espectro autista un factor de riesgo para más trastornos mentales?

¿Por qué no se identifica la enfermedad mental en las personas con autismo?

¿Qué se puede hacer?

La prevalencia de la enfermedad mental en personas con discapacidad intelectual oscila entre el 20-35 % (Cooper *et al.*, 2007), siendo más frecuente que en población general. Un reciente estudio europeo en 151 adultos con discapacidad intelectual sugiere una prevalencia de enfermedad mental del 63,5 %. Sin embargo, el diagnóstico incluyó un 34 % de trastornos de la conducta no asociados a enfermedad mental, un 13,9 % de trastornos del espectro del autismo y un 10,6 % de trastorno por déficit de atención e hiperactividad (TDAH) (Görmez *et al.*, 2017). Por otro lado, se considera que al menos un 25 % de los sujetos con FIL tienen problemas psiquiátricos concomitantes a los déficits cognitivos. Dentro de este colectivo, la prevalencia de fobias, depresión, trastornos neuróticos, trastornos de personalidad y trastornos por abuso de sustancias (alcohol, cannabis y otras drogas) es significativamente superior respecto al grupo con inteligencia normal (Hassiotis, 2015).

Comparado con la población general, la investigación ha indicado que las personas con TEA exhiben un mayor riesgo de desarrollar trastornos psiquiátricos. Entre el 67 y el 70,8 % cumplirían los criterios para un trastorno mental adicional al TEA descrito en el manual del DSM. Por otro lado, se sabe que tener una condición psiquiátrica comórbida aumenta significativamente el riesgo de múltiples diagnósticos.

La evidencia también sugiere que las personas con TEA pueden tener el doble de probabilidades de exhibir trastornos mentales comórbidos en comparación con aquellos con discapacidad intelectual o del desarrollo sin TEA (**Tabla 15-1**).

Tabla 15-1. Prevalencia de trastornos psiquiátricos y discapacidad intelectual

- Hasta un 40,9 % de personas con discapacidad intelectual presentan trastornos psiquiátricos
- Hasta un 28,3 % de personas con discapacidad intelectual presentan trastornos psiquiátricos, si se excluyen problemas de conducta
- Hasta un 22,4 % de personas con discapacidad intelectual presentan trastornos psiquiátricos, si se excluyen problemas de conducta y trastorno del espectro autista
- La prevalencia de trastornos psiquiátricos aumenta cuanto más grave es el nivel de discapacidad intelectual

ETIOLOGÍA Y FACTORES DE RIESGO

No existe ninguna razón por la que esperar que los trastornos mentales en las personas en el espectro del autismo comórbidos con discapacidad intelectual y FIL tengan una etiología diferente de los que aparecen en individuos con inteligencia normal. La manifestación clínica de un cuadro y su gravedad no pueden verse como el resultado de una causa única, aunque esta se conozca. Son el resultado de una interacción entre numerosos factores y mecanismos, los cuales determinan finalmente la adaptación social de la persona. Por ejemplo, en el caso de un sujeto con discapacidad intelectual a consecuencia de una rubéola congénita que presenta graves conductas autolesivas, el virus de la rubéola fue el factor etiológico original, pero las conductas autolesivas pueden deberse, o al menos estar influenciadas, por el aislamiento sensorial (ceguera y sordera del sujeto), por el grado de discapacidad intelectual y la falta de comunicación verbal, por la presencia de un trastorno del estado de ánimo o de un trastorno psicótico, por las respuestas de los cuidadores a dichas conductas, etcétera.

Lo que sí parece evidente es que un elevado número de casos permanece oculto, es decir, existen extremas dificultades para identificar los problemas de salud mental, dado que, en la mayoría de ocasiones, estos se mostrarán en forma de trastornos de la conducta (equivalentes conductuales), especialmente en aquellas personas con mayores afectaciones cognitivas. Por otro lado, el ensombrecimiento diagnóstico (Reiss y Szyszko, 1983) explica cómo los profesionales y el personal no preparado, incluso las familias, pueden atribuir inapropiadamente síntomas de un trastorno mental a la condición más visible, en nuestro caso la discapacidad intelectual, y, por tanto, no recibir el tratamiento adecuado.

Cuando se evalúen los trastornos psiquiátricos y conductuales en esta población, se deben tener en cuenta los numerosos factores que pueden ocasionarlos y/o mantenerlos, entre ellos, los que se citan a continuación.

Factores biológicos

- Las **alteraciones en la función cerebral** presentes en la discapacidad intelectual podrían predisponer al desarrollo de un trastorno mental. Por ejemplo, las alteraciones estructurales del lóbulo frontal pueden producir apatía, aislamiento o desinhibición.
- La **genética** puede desempeñar un papel importante en la predisposición de los trastornos psiquiátricos en adultos con discapacidad intelectual. Por ejemplo, un estudio europeo encontró una alta tasa de variantes patógenas en el número de copias (13 %) entre personas con discapacidad intelectual que tenían trastornos psiquiátricos comórbidos (Thygesen *et al.*, 2018). Los **fenotipos comportamentales** en algunos síndromes de etiología genética pueden asociarse a alteraciones conductuales y enfermedades mentales específicas. Por ejemplo, el síndrome X frágil suele acompañarse de autolesiones, hiperactividad y tendencia a la ansiedad (Tranfaglia, 2012); el síndrome de Prader-Willi se asocia a hiperfagia indiscriminada, trastornos afectivos con sintomatología psicótica y trastornos obsesivo-compulsivos (Novell *et al.*, 2019), y el síndrome velocardio-

facial a una mayor frecuencia de esquizofrenia (Murphy, 2002), entre otros.

La **epilepsia**, presente en 14-24 % de personas con discapacidad intelectual, puede asociarse a problemas mentales y alteraciones conductuales (Van Ool *et al.*, 2016). Es posible que la epilepsia agrave los síntomas del TEA, lo que se debe considerar a la hora de evaluar cambios en el comportamiento de la persona.

- Algunos **trastornos endocrinos y metabólicos**, como la disfunción de la glándula del tiroides, presente en un 30 % de personas con síndrome de Down, se asocian a síntomas de enfermedad mental (Prasher, 1999).
- La interacción entre el **entorno y** las **discapacidades físicas**: espasticidad, problemas motores, enfermedades que causen dolor o malestar, generando mayor ansiedad e irritabilidad (De Knegt *et al.*, 2013).
- **Alteraciones sensoriales**, como las dificultades de visión y las limitaciones comunicativas, pueden provocar de forma indirecta trastornos del estado mental (Carvill S, *et al.*, 2002).
- La **medicación** puede ocasionar también efectos colaterales en el comportamiento (Cox *et al.*, 2016).

Factores psicológicos

Este grupo incluye aquellos factores que contribuyen, por un lado, a la baja autoimagen del individuo y, por otro, a limitar el repertorio de funciones mentales de la persona. La mayoría de los sujetos con discapacidad intelectual y TEA, especialmente en el rango de límite y ligero (80 % de los casos totales de discapacidad intelectual), son conscientes de su deficiencia, de sus defectos y del rechazo del medio hacia ellos. Sin embargo, debido a sus propias deficiencias en el pensamiento conceptual y en la capacidad de comunicación, entre otras, pueden tener problemas a la hora desarrollar estrategias de afrontamiento. En lugar de ello, pueden desarrollarse problemas conductuales y/o mentales. Las conductas inapropiadas pueden provocar rechazo social y estigmatización, que a su vez puede relacionarse con depresión.

La adaptación social puede estar, además, entorpecida por factores de personalidad tales como la intolerancia frente a los cambios. Las dificultades de comunicación suelen ser un factor crucial en el control de los impulsos y en la inadaptación social.

En resumen, estos factores incluyen:

- Déficit **intelectual** y de memoria.
- Alteración del **juicio y falta de iniciativa** (p. ej., por disfunción frontal).
- Baja **autoestima**.
- Problemas en el **aprendizaje**.
- Baja **tolerancia al estrés** y las frustraciones.
- **Estrategias de afrontamiento/mecanismos de defensa** inadecuados (p. ej., regresión ante el estrés, ira ante la frustración).
- Falta de **habilidades de solución de problemas** por déficit del pensamiento abstracto.
- **Secuelas psicológicas** de la patología, los déficits y la discapacidad subyacente: imagen corporal, espasticidad, limi-

tación de la movilidad, déficits sensoriales visuales y auditivos, problemas de la comunicación y del lenguaje.
- Dificultades en el desarrollo de las **relaciones sociales y otras habilidades de supervivencia**.

Factores ambientales/socioculturales

Los sujetos con discapacidad intelectual y TEA están sometidos a diferentes tipos de estrés ambiental, quizás incluso más que las personas sin discapacidad intelectual. En los sujetos sin comunicación verbal que conviven en grupos en los que se les demanda conformidad y sumisión, las explosiones conductuales pueden ser solo una manera de comunicar sus sentimientos o de asumir algún control. Incluso a personas con discapacidad intelectual leve, totalmente capacitadas, con frecuencia se les impide decidir sobre sus propias vidas.

Estos factores incluyen:

- **Problemas en la relación** con los padres, otros familiares, cuidadores y personas del entorno (expectativas confusas e inapropiadas, sobreprotección, rechazo).
- Falta de **apoyo emocional**.
- **Abuso** sexual y psicológico.
- **Ansiedad** y desgaste de los **cuidadores** (*burnout*).
- **Diferentes estrategias** de manejo de los problemas del sujeto por distintos cuidadores (respuestas/actitudes de refuerzo inadecuadas).
- **Acontecimientos vitales**: mayores (duelo, pérdidas, enfermedad de los padres) y acontecimientos vitales menores (p. ej., cambios en el entorno inmediato). Debe tenerse en cuenta que ciertos acontecimientos de poca importancia para una persona sin discapacidad intelectual, pueden ser mayores para otra con discapacidad intelectual.
- **Dificultades de acceso** a los servicios comunitarios y de salud.
- **Falta de integración** sociolaboral.
- **Excesivas demandas** o «presión sobre la producción» en entornos laborales. Es preciso adecuar el trabajo a las necesidades individuales y posibilidades de cada individuo.
- **Etiquetado**, rechazo de la sociedad, estigma, discriminación.

DIFICULTADES EN EL DIAGNÓSTICO

Como se ve, el diagnóstico de los trastornos psiquiátricos en las personas con discapacidad intelectual en el espectro del autismo es laborioso. Se fundamenta en la anamnesis y la entrevista con el paciente, cuando es capaz, juntamente con los hallazgos de la exploración mental. En los grados más afectados, las capacidades verbales son muy limitadas, y, en los profundos, ausentes. En estas personas, el acceso al estado mental es inferencial, y se necesita la información y observación proporcionada por terceras personas. En trastornos como la demencia, donde se puede observar de forma objetiva el deterioro progresivo en las tareas de la vida diaria y autocuidado, y cambios en el comportamiento; o en el trastorno bipolar, donde los cambios cíclicos conductuales, en las funciones vegetativas, en el nivel de actividad y en el estado anímico pueden ser identificados y registrados, las limitaciones del lenguaje son menos importantes. Pero, en la esquizofrenia y los trastornos paranoides, donde el diagnóstico se fundamenta en la identificación de trastornos en el curso y contenido del pensamiento y en experiencias alucinatorias, fenómenos delirantes e ideas de influencia, la capacidad comunicativa es capital y dificulta o imposibilita el diagnóstico cuando el nivel cognitivo es muy bajo.

Ya que el diagnóstico de la mayoría de los trastornos mentales en la discapacidad intelectual no se puede basar en la etiología, diversos autores han señalado que es más importante entender la psicopatología que presenta la persona con discapacidad intelectual, que situarla en el contexto de un rígido sistema de clasificación, y, en este caso, estaría justificado realizar observaciones detalladas para alcanzar dimensiones psiquiátricas potencialmente tratables. Hay un acuerdo general en que la etiqueta diagnóstica por sí misma es insuficiente en la evaluación de la persona con patología dual. En este sentido, la Asociación Europea para la Salud Mental en la Discapacidad Intelectual (www.eamhid.eu) recomienda que la evaluación de la persona incluya las cuatro dimensiones siguientes: intelectuales y adaptativas; psicológicas y emocionales; físicas, salud y etiológicas, y ambientales.

EVALUACIÓN DEL ESTADO MENTAL: PROBLEMAS Y RECOMENDACIONES

La validez de las hipótesis sobre lo que le pasa a la persona basadas en el mero juicio individual es muy cuestionable, y más aún en esta población, no solo porque es difícil o a veces imposible entrevistarla, sino también porque el número de profesionales expertos en este campo es pequeño, la formación es insuficiente y aún hay enormes desacuerdos entre los profesionales sobre las condiciones necesarias para un diagnóstico específico.

Así, a la hora de evaluar el estado de salud mental de sujetos con discapacidad intelectual, tengan o no tengan TEA, se plantean tres tipos de problemas:

- Atribuibles al sujeto informador.
- Atribuibles al entrevistador.
- Atribuibles al método de evaluación.

Atribuibles al sujeto informador

- **Distorsión intelectual**. Hace referencia a la disminución de la capacidad para observar y describir la propia conducta y estado como consecuencia de la afectación de la capacidad de razonamiento, de los problemas lingüísticos, fonológicos y comunicativos (por ejemplo, incapacidad para expresar experiencias mentales complejas) y de trastornos asociados (déficits sensoriales, autismo), que impiden la expresión de las características del trastorno o conducen a confusión, diagnosticándose un trastorno por otro (por ejemplo, autismo frente a esquizofrenia).
- **Enmascaramiento psicosocial**. Se refiere al efecto de la discapacidad (inteligencia, relaciones interpersonales y sociales) y al empobrecimiento de las experiencias vitales sobre el contenido de los síntomas. Por ejemplo, una ideación de grandeza en un adulto con discapacidad puede consistir en la manifestación de que él va a ser el próximo conductor de la furgoneta, que será monitor, etcétera.

- **Desintegración cognitiva**. Se refiere a las dificultades en el procesamiento de información que, en una persona con discapacidad intelectual, pueden reflejarse como conductas extravagantes, erróneamente «etiquetadas» como psicóticas.
- **Exageración de base**. Hace referencia a que todo cambio debe basarse en diferencias sobre la conducta habitual del sujeto. De ahí la importancia de las evaluaciones periódicas y de los registros conductuales. Si la persona ha sido hiperactiva desde la niñez, no se puede atribuir este rasgo de conducta a un trastorno mental.

Aparecen, además, dificultades prácticas cuando se entrevista a personas con discapacidad intelectual con finalidad exploratoria. En primer lugar, las personas con discapacidad intelectual son más susceptibles a la aquiescencia, por lo que tienden a dar la respuesta que creen que el evaluador quiere oír, especialmente si han tenido experiencias negativas en sus relaciones con los psiquiatras. Por otra parte, suelen tener problemas a la hora de mantener la atención. Con frecuencia, estas personas suelen ser también más susceptibles al cansancio y al temor o los sentimientos de fracaso, sobre todo si las preguntas representan algún grado de dificultad (por ejemplo, las referidas a conceptos espaciales y temporales).

Atribuibles al entrevistador

El sentimiento de fracaso se presenta también cuando la persona que realiza la evaluación se ve incapaz de «conectar» con el sujeto afectado. Suelen ser frecuentes expresiones del tipo «me siento incómodo», «no sé cómo preguntar», «me veo inseguro e impotente».

Atribuibles al método de evaluación

Desde la perspectiva metodológica, se cuestionan tanto el grado en que los sistemas de clasificación psiquiátrica, desarrollados para la población general, son válidos también para personas con discapacidad intelectual y TEA como la validez del diagnóstico clínico común, comparado con un diagnóstico de investigación desarrollado a través de una entrevista estructurada, y la validez de los diagnósticos basados únicamente en información ofrecida por terceras personas. Los manuales CIE-10 y DSM-5 se basan, en gran parte, en ítems verbales y conceptos complejos que no necesariamente serán apropiados para el uso en la población con discapacidad intelectual, sobre todo cuanto mayor sea su grado. También se incluyen ejemplos de cambios en el funcionamiento social de la persona que raramente serán transferibles a la población con discapacidad intelectual. De ahí la relevancia, a pesar de sus limitaciones, de los criterios diagnósticos adaptados para la población con discapacidad intelectual. En el *Diagnostic Criteria for Psychiatric Disorders for Use with Adults with Learning Disabilities/Mental Retardation* (DC-LD, Royal College of Psychiatrists, 2001), adaptación de la CIE-10 y en el *Diagnostic Manual-Intellectual Disability* 2 (DM-ID II, Fletcher *et al.*, 2016) adaptación del DSM-5, hay ejemplos de cómo se pueden presentar, según el grado de discapacidad intelectual, diferentes síntomas psiquiátricos.

La consideración de estas dificultades, junto con la utilización de un procedimiento estandarizado para la entrevista, se materializaron en el *Psychiatric Assessment Schedule for Adults with a Developmental Disability* (PAS-ADD) o en *Moss-PAS (ChA): A mental health assessment of children and adolescents across the full developmental spectrum* (Moss *et al.*, 2019), entrevistas semiestructuradas diseñadas específicamente para la evaluación psiquiátrica de personas con discapacidad intelectual. Incluyen la exploración del estado actual del paciente, seguida de una entrevista con un informador clave, haciendo posible la realización de un diagnóstico basándose únicamente en la entrevista a un informador si la habilidad lingüística del paciente es insuficiente para realizar la entrevista clínica.

Otros instrumentos desarrollados para la evaluación de psicopatología comórbida en adolescentes y adultos con TEA son:

- Lista de verificación de psicopatología en autismo (***The Psychopathology in Autism Checklist, PAC***) (Helverschou *et al.*, 2009). El test de cribado de psicopatología en autismo es una lista de 42 ítems con cinco subescalas: 1. Psicosis; 2. Depresión; 3. Trastornos de ansiedad; 4. Trastorno obsesivo-compulsivo (TOC), y 5. Problemas generales de ajuste.
  Los autores realizan una prueba piloto y demuestran propiedades aceptables de la escala, que es capaz de discriminar entre adultos con autismo y adultos con autismo y diagnósticos psiquiátricos asociados, y parcialmente entre los diferentes trastornos psiquiátricos.
- ***Autism Spectrum Disorders-Comorbidity for Adults (ASD-CA)*** (Matson *et al.*, 2007). Escala de 37 ítems que incluye cinco subescalas: 1. Ansiedad/conductas repetitivas; 2. Problemas de conducta; 3. Irritabilidad; 4. Atención/hiperactividad/impulsividad, y 5. Síntomas depresivos.

PRINCIPALES ENFERMEDADES MENTALES EN LAS PERSONAS CON DISCAPACIDAD INTELECTUAL

Se puede afirmar que el tipo de enfermedades mentales que presentan las personas con discapacidad intelectual son las mismas que se observan en la población general. Sin embargo, las circunstancias propias del sujeto y el nivel de funcionamiento cognitivo pueden alterar la manifestación de los síntomas. Así, se tienden a sobrestimar los trastornos psicóticos, atribuyéndose a esta categoría todos aquellos comportamientos «aberrantes» cuya causa se desconoce, y a despreciar los trastornos del estado de ánimo, la ansiedad y de la personalidad, entre otros.

Con relación a la comorbilidad en las personas con TEA, son muchos los estudios que evidencian la presencia de trastornos de ansiedad (42-56 %), depresión (12-72 %), trastorno obsesivo-compulsivo (7-24 %), trastornos psicóticos (12-17 %), trastorno oposicionista desafiante (16-28 %) o trastornos de personalidad, todos ellos con prevalencias variables (Lai MC, Lombardo MV, Baron-Cohen S, 2014). Esta variabilidad también se pone de manifiesto en los estudios publicados sobre la prevalencia de trastornos mentales en personas con discapacidad intelectual, que oscila entre el 10 y el 50 % (Novell R, *et al.*, 2003).

Trastornos del estado de ánimo

Entre un 1,3 y un 4,6 % de las personas con discapacidad intelectual presentan un episodio depresivo a lo largo de su vida (Cooper *et al.*, 2007), siendo más prevalente en personas de edad más avanzada. La depresión es el trastorno más común que puede estar presente a lo largo de la vida de una persona con TEA y en todo su amplio espectro. Su identificación y tratamiento es fundamental, ya que las investigaciones indican que la presencia de síntomas depresivos clínicamente significativos está relacionada con resultados menos óptimos a largo plazo.

Antes de diagnosticar un trastorno afectivo en una persona, es necesario recoger información sobre su estado psicopatológico previo, su personalidad premórbida y su funcionalidad habitual. Es de especial interés conocer si recientemente la persona ha sufrido algún estresor o evento vital que pueda haber contribuido en el cuadro actual (p. ej., muerte de algún familiar, cambio de lugar de residencia, cambio de rutina). También es importante recoger la historia previa de episodios afectivos, si existe patrón estacional y si tiene familiares con antecedentes psiquiátricos.

Las causas de la depresión son varias, e incluyen una variedad de factores genéticos y ambientales; en ocasiones, acontecimientos vitales actúan como desencadenantes.

En el caso de las personas con TEA, hay que analizar el entorno de forma exhaustiva para identificar los posibles eventos estresores, puesto que fácilmente podrían pasan desapercibidos (ya que no tendrían el mismo valor emocional).

La evaluación del estado de ánimo en personas con discapacidad intelectual y del desarrollo puede ser difícil, sobre todo en aquellas con mayor afectación cognitiva. En las personas con discapacidad intelectual y del desarrollo (DID) leve o con funcionamiento intelectual límite, los síntomas de los diferentes trastornos afectivos son similares a la población sin discapacidad intelectual. Sin embargo, aquellas personas con DID moderada o aquellas con DID con necesidades de apoyo extenso y generalizado (antiguamente conocido como «discapacidad intelectual profunda») los síntomas son menos cognitivos (p. ej., sentimientos de culpa, ideación autolítica, ideación megalomaníaca) y más conductuales (p. ej., alteración en el patrón del sueño, en el apetito, en la actividad psicomotriz, etc.). En estos casos, puede ser útil, cuando haya dudas sobre el diagnóstico, que la familia y los cuidadores registren cuidadosamente a diario, durante un determinado período (por ejemplo, una semana/mes), las conductas que podrían sugerir depresión, como alteración del sueño, abstinencia, apariencia general, pérdida de comunicación (aunque sea limitada), nivel de comportamiento desafiante y estado de humor (por ejemplo, «se ve triste») (**Tabla 15-2**).

Antes de diagnosticar un episodio depresivo, debe descartarse cualquier causa orgánica (p. ej., hipotiroidismo, altamente asociado al síndrome de Down, inicio de demencia), causa farmacológica (p. ej., secundarismos farmacológicos), y valorar la posible existencia de factores ambientales que puedan causar y perpetuar el estado clínico (p. ej., discusiones con compañeros del piso). Además, hay que prestar atención a los fenotipos conductuales de ciertos síndromes genéticos

Tabla 15-2. Equivalentes conductuales en trastorno depresivo mayor

Síntoma	Equivalente conductual
Hipotimia	Expresión facial triste, ausencia de expresión emocional, sonríe o ríe poco, llora o parece tener ganas de llorar
Anhedonia	Deja de participar en sus actividades preferidas, pasa más tiempo a solas (más del habitual), no muestras signos de disfrutar, se vuelve agresivo cuando se le pide participar en actividades que le solían gustar, evita las actividades sociales (más de lo habitual), muestra agitación o agresividad cuando tiene que asistir a actividades sociales que antes le gustaban
Irritabilidad	Expresión facial de enfado, aspecto gruñón, inicio (o aumento) de comportamientos agitados (agresión verbal o física, conducta autolesiva, gritos, comportamientos destructivos) junto con sentimiento de enfado
Alteración del apetito	Come en exceso, roba comida, rechaza las comidas, ha perdido o ganado peso, se muestra nervioso durante las comidas (tira la comida al suelo, grita cuando llega la comida)
Alteración del sueño	Tiene problemas para quedarse dormido, se despierta muy temprano, da vueltas toda la noche, duerme demasiado, se duerme durante el día
Alteración de la actividad motriz	Se muestra inquieto, apenas se sienta, se levanta con mucha frecuencia, tiene movimientos lentos, disminuye o deja de hablar por completo, vocaliza mucho más o menos de lo normal, está menos activo que antes, incremento de las estereotipias habituales
Cogniciones depresivas	Habla negativamente de sí mismo, se considera una «mala persona», se culpa por problemas de los que no es responsable, busca reafirmación en exceso de que se le considera una buena persona
Ideas de muerte y autólisis	Habla de la muerte o de personas que han fallecido, tiene preocupaciones morbosas, tiene miedo de la enfermedad o de la muerte, amenaza con matarse o hacerse daño o ha intentado suicidarse*
Alteración de la concentración y atención	Descenso del rendimiento, pérdida de las habilidades del cuidado personal, se distrae fácilmente o deja tareas inacabadas, se agita cuando tiene que hacer actividades que requieren concentración, tiene problemas de memoria que «van y vienen»

*Debe considerarse que no todas las conductas autolesivas en personas con discapacidad intelectual (DI) corresponden a un estado depresivo, sino que pueden formar parte del fenotipo conductual propio de un síndrome específico (p. ej., síndrome Lesch-Nyhan).

que pueden asociarse a episodios depresivos (p. ej., síndrome de Down).

Cuando el diagnóstico siga siendo dudoso, se podría considerar un ensayo de medicación antidepresiva, aunque una respuesta positiva a los antidepresivos no confirma el diagnóstico de depresión.

Trastorno bipolar

En adultos con discapacidad intelectual, se ha informado que la prevalencia del trastorno bipolar está entre 0 y 2,2 % (Deb *et al.*, 2020). Dado el nivel de sobreactivación, es posible que este diagnóstico a menudo se pase por alto en adultos con DID y, en su lugar, se utilice un diagnóstico alternativo de trastorno de la conducta.

La probabilidad de presentar un trastorno bipolar se incrementa en la población con TEA, incluso sugiriéndose la hipótesis de un fenotipo específico de TEA/bipolar, con vulnerabilidad a desarrollar trastorno bipolar en la adolescencia o adultez temprana.

Sin embargo, debido a dificultades en la regulación de emociones y afectos, las personas con TEA pueden presentar cambios en su estado de ánimo, por lo que se debe estar muy atento para hacer una valoración acertada.

El trastorno bipolar se caracteriza por la presencia de episodios depresivos, episodios maníacos o hipomaníacos y/o episodios mixtos.

Se define hipomanía y manía como aquel episodio que cursa con varios de los siguientes síntomas: hipertimia, disforia, sensación de bienestar, aumento de la actividad psicomotriz y de la energía, taquipsiquia, taquilalia, aumento de planes (a menudo poco realistas) y disminución de la necesidad del sueño. Pueden presentar conductas hiperfamiliares e inapropiadas (p. ej., desinhibición), irritabilidad y aparecer conductas autoagresivas o heteroagresivas. Cuando estos síntomas generan elevado malestar y aparecen síntomas psicóticos (p. ej., ideación delirante de grandeza, de aumento de capacidades, etc.) se considera como episodio maníaco, mientras que cuando no generan tanta disfuncionalidad se considera como episodio hipomaníaco. Si se añaden síntomas depresivos, se considera episodio mixto.

En personas con discapacidad intelectual puede ser más complicado apreciar estos síntomas, ya que su velocidad habitual puede ser más lenta que en la población general, y una verborrea, por ejemplo, podría pasar desapercibida. La clínica psicótica también estará relacionada con el nivel cognitivo basal y con el entorno habitual de la persona (p. ej., los delirios de grandeza pueden referirse a tareas sencillas tales como creerse ser cuidador del centro donde acude).

En la **tabla 15-3** se presenta una relación entre síntomas y equivalentes conductuales que pueden ayudar al diagnóstico de trastorno bipolar en personas con discapacidad intelectual y del desarrollo (DID).

Es importante destacar que, en la discapacidad intelectual, es frecuente la **ciclación rápida** (al menos cuatro episodios de alteración del estado de ánimo en el año), y se han descrito casos de **ciclación ultrarrápida** (cambios súbitos del estado de ánimo en los que pueden pasar de la hiperactividad y la euforia a la inhibición y tristeza, y viceversa, en pocas horas).

Trastornos de ansiedad

La ansiedad puede definirse como una respuesta defensiva ante el peligro, generalmente adaptativa y con una funcionalidad protectora. Sin embargo, cuando los síntomas ansiosos

Tabla 15-3. Equivalentes conductuales en trastorno bipolar

Síntoma	Equivalente conductual
Hipertimia/ euforia/disforia	Se ríe con una risa fuerte inapropiada, canta, sonríe en exceso, se muestra impertinente, se inmiscuye en el espacio de los demás. Puede haber alternancia entre estado de ánimo eufórico y estado de ánimo irritable
Verborrea	Vocaliza, grita, hace ruidos o habla más o más rápido de lo habitual; descenso de la capacidad de escuchar, interrumpe a menudo, no espera a la respuesta, persevera más de lo habitual
Hiperactividad/ aumento de energía	Se levanta y se sienta constantemente, camina rápido, corretea, físicamente más activo que antes, realiza actividades aceleradamente
Disminución de la necesidad de dormir	Duerme entre 0 y 3 horas, se acuesta más tarde de lo habitual, se levanta más temprano de lo habitual, realiza actividades diarias durante la noche, se mantiene activo a pesar del aspecto de cansancio
Delirios de grandeza, megalomanía	Exagera sus habilidades, pertinencias y acontecimientos sociales más de lo habitual (p. ej., asegura que sabe conducir, que es el director del hospital, que se casa), afirma tener una relación con una persona famosa o con un conocido, se cree un superhéroe
Hipersexualidad	Aumento de las conversaciones sobre sexo, del deseo sexual, aumento de la masturbación y actividad sexual, exposición en público (algo que no es habitual) o tocar a otras personas de manera sexual

aparecen de forma excesiva y permanente, pueden acabar desarrollando un trastorno de ansiedad.

Los síntomas de ansiedad parecen ser «parte integral» de la experiencia cotidiana de muchas personas con TEA, con un gran número (más del 40 %) que cumple con los criterios del DSM-5 para condiciones específicas de ansiedad. Los diagnósticos de ansiedad más comunes parecen ser los siguientes:

- Fobias o miedos específicos (44 %): miedo a objetos, actividades o situaciones específicas (p. ej., alturas, insectos, la oscuridad, tormentas, etcétera).
- Ansiedad social (29,2 %): miedo a ser evaluado negativamente en situaciones sociales.
- Ansiedad generalizada (13,4 %): ansiedad/preocupación persistente, excesiva, incontrolable.
- Trastorno de pánico (10,1 %): ataques de pánico recurrentes que no se asocian a ningún estímulo específico.

Las personas con discapacidad intelectual pueden tener dificultades para entender y expresar la ansiedad, por lo que puede ser difícil valorar los síntomas subjetivos de la ansiedad (p. ej., sensación de ahogo, inseguridad, opresión torácica, mareo, malestar abdominal, desrealización, etc.).

Sin embargo, los síntomas físicos y objetivables, tales como miedo, temblores, rubor, sudor, taquicardia e irritabilidad, pueden sugerir un trastorno de ansiedad.

En las personas con TEA se pueden observar frecuentemente diferentes síntomas de ansiedad, expresados como una molestia extrema ante los cambios del entorno, problemas con las modificaciones en rutinas, horarios o planificaciones, así como dificultades a la hora de adaptarse a personas nuevas. El retraimiento social asociado con TEA puede confundirse con síntomas de agorafobia o ansiedad social, y el diagnóstico diferencial será importante. Otros rasgos característicos en TEA, como los rituales y las conductas repetitivas (por ejemplo, las esterotipias), que también aparecen en personas con discapacidad intelectual sin TEA, se han considerado asociados a ansiedad y/o estrategias de afrontamiento de síntomas de ansiedad (Helverschou, 2010).

Trastorno de ansiedad generalizada

El trastorno de ansiedad generalizada (TAG) se define por síntomas ansiosos continuos y generalizados: temblor, tensión muscular, sudoración, palpitaciones, mareo, malestar abdominal.

En personas con discapacidad intelectual puede detectarse cuando aparece o incrementa la irritabilidad y también cuando existe insomnio de conciliación, quejas somáticas y conductas desafiantes.

Fobia

A diferencia de un miedo real y razonable, la fobia se define por la aparición de elevada ansiedad, temor acusado y persistente, excesivo e irracional, que se desencadena por la presencia o anticipación de un objeto o situación específica (p. ej., animales, hospitales, túneles, tormentas, salir a la calle, comer delante de otras personas).

Las fobias comunes en los niños con un desarrollo típico (como el miedo a volar, a las tiendas, a hacer fila, a los puentes y a los túneles) parecen ocurrir con tasas mucho más bajas en los niños con autismo. Las fobias más comunes en niños con TEA suelen estar relacionadas con el miedo a los ruidos fuertes y las multitudes, las agujas y/o inyecciones.

Las personas con TEA pueden tener dificultades para expresar el miedo y para describirlo como irracional, pero puede apreciarse a través de los síntomas objetivables y por la conducta (p. ej., evitación de la situación, llanto, quedándose inmovilizados, aferrándose a otros ante la exposición del estímulo ansioso). En cuanto a los fenotipos conductuales, se ha descrito que las personas con síndrome X frágil tienen una mayor propensión a padecer fobias sociales.

Una fobia puede enmascarar un trastorno por estrés postraumático.

Trastorno de pánico

Crisis de angustia inesperadas y recidivantes que duran de minutos a horas. La intensidad suele ser tan elevada que a menudo se percibe sensación de muerte inminente. A menudo presentan inquietud persistente por la posibilidad de tener nuevas crisis y preocupaciones por las implicaciones de las crisis (p. ej., sufrir infarto de miocardio, perder el control, etc.). Puede cursar con o sin agorafobia.

Trastorno por estrés postraumático

El trastorno por estrés postraumático (TEPT) es un trastorno ansioso que aparece después de haber vivido o haber sido testigo de una experiencia vital amenazante por la cual la vida o integridad del sujeto haya estado en peligro (p. ej., violación, accidente de tráfico grave, catástrofe natural). Los síntomas persisten durante meses o años después del evento traumático y son los siguientes:

- Reexperimentación del evento en forma de *flashbacks*, pensamientos intrusivos o durante el sueño.
- Incapacidad para recordar aspectos concretos de la experiencia traumática (evasión).
- Evitación de situaciones similares o que recuerden al evento.
- Permanencia del estado alerta (irritabilidad, hipervigilancia, dificultad para dormir, etcétera).

Las personas con discapacidad intelectual pueden tener un mayor riesgo de sufrir algunas experiencias traumáticas que la población en general. Hay que tener en cuenta que la experiencia traumática depende del sujeto y que, debido a una peor comprensión, una situación no considerada como traumática para la población general sí que lo puede ser para la persona con discapacidad intelectual (p. ej., cambio de grupo en clase o el traslado a un nuevo alojamiento).

Comportamientos que pueden indicar un trastorno de ansiedad en personas con TEA son:

- Evitar nuevas personas, tareas, entornos y/o materiales.
- Aumentos en la realización de rituales y/o comportamiento rígido e inflexible.
- Aumentos en la confianza en las reglas o guiones.
- Aumentos en la resistencia a las transiciones o cambios en la rutina.
- Estrechamiento del foco de atención en intereses especiales.
- Se retira o comienza a evitar situaciones sociales.
- Baja tolerancia a la frustración y/o rabietas cuando las cosas no salen «como se esperaba».
- Comportamiento perfeccionista (puede estar relacionado con la ansiedad por el desempeño).
- Busca reafirmación constante a través de preguntas repetitivas y/o comportamientos de verificación.

Los síntomas de TEA que predisponen a la ansiedad son:

- **Alteraciones sensoriales**: respuestas desproporcionadas o anormales a estímulos sensoriales banales. Miedos a ruidos, bullicio, etc., fobias específicas
- **Dificultades de iniciación social, dificultades de comunicación** y de comprensión verbal: no saber qué decir, no saber qué hacer: ansiedad social.
- **Pensamiento concreto**. Miedos, preocupación por la muerte, fobias.
- **Dificultades de comprensión social**, de anticipación. Ansiedad generalizada.

- **Excesiva dependencia familiar**: ansiedad de separación.
- **Rigidez** (p. ej., evitación de alimentos, etc.): los rituales autistas pueden desarrollar ansiedad secundaria. Hipervigilancia ante la prohibición de rituales, exposición ante conducta que no quieren (alimento), etcétera.

Conductas repetitivas

La conducta repetitiva se contempla como un concepto amplio que se utiliza para describir conductas caracterizadas por presentar una elevada frecuencia de repetición, por la forma invariante en la que se realiza y por su naturaleza inapropiada y extraña.

Suelen ser habituales en la primera infancia, cuando sirven para convertir los temores normales de esta etapa en pensamientos y rituales mágicos adaptativos y necesarios para el desarrollo. Posteriormente, estos rituales son incorporados en los juegos infantiles hasta transformarse en pensamientos racionales. En personas con discapacidad intelectual y del desarrollo es difícil establecer si las conductas repetitivas son patológicas o apropiadas a la edad madurativa.

Si los intereses restrictivos y los comportamientos ritualizados repetitivos se presentan conjuntamente con las alteraciones en la sociocomunicación y han estado presentes desde la primera infancia, es más probable que sean parte del síndrome autista, pero si aparecen en la adolescencia, vida adulta o se intensifican y representan un cambio en el funcionamiento de la persona a cualquier edad, debemos descartar un trastorno mental comórbido, como el trastorno obsesivo compulsivo (TOC).

Trastorno obsesivo-compulsivo

El TOC es uno de los trastornos más difíciles de evaluar en las personas con TEA, debido a que ambos presentan conductas repetitivas muy similares y no se dispone de manuales diagnósticos que contemplen las características de los TEA.

Se trata de un trastorno ansioso caracterizado por pensamientos, ideas o imágenes recurrentes (obsesiones) y/o comportamientos repetitivos que el individuo realiza sin una clara utilidad, sintiéndose impulsado a realizar tal conducta (compulsión). Suelen identificar las obsesiones y las compulsiones como propias de su mente y, mayoritariamente, las describen como irracionales, excesivas y molestas, realizando intentos de ignorar, suprimir o neutralizar las obsesiones y evitar la compulsión (resistencia cognitiva).

> **!** La persona con discapacidad intelectual puede no identificar las obsesiones como propias y la resistencia cognitiva es menor, presentando ansiedad y/o conductas reto ante intentos externos de detener la compulsión.

Tanto las obsesiones como las compulsiones causan malestar y/o interfieren con el funcionamiento social o individual de la persona, generalmente por la pérdida de tiempo que suponen.

Se ha descrito que el TOC es más frecuente en personas con síndrome de Prader-Willi (ingesta de alimentos compulsiva), síndrome de Williams (preocupaciones exageradas sobre la salud), síndrome de Down y trastornos del espectro autista (TEA) (Hervas *et al.*, 2018).

Es importante recalcar que puede existir comorbilidad entre autismo y TOC, aunque las compulsiones asociadas a conductas repetitivas características del TOC van más allá de las conductas repetitivas y rituales intrínsecos en el TEA. La conducta ritualizada, la rigidez cognitiva y los intereses restringidos del TEA pueden confundirse con sintomatología obsesiva (p. ej., seguir siempre la misma ruta, ansiedad ante imprevistos, coleccionar mucha información sobre un interés muy concreto).

El tipo de compulsiones más frecuentes en niños con TEA suele ser un ritual que involucra a terceras personas; casi la mitad de los niños diagnosticados con TOC tienen compulsiones que implican a otros, que deben hacer las cosas de cierta manera. Otro comportamiento compulsivo frecuente de los niños con TEA es la «necesidad de decir/preguntar», que generalmente implica tener que hacer la misma pregunta una y otra vez en forma de largas secuencias de preguntas, o tener que decir la misma afirmación una y otra vez.

A continuación se explican otros patrones de conducta, frecuentes en las personas con discapacidad intelectual, con los que debe hacerse el diagnóstico diferencial.

Estereotipias motoras y verbales

Conductas repetitivas, impulsivas y no funcionales sin estar relacionadas con síntomas cognitivos u obsesiones (p. ej., sacudir o agitar las manos, balancear el cuerpo, dar cabezazos, uso repetitivo de determinadas palabras o frases, etc.). Suelen aparecer ante ambientes hiperestimulantes o hipoestimulantes y ante la alteración de las rutinas. Son típicas de las personas con un TEA.

Tics

Vocalización o movimiento súbito, rápido, recurrente, no rítmico y estereotipado, como espasmo, contorsión, golpes o gritos. A menudo son involuntarios, aunque, en función de su gravedad, pueden suprimirse de manera voluntaria. Suelen exacerbarse ante el estrés, la ansiedad o cambios anímicos, y disminuyen con la relajación y la concentración. Tras la expresión del tic, disminuye la tensión.

Trastornos psicóticos

Aunque en población general se describen diferentes trastornos psicóticos (trastorno esquizofreniforme, trastorno esquizoafectivo, esquizofrenia paranoide, etc.), debido a la presentación difusa de los síntomas en las personas con discapacidad intelectual, el acuerdo general es hablar sobre espectro de la esquizofrenia.

Espectro de la esquizofrenia

Históricamente, autismo y esquizofrenia se consideraban trastornos excluyentes. Actualmente se sabe que un trastorno psicótico y el autismo pueden coexistir, aunque el diagnóstico diferencial puede, a veces, ser complejo. Esto es debido a la superposición de los signos y síntomas de la esquizofrenia y el TEA. Comportamientos extraños, retraimiento social y estereotipias pueden ocurrir en ambos. El psiquiatra con experiencia y familiarizado en el diagnóstico de enfermedad mental en personas con discapacidad intelectual podrá distinguir entre un delirio verdadero o una idea fantástica asociada a un interés especial. Esta superposición de signos y síntomas ha conllevado, a menudo, al diagnóstico erróneo de esquizofrenia en lugar de TEA, con implicaciones muy dañinas para la persona con TEA.

Existe mayor prevalencia de la esquizofrenia en personas adultas con discapacidad intelectual (3,4-4,4 %) que sin ella (1 %) (Cooper *et al.*, 2007). Aunque la etiología suele ser la misma en ambas entidades, la elevada prevalencia podría explicarse por ciertos factores genéticos (p. ej., síndrome velocardiofacial) y factores ambientales (p. ej., daño cerebral debido a complicaciones obstétricas).

La esquizofrenia se define por la presencia de alteraciones en el pensamiento (discurso disgregado/incoherente, delirios de perjuicio/control/referencia), de la percepción (alucinaciones), del humor (humor incongruente, apatía, abulia), de la cognición (embotamiento) y del comportamiento (aislamiento, soliloquios, agresividad, autolesión, etc.). Se entiende como sintomatología positiva la clínica delirante y alucinatoria, y negativa, la apatía, falta de comunicación, aislamiento social y el embotamiento.

En personas con discapacidad intelectual, la sintomatología psicótica positiva puede presentarse con delirios simples y fantásticos (p. ej., monstruos); las alucinaciones auditivas pueden ser en forma de ruidos, y pueden aparecer alucinaciones visuales (p. ej., ver personas, animales), aunque estas suelen relacionarse más con enfermedades neurológicas (epilepsia, tumor cerebral). La sintomatología negativa puede presentarse como una regresión en las habilidades previas, falta de motivación y embotamiento.

Ciertas características de las personas con discapacidad intelectual pueden confundirse con sintomatología positiva (fabulaciones, amigos imaginarios) o negativa (impregnación neuroléptica, hipoestimulación). El principal riesgo de un diagnóstico incorrecto de «psicosis» es el de medicar con antipsicóticos y tratar de forma inadecuada.

> **!** Por su parte, las psicosis en personas con discapacidad intelectual pueden pasar desapercibidas al no manifestarse como se esperaría en personas sin discapacidad intelectual y, por tanto, no beneficiarse del correcto tratamiento.

Ante la aparición de posibles síntomas psicóticos, es de especial importancia realizar un análisis funcional de la conducta para descartar o confirmar su intencionalidad, valorar posibles factores ambientales, sensoriales y del aprendizaje que originen la supuesta conducta «psicótica» (p. ej., reacción aguda al estrés, conductas aprendidas, hipersensibilidad auditiva) y verificar si el sujeto tiene antecedentes de epilepsia o si presenta déficits sensoriales que puedan agravar o causar la sintomatología.

TEA y psicosis:

- Los delirios paranoides o de persecución simples son más frecuentes.
- Poco elaborados. En general, las alucinaciones son muy raras. Están relacionadas con experiencias previas traumáticas, falta de comprensión, empatía y estrés.
- Dificultad para discriminar procesos de pensamiento y realidad. Cuadros agudos psicóticos: normalmente dentro del contexto de estrés-alteraciones agudas emocionales, responden a tratamiento farmacológico y revierten al disminuir el estrés.
- Psicosis dentro de trastornos afectivos: depresiones psicóticas o trastornos bipolares.
- Psicosis: a veces experiencias irracionales por falta de comprensión social y relacionado con sus intereses.
- Más relacionado con aquellos con desregulación emocional.
- Si no son tratados, puede empeorar la clínica psicótica.

Catatonía

La catatonía es un síndrome psicomotor caracterizado por rigidez, posturas y gesticulación bizarras, mutismo, agitación, estereotipias, ecolalia y ecopraxia. La Asociación Americana de Psiquiatría (DSM-5) clasifica la catatonía como un especificador para trastornos del neurodesarrollo, trastornos psicóticos y trastornos mayores del estado de ánimo. En el TEA, la catatonía se reconoce cada vez más como un síndrome comórbido.

En personas con TEA se puede dar superposición sintomatológica. El número y la gravedad de las características catatónicas en personas con TEA son heterogéneos y se describen como «atenuados». Al evaluar a las personas con TEA y discapacidad intelectual, es importante diferenciar los signos catatónicos de su presentación basal. La evaluación y el manejo de individuos con TEA, discapacidad intelectual y catatonía comórbidas agrega una dimensión adicional a esta presentación ya compleja (Dunstall *et al.*, 2019).

La catatonía puede manifestarse como escasez de movimientos, mutismo, catalepsia y flexibilidad cerosa, así como episodios de excitación, inquietud, agitación y comportamiento extraño. Puede ocurrir junto con otros trastornos psiquiátricos, como la esquizofrenia, la depresión, el trastorno bipolar y otras afecciones médicas.

Trastorno por déficit de atención e hiperactividad

El diagnóstico de trastorno por déficit de atención e hiperactividad (TDAH) en personas con discapacidad intelectual se suele pasar por alto como consideración diagnóstica, sobre todo en personas ya adultas. El manejo del TDAH, una vez diagnosticado, es importante, ya que puede que limite las posibilidades de desarrollo del individuo, impidiendo que este alcance su máximo potencial (Novell, Rueda 2021).

El TDAH no desaparece cuando la persona se hace mayor, sino que cambia su modo de presentación, caracterizándose, en mayor medida, por la impulsividad e inatención y, mucho menos, por la hiperactividad. Las personas adultas con TEA y TDAH no solo tienen un deterioro en las funciones ejecutivas, lo que afecta a la concentración, al control de las

emociones y a la acción de vigilancia, sino que también presentan dificultades para apreciar y observar las comunicaciones emocionales con los demás (Brown TE, 2006), lo cual frecuentemente incide en sus relaciones sociales.

- Afecta al 20-35 % de las personas TEA.
- Reducción de la capacidad para mantener/fijar la atención.
- Falta de concentración.
- Conducta impulsiva.
- Fracaso de la capacidad para la planificación.
- Conducta desorganizada.
- Hiperactividad motriz.
- Frecuente en niños y adolescentes.

Trastornos del sueño

Los trastornos del sueño son comunes en personas con discapacidad intelectual y, a menudo, son persistentes y de larga evolución. Suele manifestarse en insomnio de conciliación, de mantenimiento o despertar precoz, aunque también puede aparecer hipersomnia diurna en ciertos casos. Generalmente, la falta de sueño provoca malestar diurno e irritabilidad y pueden aparecer conductas reto.

El origen del trastorno del sueño puede ser debido a condiciones ambientales (ruido, temperatura, luz, organización del servicio), a efectos farmacológicos no deseados, a patologías médicas que cursen con dolor o malestar, a enfermedades neurológicas (epilepsia, piernas inquietas) y mentales (p. ej., ansiedad, depresión).

Es conocido que el síndrome Smith-Magenis y el TEA predisponen a trastornos del sueño. El síndrome de Down y el síndrome Prader-Willi suelen asociarse a apneas del sueño, mostrando un patrón de sueño alterado si no reciben el tratamiento adecuado.

Los trastornos del sueño generan malestar diurno, presentando irritabilidad y posiblemente problemas de conducta.

Trastornos alimentarios

Los trastornos de la conducta alimentaria (TCA) se caracterizan por una alteración persistente en la alimentación o en el comportamiento alimentario, con deterioro significativo de la salud física o del funcionamiento psicosocial de la persona que los padece. Existen diferentes tipos: anorexia nerviosa, bulimia nerviosa, trastorno por atracones, entre otros. Aunque suelen ser más frecuentes en personas sin discapacidad intelectual (DI), también pueden presentarse en personas con discapacidad intelectual leve o moderada. El rechazo a los alimentos, una pérdida de peso y una alteración en la propia percepción corporal pueden sugerir un TCA.

En personas con discapacidad intelectual suelen ser más prevalentes otro tipo de trastornos alimentarios relacionados con el apetito o la ingesta. A continuación, se destacan tres, descritos en el manual DC-LD:

- **Episodios o trastornos psicogénicos** relacionados con la exposición a experiencias traumáticas y que cursan con pérdida del apetito, hiperfagia o vómitos.

- **Pica**: ingestión persistente de sustancias no nutritivas (p. ej., piedras, tiza, polvo, pelos, ropa, heces) o ingestión de alimentos en mal estado (comida congelada, cruda, en mal estado). Puede conllevar problemas médicos graves tales como íleo paralítico. Se ha descrito pica en personas con anemia ferropénica, déficits vitamínicos y embarazo.
- **Trastorno por rumiación**: regurgitaciones y nuevas masticaciones repetidas de alimentos no secundarias a enfermedad médica asociada ni a dieta inadecuada. Puede conllevar complicaciones médicas, como alteraciones hidroelectrolíticas.

Ante una pérdida o aumento de peso, es necesario estudiar cualquier causa médica (p. ej., hipotiroidismo, estenosis pilórica), psiquiátrica (p. ej., episodio depresivo), genética (p. ej., síndrome de Prader-Willi) o farmacológica (p. ej., antipsicóticos, antiepilépticos, metilfenidato) que justifique tal cambio ponderal, así como valorar posibles complicaciones secundarias (p. ej., diabetes, hipercolesterolemia).

Trastornos de la personalidad

Los trastornos de la personalidad son patrones de conducta y experiencias internas adquiridos durante la adolescencia y persistentes en el tiempo, que se desvían del rango de lo esperable para el entorno cultural del sujeto. Estos patrones provocan malestar significativo, viéndose afectada la esfera social y/o laboral del individuo, entre otras.

> ❗ A diferencia de la población general, se considera que el período de desarrollo de un trastorno de la personalidad en personas con discapacidad intelectual puede ser hasta los 21 años.

El diagnóstico de trastorno de la personalidad en personas con discapacidad intelectual es complejo, debido a las dificultades para determinar los procesos cognitivos y las emociones vinculadas al trastorno de la personalidad en estas personas, y a las dificultades para distinguir las conductas propias del trastorno de la personalidad de las de un trastorno de conducta, enfermedad mental, fenotipo conductual o relativas a la propia discapacidad.

Trastornos neurocognitivos

El deterioro cognitivo leve (DCL) o *Mild Cognitive Impairment* (MCI) o trastorno neurocognitivo leve se considera una entidad clínica caracterizada por el deterioro de la memoria y/u otros procesos cognitivos. Este deterioro no es lo suficientemente grave como para cumplir los criterios de demencia, pero es más pronunciado que el típico declive cognitivo del envejecimiento normal en ausencia de participación en las actividades ocupacionales y sociales de la vida diaria, aunque pueden evidenciarse alteraciones en las funciones avanzadas. El DCL puede durar varios meses, aunque puede ser transitorio y reversible, o estable y sin variaciones significativas durante largos períodos de tiempo, o progresivo y convertirse en demencia.

Existen diferentes criterios diagnósticos para el DCL en la población general, como los propuestos por Petersen (2011) o la Asociación Internacional de Psicogeriatría. Independien-temente de los criterios utilizados, el diagnóstico es clínico y se realiza a través de la anamnesis y el examen físico y neuropsicológico, que deben caracterizar un deterioro cognitivo con respecto al estado previo del sujeto. Actualmente se reconocen varios subtipos, que se ha intentado asociar a una etiología y un pronóstico específicos, pero, de nuevo, en la población general.

La descripción exacta del DCL en personas con discapacidad intelectual, y en particular en el síndrome de Down, es ardua, debido a la dificultad de establecer una línea de base de funcionamiento premórbido y la presentación heterogénea por la variabilidad cognitiva y conductual. Afortunadamente, ahora ya existen instrumentos adaptados y validados para las personas con síndrome de Down que facilitan este trabajo. En estos momentos, existen ya diversos estudios sobre la caracterización del MCI en población con SD que van desde la definición de los criterios MCI-SD (Esteba-Castillo *et al.* 2020) y patrones de anatomía cerebral (Pujol *et al.*, 2018) hasta la caracterización de la correlación neurofisiológica/neuropsicológica del MCI-SD (García-Alba *et al.*, 2019).

La demencia es un trastorno neurocognitivo adquirido, caracterizado por la pérdida progresiva de funciones cognitivas tales como la memoria (agnosia), el lenguaje (afasia), la orientación y la capacidad para realizar tareas (apraxia), entre otras. Existen diferentes tipos de demencia: enfermedad de Alzheimer, demencia vascular, demencia frontotemporal (enfermedad de Pick), demencia por cuerpos de Lewy y demencias subcorticales.

> ❗ La demencia se muestra más frecuentemente en personas con discapacidad intelectual que en la población general (Strydom *et al.*, 2013), y son las personas con síndrome de Down las que presentan más riego de desarrollar enfermedad de Alzheimer.

En población general, la tasa de demencia es del 2 % en personas mayores de 65 años y del 20 % en mayores de 80. Sin embargo, en la población con discapacidad intelectual, las tasas del 11-14 % en mayores de 50 años y del 20 % en mayores de 65.

De todas formas, ante cualquier indicio de deterioro cognitivo, es importante realizar una exhaustiva evaluación mediante test, como la Prueba de Exploración Cambridge para la Valoración de los Trastornos Mentales en Adultos con Síndrome de Down o con Discapacidad Intelectual (CAMDEX-DS) (Esteba *et al.*, 2013), que nos ayuden a realizar un diagnóstico diferencial con trastorno depresivo, hipotiroidismo, anemia, déficits nutricionales (vitamina B_{12}, folato), infecciones (cerebrales, crónicas), pérdida visual o auditiva, efectos adversos farmacológicos, accidente cerebrovascular, epilepsia, tumor cerebral, entre otras). Por tanto, establecer protocolos neuropsicológicos y profundizar sobre el diagnóstico de DCL y de los trastornos cognitivos es una tarea importantísima para llevar a cabo actuaciones preventivas farmacológicas o no farmacológicas (esto es, intervención cognitiva, adaptación del entorno físico, humano, etcétera).

Trastorno por consumo de tóxicos

Con la desinstitucionalización y al fomentar la integración en la vida comunitaria, las personas con trastornos del desarrollo intelectual han aumentado considerablemente el acceso a sustancias de abuso. Como consecuencia, también ha aumentado la prevalencia de los trastornos derivados de su consumo, siendo este riesgo mayor al observado en personas sin discapacidad intelectual o sin FIL (Van Duijvenbode, 2019). El uso de sustancias es mayor cuanto menor es la intensidad de la discapacidad (sobre todo en personas con discapacidad intelectual leve y con un funcionamiento intelectual límite), en el sexo masculino, en personas con baja ocupación diaria y con mayores problemas socioeconómicos, y afecta tanto a la población adolescente como a la adulta. Las sustancias mayormente consumidas por parte de los adolescentes con FIL o discapacidad intelectual leve son el alcohol, el tabaco y el cannabis (Van Duijvenbode *et al.*, 2019).

Puede ser difícil valorar criterios diagnósticos de los trastornos por consumo de sustancias en este colectivo. La tolerancia, definida como la necesidad de incrementar la cantidad del tóxico para conseguir el mismo efecto, requiere procesos cognitivos elaborados de relación causa-efecto, igual que la comprensión del riesgo de padecer ciertas enfermedades médicas producidas por el tóxico (p. ej., cirrosis). La abstinencia también puede ser difícil de valorar, dado que puede que la persona con discapacidad intelectual no sea consciente de estar intentando evitar los síntomas de abstinencia. También puede ser difícil valorar la intencionalidad inicial del consumo (p. ej., tiempo y cantidades esperadas) y que el propio individuo identifique los problemas sociales, laborales e interpersonales relacionados con el consumo.

> ❗ El uso de sustancias en adolescentes con discapacidad intelectual leve/FIL está relacionado con el desarrollo de problemas sociales, conductuales, mentales, criminales y económicos (Taggart *et al.*, 2006), y este sector de la población sufre peores consecuencias que sus iguales sin discapacidad intelectual leve/FIL (To, 2014).

Dado el mayor riesgo de consumo, de desarrollar trastornos derivados, así como de las temibles consecuencias, es importante que los equipos de salud pongan en marcha programas centrados en la prevención e intervención precoz adaptados a la población con FIL y discapacidad intelectual leve antes de que llegue a desarrollar un trastorno por uso de sustancias grave (Schijven EP, *et al.*, 2021).

Conductas problema

La realidad es que, hoy por hoy, no se han establecido definiciones satisfactorias para distinguir entre un problema de conducta y una enfermedad mental en una persona con discapacidad intelectual. Con demasiada ligereza, se consideran como enfermedad mental muchas conductas que son el resultado de factores ajenos a trastornos psicopatológicos, o, a la inversa, no se tienen en cuenta que algunas conductas, como se ha visto en párrafos anteriores, pueden ser la expresión de un trastorno mental.

Por «conductual» se entiende que los comportamientos en cuestión son respuestas aprendidas, referidas a situaciones del entorno, del manejo de los cuidadores, etcétera.

Por otro lado, la distinción entre conducta «normal» y «anormal» no siempre está clara. Desde un punto de vista

social, se puede definir como «anormal» aquella conducta que coloca al sujeto en una clara situación de desventaja en su contexto sociocultural.

La definición más aceptada en la actualidad es la siguiente: «Las alteraciones de conducta comprenden una serie de comportamientos anormales, desde el punto de vista sociocultural, de una intensidad, frecuencia y duración tales que conllevan una alta probabilidad de poner en grave compromiso la integridad del individuo o a los demás, o que conllevan una limitación clara de las actividades del individuo y una restricción importante en su participación en la comunidad (restricción del acceso a los recursos y servicios de la comunidad)» (modificado de Emerson *et al.*, 1999).

El uso de terminología referente a conductas problema en personas con discapacidad intelectual se debe tratar con especial precaución.

> ❗ Es importante no confundir este término con el diagnóstico específico de trastorno de conducta descrito en DSM-5 y CIE-10, que se caracteriza por la violación persistente y grave de normas sociales y está asociado a conductas delictivas.

Tanto los problemas de conducta como la enfermedad mental son comunes y pueden coexistir en las personas con discapacidad intelectual, pero es la conexión entre ellos la que, según nuestro criterio, necesita más clarificación.

Las alteraciones de la conducta son la expresión inespecífica de factores neurobiológicos, psicológicos y socioambientales. Así, por ejemplo, la agresión puede ser consecuencia de una gran variedad de factores, entre los cuales, el malestar somático fruto de enfermedades médicas, el malestar emocional o la incapacidad para comunicarse son los más frecuentes. Un psiquiatra puede, sencillamente, interpretar que la conducta es un signo de una psicosis y administrar un antipsicótico para controlar el problema. Un terapeuta conductual puede utilizar estrategias de castigo con la misma intención, sin considerar que el objetivo básico de la conducta es funcional en sí misma, es decir, le sirve al individuo para interactuar con el medio.

- Un 94,3 % de niños y el 87,9 % de adultos en el espectro del autismo han mostrado algún tipo de trastorno de conducta (TC) (Matson *et al.*, 2009, 2011).
- Los TC son más frecuentes en personas con autismo «grave» y/o con discapacidad intelectual (35,8-64,3 %) (Hutchins y Prelock, 2014).
- Las dificultades comunicativas y el grado de discapacidad (grave-profundo) son los predictores más importantes.

A pesar de la relevancia e impacto de las conductas problema, los sistemas de clasificación diagnóstica de enfermedad mental, DSM-5 y CIE-10, no las cubren de una forma clara y adecuada. Ha sido de ayuda que el DC-LD se haya desviado del DSM-5 y CIE-10 al describir y clasificar las conductas problema asociadas a discapacidad intelectual en el Axis III (enfermedad psiquiátrica), nivel D (**Tabla 15-4**).

Aunque la evaluación de la conducta problemática puede verse como una tarea reservada al personal de atención indi-

Tabla 15-4. Conductas problema en *Diagnostic Criteria for Psychiatric Disorders for Use with Adults with Learning Disabilities/Mental Retardation*-Axis III-nivel D

Criterios diagnósticos para conductas problema en personas con discapacidad intelectual

- Conducta verbal agresiva
- Conducta física agresiva
- Conducta destructiva
- Conducta autolesiva
- Conducta sexual inapropiada
- Conducta oposicional
- Conducta demandante
- Conducta de escapismo
- Otras conductas problema

recta (psicólogos, psiquiatras, etc.) y, por tanto, no directamente relacionada con el quehacer diario de los profesionales de apoyo directo, que incluso la pueden considerar como una carga añadida, deberíamos ser capaces de entenderla como un «proceso formal para emitir una opinión sobre algo», que nos debe implicar a todos los que estamos relacionados con la persona objetivo de la evaluación. Se debe tener en cuenta que nuestras opiniones condicionan directamente nuestra forma de actuar y, por tanto, creencias erróneas sobre el origen de las dificultades conductuales pueden conducir a actitudes equivocadas e, incluso, poco respetuosas hacia la persona.

> **!** No todas las conductas problema son aprendidas o aparecen deliberadamente. De hecho, las alteraciones de la conducta son la expresión inespecífica de factores neurobiológicos, psicológicos y socioambientales, muchas veces no identificados y casi siempre no evaluados en detalle.

Así, por ejemplo, la agresión puede ser consecuencia de una gran variedad de factores, entre los cuales el malestar somático que siente la persona fruto de enfermedades médicas, el malestar emocional o la incapacidad para comunicarse y entenderla son las más frecuentes.

Una conducta problema en personas con discapacidad intelectual puede entenderse como un «equivalente conductual» de una enfermedad mental, pero, generalmente, no suele estar relacionada con esta y tiene una función comunicativa muy poderosa; de hecho, en algunos casos es la única manera que la persona conoce y aprende para obtener respuestas del entorno social. Igualmente, dada la relación entre salud mental y fenotipos conductuales, algunas conductas problema pueden formar parte de un fenotipo conductual.

Es así importante reconocer la complejidad etiológica de las conductas problema en personas con discapacidad intelectual y entender cómo diferentes factores biológicos, sociales, de entorno y de neurodesarrollo interactúan entre sí.

> **!** Es esencial que, ante un trastorno de la conducta, se realice una evaluación completa teniendo en cuenta los diferentes factores biopsicosociales que podrían precipitar, contribuir o mantener la conducta.

Cualquier conducta refleja potencialmente los efectos de las condiciones biomédicas, psicológicas y/o socioambientales sobre su ocurrencia y persistencia, que pueden desempeñar tres papeles distintos:

- **Desencadenante**: los problemas de conducta aparecen cuando están presentes determinadas condiciones antecedentes.
- **Vulnerabilidad**: una persona con déficits personales y ambientales, enfermedades, problemas para comunicarse, etc., será más vulnerable y, por tanto, es más fácil que presente conductas perturbadoras frente a condiciones iniciadoras.
- **Consecuente/reforzador**: los efectos reforzadores de las consecuencias de la conducta son automáticos y van más allá del conocimiento consciente de la persona.

El **análisis funcional de la conducta** nos permite determinar los procesos que explican las alteraciones de la conducta en las personas con discapacidad intelectual. Se recoge información de la conducta utilizando la observación directa. Parte del supuesto de que toda conducta es operante y funcional, es decir, sirve a la persona para interactuar y controlar el entorno. Se centra en la identificación de las condiciones antecedentes que favorecen la aparición de la conducta, y en las consecuencias que la reforzarán (**Fig. 15-1**).

- Identificar las contingencias que mantienen la conducta.
- Identificar los reforzadores involucrados en el mantenimiento de la conducta problema.
- Identificar los estímulos desencadenantes y las circunstancias ambientales y biológicas que permiten que aparezca la conducta problema.
- Identificar a las personas relacionadas o los tipos de respuesta en cada una de las alteraciones conductuales.

Las condiciones iniciadoras que determinan la presencia de la conducta pueden tener su origen en **factores externos**, que no dependen de la persona: características del entorno, relaciones sociales y aspectos del programa y estilo educativo que recibe; y en **factores internos**, propios del individuo: psicológicos, genéticos, médicos y psiquiátricos. Todos estos factores, que actúan como condiciones iniciadoras, pueden hacerlo como **desencadenantes rápidos** o como **desencadenantes lentos**.

La probabilidad de que la conducta aumente dependerá, directamente, de las consecuencias reforzadoras que reciba. Las consecuencias para la persona pueden ser positivas (consigue

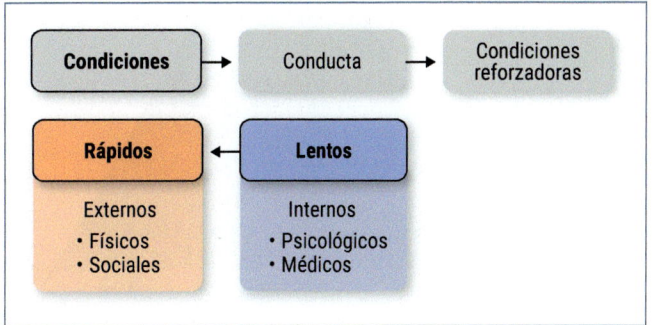

Figura 15-1. Análisis funcional de la conducta.

aquello que quiere o desea) o pueden conducir a eliminar, reducir o anular condiciones que, desde su perspectiva, son aversivas o negativas. Estos dos tipos de mecanismos de refuerzo se denominan respectivamente: **refuerzo positivo** y **refuerzo negativo**.

$$\text{Conducta problema} \Rightarrow \text{consecuencias}$$
$$\text{reforzadoras} = \Uparrow \text{conducta}$$

En general, se pueden agrupar las contingencias que refuerzan la conducta en cuatro categorías:

1. **Refuerzo positivo para atención**: la conducta X se refuerza al conseguir la atención de los otros (cuidadores, educadores, familiares, etcétera).

 En algunas ocasiones, nuestra respuesta de «castigo», «regañar», «amenazar», etc., a una persona que acaba de presentar una conducta problemática no es más que una forma de atención hacia el sujeto. Pese a pensar que tiene unas consecuencias negativas, se está reforzando la conducta.

2. **Refuerzo positivo para tangibles**: la conducta X se refuerza al obtener algo tangible (objetos, actividades, etc.) que la persona desea.
3. **Refuerzo positivo para estimulación sensorial**: la conducta X se refuerza al obtener «sensaciones satisfactorias».
4. **Refuerzo negativo por evitación**: la conducta X se refuerza al conseguir evitar personas, situaciones, eventos o estados que la persona no desea.

Al igual que los antecedentes, pueden actuar como reforzadores de la conducta tanto factores personales como del entorno.

CÓMO APOYAR A PERSONAS CON DISCAPACIDAD INTELECTUAL Y ENFERMEDAD MENTAL Y/O TRASTORNOS DE LA CONDUCTA

Cuando se habla de apoyos normalmente se refiere a las prácticas, es decir, aquel conjunto de estrategias y métodos que se utilizarán para mejorar la conducta de las personas (académica o de aprendizaje, social y conductual) y prevenir la conducta no deseada. En general, y sobre todo en estos últimos tiempos, se habla de «buenas prácticas» o de «prácticas basadas en la evidencia».

Apoyo conductual positivo

A pesar de las dudas sobre la capacidad de las personas con discapacidad intelectual para beneficiarse de intervenciones psicológicas, existe una creciente evidencia de que la terapia cognitivo-conductual (TCC) es adecuada para tratar en personas con discapacidad intelectual una variedad de problemas de salud mental, que incluyen psicosis, trastorno obsesivo-compulsivo, ansiedad, depresión e ira. Sin embargo, la mayoría de las intervenciones de TCC se han centrado en las conductas observables, obviando los aspectos cognitivos de los trastornos.

Recientemente, se han desarrollado diversos enfoques que, a partir de una perspectiva sistémica, intentan llevar a cabo un abordaje diferente de lo que supone el tratamiento de las conductas problemáticas, así como de los aprendizajes académicos (Lane y Quirk, 2018).

El **apoyo conductual positivo** (ACP) es uno de estos enfoques, y se caracteriza por ser un apoyo a la conducta que incluye un proceso continuado de evaluación, intervención y toma de decisiones basado en los datos, centrado en la construcción de competencias sociales y funcionales, en la creación de contextos de apoyo y en la prevención de la ocurrencia de las conductas problemáticas. En la actualidad, a este tipo de enfoques se los denomina sistema de apoyo de múltiples niveles (*Multi-Tiered Systems of Supports*, MTSS) (Brown-Chidsey y Bickford, 2016). En general, se presenta el sistema de apoyos de niveles diferenciados en forma de triángulo, que incluye tres tipos de apoyos: los apoyos universales (nivel 1: para toda la población), los apoyos adicionales (nivel 2: para los que requieren apoyos más frecuentes) y los apoyos substanciales (nivel 3: para las personas que precisan de apoyos intensos y continuados) (**Fig. 15-2**).

Una de las afirmaciones importantes de estas nuevas perspectivas es que el ACP no tiene como finalidad última la

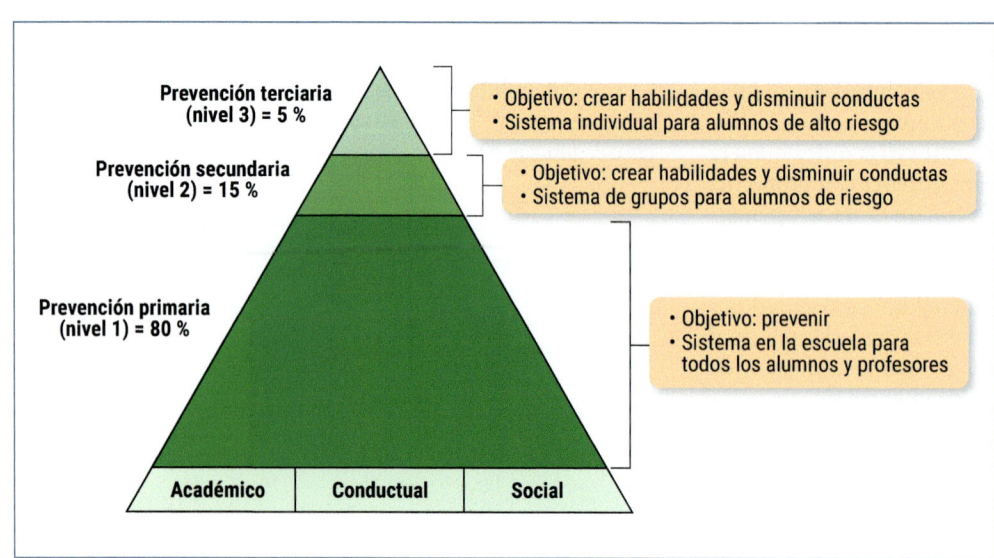

Figura 15-2. Sistema de apoyos de niveles diferenciados.

disminución de las conductas problemáticas, sino el desarrollo de entornos de aprendizaje y de vida positivos. Y esto se logra no enfatizando la conducta problemática, sino más bien facilitando la competencia social a través de la enseñanza de expectativas conductuales, académicas y sociales.

Utilización de psicofármacos en personas con discapacidad intelectual

Varios autores, entidades y sociedades científicas reportan el sobreuso de psicofármacos en personas con discapacidad intelectual, a menudo sin un diagnóstico de trastorno de salud mental que lo justifique y, en ocasiones, sin revisiones posteriores por parte de equipos especializados (Royal College of Psychiatrists, 2021; Novell R, 2021; Martínez-Leal R, 2011).

Por ello, se concluirá este capítulo proponiendo un conjunto de normas que se han de considerar cuando se utilicen psicofármacos en las personas con discapacidad intelectual (Deb *et al.*, 2016).

- La medicación debe utilizarse para aligerar el malestar de la persona, mejorar su funcionamiento global e incrementar su integración social y familiar; en definitiva, para mejorar su calidad de vida.
- Los psicofármacos serán necesarios y de primera elección en los siguientes casos:
    - En el tratamiento de las enfermedades psiquiátricas.
    - En el tratamiento de las alteraciones conductuales cuando el problema persiste a pesar de la intervención no farmacológica.
- En caso de urgencia, cuando la gravedad y el riesgo del trastorno exigen una rápida supresión.
- Si las alteraciones conductuales son la expresión de una enfermedad mental reconocible.
- No deben utilizarse en cantidades que interfirieran con las capacidades adaptativas y la terapia cognitivo-conductual, ni ser un sustituto de esta.
- La utilización de psicofármacos debe basarse en el diagnóstico psiquiátrico o en una hipótesis farmacológico-conductual específica derivada del análisis funcional, que debe incluir aspectos socioambientales, médicos y psiquiátricos.

Se deben escoger aquellos tratamientos farmacológicos y/o conductuales que se han mostrado más eficaces según experiencias anteriores.

- La elección de síntomas o conductas que se vayan a tratar ha de tener en cuenta las expectativas y solicitudes del entorno y de aquellos que tienen la responsabilidad de atender a la persona afectada, pero nunca han de ser empleados como castigo.
- La eficacia del tratamiento farmacológico debe evaluarse mediante la definición objetiva, cuantificación y seguimiento de índices conductuales y de calidad de vida, utilizando instrumentos de medida reconocidos. Revisar cada 30-90 días la necesidad de continuar administrando el tratamiento, e intentar su retirada cada seis meses o establecer la mínima dosis eficaz. Si el tratamiento se prolonga más de un año, establecer «vacaciones farmacológicas» bajo supervisión especializada.
- El tratamiento debe ser lo más sencillo posible para favorecer su cumplimentación y minimizar los efectos secundarios.
- Las personas con discapacidad intelectual son más vulnerables a los efectos secundarios de los fármacos. Se deben monitorizar los efectos adversos de los psicofármacos, como mínimo una vez cada tres-seis meses y al mes de haber introducido un nuevo fármaco, sobre todo aquellos que pueden ocasionar gran malestar y que difícilmente expresarán las personas con graves dificultades comunicativas, toda vez que puede ser causa de exacerbación del problema preexistente o interpretarse erróneamente como una conducta maladaptativa.
- Deben evitarse los cambios frecuentes de fármacos y de dosis de forma injustificada.
- En líneas generales, lo recomendable es iniciar el tratamiento a dosis bajas y aumentarlas lentamente en función de la respuesta. Retirarlo de forma gradual.
- Evitar la polifarmacia. Si se administran diversos psicofármacos a la vez, valorar la posibilidad de suprimir alguno. Priorizar el uso de un solo fármaco.
- Prácticas que deberían reducirse:
    - Órdenes médicas a largo plazo (más de algunas semanas).
    - Utilización crónica de benzodiazepinas y ansiolíticos (más de tres meses).
    - Utilización crónica de sedantes-hipnóticos de vida media corta (más de 14 días).
    - Utilización de antiparkinsonianos en ausencia de signos extrapiramidales.
    - Utilización crónica de antiparkinsonianos (más de tres-seis meses).
    - Utilización de antipsicóticos a dosis altas (equivalentes a 500 mg de clorpromazina o 10-20 mg de haloperidol).
- Establecer mecanismos de revisión externa de la prescripción de psicofármacos, cuyo objetivo no es eliminar el fármaco, sino mejorar su uso. No todas las situaciones deben ser revisadas. Establecer un sistema para identificar hábitos potencialmente perjudiciales (polifarmacia, tratamientos crónicos, dosis elevadas, etcétera).

PUNTOS CLAVE

- Las personas con discapacidad intelectual pueden padecer las mismas enfermedades mentales que cualquier otra persona.
- Las personas con discapacidad intelectual tienen un mayor riesgo de padecer una enfermedad mental debido a diversos factores biológicos, psicológicos y sociales.

- Las personas con discapacidad intelectual ligera presentan signos y síntomas de enfermedad mental similares a los del resto de la población, pero pueden tener dificultades para expresar sus emociones y pensamientos.
- Las personas con discapacidad intelectual con mayores necesidades de apoyo tienden a mostrar signos y síntomas

(Continúa)

PUNTOS CLAVE *(Cont.)*

de enfermedades mentales en forma de equivalentes conductuales o trastornos de conducta.

• Los trastornos psiquiátricos más comunes en la población infantojuvenil con discapacidad intelectual son trastornos del sueño, trastorno del espectro autista, trastorno por déficit de atención e hiperactividad, tics y síndrome de Tourette, trastorno depresivo mayor y trastornos de ansiedad.

• La evaluación de la salud mental debe ser multidisciplinar, incorporando a profesionales de la salud, de la atención social, de la educación, familias y profesionales de apoyo, entre otros.

• Hay un gran número de acciones que todos podemos llevar a cabo para ayudar y apoyar a la persona que padece una enfermedad mental, ya sea en la evaluación, en la prevención o en el tratamiento.

BIBLIOGRAFÍA

Anderson LL, Larson SA, Mapel Lentz S, Hall-Lande J. A Systematic Review of U.S. Studies on the Prevalence of Intellectual or Developmental Disabilities Since 2000. Intellect Dev Disabil. 2019;57(5):421-38.

Baio J, Wiggins L, Christensen DL, Maenner MJ, Daniels J, Warren Z, et al. Prevalence of Autism Spectrum Disorder Among Children Aged 8 Years – Autism and Developmental Disabilities Monitoring Network, 11 Sites, United States, 2014. MMWR Surveill Summ. 2018;67(6):1-23.

Brown-Chidsey R, Bickford R. Practical Handbook of Multi-Tiered Systems of Support. Building Academic and Behavioral Success in Schools. New York: The Guilford Press; 2016.

Carvill S, Marston G. People with intellectual disability, sensory impairments and behaviour disorder: a case series. J Intellect Disabil Res. 2002 Mar; 46(Pt 3):264-72.

Cooper S-A, Smiley E, Morrison J, Williamson A, Allan L. Mental ill-health in adults with intellectual disabilities: prevalence and associated factors. Br J Psychiatry. 2007;190:27-35.

Cox AD, Virues-Ortega J. Interactions between behavior function and psychotropic medication. J Appl Behav Anal. 2016;49(1):85-104.

Deb S. Psychopharmacology. En: Singh NN (ed.). Handbook of Evidence-Based Practices in Intellectual and Developmental Disabilities. Evidence-Based Practices in Behavioral Health. Cham: Springer International Publishing; 2016. p. 347-81.

Deb S, Perera B, Krysta K, Ozer M, Bertelli M, Novell R, et al. The European guideline on the assessment and diagnosis of psychiatric disorders in adults with intellectual disabilities. The Eur J Psychiatry. 2022;36:11-25.

De Knegt NC, Pieper MJC, Lobbezoo F, Schuengel C, Evenhuis HM, Passchier J, et al. Behavioural Pain Indicators in People With Intellectual Disabilities: A Systematic Review. J Pain. 2013;14(9):885-96.

Dworzynski K, Ronald A, Bolton P, Happé F. How Different Are Girls and Boys Above and Below the Diagnostic Threshold for Autism Spectrum Disorders? J Am Acad Child Adolesc Psychiatry. 2012;51(8):788-97.

Einfeld SL, Ellis LA, Emerson E. Comorbidity of intellectual disability and mental disorder in children and adolescents: a systematic review. J Intellect Dev Disabil. 2011;36(2):137-43.

Emerson E, Hatton C. Mental health of children and adolescents with intellectual disabilities in Britain. Br J Psychiatry. 2007;191:493-99.

Esteba-Castillo S, Dalmau-Bueno A, Ribas-Vidal N, Vilà-Alsina M, Novell-Alsina R, García-Alba J. Adaptación y validación del Cambridge Examination for Mental Disorders of Older People with Down's Syndrome and Others with Intellectual Disabilities (CAMDEX-DS) en población española con discapacidad intelectual. Rev Neurol. 2013 Oct 16;57(8):337-46.

Esteba-Castillo S, Garcia-Alba J, Rodríguez-Hidalgo E, Vaquero L, Novell R, Moldenhauer F, Castellanos MÁ. Proposed diagnostic criteria for mild cognitive impairment in Down syndrome population. J Appl Res Intellect Disabil. 2022 Mar;35(2):495-505. doi: 10.1111/jar.12959.

Fletcher RJ, Barnhill J, Cooper S-A. (eds). Diagnostic Manual-Intellectual Disability: A Clinical Guide for Diagnosis of Mental Disorders in Persons with Intellectual Disability 2ª ed. New York: NADD Press; 2016.

Fuentes J, Hervás A, Howlin P; (ESCAP ASD Working Party). ESCAP practice guidance for autism: a summary of evidence-based recommendations for diagnosis and treatment. Eur Child Adolesc Psychiatry. 2021 Jun;30(6):961-984. doi: 10.1007/s00787-020-01587-4.

García-Alba J, Esteba-Castillo S, Viñas-Jornet M. Neuropsicología de la discapacidad intelectual de origen genético. Madrid: Editorial Síntesis; 2018.

García-Alba J, Ramírez-Toraño F, Esteba-Castillo S, Bruña R, Moldenhauer F, Novell R, et al. Neuropsychological and neurophysiological characterization of mild cognitive impairment and Alzheimer's disease in Down syndrome. Neurobiol Aging. 2019;84:70-9.

Giarelli E, Wiggins LD, Rice CE, Levy SE, Kirby RS, Pinto-Martin J, et al. Sex differences in the evaluation and diagnosis of autism spectrum disorders among children. Disabil Health J. 2010;3(2):107-16.

Görmez A, İsmet K. Psychiatric disorders in adults with intellectual disabilities: A preliminary study of prevalence and associated factors. Eur Psychiatry. 2017;41:S158-9.

Hassiotis A. Borderline intellectual functioning and neurodevelopmental disorders: Prevalence, comorbidities and treatment approaches. Advances in Mental Health and Intellectual Disabilities. 2015;9(5):275-83.

Hervás A, Rueda I. Alteraciones de conducta en los trastornos del espectro autista. Rev Neurol. 2018;66 (Supl 1):S31-8.

Lai MC, Lombardo MV, Baron-Cohen S. Autism. Lancet. 2014;383(9920):896-910.

Lane KL, Menzies HM, Ennis RP, Oakes WP. Effective Low-Intensity Strategies to Enhance School Success: What Every Educator Needs to Know. Beyond Behavior. 2018;27:128-33.

Lo-Castro A, D'Agati E, Curatolo P. ADHD and genetic syndromes. Brain Dev. 2011;33(6):456-61.

Maenner MJ, Shaw KA, Baio J, Washington A, Patrick M, DiRienzo M, et al. Prevalence of Autism Spectrum Disorder Among Children Aged 8 Years – Autism and Developmental Disabilities Monitoring Network, 11 Sites, United States, 2016. MMWR Surveill Summ. 2020;69(4):1-12.

Martínez-Leal R, Salvador-Carulla L, Gutiérrez-Colosía MR, Nadal M, Novell-Alsina R, Martorell A, et al. La salud en personas con discapacidad intelectual en España: estudio europeo POMONA-II [Health among persons with intellectual disability in Spain: The European POMONA-II study]. Rev Neurol. 2011 Oct 1;53(7):406-14.

Martínez-Leal R, Folch A, Munir K, Novell R, Hassiotis A, Emerson E, et al. The Girona declaration on borderline intellectual functioning. Lancet Psychiatry. 2020;7(3):e8.

Matson JL, Boisjoli J. Autism spectrum disorders in adults with intellectual disability and comorbid psychopathology: Scale development and reliability of the ASD-CA. Research in Autism Spectrum Disorders. 2007;2(2):276-87.

Maulik PK, Mascarenhas MN, Mathers CD, Dua T, Saxena S. Prevalence of intellectual disability: A meta-analysis of population-based studies. Res Dev Disabil. 2011;32(2):419-36.

Moss SC. Moss-PAS (ID). A wide-spectrum mental health assessment for adults who have limited language or reduced cognitive development: fully compliant with ICD-11 and DSM-5. Shoreham-by-Sea: Pavilion Publishing and Media; Updated edition. 2019.

Murphy KC. Schizophrenia and velo-cardio-facial syndrome. Lancet. 2002; 359(9304):426-30.

Novell R, Rueda P, Salvador L, Forgas E. Salud mental y alteraciones de la conducta en las personas con discapacidad intelectual: guía práctica para técnicos y cuidadores. Colección Plena Inclusión; 2003.

Novell-Alsina R, Esteba-Castillo S, Caixàs A, Gabau E, Giménez-Palop O, Pujol J, et al. Compulsions in Prader-Willi syndrome: occurrence and severity as a function of genetic subtype. Actas Esp Psiquiatr. 2019;47(3):79-87.

Novell R, Rueda P. Conductas que nos preocupan en personas con discapacidad intelectual y del desarrollo. ¿Qué debes saber? ¿Qué debes hacer?. Madrid: Plena Inclusión España; 2021.

Petersen RC. Mild Cognitive Impairment. N Engl J Med. 2011;364(23):2227-34.

Polanczyk GV, Salum GA, Sugaya LS, Caye A, Rohde LA. Annual Research Review: A meta-analysis of the worldwide prevalence of mental disorders in children and adolescents. J Child Psychol Psychiatry. 2015;56(3):345-65.

Prasher VP. Down Syndrome and Thyroid Disorders: A Review. Down Syndr Res Pract. 1999;6(1):25-42.

Pujol J, Fenoll R, Ribas-Vidal N, Martínez-Vilavella G, Blanco-Hinojo L, García-Alba J, et al. A longitudinal study of brain anatomy changes preceding dementia in Down syndrome. Neuroimage Clin. 2018;18:160-6.

Reiss S, Szyszko J. Diagnostic overshadowing and professional experience with mentally retarded persons. Am J Ment Defic. 1983;87(4):396-402.

Richards C, Jones C, Groves L, Moss J, Oliver C. Prevalence of autism spectrum disorder phenomenology in genetic disorders: a systematic review and meta-analysis. Lancet Psychiatry. 2015;2(10):909-16.

Bailey NM, Andrews TM. *Diagnostic Criteria for Psychiatric Disorders for Use with Adults with Learning Disabilities/Mental Retardation* (DC-LD) and the diagnosis of anxiety disorders: a review. J Intellect Disabil Res. 2003 Sep;47 (Suppl 1):50-61.

Royal College of Psychiatrists. Position Statement 2021. PS05/21: Stopping the overprescribing of people with intellectual disability, autism or both (STOMP) and supporting treatment and appropriate medication in paediatrics (STAMP) [internet]. 2021 [consulta el 8 de febrero de 2024]. Disponible en: https://www.rcpsych.ac.uk/docs/default-source/improving-care/better-mh-policy/position-statements/position-statement-ps0521-stomp-stamp.pdf?sfvrsn=684d09b3_6

Schijven EP, VanDerNagel, JEL, Otten R, Lammers J, Poelen EAP. Take it personal! Development and modelling study of an indicated prevention programme for substance use in adolescents and young adults with mild intellectual disabilities and borderline intellectual functioning. J Appl Res Intellect Disabil. 2021;34(1):307-15.

Strydom A, Chan T, King M, Hassiotis A, Livingston G. Incidence of dementia in older adults with intellectual disabilities. Res Dev Disabil. 2013;34(6):1881-5.

Taggart L, McLaughlin D, Quinn B, Milligan V. An exploration of substance misuse in people with intellectual disabilities. J Intellect Disabil Res. 2006;50(Pt 8):588-97.

Thygesen JH, Wolfe K, McQuillin A, Viñas-Jornet M, Baena N, Brison N, et al. Neurodevelopmental risk copy number variants in adults with intellectual disabilities and comorbid psychiatric disorders. Br J Psychiatry. 2018;212(5):287-94.

To WT, Neirwynck S, Vanderplasschen W, Vanheule S, Vandevelde S. Substance use and misuse in persons with intellectual disabilities (ID): Results of a survey in ID and addiction services in Flanders. Res Dev Disabil. 2014;35(1):1-9.

Tonnsen BL, Boan AD, Bradley CC, Charles J, Cohen A, Carpenter LA. Prevalence of Autism Spectrum Disorders Among Children With Intellectual Disability. Am J Intellect Dev Disabil. 2016; 121(6):487-500.

Totsika V, Liew A, Absoud M, Adnams C, Emerson E. Mental health problems in children with intellectual disability. Lancet Child Adolesc Health. 2022 Jun;6(6):432-44. doi: 10.1016/S2352-4642(22)00067-0. Epub 11 de abril de 2022. PMID: 35421380.

Tranfaglia MR. Fragile X syndrome: a psychiatric perspective. Results Probl Cell Differ. 2012;54:281-95. doi: 10.1007/978-3-642-21649-7_16. PMID: 22009359.

UNICEF. The State of the World's Children 2021: On My Mind: Promoting, protecting and caring for children's mental health [internet]. October, 2021 [consulta el 8 de febrero de 2024]. Disponible en: https://www.unicef.org/reports/state-worlds-children-2021

Van Ool JS, Snoeijen-Schouwenaars FM, Schelhaas HJ, Tan IY, Aldenkamp AP, Hendriksen JGM. A systematic review of neuropsychiatric comorbidities in patients with both epilepsy and intellectual disability. Epilepsy Behav. 2016;60:130-7.

Van Duijvenbode N, VanDerNagel JEL. A Systematic Review of Substance Use (Disorder) in Individuals with Mild to Borderline Intellectual Disability. Eur Addict Res. 2019;25(6):263-82.

Trastornos emocionales

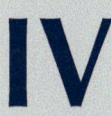

IV

Trastorno de estrés postraumático. Presentación clínica, evaluación, diagnóstico diferencial y recomendaciones terapéuticas

16

A. Masana Marín

◎ OBJETIVOS

- Revisar la evolución del conocimiento en trastorno de estrés postraumático (TEPT).
- Aprender los criterios diagnósticos del TEPT.
- Identificar los síntomas del TEPT en niños y adolescentes.
- Aplicar intervenciones terapéuticas sobre el TEPT.

INTRODUCCIÓN

Como ha sucedido en la mayoría de los trastornos psiquiátricos, las primeras descripciones del trastorno de estrés postraumático fueron hechas en adultos y, posteriormente, aplicadas a niños y adolescentes. Esto ha conllevado dos limitaciones: por una parte, el no tener en cuenta los aspectos diferenciales del desarrollo cerebral durante la infancia y la adolescencia, que marcan una expresión sintomática diferente de la del adulto, y, por otra parte, el desconocimiento inicial y posterior interés creciente del efecto moldeador del estrés sobre la estructura y función cerebrales.

El diagnóstico de trastorno de estrés postraumático implica la presencia de una causa que ha de considerarse, para contemplar el diagnóstico, responsable de la clínica. Sin embargo, no siempre es fácil detectar esta causa. Un terremoto, un accidente de tráfico son sucesos obvios. En cambio, el abuso sexual o el maltrato emocional pueden ser ocultados, o simplemente no ser percibidos adecuadamente en una persona cuyo cerebro inmaduro o cuya dependencia emocional no permite distinguirlos.

 El conocimiento de los síntomas clínicos compatibles con el TEPT es muy importante en psiquiatría infantil, y su presencia nos va a obligar a explorar de forma exhaustiva y desde una buena alianza terapéutica posibles estresores graves no mencionados o directa y activamente ocultados.

CONCEPTO DE ESTRÉS

La Real Academia Española define estrés como la «tensión provocada por situaciones agobiantes que originan reacciones psicosomáticas o trastornos psicológicos a veces graves». El término tensión implica la participación de dos factores, el que «presiona» y las características del que recibe esta presión. Por último, acepta que, como consecuencia del desborda-

miento de la resistencia del receptor, aparecen reacciones físicas y psicológicas que pueden ser graves, y por lo tanto se refiere al término biológico y psicológico de estrés.

Procedente del latín, el término fue importado al español desde la voz inglesa *stress*. Clásicamente descrito en el campo de la física, fue el médico fisiólogo Hans Selye quien introdujo el término para describir la respuesta biológica de los organismos ante situaciones de tensión física o emocional. En sus estudios sobre respuesta hormonal al estrés en roedores, descubrió que ratas sometidas a inyección de diferentes sustancias nocivas o a condiciones de estrés ambiental, tenían idénticos cambios en estructuras que implican el eje hipotalámico-hipofisario-adrenal, lo que le llevó a identificar, por primera vez, que esos cambios eran la forma que el organismo tiene de afrontar el estrés. Su libro más conocido, *The Stress of life*, fue publicado en 1956, aunque su primer trabajo vio la luz en 1936.

CONCEPTO DE TRAUMA

La palabra trauma deriva del griego (*traûma*, 'herida'). La Real Academia Española define trauma con las siguientes acepciones:

1. Choque emocional que produce un daño duradero en el inconsciente.
2. Emoción o impresión negativa, fuerte y duradera.
3. Lesión duradera producida por un agente mecánico, generalmente externo.

De esta forma, se puede ver que en el lenguaje no médico se ha introducido el concepto de trauma de origen psíquico procedente del campo de la psiquiatría, y en particular del psicoanálisis. Se explica así que en la primera definición se diga «daño duradero en el inconsciente». Sigmund Freud definió el concepto de trauma psíquico sufrido por los excombatientes como una «ruptura de la barrera a los estímulos». El carácter excepcional del acontecimiento estresante hace que el sujeto carezca de puntos de referencia que le permitan asimilar la experiencia y se generen los síntomas.

 El concepto de trauma incluye el de herida y el de circunstancia excepcional.

La Clasificación Internacional de las Enfermedades Mentales, en su 11ª edición (CIE-11) define trauma como «un evento o una serie de eventos extremadamente amenazantes u horribles» y centra la definición de trauma en el carácter excepcional como desencadenante de la sintomatología, para poder hacer el diagnóstico. Remite, pues, al consenso social de que es un acontecimiento extraordinario.

 La CIE-11 define trauma como «un evento o una serie de eventos extremadamente amenazantes u horribles».

En contraste, la Asociación Americana de Psiquiatría, en en la 5ª edición de su Manual Diagnóstico y Estadístico de los Trastornos Mentales, evita la generalización y en su definición ofrece una lista de acontecimientos concretos («exposición a la muerte, lesión grave o violencia sexual, ya sea real o amenaza»).

 El Manual Diagnóstico y Estadístico de los Trastornos Mentales, 5ª edición (DSM-5) define trauma como «exposición a la muerte, lesión grave o violencia sexual, ya sea real o amenaza», en una (o más) de las formas siguientes:

1. Experiencia directa del suceso.
2. Presencia directa del suceso ocurrido a otros.
3. Conocimiento de que el suceso traumático le ha ocurrido a un familiar próximo o a un amigo íntimo. En los casos de amenaza o realidad de muerte de un familiar o amigo, el suceso ha de haber sido violento o accidental.
4. Exposición repetida o extrema a detalles repulsivos del suceso(s) traumático(s) (p. ej., socorristas que recogen restos humanos; policías repetidamente expuestos a detalles del maltrato infantil).

Nota: el criterio 4 no se aplica a la exposición a través de medios electrónicos, televisión, películas o fotografías, a menos que esta exposición esté relacionada con el trabajo.

APARICIÓN DE LA CATEGORÍA DIAGNÓSTICA DE «TRASTORNO DE ESTRÉS POSTRAUMÁTICO»

Las primeras descripciones de síntomas de estrés postraumático pueden encontrarse a finales del siglo XIX, y toman relevancia en el estudio de reacciones psicológicas en los combatientes de guerra, sobre todo a partir de la Primera y Segunda Guerras Mundiales. Durante la segunda mitad del siglo XIX y primera del siglo XX, diversos investigadores avanzan en el conocimiento de los efectos de diferentes situaciones traumáticas, y, aunque sus hallazgos no confluyen, son la base imprescindible para alcanzar el segundo nivel de conocimiento sobre trauma que se produce en la segunda mitad del siglo XX. Se deben destacar los estudios de Oppenheim, quien acuña el concepto de neurosis traumática en 1889. Por otra parte, autores como Briquet estudian la histeria, observando que gran cantidad de pacientes con síntomas his-

téricos tenían antecedentes de traumas infantiles. Jean-Martin Charcot señala que la existencia de un trauma puede situar al paciente en un estado similar al que se consigue con la hipnosis. Pierre Janet, siguiendo sus estudios, propone que cuando las personas experimentan emociones vehementes, sus mentes son incapaces de integrar la experiencia y se disocian. Al mismo tiempo, los restos del recuerdo traumático constituyen una idea fija que no puede eliminarse, por lo que continúa apareciendo de manera intrusiva. Así, en el estudio de síntomas asociados a trauma aparecen, a la vez, reacciones en adultos sometidos a estresores intensos (combate) que se parecen a síntomas descritos en personas que han padecido «hipotéticas» situaciones traumáticas en la infancia, sin que termine de poderse unificar una teoría etiopatogénica común.

Cabe destacar que, en el contexto histórico y social en que se desarrollan estos estudios, las mujeres y los niños no son todavía sujetos de derecho, y muchos sucesos traumáticos (abusos, violaciones) son ignorados, negados, o atribuidos a la fantasía psíquica, lo que dificulta poner en común los hallazgos. Es en la segunda mitad del siglo XX cuando las sociedades desarrolladas podrán poner la mirada sobre mujeres y niños. Así, mientras la primera descripción del síndrome del niño golpeado data de 1860 y es obra de Augusto Ambrosio Tardieu, catedrático de medicina legal de París, no es hasta 1959 cuando Henry Kempe introduce, en la Asociación Americana de Psiquiatría, el término. En 1962 es publicada la descripción completa del cuadro, incluyendo, por primera vez, los aspectos psiquiátricos (además de radiológicos y legales) y epidemiológicos.

En los años setenta, tras la guerra de Vietnam, se desarrollan amplios estudios empíricos sobre los veteranos de este conflicto. Al mismo tiempo, vinculado con la creciente importancia de los movimientos feministas, se describe el síndrome traumático por violación y se crean los primeros centros de ayuda para mujeres violadas. Respecto al trastorno de estrés postraumático en la infancia, su estudio directo se conoce desde que Lacey evaluó, en el año 1972, a un grupo de niños tras un accidente.

 La categoría diagnóstica de *Trastorno por estrés postraumático* es introducida por primera vez en 1985, en el Manual Diagnóstico y Estadístico de los Trastornos Mentales, 3ª edición (DSM-III). La posibilidad de que lo sufran los niños se reconoce más tarde, en la revisión de 1987.

En el DSM-5 se añaden síntomas específicos para el diagnóstico de trastorno de estrés postraumático en menores de 6 años. Y, además, esta categoría diagnóstica se traslada desde la categoría de *Trastornos de ansiedad*, como estaba clasificada en el DSM-IV, a la de *Trastornos relacionados con traumas y factores de estrés*, en el DSM-5. Además, incluye, junto al trastorno de estrés postraumático, dos trastornos antes clasificados dentro de trastornos infantiles referentes al apego. Este cambio, que también es observado en la clasificación CIE-11, señala la confluencia de estudios sobre trauma y estrés en niños, adolescentes y adultos, y su efecto sobre el neurodesarrollo.

El DSM-5 añade síntomas específicos de TEPT para menores de 6 años.

Tabla 16-1. Cambio de categoría de clasificación del trastorno de estrés postraumático en el Manual Diagnóstico y Estadístico de los Trastornos Mentales	
DSM-IV	**DSM-5**
Trastornos de ansiedad • Trastorno de angustia sin agorafobia • Trastorno de angustia con agorafobia • Agorafobia sin historia de trastorno de angustia • Fobia específica • Fobia social • Trastorno obsesivo-compulsivo • Trastorno por estrés postraumático • Trastorno por estrés agudo • Trastorno de ansiedad generalizada • Trastorno de ansiedad debido a... (indicar enfermedad médica) • Trastorno de ansiedad inducido por sustancias • Trastorno de ansiedad no especificado	**Trastornos relacionados con traumas y factores de estrés** • Trastorno de apego reactivo • Trastorno de relación social desinhibida • Trastorno de estrés postraumático (incluye el trastorno de estrés postraumático en niños menores DS 6 años) • Trastorno de estrés agudo • Trastorno de adaptación • Otro trastorno relacionado con traumas y factores de estrés especificado • Trastorno relacionado con traumas y factores de estrés no especificado

Tabla 16-2. Cambio de categoría de clasificación del trastorno de estrés postraumático en la Clasificación Internacional de Enfermedades	
CIE-10	**CIE-11**
Reacciones a estrés grave y trastornos de adaptación • Reacción a estrés agudo • Trastorno de estrés postraumático • Trastornos de adaptación • Otras reacciones a estrés grave	**Trastornos específicamente asociados a estrés** • Trastorno de estrés postraumático • Trastorno de estrés postraumático complejo • Trastorno por duelo prolongado • Trastorno adaptativo • Trastorno de apego reactivo • Trastorno de relación social desinhibida • Otro trastorno relacionado con factores de estrés especificado • Trastorno relacionado con factores de estrés no especificado

La CIE-11, además, incluye la categoría de *Trastorno de estrés postraumático complejo*, que añadiría la presencia de síntomas de desorganización de la personalidad asociados a formas sostenidas, repetidas o múltiples, de situaciones traumáticas (por ejemplo, tortura, esclavitud, campañas genocidas, abuso sexual o físico repetido en la infancia, violencia doméstica prolongada), reflejando pérdida de recursos emocionales, psicológicos y sociales bajo condiciones de adversidad prolongada.

Al mismo tiempo, la CIE-11 traslada la categoría de *Reacciones de estrés agudo* fuera de las categorías diagnósticas de trastorno mental, señalando así su carácter de reacción no patológica. No ha sido así en el DSM-5, en el que se conserva como categoría dentro de los trastornos relacionados con traumas y factores de estrés.

En las **tablas 16-1** y **16-2** pueden verse los cambios relevantes de categoría de algunos trastornos.

> La CIE-11:
> 1. No considera un trastorno clínico las reacciones a estrés agudo.
> 2. Introduce la categoría de TEPT complejo.

En el año 2020, la población mundial vivió una situación estresante masiva debido a la eclosión de la pandemia por enfermedad coronavírica de 2019 (COVID-19). Esta circunstancia ha supuesto un incremento de la presencia de psicopatología, especialmente en edades pediátricas y adolescentes. La comunidad científica, ante esta epidemia de trastornos mentales, ha establecido como prioridad el estudio del impacto del estrés en el neurodesarrollo. Todavía son escasos los estudios publicados acerca de la pre-

valencia del trastorno de estrés postraumático en niños y adolescentes tras la pandemia, aunque algunos autores han encontrado una prevalencia del 16 % en esta franja de edad. Tener mayor conocimiento sobre los factores protectores y las estrategias de prevención se ha convertido en tema prioritario de salud pública en todo el mundo. Sin duda, la próxima década va a ser muy importante en cuanto a un mayor conocimiento del impacto del estrés en el neurodesarrollo, pues confluyen dos circunstancias: por una parte, un interés científico previo en la relación estrés-neurodesarrollo como factor de riesgo, y, por otra, la vivencia universal de una experiencia potencialmente traumática que ha afectado a todos los segmentos de edad (incluyendo la edad prenatal) de la población mundial.

TRASTORNO DE ESTRÉS POSTRAUMÁTICO: CARACTERÍSTICAS DIAGNÓSTICAS

La característica esencial del TEPT es el desarrollo de síntomas específicos tras la exposición a uno o más eventos traumáticos. Estos síntomas pueden variar. En algunos individuos se basan en la reexperimentación del miedo, y pueden predominar los síntomas emocionales y de comportamiento. En otros, serían más angustiosos, la anhedonia o los estados de ánimo disfóricos y las cogniciones negativas. En algunos individuos, sobresalen la excitación y la externalización de los síntomas reactivos, mientras que en otros predominan los disociativos. Por último, algunos individuos presentan combinaciones de estos patrones de síntomas. En los niños menores de 6 años, algunos síntomas pueden ser más difíciles de reconocer, pues las intrusiones pueden ser en forma de juegos repetitivos de contenido traumático, que pueden no estar asociados a angustia, o las pesadillas pueden no tener contenidos que recuerden al trauma. También hay diferencias en la expresión de distorsiones cognitivas y puede no haber evitación de situaciones que recuerden al suceso. Para facilitar el reconocimiento del trastorno en niños más pequeños es por lo que la clasificación DSM-5 ha incluido criterios específicos para este grupo de edad. En las **tablas 16-3** y **16-4** se presentan los criterios diagnósticos de la clasificación DSM-5 para mayores y menores de 6 años, respectivamente.

En menores de 6 años:

- La reexperimentación puede producirse en el juego, sin angustia asociada.
- Las pesadillas pueden no identificar contenidos relacionados con el trauma.
- La evitación de situaciones que recuerden al trauma puede no existir.
- Se requieren menos síntomas para cumplir criterios de TEPT que en niños mayores.

Aunque no forman parte de los criterios diagnósticos, el trastorno de estrés postraumático puede producir regresiones en el desarrollo (como la pérdida de lenguaje en niños pequeños, o reaparición de enuresis nocturna o encopresis), y pueden aparecer seudoalucinaciones auditivas (voces que hablan entre sí) e ideación paranoide, dificultando el diagnóstico diferencial. El carácter temporal, la directa relación con el evento traumático y la reactivación de síntomas con desencadenantes asociados al evento permiten el diagnóstico diferencial con los trastornos psicóticos primarios.

Cuando el trauma es grave, repetido y desde edades tempranas, puede haber afectación a largo plazo de la capacidad de regulación emocional y de establecer un patrón adecuado de relaciones interpersonales.

Tabla 16-3. Criterios diagnósticos del Manual Diagnóstico y Estadístico de los Trastornos Mentales, 5ª edición para el trastorno de estrés postraumático en niños mayores de 6 años, adolescentes y adultos

A. Exposición a la muerte, lesión grave o violencia sexual, ya sea real o amenaza, en una (o más) de las formas siguientes:

1. Experiencia directa del suceso
2. Presencia directa del suceso(s) ocurrido(s) a otros
3. Conocimiento de que el suceso traumático ha ocurrido a un familiar próximo o a un amigo íntimo. En los casos de amenaza o realidad de muerte de un familiar o amigo, el suceso ha de haber sido violento o accidental
4. Exposición repetida o extrema a detalles repulsivos del suceso traumático (p. ej., socorristas que recogen restos humanos; policías repetidamente expuestos a detalles del maltrato infantil)
   Nota: el criterio A4 no se aplica a la exposición a través de medios electrónicos, televisión, películas o fotografías a menos que esta exposición esté relacionada con el trabajo

B. Presencia de uno o más de los síntomas de intrusión siguientes asociados al suceso traumático, que comienza después del mismo:

1. Recuerdos angustiosos recurrentes, involuntarios e intrusivos del suceso traumático
   Nota: en los niños mayores de 6 años, se pueden producir juegos repetitivos en los que se expresen temas o aspectos del suceso traumático
2. Sueños angustiosos recurrentes en los que el contenido y/o el afecto del sueño está relacionado con el suceso traumático
   Nota: en los niños, pueden existir sueños aterradores sin contenido reconocible
3. Reacciones disociativas (p. ej., escenas retrospectivas) en las que el sujeto siente o actúa como si se repitiera el suceso traumático (estas reacciones se pueden producir de forma continua, y la expresión más extrema es una pérdida completa de conciencia del entorno presente)
   Nota: en los niños, la representación específica del trauma puede tener lugar en el juego
4. Malestar psicológico intenso o prolongado al exponerse a factores internos o externos que simbolizan o se parecen a un aspecto del suceso traumático
5. Reacciones fisiológicas intensas a factores internos o externos que simbolizan o se parecen a un aspecto del suceso traumático

C. Evitación persistente de estímulos asociados al suceso traumático, que comienza tras este, como se pone de manifiesto por una o las dos características siguientes:

1. Evitación o esfuerzos para evitar recuerdos, pensamientos o sentimientos angustiosos acerca o estrechamente asociados al suceso traumático
2. Evitación o esfuerzos para evitar recordatorios externos (personas, lugares, conversaciones, actividades, objetos, situaciones) que despiertan recuerdos, pensamientos o sentimientos angustiosos acerca o estrechamente asociados al suceso traumático

D. Alteraciones negativas cognitivas y del estado de ánimo asociadas al suceso traumático, que comienzan o empeoran después del mismo, como se pone de manifiesto por dos (o más) de las características siguientes:

1. Incapacidad de recordar un aspecto importante del suceso traumático (debido típicamente a amnesia disociativa y no a otros factores, como una lesión cerebral, alcohol o drogas)
2. Creencias o expectativas negativas persistentes y exageradas sobre uno mismo, los demás o el mundo (p. ej., «estoy mal», «no puedo confiar en nadie», «el mundo es muy peligroso», «tengo los nervios destrozados»)
3. Percepción distorsionada persistente de la causa o las consecuencias del suceso traumático que hace que el individuo se acuse a sí mismo o a los demás
4. Estado emocional negativo persistente (p. ej., miedo, terror, enfado, culpa o vergüenza)
5. Disminución importante del interés o participación en actividades significativas
6. Sentimiento de desapego o extrañamiento de los demás
7. Incapacidad persistente de experimentar emociones positivas (p. ej., felicidad, satisfacción o sentimientos amorosos)

E. Alteración importante de la alerta y reactividad asociada al suceso traumático, que comienza o empeora después del mismo, como se pone de manifiesto por dos (o más) de las características siguientes:

(Continúa)

Tabla 16-3. Criterios diagnósticos del Manual Diagnóstico y Estadístico de los Trastornos Mentales, 5ª edición para el trastorno de estrés postraumático en niños mayores de 6 años, adolescentes y adultos (*Cont.*)

1. Comportamiento irritable y arrebatos de furia (con poca o ninguna provocación) que se expresan típicamente como agresión verbal o física contra personas u objetos
2. Comportamiento imprudente o autodestructivo
3. Hipervigilancia
4. Respuesta de sobresalto exagerada
5. Problemas de concentración
6. Alteración del sueño (p. ej., dificultad para conciliar o continuar el sueño, o sueño inquieto)

F. La duración de la alteración (criterios B, C, D y E) es superior a un mes
G. La alteración causa malestar clínicamente significativo
H. La alteración no se puede atribuir a los efectos fisiológicos de una sustancia (p. ej., medicamento, alcohol) o a otra afección médica

Especificar si:

Con síntomas disociativos: los síntomas cumplen los criterios para el trastorno de estrés postraumático y, además, en respuesta al factor de estrés, el individuo experimenta síntomas persistentes o recurrentes de una de las características siguientes:

1. **Despersonalización**: experiencia persistente o recurrente de un sentimiento de desapego y como si uno mismo fuera un observador externo del propio proceso mental o corporal (p. ej., como si soñara, sentido de irrealidad, de uno mismo o del propio cuerpo, o de que el tiempo pasa despacio)
2. **Desrealización**: experiencia persistente o recurrente de irrealidad del entorno (p. ej., el mundo alrededor del individuo se experimenta como irreal, como en un sueño, distante o distorsionado)
   Nota: para utilizar este subtipo, los síntomas disociativos no se han de poder atribuir a los efectos fisiológicos de una sustancia (p. ej., desvanecimiento, comportamiento durante la intoxicación alcohólica) u otra afección médica (epilepsia parcial compleja)

Especificar si:

Con expresión retardada: si la totalidad de los criterios diagnósticos no se cumplen hasta al menos seis meses después del acontecimiento (aunque el inicio y la expresión de algunos síntomas puedan ser inmediatos)

Tabla 16-4. Criterios del Manual Diagnóstico y Estadístico de los Trastornos Mentales, 5ª edición para el trastorno de estrés postraumático en niños menores de 6 años

A. En niños menores de 6 años, exposición a la muerte, lesión grave o violencia sexual, ya sea real o amenaza, en una (o más) de las formas siguientes:
   1. Experiencia directa del suceso traumático
   2. Presencia directa del suceso ocurrido a otros, especialmente a los cuidadores primarios
      Nota: no incluye sucesos que solamente se han visto en medios electrónicos, televisión, películas o fotografías
   3. Conocimiento de que el suceso traumático ha ocurrido a uno de los padres o cuidadores

B. Presencia de uno (o más) de los síntomas de intrusión siguientes asociados al suceso(s) traumático, que comienzan después del suceso(s) traumático(s):
   1. Recuerdos angustiosos recurrentes, involuntarios e intrusivos del suceso traumático
      Nota: los recuerdos espontáneos e intrusivos pueden no ser necesariamente angustiosos y se pueden expresar como recreación en el juego
   2. Sueños angustiosos recurrentes en los que el contenido y/o el afecto del sueño está relacionado con el suceso traumático
      Nota: puede resultar imposible determinar que el contenido aterrador está relacionado con el suceso traumático
   3. Reacciones disociativas (p. ej., escenas retrospectivas) en las que el niño siente o actúa como si se repitiera el suceso traumático (estas reacciones se pueden producir de forma continua, y la expresión más extrema es una pérdida completa de conciencia del entorno presente). La representación específica del trauma puede tener lugar en el juego
   4. Malestar psicológico intenso o prolongado al exponerse a factores internos o externos que simbolizan o se parecen a un aspecto del suceso traumático
   5. Reacciones fisiológicas importantes a los recordatorios del suceso traumático

C. Ha de estar presente uno (o más) de los síntomas siguientes, que representan evitación persistente de los estímulos asociados al suceso traumático o alteración cognitiva y del estado de ánimo asociada al suceso traumático, que comienza o empeora después del suceso:

Evitación persistente de los estímulos:
   1. Evitación o esfuerzos para evitar actividades, lugares o recordatorios físicos que despiertan el recuerdo del suceso traumático
   2. Evitación o esfuerzos para evitar personas, conversaciones o situaciones interpersonales que despiertan el recuerdo del suceso traumático

Alteración cognitiva:
   3. Aumento importante de la frecuencia de estados emocionales negativos (p. ej., miedo, culpa, tristeza, vergüenza, confusión)
   4. Disminución importante del interés o la participación en actividades significativas, que incluye disminución del juego
   5. Comportamiento socialmente retraído
   6. Reducción persistente de la expresión de emociones positivas

(Continúa)

Tabla 16-4. Criterios del Manual Diagnóstico y Estadístico de los Trastornos Mentales, 5ª edición para el trastorno de estrés postraumático en niños menores de 6 años (*Cont.*)

D. Alteración importante de la alerta y reactividad asociada al suceso traumático, que comienza o empeora después del mismo, como se pone de manifiesto por dos (o más) de las características siguientes:

1. Comportamiento irritable y arrebatos de furia (con poca o ninguna provocación) que se expresa típicamente como agresión verbal o física contra personas u objetos (incluidas pataletas extremas)
2. Hipervigilancia
3. Respuesta o sobresalto exagerada
4. Problemas de concentración
5. Alteración del sueño (p. ej., dificultad para conciliar o continuar el sueño, o sueño inquieto)

E. La duración de la alteración es superior a un mes
F. La alteración causa malestar clínicamente significativo o problemas en la relación con los padres, hermanos, compañeros u otros cuidadores, o en el comportamiento en la escuela
G. La alteración no se puede atribuir a los efectos fisiológicos de una sustancia (p. ej., medicamento o alcohol) u otra afección médica

Especificar si:

Con síntomas disociativos: los síntomas cumplen los criterios para el trastorno de estrés postraumático y el individuo experimenta síntomas persistentes o recurrentes de uno de los cuadros siguientes:

1. **Despersonalización**: experiencia persistente o recurrente de un sentimiento de desapego y como si uno mismo fuera un observador externo del propio proceso mental o corporal (p. ej., como si soñara, sentido de irrealidad, de uno mismo o del propio cuerpo, o de que el tiempo pasa despacio)
2. **Desrealización**: experiencia persistente o recurrente de irrealidad del entorno (p. ej., el mundo alrededor del individuo se experimenta como irreal, como en un sueño, distante o distorsionado)
   Nota: para utilizar este subtipo, los síntomas disociativos no se han de poder atribuir a los efectos fisiológicos de una sustancia (p. ej., desvanecimiento, comportamiento durante la intoxicación alcohólica) u otra afección médica (epilepsia parcial compleja)

Especificar si:

Con expresión retardada: si la totalidad de los criterios diagnósticos no se cumplen hasta al menos seis meses después del acontecimiento (aunque el inicio y la expresión de algunos síntomas puedan ser inmediatos)

Por este motivo, la CIE incluye, en su 11ª edición, el *Trastorno por estrés postraumático complejo*, que cumpliría criterios de *Trastorno de estrés postraumático* más la presencia de desregulación emocional, autoconcepto negativo y dificultades para establecer relaciones afectivas adecuadas. Esta categoría, no aceptada por el momento como distinta al TEPT en el DSM, considera que en la definición de trastorno de estrés postraumático no se recogen bien los cambios profundos en la regulación afectiva, comportamental e interpersonal que sufren las personas que han sido expuestas repetidamente y de forma prolongada a situaciones traumáticas, ya que, bajo situaciones de estrés crónico y terror prolongado, la personalidad de la víctima cambia o altera su desarrollo como consecuencia de la indefensión a la que se ve sometida, en especial si se produce en la infancia. Aunque en la CIE-10 existía la categoría de *Cambio duradero de la personalidad tras experiencia catastrófica*, los estudios de campo señalan que el término trastorno de estrés postraumático complejo es más preciso y ayuda mejor a los clínicos a consensuar el diagnóstico.

- En el TEPT, pueden aparecer seudoalucinaciones e ideación paranoide.
- El trastorno de estrés postraumático complejo, según la CIE-11, incluye:
  - Todos los criterios CIE-11 de TEPT +
    - Desregulación emocional.
    - Autoconcepto negativo.
    - Dificultades para establecer relaciones afectivas adecuadas.

PRESENTACIÓN CLÍNICA DEL TRASTORNO DE ESTRÉS POSTRAUMÁTICO

Para establecer el diagnóstico, es necesaria la presencia de uno o varios eventos traumáticos junto con los síntomas reactivos que cumplan los criterios diagnósticos antes expuestos, en la línea de lo que se indica a continuación.

Presencia de reexperimentación de suceso

Puede ser en forma de pensamientos, recuerdos o imágenes intrusivas, que acuden de forma espontánea o en respuesta a situaciones que recuerdan al suceso (y que pueden ser estímulos sensoriales simples, como imágenes, sonidos, olores que lleven al recuerdo de los momentos de intenso horror vivido): la reexperimentación puede ser en forma de reacciones vegetativas (sudor, taquicardia, náuseas, etcétera).

En niños, puede ser a través del juego, repitiendo la escena y sin angustia asociada.

También los sueños son formas de reexperimentación, pudiendo, en los niños, no tener contenidos que hagan pensar en el suceso traumático.

> Son frecuentes las pesadillas en las que hay situaciones de muerte del propio niño o su familia.
> En niños y adolescentes, la reexperimentación puede consistir en repetir conductas relacionadas con el trauma (por ejemplo, violencia a terceros o conductas sexuales desinhibidas), lo que les sitúa en escenarios de riesgo de revictimización.

A menudo son estos síntomas los que provocan alarma en el entorno y son la puerta de entrada a la consulta.

Respecto a la reexperimentación, es útil tener en cuenta la etapa de desarrollo del niño. En menores de 3 años, cuando la memoria explícita no está desarrollada (la memoria de recuerdos), pueden no aparecer narraciones ni juego simbólico de contenido traumático, y las expresiones de reexperimentación pueden consistir en episodios de ira o pánico sin poder identificarse un desencadenante. Esto es debido a que la memoria implícita (o memoria de procedimientos) reactiva la respuesta de alarma ante un desencadenante sin que el individuo pueda asociarla a ningún recuerdo aparente. Este mecanismo es relevante en circunstancias en que el entorno puede haber estado ajeno al contexto (p. ej., en casos de adopción), en un momento en que el individuo tampoco puede evocar recuerdos, o cuando el entorno no comunica una situación traumática que está produciéndose. Conocer esta posibilidad puede ayudar al manejo de algunos síntomas que pueden llegar a ser muy disruptivos e incomprensibles desde el entorno, o a explorar cuidadosamente este entorno.

Evitación de estímulos asociados al suceso y alteraciones cognitivas

Consiste en la evitación de lugares, personas y circunstancias que recuerden al evento traumático o desencadenen sensaciones asociadas al malestar vivido. En niños menores de 6 años, puede no encontrarse este síntoma. Sin embargo, en ellos pueden darse bloqueos en la exploración global del entorno con retraimiento, expresión limitada de emociones positivas, problemas de aprendizaje y regresiones en el habla o en el control de esfínteres.

Las alteraciones cognitivas pueden consistir en amnesia de aspectos importantes del suceso, distorsiones acerca de la percepción de uno mismo o del mundo («no se puede confiar en nadie», «el mundo es demasiado peligroso»), percibirse incapaz de crecer hasta ser un adulto normal, o verse muerto o encarcelado al llegar a adulto.

Alteración de la alerta

El aumento de la activación o hiperactivación fisiológica es responsable de los trastornos de sueño (insomnio, terrores nocturnos, pesadillas, sonambulismo), la irritabilidad, el estado constante de alerta, las dificultades de concentración y, con frecuencia, las rabietas y la agresividad.

También se da la necesidad de estar cerca de las personas de apego, con lo que aparecen a menudo síntomas de ansiedad de separación (no poder ir al baño solo, no ir a la cama, no poder incorporarse a la escuela).

Evolución de los síntomas

Para considerar el diagnóstico, debe haber transcurrido al menos un mes desde el suceso traumático (antes de este tiempo, se englobaría en el diagnóstico de reacción a estrés agudo). Pero debe tenerse en cuenta que los síntomas pueden aparecer de forma más tardía, o no cumplir todos los criterios hasta mucho después del suceso, incluso años. De ahí que se hable de formas de inicio retardado. No es infrecuente observar el inicio de síntomas tras la experimentación de una nueva situación estresante, traumática o no, en situaciones que pueden ofrecer nuevos riesgos o cuando aparece mayor consciencia de lo ocurrido (por ejemplo, un abuso sexual intrafamiliar repetido en el que aparecen los síntomas completos en el momento en que el menor tiene edad madurativa de comprender que lo que está ocurriendo es un abuso sexual).

- Se requiere mínimo un mes de evolución para el diagnóstico de TEPT.
- El cuadro puede tardar incluso años en aparecer de forma completa (forma retardada).

La evolución clínica depende de factores individuales, de las características del evento traumático y de los factores protectores del entorno.

Ante un acontecimiento traumático, solo un 16 % de los jóvenes expuestos desarrollan el cuadro completo.

El trastorno tiene una evolución fluctuante, y algunos casos tienden a mejorar aun sin tratamiento, aunque la recuperación espontánea tras seis meses de iniciado el trastorno es infrecuente. Aun sin presentar criterios completos, los síntomas parciales producen deterioro significativo de la calidad de vida, y una de las complicaciones es la presencia de patología comórbida, tanto previa como desencadenada por el evento traumático (trastornos de ansiedad, trastornos afectivos, trastornos por uso de sustancias, trastornos psicóticos, desregulación emocional crónica con afectación de relaciones interpersonales).

Estudios recientes en población infantojuvenil expuesta a estresores traumáticos parecen indicar que el trastorno de estrés postraumático complejo es más frecuente, como forma de presentación, que el trastorno de estrés postraumático en este grupo de edad.

Los síntomas subclínicos y la comorbilidad en el TEPT causan deterioro de la calidad de vida, aun sin criterios completos de TEPT.

EVALUACIÓN DIAGNÓSTICA

La anamnesis y la exploración psicopatológica son las herramientas básicas para el diagnóstico de trastorno de estrés postraumático.

Además, en este diagnóstico puede haber implicaciones forenses y legales, por lo que es recomendable establecer un marco claro de evaluación y de posibles actuaciones posteriores a ella tanto con el propio paciente (con un nivel de información claro y adecuado a su edad de desarrollo) como con los tutores legales.

> ! Es recomendable que, en todo inicio de relación terapéutica con un menor, el clínico especifique que el contenido de las conversaciones será privado, excepto si se revelan contenidos que ponen en riesgo la integridad del paciente o son delictivas.

Debe explicarse que, en ese caso, se deberá hablar de ello a su tutor legal o a la autoridad correspondiente. También se le puede decir que, en todo caso, él será conocedor antes que nadie de la actuación que se hará, siempre que no se le ponga en riesgo, y que se consensuará con él el momento y la forma de comunicarlo. También es conveniente, si llegara el caso, ser realista respecto a nuestra capacidad limitada de mantener el control sobre información y actuaciones que dependan de otros organismos. Si se tiene la precaución de tener esta primera conversación en cualquier primera visita, queda claro el marco en el que se va a hacer la valoración de forma realista y previsible.

Si se trata de una primera visita en la que se puede saber el motivo de consulta, puede ser conveniente primero entrevistar al adulto responsable del menor a solas. Nos ayudará a obtener un relato más exacto de los hechos sucedidos sin el riesgo de reactivación en consulta, pudiendo luego mejorar la exploración psicológica, y se podrá, así, estar atento a posibles demandas no explícitas en el motivo de consulta que a menudo tiene el adulto (valorar la veracidad de un relato del menor que implica a un miembro de la familia; apoyar la solicitud de una modificación de régimen de visitas con el progenitor no custodio; pedir una indemnización tras un accidente). Si se detecta un riesgo de instrumentalización de la exploración, se podrá clarificar nuestro rol clínico y solicitar, si procede, una valoración pericial.

- Se deben aclarar siempre el marco y los límites de la relación terapéutica.
- Se ha de obtener información previa a la exploración del menor si es posible.

Anamnesis

Permitirá obtener información sobre aspectos del desarrollo psicológico previo, la presencia de factores de riesgo biológicos y ambientales, así como factores de protección. Es importante revisar antecedentes personales de otras situaciones traumáticas o estresantes, sintomatología ansiosa, depresiva y estrategias sociales previas. También es relevante conocer la red de apoyo inmediata (y su estado psicológico, a menudo también afectado) y el punto de protección física y legal en que se encuentra respecto al hecho traumático. La situación de vulnerabilidad médica y los aspectos económicos son elementos también importantes, y que a menudo precisarán la intervención de otros agentes (trabajador social, equipo médico, jurista).

En la exploración psicopatológica, la edad del paciente va a determinar algunos aspectos del modo de realizarla.

Menores de 3 años

Nos encontraremos que los síntomas serán relatados por el adulto (por ejemplo, la ansiedad de separación, la presencia de pesadillas, la regresión en control de esfínteres o en el lenguaje). Serán precisas, probablemente, varias visitas para

que el niño se sienta cómodo a solas con el entrevistador (en ocasiones no es posible, debido a la intensa ansiedad de separación activada por el trauma). Algunos síntomas pueden aparecer en la consulta (una rabieta inconsolable, pérdida de control de esfínteres) de forma inesperada, o en el contexto de que el adulto hable de algún aspecto relacionado con la situación traumática. En la exploración, a través del juego, se valorará el nivel de lenguaje expresivo y comprensivo, la capacidad de participar en un juego de interacción y simbólico, así como si aparecen contenidos significativos o repetitivos respecto a la situación traumática. Se valorará, también, el estado anímico global, la tensión frente a la exploración y las conductas de apego hacia el cuidador. Un niño con aspecto de estar alerta, con bajo interés en el juego y en la interacción con el examinador, pendiente de las acciones del cuidador o con comportamientos desorganizados, apoya el diagnóstico.

> ! Si el cuidador principal presenta una seria afectación anímica respecto al suceso, puede ser difícil objetivar en qué grado es la situación directa hacia el niño la que produce los síntomas, complicando el diagnóstico.

En situaciones de trauma complejo, el retraso del desarrollo de lenguaje, la pobreza del juego simbólico, la inquietud o la inhibición conductual son síntomas habituales. También puede observarse un acercamiento desinhibido hacia el terapeuta o ausencia de ansiedad de separación como signos de trastornos de apego.

Edad preescolar

Tras el relato adulto, la exploración se hace a solas, y ya puede aparecer narración del suceso, así como alguna explicación de presencia de síntomas concretos (como las pesadillas). Debe recordarse que, en estas edades, puede no encontrarse la evitación y que la reexperimentación puede presentarse en el juego, sin angustia asociada.

Edad escolar, adolescentes

La entrevista a solas (en contexto de existir un hecho traumático conocido) revelará la presencia de los síntomas típicos de reexperimentación, evitación, cognitivos y de activación.

A menudo, la angustia asociada al recuerdo es tan intensa que el paciente evita el relato, o puede solo narrar aspectos parciales, de forma que, a menudo, la situación traumática se transmite al examinador no mediante la narración de los hechos concretos, sino a través del estado emocional (activación de ansiedad, labilidad, temblor, necesidad de parar la entrevista, malestar físico en forma de mareo) que el recuerdo activa.

> ! La entrevista debe mantener en todo momento un clima de confiabilidad, previsibilidad, empatía y respeto al ritmo y contenido del relato. Al mismo tiempo, no ha de eludir el objetivo exploratorio.

Ante síntomas compatibles con TEPT, debe interrogarse sobre posibles situaciones traumáticas. Se debe recordar que algunos de estos síntomas pueden ser muy inespecíficos (hiperactividad, alteraciones de conducta, irritabilidad, trastornos de sueño), o presentarse de forma comórbida a otros trastornos. Por otra parte, se sabe que es habitual ocultar la presencia de acontecimientos traumáticos.

Herramientas diagnósticas

Las **entrevistas semiestructuradas** son útiles para sistematizar la exploración de los síntomas:

- **Escala para la Evaluación de los Trastornos Afectivos y la Esquizofrenia en Niños-versión presente y de por vida, actualización del DSM-5 (*Kiddie-Schedule for Affective Disorders and Schizophrenia for School-Age Children-Present and Lifetime Version, DSM-5 update* [K-SADS-PL-5]).** Es la entrevista semiestructurada más ampliamente utilizada en estudios de investigación clínica, y la versión española adaptada para DSM-5 ha sido recientemente validada. Interroga sobre la mayor parte de trastornos recogidos en el DSM-5, incluido el trastorno de estrés postraumático.
- *Mini-International Neuropsychiatric Interview for Children and Adolescents* **(MINI-KID)**: entrevista estructurada de diagnóstico de psicopatología general, incluyendo el trastorno de estrés postraumático. Más reducida que la anterior, lo que acorta el tiempo de exploración; también está validada.

Las entrevistas semiestructuradas ofrecen la ventaja de poder hacer un buen cribado de diferentes diagnósticos que pueden presentarse de forma comórbida, así como de preguntar de forma sistemática por la posibilidad de haber experimentado eventos traumáticos, cuando estos no han sido referidos abiertamente.

- **Escalas específicas de evaluación de síntomas de estrés postraumático:**
  - **Escala Infantil de Síntomas del Trastorno de Estrés Postraumático (*Child PTSD Symptom Scale*, CPSS) para DSM-IV.** La CPSS es un instrumento, administrado por el clínico, desarrollado para evaluar la presencia de síntomas TEPT en niños, niñas y adolescentes de 8 a 18 años con una historia conocida de trauma. Basada en los criterios diagnósticos del DSM-IV, cada uno de sus 17 ítems se corresponde con uno de los 17 criterios de este manual. La traducción española ha mostrado buenas propiedades psicométricas (Rincón *et al.*, 2014; Serrano, 2018. Los autores publicaron en 2018 una nueva versión, ajustada a los criterios DSM-5, denominada CPSS-5 (Foa EB *et al.*, 2018). Aunque se ha traducido al español, en el momento de la redacción de este tema no se ha publicado su validación en este idioma.
  - **Escala de Impacto de Eventos para Niños-Revisada, versión para padres (*Children's Revised Impact of Events Scale, Parent version*, CRIES-13).** Este cuestionario, con versiones de aplicación por padres o autoaplicado (de 8 a 18 años), mide síntomas de TEPT en niños, en formato breve de 13 ítems.
  - **Lista de chequeo de disociación infantil (*Child Dissociative Checklist*, CDC).** Mide síntomas de disociación en niños, mediante 20 ítems puntuados por los cuidadores.
  - **Inventario de Comportamiento Sexual Infantil (*Child Sexual Behavior Inventory*, CSBI)** (Friedrich, 1997). Este cuestionario mide comportamientos sexuales problemáticos en niños de 2 a 12 años que han sido o pueden haber sido abusados.
- **Cuestionarios de experiencias traumáticas:**
  - **Cuestionario de Victimización Juvenil (*Juvenile Victimization Questionnaire*, JVQ).** Puede usarse en forma de entrevista para menores de edad desde los 8 a los 17 años. Con 34 ítems, obtiene información sobre cinco áreas diferentes de maltrato: crimen convencional, maltrato infantil, victimización por iguales y hermanos, visualización de violencia doméstica y abuso sexual. Hay una versión para cuidadores para obtener información en niños de menos de 8 años. Ha sido traducido y validado en su versión castellana por Forns A, *et al.*
  - **Cuestionario de trauma infantil (*Childhood Trauma Questionnaire*, CTQ):** es el autoinforme más utilizado para la evaluación de experiencias traumáticas en la infancia, y ha sido validado por los autores para su uso por adolescentes a partir de 12 años. Contempla cinco tipos de traumas infantiles: abuso emocional, abuso físico, abuso sexual, abandono físico y abandono emocional. Consta de 70 ítems. Posteriormente, Bernstein *et al.* (2003) han desarrollado una versión corta, *The Childhood Trauma Questionnaire-Short Form* (CTQ-SF), compuesta por 28 ítems. El CTQ-SF ha sido adaptado y traducido al castellano por Hernández A, *et al.*

DIAGNÓSTICO DIFERENCIAL Y COMORBILIDAD

- **Trastornos de adaptación.** En los trastornos de adaptación, el estresor no cumple criterios de excepcionalidad traumática. Por otra parte, síntomas que no cumplen criterios para trastorno de estrés postraumático tras una situación traumática deben ser diagnosticados de trastornos adaptativos.
- **Trastorno de estrés agudo.** Se distingue en que se presenta entre tres días y un mes después de la exposición al evento traumático.
- **Otros trastornos y afecciones postraumáticas:** puede que tras el evento traumático se desarrollen síntomas que cumplan criterios para otros trastornos mentales, en cuyo caso se diagnosticarán dichos trastornos. Si, además, cumple criterios de TEPT, se diagnostican ambos.
- **Trastorno por déficit de atención e hiperactividad:** el exceso de activación y las dificultades de concentración pueden confundirse con síntomas de TDAH. Es importante hacer un buen cribado de posibles situaciones traumáticas en niños con síntomas de esta esfera. También hay que destacar que pueden aparecer de forma comórbida, y que la presencia de TDAH es un factor de riesgo de victimización.
- **Trastornos disruptivos, del control de los impulsos y de la conducta:** pueden ser muy difíciles de distinguir del trastorno de estrés postraumático complejo. Los fenómenos de reexperimentación y las alteraciones cognitivas asociadas al trauma no se presentan en los trastornos de conducta, siempre que sean explorados y revelados. De nuevo, es posible que se presenten de forma comórbida.

- **Trastornos psicóticos:** pueden presentarse alucinaciones auditivas en el TEPT, centradas en contenidos traumáticos. Los fenómenos de reexperimentación deben distinguirse de la presencia de alucinaciones visuales. Algunos autores refieren que la psicosis y el TEPT no son entidades tan separadas, sino que con frecuencia confluyen y se solapan. El cumplimiento de criterios para un trastorno psicótico hará que hagamos este diagnóstico, que de nuevo puede ser comórbido a un TEPT.

TRATAMIENTO DEL TRASTORNO DE ESTRÉS POSTRAUMÁTICO

Antes de abordar el tratamiento de un paciente con trastorno de estrés postraumático, es necesario analizar los factores asociados que pueden dificultar la evolución del cuadro. De estos, el más relevante es que la situación traumática haya cesado y el paciente se mantenga bajo condiciones de seguridad física y emocional. Así pues, la primera estrategia terapéutica es establecer las bases para que estas condiciones ocurran.

La seguridad puede depender de acciones que deben realizar terceros (por ejemplo, la separación de unos padres en cuya relación hay violencia de género). En ocasiones, las familias acuden a buscar ayuda terapéutica sin asumir que los factores traumáticos deben cesar. En otras, las acciones legales de protección no se han llegado a poner en práctica, o han sido parciales o ineficaces. En este caso, los esfuerzos se centrarán en este primer paso: Ayudar al paciente a estar a salvo.

 Hay que ayudar al paciente a estar a salvo.

Estrategias psicoterapéuticas

El tratamiento de primera elección en el TEPT en niños y adolescentes es psicoterapéutico. Se han desarrollado diferentes modalidades, de las cuales la psicoterapia cognitivo-conductual focalizada en trauma y la desensibilización y reprocesamiento por los movimientos oculares han demostrado eficacia, por lo que se describen a continuación.

Psicoterapia cognitivo-conductual focalizada en el trauma

Dentro de las estrategias terapéuticas, la psicoterapia cognitivo-conductual focalizada en el trauma es la que ha mostrado mayor evidencia de eficacia, y por ello es la que referenciamos más exhaustivamente en este tema.

El primer objetivo de esta estrategia es reducir los síntomas de estrés postraumático en niños y adolescentes, teniendo en cuenta dos aspectos clave:

1. El rol del cuidador.
2. La naturaleza evolutiva de la capacidad del niño de tener estrategias de afrontamiento y de regulación emocional.

Inicialmente desarrollado para el tratamiento de TEPT tras abuso sexual, fue adaptado posteriormente a otras formas de sucesos traumáticos.

Este modelo de tratamiento fue diseñado para ser realizado en 12-16 sesiones de tratamiento ambulatorio, dependiendo de las necesidades y habilidades de los cuidadores y el paciente.

También se dirige a las reacciones emocionales de los cuidadores no implicados directamente en la ofensa, que también pueden presentar síntomas de estrés postraumático relacionado con ella.

 Los elementos clave de la intervención diseñada por Cohen, Mannarino y Deblinger, en 2006, incluyen:

1. Psicoeducación y habilidades parentales.
2. Relajación.
3. Regulación emocional.
4. Afrontamiento y procesamiento cognitivo.
5. Narrativa del trauma.
6. Dominio en vivo de los recuerdos del trauma.
7. Sesiones conjuntas niño-cuidador.
8. Desarrollo de estrategias de protección.

Cada uno de estos elementos puede ser modificado según las necesidades del niño o la familia sobre la que se está interviniendo.

Psicoeducación

Dirigida al paciente y al entorno familiar. Ofrece una interpretación de los síntomas que se pueden estar presentando en el TEPT y de su mecanismo explicativo. La comprensión de los síntomas reduce el estrés y mejora la capacidad de acompañamiento eficaz por parte de la estructura familiar, que a menudo se halla sumida en sensaciones de ansiedad y confusión que complican la mejoría clínica.

Es importante un enfoque abierto y colaborativo, con el que tanto el terapeuta como el paciente y la familia compartan información relevante en una y otra dirección.

Habilidades parentales

El acompañamiento del menor con trastorno de estrés postraumático supone un desafío y precisa de habilidades de escucha emocional, autorregulación del propio adulto y estrategias de manejo conductual. Así, los padres se entrenan en el uso del elogio, la atención selectiva, el tiempo fuera y el refuerzo.

Relajación

Entrenar en técnicas de relajación forma parte del abordaje sobre el control de los síntomas de activación de la ansiedad. Se enseña respiración diafragmática y a centrarse en la respiración y redireccionar la atención hacia ella frente a pensamientos intrusivos. De nuevo, los padres intervienen en trabajar estas habilidades en casa.

Regulación emocional

La regulación emocional se define como los procesos externos e internos responsables de monitorizar, evaluar y modificar nuestras reacciones emocionales para conseguir nuestras metas. En muchas ocasiones, la meta puede ser reducir un estado emocional negativo que se ha vuelto demasiado intenso o duradero. Las estrategias usadas pueden ser adaptativas o desadaptativas (como el consumo de alcohol o las autolesiones). Aunque existen varios modelos explicativos, se puede sintetizar que la regulación emocional implica, por una parte, la capacidad de autoobservar e identificar correctamente la emoción y, por otra, tener estrategias reguladoras centradas en los antecedentes de la emoción y en la respuesta emocional.

Se considera que los individuos que no pueden manejar de forma eficaz sus respuestas emocionales frente a los sucesos de la vida diaria, experimentan períodos de sufrimiento más largos. El trabajo sobre la regulación emocional es una intervención inespecífica que se ha mostrado útil en personas con diferente sintomatología, incluida la del TEPT. Las reacciones postraumáticas implican la aparición de numerosas emociones negativas y de forma intensa. Exige, por tanto, una capacidad de regulación emocional muy elevada. Las personas con baja capacidad de regulación emocional tienen más riesgo de presentar TEPT. Al mismo tiempo, el entrenamiento en el manejo de la regulación emocional permite abordar otros pasos del tratamiento, como la exposición y la narración del trauma.

> **!** Desde el punto de vista del procesamiento emocional de la experiencia, aumentar la capacidad para comprender y etiquetar las emociones involucradas permite asimilar con mayor celeridad el trauma.

Se considera que uno de los puntos importantes de eficacia en la terapia de TEPT es ayudar a los pacientes a describir su experiencia emocional y validarla.

> **!** A través de diferentes actividades y juegos, se ayuda al niño a identificar y expresar sentimientos. Al mismo tiempo, los padres son entrenados en la escucha reflexiva de manera que puedan ayudar a la expresión de emociones del niño en casa.

Se enseñan estrategias de control del afrontamiento de la respuesta emocional. Estas técnicas se trabajan sobre emociones de la vida cotidiana no relacionadas con el trauma (excepto que el paciente aporte la experiencia traumática de forma espontánea). Al mismo tiempo, se trabajan habilidades sociales y de gestión de conflictos para reducir las reacciones agresivas que fácilmente se presentan en menores con TEPT.

Afrontamiento y procesamiento cognitivo

Se trabaja en la relación entre pensamientos y sentimientos de manera que puedan identificarse y aprender cómo es posible modificar un sentimiento a través de la transformación de la forma en que se piensa. El mismo trabajo se realiza con los padres.

Narración del trauma

Se motiva a los niños a que recuerden todos los detalles del trauma y describan los eventos, sus pensamientos y sentimientos asociados. A través de un cuaderno, escrito por el niño o dictado al terapeuta, se va construyendo la narración.

Es importante que durante esta fase la familia y el terapeuta se mantengan atentos a posibles exacerbaciones de síntomas asociados al trauma para adaptar el ritmo de terapia al nivel de tolerancia del paciente.

Con los padres a solas se trabaja la narración para asegurar que sean capaces de asimilar el relato sin experimentar una angustia extrema. También se les ayuda a corregir sus propios pensamientos erróneos respecto al trauma o a los comportamientos del niño.

Durante este proceso, el terapeuta ayuda a corregir pensamientos distorsionados que surgen alrededor del evento traumático.

Dominio in vivo de los recordatorios del trauma

A menudo, los niños que han sufrido un trauma desarrollan comportamientos de evitación generalizados que interfieren en su funcionamiento diario. Se identifican las situaciones que generan temor y evitación, y luego se elabora un plan de exposición gradual con ayuda de padres y terapeuta.

Sesiones conjuntas niño-cuidador

Sirven para fortalecer el nivel de comodidad del niño para hablar directamente al cuidador de sus experiencias traumáticas o de cualquier tema que considere importante. En las sesiones se prepara, primero, el contenido que quiere tratar el niño; luego, con el padre a solas, se revisa la narración del trauma para comprobar que se encuentre preparado para sostener la sesión conjunta. Durante la sesión con los dos, el terapeuta da soporte y refuerza la capacidad de compartir el contenido traumático.

Desarrollo de estrategias de protección

De forma progresiva, desde estrategias más generales a más específicas en relación con el trauma, se enseñan habilidades de autoprotección, debido a que los niños que han sufrido una situación traumática tienen más riesgo de ser revictimizados.

Alguna de las habilidades que deben tratarse son las siguientes:

- Ser capaz de comunicar sentimientos a otros y expresarse respecto a situaciones que les produzcan sentimientos de confusión o miedo.
- Poner atención a percepciones de peligro.
- Desarrollar un plan de seguridad del niño.
- Comprender que, aunque los adultos deben ser respetados, a veces pueden equivocarse o ser inapropiados.

Desensibilización y reprocesamiento por los movimientos oculares

Hay creciente evidencia de que la desensibilización y reprocesamiento por los movimientos oculares (*Eye Movement Desensitization and Reprocessing*, EMDR) es una técnica prometedora en el tratamiento de niños y adolescentes con TEPT. El Instituto Nacional de la Excelencia para la Salud y la Atención del Reino Unido (NICE), en la edición de 2018 de su guía, recomienda la EMDR en niños y adolescentes en los que la terapia cognitivo-conductual focalizada en trauma no haya sido eficaz o no haya sido posible aplicarla.

La técnica, descubierta en 1987 por Francine Shapiro, consiste en la rememoración de aspectos del suceso traumático durante la estimulación bilateral de la atención, que puede ser a través de movimientos bilaterales de los ojos, del sistema auditivo (sonidos alternados en ambos oídos) o cinestésica (golpeando de forma alternada las manos o los hombros del paciente). Esto facilita la conexión entre los dos hemisferios cerebrales, mejorando el procesamiento de la información y bajando la carga emocional.

Esta técnica puede emplearse combinada con otras intervenciones.

Tratamiento farmacológico

Se han realizado pocos estudios controlados con intervención farmacológica en niños y adolescentes con TEPT.

Estudios que comparan tratamiento cognitivo-conductual focalizado en trauma, con o sin asociación con sertralina y fluoxetina, no encuentran diferencias en el resultado. Tampoco en estudios que comparan inhibidores selectivos de recaptación de serotonina (ISRS) con placebo.

Algunos estudios no controlados han encontrado beneficio del uso de antipsicóticos (risperidona, quetiapina), estabilizantes del estado de ánimo (carbamazepina) y agentes adrenérgicos (guanfacina, clonidina, propranolol).

> **!** En niños y adolescentes, no se recomienda el uso de fármacos como primera elección en el TEPT.

La Guía NICE (2018) no lo recomienda en ningún caso en este grupo de edad. La Academia Americana de Psiquiatría Infantil y Juvenil (AACAP) refiere que los ISRS pueden ser considerados en el tratamiento del estrés postraumático en niños y adolescentes.

ESTRATEGIAS PREVENTIVAS TRAS SUCESOS TRAUMÁTICOS

Las intervenciones puntuales (una sesión) en los días siguientes al suceso traumático no han mostrado utilidad en niños (aunque tampoco se han demostrado efectos perjudiciales, a diferencia de los hallazgos en algunas intervenciones en adultos).

> **!** Algunas intervenciones breves (cuatro sesiones) en las semanas posteriores al acontecimiento han mostrado eficacia, pero la evidencia es todavía muy escasa para poder recomendarla de forma sistemática.

Un estudio recientemente publicado indica que la persistencia de síntomas de estrés agudo dos semanas después de la exposición al evento traumático puede ser un predictor de desarrollo de TEPT. Todavía no hay evidencia de que intervenciones preventivas sobre esta población puedan disminuir el riesgo de desarrollo del trastorno, pero aparece esta recomendación en la última revisión de 2018 de la Guía NICE.

PUNTOS CLAVE

- El trastorno de estrés postraumático se presenta tras la exposición, puntual o reiterada, a una circunstancia traumática.
- Los síntomas incluyen experiencias de reexperimentación, evitación, alteraciones cognitivas e hiperactivación.
- Pueden presentarse otros síntomas asociados.
- En el TEPT complejo, existen dificultades crónicas de regulación emocional, de establecimiento de relaciones afectivas adecuadas, y un autoconcepto negativo.

- Debe interrogarse de forma sistemática sobre posibles eventos traumáticos a niños y adolescentes con sintomatología psiquiátrica compatible con el antecedente de trauma.
- La intervención que ha mostrado mayor eficacia, hasta la fecha, es la psicoterapia cognitivo-conductual focalizada en el trauma.
- El tratamiento farmacológico no ha mostrado suficiente evidencia para recomendarse en el tratamiento del TEPT en niños y adolescentes.

BIBLIOGRAFÍA

American Psychiatric Association. Manual Diagnóstico y Estadístico de los Trastornos Mentales, 3ª edición (DSM-III). Barcelona: Masson; 1985.

American Psychiatric Association. Manual Diagnóstico y Estadístico de los Trastornos Mentales 3ª edición-texto revisado (DSM-III-R). Revisada. Barcelona: Masson; 1988.

American Psychiatric Association. Manual Diagnóstico y Estadístico de los Trastornos Mentales 4ª edición (DSM-IV). Barcelona: Masson; 1995.

American Psychiatric Association. Manual Diagnóstico y Estadístico de los Trastornos Mentales, 5ª edición (DSM-5). Madrid: Editorial Médica Panamericana; 2014.

Bai MS, Miao CY, Zhang Y, Xue Y, Jia FY, Du L. COVID-19 and mental health disorders in children and adolescents (Review). Psychiatry Res. 2022;317:114881. doi: 10.1016/j.psychres.2022.114881.

Bernstein DP, et al. Development and validation of a brief screening version of the Childhood Trauma Questionnaire. Child Abuse Negl. 2003. PMID: 12615092.

Bobes J, Bousoño M, Calcedo A, González MP. Trastorno de estrés postraumático. Barcelona: Masson; 2000.

Children and War Foundation. Children's Revised Impact of Event Scale: CRIES-13 [internet]. 1998 [consulta el 9 de febrero de 2024]. Disponible en: http://childrenandwar.org/measures.

Cloitre M, Garvert DW, Brewin CR, Bryant RA, Maercker A. Evidence for proposed ICD-11 PTSD and complex PTSD: a latent profile analysis. Eur J Psychotraumatol. 2013;4. doi: 10.3402ejpt.v4i0. 20706.

Cohen JA, Mannarino AP, Deblinger E. Treating Trauma and Traumatic Grief in Children and Adolescents: New York: Guilford Press; 2006.

De la Peña FR, Villavicencio LR, Palacio JD, Félix FJ, Larraguibel M, Viola L, et al. Validity and reliability of the kiddie schedule for affective disorders and schizophrenia present and lifetime version DSM-5 (K-SADS-PL-5) Spanish version. BMC Psychiatry. 2018;18(1):193. doi: 10.1186/s12888-018-1773-0.

Finkelhor D, Hamby SL, Ormrod R, Turner H. The Juvenile Victimization Questionnaire: reliability, validity, and national norms. Child Abuse Negl. 2005 Apr;29(4):383-412.

Foa EB, Asnaani A, Zang Y, Capaldi S, Yeh R. Psychometrics of the Child PTSD Symptom Scale for DSM-5 for Trauma-Exposed Children and Adolescents. J Clin Child Adolesc Psychol. 2018;47(1):38-46.

Forns A, Kirchner T, Soler L, Paretilla C. Spanish/Catalan version of the Juvenile Victimization Questionnaire (JVQ): Psychometric properties. Anuario de Psicología. 2013;43(2):171-88.

Friedrich WN. Child Sexual Behavior Inventory: Professional Manual. Odessa, FL: Psychological Assessment Resources; 1997.

Hernandez A, Gallardo-Pujol D, Pereda N, Arntz A, Bernstein DP, Gaviria AM, et al. Initial validation of the Spanish childhood trauma questionnaire-short form: factor structure, reliability and association with parenting. J Interpers Violence. 2013;28(7):1498-518.

Hervás G. Psicopatología de la regulación emocional: el papel de los déficits emocionales en los trastornos clínicos. Behavioral Psychology. 2011:19(2):347-72.

Keeley JW, Reed GM, Roberts MC, Evans SC, Robles R, Matsumoto C, et al. Disorders specifically associated with stress: A case-controlled field study for ICD-11 mental and behavioral disorders. Int J Clin Health Psychol. 2016;16(2):109-27.

Kempe CH, Silverman FN, Steele BF, Droegemueller W, Silver HK. The Battered-Child Syndrome. JAMA. 1962;181:17-24.

Lacey GN. Observations on Aberfan. J Psychosom Res. 1972;16:257-60.

National Institute for care and excellence. Post-traumatic stress disorder. NICE guideline 116 [internet]. 2018 [consulta el 9 de febrero de 2024]. Disponible en: https://www.nice.org.uk/guidance/ng116.

Pijpers ML, Covers MLV, Houterman S, Bicanic IAE. Risk factors for PTSD diagnosis in young victims of recent sexual assault. Eur J Psychotraumatolog. 2022 Apr 5;13(1):2047293. doi: 10.1080/20008198.2022.2047293.

Putnam FW, Helmers K, Trickett PK. Development, reliability, and validity of a child dissociation scale. Child Abuse Negl. 1993;17(6):731-41.

Ramirez de Arellano MA, Russell D, Jobe-Shields L, George P, Dougherty RH, Daniels AS, et al. Trauma-Focused Cognitive Behavioral Therapy: Assessing the Evidence. Psychiatr Serv. 2014 May 1;65(5):591-602.

Rincón P, Gysling M, Jiménez C, Lloyd S, Navarro MF, Retamal L, et al. Propiedades Psicométricas de la Escala de Síntomas de TEPT para Niños (CPSS) en Población Chilena Afectada por el Terremoto y Tsunami del 27-F de 2010. Ter Psicol. 2014;32(1):57-64.

Redican E, Hyland P, Cloitre M, McBride O, Karatzias T, Murphy J, et al. Prevalence and predictors of ICD-11 posttraumatic stress disorder and complex PTSD in young people. Acta Psychiatr Scand. 2022 Aug;146(2):110-25. doi: 10.1111/acps.13442. 11 de mayo de 2022.

Sánchez-Ferrer F, Cervantes-García E, Gavilán-Martín C, Quesada JA, Cortes-Castell E, Nso-Roca AP. Emotional impact on children during home confinement in Spain. Front Public Health. 2022 Oct 14;10:969922. doi: 10.3389/fpubh.2022.969922.

Sayed MH, Hegazi MA, El-Baz MS, Alahmadi TS, Zubairi NA, Altuwiriqi MA, et al. COVID-19 related posttraumatic stress disorder in children and adolescents in Saudi Arabia. PLOS ONE. 2021 Aug 4;16(8):e0255440. doi: 10.1371/journal.pone.0255440.

Selye H. Forty years of stress research: principal remaining problems and misconceptions. Can Med Assoc J. 1976;115(1):53-6.

Serrano-Ibáñez ER, Ruiz-Párraga GT, Esteve R, Ramírez-Maestre C, López-Martínez AE. Validation of the Child PTSD Symptom Scale (CPSS) in Spanish adolescents. Psicothema. 2018 Feb;30(1):130-135. doi: 10.7334/psicothema2017.144. PMID: 29363482.

Sheehan DV, Lecrubier Y, Ferrando L, Bobes J, Gibert J. Mini-International Neuropsychyatric Interview for Children and Adolescents (MINI-KID). Versión en Español 5.0.0 DSM-IV. 2000.

Smith P, Dalgleish, Meiser-Stedman R. Practitioner Review: Posttraumatic stress disorder and its treatment in children and adolescents. J Child Psychol Psychiatry. 2019;60(5):500-15. doi:10.1111/jcpp.12983.

World Health Organization Clasificación Internacional de Enfermedades para las Estadísticas de Mortalidad y Morbilidad, 11ª edición (CIE-11); Disponible en: 2019/2021. https://icd.who.int/browse11.

Suicidio y conductas autolesivas en la adolescencia 17

M. J. Mardomingo Sanz

OBJETIVOS

- Adquirir una información completa, clara y precisa de los comportamientos suicidas y las conductas autolesivas en la adolescencia que permitan tomar conciencia de la relevancia de este problema.
- Conocer el concepto de conductas suicidas y autolesivas, su prevalencia, las causas y mecanismos que llevan al suicidio o a autolesionarse, los factores de riesgo, la clínica, la comorbilidad, el curso clínico y las pautas para el diagnóstico, el tratamiento y la prevención.
- Adquirir los conocimientos necesarios para ser capaz de detectar la ideación suicida y los factores de riesgo de que el adolescente cometa un intento de suicidio o autolesión.
- Obtener la pericia para evaluar al paciente y a la familia, haciendo un diagnóstico completo de la situación y elaborando el plan de tratamiento más eficaz que evite las recaídas.

INTRODUCCIÓN

La decisión de una persona de terminar con su vida es un fenómeno impactante, más aún si se trata de los jóvenes. ¿Qué puede llevar a un ser humano a una decisión tan radical? Desde la antigüedad y hasta nuestros días, el suicidio puede ser un acto de honor y dignidad personal. Es el caso del samurái que tras perder la batalla se suicida siguiendo el ritual del *seppuku* o harakiri, o el del anciano que considera que su vida está cumplida; también puede ser la consecuencia de un dolor insoportable porque se está enfermo o se sufre un trastorno psiquiátrico. En el caso de los adolescentes y los jóvenes, el motivo más habitual es sufrir una enfermedad psiquiátrica a la que se unen otras circunstancias desfavorables. El suicidio, las ideas de suicidio, los planes y los intentos de quitarse la vida se acompañan con frecuencia de conductas autolesivas que también pueden presentarse de forma aislada y sin intención suicida. Las autolesiones aumentaron durante la epidemia de coronavirus y son un factor de riesgo de suicidio que es, a su vez, la segunda causa de muerte en el mundo en menores de 25 años por detrás de los accidentes. Comportamientos suicidas y autolesiones se han convertido en un serio desafío de salud, pues no es fácil su tratamiento.

 El suicidio es la segunda causa de muerte en el mundo de las personas de menos de 25 años.

 Los comportamientos suicidas y las autolesiones son uno de los motivos más frecuentes de consulta y urgencia médica. Se caracterizan por la elevada comorbilidad, el curso clínico desfavorable y la complejidad de los factores individuales, familiares y sociales que están implicados.

Se calcula que aproximadamente el 2 % por ciento de todas las muertes son por suicidio, y este es la segunda causa de muerte después de los accidentes de los jóvenes de 15 a 19 años en España. Además, el suicidio es la causa principal de muerte de los pacientes psiquiátricos.

Las conductas autolesivas son muy frecuentes en los comportamientos suicidas, sobre todo en la adolescencia, y un factor destacado de riesgo de suicidio. Su incidencia ha aumentado en los últimos años y se ha convertido en un problema sanitario que merece una gran atención debido a que la detección y los tratamientos son escasamente eficaces.

Desde la perspectiva de la psiquiatría infantil, el suicidio es muy poco frecuente en la infancia y más frecuente en la adolescencia, pero las ideas y los intentos de suicidio forman parte del cuadro clínico de los pacientes que acuden a la consulta con mayor frecuencia de la que se podría imaginar. Durante mucho tiempo se pensó que los niños menores de 12 años no podían tener ideas de suicidio, pues no habían adquirido el concepto de la muerte o porque resultaba inconcebible que así fuera, pero no es eso lo que cuentan los adolescentes en la consulta. Muchos, cuando sufren un cuadro depresivo, refieren ideas de suicidio y no es tan raro que esas ideas hayan comenzado mucho antes. El 60 % de estos niños no se lo cuentan a nadie.

Los prejuicios acerca de la psiquiatría y de los enfermos psiquiátricos han contribuido a que se oculte o niegue la realidad del suicidio. También las creencias religiosas, la ideología y la tendencia humana a convertir en mitos o realidades inexistentes aquello que nos interpela y cuestiona. Pero las conductas suicidas son una realidad humana y médica ante la cual solo cabe detectar a quien las sufre y ofrecerle ayuda, la que el médico puede dar desde sus conocimientos y experiencia.

DEFINICIÓN

La conducta suicida abarca las ideas de suicidio, las amenazas, los planes, los intentos y el suicidio consumado. Las ideas de suicidio pueden ser muy variadas, desde pensamientos inespecíficos —«no valgo para nada», «la vida no merece la pena», «no tengo remedio», «nadie me quiere», «soy una nulidad»— hasta amenazas o ideas de muerte con un plan concreto, que se puede llevar o no a cabo.

 El intento de suicidio o tentativa autolítica se define como aquel acto por el que un individuo de forma deliberada se infringe un daño a sí mismo sin resultado de muerte.

Para algunos autores, esta definición de intento de suicidio es válida tanto si hay intención de muerte como si no la hay. Esto se debe a que el paciente, con mucha frecuencia, insiste en que no quería morir, para acabar reconociendo que no era cierto. Cuando se trata de niños y adolescentes, lo más prudente ante una intoxicación medicamentosa, u otra forma de agresión personal, es actuar como si se tratara de un verdadero intento; si no, se corre el riesgo de no diagnosticar la gravedad de lo que sucede. Considerar que no es más que un modo de manipulación del medioambiente tiene sus riesgos, excepto en casos evidentes. La confirmación plena se tiene cuando el adolescente expresa que tuvo deseos de muerte.

 El suicidio consumado consiste en aquellos actos lesivos que el sujeto se inflige a sí mismo con resultado de muerte.

Esta definición no incluye necesariamente que el sujeto tenga la intención expresa de morir, ya que muchas veces es imposible saberlo de forma explícita, pero evita que se diagnostiquen como accidentes los que en realidad son actos suicidas. La información que se recoge en la autopsia psicológica completa el diagnóstico.

En la sección del Manual Diagnóstico y Estadístico de los Trastornos Mentales, 5ª edición (DSM-5) dedicada a aquellas entidades que requieren más estudios e investigación, las conductas autolesivas se definen como aquellas lesiones que el sujeto se provoca a sí mismo de forma repetida en la superficie corporal, sin ideación suicida ni intención de morir y esperando que el daño sea leve o moderado. Para otros autores el que no haya intención de morir no es una condición necesaria. La mayoría de las autolesiones tienen lugar de forma deliberada e impulsiva y sin resultado de muerte, pudiendo ser muy variable el motivo por el que se llevan a cabo. Sin embargo, las autolesiones son factores de riesgo de comportamientos suicidas y con gran frecuencia acompañan a estos comportamientos. Las formas más frecuentes de lesionarse son cortes en la piel, quemarse y envenenarse.

El objetivo de la autolesión es aliviar un estado de ánimo negativo, mejorar situaciones interpersonales conflictivas y lograr un estado de bienestar con sentimientos positivos. El alivio que se logra es de corta duración tras lesionarse, por lo que el adolescente puede repetirlo una y otra vez.

Continuidad del fenómeno suicida

Un tema de discusión, aún no cerrado, es si existe una continuidad entre las ideas, los planes, los intentos y el suicidio propiamente dicho o, por el contrario, son fenómenos distintos y que no se relacionan. Lo más probable es que exista esa continuidad, de acuerdo con los datos de la clínica y de la investigación. Es muy raro que se cometa un suicidio sin que haya ideas ni planes de muerte previos, o sin que el adolescente haya vivido una situación personal o familiar insoportable que un día, de modo más o menos impulsivo, se traduce en suicidio. A favor de la continuidad del fenómeno suicida está el hecho de que las circunstancias familiares, las características individuales, los antecedentes psiquiátricos y la patología psiquiátrica asociada son similares en los suicidios consumados y en el resto de las conductas suicidas.

Otros autores opinan que el suicidio es un fenómeno distinto de la ideación suicida y de los intentos. En este sentido, los sujetos que consuman el suicidio no serían superponibles a los que realizan intentos, sino cualitativamente distintos. El tema no está cerrado.

En cualquier caso, es difícil predecir el futuro y la evolución de un adolescente que en un determinado momento se autolesiona o tiene ideas de suicidio: en los dos casos ambas circunstancias pueden no volver repetirse o ser el punto de partida de numerosas complicaciones.

Ideación suicida y riesgo de suicidio

Desde el punto de vista clínico, existen algunas diferencias entre los intentos de suicidio y el suicidio consumado (**Tabla 17-1**). No obstante, hay que tener en cuenta que esta distinción no es siempre tan clara y los intentos pueden tener muchas de las características que se describen como propias del suicidio. Se volverá sobre este tema en el apartado «Evaluación y diagnóstico».

Tabla 17-1. Diferencias entre los intentos de suicidio y las autolesiones y el suicidio consumado
Suicidio
• El método es de alta letalidad
• Se produce en circunstancias en que no es posible el rescate
• Se hace de forma premeditada
• No siempre es fácil detectar un motivo desencadenante
• Suele haber patología psiquiátrica comórbida, especialmente depresión y consumo de drogas
Intento de suicidio y autolesiones
• El método es de baja letalidad
• Se lleva a cabo en público o en circunstancias con fácil rescate
• No tiene un carácter premeditado
• Suele existir un desencadenante concreto
• La comorbilidad es menor
• Existen rasgos de respuesta emocional elevada al ambiente, ansiedad e intolerancia a la frustración

Adaptado de: Mardomingo MJ. Suicidio e intentos de suicidio. En: Mardomingo MJ. Tratado de Psiquiatría del niño y del adolescente. Madrid: Díaz de Santos; 2015. p. 683-724. Edición digital, 2019.

Los intentos, amenazas e ideas suicidas son muy elevados en los adolescentes que consuman el suicidio. Por tanto, la presencia de cualquier conducta suicida debe considerarse como un factor de alto riesgo de que se consume el suicidio en el futuro. Si hay enfermedades psiquiátricas o conflictos en la familia, el riesgo es aún mucho mayor.

El método más frecuente de los intentos de suicidio es la ingestión medicamentosa, mientras que en los suicidios consumados se emplea preferentemente un método violento: precipitación, ahorcamiento, asfixia, envenenamiento y disparo por arma de fuego.

Por otra parte, hay que tener en cuenta que las ideas de suicidio son relativamente frecuentes en los adolescentes de la población general. Se calcula que un 4 % de los hombres y un 8,7 % de las mujeres han tenido alguna vez ideas de muerte de carácter transitorio que no se tradujeron en un suicidio. Se considera que esta ideación suicida es de carácter inespecífico y no se acompaña de intenso sufrimiento, por lo que, en ausencia de otros factores de riesgo, no predice la evolución a otros comportamientos más graves.

En cualquier caso, cuando el adolescente o el joven refieren estas ideas, hay que evaluarlas correctamente y seguir su evolución. Si existen otros factores de riesgo asociados, como la presencia de trastornos psiquiátricos o conflictividad familiar intensa, la ideación suicida debe considerarse siempre de alto riesgo.

EPIDEMIOLOGÍA

Las cifras oficiales sobre suicidio dependen en gran medida del método para obtener los datos, y es muy probable que sean inferiores a las reales. Muchos suicidios no se declaran, otros pasan desapercibidos o se confunden con accidentes o, simplemente no se contabilizan. Es muy probable que en el caso de los adolescentes el sesgo sea aún mayor. Algo semejante sucede con los intentos de suicidio.

El suicidio constituye un serio problema de salud de ámbito universal que afecta a todas las edades. Es la segunda causa de muerte desde los 10 a los 34 años, la cuarta desde los 35 a los 54 años y la octava desde los 55 a los 64 años.

Suicidio en niños y adolescentes

El suicidio es la segunda causa de muerte por debajo de los 25 años y representa el 6,3 % de todas las muertes. De acuerdo con la Organización Mundial de la Salud (OMS), el 75 % de todas las muertes por suicidio tienen lugar en los países menos desarrollados. Las autolesiones constituyen el mayor factor de riesgo de que el suicidio se cometa.

Las tasas de suicidio en jóvenes de 15 a 24 años oscilan entre el 1,1 y el 17,2 por 100.000 para ambos sexos, de acuerdo con la OMS, y son mucho más elevadas en los hombres (61 por 100.000) que en las mujeres (5 por 100.000). El suicidio es mucho menos frecuente en los niños menores de 14 años, pero en algunos países como Hungría ha llegado a alcanzar una tasa de 2,5 por 100.000. La ratio hombres:mujeres es aproximadamente de 10:3.

En Estados Unidos ha habido un aumento de las tasas de suicidio de los adolescentes desde 2007 a 2015, sobre todo de las chicas, que pasan de 2,4 a 5,1 por 100.000. En los chicos aumentan de 10,8 a 14,2 por 100.000.

En Estados Unidos, el más utilizado son las armas de fuego, ya que es fácil conseguirlas. De hecho, el 55 % de los niños menores de 14 años y el 67 % de los adolescentes de 15 a 19 años se suicidan con armas de fuego.

Según el Instituto Nacional de Estadística (INE), la tasa de suicidio en España en los niños de 10 a 14 años fue de 0,013 por 100.000 en 2006 y pasó a 0,093 en 2011. Estas cifras aumentan de forma progresiva con la edad para alcanzar una tasa de 2,054 por 100.000 en los jóvenes de 15 a 19 años. El suicidio es la segunda causa de muerte de los jóvenes de 15 a 19 años en España. La ratio hombres:mujeres es de 10:3.

En la última estadística publicada por el INE en el año 2020, las tasas de suicidio en España hasta los 14 años fueron: 0,206 por 100.000 en total; 0,199 por 100.000 en los chicos y 0,212 por 100.000 en las chicas. Las cifras de 15 a 29 años son de 4,091 por 100.000 en total; 6,046 por 100.000 en los hombres y de 2,039 por 100.000 en las mujeres (**Fig. 17-1**).

Suicidio en la población general

La tasa de suicidio de la población general en España es de 7,6 por 100.000 habitantes, con un aumento progresivo desde

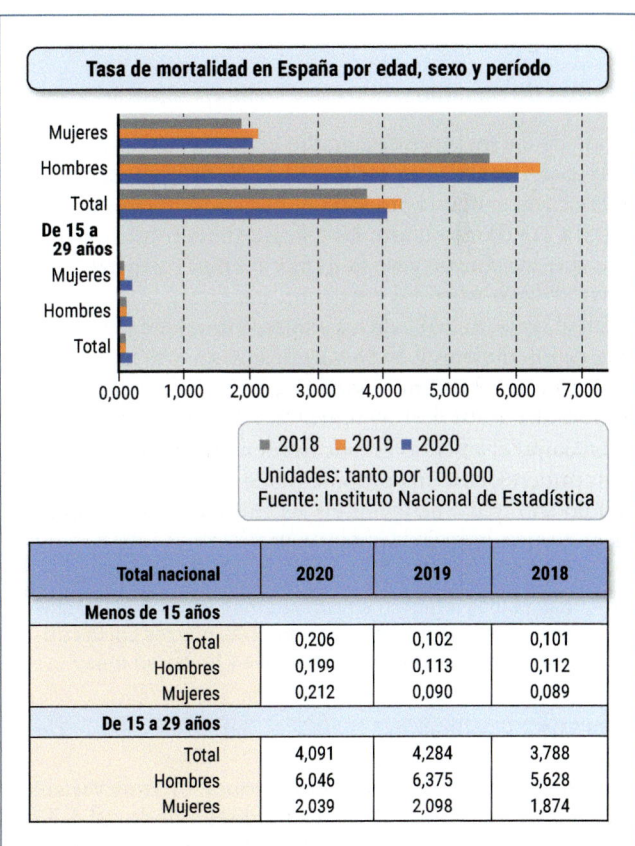

Total nacional	2020	2019	2018
Menos de 15 años			
Total	0,206	0,102	0,101
Hombres	0,199	0,113	0,112
Mujeres	0,212	0,090	0,089
De 15 a 29 años			
Total	4,091	4,284	3,788
Hombres	6,046	6,375	5,628
Mujeres	2,039	2,098	1,874

Figura 17-1. Tasas de suicidios en España en el año 2020 (Instituto Nacional de Estadística).

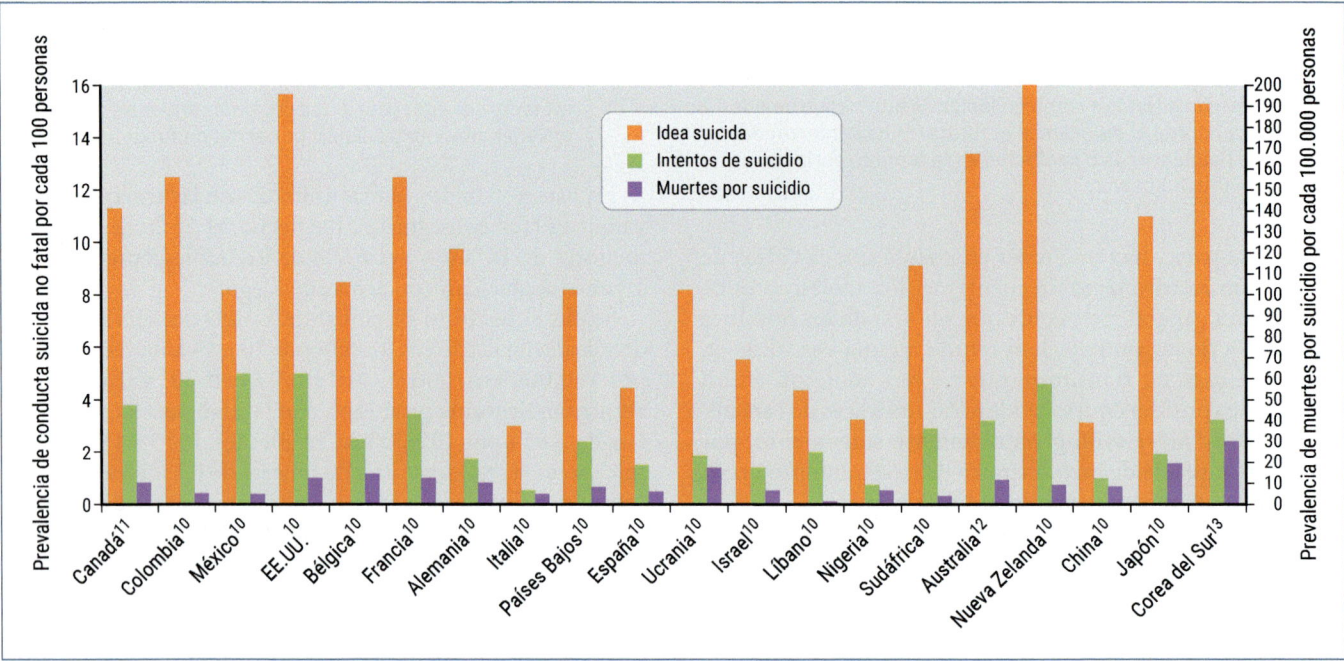

Figura 17-2. Prevalencia de conductas suicidas: ideas, intentos y muerte de ámbito nacional. Organización Mundial de la Salud, 2014.

1976. En la **figura 17-2** pueden verse las tasas de prevalencia de las conductas suicidas en diferentes países, según la OMS.

Las tasas de suicidio aumentan con la edad y son más altas en los hombres que en las mujeres. Por el contrario, los intentos de suicidio son más frecuentes en las mujeres que en los hombres, con una ratio m:h de 9-6:1 aproximadamente.

Intentos de suicidio

La tasa de los intentos de suicidio en la población general es de 45 por 100.000 habitantes. El 12 % del total se da en la adolescencia, con una proporción hombres:mujeres que varía de 1:9 a 1:3. Por lo tanto, las chicas intentan suicidarse más veces que los chicos, pero lo logran menos, mientras que los chicos utilizan métodos más contundentes y lo logran más. Se calcula que un 20 % de los adolescentes tiene ideas de suicidio (25 % mujeres y 14 % hombres) y un 8 % ha cometido un intento en el último año, una cifra que desciende al 1 % en los niños.

Así como el suicidio es más frecuente en los hombres que en las mujeres, con una proporción de 10 a 3, los intentos de suicidio son más frecuentes en las chicas, que superan a los chicos en una proporción de 9-6:1.

> **!** Las chicas intentan suicidarse más veces que los chicos, pero lo logran menos, mientras que los chicos utilizan métodos más contundentes y lo logran más.

Conductas autolesivas

Las tasas de prevalencia de las autolesiones son muy variables, con cifras de prevalencia de vida en todo el mundo del 4-42 % y en un período de 12 meses del 3-21 %. En otros estudios, se calcula que aproximadamente el 35 % de los adolescentes presentan autolesiones, con una prevalencia de vida del 13 %

y una tasa del 8 % en los niños de 7 a 8 años, con lo que se constata que cuanto menor es la edad, peor es la evolución y el pronóstico. En los últimos años se ha observado un aumento de la incidencia de las autolesiones sobre todo en las chicas. Así, desde el año 2011 hasta 2014 han aumentado un 68 % en las adolescentes de 13 a 16 años y las consultas por este motivo han aumentado especialmente durante la epidemia de coronavirus.

Suicidio y bienestar social

Las tasas de suicidio son uno de los índices más destacados de bienestar y salud de un país. En Estados Unidos, por ejemplo, se ha producido un incremento de las muertes por drogas y por suicidio en los últimos años, de forma que en 2017 murieron más de 2,8 millones de estadounidenses, 70.000 más que el año anterior, lo que ha hecho disminuir la esperanza de vida de 78,7 años a 78,6.

La tasa de suicidio en este país es la más alta de los últimos 50 años, que se sitúa como la segunda causa de muerte entre las personas de 10 a 34 años, y la cuarta entre adultos de 34 a 54 años. En 2017, cerca de 47.000 personas se quitaron la vida, lo que supone un incremento del 33 % en menos de dos décadas.

El aumento de las tasas de suicidio se atribuye a los profundos cambios sociales y de valores ocurridos a lo largo de los últimos 50 años, a las crisis económicas y a la soledad y aislamiento de la gente, que tiene la sensación de haber perdido los lazos personales, el trato humano en la relación con los demás y el control de la propia vida. España es el país más saludable del mundo, según el último índice Bloomberg Healthiest Country, lo que se atribuye a la dieta, al sistema sanitario y al estilo de vida, y es uno de los que tiene una tasa más baja de suicidios que, no obstante, también ha aumentado.

ETIOLOGÍA Y PATOGENIA

Estudiar los motivos y circunstancias que pueden empujar a una persona al suicidio o a lesionarse es sin duda un tema arduo y de gran complejidad en el que intervienen factores genéticos, temperamentales, neuroquímicos, estructuras cerebrales, ambiente familiar, experiencias tempranas, medio social, biografía, acontecimientos desencadenantes y estrés a lo largo de la vida. En este capítulo se hará un resumen de los aspectos más destacados.

Factores genéticos

En la etiopatogenia de los comportamientos suicidas intervienen numerosas variantes genéticas, mecanismos de interacción genes-ambiente y circunstancias ambientales adversas que perturban los mecanismos de respuesta al estrés.

La mayoría de los estudios indican que los antecedentes familiares de conductas suicidas aumentan el riesgo de suicidio, ideación suicida y autolesiones en los adolescentes.

 Se calcula que a la herencia le corresponde el 30-50 % de la varianza en las conductas suicidas, independientemente de los trastornos psiquiátricos que el sujeto pueda sufrir.

En el caso de los intentos de suicidio, los familiares tienen tasas más altas de conductas suicidas, y se calcula que el componente hereditario oscila entre el 17 % y el 45 %. Los hallazgos sobre la ideación suicida son menos consistentes, aunque los estudios de familiares sugieren que existe un componente hereditario y los estudios de gemelos otorgan a la herencia el 36-43 % de la varianza. Sin embargo, parece que el componente hereditario de las ideas de suicidio está ligado sobre todo al hecho de sufrir trastornos psiquiátricos, mientras que el de los intentos y el del suicidio serían independientes de esta circunstancia.

Cometer uno o más intentos de suicidio y el que haya antecedentes familiares de intentos de suicidio en la familia de primer grado, debe considerarse como un factor de alto riesgo de suicidio.

Genética molecular

Otra vía de investigación es la genética molecular. Se considera que las conductas suicidas tienen relación con los genes del transportador de serotonina (*5-HT1A*), (*5-HT2A*) y (*5-HT1B*); el gen del receptor de serotonina (*5-HT2A*); el gen de la monoaminooxidasa A (*MAOA*) (una enzima responsable de la degradación de la serotonina), y los genes de la triptófano hidroxilasa 1 y 2 (*TPH1*, *TPH2*), pero los resultados no son concluyentes.

Factores neuroquímicos

Dos de las características fundamentales del suicidio y de los intentos de suicidio son la sintomatología depresiva y las dificultades de control de los impulsos, por lo que se parte de la hipótesis de que los sistemas serotoninérgico, dopaminér-

gico, glutamatérgico, GABAérgico y cannabinoide pueden estar implicados en la fisiopatología, ya que son sistemas que regulan el control de los impulsos y el estado de ánimo.

 Los sistemas serotoninérgico y dopaminérgico regulan el estado de ánimo y el control de los impulsos; de ahí que participen en la fisiopatología de conducta suicida.

Estudios de cerebro *post mortem*

Los estudios de revisión y metaanálisis coinciden en señalar tres hallazgos fundamentales en el suicidio: cifras bajas de 5-hidroxiindolacético (5-HIAA) en líquido cefalorraquídeo; cifras bajas de serotonina y de 5-HIAA en los núcleos serotoninérgicos del tallo cerebral, y alteraciones de los receptores y del transportador de serotonina en cerebros *post mortem*. Estos hallazgos parecen ser independientes de los trastornos psiquiátricos de los pacientes y son similares a los que se observan en los intentos de suicidio.

Por tanto, el déficit serotoninérgico se traduciría, por una parte, en una desregulación de las emociones con ánimo deprimido e inestabilidad del humor y, por otra, en trastorno de la conducta con impulsividad y agresividad, síntomas todos propios de las conductas suicidas.

Técnicas de imagen

Las técnicas de imagen cerebral ponen de manifiesto la existencia de alteraciones funcionales y estructurales de la corteza cerebral, el cíngulo, el estriado y la amígdala en sujetos con intentos de suicidio, tanto más acusadas cuanto mayor es la letalidad de la conducta suicida. A pesar de que el desarrollo del cerebro continúa hasta los veintitantos años, los estudios de imagen en los adolescentes tienen pleno sentido tanto en el suicidio como en las autolesiones, ya que los factores psicosociales son diferentes en la infancia y adolescencia que en la vida adulta, lo que puede contribuir a que se establezcan correlaciones entre autolesiones, conductas suicidas y correlatos neurobiológicos. Los conflictos en la familia, el maltrato, el abuso sexual, el acoso escolar, las relaciones interpersonales problemáticas, etc., son circunstancias con un significado particular en esta edad y son factores de riesgo de psicopatología.

En el caso de las autolesiones se constatan diferencias en las pruebas de imagen entre los resultados en adultos y en adolescentes, de tal forma que la correlación entre autolesiones y sentimientos de desvalimiento, soledad e impulsividad es menor en la adolescencia que en la vida adulta. No obstante, queda pendiente hacer más estudios.

Factores de riesgo de conductas suicidas y autolesiones

Las circunstancias que llevan a un individuo a suicidarse son de carácter individual, familiar y social y pueden estar presentes desde las primeras etapas de la vida o aparecer después. En este sentido, los factores de riesgo pueden clasificarse en próximos y remotos, según sea su cercanía o lejanía de la

Tabla 17-2. Factores de carácter remoto y factores moderadores de conducta suicida y autolesiva

Factores de carácter remoto

- Factores genéticos y hereditarios
- Experiencias tempranas adversas
- Mecanismos epigenéticos
- Rasgos de personalidad
- Estilos cognitivos
- Consumo crónico de sustancias

Factores moderadores

- Sexo
- Acontecimientos vitales estresantes
- Apoyo social y familiar
- Calidad del ambiente social

sintomatología suicida, bien sea ideación, intento de suicidio o suicidio.

Los factores próximos contribuyen a que se desencadene el intento de suicidio o el suicidio, y, por tanto, son circunstancias precipitantes. Los remotos actúan como factores predisponentes que se mantienen a lo largo del tiempo. Existen además otros factores que ejercen un papel moderador (**Tablas 17-2** y **17-3**).

 En resumen, la herencia, las experiencias tempranas adversas, el estilo cognitivo impulsivo, la sensación de desvalimiento, la falta de apoyo familiar y social, sufrir depresión y consumir drogas son claros factores de riesgo de suicidio.

El mayor riesgo de que se repitan las conductas autolesivas es en las mujeres de 15-19 años y en los hombres de 20-24 años; que el método empleado sean los cortes en la piel; el tiempo que transcurre entre los episodios; tener un trastorno del espectro autista y la disforia de género, aunque aún deben hacerse más estudios sobre el tema. En un metaanálisis de 3.057 jóvenes menores de 25 años con disforia de género, la prevalencia de vida es: autolesiones, 28,2 % (9 estudios); ideas de suicidio, 28 % (6 estudios); intentos de suicidio, 14,8 % (5 estudios). No se observan diferencias significativas en función del sexo (Surace, 2021). Son también factores de riesgo de conductas suicidas y autolesivas el medio social desfavorecido y el absentismo escolar.

Tabla 17-3. Factores de carácter próximo y factores moderadores de conducta suicida y autolesiva

Factores de carácter próximo

- Acontecimientos vitales recientes
- Acoso escolar y acoso electrónico
- Psicopatología
- Ideación suicida
- Sentimientos de desvalimiento
- Autolesiones

Factores moderadores

- Sexo
- Acontecimientos vitales estresantes
- Apoyo social y familiar
- Calidad del ambiente social

Experiencias tempranas, mecanismos epigenéticos y suicidio

Las experiencias tempranas adversas son uno de los factores de riesgo de suicidio mejor demostrados, de forma particular el maltrato y el abuso sexual, hasta el punto de que, según algunos estudios, entre el 10 y el 40 % de los sujetos que tienen comportamientos suicidas han sufrido abuso sexual o maltrato.

El maltrato y el abuso sexual actúan induciendo cambios en la función y expresión de los genes por medio de mecanismos epigenéticos, cuyo efecto persiste a lo largo de la vida. De acuerdo con estudios clínicos y en modelos animales, estas circunstancias anómalas dan lugar a trastornos del eje hipotálamo-hipófiso-suprarrenal, con lo que se perturba la respuesta al estrés y aumenta la vulnerabilidad para sufrir enfermedades psiquiátricas, entre ellas intentos de suicidio y suicidio.

Las experiencias tempranas adversas dan también lugar a déficits cognitivos que se traducen en menor capacidad para enfrentarse a los problemas y resolverlos. Se ha comprobado que los adolescentes con esa dificultad tienen más ideas de suicidio tras una situación estresante.

Hay una relación entre adversidad durante la infancia, desregulación de la respuesta al estrés, déficits cognitivos y conducta suicida.

Comienzo temprano de la depresión

La depresión que comienza pronto tiene un pronóstico peor que aquella que comienza más tarde y se caracteriza por asociarse a intentos de suicidio tanto en muestras clínicas como comunitarias. La probabilidad de sufrir intentos de suicidio es tres veces mayor cuando la depresión comienza antes de los 18 años y su componente hereditario es mayor. Cuando existe una vulnerabilidad genética para sufrir depresión y se añaden factores ambientales desfavorables que modifican la expresión de los genes a través de mecanismos epigenéticos, pueden ponerse en marcha la ideación suicida, los intentos de suicidio y el suicidio.

 El riesgo de intento de suicidio es tres veces mayor cuando la depresión empieza antes de los 18 años.

Sentimientos de desesperanza

Los sentimientos de desesperanza son muy frecuentes en los niños y adolescentes que intentan suicidarse. La asociación de desesperanza e ideas de suicidio permite identificar al 93 % de los adolescentes que intentan suicidarse, según algunos estudios.

Los sentimientos de desesperanza podrían ser un factor de riesgo de conducta suicida y se han investigado sobre todo en los adultos. Se trata de una característica que se asocia a variantes del gen de la triptófano-hidroxilasa (*TPH2*), de tal forma que existe la posibilidad de que este gen actúe como un factor de riesgo de conducta suicida.

 Los sentimientos de desesperanza se asocian a variantes del gen de la triptófano-hidroxilasa (*TPH2*) y pueden ser un factor de riesgo de suicidio.

Factores familiares

El ambiente familiar ocupa un lugar clave en la aparición y desarrollo de las conductas suicidas en los niños y adolescentes. La desestructuración, la fragmentación de la familia, la conflictividad y la agresividad en el medio familiar son algunas de las circunstancias biográficas más frecuentes en los niños y adolescentes que intentan suicidarse, y uno de los factores de riesgo de conducta suicida que con más frecuencia se cita en la literatura.

 El 50 % de los adolescentes que cometen un intento de suicidio refiere una situación conflictiva en la familia, que se ha prolongado durante meses o años con un intenso estrés.

Son motivos desencadenantes del intento una discusión con los padres, violencia, el temor al castigo, el miedo a la separación de los padres y las disputas entre ellos. Otras veces el paciente no es capaz de identificar un motivo desencadenante y asegura que el intento de suicidio fue la única forma que encontró para acabar con una situación que no soportaba.

El estrés es mayor a lo largo del año que precede al intento de suicidio cuando se compara con el de los adolescentes de la población general. Estos niveles de estrés son similares a los que se dan en adolescentes que padecen trastornos psiquiátricos.

En relación con la interacción familiar, cuando los pacientes describen las características de la relación familiar refieren que la interacción padres-hijo está profundamente perturbada, con falta de comunicación de los padres con el hijo, falta de atención y desinterés por los problemas del niño, críticas persistentes por su comportamiento, frialdad afectiva, falta de amor, empleo de castigos como método educativo preferente y el aislamiento social de la familia.

 Cuando hay maltrato o abuso sexual, el riesgo de suicidio aumenta de tres a seis veces.

 La falta de apoyo emocional de los padres es uno de los datos más relevantes para el riesgo de conducta suicida.

La falta de apoyo emocional es más frecuente en los adolescentes que intentan suicidarse que en aquellos que sufren otros trastornos psiquiátricos, y esta variable discrimina por sí sola al 88 % de los niños y adolescentes que cometen intentos de suicidio.

Enfermedades psiquiátricas de los padres

Las enfermedades psiquiátricas de los padres son una de las circunstancias que más perturban la relación padres-hijo, y se observa una correlación significativa entre depresión de los padres, sobre todo de la madre, e intento de suicidio del niño. Cuanto más pronto sufre la depresión la madre, mayor es el riesgo. De forma similar, ese riesgo aumenta si la padecen la

madre y el padre. El consumo de alcohol y drogas en la familia es otro factor de riesgo.

Factores sociales, acceso a armas de fuego

La facilidad para comprar armas de fuego aumenta la mortalidad y el riesgo de suicidio en cualquier sociedad. Está comprobando que mejorar el control de la venta y del acceso de los jóvenes a las armas es una medida de protección muy eficaz.

De acuerdo con un estudio de 7.018 adolescentes de 14 a 16 años, vivir en barrios poco estructurados y conflictivos donde los recursos educativos y sociales son de baja calidad, ser inmigrante, el acceso fácil a las armas de fuego, el desarraigo y la elevada movilidad incrementan el riesgo de conductas suicidas.

Estas situaciones actúan como factores de riesgo de intentos de suicidio en la medida en que no existen mediadores de los conflictos. Los adolescentes refieren muchas veces los sentimientos de soledad que precedieron al intento de suicidio y la ausencia de un interlocutor entre los adultos con quien fuera posible una relación de diálogo y confianza.

Acoso escolar

El acoso escolar es un fenómeno complejo desde el punto de vista psicopatológico que guarda estrecha relación con los comportamientos suicidas. El acoso aumenta el riesgo de intentos de suicidio y de suicidio tanto en las víctimas como en los acosadores.

Se calcula que un 20-30 % de los niños sufre acoso en el colegio o acosa a otros niños, y su relación con los intentos de suicidio o suicidio posterior varía en función del sexo. En los chicos, según algunos estudios, la correlación depende de que sufran trastornos de conducta o depresión, lo que no es necesario en las chicas, en quienes la victimización se correlaciona con intentos de suicidio y suicidio. Estos resultados indican que la vulnerabilidad a la conducta suicida es distinta en los hombres que en las mujeres.

En un estudio de 130.908 escolares, el 6,1 % confiesa acosar a los compañeros, un 9,6 % dice sufrir acoso y un 3,1 % son a la vez acosadores y víctimas.

 Por lo que se refiere a la relación entre acoso escolar y suicidio, el 22 % de los acosadores, el 29 % de las víctimas y el 38 % de los que experimentan ambas circunstancias tienen ideas suicidas e intentos de suicidio. Los tres grupos tienen antecedentes de autolesiones y problemas emocionales.

El abuso sexual y el maltrato aparecen como antecedente personal tanto de los acosadores como de las víctimas.

Por tanto, el acoso escolar es un fenómeno más frecuente de lo que suele pensarse y es un factor de riesgo de conductas suicidas tanto en los acosadores como en las víctimas.

 El acoso escolar es un fenómeno complejo desde el punto de vista psicopatológico que aumenta el riesgo de intentos de suicidio y de suicidio tanto en las víctimas como en los acosadores.

Factores desencadenantes

Las circunstancias desencadenantes del intento de suicidio o de la ideación suicida tienen gran interés desde el punto de vista clínico y del enfoque que se va a dar al tratamiento. Los más habituales son conflictos interpersonales (discusión con los padres, ruptura amorosa, castigos), miedo al castigo, disputas entre los padres y acoso en el colegio. Son similares en los intentos de suicidio y en el suicidio consumado, aunque en este último y en los intentos de mayor gravedad es menos frecuente que exista un factor desencadenante concreto. A veces, el adolescente no es capaz de identificar qué le llevó a intentar suicidarse en ese momento o no quiere decirlo o lo dice más adelante. El número y características de los acontecimientos vitales son similares a los que se dan en otros niños con trastornos psiquiátricos.

Factores protectores

Son factores protectores frente al suicidio y las conductas autolesivas la estabilidad familiar, el afecto y el diálogo con los padres, un estilo educativo protector y al mismo tiempo exigente, el medio socioeconómico favorable, la satisfacción personal y asistir al colegio.

CLÍNICA

Las ideas de suicidio, las amenazas, las autolesiones, los planes para suicidarse y los actos que se traducen en un intento o en un suicidio consumado constituyen los síntomas cardinales de la conducta suicida. Esta sintomatología fundamental suele acompañarse de la propia de otros trastornos psiquiátricos que con tanta frecuencia se asocian al suicidio. Un porcentaje elevado de los niños y adolescentes que intentan suicidarse o lo logran sufren comorbilidad psiquiátrica, especialmente trastornos afectivos y del comportamiento, trastornos de personalidad, autolesiones y consumo de alcohol y drogas. Muchos viven en un ambiente familiar problemático y carecen de personas de referencia a quienes puedan acudir cuando se sienten mal.

> ! Las autolesiones son un fenómeno que no solo ha aumentado en los últimos años, sino que se da en niños cada vez más pequeños. Suelen empezar a los 12 años, o incluso antes, y alcanzan un pico en torno a los 15 años, con tendencia a descender a partir de los 18 años.

Las autolesiones son más frecuentes en las chicas que en los chicos y están particularmente ligadas a la pubertad y no tanto a la edad cronológica. Tener autolesiones aumenta la probabilidad de sufrir depresión, trastornos de ansiedad y de que la autolesión se repita. En aquellos casos en que el paciente tiene además otras conductas suicidas y consume de drogas es mayor el riesgo de que desarrolle un trastorno límite de la personalidad.

Las autolesiones guardan una estrecha relación con los trastornos de ansiedad y afectivos, los trastornos de la alimentación, el consumo de sustancias, las conductas disruptivas y el nivel socioeconómico desfavorecido, así como cuando hay antecedentes psiquiátricos en la familia. Se trata, por tanto,

de un fenómeno complejo aún no bien definido que puede tener relación con los cambios neurobiológicos propios de la pubertad que implican un riesgo mayor de sufrir problemas afectivos y de comportamiento, mayor sensibilidad a los juicios negativos de los demás y temor a ser rechazados.

Los motivos por los que un adolescente se autolesiona o envenena son muy variados: sufrir un estrés intolerable, buscar que alguien cambie sus opiniones o comportamiento, disminuir la tensión interior o castigarse.

En la práctica clínica, lo más frecuente es que el adolescente acuda a la urgencia con los síntomas de una intoxicación medicamentosa, o porque ha ingerido alcohol o se ha seccionado las venas o porque se ha arrojado desde el balcón de su casa o desde un puente o se ha tirado al tren.

Es muy habitual que, tras una discusión con los padres, o la ruptura con un amigo, la novia o el novio, o una situación de frustración, el chico o la chica consideren que la vida no merece la pena y decidan tomar uno o más fármacos que son de algún miembro de la familia, muchas veces de la madre, que a su vez sufre una depresión u otro trastorno psiquiátrico.

Sintomatología depresiva y conflictos familiares

Una vez que los síntomas de la intoxicación han pasado, lo más común es la presencia de síntomas depresivos de mayor o menor intensidad. El paciente refiere un estado de ánimo deprimido, sentimientos de desesperanza y soledad, dificultades de comunicación y deficiente imagen personal. Relata que la vida no tiene sentido y que ojalá hubiera muerto. Estos síntomas se relacionan muchas veces con situaciones de conflicto en el medio familiar de muchos años de duración, para las que el adolescente no ve remedio y de las que se siente, en alguna medida, responsable. En la **tabla 17-4** se resumen los síntomas más frecuentes.

> ! Los adolescentes con ideas de suicido o que cometen intentos tienen ánimo deprimido, sentimientos de desesperanza y desvalimiento, ansiedad, dificultades de comunicación, pobre control de impulsos, reacciones de cólera e intolerancia a la frustración, así como dificultades cognitivas para enfrentarse con los problemas de la vida y encontrar soluciones.

Las ideas de suicidio pueden tener un período de evolución corto, de semanas o meses, pero no es raro que estén presentes

Tabla 17-4. Síntomas frecuentes en las conductas suicidas y autolesivas

- Ánimo deprimido
- Sentimientos de desesperanza y desvalimiento
- Ansiedad
- Dificultades de comunicación
- Pobre control de impulsos
- Reacciones de cólera
- Intolerancia a la frustración
- Dificultades cognitivas para enfrentarse con los problemas de la vida y encontrar soluciones
- Expectativas inadecuadas respecto a los demás
- Sentimientos de abandono y rechazo

durante un año o más tiempo y que la primera vez que el adolescente hable de ello lo haga con ayuda del médico. Puede tratarse del primer intento de suicidio o bien de una repetición.

Son típicas las situaciones de conflicto mantenido entre los padres, que discuten y se agreden verbalmente, o están en trámites de separación o divorcio, o que ya se han separado, sin que la relación mutua haya experimentado la menor mejoría. En estos casos predominan los sentimientos de abandono y de pérdida de uno de los padres junto con los de soledad e impotencia. No es raro que los padres utilicen al hijo para resolver sus conflictos y busquen que haga de intermediario, obligándole a elegir entre uno u otro, lo que se traduce en sentimientos de culpa, desesperanza e irritabilidad.

La ruptura con algún amigo, el novio o la novia o el fracaso en los exámenes escolares están también entre los factores precipitantes más frecuentes. El adolescente vive estas circunstancias como un factor de intenso estrés que se añade a otros problemas y acaba por desbordarlo, ya que pierde uno de los pocos elementos de apoyo que le quedaban. La gravedad del intento de suicidio queda confirmada cuando existen otros intentos previos.

Trastornos de conducta

Los comportamientos suicidas se preceden con frecuencia de trastornos de conducta como agresividad, oposicionismo, deficiente control de los impulsos, problemas de adaptación social y consumo habitual de drogas. De hecho, la impulsividad, las conductas agresivas hacia los demás y los sentimientos de ira son factores predisponentes para cometer un intento de suicidio.

Trastorno bipolar y esquizofrenia

El trastorno del curso del pensamiento y las alucinaciones pueden indicar que se trata de una esquizofrenia. En estos casos, el intento de suicidio es un síntoma más del trastorno fundamental. Lo mismo puede decirse de la euforia excesiva que sugiere la posibilidad de un trastorno maníaco o de tipo bipolar.

Actitud manipuladora

En algunos adolescentes destaca la intolerancia a la frustración y la actitud manipuladora hacia los padres y hacia el medioambiente. Estas características deben tenerse en cuenta al plantear el tratamiento, pero no deben contribuir a minusvalorar la importancia del intento de suicidio y la posibilidad de que se repita. Intentar suicidarse puede ser un modo de venganza frente a los padres o un modo de coerción o castigo, pero su gravedad es indudable.

> **!** Las dificultades de adaptación social, los problemas de personalidad y de relación con los compañeros y los sentimientos de aislamiento e incomunicación son síntomas frecuentes.

Cuando se unen a un trastorno de la interacción familiar, el riesgo de suicidio aumenta. Las discusiones con los padres,

el temor al castigo y el temor a la separación de los padres después de una pelea son factores precipitantes destacados.

Método del acto suicida

El método que se emplea con más frecuencia en los intentos de suicidio es la ingestión medicamentosa y en los suicidios consumados, la precipitación desde las alturas, el disparo con arma de fuego, el ahorcamiento, la ingestión de fármacos y arrojarse al tren o a un coche en marcha. Estos comportamientos suelen irrumpir un día en forma de crisis, pero la mayoría de las veces la crisis empezó mucho antes.

La conducta suicida puede presentarse como un episodio aislado y bien definido o, por el contrario, como una sucesión de episodios que confieren un carácter crónico al curso del trastorno. El adolescente decide suicidarse ante los sentimientos de frustración, impotencia, soledad y rechazo a los que ha llegado tras una etapa de intenso estrés. La conducta suicida se percibe como la única solución posible ante unas circunstancias que resultan insoportables y que se prolongan en el tiempo.

COMORBILIDAD

El 70-90 % de los adolescentes que intentan suicidarse o consuman un suicidio sufre un trastorno psiquiátrico. Los trastornos afectivos, el abuso de alcohol y drogas y los trastornos de conducta son los diagnósticos más frecuentes. En el caso de las autolesiones, la comorbilidad es con trastornos de ansiedad y afectivos, trastornos de la alimentación, el consumo de sustancias, conductas disruptivas y trastornos de personalidad.

Trastornos afectivos

Los trastornos afectivos, depresión mayor y distimia son los que con más frecuencia se asocian a los intentos de suicidio y al suicidio en los adolescentes: se observan en el 16-82 % de los intentos de suicidio y en el 30-63 % de los suicidios consumados. La sintomatología depresiva suele acompañar y preceder a la conducta suicida y el 95 % de los jóvenes que piensan en suicidarse refieren síntomas de depresión.

Los familiares de los pacientes tienen tasas más altas de depresión y de trastorno bipolar que la población general y cuando el paciente sufre trastorno bipolar son a su vez más frecuentes los antecedentes de suicidio e intento de suicidio en los familiares.

La depresión incrementa el riesgo de suicidio de 8 a 13 veces, sobre todo cuando la depresión es grave (oportunidad relativa [OR] = 2,20), hay sentimientos de desesperanza (OR = 2,20), consumo de alcohol y drogas (OR = 2,17) y ansiedad (OR = 1,59). También aumenta el riesgo ser del sexo masculino (OR = 1,76) y el que haya habido intentos de suicidio previos (OR = 4,84). Los sentimientos de desesperanza y el inicio temprano de consumo de alcohol son dos factores destacados de riesgo suicida.

El trastorno bipolar es más frecuente en los adolescentes que se suicidan que en aquellos que lo intentan, y la presencia de una fase mixta maniacodepresiva es un factor de riesgo de consumar el suicidio. Aproximadamente el 20 % de los adolescentes que se suicidan han sido diagnosticados de un trastorno bipolar, de tal modo que esta enfermedad multiplica por nueve el riesgo de suicidio.

Consumo de alcohol y drogas

El consumo de alcohol y de otras drogas está estrechamente ligado al suicidio y a los intentos de suicidio de los adolescentes. Se calcula que el 27-62 % de los sujetos que se suicidan consumen drogas y es un problema particularmente grave el que su consumo comience a edades cada vez más tempranas. El consumo de drogas aumenta 8,5 veces el riesgo de suicidio y hasta 17 veces si además se añade depresión. Las drogas más habituales son alcohol, marihuana y cocaína.

El consumo de alcohol aumenta 9,69 veces el riesgo de suicidio en sujetos que no tienen otros trastornos psiquiátricos y tiene un papel fundamental en las mujeres de 15 a 29 años en las que por sí solo es un factor pronóstico de suicidio. El alcohol aumenta la letalidad del intento de suicidio y, por tanto, su gravedad.

El hecho de que el adolescente beba alcohol cuando se siente deprimido es un marcador de intentos de suicidio y suicidio, aunque no tenga ideas de suicidio en ese momento, lo que pone de manifiesto la importancia de detectarlo y tomar medidas de prevención.

 El consumo de alcohol aumenta 9,69 veces el riesgo de suicidio en sujetos que no tienen otros trastornos psiquiátricos y tiene un papel fundamental en las mujeres de 15 a 29 años.

Trastornos de conducta

Los trastornos de conducta constituyen la tercera patología asociada a comportamientos suicidas más frecuente después del consumo de alcohol y drogas. La asociación de trastorno afectivo, trastorno por déficit de atención e hiperactividad (TDAH), trastorno de conducta y consumo de drogas es una situación que implica un riesgo elevado de suicidio. Hay que destacar que estas patologías tienen en común la impulsividad, la desinhibición y la agresividad, características que en sí mismas aumentan el riesgo de muerte.

 El 70-90 % de los adolescentes que intentan suicidarse o consuman un suicidio sufre un trastorno psiquiátrico, especialmente depresión, consumo de alcohol y drogas y trastornos de conducta.

Trastornos de personalidad

Los trastornos de personalidad son otra patología muy frecuente en los pacientes con conductas suicidas, calculándose que un 65 % de los adolescentes que se diagnostican de depresión cumplen criterios de trastorno de personalidad y tienen un riesgo mayor de suicidio.

Los más frecuentes son el antisocial, el límite, el histriónico y el narcisista. Estos trastornos de personalidad se caracterizan por una mayor frecuencia de episodios depresivos, inestabilidad emocional, relaciones interpersonales problemáticas,

conductas suicidas, consumo de alcohol y drogas, impulsividad y antecedentes de desestructuración familiar.

 Un 33 % de los jóvenes que se suicidan han sufrido trastornos de personalidad, sobre todo de tipo límite y antisocial.

El trastorno límite es especialmente frecuente en esta edad (41 %), así como los rasgos de personalidad narcisista, evitativa y esquizoide. La impulsividad, la agresividad y el neuroticismo —que consiste en la persistencia excesiva de emociones y sentimientos negativos— son asimismo características de los intentos de suicidio.

Características temperamentales

La impulsividad como rasgo temperamental forma parte de los mecanismos fisiopatológicos del comportamiento suicida, y es consustancial al trastorno del control de los impulsos, sobre todo en un grupo de pacientes que tienen las siguientes características:

- Son frecuentes los suicidios o tentativas violentas y no premeditadas.
- El paciente se mantiene asintomático entre los episodios.
- No se detectan factores de estrés psicosocial desencadenantes.
- El cuadro clínico se relaciona con alteraciones neuroquímicas del sistema serotoninérgico.

Otros trastornos psiquiátricos

Los trastornos de ansiedad se dan en el 16-38 % de los intentos de suicidio y en el 4-22 % de los suicidios consumados. Por lo que se refiere a la esquizofrenia, destaca su mayor frecuencia en los niños que intentan suicidarse, 15 %, mientras que en los adolescentes que cometen suicidio se da en el 0-6 %.

Los intentos de suicidio son frecuentes en los pacientes con trastornos de la alimentación, tanto en aquellos que tienen bulimia nerviosa como en aquellos que tienen anorexia nerviosa, de modo particular en los que desarrollan conductas purgativas. Un 54-62 % refiere ideas de suicidio y un 13-31 %, intentos de suicidio. La depresión y la agresividad son dos factores de riesgo destacados de ideación suicida tanto en la anorexia como en la bulimia, por lo que debe tenerse en cuenta en la evaluación de los pacientes.

 La depresión, la impulsividad y la agresividad son factores de riesgo de ideación suicida en la anorexia nerviosa y en la bulimia.

CURSO CLÍNICO

La sintomatología del suicidio suele comenzar por ideas de muerte o por autolesiones que se siguen de amenazas, planes, intentos y suicidio, por lo que conocer el curso clínico y las sucesivas etapas que sigue es fundamental para entender la naturaleza de esta patología y poder así prevenirla y tratarla adecuadamente. La evolución depende de factores genéticos y, de forma destacada, de las circunstancias ambientales.

Un apartado fundamental es conocer aquellos factores de riesgo de que el intento de suicidio se repita, el suicidio se consume o se produzca otro tipo de muerte violenta. Los más destacados son la adaptación personal y social del adolescente a lo largo del período de seguimiento, la comorbilidad psiquiátrica y las características de los intentos de suicidio que pueden contribuir a predecir su evolución.

Repetición del intento de suicidio

La repetición del intento de suicidio es una característica de muchos suicidios y, por tanto, un motivo de alarma. Entre el 27-65 % de los niños y adolescentes repiten el intento de suicidio. En el suicidio consumado hay ideación suicida previa en el 85 %, amenazas, en el 55 % e intentos previos, en el 40 %.

Los estudios de seguimiento de adolescentes que intentan suicidarse constatan que el 8,7 % de los hombres y el 1,2 % de las mujeres mueren a lo largo de un período de cinco años porque se suicidan o por actos violentos. El mayor riesgo de muerte ocurre durante los seis meses posteriores al intento de suicidio y es más frecuente en aquellos que no son capaces de identificar un motivo concreto desencadenante del intento de suicidio, la presencia de sintomatología psicótica y el consumo de alcohol.

 Los estudios de seguimiento de adolescentes que intentan suicidarse constatan que el 8,7 % de los hombres y el 1,2 % de las mujeres mueren a lo largo de un período de cinco años.

En estudios a más largo plazo, el 10 % de los hombres y el 2,9 % de las mujeres han consumado el suicidio al cabo de 10-20 años. Los principales factores de riesgo de consumar el suicidio son: sexo masculino, ausencia de factor precipitante en el intento de suicidio, método usado de alta letalidad y diagnóstico de trastorno afectivo o psicótico. Por tanto, el sexo masculino y la existencia de depresión o sintomatología psicótica empeoran la evolución de los intentos de suicidio.

La mayoría de los trabajos coinciden en que la muerte por suicidio o por causas no naturales es más frecuente en los adolescentes y jóvenes con antecedentes suicidas que en la población general, y este riesgo es particularmente intenso a lo largo del primer año tras el intento de suicidio. La probabilidad de muerte es mayor en los hombres, cuando no existe un motivo desencadenante, cuando existe patología afectiva o psicótica, cuando hay consumo de alcohol y drogas, cuando hay trastorno de conducta y conductas antisociales, y cuando se ha repetido varias veces el intento de suicidio.

 El sexo masculino, el que exista depresión o sintomatología psicótica y la repetición del intento empeoran la evolución de los intentos de suicidio.

En un estudio de niños y adolescentes de 7 a 16 años con intentos de suicidio a los que se sigue durante un período de 8-10 años y se comparan con un grupo control, se observan claras dificultades de adaptación personal, familiar y social en los pacientes y una mayor prevalencia de patología psiquiátrica. Un 29 % ha tenido serios problemas de convivencia familiar y ha abandonado a su familia de origen a lo largo de este tiempo, lo cual solo sucede en el 4 % del grupo de comparación. Asimismo, las relaciones interpersonales fuera del grupo familiar son inestables o ausentes en el 33 % de los casos, frente al 0 % del grupo control. Ambas variables son estadísticamente significativas y diferencian de forma muy clara a ambos grupos de sujetos.

En el ámbito académico y laboral, los sujetos con comportamientos suicidas abandonan antes los estudios, de tal modo que un 25 % no termina los estudios primarios, alcanzan un nivel educativo menor, tienen trabajos menos cualificados y con escasa estabilidad, y se sienten insatisfechos con lo que hacen. Otro dato revelador es la frecuencia de trastornos psiquiátricos, de tal forma que si en el momento del intento de suicidio un 87 % sufre un trastorno psiquiátrico, a lo largo del período de seguimiento lo presenta un 54,4 %. Los diagnósticos más frecuentes son trastornos de personalidad, trastornos afectivos y dependencia del alcohol, patologías que también se han relacionado con la repetición de intentos de suicidio en adultos. El diagnóstico de trastorno afectivo es el más estable a lo largo del tiempo.

La ausencia de un factor desencadenante claro, la menor edad del niño cuando realiza el primer intento, la presencia de TDAH, el consumo de drogas y las relaciones interpersonales insatisfactorias e inestables son los factores de peor pronóstico a largo plazo.

La ideación suicida y los intentos de suicidio se dan en el 70 % de los pacientes que tienen depresión, lo que empeora de forma notable el curso clínico de esta enfermedad, sobre todo cuando la depresión se acompaña de irritabilidad y cólera y son adolescentes de mayor edad.

La orientación sexual es otro factor de riesgo de ideas e intentos de suicidio, sobre todo en los adolescentes de sexo masculino. Aquellos que se consideran homosexuales, lesbianas o bisexuales, que es el 2,8 %, sufren con mayor frecuencia ideas e intentos de suicidio, depresión, ansiedad generalizada y trastornos de conducta.

De todo lo anteriormente expuesto se deduce que cualquier intento de suicidio puede ser un suicidio en potencia y, por tanto, las medidas terapéuticas y preventivas deben plantearse siempre desde esta perspectiva. Los niños y adolescentes que tienen intentos de suicidio siguen una evolución problemática con dificultades de adaptación personal, familiar y social, menor nivel educativo y profesional, y mayores problemas de salud y enfermedades psiquiátricas. La depresión, los trastornos de personalidad, el consumo de drogas y el medio familiar problemático empeoran el curso clínico y el pronóstico.

Conductas autolesivas

Que las autolesiones sigan un curso crónico depende en gran medida de que se repitan durante el primer año después de haberlo hecho la primera vez, lo que es un dato de mal pronóstico, y más aún si prosiguen a lo largo de los dos primeros años. La tendencia a la repetición se da más en las mujeres y es más frecuente en la adolescencia que en la edad adulta. Da la impresión de que repetir la autolesión rompiera una barrera que abriera la puerta a seguir haciéndolo. Se calcula que entre el 5 y el 15 % de los adolescentes vuelve a lesionarse y a los 10 años un 28 % ingresa en el hospital. Aunque estas cifras no se conocen con exactitud, indican la tendencia a la evolución crónica de muchos pacientes. Que se repitan las autolesiones aumenta la probabilidad de que se cometa un suicidio tanto en las mujeres como en los hombres.

Un factor esencial de la evolución crónica es sufrir depresión, así como el comienzo temprano de las autolesiones, el abuso sexual, los antecedentes familiares de autolesiones, la ansiedad y la imagen personal deficiente. La persistencia de las autolesiones hasta la edad adulta se asocia con tasas más altas de psicopatología y adversidad psicosocial tanto en la infancia como en la vida adulta.

EVALUACIÓN Y DIAGNÓSTICO

La evaluación y diagnóstico de las conductas suicidas y autolesivas es un proceso no siempre fácil dada la índole y variedad de los factores que están implicados. Requiere tiempo y experiencia del médico. La información se obtiene del paciente, la familia y las personas que lo acompañan a la urgencia o a la consulta. Es conveniente hablar por separado y a solas con los padres y con el adolescente en un ambiente tranquilo y respetando la confidencialidad, lo que contribuye a crear un clima de confianza con el adolescente.

> **!** La correcta evaluación y diagnóstico de la conducta suicida y de las autolesiones es fundamental para poner en marcha el tratamiento inmediato, a medio y a largo plazo, con el objeto de prevenir que el intento de suicidio se repita.

La evaluación y el diagnóstico deben estar sistematizados y abarcar varias áreas:

- Intencionalidad y letalidad del intento de suicidio.
- Circunstancias y motivos de la autolesión.
- Comorbilidad.
- Factores de riesgo individual y familiar.
- Indicaciones de hospitalización.
- Análisis y pruebas complementarias.

En la evaluación hay que tener en cuenta los datos concretos, pero sin perder de vista que nunca un síntoma o una información aislada van a dar el diagnóstico final, sino que es imprescindible tener en cuenta el contexto: cómo tiene lugar el acto suicida o la autolesión, cuál ha sido el factor desencadenante, qué circunstancias lo precedieron, cuál es el ambiente familiar, las características de personalidad del paciente, enfermedades psiquiátricas del paciente y de la familia, ambiente cultural y social, expectativas del paciente y de la familia, qué importancia dan a lo que ha sucedido y cuál es el grado de implicación de la familia en la resolución del problema.

Por tanto, es el conjunto de la información que aportan el paciente, los padres, otras personas relacionadas con el paciente y la que obtiene el médico con la historia clínica y la exploración, lo que permitirá hacer un diagnóstico con el

Tabla 17-5. Evaluación y diagnóstico de los intentos de suicidio y conductas autolesivas

Circunstancias del acto suicida
- Letalidad del método empleado
- Posibilidad de rescate
- Grado de premeditación
- Motivo desencadenante
- Intencionalidad
- Actitud ante el fallo suicida
- Autolesiones

Antecedentes personales
- Ideación suicida previa
- Intentos previos
- Repetición de la autolesión
- Factores de estrés
- Patología psiquiátrica

Antecedentes familiares
- Patología psiquiátrica
- Factores de riesgo ambiental

Comorbilidad
- Trastornos del estado de ánimo
- Trastornos de conducta
- Consumo de alcohol y drogas
- Trastornos de ansiedad
- Síntomas psicóticos

Características del medio familiar
- Reacción ante el intento de suicidio y la autolesión
- Capacidad de contención
- Factores de riesgo

Criterios de hospitalización (v. **Tabla 17-8**)

Estudios complementarios
- Hemograma, bioquímica
- Análisis de orina
- Tóxicos en sangre y orina
- Estudios en LCR
- Estudios de cerebro *post mortem*
- Estudios en plaquetas

Adaptado de: Mardomingo MJ. Suicidio e intentos de suicidio. En: Mardomingo MJ. Tratado de Psiquiatría del niño y del adolescente. Madrid: Díaz de Santos; 2015. p. 683-724. Edición digital, 2019. LCR: líquido cefalorraquídeo.

riesgo mínimo de cometer errores. La evaluación comprende los apartados que se indican en la **tabla 17-5** y que se exponen a continuación. Los criterios de hospitalización se pueden ver en el apartado «Tratamiento».

Circunstancias del acto suicida y de la autolesión

Las circunstancias en que tiene lugar el acto suicida y la autolesión aportan una información enormemente valiosa para el diagnóstico. Estas circunstancias se clasifican en objetivas y subjetivas. Las objetivas comprenden la letalidad del método empleado y las posibilidades de rescate que ofrezca. Las subjetivas abarcan el grado de premeditación, el motivo desencadenante, la intencionalidad y la actitud del sujeto ante su propia conducta.

Letalidad

La letalidad del método empleado ha sido durante mucho tiempo un punto de referencia clave para evaluar la gravedad del intento de suicidio y la intensidad del deseo de muerte, aunque hay que tener en cuenta que un método de baja letalidad y con posibilidades de rescate no significa siempre ni por sí solo ausencia de gravedad.

Parece obvio que el adolescente que se precipita desde un octavo piso, se ahorca o se dispara un tiro tenía auténtica intención de morir, mientras que la chica o el chico que toma una dosis baja de fármacos o se corta las muñecas puede plantear dudas acerca de su intención. Los estudios sobre el método empleado para suicidarse por los niños y adolescentes coinciden en la ingesta medicamentosa como el más habitual.

El intento de suicidio y las autolesiones de un adolescente son siempre una señal de alarma que traduce un claro desajuste personal y la incapacidad del individuo para responder de forma adecuada a las demandas de la vida. Es siempre señal de desadaptación; no significa que no exista verdadero deseo de muerte y tampoco significa que no exista riesgo de que se repita.

 El intento de suicidio de un adolescente es siempre una señal de alarma, que traduce un claro desajuste personal.

Grado de premeditación

El grado de premeditación del comportamiento suicida permite conocer de forma indirecta la intensidad del deseo de morir y el grado de impulsividad. La preparación del intento de suicidio, el plan concreto para suicidarse, el tiempo de elaboración y el análisis de las circunstancias ambientales para realizarlo son datos fundamentales. El diálogo con el paciente debe ser abierto y sincero, estableciendo una relación de mutua confianza, abordando sin prejuicios y con respeto desde cuándo tiene ideas de suicidio y qué motivos presentes y pasados lo llevaron a tomar tal decisión, también si ha habido planes o intentos previos, cuáles fueron esos planes concretos, cuáles fueron los motivos para lesionarse, desde cuándo lo hace, cuántas veces lo ha repetido y qué sentimientos le impulsan a hacerlo. Con estas preguntas se pretende saber si el acto ha sido premeditado o impulsivo.

El adolescente puede mostrarse reticente a hablar en un principio de lo que le pasa o simplemente negar que quisiera morir. Puede minimizar la trascendencia de las autolesiones o del intento de suicidio y querer marcharse de la consulta o de la urgencia cuanto antes. Por su parte, los padres pueden interpretar que ha sido un modo de presión y manipulación. El médico debe ser precavido y saber que conocer las causas y mecanismos implicados en la conducta suicida y en las autolesiones y evaluar la comorbilidad y las circunstancias familiares pueden llevar un tiempo, pero es el modo de conocer y entender la realidad del paciente.

! Por otro lado, conversar con el médico puede significar una auténtica liberación para el adolescente, que tiene la oportunidad de hablar sobre algo que lo atormenta con una persona neutral y que desea ayudarle.

Si se dispone de recursos y el intento o la autolesión tiene una considerable gravedad, lo más prudente es ingresar al paciente. Así, adolescente y familia tomarán conciencia de la importancia de lo que ha sucedido.

Motivo desencadenante

El motivo desencadenante del intento de suicidio suele ser un dato revelador. A veces se trata de una circunstancia concreta que ha surgido de forma súbita e inesperada, como una discusión que han tenido los padres o de los padres con el hijo, la ruptura con la pareja, una pelea con los amigos, las malas notas. Otras veces es un problema que viene de largo, como conflictos en la familia, características de personalidad o dificultades en la vida personal del adolescente que, en su opinión, no tienen remedio y le resultan insoportables, sin que sea posible identificar un motivo o acontecimiento concreto desencadenante.

 La falta de motivo desencadenante es un dato de mal pronóstico.

Intencionalidad

La intencionalidad del acto suicida se evalúa mediante el diálogo directo y la aplicación de escalas específicas. En algunos casos, parece bastante obvio que el paciente lo que busca con el intento de suicidio o con las autolesiones es modificar una situación determinada, como, por ejemplo, el proceso de separación de los padres o las discusiones y agresiones paternas, los conflictos con los amigos, su malestar personal o los sentimientos de vacío. Interpretarlo como un mero acto de manipulación y tratarlo como tal pueden ser un grave error, ya que tanto la conflictividad en la familia como las autolesiones son un claro factor de riesgo de que el intento se repita y de que el suicidio se consume.

 Interpretar a la ligera el intento de suicidio o las autolesiones como un mero acto de manipulación puede ser un grave error, ya que la conflictividad en la familia y las autolesiones son factores de riesgo de que el intento se repita y de que el suicidio se consume.

Actitud ante el intento de suicidio y las autolesiones

Por último, la actitud del paciente ante lo que ha hecho, la posibilidad de haber muerto y el fracasado del acto suicida son factores muy significativos de cara al pronóstico. No es infrecuente que, transcurridas algunas horas, el paciente considere lo inadecuado de su decisión, se muestre arrepentido de lo que ha hecho y lamente el sufrimiento de los padres. Otras veces no es así; por el contrario, se siente frustrado ante su fracaso y asegura que volverá a intentarlo, pues considera que su vida no tiene sentido o que los problemas que tiene son intolerables y no se van a resolver.

La capacidad para hablar de forma abierta y sincera sobre lo sucedido, expresando ideas, sentimientos, temores y preocupaciones; el buen juicio y el no considerar los problemas que han llevado al intento de suicidio como algo irremediable; el control de los impulsos; luchar contra los sentimientos de inutilidad y desesperanza, y ser capaz de pensar en el futuro, son datos de un riesgo menor de que el intento se repita. No obstante, estos factores pueden cambiar con el tiempo; de ahí lo trascendental que es el seguimiento de los pacientes.

 Hablar de forma sincera del intento de suicidio y de los motivos para cometerlo, no considerar los problemas como algo irremediable, controlar los impulsos, identificar los sentimientos de desesperanza y ser capaz de pensar en el futuro son factores que disminuyen la probabilidad de que el adolescente lo repita.

Antecedentes personales

Los antecedentes personales aportan numerosas claves acerca del comportamiento suicida y las autolesiones. Es fundamental saber si ha habido otros intentos de suicidio, quién lo supo y qué medidas se tomaron. Si se dieron en el contexto de un trastorno psiquiátrico, por ejemplo, una depresión, consumo de drogas o un trastorno del comportamiento, o en relación con circunstancias adversas de tipo familiar o social. En este sentido, debe evaluarse la existencia de factores estresantes en el año anterior al intento de suicidio y de modo especial en el mes anterior. Para esta evaluación pueden emplearse las escalas de acontecimientos vitales.

Antecedentes familiares

La existencia de enfermedades en general y de enfermedades psiquiátricas en particular en los antecedentes familiares es uno de los factores de riesgo de comportamiento suicida y autolesiones. Son especialmente relevantes la depresión de la madre, el alcoholismo del padre, la hospitalización psiquiátrica de los padres, el consumo de drogas y las autolesiones.

 La existencia de enfermedades en general y de enfermedades psiquiátricas en particular en la familia es uno de los factores de riesgo de comportamiento suicida universalmente aceptado.

Comorbilidad

La comorbilidad es una característica de los trastornos psiquiátricos de los niños y adolescentes en general y de los comportamientos suicidas y las autolesiones en particular, y es uno de los apartados clave del proceso diagnóstico. Unas veces el intento de suicidio o la autolesión es una complicación más del trastorno psiquiátrico que tiene el paciente, bien sea depresión, trastorno de conducta, esquizofrenia, consumo de drogas, trastorno bipolar; otras veces, es un síntoma premonitorio del trastorno que se está desarrollando.

 Los trastornos afectivos, los trastornos de conducta y el consumo de alcohol y drogas son los diagnósticos más frecuentes, seguidos de los trastornos de ansiedad, trastorno de adaptación y por déficit de atención e hiperactividad. La comorbilidad es uno de los factores determinantes del curso clínico.

Características del medio familiar

Las características del medio familiar y la relación de los padres con el hijo aportan una información valiosísima para entender la trascendencia de la conducta suicida y de las autolesiones. El apoyo de los padres, el amor y el dialogo protegen frente a la depresión y las ideas de suicidio. Si la relación es de rechazo, exigencias excesivas y frialdad, el hijo queda desprotegido. Los amigos también son importantes, pero de un modo menos radical.

La reacción de los padres ante el intento de suicidio del hijo es variable. Unas veces los padres expresan intenso dolor y consternación, mientras que otras niegan la gravedad de lo sucedido e incluso se muestran claramente hostiles hacia el hijo. Este grupo de padres rechaza la ayuda de los médicos y psicólogos y suele abandonar el tratamiento, por lo que el riesgo de que el intento se repita y el suicidio se consume es muy alto. La capacidad de control, protección y apoyo por parte de la familia es fundamental de cara al tratamiento inmediato y al pronóstico a largo plazo. La actitud de los padres frente a las autolesiones es igualmente relevante.

 La capacidad de control, protección y apoyo por parte de la familia es fundamental de cara al tratamiento inmediato y al pronóstico a largo plazo.

Identificar los factores de riesgo de suicidio y autolesiones

Una de las labores del médico es ser capaz de detectar las circunstancias implicadas en el comportamiento suicida y, por tanto, identificar los factores de riesgo, una tarea que no es siempre fácil. Hay pacientes que impresionan de un riesgo alto y nunca se suicidan, mientras que otros con un riesgo menor sí que lo hacen. Esa es la incertidumbre del ejercicio de la psiquiatría y ahí reside su grandeza. El médico se basa en la información que obtiene y en su experiencia, y puede ayudarse de escalas de evaluación del riesgo, pero su valor predictivo tampoco es determinante. Al médico solo le queda una opción: actuar con rigor y conocimientos sabiendo que también a la vida y a la naturaleza les corresponde su parte en la evolución.

Algunos de los factores de riesgo suicida ya estaban presentes en los años anteriores al intento de suicidio; otros son de nueva aparición, mientras que un tercer grupo ya existía y además se ha agravado con el tiempo. Como se decía en apartados anteriores, el comportamiento suicida no hay que entenderlo como un hecho aislado, sino como un proceso que va tomando forma a lo largo de los años. En la **tabla 17-6** se resumen los principales factores de riesgo. Cabe destacar entre ellos el que exista el antecedente de otros intentos de suicidio, ser hombre, edad superior a los 15 años, consumo de sustancias y depresión o manía comórbidas.

 Son factores de riesgo de que se repita el intento de suicidio los intentos previos, ser hombre, edad superior a los 15 años, consumo de sustancias y depresión o manía comórbidas.

Tabla 17-6. Factores de riesgo de conducta suicida

Historia de trastornos psiquiátricos o sintomatología psiquiátrica

- Depresión o manía
- Ideación suicida
- Trastornos de conducta
- Consumo de alcohol o drogas
- Antecedentes de amenazas o intentos de suicidio previos
- Síntomas psicóticos

Historia familiar problemática

- Ausencia del padre o de la madre
- Trastorno psiquiátrico de los padres
- Antecedentes de conducta suicida en la familia
- Malos tratos, abuso o abandono
- Alcoholismo o consumo de otras drogas

Historia de mal funcionamiento en distintas áreas

- Fracaso escolar
- Absentismo escolar
- Aislamiento social
- Problemas legales
- Contactos previos con servicios sociales
- Acceso a armas o medicamentos

Adaptado de: Mardomingo MJ. Suicidio e intentos de suicidio. En: Mardomingo MJ. Tratado de Psiquiatría del niño y del adolescente. Madrid: Díaz de Santos; 2015. p. 683-724. Edición digital, 2019.

Relación médico-paciente

La capacidad del médico para conectar con el adolescente transmitiéndole sosiego, tranquilidad, seguridad, respeto y deseo de ayuda es el primer paso del proceso diagnóstico y terapéutico. El médico debe manifestarse comprensivo, cercano y firme. Lograr esta relación de confianza es uno de los elementos de protección más importantes del paciente y de su futura evolución. Contribuye a que descienda la ansiedad y la angustia del adolescente y a que hable con sinceridad; a que entienda que hay solución y que está en sus manos lograrla; que no está solo para conseguirlo, sino que tiene un aliado, y que es posible expresar lo que le preocupa, lo que le ha llevado a tomar esa decisión, lo que puede ayudarle y lo que le desestabiliza.

 Una de las experiencias más gratificantes para el médico es ver cómo pacientes cuya evolución se presentía como catastrófica son capaces de llevar una vida satisfactoria.

Estudios complementarios

Los estudios complementarios incluyen análisis de sangre (hemograma y bioquímica) y orina, determinación de tóxicos en sangre y orina, estudios en líquido cefalorraquídeo y en cerebro *post mortem* cuando el suicidio se ha consumado. Otras exploraciones complementarias vendrán determinadas por la patología psiquiátrica asociada.

Diagnóstico diferencial

El diagnóstico diferencial de los intentos de suicidio plantea en principio cuatro posibilidades:

1. Que se trate de un accidente sin que haya habido intención de muerte.
2. Que el paciente sufra un cuadro psicótico, un trastorno bipolar, una depresión o un estado de ira, furia o frustración que le han llevado a agredirse a sí mismo con deseo de morir.
3. Que sufra un trastorno límite de la personalidad, de modo particular si tiene autolesiones.
4. Que el adolescente sufra maltrato, abuso sexual u otra situación intolerable en el medio familiar, escolar o social que le han conducido a desear la muerte.

Hay que evaluar si hay un cuadro depresivo y la intensidad de la depresión, el que haya manía o hipomanía, una ciclación rápida, intensidad de la irritabilidad, agresividad e impulsividad, presencia de delirios y que esté alterado el sentido de la realidad.

La depresión da lugar a sentimientos de soledad, irritabilidad e inutilidad que pueden llevar a la ideación suicida, al intento de suicidio y a las autolesiones. El estilo cognitivo rígido, impulsivo o de tipo catastrófico, con reacciones desproporcionadas a las circunstancias e intolerancia a la frustración, puede contribuir a las conductas suicidas como modo de respuesta a las exigencias del medioambiente.

El diagnóstico diferencial de los intentos de suicidio plantea en principio tres posibilidades: que se trate de un accidente sin deseos de muerte; que sufra una enfermedad psiquiátrica; que viva en un medio familiar conflictivo con posible maltrato o abuso sexual.

Algunos síntomas clínicos se asocian a conductas suicidas y contribuyen a que se mantengan a lo largo del tiempo. Es el caso de los cambios súbitos de ánimo, cuando el paciente pasa de breves períodos de depresión y ansiedad a situaciones de ira, hipomanía o manía, con síntomas psicóticos de carácter transitorio, como ideas paranoides y alucinaciones. El diagnóstico puede ser trastorno psicótico, bipolar, esquizoafectivo o de personalidad límite. En todos ellos la probabilidad de suicidio es alta.

Las autolesiones que con tanta frecuencia acompañan a la conducta suicida son un síntoma clave del trastorno límite de la personalidad en el que tienen como objetivo aliviar la sensación de vacío, regular las emociones y un modo de respuesta a las expectativas que el paciente tiene de que va a ser rechazado y abandonado. La impulsividad es elevada, así como la inestabilidad afectiva y la perturbación del sentido de la realidad. También pueden darse episodios psicóticos transitorios. El trastorno límite de la personalidad es más frecuente en aquellos adolescentes que sufren sintomatología suicida y autolesiones que en aquellos que solo tienen uno de estos problemas.

Escalas de evaluación

La evaluación se complementa con escalas fáciles de administrar, que ilustran sobre los factores de riesgo de conducta suicida y que nunca sustituyen a la historia clínica ni a la exploración clínica del paciente. En la **tabla 17-7** se resumen algunos de los instrumentos de evaluación de la conducta suicida que más se emplean.

Tabla 17-7. Instrumentos de evaluación de la conducta suicida

Escala	Autor	Edad	Propósito	Extensión	Dominios	Notas
Autoaplicadas por el niño o el adolescente						
Beck Hopelessness Scale (BHS)	Beck et al., 1974b	Adolescentes	Evalúa indefensión	20 ítems verdadero/falso	Clínica, investigación, detección	
Hopelessness Scale for Children (HSC)	Kazdin et al., 1986	Niños y adolescentes	Evalúa indefensión	17 ítems verdadero/falso	Clínica, investigación, detección	Punto de corte y validez comprobados (Spirito et al., 1988b)
Columbia Teen Screen (CTS)	Shaffer et al., 1996b	Adolescentes	Evalúa ideas, conductas suicidas y factores de riesgo. Edad: 11-18 años	26 ítems	Clínica, investigación, detección	Sensibilidad y especificidad altas
Suicidal Ideation Questionnaire (SIQ)	Reynolds, 1987	Adolescentes	Mide frecuencia y gravedad de la ideación suicida. Edad: 11-18 años	30 ítems (16-18 años) o 15 ítems (12-15 años)	Investigación, detección	
Suicide Probability Scale (SPS)	Tatman et al., 1993	A partir de 14 años	Riesgo clínico de suicidio	1 página	Clínica	No demostrada validez en adolescentes
Reasons for Living Inventory for Adolescents (RFL-A)	Osman et al., 1998	Adolescentes (adaptada por Linehan's, 1985, Reasons for Living Inventory, RFL)	Mide intencionalidad suicida	14 ítems	Clínica, investigación, detección	Ofrece al clínico una guía para empezar el tratamiento
Child-Adolescent Suicidal Potential Index (CASPI)	Pfeffer et al., 2000	6-17 años	Evalúa riesgo de conducta suicida	30 ítems sí/no	Clínica, investigación, detección	Validez y fiabilidad excelentes
Administrados por el clínico						
Child Suicide Potential Scale (CSPS)	Pfeffer et al., 1979	6-12 años	Evalúa la conducta suicida y factores de riesgo	17 páginas (8 escalas)	Clínica, investigación	Se aplica a padres y niño
Suicide Potential Interview (SPI)	Reynolds, 1991	11-18 años	Evalúa riesgo de suicidio	4 páginas, 22 ítems	Diagnóstico, investigación, detección	
Scale for Suicide Ideation (SSI)	Beck et al., 1979a	Poco investigada en adolescentes	Mide frecuencia, intensidad y duración de la ideación suicida	4 páginas, 19 ítems	Clínica, diagnóstico, investigación, detección	
Suicidal Intent Scale (SIS)	Beck et al., 1974	No estudiada en niños y adolescentes	Mide intención suicida en los intentos de suicidio	15 ítems	Clínica, investigación	

Tomado de: American Academy of Child and Adolescent Psychiatry. Practice parameter for the assessment and treatment of children and adolescents with suicidal behavior. J Am Acad Child Adolesc Psychiatry. 2001;40(7 Suppl):24S-51S.

TRATAMIENTO

El tratamiento de los intentos de suicidio se dirige, en primer lugar, a tomar las medidas pertinentes para evitar que se repitan, lo que puede requerir el ingreso. La urgencia suele ser el lugar al que acuden con más frecuencia los pacientes, bien por propia voluntad o porque los llevan, y puede ser la primera oportunidad de entrar en contacto con el médico y el personal sanitario, por lo que todo lo que se haga en esos momentos es fundamental para la futura evolución.

El tratamiento de la conducta suicida es un tema muy complejo. Llama la atención que la mitad de los pacientes una vez que se empieza el tratamiento no lo continúa y son los propios padres los que consideran que no es necesario, un modo de negar la gravedad de lo que le sucede al hijo o de manifestar su frialdad y falta de amor. Un punto clave es asegurarse antes de dar el alta de la urgencia o de la planta que el paciente va a seguir un tratamiento remitiéndolo a un sitio concreto. Evaluar a la familia es fundamental.

Los métodos de tratamiento son la psicoterapia, el tratamiento farmacológico de la comorbilidad, y el apoyo y asesoramiento de la familia. Se emplean la terapia psicodinámica, cognitivo-conductual, interpersonal, familiar, dialéctica, de mentalización y de apoyo. Las medidas terapéuticas se basan en el cuadro clínico, las características personales y familiares del paciente y la comorbilidad. Es muy importante que el tratamiento se dirija a modificar las características personales que contribuyen a la conducta suicida, como los sentimientos de desesperanza e inutilidad, las dificultades de comunicación, el pobre control de impulsos y la intolerancia a la frustración. El abordaje de estos problemas debe hacerse con psicoterapia.

Un aspecto de gran relevancia es decidir si se ingresa o no al paciente, teniendo en cuenta además que la inmensa mayoría acude al médico a través de la urgencia. Otro aspecto clave es poner todos los medios con el paciente y con los padres para que se siga el tratamiento y se cumplan las recomendaciones. El adolescente tiene que entender que su vida puede cambiar, y los padres, que para que esto suceda deben implicarse y llevar a cabo las recomendaciones que se les dan.

 La mitad de los pacientes no continúa el tratamiento y no vuelve a la consulta. En muchos casos son los padres quienes toman esta decisión.

Tratamiento en la urgencia

El contacto con el paciente y con la familia en la urgencia ofrece una oportunidad única para:

- Llevar a cabo la evaluación y el diagnóstico.
- Establecer una relación de confianza con el paciente.
- Concienciar a los padres de lo que ha sucedido.
- Analizar las medidas terapéuticas a corto plazo.
- Lograr el compromiso terapéutico de paciente y padres.

La evaluación adecuada requiere que el paciente se sienta cómodo, en un ambiente de confianza con el médico y con el resto del personal y en el que esté preservada su intimidad. Esta relación de confianza es imprescindible para abordar el motivo del intento de suicidio y de la autolesión, las circunstancias que lo precedieron, el factor desencadenante, el deseo de muerte y el método empleado. La actitud desconfiada del paciente, su negativa a hablar de lo que le pasa y la actitud poco comprometida de la familia recomiendan que el médico tenga una actitud precavida.

 La relación de confianza del adolescente con el médico es imprescindible para abordar el motivo del intento de suicidio y la autolesión, las circunstancias que lo precedieron, el factor desencadenante, el deseo de muerte y el método empleado.

Criterios de hospitalización

La hospitalización de un adolescente que acude al hospital por un intento de suicidio o una crisis de descontrol con autolesiones repetidas suele ser lo más conveniente. El ingreso hospitalario tiene numerosas ventajas: evita la repetición del acto suicida, favorece la toma de conciencia de los padres y del propio paciente, facilita establecer una relación de confianza con el médico y permite hacer un diagnóstico y evaluación completos. El ingreso sirve también para establecer una relación terapéutica con el paciente que le comprometa a no repetir el intento. Los criterios de ingreso se resumen en la **tabla 17-8**. También lo son, obviamente, los estados de agitación, irritabilidad excesiva, actitud amenazante, delirios, alucinaciones y trastorno del curso del pensamiento. Conviene no olvidar que incluso en aquellos intentos de suicidio que se consideran de tipo impulsivo, motivados por un enfado y en los que se emplean métodos de baja letalidad también existe el riesgo de que se repitan en el futuro.

Apoyo y asesoramiento familiar

Las intervenciones con la familia son fundamentales dada la gran influencia de los problemas familiares en las conductas suicidas y autolesivas. Hay dos objetivos: en primer lugar, diagnosticar cualquier patología psiquiátrica que tengan los padres y recomendarles tratamiento y, en segundo lugar, detectar y tratar las alteraciones de la interacción familiar.

Tabla 17-8. Principales criterios de hospitalización

Características del suicidio

- Alta letalidad de la conducta suicida
- Alta intencionalidad suicida
- Persistencia de la ideación suicida
- Agitación, irritabilidad
- Actitud amenazante

Existencia de trastornos psiquiátricos

- Sintomatología psicótica
- Depresión moderada o grave
- Manía
- Consumo de tóxicos

Características familiares

- Maltrato
- Trastorno psiquiátrico grave de los padres
- Familia incapaz de controlar la situación
- Familia incapaz de responsabilizarse de un tratamiento ambulatorio
- Antecedentes de abandono de tratamiento ambulatorio psiquiátrico

Tomado de: Mardomingo MJ. Suicidio e intentos de suicidio. En: Mardomingo MJ. Tratado de Psiquiatría del niño y del adolescente. Madrid: Díaz de Santos; 2015. p. 683-724. Edición digital, 2019.

Decir a la familia que lo que ha pasado no es más que un modo de manipulación por parte del hijo es poco prudente. Lo mejor es informarles acerca de los signos y síntomas que deben alertarles de una posible repetición del acto suicida o la autolesión.

 La entrevista con los padres, además de la información sobre el hijo, tiene dos objetivos: detectar la patología psiquiátrica que puedan sufrir y las características de la interacción familiar.

En raras ocasiones es necesaria la separación del adolescente de la familia, pero es imprescindible en casos de abuso sexual, malos tratos o negligencia en los cuidados. Es decir, las medidas terapéuticas serán personalizadas en función de las características del paciente y de la familia.

Psicoterapias

La psicoterapia es un instrumento muy necesario para el tratamiento del comportamiento suicida y de las autolesiones porque son varios los aspectos de la vida del joven los que están desajustados. Su eficacia concreta sobre las autolesiones y la conducta suicida no está claramente demostrada —una limitación que es similar a la que tiene el tratamiento farmacológico—, pero sí que puede mejorar el cuadro clínico que acompaña a la sintomatología suicida. El ánimo deprimido, los sentimientos de desesperanza y desvalimiento, la ansiedad, las dificultades de comunicación, el pobre control de impulsos, las reacciones de cólera, la intolerancia a la frustración y la incapacidad para enfrentarse y resolver los problemas de la vida son objetivos fundamentales del tratamiento. Se emplean, entre otras, la terapia de familia, de apoyo, interpersonal, dialéctica, cognitivo-conductual y de mentalización. La terapia de apoyo y el tratamiento en la consulta son fundamentales y deben formar parte de la pauta habitual de tratamiento. La terapia dialéctica se orienta a mejorar las estrategias para resolver los problemas, la regulación emocional, la comunicación personal y la toma de decisiones.

Por lo que se refiere a las autolesiones, aún no existen suficientes estudios que validen la eficacia de los tratamientos. La terapia dialéctica y las terapias de mentalización mejoran los síntomas de la ideación suicida y las autolesiones, pero los estudios son muy heterogéneos y con muchas diferencias metodológicas, por lo que no pueden sacarse conclusiones definitivas. Tampoco se obtienen buenos resultados con los tratamientos que se aplican en adultos.

Tratamiento farmacológico

Hasta el momento no se ha descubierto ningún fármaco que actúe de forma directa sobre las ideas de suicidio, por lo que el tratamiento farmacológico tiene como objetivo mejorar la sintomatología comórbida: depresión, manía, consumo de sustancias, trastornos de conducta, trastornos de ansiedad y esquizofrenia.

El trastorno bipolar se trata con estabilizadores del ánimo y antipsicóticos atípicos. Si el paciente sufre depresión o trastornos de ansiedad, se recomiendan los inhibidores selectivos de la recaptación de la serotonina, vigilando la agitación, los cambios bruscos de humor o el posible incremento de las ideas de suicidio durante las primeras semanas de tratamiento. El tratamiento farmacológico de la depresión y la manía disminuye las tasas de intentos de suicidio de los pacientes. Los estimulantes, atomoxetina y guanfacina se recomiendan en el TDAH y los antipsicóticos atípicos, si hay síntomas psicóticos. En todos los casos hay que vigilar el ajuste de dosis y los efectos adversos.

PREVENCIÓN

La prevención de las conductas suicidas se realiza fundamentalmente mediante programas de información colectiva, medidas sociales y la formación de pediatras, médicos de atención primaria y personal sanitario para que sean capaces de detectar factores de riesgo en sus pacientes y poner en marcha intervenciones individuales. Estos últimos programas son los más eficaces.

 Las intervenciones colectivas que dan mejores resultados son las que se dirigen a dificultar el acceso de la población a medios y métodos de suicidio, como controlar el acceso a las armas de fuego, a los medicamentos y a otras formas de cometer un suicidio.

Limitar las informaciones de los medios de comunicación y cuidar el modo de dar las noticias sobre los intentos de suicidio y suicidios de famosos o de otras personas pueden contribuir a prevenir el suicidio de los jóvenes. La información debe darse de forma responsable, cuando está justificada y sin morbo. En la **figura 17-3** se resumen las estrategias que pueden llevarse a cabo para prevenir el suicidio.

 La formación de pediatras, médicos de atención primaria y personal sanitario y dificultar el acceso a las armas de fuego son dos de las medidas de prevención del suicidio más eficaces.

La formación del personal sanitario, trabajadores sociales, profesores y personas que están en contacto habitual con los adolescentes tiene como objetivo la detección de los factores de riesgo de conducta suicida y autolesiva de los niños y adolescentes con quienes tienen contacto para después remitirlos a una evaluación más completa y, si es preciso, para que sigan un tratamiento.

Los factores de riesgo más relevantes son:

- Desestructuración familiar.
- Sintomatología afectiva.
- Consumo de alcohol y drogas.
- Autolesiones.
- Trastornos de conducta.
- Ideación suicida.
- Amenazas suicidas o verbalización de deseo de muerte.
- Acoso en el colegio y electrónico.
- Maltrato.
- Abuso sexual.

Figura 17-3. Objetivos de los tratamientos y medidas de prevención del suicidio. Tomado de: Mardomingo MJ. Suicidio e intentos de suicidio. En: Mardomingo MJ. Tratado de Psiquiatría del niño y del adolescente. Madrid: Díaz de Santos; 2015. p. 683-724. Edición digital, 2019. ISRS: inhibidor(es) selectivo(s) de la recaptación de la serotonina.

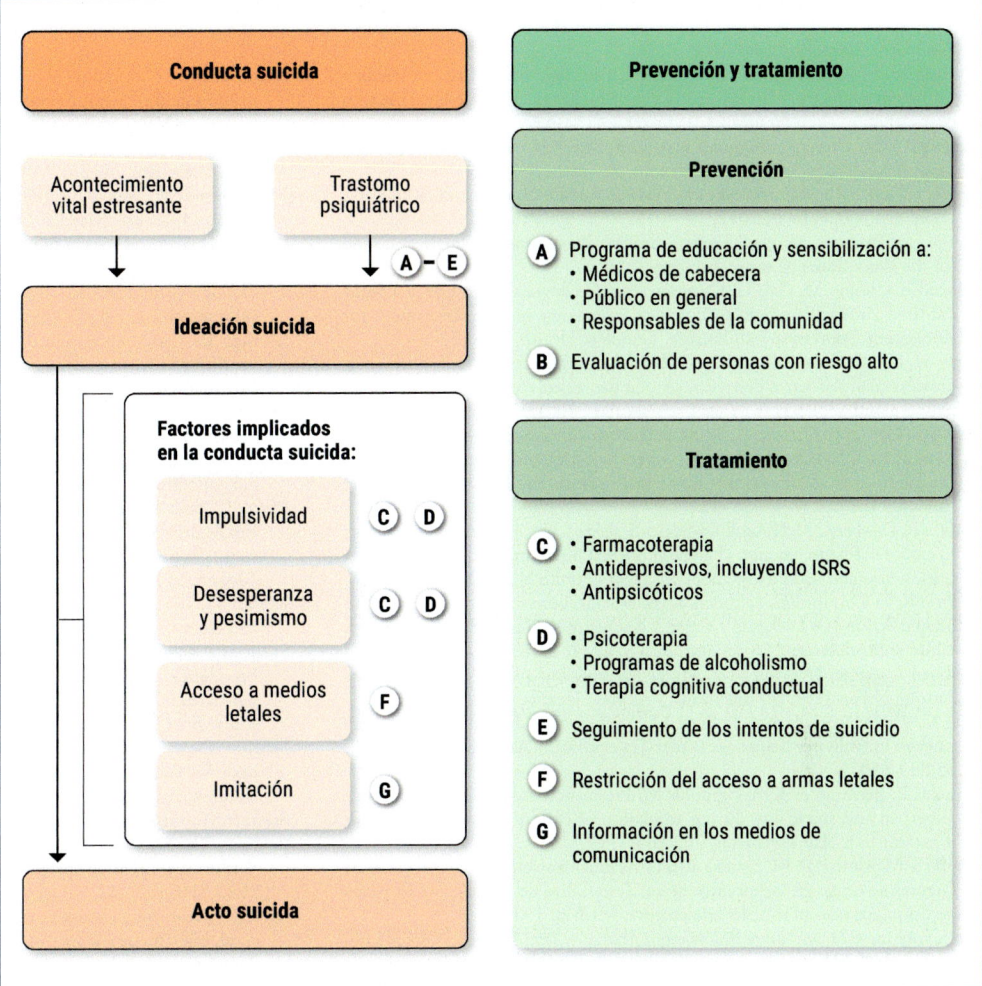

PUNTOS CLAVE

- El suicidio, los intentos de suicidio y las autolesiones, que con tanta frecuencia lo acompañan, se han convertido en un problema sanitario de primer orden en los adolescentes por el aumento de la incidencia y del número de pacientes que acuden a la consulta o a la urgencia. No hay que olvidar que el suicidio es la segunda causa de muerte en los jóvenes de 15 a 19 años.
- El fenómeno suicida se caracteriza por su complejidad, ya que intervienen factores individuales, familiares y sociales. Detectar a aquellos pacientes que tienen una probabilidad alta de suicidarse es un desafío para el médico, que debe conocer a fondo sus características y tener experiencia y sensibilidad.
- Las conductas autolesivas son un factor destacado de riesgo de suicidio en los jóvenes, por lo que no se debe

minimizar su trascendencia, especialmente si se repiten a lo largo de los dos primeros años tras haberse iniciado.
- La comorbilidad con otros trastornos psiquiátricos, como consumo de drogas, trastornos afectivos o de personalidad, empeora el pronóstico de las conductas suicidas y de las autolesiones.
- Evaluar si hay o no deseo e intención de morir en las conductas suicidas requiere prudencia por parte del médico, que debe tener en cuenta lo que dice el paciente, el ánimo con que lo dice y el resto de las variables que forman parte del proceso de evaluación.
- Los tratamientos mediante psicoterapia y fármacos requieren nuevos estudios, pues su eficacia es limitada tanto en las autolesiones como en la ideación y el intento de suicidio. No obstante, mejoran la comorbilidad.

BIBLIOGRAFÍA

American Academy of Child and Adolescent Psychiatry. Summary of the Practice Parameters for the Assessment and Treatment of Children and Adolescents With Suicidal Behavior. J Am Acad Child Adolesc Psychiatry. 2001;40(4):495-9.

Bahji A, Pierce M, Wong J, Roberge JN, Ortega I, Patten S. Comparative Efficacy and Acceptability of Psychotherapies for Self-harm and

Suicidal Behavior Among Children and Adolescents: A Systematic Review and Network Meta-analysis. JAMA Network Open. 2021; 4(4):e216614.

Bossarte R, Swahn M. The associations between early alcohol use and suicide attempts among adolescents with a history of major depression. Addictive Behaviors. 2011;36:532-5.

Burns C, Cortell R, Wagner B. Treatment Compliance in Adolescents After Attempted Suicide: A 2-Year Follow-up Study. J Am Acad Child Adolesc Psychiatry. 2008;47(8):948-57.

Catalina M, Hernández P, Mardomingo M. Patología psiquiátrica asociada a los intentos de suicidio en niños y adolescentes. Estudio prospectivo de 6-10 años. Arch Neurobiol. 1998;61(2):133-48.

Courtet P (ed.). Understanding Suicide. From Diagnosis to Personalized Treatment. Heidelberg: Springer;2016.

Dwivedi Y (ed.). The Neurobiological Basis of Suicide. Boca Raton (FL): CRC Press/Taylor & Francis; 2012.

Falcone T, Timmons-Mitchell J (eds.). Suicide Prevention. A Practical Guide for the Practitioner. Cham: Springer; 2018.

Fallucco E, Conlon M, Gale G, Constantino JN, Glowinski AL. Use of a Standardized Patient Paradigm to Enhance Proficiency in Risk Assessment for Adolescent Depression and Suicide. J Adolesc Health. 2012;51:66-72.

Ferrer M, Lara B, Calvo N, Andión O, Pérez V, Corominas M, et al. Three-year prevalence of self-harm behaviors among the reasons for emergency visits of children and adolescents. Actas Esp Psiquiatr. 2021;49(1):35-42.

Geulayov G, Casey D, Bale L, Brand F, Townsend E, Ness J, et al. Self-harm in children 12 years and younger: characteristics and outcomes based on the Multicentre Study of Self-harm in England. Soc Psychiatry Psychiatr Epidemiol. 2022;57(1):139-48.

Griffiths R, Dawber A, McDougall T, Midgley S, Baker J. Non-restrictive interventions to reduce self-harm amongst children in mental health inpatient settings: Systematic review and narrative synthesis. Int J Ment Health Nurs. 2022;31(1):35-50.

Hawton K, O'Connor RC, Saunders KEA. Suicidal behavior and self-harm. En: Thapar A, Pine D, Leckman J, Scott S, Snowling M, Taylor E (eds.). Rutter's Child and Adolescent Psychiatry: John Wiley & Sons; 2015. p. 893-310.

Hepburn L, Azrael D, Molnar B, Miller M. Bullying and Suicidal Behaviors Among Urban High School Youth. J Adolesc Health. 2012;51(1):93-5.

King C, Horwitz A, Berona J, Jiang Q. Acutely Suicidal Adolescents Who Engage in Bullying Behavior: 1-Year Trajectories. J Adolesc Health. 2013; 53:S43-S50.

Kipoulas E, Berzengi A, Kyriakopoulos M. Prevalence and clinical correlates of self-harm and suicidality during admission of children in a mental health inpatient unit. Eur Psychiatry. 2020;64(1):e1.

Kloppe S, Mardomingo M. Escalas de acontecimientos vitales en la detección de factores de riesgo en los intentos de suicidio. Libro de ponencias I Jornadas de Psiquiatría del niño y del adolescente. Madrid; 1995.

Lim KS, Wong CH, McIntyre RS, Wang J, Zhang Z, Tran BX, et al. Global Lifetime and 12-Month Prevalence of Suicidal Behavior, Deliberate Self-Harm and Non-Suicidal Self-Injury in Children and Adolescents between 1989 and 2018: A Meta-Analysis. Int J Environ Res Public Health. 2019;16(22):4581.

Mandelli L, Serretti A. Gene environment interaction studies in depression and suicidal behavior: An update. Neurosci Biobehav Rev. 2013;37(10 Pt 1): 2375-97.

Mann J, Currier D. Stress, genetics and epigenetic effects on the neurobiology of sui-cidal behavior and depression. European Psychiatry. 2010;25:268-71.

Mardomingo MJ, Catalina ML, Hernández P (eds.). Curso clínico de los intentos de suicidio: Seguimiento longitudinal a lo largo de ocho años. Libro de ponencias VII Congreso de Psiquiatría Infanto-Juvenil; 1994.

Mardomingo MJ, Catalina ML. Factores de riesgo en los intentos de suicidio del adolescente. An Esp Pediatr. 1997;98(2):26-8.

Mardomingo MJ. Suicidio e intentos de suicidio. Tratado de Psiquiatría del niño y del adolescente. Madrid: Díaz de Santos; 2015. p. 683-24.

Morgan C, Webb RT, Carr MJ, Kontopantelis E, Green J, Chew-Graham CA, et al. Incidence, clinical management, and mortality risk following self harm among children and adolescents: cohort study in primary care. BMJ (Clinical research ed.). 2017;359:j4351.

Morken IS, Dahlgren A, Lunde I, Toven S. The effects of interventions preventing self-harm and suicide in children and adolescents: an overview of systematic reviews. F1000Research. 2019;8:890.

Ougrin D, Wong BH, Vaezinejad M, Plener PL, Mehdi T, Romaniuk L, et al. Pandemic-related emergency psychiatric presentations for self-harm of children and adolescents in 10 countries (PREP-kids): a retrospective international cohort study. Eur Child Adolesc Psychiatry. 2022;31(7):1-13.

Pfeffer C. Suicidal behavior in children and adolescents causes and management. En: Martin A, Volkmar F (eds.). Lewis's Child and Adolescent Psychiatry: A comprehensive Textbook. 4ª ed. Philadelphia: Lippincott Williams & Wilkins; 2007. p. 530-8.

Russell ST, Toomey RB. Men's sexual orientation and suicide: evidence for U.S. adolescent-specific risk. Soc Sci Med. 2012;74(4):523-9.

Simioni AR, Pan PM, Gadelha A, Manfro GG, Mari JJ, Miguel EC, et al. Prevalence, clinical correlates and maternal psychopathology of deliberate self-harm in children and early adolescents: results from a large community study. Braz J Psychiatry. 2018;40(1):48-55.

Sparrow-Downes VM, Trincao-Batra S, Cloutier P, Helleman AR, Salamatmanesh M, Gardner W, et al. Peripheral and neural correlates of self-harm in children and adolescents: a scoping review. BMC Pychiatry. 2022;22(1):318.

Stewart SL, Celebre A, Hirdes JP, Poss JW. Risk of Suicide and Self-harm in Kids: The Development of an Algorithm to Identify High-Risk Individuals Within the Children's Mental Health System. Child Psychiatry Hum Dev. 2020;51(6):913-24.

Surace T, Fusar-Poli L, Vozza L, Cavone V, Arcidiacono C, Mammano R, Basile L, et. al. Lifetime prevalence of suicidal ideation and suicidal behaviors in gender non-conforming youths: a meta-analysis. European Child & Adolescent Psychiatry. 2021;30:1147-61.

Thorlindsson T, Bernburg JG. Community structural instability, anomie, imitation and adolescent suicidal behavior. J Adolesc. 2009;32(2):233-45.

Turecki G, Ernst C, Jollant F, Labonte B, Mechawar N. The neurodevelopmental origins of suicidal behavior. Trends Neurosci. 2012;35(1):14-23.

Trastorno obsesivo-compulsivo. Presentación clínica, evaluación, diagnóstico diferencial y recomendaciones terapéuticas

18

Ó. Herreros Rodríguez y J. Molina Cabrerizo

 OBJETIVOS

- Conocer la descripción del trastorno obsesivo-compulsivo (TOC) en niños y adolescentes, su frecuencia y sus causas.
- Comprender las diferentes teorías etiopatogénicas del TOC.
- Entender la clínica del TOC infantojuvenil, y ser capaces de explicar el procedimiento de evaluación, diagnóstico y diagnóstico diferencial de dicho trastorno.
- Determinar las comorbilidades más frecuentes del TOC en niños y adolescentes.
- Saber manejar los tratamientos actuales del TOC en niños y adolescentes, y ser capaz de establecer una adecuada planificación terapéutica.
- Conocer los factores pronósticos y de respuesta al tratamiento del TOC infantojuvenil, y poder plantear una expectativa de pronóstico a medio-largo plazo.

INTRODUCCIÓN

El trastorno obsesivo-compulsivo (TOC) infantojuvenil es una enfermedad psiquiátrica, crónica con frecuencia, que se caracteriza por la presencia recurrente de obsesiones y/o compulsiones. Se considera la cuarta enfermedad mental más común y figura también entre las causas más frecuentes de discapacidad.

Es posible encontrar descripciones congruentes con un diagnóstico de TOC entre las más antiguas referencias a lo que hoy se entiende como enfermedades mentales. Así, por ejemplo, durante los siglos xv-xvii pueden leerse descripciones de TOC, entendido entonces bien como una alteración producto de la posesión demoníaca (Paracelso), bien una conducta religiosa extremadamente devota o escrupulosa.

Ya desde una perspectiva médica, a lo largo del siglo xix se establece más cuidadosamente su descripción psicopatológica, distinguiendo y separando el TOC del grupo de las psicosis (delirios) e incluyéndolo en las neurosis, lo que hoy se entiende en parte como trastornos de ansiedad, por autores pioneros en el campo de la psiquiatría, como Esquirol, Morel, Maudsley o Freud.

En 1903, Pierre Janet describió las obsesiones de un niño de 5 años como una «ardua reflexión de lo obvio», sugiriendo que los pensamientos obsesivos se asemejarían a «tics mentales», de difícil diagnóstico por la tendencia del paciente a mantener en secreto la sintomatología. Más adelante, Augusto Vidal Perera dedica en su *Compendio de Psiquiatría Infantil* (1908) un capítulo a las obsesiones e impulsiones: «(…) el individuo (…) se ve imperiosamente arrastrado a la ejecución de actos ante los cuales la voluntad es impotente». Después, Leo Kanner (1935) resaltó que los niños que sufrían TOC habían sido criados con una «sobredosis» de perfeccionismo parental y señaló una tendencia de los padres a implicarse en sus rituales.

Unos años más tarde, en 1970, Judd enumera los criterios diagnósticos del TOC. Sin embargo, no fue hasta mediados de la década de los ochenta cuando empezó a estudiarse de forma sistemática en niños, siendo pionero el equipo del National Institute of Mental Health de EE. UU. formado por Judith Rapoport, Henriette L. Leonard y Susan E. Swedo.

DEFINICIÓN

El TOC es una enfermedad psiquiátrica, frecuentemente crónica, caracterizada por la presencia recurrente de obsesiones y/o compulsiones.

> ❗ Las obsesiones son pensamientos, impulsos o imágenes involuntarias, recurrentes y persistentes, que se experimentan como intrusivas y no deseadas, e invaden la conciencia del sujeto.

El paciente las considera ajenas a su personalidad, aunque se vea incapaz de librarse de ellas, y las reconoce como surgidas de sus propios actos mentales, no del exterior de sí mismo. Son frecuentes las relacionadas con suciedad/contaminación y dudas, aunque pueden ser de lo más diverso: orden y simetría, palabras, números, música, sucesos posibles, etcétera.

> ❗ Las compulsiones son conductas físicas y/o actos mentales repetitivos e irreprimibles que aparecen en respuesta a las obsesiones. Estas conductas o actos mentales constituyen rituales realizados según determinadas normas fijas, y no son placenteras ni útiles en sí mismas, aunque para el paciente tienen la función aliviar la ansiedad generada por las obsesiones.

Si bien el alivio es transitorio y solo inmediato, suelen tener un efecto de refuerzo y mantenimiento del trastorno. Son frecuentes el lavado repetitivo de manos, rituales de comprobación, tocar siguiendo una pauta fija, etc. Tanto las obsesiones como las compulsiones producen un intenso malestar al paciente, e interfieren significativamente en su vida personal y social.

 El paciente es capaz de reconocer la irracionalidad de dichas obsesiones y compulsiones, aunque no siempre con igual grado de claridad.

Es posible que los niños, y más cuanto menor sea su edad, no perciban su carácter absurdo y desproporcionado, e incluso pueden describir las obsesiones como una especie de voz interior (planteando su diagnóstico diferencial con los trastornos psicóticos), por lo que, en estas edades, dicho criterio no es imprescindible para el diagnóstico de TOC.

El TOC es una enfermedad psiquiátrica, frecuentemente crónica, que se caracteriza por la presencia recurrente de obsesiones y/o compulsiones. Las obsesiones son pensamientos, impulsos o imágenes involuntarias, recurrentes y persistentes, que se experimentan como intrusivas y no deseadas, e invaden la conciencia del sujeto. Las compulsiones son conductas físicas y/o actos mentales repetitivos e irreprimibles que aparecen en respuesta a las obsesiones. Tanto unas como otras producen un intenso malestar al paciente, e interfieren de forma significativa en su vida personal y social.

EPIDEMIOLOGÍA

El TOC clásicamente se consideró un trastorno infrecuente en la infancia. Sin embargo, hoy se sabe que en estas edades es mucho menos raro de lo que se creía. Así, se estima que tiene una prevalencia a lo largo de la vida de entre el 1 y el 3 % en la población general, y de aproximadamente el 1 % en la población clínica, y que más de la mitad de los casos debutan en la infancia o la adolescencia. Su inicio es más temprano en varones que en mujeres, lo que hace que estén sobrerrepresentados en las muestras clínicas infantojuveniles, con una relación varón:mujer de 3:2. Se considera la cuarta enfermedad mental más frecuente, y figura también entre las causas más frecuentes de discapacidad.

En España se ha encontrado una prevalencia del 1,8 % entre los 8 y los 12 años, cifra que se eleva al 5,5 % si se incluye el TOC subclínico. Cerca del 40 % de los casos de debut en la infancia-adolescencia persistirán en la vida adulta, cifra que se eleva a más del 60 % si se consideran también los cuadros subclínicos.

Con todo, podría haber una infraestimación en estas cifras, dado que en muchos casos pueden pasar años (se calcula que entre cinco y ocho) desde que aparecen los primeros síntomas hasta que se consulta por ellos, en parte porque existen conductas ritualizadas que se consideran no patológicas en la infancia, y en parte por la negación a reconocer la patología hasta que provoca una repercusión funcional importante en el niño.

 Se estima que el TOC tiene una prevalencia a lo largo de la vida del 1-3 % de la población, y más de la mitad de los casos debutan en la infancia o la adolescencia. Su inicio es más temprano en varones. Se considera la cuarta enfermedad mental más frecuente, y figura entre las causas más habituales de discapacidad.

ETIOPATOGENIA

Superados los modelos que vinculaban el desarrollo del TOC a teorías psicoanalíticas (tales como que las obsesiones surgen como mecanismo de defensa frente a los impulsos inconscientes) o del aprendizaje (las obsesiones como estímulos internos que devienen en ansiógenos como respuesta a ciertas experiencias), actualmente las propuestas causales acerca del TOC están muy fundamentadas en causas neurobiológicas, entre las cuales la genética, la neuroquímica y la neuroanatomía desempeñan un papel crucial.

Genética

Los factores genéticos contribuyen de forma significativa al desarrollo del TOC de inicio temprano, contribución demostrada por el hallazgo de una prevalencia de la enfermedad en los familiares de primer grado de estos pacientes diez veces mayor que la de la población general. Además, el inicio del TOC en los padres es igualmente más temprano, lo que podría apuntar a un subtipo de pacientes con una carga genética más acusada e influyente en su debut. Los estudios de gemelos confirman que el riesgo atribuible a factores genéticos del TOC se sitúa entre el 45-65 %.

No obstante, si bien se han detectado diversos polimorfismos vinculados al metabolismo y a la actividad cerebral de la serotonina, las catecolaminas, el glutamato y la neurogénesis, aún no hay estudios suficientes que permitan señalar genes o variantes genéticas concretas implicadas en su desarrollo. De hecho, las investigaciones más actuales señalan hacia un origen genético poligénico, en el que diferentes variantes génicas de efecto moderado y aditivo determinarían el riesgo a presentar un TOC. Parecen importantes en su etiología los mecanismos epigenéticos, influyendo en el control de la expresión génica en el cerebro.

Neuroanatomía

La fisiopatología del TOC parece vinculada a diferentes áreas cerebrales cuya disfunción se relacionaría con la sintomatología del trastorno. El córtex orbitofrontal está implicado en funciones afectivas y motivacionales, el control de los impulsos y la inhibición/regulación de las conductas. El núcleo caudado filtra los estímulos, permitiendo el paso de los más relevantes hacia el tálamo, que a su vez los envía al córtex frontal junto con el mensaje de que estos estímulos pueden requerir una respuesta. Entre estas áreas cerebrales se establecen los circuitos cortico-estriatales que median en los aprendizajes implícitos o inconscientes de procedimientos y actividades estereotipadas, por lo que estarían implicados en el desarrollo de la clínica obsesivo-compulsiva.

> ! Así, se ha observado en diversos estudios de neuroimagen una hiperactivación del córtex orbitofrontal, del núcleo caudado y del tálamo que explicaría una retroalimentación positiva entre córtex y tálamo como causante de la repetición del pensamiento. La hiperactivación del caudado parece impedir la función de filtrado, haciendo que muchos pensamientos y sensaciones alcancen el plano consciente, cuando normalmente se suprimirían sin necesidad de ningún esfuerzo consciente. Por ello, se perciben como inapropiados y molestos, y el esfuerzo por controlarlos determina un estado de ansiedad. Del mismo modo, se ha detectado una activación de la amígdala, que estaría en relación con la ansiedad que instala y fija las compulsiones.

Se ha encontrado en los niños con TOC no tratado un menor volumen de los ganglios basales, y un hipermetabolismo en el córtex orbitofrontal, córtex cingulado anterior izquierdo, tálamo, caudado y regiones cerebelosas, alteraciones del metabolismo cerebral que parecen revertir tras un tratamiento farmacológico y/o psicológico cognitivo-conductual eficaz.

Neuroquímica

La respuesta exitosa del trastorno al tratamiento farmacológico con antidepresivos tricíclicos en los años setenta llevó a plantear una teoría causal basada en la alteración del metabolismo cerebral de la serotonina. Hoy se sabe que existen alteraciones tanto serotoninérgicas como dopaminérgicas y glutamatérgicas, de tal manera que, por ejemplo, el aumento de la dopamina o la disminución de la serotonina determinan un empeoramiento de la clínica obsesivo-compulsiva. El tercer neurotransmisor implicado, el glutamato, es el principal neurotransmisor excitador del sistema nervioso central, y, por tanto, clave en la disfunción anteriormente referida de los circuitos fronto-estriado-tálamo-corticales.

Sin embargo, no todos los pacientes responden adecuadamente al tratamiento con fármacos dirigidos a restablecer el equilibrio de estos neurotransmisores, lo que lleva a suponer la implicación de otros sistemas de neurotransmisores en la fisiopatología del TOC.

Modelo etiopatogénico del trastorno obsesivo-compulsivo

El TOC se conceptualiza hoy en día como un trastorno psiquiátrico neurobiológico derivado de la alteración funcional de varios circuitos cerebrales: el córtex orbitofrontal, los ganglios basales y el tálamo. La hiperactividad de estas áreas cerebrales conduce a una alteración en las funciones del núcleo caudado, que, al no poder filtrar adecuadamente los pensamientos y emociones, provoca que se hagan conscientes, los cuales, por lo inhabituales, se viven como inapropiados, molestos, extraños. El esfuerzo consciente por reprimirlos generará el estado ansioso presente en el TOC.

La amígdala cerebral, también implicada, parece ser la responsable de los síntomas afectivos del TOC, así como de que se perpetúe el estado ansioso del TOC que lleva al desarrollo de las conductas compulsivas a través de sus conexiones con el estriado y el circuito córtico-estriado-tálamo-cortical.

> El TOC es un trastorno psiquiátrico neurobiológico derivado de la alteración funcional del córtex orbitofrontal, los ganglios basales y el tálamo. La hiperactividad de estas áreas cerebrales conduce a una alteración en las funciones del núcleo caudado, que, al no poder filtrar adecuadamente los pensamientos y emociones, provoca que se hagan conscientes, los cuales, por lo inhabituales, se viven como inapropiados, molestos, extraños.

CLÍNICA

El cuadro clínico del TOC en niños y adolescentes es similar al que se manifiesta en la vida adulta. Es de curso fluctuante (con épocas de mejoría y de empeoramiento), y con frecuencia evoluciona a la cronicidad. Se observan dos picos de presentación, el primero entre los 8 y los 12 años, y el segundo después de la pubertad, que podrían responder a factores etiológicos diferentes, con mayor peso genético en la forma de presentación más temprana. En el primer pico de incidencia hay mayor presencia de varones, mientras la es superior de mujeres en el segundo pico.

Clínicamente, el TOC puede debutar con un síntoma único, que persiste durante meses o incluso años, al que se irán añadiendo progresivamente nuevas obsesiones y/o compulsiones, o con compulsiones más o menos benignas que se confunden con juegos, cuestiones ambas que llevan con frecuencia a que se produzca un diagnóstico tardío, en una fase más evolucionada del trastorno, lo que implica una peor respuesta al tratamiento. Otro hecho clínico que dificulta su diagnóstico precoz es que a muchos niños no les molestan sus síntomas, al menos inicialmente, o bien les molestan, pero se avergüenzan de ellos y no quieren, o no saben cómo explicárselos a los adultos de su entorno. Esto ha llevado a pensar que el inicio del TOC podría ser incluso más temprano de lo que se describe actualmente.

Las obsesiones más frecuentes en los niños son las relacionadas con el temor a la contaminación y a los contagios, seguidas del temor a posibles peligros y males potenciales (fuego, muerte, enfermedad de uno mismo o de un ser querido), obsesiones por la simetría y el orden, obsesiones de tipo religioso o filosófico (sobre la muerte, el más allá, el bien y el mal, entre otras), y la preocupación por funciones corporales de evacuación o de índole sexual (**Tablas 18-1** y **18-2**).

Las compulsiones más frecuentes son las lógicamente relacionadas con las obsesiones presentes en cada paciente, como los rituales en torno a la limpieza (lavarse las manos muy a menudo hasta erosionarse la piel, ducharse y bañarse durante horas, lavarse los dientes hasta hacerse daño, tener un cuidado corporal excesivo, usar guantes constantemente, caminar por la calle evitando papeleras y otros depósitos de basura), los relacionados con la simetría (ordenar ciertos objetos de forma persistente y siempre de la misma manera, no tolerar cambios en su armario, en su mesa de estudio, etc.), la repetición de rituales y la comprobación de objetos (cierre de puertas, ventanas y cerraduras). Otras compulsiones pueden consistir en tocar, contar, moverse o sentarse de una manera concreta y/o un determinado número de veces (v. **Tablas 18-1** y **18-2**).

Tabla 18-1. Obsesiones y compulsiones más frecuentes en la infancia y adolescencia

Obsesiones más frecuentes	Compulsiones más frecuentes
• Preocupación por gérmenes, suciedad, toxinas, etcétera • Miedo a posibles peligros (propios o ajenos) • Simetría, orden y exactitud • Obsesiones religiosas • Preocupación por funciones corporales (generalmente excretoras) • Números («buenos» o «malos») • Miedo a dañarse a sí mismo o a dañar a los demás • Preocupación por cuestiones domésticas • Palabras, música u otros sonidos de carácter intrusivo o repetitivo	• Lavado excesivo de manos, dientes, etcétera • Repetición de rituales • Comprobar puertas, ventanas, etcétera • Rituales de evitación de posibles contaminantes • Tocar de forma ritualizada • Medidas para prevenir daños a sí mismos o a terceros • Ordenar • Contar • Rituales de colección o de agrupamiento • Rituales de limpieza de objetos

Son características asociadas a estos síntomas la evitación, la indecisión, la duda y la lentitud a la hora de completar tareas cotidianas (escolares, de casa, por ejemplo).

El TOC infantojuvenil, aunque similar al presentado en la edad adulta, muestra algunos rasgos clínicos diferenciales:

- Puede presentarse únicamente con compulsiones, sin obsesiones asociadas.
- La aparición de las compulsiones generalmente precede a las obsesiones.
- Los niños suelen tener menor conciencia de enfermedad que los adultos, posiblemente por la falta de desarrollo de las habilidades metacognitivas (hasta un 40 % no reconocen que las compulsiones sean motivadas por pensamientos obsesivos).
- Hay peor respuesta a los tratamientos.
- Hay mayor carga familiar de la enfermedad (más familiares afectos).
- Presenta más comorbilidad, como tics, trastornos del espectro autista, trastorno por déficit de atención e hiperactividad (TDAH) y conductas disruptivas.

En general, el desarrollo de los síntomas es gradual, y estos pueden variar con el tiempo. Una minoría de los niños, en especial los varones con un inicio temprano, pueden tener una evolución rápida y una amplia variedad de síntomas, y asocian con mayor frecuencia TDAH y trastornos de tics (incluido el síndrome de Tourette). De hecho, se piensa que estas tres enfermedades podrían compartir una vulnerabilidad genética.

Por otra parte, el curso fluctuante del TOC hace que haya épocas de mejoría y otras de empeoramiento, pudiendo aparecer estas segundas de forma súbita o de forma progresiva, y las primeras siempre de forma progresiva (no hay mejorías súbitas).

Tabla 18-2. Temática habitual de las obsesiones y compulsiones en la infancia y adolescencia

Obsesiones	
Temas de limpieza y contaminación	Preocupación excesiva por la suciedad, gérmenes, contagio de enfermedades, contaminación del medio ambiente, productos de limpieza; asco ante secreciones y deposiciones, sustancias pegajosas
Temas somáticos	Preocupación excesiva por enfermedades o por el aspecto de alguna parte del cuerpo
Temas religiosos	Miedo a ofender a figuras religiosas, pensamientos sacrílegos o blasfemos
Temas metafísicos	Cavilaciones metafísicas repetidas y agobiantes
Temas morales	Preocupación excesiva por el bien o el mal, escrúpulos morales, sentimientos de culpa
Temas agresivos	Miedo a hacerse daño o hacérselo a otros intencionadamente, a que otros sufran daño por algo que el paciente haga o deje de hacer, a seguir impulsos no deseados, a ser responsables de desastres; imágenes violentas o terroríficas recurrentes
Temas sexuales	Pensamientos, impulsos o imágenes sexuales prohibidas o perversas sobre uno mismo u otros, dudas sobre la orientación sexual
Temas de precisión	Afán de perfeccionismo, insatisfacción personal permanente (por sus actos, capacidades, afectos, físico, etcétera)
Temas mágicos o supersticiosos	Llevar determinada ropa, hacer ciertas cosas un número preciso de veces
Compulsiones	
Compulsiones de lavado y limpieza	Lavado de manos excesivo y ritualizado, conductas ritualizadas de ducha, baño, lavado de dientes, limpieza excesiva de objetos personales y ropa
Compulsiones de revisar y comprobar	Comprobar cierres, llaves, libros, juguetes, posibles errores, que no se ha hecho daño a nadie
Compulsiones de repetición	Releer, borrar, reescribir, repetir cierto número de veces actividades rutinarias (sentarse, llamar a la puerta)
Compulsiones de contar	Necesidad de contar objetos, números, palabras
Compulsiones de ordenar y colocar	Necesidad de simetría, o de alinear objetos de una manera determinada
Compulsiones de acaparar y coleccionar	No tirar ciertas cosas a la basura, conservar todo tipo de objetos inútiles
Comportamientos supersticiosos	Tocar objetos o realizar ciertas conductas de una determinada manera, o un determinado número de veces, para que no suceda algo malo

Las compulsiones más frecuentes son las lógicamente relacionadas con las obsesiones presentes en cada paciente, como los rituales en torno a la limpieza, los relacionados con la simetría, la repetición de rituales y la comprobación de objetos. Son características asociadas a estos síntomas la evitación, la indecisión, la duda y la lentitud a la hora de completar tareas asignadas.

COMORBILIDADES

Un 50-70 % de los niños con TOC padecen algún tipo de comorbilidad. Pueden presentar comorbilidades tanto externalizantes (TDAH, trastornos de comportamiento) como internalizantes (trastornos ansiosos, trastornos afectivos), así como comorbilidades dentro del espectro obsesivo-compulsivo (trastorno por tics crónicos, trastorno de acumulación).

Los niños de menor edad parecen tener con mayor frecuencia como patologías comórbidas ansiedad, trastornos somatoformes, trastornos del control de los impulsos, trastornos alimentarios, TDAH y tics. Presentan también con más frecuencia que los niños de mayor edad trastorno oposicionista desafiante. En el otro extremo de edad de inicio, los adolescentes presentan con mayor frecuencia trastornos afectivos y psicóticos (siendo estos últimos, en cualquier caso, muy infrecuentes). En cuanto al sexo, las niñas presentan con mayor frecuencia comorbilidades ansiosas (sobre todo trastorno de ansiedad generalizada), alimentarias y del control de los impulsos, y los niños, TDAH, trastorno oposicionista desafiante y tics. Las comorbilidades externalizantes son, por tanto, más frecuentes en los varones y en edades tempranas, y determinan un desajuste social mayor y, por ello, un peor pronóstico.

! La presencia de comorbilidades tiene, además, impacto en el tratamiento del TOC y su respuesta a este. Así, las comorbilidades externalizantes predicen una respuesta peor a las intervenciones psicoterapéuticas cognitivo-conductuales. Además, el número creciente de comorbilidades presentes en un paciente aumenta su peor respuesta al tratamiento.

Un 50-70 % de los niños con TOC padecen algún tipo de comorbilidad tanto externalizantes como internalizantes. Los niños de menor edad parecen presentar con mayor frecuencia ansiedad, trastornos somatoformes, trastornos del control de los impulsos, trastornos alimentarios, TDAH, trastorno oposicionista desafiante y tics. Los adolescentes presentan con mayor frecuencia trastornos afectivos y psicóticos. Las comorbilidades externalizantes son más frecuentes en los varones y en edades tempranas, y determinan un desajuste social mayor y un peor pronóstico.

EVALUACIÓN Y DIAGNÓSTICO

La categoría del *Trastorno obsesivo-compulsivo y trastornos relacionados* del Manual Diagnóstico y Estadístico de los Trastornos Mentales, 5ª edición (DSM-5) agrupa varios trastornos: TOC; trastorno dismórfico corporal; trastorno de acumulación; trastorno de excoriación (rascado compulsivo); tricotilomanía (arrancarse el cabello u otras faneras compulsivamente); TOC y trastornos relacionados inducidos por sustancias/medicamentos; TOC y trastornos relacionados debidos a otra afección médica; otros TOC y trastornos relacionados especificados, y otros TOC y trastornos relacionados no especificados.

En la Clasificación Internacional de Enfermedades, 11ª edición (CIE-11) se establece la categoría de *Trastorno obsesivo-compulsivo u otros trastornos relacionados* con ligeras diferencias frente al DSM-5 en los trastornos incluidos: TOC; trastorno dismórfico corporal; trastorno de referencia olfativa (preocupación persistente por oler uno mismo de forma desagradable); hipocondría (preocupación por padecer una enfermedad grave o potencialmente mortal); trastorno por acumulación; trastornos por comportamientos repetitivos centrados en el propio cuerpo; TOC y otros trastornos relacionados inducidos por sustancias; otros TOC y trastornos relacionados especificados, y otros TOC y trastornos relacionados sin especificación. Incluye además el TOC secundario a otras enfermedades y el síndrome de Tourette, si bien en la clasificación general estos dos trastornos se encuadran originalmente en otros epígrafes.

En cualquier caso, los criterios diagnósticos de TOC no difieren de una clasificación a otra, por lo que, a efectos de brevedad, se incluyen únicamente los criterios diagnósticos de TOC del DSM-5 (**Tabla 18-3**).

La evaluación diagnóstica del TOC es siempre clínica, y debe empezar necesariamente con la realización de una buena historia clínica del paciente, que incluya los siguientes puntos:

- Historia del neurodesarrollo del niño, incluyendo hitos madurativos.
- Historia médica personal.
- Historia médica familiar, insistiendo en la exploración de cuadros que puedan sugerir la existencia de un TOC en la familia.
- Funcionamiento familiar.
- Inicios del trastorno.
- Características sintomáticas (obsesiones y compulsiones presentes y pasadas).
- Posibles comorbilidades.
- Rendimiento escolar del paciente.
- Interacciones sociales del niño y su calidad.
- Interferencia de los síntomas en el día a día del niño y su familia y disfunción que producen.
- Existencia de tratamientos previos y respuesta a estos.

En ocasiones, puede valorarse la posibilidad de realizar pruebas complementarias (hemograma, electroencefalograma) si los síntomas sugieren su conveniencia, pero debe subrayarse, en cualquier caso, que no existe ninguna prueba que confirme o descarte el diagnóstico más allá de la exploración clínica.

Existen también diversas entrevistas (estructuradas y semiestructuradas), escalas y cuestionarios (autoaplicados y heteroaplicados) que pueden utilizarse tanto para sustentar el diagnóstico de TOC como para cuantificar su evolución, aunque su utilidad no va más allá de este apoyo diagnóstico, y aplicadas por sí solas sin una exploración clínica adecuada no tienen la menor utilidad diagnóstica.

Tabla 18-3. Trastorno obsesivo-compulsivo: criterios diagnósticos según el del Manual Diagnóstico y Estadístico de los Trastornos Mentales, 5ª edición

Trastorno obsesivo-compulsivo: criterios diagnósticos del Manual Diagnóstico y Estadístico de los Trastornos Mentales, 5ª edición (código 300.3) (F42)

A. Presencia de obsesiones, compulsiones o ambas

Las obsesiones se definen por (1) y (2):

1) Pensamientos, impulsos o imágenes recurrentes y persistentes que se experimentan, en algún momento durante el trastorno, como intrusas o no deseadas, y que en la mayoría de los sujetos causan ansiedad o malestar importante
2) El sujeto intenta ignorar o suprimir estos pensamientos, impulsos o imágenes, o neutralizarlos con algún otro pensamiento o acto (es decir, realizando una compulsión)

Las compulsiones se definen por (1) y (2):

1) Comportamientos (p. ej., lavarse las manos, ordenar, comprobar las cosas) o actos mentales (p. ej., rezar, contar, repetir palabras en silencio) repetitivos que el sujeto realiza como respuesta a una obsesión o de acuerdo con reglas que ha de aplicar de manera rígida
2) El objetivo de los comportamientos o actos mentales es prevenir o disminuir la ansiedad o el malestar, o evitar algún suceso o situación temidos; sin embargo, estos comportamientos o actos mentales no están conectados de una manera realista con los destinados a neutralizar o prevenir, o bien resultan claramente excesivos

Nota: los niños de corta edad pueden no ser capaces de articular los objetivos de estos comportamientos o actos mentales

B. Las obsesiones o compulsiones requieren mucho tiempo (p. ej., ocupan más de una hora diaria) o causan malestar clínicamente significativo o deterioro en lo social, laboral u otras áreas importantes del funcionamiento

C. Los síntomas obsesivo-compulsivos no se pueden atribuir a los efectos fisiológicos de una sustancia (p. ej., una droga, un medicamento) o a otra afección médica

D. La alteración no se explica mejor por los síntomas de otro trastorno mental (p. ej., preocupaciones excesivas, como en el trastorno de ansiedad generalizada; preocupación por el aspecto, como en el trastorno dismórfico corporal; dificultad de deshacerse o renunciar a las posesiones, como en el trastorno de acumulación; arrancarse el pelo, como en la tricotilomanía [trastorno de arrancarse el pelo]; rascarse la piel, como en el trastorno de excoriación [rascarse la piel]; estereotipias, como en el trastorno de movimientos estereotipados; comportamiento alimentario ritualizado, como en los trastornos de la conducta alimentaria; problemas con sustancias o con el juego, como en los trastornos relacionados con sustancias y trastornos adictivos; preocupación por padecer una enfermedad, como en el trastorno de ansiedad por enfermedad; impulso o fantasías sexuales, como en los trastornos parafílicos; impulsos, como en los trastornos disruptivos, del control de los impulsos y de la conducta; rumiaciones de culpa, como en el trastorno de depresión mayor; inserción de pensamientos o delirios, como en la esquizofrenia y otros trastornos psicóticos; patrones de comportamiento repetitivo, como en los trastornos del espectro autista)

Especificar si:

Con introspección buena o aceptable: el sujeto reconoce que las creencias del trastorno obsesivo-compulsivo son claramente o probablemente no ciertas, o que pueden ser ciertas o no
Con poca introspección: el sujeto piensa que las creencias del trastorno obsesivo-compulsivo son probablemente ciertas
Con ausencia de introspección/con creencias delirantes: el sujeto está completamente convencido de que las creencias del trastorno obsesivo-compulsivo son ciertas

Especificar si:

El sujeto tiene una historia reciente o antigua de un trastorno de tics

---

De entre ellas, la de más frecuente uso es la Escala de Yale-Brow (*Children's Yale-Brown Obsessive-Compulsive Scale*, CY-BOCS), adaptación procedente de la entrevista semiestructurada original desarrollada para la evaluación de adultos que está traducida y validada en español. La aplica el clínico, y consta de una primera parte en la que se registran los síntomas, obsesiones y compulsiones por separado y una segunda parte que recoge el nivel de intensidad de dichos síntomas. Puede ser útil a la hora de complementar la exploración clínica tanto para recoger y repasar síntomas concretos como para valorar su gravedad y grado de interferencia en el día a día del niño y su familia. Un instrumento útil de cribado es el *Leyton Obsessional Inventory-Child Version* (LOI-CV), que en un momento dado puede resultar más práctico al ser una escala autoaplicada utilizable en niños mayores de 10 años.

 La evaluación diagnóstica del TOC es siempre clínica, y debe empezar con la realización de una buena historia clínica del paciente. No existe ninguna prueba que afirme o descarte su diagnóstico más allá de la exploración clínica.

DIAGNÓSTICO DIFERENCIAL

Comportamientos normales o culturalmente aceptables

Es bastante habitual encontrar en la vida cotidiana personas que manifiestan supersticiones y/o rituales que no se consideran patológicos si son culturalmente aceptados, de corta duración, infrecuentes, controlables sin dificultad, y si no interfieren en su funcionamiento personal. No parece existir una continuidad entre los rituales supersticiosos y los obsesivos en tanto en cuanto difieren en intensidad, contenido y forma de aparición, de tal manera que el que una persona presente supersticiones no la predispone en ninguna medida a padecer un TOC.

Comportamientos normales de la infancia

Debe tenerse en cuenta que por debajo de los 6 años es muy frecuente encontrar en los niños lo que podría leerse erróneamente como sintomatología subclínica de TOC (p. ej. preocupación por la simetría), relacionada con la existencia de un

Tabla 18-4. Criterios diferenciales entre los rituales obsesivo-compulsivos y las conductas ritualizadas normales

Ritual obsesivo-compulsivo	Ritual normal para la edad
Se acompaña de ansiedad	Es placentero
Tiene consecuencias negativas e interfiere en la vida cotidiana	No interfiere en la vida cotidiana
Tiene como finalidad reducir la ansiedad	Tiene como finalidad pasarlo bien
Su interrupción provoca irritabilidad/agresividad	Su interrupción se tolera sin consecuencias
Es percibido por los demás como patológico	Es percibido por los demás como algo normal
Persiste en la adolescencia y la vida adulta	Disminuyen a partir de los 8 años
No contribuye al aprendizaje o al desarrollo	Contribuye al aprendizaje y al desarrollo del niño
Es incapacitante, produce sufrimiento y contribuye al aislamiento social	No es incapacitante, produce placer, y puede servir en el juego con otros niños

pensamiento mágico congruente con su momento madurativo. A medida que crezcan, dichas preocupaciones excesivas irán, por lo general, desapareciendo por sí solas, aunque a los 10 años aún cerca de la mitad de los niños presentan preocupaciones relacionadas con la culpa cuando mienten, conductas de comprobación, pensamientos intrusivos, o miedos relacionados con la suciedad y posibles contaminaciones. Estos rituales y actos repetitivos desempeñan un papel crucial en el aprendizaje y el desarrollo, ya que los niños aprenden en gran medida a través de la imitación y la repetición. En esencia, se diferencian de los rituales patológicos del TOC en que los primeros no producen ansiedad ni desembocan en irritabilidad o en conductas agresivas cuando se interrumpen (**Tabla 18-4**).

Trastornos de ansiedad

En esta categoría se engloban los trastornos de ansiedad, como la ansiedad por separación o el trastorno de ansiedad generalizada, que no suelen acompañarse de rituales compulsivos. En las fobias simples, los temores disminuyen cuando el niño no está expuesto al estímulo que provoca la fobia, mientras que en el TOC la lejanía del objeto temido no reduce el malestar.

Trastorno depresivo

Puede acompañarse de rumiaciones y obsesiones en relación con el estado de ánimo, pero el paciente no las considera absurdas, son congruentes con el estado de ánimo, y no suelen acompañarse de compulsiones.

Trastornos de la conducta alimentaria

No es rara la coexistencia de ambos trastornos. En todo caso, si los pensamientos obsesivos y las compulsiones asociadas se refieren únicamente al peso, cuerpo, comida, actividad física, o conductas purgativas, se diagnosticará solo el trastorno de la conducta alimentaria.

Trastorno de Tourette, tics motores complejos y compulsiones motoras

A diferencia de las compulsiones (precedidas por ansiedad y una cognición específica), los tics motores complejos son involuntarios, están menos elaborados, no tienen como objetivo neutralizar la ansiedad producida por obsesiones, y no vienen precedidos por obsesiones específicas, sino, en todo caso, por una sensación de necesidad de realizar el tic.

Trastornos del espectro autista

Pueden presentar comportamientos estereotipados repetitivos, pero, a diferencia de estos, las compulsiones en el TOC suelen ser metódicas, complejas y egodistónicas. Debe tenerse en cuenta que no es rara la asociación de ambos trastornos en un mismo paciente.

Esquizofrenia

Las ideas delirantes recurrentes y las conductas extravagantes que las acompañan no son coherentes con la realidad. En cualquier caso, a veces los síntomas obsesivos, cuando son particularmente graves o extraños y/o, se acompañan de una pobre conciencia de enfermedad por parte del paciente, pueden acercarse en extremo al espectro de lo psicótico, confundiéndose y hasta mezclándose (algunos autores han llegado a proponer como una categoría diagnóstica individual y diferenciada la de trastorno esquizo-obsesivo).

Trastornos neuropsiquiátricos autoinmunitarios pediátricos asociados a infecciones estreptocócicas y síndrome neuropsiquiátrico agudo de inicio pediátrico

Los trastornos neuropsiquiátricos autoinmunitarios pediátricos asociados a infecciones estreptocócicas (*pediatric autoimmune neuropsychiatric disorder associated with streptococcal infections*, PANDAS) son considerados más una variante del TOC que una forma nosológica claramente diferenciada. Se incluye aquí dentro del epígrafe de diagnósticos diferenciales por su diferente manejo terapéutico, lo que determina la importancia de diferenciarlo del TOC «habitual».

Algunos niños desarrollan, ante una infección causada por el estreptococo β-hemolítico del grupo A, una respuesta autoinmunitaria frente a los anticuerpos producidos contra dicha bacteria que provoca un engrosamiento de los ganglios basales, con la consiguiente alteración de su función. En estos pacientes, la sintomatología (que puede ser en forma de obsesiones y compulsiones, tics o incluso sintomatología propia del TDAH) aparece de forma brusca, y evoluciona a su desaparición completa, aunque puede haber reagudizaciones episódicas (**Tabla 18-5**). Suele desarrollarse a edades tempranas y parece relacionarse con una vulnerabilidad genética. Su tratamiento es, en general, el de la infección causal, si

Tabla 18-5. Criterios diagnósticos propuestos para los trastornos neuropsiquiátricos autoinmunitarios pediátricos asociados a infecciones estreptocócicas o el síndrome neuropsiquiátrico agudo de inicio pediátrico

Criterio	Descripción
I	Inicio brusco y dramático del trastorno obsesivo-compulsivo
II	Presencia de síntomas neuropsiquiátricos adicionales, de inicio agudo, en al menos dos de las siguientes áreas: 1. Ansiedad 2. Labilidad emocional y/o depresión 3. Irritabilidad, agresividad y/o comportamientos oposicionistas graves 4. Regresión comportamental o del desarrollo 5. Deterioro del funcionamiento académico 6. Alteraciones sensoriales y/o motoras 7. Signos y síntomas físicos, como trastornos del sueño, enuresis, poliuria, etcétera
III	Los síntomas no se explican mejor por otro trastorno mental o neurológico conocido (corea de Sydenham, lupus eritematoso sistémico, síndrome de Tourette, etcétera)

El diagnóstico de PANS debe realizarse de modo que puedan descartarse los citados trastornos u otros relevantes. La naturaleza de los síntomas presentes puede hacer necesarias exploraciones complementarias, como neuroimagen, punción lumbar, electroencefalograma u otras pruebas diagnósticas

Pruebas de infección estreptocócica (no es imprescindible para el diagnóstico):

1. Cultivo de estreptococos en muestras faríngeas
2. Si es negativo, cultivo de estreptococos perianal o análisis de sangre para determinar ASLO y títulos de anticuerpos anti-DNasa B

ASLO: antiestreptolisina O; PANS: síndrome neuropsiquiátrico agudo de inicio pediátrico.

bien la erradicación completa de la bacteria puede requerir un protocolo antibiótico más prolongado o incisivo de lo habitual. También se ha propuesto el uso profiláctico de antibióticos para la prevención de recurrencias una vez remitido el episodio agudo. No obstante el diagnóstico de PANDAS, la clínica psiquiátrica presente puede requerir tratamiento sintomático específico, bien por su gravedad, bien por su persistencia a pesar del tratamiento antibiótico. En tal caso, será el mismo que el del TOC, teniendo en cuenta que los niños afectos de PANDAS pueden ser inusualmente sensibles a los efectos secundarios de los psicofármacos, por lo que su administración comenzará con dosis bajas y su aumento será muy gradual.

Recientemente se han señalado otros microorganismos como posibles agentes causales de este trastorno e incluso agentes no infecciosos, tales como factores ambientales, trastornos metabólicos y otros, redefiniéndose el trastorno como síndrome neuropsiquiátrico agudo de inicio pediátrico (*pediatric acute-onset neuropsychiatric syndrome*, PANS), cuyo mecanismo causal es una encefalitis aguda localizada en los ganglios basales.

Debe hacerse diagnóstico diferencial del TOC infanto-juvenil con:

- Comportamientos normales/culturalmente aceptables.
- Comportamientos normales de la infancia.
- Trastornos de ansiedad.
- Trastorno depresivo.
- Trastornos de la conducta alimentaria.
- Síndrome de Tourette tics motores complejos y compulsiones motoras.
- Trastornos del espectro del autismo.
- Esquizofrenia.
- PANDAS/PANS.

CURSO Y PRONÓSTICO

Se considera que un 40-70 % de los niños que padecen TOC presentarán síntomas de rango clínico en la vida adulta, si bien existen todavía pocos estudios al respecto. Parecen ser factores relacionados con esta persistencia el sexo femenino, el inicio temprano (aunque este factor está en discusión, puesto que algunas investigaciones han relacionado la persistencia en la vida adulta con el inicio más tardío) y la gravedad sintomática en el debut.

De igual manera, la mala respuesta inicial al tratamiento predice en general un peor pronóstico, así como la presencia de comorbilidades (sobre todo las comorbilidades comportamentales, como el trastorno oposicionista desafiante).

Con respecto a los síntomas, generalmente son fluctuantes y van cambiando a lo largo del desarrollo (por ejemplo, pueden presentarse en el inicio rituales de limpieza y más adelante cambiar a rituales de orden y comprobación), si bien el trastorno como tal parece bastante estable en el tiempo.

Se considera que un 40-70 % de los niños que padecen TOC presentarán síntomas de rango clínico en la vida adulta. Parecen factores relacionados con esta persistencia el sexo femenino, el inicio temprano y la gravedad sintomática inicial. La mala respuesta inicial al tratamiento también predice un peor pronóstico, así como la presencia de comorbilidades.

TRATAMIENTO

El tratamiento del TOC en niños y adolescentes debe individualizarse en cada paciente, teniendo en cuenta la gravedad, frecuencia, intensidad e interferencia de los síntomas. Se tendrán en cuenta además los posibles trastornos comórbidos, el nivel de desarrollo del niño, y el impacto del trastorno en el funcionamiento del niño, la familia y su entorno.

Las modalidades terapéuticas que han demostrado eficacia son la terapia cognitivo-conductual (TCC) y el tratamiento farmacológico con inhibidores selectivos de la recaptación de serotonina (ISRS). En los casos de TOC leve-moderado se indica la TCC como tratamiento inicial de elección, y en los casos más graves, o cuando hay una falta de respuesta a la TCC, se recomienda asociar a esta la administración de ISRS, que suelen resultar seguros, eficaces y bien tolerados.

Figura 18-1. Algoritmo terapéutico del TOC infantojuvenil. APA: antipsicótico atípico; CMP: clomipramina; ISRS: inhibidor selectivo de la recaptación de serotonina; TCC: terapia cognitivo-conductual; TOC: trastorno obsesivo-compulsivo.

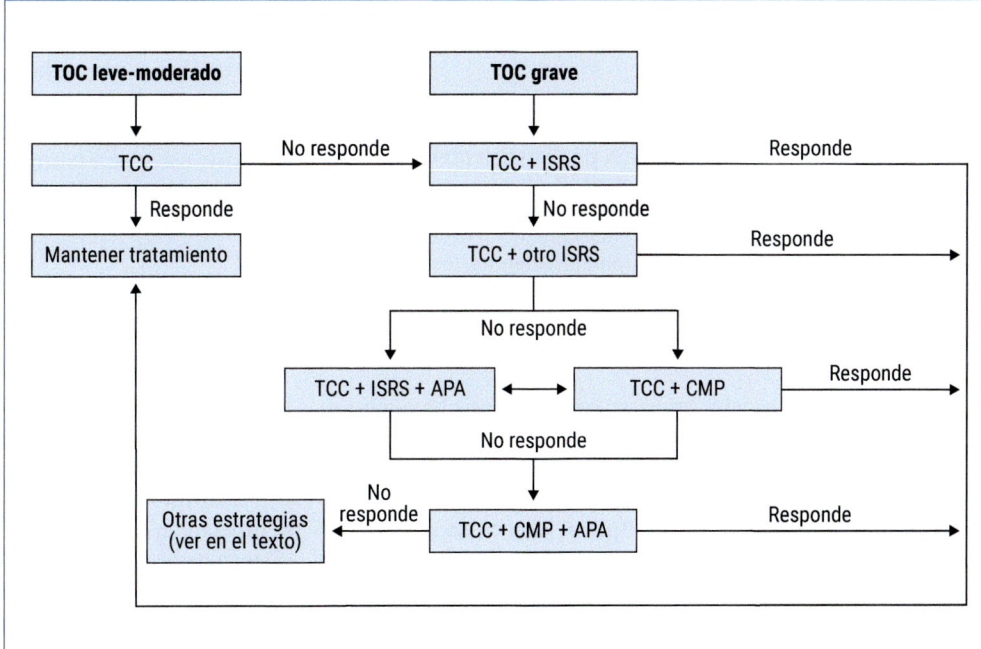

En caso de que por cualquier motivo no sea posible aplicar TCC, se iniciará el tratamiento con un ISRS.

El inicio del tratamiento farmacológico se hará siempre con dosis bajas, con incrementos lentos y graduales en función de la respuesta clínica para minimizar la posible aparición de efectos secundarios, que comportan el riesgo de abandono del tratamiento. Si no se observa respuesta con un ISRS de dosis óptimas tras 12 semanas de tratamiento, se debe probar con otro ISRS. Si se sigue sin observar respuesta, se recomienda disminuir la dosis del ISRS y añadir clomipramina, o cambiar totalmente a este fármaco. Otra opción es la potenciación del tratamiento con ISRS asociando antipsicóticos atípicos, como la risperidona o el aripiprazol (**Fig. 18-1**).

El tratamiento se mantendrá al menos entre 6 meses (TOC moderado) y 12 meses (moderado-grave), y su supresión se debe realizar de forma gradual, evaluando periódicamente la posibilidad de una recaída.

Terapia cognitivo-conductual

La psicoterapia de elección, y la única que ha demostrado eficacia, en el tratamiento del TOC en niños y adolescentes, es la TCC. Su utilidad se ha demostrado en niños desde los 5 años de edad. Hay diferentes programas manualizados de eficacia demostrada, que se escogerán e individualizarán en función del nivel de desarrollo del niño. En cualquier caso, todos ellos exigen para obtener una buena respuesta la implicación de los padres.

El programa psicoterapéutico cognitivo-conductual consta de cinco fases de tratamiento, que se desarrollan a lo largo de varias sesiones de en torno a una hora de duración, casi siempre entre cinco, en la TCC breve, y 14, con una frecuencia normalmente semanal:

1. Psicoeducación sobre el TOC.
2. Entrenamiento cognitivo.
3. Mapeo del TOC.
4. Exposición y prevención de respuestas graduadas.
5. Prevención de recaídas y generalización del entrenamiento.

Su aplicación suele ser individual, aunque puede hacerse también en formato grupal. Debe tenerse en cuenta que, aunque en una aplicación inicial la TCC no sea eficaz, una segunda aplicación sí puede serlo. Por otra parte, su eficacia inicial puede disminuir con el tiempo, y, para evitarlo, se llevan a cabo sesiones de recuerdo cada cierto tiempo.

Tratamiento farmacológico

Los fármacos que han demostrado eficacia en el tratamiento del TOC infantojuvenil son tres ISRS: fluoxetina, fluvoxamina y sertralina, y un antidepresivo tricíclico serotoninérgico, la clomipramina. En general, se recomienda iniciar el tratamiento farmacológico con ISRS al ser fármacos mejor tolerados que los tricíclicos. El procedimiento general de tratamiento se detalla en la **figura 18-1** (algoritmo terapéutico).

Respecto al resto de los ISRS, el citalopram y el escitalopram no han demostrado ser eficaces en el TOC infantojuvenil, y la paroxetina, aunque sí lo ha hecho, no ha demostrado su eficacia en el tratamiento de la depresión infantojuvenil, una comorbilidad frecuente, razón por la que este fármaco no se considera de primera línea en el tratamiento del TOC en niños.

Los ISRS son fármacos habitualmente bien tolerados. Sus efectos secundarios casi siempre son dependientes de la dosis y transitorios. Los más frecuentes son dolor de cabeza, dolor abdominal, náuseas, diarrea, problemas de sueño e inquietud motora (rara vez hasta el grado de agitación). Ha habido en los últimos años una gran controversia sobre la posible inducción de suicidio debida al uso de ISRS, aunque finalmente parece que tan solo hay un ligero incremento de las ideas suicidas secundariamente a su uso, que en cualquier caso no determina una tasa aumentada de actos suicidas. No obstante, es esta una cuestión aún en estudio y sometida a especial vigilancia.

> ❗ Respecto a su eficacia clínica, su uso en combinación con la TCC produce una remisión clínica del trastorno en aproximadamente un 55 % de los pacientes tras tres meses de tratamiento con dosis eficaces, aunque debe tenerse en cuenta que en cerca de un 30 % de los pacientes se producen mejorías adicionales más allá de la semana 12 de tratamiento. Además, los ISRS son fármacos también eficaces para el tratamiento de la depresión (sobre todo la fluoxetina) y la ansiedad, comorbilidades frecuentes en el TOC.

Su administración debe iniciarse con una dosis baja, con aumentos graduales semanalmente hasta alcanzar una dosis terapéutica, que se mantendrá durante 12 semanas para valorar su eficacia. Si pasadas estas 12 semanas se ha producido una respuesta clínica pero incompleta, en vez de cambiar a otro fármaco se puede intentar maximizar la eficacia del primero con nuevos aumentos graduales de la dosis (según su tolerancia). En la **tabla 18-6** se indican las dosis iniciales y de mantenimiento y las estrategias de aumento de dosis de cada uno de estos fármacos, así como algunas características especiales que se deben tener en cuenta.

La clomipramina puede producir como efectos secundarios problemas en la conducción cardíaca, por lo que conviene hacer un estudio cardiovascular con electrocardiograma previo a su uso, sobre todo si hay historia clínica personal o familiar que sugiera la presencia de problemas cardíacos. Por este motivo, se considera un fármaco de segunda línea, a pesar de ser más eficaz en el tratamiento del TOC infantojuvenil que los ISRS.

Tratamiento farmacológico: otras estrategias

Casi un 40 % de los niños y adolescentes afectos de TOC no responden, o lo hacen solo parcialmente, a los tratamientos convencionales (TCC, ISRS o la combinación de ambos). En estos casos se plantea el uso adicional de antipsicóticos atípicos y/u otros fármacos, basado fundamentalmente en estudios de eficacia en adultos (si bien comienza a haber cada vez más estudios realizados específicamente en población infantojuvenil).

Antipsicóticos atípicos

Los antipsicóticos atípicos risperidona y aripiprazol son fármacos de tercera línea para el tratamiento del TOC infantojuvenil, a cuyo uso se recurre cuando no hay una respuesta eficaz con la administración de ISRS y clomipramina. Normalmente se utilizan en dosis inferiores a las recomendadas para el tratamiento de los trastornos psicóticos. Así, la risperidona se inicia con 0,25 mg/día, con incrementos semanales de 0,25 mg/día hasta un máximo de 2 mg/día, y una vez establecida la dosis, un mes es tiempo suficiente para determinar su eficacia (o la ausencia de esta). El aripiprazol, por su parte, se inicia con 2,5 mg/día, con incrementos semanales de 2,5 mg/día hasta un máximo de 10 mg.

> ❗ La mayor preocupación en el uso de antipsicóticos atípicos es la aparición de efectos secundarios metabólicos graves, particularmente aumento de peso, diabetes y alteraciones en el metabolismo de los carbohidratos, lo que exige una cuidadosa monitorización (**Tabla 18-7**).

Tabla 18-6. Psicofármacos eficaces en el tratamiento del trastorno obsesivo-compulsivo infantojuvenil

Fármaco	Dosis inicial	Aumento de dosis según respuesta	Dosis diaria de mantenimiento	Características especiales
Fluoxetina	5-10 mg en niños 10-20 mg en adolescentes	• 5-10 mg/día cada 14 días en niños • 10-20 mg/día cada 14 días en adolescentes	• 20-30 mg/día en niños • 20-60 mg/día en adolescentes	
Sertralina	25 mg en niños 50 mg en adolescentes	• 25 mg/día cada 7 días en niños • 50 mg/día cada 7 días en adolescentes	25-200 mg/día	La diarrea es más frecuente que con otros ISRS
Fluvoxamina	25 mg en la cena	• 25 mg/día cada 7 días en niños • 25-50 mg/día cada 7 días en adolescentes	• 50-200 mg/día en niños • 50-300 mg/día en adolescentes	• Las niñas suelen requerir dosis más bajas • Administrar con comida • Administrar de noche
Paroxetina	5 mg en niños 10 mg en adolescentes	10 mg/día cada 7-14 días	10-60 mg/día	Posibles efectos adversos anticolinérgicos
Clomipramina	25 mg	25 mg/día cada 7-14 días	25-200 mg/día	• Estudio cardiovascular con ECG previo a su inicio según historia clínica personal y familiar • Administrar con comida • Administrar de noche

ECG: electrocardiograma; ISRS: inhibidores selectivos de la recaptación de serotonina.

Tabla 18-7. Periodicidad de la monitorización de efectos secundarios metabólicos producidos por antipsicóticos atípicos

	Basal	1 mes	2 meses	3 meses	Cada 3 meses	Anualmente	Cada 5 años
Historia clínica personal y familiar	X					X	
Peso (IMC)	X	X	X	X	X		
Circunferencia de cintura	X			X		X	
Tensión arterial	X			X		X	
Glucemia en ayunas	X			X		X	
Perfil lipídico	X			X			X

IMC: índice de masa corporal.

Otras estrategias en el trastorno obsesivo-compulsivo resistente a tratamiento convencional

Estos tratamientos son los moduladores glutamatérgicos, como riluzol y memantina.

Predictores de respuesta al tratamiento

Dada la importante proporción de pacientes que no responden al tratamiento, o lo hacen solo parcialmente, es importante identificar posibles factores indicadores de esta mala respuesta. Las investigaciones destacan como predictores personales de mala respuesta al tratamiento los siguientes:

- La existencia de antecedentes familiares de TOC.
- La gravedad sintomática inicial.
- Un *insight* pobre del paciente, con dificultad para reconocer la naturaleza excesiva de los síntomas.
- El desajuste funcional que producen los síntomas al paciente.
- La presencia de comorbilidades, sobre todo las externalizantes y los tics.

A estos factores se une la implicación familiar en el trastorno, y no solo en su tratamiento, sino sobre todo en las actitudes y comportamientos que puedan estar facilitando el mantenimiento de los síntomas (por ejemplo, acomodando el funcionamiento familiar para que no interfiera en los síntomas o no los desencadene). Igualmente, la existencia de disfunciones en el seno de la familia (conflictos, culpabilización, cohesión pobre) y los niveles altos de estrés parental complican y entorpecen la respuesta al tratamiento.

 El tratamiento del TOC en niños y adolescentes debe individualizarse en cada paciente, teniendo en cuenta la gravedad, frecuencia, intensidad e interferencia de los síntomas. Se deberán tener en cuenta igualmente los posibles trastornos comórbidos, el nivel de desarrollo del niño y el impacto del trastorno en el funcionamiento de este, la familia y su entorno. Las modalidades terapéuticas que han demostrado eficacia son la terapia cognitivo-conductual, el tratamiento farmacológico con ISRS y el tratamiento farmacológico con clomipramina.

TRASTORNO DE ACUMULACIÓN

De entre todos los trastornos incluidos en el epígrafe de *Trastorno obsesivo-compulsivo y trastornos relacionados del DSM-5*, se va a hacer referencia en primer lugar a este por su mayor parecido sintomatológico al TOC y, por tanto, la mayor necesidad de conocerlo para poder establecer en la práctica clínica su diagnóstico diferencial.

El trastorno de acumulación consiste en una dificultad persistente para desechar o separarse de las pertenencias, debido a que se tiene la percepción de que hay que guardarlas, independientemente de su valor real. El trastorno de acumulación puede afectar al funcionamiento personal, social, laboral y familiar, y puede llevar al aislamiento del paciente, así como a una gran dificultad para utilizar los espacios del hogar.

En clasificaciones anteriores se consideró como un subtipo de TOC, pero actualmente el DSM-5 lo considera una entidad diagnóstica independiente, aunque encuadrada dentro del epígrafe *Trastorno obsesivo-compulsivo y trastornos relacionados*. Generalmente comienza en la adolescencia y afecta por igual a varones y mujeres. La prevalencia en la población infanto-juvenil se sitúa en el 2-3 %.

Se sabe poco acerca de las causas de este trastorno, aunque parece existir una base genética con un patrón familiar, con una heredabilidad estimada en el 35-51 % (basada en estudios de gemelos adultos). En la esfera neuroanatómica se ha observado un hipometabolismo en la corteza posterior de la circunvolución cingulada y en la corteza occipital.

En el DSM-5 se recogen los criterios diagnósticos para este trastorno (**Tabla 18-8**). El acaparamiento es impulsado por el temor a perder objetos que el paciente cree que necesitará más adelante y por una creencia tergiversada o un apego emocional, sin percibir que su conducta supone un problema. Los objetos que se acumulan más comúnmente son periódicos, revistas, ropa vieja, bolsas, libros, material electrónico, etc. Se han descrito algunas características asociadas, como indecisión, perfeccionismo, postergación y distracción, que pueden contribuir al deterioro funcional del paciente y la gravedad global del cuadro clínico.

Los primeros síntomas de acumulación suelen surgir en torno a los 11-15 años e interfieren con el funcionamiento en la vida cotidiana alrededor de diez años después. Dado que los niños y adolescentes no suelen controlar el entorno

Tabla 18-8. Trastorno de acumulación: criterios diagnósticos según el Manual Diagnóstico y Estadístico de los Trastornos Mentales, 5ª edición

Trastorno de acumulación: criterios diagnósticos del Manual Diagnóstico y Estadístico de los Trastornos Mentales, 5ª edición (código 300.3) (F42)

A. Dificultad persistente de deshacerse o renunciar a las posesiones, independientemente de su valor real

B. Esta dificultad es debida a una necesidad percibida de guardar cosas y al malestar que se siente cuando uno se deshace de ellas

C. La dificultad de deshacerse de las posesiones da lugar a la acumulación de objetos que congestionan y abarrotan las zonas habitables y alteran en gran medida su uso previsto. Si las zonas habitables están despejadas, solo es debido a la intervención de terceros (p. ej. los miembros de la familia, personal de limpieza, autoridades)

D. La acumulación causa malestar clínicamente significativo o deterioro en lo social, laboral u otras áreas importantes del funcionamiento (incluido el mantenimiento de un entorno seguro para uno mismo y para los demás)

E. La acumulación no se puede atribuir a otra afección médica (p. ej. lesión cerebral, enfermedad cerebrovascular, síndrome de Prader-Willi)

F. La acumulación no se explica mejor por los síntomas de otro trastorno mental (p. ej. obsesiones en el trastorno obsesivo-compulsivo, disminución de la energía en el trastorno de depresión mayor, delirios en la esquizofrenia u otros trastornos psicóticos, déficit cognitivo en el trastorno neurocognitivo mayor, disminución del interés en los trastornos del espectro autista)

Especificar si:

Con adquisición excesiva: si la dificultad de deshacerse de las posesiones se acompaña de la adquisición excesiva de cosas que no se necesitan o para las que no se dispone de espacio

Especificar si:

Con introspección buena o aceptable: el sujeto reconoce que las creencias y comportamientos relacionados con la acumulación (relacionados con la dificultad de deshacerse de las cosas, el abarrotamiento o la adquisición excesiva) son problemáticos

Con poca introspección: el sujeto está convencido en su mayor parte de que las creencias y comportamientos relacionados con la acumulación (relacionados con la dificultad de deshacerse de las cosas, el abarrotamiento o la adquisición excesiva) no son problemáticos a pesar de la evidencia de lo contrario

Con ausencia de introspección/con creencias delirantes: el sujeto está totalmente convencido de que las creencias y comportamientos relacionados con la acumulación (relacionados con la dificultad de deshacerse de las cosas, el abarrotamiento o la adquisición excesiva) no son problemáticos a pesar de la evidencia de lo contrario

donde viven, debe tenerse en cuenta al hacer el diagnóstico la posible intervención de terceros (por ejemplo, los padres) en la reducción inicial de sus consecuencias funcionales.

El trastorno de acumulación tiende a ser crónico y con frecuencia se vuelve más grave con el paso de los años, a medida que se acumula más y más desorden. Por tanto, el reconocimiento, diagnóstico y tratamiento tempranos son cruciales para mejorar su pronóstico.

El trastorno de acumulación debe distinguirse del coleccionismo o de la conducta acaparadora normal, muy habitual en la mayoría de los niños. Comparten el apego a los objetos, pero el proceso que realiza el coleccionista está bien estructurado, es muy selectivo, placentero y es un pasatiempo social.

A diferencia del TOC, en el trastorno de acumulación no aparecen pensamientos intrusivos recurrentes o rituales, y suele ser egosintónico. El malestar se relaciona con la perspectiva de tener que deshacerse de cosas, y se manifiesta más en forma de ira y culpa que de ansiedad.

El trastorno de acumulación es de difícil tratamiento por la poca introspección de la conducta, la escasa motivación y la consiguiente resistencia a dicho tratamiento por parte del paciente. El tratamiento más eficaz es de tipo cognitivo-conductual, basado en el entrenamiento para la toma de decisiones y la categorización. En la infancia y adolescencia es fundamental la colaboración de los padres. Los resultados del tratamiento farmacológico, con ISRS, son muy variables.

TRASTORNO DISMÓRFICO CORPORAL (DISMORFOFOBIA)

El trastorno dismórfico corporal (TDC) consiste en la presencia de una preocupación excesiva por uno o más defectos o imperfecciones percibidas por el paciente en su aspecto físico, que para otras personas no existen o carecen de importancia y que genera un malestar psicológico significativo y/o deterioro social, laboral o en otras áreas del funcionamiento del paciente. Esta preocupación excesiva acostumbra a generar obsesiones (en torno a la comparación permanente con el aspecto de los demás) y/o compulsiones (comprobación en espejos, acicalamiento excesivo, etc.). En sus criterios diagnósticos se excluyen las preocupaciones en torno al peso o a la grasa corporal, más propias de los trastornos de la conducta alimentaria.

Su prevalencia en la población infantojuvenil se sitúa en torno al 2 %. Una de sus mayores complicaciones radica en sus comorbilidades y sobre todo en la alta tasa de conductas suicidas.

Los pacientes con TDC sufren una preocupación obsesiva por la creencia de que hay algo mal en su aspecto. Aunque dicha preocupación suele enfocarse en la cara, la cabeza o la piel, cualquier parte de su cuerpo puede ser el foco de su angustia, y, de hecho, la mayoría se perciben como feos y prácticamente ninguna parte de su cuerpo les gusta. Estas preocupaciones ocupan gran parte de su tiempo y son muy difíciles de resistir o controlar. Generan, además, importantes sentimientos de vergüenza, por lo que suelen ocultarse, lo que determina un importante infradiagnóstico. Es muy frecuente en estos pacientes recurrir a la cirugía estética o a otras intervenciones cosméticas menos invasivas, que suelen asociarse a un empeoramiento de su pronóstico debido a la insatisfacción que producen.

El tratamiento de primera línea del TDC es la TCC mediante la exposición con prevención de respuesta, complementada con psicoeducación y reestructuración cognitiva. Se han usado también en su tratamiento los ISRS, con resultados poco concluyentes.

TRICOTILOMANÍA

La tricotilomanía (TTM) consiste en la conducta recurrente de arrancarse el propio cabello o el vello corporal produciendo la aparición de zonas de calvicie, y a pesar de los repetidos intentos por no hacerlo y del malestar que genera al paciente dicha conducta y sus consecuencias. Su prevalencia en población infantojuvenil parece situarse en torno al 1 %.

La pérdida de cabello, la aparición de áreas de alopecia y la necesidad incoercible de arrancarse el pelo determinan frecuentemente un deterioro funcional significativo, menor aceptación por los iguales, aislamiento social y una mayor vulnerabilidad al acoso escolar, así como la aparición de comorbilidades, como trastornos ansiosos, afectivos, alimentarios y de la conducta. En raras ocasiones se añade la tricofagia: el paciente ingiere el cabello que se arranca, formándose tricobezoares (bolas de pelo en el tubo digestivo que pueden provocar complicaciones gastrointestinales y llegar a precisar cirugía para su eliminación).

El tratamiento de la TTM es la TCC mediante psicoeducación, control de estímulos, identificación de situaciones de riesgo y entrenamiento en respuestas alternativas.

TRASTORNO POR ESCORIACIÓN

El trastorno por escoriación, o dermatilomanía, consiste en la presencia de un impulso repetido e incoercible de pellizcar, apretar o lesionarse la propia piel hasta producirse lesiones, a pesar del malestar psicológico que produce esta conducta y del deseo de controlarla. Su prevalencia en la edad adulta se cifra en un 2-4 %, con un debut elevado alrededor de los 12 años.

Esta conducta se produce habitualmente en la cara, los brazos y/o las manos, y puede realizarse sobre piel sana o sobre irregularidades o costras. Las lesiones producidas suelen intentar ocultarse mediante maquillaje o ropa, o evitando situaciones que las expongan, llevando finalmente a un aislamiento social, con el consiguiente deterioro del funcionamiento del paciente. Hoy en día comienza a haber evidencias sobre la utilidad de la TCC en su tratamiento mediante el entrenamiento en reversión del hábito.

PUNTOS CLAVE

- El TOC es una enfermedad psiquiátrica, con frecuencia crónica, que se caracteriza por la presencia recurrente de obsesiones y/o compulsiones.
- El TOC se considera la cuarta enfermedad mental más frecuente y figura entre las causas más habituales de discapacidad.
- La prevalencia del TOC a lo largo de la vida es del 2-3,5 %, y aproximadamente la mitad de los casos debutan en la infancia o la adolescencia.
- Las teorías etiológicas del TOC están muy fundamentadas en las causas neurobiológicas, entre las cuales destacan la genética, la neuroquímica y la neuroanatomía.
- El cuadro clínico del TOC en niños y adolescentes es similar al presentado en la vida adulta, es de curso fluctuante, y con frecuencia evoluciona a la cronicidad (se considera que un 40-70 % de los niños que padecen TOC presentarán síntomas de rango clínico en la vida adulta).

- El diagnóstico del TOC es esencialmente clínico. Las obsesiones más frecuentes en los niños son las relacionadas con el temor a la contaminación y a los contagios, y las compulsiones más frecuentes son las lógicamente relacionadas con estas obsesiones, como el lavado ritual de manos u otras partes del cuerpo.
- Un 50-70 % de los niños con TOC padecen algún tipo de comorbilidad, que puede ser tanto externalizante como internalizante.
- Las modalidades terapéuticas que han demostrado eficacia en el tratamiento del TOC son la TCC y el tratamiento farmacológico con ISRS.
- Son trastornos relacionados con el TOC el trastorno de acumulación, el trastorno dismórfico corporal, la tricotilomanía y el trastorno por escoriación.

BIBLIOGRAFÍA

American Academy of Child and Adolescent Psychiatry. Practice Parameter for the Assessment and Treatment of Children and Adolescents With Obsessive-Compulsive Disorder. J Am Acad Child Adolesc Psychiatry. 2012;51: 98-113.

American Psychiatric Association. Manual Diagnóstico y Estadístico de los Trastornos Mentales, 5ª edición (DSM-5). Madrid: Editorial Médica Panamericana; 2014.

Bunge EL, Mandil J, Consoli AJ, Gomar M. CBT Strategies for Anxious and Depressed Children and Adolescents. A clinician's toolkit. New York: The Guilford Press; 2017.

Figueroa Quintana A, Soutullo Esperón C. Psicofarmacología del trastorno obsesivo-compulsivo (TOC) en niños y adolescentes. En: Soutullo C (coord.). Guía Esencial de Psicofarmacología del Niño y el Adolescente. 2ª ed. Madrid: Editorial Médica Panamericana; 2017. p. 163-75.

Fonagy P, Cottrell D, Phillips J, Bevington D, Glaser D, Allison E. What Works for Whom? A Critical Review of Treatments for Children and Adolescents. 2ª ed. New York: The Guilford Press; 2015.

Franklin ME, Harrison JP, Benavides KL. Obsessive-Compulsive and Tic-Related Disorders. Child Adolesc Psychiatric Clin N Am. 2012;21:555-71.

Grupo de trabajo de la Guía de Práctica Clínica «Tratamiento del Trastorno Obsesivo-Compulsivo en niños y adolescentes». Guía de Tratamiento del Trastorno Obsesivo-Compulsivo en niños y adolescentes. Madrid: CIBERSAM; 2018.

Joshi G, Geller DA. Assessment and Treatment of Obsessive-Compulsive Disorder. En: Martin A, Scahill L, Kratochvil CJ (eds.). Pediatric Psychopharmacology. Principles and Practice. 2ª ed. New York: Oxford University Press; 2011. p. 496-515.

Lázaro García ML. Trastorno obsesivo-compulsivo. En: Lázaro L, Moreno D, Rubio B. Manual de psiquiatría de la infancia y la adolescencia. Barcelona: Elsevier España; 2021. p. 286-97.

Lázaro ML. Trastorno obsesivo-compulsivo. En: Ezpeleta L, Toro J (eds.). Psicopatología del desarrollo. Madrid: Ediciones Pirámide; 2014. p. 227-47.

Legerstee JS, Dierckx B, Utens EMWJ, Verhulst FC, Zieldorff C, Dieleman GC, et al. The age of onset of Anxiety Disorders. En: Girolamo G, McGorry PD, Sartorius N (eds.). Age of Onset of Mental Disorders. Etiopathogenetic and Treatment implications. Cham: Springer International Publishing; 2019. p. 125-48.

Mardomingo MJ. Trastorno obsesivo-compulsivo. En: Mardomingo MJ. Tratado de Psiquiatría del niño y del adolescente. Madrid: Ediciones Díaz de Santos; 2015. p. 415-73.

Murphy TK, Voeller KKS, Stewart E. Neurobiology of Obsessive-Compulsive Disorder. En: Martin A, Scahill L, Kratochvil CJ (eds.). Pediatric Psychopharmacology. Principles and Practice. 2ª ed. New York: Oxford University Press; 2011. p. 148-70.

Peris TS, Schneider BN. Obsessive-Compulsive Disorder. En: Flessner CA, Piacentini JC (eds.). Clinical Handbook of Psychological Disorders in Children and Adolescents. A Step-by-Step Treatment Manual. New York: The Guilford Press; 2017. p. 273-98.

Piacentini J, Chang S, Snorrason I, Woods DW. Obsessive-Compulsive Spectrum Disorders. En: Mash EJ, Barkley RA (eds.). Child Psychopathology. 3ª ed. New York: The Guilford Press; 2014. p. 429-75.

Pittenger C. The Pharmacological Treatment of Obsessive-Compulsive Disorder. Psychiatr Clin N Am. 2023; 46:107-19.

Rapoport JL, Shaw P. Obsessive compulsive disorder. En: Thapar A, Pine DS, Leckman JF, Scott S, Snowling MJ, Taylor E (eds.). Rutter's Child and Adolescent Psychiatry. 6ª ed. Oxford: John Wiley and Sons; 2015. p. 841-57.

Reddy YC, Simpson HB, Stein DJ. Obsessive-Compulsive and Related Disorders in International Classification of Diseases-11 and Its Relation to Classification of Diseases-10 and Diagnostic and Statistical Manual of Mental Disorders-5. Indian J Soc Psychiatry. 2018;34:S34-43.

Schuyler M, Geller DA. Childhood Obsessive-Compulsive Disorder. Psychiatr Clin N Am. 2023; 46:89-106.

Toro J. Trastorno obsesivo-compulsivo en niños y adolescentes. Psicopatología y tratamiento. Barcelona: Meeting & Congress; 2001.

Towbin KE, Riddle MA. Obsessive-Compulsive Disorder. En: Martin A, Bloch MH, Volkmar FR (eds.). Lewis's Child and Adolescent Psychiatry. A Comprehensive Textbook. 5ª ed. Philadelphia: Wolters Kluwer; 2017. p. 548-65.

Vidal Perera A. Compendio de Psiquiatría Infantil. 1908. 2ª ed. Madrid: Editorial Selene; 2011 (reedición).

Wilmshurst L. Anxiety Disorders and Obsessive-Compulsive and Related Disorders. En: Wilmshurst L. Child and Adolescent Psychopathology. 2ª ed. Hoboken: John Wiley and Sons; 2015. p. 143-70.

Wu MS, Selles RR, Storch EA. Obsessive-Compulsive Disorder. En: Goldstein S, DeVries M (eds.). Handbook of DSM-5 Disorders in Children and adolescents. Cham: Springer International Publishing; 2017. p. 215-32.

Depresión y trastorno bipolar

19

A. Figueroa Quintana

OBJETIVOS

- Dominar los diferentes tipos de trastorno depresivo y trastorno bipolar.
- Saber su sintomatología típica y la comorbilidad más frecuente en niños y adolescentes.
- Conocer la prevalencia, etiopatogenia y factores pronósticos de estos trastornos.
- Entender cómo se realiza el diagnóstico, incluyendo el diagnóstico diferencial.
- Conocer los principios básicos del tratamiento.
- Comprender las diferencias con adultos en todos estos aspectos.

HUMOR NORMAL FRENTE AL TRASTORNO DEL HUMOR

El humor normal no es siempre feliz ni eutímico, sino fluctuante, con variaciones generalmente leves a lo largo del día en relación con las experiencias vividas. También es así en los niños y adolescentes. Ante una circunstancia adversa, por ejemplo, una pelea o un suspenso, es normal que un niño se sienta triste, irritable o sin ganas de nada. En una situación positiva, como ganar un partido o celebración de su cumpleaños, es normal que un niño hable y se ría más, se arregle mejor o pruebe a hacer algo por primera vez. Las variaciones del humor normales son proporcionales al contexto (es decir, más intensas y duraderas cuanto más grave es el desencadenante), autolimitadas (remiten al tiempo, incluso si persiste el desencadenante, porque el niño se adapta) y no provocan una disfunción marcada (es decir, el niño sigue con su vida habitual o casi).

Las variaciones del humor anormales o patológicas son demasiado intensas o duraderas (por ej., si tras una ruptura sentimental el niño deja de ir a clase durante cinco meses), desproporcionadas (p. ej., valora suicidarse después de que un compañero le insultara dos veces), o limitan significativamente el funcionamiento diario del niño (p. ej., abandono definitivo de entrenamiento y salidas con sus amigos).

Variaciones del humor:
- Normales: si son proporcionales, autolimitadas y no interfieren en el funcionamiento cotidiano.
- Excesivas: si son demasiado intensas o duraderas, o interfieren mucho en la rutina del niño.

DIAGNÓSTICO DE TRASTORNO DEL HUMOR

Cuando un niño o un adolescente presenta síntomas depresivos, síntomas (hipo)maníacos o cambios de humor por encima de lo normal para su edad y estadio evolutivo, es fundamental realizar una **valoración diagnóstica lo antes posible** para que, si lo necesita, inicie el tratamiento cuanto antes y así se minimicen las consecuencias negativas que puede conllevar su trastorno del humor.

En la actualidad el diagnóstico de trastorno del humor sigue siendo clínico. Es decir, se realiza valorando la historia clínica, y solo la historia clínica. Porque actualmente no disponemos de pruebas diagnósticas para el trastorno del humor. Algunas pruebas complementarias pueden orientar o apoyar el diagnóstico; otras pueden descartarlo (por ej., si el paciente presenta altas concentraciones en orina de varios tóxicos, cuyo uso coincide con empezar con síntomas depresivos).

Entrevista diagnóstica

Para el diagnóstico sobre la clínica afectiva hay que valorar:

- Si el paciente presenta o ha presentado ciertos síntomas depresivos y bipolares.
- Las características y la evolución de esos síntomas.
- Y con esa información, si el paciente **cumple los criterios diagnósticos** de un trastorno del humor.

El diagnóstico de trastorno del humor requiere una **historia clínica completa y detallada**, obtenida en una entrevista con el paciente. Aunque es lo mejor en pacientes de cualquier edad, en niños y adolescentes, el diagnóstico también requiere otra entrevista diagnóstica con informadores externos, que generalmente son los padres. La entrevista diagnóstica más utilizada para el diagnóstico de trastorno del humor en pacientes de 6 a 18 años es la **Escala para la Evaluación de los Trastornos Afectivos y la Esquizofrenia en Niños-versión presente y de por vida** (*Schedule for Affective Disorders and Schizophrenia for School Aged Children, Present and Lifetime*

Version, **K-SADS-PL**). La entrevista K-SADS-PL se considera el método diagnóstico de referencia por su elevada fiabilidad diagnóstica y confiabilidad interevaluador, y por estar validada en numerosos idiomas, incluido el español. La K-SADS-PL aporta la estructura para la entrevista diagnóstica con partes fijas y otras que se modifican o individualizan según el cuadro clínico de ese paciente. La entrevista comienza con preguntas generales de cribado para más de 30 trastornos psiquiátricos, los más frecuentes en niños y adolescentes. Según las respuestas, el clínico pregunta y profundiza solo sobre aquellos trastornos que podría presentar (por tener o haber tenido síntomas compatibles). Entre las características más valoradas del K-SADS-PL, destaca su enfoque práctico al sugerir qué preguntar y cómo preguntarlo, parámetros objetivos para analizar la respuesta del paciente y al final para valorar si el paciente, con todo, cumple los criterios diagnósticos de ese trastorno. Esto hace que la entrevista se desarrolle de manera muy similar, independientemente de quién la realice. Con la publicación del DSM-5, los autores del K-SADS-PL publicaron su actualización, la entrevista K-SADS-PL-5, que incorpora preguntas que recogen los cambios en los criterios diagnósticos; y también está validada en español (desde 2018).

Tipos de trastorno del humor

Los trastornos del humor se pueden dividir en dos grandes grupos: **trastornos depresivos y trastornos bipolares**. En cada grupo se diferencian numerosos **subtipos** según factores como: el número y tipo de episodios que el paciente ha presentado; los síntomas que presenta ahora, su intensidad y la disfunción que provocan; la causa de los síntomas; si se relacionan con factores ambientales; el nivel de respuesta al tratamiento; la evolución a lo largo de la vida, entre otros (**Tabla 19-1**). Es fundamental averiguar el subtipo de trastorno del humor y sus características, así como el contexto socioeconómico-emocional del paciente, sus figuras de referencia y su comunidad. Con esta informaciónse podrá formular el **diagnóstico biopsicosocial** completo, que es el primer paso indispensable para que el paciente reciba el mejor tratamiento.

La CIE-11 diferencia estos subtipos de trastorno del humor:

- Trastornos depresivos:
  - Trastorno depresivo de episodio único.
  - Trastorno depresivo recurrente.
  - Trastorno distímico.
  - Trastorno mixto de depresión y ansiedad.
  - Trastorno disfórico premenstrual.
  - Trastorno de desregulación disruptiva del estado de ánimo.
  - Trastorno por duelo prolongado.
- Trastornos bipolares:
  - Trastorno bipolar de tipo I.
  - Trastorno bipolar de tipo II.
  - Trastorno ciclotímico.
  - Trastornos bipolares u otros trastornos relacionados, sin especificación.
- Categorías residuales, aplicables tanto a trastornos depresivos, como a trastornos bipolares:
  - Otros trastornos depresivos (o bipolares), especificados.
  - Trastornos depresivos (o bipolares) no especificados.

TRASTORNOS DEPRESIVOS

Los trastornos depresivos son el tipo de trastorno del humor **más frecuente a cualquier edad**. En niños y adolescentes son el tercer trastorno psiquiátrico más frecuente. La mayoría de niños y adolescentes con trastorno depresivo cursan con apatía (no le apetece hacer nada), anhedonia (deja de disfrutar de actividades que le gustaban) y humor triste, o más frecuentemente en niños y adolescentes, humor irritable. Muchos refieren síntomas físicos inespecíficos, falta de fuerza y energía, y tienden al aislamiento y al encamamiento. Con frecuencia se sienten solos (que no encajan), culpables (atribuyéndose errores de otros), insatisfechos con todo (ser el único al que nunca le sale nada). Con síntomas depresivos, empeora mucho cómo se ven ellos mismos, su entorno y su futuro (desesperanza), por lo que muchos desarrollan sentimiento de indefensión (para qué hacer lo que propones, no hay solución para mi situación). Si los síntomas depresivos se mantienen en el tiempo, pueden pensar en «desaparecer» como única solución para dejar de sufrir, y algunos hasta valoran formas de quitarse la vida; son las ideas de muerte y de suicidio. El impacto de los síntomas varía en cada paciente, y puede llegar a ser grave y paralizante en todas las áreas vitales. Sin embargo, aun cuando el impacto de los síntomas depresivos es leve y solo en algunas áreas, el impacto final es importante, porque en el tiempo que dura su trastorno depresivo no avanza lo que le corresponde, se relaciona menos, y además deja de tener los avances esperables en ese período.

 Sospechar trastorno depresivo si un niño o adolescente lleva semanas con los siguientes síntomas:
- Humor triste.
- Humor irritable.
- Apatía.
- Anhedonia.
- Desesperanza.

Evolución

Para el diagnóstico se valora qué síntomas depresivos presenta ahora, y también en el pasado, analizando si los síntomas depresivos son:

- Persistentes (están la mayor parte del día casi todos los días).
- Graves, moderados o leves.
- Duraderos.
- Solo esta vez, episódicos, fluctuantes, etcétera.

Disfunción

También es fundamental analizar cómo y cuánto interfieren los síntomas depresivos en la vida del niño: cuánto sufrimiento o angustia le causan, si evita o abandona actividades o situaciones, si abandona o realiza peor sus rutinas; cómo afectan a sus relaciones familiares y con iguales, a su forma de afrontar problemas cotidianos, a su autoconcepto, al sueño y a las comidas; a su tiempo de ocio, a su salud física, etc. Hay que valorar también si su desarrollo en cualquier área se ha ralentizado o truncado; por ejemplo, si crece más despacio, saca peores notas o deja de ser bueno en su deporte.

Tabla 19-1. Especificadores para el diagnóstico de los trastornos del humor

Qué define	Especificadores	Características	Solo para algunos trastornos
Episodio actual	**Tipo de episodio** según polaridad: • Depresivo • Hipomaníaco • Maníaco • Mixto	• Depresivo: solo síntomas depresivos • Maníacos: solo síntomas maníacos • Hipomaníaco: solo síntomas hipomaníacos (no maníacos) • Mixto: con síntomas depresivos + (hipo)maníacos	
	Gravedad: • Leve • Moderada • Grave • Gravedad no especificada	Gravedad en función de los síntomas: • Número de síntomas • Su gravedad • Disfunción que provocan	Solo si episodio actual depresivo

	Con síntomas psicóticos	• Delirios y alucinaciones
		• Pocos, leves, no elaborados ni bizarros
		• No predominan (predomina humor deprimido)
		• Mejoran a medida que va mejorando el humor
		  – Delirios: culpa, autorreferencia, persecución, robo de ideas, pobreza, detención por delitos que no cometió
		  – Alucinaciones: auditivas (menos frecuentes visuales, olfatorias)
			No aplicable en un episodio:
			• Depresivo leve
			• Hipomaníaco
			
			Ambos cursan siempre sin síntomas psicóticos. La presencia de síntomas psicóticos excluye estos diagnósticos. En este caso correspondería el de episodio depresivo moderado o grave, y el episodio maníaco

	Con ataques de pánico	• Varios ataques de pánico en el último mes • Solo durante un episodio afectivo • Ataques de pánico disminuyen cuando mejora episodio afectivo • Desencadenante: pensamientos depresivos (previsibles) • Sin ataques de pánico cuando humor eutímico	
	Con síntomas prominentes de ansiedad	Síntomas importantes de ansiedad: • Se siente nervioso/ansioso, «al límite» • Preocupaciones rumiativas que no controla • Teme que pase algo «terrible» • No puede relajarse • Tensión muscular • Síntomas autonómicos	
	Persistente	Cumple criterios de episodio depresivo durante más de 2 años	Solo si episodio actual depresivo
	Con melancolía	Si en algún momento ha tenido varios de estos síntomas: • Anhedonia generalizada • Sin reactividad emocional ante estímulos positivos • Despertar precoz (≥ 2 horas) • Empeoramiento matutino • Retraso o agitación psicomotriz marcada • Pérdida de apetito o peso marcada	Solo si episodio actual depresivo
	Episodio de un polo con algunos síntomas leves del polo contrario	Por ej., en episodio maníaco, el paciente presenta algún síntoma depresivo leve (sin llegar a cumplir criterios diagnósticos de episodio mixto)	Solo trastorno bipolar
Evolución	**Patrón estacional**	Los últimos episodios han empezado en la misma estación, generalmente otoño	Solo si trastorno depresivo, trastorno bipolar I
Evolución	**Asociados al embarazo, parto o puerperio**	• Síntomas afectivos empiezan en período perinatal (hasta 6 semanas después del parto) • Cursa con más síntomas de ansiedad	

(Continúa)

Tabla 19-1. Especificadores para el diagnóstico de los trastornos del humor (*Cont.*)			
Qué define	**Especificadores**	**Características**	**Solo para algunos trastornos**
Evolución	Con ciclación rápida	• ≥4 episodios afectivos en el último año • Episodios diferentes polos alternan rápido • Alternan rápido, pero no en 1 día, que sería episodio mixto	Solo si trastorno bipolar tipo I o II
	Episodio actual en remisión parcial	Ahora menos síntomas y ya no cumple criterios	
	Actualmente en remisión completa	Ahora (casi) sin síntomas	
	Si en período intercrítico: trastorno bipolar tipo I, actualmente en remisión total		
	Especificadores solo trastorno depresivo	Especificadores solo para trastorno bipolar	

Antecedentes personales

Hay que valorar si el paciente ha presentado síntomas depresivos o bipolares en algún momento:

- Si no ha tenido episodios afectivos previos, el diagnóstico probable es trastorno depresivo episodio único.
- Si es un paciente con historia de uno o más episodios depresivos, sugiere trastorno depresivo recurrente.
- Y si ha tenido al menos un episodio (hipo)maníaco o mixto, le correspondería el diagnóstico de trastorno bipolar.

Síntomas diagnósticos

La CIE-11 exige valorar si el paciente presenta o ha presentado uno o más de estos diez síntomas depresivos, que considera diagnósticos:

Síntomas afectivos

1. Tristeza o humor triste: en niños y adolescentes con frecuencia se manifiesta como irritabilidad o humor irritable (por lo que acepta ambos como criterio).
2. Apatía (menor interés por hacer actividades con las que antes disfrutaba); anhedonia (menor placer tras hacer estas actividades).

Síntomas cognitivos-conductuales

3. Menor atención y concentración al realizar actividades o marcada indecisión.
4. Excesivo sentimiento de inutilidad o culpa (no solo sobre estar deprimido).
5. Desesperanza sobre el futuro.
6. Ideas recurrentes de muerte o suicidio, intento de suicidio. La ideación suicida es criterio diagnóstico, incluso sin plan y/o intención.

Síntomas neurovegetativos

7. Sueño alterado: insomnio de conciliación, despertares, despertar precoz; dormir demasiadas horas.
8. Apetito aumentado o disminuido, con aumento o pérdida de peso.
9. Enlentecimiento o agitación psicomotora: evidente, no basta la sensación subjetiva.
10. Falta de energía, fatiga, gran sensación de cansancio tras mínimo esfuerzo.

Síntomas nucleares

- **Apatía**.
- **Tristeza** o **humor irritable** en niños y adolescentes.
  - ↓ **Falta de energía** dejó de ser síntoma nuclear en CIE-11.
  - ↑ **Desesperanza**: sin ser síntoma nuclear, la CIE-11 destaca su valor diagnóstico, sobre todo su fiabilidad para diferenciar a personas con depresión de las que no la tienen. Resulta curioso que en el DSM-5-TR la desesperanza ni tan siquiera es criterio diagnóstico.

Criterios diagnósticos

Con la historia clínica completa, se valora si la clínica del paciente cumple los criterios diagnósticos de algún trastorno depresivo y/o de otro trastorno psiquiátrico.

Los criterios diagnósticos CIE-11 de episodio depresivo son los siguientes:

- Presentar mínimo cinco síntomas depresivos.
- Incluir al menos un síntoma nuclear.

Además, los síntomas deben tener estas características:

- Ser persistentes, es decir, estar presentes la mayor parte del día, la mayoría de los días.
- Tener una duración mínima de dos semanas.

- Provocar disfunción.
- No ser debidos a otra enfermedad o circunstancia.

Tipos de trastornos depresivos

La CIE-11 diferencia estos tipos de trastornos depresivos (**Tablas 19-2** y **19-3**):

- Trastorno depresivo de episodio único.
- Trastorno depresivo recurrente.
- Trastorno distímico.
- Trastorno mixto de depresión y ansiedad.
- Otros trastornos depresivos especificados.

- Trastornos depresivos no especificados.
- Trastorno disfórico premenstrual.
- Trastorno de desregulación disruptiva del estado de ánimo.
- Trastorno por duelo prolongado.

Síntomas debidos a otra condición o circunstancia

Hay que valorar si los síntomas depresivos se deben a una razón concreta:

- Una adversidad (ej., duelo).
- Una enfermedad orgánica (ej., hipotiroidismo).
- Otra enfermedad psiquiátrica (ej., trastorno bipolar, descartando el trastorno depresivo).

Tabla 19-2. Características de los principales trastornos depresivos Clasificación Internacional de Enfermedades, 11ª edición

	Equivalente DSM-5-TR	Número episodios	Requisito síntomas nucleares	Requiere gravedad-disfunción leve o grave	Duración mínima	Curso clínico	Síntomas	Período intercrítico
Trastorno depresivo, episodio único	Trastorno depresivo mayor, episodio único	Solo 1 episodio	Mínimo 1	No	2 semanas	Un episodio		Solo 1 episodio
Trastorno depresivo recurrente	Trastorno depresivo mayor, episodio recurrente	≥2 episodios depresivos	Mínimo 1	No	2 semanas cada episodio	Episódico		Varios meses sin disfunción importante, humor estable (no necesariamente eutímico o alegre)
Trastorno distímico	Trastorno depresivo persistente (distimia)	1 No episódico	No	Síntomas leves, pero disfunción moderada o marcada (por larga duración)	>1 año (adultos, 2 años); en este tiempo, no tiene humor estable >2 meses	Inicio insidioso, curso crónico, fluctuante (no episódico) >1 año (lo principal)	Niños: con frecuencia cursa con irritabilidad generalizada	Generalmente corto y con síntomas residuales
Trastorno mixto de ansiedad y depresión	–	1 No episódico	Mínimo 1	Leve-moderado	>2 semanas	Larga evolución	Ansiedad + depresión leves con misma intensidad; no cumple criterios trastorno ansiedad ni depresión	–
Otros trastornos depresivos especificados	Otro trastorno depresivo especificado	Síntomas subsindrómicos	No	Síntomas leves, pero disfunción marcada por larga evolución	No	Larga evolución	Síntomas afectivos no claramente depresivos ni bipolares	Variable
Trastornos depresivos, sin especificación	Trastorno depresivo no especificado	Síntomas subsindrómicos	No	Síntomas leves; disfunción leve-moderada	No	Síntomas leves y persistentes (larga evolución), pero no cumple criterios diagnósticos; tampoco de duración	Variable	Variable

CIE-11: Clasificación Internacional de Enfermedades, 11ª edición (OMS, 2018); DSM-5-TR: DSM-5-TR: Manual Diagnóstico y Estadístico de Trastornos Mentales, 5ª edición – texto revisado, de la Asociación Americana de Psiquiatría; 2022.

Tabla 19-3. Otros tipos de trastornos depresivos Clasificación Internacional de Enfermedades, 11ª edición			
	Síntomas compartidos con trastorno del humor	**Sugiere este diagnóstico si**	**Sugiere trastorno depresivo o bipolar si**

Síndrome afectivo* secundario a:
• Enfermedad
• Medicación o tratamiento
• Sustancia/tóxico
	Síntomas depresivos o síntomas (hipo)maníacos o mixtos	• Se objetiva causa:
		– Enfermedad
		– Medicación
		– Sustancia
		que puede provocar síntomas depresivos o bipolares
		• Síntomas y causa empiezan y terminan a la vez
		• Síntomas afectivos son:
		– los esperables por su:
		  ◦ Enfermedad
		  ◦ Medicación
		  ◦ Sustancia (intoxicación o abstinencia)
		– 100 % consecuencia de la causa
		(No es respuesta psicológica a la enfermedad)
			No se objetiva una causa (enfermedad, medicación, sustancia) o sí se objetiva, pero no hay relación causal o temporal

Trastorno afectivo* inducido por: • Enfermedad • Medicación o tratamiento • Sustancia/tóxico	Síntomas depresivos o síntomas (hipo)maníacos	• Síntomas son de más duración o intensidad que lo esperable para esa enfermedad/medicación/sustancia • Para el diagnóstico, esperar el tiempo que enfermedad/medicación/sustancia podría seguir causando síntomas	
Trastorno disfórico menstrual	• Al menos 1 síntoma afectivo + síntomas depresivos cognitivos/físicos • Síntomas intensos provocan disfunción	Síntomas depresivos: • Empiezan días antes del primer día de menstruación (M) • Mejoran días después de M • Remiten 1 semana después de M Ocurre en la mayoría de ciclos del último año	Síntomas depresivos no guardan relación con la menstruación
Trastorno por duelo prolongado	• Constante preocupación por fallecido + síntomas depresivos marcados que causan disfunción importante	• Fallecimiento hace más de 6 meses • Claramente no se adapta a fallecimiento • Sigue queriendo ver al fallecido • Sigue preocupación persistente + síntomas depresivos intensos, siente que se ha muerto parte de él, que la vida sin el fallecido no tiene sentido • Todos los síntomas relacionados con el fallecido	• Síntomas depresivos sobre temas diferentes, no solo fallecido • Pensamiento rumiativo no solo sobre fallecido • No antecedente de fallecimiento de ser querido o relación causal

* Trastorno o síndrome afectivo; se refiere a que puede ser de tipo depresivo o bipolar. CIE-11: Clasificación Internacional de Enfermedades, 11ª edición. OMS; 2019). DSM-5-TR: Manual Diagnóstico y Estadístico de Trastornos Mentales, 5ª edición – texto revisado, de la Asociación Americana de Psiquiatría; 2022.

• Una medicación (ej., efecto de un betabloqueante o hiper-concentración secundaria al estimulante).
• Una sustancia o tóxico; por uso, abandono o abstinencia (ej., síndrome amotivacional secundario a cannabis).

Si la clínica se relaciona con alguna de estas circunstancias, sugiere estos diagnósticos:

• Trastorno depresivo secundario si los síntomas son consecuencia de esa circunstancia (ej., duelo).
• Trastorno depresivo inducido si los síntomas son efecto directo de algo (ej., uso excesivo y continuado de benzodiazepinas) resumidos en la **tabla 19-3**.

Especificadores

Las características individuales de un paciente con un trastorno del humor se informan usando los especificadores de la **tabla 19-1**:

• Gravedad: leve, moderada, grave o de gravedad no especificada.
• Persistente.
• Con o sin síntomas psicóticos.
• Actualmente en remisión parcial o total.
• Episodio actual.
• Con patrón estacional.

- Con melancolía.
- Con síntomas prominentes de ansiedad.
- Con ataques de pánico.
- Causado o asociado al embarazo, parto o puerperio.

Diferencias en niños y adolescentes

Comparado con adultos, la fenomenología y los criterios diagnósticos del trastorno depresivo no varían en niños y adolescentes. Sin embargo, existen diferencias clave en niños y adolescentes, sobre todo en el método diagnóstico, la presentación clínica típica o el tratamiento, que es fundamental dominar.

Diferencias en los criterios diagnósticos

Para niños y adolescentes la CIE-11 y el DSM-5-TR indican usar los mismos criterios diagnósticos que en adultos, pero especifican ciertos matices en algunos. Así, frente a los adultos, en niños y adolescentes con depresión se aprecian las siguientes diferencias.

- La tristeza se manifiesta con más frecuencia como **humor irritable**, y es más habitual cuanto menor es la edad. Por eso, el humor irritable es un síntoma nuclear en niños y adolescentes, pero no en adultos.
- **Se adapta el criterio diagnóstico de pérdida de peso**, ya que a igual pérdida de peso en niños y adolescentes sugiere un problema mucho mayor. Por ejemplo, si en el último año un paciente pierde 5 kg por su depresión, es un problema leve-moderado si tiene 40 años. Pero si tiene 10 años, en ese año tendría que haber crecido unos 6-7 cm y aumentado unos 3-4 kg de peso; la consecuencia real es que ha perdido 8-9 kg. Por eso, en niños y adolescentes se considera criterio diagnóstico que **pierdan peso**. También lo es que su **peso no aumente tanto** como era esperable de haber mantenido el percentil de peso y talla anterior. E igualmente si el peso del niño **se estanca**, porque le correspondía ganar 3-4 kg.
- Del mismo modo, **se adapta el criterio diagnóstico de disfunción** por implicar una mayor disfunción en niños. Por ejemplo, si un adolescente por su depresión no trabaja matemáticas en todo el curso, a su falta de trabajo hay que sumarle todos los conceptos y destrezas que han adquirido los compañeros de clase con similar ritmo de avance.
- A veces es más difícil determinar en un niño o un adolescente que en un adulto si un comportamiento es normal o patológico, supone un problema leve o grave, o conlleva más o menos disfunción. A cualquier edad, esto exige analizar el comportamiento según las circunstancias personales, familiares, comunitarias, académicas, etc. Por ejemplo, una adolescente empeñada en ocultar su cuerpo tiene un problema si lo hace por sentirse fea, pero no si es por su religión. En niños y adolescentes, un posible síntoma se analiza **teniendo en cuenta muchos factores**, que además se caracterizan por una gran variabilidad inter e intrapersonal. Por tanto, para valorar un comportamiento hay que tener en cuenta los siguientes factores:
  - Evolución previa del niño; su desarrollo y avance no siguen un ritmo lineal y homogéneo (diferencias intrapersonales).
  - Diferencias interpersonales en el desarrollo.
  - La evolución esperable a igual edad, cociente intelectual, estadio evolutivo, nivel de lenguaje y educación fundamentalmente.
  - Tipo y nivel de estimulación y apoyo en casa y en el centro educativo.
  - Circunstancias familiares, más importantes cuanto más pequeño es el niño por depender más de otros.
  - Estresores ambientales, y otros factores.

Diferencias en la presentación clínica

En comparación con los adultos, en niños y adolescentes el trastorno depresivo con más frecuencia cursa con los siguientes síntomas:

- Humor irritable o irritabilidad generalizada (y no humor triste).
- Síntomas físicos o molestias inespecíficas (cefalea, gastralgia), que con frecuencia son el motivo de consulta.
- Ansiedad, sobre todo ansiedad por separación, miedos y anticipación negativa.
- Labilidad emocional.
- En adolescentes, hipersomnia, hiperfagia y autolesiones no suicidas.
- Síntomas subsindrómicos, que conllevan mayor disfunción porque tienden a persistir.
- Desde que las chicas inician la pubertad (11-13 años), en comparación con los varones de la misma edad, tienen **más episodios** depresivos. La diferencia en la prevalencia va creciendo hasta que terminan la pubertad (17-18 años). En adultos no se observa esta diferencia.

Además, tienen más episodios depresivos, las adolescentes tienen episodios **más largos**, con **más síntomas** y **más graves**, y cursan con más recaídas. El aumento de depresión en las chicas coincide con el inicio de la menstruación y el aumento de hormonas sexuales, especialmente estrógenos (**Fig. 19-1**). Pero los expertos creen que también se debe a que con más frecuencia tienen: dependencia emocional, necesidad de aprobación, inseguridad, sumisión e introversión, que son factores de riesgo de depresión.

Diferencias en cómo afrontan los síntomas

En comparación con los adultos, los niños y adolescentes con depresión casi siempre destacan por lo siguiente:

- Cuentan menos síntomas y tardan más en contarlos. Un niño puede no contar qué le ocurre por muchos motivos, sobre todo por miedo a que se enfaden con él o a que le castiguen. Además el niño magnifica su error y anticipa consecuencias terribles. Otras veces no explica lo que le pasa porque no detecta el síntoma, no lo reconoce como problema o no sabe cómo describirlo.
- En la exploración psicopatológica de niños y adolescentes con frecuencia se necesitan métodos indirectos y abstractos. Por ejemplo, un niño que no verbaliza síntomas en 35 minutos de entrevista; puede empezar a contar partes del problema mientras dibuja un esquema de su clase o juega al parchís. Estos métodos ayudan mucho, sobre todo en niños tímidos o introvertidos, pero la información obtenida así suele ser incompleta.

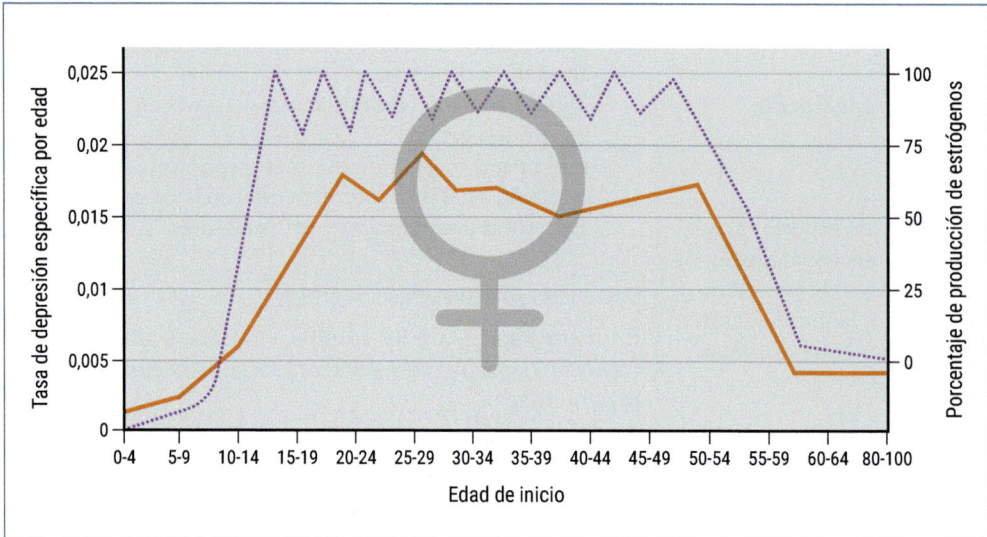

Figura 19-1. Evolución de la tasa de trastorno depresivo y producción de estrógenos, según la edad de la mujer.

Diferencias en la evolución

Igual que en adultos, el curso de los trastornos depresivos en niños y adolescentes es muy heterogéneo.

El primer episodio depresivo en niños y adolescentes, de media, se caracteriza por lo siguiente:

- Edad: 11-14 años (en adultos: 25 años).
- Duración: cuatro-cinco meses.
- Tiempo hasta la remisión: 9-12 meses (la mayoría, antes del año, incluso sin tratamiento).
- Tras la remisión del primer episodio depresivo, presenta un período de humor estable.
- Con el tiempo presenta otros episodios depresivos; de media, un total de cuatro.
  Como en adultos, la recaída es la norma.
  – Suelen pasar varios meses o años hasta el segundo episodio depresivo; menos tiempo cuántos más factores de riesgo.
- El riesgo de recaída aumenta con cada episodio depresivo.

Factores de mal pronóstico

En niños y adolescentes con trastorno depresivo estos son los factores de mal pronóstico:

- Inicio temprano (niños pequeños frente a adolescentes).
- Síntomas depresivos durante la adolescencia, sobre todo en chicas.
- Síntomas de mayor gravedad, duración o disfunción.
- Trastorno depresivo con síntomas psicóticos.
- Síntomas subsindrómicos persistentes.
- Más recaídas.
- Comorbilidad. El trastorno por uso de sustancias es el de peor pronóstico, y peor con más trastornos comórbidos.
- Evolución a trastorno bipolar.
- Antecedente familiar de trastorno bipolar o trastorno por uso de sustancias; empeora el pronóstico, aunque menos, si hay familiar con trastorno depresivo.

Evolución a trastorno bipolar

Cuando a un paciente se le diagnostica trastorno bipolar, generalmente ya ha presentado de media dos-cuatro episodios depresivos. Esto implica que presentar un trastorno depresivo es un factor de riesgo para presentar trastorno bipolar. Y el riesgo es mayor si presentó más episodios depresivos y lo hizo antes de los 18. Ante un niño o adolescente con un trastorno depresivo actualmente es imposible determinar si evolucionará a trastorno bipolar o no, pero sí se puede valorar si tiene poco o mucho riesgo:

El factor que más aumenta el riesgo de bipolaridad es que uno de sus padres presente trastorno bipolar; y el riesgo aumenta hasta el 60-80 % si lo presentan ambos padres. El trastorno bipolar es el trastorno psiquiátrico con mayor tasa de heredabilidad. También aumenta el riesgo de otros trastornos psiquiátricos.

Así, se entiende que los hijos de pacientes con trastorno bipolar sean considerados población de riesgo, dato clave para organizar recursos de tratamiento y de prevención.

> **!** Si su padre o madre tiene trastorno bipolar, el niño tiene mucho riesgo de presentarlo también. El riesgo aumenta mucho si ha tenido episodio depresivo (más riesgo cuantos más episodios depresivos haya tenido) y si presenta adicción a drogas.

También aumenta el riesgo de bipolaridad si el paciente presenta un episodio depresivo con estas características:

- Con síntomas psicóticos.
- Relacionado con el parto.
- Con trastorno de ansiedad comórbido.
- Síntomas hipomaníacos al poco de iniciar un antidepresivo.
- Irritabilidad persistente o enfados desproporcionados.
- Un trastorno de ansiedad en un niño o adolescente puede tomarse en la práctica como un factor de riesgo inespecífico, ya que tienen más riesgo de presentar otro trastorno psiquiátrico (cualquier trastorno), siendo mayor el riesgo

de episodio depresivo. De hecho, algunos expertos consideran que el trastorno de ansiedad es una fase prodrómica del trastorno del humor.

En población de riesgo, es frecuente esta evolución:
- Trastorno de ansiedad (en edad preescolar y escolar).
- Síntomas afectivos leves (en edad escolar y adolescencia).
- Primer episodio depresivo (en adolescencia, juventud).
- Segundo y tercer episodio depresivo (en adolescencia, juventud).
- Episodio (hipo)maníaco (final de adolescencia, juventud).

El riesgo de bipolaridad es mayor cuántos más factores de riesgo coincidan. Por ejemplo, mujer adolescente + trastorno de ansiedad + tercer episodio depresivo, episodio actual grave con síntomas psicóticos + empeora con antidepresivos + madre o padre con trastorno bipolar.

TRASTORNOS BIPOLARES

Los trastornos bipolares cursan con episodios depresivos (tipo de episodio más frecuente en el trastorno bipolar) y con episodios maníacos, hipomaníacos y/o mixtos, que son los que definen el tipo de trastorno bipolar. El diagnóstico de trastorno bipolar es clínico, objetivando si el cuadro clínico cumple criterios diagnósticos de episodio (hipo)maníaco o mixto.

Síntomas diagnósticos

Estos síntomas maníacos se usan como criterios diagnósticos (CIE-11):

- **Euforia o humor elevado***: síntoma más característico, y el que mejor diferencia el trastorno bipolar de otros. Muy frecuente (80-90 %), también en niños y adolescentes.
- **Humor irritable***: en niños y adolescentes. La euforia puede manifestarse como irritabilidad marcada y persistente.
- **Aumento de actividad o de sensación de energía***: habla demasiado muy rápido, con frecuentes cambios de tema, sin permitir interrupciones.
- **Pensamientos acelerados, fuga de ideas**: como un audio de WhatsApp escuchado en «×2».
- **Autoestima aumentada**, grandiosidad, expansividad; por ejemplo, un niño que se cree todopoderoso, o superhéroe o con poderes especiales.
- **Menor necesidad de sueño**. Duerme menos horas sin sentir cansancio.
- **Distraibilidad**, con cambio frecuente de foco de atención.

---

* Síntomas maníacos nucleares.

- **Comportamiento impulsivo**, imprudente o arriesgado.
- **Hipersexualidad**, excesiva sociabilidad o actividad (con un objetivo).

Síntomas nucleares de manía: euforia, irritabilidad persistente y aumento de la actividad y energía.

Tipos de episodios bipolares

Según las características de los síntomas, un trastorno bipolar puede cursar con tres tipos de episodios:

- **Episodio maníaco**: cursa con un estado de ánimo extremo (intenso, grave) y persistente (mínimo una semana), con euforia/expansividad o irritabilidad, y aumento de la actividad o sensación de energía, y otros síntomas maníacos, como hablar mucho, grandiosidad, no dormir, etc. Todo ello supone para el niño un claro cambio en su humor, nivel de energía y su comportamiento habitual y afecta significativamente a su funcionamiento diario.
- **Episodio hipomaníaco**: cursa con un estado de ánimo eufórico o irritable, mucha actividad y energía, aumento de autoestima y otros síntomas maníacos que son algo persistentes (cuatro-siete días) y que para el niño suponen un claro cambio, que pero que no llegan a ser lo suficientemente graves como para provocar disfunción importante.
- **Episodio mixto**: el paciente presenta síntomas (hipo)maníacos y síntomas depresivos a la vez, o primero unos y después otros, cambiando muy rápido (cada pocas horas o días) y muchas veces en poco tiempo.

Un episodio hipomaníaco cursa con los mismos síntomas que los maníacos, pero atenuados:
- Menos síntomas.
- Menor gravedad (síntomas leves o moderados).
- Menor duración (duran menos de siete días).
- Menos disfunción.

Que curse con síntomas y disfunción leves-moderados no significa que sea leve. De hecho, entraña mucho riesgo para el paciente por estas razones:

- Aunque niño continúa sus rutinas, generalmente es con muchas dificultades, conflictos y ayuda.
- Además, aumenta el riesgo de más episodios (hipo)maníacos y depresivos, y de episodio maníaco.

Las características principales son:

- Muchos cambios de humor rápidos, en poco tiempo, más de cuatro cambios en un mes.
- Síntomas depresivos e (hipo)maníacos graves, con importante disfunción.

Supone mal pronóstico, porque es grave, los síntomas suelen ser persistentes y aumenta la probabilidad de suicidio y de refractariedad al tratamiento.

Las principales características de un episodio maníaco, hipomaníaco y mixto pueden verse en la **tabla 19-4**.

Tabla 19-4. Principales características de un episodio maníaco, hipomaníaco y mixto

Características	Episodio maníaco	Episodio hipomaníaco	Episodio mixto
Presencia de síntomas	• Cambio evidente en humor • Humor eufórico o irritable + aumento de energía + otros síntomas maníacos (mínimo 3 de 7)	• Cambio evidente en humor • Humor eufórico o irritable + aumento de energía + otros síntomas maníacos (algunos)	• Humor deprimido, disfórico, eufórico o expansivo + varios síntomas depresivos marcados-graves + varios síntomas maníacos marcados-graves • Síntomas depresivos + maníacos A la vez, o alternando, muchos cambios rápidos (por ej., está claramente deprimido y se objetivan síntomas depresivos graves durante 1-3 días; y al día siguiente, pasa a tener humor expansivo y tiene síntomas maníacos importantes durante 1-3 días)
Síntomas depresivos	No	No	Sí
Gravedad de síntomas y de disfunción	Marcada o grave	Moderada (no grave)	Marcada o grave ¡Característica predominante!
Duración mínima para diagnóstico* (nº de días consecutivos con síntomas)	>7 días	>4 días	> 14 días
Síntomas psicóticos	A veces	No	A veces
Requiere hospitalización	Sí	No	A veces
Aumenta riesgo de suicidio	Sí		Sí

*No se exige en algunos casos.

Criterios diagnósticos Clasificación Internacional de Enfermedades, 11ª edición

En niños y adolescentes se usan los mismos criterios diagnósticos para diagnosticar los episodios bipolares.

Episodio maníaco

El diagnóstico de episodio maníaco (CIE-11) requiere que el paciente presente estas características:

- Dos síntomas nucleares y tres o más síntomas maníacos.
- Algunos síntomas maníacos (no exige número mínimo):
  - Marcados o graves.
  - Persistentes (presentes la mayor parte del día la mayoría de los días).
  - Provocan dificultades marcada generalizadas.
  - Duran mínimo siete días*.

Los síntomas pueden durar menos de 7 días si se dan estas situaciones:

- El episodio es acortado por inicio de tratamiento.
- El paciente tiene diagnóstico de trastorno bipolar.
- Se cumplen todos los criterios diagnósticos excepto el de duración.

- Hay síntomas maníacos secundarios al tratamiento antidepresivo, generalmente ISRS; puede ser terapia electroconvulsiva o lumínica.

 Se debe sospechar trastorno bipolar si vira a (hipo) manía al poco de empezar un antidepresivo.

Episodio hipomaníaco

Presenta estas características:

- Dos síntomas nucleares (sin otros síntomas maníacos).
- Duración: mínimo, cuatro días; máximo, siete días (síntomas que duran más de una semana excluyen el diagnóstico).
- Intensidad y disfunción leve o moderada (un episodio grave excluye este diagnóstico).
- Afecta al funcionamiento diario, pero no llega a necesitar hospitalización.

Episodio mixto

El paciente presenta varios síntomas maníacos importantes y varios síntomas depresivos importantes simultáneamente o alternándose muy rápidamente (de un día a otro o en el mismo día) la mayor parte del día, casi todos los días, durante al menos dos semanas, salvo que se acorte por inicio de tratamiento.

El diagnóstico no requiere que los síntomas duren dos semanas si se dan estas condiciones:

- El paciente ya tiene el diagnóstico de trastorno bipolar.
- Se cumplen todos los criterios diagnósticos excepto el anterior.

Especificadores para el trastorno bipolar

Para describir el trastorno bipolar, se usan la mayoría de los especificadores del trastorno depresivo y otros tres, que solo se usan en trastorno bipolar:

- Ciclación rápida.
- Síntomas leves del polo contrario (por ej., un episodio maníaco que cursa con síntomas depresivos leves).
- Actualmente en remisión total si el paciente presenta humor estable (**Tabla 19-1**).

Tipos de trastorno bipolar

Hay varios tipos de trastorno bipolar, según el tipo de episodios a lo largo de la vida del paciente: trastorno bipolar de tipo I y de tipo II, trastorno ciclotímico y las categorías residuales (cursan con síntomas leves, que no cumplen todos los criterios diagnósticos).

Trastorno bipolar de tipo I

El trastorno bipolar de tipo I tiene un único criterio diagnóstico: presentar o haber presentado un episodio maníaco o mixto. Sin embargo, la mayoría de pacientes con trastorno bipolar de tipo I no sufren solo uno o más episodios maníacos. De hecho, suelen presentar varios episodios depresivos antes de su primer episodio maníaco o mixto, y generalmente tienen muchos más episodios depresivos que maníacos, hipomaníacos o mixtos. Es característico del trastorno bipolar que presenten un episodio depresivo poco después de un episodio maníaco o mixto; también pueden presentarlo antes.

El trastorno bipolar de tipo I siempre se ha considerado el trastorno del humor más grave por provocar disfunción muy limitante a corto y a largo plazo, por su refractariedad al tratamiento, por cursar con síntomas persistentes y porque aumenta el riesgo de suicidio. El riesgo de suicidio es mayor sobre todo durante un episodio mixto y un episodio depresivo, si cursa con ciclación rápida o si se asocia a frecuentes ataques de pánico. Es el trastorno bipolar con heredabilidad más alta. Los hijos de un paciente con trastorno bipolar de tipo I tienen un riesgo muy elevado de presentar trastorno bipolar, y también otros trastornos, como trastorno depresivo, trastorno negativista desafiante o trastorno por déficit de atención e hiperactividad (TDAH).

Trastorno bipolar de tipo II

El diagnóstico de trastorno bipolar de tipo II requiere que el paciente presente como mínimo un episodio hipomaníaco y un episodio depresivo (no es suficiente con un episodio hipomaníaco). Pero al igual que el de tipo I, los pacientes suelen presentar varios episodios depresivos antes de su primer episodio hipomaníaco, presentan muchos más episodios depresivos que hipomaníacos, y con frecuencia sufren un episodio depresivo poco después de un episodio hipomaníaco. El antecedente de episodio maníaco o mixto excluye el diagnóstico (sería un trastorno bipolar de tipo I).

El trastorno bipolar de tipo II siempre se había considerado de menor gravedad. Sin embargo, el DSM-5-TR por primera vez señala similar gravedad al tipo I porque, aunque los síntomas son menos graves, su persistencia en el tiempo aumenta su disfunción y gravedad. También porque muchos evolucionan al tipo I.

Trastorno ciclotímico

El trastorno ciclotímico tienen estas características:

- Temporadas de síntomas depresivos subsindrómicos, que rápidamente cambian a hipomaníacos subsindrómicos; se manifiesta como cambios de humor bruscos y muy frecuentes.
- Síntomas subsindrómicos; es decir, no cumplen criterios de episodio depresivo ni (hipo)maníaco.
- Se prolonga durante dos años o más; se exige un año en niños y adolescentes.
- Humor no estable durante este tiempo o las temporadas de eutimia duran menos de dos meses).

> **!** Un niño con trastorno ciclotímico:
> - Puede haber tenido episodios hipomaníacos, pero no episodios depresivos (le correspondería el diagnóstico de trastorno bipolar de tipo II).
> - No debe tener antecedentes de episodio maníaco o mixto (que sería trastorno bipolar de tipo I).
> - Si en ese año presenta una temporada de humor estable, debe ser menor de dos meses (si dura más de dos meses, el diagnóstico sería trastorno bipolar no especificado).

Aunque los síntomas son subsindrómicos, se trata de un trastorno grave y de mal pronóstico por varios motivos:

- Los cambios de humor provocan muchísima disfunción, frustración y sufrimiento, y presentan mínimo cuatro episodios de diferente polaridad en un mes.
- El paciente pasa más tiempo con síntomas que sin síntomas.
- Los síntomas duran más de dos años, o más de un año en niños y adolescentes (el diagnóstico exige menos duración por suponer mayor disfunción en niños).
- Provocan disfunción importante: no puede seguir su rutina o le supone un sobreesfuerzo importante.

Comparado con el de los adultos, el trastorno ciclotímico en niños y adolescentes:

- Se cree que esté infradiagnosticado, por ej., porque algunos de sus síntomas se atribuyen a la adolescencia.

- Es más frecuente que el trastorno bipolar de tipo I o de tipo II.
- Tienen un inicio gradual y «tardío», generalmente en la adolescencia (muy infrecuente en niños).
- Suele cursar con síntomas depresivos subsindrómicos, irritabilidad marcada y sueño alterado.
- Los síntomas psicóticos son muy poco frecuentes.
- Con más frecuencia alcanzan remisión.
- Tiene peor pronóstico si empieza antes de los 12 años, ya que aumenta el riesgo de evolucionar a trastorno bipolar de tipo I o de tipo II.

Categorías residuales de trastorno bipolar

Se incluyen en las categorías residuales los trastornos bipolares que cursan con síntomas subsindrómicos y que no cumplen criterios diagnósticos, pero sí provocan disfunción (**Tabla 19-5**).

La disfunción puede ser:

- Marcada. En este caso se diagnostica «otro trastorno bipolar especificado», que cursa generalmente con síntomas (hipo)maníacos subsindrómicos. A veces (no siempre) también con síntomas depresivos.
- Leve o moderada. Entonces se diagnostica «trastorno bipolar sin especificar o no especificado».

Criterios diagnósticos

En niños y adolescentes se usan los mismos criterios diagnósticos de trastorno bipolar que en adultos, con la diferencia principal de que la duración mínima del trastorno ciclotímico es de un año (frente a los dos años en los adultos) y que el humor eufórico con frecuencia se manifiesta como humor irritable en niños y adolescentes.

El diagnóstico de trastorno bipolar en niños y adolescentes está probado desde hace décadas. Sin embargo, el aumento de la incidencia de trastorno bipolar en edad pediátrica, ha alarmado a muchos especialistas, que defienden que la irritabilidad persistente que caracteriza a muchos de estos diagnósticos, en ausencia de otros síntomas (hipo)maníacos, sugiere un diagnóstico de trastorno del comportamiento, y no de trastorno bipolar; sobre todo en menores de 12 años.

Trastorno de desregulación disruptiva del estado de ánimo

Fruto de la controversia sobre el diagnóstico de trastorno bipolar en niños en edad escolar sobre todo, se iniciaron varios estudios de investigación para analizar la fenomenología y el curso clínico de estos pacientes. Tras analizar los resultados, la CIE-11 y el DSM-5 incluyeron una nueva categoría diagnóstica, el *trastorno de desregulación disruptiva del estado de ánimo* (TDDEA) (en inglés, *Disruptive Mood Dysregulation Disorder*), para agrupar a estos pacientes con un curso atípico de bipolaridad y marcada irritabilidad.

Los síntomas fundamentales del TDDEA son los siguientes:

- Humor irritable predominante y persistente; siempre enfadado (frente a irritabilidad episódica del trastorno bipolar).
- Enfados desproporcionados frecuentes (mínimo tres veces por semana), con agresividad, a veces sin desencadenante aparente.

Tabla 19-5. Tipos de trastorno bipolar

	Criterios diagnósticos	Intensidad de síntomas de disfunción	Curso clínico
Trastorno bipolar tipo I	Un episodio maníaco o mixto (suficiente para diagnóstico)	Disfunción grave, sobre todo si el episodio actual es maníaco o mixto	Grave por: • Más episodios, más graves • Refractariedad al tratamiento • Riesgo de suicidio • Trastorno por uso de sustancias • Síntomas subsindrómicos crónicos
Trastorno bipolar tipo II	Mín. 1 episodio hipomaníaco >4 días + mín. 1 episodio depresivo (generalmente muchos episodios depresivos)	Leve-moderada	Episódico Mal pronóstico, similar a tipo I
Trastorno ciclotímico	Síntomas subsindrómicos hipomaníacos + depresivos mín. 1 año	Síntomas subclínicos, pero disfunción importante	• Muchos cambios de humor durante más de 1 año • Inicio gradual • Adolescentes (raro en niños)
Otros trastornos bipolares o trastornos relacionados especificados	Síntomas hipomaníacos subclínicos: no cumplen criterios, pero provocan disfunción (con o sin síntomas depresivos)	Disfunción marcada o grave	Variable
Trastornos bipolares, sin especificación	Síntomas subsindrómicos	Disfunción leve-moderada	Variable

- Hiperactivación sin euforia ni grandiosidad (es decir, sin los síntomas nucleares de manía).

Los síntomas suelen empezar antes de los 10 años y provocan disfunción en muchas áreas casi todos los días. Este diagnóstico es válido solo en pacientes de 6 a 17 años (actualizado en el DSM-5-TR) y también cumplen los criterios diagnósticos de trastorno negativista desafiante.

El DSM-5-TR incluye el TDDEA en los trastornos depresivos. La CIE-11 en los trastornos del comportamiento, aunque destaca su elevada comorbilidad con el trastorno depresivo, y sugiere que podría ser un estadio prodrómico de algún tipo de trastorno del humor, que se explica porque ambos comparten factores de riesgo y síntomas, sobre todo la desregulación emocional y el humor irritable.

Disfunción

El trastorno bipolar provoca limitaciones a corto plazo:

- Conflictos con la familia, compañeros y profesores.
- Peor rendimiento académico.
- Menor autoestima, más necesidad de aprobación externa.
- Anticipación negativa sobre su futuro: peores metas, sin objetivos.
- Abandono de hábitos de vida saludables (decisiones impulsivas).
- Enfermedades médicas, peor salud.
- Uso de sustancias, adicciones.
- Uso excesivo e inadecuado de videojuegos.

Y esto aumenta la probabilidad de consecuencias a largo plazo, como las siguientes:

- Embarazo precoz.
- Problemas legales.
- Abandono de estudios.
- Enfermedades médicas.
- Peores relaciones, cambios de pareja, falta de apoyo.
- Adicciones con o sin sustancias.
- Abandono progresivo del autocuidado.
- Falta de adherencia a los tratamientos.
- Falta de trabajo, problemas económicos, etcétera.

Factores de mal pronóstico

En niños y adolescentes con trastorno bipolar son factores de mal pronóstico los siguientes:

- Inicio precoz.
- Episodio maníaco y mixto (frente a hipomaníaco y depresivo).
- Episodio con síntomas más graves y persistentes.
- Ciclación rápida, síntomas psicóticos, relación con parto, refractariedad al tratamiento.
- Familiar de primer grado con trastorno bipolar.
- Comorbilidad psiquiátrica, sobre todo con trastorno por uso de sustancias.
- Ideas de suicidio estructuradas y con intención.
- Falta de una red de apoyo.

PREVALENCIA DE TRASTORNO DEL HUMOR EN NIÑOS Y ADOLESCENTES

En los últimos 20 años ha aumentado la prevalencia de trastornos psiquiátricos también en niños y adolescentes. En torno al 20 % de ellos tienen o han tenido un trastorno psiquiátrico, entre los cuales los más frecuentes son el trastorno de ansiedad y el trastorno depresivo. Aproximadamente el 4-6 % de los niños y adolescentes tiene un trastorno depresivo. El trastorno bipolar, menos frecuente a todas las edades, tiene una prevalencia de en torno al 1 % en niños y adolescentes.

 Uno de cada cinco niños y adolescentes tiene al menos un trastorno psiquiátrico.

La prevalencia de trastornos psiquiátricos aumenta con la edad. El trastorno depresivo sobre todo aumenta en chicas adolescentes, cuya prevalencia al final de la pubertad es 2-3 veces mayor que en varones de la misma edad.

- Los adolescentes tienen más trastornos psiquiátricos que los niños.
- En la adolescencia sobre todo aumenta la depresión en chicas.

La prevalencia aumenta más si se incluyen las formas subsindrómicas. Hasta el 30 % de los adolescentes tienen síntomas depresivos subsindrómicos y en torno al 4 %, síntomas bipolares subsindrómicos.

Pandemia de COVID 19

Aunque la prevalencia de trastornos psiquiátricos ya venía aumentando, la prevalencia se ha disparado a raíz de la pandemia de COVID-19 que empezó en 2020. Un reciente metaanálisis que incluía más de 80.000 niños y adolescentes observó que un año después del inicio de la pandemia uno de cada cuatro tenían síntomas importantes de depresión y uno de cada cinco, de ansiedad; más del doble que antes de la pandemia. Y parece que la prevalencia siguió creciendo el segundo año de pandemia. El aumento de síntomas psiquiátricos tras la pandemia se debe a varios factores:

1. Múltiples estresores (socioeconómicos, médicos, académicos, etc.) que afectaron al niño, su familia, su comunidad, su región, y globalmente.
2. La brusca e inesperada limitación o interrupción de recursos esenciales para el desarrollo personal, como las relaciones, el aprendizaje, la dieta sana, el deporte, la higiene del sueño, o el diagnóstico y tratamiento de enfermedades, entre otros.
3. La afectación generalizada y persistente de estas consecuencias para muchas personas más de tres años después.

El riesgo de psicopatología por la pandemia en un niño o adolescente es muy variable, y aumenta con los siguientes factores:

- Nivel socioeconómico bajo: familia o comunidad con escasos recursos.

- Adolescencia frente a edad escolar.
- Niño pequeño, porque depende más de su entorno.
- Antecedente de trastorno psiquiátrico u orgánico.
- Antecedentes familiares de trastorno, sobre todo por uso de sustancias o enfermedad grave.
- Falta de apoyo social o familiar.
- Número y condiciones de confinamiento obligatorio.
- COVID-19 en el niño o ser querido, sobre todo si ha sido grave o con aislamiento.
- Fallecimientos de seres queridos.
- Dinámica familiar disfuncional, sobre todo con violencia.
- Persistencia de problemas.

VALORACIÓN DIAGNÓSTICA

Como hemos indicado, el diagnóstico de los trastornos es clínico. En niños y adolescentes es indispensable realizar una entrevista diagnóstica al paciente y a al menos un adulto de referencia, generalmente sus padres o tutores legales. Esto implica que siempre hay que valorar lo siguiente:

- Si el paciente es muy pequeño (1-2 años), no habla (no tiene lenguaje verbal) o no colabora (por ej., adolescente desafiante). En estos casos, la entrevista diagnóstica suele ser más corta, pero es importante para poder valorar la información aportada por los adultos, el fenotipo del paciente (si es peculiar y característico de alguna patología), su comunicación y sociabilidad (cómo se relaciona con el profesional y con su familia, y cómo maneja diferentes situaciones), y síntomas no referidos por los adultos. También si el paciente describe sus síntomas, circunstancias y desencadenantes con fiabilidad y detalle.
- Al adulto de referencia.

> ! Un diagnóstico fiable exige valorar al niño y a sus adultos de referencia.

Además de la entrevista con el paciente y con los padres o tutores legales, es recomendable obtener información de otros profesionales, como profesores del centro educativo, profesor particular, entrenador o profesor de actividad extraescolar, terapeuta, etc., que informan sobre el estado y la evolución del niño o adolescente en ambientes diferentes con circunstancias específicas. Esta información es indispensable si la del paciente y sus padres es insuficiente, poco fiable, contradictoria o discrepa de lo observado en consulta.

> ! Es fundamental saber qué pasó (objetivamente), cómo lo interpretó el paciente (subjetivo), qué hizo y qué piensa ahora sobre lo ocurrido. Y para esto, muchas veces se necesitan varias fuentes de información.

Para el diagnóstico, el clínico integra la información obtenida de las diferentes fuentes, con su impresión clínica de lo observado en consulta. El diagnóstico debe explicar los síntomas actuales y su evolución, y las diferencias observadas según el contexto. Por ej., si el profesor ve a la adolescente más seria y apática, y los padres la ven «alegre, como siempre», los síntomas podrían ser por el trabajo académico o su relación con compañeros.

El diagnóstico clínico se realiza mediante una entrevista detallada al paciente y a sus cuidadores con el objetivo de averiguar los siguientes puntos:

- Síntomas del humor (desde cuándo e intensidad).
- Estresantes o circunstancias adversas; por ejemplo, fallecimiento de un ser querido, abuso, traumatismo craneoencefálico; y su relación con los síntomas.
- Enfermedades orgánicas.
- Uso de medicación, como estimulantes, insulina, corticoides, anticonvulsivantes, inmunosupresores.
- Uso actual o pasado de tóxicos, como alcohol, cannabis, cocaína, opioides o anfetaminas.
- Síntomas de otros trastornos psiquiátricos (ahora o en el pasado).
- Antecedentes familiares.

Valoración más compleja

La valoración de niños y adolescentes generalmente es **más compleja** y **lleva más tiempo** que la de los adultos por las siguientes razones:

- Los niños y adolescentes con más frecuencia tienen dificultad para detectar o entender sus síntomas, y/o verbalizarlos o describirlos.
- Requiere analizar los síntomas según el estadio evolutivo y el contexto del paciente (por ej., cierta irritabilidad puede ser normal a los 2-3 años y en la adolescencia).
- Exige información de adultos de referencia, e integrar la información disponible.
- Hay que adaptar algunos criterios diagnósticos (por ej., humor irritable frente a tristeza; o valorar su peso según el que le correspondería con su evolución premórbida).

Pruebas complementarias

No hay pruebas diagnósticas para los trastornos del humor. Ninguna prueba de neuroimagen, cuestionario, estudio genético o analítica puede diagnosticar un trastorno depresivo o un trastorno bipolar. Sin embargo, se pueden usar ciertas pruebas complementarias con estos fines:

- Apoyar el diagnóstico.
- Detectar alteraciones orgánicas que cursen con síntomas similares.
- Cuantificar la gravedad del trastorno ahora y con el tratamiento.

Las pruebas complementarias más utilizadas para el diagnóstico de trastorno del humor son las siguientes:

- **Analítica de sangre y de orina.** Para detectar o descartar alteraciones orgánicas con síntomas similares, como anemia, diabetes, alteraciones tiroideas, déficits vitamínicos (como ácido fólico, vitamina B12 o vitamina D) u hormonales (estrógenos), uso reciente de tóxicos, enfermeda-

Tabla 19-6. Cuestionarios más utilizados para valorar síntomas depresivos en niños y adolescentes

Cuestionario	Siglas	Edad de pacientes	Completa	Ítems	Observaciones
Escala de Depresión para Niños-revisada	CDRS-R	Niños y adolescentes	Clínico	20	Corto
Inventario de Depresión Infantil-2	CDI-2	7 - 17	• Paciente • Padres • Profesores	28	• Versión corta: 12 ítems • 5-10 min • Cuestionario autoaplicado más efectivo
Inventario de Depresión de Beck para Jóvenes	BDI-Y	7-14	• Paciente	21	
Mood And Feelings Questionnaire	MFQ	8-17	• Padres • Paciente	36	• Versión corta: 13 ítems • *Child self-report (long and short version)* • *Parent report (long and short version)*
Patient Health Questionnaire-9	PHQ-9	>12	• Padres • Paciente	9	• Rápido • Muy útil para cribado • Cuanta mayor puntuación, más riesgo
Children's Global Assessment Scale	C-GAS	6-17	• Padres • Paciente • Clínico	1	Valoración del funcionamiento global y gravedad ahora, del 1 al 100
Columbia Suicide Severity Rating Scale	C-SSRS	Desde los 4 años	• Paciente • Padres • Profesores	3-6	Versiones: • Preescolar (4-5 años) • Escolar • Adolescente • Reciente y a lo largo de la vida

des autoinmunes (enfermedad celíaca, lupus eritematoso) e infecciones (hepatitis, mononucleosis, VIH).

- **Cuestionarios**. Pueden apoyar el diagnóstico cuantificando el número y la intensidad de los síntomas. Pueden completarlo el paciente, el adulto de referencia o el clínico. Hay que asegurar que quien completa el cuestionario entiende qué se pregunta y que el clínico entiende qué quiso decir el paciente con su respuesta. En la **tabla 19-6**, los cuestionarios más utilizados para trastornos del humor en niños y adolescentes.
- **Pruebas de neuroimagen**, como TAC o RM cerebral para descartar tumor u otra alteración en el SNC.
- **EEG** para descartar epilepsia o alteraciones del sueño.
- **Test de inteligencia** para determinar el cociente intelectual, más útil si se sospecha que es muy bajo o muy alto. También informa sobre otras habilidades, como memoria, agilidad o razonamiento lógico, según la prueba.
- **Estudio genético**. Si el cociente intelectual es muy bajo, sospecha de síndrome genético, afectación multiorgánica o riesgo por antecedentes familiares. Salvo algunos síndromes genéticos, actualmente los resultados genéticos no afectan al diagnóstico o tratamiento.

DIAGNÓSTICO DIFERENCIAL

Algunos síntomas del trastorno depresivo y del bipolar pueden estar presentes en otros trastornos. Es fundamental hacer diagnóstico diferencial sobre todo con estos trastornos:

- Trastornos psicóticos, principalmente esquizofrenia y trastorno esquizoafectivo.
- Trastornos de ansiedad, sobre todo trastorno de ansiedad generalizada, fobia y trastorno por ataques de pánico.

- Trastornos del comportamiento disruptivo y trastorno por déficit de atención e hiperactividad (TDAH).
- Trastornos relacionados con desencadenantes, sobre todo: trastorno adaptativo y trastorno de estrés postraumático.
- Síndrome afectivo (depresivo o bipolar) secundario o inducido por una adversidad, enfermedad psiquiátrica, enfermedad orgánica, medicación o sustancia (**Tabla 19-7**).

COMORBILIDAD

La mayoría de los niños y adolescentes con trastorno depresivo o bipolar presentan otro trastorno psiquiátrico y con frecuencia, dos o más. Esto se denomina comorbilidad psiquiátrica, muy frecuente en todos los trastornos psiquiátricos.

 Si el paciente presenta un trastorno psiquiátrico, la comorbilidad es la norma (no la excepción).

En general, la comorbilidad complica el trastorno depresivo o bipolar, porque suele aumentar ciertos problemas:

- La gravedad del cuadro clínico y la disfunción que provoca.
- El comportamiento suicida.
- La comorbilidad psiquiátrica y orgánica.
- Los errores y retrasos en el diagnóstico y en el tratamiento.

La mayoría de niños y adolescentes con trastorno depresivo o trastorno bipolar presentan comorbilidad psiquiátrica, con más frecuencia los siguientes:

- Trastorno de ansiedad (75 %).
- Trastorno del comportamiento (50 %).

Tabla 19-7. Diagnóstico diferencial de los trastornos del humor

	Síntomas comunes al episodio depresivo	Síntomas comunes al episodio (hipo)maníaco	Síntomas comunes que sugieren este trastorno	Síntomas predominantes y característicos de este trastorno
Trastorno por déficit de atención e hiperactividad (TDAH)	• Baja autoestima • Dificultad para relacionarse • Irritabilidad	• Distraibilidad • Hiperactividad • Impulsividad, desinhibición • Verborrea • Irritabilidad		• Inatención, hiperactividad, impulsividad • Síntomas no varían según el humor • Síntomas varían según el contexto
Trastorno negativista desafiante (TND)	No cumple órdenes (en trastorno depresivo puede ser por apatía, encamamiento, falta de energía)	No cumple órdenes (en manía puede ser por euforia, distraibilidad o creer que es quien manda)		Actitud desafiante y retadora persistente en varios contextos
Trastorno afectivo secundario a enfermedad, medicación o sustancia	Apatía, enlentecimiento, tristeza, por ej., por hipotiroidismo, lupus eritematoso	Aumento de actividad y energía; por ej., por hipertiroidismo, tratamiento con corticoides	• Son persistentes (no episódicos) • No mejoran cuando mejora humor • Persisten aunque se alcance eutimia • No predominan; predominando otros, como inatención e impulsividad en TDAH, o actitud desafiante y retadora en TND	• Síntomas empiezan cuando empieza la enfermedad, medicación, o el uso o abstinencia a una sustancia • Síntomas remiten cuando desaparece la causa
Trastorno psicótico	• Alucinaciones (sobre todo auditivas) • Delirios (sobre todo de autorreferencia, culpa, pobreza, robo o intrusión de ideas)			Predominan alucinaciones y delirios (muchos, graves, en varios contextos): • Pueden ser incongruentes con humor • No mejoran cuando mejora humor • Alucinaciones visuales, táctiles • También otros síntomas psicóticos (por ej., síntomas negativos)
Trastorno límite de la personalidad	• Cambios de humor, humor lábil • Irritabilidad, enfados frecuentes • Síntomas y reacciones desproporcionadas • Impulsividad			Dificultad marcada y persistente para el autocuidado y las relaciones • Síntomas persistentes (no episódicos) • Fluctuaciones no dependen de humor deprimido o (hipo)maníaco
Trastorno de adaptación	Síntomas depresivos (frecuente)	Síntomas hipomaníacos (infrecuente)	• Estresante importante reciente • Síntomas empezaron poco después del estresante	• Persiste su reacción al estresante, no se adapta • Rumiación y anticipación negativa sobre estresante • Remisión rápida si desaparece estresante

TDAH: trastorno por déficit de atención e hiperactividad; TND: trastorno negativista desafiante.

- Trastorno por déficit de atención e hiperactividad (TDAH).
- Trastorno del sueño.
- Trastorno por uso de sustancias.
- Trastorno de la conducta alimentaria.

 Cuando el trastorno bipolar se diagnostica antes de los 18 años se suele sumar al diagnóstico de TDAH y TND.

También es frecuente la comorbilidad orgánica, sobre todo con obesidad, síntomas gastrointestinales, cefalea/migraña, hipercolesterolemia, arritmias, diabetes mellitus tipo 2, epilepsia o enfermedad cardiovascular.

ETIOPATOGENIA

Actualmente se desconocen todos los mecanismos por los que una persona desarrolla un trastorno del humor. Sin embargo, se ha avanzado en el conocimiento de la etiopatogenia de los trastornos del humor, de la que se puede decir lo siguiente:

- La causa es multifactorial.
- Diferentes factores pueden aumentar el riesgo de un mismo trastorno. Por ejemplo, ciertos rasgos de temperamento, algunos genes y el estrés mantenido aumentan el riesgo de trastorno depresivo.
- La mayoría de los factores implicados son inespecíficos, es decir, pueden aumentar el riesgo de trastorno depresivo y de trastorno bipolar. Un abuso sexual en la infancia puede aumentar el riesgo de trastorno depresivo, fobia social y trastorno límite de la personalidad.
- Ningún factor determina un trastorno psiquiátrico, «solo» aumenta o disminuye el riesgo de presentarlo según su genética y su ambiente.
- Generalmente aumenta más el riesgo cuantos más factores de riesgo y menos factores de protección hay.
- El riesgo «final» depende del número de factores de riesgo, el número de factores de protección, la interacción entre ellos y la interacción con el ambiente. Por ej., un gen que aumenta el riesgo de varios trastornos psiquiátricos en un niño puede aumentar más el riesgo de trastorno bipolar si su padre o madre tiene trastorno bipolar.
- Cada persona tiene su «paquete» de factores de riesgo y de protección, que interactúan entre sí de manera diferente según los factores presentes. Además, el conjunto de factores va variando en el tiempo.
- Por todo, es imposible saber el riesgo exacto de un paciente para presentar un determinado trastorno psiquiátrico. Pero se puede analizar si una persona tiene riesgo bajo, moderado o elevado de presentar uno o más trastornos. Y en cualquier caso, se pueden fomentar los factores de protección y tratar de eliminar o controlar los factores de riesgo.

FACTORES DE RIESGO Y FACTORES DE PROTECCIÓN

Se conocen muchos factores que intervienen en la etiopatogenia de los trastornos depresivos y trastornos bipolares. Para simplificar, se dividen en biológicos, psicológicos y ambientales, de los cuales los más importantes son los siguientes:

- **Factores biológicos**:
  - Genéticos.
  - Cerebrales.
  - Endocrinos.
  - Digestivos.
  - Inmunológicos.
  - Alteraciones del sueño.
  - Enfermedades médicas.
  - Enfermedades psiquiátricas.
  - Características biológicas del niño.
- **Factores psicológicos**:
  - Rasgos del temperamento, como necesidad de aprobación externa, dependencia, introversión, sumisión.
  - Estilo de afrontamiento, como abordar problemas, buscar culpa externa, «contraatacar» si percibe «ataque».
- **Factores ambientales**:
  - Estresores.
  - Antecedente de maltrato o abuso.

- Circunstancias familiares.
- Circunstancias socioeconómicas.

Todos estos factores participan en la etiopatogenia de los trastornos del humor. Pueden actuar como factores predisponentes, desencadenantes, mantenedores o protectores (**Tabla 19-8**).

Al final, el efecto de cada factor contribuye, directa o indirectamente, a que se den ciertos cambios en el cerebro y otras regiones, que a su vez influyen en la neuroplasticidad cerebral y en su capacidad para adaptarse y recuperarse de adversidades como una enfermedad o una ruptura sentimental. La complejidad de esta multicausalidad se recoge en el modelo biopsicosocial (**Fig. 19-2**), que defiende que diferentes factores biológicos, psicológicos y sociales interaccionan entre sí y con circunstancias ambientales para finalmente aumentar o disminuir el riesgo de esa persona a presentar uno o más trastornos.

TRATAMIENTO

El tratamiento de los trastornos del humor debe observar los siguientes principios fundamentales:

- Primero, para poder recibir tratamiento, es fundamental un diagnóstico, que será mejor cuanto más precoz sea.
- Actualmente solo la mitad de niños y adolescentes con síntomas de trastorno del humor reciben un diagnóstico precoz.
- Al ser de causa multifactorial, un solo tratamiento no lo resuelve, pero sí puede mejorar algunos aspectos y con esto, disminuir el sufrimiento o la disfunción.
- Es fundamental continuar el tratamiento hasta la remisión total y en ese momento valorar si continuar ese u otro tratamiento para prevenir recaídas.
- Tratar también los síntomas leves o subsindrómicos; porque tienden a persistir y provoca mucha disfunción, sobre todo en niños y adolescentes.
- El tratamiento debe mejorar las dificultades en el funcionamiento cotidiano a corto y a medio plazo.
- Tratar la comorbilidad; a veces se prioriza, por ej., si interfiere en el tratamiento del humor.
- Monitorizar ideas de suicidio, aunque el paciente no las verbalice; los trastornos del humor son una de sus causas.
- El tratamiento puede incluir diferentes intervenciones: medicación, terapia, apoyo académico, entrenamiento en habilidades sociales, *mindfulness*, seguimiento de otros profesionales, etcétera.
- Individualizar el tratamiento y sus objetivos según las preferencias del paciente y de su familia.
- Con frecuencia se requiere un equipo multidisciplinar: paciente, padres, profesores, profesor particular, entrenador, psicólogo, psiquiatra, logopeda, etcétera.
- Si los padres o adultos de referencia tienen importantes dificultades o trastornos que afectan al tratamiento o la dinámica familiar, derivar al adulto para tratamiento.
- La terapia es el tratamiento de primera elección, salvo si el niño presenta síntomas graves, en cuyo caso es preferible el tratamiento combinado.

Tabla 19-8. Factores etiopatogénicos en los trastornos del humor

Factores biológicos

Factores genéticos

Hallazgos	Implicaciones

Componente genético objetivado en estudios de:
 • **Familias**: agregación familiar en todos los trastornos psiquiátricos
 • **Gemelos**: más influencia genética si la concordancia en gemelos monocigóticos es elevada, y más del doble que en gemelos dicigóticos
 • **Adopción**: sugiere influencia ambiental
 • **Genes candidatos**: genes (o segmentos de genes) de muchos cromosomas; también repeticiones o deleciones y otras alteraciones en la secuencia
 • **GWAS**: rastrea todo el genoma para detectar los genes con más efecto en un trastorno
 • **Heredabilidad**: de un trastorno en una población, la proporción atribuible a factores genéticos
 • **Epigenética**: cambios en la expresión de un gen sin cambios en su secuencia; por circunstancias ambientales
	• Hay familias con más prevalencia de un trastorno (por ej., depresión) o de trastornos del humor o diferentes trastornos (por ej., trastornos del humor, trastornos psicóticos y de ansiedad)
	 • Todos los trastornos psiquiátricos tienen componente genético
	 • Muchos genes y alelos de un gen implicados en un mismo trastorno
	 • Etiología multicausal
	 • Interacción gen-ambiente: el efecto de un gen depende de su interacción con otros genes, y con circunstancias ambientales
	 • Heredabilidad:
	   – Del trastorno depresivo: 20-45 %
	   – Del trastorno bipolar: 60-80 % (trastorno psiquiátrico más heredable)

Factores cerebrales

Neurotransmisores • Serotonina y dopamina • Noradrenalina, acetilcolina, GABA, glutamato	Cambios en el nivel o el funcionamiento

Regiones cerebrales
 • Corteza prefrontal, cingulada
 • Amígdala, hipocampo, tálamo
 • Ganglios basales
	• Cambios en el tamaño, estructura, función o conectividad con otras áreas
	 • Últimos responsables de:
	   – Los síntomas de trastorno del humor
	   – Menor neuroplasticidad y adaptabilidad cerebral (conlleva peor tolerancia al estrés)

BDNF En condiciones normales, es responsable de la proliferación y apoptosis neuronal	Algunos pacientes presentan apoptosis neuronal descontrolada
Segundos mensajeros Fosfatidilinositol, calcio-calmodulina	Altera la bioquímica del mecanismo neuronal, lo que afecta al funcionamiento y a la neuroplasticidad cerebral

Factores endocrinos

Activación del eje HPA	Hipercortisolemia
Hormona del crecimiento	Menor respuesta
Estrógenos Intervienen en el desarrollo puberal, el funcionamiento de los neurotransmisores y la respuesta del eje HPA	Hipercortisolemia crónica (estrés mantenido) frena su producción

Sistema inmune

Sistema monocito-macrófago, citoquinas	Alterado por estrés crónico, pobre ingesta alimentaria, falta de sueño nocturno. Aumenta el riesgo de alteraciones físicas

Digestivos

Microbiota intestinal • Bacterias, hongos y protozoos en el cuerpo, sobre todo en tracto digestivo. • Influyen en el humor, las respuestas, el sueño nocturno (eje intestino-cerebro).	• Los ultraprocesados aumentan el riesgo de depresión, comportamiento disruptivo y problemas en el sueño • La fruta favorece el buen funcionamiento del eje intestino-cerebro

(Continúa)

Tabla 19-8. Factores etiopatogénicos en los trastornos del humor (*Cont.*)

Causa física externa

Hallazgos	Implicaciones
Enfermedades físicas, medicaciones o tóxicos causan síntomas del humor o similares	• Pueden causar síntomas «depresivos»: – Enfermedades: diabetes, hipotiroidismo, síndrome de Cushing, tuberculosis, artritis reumatoide, enfermedad de Parkinson, infección por CMV – Medicaciones: anticonceptivos orales, neurolépticos o inmunosupresores – Sustancias: cannabis, fentanilo • Pueden causar síntomas (hipo)maníacos: – Enfermedades: hipertiroidismo – Medicaciones: corticoides – Sustancias: cocaína, heroína

Enfermedad psiquiátrica

Algunos trastornos psiquiátricos cursan con síntomas del humor (v. tabla 19-7)	• Presentar un trastorno psiquiátrico aumenta la probabilidad de trastorno del humor • Cuántos más episodios depresivos se hayan sufrido, menos grave será el estresante que desencadenará el episodio siguiente y mayor será el tiempo hasta remisión (efecto de encendido o *kindling*)

Características biológicas del paciente

Sexo, edad, estadio evolutivo, cociente intelectual	• Afectan más las alteraciones en periodos críticos del desarrollo (período perinatal o adolescencia) • Sexo o edad aumentan o disminuyen el efecto de otros factores

Factores psicológicos

Temperamento

• Excesiva timidez, inhibición conductual, rumiación • Baja autoestima, buscar seguridad externa, sumisión • Introversión • Escasa tolerancia a la frustración • Escasa adaptabilidad • Perfeccionismo • Escaso sentido del humor	

Estilo de afrontamiento

• Malinterpreta y magnifica problema • Mal manejo o evita afrontar	

Factores ambientales

Acontecimiento vital estresante Factor etiopatogénico más importante en el trastorno depresivo	**Maltrato o abuso (sexual, físico, psicológico)** • Aumenta el riesgo de trastorno depresivo y psicopatología en general • Acoso escolar • Violencia familiar u otros problemas graves
Falta de amigos	
Vínculo con familia insuficiente, inseguro o inadecuado	
Adversidad socioeconómica: pobreza, falta de apoyo y recursos	
Padres con trastorno psiquiátrico	Madre con depresión; padre con uso de tóxicos o personalidad antisocial

BDNF: factor neurotrófico derivado del cerebro (*brain-derived neurotrophic factor*); CMV: citomegalovirus; Eje HPA: eje hipotálamo-pituitaria (o hipófisis)-adrenal; GABA: ácido γ-aminobutírico; GWAS: estudios de asociación del genoma completo (*genome-wide association studies*).

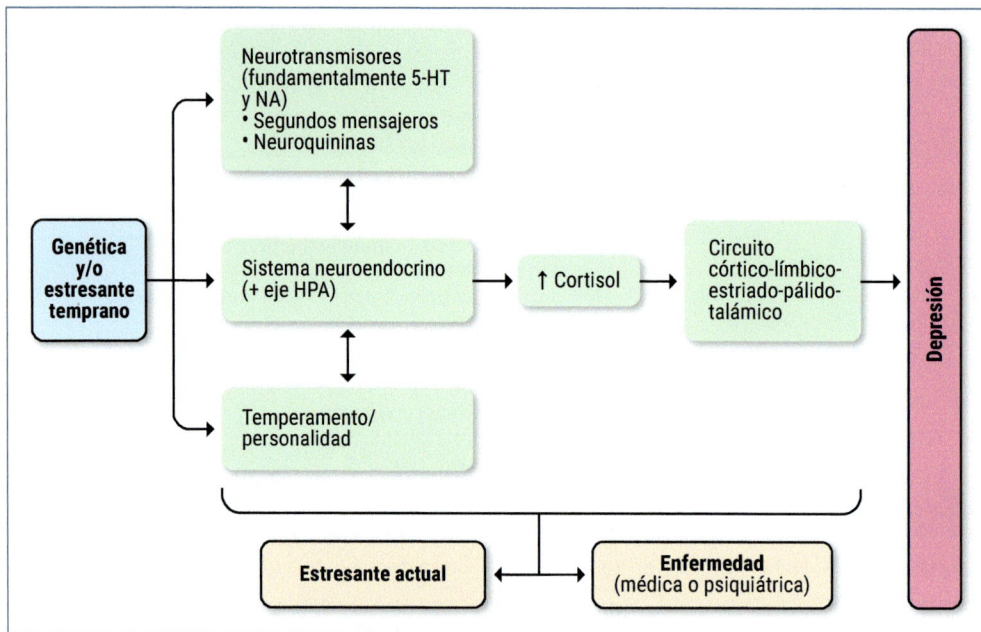

Figura 19-2. Modelo biopsicosocial sobre la etiopatogenia de los trastornos del humor. 5-HT: hidroxitriptamina; eje HPA: activación del eje hipotalámico-pituitaria-adrenal; NA: noradrenalina; S: sistema. Modificado de: Zalsman G, Huang YY, Oquendo MA, Burke AK, Hu XZ, Brent DA, et al. Association of a triallelic serotonin transporter gene promoter region (5-HTTLPR) polymorphism with stressful life events and severity of depression. Am J Psychiatry. 2006;163(9):1588-93.

- La terapia cognitivo-conductual es la más estudiada y efectiva en los trastornos del humor.
- El tratamiento combinado, terapia y medicación, es el más efectivo.
- La medicación no debe usarse como único tratamiento. No es la solución, pero ayuda a controlar síntomas marcados o graves cuando interfieren en su avance.
- La psicoeducación del paciente y su familia es fundamental para que entiendan qué pasa (sin magnificar ni minimizar el problema) y sepan cómo controlar los síntomas y hacer que el afectado siga mejorando.
- Indicar ingreso hospitalario si hay riesgo vital para sí mismo o para otros, o si el tratamiento ambulatorio no es efectivo.

Tratamiento no farmacológico en niños y adolescentes con trastorno del humor

El tratamiento no farmacológico debe incluir diferentes estrategias para trabajar todas las áreas en las que presenta dificultades. Con frecuencia incluye trabajar:

- Psicoeducación.
- Afrontar un problema o estresante.
- Autoestima.
- Autonomía personal, hábitos saludables.
- Introversión, compartir pensamientos, sentimientos, problemas y errores.
- Expresar molestia.
- Apoyo académico.
- Habilidades sociales.

- Dinámica familiar.
- Entrenamiento a adultos en pautas de manejo.

Medicación en niños y adolescentes con trastorno del humor

Sobre el tratamiento farmacológico de los trastornos del humor, es fundamental seguir estas pautas:

- Indicar medicación solo si el niño no mejora a buen ritmo con el tratamiento no farmacológico.
- Iniciar la medicación precozmente disminuye la disfunción a corto y a largo plazo.
- Usar una sola medicación, a dosis mínima terapéutica y el menor tiempo posible.
- Para aumentar su efectividad, es mejor aumentar la dosis del fármaco que añadir otro (solo asociar si no tolera dosis mayor del primer fármaco y con dosis actual persisten síntomas).
- Asegurar la adherencia terapéutica.
- En comparación con los adultos, los niños y adolescentes tienen un metabolismo hepático y un aclaramiento renal más rápidos, por lo que alcanzan el pico inicial antes y eliminan la medicación en menos tiempo. Por esto, pueden necesitar una dosis mayor y/o más tomas.
- Informar al paciente y a la familia sobre posibles riesgos y beneficios de las diferentes alternativas farmacológicas.
- Monitorizar efectos adversos y manejarlos cuanto antes.
- La medicación de elección para los trastornos depresivos son los ISRS. Y para el trastorno bipolar, los antipsicóticos y estabilizadores del humor. Evitar antidepresivos en trastorno bipolar por riesgo de viraje.

PUNTOS CLAVE

- Los trastornos del humor son frecuentes en niños y adolescentes. Los trastornos depresivos son más prevalentes, sobre todo en adolescentes y en chicas, con una prevalencia del 10 % (frente al 5 % en varones). La prevalencia del trastorno bipolar es entorno al 0,5-3 %.
- Son una causa frecuente de discapacidad, por lo que el diagnóstico y el tratamiento precoz son fundamentales. Los trastornos del humor no se pueden curar, pero el tratamiento sí logra controlar los síntomas y sus consecuencias negativas y evitar las recaídas.

- Los trastornos del humor aparecen por la interacción de muchas causas, entre las cuales tienen más peso los factores neurológicos y genéticos.
- El diagnóstico es clínico: mediante una historia clínica detallada, se averigua si existen ciertos síntomas, su gravedad y duración, y se analiza si se cumplen los criterios diagnósticos de un trastorno y no de otros.
- La recaída y la comorbilidad psiquiátrica son la norma.
- El tratamiento combinado (medicación más terapia) es el más efectivo.

BIBLIOGRAFÍA

AACAP official action. Practice parameters for the assessment and treatment of children and adolescents with bipolar disorder. J Am Acad Child Adolesc Psychiatry. 1997;36(1):138-57.

American Psychiatric Association. Diagnostic and Statistical Manual of Mental Disorders, 5ª edición-texto revisado; 2022.

Angst J, Ajdacic-Gross V, Rössler W. Bipolar disorders in ICD-11: current status and strengths. Int J Bipolar Disord. 2020;8(1):3.

Avenevoli S, Swendsen J, He JP, Burstein M, Merikangas KR. Major Depression in the National Comorbidity Survey-Adolescent Supplement: Prevalence, Correlates, and Treatment. J Am Acad Child Adolesc Psychiatry. 2015;54(1):37-44:e2.

Birmaher B, Brent D; AACAP Work Group on Quality Issues: Bernet W, Bukstein O, Walter H, et al. Practice Parameter for the Assessment and Treatment of Children and Adolescents With Depressive Disorders. J Am Acad Child Adolesc Psychiatry. 2007;46(11):1503-26.

Breslau J, Gilman SE, Stein BD, Ruder T, Gmelin T, Miller E. Sex differences in recent first-onset depression in an epidemiological sample of adolescents. Transl Psychiatry. 2017;7(5):e1139.

Carballo J, Figueroa A, García I, Soutullo C, Zalsman G. Trastornos depresivos. En: Soutullo C, Mardomingo MJ (coords.). Manual de Psiquiatría del Niño y del Adolescente: Madrid: Editorial Médica Panamericana; 2010. p. 45-167.

Clasificación Internacional de Enfermedades, 11ª edición (CIE-11). Organización Mundial de la Salud (OMS) 2019/2021.

Costello JE, Pine DS, Hammen C, March JS, Plotsky PM, Weissman MM, Biederman J, et al. Development and natural history of mood disorders. Biol Psychiatry. 2002;52(6):529-42.

Luby JL, Belden AC, Pautsch J, Si X, Spitznagel E. The clinical significance of preschool depression: Impairment in functioning and clinical markers of the disorder. J Affect Disord. 2009;112(1-3):111-9.

Mardomingo MJ. Tratado de Psiquiatría del niño y del adolescente. Madrid: Díaz de Santos: 2015. Edición digital, 2020.

National Institute of Mental Health. Blueprint for Change: Research on Child and Adolescent Mental Health. Report of the National Advisory Mental Health Council's Workgroup on Child and Adolescent Mental Health Intervention Development and Deployment. Bethseda (MD): National Institute of Mental Health; 2001.

Rey JM, Bella-Awusah TT, Jing L. Depresión en niños y adolescentes. (En: Prieto-Tagle MF, ed.). En: Rey JM (ed.), Manual de Salud Mental Infantil y Adolescente de la IACAPAP. Ginebra: Asociación Internacional de Psiquiatría del Niño y el Adolescente y Profesiones Afines; 2017.

Trastornos de ansiedad. Presentación clínica, evaluación, diagnóstico diferencial y recomendaciones terapéuticas

20

A. Huertas Patón e I. Huertas Patón

 OBJETIVOS

- Conocer los mecanismos de presentación de la ansiedad en la infancia y adolescencia.
- Identificar los trastornos de ansiedad frente a la ansiedad como emoción, reconociendo las situaciones en las que la ansiedad debe ser objeto de tratamiento.
- Comprender la etiología de los diferentes trastornos de ansiedad.
- Conocer los principales factores de riesgo para la ansiedad en la infancia.
- Diferenciar los trastornos de ansiedad de otras patologías.
- Adquirir habilidades para diagnosticar los diferentes trastornos de ansiedad en la infancia.
- Conocer la importancia de la investigación en estos trastornos.
- Conocer las principales intervenciones para abordar los trastornos de ansiedad en la infancia y adolescencia, y ser capaces de elaborar un plan de abordaje psicoterapéutico y psicofarmacológico.

INTRODUCCIÓN

La ansiedad es una emoción normal en nuestra vida. Sentirse ansioso ante situaciones que suponen un reto y pueden tener consecuencias adversas es una respuesta natural en el ser humano. Todos los niños y niñas pueden sentir ansiedad en algún momento de su desarrollo.

Por ejemplo, es natural que los niños y niñas sientan ansiedad al separarse de sus cuidadores principales en la primera infancia, y es normal tener miedo a la oscuridad y a los monstruos al inicio de la edad escolar. Posteriormente, a partir de los 8 años, tener miedo a los desconocidos, a los perros, a los truenos, a la muerte, a que le ocurra algo a un ser querido o a ellos mismos. Estos miedos suelen ser temporales y ceder en poco tiempo.

Solo cuando la ansiedad se extiende a varias parcelas de la vida, es persistente e interfiere en el desarrollo de los niños y niñas, su socialización, su aprendizaje y la relación familiar es cuando hay que plantearse la existencia de un trastorno de ansiedad.

Cuando esto ocurre, es momento de consultar con un especialista que sea capaz de iniciar el proceso de evaluación y buscar un posible diagnóstico.

Los trastornos de ansiedad son uno de los motivos más frecuentes de consulta en psiquiatría infantil y del adolescente. Se calcula que afectan al 9-21 % de los niños y adolescentes.

 La ansiedad está presente a menudo en la infancia y la adolescencia, en ocasiones, asociada a otras patologías. La ansiedad se considera patológica cuando hay una reacción excesiva ante un estímulo que se percibe como una amenaza y produce malestar, cambios de conducta, síntomas vegetativos y problemas cognitivos. El cuadro clínico de la ansiedad está modulado por la edad, con algunos síntomas más propios de la infancia y otros de la adolescencia.

Aunque, desde hace más de medio siglo, se ha descrito la existencia de ansiedad en la infancia, el estilo de vida actual con menor interacción interpersonal, las largas jornadas laborales de los adultos de la familia, el sedentarismo, un ambiente más competitivo, los cambios en los hábitos alimenticios, la falta de horas de sueño y un ambiente cada vez más exigente y materialista aumentan la probabilidad de sufrir problemas físicos y de salud mental, en especial ansiedad, también en la infancia y adolescencia.

Es muy habitual que los clínicos, especialmente si no cuentan con formación y experiencia en psiquiatría infantojuvenil, se planteen la duda sobre cuándo diagnosticar un trastorno de ansiedad, qué exploraciones complementarias serían las más adecuadas y qué opciones de tratamiento son las más recomendables.

Esperamos que con la información expuesta en este capítulo reconozcan los síntomas de ansiedad en la infancia, identifiquen las situaciones en las que debe ser objeto de tratamiento y sean capaces de elaborar un plan de abordaje psicoterapéutico y psicofarmacológico.

PRESENTACIÓN CLÍNICA

Los trastornos de ansiedad se manifiestan en clínica con la presencia de cambios de conducta, cognitivos, vivenciales y síntomas neurovegetativos.

La ansiedad es una emoción desagradable que se desencadena sin causa o como respuesta desproporcionada a un estímulo, que se acompaña de la sensación de que algo terrible va a ocurrir sin que se pueda evitar, como, por ejemplo, temor a perder el control, volverse loco, temor a una lesión o muerte de la persona o de algún ser querido.

En ocasiones, la ansiedad se asocia a problemas de concentración, memoria y sensación de enlentecimiento del pensamiento.

En algunos casos, se asocia a inquietud psicomotriz y en otros, a inhibición, y en muchos casos, a síntomas somáticos que afectan a órganos muy diversos (gastralgias, cefaleas, mareos, temblores, debilidad).

Cuando la angustia es muy intensa, sobre todo en niños mayores y adolescentes, puede acompañarse de fenómenos de despersonalización (sentimiento de extrañeza respecto al propio yo) y desrealización (sensación de que el entorno no es real, es inerte, no existe).

Respecto a la ansiedad, es importante conocer dos términos relacionados que pueden ser objeto de confusión: el estrés y la angustia.

El estrés se refiere a una situación a la que se ve expuesto el sujeto que potencialmente genera ansiedad, y se produce una adaptación funcional del organismo.

La angustia es la vivencia de desasosiego, agobio y malestar como sentimiento que no siempre se asocia a una situación amenazante que a veces la anticipa y se encuentra, a veces, asociada a la ansiedad.

- La ansiedad es una enfermedad de nuestra época que está aumentando en todas las etapas de la vida, pero especialmente en niños y adolescentes.
- Se produce un estado de alerta sin causa, con alteraciones conductuales, cognitivas y vivenciales, y síntomas neurovegetativos.
- Si no se trata, repercute en el desarrollo y la vida del niño.

CLASIFICACIONES

Las clasificaciones más utilizadas en psiquiatría son la propuesta en el Manual Diagnóstico y Estadístico de los Trastornos Mentales, elaborado por la Asociación Americana de Psiquiatría, en su 5ª edición, recientemente revisada en 2022 (DSM-5-TR), y la Clasificación Internacional de Enfermedades, de la Organización Mundial de la Salud, en su versión más reciente (CIE-11, 2022). Estas clasificaciones recogen algunos trastornos de ansiedad de inicio en la infancia y adolescencia y consideran para cada uno de ellos unos criterios diagnósticos específicos.

En la clínica, el diagnóstico diferencial es más complejo, puesto que existe alta comorbilidad con otros trastornos emocionales, y esto se pone en evidencia en las revisiones de las clasificaciones que se han realizado a lo largo del tiempo y las puntualizaciones de los expertos cuando las llevan a cabo.

En la CIE-10, con respecto a las clasificaciones previas, se produce una diferenciación de los trastornos emocionales de la infancia y adolescencia, y se separan de los de la vida adulta por sus distintos mecanismos etiopatogénicos. Esta diferenciación es útil porque la mayoría de los niños con ansiedad no desarrollan ansiedad en la vida adulta y también por su manifestación clínica diferente.

La CIE-11 (2019) representa una gran mejora sobre revisiones anteriores en todas sus descripciones, también en

la accesibilidad y flexibilidad, al reflejar con mayor detalle la información clínica. Respecto a los trastornos emocionales, se producen también importantes cambios. El más relevante es que los trastornos asociados específicamente con el estrés se incluyen en una categoría aparte de los trastornos de ansiedad, puesto que se presentan en relación con un evento estresante como desencadenante. Esta categorización ha sido cuestionada por los clínicos, por ejemplo, en los trastornos adaptativos con ansiedad, que a menudo presentan síntomas en común con los trastornos de ansiedad, y en la CIE-11 se categorizan dentro de los trastornos relacionados con el estrés como una reacción desadaptativa a un estresor identificable. Las reacciones a estrés agudo, que también presentan manifestaciones clínicas en común con la ansiedad y consisten en reacciones emocionales, cognitivas y conductuales ante un evento excepcionalmente estresante, se han considerado de interés clínico, pero dentro del rango de la normalidad, por los expertos que han elaborado la nueva versión de la Clasificación Internacional de Enfermedades. Es por ello por lo que en la CIE-11 no se incluyen las reacciones emocionales a estrés agudo dentro de los trastornos mentales, sino en los problemas que necesitan algún tipo de apoyo clínico, recogidos en la CIE-10 dentro de los códigos Z, lo que permite realizar intervenciones terapéuticas ante las reacciones de estrés agudo, pero evita considerarlos como un trastorno clínico.

En este capítulo, teniendo en cuenta estos cambios en las clasificaciones, con el objetivo de facilitar el aprendizaje, se abordarán los trastornos de ansiedad dentro de los trastornos emocionales de la infancia y adolescencia, describiendo los más habituales para que sean fácilmente identificables por los profesionales.

En la **tabla 20-1** se muestran las equivalencias en los códigos diagnósticos.

EPIDEMIOLOGÍA

Los datos epidemiológicos sobre los trastornos de ansiedad en niños varían por las dificultades metodológicas tanto para definir los criterios que se utilizan para incluir a los pacientes en los estudios como para monitorizar los resultados de los estudios.

En función de la versión de las clasificaciones utilizadas, se incluyen o no determinados trastornos de ansiedad en la infancia, y dependiendo de si se recoge información de la familia, de la escuela o del propio paciente, los resultados de los estudios varían.

Teniendo en cuenta estos factores, las cifras de prevalencia de los trastornos de ansiedad en niños varían tanto que oscilan entre un 9 y un 21 %, y en algunos estudios llegan al 50 %.

Es muy frecuente la presencia de varios trastornos de ansiedad comórbidos en la misma persona y la comorbilidad con otros trastornos psiquiátricos. Si se tiene en cuenta la comorbilidad con trastornos depresivos, las cifras de prevalencia oscilan entre el 28 y el 68 %.

Tras la pandemia por enfermedad infecciosa causada por el coronavirus 2 del síndrome respiratorio agudo grave (COVID-19), la Organización Mundial de la Salud realizó un informe científico que recoge un aumento de un 25 % en

Tabla 20-1. Equivalencia de los códigos diagnósticos en las clasificaciones

Trastorno de ansiedad	CIE-10	CIE-11	DSM-5
Trastorno de ansiedad generalizada	F41.1	6B00	300.02
Trastorno de ansiedad no especificado	F41.9	6B0Z	300.00
Trastorno de ansiedad por separación	F93.0	6B05	309.21
Fobia específica	F40 (a especificar)	6B03	30.29
Trastorno de ansiedad social	F40.10	6B04	300.23
Trastorno de pánico	F41.0	6B00	300.02
Agorafobia	F40.00	6B02	300.22
Mutismo selectivo	F94.0	6B06	313.23
Trastorno de ansiedad debido a otra afección médica	F06.4	6E63	293.84

CIE-10: Clasificación Internacional de Enfermedades, 10ª edición, publicado por la Organización Mundial de la Salud; CIE-11: Clasificación Internacional de Enfermedades, 11ª edición, publicada por la Organización Mundial de la Salud; DSM-5: Manual Diagnóstico y Estadístico de los Trastornos Mentales, 5ª edición, de la Asociación Americana de Psiquiatría.

la prevalencia mundial de la ansiedad. El Informe de Estado Mundial de la Infancia, realizado por el Fondo de las Naciones Unidas para la Infancia (Unicef) sobre salud mental de niños, niñas, adolescentes y cuidadores, en su edición del año 2021, señala que, incluso antes de la pandemia por COVID-19 la infancia y la juventud presentaban una mala salud mental, y estima que más de un 13 % de los adolescentes de 10-19 años sufren algunos de los trastornos mentales diagnosticado es según la definición de la OMS, de los cuales la ansiedad y la depresión suponen alrededor del 40 % de los trastornos de salud mental en la infancia.

ETIOPATOGENIA

La etiología de los trastornos de ansiedad en la infancia, como en la mayoría de los trastornos psiquiátricos, es multifactorial. Están implicados factores ambientales, familiares, genéticos y temperamentales. Los cambios estructurales y moleculares del sistema nervioso central, la expresión de determinados genes, así como la activación fisiológica del sistema nervioso periférico podrían ser responsables del desarrollo de la ansiedad, de su cronificación o de la respuesta al tratamiento. Asimismo, es posible que la desencadenen factores ambientales que pueden actuar como factores de riesgo y también como detonantes.

Se describen como **factores causales de la ansiedad**, los siguientes:

- **Factores ambientales**: la pobreza y adversidad social pueden ser tanto un factor causal como mantenedor de la ansiedad.
- **Factores familiares**: los problemas de salud familiar, estilo de comunicación intrafamiliar con altos niveles de crítica, tensión o sobreimplicación emocional o presencia de psicopatología en los progenitores pueden ser factores favorecedores de la ansiedad.
- **Situaciones vitales estresantes**: pueden actuar como desencadenantes o como factores que perpetúan la ansiedad los acontecimientos traumáticos, duelo, acoso escolar y conflictos familiares.
- **Factores genéticos**: pueden condicionar la presencia de ansiedad en miembros de la misma familia.
- **Factores de temperamento**: los niños tímidos, retraídos y con dificultades de relación social tienen más riesgo de sufrir ansiedad.
- **Estilos de crianza**: padres muy protectores o con estilo punitivo, padres temerosos e inseguros pueden favorecer la ansiedad en sus hijos.
- **Factores neurobiológicos**: las investigaciones apuntan a determinadas áreas cerebrales correlacionadas con la ansiedad en adultos. El individuo evalúa la información que llega a la corteza cerebral procedente del tálamo de forma errónea. Esta información errónea se transmite a la amígdala cerebral, que le atribuye un significado emocional y, de ahí, al hipocampo, que la almacena en la memoria. El recuerdo de la experiencia ansiosa es el que refuerza una respuesta similar ante un nuevo estímulo, ya sea este estresante o neutro.
- **Neurotransmisión cerebral**: en la ansiedad, está implicado el sistema nervioso central. Los cambios en los niveles de serotonina, noradrenalina y GABA son los más habituales. Tanto en la infancia como en la edad adulta, en los trastornos de ansiedad se altera el sistema de respuesta al estrés del organismo. El eje hipotálamo-hipófisis-glándula suprarrenal responde de manera intensa y persistente ante estímulos amenazantes y también ante estímulos neutros, que el cerebro percibe como peligrosos, lo que produce cambios en la secreción de neurotransmisores cerebrales.

FACTORES DE RIESGO

Son factores de riesgo de los trastornos de ansiedad los siguientes:

- Predisposición genética, unida al ambiente.
- Factores familiares: presencia de psicopatología en los padres, conflictos familiares y negligencia en los cuidados se asocian, en los estudios, a mayor riesgo de ansiedad en la infancia.
- Temperamento tímido e inhibido.
- Factores prenatales y perinatales como la ansiedad y estrés materno durante la gestación o periparto, bajo peso al nacimiento o sufrir enfermedades pediátricas.

! Los factores de riesgo para sufrir trastornos de ansiedad son factores de tipo individual (predisposición genética, temperamento, capacidad de regulación emocional), factores familiares (enfermedades familiares, estilo de crianza) y de interacción padres-hijo, así como la presencia de otras enfermedades.

CLÍNICA DE LOS TRASTORNOS DE ANSIEDAD

Los trastornos de ansiedad en la infancia se expresan de forma diferente en función de la edad y el desarrollo emocional del niño. También hay que tener en cuenta si presentan diferentes trastornos de ansiedad, que incluyen trastorno de ansiedad generalizada, trastorno de angustia, miedos y fobias, ansiedad de separación y mutismo selectivo.

Miedos

Los miedos son una respuesta de activación fisiológica ante un estímulo amenazante o una situación de peligro, y se consideran una respuesta adaptativa en la infancia. Son instintivos y no requieren de un aprendizaje. Los miedos fisiológicos o evolutivos son normales en el desarrollo del niño y varían en función de la edad. En la **tabla 20-2** se muestran los más frecuentes por edad.

En cambio, las fobias son consideradas como un trastorno que requiere abordaje terapéutico.

Fobia específica

La fobia se define como un tipo de miedo desproporcionado a la situación, irracional, involuntario y que lleva a evitar la situación temida, aunque no sea amenazante. Además, este temor se mantiene a lo largo del tiempo y no se ajusta a los miedos fisiológicos para la edad, además de repercutir en la adaptación socioemocional.

Los niños o niñas tienen miedo a determinadas cosas, muy específicas. Ejemplo de ello es el temor a los insectos, a las agujas, a los perros, a las tormentas, etc. Estos miedos les producen una intensa ansiedad y evitan enfrentarse al objeto

Tabla 20-2. Miedos fisiológicos o evolutivos más frecuentes por edad

Edad	Miedos no patológicos
0-12 meses	Ruido, extraños
1-2 años	Separación de las personas de referencia
2-3 años	Situaciones nuevas, animales, oscuridad
4-5 años	Personas disfrazadas, payasos, médicos, tormentas
6-7 años	Personajes de ficción, historias de miedo, enfermedades
8-9 años	Ridículo, abandono, rechazo de los demás, enfermedad y muerte, soledad, accidentes
9-12 años	Agresiones, enfermedad y muerte, rechazo social

o situación temida con gran sufrimiento si no pueden evitarlo.

Las fobias más frecuentes en niños se pueden clasificar en categorías similares a las fobias en adultos:

- Situacionales (sitios cerrados, transportes, oscuridad).
- Sanitarias (pinchazos, consultas médicas).
- Animales (perros, insectos).
- Ambientales (truenos, agua, lugares altos).
- Otras (ruidos, payasos).

Las fobias específicas suelen mejorar con el tiempo, a lo largo de los años, tanto por la madurez cognitiva como por la exposición y aprendizaje.

Fobia social

Algunos niños y niñas con ansiedad temen hablar con personas desconocidas. Esto dificulta el establecimiento de relaciones de amistad. El trastorno de ansiedad social (fobia social) consiste en un miedo exagerado y mantenido a exponerse ante otras personas fuera del entorno familiar; por ejemplo, acudir a exámenes, hablar en público, asistir a clase, utilizar baños públicos o cualquier otra situación en la que los demás puedan percibir los síntomas de ansiedad somática y resultar humillante.

La posibilidad de que las demás personas perciban ese temor actúa como desencadenante y mantenedor de esos miedos. Presentar alguna característica física diferencial también facilita el temor a sufrir burlas y puede hacer a las personas más vulnerables a sufrir fobia social.

La fobia escolar se encuentra a medio camino entre las fobias específicas y la fobia social. Se presenta con un miedo irracional a ir al colegio, con ausencias a la escuela intermitentes o mantenidas. Se establece de manera progresiva, a menudo tras un desencadenante, como una enfermedad en el niño o niña o algún familiar que suponga una ausencia al centro escolar. Los síntomas de ansiedad se manifiestan a primera hora de la mañana o la noche previa al inicio de la semana y desaparecen durante los períodos vacacionales o fines de semana. No suelen presentar miedo manifiesto, y la ansiedad se expresa como quejas físicas consistentes en dolor abdominal, náuseas, cefalea, cansancio, taquicardia, etc. Siempre que se detecte fobia escolar, es necesario explorar situaciones de acoso escolar o conflictos en el aula. Si bien la fobia escolar es más frecuente en niños de más de 10 años, puede aparecer en los momentos de cambio de etapa educativa, de educación infantil a educación primaria (5-6 años), y de educación primaria a educación secundaria (11-12 años), y no hay variación por sexos.

La fobia social suele aparecer en la adolescencia, y se da por igual en niños y en niñas, sobre todo en personas tímidas y retraídas o bien en aquellas que han sufrido una experiencia estresante o humillante.

En la mayoría de los casos, aparece ansiedad anticipatoria con preocupación en relación con la situación que se pretende afrontar, con síntomas de ansiedad. Los niños, niñas o adolescentes que la sufren se muestran angustiados, incómodos, inseguros y ocasionalmente llorando, gritando, encogidos, paralizados o agarrándose a sus padres. Los niños mayores pueden ruborizarse, sudar, aislarse, evitar la situación y presentar síntomas físicos de ansiedad (palpitaciones, náuseas, cefalea o hiperventilación).

Así como las fobias específicas evolucionan favorablemente con el tiempo, la fobia social precisa de tratamiento para evitar cronificación y agravamiento, y evitar consecuencias a corto, medio y largo plazo, como fracaso escolar, aislamiento social, desarrollo de comorbilidades psiquiátricas o abuso de tóxicos para aliviar la ansiedad.

 Siempre que se detecte fobia escolar es necesario explorar situaciones de acoso escolar o conflictos en el aula.

Ansiedad de separación

Consiste en una resistencia de los niños a separarse de sus padres con una intensa ansiedad. El diagnóstico se establece cuando se produce una ansiedad excesiva para el nivel de desarrollo del niño ante la separación de figuras de apego, que persiste en el tiempo e interfiere en la vida del niño, causando deterioro social, familiar o académico. Es imprescindible para el diagnóstico haber descartado otra psicopatología, como un trastorno mental grave o un trastorno del neurodesarrollo, así como patología médica que pueda presentar síntomas similares a la ansiedad. Este trastorno se manifiesta por igual en ambos sexos y es más frecuente en clases socioeconómicas desfavorecidas.

La ansiedad al separarse de las figuras de apego es una respuesta normal en niños de pocos meses de vida y va desapareciendo a partir del tercer año de vida. A partir de esta edad se considera una respuesta no adaptativa la ansiedad al separarse de los cuidadores principales si su frecuencia, intensidad y duración son prolongada y producen un impacto en el desarrollo y funcionalidad del niño y sus familias. En la etapa preescolar, la ansiedad de separación se manifiesta con un comportamiento «pegajoso», incluso dentro de la casa, acompañando al cuidador a todas partes, con gran respuesta emocional si anticipan la separación, con llanto, gritos o amenazas. Con la edad se desarrollan miedos a que les ocurra algo a las personas que les cuidan y la repercusión ambiental varía. Estos niños pueden no querer salir del hogar, temer que a sus figuras de cuidado les ocurra algo, rechazar ir a la escuela o irse a dormir, ir al baño solos o presentar síntomas manifiestos de ansiedad, con síntomas físicos, palpitaciones o pesadillas asociados a la separación.

 La ansiedad al separarse de las figuras de apego es una respuesta normal en niños de pocos meses de vida y va desapareciendo a partir del tercer año de vida.

Para hacer el diagnóstico de ansiedad de separación deben estar presentes, al menos, tres de los siguientes síntomas:

- Malestar exagerado y recurrente al separarse de sus cuidadores.
- Preocupación por que les ocurra algo o perderles.
- Preocupación por que le ocurra algo que le separe de sus cuidadores, como perderse, enfermar.
- Rechazo a salir de casa sin ellos.
- Rechazo a quedarse solo en casa o dormir fuera de casa.

- Pesadillas en relación con esta situación.
- Síntomas físicos asociados: cefaleas, náuseas, palpitaciones, mareo, vómitos, dolor abdominal.

Los criterios del Manual Diagnóstico y Estadístico de los Trastornos Mentales (DSM-5) del *Trastorno de ansiedad de separación* (309.21) son los siguientes:

- Ansiedad excesiva e inapropiada para el nivel de desarrollo del sujeto, concerniente a su separación del hogar o de las personas con quienes está vinculado y puesta de manifiesto por tres o más de las siguientes circunstancias:
  - Malestar excesivo recurrente y persistente cuando ocurre o se anticipa separación del hogar o figuras vinculadas.
  - Preocupación excesiva y persistente por posible pérdida de las principales figuras vinculadas o a que estas sufran un posible daño.
  - Preocupación excesiva y persistente por la posibilidad de que un acontecimiento adverso produzca la separación de una figura vinculada importante (por ejemplo, extraviarse o ser secuestrado).
  - Resistencia o negativa persistente a ir a la escuela o a cualquier sitio por miedo a la separación.
  - Resistencia o miedo persistente o excesivo a estar en casa solo o sin adultos significativos.
  - Negativa o resistencia persistente a dormir sin tener cerca una figura vinculada importante o a dormir fuera de casa.
  - Pesadillas repetidas con la temática de separación.
  - Quejas repetidas de síntomas físicos (cefaleas, dolores abdominales, náuseas, vómitos) cuando ocurre o se anticipa la separación respecto a figuras importantes de vinculación.
- La duración del trastorno es de, por lo menos, cuatro semanas en niños y seis meses en adultos.
- La alteración provoca malestar clínicamente significativo o deterioro social, académico, laboral o de otras áreas importantes de la actividad del individuo.
- La alteración no ocurre exclusivamente en el transcurso de un trastorno generalizado del desarrollo o de un trastorno psicótico y no se explica mejor por la presencia de un trastorno de angustia o agorafobia.

Se debe especificar «inicio temprano» si se inicia antes de los 6 años de edad.

La ansiedad de separación puede evolucionar a otros trastornos psiquiátricos, sobre todo en personas con antecedentes familiares de psicopatología, si su inicio ocurre en la adolescencia y si presentan absentismo escolar prolongado. El pronóstico de la ansiedad de separación es incierto, puesto que en ocasiones se asocia a otras patologías, como los trastornos depresivos.

> **!** La **ansiedad de separación** presenta, al menos tres, de los siguientes síntomas: pensamientos invasivos y temor constante por la seguridad de los padres y del propio niño, rechazo a separarse de ellos para acudir al colegio, quejas físicas (dolor de estómago, cefalea), preocupación excesiva ante la posibilidad de dormir fuera de casa, pánico o descontrol conductual al separarse de sus padres, pesadillas o insomnio, y problemas de rendimiento escolar.

Mutismo selectivo

Consiste en una incapacidad para hablar en situaciones sociales, pero ser capaz de hacerlo en otras situaciones. Esto produce un impacto en el funcionamiento académico y en el desarrollo social, y persiste más de un mes. Es imprescindible antes de hacer el diagnóstico de mutismo selectivo descartar trastornos de la comunicación y el lenguaje, trastorno del neurodesarrollo y trastorno mental grave.

 Para diagnosticar mutismo selectivo es necesario descartar trastorno mental grave y trastornos del neurodesarrollo y de la comunidad y el lenguaje.

Trastorno de ansiedad generalizada

El trastorno de ansiedad generalizada o trastorno de ansiedad en niños puede manifestarse con ansiedad anticipatoria y preocupación antes de que sucedan las situaciones temidas, baja autoestima, inseguridad en la escuela, actividades extraescolares o en la relación con iguales, pensamientos recurrentes, repetitivos e involuntarios centrados en preocupaciones, temores y angustia que impiden a los niños prestar atención al momento presente. Estos pensamientos pueden manifestarse también en comportamientos repetitivos. Los niños y niñas ansiosos pueden estar tensos, pero pueden estar inhibidos y pasar desapercibidos.

El diagnóstico se realiza ante la existencia de ansiedad excesiva y generalizada, persistente y con una duración de más de 6 meses. Además, debe causar deterioro en el funcionamiento del niño.

Para el diagnóstico es necesario, al menos, uno de los siguientes síntomas: sensación de tensión o inquietud, cansancio o fatiga, problemas de concentración, irritabilidad, tensión muscular o trastornos del sueño.

 Las personas con **trastorno de ansiedad generalizada** presentan sensación de tensión o inquietud, cansancio o fatiga, problemas de concentración, irritabilidad, tensión muscular o trastornos del sueño.

Los criterios DSM-5 para el diagnóstico de *Trastorno de ansiedad generalizada* (300.02) son los siguientes:

- Ansiedad y preocupación excesivas sobre gran cantidad de acontecimientos o actividades que se prolongan más de seis meses.
- Al individuo le resulta difícil controlar ese estado constante de preocupación.
- La ansiedad y preocupación se asocian a tres o más de los seis síntomas siguientes (en niños, solo uno de ellos), alguno de los cuales persiste más de seis meses:
  - Inquietud o impaciencia.
  - Facilidad para fatigarse.
  - Dificultad para concentrarse o tener la mente en blanco.
  - Irritabilidad.
  - Tensión muscular.
  - Alteraciones del sueño.
  - El centro de la preocupación no se limita a los síntomas del trastorno.

- La ansiedad, preocupación o síntomas físicos provocan malestar clínicamente significativo o deterioro social, laboral o de otras áreas importantes de la actividad del individuo.
- Estas alteraciones no se deben a efectos fisiológicos de una sustancia o a una enfermedad médica, y no aparecen exclusivamente en el transcurso de un trastorno del estado de ánimo, trastorno psicótico o trastorno generalizado del desarrollo.

Los niños con trastorno de ansiedad generalizada suelen ser inseguros, perfeccionistas y mostrarse insatisfechos con sus trabajos escolares. Por lo general, son niños con buen comportamiento escolar, de familias exigentes. En algunos casos presentan fobia escolar asociada, pero en la mayoría de ellos su rendimiento escolar es alto. Evitan enfrentamientos y suelen relacionarse con niños más pequeños. Aunque en la primera infancia no hay diferencias por edad, en la adolescencia, la ansiedad generalizada es más frecuente en niñas, que pueden aislarse socialmente o establecer relaciones de dependencia o sumisión, o bien mostrarse muy protectoras con niñas de menor edad.

Aunque la ansiedad en la infancia puede resultar muy incapacitante, es un trastorno que tiene tratamiento eficaz. Es importante una detección precoz y un tratamiento adecuado desde sus primeras manifestaciones para evitar que impacte en el desarrollo, la socialización, la vida académica y la autopercepción y autoestima.

Trastorno de angustia

El diagnóstico del trastorno de angustia, con o sin agorafobia, es relativamente reciente en la población infantojuvenil, posiblemente por la falta de información en la sociedad sobre los síntomas más habituales de presentación y la dificultad que se presenta en la infancia para describir la sintomatología.

La crisis de angustia en el trastorno de angustia consiste en la aparición recurrente de miedo aislado y temporal o malestar intenso con ansiedad grave no relacionada con ningún desencadenante, por lo que resulta imprevisible. El inicio es súbito, su curso es limitado en el tiempo, y se acompaña de al menos cuatro síntomas somáticos o cognitivos, como palpitaciones, dolor precordial, sensación de ahogo, sudoración profusa, mareo, vértigos, sensación de despersonalización (sentirse separado del propio cuerpo) o desrealización (sensación de irrealidad con el entorno), parestesias, miedo a morir o a perder el control. Es un trastorno que suele aparecer en la adolescencia y se da en torno a un 16 % de las personas de entre 12-17 años, predominantemente en mujeres.

! El trastorno de angustia (ataque de pánico o crisis de angustia) se manifiesta por algunos de los siguientes síntomas: taquicardia o palpitaciones, sudoración, temblores o sacudidas musculares, sensación de ahogo, dificultad para tragar, dolor precordial, náuseas o molestias abdominales, sensación de mareo o inestabilidad, desrealización o despersonalización, miedo a volverse loco o perder el control, miedo a morirse, parestesias y sofocos o escalofríos.

Hay que tener en cuenta que cuando un niño, niña o adolescente sufre un episodio de trastorno de angustia suele tener dificultades para expresar, comprender o reconocer lo que está experimentando. Por ello es frecuente que reciban diagnósticos erróneos al manifestar, fundamentalmente, quejas físicas, como palpitaciones, mareos o temblores.

 En la infancia, es difícil identificar el trastorno de angustia, que puede confundirse con molestias físicas.

Agorafobia

La agorafobia se define como ansiedad o miedo persistente y desproporcionado ante dos o más de las siguientes situaciones: espacios abiertos, transportes, sitios cerrados, multitudes o estar fuera de casa solo.

La persona evita estas situaciones o presenta temores y ansiedad durante más de seis meses, y esta sintomatología de larga duración se acompaña de un malestar significativo y deterioro social o escolar.

DIAGNÓSTICO

El diagnóstico de los trastornos de ansiedad es fundamentalmente clínico. La etiopatogenia de los trastornos de ansiedad es multifactorial, porque hay tanto factores genéticos como ambientales que se deben considerar de cara al diagnóstico. Una buena anamnesis permite considerar factores intrauterinos y experiencias traumáticas tempranas, así como circunstancias ambientales de carácter protector que disminuyan el riesgo de un trastorno de ansiedad.

Para realizar una adecuada evaluación de los trastornos de ansiedad en niños, es necesario observar estas pautas:

- Detectar los síntomas de ansiedad.
- Recoger información de diferentes fuentes.
- Identificar factores etiopatogénicos.
- Evaluar su gravedad e impacto en el desarrollo.
- Detectar o descartar otros trastornos.
- Considerar las alternativas terapéuticas.

! El diagnóstico de los trastornos de ansiedad es fundamentalmente clínico, de acuerdo a los criterios DSM-5 y CIE-11.

Existen muchos instrumentos de evaluación específicos para los distintos trastornos de ansiedad, pero en su mayoría son adaptaciones de las herramientas usadas en adultos.

El diagnóstico en psiquiatría infantil es fundamentalmente clínico y estas herramientas solo deben usarse como apoyo a la entrevista clínica.

 Los instrumentos y escalas de evaluación para el diagnóstico de los trastornos de ansiedad tienen utilidad en muchos casos, pero no resultan imprescindibles.

Los **instrumentos complementarios** para realizar una **evaluación general de la ansiedad** son los siguientes:

- **Pruebas proyectivas**: tienen una finalidad exploratoria de la personalidad y experiencias del niño, que no las percibe como una evaluación. Destacan el test de Rorschach, el dibujo libre y el de la familia. Para aplicar estas herramientas es necesario tener formación específica.
- **Pruebas psicométricas no proyectivas**: cuestionarios de respuesta, escalas de puntuación de conductas aplicadas a los padres y test objetivos de medición de la ansiedad.

La mayoría de los test de ansiedad, como los demás instrumentos de evaluación, son de aplicación directa, cuentan con algunos ítems de sinceridad y deben interpretarse junto con el resto de la información recogida y la observación clínica.

Algunos de los instrumentos generales de evaluación más utilizados en clínica e investigación son las siguientes **pruebas psicométricas no proyectivas**:

- **Escala de Ansiedad para Niños de Spence (SCAS)**, de 45 ítems, diseñada para población infantil y validada para población española, en contraste con la Escala de Ansiedad para Niños (*Test Anxiety Scale for Children*, TASC), derivada del *Test Anxiety Questionnaire* para adultos de Mandler y Sarason. Para niños de 7-19 años.
- **Cuestionario de Ansiedad Estado-Rasgo en Niños (*The State-Trait Anxiety Inventory for Children*, STAIC)**, similar a la versión de adultos, adaptada a niños de 8-15 años. La escala STAIC mide específicamente el factor de la ansiedad con dos evaluaciones de 20 elementos cada una: ansiedad estado y ansiedad rasgo. En la ansiedad estado, el niño, niña o adolescente expresa cómo se siente en ese momento para poder recoger estados de ansiedad, tensión o preocupación transitorios o fluctuantes. En la ansiedad rasgo, el niño, niña o adolescente expresa su sensación en general, la predisposición o tendencia a tener ansiedad.
- **Escala de Ansiedad Manifiesta en Niños -Revisada 2ª edición (CMAS-R2)**, a partir de la Escala de Ansiedad Manifiesta de Taylor para adultos (*Taylor Manifest Anxiety Scale*, T-MAS). Para niños de 6-19 años, de aplicación individual y colectiva, con 49 ítems distribuidos en subescalas, de ansiedad fisiológica, inquietud, hipersensibilidad, preocupaciones socioambientales/ansiedad social y atención, con una subescala de sinceridad/defensividad. Es válida para obtener una valoración de ansiedad en general y según las subescalas.
- **Entrevista estructurada para los Trastornos de Ansiedad según el DSM-IV (ADIS-IV)**, para niños de 7-16 años y sus padres.

Una buena **entrevista clínica** para realizar el diagnóstico de ansiedad debe recoger la siguiente información:

- En primer lugar, el motivo para acudir a consulta y de quién fue la iniciativa, si del niño, niña o adolescente o de sus padres.
- También es importante recoger si el niño sabe por qué está en la consulta y qué información tiene al respecto.
- Deben recogerse los síntomas detallados y el significado que tienen para la familia.
- También se ha de saber el tiempo que está presente la sintomatología, cómo ha evolucionado y qué posibles intervenciones se han llevado a cabo previamente.

- Explorar el estado emocional y el funcionamiento cognitivo del paciente y descartar otras comorbilidades, incluyendo dificultades de aprendizaje. Una buena exploración psicopatológica debe incluir el ánimo, el sueño y la alimentación, las alteraciones del pensamiento y el comportamiento.

Recordemos las tres preguntas clave en el pensamiento hipocrático, que siguen siendo necesarias para realizar una buena historia clínica: «Qué le pasa, desde cuándo y a qué lo atribuye».

Recoger y tener en cuenta los factores estresantes ambientales, el ambiente familiar y la relación con iguales también pueden ayudar a realizar un buen diagnóstico.

 La evaluación tiene que identificar signos y síntomas que hagan sospechar un trastorno de ansiedad u otro problema en la vida del niño. Hay que tratar de entender qué significado tienen para el niño y su familia los síntomas, y detectar posibles factores causales, tanto ambientales como familiares.

DIAGNÓSTICO DIFERENCIAL

La ansiedad es la psicopatología que con más frecuencia se asocia a otros trastornos psiquiátricos. Esta comorbilidad dificulta, en ocasiones, un buen diagnóstico diferencial.

El trastorno de ansiedad a menudo se asocia a otras comorbilidades, y lo más frecuente es que se asocie, en primer lugar, a otros trastornos emocionales. En segundo lugar, se puede asociar a depresión y, en tercer lugar, a trastornos de conducta, trastorno por déficit de atención e hiperactividad (TDAH) y trastorno negativista desafiante.

Otros trastornos de ansiedad, como el trastorno adaptativo, requieren que se produzca en respuesta a una situación estresante.

El diagnóstico diferencial se realiza con enfermedades pediátricas que pueden cursar con sintomatología similar, problemas hormonales o endocrinológicos, déficits vitamínicos, enfermedades tumorales, infecciones, procesos inflamatorios o autoinmunes, o incluso efectos de algunos fármacos. Al evaluar al paciente, si la anamnesis hace sospechar problemas médicos, es necesaria una analítica sanguínea y, en ocasiones, exploraciones complementarias. También hay que descartar acoso escolar, maltrato u otras situaciones que puedan estar condicionando la presencia de ansiedad.

- El diagnóstico de los trastornos de ansiedad es fundamentalmente clínico.
- Las enfermedades médicas pueden acompañarse de síntomas de ansiedad.
- En la infancia, hay que descartar abuso, maltrato, acoso y otras circunstancias adversas que puedan ser desencadenantes y perpetuantes.

Aunque el diagnóstico diferencial de los trastornos de ansiedad en la infancia es difícil por la coexistencia de varios trastornos ansiosos en el mismo paciente y las posibles comorbilidades, es necesario hacer diagnóstico diferencial con las siguientes afecciones:

- **Patología médica**: enfermedades cardiovasculares, hormonales, metabólicas, neurológicas, asma, enfermedades vestibulares, intoxicaciones, efectos adversos de medicamentos y demás factores de naturaleza orgánica que puedan cursar con sintomatología similar.
- **Trastornos afectivos**: con frecuencia, en la infancia, la depresión se asocia con síntomas de ansiedad, aunque además presenta pesimismo, irritabilidad, insomnio con despertar precoz, apatía y problemas de conducta.
- **Trastornos psicosomáticos**: molestias físicas sin repercusión emocional en el niño ni causa médica identificada.
- **Trastorno por déficit por atención e hiperactividad**: con frecuencia se asocia a inquietud, desregulación emocional y con ansiedad. En cambio, los niños ansiosos no son impulsivos y su atención no está necesariamente afectada.
- **Trastornos de conducta**: no suelen mostrar somatizaciones ni elevada preocupación.
- **Trastornos psicóticos**: presentan disarmonía en el desarrollo y, aunque pueden presentar síntomas de ansiedad y fobias, suelen ser de inicio brusco, resistentes al tratamiento y asociadas a otros síntomas sugerentes de psicosis.
- **Trastorno del neurodesarrollo**: los trastornos del espectro del autismo pueden asociar dificultades de interacción social y aislamiento, pero no suelen asociarse a preocupación excesiva por ello.
- **Anorexia nerviosa**: en ocasiones, cuesta distinguir la restricción voluntaria de ingesta de una fobia a atragantarse o la pérdida de apetito asociada a la ansiedad. La distorsión de la imagen corporal es determinante para el diagnóstico.
- **Trastorno de estrés postraumático**: además de estar desencadenado directamente por un suceso traumático, presenta una serie de síntomas característicos.
- **Trastorno obsesivo-compulsivo**: la ansiedad, en este caso, se produce por las obsesiones que aparecen de forma intrusiva. Es importante diferenciar entre las preocupaciones asociadas a la ansiedad generalizada y los miedos propios de las fobias específicas y las obsesiones del trastorno obsesivo-compulsivo.

- El diagnóstico de los trastornos de ansiedad es clínico, de acuerdo con los criterios de la CIE-11 y del DSM-5.
- La evaluación tiene que identificar signos y síntomas que hagan sospechar un trastorno de ansiedad u otro problema en la vida del niño. Hay que tratar de entender qué significado tienen para el niño y su familia los síntomas, y detectar posibles factores causales, tanto ambientales como familiares.

RECOMENDACIONES TERAPÉUTICAS

Una vez realizado el diagnóstico, se debe decidir el plan de tratamiento que se va a seguir y la manera de evaluar su respuesta.

El tratamiento de la ansiedad es multimodal y comprende el abordaje psicoterapéutico, el abordaje farmacológico, psicoeducación e intervención familiar y con el colegio y resto de personas relacionadas con el niño. La modalidad de tratamiento (psicológico, farmacológico o combinado) se debe elegir en función de la gravedad de los síntomas, la existencia de comorbilidades, la edad y las causas conocidas.

Tratamiento psicológico

La psicoterapia es el tratamiento de elección en estos trastornos, y el apoyo farmacológico resulta necesario cuando la ansiedad es moderada o intensa, incide en la vida social o escolar de forma importante, existen comorbilidades asociadas o la respuesta a la psicoterapia es incompleta.

El tratamiento con más evidencia en la infancia y adolescencia para los trastornos de ansiedad es la **terapia cognitivo-conductual**, que incluye la psicoeducación, el manejo de los síntomas somáticos, la reestructuración cognitiva y la exposición y prevención de respuesta.

La terapia de exposición es la intervención terapéutica de elección en la ansiedad en la infancia y adolescencia. El niño supera la ansiedad enfrentando la situación temida. Consiste en confrontar, de forma gradual y repetida, a la persona con la situación temida hasta que se reduce la ansiedad por habituación al miedo. Aunque puede realizarse exposición con la imaginación, lo más eficaz es la exposición en vivo. El terapeuta debe planificar la intervención de forma cuidadosa, en condiciones de seguridad para conseguir resultados.

La extinción de las respuestas a la ansiedad se logra con desensibilización sistemática o inundación.

La **desensibilización sistemática** consiste en hacer frente a los estímulos de baja intensidad que producen respuestas emocionales débiles. Es la opción más gradual y de primera elección.

La **inundación** consiste en hacer frente a estímulos de intensidad alta o moderada que provocan fuertes respuestas. Esta opción puede ser adecuada en situaciones que requieren una respuesta rápida, como una fobia a tragar.

El terapeuta, previamente a la aplicación de estas técnicas, debe asegurarse de que la situación que se va a enfrentar no es peligrosa para la persona y, si hay una amenaza real, debe garantizar que se han tomado medidas para proteger a la persona y para evitar la situación temida. También es necesario asegurarse de que la persona cuenta con suficiente habilidad o capacidad para afrontar con éxito la situación.

La **psicoeducación** también ha demostrado eficacia en la ansiedad. Consiste en enseñar al paciente a entender e identificar la ansiedad y el miedo, su forma de presentación y situaciones que los desencadenan, y explicarle en qué consiste la terapia de exposición y las distintas alternativas de tratamiento.

La **reestructuración cognitiva** sirve para identificar los sesgos cognitivos presentes en las fobias para modificarlos y controlar las emociones y conductas asociadas.

La **terapia de desactivación** pretende disminuir la excesiva respuesta vegetativa asociada a la ansiedad y consiste en la relajación, los ejercicios de respiración diafragmática y las técnicas de visualización. Estas técnicas de manejo de los síntomas somáticos enseñan a niños y adolescentes habilidades para gestionar la respuesta de activación vegetativa que se produce durante los cuadros de ansiedad.

Aunque la terapia cognitivo-conductual resulta eficaz, es imprescindible realizar prevención de recaídas, esto es, ayudar a los pacientes y sus familias a identificar la aparición de síntomas y utilizar los recursos aprendidos para afrontarlos.

Otro punto fundamental para tratar a los niños y adolescentes es aplicar refuerzos positivos para mantener la motivación e implicación en la terapia.

Existen varios programas de terapia cognitivo-conductual que se han demostrado eficaces y están protocolizados para su utilización tanto individual como grupal.

La aparición de las **terapias de tercera generación**, especialmente el *mindfulness*, abre una alterativa de tratamiento eficaz, complementario a la terapia de exposición. Hay evidencia científica de su utilidad en niños y adolescentes al mejorar la atención y la regulación de emociones, y se siguen desarrollando nuevos formatos y abordajes de terapias que complementan la terapia cognitivo-conductual para lograr mejoría en los pacientes.

Uno de los abordajes complementarios de utilidad es el entrenamiento a los padres en estrategias de manejo de la ansiedad, favoreciendo su participación en el proceso terapéutico.

La realidad virtual y el uso de las tecnologías de la información son herramientas emergentes que resultan útiles y accesibles, además de ser muy atractivas para los niños. Las últimas investigaciones apuntan a que presentan una eficacia similar a la exposición en vivo.

Existen otras alternativas psicoterapéuticas, como la terapia a través del juego y los cuentos, que pueden resultar de utilidad junto con la terapia cognitivo-conductual.

Tratamiento farmacológico

La combinación de terapia cognitivo-conductual y sertralina es la terapia más eficaz en el tratamiento de la ansiedad en pacientes de entre 7 y 17 años con ansiedad. Tanto la terapia cognitivo-conductual, con sesiones de prevención de recaídas, como el tratamiento farmacológico y la combinación de ambas opciones han demostrado una respuesta en el 50 % de los pacientes. Otros fármacos inhibidores de la recaptación de serotonina y noradrenalina también han resultado eficaces tanto en la ansiedad de separación como en la ansiedad generalizada y la ansiedad social. Pueden usarse fluoxetina, fluvoxamina, paroxetina y venlafaxina, aunque con efecto menor al obtenido con la terapia cognitivo-conductual.

La **tabla 20-3** muestra los principales tratamientos farmacológicos para la ansiedad. Los antidepresivos tricíclicos y las benzodiazepinas no se han mostrado mejores que el placebo en los estudios de investigación. Diversos psicofármacos están indicados como estrategia a corto plazo para facilitar la terapia de exposición, aunque no hay evidencia de su utilidad a largo plazo.

La decisión de iniciar un abordaje farmacológico está condicionada por la repercusión de la sintomatología en el desarrollo del niño y la presencia de otras comorbilidades, así como los posibles efectos secundarios.

 Antes de iniciar un tratamiento farmacológico en los trastornos de ansiedad en la infancia y adolescencia, es imprescindible realizar una exhaustiva historia clínica y exploración física y psicopatológica y un diagnóstico certero, y elaborar un plan de tratamiento que se reevaluará periódicamente.

Tabla 20-3. Tratamientos farmacológicos de la ansiedad

Tratamiento psicofarmacológico			
Grupo	**Fármaco**	**Indicaciones**	**Especificaciones**
Inhibidor selectivo de la recaptación de serotonina (ISRS)	Fluoxetina Sertralina Fluvoxamina Citalopram	En todos los trastornos de ansiedad, salvo fobia específica	Primera línea de tratamiento farmacológico
Antidepresivos tricíclicos	Imipramina Nortriptilina Desipramina Clomipramina	En todos los trastornos de ansiedad, salvo fobia específica	• Segunda línea • Precisan electrocardiograma y vigilancia del intervalo QT (repolarización cardíaca)
Benzodiazepinas	Alprazolam Clonazepam Lorazepam	En todos los tipos de ansiedad cuando hay ansiedad anticipatoria y de situación	• Uso ocasional, complemento de la psicoterapia o ISRS • Riesgo de dependencia
Otros	Propranolol Buspirona Antihistamínicos	• Trastorno de ansiedad generalizada • Fobia social	• Buspirona no se usa en agorafobia • Sustituye a las benzodiazepinas para evitar abuso • Propranolol es útil cuando hay elevada respuesta vegetativa

ISRS: Inhibidores selectivos de la recaptación de serotonina.

El procedimiento recomendado cuando se plantea iniciar un tratamiento farmacológico para la ansiedad en la infancia y adolescencia es el siguiente:

- Realizar una evaluación psicopatológica exhaustiva y un diagnóstico certero.
- Chequeo de salud y diagnóstico diferencial con enfermedades médicas que cursen con sintomatología similar.
- Considerar realizar previa o paralelamente intervención sobre factores psicosociales que puedan influir en la presentación clínica.
- Establecer relación beneficio-riesgo del tratamiento.
- Informar a la familia y solicitar consentimiento informado (verbal o escrito).
- Elaborar un plan de tratamiento, comenzando con las alternativas más seguras e inocuas.
- Planificar revisiones para vigilar si aparecen efectos secundarios.
- Identificar marcadores de mejoría.
- Iniciar tratamiento preferentemente en monoterapia.
- Utilizar dosis terapéuticas según ficha técnica y durante el tiempo recomendado.
- Reevaluar el tratamiento periódicamente.

 La combinación de terapia cognitivo-conductual y sertralina es la más eficaz en el tratamiento de la ansiedad en pacientes de entre 7 y 17 años con ansiedad.

LA IMPORTANCIA DE LA INVESTIGACIÓN

Los trastornos de ansiedad se encuentran entre los problemas de salud mental por los que con más frecuencia se consulta en la infancia y adolescencia. Se asocian con problemas de adaptación social y académica, así como con el riesgo de desarrollar otros trastornos de salud mental en la edad adulta o generar disfunción social. La alta prevalencia y la gran repercusión psi-

cosocial hacen necesarias intervenciones terapéuticas eficaces. La eficacia de estas intervenciones para tratar los trastornos de ansiedad en la infancia debe monitorizarse a través de ensayos controlados aleatorizados.

Los metaanálisis publicados sobre estos ensayos clínicos señalan como intervenciones eficaces sobre la ansiedad, manteniendo mejoras a largo plazo, las siguientes: la psicoterapia cognitivo-conductual y el tratamiento psicofarmacológico con inhibidor selectivo de la recaptación de serotonina (ISRS), con eficacia superior a placebo en ambos casos.

Desde los años noventa, la calidad de los diseños de los estudios de investigación ha mejorado, aunque siguen sin permitir sacar conclusiones sobre la eficacia de un enfoque de tratamiento con respecto a otro en los diferentes trastornos de ansiedad. La falta de coherencia en la forma en que se recogen e informan los resultados y los detalles sobre las distintas intervenciones siguen haciendo necesarios estándares consolidados de informes de ensayos (declaración *Consolidated Standards of Reporting Trials*, CONSORT), que recientemente también incluyó intervenciones psicosociales. Distintos grupos de trabajo han elaborado recomendaciones y pautas para realizar ensayos clínicos y medir resultados en ansiedad y otros problemas emocionales en la infancia.

Las recomendaciones para homogeneizar los estudios de investigación de todo el mundo que propone el grupo de consenso Grupo de trabajo sobre ansiedad, depresión, trastorno obsesivo-compulsivo (TOC) y trastorno de estrés postraumático (TEPT). International Consortium for Health Outcomes Measurement (ICHOM) (2019) pueden ser útiles para avanzar en la investigación sobre el abordaje de la ansiedad en la infancia y adolescencia:

- Realizar cribado diagnóstico homogeneizado para incluir a las personas en los estudios de investigación. Describir con detalle cómo se realiza en consenso diagnóstico. También llevar a cabo reporte de síntomas de remisión e informar

a las familias de dichos diagnósticos y su evolución tras la intervención.
- Incluir una medición de síntomas de ansiedad adecuada a la edad, así como de posibles interferencias. Realizar medición tanto con el cuidador principal como con el paciente.
- Detallar los datos sociodemográficos de la muestra, el protocolo de tratamiento y el enfoque de la intervención, así como su duración y las posibles interrupciones de tratamiento o modificaciones.

Estas acciones permitirán elaborar recomendaciones con evidencia científica en relación con el tratamiento eficaz de los trastornos de ansiedad en la infancia y la adolescencia.

La investigación de la ansiedad en la infancia es esencial por las siguientes razones:
- Los trastornos de ansiedad son comunes en niños y adolescentes, y causan un deterioro sustancial en las personas afectadas y sus familias.
- Se ha realizado una gran cantidad de ensayos controlados aleatorizados para evaluar los tratamientos para los trastornos de ansiedad en niños y adolescentes, pero los estudios varían ampliamente en las medidas de resultado que utilizan y cómo las informan, lo que limita las conclusiones que se pueden extraer de los metaanálisis en relación con la eficacia de los tratamientos disponibles.
- Se han puesto en marcha grupos de trabajo para elaborar recomendaciones y desarrollar un conjunto de pautas con el objetivo de promover una mayor consistencia en la presentación de informes sobre ensayos para tratamientos de trastornos de ansiedad en niños y adolescentes.

PRONÓSTICO

- Los trastornos de ansiedad de presentación en la infancia tienen una evolución y pronóstico incierto. No se conoce exactamente la evolución de los trastornos de ansiedad en la infancia ni su relación con los trastornos de ansiedad en la vida adulta, aunque parece existir correlación entre la ansiedad generalizada en la infancia y los trastornos de ansiedad y depresión en la vida adulta.
- La presencia de ansiedad en la infancia es un factor de riesgo para el desarrollo de problemas de salud mental y un posible abuso de sustancias en la edad adulta.
- Las fobias simples tienden a mejorar con el tiempo hasta desaparecer, y, si persisten en el tiempo, es necesario plantear el diagnóstico diferencial con otros problemas de salud mental.
- Tanto la ansiedad de separación como el trastorno de angustia y la fobia escolar tienden a mejorar con el tiempo.

- La fobia social presenta a menudo un curso crónico, afecta a las actividades de la vida diaria de la persona, por lo que interfiere en su socialización, y a su aprendizaje, y es un factor de riesgo para desarrollar un trastorno depresivo asociado.
- Otros trastornos de ansiedad presentan un curso crónico con recaídas, etapas de mejoría, respuesta parcial al tratamiento y pueden persistir en la edad adulta.

Los trastornos de ansiedad en la infancia y adolescencia tienen una importante repercusión en el desarrollo emocional, social y académico de quienes los padecen, y son un importante factor de riesgo de otros trastornos de ansiedad, depresión y consumo de sustancias en la vida adulta.

CONCLUSIONES

- Las respuestas de miedo y ansiedad son adaptativas y se originan en el sistema nervioso central, lo que desencadena una respuesta en el sistema nervioso periférico que tiene como objetivo garantizar la supervivencia del niño, niña o adolescente.
- Cuando la intensidad y frecuencia de la ansiedad son excesivas, se considera patológica. No remite cuando la amenaza desaparece o es inusual en relación con la edad y la situación.
- La ansiedad patológica tiene un origen multifactorial, con influencia de factores genéticos, familiares, ambientales, médicos, educativos, traumáticos y madurativos. Estos factores interaccionan y aumentan el riesgo de presentar ansiedad en sus diversas formas.
- Los trastornos de ansiedad en la infancia se expresan de forma diferente en función de la edad y el desarrollo emocional del niño, y también del tipo de trastorno de ansiedad que se manifieste: trastorno de ansiedad generalizada, trastorno de angustia, miedos y fobias, ansiedad de separación y mutismo selectivo.
- El diagnóstico de los trastornos de ansiedad en la infancia y adolescencia y sus posibles comorbilidades es importante para evitar el impacto en el desarrollo, y es fundamentalmente clínico, aunque puede ser útil el uso de entrevistas semiestructuradas y cuestionarios como herramientas de apoyo.
- En la actualidad, el tratamiento de primera elección es la terapia cognitivo-conductual con un 60-80 % de remisión. Los fármacos como la sertralina y otros inhibidores de la recaptación de la serotonina son eficaces a corto y medio plazo y en combinación con la terapia pueden ser una alternativa terapéutica eficaz.

PUNTOS CLAVE
- La ansiedad está presente a menudo en la infancia y adolescencia, en ocasiones asociada a otras patologías. Se considera patológica cuando hay una reacción excesiva ante un estímulo, que se percibe como una amenaza y produce malestar, cambios de conducta, síntomas vegetativos y problemas cognitivos. El cuadro clínico de la ansiedad está modulado por la edad, con algunos síntomas más propios de la infancia y otros de la adolescencia.

(Continúa)

PUNTOS CLAVE *(Cont.)*

- Los trastornos de ansiedad son comunes en niños y adolescentes y causan un deterioro sustancial en las personas afectadas y sus familias.
- La evaluación consiste en identificar signos y síntomas que hagan sospechar un trastorno de ansiedad u otro problema en la vida del niño. Hay que tratar de entender qué significado tienen para el niño y su familia los síntomas, y detectar posibles factores causales tanto ambientales como familiares.
- En la infancia, es necesario descartar otros factores ambientales que puedan estar influyendo en la presentación clínica.
- El diagnóstico de los trastornos de ansiedad es clínico, de acuerdo con los criterios de la CIE-11 y del DSM-5.
- Se ha realizado gran cantidad de ensayos controlados aleatorios para evaluar los tratamientos para los trastornos de

ansiedad en niños y adolescentes, pero los estudios varían ampliamente en las medidas de resultado que utilizan y cómo las informan, lo que limita las conclusiones en relación con la eficacia de los tratamientos disponibles. Se han puesto en marcha grupos de trabajo para mejorar la calidad de los estudios de investigación sobre los tratamientos de los trastornos de ansiedad en niños y adolescentes.
- El tratamiento de primera elección, actualmente, es la terapia cognitivo-conductual con un 60-80 % de remisión. Los fármacos como la sertralina y otros inhibidores de la recaptación de la serotonina son eficaces a corto y medio plazo.
- El abordaje debe ser combinado, psicoterapéutico y farmacológico. Hay que incluir en la terapia a las personas relacionadas (familia y docentes).

BIBLIOGRAFÍA

ADIS-IV. C: entrevista para el diagnóstico de los trastornos de ansiedad en niños según el DSM-IV: entrevista para el niño = (anxiety disorders interview schedule for DSM-IV: child version: child interview Schedule). Pozuelo de Alarcón (Madrid): Editorial Klinik; 2003.

American Psychiatric Association. Diagnostic and Statistical Manual of Mental Disorders, 5ª edición-texto revisado; 2022 [consulta el 16 de febrero de 2024]. Disponible en: https://doi.org/10.1176/appi.books.9780890425787

Asociación Española de Psiquiatría del Niño y el Adolescente (AEPNYA). Protocolos clínicos. Madrid: Ed. Siglo SL; 2010. p. 8-41.

Castrillón Moreno DA, Borrero Copete PE. Validación del inventario de ansiedad estado - rasgo (STAIC) en niños escolarizados entre los 8 y 15 años. Acta Colombiana de Psicología. 2005;8(1):79-90.

Creswell C, Nauta MH, Hudson JL, March S, Reardon T, Arendt K, et al. Revisión de investigación: recomendaciones para informar sobre ensayos de tratamiento para los trastornos de ansiedad en niños y adolescentes: una declaración de consenso internacional. J Child Psychol Psychiatr. 2021;62(3):255-69 [consulta el 16 de febrero de 2024]. Disponible en: https://doi.org/10.1111/jcpp.13283

Cotrino J, Gomez-Mejia IA, Mendoza-Rincón BM, Arenas-Villamizar VV, Araque-Castellanos F, Jaimes-Parada GY, et al. Psicoterapia basada en la evidencia en caso de trastorno de ansiedad generalizada y trastorno obsesivo compulsivo. Sociedad Venezolana de Farmacología Clínica y Terapéutica. Archivos Venezolanos de Farmacología y Terapéutica. 2020; 39(8):1012-9.

Fondo de las Naciones Unidas para la Infancia. Estado mundial de la infancia 2021. En mi mente: promover, proteger y cuidar la salud mental de la infancia. Nueva York: UNICEF; 2022.

García S. R. Trastornos ansiosos y depresivos en adolescentes. Rev Med Clin Condes. 2011;22(1):77-84.

Ipser JC, Stein DJ, Hawkringe S, Hoppe L. Farmacoterapia de los trastornos de ansiedad en niños y adolescentes. Rev Med Clin Condes. 2011;22(1):114-5.

Hernández-Guzmán L, Bermúdez-Ornelas G, Spence SH, González Montesinos MJ, Martínez-Guerrero JI, Aguilar Villalobos JA , Gallegos Guajardo J. Versión en español de la Escala de Ansiedad para Niños de Spence (SCAS). Revista Latinoamericana de Psicología. 2010;42(1):13-24.

Huguet A, Izaguirre Eguren J, Miguel-Ruiz D, Vall Vallés X, Alda JA. Deficient Emotional Self-Regulation in Children with Attention Deficit Hyperactivity Disorder: Mindfulness as a Useful Treatment Modality. J Dev Behav Pediatr. 2019 Jul/Aug;40(6):425-31. doi: 10.1097/DBP.0000000000000682. PMID: 31135603.

Kvitko LA. La Relación Médico Paciente Hipocrática. Medicina Legal de Costa Rica [internet]. 2010;27(1):7-14. [consulta el 16 de febrero de 2024]. Disponible en: http://www.scielo.sa.cr/scielo.php?script=sci_arttext&pid=S1409-00152010000100002&lng=en

Lázaro L, Moreno D, Rubio B. Manual de psiquiatría de la infancia y la adolescencia. Barcelona: Elsevier España SLU; 2021.

Mardomingo MJ. Historia de la psiquiatría infantil. En: Mardomingo MJ (ed.). Tratado de Psiquiatría del niño y del adolescente. 1ª ed. Madrid: Díaz de Santos; 2015. Edición digital, 2020. Disponible en: https://www.mardomingopsiquiatriainfantil.es/profesionales/tratado-de-psiquiatria/leer-un-fragmento/c1-historia/.

Mardomingo Sanz MJ. Características clínicas de los trastornos de ansiedad. Revista Pediatría de Atención Primaria. 2001;III(10):237-47.

Ochando G. La ansiedad en la edad pediátrica. Pediatr Integral. 2008;XII(9): 901-6.

Organización Mundial de la Salud. Clasificación Internacional de Enfermedades, 10ª edición (CIE 10). Descripciones clínicas y pautas para el diagnóstico. Ginebra: Organización Mundial de la Salud; 1992.

Organización Mundial de la Salud. Clasificación Internacional de Enfermedades, 11ª edición (CIE-11) [internet]. 2019/2021 [consulta el 16 de febrero de 2024]. Disponible en: https://icd.who.int/browse11.

Reynols CR, Richmond BO. CMARS-2. Escala de Ansiedad Manifiesta en Niños Revisada. 2ª ed. México: Editorial Manual Moderno; 2012.

Stein DJ, Hollander E. Tratado de los trastornos de ansiedad. Editorial Ars Médica. 2004. p. 497-512.

Torres Pascual C, Torrell Vallespín S. Beneficios de la meditación en los adolescentes con trastorno por déficit de atención e hiperactividad: revisión narrativa. Rev Psiquiatr Infanto-Juv. 2013;30(4).

Walter HJ, Bukstein OG, Reese A, Ramtekkar U, Ripperger-Suhler J, Rockhill C, et al. Clinical Practice Guideline for the Assessment and Treatment of Children and Adolescents With Anxiety Disorders. J Am Acad Child Adolesc Psychiatry 2020;59(10):1107-24.

World Health Organization. International Statistical Classification of Diseases and Related Health Problems (ICD-11). 11ª ed. 2019.

World Health Organization. Mental Health and COVID-19: Early evidence of the pandemic's impact: Scientific brief, 2 March 2022. World Health Organization. 2022 [consulta el 16 de febrero de 2024]. Disponible en: https://apps.who.int/iris/handle/10665/352189

Trastorno de desregulación disruptiva del estado de ánimo. Presentación clínica, etiopatogenia, evaluación, diagnóstico diferencial y abordaje

21

I. Méndez Blanco y S. Romero Cela

OBJETIVOS

- Comprender la evolución fenomenológica del concepto de desregulación disruptiva del estado de ánimo (TDDEA) y los actuales criterios diagnósticos consensuados en el Manual Diagnóstico y Estadístico de Trastornos Mentales, 5ª edición (DSM-5).
- Conocer la elevada comorbilidad asociada y el diagnóstico diferencial del TDDEA.
- Recordar los principios fundamentales del abordaje terapéutico del TDDEA.

INTRODUCCIÓN

El Manual Diagnóstico y Estadístico de Trastornos Mentales, 5ª edición (DSM-5) incluye una nueva categoría diagnóstica en salud mental infantojuvenil: el *trastorno de desregulación disruptiva del estado de ánimo* (TDDEA) (*Disruptive Mood Dysregulation Disorder*, DMDD). Su inclusión estuvo precedida de cierta polémica, con argumentos a favor y en contra de su viabilidad, que persiste en la actualidad y es objeto de revisión para futuras ediciones.

El TDDEA surge de la necesidad de categorizar un conjunto de sujetos, en especial niños en edad prepuberal, que presentan como síntoma cardinal una irritabilidad tónica o persistente, que se manifiesta en todas las áreas de su vida (familia, amigos, escuela) y desde sus edades más tempranas. Sobre este estado basal presentan además fases de irritabilidad en forma de explosiones de rabia desproporcionadas al estímulo, en contextos de baja tolerancia a la frustración o dificultades en la dilación de la respuesta gratificante.

 Síntomas clínicos cardinales del TDDEA:
- Componente tónico: irritabilidad persistente.
- Componente fásico: irritabilidad episódica.

Es importante señalar que la irritabilidad se conceptualiza desde una visión dimensional, presente en todas las especies, en un *continuum* donde solo los estados extremos se consideran patológicos. En el aspecto nosológico, la irritabilidad del TDDEA se define como «aquello que precede a la rabia», una emoción que puede traducirse o no en una conducta de agresividad, y a la vez, un estado del afecto, incluido como uno de los cuatro componentes de la desregulación emocional (**Fig. 21-1**). De ahí su clasificación en el DSM-5 dentro de los trastornos afectivos, junto con los trastornos depresivos y el trastorno bipolar.

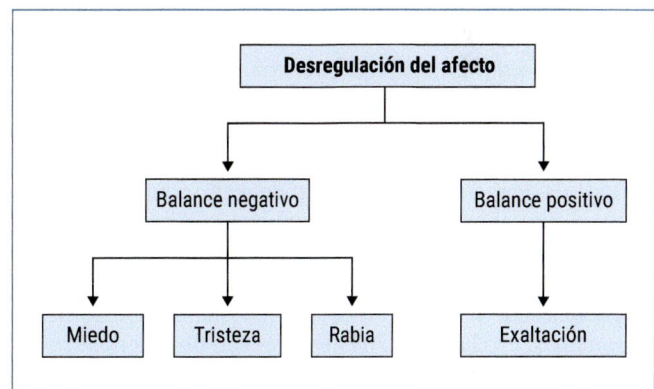

Figura 21-1. Constructo de desregulación emocional. Adaptada de: Vidal-Ribas P, Brotman MA, Valdivieso I, Leibenluft E, Stringaris A. The Status of Irritability in Psychiatry: A Conceptual and Quantitative Review. J Am Acad Child Adolesc Psychiatry. 2016;55(7):556-70. Epub 6 de mayo de 2016.

Ediciones previas del DSM incluían la irritabilidad episódica como síntoma transdiagnóstico de múltiples categorías, bien como parte del listado de criterios obligatorios para el diagnóstico, como en los trastornos límite de la personalidad, los trastornos de conducta o el trastorno bipolar, bien como síntoma posible en el curso longitudinal de los trastornos del neurodesarrollo, como los trastornos del espectro autista y el trastorno por déficit de atención e hiperactividad (TDAH).

En 1995 Wozniak y Bierderman plantean por primera vez categorizar también la irritabilidad persistente como posible síntoma del trastorno bipolar pediátrico. La siguiente década, diversos equipos de investigación confirman la posibilidad del diagnóstico de trastorno bipolar ya en edades prepúberes, con una mayor prevalencia de irritabilidad frente a exaltación del ánimo o grandiosidad, con una mayor remisión interepisódica y mayor afectación funcional. Se abre un intenso debate sobre la idoneidad de utilizar los mismos criterios diagnósticos que

Tabla 21-1. Primera propuesta de clasificación: la desregulación emocional severa como parte del fenotipo amplio del trastorno bipolar pediátrico

BP fenotipo estrecho			BP fenotipo amplio	
BPI	**BPII**	**BP-NOS**	**Fenotipo intermedio**	**Desregulación emocional severa**
• Período diferenciado de ánimo expansivo o irritable + ≥3-4 síntomas BP • Duración > 7 días	• Período diferenciado de ánimo expansivo o irritable + ≥3-4 síntomas BP • Duración > 4 días • No existe un deterioro, no hospitalización, no síntomas psicóticos	Período diferenciado de humor expansivo o irritable +: • ≥2 (≥3 si irritable) • Síntomas BP • Deterioro funcional significativo • Duración del episodio ≥4 horas/día • Síntomas presentes ≥4 días, no necesariamente consecutivos	**(Hipo)maníaNOS** • (Hipo)manía de 1-3 días • **(Hipo)manía irritable** Niños que cumplen los criterios de (hipo)manía del DSM, con la irritabilidad como síntoma en vez de humor elevado	• Edades: 7-17 años • Debut síntomas <12 años • Estado de ánimo de base alterado (irritable o triste), observado por otros y presente la mayor parte del tiempo • Elevada reactividad a frustraciones que se traduce en episodios de descontrol verbal o conductual (3 o más/semana) • Estado de hiperexcitabilidad (definido por al menos 3 síntomas): insomnio, agitación, distraibilidad, fuga de ideas, presión del habla, intrusismo • Síntomas presentes durante un mínimo de 12 meses. Período libre de síntomas <12 meses • Deterioro funcional significativo

BP: bipolar; BP-NOS: bipolar no especificado; DSM: Manual Diagnóstico y Estadístico de los Trastornos Mentales; NOS: trastorno bipolar no especificado.

en adultos, fenotipo estrecho (trastorno bipolar-I y trastorno bipolar-II), o incluir fenotipos ampliados en la edad pediátrica (**Tabla 21-1**): el trastorno bipolar no especificado (TB-NOS) y la hipomanía/manía de fenotipo intermedio para cuadros episódicos de manía o irritabilidad de menor duración, y, por primera vez, el concepto de desregulación emocional severa (DES) para los ataques de rabia sobre un estado de irritabilidad persistente.

La inclusión de los fenotipos ampliados supuso un aumento exponencial en el número de menores con un diagnóstico del trastorno bipolar infantil, especialmente en Estados Unidos, con un 500 % de incremento. Sin embargo, los estudios longitudinales no confirmaron la estabilidad diagnóstica de las formas intermedias.

Finalmente, en 2017, la International Society for Bipolar Disorder Task Force acuerda por consenso reducir el diagnóstico del trastorno bipolar a las formas de fenotipo estrecho, sin diferencias según la edad. El TB-NOS quedó relegado a categoría prodrómica junto con la ciclotimia. Y se eliminó la irritabilidad persistente como síntoma cardinal; aun reconociéndose su elevada prevalencia en las formas de trastorno bipolar infantil, se necesita un estado diferencial de exaltación del ánimo y grandiosidad para el diagnóstico. La propuesta de DES quedó asociada exclusivamente al diagnóstico de TDDEA.

A continuación, se revisan las características principales del TDDEA, su presentación clínica, curso evolutivo, herramientas de evaluación, diagnóstico diferencial y abordaje terapéutico.

CUADRO CLÍNICO

A lo largo de los siguientes apartados se presentan las características clínicas principales del TDDEA, prevalencia, criterios diagnósticos, comorbilidad y evolución en el tiempo.

Presentación clínica

Diferentes niveles de irritabilidad forman parte del espectro de emociones naturales y necesarias en la vida, con mayor capacidad de contención o explosión conductual en función de la edad, nuestras características intrínsecas de personalidad, y componentes del entorno de cada uno (estilos de parentalidad, estresores vitales, falta de sueño, consumo de tóxicos, etcétera).

- En todo ser humano se distinguen cinco emociones primarias que se van alternando día a día: rabia, tristeza, alegría, asco y miedo.
- Es normal que un niño se muestre enfadado cuando le pasan cosas malas.
- Se hablará de un TDDEA cuando se observa un ánimo irritable en todo momento y totalmente desproporcionado a las circunstancias, con arrebatos frecuentes ante mínimos contratiempos o no habituales en sujetos sanos de su misma edad.

Como se recogía en la introducción, la construcción de la categoría de TDDEA en el DSM-5 surge ante la necesidad de poder establecer un umbral a partir del cual tenga sentido tratar o no tratar el caso. Es una decisión que incluye una parte intrínseca de arbitrariedad, y de ahí la inestabilidad en el diagnóstico, y necesidad de ajustes en función de la fiabilidad a largo plazo.

Como referencia para establecer los criterios diagnósticos del TDDEA, se partió de la investigación previa en la DES del equipo del *National Institute of Mental Health* (NIMH) de Leibenluft y Stringaris, propuesta de fenotipo de trastorno bipolar ampliado (v. **Tabla 21-1**). Se modificó el nombre para eliminar el término severo, no habitual en las denominaciones del DSM.

Se mantuvieron como síntomas clínicos cardinales (**Tabla 21-2**) los dos componentes de la irritabilidad: componente tónico, estado basal de irritabilidad persistente; com-

Tabla 21-2. Criterios diagnósticos del Manual Diagnóstico y Estadístico de los Trastornos Mentales, 5ª edición para el trastorno de desregulación disruptiva del estado de ánimo (TDDEA) (296.99, F34.8)

Síntomas básicos	A. Accesos de cólera graves y recurrentes, que se manifiestan verbalmente y/o conductualmente, desproporcionados en la intensidad y/o duración a la situación o provocación B. Los ataques de cólera no concuerdan con el grado de desarrollo del individuo C. Los ataques de cólera se producen en promedio tres o más veces a la semana D. El estado de ánimo entre episodios es persistentemente irritable o de enfado, la mayor parte del día, casi todos los días y es observable por otros
Duración	A-D presentes 12 o más meses No más de 3 meses libres de síntomas
Funcionalidad	A-D interfirieren en al menos dos de las tres áreas del desarrollo del individuo (familia, escuela, iguales), y son graves en al menos una de ellas
Criterio temporal	• El diagnóstico no puede hacerse por primera vez antes de los 6 años ni después de los 17 • Edad de los síntomas: siempre antes de los 10 años
Criterios de exclusión	• Las conductas no ocurren exclusivamente durante un episodio de depresión mayor y no se explican mejor por otro trastorno mental • Nunca ha habido más de un día en que se cumpliesen los síntomas de hipomanía o manía, excepto la duración • No es posible su asociación con trastorno negativista desafiante, ni trastorno explosivo intermitente, ni trastorno bipolar • Los síntomas no son atribuibles a los efectos fisiológicos de una sustancia o a otra condición médica o neurológica

ponente físico: tres episodios o más ataques de cólera verbal y/o conductual por semana, de intensidad y/o duración superior a lo esperado por la circunstancia o edad. Por el contrario, se eliminó la alusión a tristeza del DES para evitar la confusión con los trastornos depresivos o posibles pródromos bipolares. Se eliminaron también los criterios de hiperexcitabilidad, ya que se consideró que estos podrían ser indicados con un diagnóstico comórbido de TDAH (v. **Tabla 21-2**).

Como criterio temporal se mantuvo la acotación al período infantojuvenil, edades de 6-17 años para el diagnóstico, y se redujo la edad de inicio de 12 años a antes de los 10 años.

El TDDEA es un diagnóstico de la etapa infantojuvenil:
- Edad para el diagnóstico: 6-17 años.
- Debut de los síntomas: antes de los 10 años.

Como criterio de exclusión se estableció la presencia de síntomas prodrómicos de manía, incluso de breve duración, así como la posibilidad de comorbilidad con cualquier forma del trastorno bipolar, entendiéndose que la irritabilidad en este caso se explicaría por el propio trastorno bipolar. De manera similar, se excluyó la posibilidad de comorbilidad con el trastorno negativista desafiante (TND). Y en casos de edad adulta, la comorbilidad con el trastorno explosivo intermitente.

Por último, como en todos los trastornos del DSM, se insistió en la afectación funcional: los síntomas para alcanzar una consideración de trastorno deben interferir de manera significativa en al menos dos de las tres áreas de funcionamiento del sujeto, como familia, relaciones con iguales, o escuela (**Fig. 21-2**).

- El TDDEA es un trastorno de clasificación reciente que apareció por primera vez en el DSM-5.
- Los investigadores del Instituto Nacional de Salud Mental (NIMH) en Estados Unidos establecieron los criterios diagnósticos del TDDEA para poder diagnosticar con más precisión a los jóvenes con irritabilidad sostenida y que habían sido previamente clasificados como bipolares en ausencia de manía o hipomanía.

Prevalencia

Hasta la fecha, dos estudios han evaluado la prevalencia del TDDEA en población general. Copeland *et al.* fueron los primeros en aplicar los nuevos criterios DSM-5 sobre tres muestras de escolares recogidas previamente: una en edad preescolar (*The Duke Preschool Anxiety Study*, n = 918) y dos en edad escolar (*The Great Monkey Study*, con n = 5.336 estudiantes evaluados en tres fases longitudinales; y el *Caring for Children in the Community*, n = 1.627). Los resultados confirmaron que las rabietas y ataques de cólera eran muy frecuentes en la etapa preescolar, hasta el 80 %, y persistían hasta en un 50 % a la edad de 16 años; sin embargo, al aplicar el criterio de frecuencia (tres o más por semana), las tasas disminuían hasta el 17 % en preescolar y 6-7 % para mayores. Cuando analizaron la irritabilidad tónica o persistente, el 21 % de los

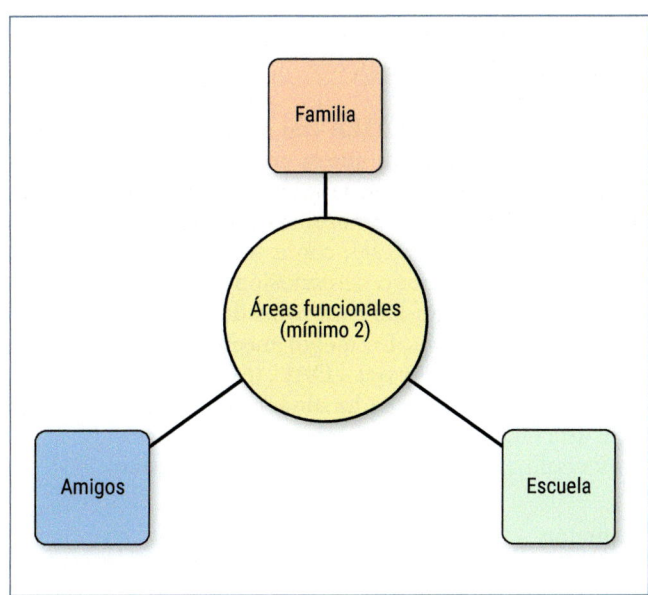
Figura 21-2. Afectación funcional.

preescolares y el 8-13 % de los escolares puntuaban positivo, aunque la prevalencia bajaba al 10 % y al 4 %, respectivamente, al aplicar el criterio temporal semanal, y al 5,9 % y al 1,5-2,8 %, respectivamente, al aplicar la durabilidad (al menos 12 meses). No había grandes variaciones al aplicar el criterio de menor de 10 años. Al combinar ambas dimensiones, las tasas de prevalencia total disminuyeron al 3,3 % para los preescolares y al 1,1-0,8 % para los escolares, con un 4,4 % de prevalencia acumulada si se sumaban los estadios de seguimiento longitudinal hasta los 16 años. En principio no se observaron diferencias por género, salvo en el *Great Monkey Study*, según el cual los varones triplicaban las tasas de prevalencia.

Más recientemente, Paganella y Leibenluft encontraron una prevalencia del 3 % en una muestra de 3.562 estudiantes de 10-12 años de Brasil dentro de una cohorte de seguimiento longitudinal desde el nacimiento. En este estudio se revisó por primera vez la capacidad de discriminación entre irritabilidad normal y patológica con los actuales cuestionarios de cribado. Curiosamente, las preguntas relacionadas con conflictos en casa con los padres resultaron las menos relevantes, con el máximo poder de discriminación para preguntas relacionadas con irritabilidad delante de adultos fuera del núcleo familiar, y explosiones de rabia con rotura o destrucción de objetos. Confirmó también la necesidad de incluir observaciones en diferentes ambientes del menor, fuera del domicilio, en el colegio, con los amigos y durante la práctica de actividades de ocio.

Estudios previos que utilizaron los criterios diagnósticos para DES encontraron también prevalencias del 3 % en población general consistente con los hallazgos con TDDEA. Por el contrario, cuando se utilizaron otros criterios, como el perfil de desregulación emocional en el Inventario de la Conducta Infantil de Achenbach (CBCL-DP) (v. apartado «Evaluación»), las prevalencias aumentaron al 5-6 % en niños e incluso al 20 % en jóvenes.

En población clínica, las tasas de prevalencia serían muy superiores, entre el 19 y el 24 %, según los estudios de investigación en poblaciones de riesgo.

Comorbilidad

La comorbilidad del TDDEA con otras patologías psiquiátricas sería la norma más que la excepción. Tanto el *Great Monkey Study* como el *Caring from Children in the Community* observaron elevada comorbilidad con trastornos negativistas desafiantes (55-70 %), confirmando que se incluyese finalmente como criterio de exclusión en la definición del DSM-5. Le seguirían los trastornos depresivos (33-35 %) y de ansiedad (7-9 %). En menor medida, otros trastornos de conducta (19-23 %) y el TDAH (6,3-9,4 %). Desde una visión transdiagnóstica, se ha observado asociación entre el perfil de TDDEA y pensamientos o conductas suicidas tanto transversalmente como conductas suicidas pasadas.

Evolución

Por el momento, se dispone de poca evidencia sobre el curso longitudinal del TDDEA, con resultados muy heterogéneos

dada la variabilidad de métodos de evaluación. Cuando se mide la variable de irritabilidad desde una perspectiva dimensional, se observa consistencia en el tiempo, aunque con diferencias si se utilizan uno o varios informadores (padres/profesores/paciente). Por el contrario, cuando se utiliza una visión categórica, como la propuesta de DES o la categoría de TDDEA del DSM-5, se observa poca consistencia temporal. Mientras que no se disponga de criterios más estables en el tiempo, el TDDEA se ha de conceptualizar como un marcador de psicopatología en la edad adulta.

Ribas *et al.*, en un extenso metaanálisis que incluyó n = 7.594 pacientes de nueve cohortes poblacionales, encontraron una asociación significativa entre TDDEA y progresión a TND en la vida adulta (OR = 2,62, 95 %, intervalo de confianza o IC 1,41 4,85, p < 0,002), seguido por trastornos depresivos (OR = 1,80, 95 %, IC 1,42 2,27, p < 0,001), y trastornos ansiosos (OR = 1,72, 95 %, IC 1,31 2,26, p < 0,001). Sin embargo, la asociación no fue estadísticamente significativa para evolución a TDAH, otros trastornos de conducta, ni abuso/dependencia de sustancias. Tampoco se halló una asociación significativa con la evolución a trastorno bipolar, aunque los autores señalan la falta de estudios en esta línea. Sí se confirmó la asociación con bajo nivel de rendimiento académico y laboral en la evolución. Es importante señalar la asociación entre irritabilidad en la infancia y conducta suicida en la vida adulta. Pickless *et al.* fueron los primeros en observar esta asociación en el estudio de la Isla de Wight, que incluye a 2.226 jóvenes de 14-16 años en 1968 y que han sido seguidos desde entonces.

Más recientemente, Orri *et al.* al analizar los datos de una cohorte de nacidos en 1997-1998 y seguidos a lo largo de 17 años en Quebec (Canadá), observaron cuatro trayectorias diferenciadas de irritabilidad: un grupo con bajos niveles de irritabilidad; un grupo con altos niveles de irritabilidad en la primera infancia, pero que disminuía a medida que iban creciendo (7 %); un grupo con niveles estables de irritabilidad persistente (5 %) y un grupo con irritabilidad creciente (13 %). Los dos últimos presentaban una asociación estadísticamente significativa con la aparición de conducta suicida en la vida adulta, pero con diferentes trayectorias. En cambio, en el grupo de irritabilidad persistente, esta asociación era indirecta, mediada por la aparición de síntomas depresivos. En el grupo de irritabilidad creciente, la relación era directa sin mediación de psicopatología, aunque podría estar relacionada con la exposición a estresores psicosociales no incluidos en la medición.

ETIOPATOGENIA Y FISIOPATOGENIA

En estos momentos se dispone de poca evidencia científica sobre la posible etiología de este trastorno y su expresión cerebral. A continuación, se resume la información disponible.

Genética y heredabilidad

Varios estudios con gemelos homocigotos muestran una tasa de heredabilidad del 30-40 %, similar a la de los trastornos depresivos y de ansiedad. Podría haber diferencias entre la irritabilidad tónica y la fásica, con una mayor heredabilidad de la segunda. Depresión e irritabilidad podrían compartir una variabilidad genética similar, aunque se necesita más evidencia. Numerosos autores han observado asociación entre depresión materna e irritabilidad persistente en la infancia y posteriormente depresión en la adolescencia; recientemente, Munhoz *et al.* han confirmado depresión durante el embarazo y primeros años de la vida del infante, así como bajo nivel educativo en la madre, como los dos únicos antecedentes perinatales de TDDEA a los 11 años.

Neuroimagen funcional

En comparación con controles, los niños con TDDEA muestran dificultades en las tareas de reconocimiento facial de las emociones, identificando con más frecuencia rabia o enfado en caras neutras con una hiperactivación amigdalar, y menor respuesta o hipoactivación antes de caras alegres. Este hallazgo es similar a lo observado en niños con depresión, trastorno bipolar o ansiedad. Curiosamente, cuando se aplican paradigmas para analizar la capacidad de adaptación al entorno, se observan diferentes áreas de activación entre niños con DES y niños con trastorno bipolar en las áreas del cingulado anterior, giro frontal anterior y medio, y la ínsula.

Neuroimagen estructural

Por el momento, en un único estudio que ha comparado niños con TDDEA. En un único estudio con DES, trastorno bipolar con controles sanos, se ha detectado en los dos primeros mayor volumen de sustancia gris en las áreas presuplementaria motora, córtex dorsolateral prefrontal e ínsula. Solo los niños con trastorno bipolar presentaban también mayor volumen en el precúneo y el área parietal.

EVALUACIÓN

En la actualidad se dispone de varios instrumentos específicamente adaptados para el diagnóstico del TDDEA. Los más frecuentes se mencionan a continuación.

Entrevistas semiestructuradas

El equipo de Leibenluft fue el pionero en incluir un módulo específico en la Escala para la Evaluación de los Trastornos Afectivos y la Esquizofrenia en Niños-versión presente y de por vida (K-SADS-PL). Existe una versión validada en español. También la *Development and Well-Being Assessment* (DAWBA) y la *Extended Strengths and Weaknesses Assessment of Normal Behavior* (E-SWAN) han incluido un módulo específico para TDDEA, ambas disponibles en inglés.

Cuestionarios de síntomas

El cuestionario *Children Behavior Checklist* (CBCL), validado en español, y que incluye un perfil específico para la DES (CBCL-DP), basada en las puntuaciones máximas en las subescalas de TDHA, conducta agresiva y ansiedad-depresión. Varios estudios han utilizado la subescala de irritabilidad de la *Aberrant Behavior Checklist* (ABC), diseñada para estudiar la irritabilidad en el contexto de los trastornos del espectro autista (TEA), también en inglés. Recientemente se ha desa-

rrollado una escala autoadministrada para evaluar irritabilidad, el *Affective Reactivity Index* (ARI), en inglés. Existe una escala específica para el diagnóstico de TDDEA, la *Bergeron and Labelle DMDD Scale*, solo disponible en francés e inglés.

DIAGNÓSTICO DIFERENCIAL

Para el diagnóstico diferencial es importante recordar que la irritabilidad es una emoción básica en el ser humano, que aparece en respuesta a situaciones vividas como amenazantes (reales o imaginarias), y que nos prepara para la defensa o el ataque. Ante un menor con irritabilidad, lo primero que hay que preguntarse es qué le puede estar pasando en su entorno para situarlo en esta situación de alerta.

Se deberá revisar si en su casa se cuidan los hábitos de salud, como las horas de sueño. Numerosos estudios han analizado la relación entre insomnio primario o secundario y trastornos del afecto. Cuantificar las horas de sueño y la calidad de este sueño desde enfermería pediátrica sería el primer paso. Conviene descartar patrones de restricción de la ingesta, bajo peso sostenido o alimentación muy selectiva como posibles causas de una irritabilidad sostenida. Es importante considerar también enfermedades físicas persistentes, como intolerancias o alergias, anemia, etc., que pueden generar sensación de malestar en el menor, que manifiesta a través de la irritabilidad por inmadurez o desconocimiento. En adolescentes, es conveniente descartar la exposición a tóxicos con una prueba de orina: aunque su inicio en edades menores de 10 años es muy inusual, es requisito para el diagnóstico de TDDEA.

Una vez explorado el estado de salud general, hay que averiguar la posible exposición a violencia física o sexual mediante preguntas directas y llevar a cabo una exploración física. Es importante descartar no solo su exposición directa como víctima; también la exposición indirecta a la violencia ejercida sobre otros familiares o a través de internet.

Asimismo, hay que considerar los estilos de educación en su familia. Los niños aprenden a partir de lo que ven y escuchan, es un aprendizaje social. Si viven en entornos donde la ira se manifiesta con frecuencia y sin que se apliquen consecuencias como una forma de comunicación o control, tenderán a repetir ese patrón de conducta en su escuela, en el juego con iguales o directamente en la consulta (**Fig. 21-3**).

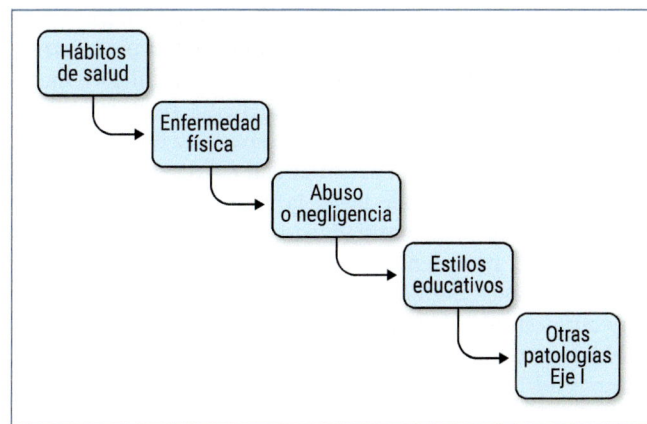

Figura 21-3. Algoritmo diagnóstico del trastorno de desregulación disruptiva del estado de ánimo.

Descartado todo lo previo, es necesario centrarse en otros posibles diagnósticos de patología psiquiátrica del eje I:

- TDAH: en este trastorno, la irritabilidad es física en momentos de frustración y se acompaña de otros síntomas como distraibilidad, hiperactividad e impulsividad. La experiencia de repetidos fracasos puede generar cuadros depresivos reactivos que se manifiesten como irritabilidad persistente. Se recomienda empezar tratando el TDAH, y una vez estabilizado, valorar la posible comorbilidad con TDDEA.
- Trastorno de ansiedad generalizada: la irritabilidad puede estar presente durante más de seis meses y se acompaña de tensión muscular, alteraciones del sueño, dificultad para concentrarse y preocupaciones recurrentes. No habría episodios de rabia. Puede haber situaciones de comorbilidad con TDDEA.
- Trastorno depresivo mayor: en los niños es más frecuente la irritabilidad persistente que la tristeza como emoción principal. Tendría que acompañarse además de pérdida de interés o placer en sus actividades diarias, alteraciones en los biorritmos, dificultades de concentración o atención recientes y cambios motores. Además, se necesita el componente de al menos tres episodios de irritabilidad física a la semana. Puede haber comorbilidad con TDDEA.
- Trastorno bipolar: como se ha señalado en la parte introductoria, es necesaria la presencia de episodios de un ánimo claramente diferencial de su estado basal para el diagnóstico, además de cambios en el curso y contenido del pensamiento y aumento de la actividad dirigida durante el episodio. No se acepta la comorbilidad con TDDEA.
- Trastorno negativista desafiante: además de estar enfadado de forma persistente durante seis o más meses y tener episodios de cólera recientes, se requiere la presencia de conductas desafiantes, susceptibilidad o rencor. No es posible el diagnóstico comórbido con TDDEA.
- Trastorno de conducta disocial: se requieren la presencia de actos vandálicos repetidos, que incluyan agresiones a personas o animales, destrucción de la propiedad, fraude o robo, u otras violaciones de las normas establecidas.
- TEA: la capacidad para reconocer y expresar emociones está alterada, y el lenguaje puede ser monótono, con escasa reciprocidad social, que puede percibirse como una irritabilidad persistente. Dada la inflexibilidad, los cambios en las rutinas desencadenan episodios de rabia intensos. La presencia de intereses restringidos, alteraciones en la sensibilidad, movimientos estereotipados, así como deficiencias en la reciprocidad y comunicación social serán claves para el diagnóstico.
- Trastorno límite de la personalidad (TLP): el diagnóstico de TLP no es posible hasta la vida adulta, pero en los últimos años se ha familiarizado el término desregulación emocional para denominar un subgrupo de adolescentes con fluctuaciones del ánimo intensas, conductas suicidas y autolesivas recurrentes, inestabilidad de la autoimagen, y un patrón de relaciones personales inestables. El término no vendría del grupo de Leibenluft de DES, aunque se asemeje, sino del concepto de inestabilidad emocional personal de la cognición de Marsha Linehan y se conceptualiza como un estado prodrómico del TLP.

 En el TDDEA no se acepta la comorbilidad con:
- Trastorno bipolar.
- Trastorno negativista desafiante.

ABORDAJE TERAPÉUTICO

El TDDEA es un trastorno de clasificación reciente, y hasta la fecha pocos estudios han analizado la eficacia de tratamientos específicos para tratarlo. La evidencia disponible proviene del abordaje de la irritabilidad en el curso de otros trastornos, como TDAH, TEA, trastornos de ansiedad o depresión (**Fig. 21-4**).

Se ha propuesto un abordaje secuencial, MATCH, similar a otros trastornos, en función de la gravedad de los síntomas y la edad de presentación.

En los casos leves o moderados, se recomienda empezar con un abordaje psicoterapéutico con dos líneas de intervención:

- Intervención con los padres. Múltiples estudios confirman la eficacia de aplicar un programa de modificación conductual *in vivo* en el domicilio de los menores a través del entrenamiento con los padres. Se siguen los principios del abordaje conductista, redirigiendo la atención a las conductas deseadas y aplicando una extinción eficaz de las conductas desadaptativas. Más recientemente se ha empezado a analizar la eficacia de enseñar técnicas de exposición a la frustración directamente en los padres para disminuir la emoción expresada ante las conductas indeseadas de los hijos y mejorar así su capacidad de extinción.
- Entrenamiento individual. En la fisiopatogenia del TDDEA se han confirmado múltiples déficits en el reconocimiento de las señales sociales y las expresiones emocionales, con una tendencia innata o aprendida a malinterpretar el entorno

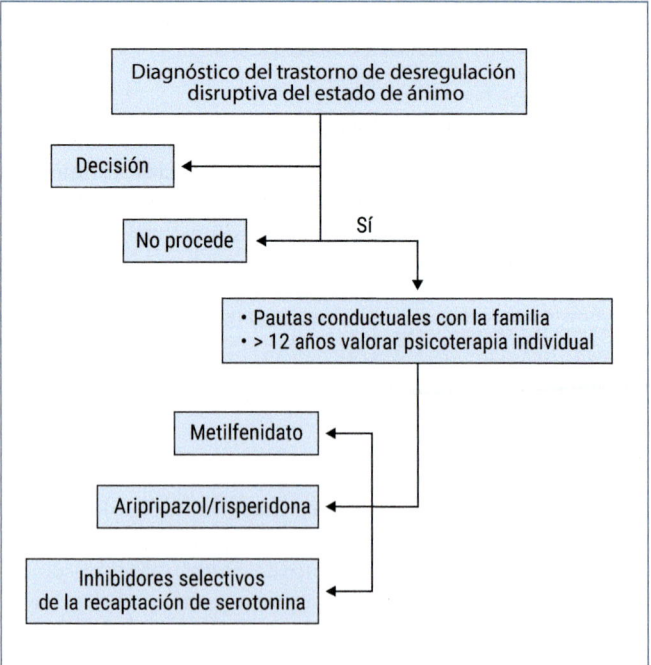

Figura 21-4. Algoritmo para el tratamiento del trastorno de desregulación disruptiva del estado de ánimo (TDDEA).

como amenazante. También, dificultades en la capacidad de demorar la recompensa. Ambos aspectos se pueden mejorar con técnicas cognitivo-conductuales, incluidas estrategias de entrenamiento *online*. Asimismo, se están trabajando estrategias de aceptación y exposición para manejar la frustración a través de terapias de tercera generación. Existe un estudio aleatorizado que confirma la eficacia de la terapia dialéctico-conductual en niños de 7-12 años con TDDEA en comparación con la terapia habitual.

La psicoterapia es la primera línea de tratamiento para el TDDEA, orientada a dos objetivos:

- Disminuir la percepción de amenaza.
- Aumentar la capacidad de tolerancia a la frustración.

Se recomienda centrarse en el entrenamiento con los padres, reservando la psicoterapia individual para los más mayores.

Si la sintomatología es grave, se recomienda iniciar un abordaje farmacológico. En la actualidad, se dispone de tres opciones terapéuticas: estimulantes, antipsicóticos y antidepresivos. Breaux *et al.*, en un metaanálisis reciente, encuentran un tamaño del efecto grande para cada uno de ellos. Parece que los antipsicóticos tendrían un mayor tamaño del efecto, principalmente por un mayor peso de los estudios que incluyen pacientes con irritabilidad y TEA. En espera de mayor evidencia, estos mismos autores recomiendan iniciar monoterapia con metilfenidato y solo si los síntomas persisten, añadir o sustituir por un antipsicótico, como risperidona o aripriprazol a la mínima dosis posible. Los antidepresivos deben usarse con precaución por el potencial riesgo de viraje hipomaníaco. Hay registrado un ensayo clínico aleatorizado de doble-ciego para evaluar la eficacia del abordaje combinado con antidepresivos (citalopram) y metilfenidato (ClinicalTrials.gov identifiers: NCT00794040, NCT01714310), finalizado en el año 2018 sin resultados publicados por el momento. Por último, conviene señalar que, por el momento, no existe evidencia para la utilización de eutimizantes. Se han realizado ensayos con litio, valproato o carmabazepina sin haber podido demostrar la superioridad frente al placebo.

PUNTOS CLAVE

- El TDDEA es una categoría diagnóstica nueva del DSM-5, incluida dentro de los trastornos del afecto.
- Se requiere un debut de los síntomas antes de los 10 años, y su diagnóstico solo es posible durante la etapa infantil 6-17años.
- Se acompaña de elevada comorbilidad y pensamientos suicidas.
- Se considera un marcador de riesgo para patología en la edad adulta: trastornos de conducta, depresión, ansiedad, y suicidio consumado.

- El diagnóstico se basa en la entrevista clínica. Es importante descartar otros factores que puedan generar irritabilidad en un menor.
- El abordaje terapéutico se centra en pautas conductuales en su entorno. Se reserva el tratamiento farmacológico si no hay respuesta.

BIBLIOGRAFÍA

Achenbach TM. Integrative Guide for the 1991 CBCL/4-18, YSR, and TRF Profiles. Burlington: University of Vermont. Department of Psychology; 1991.

Adleman NE, Fromm SJ, Razdan V, Kayser R, Dickstein DP, Brotman MA, et al. Cross-sectional and longitudinal abnormalities in brain structure in children with severe mood dysregulation or bipolar disorder. J Child Psychol Psychiatry. 2012;53(11):1149-56.

Althoff RR, Rettew DC, Ayer LA, Hudziak JJ. Cross-informant agreement of the Dysregulation Profile of the Child Behavior Checklist. Psychiatry Res. 2010;178(3):550-5.

American Psychiatric Association. Diagnostic and Statistical Manual of Mental Disorders (DSM-5). 5ª ed. Washington DC: American Psychiatric Publishing; 2013. p. 947.

Asarnow LD, Mirchandaney R. Sleep and Mood Disorders Among Youth. Child Adolesc Psychiatr Clin N Am. 2021;30(1):251-68.

Axelson D, Findling RL, Fristad MA, Kowatch RA, Youngstrom EA, Horwitz SMC, et al. Examining the proposed disruptive mood dysregulation disorder diagnosis in children in the Longitudinal Assessment of Manic Symptoms study. J Clin Psychiatry. 2012;73(10):1342-50.

Axelson DA, Birmaher B, Strober MA, Goldstein BI, Ha W, Gill MK, et al. Course of Subthreshold Bipolar Disorder in Youth: Diagnostic Progression from Bipolar Disorder Not Otherwise Specified. J Am Acad Child Adolesc Psychiatry. 2011;50(10): 1001-16.e3.

Benarous X, Consoli A, Cohen D, Renaud J, Lahaye H, Guilé JM. Suicidal behaviors and irritability in children and adolescents: a systematic review of the nature and mechanisms of the association. Eur Child Adolesc Psychiatry. 2019;28(5):667-83.

Birmaher B, Axelson D, Goldstein BI, Strober M, Gill MK, Hunt J, et al. Four-Year Longitudinal Course of Children and Adolescents With Bipolar Spectrum Disorders: The Course and Outcome of Bipolar Youth (COBY) Study. Am J Psychiatry. 2009;166(7):795-804.

Birmaher B, Axelson D, Strober M, Gill MK, Valeri S, Chiappetta L, Ryan N, Leonard H, Hunt J, Iyengar S, Keller M. Clinical Course of Children and Adolescents With Bipolar Spectrum Disorders. Arch Gen Psychiatry. 2006;63(2):175-83.

Birmaher B, Gill MK, Axelson DA, Goldstein BI, Goldstein TR, Yu H, et al. Longitudinal trajectories and associated baseline predictors in youths with bipolar spectrum disorders. Am J Psychiatry. 2014;171(9):990-9.

Boudjerida A, Labelle R, Bergeron L, Berthiaume C, Guilé JM, Breton JJ. Development and Initial Validation of the Disruptive Mood Dysregulation Disorder Questionnaire Among Adolescents from Clinic Settings. Front Psychiatry. 2022;13:1-8.

Breaux R, Baweja R, Eadeh HM, Shroff DM, Cash AR, Swanson CS, et al. Systematic Review and Meta-analysis: Pharmacological and Nonpharmacological Interventions for Persistent Nonepisodic Irritability. J Am Acad Child Adolesc Psychiatry. 2023;62(3):318-34.

Breaux R, Dunn NC, Swanson CS, Larkin E, Waxmonsky J, Baweja R. A Mini-Review of Pharmacological and Psychosocial Interventions for Reducing Irritability Among Youth With ADHD. Sec. Child and Adolescent Psychiatry. Front Psychiatry. 2022(13).

Brotman MA, Kircanski K, Stringaris A, Pine DS, Leibenluft E. Irritability in Youths: A Translational Model. Am J Psychiatry. 2017;174(6):520-32.

Copeland WE, Angold A, Costello EJ, Egger H. Prevalence, Comorbidity and Correlates of DSM-5 Proposed Disruptive Mood Dysregulation Disorder. Am J Psychiatry. 2013;170(2):173-9.

Geller B, Craney JL, Bolhofner K, Nickelsburg MJ, Williams M, Zimerman B. Two-Year Prospective Follow-Up of Children With a Prepubertal and Early Adolescent Bipolar Disorder Phenotype. Am J Psychiatry. 2002;159(6):927-33.

Goldstein BI, Birmaher B, Carlson GA, DelBello MP, Findling RL, Fristad M, et al. The International Society for Bipolar Disorders Task Force report on pediatric bipolar disorder: Knowledge to date and directions for future research. Bipolar Disord. 2017;524-43.

Goodman R, Ford T, Richards H, Gatward R, Meltzer H. The Development and Well-Being Assessment: description and initial validation of an integrated assessment of child and adolescent psychopathology. J Child Psychol Psychiatry. 2000;41(5):645-55.

Häffner H, Maurer K, Loffler W, An der Heiden W, Hambrecht M, Schultze-Lutter F. Modeling the Early Course of Schizophrenia. Schizophr Bull [internet]. 2003;29(2):325-40 [consulta el 16 de febrero de 2024]. Disponible en: https://academic.oup.com/schizophreniabulletin/article/29/2/325/1899405

Haller SP, Stoddard J, Botz-Zapp C, Clayton M, MacGillivray C, Perhamus G, et al. A Randomized Controlled Trial of Computerized Interpretation Bias Training for Disruptive Mood Dysregulation Disorder: A Fast-Fail Study. J Am Acad Child Adolesc Psychiatry. 2022;61(1):37-45.

Heard HL, Linehan MM. Dialectical behavior therapy: An integrative approach to the treatment of borderline personality disorder. J Psychother Integr. 1994;4(1):55-82.

Laporte PP, Matijasevich A, Munhoz TN, Santos IS, Barros AJD, Pine DS, et al. Disruptive Mood Dysregulation Disorder: Symptomatic and Syndromic Thresholds and Diagnostic Operationalization. J Am Acad Child Adolesc Psychiatry. 2021;60(2):286-95.

Leibenluft E, Charney DS, Towbin KE, Bhangoo RK, Pine DS. Defining Clinical Phenotypes of Juvenile Mania. Am J Psychiatry. 2003;160(3):430-7.

Leibenluft E. Severe Mood Dysregulation, Irritability and the Diagnostic Boundaries of Bipolar Disorder in Youths. Am J Psychiatry. 2011;168(2):129-42.

Méndez I, Birmaher B. Pediatric Bipolar Disorder: Do we know how to detect it? Actas Esp Psiquiatr. 2010;38(3):170-82.

Mikita N, Hollocks MJ, Papadopoulos AS, Aslani A, Harrison S, Leibenluft E, et al. Irritability in boys with autism spectrum disorders: An investigation of physiological reactivity. J Child Psychol Psychiatry Allied Discip. 2015;56(10):1118-26.

Moore AA, Lapato DM, Brotman MA, Leibenluft E, Aggen SH, Hettema JM, et al. Heritability, stability and prevalence of tonic and phasic irritability as indicators of disruptive mood dysregulation disorder. J Child Psychol Psychiatry Allied Discip. 2019;60(9):1032-41.

Moreno C, Laje G, Blanco C, Jiang H, Schmidt AB, Olfson M. National Trends in the Outpatient Diagnosis and Treatment of Bipolar Disorder in Youth. Arch Gen Psychiatry [internet]. 2007;64(9):1032-9 [consulta el 16 de febrero de 2024]. Disponible en: http://archpsyc.ama-assn.org/cgi/content/abstract/64/9/1032

Munhoz TN, Santos IS, Barros AJD, Anselmi L, Barros FC, Matijasevich A. Perinatal and postnatal risk factors for disruptive mood dysregulation disorder at age 11: 2004 Pelotas Birth Cohort Study. J Affect Disord. 2017;215:263-8.

Mürner-Lavanchy I, Kaess M, Koenig J. Diagnostic instruments for the assessment of disruptive mood dysregulation disorder: a systematic review of the literature. European Child and Adolescent Psychiatry. Springer Science and Business Media Deutschland GmbH; 2021.

Orri M, Galera C, Turecki G, Boivin M, Tremblay RE, Geoffroy MC, et al. Pathways of Association Between Childhood Irritability and Adolescent Suicidality. J Am Acad Child Adolesc Psychiatry. 2019;58(1):99-107.e3.

Paganella P, Matijasevich A, Munhoz TN, Santos IS, Barros AJD, Pine DS, Rohde LA, Leibenluft E, Salum GA. Disruptive Mood Dysregulation Disorder: Symptomatic and Syndromic Thresholds and Diagnostic Operationalization. J Am Acad Child Adolesc Psychiatry. 2021 February;60(2): 286-295. doi:10.1016/j.jaac.2019.12.008

Perepletchikova F, Nathanson D, Axelrod SR, Merrill C, Walker A, Grossman M, et al. Randomized Clinical Trial of Dialectical Behavior Therapy for Preadolescent Children With Disruptive Mood Dysregulation Disorder: Feasibility and Outcomes. J Am Acad Child Adolesc Psychiatry [internet]. 2017;56(10):832-40 [consulta el 16 de febrero de 2024]. Disponible en: http://dx.doi.org/10.1016/j.jaac.2017.07.789

Pickless A, Aglan A, Collishaw S, Messer J, Rutter M, Maughan B. Predictors of suicidality across the life span: The Isle of Wight study. Psychol Med. 2010;40(9):1459-66.

Puig-Antich J, Ryan N. The Schedule for Affective Disorders and Schizophrenia for School-Age Children (Kiddie-SADS). Pittsburgh: Western Psychiatric Institute and Clinic; 1986.

Rich BA, Carver FW, Holroyd T, Rosen HR, Mendoza JK, Cornwell BR, et al. Different neural pathways to negative affect in youth with pediatric bipolar disorder and severe mood dysregulation. J Psychiatr Res. 2011;45(10):1283-94.

Romero S. Trastorno por conducta perturbadora con desregulación del estado de ánimo. Psicopatología del desarrollo. En: Pirámide, editor. Grupo Anaya; 2014.

Salazar de Pablo G, Pastor Jordá C, Vaquerizo-Serrano J, Moreno C, Cabras A, Arango C, et al. Systematic Review and Meta-analysis: Efficacy of Pharmacological Interventions for Irritability and Emotional Dysregulation in Autism Spectrum Disorder and Predictors of Response. J Am Acad Child Adolesc Psychiatry. 2023;62(2):151-68.

Stringaris A, Cohen P, Pine DS, Leibenluft E. Adult Outcomes of Youth Irritability: A 20-Year Prospective Community-Based Study. Am J Psychiatry. 2009;166(9):1048-54.

Stringaris A, Goodman R, Ferdinando S, Razdan V, Muhrer E, Leibenluft E, et al. The Affective Reactivity Index: a concise irritability scale for clinical and research settings. J Child Psychol Psychiatry Allied Discip. 2012;53(11): 1109-17.

Stringaris A, Santosh P, Leibenluft E, Goodman R. Youth meeting symptom and impairment criteria for mania-like episodes lasting less than four days: an epidemiological enquiry. J Child Psychol Psychiatry. 2010;51(1):31-8.

Stringaris A, Vidal-Ribas P, Brotman MA, Leibenluft E. Practitioner Review: Definition, recognition, and treatment challenges of irritability in young people. J Child Psychol Psychiatry. 2018;59(7):721-39.

Swanson JM, Schuck S, Porter MM, Carlson C, Hartman CA, Sergeant JA, et al. Categorical and Dimensional Definitions and Evaluations of Symptoms of ADHD: History of the SNAP and the SWAN Rating Scales. Int J Educ Psychol Assess. 2012;10(1):51-70.

Towbin K, Axelson D, Leibenluft E, Birmaher B. Differentiating Bipolar Disorder-Not Otherwise Specified and Severe Mood Dysregulation. J Am Acad Child Adolesc Psychiatry [internet]. 2013;52(5):466-81 [consulta el 16 de febrero de 2024]. Disponible en: http://dx.doi.org/10.1016/j.jaac.2013.02.006

Vidal-Ribas P, Brotman MA, Valdivieso I, Leibenluft E, Stringaris A. The Status of Irritability in Psychiatry: A Conceptual and Quantitative Review. J Am Acad Child Adolesc Psychiatry. 2016;55(7):556-70. Epub 6 de mayo de 2016.

Wozniak J, Biederman J, Kiely K, Ablon JS, Faraone S V, Mundy E, et al. Mania-Like Symptoms Suggestive of Childhood-Onset Bipolar Disorder in Clinically Referred Children. J Am Acad Child Adolesc Psychiatry. 1995;34(7):867-76.

Problemas de salud mental en el ámbito de la familia

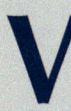

Abuso y maltrato. El reto del diagnóstico

22

G. Ochando Perales

OBJETIVOS

- Conocer unos estándares mínimos de formación para la atención e intervención a niños víctimas de cualquier forma de maltrato.
- Comprender los factores de riesgo y signos de alarma que ayuden a identificar los posibles casos de maltrato infantil.
- Establecer las bases para el diagnóstico y el diagnóstico diferencial en maltrato infantil.
- Concretar las acciones que se deben realizar ante la sospecha de un caso de maltrato infantil.

INTRODUCCIÓN

El ser humano, desde su nacimiento, va formando su personalidad y elabora estrategias para enfrentarse a la realidad mediante una constante interacción con el medioambiente. Las personas aprenden desde la niñez a relacionarse viendo cómo lo hacen los adultos. Aprenden a resolver conflictos, a querer, a tolerar y a comprender si se sienten queridos, tolerados y comprendidos. Si sus necesidades biológicas y emocionales se satisfacen de forma adecuada, comienzan a desarrollar el sentido de la seguridad en sí mismos y en los demás. Si, por el contrario, esas exigencias son ignoradas, tienden a hacerse desconfiados, temerosos e inseguros.

Por otra parte, es importante destacar que todas las personas pueden ser agresivas, pero no necesariamente violentas. Mientras la agresividad es una estrategia de afrontamiento ante amenazas externas y es básica en el ser humano para su supervivencia, la violencia es siempre destructiva y no responde al instinto de autodefensa. Se nace con capacidad para la compasión, la generosidad o la empatía. Si al niño se le enseña a ser generoso, tolerante, a pensar en los demás, a respetar, desarrollará actitudes positivas y le resultará imposible maltratar a los demás.

La Organización Mundial de la Salud (OMS) define el síndrome del niño maltratado como toda forma de maltrato físico y emocional, abuso sexual, abandono o trato negligente, explotación comercial o de otro tipo del que resulte un daño real o potencial para la salud, la supervivencia, el desarrollo o la dignidad del niño en el contexto de una relación de responsabilidad, confianza o poder.

El maltrato infantil es un problema mundial con graves consecuencias que pueden durar toda la vida. Las estimaciones actuales son muy variables dependiendo del país y método de investigación utilizado. Aun así, las cifras actuales en relación con el maltrato infantil hacen plantearse la extrema importancia de su detección temprana y de su prevención. Según la OMS, aproximadamente un 20 % de las mujeres y entre un 5-10 % de los hombres manifiestan haber sufrido, al menos en alguna ocasión, abusos sexuales en la infancia, mientras que un 25-50 % de los niños de ambos sexos refieren alguna experiencia de maltrato físico. Aunque muchas de estas experiencias no son detectadas en la infancia, es lo que se conoce como los icebergs del maltrato.

El maltrato infantil es la segunda causa de muerte durante los primeros cinco años de vida (excluido el primer mes). El 12 % de los niños que sufren maltrato físico padecen simultáneamente abuso sexual, aunque tan solo un 15-20 % de los casos de los menores víctimas de abuso sexual presenta manifestaciones físicas, es decir, que en la mayoría de los casos no se encuentra una prueba física que confirme la sospecha. Además, el 20 % de los menores queda lesionado de forma permanente, siendo las secuelas psicopatológicas las más graves y duraderas.

Salvo en aquellos casos extremos de maltrato físico o sexual, lo que realmente resulta dañino para el niño o adolescente es la alteración psicológica que acompaña a cualquier tipo de maltrato. La afectación de la autoestima y las situaciones de estrés crónico en edades tempranas pueden provocar incluso alteraciones orgánicas neurológicas en un cerebro en desarrollo. Están absolutamente demostrados los efectos del maltrato sobre la salud mental de las víctimas tanto a corto como a largo plazo. Los niños víctimas de maltrato tienen mayor incidencia de problemas internalizantes (depresión, ansiedad o trastorno de estrés postraumático) y/o externalizantes (trastornos de conducta, abuso de drogas o conductas de riesgo).

No se debe olvidar tampoco que aproximadamente una tercera parte de los niños maltratados causarán daño a sus propios hijos; es lo que conocemos como violencia transgeneracional.

Sea nuestro diagnóstico de certeza o de sospecha de maltrato, estaremos obligados a asegurar la protección del menor y a comunicarlo a las autoridades judiciales y a la institución gubernamental responsable de las políticas de protección del menor.

El diagnóstico de maltrato infantil suele tener consecuencias legales, por lo que, siempre que sea posible, se solicitará al juzgado la personación del médico forense, quien se ocupará de la parte legal de la intervención (obtención de pruebas y evidencias, protección de muestras, etc.). Si el forense no se persona, la actuación del pediatra deberá abarcar dicho aspecto, además de la parte asistencial.

Todo ello pone de manifiesto la importancia de conocer y detectar el maltrato infantil en todas sus modalidades.

 Ante la sospecha o certeza de un caso de maltrato infantil, el pediatra está obligado a asegurar la protección del menor y a comunicarlo a las autoridades judiciales y a la institución gubernamental responsable de las políticas de protección del menor.

FORMAS ACTUALES DE MALTRATO INFANTIL

Existen distintas formas de maltrato infantil por una parte, puede ser activo con efectos físicos visibles (abuso físico, abuso sexual) e invisibles (abuso emocional o psicológico) y pasivo (negligencia y abandono).

El maltrato físico es cualquier acción no accidental por parte de los padres/tutores que provoque daño físico o enfermedad en el niño o le coloque en grave riesgo de padecerlo.

El abuso sexual es cualquier clase de contacto sexual que involucre a un niño por parte de un adulto valiéndose de su posición de poder o autoridad, bien mediante contacto físico (como tocamientos, penetración) o sin él (seducción, solicitud indecente, exhibicionismo, masturbación, pornografía, etcétera).

Se considera abuso emocional o maltrato psicológico cuando ocurre un patrón repetitivo de conductas hacia el niño (aunque puede ser un incidente aislado pero extremo) en forma de insulto, rechazo, desprecio, humillaciones, burlas, crítica o amenaza de abandono, aislamiento y constante bloqueo de las iniciativas de interacción infantiles (desde la evitación hasta el encierro o confinamiento) que puede causar deterioro en el desarrollo emocional, social e intelectual del niño.

El maltrato emocional puede ser directo (mediante acciones que humillan, insultan, critican, aterrorizan, amenazan o denigran la autoestima) o indirecto (mediante desamor, desinterés, indiferencia o rechazo involuntario).

Fundamentalmente se produce por parte de uno o los dos progenitores (o cuidadores/tutores) y es una de las tipologías principales y potencialmente más dañinas y a la vez una de las que presenta mayores dificultades para su identificación, detección y abordaje. Hay situaciones familiares que favorecen este tipo de maltrato, como son la violencia de pareja (física, sexual o psicológica) y los procesos de ruptura conyugal de alta conflictividad en los que puede surgir la patología relacional de la alienación parental en la que se produce un rechazo injustificado del niño hacia un progenitor debido a la interiorización de una campaña de desprestigio iniciada por el otro progenitor. Tanto la exposición a la violencia de pareja como la alienación parental son formas de maltrato.

Además, se debe tener en cuenta que los hijos de las mujeres víctimas de violencia de género son víctimas de la misma situación, por lo que sufren las consecuencias de vivir en un entorno con violencia, por lo que se debe registrar como una modalidad de maltrato emocional.

Dependiendo del lugar donde sucede el abuso emocional hacia el niño se podría hablar de abuso emocional familiar (cuando la hostilidad verbal crónica, el desprecio, la crítica o la amenaza proviene de algún miembro adulto del grupo familiar), abuso emocional escolar o *bullying* (cuando proviene del entorno escolar).

El acoso escolar debe tener las siguientes características: ha de ser deliberado, continuado, recibido por un niño por parte de otro u otros en el entorno escolar que actúan sobre una víctima indefensa desde una postura de superioridad y mantenido debido a la pasividad del resto de personas que los rodean.

El ciberacoso es el maltrato ejercido a través de internet y consiste en ser cruel con una persona mediante el envío o publicación de material dañino usando internet u otras tecnologías digitales (mensajes de texto, envío de fotos o vídeos, llamadas, correos electrónicos, redes sociales, foros o webs).

Cuando el ciberacoso ocurre en el entorno escolar se le llama *ciberbullying*, que se define como el daño repetido, intencional y consecuente ejercido por un niño o por un grupo de niños contra otro mediante el uso de medios digitales.

El daño ejercido sobre la víctima es mayor en el *ciberbullying* que en el acoso escolar, ya que produce mayor victimización (no hay limitación de tiempo, ni espacio, todos los días de la semana, 24 horas del día y en cualquier lugar), se produce una falsa sensación de anonimato (lo que facilita que los agresores se atrevan a hacerlo más en la red que cara a cara) y una mayor audiencia (cualquier persona puede ser observador del potencial maltrato).

El ciberacoso con contenido sexual se le conoce como *grooming*. Debe ser ejercido deliberadamente por un adulto sobre un niño (o entre dos niños en los que se pueda establecer una relación de control emocional o de poder) con el fin de obtener imágenes de pornografía infantil mediante coacción o cometer un abuso sexual.

El *happy slapping* es el ataque inesperado sobre una víctima mientras un cómplice del agresor graba lo que está sucediendo para luego difundirlo o visionarlo repetidamente.

La negligencia en el cuidado o maltrato por omisión puede ser física (falta de atención temporal o permanente por algún miembro del grupo que convive con el niño a las necesidades físicas básicas del menor, como son la alimentación, el vestido, la higiene, la protección y la vigilancia en las situaciones potencialmente peligrosas, la educación y/o los cuidados médicos y/o psicológicos) y emocional (falta persistente de respuesta a las señales, expresiones emocionales y conductas procuradoras de proximidad e interacción iniciadas por el niño, y falta de iniciativa de interacción y contacto por parte de una figura adulta estable). En su grado extremo se encontraría el abandono, que se define como la delegación total de los padres/tutores del cuidado del niño en otras personas con desaparición física y desentendimiento completo de la compañía y cuidado del menor.

Otra forma de maltrato es el síndrome de Munchausen por poderes, en el que los padres o tutores del niño lo exponen a múltiples exploraciones, medicaciones e ingresos hospitalarios alegando síntomas ficticios.

El maltrato institucional es cualquier procedimiento, actuación u omisión que provenga de los poderes públicos.

Otros tipos de maltrato son el maltrato prenatal, la explotación y/o corrupción de menores y el abuso pedagógico.

Aunque estos tipos de maltrato pueden ocurrir por separado, por lo común ocurren en combinación y no aisladamente.

 Los tipos de maltrato infantil pueden ser:
- Físico y/o emocional (familiar, escolar).
- Ciberacoso (*ciberbullying*, *grooming*, *happy slapping*).
- Abuso sexual.
- Negligencia en el cuidado.
- Síndrome de Munchausen por poderes.
- Maltrato institucional.
- Maltrato prenatal.
- Explotación y/o corrupción de menores.
- Abuso pedagógico.

CLASIFICACIÓN DEL MALTRATO

Actualmente, la legislación española distingue dos situaciones de desprotección: el riesgo y el desamparo, en la Ley Orgánica 1/1996, de 15 de enero, de Protección Jurídica del Menor. Por ello, el Observatorio de la Infancia, en su Protocolo básico de intervención contra el maltrato infantil en el ámbito familiar (2014), establece dos categorías de maltrato: el maltrato leve o moderado, que incluye las situaciones de riesgo, y el maltrato grave, que incluye las situaciones de desamparo.

Los criterios que definen la gravedad del maltrato son la frecuencia e intensidad de los indicadores de maltrato y la vulnerabilidad del niño. Dentro de la vulnerabilidad del niño se deberá evaluar la frecuencia y cronicidad del maltrato, el acceso del perpetrador al niño, las condiciones y características en las que se encuentra el niño y su relación con el agresor.

Maltrato leve o moderado

Es aquel en el que existen indicadores físicos, psicológicos y/o sociales de maltrato, que se pueden abordar dentro del entorno sociofamiliar del menor, de modo que pueda permanecer en la familia, realizándose un seguimiento y una tarea de intervención educativa desde los servicios sociales, sanitarios y educativos de carácter preventivo. La finalidad sería desarrollar una parentalidad positiva y fortalecer las habilidades de los progenitores.

Maltrato grave

Es aquel en el que existen indicadores físicos, psicológicos y/o sociales que ponen en peligro la integridad y bienestar del menor, por lo que se debería considerar una situación de urgencia. Dentro de esta categoría se encontrará cualquier situación gravemente perjudicial para el menor a consecuencia de la imposibilidad, incumplimiento o inadecuado ejercicio de la patria potestad, tutela o guarda, cuyas consecuencias no puedan ser evitadas mientras el niño permanezca en su entorno de convivencia, y que no se deban a una situación económica adversa de la familia.

Además, habrá que valorar si el menor tiene alguna discapacidad, si tiene posibilidad de ser víctima de mutilación genital femenina, las características del entorno familiar y si se encuentra en un entorno en el que exista violencia de género. También se deberá tener en cuenta el riesgo para la salud mental del niño, su integridad moral y el desarrollo de su personalidad.

 La Ley Orgánica 1/1996, de 15 de enero, de Protección Jurídica del Menor establece dos categorías de maltrato:
- Maltrato leve o moderado: que incluye las situaciones de riesgo.
- Maltrato grave: que incluye las situaciones de desamparo.

FACTORES DE RIESGO

Se han establecido factores de riesgo para el maltrato asociados a las características del niño (prematuridad, discapacidad, llanto excesivo, determinadas patologías, etc.) y asociados a los padres y a su situación sociocultural (haber sido maltratados en su infancia, poco autocontrol, paternidad precoz, alcoholismo o drogadicción, problemas económicos, por ejemplo) (**Tabla 22-1**).

BASES PARA EL DIAGNÓSTICO

El primer punto del diagnóstico es la sospecha. Hay que pensar en el maltrato para diagnosticarlo y, además de tener presentes los factores de riesgo, se deben conocer los indicadores generales de maltrato. Posteriormente, con la anamnesis, la exploración y los exámenes complementarios, procederemos al diagnóstico realizando un adecuado diagnóstico diferencial.

💡 El diagnóstico del maltrato infantil se basa en tres pilares:
- Observación de indicadores de maltrato.
- Anamnesis.
- Exploración: física, psicológica y pruebas complementarias.

Tabla 22-1. Factores de riesgo favorecedores de posibles situaciones de maltrato infantil

Factores de riesgo en niños	Factores de riesgo en padres y situación sociocultural familiar
• Prematuridad, bajo peso al nacimiento • Discapacidades físicas o mentales • Enfermedades crónicas • Niños hiperactivos • Fracaso escolar • Hijo no deseado, hijastros, adoptados • Llanto excesivo	• Antecedente de maltrato • Bajo nivel intelectual • Bajo nivel cultural • Poco autocontrol, poca tolerancia a la frustración • Problemas psicológicos o psiquiátricos • Paternidad precoz • Embarazo no controlado/no deseado • Prostitución • Problemas de pareja, ruptura conyugal (especialmente las de alto nivel de conflicto) • Alcoholismo/drogadicción • Problema laboral/paro • Problemas económicos • Ausencia del hogar • Emigración • Familias monoparentales • Delincuencia y marginación

Observación de indicadores de maltrato

Los indicadores de maltrato son observables y hacen referencia a una serie de señales, circunstancias o conductas que pueden hacer sospechar la presencia de su existencia.

- Indicadores físicos en el niño: lesiones o manifestaciones físicas en el menor.
- Indicadores comportamentales del niño: pudor y/o miedo inexplicable y excesivo en la exploración, reacción de defensa ante la presencia de un adulto, cara inexpresiva, reacción paradójica de adaptación a la hospitalización, conductas de huida o evitación respecto al hogar o a cierto entorno o personas, conductas agresivas o victimización de terceros, crisis de agitación psicomotriz inexplicadas, conocimientos o conductas sexuales inapropiadas para su edad, regresión en hitos de maduración, etcétera.
- Indicadores comportamentales del cuidador: quejas sobre el niño, culpabilizar al menor, despreocupación por temas de salud, incumplimiento de tratamientos, indiferencia emocional, visitas cortas en el hospital, dificultad en establecer sintonía con el profesional; consultas tardías o aduciendo mecanismo de producción «peregrino» o poco congruentes ante lesiones que se intuyen traumáticas; en el perpetrador de abuso sexual, sobreatención y control asfixiante sobre la vida del menor.
- Indicadores de la interacción padres/hijo: padres insensibles, no calman ni reconfortan al niño, contacto físico pobre o inapropiado, no prestan atención a necesidades y demandas del niño, juego tenso, estereotipado o aburrido.

Anamnesis detallada

La anamnesis debe ser completa y detallada siendo, en ocasiones, la única prueba que se puede obtener. Si se sospecha maltrato intrafamiliar, hay que entrevistar por separado al niño, pidiendo permiso a los padres (si se niegan, se deberá reflejar en la historia y se considerará como factor de riesgo). Se ha de anotar siempre quién acompaña al niño.

- Facilitar el relato del niño con un clima de tranquilidad, seguridad y confianza y con el uso de un lenguaje comprensivo para él. Anotar literalmente las palabras utilizadas por el niño y los nombres de las personas que cita. Es importante ser consciente de que el desvelamiento de los hechos casi nunca se consigue en primeras entrevistas (miedo por imposición habitual de secreto bajo amenazas) y puede requerir de meses o años de atención psicoemocional especializada hasta que ocurra.
- Buscar datos que permitan hacer pensar que los hechos se han vivido (sensaciones, detalles, olores, por ejemplo).
- No presionar al niño con preguntas directas. No sugerir respuestas. Utilizar preguntas abiertas.
- Reseñar la actitud, gestos y sentimientos del menor.
- Reflejar si hay retraso en buscar asistencia médica, discordancia entre la historia referida y la gravedad clínica, múltiples ingresos, antecedentes traumáticos de repetición, falta de controles de salud en la cartilla infantil.

- En los casos de rupturas conyugales conflictivas, evitar manipulaciones, realizar informes objetivos, transcribir la versión que se escucha como referida, anotar datos de la situación de ruptura conyugal, investigar si hay litigio u otros eventos que pudieran incrementar el conflicto. Hay que reflejar quién tiene la patria potestad, la custodia y si se cumplen los tiempos de estancia con cada progenitor.

Exploración física

En general, se debe realizar exploración sistemática general minuciosa, incluyendo exploración genitoanal, nuca y orejas y descripción del estado emocional y comportamental del niño y sus cuidadores durante la entrevista. Observar indicadores de negligencia en el cuidado (como higiene, heridas sin cuidado y ropa).

Buscar síntomas y signos a diferentes niveles: lesiones cutaneomucosas (son las lesiones más frecuentes), dentales, osteoarticulares, neurológicas (como las intracraneales), lesiones en vísceras abdominales y tórax, lesiones oculares, óticas y genitoanales.

Las fracturas constituyen la segunda manifestación clínica en frecuencia en casos de maltrato. Aparecen en el 55 % de las víctimas, de las cuales la gran mayoría, el 85 %, son menores de 3 años. Las fracturas con especificidad alta de indicio de maltrato son las que se producen por compresión torácica, zarandeo y tracción-torsión. Las fracturas de moderada o baja especificidad se convierten en alta cuando la historia del trauma es ausente o inconsistente con las lesiones.

Las lesiones intracraneales son la principal causa de muerte en los niños víctimas de maltrato. Aunque pueden ser asintomáticas, lo normal es que causen un cuadro neurológico agudo. La presentación clínica más frecuente sería la de un lactante o un niño pequeño que acude por convulsiones y alteración del nivel de conciencia, pudiendo asociar apneas. Los hematomas subdurales, en ausencia de antecedente claro que los pueda producir, son muy característicos de maltrato.

Se debe sospechar maltrato ante lesión intracraneal grave producida, supuestamente, por caída sin testigos o desde poca altura (menos de 1,20 m), especialmente si es menor de 1 año.

El mecanismo de producción puede ser por aceleración/desaceleración de la cabeza (síndrome del niño zarandeado), compresión de la carótida (estrangulamiento), compresión de tórax persistente y violenta, aceleración rotacional brusca de la cabeza por golpe en oído (*Tin Ear Syndrome*).

Las lesiones intraoculares son frecuentes y graves, por lo que se recomienda hacer fondo de ojo. Las hemorragias retinianas en un niño menor de 2 años, sobre todo si se asocia a hematomas subdurales, están relacionadas con el síndrome del niño zarandeado. Las lesiones hemorrágicas muy dispersas, bilaterales, numerosas, que afectan a varias capas de la retina, sin edema de papila o enfermedad subyacente son indicativas de maltrato.

En el caso de los abusos sexuales, la exploración física se realizará por el pediatra si aún no tiene un carácter judicial y la anamnesis no orienta hacia una agresión sexual evidente. De lo contrario, se esperará a llevarla a cabo junto con el médico forense para evitar la revictimización. Nunca se forzará al menor; si es preciso, se realizará bajo sedación.

Son altamente específicas de abuso sexual el relato positivo de abuso por parte del niño (es importante validarlo por expertos para prevenir la retractación impuesta por la familia en casos incestuosos), el hallazgo de esperma o líquido seminal en el cuerpo, los cultivos/serologías positivas de sífilis, *Neisseria gonorrhoeae*, *Chlamydia trachomatis* y virus de la inmunodeficiencia humana (sin evidencia de contagio vertical ni exposición previa de riesgo serológico), el desgarro de himen o ano por penetración intencional y/o el embarazo antes de edad del consentimiento. Las lesiones más frecuentemente encontradas son desgarro de himen o ano, himen ausente, dilatación anal refleja, eversión del canal anal, fisuras profundas de localización posterior, pliegues del esfínter anal engrosados, hemorragia genital y/o rectal, parafimosis, balanitis, vulvitis, adherencias, verrugas genitales, anales u orales, excoriaciones, hematomas, disuria, dolor y prurito.

> **!** Se debe tener sospecha de abuso sexual ante:
> - Relato positivo del menor.
> - Hallazgo de esperma o líquido seminal en el cuerpo.
> - Cultivos/serologías positivas para sífilis, *Neisseria gonorrhoeae*, *Chlamydia trachomatis* y virus de la inmunodeficiencia humana (sin evidencia de contagio vertical ni exposición previa de riesgo serológico).
> - Desgarro de himen o ano por penetración intencional.
> - Embarazo antes de edad del consentimiento.

Exploración psicológica

Las consecuencias del maltrato van a depender de varios factores: la edad del niño y la etapa de su desarrollo en el que ocurre la situación de maltrato, el tipo de abuso (físico, emocional, sexual, negligencia o abandono), la frecuencia, duración y gravedad del maltrato y la relación entre la víctima y el agresor.

Existen unos factores de protección que van a contribuir a la recuperación de un niño maltratado. Entre ellos se encuentran la resiliencia o capacidad temperamental para asumir con flexibilidad situaciones límite y sobreponerse a ellas, las características individuales (inteligencia, optimismo, independencia, autoestima, creatividad, sentido del humor), el apoyo intrafamiliar, las relaciones adecuadas con compañeros y amigos y el apoyo social (influencias positivas de maestros o personas admiradas, vecindario seguro, escuelas y servicios médicos de calidad).

Las consecuencias del maltrato pueden manifestarse en la infancia, adolescencia y edad adulta. La principal secuela que se produce es el retraso en el desarrollo. Las manifestaciones más frecuentemente encontradas son las siguientes:

- Dificultades de aprendizaje: pueden presentar menor desarrollo cognitivo, fracaso escolar, impulsividad, inatención, dificultades de comunicación y del lenguaje, retraso psicomotor y retraso mental.
- Problemas de conducta: rabia, frustración, agresividad, desobediencia, delincuencia, consumo de tóxicos y problemas de interacción social.
- Clínica psicosomática: cefalea, enuresis, encopresis, anorexia nerviosa y trastornos del sueño.
- Trastornos psiquiátricos: síntomas depresivos, ansiedad, pánico, miedo, trastornos de personalidad (disociación psicológica, identidad, autoestima, inseguridad), fobias, psicosis, desórdenes alimentarios, trastornos de conversión, ideación autolítica, trastorno por estrés postraumático y/o comportamientos sexuales precoces.

Exploraciones complementarias

Estas pueden ser en maltrato físico y en abuso sexual infantil.

En maltrato físico

Las exploraciones complementarias descartan otras patologías que se incluyen dentro del diagnóstico diferencial del maltrato infantil (**Tabla 22-2**) y permiten confirmar el diagnóstico. Las pruebas para estos casos incluyen analíticas, estudios de imagen y oftalmológicos y una valoración psicosocial y psicológica.

Tabla 22-2. Diagnóstico diferencial del maltrato físico

Traumatismo accidental

Anomalías óseas
- Variante de normalidad: irregularidad cortical, pico y espolón metafisarios, reacción perióstica fisiológica, sutura craneal accesoria
- Infecciones: sífilis congénita, osteomielitis
- Traumatismo obstétrico
- Osteoporosis
- Displasias óseas: osteogénesis imperfecta, enfermedad de Caffey (hiperostosis cortical infantil)
- Defectos nutricionales: raquitismo, escorbuto, hipervitaminosis A, deficiencia de cobre

Enfermedades hematológicas y/o oncológicas
- Leucemia
- Trombocitopenia
- Coagulopatías
- Déficit de vitamina K
- Síndrome hemolítico-urémico
- Púrpura trombocitopénica idiopática
- Síndrome de Schönlein-Henoch
- Coagulación intravascular diseminada
- Púrpura meningocócica
- Neuroblastoma metastático
- Histiocitosis X

Enfermedades dermatológicas
- Angioedema
- Dermatitis de contacto
- Eritema nodoso
- Eritema multiforme
- Vasculitis
- Celulitis
- Síndrome de piel escaldada
- Impétigo
- Dermatitis ampollosas

Enfermedades genéticas y/o congénitas
- Insensibilidad congénita al dolor
- Síndrome de Ehlers-Danlos
- Mucolipidosis
- Homocistinuria
- Enfermedad de Menkes
- Aciduria glutárica tipo I

Prácticas rituales/terapias tradicionales

Analítica sanguínea

Se trata de un hemograma y pruebas de coagulación para descartar discrasias sanguíneas y una prueba de bioquímica que incluya transaminasas y amilasa para detectar lesión intraabdominal, además de calcio, fósforo y fosfatasa alcalina para descartar enfermedades óseas.

En lactantes se recomienda realizar estudios metabólicos para descartar aciduria glutárica I (ácidos orgánicos) que puede provocar clínica neurológica con hematomas subdurales y hemorragias retinianas, o enfermedad de Menkes (ceruloplasmina y cobre), que puede cursar con hipotonía, lesiones óseas y hematomas subdurales además de las características del pelo típicas (*pili torti*) y estudios genéticos (osteogénesis imperfecta, variantes hemorrágicas de enfermedad de Ehlers-Danlos, etc.), si fuera necesario.

Sedimento y detección de tóxicos en orina

Ante casos de intoxicaciones agudas infantiles por drogas de abuso o por fármacos o tóxicos químicos sin certeza de mecanismo accidental, se deberán cursar las determinaciones oportunas de sustancias en orina y/o sangre, asegurando que se respete escrupulosamente la cadena de custodia de las muestras de estudio con el fin de poder ser aportadas como pruebas. Este proceso consiste en entregas y recogidas identificadas y visadas con firma de todos los involucrados, desde su obtención hasta su transporte, procesado y/o conservación o custodia de los elementos, y, en ciertos casos, su entrega eventual al laboratorio del instituto de toxicología y medicina legal de la localidad.

Estudio de imagen

Ante sospecha de maltrato se debe realizar una serie ósea y repetirla a los 15 días. En menores de 1 año o con traumatismo craneal o síntomas neurológicos, debe realizarse tomografía computarizada (TC) craneal y completar con resonancia magnética (RM) craneoespinal dos-cinco días después si hay síntomas neurológicos, fractura craneal, TC patológica y/o serie ósea patológica.

Estudio oftalmológico

En los menores de 2 años en los que se sospecha maltrato infantil, es necesario realizar un fondo de ojo para detectar hemorragias retinianas.

Valoración psicosocial y psicológica

Se realizará estudio del menor y del entorno familiar y social a cargo de los servicios sociales y unidad de salud mental infantil de zona para su posterior seguimiento.

Otras pruebas

Se recomienda realizar fotografías, mejor con referencia de cinta métrica, para adjuntar en la historia clínica. En las ocasiones en las que se recojan pruebas que pueden tener valor judicial, se debe asegurar la cadena de custodia hasta la recogida por el forense o por la policía judicial.

En abuso sexual infantil

Las exploraciones complementarias pueden aportar una cantidad limitada de información, pero en ciertas situaciones de urgencia, su relevancia puede ser muy significativa, ya que, en caso de presentar alteraciones, tendrán un valor judicial extremadamente alto. Estas exploraciones son más valiosas si se realizan dentro de las primeras 72 horas desde el contacto del niño con el clínico y si no se ha realizado un lavado a la víctima. Deben llevarse a cabo siempre que exista sospecha de abuso sexual, y será el médico forense quien se encargue de recoger muestras para la detección de pruebas biológicas.

El estudio de infecciones de transmisión sexual (ITS) compete al personal clínico dentro de su obligada misión de prevención, curación (de lesiones y/o infecciones) y puesta en marcha de la rehabilitación de la víctima.

Ante la sospecha de abuso sexual deberá solicitarse la realización de las siguientes pruebas:

- Muestras microbiológicas: se realizará solicitud en todos los casos en los que haya habido contacto físico con genitales del agresor, con fluidos biológicos o ante lesiones típicas de ITS (como condilomas perineales, por ejemplo). Las muestras son las siguientes:
  - Frotis de secreciones (faríngeo, vaginal y rectal) con cultivo específico para *Neisseria gonorrhoeae*, *Trichomonas vaginalis* y prueba de reacción en cadena de la polimerasa en orina para *Chlamydia trachomatis*. Si hay lesiones ulcerosas, se recogerá muestra específica para virus del herpes simple.
  - Serología basal de sífilis, VIH, hepatitis B y C. Si el agresor es desconocido y no puede disponerse de su serología, deberá serle repetida a la víctima a las 6, 12 y 24 semanas.
- Analítica básica: hemograma y bioquímica si se considera realizar profilaxis para el VIH.
- Test de embarazo en niñas tras la menarquia.
- Tóxicos en orina si se sospecha sedación de la víctima.

Diagnóstico diferencial

Ante la sospecha de maltrato, el pediatra realizará el diagnóstico diferencial oportuno (v. **Tablas 22-2** y **22-3**). Cuando la sospecha sea de maltrato psicológico, el diagnóstico diferencial lo realizarán los equipos técnicos de los servicios sociosanitarios. El abuso sexual siempre conlleva maltrato físico y psicoemocional.

PAUTA DE ACTUACIÓN ANTE LA SOSPECHA DE MALTRATO INFANTIL

Ante un cuadro sospechoso de maltrato infantil se deben seguir las pautas descritas a continuación.

Actuación médico-quirúrgica según las lesiones y posibilidad de ingreso

- Gravedad de lesiones (físicas y/o psíquicas).
- Necesidad de completar exploración inicial.

> **Tabla 22-3. Diagnóstico diferencial de abuso sexual infantil (cuando se evidencian lesiones)**
>
> - Traumatismos accidentales
> - Eritemas genitales por vulvovaginitis
> - Infecciones estreptocócicas perianales
> - Lesiones dermatológicas, como el liquen escleroso y atrófico, el penfigoide bulloso, la enfermedad de Behçet, *molluscum contagiosum*
> - Lesiones perianales de la enfermedad de Crohn
> - Hemorroides, fisuras anales por estreñimiento
> - Algunos tumores (linfangioma circunscrito)
> - Dilatación anal en niños con factores predisponentes: estreñimiento y/o encopresis, niños sedados o dormidos y niños con afectación del tono neuromuscular (incluido *post mortem*)
> - Infecciones de transmisión sexual de adquisición perinatal o por contacto no sexual*

* Se considera que pueden ser adquiridos de forma perinatal los condilomas acuminados en menores de 20 meses, la infección vaginal por *Chlamydia* en menores de 3 años y por *Trichomonas vaginalis* en menores de 1 año. Las infecciones por virus del herpes y papiloma pueden ser adquiridas por contacto no sexual, pero las lesiones producidas por estos virus en la región anogenital en niños mayores de 5 años son altamente sospechosas.

- Medida de protección del menor: necesidad de separar al niño del potencial agresor. Se deberá mantener el ingreso hasta que los servicios sociales o el cuerpo policial correspondiente lo trasladen a un ámbito familiar alternativo seguro o a un centro de protección de menores. Si los padres se negaran al ingreso, se contactará con el juez de guardia para obtener la correspondiente resolución de tutela hospitalaria en el caso de un ingreso en planta de pediatría general. Si el ingreso es en planta de psiquiatría infantojuvenil, se notificará al juzgado para obtener la autorización judicial siguiendo el artículo 763 de la Ley de Enjuiciamiento Civil 1/2000.

En los casos de agresiones sexuales

- Anticoncepción postcoital: en niñas con menarquia. Si han transcurrido menos de 72 h, se administrará levonorgestrel 1,5 mg, dosis única por vía oral (v.o.).
- Antibioterapia profiláctica: si existe ansiedad familiar, si se duda de un seguimiento posterior o si el agresor es portador de ITS ceftriaxona 125 mg por vía intramuscular/intravenosa en dosis única, y azitromicina 15 mg/kg (máximo: 1 g) por v.o. en dosis única.
- Profilaxis de hepatitis B: solo en casos de calendario vacunal incompleto se administrará vacuna e inmunoglobulina específica.
- Profilaxis VIH: se realizará en casos de riesgo alto (agresor VIH conocido).
- Se remitirá a la paciente a la consulta externa de infectología pediátrica para seguimiento.

Tratamiento psicológico

No se debe olvidar el tratamiento psicológico al paciente y, si es oportuno, a los hermanos (si estuvieran es situación de riesgo).

En el caso de sospecha de abuso sexual, es la atención psicológica especializada la que propicia en ciertos casos el desvelamiento definitivo de los hechos por parte de la víctima (prueba verbal esencial), con lo que se inicia su rehabilitación emocional.

Notificación a los servicios sociales

Los sanitarios tienen la obligación legal de protección a la infancia estipulada en la Ley 1/1996, de 15 de enero, de Protección Jurídica del Menor, con modificación en la Ley 26/2015, de 28 de julio de 2015 y en la reciente Ley Orgánica 8/2021, de 4 de junio, de protección integral a la infancia y la adolescencia frente a la violencia. Por ello, están obligados a comunicar a la autoridad judicial y a la institución gubernamental responsable de las políticas de protección del menor cualquier sospecha o certeza de maltrato, de riesgo o de posible desamparo de un menor. La legislación actual distingue dos situaciones de desprotección: el riesgo (maltrato leve o moderado) y el desamparo (maltrato grave). En la citada ley, además de considerar como indicador de desamparo «el riesgo para la vida, salud e integridad física del menor», también indica que hay que valorar «el riesgo para la salud mental del menor, su integridad moral y el desarrollo de su personalidad debido al maltrato psicológico continuado o a la falta de atención grave y crónica de sus necesidades afectivas o educativas por parte de progenitores, tutores o guardadores».

Ante la sospecha (incluso leve) o evidencia de un caso de maltrato, siempre habrá que cumplimentar la hoja oficial de notificación para la atención socio-sanitaria infantil y la protección de menores, contactar con el trabajador social del hospital y proporcionarle copia del informe asistencial, de la hoja de notificación y del parte de lesiones, si lo hubiere, para su traslado a los servicios sociales correspondientes. Además, esta hoja debería cumplimentarse en caso de detectar factores de riesgo psicosocial aun sin maltrato conocido. Si no se aprecian lesiones en los casos de maltrato físico o abuso sexual, se deberá hacer constar el motivo por el que se notifica (relato del menor o de los acompañantes), distinguiendo lo relatado de lo observado. Esto es especialmente importante en las acusaciones de maltrato hacia el niño entre los progenitores en contextos de ruptura conyugal de alto conflicto y/o disputas por la custodia.

Parte de lesiones

Es el documento médico legal por el que el facultativo se comunica con el juez que pone en marcha la investigación sobre lo ocurrido. Se debe redactar en los casos que aporten denuncia previa, acudan acompañados de un policía, si los hechos han ocurrido en una institución y en todos los casos en que exista sospecha razonable de que se está ante un menor maltratado y siempre que se sospeche abuso sexual por ser un delito mayoritariamente intrafamiliar (95 % de los casos) y reiterado sobre más de un/a menor. El parte de lesiones debe ir acompañado del informe médico asistencial con la máxima información posible. Puede tramitarse de forma urgente (casos en los que se precisen medidas inmediatas) al juzgado de guardia tras contacto telefónico con el juez.

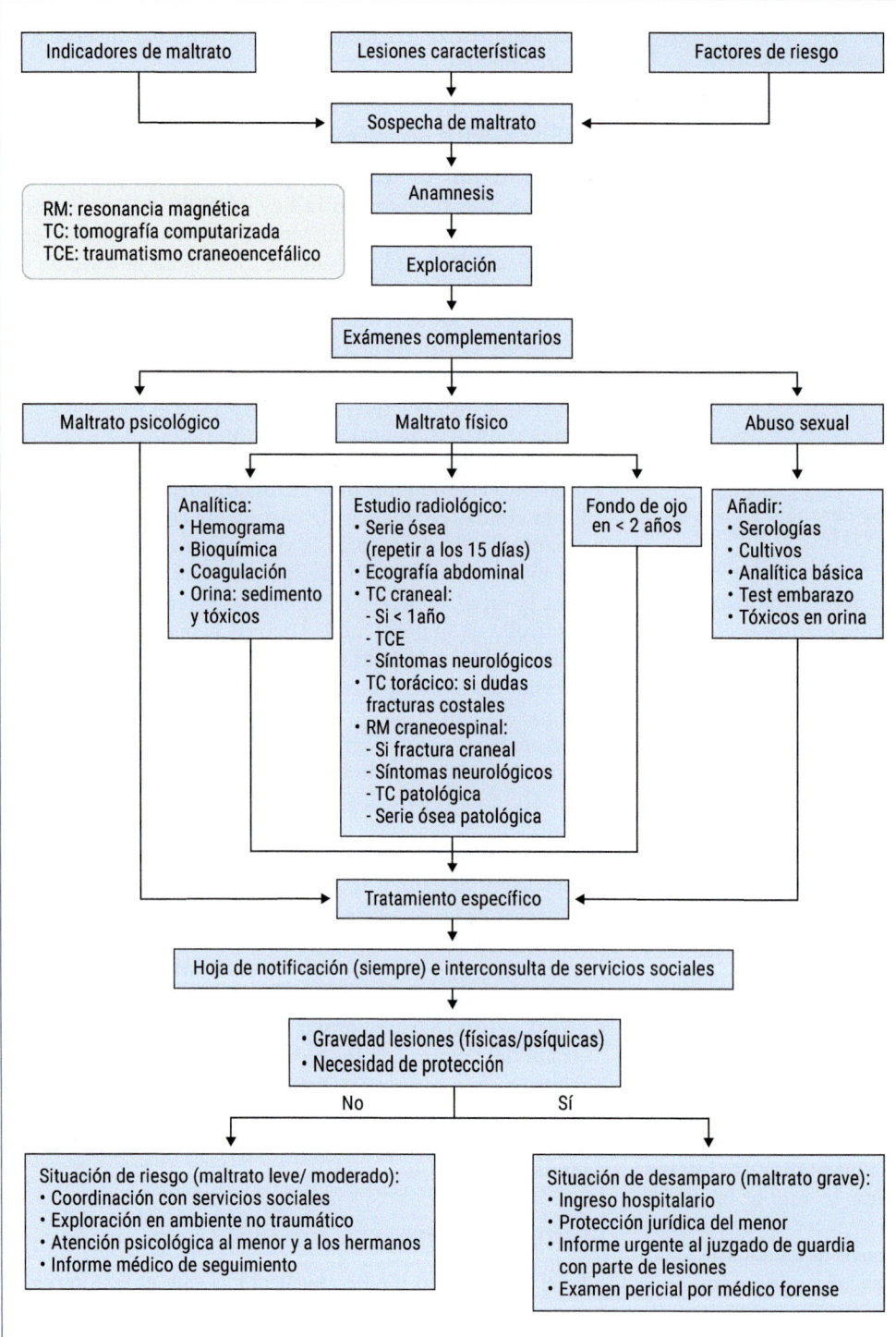

Figura 22-1. Algoritmo diagnóstico-terapéutico en maltrato infantil.

Cuando se considere necesaria la intervención del forense, se solicitará telefónicamente al juzgado y se procurará contactar directamente con aquel. En caso de duda en el diagnóstico, puede retrasarse hasta que se complete el estudio.

El parte médico judicial o parte judicial de lesiones constituye una denuncia de oficio (parte de oficio), pero corresponde al juez decidir si implica en la investigación al médico forense y/o a la policía judicial.

En el caso de sospecha de abuso sexual infantil, la notificación a servicios sociales se debe realizar siempre, puesto que son ellos los que harán el seguimiento, y el parte de lesiones se realizará según el nivel diagnóstico.

Protección jurídica del menor

En los casos en que la integridad física o moral del menor requiera medidas urgentes de protección (declaración de situación de desamparo y tutela hospitalaria automática), se procederá al ingreso, interconsulta con el trabajador social y notificación al juez de guardia. Los servicios sociales se encargarán de asignar el recurso de protección tras el alta hospitalaria (acogimiento familiar o residencial), así como el régimen de visitas de padres o familiares, teniendo en consideración el criterio clínico.

La tutela hospitalaria automática es la que asume la entidad pública cuando se declara el desamparo de un menor, según el artículo 72 del Código Civil, sin necesidad de que sea constituida por los órganos judiciales. Su vocación es de provisionalidad y sus beneficiarios son exclusivamente los menores declarados en desamparo. Conlleva la suspensión de la patria potestad o de la tutela ordinaria.

La actuación ante la sospecha de maltrato infantil seguirá el algoritmo diagnóstico-terapéutico indicado para estos casos (**Fig. 22-1**).

- Ante la sospecha o evidencia de un caso de maltrato infantil, se cumplimentará siempre la hoja de notificación de riesgo.
- El parte de lesiones debe ir acompañado de la hoja de urgencias o informe clínico con la máxima información posible.

PUNTOS CLAVE

- El maltrato infantil es un problema mundial con graves consecuencias que pueden durar toda la vida, y constituye la segunda causa de muerte en los primeros cinco años de vida, excluido el primer mes.
- Ante la sospecha o certeza de un caso de maltrato el pediatra está obligado a asegurar la protección del menor y a comunicarlo a las autoridades judiciales.
- Las lesiones cutáneas son las más frecuentes encontradas, seguidas de las fracturas óseas.
- Se debe sospechar maltrato ante lesión intracraneal grave producida supuestamente por caída sin testigos

o desde poca altura (menos de 1,20 metros), especialmente si el niño es menor de 1 año. Ante sospecha de maltrato se debe realizar una serie ósea y repetirla 15 días después si es normal.

- En menores de 2 años en los que se sospeche maltrato, es necesario realizar fondo de ojo para detectar hemorragias retinianas.
- Ante la sospecha o evidencia de maltrato se cumplimentará siempre la hoja de notificación de riesgo.
- El parte de lesiones debe ir acompañado de la hoja de urgencias o de informe médico detallado.

BIBLIOGRAFÍA

Cerezo MA. El impacto psicológico del maltrato: primera infancia y edad escolar. Inf Aprendiz. 1995;71:135-58.

Child Welfare Information Gateway. ¿Qué es el abuso y la negligencia de menores? Reconociendo los indicios y los síntomas [internet]; 2013 [consulta el 17 de febrero de 2024]. Disponible en: https://capc-coco.org/wp-content/uploads/2017/10/Que-es-el-abuso-y-la-negligencia-de-menores.pdf

Domingo A, Díaz J, Esteban J, Romeu FJ, Puyo C, Gotzens F, Requena E, et al. Observatorio de la infancia. Maltrato infantil: detección, notificación y registro de casos. Madrid: Subdirección Ministerio de Trabajo y Asuntos Sociales. Subdirección General de Información Administrativa y Publicaciones; 2006.

Dwek JR. The Radiographic Approach to Child Abuse. Clin Orthop Relat Res. 2011;469(3):776-89.

English DJ, Widom CS, Brandford C. Another Look at the Effects of Child Abuse. Final report submitted to NIJ, Childhood Victimization and Delinquency, Adult Criminality, and Violent Criminal Behavior: A Replication and Extension [internet]. NIJ Journal, 2004;251 [consulta el 17 de febrero de 2024]. Disponible en: https://www.ojp.gov/sites/g/files/xyckuh241/files/archives/ncjrs/jr000251g.pdf

Gállegos, E. Maltrato Infantil [internet]. 2001 [consulta el 16 de febrero de 2024]. Disponible en: http://www.psicopedagogia.weebly.com/uploads/6/8/2/3/6823046/maltrato_infantil.pdf

Jiménez M, Aragón J, Hurtado F, Loño J. Abuso sexual, desafío multidisciplinar: un abordaje integral del problema para mejorar su detección y la atención a la víctima. Acta Pediatr Esp. 2013;71(10):302-14.

Kellogg N; American Academy of Pediatrics Committee on Child Abuse and Neglect. The Evaluation of Sexual Abuse in Children. Pediatrics. 2005;116(2):506-12.

Kleinman PK. Diagnostic imaging in infant abuse. AJR Am J Roentgenol. 1990;155(4):703-12.

Ministerio de Justicia. Actuación en la atención a menores víctimas en los institutos de Medicina Legal y Ciencias Forenses; 2018.

Ministerio de Sanidad, Política Social e Igualdad. Protocolo básico de intervención contra el maltrato infantil en el ámbito familiar. Informes, estudios e investigación 2014. p. 23-42.

Ministerio de Sanidad. Política Social e Igualdad. Maltrato Infantil en la familia en España. Informe del Centro Reina Sofía. Informes, estudios e investigación 2011;2011 p. 10-18.

Ochando G, Jiménez M, Gormaz M. Maltrato infantil. En: Monteagudo E (coord.). Editorial Ergon. Pautas de Pediatría. Madrid: Editorial Ergon; 2015. p. 60-71. Disponible en: https://ergon.es/wp-content/uploads/2015/05/primeras_pautas_ped.pdf

Oliván G. Indicadores de Maltrato Infantil [internet]. Olivan-pediatra.es; 2010 [consulta el 16 de febrero de 2024]. Disponible en: http://olivan-pediatra.es/Guia_Clinica_de_Indicadores_de_Maltrato_Infantil_2010_Fisterra.pdf

Organización Mundial de la Salud. Maltrato infantil . Datos y cifras [internet]. 2022 [consulta el 16 de febrero de 2024]. Disponible en: https://www.who.int/es/news-room/fact-sheets/detail/child-maltreatment

Organización Mundial de la Salud. Maltrato Infantil. Nota descriptiva N° 150. Agosto 2010. http://www.who.int/mediacentre/factsheets/fs150/es/index.html

Pekarsky AR. Generalidades sobre el maltrato infantil [internet]. Manual MSD versión para profesionales; 2022 [consulta el 16 de febrero de 2024]. Disponible en: https://www.msdmanuals.com/es-es/professional/pediatr%C3%ADa/maltrato-infantil/generalidades-sobre-el-maltrato-infantil

Polinsky ML, Pion-Berlin L, Williams S, Long T, Wolf AM. Preventing Child Aabuse and Neglect: A National Evaluation of Parents Anonymous Groups. Child Welfare [internet]. 2010;89(6):43-62 [consulta el 17 de febrero de 2024]. Disponible en: https://www.jstor.org/stable/48623282

Pou Fernández J. Maltrato infantil. Actuación en urgencias. Protocolos diagnóstico-terapéuticos de Urgencias Pediátricas SEUP-AEP. Hospital Hospital San Joan de Déu. [consulta el 17 de febrero de 2024]. Disponible en: https://www.enfermeriaaps.com/maltrato_infantil._actuacion_en urgencias(2).pdf

Pou J, Ruiz A, Comas Ll, Petitbó MD, Ibáñez M, Bassets J. Abuso sexual. Experiencia en una unidad funcional de abusos a menores. An Pediatr. 2001;54-3:243250.

Quigley AJ, Strafrace S. Skeletal survey normal variants, artefacts and commonly misinterpreted findings not to be confused with non-accidental injury. Pediatr Radiol. 2014;44:82-93.

Real-López M, Peraire M, Ramos-Vidal C, Llorca G, Julián M, Pereda N. Abuso sexual infantil y consecuencias psicopatológicas en la vida adulta. Rev Psiquiatr Infanto-Juv [internet]; 2023;40(1):13-30 sexual. Experiencia. Disponible en: https://aepnya.eu/index.php/revistaaepnya/article/view/857

Romeu FJ (coord.). El papel del ámbito sanitario en la detección y abordaje de situaciones de desprotección o maltrato. Conselleria de Sanitat. Conselleria de Benestar Social. Generalitat Valenciana; 2006.

Soriano FJ. Promoción del buen trato y prevención del maltrato en la infancia en el ámbito de la atención primaria de la salud. Rev Pediatr Aten Primaria. 2009;11(41).

The Society and College of Radiographers; Clinical Radiology. The radiological investigation of suspected physical abuse in children [internet]; 2018 [consultado el 17 de febrero de 2024]. Disponible en: https://www.rcr.ac.uk/publication/radiological-investigation-suspected-physical-abuse-children

Interferencias parentales: el conflicto en la familia como factor de riesgo de psicopatología

23

M. J. Mardomingo Sanz

OBJETIVOS

- Comprender la complejidad de la separación de los padres cuando tiene un carácter conflictivo y sus efectos en los hijos.
- Entender la importancia de que los psiquiatras infantiles sean capaces de identificar los conflictos en la familia como un factor etiopatogénico de cuadros depresivos, ansiedad y problemas de comportamiento en los niños y en los jóvenes.
- Conocer las consecuencias a corto y largo plazo de las rupturas conflictivas y la trascendencia de tenerlo en cuenta para la prevención, la orientación a los padres, el diagnóstico correcto y las medidas terapéuticas.
- Saber que detectar estos conflictos es una medida imprescindible para orientar bien el tratamiento de cualquier cuadro clínico.
- Adquirir las herramientas pertinentes para la evaluación, el diagnóstico y el tratamiento.

INTRODUCCIÓN

La separación o el divorcio de los padres es una circunstancia bastante frecuente en nuestros días y bien aceptada por la sociedad, lo que supone una gran ventaja para toda la familia. Eso no excluye que suponga, en muchos casos, una etapa de tensión y problemas con numerosas implicaciones emocionales, jurídicas y económicas que desestabilizan la vida de padres e hijos y dan lugar a problemas psicopatológicos que no siempre se detectan.

Los conflictos de los padres, en los que suelen estar implicados los hijos, son una de las experiencias más dolorosas que pueden experimentar los niños. Una fuente de infelicidad con consecuencias duraderas. El problema no es que los padres se separen o tengan discrepancias, sino el modo en que se separan, la intensidad de las disensiones y disputas, la violencia explícita o implícita que las acompaña y el tiempo que se prolongan. Se calcula que en España hay al menos medio millón de familias con graves problemas de interacción, muchas de las cuales terminarán en divorcio, separación o, simplemente, en ruptura.

La psiquiatría infantil tiene que tomar conciencia de la importancia de este tema. El conflicto mantenido en la casa produce una intensa perturbación en los niños, con alteraciones de la repuesta endocrina e inmunitaria y una tasa más alta de trastornos emocionales y del comportamiento. La separación supone un cambio radical en sus vidas y los problemas suelen continuar.

¿Esto significa que los padres no tienen que separarse? Por supuesto que no. El divorcio es muchas veces un mal menor ante una situación mucho peor y los niños cuentan en la consulta cómo fue un alivio que los padres se separaran y dejar así de presenciar escenas de violencia y falta de amor. Otros nunca llegan a aceptarlo.

 El conflicto mantenido en la casa da lugar a alteraciones de la respuesta endocrina e inmunitaria y a trastornos emocionales y del comportamiento de los hijos.

DEFINICIÓN

Las relaciones perturbadas de los padres y, en concreto, el divorcio o la separación conflictivos representan una experiencia muy estresante para los hijos que no debe entenderse como un acontecimiento limitado en el tiempo, sino como un largo proceso en el que se recorren varias etapas: una etapa previa de desavenencias y conflictos maritales; una segunda etapa de recrudecimiento de estos conflictos, coincidiendo con el inicio de los trámites legales de la separación, y una tercera de efectos a medio y largo plazo que puede afectar a todos los miembros que constituyen la familia. Por lo tanto, la separación tiene consecuencias a corto, medio y largo plazo cuya gravedad depende esencialmente de la duración de los conflictos, su intensidad, el grado de implicación de los hijos y factores de protección y vulnerabilidad.

El Manual Diagnóstico y Estadístico de los Trastornos Mentales, 5ª edición (DSM-5) introduce un nuevo concepto referido a los niños que sufren la relación perturbada de unos padres que tienen una actitud tensa, despectiva, violenta, de ignorancia mutua, de menosprecio, o bien serios conflictos con motivo del divorcio o separación, y reconoce la importancia clínica de este problema que puede llegar al extremo del rechazo de uno de los progenitores por parte del hijo e incluso a la pérdida de contacto con el progenitor.

 La separación tiene consecuencias a corto, medio y largo plazo cuya gravedad depende esencialmente de la duración de los conflictos y de su intensidad.

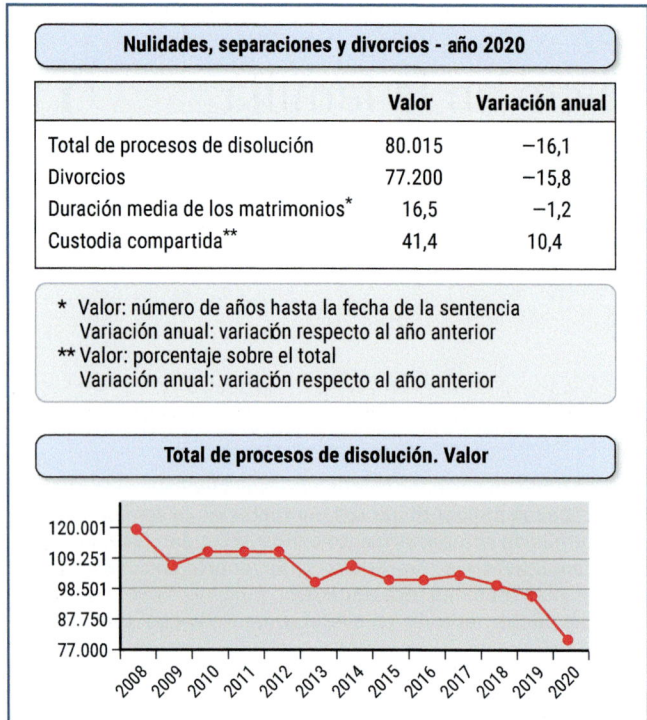

Nulidades, separaciones y divorcios - año 2020		
	Valor	Variación anual
Total de procesos de disolución	80.015	−16,1
Divorcios	77.200	−15,8
Duración media de los matrimonios*	16,5	−1,2
Custodia compartida**	41,4	10,4

* Valor: número de años hasta la fecha de la sentencia
Variación anual: variación respecto al año anterior
** Valor: porcentaje sobre el total
Variación anual: variación respecto al año anterior

Total de procesos de disolución. Valor

Figura 23-1. Tasas de separaciones y divorcios en España (Instituto Nacional de Estadística, 2022).

EPIDEMIOLOGÍA

En los últimos años ha habido una disminución de las separaciones y divorcios en España, que bajan de 120.000 en 2008 a 77.200 en 2020, con un descenso del 15,8 % respecto al año anterior, lo que se atribuye, en gran parte, al impacto económico y sanitario de la pandemia de coronavirus (**Fig. 23-1**). La custodia compartida se otorgó al 41,4 % (INE, 2022).

LOS HIJOS ANTE LA ENCRUCIJADA DEL DIVORCIO

Una de las características fundamentales de las separaciones y divorcios son los cambios drásticos que suelen implicar en la vida de los padres y de los hijos. Estos cambios dan lugar a inseguridad emocional, incertidumbre económica y dudas respecto al estatus social. Una nueva etapa vital comienza y no se puede saber con certeza qué es lo que sucederá.

En términos generales, la separación o el divorcio suelen significar la pérdida total o parcial del padre o de la madre, a quien se ve con menor frecuencia y con quien ya no se convive a diario; cambian los cuidados habituales del niño de un modo tanto mayor, cuanto más pequeño es; disminuye el nivel económico y se cambia de colegio. Además, los niños también son testigos de la frialdad y distancia emocional de los padres, lo que hiere su sensibilidad y les resulta muy difícil de entender, y constatan cómo se prolongan los conflictos emocionales que ya existían en la familia o incluso se intensifican. Los niños cuentan en la consulta el desconcierto ante el comportamiento de los padres, la incredulidad de que puedan hacer una cosa así, cuestionan su autoridad y, sobre todo, sienten que el ideal de tener una familia unida y feliz se ha desvanecido. Si más tarde los padres deciden casarse, los hijos tendrán que adaptarse otra vez a la nueva situación.

 La separación da lugar a inseguridad emocional, incertidumbre económica y dudas respecto al estatus social.

 El modo de reaccionar de los hijos a la separación de los padres depende de la edad, el sexo, la relación padres-hijo, sufrir o no trastornos psiquiátricos, y el grado de conflicto que haya en la familia.

La duración e intensidad de la crisis varía de unos a otros y, en términos generales, pasa por varias fases: conmoción, aturdimiento, incredulidad, ansiedad, tristeza y necesidad imperiosa de hacer algo para que la separación no suceda y todo vuelva a la normalidad.

Uno de los temas que produce más incertidumbre a los hijos es tener que separarse de la madre o del padre que se va de casa. Temen no volver a verlo o hacerlo de forma esporádica a partir de entonces y perder su afecto. También les da miedo que aquel con quien viven pueda marcharse algún día. Es fácil comprender que el niño experimenta una auténtica conmoción en la percepción de sí mismo y de los otros, en la visión de la vida y del sistema de valores y en las expectativas frente al futuro.

PSICOPATOLOGÍA DE LOS HIJOS

El divorcio o separación de los padres es una experiencia dolorosa para todos los niños, pero no significa que los hijos tengan que sufrir obligatoriamente psicopatología; eso depende de la presencia o ausencia de factores de riesgo que aumentan esa probabilidad y de factores de protección que la disminuyen. En cualquier caso, el divorcio multiplica por dos el riesgo de los hijos de sufrir trastornos psiquiátricos, y uno de los factores de riesgo más y mejor estudiados es la conflictividad en el medio familiar. También tienen más problemas de adaptación.

Las circunstancias adversas que rodean con frecuencia la separación de los padres y la vulnerabilidad del hijo se traducen en muchos casos en cuadros de ansiedad, depresión y trastornos de conducta. De hecho, los estudios de investigación señalan que los niños, los adolescentes y los adultos cuyos padres se separan tienen mayores problemas escolares y de adaptación, sufren ansiedad, depresión, trastornos de conducta, dificultades de atención y agresividad; tienen peor imagen personal y se sienten más inseguros y faltos de apoyo ante la vida. El riesgo de consumo de drogas es también mayor.

 La separación de los padres no implica que los hijos tengan que sufrir psicopatología, pero aumenta el riesgo.

Estos resultados se constatan en estudios transversales y longitudinales. Otras investigaciones señalan autoestima baja y un riesgo mayor de trastornos de conducta y consumo de drogas.

Un estudio sobre divorcio y psicopatología en gemelos detecta una fuerte asociación entre divorcio de los padres y consumo de sustancias de los hijos, mientras que los trastornos emocionales se atribuyen a mecanismos de vulnerabilidad genética que padres e hijos comparten.

El factor patológico clave es el conflicto y enfrentamiento mantenidos que puede unirse a otros factores de vulnerabilidad del hijo, como, por ejemplo, factores genéticos.

> **!** Si el hijo tiene una predisposición genética a padecer ansiedad, depresión, impulsividad o agresividad, la experiencia traumática del divorcio podrá poner en marcha el cuadro clínico.

La proporción de niños hijos de padres separados es aún mayor entre los pacientes ingresados en los hospitales, que representan el 50-75 % de los adolescentes que ingresan por motivos psiquiátricos. El hecho de vivir con ambos padres biológicos parece tener un carácter protector para el niño, de forma que los niños y adolescentes que viven en familia con uno solo de los padres o que viven con padres adoptivos tienen también un riesgo dos o tres veces superior de sufrir trastornos emocionales y del comportamiento y problemas de aprendizaje.

ADAPTACIÓN Y CALIDAD DE VIDA DE LOS HIJOS

La adaptación y la calidad de vida de los hijos dependen de cuatro variables fundamentalmente: la conflictividad, la inconsistencia de los criterios educativos, la pérdida de nivel económico y la falta de apoyo social que tiene la familia. Estos factores se correlacionan con la sintomatología psiquiátrica, el rendimiento académico, la salud, la respuesta inmunitaria al estrés y las conductas de riesgo. Aproximadamente el 30 % acude a consulta de pediatría y psiquiatría infantil, y representan entre el 50 y el 75 % de los adolescentes que ingresan en psiquiatría. Los adultos cuyos padres vivieron una separación conflictiva sufren depresión e inestabilidad personal, cambian de trabajo y de relaciones personales, tienen hijos antes del matrimonio con mayor frecuencia y se divorcian más. El deterioro de la relación de los padres que conducirá a su separación se refleja asimismo en la relación que tienen con los hijos (**Tabla 23-1**).

> **💡** El divorcio conflictivo disminuye la calidad de vida de los hijos y el estado de salud.

Tabla 23-1. Interacción de los padres con los hijos en las separaciones conflictivas

Interacción de los padres con los hijos en las separaciones conflictivas
• Les plantean exigencias excesivas
• Son incoherentes con las pautas de educación
• Se muestran irritables
• Culpan al hijo de lo que no le corresponde
• Tienen cambios de humor
• Se muestran hipersensibles
• No apoyan al hijo

Los padres que viven una separación conflictiva se muestran exigentes, cambian de opinión o de criterio, son susceptibles y no se ponen en el lugar del hijo. Estas pautas de interacción están presentes en muchos casos durante varios años antes del divorcio y son más ostensibles en la relación con los hijos que con las hijas. De este modo, la familia deja de cumplir un papel esencial en el desarrollo emocional de los hijos a través del cariño entre sus miembros y un clima emocional de afecto y apoyo mutuo, que es la manera de desarrollar la buena imagen personal y el sentimiento de confianza y de control de las propias vidas.

> **💡** La relación problemática con los hijos se da en muchos casos desde varios años antes de que se produzca el divorcio.

> **!** Los padres suelen sentirse infelices en su matrimonio desde mucho antes de la separación, y uno de los motivos de discusión más frecuente son temas relacionados con la educación de los hijos, lo que explica que muchos de estos niños se sientan responsables del divorcio de sus padres.

Las disputas pueden ser una forma de eludir y desplazar los propios conflictos de los padres. Les proporcionan un magnífico campo de batalla para exponer los reproches y acusaciones mutuas. Las disputas manifiestan también, en ocasiones, la incapacidad de los padres para afrontar el cuidado y crianza de los hijos, lo que constituye una fuente permanente de estrés.

SINTOMATOLOGÍA Y EDAD EN EL PROCESO DE DIVORCIO

Los niños y adolescentes cuyos padres se separan tienen mayores problemas escolares y de adaptación general, se sienten más inseguros y faltos de apoyo ante la vida, tienen peor imagen personal y el riesgo de sufrir psicopatología es dos veces mayor que en la población general de su misma edad, pasando del 10 al 20-25 %, con tasas más altas de ansiedad, depresión, trastornos de conducta, dificultades de atención, descenso del rendimiento escolar, dificultad para el control de los impulsos, agresividad, abuso de sustancias y cuadros psicóticos. Estos síntomas pueden evolucionar después hacia síntomas de tipo crónico que se prolongan en el tiempo y que son el resultado de los esfuerzos de adaptación del niño a los cambios continuos que siguen produciéndose en el medio familiar.

El cuadro clínico suele comenzar antes de que la separación tenga lugar, otras veces durante el proceso de separación y más rara vez después.

> **!** La gravedad depende de la vulnerabilidad del niño, de que sufra o haya sufrido trastornos psiquiátricos, del grado de conflicto, de la percepción más o menos traumática que tenga de lo que está sucediendo y de la ayuda y apoyo que reciba.

La sintomatología varía en función de la edad que tiene el hijo cuando los padres se separan (**Tabla 23-2**). Los niños menores de 4 años sufren con frecuencia trastornos del sueño,

Tabla 23-2. Sintomatología clínica y edad en el proceso de divorcio		
Hasta los 5 años	**De los 6 a los 11 años**	**De los 12 a los 16 años**
• Trastornos del sueño • Episodios de llanto y agresividad • Labilidad del humor • Cambios en la alimentación • Temor a ser abandonados	• Negativa a aceptar la realidad de la separación • Temor a perder al padre que se fue • Suspicacia y vigilancia del padre que se ha quedado en casa con miedo a perderlo también • Angustia y ansiedad • Irritabilidad y agresividad • Descenso del rendimiento escolar • Ánimo deprimido y sentimientos de soledad • Extrema vulnerabilidad a las escenas de violencia	• Episodios depresivos con ideas e intentos de suicidio • Trastornos de ansiedad • Trastornos de conducta • Inseguridad ante el futuro • Conmoción del sistema de valores adquirido • Descenso del rendimiento escolar • Desconfianza ante las relaciones personales • Temor a fracasar en su propio matrimonio • Abuso de sustancias • Abandono del colegio

Tomado de: Mardomingo MJ. Divorcio y separación de los padres. En: Mardomingo MJ. Tratado de Psiquiatría del niño y del adolescente. Madrid: Díaz de Santos, 2015. p. 895-924. Edición digital, 2019.

irritabilidad con episodios de llanto, comportamientos agresivos con padres y hermanos y miedo a ser abandonados.

Los escolares de 6 a 12 años se niegan a aceptar la realidad del divorcio y se consuelan pensando que su padre o su madre terminarán por volver a casa; temen perder para siempre al padre que se ha ido y vigilan a aquel con el que viven, intentando adivinar el menor atisbo de que este también les pueda abandonar. Sienten agresividad y humillación y se ven a sí mismos en clara situación de desventaja con respecto a sus compañeros que viven con su madre y su padre. Los niños sufren trastornos de ansiedad, rinden menos en el colegio y son extraordinariamente vulnerables a las escenas de violencia y a las disputas familiares.

Los adolescentes cuyos padres se separan pueden experimentar una auténtica conmoción del sistema de valores y del concepto de la vida que se habían formado. Desde el punto de vista psicopatológico pueden sufrir episodios de depresión con ideas e intentos de suicidio, considerando que la vida no tiene sentido, junto con trastornos de ansiedad y problemas de comportamiento. Los comportamientos agresivos pueden manifestarse por primera vez en niños que antes nunca los habían tenido. Otras veces los problemas de comportamiento ya existían y se agravan con el proceso de divorcio. No es raro que el adolescente se sienta inseguro ante su propio futuro y tenga miedo a fracasar si forma una familia, algo que también les sucede a los padres.

Las características de personalidad del niño y el tipo de trastornos psiquiátricos que sufre relacionados con el divorcio de los padres tienen en muchos casos un valor pronóstico respecto de la evolución posterior.

> **!** Estudios de seguimiento de hasta diez años concluyen que los trastornos afectivos en las niñas y los trastornos del comportamiento en los niños se correlacionan con lo que sucede hasta ocho-diez años después de la separación.

Esta correlación es mayor en los trastornos emocionales en el caso de las chicas y en los trastornos de conducta en el caso de los chicos. En ambos casos, las vivencias afectivas previas son fundamentales como factor predictivo. Es decir, el ambiente emocional de la familia es fundamental para la evolución.

Asimismo, la aparición de conductas agresivas en las niñas es un dato de mal pronóstico, pues suelen seguirse de importantes conflictos de adaptación social más adelante. En los chicos, los problemas de relación social en la adolescencia suelen ser similares a los que presentaron en los años anteriores.

Por tanto, la psicopatología de los hijos puede comenzar antes del divorcio, agudizarse con la separación, persistir más adelante en la adolescencia y prolongarse, como se verá después, en la vida adulta.

ETIOLOGÍA Y PATOGENIA

Conocer las causas y mecanismos que intervienen en la psicopatología que sufren los niños cuando los padres se separan es imprescindible para enfocar bien el divorcio de los padres y tomar medidas de prevención y de tratamiento con el fin de aminorar su efecto negativo sobre los hijos. Los padres tienen derecho a divorciarse y los hijos tienen derecho a no ponerse enfermos.

La etiopatogenia de los trastornos psiquiátricos es compleja, no se trata de una relación de causa efecto, sino de la intervención de múltiples factores, genéticos y ambientales, que interactúan entre sí y dan lugar a la patología. Unos son factores de protección que disminuyen la probabilidad de enfermar y otros son factores de riesgo que aumentan esa probabilidad. Hay además factores mediadores y moderadores del cuadro clínico, como la edad, el sexo, o el nivel económico y cultural de los padres.

En la investigación sobre la etiopatogenia de los trastornos psiquiátricos se señala como factores de riesgo los siguientes: factores genéticos, conflictividad y violencia en la familia, pobreza y falta de recursos económicos y educativos, psicopatología paterna, trastornos psiquiátricos previos de los hijos, aislamiento social de la familia, y que los niños vivan en un ambiente cargado de estrés, una situación relativamente frecuente en las separaciones de los padres. De forma resumida, las circunstancias adversas que rodean, con frecuencia, la separación de los padres y la vulnerabilidad del hijo son dos factores etiopatogénicos fundamentales.

> La etiopatogenia es compleja, no se trata de una relación de causa efecto, sino de múltiples factores, genéticos y ambientales, que interactúan entre sí y dan lugar a la patología.

Los temas que más se han estudiado han sido las características de la interacción familiar previas al divorcio, edad y sexo de los hijos, relaciones sociales de la familia y cambios por los que la familia ha ido pasando a lo largo de todo el proceso. La respuesta de los hijos a la separación de los padres varía de unos niños a otros y de unos hermanos a otros, y no es de extrañar, ya que depende de factores individuales, familiares y sociales. No obstante, la mayoría de los trabajos señalan que los niños cuyos padres se separan acuden con mayor frecuencia a las consultas de psiquiatría, tienen más dificultades de adaptación, disfrutan de menor bienestar personal y tienen peor calidad de vida, lo que les convierte en un grupo de riesgo.

Otro aspecto que hay que tener en cuenta es que los efectos del divorcio pueden manifestarse durante la separación, por ejemplo, en la infancia, o más tarde, en la adolescencia, lo que puede deberse a que los conflictos continúan, a que aparecen otros factores de estrés o a que el niño es mayor y cae en la cuenta de la complejidad de las relaciones humanas. A continuación, se analizan algunos de los factores que están implicados en la respuesta de los hijos al divorcio de los padres.

Sexo y edad

Aún no está suficientemente claro en qué medida el sexo de los hijos modifica la respuesta ante el divorcio de los padres. En términos generales, las niñas sufren más problemas emocionales, ansiedad y depresión y los chicos, más problemas de comportamiento, aunque hay variaciones en función de la edad. Así, los problemas emocionales son similares en chicos y en chicas los primeros años de la adolescencia (12-13 años), pero a los 14-15 años los trastornos emocionales predominan en las mujeres.

Por lo que se refiere a las dificultades y problemas de adaptación, dos metaanálisis constatan que los efectos del divorcio son similares en chicos y en chicas. Podría resumirse que el divorcio afecta más a los chicos durante la infancia, afecta de forma semejante a chicos y chicas durante los primeros años de la adolescencia, y después las chicas sufren más ansiedad y depresión y los chicos, más problemas de comportamiento.

Un estudio longitudinal en Noruega compara a adolescentes cuyos padres se separan (N = 413) con adolescentes que viven con la madre y con el padre (N = 1.758) y se sigue su evolución de los 14,4 a los 18,4 años. Se comprueba que el divorcio se correlaciona con síntomas de ansiedad y depresión, menor sensación de bienestar, baja autoestima y problemas en el colegio en las chicas, mientras que solo se correlaciona con problemas escolares en los chicos. Las dificultades escolares no tienen relación con el nivel económico y educativo de los padres.

 La ansiedad y depresión de las chicas las convierten en un grupo de alto riesgo y confirma la acción deletérea del divorcio a lo largo del tiempo, ya que el divorcio de los padres de estas adolescentes había tenido lugar años antes.

Los hijos e hijas de padres separados están en clara desventaja respecto al grupo de comparación, y los autores señalan que la acción negativa del divorcio se incrementa con el tiempo.

 Las chicas adolescentes sufren más ansiedad y depresión y los chicos, más problemas escolares y de comportamiento.

Por tanto, el divorcio es un factor de riesgo de sufrir psicopatología, y el sexo y la edad actúan como factores mediadores del cuadro clínico.

Vivir con la madre o con el padre

Una cuestión que despierta gran interés es en qué medida el hecho de que los hijos vivan con la madre o con el padre cuando se separan influye en la adaptación de los niños. Es un tema obviamente conflictivo, pues puede utilizarse en el proceso legal del divorcio. La investigación en psiquiatría infantil busca la verdad para ayudar a los pacientes, independientemente de los enfrentamientos legales. Está claro que la decisión, que en último término toma el juez, debe tener en cuenta ante todo la realidad del padre y de la madre, su deseo de compartir la custodia, el deseo de los niños, y facilitar lo más posible el buen entendimiento de la familia y que no haya conflictos.

Diversos estudios indican que los hijos varones que viven con la madre sufren trastornos de conducta más intensos que las hijas, problemas de adaptación social, sintomatología depresiva y fracaso escolar que persisten varios años después. Los chicos son más agresivos, obedecen menos, son más exigentes y son menos sensibles a los deseos y necesidades de los padres que las hijas.

Algunas madres cuentan que el hijo adopta el papel del padre, vigila a la madre, le exige que haga lo que él desea y repite las actitudes que el padre tenía con su mujer.

Las niñas presentan menos problemas que los niños en los dos años siguientes al divorcio, hasta el punto de que estudios comparativos con otras niñas que viven en familias no separadas indican características de conducta similares en ambos grupos, sin que se detecte una mayor incidencia de síntomas psicopatológicos en el primero. Que las niñas vivan con la madre parece tener una acción protectora sobre las hijas.

Un asunto relacionado con el anterior es qué efecto tiene el que la madre vuelva a casarse. Tradicionalmente se ha dicho que el nuevo matrimonio de la madre beneficia a los hijos, pues supone la incorporación de una figura masculina al hogar. Pero otros estudios concluyen lo contrario, de modo particular cuando se trata de las hijas, que tienen la impresión de que su relación con la madre se perturba por la aparición de alguien que para ellas es un intruso, lo que puede dar lugar a conflictos.

La relación de las niñas con la madre suele ser íntima y profunda, de tal forma que cuando la madre se casa de nuevo, la niña lo vive como un nuevo factor de desequilibrio de la interacción familiar y especialmente de la relación con su madre. La hija siente amenazada la intimidad y la profundidad de la comunicación que tiene con su madre, que constituye el más importante factor de protección y estabilidad tras la ausencia del padre. Además, estas niñas refieren más trastornos emocionales y problemas de conducta social que en la etapa anterior.

La relación entre la madre divorciada y el hijo es muy diferente a la relación madre-hija, y está muchas veces marcada por pautas de conducta de coerción mutua que puede suavizarse con la incorporación de una nueva pareja a la familia. En ocasiones, el conflicto surge porque la madre espera que el hijo ocupe de alguna forma el lugar del padre y proyecta en él muchos de los conflictos que tuvo y que a veces sigue teniendo, con su exmarido. Otras veces es el hijo el que adopta el papel y comportamiento que tenía el padre.

Por su parte, el padrastro siente que la relación con los nuevos hijos es difícil, con sentimientos de inseguridad y hostilidad hacia ellos al percibir su conducta y personalidad como problemáticas, especialmente la de las hijas.

 La incorporación de una nueva pareja a la familia puede tener consecuencias negativas o positivas, en función del papel que adopte y del grado de aceptación que despierte en los hijos.

Es recomendable que establezca una relación positiva y de mutua confianza con los hijos antes de intervenir directamente en aspectos de disciplina y normas de conducta. Incluso cuando la buena relación se ha establecido, la participación en aspectos educativos será mucho más eficaz si se presenta como apoyo y refuerzo de las decisiones de la madre o del padre. Esta actitud logra mejores resultados que la intervención directa o la decisión de mantenerse al margen.

Es probable que el efecto del nuevo matrimonio del padre o de la madre varíe en función de la edad del niño, el sexo y tal vez otras circunstancias, como la personalidad del padrastro o la madrastra y el papel que asuma en la familia. En la consulta se comprueba que los sentimientos de los hijos hacia esa nueva persona oscilan entre el claro rechazo y la distancia, la ambivalencia, la aceptación resignada y el aprecio. Lo que los hijos no suelen soportar es que esa persona asuma el papel del padre o la madre que ya no viven en casa o que marque las pautas educativas.

 La repercusión de un nuevo matrimonio del padre o de la madre varía en función de la edad del niño, el sexo, la personalidad de la nueva pareja y el papel que asuma en la familia.

Los efectos de vivir con el padre están menos estudiados, probablemente porque hasta hace no mucho los hijos vivían de forma casi sistemática con la madre tras la separación, pero su análisis tiene el mismo interés. En aquellos casos en que el chico tiene serios problemas de conducta viviendo con la madre, una alternativa es ir a vivir con el padre. En algunas ocasiones, mejoran; en otras, los problemas se mantienen.

Ausencia del padre o de la madre del medio familiar

Los niños que viven en familias monoparentales están claramente en desventaja respecto de aquellos que viven con padre y madre. La investigación sobre las familias monoparentales se

ha incrementado notablemente en los últimos años, lo que ha llevado a intentar paliar lo más posible la ausencia del padre o de la madre en los casos de separación o divorcio. Todo aquello que favorezca el contacto de los hijos con quien se ha ido del hogar favorecerá a los niños.

Los niños que viven en familias monoparentales tienen una mayor mortalidad y morbilidad y sufren más accidentes. La ausencia del padre tras el divorcio y el sentimiento de lejanía son factores que modulan la aparición de cuadros depresivos en las hijas, mientras que la cercanía y la intimidad actúan como factores de protección, con mejor rendimiento escolar y menor inestabilidad emocional de los niños y de las niñas.

La separación de los hijos respecto del padre —hasta ahora, la fórmula más frecuente— es un factor de riesgo de sintomatología ansiosa y depresiva en los hijos y de persistencia de los efectos negativos de la separación a lo largo del tiempo.

 La separación de los padres es un hecho concreto que acontece en un momento determinado, pero perder el contacto con el padre o apenas verlo es una realidad diaria que pesa en la vida del niño.

Mantener el contacto con el progenitor que deja el hogar es fundamental para los hijos, pero implica numerosas dificultades. Muchos padres se distancian de los hijos y consideran que es muy difícil seguir viéndolos con frecuencia. Esta dificultad no solo se debe a razones objetivas: lejanía de los domicilios, cuestiones económicas, etc., sino a que el otro progenitor y los propios hijos ponen dificultades, por lo que el contacto es escaso y va disminuyendo con el tiempo. Un buen consejo para estos padres es que tengan paciencia y que no cejen en mantener la relación con sus hijos, pues los necesitan.

La ausencia de la madre del hogar parece actuar de otra manera y con menores repercusiones, pues, a pesar de estar fuera de la casa, sigue en contacto con los hijos. Así como las visitas al padre ausente disminuyen a lo largo de los tres primeros años, las visitas a la madre aumentan, por lo que la separación parece afectar más intensamente al ejercicio de la paternidad que al de la maternidad.

 Mantener el contacto con el padre o la madre que deja el hogar es esencial para el bienestar de los hijos.

La ausencia del padre del hogar influye más en la adaptación de los chicos que en la de las chicas, como si los chicos tuvieran una necesidad mayor del contacto y apoyo paterno. A los chicos les cuesta también más que a las chicas iniciar relaciones estrechas y mantenerlas.

La relación de los hijos con el padre o la madre que se va de casa tras el divorcio depende de numerosas variables, como la personalidad de padres e hijos, la relación que tenían antes del divorcio, el grado de conflictividad entre los padres, en qué medida aquel que vive con los hijos da facilidades para que tengan contacto con el que se ha ido del hogar, y la edad y el sexo de los niños. La situación económica y los factores sociales y culturales son otras dos variables para tener en cuenta, aunque tienen un peso menor.

Los hombres están adquiriendo un protagonismo mayor en la crianza y educación de los hijos, pero aún queda un largo camino por recorrer. La custodia compartida es más frecuente que hace unos años y algunos padres reivindican con razón el cuidado y la relación estrecha con los hijos. Otros se sienten perdidos y no saben qué hacer, no se sienten preparados, ya que la sociedad, en su reparto de papeles masculinos y femeninos, ha asignado a las mujeres el cuidado de los otros y a los hombres, triunfar en la vida profesional. Mantener una relación estrecha con la madre y con el padre cuando se separan es el ideal para los hijos, algo que debe comenzar mucho antes del divorcio.

Conflictividad en el medio familiar

La conflictividad en los procesos de divorcio es la circunstancia que tiene un efecto más perturbador sobre los hijos, mientras que la buena relación de los padres y el entendimiento tienen un carácter protector. Los conflictos entre el padre y la madre son un factor patógeno de primer orden, algo que constatan los estudios de investigación tanto desde la vertiente psiquiátrica como desde la jurídica y la sociológica. La conflictividad es siempre lesiva, pero de modo particular cuando es intensa y prolongada. Si a esto se añade el que la familia viva aislada con escasas relaciones familiares y de amigos que pudieran mediar en el conflicto, las consecuencias negativas son mayores.

En un alto porcentaje de divorcios, los conflictos paternos existen desde muchos años antes de la separación y desde entonces perturban a los hijos. De hecho, los problemas académicos y de conducta de los niños comienzan de 4 a 12 años antes de que los padres se separen y siguen siendo los mismos después. Los hijos sufren sintomatología depresiva, rechazo de la autoridad, conductas antisociales, menor rendimiento académico y problemas con los compañeros. Estos síntomas se dan sobre todo en las familias con altas dosis de conflicto y se relacionan con depresión y problemas psicológicos en la juventud y en la vida adulta.

 La conflictividad durante el proceso de divorcio y después de él es uno de los factores más perturbadores para los hijos.

La intensidad y la frecuencia de los conflictos y el modo en que se manifiestan se correlacionan con las dificultades de adaptación de los hijos.

! La mayor intensidad del conflicto da lugar a ansiedad, inseguridad y depresión en los niños pequeños y a trastornos del comportamiento (agresividad, desobediencia y conductas delictivas) en los niños mayores y en los adolescentes.

De modo similar, cuanto mayor es la frecuencia de los conflictos, mayor es su efecto negativo sobre los hijos. La hostilidad de los padres hacia el hijo, el rechazo, los gritos y las críticas son especialmente perjudiciales (**Fig. 23-2**). Algunos padres y madres reaccionan con hostilidad y rechazo hacia los hijos; otros, con agresividad explícita. La agresividad, el rechazo y la hostilidad de los padres hacia el hijo es un factor de riesgo de trastornos de conducta fundamentalmente, mientras que el conflicto soterrado, la ambivalencia y también

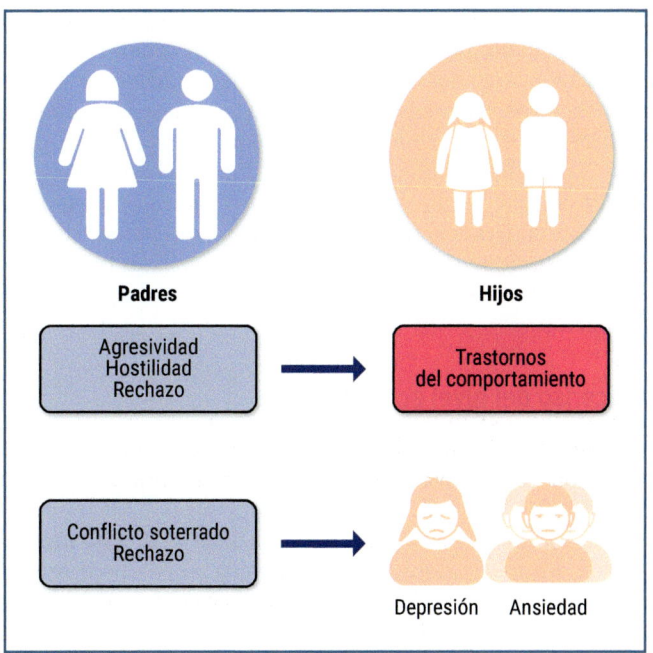

Figura 23-2. Conflictividad y psicopatología.

en este caso el rechazo favorecen la depresión y los trastornos de ansiedad. Por otra parte, los hijos aprenden un modo de relación personal anómalo al imitar los comportamientos inadecuados de los padres y su educación fracasa (**Fig. 23-3**).

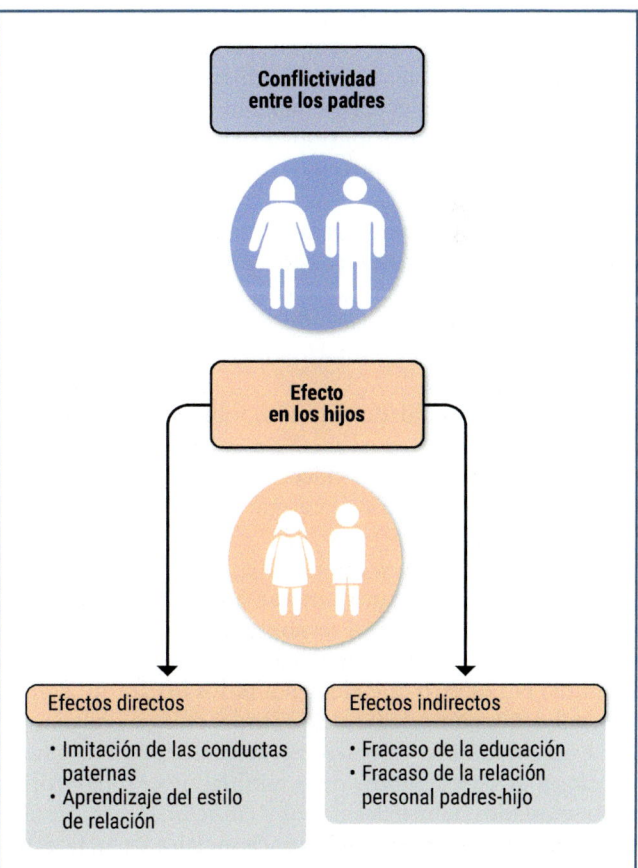

Figura 23-3. Efectos de la conflictividad en los hijos.

Respecto a la evolución de la conflictividad, lo más habitual es que sea máxima durante el primer año de separación, disminuya a lo largo del segundo año y de forma más marcada, a partir del tercero, excepto en un 10-15 % de los casos, en que persiste durante muchos años, por no decir toda la vida. Por tanto, la conflictividad que se observa durante el divorcio suele comenzar muchos años antes de que los padres se separen, y su duración, frecuencia e intensidad se correlacionan con los trastornos psiquiátricos que sufren los niños. Estos trastornos psiquiátricos suelen ser los mismos antes que después de la separación.

Descenso del nivel económico

La ruptura de los padres significa en la mayoría de los casos el descenso del nivel económico, algo a lo que toda la familia tendrá que adaptarse. Aumentan los gastos por los trámites legales y por las nuevas circunstancias de la vida. Esta disminución del poder adquisitivo de la familia repercute de modo directo en la vida de los niños, ya que puede significar que cambien de casa, de barrio y de colegio, lo que les produce inseguridad e incertidumbre. Algunas familias cuya situación económica no era buena antes del divorcio se ven abocadas directamente a la pobreza y los hijos dejan de estudiar antes de lo previsto, lo que es otra fuente de estrés.

Cambios tras el divorcio

Una de las características de las rupturas y separaciones es la cantidad de cambios a que dan lugar tanto para los padres como para los hijos. Hay casos en que la vida de la familia pasa a ser completamente distinta. Decir «vida de la familia» es adecuado, los padres se separan, pero siguen siendo la familia de los niños. Continúan siendo padre y madre y deben permanecer en contacto y con buena relación por el bien del hijo.

El divorcio suele implicar para los hijos numerosos cambios de vida que pueden resumirse en cinco fundamentales:

- La pérdida total o parcial del padre o de la madre.
- La prolongación o agudización de los conflictos emocionales existentes.
- Cambios en el cuidado del niño, sobre todo de los hijos pequeños.
- Descenso del nivel económico.
- Cambio de domicilio y de colegio.

Al mismo tiempo, los cambios negativos que siguen a la sentencia de divorcio contribuyen a que se incrementen los motivos de conflicto y son responsables de un modo muy directo del desencadenamiento de cuadros patológicos en los hijos. No es raro que afecten a todos los ámbitos de la vida del niño, como lugar de vivienda, colegio, relaciones con los compañeros y profesores, relaciones con los abuelos, tíos y otros miembros de la familia, nivel socioeconómico, cuidados habituales físicos y emocionales, profesión o trabajo de los padres y relaciones sociales de la familia, lo que es una fuente de inestabilidad y desadaptación (**Tabla 23-3**).

Tabla 23-3. Cambios que acompañan al divorcio

Ámbito familiar
- Interacción con la madre
- Interacción con el padre
- Interacción con los hermanos

Ámbito comunitario
- Relación con los amigos
- Relación con los profesores
- Cambio de colegio
- Cambio de barrio
- Cambio de domicilio
- Descenso del nivel económico

Ámbito social
- Percepción de los valores que la sociedad transmite

 Los cambios inherentes al divorcio son una fuente de inestabilidad y desadaptación para los hijos.

Los adolescentes, y los niños en su medida, experimentan una crisis de valores, pues perciben que los adultos dicen una cosa y hacen otra. Un niño de 4 años les decía a sus padres que le instaban a portarse bien: «Pues vosotros no me mandáis porque os habéis separado». En este caso, los padres separados se llevaban muy bien, pero a él no le bastaba.

Transmisión generacional del divorcio

Uno de los temas que despierta actualmente mayor interés en psiquiatría es dilucidar el papel de la herencia y del ambiente en la etiología de los trastornos psiquiátricos, lo que también tiene un enorme interés en el caso del divorcio.

La constatación de que los hijos de padres separados se divorcian con una mayor frecuencia que los hijos de padres no separados se ha interpretado tradicionalmente como una consecuencia de las experiencias negativas que supuso para ellos el divorcio de sus padres. Algunos trabajos indican que el 60 % de las mujeres provenientes de familias divorciadas y el 23 % de los hombres acaban divorciándose.

Un estudio realizado en 15 países, entre ellos España, comprueba que la transmisión generacional del divorcio es un fenómeno común a todos ellos, independientemente de su contexto histórico, cultural e institucional. El riesgo que tienen los hijos de divorciarse es 103 % superior. Otro trabajo sobre las mujeres en 17 países llega a conclusiones similares.

Tres circunstancias ambientales concretas se considera que contribuyen a este fenómeno: los cambios de domicilio, vivir en un ambiente cargado de estrés y la menor capacidad educativa de los padres, a los que se uniría la mayor vulnerabilidad genética del hijo, ya que las consecuencias no son idénticas en todos los hermanos. Profundizando en esta última variable, un estudio sueco publicado en 2018 señala la posibilidad de que lo mismo que hay una transmisión generacional de la violencia exista también una transmisión generacional del divorcio, es decir, que la tendencia de los seres humanos a divorciarse tenga un marcado componente genético.

El estudio sueco comprende una muestra de 19.715 niños adoptados e investiga el peso del ambiente y el peso de los genes en la transmisión generacional del divorcio. Ya se sabía por trabajos anteriores que los sujetos adoptados se parecen más a los padres biológicos que a los padres adoptivos, y esto parece ser así también en lo que se refiere al divorcio. Cuando se comparan hermanos adoptivos con hermanos biológicos, la mayor semejanza respecto a su historia de divorcio es con los hermanos biológicos y no con los hermanos adoptivos, lo que lleva a la conclusión de que la herencia tiene un papel predominante en la transmisión generacional del divorcio, superior al del ambiente.

Por tanto, vuelve a comprobarse que las causas y mecanismos de los trastornos psiquiátricos y del comportamiento humano son complejos y que la investigación científica completa, rectifica y profundiza los conocimientos previos hasta que surjan nuevos hallazgos.

El divorcio tiene un componente genético, pero los factores ambientales desfavorables también cuentan para que se repita en los hijos. Identificar estos factores y tomar medidas de prevención y tratamiento contribuirá a aliviar a los niños, a los padres y a los adultos futuros.

 Es muy probable que exista una transmisión generacional del divorcio en la que intervengan factores genéticos y factores ambientales desfavorables.

CURSO CLÍNICO. EFECTOS DEL DIVORCIO A LARGO PLAZO

Uno de los errores más frecuentes es pensar que el divorcio es un hecho aislado en el tiempo y sin consecuencias para el futuro. La realidad es que los estudios longitudinales constatan que el divorcio, especialmente el problemático, tiene consecuencias a corto, medio y largo plazo en los sujetos que lo sufren hasta el punto de influir en su visión del matrimonio y de las relaciones sexuales y en la visión y sentimientos que tienen de su propia vida.

Algunos autores clasifican a los niños de familias divorciadas y de aquellas en las que ha habido un nuevo matrimonio en tres grupos:

- Niños con problemas de adaptación, que se traducen en ansiedad, agresividad, inseguridad y deficiente socialización. Estas características son más frecuentes en los hijos varones que viven con la madre; les siguen aquellos cuya madre acaba de casarse; y a continuación vienen las hijas que se encuentran en esa misma situación. Los padres se caracterizan por actitudes educativas rígidas e inconsistentes.
- Niños con buena adaptación social, pero en los cuales predominan las actitudes manipuladoras y «oportunistas». Suelen tener buenas relaciones con los amigos, pero son de breve duración y en gran parte están motivadas más por el prestigio y la influencia social del compañero que por sus cualidades personales. El estilo educativo de los padres es sobreprotector.
- Niños con buena adaptación social y emocional, capaces de establecer relaciones interpersonales duraderas y de mostrar afecto y auténtico interés por los demás. El estilo educativo de los padres es de afecto y transmite sentimientos de seguridad.

Los estudios longitudinales sobre el divorcio destacan una primera etapa de intenso estrés con reacciones de cólera, sentimientos depresivos, ansiedad y desconcierto, una situación que tiende a desaparecer al cabo de uno o dos años y no predice necesariamente el curso clínico posterior. No obstante, los adolescentes y los jóvenes tienen más problemas de conducta, actitudes antisociales, problemas de relación con los compañeros, menor rendimiento académico, ansiedad y depresión. Pierden con mayor facilidad la relación con amigos y compañeros y con el tiempo suele debilitarse la relación con el padre o la madre que abandona el hogar.

A los seis años del divorcio, cuando los hijos tienen una media de 10 años, sigue siendo problemática la relación de la madre con el hijo, así como la relación del padre con los hijos de ambos sexos. La relación de la madre divorciada con la hija es la más satisfactoria, pero empeora con el nuevo matrimonio de la madre, y aunque mejora con el tiempo, no llega a la calidad de la relación madre-hija en una familia no separada. Al llegar a la adolescencia y juventud, la mayoría de los niños continúan viviendo en familias sin un clima emocional y educativo apropiado. Llama la atención de estos trabajos el escaso número de chicos bien adaptados socialmente y el papel tan importante que desempeña la madre en la evolución y el pronóstico.

Muchos adultos cuyos padres se separaron consideran que el divorcio tuvo consecuencias negativas en su vida y que condicionó su imagen personal, estabilidad emocional, percepción de las relaciones interpersonales y capacidad para criar y educar a los propios hijos. Algunos han evolucionado hacia una visión conservadora de la vida, defienden la estabilidad del matrimonio por encima de todo y sienten horror a su propio divorcio, no solo por las consecuencias que pueda tener para ellos, sino por las que pueda tener para los hijos. Son partidarios de la fidelidad y del amor romántico.

- El 50 % de estos adultos no tiene relaciones personales satisfactorias.
- Consideran que el divorcio paterno ha condicionado su imagen personal, su estabilidad emocional y sus relaciones amorosas.

Las mujeres se sienten inseguras frente a la experiencia del amor con dificultad para establecer relaciones interpersonales que supongan un compromiso profundo. Tienen el temor de ser traicionadas y optan con mayor frecuencia por relaciones sexuales de breve duración. Los jóvenes se divorcian con mayor frecuencia, las mujeres quedan embarazadas antes y el nivel social y económico es menor.

FACTORES PRONÓSTICOS

El estudio de los factores pronósticos tiene gran interés para la prevención y el tratamiento de las separaciones conflictivas. Una característica que hay que tener en cuenta es que el divorcio no es un acontecimiento concreto, limitado en el tiempo, sino un largo proceso, por lo que los factores pronósticos seguirán este mismo recorrido. Se describen como más destacados la interacción familiar en la etapa previa a los trámites legales, los cambios vitales que siguen a la sentencia

Tabla 23-4. Factores de mal pronóstico en las separaciones
• Conflictividad prolongada entre los padres • Ausencia física o emocional del padre • Descenso del nivel económico • Clase social y económica desfavorecida • Psicopatología de los padres • Psicopatología del hijo • Carácter repentino de la separación • Múltiples cambios de vida • Problemas legales

Tabla 23-5. Factores de buen pronóstico en las separaciones
• Ausencia de discordia o escasa conflictividad marital • Cambios mínimos en la organización y funcionamiento de la familia • Mantenimiento de la relación con la madre o el padre ausente • Apoyo económico y emocional a los hijos por parte de madre y padre • Relación íntima y de afecto al menos con el padre o con la madre • Apoyo de otros miembros de la familia, así como de los profesores y amigos • Ausencia de juicios negativos de la madre o del padre sobre el otro en presencia de los hijos

judicial, las experiencias negativas, la persistencia de la conflictividad en los años sucesivos y el compromiso que sustenta al matrimonio. Otras variables menos determinantes son la edad del niño, el sexo, las características temperamentales, la existencia de relaciones interpersonales gratificantes dentro y fuera de la familia, y las vicisitudes por las que pasan estas relaciones con el tiempo.

Factores de mal pronóstico

En la **tabla 23-4** se enumeran los factores de mal pronóstico. De nuevo, como tantas veces a lo largo de este capítulo, la conflictividad, la ausencia del padre y los cambios que siguen a la separación son circunstancias negativas para los hijos que empeoran el pronóstico.

No tener contacto con el padre incrementa los sentimientos de abandono y frustración y refuerza la hostilidad, el resentimiento y la desconfianza hacia las relaciones interpersonales. La percepción que tiene el menor de la relación perturbada que mantienen los padres entre sí y con el propio hijo repercute en la imagen personal del niño y en su dificultad para establecer relaciones íntimas y sentir afecto. El descenso del nivel económico es otro factor de mal pronóstico. Se calcula que, en Estados Unidos, el 60 % de los niños que viven en la pobreza pertenecen a familias divorciadas. Asimismo, el 50 % de los padres dejan de ayudar económicamente a los hijos, mientras que las madres buscan un nuevo trabajo o amplían el horario que ya tenían, lo que introduce nuevos cambios en el funcionamiento de la familia y acrecienta la sensación de inestabilidad de los hijos.

 La calidad de vida de los niños se correlaciona con el tiempo que pasan con el padre, el nivel educativo de la madre y la situación económica.

Factores de buen pronóstico

Los factores de protección más importantes para el niño son mantener una relación de afecto con los padres, la baja conflictividad marital previa y posterior y los mínimos cambios en el estilo de vida familiar. Son numerosos los estudios que señalan como elementos fundamentales la capacidad de los padres para transmitir a los hijos sentimientos de afecto, seguridad y apoyo; la buena relación con el padre o con la madre; el apoyo de los compañeros, y el esfuerzo de los padres por arreglar las desavenencias evitando las agresiones verbales (**Tabla 23-5**).

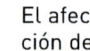 El afecto paterno se correlaciona con la buena evolución de los chicos y disminuye el efecto negativo de la conflictividad sobre las chicas.

La existencia de una figura adulta que transmite al niño apoyo seguridad y afecto es un factor clave de estabilidad emocional. De hecho, los adultos que han superado mejor el divorcio de los padres suelen contar en su biografía con una persona, el padre o la madre, con quien han mantenido una relación de comunicación y afecto duradera.

 La existencia de una figura adulta que transmite al niño apoyo, seguridad y afecto es un factor clave de estabilidad emocional.

La vulnerabilidad del niño frente al divorcio depende en gran medida de que sea o no capaz de superar la crisis inicial. Los niños que no lo logran y que en los años posteriores siguen sufriendo numerosos acontecimientos vitales y experiencias negativas constituyen un grupo de alto riesgo. La capacidad del niño para asumir la separación de los padres, sobreponerse al estrés y modular los impulsos agresivos son elementos importantes de la evolución.

EVALUACIÓN Y DIAGNÓSTICO

La evaluación correcta del niño y de las circunstancias del divorcio es imprescindible para hacer el diagnóstico, decidir el tratamiento y tomar medidas para evitar complicaciones y secuelas.

 La evaluación comprende los siguientes apartados: entrevista con los padres, exploración del niño, evaluación de la interacción padres-hijo y de la relación de los padres entre sí, circunstancias de la separación, y situación legal en que se encuentran.

Hay que evitar sesiones conjuntas de padres e hijos cuando son un campo de batalla de los padres en el que cuentan sus preocupaciones, reproches, odios y desacuerdos, hiriendo los sentimientos del hijo y cargando sobre sus espaldas lo que no le corresponde. Cuando los padres muestran esa actitud, los encuentros deben darse por separado.

La evaluación se centra en primer lugar en la entrevista con los padres y la entrevista y exploración del niño. Hablar

Tabla 23-6. Objetivos de la entrevista y exploración del niño y adolescente

- Conocer su opinión sobre lo que sucede en la casa
- Qué relación tiene y ha tenido con sus padres
- Cambios que ha habido en la familia
- Conflictos y ambiente familiar
- En qué medida la separación le afecta y hace sufrir
- Sus preocupaciones, dudas e incertidumbres
- Sentimientos de culpa
- Si cree que él es el culpable y que de él depende que todo se arregle
- Si ha sido informado, cuándo, de qué y de qué forma
- Si considera que el divorcio es irremediable
- Si está convencido de que todo se va a arreglar
- Relaciones con compañeros y profesores

a solas con el niño o con el joven aporta una información no solo valiosa, sino imprescindible para describir con precisión el cuadro clínico, conocer su opinión sobre lo que sucede en la casa, la relación que tiene y ha tenido con sus padres, los cambios que ha habido, en qué medida la separación le afecta y hace sufrir, sus preocupaciones, dudas e incertidumbres, si cree que él es culpable y de él depende que todo se arregle, si ha sido informado de la separación y de qué forma, si considera que el divorcio es irremediable o si, por el contrario, está convencido de que todo se va a arreglar (**Tabla 23-6**).

La entrevista con los padres debe centrarse en el motivo de la consulta. Es muy diferente cuando los padres acuden porque están preocupados por el efecto que la separación pueda tener sobre el hijo de si su objetivo es obtener un informe de cara a los trámites legales.

 Hay padres con un impacto emocional tan grande, tan absortos en su problema, que les cuesta percibir la repercusión que la separación tiene en el hijo.

Resulta esencial aclarar cuánto tiempo hace desde que los padres comenzaron a tener problemas, cómo ha sido la evolución, cuál es su actitud de cara a la separación, cuáles son los desacuerdos que más les alteran, los motivos de discordia y las expectativas, hasta qué punto consideran que el divorcio no tiene vuelta a atrás, cuáles son las causas que deterioraron la relación y cómo esperan enfocarlo con los hijos.

Evaluar bien requiere mucha experiencia y sensibilidad por parte del médico. El niño que acude a la consulta puede hacerlo por deseo del padre o de la madre para tener un informe de cara a los trámites de la separación, pero lo más habitual es que vaya porque tiene problemas de conducta, ansiedad, ánimo deprimido, dificultades con los compañeros, menor rendimiento escolar, irritabilidad o reacciones de cólera.

Como en cualquier evaluación, hay que hacer una historia clínica en la que conste qué síntomas tiene el niño, desde cuando, a qué se atribuyen y cómo han reaccionado los padres; qué medidas se han tomado y con qué resultados y hasta qué punto lo que le pasa al hijo es un motivo más de conflictos y reproches entre los padres. Los antecedentes personales y familiares aportan una información valiosa, sobre todo si el niño ha tenido antes trastornos psiquiátricos y si hay antecedentes familiares psiquiátricos y médicos.

Si es posible, la información que aportan el niño y los padres debe completarse con la de algún otro miembro cercano de la familia, como abuelos o tíos. También es muy útil la opinión de los profesores, que pueden no saber nada del divorcio de los padres, pero observan que el niño va peor y que ha cambiado su conducta.

ENTREVISTA Y EVALUACIÓN DEL NIÑO

La entrevista y evaluación del niño tiene que hacerse en un ambiente apropiado y a solas. El niño o el adolescente tienen que saber que el médico no está de parte del padre ni de la madre, sino que desea ayudar a toda la familia, pero sobre todo desea ayudarlo a él. La confidencia, la intimidad y la confianza son muy importantes para la evaluación correcta y para el tratamiento.

Hay que explorar el estado de ánimo, la ansiedad y los temores, los sentimientos de culpa, la agresividad, la cólera y los deseos de venganza. El sentimiento de que la vida personal se ha hundido y de que no es posible volver a fiarse de nadie. También la tendencia a negar o minimizar lo que pasa o, por el contrario, a adoptar actitudes desinhibidas.

Los hijos perciben a veces el divorcio como una catástrofe, se sienten confundidos y creen que la relación de sus padres ha terminado para siempre. Los adolescentes temen hacer el ridículo y les pesa mucho la opinión de los compañeros, se sienten responsables y culpables y no comprenden cómo puede haberse llegado a esa situación. Se resisten a renunciar a su idea de tener una familia unida y feliz.

Hay que analizar la relación del hijo con el padre y con la madre, en qué medida se implica en los problemas que tienen y hasta qué punto se siente responsable de lo que pasa. Otro aspecto para tener en cuenta es cómo se siente en el colegio, el rendimiento académico y las relaciones con amigos y profesores. Si la relación con los compañeros y profesores se ve afectada, el sentimiento de soledad y aislamiento es aún mayor. También hay que preguntar por la relación con los abuelos, tíos y primos. Los abuelos y los tíos son, muchas veces, el apoyo fundamental para los niños.

Los trastornos psiquiátricos más frecuentes son los trastornos de conducta, ansiedad y depresión, pero el estrés inherente al divorcio puede actuar como factor desencadenante de trastornos más graves, como un trastorno obsesivo-compulsivo o una esquizofrenia, a los que el adolescente estaba predispuesto. Si hay maltrato o abuso sexual puede darse un trastorno de estrés postraumático.

 Si se ve afectada la relación con los compañeros y profesores, el sentimiento de soledad y aislamiento es aún mayor.

ENTREVISTA CON LOS PADRES

La entrevista con los padres debe hacerse con los dos, con cada uno por separado y con el niño y cada uno de los padres, si es preciso. Son aspectos fundamentales la edad que tenían en el momento de la separación, el tiempo que duró el matrimonio, la relación que han tenido, desde cuando comenzaron los problemas, su intensidad, frecuencia y causas, la relación que

Tabla 23-7. Objetivos de la entrevista con los padres

- Cuánto tiempo hace desde que comenzaron a tener problemas
- Cómo ha sido la evolución
- Cuál es su actitud de cara a la separación
- Cuáles son los motivos de discordia
- Qué expectativas tienen de cara al futuro
- Hasta qué punto consideran que el divorcio no tiene vuelta atrás
- Cuáles son las causas que deterioraron la relación
- Cómo esperan enfocar la separación con los hijos
- Estilo educativo y valores

tienen con otros miembros de la familia, sobre todo abuelos y tíos del niño, la relación con los hijos, hasta qué punto se implican en su cuidado, la percepción del hijo y de los efectos que el divorcio pueda tener, el estilo educativo y los valores (**Tabla 23-7**).

El motivo por el que se separan es un aspecto crítico, pues influye de forma decisiva en la actitud que adopta el uno hacia el otro y en el enfoque que dan a la separación. No es lo mismo que el motivo del divorcio sea que el padre o la madre tienen una nueva relación, que porque viven en diferentes ciudades por razones de trabajo y se han ido distanciando. En muchos casos, la separación la desea uno de ellos, pero no los dos, lo que se percibe como una imposición injusta y egoísta, como una traición.

Cuando la falta de acuerdo y la conflictividad son altas y hay violencia verbal y física, aumenta el riesgo de depresión e ideas de suicidio.

 Hay también que descartar que los padres sufran trastornos psiquiátricos que perturben y disminuyan la capacidad de respuesta al divorcio y la de educar a los hijos.

La crisis aguda que sigue al divorcio puede ser transitoria o permanecer en el tiempo, lo que es un dato de mal pronóstico para los padres y para los hijos. La actitud que adoptan los padres ante el divorcio y el modo de llevarlo a cabo marcan la evolución posterior.

La interacción de los padres con el hijo puede ser de hostilidad, rechazo y agresividad o de protección excesiva. Pueden implicarlo en los problemas, hacerlo confidente de sus sentimientos de abandono y decepción, utilizarlo como mensajero y vía de comunicación entre ellos, o ponerlo en contra, criticando y desprestigiando al otro. En estos casos, el padre o la madre anteponen sus necesidades personales al bien del hijo. Todo ello hay que analizarlo en la entrevista con los padres.

💡 Cuando la falta de acuerdo y la conflictividad entre los padres son altas y hay violencia verbal y física, aumenta el riesgo de depresión e ideas de suicidio.

ASPECTOS LEGALES DE LA SEPARACIÓN. LA CUSTODIA COMPARTIDA

La situación legal de la familia es un apartado esencial de la evaluación. Hay que conocer el estado legal en que se encuen-

tra el divorcio, la custodia y el régimen de visitas, la satisfacción o insatisfacción de los padres con las medidas que se han adoptado, las sentencias de los jueces ante las reclamaciones y litigios, y si los padres desean que terminen los problemas o están dispuestos a que se prolonguen eternamente.

 La custodia legal de los hijos suele ser uno de los temas problemáticos en el proceso de divorcio y es también una de las cuestiones cuyo enfoque ha cambiado más en los últimos años.

Hasta hace no mucho la custodia se otorgaba de forma casi sistemática a la madre, pues era ella quien se ocupaba de los hijos. Actualmente los padres reivindican ese mismo derecho para sí mismos.

En España pueden describirse tres etapas:

- De 1981 a 1990. Hay una clara preferencia por la custodia materna, de tal modo que si no hay acuerdo entre los padres los hijos menores de 7 años se quedan con la madre.
- De 1990 a 2000. En 1990 se promulga la ley que reforma el Código Civil en aplicación del principio de no discriminación por razón de sexo y desaparece el límite de los 7 años de edad para que el padre pueda ocuparse de los hijos. Se produce un progresivo reconocimiento de la capacidad de los padres para cuidar de los niños.
- Desde el año 2000 hasta la actualidad. La custodia compartida se abre paso de forma progresiva y se considera la primera opción en algunas comunidades autónomas.

Uno de los problemas legales de nuestro país es la confusión entre patria potestad y guarda y custodia. Para algunos juristas la patria potestad sin guarda y custodia es una patria potestad no ejercida que se limita a participar en las decisiones más graves, lo que consideran un serio error. Es decir, la patria potestad o se tiene o no se tiene. Y si se tiene, se ejerce.

En cuanto a la reacción de los hijos a la custodia compartida, es evidente que los niños no desean perder el contacto con ninguno de los padres, pero la percepción que tienen de la custodia varía con la edad. En un estudio de 378 casos de divorcio, los niños que mejor aceptan la custodia compartida son los menores de 6 años. El 81 % lo ve como algo natural. Los de 6 a 12 años consideran que es algo que pasa a otros niños y al cabo de unos tres años están bien adaptados. Para quienes supone un conflicto mayor es para los mayores de 12 años, que se ven a sí mismos como un elemento más de las negociaciones de la separación, un elemento a quien los padres ubican y colocan.

⚠ Un aspecto importante es que una vez que los términos de la custodia quedan establecidos se mantengan, ya que da seguridad y estabilidad a los hijos. En todos los casos hay que facilitar y favorecer el contacto con el padre y con la madre, que debe ser tanto más frecuente cuanto más pequeño es el niño.

A los niños menores de 3 años los padres deben verlos dos o tres veces a la semana como mínimo. De acuerdo con algunos estudios, los niños se adaptan bastante bien a vivir en dos casas distintas.

 Algunas ventajas de la custodia compartida es que asegura el contacto del hijo con su padre y con su madre, los dos participan en cuidarlo, se reparten las cargas económicas y el tiempo dedicado a los niños y ambos son igualmente responsables.

Para las mujeres tiene la ventaja de disponer de más tiempo para la vida laboral y personal y asegurarse la contribución económica del padre. A los hombres les proporciona la gran oportunidad de seguir ejerciendo la paternidad y de estar en contacto con sus hijos. A los niños les asegura mantener el contacto con ambos progenitores y no perder a ninguno de los dos.

El problema de la custodia compartida, como casi todos los problemas del proceso de divorcio, radica en la falta de acuerdo de los padres para que se lleve a cabo. En algunas ocasiones, la lucha por la custodia no es más que un medio de castigar al otro esposo o un modo de satisfacer los deseos de venganza. En estas situaciones de guerra declarada, es muy frecuente implicar a los hijos en los trámites legales, y con ello crearles auténticos conflictos de lealtad. En estos casos, la custodia compartida no solo no beneficia a los hijos, sino que fomenta la conflictividad entre los padres, lo que supone un grave perjuicio para el niño. Por tanto, de acuerdo con estos trabajos y con un metaanálisis de 33 estudios llevados a cabo entre 1982 y 1999, la custodia compartida es la opción ideal para los hijos, excepto cuando hay conflictos graves entre los padres. Los trámites legales deben asegurar que el hijo mantenga el contacto con su padre y con su madre y no lo pierda con ninguno de los dos.

Existen familias que prolongan durante años las disputas legales del divorcio, sometiendo al niño a una situación continuada de sufrimiento y estrés. Está claro que para estos padres el bienestar del hijo no es un objetivo prioritario. Si hay maltrato por parte del padre, la custodia compartida no es la mejor solución. La aptitud del padre para cuidar y educar a los hijos suele ser inversamente proporcional al grado de violencia, insultos y descalificaciones que vierte sobre la madre, y viceversa. Las familias en las que la separación ha sido civilizada, buscando el acuerdo y no perjudicar a los hijos, son aquellas en las que la custodia compartida da mejores resultados y en las que el divorcio tiene menos consecuencias perniciosas para padres e hijos. Los niños superan mejor la separación, se sienten más seguros y confiados, tienen una mayor sensación de bienestar y siguen compartiendo el tiempo y la vida con su padre y con su madre.

El régimen de custodia de los hijos debe tener como primer objetivo el bien de los niños y asegurar que no pierdan el contacto ni con la madre ni con el padre, tal como recomienda la Convención sobre los Derechos del Niño de Naciones Unidas celebrada en Ginebra en 1989. Se estipulan tres derechos: tener contacto con el padre y con la madre, opinar y que se tenga en cuenta su opinión, y que el criterio supremo sea «el interés superior del niño».

Cuando el niño tiene la certeza de que seguirá contando con el afecto y el apoyo de su madre y de su padre, y los padres mantienen una relación civilizada, y más si es amistosa, el bienestar de los hijos es mucho mayor. Las leyes deben contribuir a que sea una realidad.

 El régimen de custodia debe tener como primer objetivo el bien de los hijos.

PREVENCIÓN Y TRATAMIENTO

La prevención y el tratamiento de los efectos negativos del divorcio son dos retos destacados de médicos, psicólogos, trabajadores sociales y juristas. Es decir, de todos aquellos que entran en contacto con la familia que se encuentra en esta situación. El divorcio es un fenómeno complejo y dilatado en el tiempo, en el que conviene identificar a las familias de alto riesgo antes de que empiecen los trámites de la separación, evitando así la escalada de los conflictos con medidas preventivas y terapéuticas cuya eficacia se haya comprobado. En cuanto a estas medidas se recomiendan el apoyo y asesoramiento a los padres, la psicoterapia del niño, la mediación y la justicia terapéutica. La justicia terapéutica enfoca la separación como un proceso que proporciona oportunidades y no como algo destructivo. De acuerdo con este enfoque, la actuación de abogados, jueces y fiscales debe tener consecuencias terapéuticas y no yatrogénicas, para lo que también necesitan formación y asesoramiento. La psiquiatría infantil tiene mucho que decir en este campo.

Medidas con los padres

Las medidas preventivas y terapéuticas con los padres varían en función de las características de la familia, sus necesidades y sus posibilidades. La mayoría de los programas persiguen tres objetivos: disminuir la conflictividad, potenciar la capacidad educativa y de cuidado de los hijos por parte de los padres e incrementar la estabilidad familiar. En la **tabla 23-8** se resumen las principales.

Los padres deben entender que el tratamiento tiene como primer objetivo disminuir los conflictos y aminorar los sentimientos negativos y de odio por el bien de los hijos y por ellos mismos. Los padres han de recordar todo lo que hubo de bueno mientras estuvieron juntos, el cariño que se tuvieron, la responsabilidad con los hijos y que la vida cambia, incluso en aspectos que nunca uno se hubiera imaginado. La mansedumbre —palabra en desuso— y el perdón también forman parte de la vida (**Fig. 23-4**).

Tabla 23-8. Medidas preventivas y terapéuticas con la familia en el proceso de divorcio

- Educación y formación de los padres
- Mediación para la separación y la custodia
- Asesoramiento legal
- Representación legal
- Evaluación de la custodia
- Psicoterapia
- Arbitraje
- Decisiones del juez

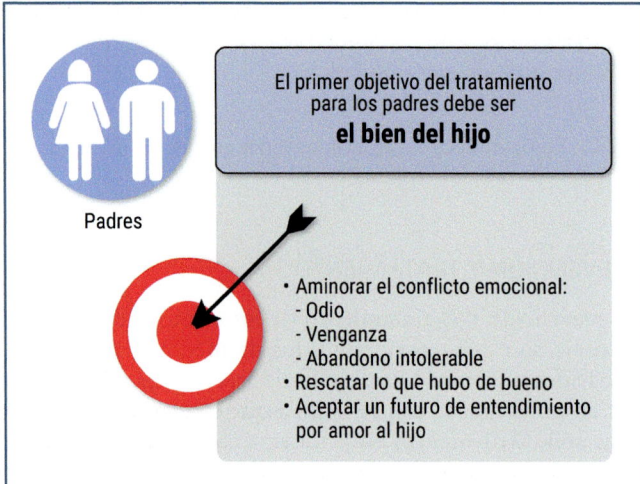

Figura 23-4. Objetivos del tratamiento de los padres.

Hay situaciones, como el maltrato de la madre y de los hijos, la violencia familiar, las enfermedades psiquiátricas paternas, la adicción a las drogas y la delincuencia, que requieren medidas judiciales apropiadas y la supervisión psicológica y de los servicios sociales. Hay que vigilar la situación de los hijos y de la madre y el juez debe tomar medidas inmediatas y eficaces de protección.

La oportunidad de unas u otras medidas depende del momento en que se encuentre el proceso de divorcio y de las necesidades de los padres y de los hijos. Hay familias en que los conflictos se mantienen durante toda la vida, pero la mayoría mejoran, incluso en casos que parecían irreconciliables. Por eso, hasta en aquellas situaciones que parecen tener un pronóstico peor, psiquiatras, psicólogos y juristas deben persistir en buscar soluciones que alivien a niños y padres.

Lo más eficaz es que los padres busquen ayuda lo antes posible y no cuando lleven tiempo con los trámites de la separación y ya hayan surgido numerosos problemas. Cuando la conflictividad es alta, es el juez quien debe imponer el carácter obligatorio de las medidas terapéuticas. Son datos de mal pronóstico que los padres no colaboren y no acudan al tratamiento y que quieran que sea el juez quien les resuelva los problemas, olvidando que algunos problemas no hay juez en el mundo que pueda resolverlos (**Fig. 23-5**).

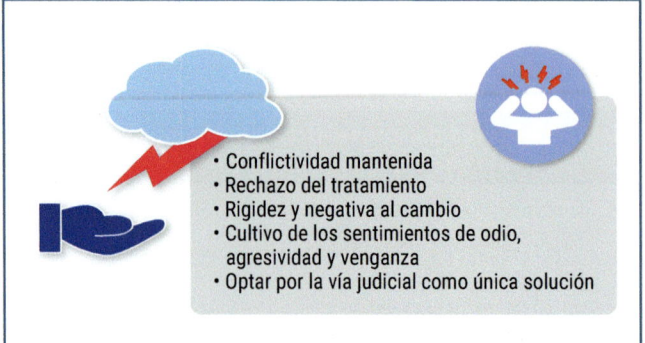

Figura 23-5. Factores de mal pronóstico de cara a la eficacia del tratamiento.

> **!** Son datos de mal pronóstico la oposición de los padres a acudir al tratamiento, la conflictividad persistente, la rigidez y negativa al cambio, el cultivo de los sentimientos de odio y venganza, y la opción de la vía judicial como única solución.

Los puntos de encuentro de los padres con los hijos son una medida paliativa para facilitar que se vean y mantengan el contacto en un lugar neutral y seguro para el niño, pero suelen producir tristeza y tensión. Estos centros cumplen con el mandato del juez, pero son insuficientes para aliviar a los niños y mejorar la relación familiar.

Los padres no son siempre conscientes del daño que supone para los niños la falta de acuerdo, y mucho menos la violencia parental y el descuido de los niños. Tienen que comprender que los hijos deben quedarse al margen de las discusiones, que nunca han de tener lugar en su presencia. Los comentarios despectivos o que desautorizan al otro cónyuge están completamente fuera de lugar. Los hijos captarán que los padres tienen conflictos, que no se entienden, pero no estarán expuestos al cúmulo de aberraciones que suelen darse en las separaciones cuando se opta por el litigio y el enfrentamiento.

> **💡** Optar por la vía judicial como única solución no resuelve el problema, lo incrementa.

Tratamiento de los hijos

Durante muchísimo tiempo el divorcio se ha visto como un hecho social que afectaba solo a los adultos. Un tema privado y jurídico. Aún es posible oír que los niños no se enteran, no entienden, no son maduros, se adaptan a todo. Un niño de 7 años contaba: «Se creen que mi hermana y yo no los oímos». Y confesaba: «Me levanto para escucharlos». También explicaba las expectativas que tenía: «Mi padre no se va a separar, yo voy a resolverlo. Su novia no le va, no tienen nada en común», un comentario este último que había oído a su abuela paterna.

Ayudar a los hijos de forma directa es un apartado esencial del tratamiento. El enfoque de que basta con ocuparse de los padres para que mejoren los niños no es suficiente. Las terapias que más se emplean son la cognitivo-conductual y la terapia de apoyo, bien de forma individual o en grupo. No se recomienda el tratamiento conjunto de padres e hijos, pues se expone a los hijos a las peleas, agresiones y reproches de los padres, lo que les produce un intenso dolor.

El tratamiento de los niños y de los adolescentes debe orientarse a lograr de modo progresivo los siguientes objetivos:

- Reconocer la ruptura de los padres como algo real e ineludible, de lo que no son responsables, pero que ha pasado a formar parte de su vida.
- No dejarse implicar en los conflictos paternos y no actuar, por tanto, como intermediario de los problemas.
- Aceptar la ausencia del padre o de la madre, o el tener que repartir el tiempo entre ambos, y renunciar a la idea de una familia unida y feliz.
- Superar los sentimientos de culpa, cólera, resentimiento y reproche hacia los padres.

- Asumir la situación de divorcio como algo permanente, que no se va a resolver por la vía del milagro ni a costa de su sacrificio personal.
- Tener expectativas realistas en cuanto al logro de nuevas relaciones interpersonales a corto y a largo plazo que compensen de las pérdidas sufridas.

Estos objetivos se logran con más facilidad cuando hay un ambiente familiar tranquilo y una buena relación padres y debe aspirarse a conseguirlos incluso cuando no son así.

 El proceso de adaptación del niño comienza con la crisis aguda de la separación y puede continuar durante años, hasta llegar a la adolescencia y juventud.

Cada etapa y momento plantea los correspondientes desafíos a los que el niño y el joven tienen que enfrentarse. Es a esos desafíos a los que tienen que dar respuesta las medidas terapéuticas.

La violencia en el medio familiar, el maltrato de la madre o de los hijos y el abuso sexual son situaciones que deben explorarse de modo conveniente y tratarse. Son situaciones que se invocan en los litigios de la separación y que hay que aclarar. Su poder lesivo es enorme, también cuando se trata de falsos testimonios.

 El tratamiento debe aminorar los sentimientos de soledad y confusión del niño, aclarar ideas equivocadas de tipo catastrófico y transmitirle la seguridad de que su opinión también cuenta.

La mayoría de los padres cuando llevan a su hijo al psiquiatra infantil lo hacen porque sospechan que puede pasarle algo y están preocupados: lo notan triste, nervioso, agresivo, ha dejado de salir con los amigos, va mal en el colegio, no obedece, etc. Vienen con una idea y refieren un problema.

Cuando los padres se encuentran en proceso de separación, no resulta tan sencillo dilucidar el motivo de consulta. Puede que su intención sea buscar ayuda para el hijo y para sí mismos, o que el médico les resuelva sus problemas, obtener ventajas de cara a la separación, castigar al otro cónyuge, utilizar al hijo en su provecho, etc. Por supuesto, también acuden porque desean ayudar al hijo.

Una de las mayores dificultades que suelen surgir es cuando hacen una lista interminable de problemas y conflictos que se encadenan sin solución de continuidad o que cambian de uno a otro cuando parecía que el primero ya se había resuelto. El objetivo puede ser la reconciliación, un remedio milagroso, castigar al otro cónyuge, o la necesidad de oír al médico que a los hijos no les pasa nada. También el sincero deseo de que la separación no perjudique a sus hijos.

El tratamiento de los padres y los niños que sufren el divorcio significa un auténtico desafío para el psiquiatra infantil, pero es un desafío que merece la pena.

PUNTOS DE REFLEXIÓN ANTE UNA SEPARACIÓN CONFLICTIVA

- La separación de los padres no significa que se destruya la familia. La familia persiste tras la separación.

- El interés y el bienestar del hijo deben prevalecer sobre los intereses particulares de los padres.
- Se separan los padres, pero no los hijos, quienes tienen el derecho de seguir relacionándose con el padre y la madre y con el resto de la familia (hermanos, abuelos, tíos, primos).
- Los padres, después de separarse, siguen siendo padres y deben continuar velando por el hijo, para lo cual deben respetarse y ponerse de acuerdo en todo aquello que represente el interés y el bien del menor.
- Los padres separados tienen la obligación de no suscitar conflictos entre el hijo y el otro progenitor, respetar las opiniones y sentimientos del hijo y no perturbar su desarrollo emocional.
- Prevenir conflictos es lo más eficaz. Buscar la ayuda y el consejo de personas expertas en procesos de separación cuando empiezan los problemas es muy recomendable.
- Los hijos no tienen la obligación de tomar decisiones, asumir responsabilidades y mucho menos elegir entre padre y madre.
- Los hijos deben ser siempre escuchados y nunca manipulados.
- Los familiares deben contribuir al buen clima y entendimiento entre los miembros de la familia.
- Los tribunales han de evaluar cuidadosamente las razones y circunstancias por las que un hijo rechaza el contacto con uno de sus progenitores. Conocer las verdaderas circunstancias de la familia es imprescindible para tomar medidas que protejan al hijo.

MEDIACIÓN

La mediación es un mecanismo que ha puesto en marcha el sistema judicial para favorecer el acuerdo de los padres y disminuir el conflicto y la acción lesiva del divorcio sobre los hijos y sobre los propios padres. La mediación se ejerce a propósito de los conflictos, el proceso de separación y el de custodia.

La mediación surgió ante el resultado profundamente insatisfactorio de los procesos contenciosos de separación, ruptura o divorcio. Cuando se estudian los resultados, se constata que el el efecto positivo de la mediación varía de pequeño a moderado lo que indica que es un medio que aporta más beneficios a la familia que los litigios. La mediación tiene un efecto positivo sobre la satisfacción de los padres y sobre cómo evolucionan el estado emocional y la comprensión de las necesidades de los hijos; favorece el acuerdo de los padres y el cumplimiento de los compromisos que adquieren, disminuye los litigios, evita que acudan a la vía judicial y facilita la custodia compartida.

 La mediación es un mecanismo del sistema judicial para favorecer el acuerdo de los padres y disminuir el conflicto.

El proceso de mediación consta de las fases siguientes:

1. Se hace un resumen del proceso de mediación y se firma un acuerdo inicial con las partes.
2. Se analiza la situación presente y se mencionan de forma explícita los temas de desacuerdo.
3. Se analizan los puntos conflictivos en que los padres no están de acuerdo buscando la imparcialidad de ambas partes.

4. Se abordan de forma directa los aspectos concretos del proceso de negociación.
5. Con el consentimiento de la pareja, se redacta un acuerdo con las decisiones que se han tomado.
6. Cada progenitor entrega el acuerdo firmado a su abogado para el asesoramiento jurídico.

Para algunos autores, la mediación debería ser obligatoria con el fin de evitar que los padres entren en la fase de disputas y desencuentros que se prolongan sin fin. Pero obligar a entenderse tampoco es una solución: para que dos se entiendan tienen que desearlo y poner de su parte.

El divorcio es una experiencia tan compleja y problemática que la mediación debería ser, según algunos especialistas, un servicio público a disposición de las personas que se separan y que tienen hijos. Es posible que a la larga signifique un gran ahorro económico para las familias y para el Estado. La mediación puede tener un carácter voluntario o ser un mandato del juez, cuando la conflictividad no mejora o es muy intensa o es previsible que lo sea. Algunos grupos feministas consideran que la mediación favorece a los hombres y perjudica a las mujeres. Esto no debería ser así, siempre que el mediador actúe con neutralidad, objetividad, conocimientos, experiencia y lealtad hacia el bien del niño y el bien de los padres.

PUNTOS CLAVE

- El divorcio es un fenómeno progresivamente creciente en las sociedades occidentales y representa uno de los acontecimientos más estresantes de la vida de los niños. Sus repercusiones en la estabilidad emocional de los hijos y de los padres son considerables, así como sus efectos a largo plazo.
- La percepción social del divorcio como un hecho natural y habitual es sin duda una ayuda para los hijos y para los padres, pero no hay que perder de vista que es solo una de las variables que modulan las repercusiones de esta decisión en toda la familia.
- El divorcio da lugar a conflictos emocionales, económicos, jurídicos y sociales. Genera trastornos psiquiátricos en los hijos y problemas de adaptación que se prolongan durante años.
- Los estudios longitudinales permiten conocer cómo afecta a la vida de los adultos y cómo se repite a través de las generaciones.
- La conflictividad persistente, duradera e intensa, la falta de contacto con el padre o la madre que deja la casa y las dificultades económicas son factores fundamentales de psicopatología.
- El papel del psiquiatra infantil al evaluar y tratar a padres y niños y como asesor del sistema judicial y de los servicios sociales es importantísimo, por lo que el divorcio y las rupturas familiares deben formar parte de su formación.

BIBLIOGRAFÍA

Aabbassi B, Nicolis H. La séparation parentale en clinique infanto-juvénile. Parental separation in infant and childhood clinical practice. Arch Pediatr. 2016;23(4):394-7.

Allen S, Daly K. The Effects of Father Involvement: An Updated Research Summary of the Evidence Inventory. Guelph: University of Guelph; 2007. Disponible en: https://www.fatherhood.gov/research-and-resources/effects-father-involvement-updated-researchsummary-evidence

American Psychological Association. Guidelines for child custody evaluations in family law proceedings. Am Psychol. 2010;65(9):863-7.

Ayerbe L, Pérez-Piñar M, Foguet-Boreu Q, Ayis S. Psychosis in children of separated parents: A systematic review and meta-analysis. Eur Psychiatry. 2020;63:1:e3.

Bauserman R. Child adjustment in joint-custody versus sole-custody arrangements: A meta-analytic review. J Fam Psychol. 2002;16(1):91-102.

Bernet W, Wamboldt MZ, Narrow WE. Child Affected by Parental Relationship Distress. J Am Acad Child Adolesc Psychiatry. 2016 Jul;55(7):571-9.

Diekmann A, Schmidheiny K. The Intergenerational Transmission of Divorce: A Fifteen-Country Study with the Fertility and Family Survey. ETH Zurich Sociology Working Paper [internet]; 2008;4 [consultado el 17 de febrero de 2024]. Disponible en: https://repec.ethz.ch/ets/papers/diekmann_schmidheiny_transmission.pdf

Eyman A, Busaniche J, Llera J, De Cunto C, Wahren C. Impact of divorce on the quality of life in school-age children. J Pediatr (Rio J). 2009;85(6):547-52.

Hognas R, Thomas. The Intergenerational Transmission of Divorce: A Longitudinal Look at Siblings. Population Association of America 2012. Annual Meeting Program, May 3-5; 2012. San Francisco, CA.

Instituto Nacional de Estadística. Estadística de nulidades, separaciones y divorcios. Año 2022; 13 de julio de 2023 [consulta el 17 de febrero de 2024]. Disponible en: https://www.ine.es/dyngs/INEbase/es/operacion.htm?c=estadistica_C&cid=1254736176798&menu=ultiDatos&idp=1254735573206

Karimi R, Bakhtiyari M, Masjedi Arani A. Protective factors of marital stability in long-term marriage globally: a systematic review. Epidemiol Health. 2019;41:e2019023.

Kelly J. Children's Adjustment in Conflicted Marriage and Divorce: A Decade Review of Research. J Am Acad Child Adolesc Psychiatry. 2000;39(8):963-73.

Lansford J, Malone P, Castellino D, Dodge KA, Pettit GS, Bates JE. Trajectories of Internalizing, Externalizing and Grades for Children Who Have and Have Not Experienced Their Parents' Divorce or Separation. J Fam Psychol. 2006;20(2):292-301.

Majzub RM, Mansor S. Perception and Adjustment of Adolescents Towards Divorce. Procedia - Social and Behavioral Sciences. 2012;46:3530-4.

Mardomingo MJ, Seijo M. Psicopatología de los hijos en los procesos de ruptura de pareja. En: Fariña Rivera F, Ortuño Muñoz P (eds.). La gestión positiva de la ruptura de pareja con hijos. Valencia: Tirant lo Blanch; 2020.

Mardomingo MJ. Tiempos Cortos Historias de Psiquiatría Infantil. Madrid: Díaz de Santos; 2005. p. 19-24.

Mardomingo MJ. Divorcio y separación de los padres. En: Mardomingo MJ. Tratado de Psiquiatría del niño y del adolescente. Madrid: Díaz de Santos, 2015. p. 895-924. Edición digital, 2019.

Mardomingo MJ. Entorno familiar y psicopatología. La armonía añorada. En: Mardomingo, MJ. Psiquiatría para padres y educadores. Ciencia y arte. Madrid: Narcea; 2008. p. 155-93.

Mroczkowski MM. Divorce and child custody. En: Martin A, Bloch M, Volkmar F (eds.). Lewis's child and adolescent psychiatry. 5ª ed. Philadelphia: Wolters Kluwer; 2018.

Nunes-Costa R, Lamela D, Figueiredo B. Psychosocial adjustment and physical health in children of divorce. J Pediatr (Rio J). 2009;85(5):385-396.

Pilowsky DJ, Wickramaratne P, Nomura Y, Weissman MM. Family discord, parental depression, and psychopathology in offspring: 20-year follow-up. J Am Acad Child Adolesc Psychiatry. 2006;45(4):452-60.

Ruiz M, Gómez-Ferrer C, Romero H. Divorcio. Nuevas formas de convivencia familiar. Aspectos relativos a la custodia. En: Soutullo C, Mardomingo M (coords.). Manual de Psiquiatría del Niño y del Adolescente. Madrid: Editorial Médica Panamericana; 2010. p. 289-300.

Sariego Morillo JL. Respuestas a la incertidumbre de la custodia compartida. LexFamily.es Revista Digital de Derecho de Familia; 2009.

Shaw L. Divorce Mediation Outcome Research: A Meta-Analysis. Conflict Resolution Quarterly. 2010;27(4):447-67.

Størksen I, Røysamb E, Holmen TL, Tambs K. Adolescent adjustment and well-being: effects of parental divorce and distress. Scan J Psychol. 2006;47:75-84.

Størksen I, Røysamb E, Moum T, Tambs K. Adolescents with a childhood experience of parental divorce: a longitudinal study of mental health and adjustment. J Adolesc. 2005;28(6):725-39.

Vélez C, Wolchik S, Tein J-Y, Sandler I. Protecting children from the consequences of divorce: A longitudinal study of the effects of parenting on children's coping processes. Child Dev. 2011;82(1)244-57.

Wallerstein J, Corbin S. The child and the vicissitudes of divorce. En: Martin A, Volkmar F (eds.). Lewis's Child and Adolescent Psychiatry: A Comprehensive Textbook. 3rd ed. Philadelphia: Lippincott, Williams and Wilkins; 2002. p. 1275-85.

Weitoft G, Hjern A, Haglund B, Rosén M. Mortality, severe morbidity, and injury in children living with single parents in Sweden: a population-based study. Lancet. 2003;361:289-95.

Trastornos de salud mental en la adolescencia

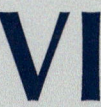

Desarrollo de cuadros psicóticos en la adolescencia 24

J. Romay González, M. Ibáñez Alario y B. Payá González

OBJETIVOS

- Conocer la epidemiología, prevalencia y tipos de los trastornos psicóticos.
- Conocer la evolución, clínica y transcurso de los primeros episodios psicóticos.
- Conocer los principales tratamientos y recursos clínicos asociados.
- Conocer los principales retos y pronósticos de los primeros episodios de psicosis.

INTRODUCCIÓN

Las psicosis son enfermedades cuya prevalencia oscila entre el 2 y el 4 % de la población y, aunque pueden aparecer en cualquier momento de la vida, habitualmente tienen su debut durante la adolescencia o los primeros años de la vida adulta. Engloban a un grupo de trastornos mentales graves cuya principal característica es la pérdida de contacto con la realidad, y sus síntomas principales son los delirios, las alucinaciones y los trastornos del pensamiento.

Su morbimortalidad es significativa. Aproximadamente, tres cuartas partes de las personas que las padecen presentarán recaídas y precisarán hospitalizaciones a lo largo del curso de la enfermedad, y una quinta parte padecerá síntomas crónicos con la consiguiente discapacidad añadida.

Las psicosis de inicio temprano (PIT) o *early-onset psychosis* constituyen un conjunto de cuadros de síntomas psicóticos heterogéneos y graves que aparecen antes de los 16 años, y representan, aproximadamente, un tercio de todos los pacientes diagnosticados de un trastorno psicótico. Aunque se manifiestan con la misma combinación de síntomas que las psicosis de debut en la edad adulta, tienen algunas características diferenciales marcadas por la edad de debut.

Las primeras referencias a las psicosis de inicio temprano surgen en el siglo XIX, cuando Kraepelin describe la demencia precoz de inicio en la infancia y adolescencia. Este autor conceptualiza estos cuadros como estados en los que se produce una destrucción interna de la personalidad y cuyos efectos principales afectan a las esferas emocional y volitiva de la vida mental. Posteriormente, Sante de Sanctis acuña el término *demencia precocísima* para describir cuadros de desorganización de la personalidad en niños, que se diferencian de las psicosis del adulto por su mayor gravedad.

Bajo el influjo de Bleuler, quien destacó como síntomas fundamentales de la esquizofrenia a las *cuatro Aes* (trastornos de Asociación, de la Afectividad, la Ambivalencia y el Autismo), se comienza a poner un mayor énfasis en el deterioro social y relacional que en los delirios. Debido a esta nueva corriente conceptual, en las primeras clasificaciones de los trastornos mentales (Manual Diagnóstico y Estadístico de Trastornos Mentales, 2ª edición [DSM-II] y Clasificación Internacional y Estadística de Enfermedades, 8ª edición [CIE-8]) se incluía un amplio y heterogéneo grupo de trastornos mentales dentro de la categoría de psicosis infantiles, entre los cuales se encontraba el autismo. En estas primeras clasificaciones, las psicosis infantiles se disponían, además, en una categoría diagnóstica independiente de las psicosis del adulto.

Posteriormente, gracias a las aportaciones de Kolvin y Rutter, se demuestra que, entre los diferentes cuadros englobados en la categoría de psicosis infantiles, existen importantes diferencias clínicas y neurobiológicas. De esta forma, en las posteriores clasificaciones (CIE-9 y DSM-III), la esquizofrenia de inicio temprano (EIT) pasa a ser considerada como una entidad diagnóstica independiente del autismo, y queda definida con los mismos criterios que los del adulto.

Estos cambios en la conceptualización histórica han tenido implicaciones importantes en el avance del conocimiento. Es a partir de la década de los setenta cuando comienzan a surgir líneas de investigación separadas para las psicosis y los trastornos del espectro autista, por lo que son dos campos de investigación relativamente recientes.

Aunque las primeras líneas de investigación de las psicosis se centraron en la esquizofrenia, posteriormente fueron englobando el amplio espectro de las psicosis y los trastornos del estado de ánimo con síntomas psicóticos.

Los datos actuales muestran que las psicosis de inicio temprano tienen una mayor afectación en el neurodesarrollo temprano y mayor penetrancia genética, y presentan más alteraciones en los períodos premórbidos, con un comienzo más insidioso.

Por otro lado, el comienzo temprano se ha asociado a una psicopatología más grave, a mayor prevalencia de consumo de *cannabis*, a un mayor deterioro cognitivo y a un pronóstico más sombrío que las psicosis de debut en la edad adulta.

- Las psicosis de inicio temprano tienen características etiopatogénicas y clínicas diferenciales respecto a las psicosis de debut en la edad adulta.
- El debut en edad temprana pronostica una evolución más maligna de la enfermedad, que supone un alto grado de discapacidad asociada a la misma y una pérdida de calidad de vida para las personas que la sufren y sus familias.
- La identificación e intervención temprana y adecuada pueden ayudar a reducir las consecuencias negativas de la enfermedad y a mejorar el funcionamiento de los pacientes.

EPIDEMIOLOGÍA

Los trastornos psicóticos representan aproximadamente un 5 % de todos los trastornos psiquiátricos del adolescente, con una prevalencia estimada del 0,4 % en edades comprendidas entre los 5 y los 18 años. En muestras comunitarias, se ha estimado que las psicosis afectan aproximadamente al 1 % de los jóvenes en la población general, siendo más frecuente en los varones, en una proporción de 2:1. A medida que avanza la adolescencia, el porcentaje de prevalencia se va acercando al de los adultos, aunque las tasas siguen siendo inferiores a las de debut en edad adulta, y se atenúan las diferencias por sexos. Dentro de los trastornos psicóticos, los trastornos del espectro de la esquizofrenia son los más frecuentes, y es la esquizofrenia el trastorno más estudiado a lo largo de los años. Aunque los estudios epidemiológicos sobre la esquizofrenia en edades tempranas son escasos, los últimos estudios publicados estiman que la incidencia de esquizofrenia hasta los 18 años es de 3,17/100.000 personas, y se incrementa hasta el 9,10 cada 100.000 en la franja de los 12 a los 18 años.

Los datos epidemiológicos en población general sobre otros trastornos psicóticos en este rango de edad son inexistentes, aunque en muestras de primeros episodios de reciente diagnóstico, el diagnóstico más común es el de trastorno psicótico no especificado. En estudios de seguimiento, se identifica también un aumento de las psicosis inducidas por sustancias en las últimas dos décadas.

- Las psicosis de inicio temprano tienen una prevalencia inferior a las de debut en edad adulta y son más frecuentes en los varones, en una proporción de 2:1.
- A medida que avanza la adolescencia, el porcentaje de prevalencia se va acercando al de los adultos y se atenúan las diferencias por sexo.

ETIOPATOGENIA

En la actualidad, la hipótesis más aceptada del origen de las psicosis es la de una alteración del neurodesarrollo en etapas tempranas de la vida que alteraría el posterior desarrollo madurativo normal del cerebro (mielinización, poda sináptica, alteración de circuitos dopaminérgicos, etc.) y que estaría producida por la interacción de factores genéticos y ambientales.

Existen evidencias sólidas del importante componente genético en la esquizofrenia. La heredabilidad se estima en torno al 80 %. Sin embargo, el riesgo de padecer la enfermedad varía en función de la proximidad familiar a la persona afectada. De este modo, si los dos padres están afectados, el riesgo es del 40-60 %, y disminuye al 10 % si un solo progenitor está afectado; en caso de afectación de un hermano gemelo monocigoto, el riesgo se incrementa a un 50-70 %, y baja al 9-18 % si la enfermedad la padece un hermano no monocigoto; si hay afectación de un familiar de segundo grado (abuelos, tíos), el riesgo disminuye al 3-6 %, y, para los familiares de tercer grado, al 1-3 %.

El progreso en la investigación genética que se ha producido en los últimos años ha permitido avanzar en el estudio de enfermedades del neurodesarrollo complejas como la esquizofrenia. Por otro lado, también se han identificado síndromes genéticos con alta frecuencia de asociación con trastornos psicóticos, verbigracia, el síndrome de deleción del cromosoma 22q11 (síndrome velocardiofacial), que emergen como modelos de interés para el estudio de posibles genes implicados (**Tabla 24-1**).

A pesar de los avances en el conocimiento de la genética de la esquizofrenia, todavía no se ha conseguido identificar a los genes responsables para la transmisión de la enfermedad. Los genes implicados son numerosos y con baja especificidad, y ninguno se puede establecer como determinístico o causal. Entre los genes candidatos en estas patologías, destacan por su importancia y por el número de estudios realizados, los asociados al neurodesarrollo y plasticidad cerebral, así como aquellos que codifican ciertos neurotransmisores, sus receptores y/o transportadores (v. **Tabla 24-1**).

Los factores ambientales también pueden desempeñar un papel en el origen del trastorno *per se*, o bien ejercer una acción aditiva con factores de vulnerabilidad genética, y aumentar así el riesgo de padecer la enfermedad.

Tabla 24-1. Genes implicados en los trastornos psicóticos

Gen	Funciones implicadas
Factor neurotrófico derivado del cerebro (*Brain-derived neurotrophic factor*, BDNF)	Desarrollo, regeneración y supervivencia de las neuronas
Disrupted-in-schizophrenia 1 (DISC1)	Migración celular y la sinaptogénesis
Catecol-O-metiltransferasa (COMT)	Degradación de catecolaminas y neurotransmisión dopaminérgica
SCL-6	Neurotransmisión dopaminérgica y serotoninérgica
Dysbindin-1 (DTNBP1)	Circuitos glutamatérgicos y dopaminérgicos
Neuregulin-1 (NRG1)	Cambios en la sustancia blanca y neurotransmisión glutamatérgica
Regulator of G-protein signaling-4 (RGS4)	Traducción de la señal postsináptica en varios neurotransmisores (dopamina, serotonina, GABA)

GABA: ácido γ-aminobutírico.

El *cannabis* es uno de los factores ambientales modificables que incrementan el riesgo de padecer una psicosis, y sus efectos sobre la maduración cerebral pueden predisponer a un debut más temprano. El uso de *cannabis* duplica el riesgo de padecer esquizofrenia, y puede incrementarse todavía más en función de la frecuencia de consumo y de la concentración de tetrahidrocannabinol (THC). En este sentido, se ha reportado que el consumo diario triplicaría el riesgo de padecer psicosis, y el consumo diario de *cannabis* de alta potencia (THC > 10 %) podría incrementar el riesgo hasta casi cinco veces más.

Otros factores ambientales que aumentan el riesgo de psicosis incluyen eventos perinatales, la urbanicidad, la migración, la edad avanzada del padre, el coeficiente intelectual bajo y la exposición a traumas.

Cada vez existen más estudios que apuntan a la implicación del sistema inmunitario como otro factor biológico que contribuye al desarrollo de la psicosis. La exposición a la inflamación durante períodos críticos del desarrollo cerebral puede afectar procesos como la diferenciación, la supervivencia y la función celular, además de contribuir a la sensibilización de las neuronas dopaminérgicas, lo que puede predisponer a los pacientes a la aparición más temprana de enfermedades del desarrollo neurológico, como la esquizofrenia y otras psicosis. Algunos metaanálisis muestran la existencia de niveles elevados de citocinas inflamatorias, como la interleucina-6 (IL-6) y el factor de necrosis tumoral-α (TNF-α), en pacientes que desarrollan trastornos psicóticos. La inflamación y el aumento del estrés oxidativo podrían constituir una vía común entre los factores genéticos y/o ambientales tempranos (como infecciones prenatales, complicaciones obstétricas, hipoxia o estrés durante el embarazo) y el desarrollo de psicosis.

En el modelo etiopatogénico de la *vulnerabilidad al estrés*, existen, además, acontecimientos vitales estresantes que van a funcionar como desencadenantes del cuadro psicótico. Tales acontecimientos estarán relacionados no solo con el inicio de la enfermedad, sino también con su curso y con la aparición de recaídas, lo que tendrá sin duda importantes repercusiones de cara a prevenir nuevos episodios. Existen, también, una serie de variables moderadoras, como el soporte social, la personalidad premórbida y los parámetros físicos, sociales y culturales, que vendrían a mediar los efectos negativos del estrés sobre la vulnerabilidad biológica.

Frente a la **hipótesis del neurodesarrollo**, otros autores han defendido la **hipótesis neurodegenerativa**, que propone la existencia de un proceso patológico activo de neurotoxicidad asociado a la enfermedad, y, más concretamente, a los períodos de exacerbación de la psicosis aguda. Esta teoría explicaría el deterioro observado en los pacientes a lo largo del curso de su enfermedad, y se ve apoyada por la correlación encontrada en diversos estudios entre un mayor tiempo de psicosis no tratada y la peor evolución de la enfermedad. En la actualidad, estudios longitudinales de neuroimagen llevados a cabo con primeros episodios, tanto de debut adulto como temprano, muestran una atrofia cerebral progresiva a partir del inicio de la enfermedad, que apoyaría también la teoría de la neurodegeneración.

Esta teoría tiene implicaciones importantes en el campo de la intervención precoz, ya que la emergencia de la sintomatología psicótica no sería el verdadero debut de la enfermedad, sino el punto de inicio de un proceso de neurodegeneración que llevaría a un deterioro funcional mucho más marcado y a la cronicidad.

La investigación actual muestra resultados contradictorios que apoyan los dos patrones, el de neurodesarrollo y el de neurodegeneración. Por ello, se han llegado a postular otras hipótesis, entre ellas, la existencia de un modelo mixto, en el que el origen de la patología sucedería de acuerdo con la hipótesis del neurodesarrollo y, a partir de la aparición de los síntomas psicóticos, el cerebro seguiría experimentando, de acuerdo con la hipótesis de neurodegeneración, cambios morfológicos mayores a los esperados para esa edad.

Todavía queda mucho por conocer con respecto a las particularidades etiopatogénicas de los trastornos psicóticos de inicio temprano, pero las investigaciones recientes apuntan a la existencia de diferencias biológicas frente a las psicosis de debut adulto.

> **!** Los datos disponibles muestran un mayor papel de la inflamación y mayor agregación familiar en la esquizofrenia de inicio temprano que en la de inicio en el adulto. Las anormalidades citogenéticas, como las variaciones en el número de copias (*copy-number variations*, CNV), incluida la deleción 22q11.21, son más frecuentes en la esquizofrenia de inicio temprano que en la de inicio adulto (10,6 % frente a 2-5 %) y, en ambas, muy superiores a las encontradas en la población general.

También se describe un solapamiento genético entre la esquizofrenia de inicio temprano y los trastornos del espectro autista (TEA). En este sentido, más del 90 % de las CNV descritas en la esquizofrenia de inicio temprano, también han sido descritas en los TEA.

CURSO CLÍNICO Y SINTOMATOLOGÍA

El curso clínico de las psicosis en niños y adolescentes es similar al de las psicosis del adulto, sin embargo, en cada una de las fases de la enfermedad se identifican aspectos diferenciales frente a las del debut en el adulto (**Fig. 24-1**).

Fase premórbida

El período premórbido es aquel que precede al inicio de la clínica psicótica propiamente dicha y, en concreto, al primer síntoma prodrómico de la enfermedad.

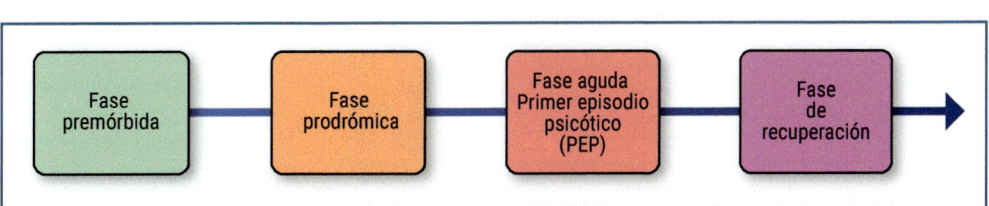

Figura 24-1. Fases evolutivas de las psicosis de inicio temprano.

Al igual que lo observado en los estudios con población adulta, la historia premórbida de los pacientes con PIT revela anomalías en diversas áreas del desarrollo, peor ajuste premórbido, síntomas neurológicos menores y mayor prevalencia de complicaciones obstétricas y de trastornos mentales previos. Así, se ha descrito una alta prevalencia de trastornos psiquiátricos previos tanto en la esquizofrenia como en el trastorno bipolar. Estudios recientes reportan que, entre el 13 y el 33 % de los pacientes con esquizofrenia de inicio temprano cumplían criterios de trastorno de espectro autista antes de la manifestación de los primeros síntomas psicóticos, así como un aumento de riesgo de desarrollo de trastornos del espectro de la esquizofrenia en personas que mostraban síntomas psicopatológicos antes de los 5 años.

Las alteraciones del neurodesarrollo temprano, aunque son más graves en la esquizofrenia, aparecen en el amplio espectro de los trastornos psicóticos, incluidos los trastornos afectivos. Por otro lado, los hallazgos de estudios comparativos muestran de forma consistente que, a menor edad de debut, existe una mayor gravedad de las alteraciones premórbidas. Estos datos apuntan a que las psicosis de inicio más temprano son formas más graves de la enfermedad.

Fase prodrómica

El período prodrómico es aquel que precede a la aparición de los primeros síntomas psicóticos francos. El estudio de las fases tempranas y el avance en la caracterización y conocimiento de los trastornos psicóticos desde las fases prodrómicas han adquirido un creciente interés en los últimos 20 años. Las manifestaciones iniciales de la enfermedad suelen caracterizarse por quejas o malestar psicológico de características inespecíficas. En este sentido, desde los primeros estudios retrospectivos, la descripción de las manifestaciones prodrómicas de la enfermedad ha ido progresando hasta llegar a establecerse criterios que identificarían a los individuos con un elevado riesgo de transición a psicosis, los llamados **estados de alto riesgo**.

Se han establecido tres criterios para el diagnóstico del estado de alto riesgo clínico o prodrómico de la esquizofrenia (**Tabla 24-2**).

Con la utilización de los criterios de alto riesgo clínico, es posible identificar a un 22 % de los sujetos que transitan a un trastorno psicótico al año de seguimiento, y el porcentaje de detección aumenta al 35 % si se aumenta el seguimiento

> ### Tabla 24-2. Criterios para el diagnóstico de estado de alto riesgo clínico o prodrómico de la esquizofrenia*
>
> - Síntomas positivos atenuados: no alcanzan la frecuencia, intensidad y repercusión funcional de los síntomas psicóticos
> - Síntomas psicóticos breves e intermitentes: duración menor a 1 semana y remiten de forma espontánea
> - Riesgo genético junto con deterioro funcional: tener un familiar de primer grado con un trastorno psicótico y presentar un deterioro en el funcionamiento en el último mes, o tener un diagnóstico de trastorno esquizotípico con el mismo deterioro en el funcionamiento

* Estos criterios han sido modificados por otros autores, que han incluido a los familiares de segundo grado en el criterio de riesgo genético y los síntomas negativos atenuados.

a los 3 años. En adolescentes, se han descrito tasas de transición a psicosis del 17-20 % al año de seguimiento. En la esquizofrenia de inicio temprano, algunos autores proponen añadir marcadores del neurodesarrollo, como las complicaciones obstétricas o el retraso en la adquisición de los hitos del desarrollo, en los criterios de alto riesgo clínico.

Fase aguda

Al igual que las psicosis de debut en el adulto, las de inicio temprano se caracterizan por la existencia de síntomas positivos y/o negativos. Además, junto a estos suelen coexistir también síntomas en la esfera cognitiva, de la afectividad, de la conducta y de la psicomotricidad.

Síntomas positivos

Es importante señalar que los síntomas psicóticos aislados son comunes entre niños y adolescentes que padecen otros trastornos mentales, y no implican, necesariamente, la presencia de un trastorno psicótico. Sin embargo, la sintomatología psicótica *persistente*, sobre todo cuando se asocia a otros factores de riesgo, como consumo de *cannabis*, trauma infantil, problemas en el desarrollo y/o condición de minoría étnica, puede suponer un riesgo de desarrollo de psicosis.

Alteraciones del contenido del pensamiento

La mayoría de los estudios realizados sobre esquizofrenia de inicio precoz registran la presencia de ideas delirantes de tipo paranoide, autorreferenciales o de persecución. Otras veces toman la forma de preocupaciones mórbidas o extrañas respecto a su propio cuerpo o son ideas de grandiosidad o de contenido religioso. En edades más precoces, tienden a ser menos complejas y sistemáticas que en los adultos, mientras que en la adolescencia su expresión es más parecida a la encontrada en la población adulta.

Fenómenos alucinatorios

La presencia de fenómenos alucinatorios en la infancia no siempre es indicativa de un diagnóstico de psicosis. En población infantil, pueden presentarse alucinaciones transitorias asociadas a estrés y ansiedad. Este tipo de alucinaciones, desde el punto de vista del pronóstico, son relativamente benignas. La persistencia de fenómenos alucinatorios en edad escolar o en la etapa de adolescencia sí es más indicativa de la presencia de un trastorno mental.

> **!** Los fenómenos alucinatorios son los síntomas más frecuentes en los trastornos psicóticos de inicio temprano, aunque no los más específicos para el diagnóstico, ya que, además de en los trastornos del espectro de la esquizofrenia, pueden aparecer en los trastornos del estado de ánimo. También se observan tasas de incidencia significativa en el trastorno bipolar.

La presencia de este tipo de sintomatología ha sido asociada a mayor riesgo de conducta suicida y a una psicopatología más grave.

Las alucinaciones auditivas han sido descritas clásicamente como los fenómenos alucinatorios más frecuentes en este rango de edad. Pueden presentar las características *schneiderianas* clásicas, más frecuentes en los trastornos del espectro de la esquizofrenia, o tomar la forma de voces imperativas o de alucinaciones simples en forma de sonidos o ruidos.

En los cuadros psicopatológicos de las psicosis de inicio temprano también pueden aparecer alucinaciones de tipo visual, táctil, gustativo y olfativo. Aunque los estudios clásicos reportaban cifras más bajas de este tipo de alucinaciones, estudios más recientes informan de la existencia de tasas más altas de alucinaciones de tipo visual (80 %), táctil (60 %) y olfativo (30 %), y en ellos se han encontrado, además, una asociación entre la presencia de este tipo de alucinaciones y la baja capacidad intelectual. Cuando aparece esta clase de alucinaciones, se acompañan también de auditivas.

Alteraciones formales del pensamiento

Los sujetos con PIT tienen más desorganización y trastornos formales del pensamiento que los pacientes con debut adulto. En la esquizofrenia de inicio temprano, el pensamiento irracional y la pérdida de las asociaciones son relativamente frecuentes. Por el contrario, en los cuadros afectivos de tipo maníaco predomina más el pensamiento acelerado con fuga de ideas, y, en los de tipo depresivo, el aumento del tiempo de latencia en las respuestas, la bradipsiquia y el pensamiento inhibido.

Por debajo de los 6 años, las alteraciones formales del pensamiento pueden darse en población normal, ya que aún no se utilizan las reglas lógicas o los conceptos de realidad propios de los adultos. Sin embargo, en edades más avanzadas, la pérdida de las asociaciones y el pensamiento ilógico son más indicativos de patología.

Los trastornos formales del pensamiento pueden objetivarse a través de la escritura o del lenguaje del paciente que, en su conjunto, es escasamente comunicativo y cuya compresión se hace complicada.

Síntomas negativos

La sintomatología negativa incluye un grupo heterogéneo de síntomas que pueden presentar diferente etiología, evolución y tratamiento. Se denominan **primarios** cuando son una manifestación de la fisiopatología subyacente de la psicosis, y **secundarios** cuando son debidos a efectos secundarios de fármacos, carencias ambientales o a la presencia de sintomatología positiva o afectiva.

Cuando los síntomas negativos son primarios y duraderos, conforman los llamados síntomas defectuales, entre los que se incluyen la alogia, el afecto aplanado, la anhedonia, la falta de sociabilidad y la abulia.

> **!** A diferencia de los síntomas negativos primarios, para los cuales aún no existen tratamientos eficaces, los síntomas negativos secundarios pueden corregirse con la estabilización de los síntomas positivos y afectivos, o paliando los efectos secundarios de los fármacos, por lo que su correcta identificación tiene implicaciones importantes en el abordaje del paciente.

Aunque los síntomas negativos son más característicos de la esquizofrenia, también aparecen en los trastornos afectivos, en estados mentales de riesgo e, incluso, en población normal.

La sintomatología negativa clásicamente se ha asociado a las fases ya evolucionadas de los trastornos psicóticos. Sin embargo, los estudios de los últimos años demuestran que este tipo de síntomas pueden estar presentes desde las fases más tempranas, incluso antes de la aparición del primer episodio psicótico agudo.

Por otro lado, estudios de seguimiento con muestras de primeros episodios ponen de manifiesto que, al igual que los síntomas positivos, la sintomatología negativa presenta una variabilidad de la enfermedad, de manera que puede apreciarse tanto un curso continuo como exacerbaciones de los síntomas a lo largo de la enfermedad.

En comparación con las psicosis de debut adulto, en las psicosis de inicio temprano se encuentra una mayor proporción de pacientes con síntomas negativos (50-52 %) y, en un alto porcentaje, están presentes desde el inicio del primer episodio psicótico (PEP). La presencia de sintomatología negativa desde el inicio del primer episodio ha mostrado relación con una peor respuesta al tratamiento antipsicótico.

Estudios en primeros episodios de psicosis de inicio temprano muestran, además, una prevalencia de síntomas negativos persistentes (SNP) de casi el doble respecto a los PEP de debut adulto. La sintomatología negativa persistente está más asociada al diagnóstico de esquizofrenia y sería un marcador de mal pronóstico, ya que se ha asociado a mayores déficits cognitivos, mayor deterioro funcional y menor respuesta a los tratamientos antipsicóticos.

Síntomas cognitivos

Los síntomas cognitivos hacen referencia a déficits neuropsicológicos observados en personas con un trastorno psicótico. Específicamente, los déficits observados en la esquizofrenia son los más descritos y, entre ellos, se encuentran: un bajo coeficiente intelectual (CI) y dificultades en la atención, memoria verbal, memoria de trabajo y/o funciones ejecutivas. Se estima que aproximadamente un 80 % de las personas con este diagnóstico tiene déficits en alguna función cognitiva.

Los estudios existentes muestran que las alteraciones cognitivas están ya presentes en las primeras etapas de la enfermedad y persisten a pesar del tratamiento tanto en los primeros episodios de psicosis como en los pacientes crónicos. En los trastornos psicóticos de inicio temprano, se observa un perfil de alteraciones cognitivas similar al de las psicosis de debut adulto, pero de mayor gravedad, las cuales se asocian a mayor gravedad sintomatológica y peor funcionamiento psicosocial. Los estudios de seguimiento objetivan, además, que el deterioro cognitivo en los primeros años de evolución de la enfermedad es mayor en los trastornos psicóticos de inicio temprano que en las muestras adultas, y se asocia a una pérdida de sustancia gris en áreas frontales y parietales.

Existe una estrecha relación entre funcionamiento cognitivo y medidas de funcionamiento social, ajuste laboral y escolar. Además, la existencia de déficits cognitivos va a tener implicaciones en el pronóstico de la enfermedad, ya que su presencia se ha relacionado con una peor respuesta a los programas de rehabilitación psicosocial.

Otros síntomas asociados

Los síntomas afectivos en los trastornos psicóticos de niños y adolescentes son frecuentes y persistentes. Aunque la manía es la dimensión afectiva predominante y más estable al inicio del episodio agudo, la depresión y la ansiedad adquieren protagonismo a medida que se va consiguiendo la estabilización del paciente, y son la dimensión predominante al año de evolución, momento de especial monitorización de posible sintomatología depresiva por su fuerte correlación con el riesgo de suicidio.

Fase de recuperación

Una vez resuelto el episodio psicótico agudo, puede existir un período de estabilización con mejoría de la sintomatología positiva, pero en la que persistan todavía síntomas negativos y de desorganización. Además, algunos pacientes pueden presentar síntomas o trastornos depresivos.

Dado que la persistencia de sintomatología se ha asociado con un peor pronóstico y peor calidad de vida, un segundo escalón en la fase de recuperación sería la remisión sintomatológica completa.

> **!** La remisión clínica fue definida por Andreasen *et al.* como la ausencia (o presencia sin repercusión funcional) de los principales síntomas positivos, de los síntomas negativos y de desorganización durante al menos 6 meses. La remisión puede ser evaluada con la Escala de los síndromes positivo y negativo (PANSS), de manera que la puntuación en cada uno de los ocho ítems debería ser igual o inferior a 3.

Teniendo en cuenta estos criterios, la remisión sintomatológica se ha asociado con un mejor funcionamiento global en términos de adherencia terapéutica y mejoría de la sintomatología depresiva y de la cognición social.

Por último, el escalón más avanzado en la recuperación de los pacientes con psicosis sería la consecución de la recuperación funcional, que incluiría el restablecimiento del funcionamiento social y escolar del adolescente. Para valorar la y mejoría del funcionamiento se pueden utilizar herramientas de medida, como la escala *Global Assessment of Functioning* y la escala de evaluación de discapacidad de la Organización Mundial de la Salud (WHODAS).

EVOLUCIÓN Y PRONÓSTICO DE LAS PSICOSIS DE INICIO TEMPRANO

Los estudios señalan un pronóstico intermedio-malo en el 70 % de las psicosis de inicio precoz, junto con altas tasas de suicidio. El riesgo de suicidio es más elevado en adolescentes con sintomatología grave y con presencia de sintomatología depresiva en el primer episodio de psicosis.

Dentro de todo el espectro de PIT, la esquizofrenia es la que tiene un peor pronóstico, con una disfuncionalidad grave en aproximadamente un tercio de los pacientes.

Las tasas de recaída son también elevadas. Tras el primer episodio psicótico, las recaídas se cifran en un 28 % al año, en un 43 % a los 2 años y en un 54 % a los 3 años. Algunos estudios han llegado a referir cifras de recaída cercanas al 80 % en los primeros 5 años, lo que aumenta el riesgo de sufrir síntomas psicóticos persistentes, pérdida de eficacia de los tratamientos y daño cerebral secundario. En pacientes no adherentes a la medicación, los estudios muestran que las recaídas se producen en un plazo más corto respecto a los pacientes que cumplen bien con el tratamiento.

Los factores indicativos de mal pronóstico en las psicosis de inicio temprano incluyen la gravedad de los síntomas en el debut (especialmente síntomas negativos), la edad de inicio por debajo de los 12 años, un mal ajuste premórbido y una larga duración de la psicosis no tratada (*duration of untreated psychosis*, DUP) (tiempo transcurrido desde la aparición de la sintomatología psicótica hasta el inicio del tratamiento).

En muestras de debut temprano, el deterioro funcional a los 2 años del primer episodio alcanza a casi un tercio de los pacientes, sin observarse diferencias significativas entre aquellos con un trastorno bipolar y una esquizofrenia, lo que contrasta con los estudios de pacientes adultos, en los que se ha descrito un mejor curso a nivel funcional para los trastornos afectivos.

En cuanto a la mortalidad, los estudios existentes establecen tasas de mortalidad en pacientes de 15-19 años muy superiores a las de los pacientes de mayor edad, y un riesgo de muerte prematura 12 veces mayor para los pacientes con esquizofrenia respecto a la población general de la misma edad y sexo. El suicidio consumado sería una de las causas más frecuentes de muerte para este grupo de edad.

Los estudios disponibles han permitido identificar marcadores de mal pronóstico previos al debut de la enfermedad, entre los que se incluyen los antecedentes familiares de esquizofrenia, el mal ajuste premórbido y el sexo masculino.

Un segundo grupo de marcadores incluiría una edad de debut temprana, el inicio insidioso de la sintomatología y una mayor duración de la psicosis no tratada. Un último grupo de marcadores de mal pronóstico relacionados con la propia enfermedad incluiría el predominio de síntomas negativos, el curso de la enfermedad en los primeros meses posteriores al debut del primer episodio, el consumo de sustancias, la presencia de anomalías estructurales cerebrales y la falta de apoyo familiar y social.

A pesar de este sombrío escenario, y teniendo en cuenta estos datos, un objetivo prioritario en el campo de las PIT sería la especialización y mejora de la detección y del tratamiento precoz. En este sentido, los resultados obtenidos de programas de detección e intervención temprana muestran resultados prometedores.

Por tanto, la intervención terapéutica precoz y adecuada es un elemento crucial en el pronóstico de los pacientes con debut en edades tempranas.

COMORBILIDAD

En las psicosis de inicio temprano se han descrito altas tasas de comorbilidad en general. Es frecuente la comorbilidad con trastornos de conducta y abuso/dependencia a *cannabis*, este último con una prevalencia en torno al 30-50 %. Otra comorbilidad relevante en las psicosis de inicio temprano es el trastorno por estrés postraumático (TEPT), que alcanza cifras del 34 %.

Diagnósticos comórbidos de depresión, ansiedad o trastorno por déficit de atención e hiperactividad (TDAH) muestran prevalencias del 38,1 %, 31,2 % y 16,6 %, respectivamente. Los trastornos de ansiedad y la depresión son más comunes en primeros episodios de esquizofrenia o en episodios depresivos graves con síntomas psicóticos, mientras que el TDAH es más general entre los primeros episodios de trastorno bipolar. Otra comorbilidad que hay que tener en cuenta son los trastornos del espectro autista, en los que se han reportado cifras de prevalencia cercanas a un 28 %.

DIAGNÓSTICO

El diagnóstico de los trastornos psicóticos en niños y adolescentes se hace en función de los criterios del DSM-5 y la CIE-10. Además de los diagnósticos de trastornos del espectro de la esquizofrenia, hay que tener presente que, en los trastornos afectivos, también pueden aparecer síntomas psicóticos; en este caso, los síntomas psicóticos aparecen acompañados de una alteración importante del humor, que puede estar deprimido, irritable o eufórico. Los antecedentes personales o familiares de episodios depresivos y la historia de manía o hipomanía tras el tratamiento con antidepresivos orientan al diagnóstico de trastorno bipolar.

Por lo general, el diagnóstico transversal en niños y adolescentes con sintomatología psicótica es complicado debido al solapamiento de síntomas entre los diversos trastornos psicóticos y su elevada comorbilidad con otros trastornos. De hecho, los estudios de seguimiento muestran una baja estabilidad del diagnóstico en el primer año tras el debut de la enfermedad, ya que a los 3 meses cambian alrededor del 30-40 % de los diagnósticos. La consistencia del diagnóstico es mayor a partir del año de evolución de la enfermedad, sobre todo para el diagnóstico de trastorno bipolar y esquizofrenia. Para aumentar la fiabilidad del diagnóstico, es esencial reevaluar periódicamente los criterios diagnósticos durante los primeros años posteriores al primer episodio.

Se recomienda obtener información de diferentes fuentes y recabar datos sobre el funcionamiento y trastornos premórbidos, la historia del desarrollo, antecedentes familiares y posibles cambios en la actividad académica y social. La precisión del diagnóstico puede mejorarse mediante entrevistas diagnósticas estructuradas para este grupo de edad, como Escala para la Evaluación de los Trastornos Afectivos y la Esquizofrenia en Niños-versión presente y de por vida (*Kiddie-Schedule for Affective Disorders and Schizophrenia, Present and Lifetime Version*, K-SADS-PL).

En la valoración diagnóstica, se deben tener en cuenta los posibles diagnósticos diferenciales y el cribado de trastornos orgánicos, haciendo una buena anamnesis, exploración física y las pruebas complementarias pertinentes.

Exploración física y pruebas complementarias

Ante un niño o adolescente que debuta con un trastorno psicótico, es necesario realizar una detallada historia neurop-

siquiátrica, una exploración física completa y solicitar, posteriormente, las pruebas complementarias pertinentes según el diagnóstico de sospecha.

> **!** Las pruebas complementarias recomendadas en la valoración diagnóstica deberían incluir:
> - Electrocardiograma (ECG).
> - Analítica de función tiroidea, renal y hepática.
> - Peso, talla y presión arterial.
> - Hemograma completo, glucemia, perfil lipídico.
> - Determinación de tóxicos en orina: la elevada prevalencia en los jóvenes de consumo de sustancias, incluido el *cannabis*, justifica la pertinencia de realizar esta prueba de rutina.
> - Pruebas de imagen: aunque la tasa de hallazgos patológicos sea baja (alrededor del 4 %), se recomienda la realización de pruebas de imagen, como la tomografía computarizada (TC) o la resonancia magnética (RM).
> - Electroencefalograma (EEG): se debe reservar su indicación para pacientes con antecedentes personales o familiares de epilepsia y/o asociación de episodios aparentemente epilépticos.
> - Estudios genéticos: la presencia de comorbilidades, anomalías genéticas, exploración neurológica o la tipología constitucional pueden facilitar la toma de decisiones orientada a establecer un diagnóstico. Deberá recomendarse la realización de estudios genéticos en pacientes con sospecha de genopatía.

Toda valoración clínica ha de ir más allá del establecimiento de un diagnóstico, por lo que debería incluir la exploración de otros aspectos, necesarios para establecer un plan terapéutico integral e individualizado del paciente (**Tabla 24-3**).

Diagnóstico diferencial

Enfermedades no psiquiátricas y medicamentos

Numerosas enfermedades médicas pueden cursar con síntomas psicóticos. Se ha estimado que alrededor de un 13 % de las PIT pueden estar asociadas a causas médicas, lo que justifica un estudio médico sistemático en las psicosis que debutan en edades tempranas.

Los síntomas psicóticos son frecuentes en las enfermedades neurológicas, como los síndromes epilépticos, enfermedades de la sustancia blanca y sistema límbico, tumores e infartos cerebrales, traumatismos craneoencefálicos graves, e infecciones del sistema nervioso, por ejemplo, como encefalitis y meningitis. También aparecen síntomas psicóticos en algunos cuadros autoinmunes, como el lupus eritematoso y encefalitis por anticuerpos contra el receptor N-metil D-aspartato (NMDA); enfermedades endocrinas de las glándulas tiroideas, paratiroideas y suprarrenales; condiciones genéticas, como los síndromes 22q11.2, Prader-Willi, Huntington, enfermedad de Fahr, y otras relacionadas con déficits vitamínicos (B_{12}) y alteraciones hidroelectrolíticas, así como enfermedades hepáticas, como la porfiria.

El consumo de medicamentos también puede ocasionar sintomatología psicótica. Entre los factores más comunes,

Tabla 24-3. Recomendaciones de la Guía del National Institute for Health and Care Excellence sobre los aspectos que se deben incluir en la valoración de los trastornos psicóticos

Psiquiátrico	Médico	Psicológico y psicosocial	Desarrollo cognitivo	Físico	Social	Económico
• Identificación problemas de salud mental • Riesgo de auto-heteroagresividad • Consumo de alcohol y otras sustancias	• Anamnesis y exploración física • Presencia enfermedades físicas • Uso de fármacos	• Perfil psicológico del paciente • Valoración del entorno familiar y social • Identificación de acontecimientos traumáticos	Evaluación de capacidades: • Cognitivas • Motoras • Relacionales	• Condición física • Hábitos de vida (tabaquismo, dieta, ejercicio) • Salud sexual	• Condiciones de alojamiento • Cultura y etnia • Ocio y actividades recreativas • Responsabilidades para cuidadores	• Condiciones de atención y cuidados en función del estatus económico familiar

National Collaborating Centre for Mental Health (UK). Psychosis and schizophrenia in children and young people. Recognition and Management. Leicester (UK): British Psychological Society; 2013. PMID: 26065063.

se incluye el abuso o uso inapropiado de corticoesteroides, anestésicos, anticolinérgicos, antihistamínicos y anfetaminas. Estos cuadros psicóticos suelen cursar con una clínica aguda secundaria a la intoxicación, que se resuelve en cuestión de días o semanas, una vez que la ingesta del fármaco se suspende. La aparición de psicosis en el tratamiento con levetiracetam en niños y adolescentes está también documentada por casos clínicos y series de pacientes.

Las **experiencias psicóticas** son síntomas psicóticos breves que remiten espontáneamente, que pueden aparecer en la población general y que podrían significar, en algunos casos, una mayor predisposición a presentar un trastorno psicótico en el futuro.

Enfermedades psiquiátricas

Hay diferentes patologías psiquiátricas que pueden cursar con síntomas psicóticos, y habría que planteárlas en el diagnóstico diferencial de los trastornos del espectro de la esquizofrenia. Entre ellas, se encuentran la manía psicótica y el trastorno bipolar, la depresión psicótica y el trastorno esquizoafectivo. Por último, el trastorno por ideas delirantes, aunque es poco frecuente en este rango de edad, también debería considerarse en el diagnóstico diferencial.

Respecto al **consumo de sustancias**, las que tienen propiedades psicoticomiméticas, como cocaína, anfetaminas, alucinógenos y *cannabis*, pueden provocar reacciones psicóticas que se asemejan a una enfermedad psicótica primaria.

En el trastorno por estrés postraumático (TEPT) también pueden presentarse alucinaciones auditivas. En este caso, el antecedente de un evento traumático previo a la aparición de la sintomatología psicótica puede ponernos en *la pista* del diagnóstico.

En los estados disociativos, también pueden observarse síntomas psicóticos breves.

Existen, además, trastornos psiquiátricos cuyos síntomas pueden ser difíciles de diferenciar de los trastornos psicóticos. Entre ellos, se encuentran los trastornos del espectro autista y el trastorno obsesivo-compulsivo (TOC), en los que, en casos graves, las rumiaciones obsesivas de contenido extravagante pueden confundirse con ideas delirantes.

Los trastornos graves del lenguaje también pueden simular el lenguaje desorganizado de la esquizofrenia. La historia y la ausencia de otros signos de psicosis aclararán el cuadro diagnóstico.

Dentro de las psicosis afectivas, el diagnóstico diferencial que más dificultades plantea es el del trastorno bipolar con el TDAH debido al solapamiento de la sintomatología entre ambos trastornos y a la gran comorbilidad existente entre el TDAH y el trastorno bipolar.

TRATAMIENTO DE LAS PSICOSIS DE INICIO TEMPRANO

Generalidades

La base del tratamiento de las PIT son los fármacos antipsicóticos, aunque su prescripción debe realizarse dentro de un plan integral que incluya el tratamiento psicológico y la intervención psicosocial dirigida al apoyo del paciente en los diferentes ámbitos (escolar, social, etcétera).

Durante todo el seguimiento, el consumo de tóxicos y la mala adherencia al tratamiento deben ser especialmente controlados, ya que son dos variables pronósticas importantes, especialmente frecuentes en población adolescente. Por otro lado, se deben identificar y tratar de forma activa la depresión, el riesgo de suicidio, la ansiedad social y la reaparición de síntomas psicóticos.

En los primeros años de la evolución de la enfermedad, una actitud proactiva que trate de lograr una progresiva mejoría del funcionamiento general de los pacientes y evite recaídas e ingresos debe ser constante. Para conseguir estos objetivos, es necesaria la actuación coordinada con otros profesionales, como médicos de atención primaria, enfermería especializada, especialistas ambulatorios, así como de la propia familia, amigos y cuidadores del entorno social y escolar del paciente.

Fármacos antipsicóticos

La medicación antipsicótica es eficaz para reducir los síntomas positivos de la psicosis (alucinaciones, delirios y trastornos del pensamiento), pero carece de eficacia para los síntomas negativos y cognitivos de la enfermedad. La relativa falta de eficacia de los fármacos en este tipo de síntomas es motivo de preocupación, ya que, como se ha venido comentando a lo largo de este capítulo, en los casos de inicio temprano existe un mayor deterioro cognitivo y más síntomas negativos que en la esquizofrenia de inicio en adultos.

En términos de seguridad, se sabe que los efectos secundarios son más acusados en niños y adolescentes que en adultos.

Dado que ningún antipsicótico disponible (excepto la clozapina) ha demostrado ser claramente superior en términos de eficacia, los problemas de seguridad deben determinar la elección del antipsicótico en este grupo de edad. En líneas generales, los antipsicóticos de segunda generación (ASG) son los más recomendados. Ante casos más graves y refractarios al tratamiento, el fármaco de elección es la clozapina. El cambio a clozapina debe considerarse tras la resistencia a dos o más antipsicóticos de primera línea a dosis terapéuticas y duración adecuada.

Respecto al perfil de seguridad, existen diferencias relevantes entre los diferentes antipsicóticos. En la población infantojuvenil, los fármacos antipsicóticos atípicos han demostrado presentar menos efectos extrapiramidales que los antipsicóticos típicos, pero se asocian con mayor riesgo de aparición de complicaciones metabólicas, como obesidad, diabetes *mellitus* tipo 2, dislipidemia y, en general, con mayor riesgo de morbilidad cardiovascular.

Dentro del grupo de los fármacos antipsicóticos atípicos, los fármacos asociados con mayor aumento de peso han sido la clozapina, la quetiapina y la olanzapina, mientras que el aripiprazol, la lurasidona y la ziprasidona serían los antipsicóticos con menor riesgo de aumento de peso y síndrome metabólico en esta población.

Otro efecto secundario que destacar en el tratamiento con antipsicóticos en la población adolescente es la hiperprolactinemia. Este efecto secundario surge habitualmente al inicio del tratamiento y tiende a disminuir a lo largo de tiempo. Sin embargo, en una minoría sustancial de pacientes, puede permanecer elevada en el seguimiento, lo cual hay que vigilar especialmente por las consecuencias que puede producir a largo plazo, como osteoporosis e infertilidad. La **hiperprolactinemia** es más frecuente en los tratamientos con risperidona, haloperidol, paliperidona y olanzapina. La quetiapina tendría menos efectos sobre los niveles plasmáticos de prolactina, y el aripiprazol no ha mostrado efectos significativos de elevación de prolactina en ensayos clínicos controlados.

Los efectos secundarios motores son más frecuentes con los antipsicóticos clásicos, aunque los síntomas extrapiramidales y la acatisia también pueden aparecer en los tratamientos con risperidona (el más frecuente), olanzapina y aripiprazol. La quetiapina sería el ASG con menos efectos a nivel neurológico.

Con la clozapina, se han reportado tasas más altas de neutropenia en la población de niños y adolescentes, por lo que es especialmente importante una rigurosa monitorización hematológica. La sedación, la sialorrea, los efectos secundarios metabólicos y el estreñimiento son otras consecuencias

---

> **Tabla 24-4. Controles recomendados en el tratamiento con antipsicóticos de niños y adolescentes**
>
> - Peso, talla, índice de masa corporal
> - Presión arterial, frecuencia cardíaca
> - Glucemia, perfil lipídico (basal, a los 3 meses y cada 6 meses)
> - Iones, hemograma, función renal, función hepática (basal y cada 12 meses)
> - En caso de administrar clozapina, hemograma semanal durante las primeras 18 semanas y, posteriormente, controles mensuales por riesgo de agranulocitosis
> - Electrocardiograma: especialmente cuando se prescriben ziprasidona y clozapina
> - Si existen síntomas que lo justifiquen (tumefacción mamaria, galactorrea, amenorrea), controles de PRL

PRL: prolactina.

no deseadas que se han de monitorizar en el tratamiento con clozapina en esta población.

Controles del tratamiento farmacológico

La monitorización cuidadosa de los efectos adversos mejora la adherencia y evita efectos perjudiciales en la salud general del paciente. Los controles recomendados en el tratamiento con antipsicóticos se muestran en la **tabla 24-4**.

Además de los efectos secundarios, es recomendable explorar también la sensación subjetiva hacia la medicación.

Uso clínico de los antipsicóticos

- La elección de un antipsicótico debe realizarse de forma consensuada con el paciente y/o la familia, teniendo en cuenta factores como el perfil de efectos adversos del fármaco, las preferencias del paciente respecto a la vía de administración (oral o intramuscular) y posibles comorbilidades médicas y psiquiátricas.
- Se recomienda empezar con dosis bajas, con incrementos graduales, para evitar efectos secundarios y maximizar la adherencia al tratamiento. En los primeros episodios, se recomiendan dosis menores, dado que existe una mejor respuesta a los antipsicóticos y mayor vulnerabilidad a los efectos extrapiramidales.
- Si tras 4 semanas con una dosis adecuada de un antipsicótico no hay mejoría, sería apropiado cambiar de fármaco.
- Ante la falta de respuesta a dos o más antipsicóticos utilizados en dosis y duración adecuadas no se obtiene respuesta, se debería considerar la opción de la clozapina.
- Una vez alcanzada la remisión sostenida de la sintomatología, se debe intentar la reducción lenta del fármaco antipsicótico hasta alcanzar la dosis mínima eficaz para el paciente.
- Se recomienda continuar el tratamiento de 1 a 3 años, aunque un porcentaje importante de pacientes precisarán de un tratamiento de mantenimiento a largo plazo.
- En caso de plantearse la interrupción del tratamiento, la reducción debe hacerse lentamente y realizando, paralelamente, un estrecho seguimiento del paciente para identificar posibles signos de recaída.

Adherencia a la medicación

Las tasas de adherencia al tratamiento entre población adolescente son bajas.

Los medicamentos inyectables de acción prolongada (LAI, por sus siglas en inglés) son útiles en pacientes con baja adherencia.

Los estudios disponibles reportan buenas tasas de eficacia y un perfil de efectos secundarios similar a los de la medicación oral.

Por otro lado, a través del tratamiento psicológico y psicoeducativo, es necesario abordar los sentimientos de vergüenza ligados a la toma de medicación y el miedo a la estigmatización, ambos comunes en los adolescentes.

 PUNTOS CLAVE

- El riesgo de psicosis es mayor en personas con antecedentes familiares de trastornos psicóticos, complicaciones obstétricas y perinatales, exposición a traumas y alteraciones en el neurodesarrollo temprano. También en personas con un mal ajuste social y escolar durante su infancia, en las que es frecuente un patrón previo de relaciones sociales pobres, retraimiento y dificultades de aprendizaje.
- El estrés y el abuso de sustancias son precipitantes frecuentes de un primer episodio psicótico en personas vulnerables.
- Los cambios conductuales, alteraciones del humor, ansiedad, retraimiento o disminución brusca en el funcionamiento social y escolar en sujetos de riesgo pueden ser los primeros signos del debut de un cuadro psicótico y requieren de seguimiento estrecho.
- Ante todo cuadro psicótico de debut temprano, es importante descartar cuadros orgánicos o tóxicos con las pruebas complementarias pertinentes.
- El período de tiempo entre el inicio de los síntomas y la búsqueda de ayuda es fundamental en el pronóstico y depende, en gran medida, del reconocimiento de la sintomatología por el entorno cercano del paciente y el acceso a los adecuados abordajes asistenciales.

- Ante la sospecha de un cuadro psicótico, el paciente debe ser remitido con carácter urgente a atención especializada o urgencias para valoración de ingreso.
- Siempre debe explorarse si existe riesgo de daño a uno mismo o a los demás. En este caso, lo indicado sería el ingreso.
- El tratamiento de los trastornos psicóticos en niños y adolescentes requiere de un abordaje integral con estrategias psicofarmacológicas, de terapia individual y familiar, y de rehabilitación cognitiva y psicosocial.
- El cumplimiento y seguimiento terapéutico, el control de estresores y seguir unos hábitos de vida saludables son los pilares fundamentales para evitar las recidivas. En este sentido, la psicoeducación de la enfermedad con el paciente y la familia resulta fundamental.
- En la población infantojuvenil, los antipsicóticos se asocian con un mayor riesgo de aparición de complicaciones metabólicas, como obesidad, diabetes *mellitus* tipo 2, dislipidemia y alteraciones del espectro de la morbilidad cardiovascular, por lo que debe hacerse un seguimiento de los pacientes a través de controles médicos, de constantes vitales y analíticos.

BIBLIOGRAFÍA

Agnew-Blais JC, Buka SL, Fitzmaurice GM, Smoller JW, Goldstein JM, Seidman LJ. Early Childhood IQ Trajectories in Individuals Later Developing Schizophrenia and Affective Psychoses in the New England Family Studies. Schizophr Bull. 2015 Jul;41(4):817-23.

Andreasen NC, Carpenter WT, Kane JM, et al. Remission in schizophrenia: proposed criteria and rationale for consensus. Am J Psychiatry 2005;162:441-49.

Castro-Fornieles J, Baeza I, de la Serna E, Gonzalez-Pinto A, Parellada M, Graell M, et al. Two-year diagnostic stability in early-onset first-episode psychosis. J Child Psychol Psychiatry. 2011 Oct;52(10):1089-98.

Cella M, Stahl D, Morris S, Keefe RSE, Bell MD, Wykes T. Effects of cognitive remediation on negative symptoms dimensions: exploring the role of working memory. Psychol Med. 2017;47(15):2593-601.

Chang WC, Hui CL, Tang JY, Wong GH, Chan SK, Lee EH, et al. Impacts of duration of untreated psychosis on cognition and negative symptoms in first-episode schizophrenia: a 3-year prospective follow-up study. Psychol Med. 2013 Sep;43(9):1883-93.

Clemmensen L, Vernal DL, Steinhausen HC. A systematic review of the long-term outcome of early onset schizophrenia. BMC Psychiatry. 2012;12:150.

De la Serna E, Puig O, Mezquida G, Moreno-Izco L, Merchan-Naranjo J, Amoretti S, et al; PEP's Group. Relationship between cognition and age at onset of first-episode psychosis: comparative study between adolescents, young adults, and adults. Eur Child Adolesc Psychiatry. 2023;32(4):639-49.

Del Rey-Mejías Á, Fraguas D, Díaz-Caneja CM, Pina-Camacho L, Castro-Fornieles J, Baeza I, et al. Functional deterioration from the premorbid period to 2 years after the first episode of psychosis in early-onset psychosis. Eur Child Adolesc Psychiatry. 2015;24(12):1447-59.

Díaz-Caneja CM, Pina-Camacho L, Rodríguez-Quiroga A, Fraguas D, Parellada M, Arango C. Predictors of outcome in early-onset psychosis: a systematic review. NPJ Schizophr. 2015;1:14005.

Downs J, Dean H, Lechler S, Sears N, Patel R, Shetty H, et al. Negative symptoms in early-onset psychosis and their association with antipsychotic treatment failure. Schizophr Bull. 2019; 45(1):69-79.

Edgcomb JB, Zima B. Medication Adherence Among Children and Adolescents with Severe Mental Illness: A Systematic Review and Meta-Analysis. J Child Adolesc Psychopharmacol. 2018 Oct;28(8):508-20.

Guercio GD, Thomas ME, Cisneros-Franco JM, Voss P, Panizzutti R, De Villers-Sidani E. Improving cognitive training for schizophrenia using neuroplasticity enhancers: Lessons from decades of basic and clinical research. Schizophr Res. 2019 May;207:80-92. doi: 10.1016/j.schres.2018.04.028. Epub 2018 May 3.

Haddock G, Berry K, Davies G, Dunn G, Harris K, Hartley S, et al. Delivery of cognitive-behaviour therapy for psychosis: a service user preference trial. J Ment Health. 2018 Aug;27(4):336-44.

Kafali HY, Bildik T, Bora E, Yuncu Z, Erermis HS. Distinguishing prodromal stage of bipolar disorder and early onset schizophrenia spectrum disorders during adolescence. Psychiatry Res. 2019;275:315-25.

Keramatian K, Levit A. Caring for youth with co-occurring substance use and severe psychiatric disorders: diagnostic challenges and clinical implications. J Can Acad Child Adolesc Psychiatry. 2023 Aug;32(3):202-8. Epub 2023 Aug 1. PMID: 37534116; PMCID: PMC10393356.

Kowatch RA, Youngstrom EA, Danielyan A, Findling RL. Review and meta-analysis of the phenomenology and clinical characteristics of mania in children and adolescents. Bipolar Disord. 2005 Dec;7(6):483-96.

Langeveld J, Joa I, Friis S, ten Velden Hegelstad W, Melle I, Johannessen JO, et al. A comparison of adolescent- and adult-onset first-episode, non-affective psychosis: 2-year follow-up. Eur Arch Psychiatry Clin Neurosci. 2012 Oct;262(7):599-605.

Large M, Sharma S, Compton MT, Slade T, Nielssen O. Cannabis use and earlier onset of psychosis: a systematic meta-analysis. Arch Gen Psychiatry. 2011 Jun;68(6):555-61.

Lázaro L, Moreno D, Rubio B. Manual de psiquiatría de la infancia y la adolescencia. Barcelona: Elsevier España; 2021.

Lytle S, McVoy M, Sajatovic M. Long-Acting Injectable Antipsychotics in Children and Adolescents. J Child Adolesc Psychopharmacol. 2017 Feb;27(1):2-9.

McGorry PD, Purcell R, Goldstone S, Amminger GP. Age of onset and timing of treatment for mental and substance use disorders: implications for preventive intervention strategies and models of care. Curr Opin Psychiatry. 2011 Jul;24(4):301-6.

McGurk SR, Twamley EW, Sitzer DI, McHugo GJ, Mueser KT. A meta-analysis of cognitive remediation in schizophrenia. Am J Psychiatry. 2007 Dec;164(12):1791-802.

Mørch-Johnsen L, Smelror RE, Andreou D, Barth C, Johannessen C, Wedervang-Resell K, et al. Negative Symptom Domains Are Associated With Verbal Learning in Adolescents With Early Onset Psychosis. Front Psychiatry. 2022 Jan 7;12:825681.

Moreno C, Parellada M, MacDowell KS, García-Bueno B, Cabrera B, González-Pinto A, et al. Differences in the regulation of inflammatory pathways in adolescent- and adult-onset first-episode psychosis. Eur Child Adolesc Psychiatry. 2019;28(10):1395-405.

National Institute for Health and Care Excellence. Psychosis and schizophrenia in children and young people: recognition and management. Clinical guideline [internet]. 2013 [consulta el 10 de junio de 2024]; Disponible en: https://www.nice.org.uk/guidance/cg155/resources/psychosis-and-schizophrenia-in- children-and-young-people-recognition-and-management-pdf-35109632980933

Nesvag R, Bramness JG, Handal M, Hartz I, Hjellvik V, Skurtveit S. The incidence, psychiatric co-morbidity and pharmacological treatment of severe mental disorders in children and adolescents. Eur Psychiatry. 2018 Mar;49:16-22.

Niendam TA, Tully LM, Losif AM, Kumar D, Nye KE, Denton JC, et al. Enhancing early psychosis treatment using smartphone technology: A longitudinal feasibility and validity study. J Psychiatr Res. 2018 Jan;96:239-46.

Palomäki J, Therman S, Kerkelä M, Järvelin MR, Jones P, Murray GK, et al. Specific adolescent prodromal symptoms associated with onset of psychosis in the Northern Finland Birth Cohort 1986. Early Interv Psychiatry. 2023 Jul;17(7):692-701. doi: 10.1111/eip.13363. Epub 2022 Oct 11. PMID: 36218312.

Rapado-Castro M, Villar-Arenzana M, Janssen J, Fraguas D, Bombin I, Castro-Fornieles J, et al. Fronto-Parietal Gray Matter Volume Loss Is Associated with Decreased Working Memory Performance in Adolescents with a First Episode of Psychosis. J Clin Med. 2021 Aug 31;10(17):3929.

Salazar de Pablo G, Catalan A, Vaquerizo Serrano J, Pedruzo B, Alameda L, Sandroni V, et al. Negative symptoms in children and adolescents with early-onset psychosis and at clinical high-risk for psychosis: systematic review and meta-analysis. Br J Psychiatry. 2023 Jul;223(1):282-94. doi: 10.1192/bjp.2022.203. PMID: 37194556; PMCID: PMC10331322.

Schimmelmann BG, Conus P, Cotton SM, Kupferschmid S, Karow A, Schultze-Lutter F, et al. Cannabis use disorder and age at onset of psychosis--a study in first- episode patients. Schizophr Res. 2011 Jun;129(1):52-6.

Selten JP, Lundberg M, Rai D, Magnusson C. Risks for nonaffective psychotic disorder and bipolar disorder in young people with autism spectrum disorder: a population-based study. JAMA Psychiatry. 2015 May;72(5):483-9.

Sheffield JM, Karcher NR, Barch DM. Cognitive Deficits in Psychotic Disorders: A Lifespan Perspective. Neuropsychol Rev. 2018 Dec;28(4):509-33.

Sunshine A, McClellan J. Practitioner Review: Psychosis in children and adolescents. J Child Psychol Psychiatry. 2023 Jul;64(7):980-8. doi: 10.1111/jcpp.13777. Epub 2023 Mar 6. PMID: 36878476.

Starling J, Williams LM, Hainsworth C, Harris AW. The presentation of early-onset psychotic disorders. Aust N Z J Psychiatry. 2013 Jan;47(1):43-50.

Stentebjerg-Olesen M, Pagsberg AK, Fink-Jensen A, Correll CU, Jeppesen P. Clinical Characteristics and Predictors of Outcome of Schizophrenia-Spectrum Psychosis in Children and Adolescents: A Systematic Review. J Child Adolesc Psychopharmacol. 2016 Jun;26(5):410-27.

Veru F, Jordan G, Joober R, Malla A, Iyer S. Adolescent vs. adult onset of a first episode psychosis: Impact on remission of positive and negative symptoms. Schizophr Res. 2016 Jul;174(1-3):183-8.

Yin Y, Li S, Tong J, Huang J, Tian B, Chen S, et al. Short-term antipsychotic treatment response in early-onset, typical-onset, and late-onset first episode schizophrenia. Schizophr Res. 2023 Jul;257:58-63. doi: 10.1016/j.schres.2023.05.015. Epub 2023 Jun 6. PMID: 37290277.

Zhan N, Sham PC, So HC, Lui SSY. The genetic basis of onset age in schizophrenia: evidence and models. Front Genet. 2023 Jun 27;14:1163361. doi: 10.3389/fgene.2023.1163361. PMID: 37441552; PMCID: PMC10333597

Identidad de género, su desarrollo, manifestaciones y abordaje

25

V. Bote Pérez

 OBJETIVOS

- Describir el concepto de identidad de género y sus diversas variantes.
- Conocer el bagaje histórico de la identidad y disforia de género, y la presencia de criterios diagnósticos de disforia en los manuales de psiquiatría.
- Identificar la coocurrencia y el riesgo suicida.
- Conocer los puntos claves para crear un modelo de atención a las transiciones de género.
- Mantener los principios éticos durante la atención.
- Conocer los diversos tratamientos farmacológicos y quirúrgicos disponibles.
- Pensar en las necesidades de atención tanto de los niños y adolescentes como de sus familias.

IDENTIDAD DE GÉNERO

El desarrollo de la identidad de género es un proceso complejo en el que se ven involucrados aspectos biológicos, psicológicos y cognitivos, algunos de cuyos elementos se ven influenciados por las normas sociales.

Llamamos identidad de género al sentimiento que una persona tiene de sí misma respecto a cómo se siente dentro del espectro de género. Los niños comienzan a comprender y a expresar su identidad de género a temprana edad, y existen diversas etapas del desarrollo en las que la conformación de dicha identidad evoluciona: alrededor de los 2 y 3 años, los niños son conscientes de las diferencias entre niños y niñas. En dicha etapa, la mayoría de los niños pueden identificarse como «niño» o «niña». Este término puede coincidir o no con el sexo asignado al nacer. La identidad de género de algunos niños permanece estable a lo largo de su vida, mientras que otros pueden alternar entre identificarse como «niño» o «niña», o incluso asumir otras identidades de género en diferentes momentos (a veces incluso en el mismo día); entre los 4 y 5 años muchos niños tienen una identidad de género estable, aunque dicha identidad puede cambiar más adelante. Progresivamente, los niños se vuelven más conscientes de las expectativas o estereotipos de género a medida que crecen. Por ejemplo, pueden pensar que ciertos juguetes son solo para niñas o niños. Entre los 6 y los 7 años, muchos niños comienzan a reducir las expresiones externas de género a medida que se sienten más seguros de que los demás reconocen su género. Los niños que sienten que su identidad de género es diferente del sexo asignado al nacer pueden experimentar una mayor ansiedad social porque quieren ser como sus compañeros, y se dan cuenta de que no sienten lo mismo que ellos; de los 8 años en adelante, la mayoría de los niños seguirá teniendo una identidad de género que coincida con el sexo asignado al nacer. Respecto a los preadolescentes y los adolescentes, continúan desarrollando su identidad de género a través de la reflexión personal y con el aporte de su entorno social, como compañeros, familiares y amigos. Cuando comienza la pubertad, algunos jóvenes pueden sentir que su identidad de género es diferente de su sexo asignado al nacer, por lo que pueden esforzarse en minimizar algunos cambios físicos de su cuerpo.

El interés por el estudio de la disforia de género y la variabilidad de género no ha hecho más que aumentar en los últimos años. Por ejemplo, en 2018, el conjunto total de estudios empíricos disponibles solo respecto a disforia de género y trastorno del espectro autista (TEA) se había más que duplicado respecto a los tres años previos (52 % desde 2015).

Según la clasificación del Manual Diagnóstico y Estadístico de Trastornos Mentales, 5ª edición (DSM-5), se define disforia de género como la incongruencia marcada entre el sexo de nacimiento y la identidad de género que uno siente (identificación con el sexo opuesto), que ha estado presente durante ≥ 6 meses. Existen metaanálisis que señalan la prevalencia de disforia de género en adultos en 4,6:100.000. Por otro lado, cuando se habla de variabilidad de género, según la World Professional Association for Transgender Health (WPATH), nos referimos al grado en que la identidad, el papel o la expresión de género difiere de las normas culturales prescritas para personas de un sexo en particular.

Las conductas de variabilidad de género en niños pueden continuar hasta la edad adulta, pero estas no son necesariamente indicativas de disforia de género y de necesidad de tratamiento. Se debe recordar que la disforia de género no es un sinónimo de la diversidad en expresión de género.

La expresión de género es diferente de la identidad de género. No se puede asumir la identidad de género de un niño en función de su expresión de género (por ejemplo, su elección de juguetes, ropa o amigos).

En los últimos años, se ha vivido un aumento de la demanda de atención por parte de personas con disforia o variabilidad de género que tienen dudas sobre su posición en torno al espectro de género. Este aumento puede explicarse en cierta medida por el papel que tienen internet y las redes sociales, que han permitido una forma más natural de intercambio de experiencias vividas por aquellas minorías con sexualidades diferentes y cuestiones en torno al sentimiento sobre el género asignado.

Según las guías internacionales de atención a las personas con variabilidad de género, no solo se ha de acompañar a la persona, sino al conjunto de la familia en dicho proceso de autoconocimiento, y resulta de gran importancia la detección de posibles cuadros depresivos, ansiosos y de ideas autolesivas, que son frecuentes en dicha población, y de posibles antecedentes de victimización. Como se verá más adelante, estos jóvenes corren un **alto riesgo de ser acosados y de sufrir abusos.**

La evidencia emergente sugiere una variedad de riesgos y necesidades experimentadas por los jóvenes con variabilidad o disforia de género. Se han detectado diversos desafíos de la atención clínica para esta población: necesidades específicas relacionadas con la disforia de género; la experiencia de que la disforia de género sea cuestionada por algunas familias/entorno debido a suposiciones sobre no conformidad con el género asignado y necesidades no satisfechas relacionadas con la no conformidad de género, entre otros.

La población con variabilidad de género tiene que luchar con la discriminación y estigmas sociales a diario. Esto se puede complicar en el ámbito sanitario por la escasez de profesionales culturalmente competentes y capacitados, sumado al modelo cisnormativo actual. Todo ello hace que la población con variabilidad o disforia de género sea menos proclive a buscar algún tipo de atención, lo que contribuye a la existencia de barreras a la atención en salud. Estas barreras repercuten en la salud de dicha comunidad, lo que incluye un aumento en las tasas de depresión, suicidio.

Algunos autores identifican factores individuales, interpersonales y estructurales que se asociaron con mayores probabilidades de no poder acceder a la atención relacionada con la ayuda para la transición de género ni a la atención médica regular: ser menor edad, extranjeros sin vivienda, bajos ingresos, bajo nivel educativo, en el caso de países con sistemas privados de salud, poseer una cobertura de seguro limitada y sufrir discriminación en el ámbito sanitario. Las personas transgénero a menudo han sido acosadas, excluidas socialmente y sujetas a discriminación, abuso y violencia. Muchos pacientes trans informan sentirse agredidos verbal y físicamente durante la consulta médica y discriminados en los centros de salud, por lo que prefieren muchas veces no consultar o posponer sus citas médicas. Las barreras, incluida la discriminación generalizada y el desempleo, contribuyen a la inequidad en la salud y a las condiciones de salud mental prevalentes.

BAGAJE HISTÓRICO

Si se realiza un repaso en las clasificaciones internacionales, se observa que en el primer DSM, publicado en 1952, se incluía la desviación sexual como trastorno de la personalidad. Entre ellas, se encontraban la homosexualidad, el travestismo, la pedofilia, el fetichismo y el sadismo sexual (violación, abuso y mutilación). Posteriormente, en 1968, el DSM-II presenta claramente la homosexualidad y otras *desviaciones sexuales* como trastornos mentales. Además, ampliaba la categoría diagnóstica de *desviación sexual* e incluía diez más: homosexualidad, fetichismo, pedofilia, travestismo, exhibicionismo, voyerismo, sadismo, masoquismo, otras desviaciones sexuales y desviaciones sexuales no especificadas.

En 1980, el DSM-III reemplazó el modelo psicoanalítico de la enfermedad por el modelo descriptivo basado en la evidencia científica. Uno de los aspectos más importantes de esta versión fue la eliminación de la homosexualidad como trastorno. Además, el *trastorno de orientación sexual* se reformuló como *homosexualidad egodistónica* (tener un deseo de ser heterosexual, pero no experimentar la excitación heterosexual, o experimentar una excitación homosexual no deseada o angustiante que se interpone en el camino de ser heterosexual), y se incluyó una categoría diagnóstica general nueva denominada *trastornos psicosexuales*, que se dividió en cuatro subcategorías: *trastornos de identidad de género* (por ejemplo, *transexualismo*); *parafilias* (que incluían todo lo que anteriormente se llamaban *desviaciones sexuales*, excepto la alteración de la orientación sexual, con la adición de *zoofilia*); *disfunciones psicosexuales* (por ejemplo, *deseo sexual inhibido* y *eyaculación precoz*); *otros trastornos psicosexuales* (que constaba de dos diagnósticos: *homosexualidad egodistónica* y *trastorno psicosexual no clasificado en otra parte*).

En 1987, la American Psychiatric Association (APA) publicó una revisión del DSM-III (el DSM-III-R), donde se eliminó la clasificación de *homosexualidad egodistónica*. En su lugar, se agregó *angustia persistente y marcada por la orientación sexual*. Los *trastornos de identidad de género* se trasladaron a una categoría diferente: *trastornos que generalmente se manifiestan por primera vez en la infancia, la niñez o la adolescencia*, y la subsección *parafilias* se reorganizó ligeramente. Aparte de haber alcanzado la pubertad (a los niños que se les diagnosticaba el *trastorno de la identidad sexual en la infancia*), eran necesarios dos requisitos más para confirmar el diagnóstico: un malestar persistente respecto al propio sexo biológico y «una preocupación de al menos 2 años de duración sobre sus características sexuales primarias y secundarias y de cómo adquirir las características sexuales del sexo deseado». Posteriormente, no se realizó ningún cambio en las categorías de *trastorno sexual no especificado de otro modo* ni en el DSM-IV, publicado en 1994, ni en la revisión del texto del manual en el año 2000 (el DSM-IV-TR). La «angustia persistente y marcada por la orientación sexual» aún se incluía como uno de los ejemplos de esa categoría. La sección general del manual pasó a llamarse *trastornos de la identidad sexual y de género* y la subsección *trastornos de la identidad de género* se trasladó nuevamente a esta sección. El DSM-5, publicado en 2013, no incluye ninguna categoría diagnóstica que se pueda aplicar a las personas en función de su orientación sexual.

Respecto al diagnóstico psiquiátrico de **trastorno de identidad de género o TIG** (ahora disforia de género), se introdujo en el DSM-III en 1980, que contemplaba la presencia de angustia clínicamente significativa asociada como el elemento crítico de la disforia de género. En el DSM-IV, el TIG está incluido en el apartado de los *trastornos sexuales y de la identidad sexual*, que se dividen en cuatro tipos: las *disfunciones sexuales* (como la eyaculación precoz o el deseo sexual hipoactivo), las *parafilias* (el fetichismo o el exhibicionismo), los *trastornos de la identidad de género* (donde se incluye el TIG) y el *trastorno sexual no especificado* (esa categoría paraguas de la que se hablaba anteriormente). Para poder diagnosticar el TIG, se requería el cumplimiento de los siguientes criterios:

- Identificación acusada y persistente con el otro sexo.
- Malestar persistente con el propio sexo o sentimiento de inadecuación con su rol.
- La alteración no coexiste con una enfermedad intersexual.
- La alteración provoca malestar clínicamente significativo o deterioro social, laboral o de otras áreas importantes de la actividad del individuo.

Una de las principales novedades respecto a la edición anterior es la eliminación del trastorno específico para aquellas personas que no muestran un deseo persistente de modificar sus caracteres sexuales.

> El diagnóstico psiquiátrico de trastorno de identidad de género o TIG (ahora disforia de género) se introdujo en el DSM-III en 1980, que contemplaba la presencia de angustia clínicamente significativa asociada como el elemento crítico de la disforia de género.

El DSM-5 se decanta por *disforia de género*, argumentando que *incongruencia de género* es una categoría «que podría aplicarse erróneamente a personas con conductas de género atípicas, pero que no tienen ningún problema de identidad de género». El concepto *disforia de género* fue acuñado por el médico inglés Norman Fisk en 1974 para referirse no solo a la transexualidad, sino también a otros trastornos relacionados con la identidad de género. Con el cambio de denominación, la esencia del diagnóstico ya no es la identificación de género cruzado (la APA admite que la no conformidad de género no es, *per se*, un trastorno mental), sino «el malestar que puede acompañar a la incongruencia entre el género experimentado o expresado y el género asignado al nacer».

El DSM-5 establece que la condición inicial para la identificación de disforia de género, tanto en adultos como en adolescentes, es una incongruencia notable entre el género al que el paciente cree que pertenece y lo que la sociedad percibe que es. Esta disparidad debe continuar durante al menos 6 meses y consistir en dos o más de los siguientes criterios: incongruencia notable entre el género con el que el paciente se ve a sí mismo y cuál es su asignación de género

clasificada; una necesidad intensa de eliminar sus características sexuales primarias o secundarias (o, en el caso de jóvenes adolescentes, evitar la madurez de las características secundarias probables); un intenso deseo de tener las características sexuales primarias o secundarias del otro género; un profundo deseo de transformarse en otro género; una profunda necesidad de que la sociedad lo trate como otro género; una poderosa seguridad de tener los sentimientos y respuestas característicos del otro género. La segunda necesidad es que la condición debe estar relacionada con una angustia clínicamente importante, o que afecte de manera significativa al individuo en su entorno social, laboral y en otras áreas importantes de la vida.

Una novedad del Manual Diagnóstico y Estadístico de los Trastornos Mentales, 5ª edición-texto revisado (DSM-5-TR) es que proporciona un diagnóstico general de disforia de género con criterios específicos separados para niños y para adolescentes y adultos.

> ⚠ Este manual define la disforia de género **en adolescentes y adultos** como una marcada incongruencia entre el género experimentado/expresado y el género asignado, que dura al menos 6 meses y se manifiesta por al menos dos de los siguientes criterios:
>
> - Una marcada incongruencia entre el género experimentado/expresado y las características sexuales primarias y/o secundarias (o en adolescentes jóvenes, las características sexuales secundarias anticipadas).
> - Un fuerte deseo de deshacerse de las características sexuales primarias y/o secundarias debido a una marcada incongruencia con el género experimentado/expresado (o en adolescentes jóvenes, un deseo de prevenir el desarrollo de las características sexuales secundarias anticipadas).
> - Un fuerte deseo por las características sexuales primarias y/o secundarias del otro género.
> - Un fuerte deseo de ser del otro género (o algún género alternativo diferente al género asignado).
> - Un fuerte deseo de ser tratado como el otro género (o algún género alternativo diferente al género asignado).
> - Una fuerte convicción de que uno tiene los sentimientos y reacciones típicos del otro género (o algún género alternativo diferente al género asignado).

Para cumplir con los criterios para el diagnóstico, la afección también debe estar asociada con malestar clínicamente significativo o deterioro social, laboral u otras áreas importantes de funcionamiento.

El DSM-5-TR define la disforia de género **en los niños** como una marcada incongruencia entre el género experimentado/expresado y el género asignado, que dura al menos 6 meses, manifestada por al menos seis de los siguientes criterios (uno de los cuales debe ser el primer criterio):

- Un fuerte deseo de ser del otro género o una insistencia en que uno es del otro género (o algún género alternativo diferente al género asignado).
- En los niños (género asignado), una fuerte preferencia por el travestismo o simular vestimenta femenina; o en las niñas (género asignado), una fuerte preferencia por usar

solo ropa típica masculina y una fuerte resistencia a usar ropa típica femenina.

- Una fuerte preferencia por los roles de género cruzado en juegos de simulación o juegos de fantasía.
- Una fuerte preferencia por los juguetes, juegos o actividades estereotípicamente usados o realizados por el otro género.
- Una fuerte preferencia por compañeros de juego del otro género.
- En los niños (género asignado), un fuerte rechazo a los juguetes, juegos y actividades típicamente masculinos, y una fuerte evitación de los juegos bruscos; o en las niñas (género asignado), un fuerte rechazo a los juguetes, juegos y actividades típicamente femeninos.
- Un fuerte disgusto por la propia anatomía sexual.
- Un fuerte deseo por las características sexuales físicas que coinciden con el género experimentado.

Al igual que con los criterios de diagnóstico para adolescentes y adultos, la afección también debe estar asociada con malestar clínicamente significativo o deterioro social, laboral u otras áreas importantes del funcionamiento.

La Clasificación Internacional de Enfermedades, 11ª edición (CIE-11), cambia la terminología a *incongruencia de género* y su categoría diagnóstica, optando por retirar estas categorías del capítulo «Trastornos mentales y de comportamiento», y mantiene un código relacionado con la atención sanitaria transespecífica en el capítulo nuevo «Condiciones relacionadas con la salud sexual». La finalidad es asegurar la mejor atención sanitaria y que toda actuación esté necesariamente presidida por el interés superior del menor, del que los profesionales sanitarios actuarán como garantes.

La persistencia del término *disforia de género* en los manuales de clasificación diagnóstica divide a la sociedad civil, política y médica. Algunos señalan las ventajas de que aún permanezca en dichos manuales, ya que la tipificación de la transexualidad como un trastorno mental ha servido de fundamento para que el coste de la terapia de modificación corporal (basada en el tratamiento hormonal y en las cirugías de reasignación de sexo) sea asumido total o parcialmente por las aseguradoras privadas o por algunos sistemas sanitarios públicos. Sin la clasificación de la disforia de género como un trastorno médico, la terapia de reasignación de sexo puede verse como un tratamiento estético, en lugar de como parte de un tratamiento médicamente necesario, y es posible que dejara de estar cubierta. Sin embargo, otra parte de la población defiende la desclasificación de la condición para evitar una patologización de la variación de género que refuerza el modelo binario de género. Además, algunos profesionales insisten en que la disforia de género no es un trastorno mental, sino que los criterios diagnósticos reflejan la angustia psicológica en los niños cuando los padres y otras personas tienen problemas para relacionarse con la variación de género de los menores.

COOCURRENCIAS

Se debe escuchar y atender con cautela a aquellos que nos consulten con dudas sobre la identidad de género. En muchos relatos de estos adolescentes está presente una profunda sensación de malestar, tristeza o incomprensión. Es habitual el autodiagnóstico, así como la búsqueda de ser diagnosticados con distintos tipos de psicopatologías (ansiedad, fobia social, depresión, espectro autista), lo que puede deberse a una forma de buscar una explicación que calme el malestar y encontrar una identidad de referencia.

La exploración del género que conlleva el proceso de transición genera una incertidumbre en las familias muy difícil de sostener. Esta incertidumbre se elabora muchas veces a partir del miedo a que algo vaya mal, que sus hijos e hijas sufran o que terminen haciéndose daño. En este sentido, el aumento de los índices de suicidios, que pueden llegar hasta el 40 % entre adolescentes trans, ha tenido un impacto elevado en las familias, que sienten que deben tomar una decisión lo más rápido posible para evitar esta posibilidad, lo que refuerza el tratamiento médico como solución al malestar.

Diversos estudios señalan hasta tres veces más psicopatología en esta población que en la cisgénero. Entre los trastornos más habituales se encuentran cuadros depresivos y ansiosos, autolesiones, pensamientos suicidas o trastornos del espectro autista. Esto debe tenerse en cuenta no solo a la hora de realizar un diagnóstico certero, sino también al ir a realizar el acompañamiento e intervención necesarios, pues existen guías clínicas específicas para dichos casos.

La presencia de un trastorno afectivo o de otras coocurrencias no implica la exclusión de la atención en clínicas de acompañamiento en la transición. La prevalencia de dichos cuadros es elevada en esta población, en parte por el estrés de minorías mantenido, entre otros factores. Por ello, la intervención debe ser multidisciplinar, teniendo en cuenta el entorno familiar, escolar y de ocio. Se precisan entornos seguros, donde se pueda expresar la identidad de género sin temor al estigma o a la exclusión. Para ello, la psicoeducación sobre variabilidad de género es clave.

MODELO DE ATENCIÓN A LAS TRANSICIONES DE GÉNERO

Un correcto acompañamiento debe seguir estas pautas:

- **Evaluar la presencia de disforia de género**, incluyendo, como mínimo, una valoración de la identidad de género y la disforia de género, la historia y el desarrollo de los sentimientos de disforia de género, el impacto del estigma asociado a la variabilidad de género en la salud mental, y la disponibilidad de apoyo de familiares, amigos e iguales.
  El papel de los profesionales de la salud mental incluye **garantizar que la disforia de género no es secundaria a otros diagnósticos**. La acogida en las clínicas de transición puede realizarla cualquier profesional de equipo, por ejemplo, psiquiatría, psicología, enfermería o trabajo social. El hecho de que las primeras visitas sean realizadas por enfermería o trabajo social desestigmatiza el proceso de transición, hace que las personas que acuden se sientan más cómodas, relajadas y menos juzgadas, y fomenta la creación de un vínculo con otros profesionales.
- Proporcionar **información sobre las opciones de identidad y expresión de género y las posibles intervenciones**

médicas: una tarea importante es educar a las personas en cuanto a la diversidad de identidades y expresiones de género, y las diferentes opciones disponibles para aliviar la disforia de género. A partir de allí, los profesionales de la salud mental pueden facilitar un proceso (o derivar a otro lugar) en el que las personas exploren las diversas opciones, con el objetivo de encontrar un rol y una expresión de género cómoda, y prepararse para tomar una decisión plenamente informada acerca de las intervenciones médicas disponibles, si fuera necesario. Este proceso podría incluir la derivación a terapia individual, familiar o grupal y/o a recursos comunitarios y vías para apoyo entre iguales. Además, se deben discutir las implicaciones, tanto a corto como a largo plazo, de cualquier cambio en el rol de género y el uso de intervenciones médicas. Estas implicaciones pueden ser psicológicas, sociales, físicas, sexuales, laborales, financieras y legales.

> 💡 Existe una prevalencia elevada de cuadros ansiosos y afectivos en población con variabilidad de género. Entre otros factores, se incluyen el de estrés de minoría y el entorno social.

- **Evaluar, diagnosticar y discutir las opciones de tratamiento** para los posibles problemas de salud mental coexistentes. Las personas que se presentan con disforia de género pueden enfrentar una serie de problemas de salud mental, relacionados o no con un largo historial de disforia de género y/o estrés de minorías crónico. Entre estos problemas se encuentran cuadros de ansiedad, depresión, autolesiones, un historial de abuso y negligencia, abuso de sustancias, problemas sexuales, trastornos de personalidad, trastornos alimentarios, trastornos psicóticos y trastornos del espectro autista. Los profesionales de la salud mental deben investigar estos y otros problemas e incorporar las preocupaciones identificadas en el plan de tratamiento general. Estas preocupaciones pueden ser fuentes significativas de estrés y, si son dejadas sin tratar, pueden complicar el proceso de exploración de la identidad de género. Abordar estas preocupaciones puede facilitar enormemente la resolución de la disforia de género, los posibles cambios en el rol de género, la toma de decisiones informadas sobre las intervenciones médicas, y la mejora en la calidad de vida. La presencia de problemas de salud mental coexistentes no excluye necesariamente los posibles cambios en el rol de género o el acceso a hormonas de feminización/masculinización o cirugías, sino que estas preocupaciones deben ser tratadas apropiadamente antes de, o simultáneamente con, el tratamiento de la disforia de género. Además, se recomienda evaluar la capacidad para dar consentimiento informado respecto a los tratamientos médicos que se precisen.
- **Evaluar la necesidad de tratamiento hormonal o quirúrgico** y derivar a los profesionales implicados.

CONSIDERACIONES ÉTICAS

La escucha activa es el punto de partida para que, a través del **relato del menor**, se pueda realizar la exploración de la diversidad de género, posibilitando la expresión de su propia identidad y asegurando que el relato es auténtico y no condicionado por agentes externos (sociofamiliares) o internos (emocionales).

Estas realidades plantean dilemas en torno a un posible cambio de paradigma sobre el binarismo de género. La identidad de género la construye la propia persona. Además, la construcción de lo masculino o femenino es el resultado de un proceso que se va creando en interacción con el entorno familiar, social y cultural. Como la identidad de género puede no ser siempre inmutable, es fundamental actuar con prudencia, evitar la precipitación y respetar los ritmos que cada persona necesita, ayudando a aprender a vivir con la incertidumbre. El profesional sanitario debe actuar como garante de que las decisiones se adoptan de acuerdo con la evidencia científica, el interés superior del menor y su protección frente a la vulnerabilidad.

Se debe tener en cuenta que, al tratarse de menores y adolescentes, las facultades de decisión de sus representantes legales, sus padres en muchos casos, quedan limitadas por el principio de beneficencia, de manera que siempre habrán de actuar en el mejor interés de su hijo. No puede equipararse la toma de decisiones que afectan únicamente a quien las adopta, para las que opera la autonomía, a la toma de decisión por terceros, el legalmente denominado consentimiento por representación, cuando el principio de autonomía no opera, sino el de beneficencia. Los padres no pueden decidir libremente sobre sus hijos más que solo en términos que garanticen su interés y no le ocasionen daño alguno. En ocasiones, la voluntad de ambos progenitores no coincide, lo que dificulta el proceso. Sin embargo, lo primero sigue siendo no causar daño. De este modo, cuando la decisión de los padres es claramente maleficente, ya sea por acción o por omisión, el Estado debe suplir la resolución del conflicto y adoptar la solución que prime el mejor interés del menor. A estos efectos, el papel tanto de los Comités de Ética Asistencial como de la propia autoridad judicial será de extraordinaria importancia en aquellos casos en los que el profesional sanitario considere que la decisión que se pretende adoptar por los padres no cumple con el principio de beneficencia. Existen una serie de recomendaciones para la atención de menores con diversidad de género (**Tabla 25-1**).

El menor es vulnerable en la medida en que no solo se ve expuesto a determinados riesgos, sino que, en atención a su condición, contexto o circunstancias, tampoco dispone de medios para enfrentarse a ellos sin sufrir un daño. La vulnerabilidad supone exposición al riesgo y falta de capacidad para superarlo o para evitar los daños que aquellos conllevan. Así pues, desde una perspectiva bioética, el grado de protección que se ofrece a los menores debería depender del riesgo que corren de sufrir daño y de la probabilidad de obtener un beneficio.

Además, el Estado no puede obstaculizar que un sujeto desarrolle su proyecto de vida de conformidad con el género que es sentido y, más aun, debe actuar positivamente a favor de ello. Sin embargo, en el ámbito de los menores de edad, cuya capacidad de decisión se encuentra claramente limitada, el Estado ha de adoptar también una posición esencial de garante.

TRATAMIENTO HORMONAL Y QUIRÚRGICO

Respecto al tratamiento para la disforia de género, existen diversas opciones. Ante todo, se debe estar en calma, analizar

Tabla 25-1. Posicionamiento técnico de la Asociación Española de Pediatría en relación con la diversidad de género en la infancia y la adolescencia: mirada ética y jurídica desde una perspectiva multidisciplinar

Recomendaciones comunes al equipo multidisciplinar (pediatra, médico de cabecera, psicólogo, endocrino)

- Acompañamiento positivo e individualizado: personalizar necesidades, como el uso del nombre elegido
- Garantizar el interés superior del menor
- Potenciar la participación activa del menor en decisiones sobre su salud (madurez, gravedad y consecuencias)
- Informar con lenguaje claro, comprensible y adaptado al menor y a su familia
- Sostener una comunicación fluida con el sistema educativo
- Realizar un seguimiento conjunto de los casos, coordinándose con los distintos profesionales que participen en el proceso
- Mantenerse actualizado con las nuevas publicaciones y fomentar la investigación al respecto

Recomendaciones específicas

Pediatra	Psicólogo	Endocrino
• Formación específica básica • Coordinación con especialistas, manteniendo una atención integral y accesible • Informar sobre recursos locales (profesionales de referencia o asociaciones de apoyo) • Detectar casos con sospecha de maltrato (en la familia o en la escuela) • Valorar necesidades de derivar con psicología o endocrinología • Educar en hábitos de vida saludables	• Verificar disforia de género (escucha activa del relato del menor antes de iniciar tratamiento) • Acompañamiento psicológico del menor y de la familia, con el fin de facilitar el bienestar emocional • Detectar experiencias de sufrimiento (acoso escolar, discriminación, rechazo familiar, etcétera) • Fomentar los apoyos en el colegio • Asesorar en transición social • Descartar coocurrencias y facilitar tratamiento si las hubiera	• Verificar disforia de género (escucha activa del relato del menor antes de iniciar tratamiento) • Valoración endocrina básica • Estudios orgánicos para descartar intersexualidad • Cribado de enfermedades • Decidir prescripciones si se solicitan: – Análogos de GnRH (reversible) – Terapia cruzada: hormonas sexuales (parcialmente irreversible) • Seguimiento de posibles efectos adversos • Controles analíticos • Prudencia en la elección de tratamientos irreversibles

GnRH: hormona liberadora de gonadotropina. Adaptado de: Riaño Galán I, Del Río Pastoriza I, Chueca Guindulain M, Gabaldón Fraile S, De Montalvo Jáäskeläinem F. Posicionamiento Técnico de la Asociación Española de Pediatría en relación con la diversidad de género en la infancia y la adolescencia: mirada ética y jurídica desde una perspectiva multidisciplinar. An Pediatr (Barc). 2018;89(2):123.e1-6.

estudios. Explicar los programas de acompañamiento hacia el autoconocimiento o transición si así se desea. Asegurarse de que se explica, se entiende y firman los consentimientos informados. Además, se debe realizar un seguimiento de la intervención, ya sea hormonal o quirúrgica, con el fin de minimizar los efectos adversos (Tabla 25-2) y complicaciones. Y, siempre, preguntar sobre el deseo gestacional, explicando en este caso las distintas opciones que se pueden llevar a cabo.

Regímenes hormonales

Hasta la fecha, no se han realizado ensayos clínicos controlados de los regímenes hormonales de feminización/masculinización para evaluar su seguridad y eficacia durante la transición. Por ello, existe una amplia variación en dosis y tipos

Tabla 25-2. Riesgos asociados al tratamiento hormonal

Nivel de riesgo	Hormonas feminizantes	Hormonas masculinizantes
Probable riesgo aumentado	• **Enfermedad tromboembólica** venosa. El riesgo es mayor con la administración oral que con la transdérmica • Cálculos biliares • Enzimas hepáticas elevadas • Aumento de peso • **Hiper-TG**	• Policitemia • Aumento de peso • Acné • Alopecia androgénica • Apnea del sueño
Probable presencia de factores de riesgo adicionales, como la edad	Enfermedad cardiovascular	
Posible aumento de riesgo	• **HTA** • Hiper-PRL o prolactinoma	• Enzimas hepáticas elevadas • **Hiperlipidemia**
Posible presencia de factores de riesgo adicionales, como la edad	DM II	• **Desestabilización de trastorno bipolar, esquizoafectivo; este evento parece estar asociado a dosis más altas o suprafisiológicas de testosterona en sangre** • **Enfermedad cardiovascular** • **HTA** • **DM II**
Sin aumento de riesgo o evidencia de riesgo no concluyente o no documentada	Cáncer de mama	• **Pérdida de densidad ósea** • **Cáncer de mama** • **Cáncer de cérvix** • **Cáncer de ovario** • **Cáncer uterino**

* Los ítems en negrita son clínicamente significativos. DM II: diabetes *mellitus* tipo 2; HTA: hipertensión arterial; hiper-PRL: hiperprolactinemia; hiper-TG: hipertrigliceridemia. Adaptado de: Coleman E, Bockting W, Botzer M, Cohen-Kettenis P, Griet DeCuypere, Feldman J, et al. Normas de atención para la salud de personas trans y con variabilidad de género. Asociación Profesional Mundial para la Salud Transgénero (WPATH). 7ª versión; 2012.

de forma individual cada uno de los casos, analizar la situación con la persona implicada y su familia, saber qué información tienen y complementarla con datos objetivos y basados en

de hormonas en la literatura médica. Además, el acceso a determinados tratamientos puede ser muy diferente según el territorio o país donde se encuentren los individuos solicitantes de dicha asistencia. Por todo ello, la WPATH no describe ni aprueba un régimen hormonal particular de feminización/masculinización.

Feldman y Safer proporcionan orientaciones específicas sobre los tipos de hormonas, y sugieren dosificación suficiente con el fin mantener los niveles dentro de los rangos fisiológicos para la expresión de género deseada por la persona (según los objetivos de feminización/masculinización completa).

> ❗ Se recomienda revisar constantemente las últimas publicaciones en torno al uso del tratamiento hormonal para conocer cuál es el estado de la cuestión en el momento de realizar la intervención debido a que el interés y la demanda está creciendo, por lo que las investigaciones y recomendaciones se actualizarán con mayor asiduidad.

Regímenes de tratamiento hormonal feminizante

Dentro de los regímenes de tratamiento hormonal feminizante, se encuentran los siguientes:

- Los **estrógenos**: el uso de estrógeno por vía oral, y, específicamente, **etinilestradiol**, parece aumentar el riesgo de tromboembolia venosa (TEV). Por ello, el etinilestradiol no es recomendado para la terapia hormonal feminizante. Para aquellos con factores de riesgo de TEV, se recomienda estrógeno transdérmico. Se ha visto que el riesgo de efectos adversos aumenta con dosis más altas, particularmente con dosis específicas que conduzcan a niveles suprafisiológicos.
- Los **medicamentos para reducir los andrógenos (antiandrógenos)**: una combinación de estrógenos y *antiandrógenos* es el régimen más comúnmente estudiado para la feminización. Estos tratamientos reducen tanto los niveles de testosterona endógena como la actividad de la testosterona en los tejidos y, por lo tanto, la disminución de características sexuales secundarias masculinas, como el vello corporal. Entre los antiandrógenos comúnmente empleados se incluyen la **espironolactona**, un fármaco antihipertensivo que inhibe directamente la secreción de testosterona y la fijación de andrógenos al receptor de andrógenos, y cuya administración exige un seguimiento de la presión sanguínea y de los electrólitos por riesgo de hiperpotasemia; **acetato de ciproterona**, el cual no es aprobado en lugares como Estados Unidos debido a sus potenciales efectos hepatotóxicos; **inhibidores de 5a-reductasa** (finasterida y dutasterida), que actúan bloqueando la conversión de la testosterona a la 5α-dihidrotestosterona. De entre todos ellos, la ciproterona y la espironolactona son los antiandrógenos más comúnmente utilizados, y probablemente los más rentables.
- Los **progestágenos**: su uso es controvertido. Una comparación clínica de los regímenes de feminización, con y sin progestágenos, encontró que la adición de estos compuestos no mejoró el crecimiento de mama ni redujo los niveles séricos de testosterona libre. Además, existe preocupación por los posibles efectos adversos, como depresión, aumento de peso y cambios en el perfil lipídico.

Regímenes de tratamiento hormonal masculinizante

Dentro de los regímenes de tratamiento hormonal masculinizante se encuentran los siguientes:

- La **testosterona**: generalmente se puede administrar por vía oral, transdérmica o parenteral (i.m.), aunque también están disponibles otras vías de administración. El uso oral resulta en menores niveles de testosterona en suero que preparaciones no orales, y tiene una eficacia limitada en la supresión de la menstruación. La administración intramuscular debe realizarse durante 2-4 semanas, lo que puede producir variación cíclica en efectos secundarios, como la fatiga o la irritabilidad al final del ciclo de inyección, y agresividad o humor expansivo al principio del ciclo, así como más tiempo fuera de los niveles fisiológicos normales. Estos efectos se pueden mitigar con el uso de un esquema de dosificación más baja pero más frecuente, o con el uso diario transdérmico.
- **Agonistas de hormona liberadora de gonadotropina (GnRH)** (por ejemplo, goserelina, buserelina, triptorelina): son neurohormonas que bloquean el receptor de la GnRH, obstruyendo así la liberación de la hormona foliculoestimulante (FSH) y la hormona luteinizante (LH), lo que produce un bloqueo gonadal altamente eficaz. Como contrapartida, son de los tratamientos más costosos y solo están disponibles en forma de inyectables o implantes.

Los progestágenos, en particular la medroxiprogesterona, pueden utilizarse durante un período corto de tiempo para ayudar con el bloqueo de la menstruación al comienzo de la terapia hormonal.

Los agonistas de GnRH pueden ser usados de manera similar, así como para el sangrado uterino refractario en usuarios sin una anomalía ginecológica subyacente.

Criterios para la terapia hormonal de feminización/masculinización (adaptado de las normas de atención para la salud de personas trans y con variabilidad de género)

1. Disforia de género persistente y bien documentada.
2. Capacidad de tomar una decisión con pleno conocimiento de causa y de consentir para el tratamiento.
3. Respecto a la edad, seguir las leyes de cada país.
4. Si están presentes importantes problemas de salud física o mental, deben estar bien controlados.

Respecto a la cirugía de reasignación de sexo, los procedimientos de reconstrucción son considerados médicamente necesarios —con incuestionables resultados terapéuticos— y, por lo tanto, pueden ser cubiertos parcial o totalmente por los sistemas de salud nacionales o compañías de seguros. La mayoría de los procedimientos de cirugía plástica en realidad son una mezcla de componentes reconstructivos y estéticos. Aunque la mayoría de los profesionales coinciden en que la cirugía genital y la mastectomía no pueden ser consideradas puramente estéticas, las opiniones difieren acerca de hasta qué punto pueden considerarse puramente reconstructivos otros procedimientos quirúrgicos (por ejemplo, aumento de senos, cirugía de feminización facial). Puede ser mucho más fácil ver una faloplastia o una vaginoplastia como una intervención para poner fin al malestar de la disforia de género.

Cuestiones éticas relativas a la cirugía de reasignación de sexo

Para entender cómo la cirugía puede aliviar el malestar psicológico y la angustia de las personas con disforia de género, los profesionales necesitan escucharlas y discutir con ellas sobre sus síntomas, dilemas e historias de vida. Las cirugías genitales y de mama/pecho, como tratamientos médicos necesarios para la disforia de género, se recomienda que se lleven a cabo tras la evaluación por parte de profesionales de salud mental. Es importante no confundir indicaciones de disforia de género con ilusiones delirantes. Fenomenológicamente, hay una diferencia cualitativa entre la presentación de disforia de género y la de delirio u otras manifestaciones psicóticas. La gran mayoría de niños, niñas y adolescentes con disforia de género no presenta una enfermedad psiquiátrica grave subyacente, tales como trastornos psicóticos. Por otra parte, es más común que en los adolescentes con disforia de género coexistan trastornos internalizados, como la ansiedad y la depresión, y/o trastornos externalizados, tales como trastorno de oposición desafiante. Estas cirugías pueden realizarse una vez que la persona ha cumplido con los criterios para un tratamiento quirúrgico específico cuyos cambios son irreversibles en el cuerpo. Ha de señalarse que no es ético negar la disponibilidad o la elegibilidad para las cirugías de reasignación de sexo únicamente sobre la base de la seropositividad en pruebas para detectar infecciones de transmisión sanguínea, como el VIH o la hepatitis C o B.

Los estudios de seguimiento realizados hasta la fecha han demostrado un efecto beneficioso de la cirugía de reasignación de sexo en los resultados posoperatorios, tales como el bienestar subjetivo, estética y función sexual. Existen estudios en los que se observa cómo aquellas personas con disforia de género, que han recibido intervención presentan hasta un 60 % menos de probabilidades de depresión y un 73 % menos de probabilidades de tendencias suicidas entre los jóvenes que habían iniciado tratamiento hormonal en comparación con los que no lo habían hecho.

El seguimiento médico tras el inicio del tratamiento hormonal o quirúrgico es esencial para evitar las complicaciones que se puedan producir. Diversas guías y consensos de especialistas señalan la importancia no solo de que los especialistas, como endocrinos o cirujanos, realicen dicho seguimiento, sino del papel del pediatra o del médico de cabecera, el cual puede ejercer un papel fundamental en la detección precoz de diversas complicaciones. Por ello, la creación de planes de formación para dicho grupo de profesionales puede ayudarles a ampliar conocimientos en un campo cada vez más demandado de modo que atiendan a los pacientes con una calidad asistencial adecuada a sus necesidades.

SALUD REPRODUCTIVA

Antes de la intervención y paralelamente al acompañamiento del proceso para la toma de decisión sobre la reasignación de sexo, es preciso informar y asegurarse de que se explican de forma clara y concisa las consecuencias de dicha intervención sobre la salud reproductiva de la persona implicada. No solo ha de realizarse ante una intervención quirúrgica, sino también cuando se decide llevar a cabo una terapia hormonal, ya que también puede limitar la capacidad reproductiva. Estas discusiones deben ocurrir incluso si las personas no están interesadas en estas cuestiones en el momento del tratamiento, lo que puede ser más común entre los más jóvenes. Si una persona no ha tenido cirugía completa de reasignación de sexo, se podrían detener las hormonas por un tiempo suficiente que permita la producción de gametos maduros. La breve interrupción del tratamiento con estrógenos o testosterona facilita la selección de espermatozoides u óvulos para llevar a cabo la gestación deseada. Las personas trans y con variabilidad de género no tienen por qué rechazar sus opciones de reproducción. Un grupo especial son los adolescentes prepúberes o púberes que nunca desarrollarán la función reproductiva de su sexo de nacimiento debido a los bloqueadores de hormonas u hormonas del sexo diferente al de nacimiento. En la actualidad no existe una técnica para preservar la función de las gónadas de estas personas.

 Los deseos reproductivos se deben tener en cuenta, aunque la persona no pregunte por ellos en un inicio. Algunos tratamientos o intervenciones pueden impedir la reproducción en el futuro.

Se recomienda que los cirujanos proporcionen fotografías sobre el antes y el después de los tratamientos, incluyendo tanto los resultados exitosos como los no exitosos. Antes deben haber informado de los riesgos inherentes y las posibles complicaciones de las diferentes técnicas de cada procedimiento. Como en otros procedimientos, estas discusiones son el núcleo del proceso de consentimiento informado. Es importante garantizar que se tenga una expectativa realista de los resultados para lograr un alivio a la disforia de género.

El consentimiento informado se recomienda que incluya: las diferentes técnicas quirúrgicas disponibles, las ventajas y desventajas de cada técnica, y las limitaciones de un procedimiento para lograr resultados *ideales*. Se debe dar información con anterioridad al inicio del tratamiento y tiempo suficiente para revisarla cuidadosamente. Los elementos del consentimiento informado siempre deben ser discutidos cara a cara antes de la intervención quirúrgica. Debido a que estas cirugías son irreversibles, se debe tener cuidado para asegurar que la persona tiempo suficiente para absorber la información completa antes de pedirle su consentimiento informado. Se sugiere un mínimo de 24 horas. Se recomienda dejar escrito en la historia clínica que se ha proporcionado la información completa y que la persona ha comprendido todos los aspectos pertinentes de la terapia hormonal o procedimiento quirúrgico, incluyendo los posibles beneficios y riesgos y el impacto en su capacidad reproductiva. La diferencia entre el modelo de consentimiento informado y las normas de atención para la salud de personas trans y con variabilidad de género (NDA) es que las NDA ponen un mayor énfasis en el importante papel que los profesionales de la salud mental pueden desempeñar en el alivio de la disforia de género y en facilitar los cambios en el rol de género y el ajuste psicosocial. Esto puede incluir una evaluación integral de la salud mental y la psicoterapia, cuando esté indicada. En el modelo de consentimiento informado, la atención se centra en la obtención del consentimiento informado como el punto de partida para la iniciación de la terapia hormonal en un entorno multidisciplinario de reducción de daños. Menos énfasis se pone en la prestación de atención de salud mental hasta que la persona usuaria de servicios la solicite, a menos que los problemas de salud mental significativos sean identificados y necesiten ser abordados antes de la prescripción de hormonas.

Criterios para la cirugía de mama/pecho (adaptado según las normas de atención para la salud de personas trans y con variabilidad de género)

Mastectomía y la creación de un pecho masculino:

1. Disforia de género persistente y bien documentada.
2. Capacidad de tomar una decisión con pleno conocimiento de causa y de consentir para el tratamiento.
3. Respecto a la edad, seguir las leyes de cada país.
4. Si hay importantes problemas de salud física o mental, deben estar bien controlados. La terapia hormonal no es un prerrequisito.

Aumento de senos (implantes/liporelleno):

1. Disforia de género persistente y bien documentada.
2. Capacidad de tomar una decisión con pleno conocimiento de causa y de consentir para el tratamiento.
3. Respecto a la edad, seguir las leyes de cada país.
4. Si existen importantes problemas de salud física o mental, deben estar bien controlados. Aunque no es un criterio específico, se recomienda que las personas se sometan a la terapia hormonal feminizante antes de la cirugía de aumento de pecho (mínimo 12 meses). El objetivo es maximizar el crecimiento del pecho con el fin de obtener resultados estéticamente mejores.

Criterios para la cirugía genital (adaptado según las normas de atención para la salud de personas trans y con variablidad de género)

Histerectomía y ooforectomía u orquiectomía:

1. Disforia de género persistente y bien documentada.
2. Capacidad de tomar una decisión con pleno conocimiento de causa y de consentir para el tratamiento.
3. Respecto a la edad, seguir las leyes de cada país.
4. Si hay problemas importantes de salud física o mental, deben estar bien controlados.
5. Doce meses continuos de terapia hormonal adecuada a los objetivos de género de la persona (a menos que la misma

tenga una contraindicación médica o no pueda o quiera tomar hormonas).

El objetivo de la terapia hormonal antes de la gonadectomía es, principalmente, introducir un período reversible de supresión de estrógeno o testosterona antes de que la persona usuaria de servicios se someta a una intervención quirúrgica.

Metoidioplastia o faloplastia o vaginoplastia:

1. Disforia de género persistente y bien documentada.
2. Capacidad de tomar una decisión con pleno conocimiento de causa y de consentir para el tratamiento.
3. Respecto a la edad, seguir las leyes de cada país.
4. Si existen problemas importantes de salud física o mental, deben estar bien controlados.
5. Doce meses continuos de terapia hormonal adecuada a los objetivos de género de la persona (a menos que la misma tenga una contraindicación médica o no pueda o quiera tomar hormonas).
6. Doce meses continuos viviendo en un rol de género congruente con la identidad de género de la persona.

Aunque no es un criterio explícito, se recomienda que estas personas usuarias de servicios también hagan visitas regulares a un profesional de la salud mental u otro médico.

El criterio señalado anteriormente para algunos tipos de cirugías genitales —es decir, que las personas usuarias de servicios hayan vivido 12 meses continuados en un rol de género congruente con su identidad de género— se basa en el consenso clínico experto que señala que esta experiencia ofrece amplias oportunidades para que las personas experimenten socialmente y se ajusten en su rol de género deseado antes de someterse a una cirugía irreversible.

NECESIDADES DE ATENCIÓN

El estrés de minoría es único (y adicional a los factores de estrés generales experimentados por todas las personas), con base social y crónico. Se considera un factor que aumenta la vulnerabilidad de las personas trans y con variabilidad de género para desarrollar problemas de salud mental, tales como la ansiedad y la depresión. Además de los prejuicios y la discriminación en la sociedad en general, el estigma puede contribuir al abuso y la negligencia en las relaciones con compañeros y familiares, lo que, a su vez, puede conducir a aumentar el malestar psicológico. Estos síntomas son socialmente inducidos, y no inherentes al hecho de ser una persona trans o con variabilidad de género.

Como se ha señalado con anterioridad, la no conformidad de género o variabilidad de género se refiere al grado en que la identidad, el papel o la expresión de género difiere de las normas culturales prescritas para personas de un sexo en particular, mientras que la disforia de género se refiere a la incomodidad o malestar causado por la discrepancia entre la identidad de género y el sexo asignado a la persona al nacer (y el papel de género asociado y/o las características sexuales primarias y secundarias).

> **!** Solo algunas personas con variabilidad de género experimentan disforia de género en algún momento de sus vidas. Existen tratamientos disponibles para ayudar a las personas con este tipo de malestar a explorar su identidad de género y encontrar un rol de género que les sea cómodo.

El tratamiento debe ser individualizado; lo que ayuda a una persona a aliviar la disforia de género puede ser muy diferente de lo que necesita otra persona. Este proceso puede o no implicar un cambio en la expresión de género o modificaciones corporales. Las opciones de tratamiento médico incluyen, por ejemplo, la feminización o masculinización del cuerpo a través de la terapia hormonal y/o cirugías, las cuales son eficaces en el alivio de la disforia de género y médicamente necesarias para muchas personas. Las identidades y expresiones de género son diversas, y las hormonas y cirugías son solo dos de las muchas opciones disponibles para ayudar a que las personas logren sentirse confortables consigo mismas y su identidad. Por lo tanto, si bien es cierto que las personas trans y con variabilidad de género pueden experimentar disforia de género en algunos momentos de sus vidas, también lo es que muchas personas que reciben tratamiento encontrarán un rol y expresión de género que les es cómodo, incluso si son distintos de los asociados a su sexo asignado al nacer, o de las normas y expectativas de género prevalecientes.

Diagnósticos relacionados con la disforia de género

El hecho de presentar disforia de género, cumpliendo criterios para un diagnóstico formal que puede ser clasificado como trastorno mental, no debe ser una licencia para la estigmatización o la privación de los derechos civiles y humanos. Los sistemas de clasificación como el DSM (Asociación Americana de Psiquiatría, 2000) y la CIE (Organización Mundial de la Salud, 2007) definen cientos de trastornos mentales que varían en su aparición, duración, patogénesis, incapacidad funcional y respuesta al tratamiento. Todos estos sistemas intentan clasificar los grupos de síntomas y condiciones, no a las personas. Un trastorno es una descripción de algo a lo que una persona tiene que hacer frente, no una descripción de la persona o de su identidad. Por lo tanto, las personas trans y con variabilidad de género no están inherentemente enfermas. Más bien, la angustia de la disforia de género, cuando está presente, es una condición que podría ser diagnosticable, y para la que existen distintas opciones de tratamiento. El diagnóstico de dicha disforia a menudo facilita el acceso a la atención médica y puede orientar hacia nuevas investigaciones sobre tratamientos eficaces.

> **!** Existen diferencias significativas en la fenomenología, etapas de desarrollo y enfoques en el tratamiento para la disforia de género en niños, adolescentes y adultos. En niños y adolescentes, hay un proceso de desarrollo rápido y dramático (físico, psicológico y sexual), una mayor fluidez y variabilidad en los resultados, en particular en menores que aún no han pasado por la pubertad. Las NDA ofrecen directrices específicas para la evaluación clínica y el tratamiento de niños y adolescentes con disforia de género.

Una de las diferencias entre niños y adolescentes es que la disforia de género en la infancia no necesariamente continúa en la edad adulta. Por el contrario, en los estudios de seguimiento de niños prepúberes (principalmente niños) que fueron remitidos a las clínicas para evaluación de disforia de género, la disforia persistió hasta la edad adulta en solo 6-23 % de los niños. Desde el punto de vista biológico, en estos estudios, los varones eran más propensos a identificarse como gais en la edad adulta que como trans. Los estudios más recientes muestran una tasa de 12-27 % de persistencia de la disforia de género en la edad adulta, porcentaje que incluye a niños y niñas. En contraste, la persistencia de disforia de género en la edad adulta parece ser mucho más alta entre los adolescentes. No hay estudios prospectivos formales. Sin embargo, en un estudio de seguimiento de 70 adolescentes diagnosticados con disforia de género y a los que se les administraron hormonas de supresión de la pubertad, todos continuaron con la reasignación de sexo, para la que partieron de la terapia hormonal de feminización/masculinización. Otra diferencia entre niños y adolescentes con disforia de género radica en la proporción de sexos de cada grupo de edad. Desde una perspectiva clínica, la proporción hombre/mujer en niños con disforia de género menores de 12 años varía de 6:1 a 3:1. Ya en adolescentes de más de 12 años con disforia de género, la proporción hombre/mujer es cercana a 1:1. Los estudios epidemiológicos formales sobre disforia de género —en niños, adolescentes y adultos— son escasos. Son necesarias investigaciones adicionales para perfeccionar las estimaciones de prevalencia y persistencia en las distintas poblaciones de todo el mundo.

> Presentar disforia de género, cumpliendo criterios para un diagnóstico formal que puede ser clasificado como trastorno mental, no debe ser una licencia para la estigmatización o la privación de los derechos civiles y humanos.

Fenomenología en niños y niñas

Los menores de tan solo 2 años de edad pueden presentar características que podrían indicar disforia de género. Pueden expresar deseo de pertenecer al otro sexo y de tener sentimientos de infelicidad respecto de sus características físicas sexuales y sus funciones. Además, es posible que elijan ropas, juguetes y juegos que se asocian comúnmente con el otro sexo y prefieran compañeros del otro sexo. Aparentemente, hay heterogeneidad en estas características: algunos niños demuestran comportamientos y deseos discordantes extremos, acompañados de un malestar intenso y persistente referente a sus caracteres sexuales primarios. En menores estas características son menos intensas y están solo parcialmente presentes. Es relativamente común que niños y niñas con disforia de género tengan trastornos internalizados coexistentes, como ansiedad y depresión. Además, la prevalencia de trastornos del espectro autista parece ser más elevada en niños y niñas con disforia de género que en neurotípicos.

Fenomenología en adolescentes

Existe un porcentaje de niños en los que la incongruencia de género se mantiene y con ello se intensifican los sentimientos y la aversión a su cuerpo, que evoluciona o aumenta a medida que llegan a la adolescencia y sus características sexuales secundarias se desarrollan. Los datos de un estudio sugieren que la variabilidad de género más extrema en la infancia está asociada con la persistencia de la disforia de género en la adolescencia tardía y la adultez temprana. Sin embargo, muchos adolescentes y adultos que presentan disforia de género no relatan una historia de infancia con comportamientos de variabilidad de género. Por ello, puede ser una sorpresa para el entorno (padres, madres, familiares, amigos e integrantes de la comunidad) cuando la disforia de género de un joven se hace evidente en la adolescencia. Los adolescentes que experimentan sus características sexuales primarias y/o secundarias y su sexo asignado al nacer como incompatibles con su identidad de género pueden sentir una intensa angustia al respecto. Muchos adolescentes con disforia de género desean la administración de hormonas o la realización de cirugías, pero no todos están en este caso. Durante esta etapa, un número creciente de adolescentes ya ha empezado a vivir en su rol de género deseado.

GLOSARIO

- La **orientación sexual** se relaciona tanto con los tipos de parejas por las que un individuo se siente atraído romántica y/o sexualmente como con la forma en que uno se identifica a este respecto (por ejemplo, heterosexual, gay, lesbiana, bisexual). La orientación sexual y la identidad de género son constructos diferentes. Una persona transgénero puede identificarse como heterosexual, gay, lesbiana, bisexual u otra orientación sexual.
- **Cirugías de reasignación de sexo** (cirugías de afirmación del género): son aquellas que buscan modificar las características sexuales primarias y secundarias para afirmar la identidad de género de las personas. Pueden suponer un paso muy importante del tratamiento médico necesario para aliviar la disforia de género.
- **Disforia de género**: incomodidad o malestar causado por la discordancia entre la identidad de género y el sexo asignado al nacer.
- **Expresión de género**: manera en que una persona comunica su identidad de género a través de su apariencia física (ropa, estilos de peinado y uso de cosméticos, entre otros), y los gestos, modos de hablar y patrones de comportamiento en la interacción con los demás.
- *Genderqueer*: persona cuya identidad de género y/o rol no se ajusta a un entendimiento binario de género como algo limitado a las categorías de hombre o mujer, masculino o femenino.
- **No conformidad de género/variabilidad de género**: punto en el que la expresión de género de una persona difiere de las normas y expectativas sociales tradicionalmente asociadas con ella o su sexo asignado al nacer o su identidad de género.
- **Identidad de género**: percepción intrínseca de una persona de ser hombre, mujer, o alguna alternativa de género o combinación de géneros (transgénero, *queer*). La identidad de género de una persona puede o no corresponder con su sexo asignado al nacer.
- **Rol de género**: conjunto de normas sociales, de comportamiento y expectativas relacionadas con las diferentes categorías de identidades sexuales y de género en una determinada cultura y período histórico. El comportamiento de una persona puede ser diferente del rol de género tradicionalmente asociado con su sexo asignado al nacimiento o su identidad de género, así como trascender por completo del sistema de roles de género culturalmente establecido.
- **Sexo**: es asignado al nacer como masculino o femenino, basándose en la apariencia de los genitales externos. Cuando los genitales externos son ambiguos, otros componentes del sexo, como los genitales internos, el sexo cromosómico y hormonal, se consideran con el fin de asignar el sexo. Para la mayoría de las personas, la identidad y expresión de género son consistentes con su sexo asignado al nacer; para las personas trans y con variabilidad de género, la identidad o expresión de género difiere de su sexo asignado al nacer.
- **Transexual**: describe a la persona que busca cambiar o que ha cambiado sus caracteres sexuales primarios y/o las características sexuales secundarias a través de intervenciones médicas (hormonas y/o cirugía) para feminizarse o masculinizarse. Estas intervenciones, por lo general, son acompañadas de un cambio permanente en el rol de género.
- **Transfobia internalizada**: malestar que tiene la persona con los propios sentimientos o identidad trans como resultado de la internalización de las expectativas normativas de género de la sociedad.
- **Transgénero**: describe a un grupo diverso de personas cuyas identidades de género difieren en diversos grados del sexo que se les asignó al nacer. El término a veces se contrasta con *transexual*. En este caso, *transgénero* se refiere a las personas que no han alterado o que no desean cambiar los caracteres sexuales primarios con los que nacieron.
- **Transición**: período durante el cual las personas cambian el rol de género asociado con el sexo asignado al nacer, a un rol de género diferente. Para muchas personas, esto implica vivir socialmente en otro papel de género; para otras, esto significa la búsqueda del rol y de la expresión de género que les resulte más cómoda. La transición puede o no incluir feminización o masculinización del cuerpo (y modificación de caracteres sexuales) a través de hormonas y otros procedimientos médicos. La naturaleza y duración de la transición es variable e individualizada.
- **Variaciones biológicas del sexo (VBS)**: denominadas también *estados* o *condiciones de intersexo*. El desarrollo del sexo cromosómico, gonadal o anatómico no se ajusta al modelo binario convencional del sexo. Algunas personas objetan intensamente la etiqueta *trastorno* y consideran estas condiciones como una cuestión de diversidad, prefiriendo denominarlas con los términos intersexo o intersexualidad.
- **Travesti**: persona que usa prendas de ropa y que adopta otras formas de expresiones de género culturalmente asociadas con el otro sexo.

- **Hombres trans:** describe a las personas asignadas al nacer como mujeres y que están cambiando o han cambiado su cuerpo y/o rol de género hacia lo masculino.
- **Mujeres trans:** describe a las personas asignadas al nacer como hombres y que están cambiando o han cambiado su cuerpo y/o rol de género hacia lo femenino.
- **No binario:** denominación que se aplica a la persona que asume una identidad de género que se halla fuera del bina-rismo de género, dado que su identidad autodesignada no se percibe totalmente masculina o femenina.
- **Persona cis:** es aquella cuya identidad de género y sexo asignado al nacer son el mismo.
- **Género fluido:** hace referencia al tránsito entre dos o más géneros de forma permanente o esporádica, pudiendo ser bigénero, trigénero o pangénero, según el número de géneros que estén implicados en dicha fluctuación.

PUNTOS CLAVE

- La identidad de género es un proceso que se construye a lo largo del tiempo y en el que influyen factores biológicos y sociales.
- No todas las personas con variabilidad de género presentan una disforia o malestar emocional que requiera de tratamiento hormonal o quirúrgico.
- Todos los procesos de transición son distintos y deben ser personalizados según los deseos y demandas de cada persona.
- El respeto y la escucha activa son claves para crear un entorno seguro, y facilitan el desarrollo de un vínculo para acompañar en la exploración de la identidad de género.
- La exploración de la identidad de género es un proceso dinámico, sin un rumbo determinado. Cada persona explora su identidad y expresión de género de forma diferente. Por ello, se debe realizar el acompañamiento sin prejuicios ni expectativas sobre el punto en el que cada persona vaya a sentirse bien consigo misma. Para ello, es beneficioso trabajar la incertidumbre.

- La formación continuada es clave para la elección del mejor tratamiento que precise cada persona.
- El consentimiento informado no es solo la firma de un papel, sino un proceso de información y de escucha de las dudas y miedos de las personas que se debe ajustar a la edad y capacidad de cada individuo.
- El seguimiento posterior al tratamiento hormonal y quirúrgico se considera de suma importancia para el control y manejo de posibles efectos adversos o complicaciones, y en él se pueden implicar pediatras y médicos de cabecera.
- La coocurrencia de trastornos ansiosos y depresivos es muy elevada; además, se debe tener en cuenta la posible existencia de autolesiones o deseos de muerte y victimización para poder prevenirlos.
- La formación de los profesionales de la salud y la psicoeducación en la comunidad pueden disminuir el estrés de minoría y fomentar la asistencia a los recursos de salud.

BIBLIOGRAFÍA

American Psychiatric Association. Definitions of Gender, Sex, and Sexual Orientation and Pronoun Usage [internet] [consulta el 10 de junio de 2024]. Disponible en: https://www.psychiatry.org/psychiatrists/diversity/education/transgender-and-gender-nonconforming-patients/definitions-and-pronoun-usage

American Psychiatric Association. Diagnostic and statistical manual of mental disorders. Washington D. C.: American Psychiatric Association; 1953.

American Psychological Association. Diagnostic and statistical manual of mental disorders (DSM-II). 2ª ed. Washington D. C.: American Psychiatric Association; 1968.

American Psychiatric Association. Diagnostic and statistical manual of mental disorders (DSM-III). 3ª ed. Washington D. C.: American Psychiatric Association; 1980.

American Psychiatric Association. Diagnostic and statistical manual of mental disorders (DSM-III-TR). 3ª ed revisada. Washington D. C.: American Psychiatric Association; 1987.

American Psychological Association. Gender [internet] [consulta el 10 de junio de 2024]. Disponible en: https://apastyle.apa.org/style-grammar-guidelines/bias-free-language/gender

Bartolomé Tutor A. Menores e identidad de género. Aspectos sanitarios, jurídicos y bioéticos. Madrid: Universidad Pontificia Comillas; 2018.

Bockting W, Knudson G, Goldberg JM, Lindenberg D, Hunt R, Ashbee O, et al. Counselling and mental health care of transgender adults and loved ones [internet]. 2016 [consulta el 10 de junio de 2024]. Disponible en: https://ccgsd-ccdgs.org/wp-content/uploads/2020/10/Guidelines-mental-health.pdf

Bouman WP, Schwend AS, Motmans J, Smiley A, Safer JD, Deutsch MB, et al. Language and trans health. Int J Transgend [internet]. 2017 [10 de junio de 2024];18(1):1-6. Disponible en: http://dx.doi.org/10.1080/15532739.2016.1262127

Bretherton I, Thrower E, Zwickl S, Wong A, Chetcuti D, Grossmann M, et al. The health and well-being of transgender Australians: A national community survey. LGBT Health [internet]. 2021 [consulta el 10 de junio de 2024];8(1):42-9. Disponible en: http://dx.doi.org/10.1089/lgbt.2020.0178

Caputi TL, Smith D, Ayers JW. Suicide Risk Behaviors Among Sexual Minority Adolescents in the United States [internet], 2015. JAMA. 2017 [10 de junio de 2024]; 318(23): 2349-51. Disponible en: https://doi.org/10.1001/jama.2017.16908

Caring for Kids. Gender identity [internet] [consulta el 10 de junio de 2024]. Disponible en: https://caringforkids.cps.ca/handouts/behavior-and-development/gender-identity

De Montalvo Jääskeläinen F. Problemas legales acerca del tratamiento médico de la disforia de género en menores transexuales. Revista general de derecho constitucional [internet]. 2017 [consulta el 10 de junio de 2024];(24):1-32. Disponible en: https://dialnet.unirioja.es/servlet/articulo?codigo=6009183

De Block A, Adriaens PR. Pathologizing sexual deviance: a history. J Sex Res. 2013;50(3-4):276-98. doi: 10.1080/00224499.2012.738259. PMID: 23480073.

De Vries ALC. Challenges in timing puberty suppression for gender-nonconforming adolescents. Pediatrics [internet]. 2020 [10 de junio de 2024];146(4):e2020010611. Disponible en: http://dx.doi.org/10.1542/peds.2020-010611

De Vries ALC, McGuire JK, Steensma TD, Wagenaar ECF, Doreleijers TAH, Cohen-Kettenis PT. Young adult psychological outcome after puberty suppression and gender reassignment. Pediatrics [internet]. 2014 [10 de junio de 2024];134(4):696-704. Disponible en: http://dx.doi.org/10.1542/peds.2013-2958

De Vries ALC, Klink D, Cohen-Kettenis PT. What the primary care pediatrician needs to know about gender incongruence and gender dysphoria in children and adolescents. Pediatr Clin North Am [internet]. 2016 [10 de junio de 2024];63(6):1121-35. Disponible en: http://dx.doi.org/10.1016/j.pcl.2016.07.011

De Vries ALC, Steensma TD, Doreleijers TAH, Cohen-Kettenis PT. Puberty suppression in adolescents with gender identity disorder: a prospective follow-up study. J Sex Med [internet]. 2011 [10 de junio de 2024];8(8):2276-83. Disponible en: http://dx.doi.org/10.1111/j.1743-6109.2010.01943.x

García-Vega E, Camero A, Fernández M, Villaverde A. Suicidal ideation and suicide attempts in persons with gender dysphoria. Psicothema [internet].

2018 [10 de junio de 2024];30(3):283-8. Disponible en: http://dx.doi.org/10.7334/psicothema2017.438

Hunter J, Butler C, Cooper K. Gender minority stress in trans and gender diverse adolescents and young people. Clin Child Psychol Psychiatry [internet]. 2021 [10 de junio de 2024];26(4):1182-95. Disponible en: http://dx.doi.org/10.1177/13591045211033187

Mas Grau J. Del transexualismo a la disforia de género en el DSM. Cambios terminológicos, misma esencia patologizante. Rev Int Sociol [internet]. 2017 [10 de junio de 2024];75(2):059. Disponible en: http://dx.doi.org/10.3989/ris.2017.75.2.15.63

Peidro S. La patologización de la homosexualidad en los Manuales diagnósticos y clasificaciones psiquiátricas. Rev Bioet Derecho [internet]. 2021 [10 de junio de 2024];(52):221-35. Disponible en: http://dx.doi.org/10.1344/rbd2021.52.31202

Robles R, Real T, Reed, Geoffrey M. Depathologizing Sexual Orientation and Transgender Identities in Psychiatric Classifications. Consortium Psychiatricum. 2021;2(2):45-53. doi:10.17816/CP61.

Riaño Galán I, del Río Pastoriza I, Chueca Guindulain M, Gabaldón Fraile S, De Montalvo Jááskeläinem F. Posicionamiento Técnico de la Asociación Española de Pediatría en relación con la diversidad de género en la infancia y la adolescencia: mirada ética y jurídica desde una perspectiva multidisciplinar. An Pediatr (Barc) [internet]. 2018 [10 de junio de 2024];89(2):123.e1-6. Disponible en: http://dx.doi.org/10.1016/j.anpedi.2018.02.012

Tordoff DM, Wanta JW, Collin A, Stepney C, Inwards-Breland DJ, Ahrens K. Mental health outcomes in transgender and nonbinary youths receiving gender-affirming care. JAMA Netw Open [internet]. 2022 [10 de junio de 2024];5(2):e220978. Disponible en: http://dx.doi.org/10.1001/jamanetworkopen.2022.0978

T'Sjoen G, Arcelus J, De Vries ALC, Fisher AD, Nieder TO, Özer M, et al. European Society for Sexual Medicine Position Statement «assessment and Hormonal Management in Adolescent and Adult Trans People, With Attention for Sexual Function and satisfaction». J Sex Med [internet]. 2020 [10 de junio de 2024];17(4):570-84. Disponible en: http://dx.doi.org/10.1016/j.jsxm.2020.01.012

Psicopatología relacionada con el abuso de alcohol, drogas y su abordaje

26

A. Terán Prieto

OBJETIVOS

- Adquirir los conocimientos fundamentales, basados en la evidencia científica, sobre la relación entre el consumo de drogas y otros trastornos mentales.
- Conocer los aspectos principales de la definición de droga.
- Identificar y clasificar las diferentes drogas de acuerdo con los efectos que producen en el sistema nervioso central.
- Profundizar en los efectos neurotóxicos de las drogas en el cerebro de los adolescentes y las consecuencias asociadas para la salud mental.
- Establecer la relación etiopatogénica existente en la comorbilidad de los trastornos mentales y los trastornos por consumo de drogas.
- Aproximarse al conocimiento y significado del término patología dual/trastorno dual.
- Actualizar los criterios diagnósticos de los trastornos por consumo de drogas y los trastornos psicopatológicos asociados en los manuales y clasificaciones de trastornos mentales vigentes en la actualidad: Clasificación Internacional de Enfermedades, 11ª edición (CIE-11) y Manual Diagnóstico y Estadístico de Trastornos Mentales, 5ª edición (DSM-5).
- Desarrollar una actitud de aproximación empática a los pacientes con patología dual.
- Profundizar en las características clínicas y sus implicaciones en el diagnóstico, tratamiento, evolución y pronóstico de los pacientes con patología dual.
- Identificar los síndromes clínicos agudos (intoxicación y abstinencia) asociados a las drogas de consumo habitual en los adolescentes.
- Desarrollar habilidades para la identificación y diagnóstico de los problemas de consumo de drogas comórbidos a otros trastornos mentales (patología dual).
- Conocer los principios fundamentales del tratamiento en adolescentes con patología dual.
- Desarrollar habilidades en el manejo de la entrevista motivacional.
- Identificar y profundizar en el *modelo integrado* del abordaje de adolescentes con patología dual como forma más eficaz y eficiente de tratamiento.
- Reconocer las diferentes intervenciones psicosociales incluidas en el *modelo integrado* de tratamiento de adolescentes con patología dual.
- Establecer las pautas de prescripción farmacológica en la comorbilidad de los trastornos mentales y los trastornos por consumo de drogas.
- Aproximarse al conocimiento de las alternativas al tratamiento ambulatorio en la red de asistencia a los problemas de consumo de drogas y otros trastornos mentales comórbidos.
- Identificar los diferentes tipos de intervenciones preventivas en el ámbito de la patología dual.

INTRODUCCIÓN

La adolescencia es un momento de cambios importantes en el proceso madurativo del ser humano en el que la dependencia y protección del medio familiar, fundamental durante la infancia, se transforma en el deseo de independencia del púber y la necesidad de escrutar e interactuar con el entorno. Los cambios en lo biológico, psicológico y social marcan la transformación progresiva del niño en joven/adulto. Precisamente, la apertura a nuevos espacios de relación en los que el protagonismo familiar es sustituido por los iguales (amigos, compañeros) puede dar lugar a comportamientos de riesgo para la salud. El contacto con las drogas, legales e ilegales, es uno de los primeros retos a los que se enfrenta el adolescente y en los que la respuesta de aceptación o rechazo podrá condicionar su futuro.

CONCEPTO Y TIPOS DE DROGAS

La existencia de diferentes factores culturales, sociales, étnicos, etc., supone, en ocasiones, un factor de confusión en cuanto al concepto de droga. Al objeto de unificar los diferentes términos: droga, fármaco, medicamento, sustancia, etc., se utilizará la definición de la Organización Mundial de la Salud, que considera droga «toda sustancia que, introducida en el organismo vivo, por cualquiera de los medios de administración clásicos o nuevos, es capaz de modificar la actividad del sistema nervioso central y el comportamiento del individuo receptor, así como crear una situación de dependencia o adicción». Una clasificación sencilla y que facilite el estudio del capítulo divide las drogas en tres grandes grupos: depresoras (alcohol, opiáceos, barbitúricos e hipnótico-sedantes); estimulantes (cocaína, anfetaminas y xantinas) y psicodélicas (*cannabis*, alucinógenos, sustancias volátiles y metanfetaminas). La nicotina se situaría en un grupo intermedio, ya que a dosis bajas es un psicoestimulante, mientras que a dosis altas produce un efecto sedante/depresor. Frente a las drogas consideradas *clásicas*, existe un consumo cada vez más importante de las denominadas drogas sintéticas, drogas de diseño o drogas emergentes, con una amplia distribución a través de internet, que se definen como el «conjunto de sustancias sintetizadas de forma clandestina cuyo propósito es producir, mediante variaciones en la estructura química, efectos similares o más potentes que los de las drogas clásicas y eludir el control normativo al que estas últimas están sometidas». Incluyen las feniletilaminas y derivados de las anfetaminas, triptaminas, piperacinas, pirrolidinofenonas, derivados de los opioides, arilciclohexilaminas/ketamina, derivados de la metacualona, derivados cannabinoides/*spice drugs* y ácido γ-hidroxibutirato (GHB)/γ-butirolactona (GBL)). El problema del consumo de estas drogas por los jóvenes radica en la disponibilidad de un número cada vez mayor de sustancias diferentes, a menudo de gran potencia y pureza, la ausencia de estudios toxicológicos que aporten información veraz sobre las características de sus principios activos y las consecuencias para la salud, además de la facilidad para acceder a ellas a través de las redes sociales, las aplicaciones de mensajería rápida y la red oscura.

 Droga es toda sustancia que, introducida en el organismo vivo por cualquiera de los medios de administración clásicos o nuevos, es capaz de modificar la actividad del sistema nervioso central y el comportamiento del individuo receptor, así como crear una situación de dependencia o adicción.

EPIDEMIOLOGÍA DEL CONSUMO DE DROGAS EN ADOLESCENTES

La Encuesta sobre Uso de Drogas en Enseñanzas Secundarias en España (ESTUDES), realizada en nuestro país en jóvenes de entre 14 y 18 años, muestra que los adolescentes se inician en el consumo de alcohol y tabaco en torno a los 14 años (14,0 y 14,1 años, respectivamente), seguido por los hipnótico-sedantes (con y sin receta). Un año más tarde, por término medio, se producen los primeros contactos con el *cannabis* (14,9 años). A partir de ese momento aparecen otras drogas (éxtasis, cocaína, alucinógenos, etc.). En la mayor parte de los casos se observa una relación directa en la prevalencia de consumo y el aumento de la edad de los adolescentes. Asimismo, esta encuesta, realizada cada dos años desde el año 1994, destaca como drogas más frecuentes consumidas en los últimos doce meses las siguientes: alcohol (70,5 %), tabaco (30,7 %), *cannabis* (22,2 %) e hipnótico-sedantes con y sin receta (20,9 %). Es importante subrayar que el consumo de drogas legales está más extendido entre las mujeres, mientras que el de drogas ilegales es más habitual en los hombres.

 Alcohol, tabaco, *cannabis* e hipnótico-sedantes son las drogas más consumidas en la actualidad por los adolescentes.

MOTIVACIONES PARA EL CONSUMO DE DROGAS EN ADOLESCENTES

La pregunta surge de forma inmediata: ¿qué motiva el consumo de drogas en los adolescentes/jóvenes? La mayor parte de los estudios realizados en esta población destacan como elemento fundamental la importancia del grupo de iguales, de los amigos. En general, se observa que la prevalencia de consumo es más elevada en los adolescentes que cuentan con amigos que también consumen tanto en el caso de tabaco, *cannabis* y alcohol (botellón/borrachera) como en el de cocaína. El sentido de pertenencia al grupo, el *nosotros* que constituye el grupo de iguales, junto con la vivencia de nuevas experiencias, la diversión, el disfrute, el placer y el sentido de autoafirmación e independencia son elementos relacionados que han sido destacados en otros estudios. A pesar de esto, la *percepción de riesgo* respecto a las drogas representa el factor protector fundamental frente a las primeras experiencias de consumo, lo que debiera orientar en los programas de prevención.

 La relación con amigos y/o compañeros consumidores de drogas es uno de los factores de riesgo más significativo para el inicio del consumo de drogas en los adolescentes.

NEUROTOXICIDAD DE LAS DROGAS EN EL CEREBRO ADOLESCENTE

La edad de inicio del consumo de drogas se relaciona directamente con los riesgos asociados. El inicio más temprano conlleva un mayor daño en el cerebro en proceso de maduración, además de mayor riesgo de evolucionar al abuso y/o dependencia. El cerebro en desarrollo es especialmente susceptible a los efectos neurotóxicos de las drogas. Durante la adolescencia tiene lugar una amplia transformación en los circuitos de conexión interneuronal: corteza prefrontal, sistema límbico, sistema mesolímbico, etc., fenómeno conocido como *pruning* o poda; este mecanismo es esencial para el desarrollo del sistema nervioso que prepara el cerebro para la vida adulta. Las zonas involucradas en el sistema de recompensa y de motivación en la búsqueda de estímulos placenteros (estriado, núcleo *accumbens*, amígdala, etc.) maduran antes que la región cortical prefrontal implicada en la toma de decisiones, la planificación y la inhibición de las conductas impulsivas. Este desequilibrio entre áreas maduras que motivan la búsqueda de recompensa y las áreas inmaduras que planifican e inhiben este impulso favorece que el individuo adopte conductas exploratorias de alto riesgo ante estímulos novedosos. La trascendencia y las consecuencias del consumo de drogas a edades tempranas se han constatado en diferentes estudios tanto en animales de experimentación como en humanos. En el caso del alcohol, concluyen que el abuso de esta droga en la adolescencia altera el desarrollo normal de la sustancia gris y la mielina en diferentes áreas del cerebro: corteza prefrontal, hipocampo y otras regiones cerebrales, alterando su función e interfiriendo en capacidades básicas y esenciales que se adquieren a estas edades (aprendizaje, pensamiento abstracto, función ejecutiva, etc.). Muchos efectos del alcohol durante la adolescencia son permanentes y se mantienen en la edad adulta. Hallazgos similares han sido destacados en investigaciones realizadas con *cannabis*.

- El cerebro en desarrollo es especialmente vulnerable a la neurotoxicidad de las drogas.
- El inicio más temprano del consumo de drogas conlleva un mayor daño en el cerebro, además de mayor riesgo de evolucionar al abuso/dependencia.

TRASTORNOS PSICOPATOLÓGICOS Y CONSUMO DE DROGAS

Son muchos los jóvenes que experimentan con drogas en la adolescencia. Sin embargo, solo una parte de ellos presenta problemas psicopatológicos asociados al consumo. En general, los adolescentes más vulnerables a desarrollar problemas relacionados con las drogas acumulan varios factores de riesgo. Las investigaciones sugieren que los adolescentes con trastornos por uso de sustancias también tienen, entre otros, altas tasas de comorbilidad psiquiátrica. Con frecuencia, resulta complejo establecer el orden cronológico. ¿Qué fue primero, el trastorno mental o el consumo de drogas? La práctica clínica ha permitido establecer diferentes hipótesis que intentan explicar la relación entre ambos (**Tabla 26-1**).

- **La combinación del consumo de drogas y otros trastornos mentales puede representar dos o más condiciones independientes**. Ambos trastornos pueden ocurrir por casualidad o como consecuencia de los mismos factores predisponentes que implican múltiples condiciones de riesgo. Es decir, los trastornos por consumo de drogas y los otros trastornos mentales representan diferentes expresiones sintomáticas de similares anomalías biológicas preexistentes. La estrecha conexión entre factores genéticos, epigenéticos y biológicos en la vulnerabilidad a las drogas ha sido ampliamente demostrada en investigación básica.
- **El trastorno psiquiátrico debe considerarse un factor de riesgo en el inicio del consumo de drogas, que puede**

Tabla 26-1. Trastornos psicopatológicos relacionados con el consumo de drogas

a. La combinación del consumo de drogas y otros trastornos mentales puede representar dos o más condiciones independientes

b. El trastorno psiquiátrico debe considerarse un factor de riesgo para consumo de drogas que puede conducir al desarrollo de un trastorno por consumo de sustancias comórbido

c. El uso de sustancias puede desencadenar el desarrollo de un trastorno psiquiátrico que puede tener un curso independiente

d. El trastorno psiquiátrico temporal puede desarrollarse como consecuencia de la intoxicación o abstinencia de un tipo específico de sustancia; esto es conocido como trastorno inducido por sustancias

conducir al desarrollo de un trastorno por consumo de sustancias comórbido. En este caso, la existencia de patología psiquiátrica previa al consumo de drogas adquiere importancia capital como factor de riesgo. Estudios realizados en población infantil y adolescente muestran que la enfermedad mental precede al consumo de drogas y actúa como un factor de riesgo tanto para el inicio como en la evolución a un trastorno adictivo. La presencia, entre otros, de trastornos de conducta, trastorno por déficit de atención con hiperactividad, trastorno antisocial, trastornos de ansiedad, trastornos depresivos y trastorno bipolar incrementa la probabilidad de consumir drogas a edades más tempranas y evolucionar a abuso/dependencia de forma más rápida. También destacan, como señales de riesgo, manifestación de conductas agresivas, la falta de autocontrol o un temperamento difícil en la infancia o en la niñez temprana.

La personalidad es otro de los factores a la que una amplia representación de la literatura científica atribuye implicación en los riesgos de los adolescentes/jóvenes para el consumo de drogas. Entre los elementos más referidos destaca la impulsividad en sus dos dimensiones: necesidad de refuerzo inmediato (inicio del consumo) y la no planeada (mantenimiento del consumo). Aunque, si hay que prestar una atención especial e inexcusable en la valoración de adolescentes con problemas de drogas, ésta debería dirigirse a la existencia en la infancia de abusos físicos, sexuales u otras experiencias traumáticas. Una revisión de 36 estudios realizados entre 2014 y 2018 sobre abuso sexual infantil y adicciones confirmó su relación con el desarrollo de problemas adictivos, conductas sexuales de riesgo y problemas mentales en un 80,5 % de los casos. El consumo de drogas tras esos episodios es más probable entre las mujeres que entre los varones abusados. En los últimos años, es frecuente encontrar al acoso escolar o en redes sociales (*bullying*, *ciberbullying*) implicado en el consumo de drogas, el desarrollo de trastornos adictivos y la presencia de comportamientos autolíticos.

En definitiva, se estará ante un trastorno mental *primario* cuando, en la exploración clínica, el cuadro sintomatológico no sea compatible con los efectos fisiológicos producidos por la droga; supere los síntomas esperados por el tipo de droga o la cantidad de sustancia consumida; existan antecedentes de episodios similares sin relación con las drogas; el inicio de los síntomas preceda a los primeros consumos de drogas, y, finalmente, los síntomas persistan por un período de tiempo considerable (al menos 1 mes) posterior a la intoxicación o la abstinencia de la droga.

- **El uso de sustancias puede desencadenar el desarrollo de un trastorno psiquiátrico que puede tener un curso independiente**. Los efectos neurotóxicos de las drogas en este momento del proceso madurativo cerebral pueden provocar cambios estructurales y funcionales en áreas cerebrales implicadas en el origen de otros trastornos mentales (esquizofrenia, trastornos del humor, trastornos de ansiedad, trastornos del control de los impulsos, etc.). A partir de ese momento, el trastorno mental realiza un curso independiente. El resultado final es la presencia de un trastorno mental en el que las drogas pueden tener un doble papel: en el primer caso, actúan como desencadenante de un trastorno mental subyacente que hasta los inicios del consumo había permanecido silente; en otros casos, el consumo continuado de drogas provoca cambios neuroadaptativos que dan lugar a alteraciones biológicas comunes a otros trastornos mentales.

 Los efectos neurotóxicos de las drogas interfieren en el proceso madurativo cerebral, provocando cambios estructurales y funcionales en áreas cerebrales implicadas en el origen de otros trastornos mentales.

- **El trastorno psiquiátrico temporal puede desarrollarse como consecuencia de la intoxicación o abstinencia de un tipo específico de sustancia. Es también conocido como trastorno inducido por sustancias.** El *trastorno inducido* cumple con el principio de causalidad y es un síndrome derivado de la intoxicación o la abstinencia de drogas. Descartado, en primer lugar, su naturaleza *primaria*, el cuadro clínico debe desarrollarse en su totalidad en un período de intenso consumo de drogas o dentro de las primeras 4 semanas tras el cese del consumo. Los efectos de la droga sobre el sistema nervioso central deben producir síntomas semejantes a los del trastorno mental que se está evaluando y han de ser más intensos y excesivos que los esperados en una situación de intoxicación o abstinencia por esa droga (efectos fisiológicos previstos para cada tipo de droga). En el caso de no cumplirse los criterios de *trastorno mental primario* o de *trastorno mental inducido*, se estará ante un trastorno psicopatológico relacionado con la intoxicación o la abstinencia de droga.

Como se ha podido comprobar, la relación entre drogas y trastornos mentales es compleja. Se estaría ante una vulnerabilidad de *ida y vuelta*. Por una parte, los problemas mentales hacen vulnerable al adolescente frente al inicio del consumo de drogas, mientras que su consumo puede aumentar el riesgo de desarrollar problemas de salud mental en personas vulnerables o exacerbar los ya existentes.

TRASTORNOS MENTALES EN LA INFANCIA-ADOLESCENCIA Y CONSUMO DE DROGAS

Como ya se ha comentado, la existencia de trastornos mentales en la infancia-adolescencia puede ejercer como factor de riesgo en el inicio del consumo de drogas. Estudios realizados en población infantojuvenil destacan que uno de cada cinco jóvenes cumple criterios de padecer un trastorno mental. Uno de los más importantes metaanálisis realizado en los últimos años sitúa la prevalencia en el 15 %. Entre los trastornos mentales más frecuentes destacan los trastornos de ansiedad (6,5 %), problemas de conducta (6 %), trastorno por déficit de atención e hiperactividad (3,5 %) y trastornos depresivos (2,5 %). Otros estudios, además de los trastornos mencionados, también relacionan el trastorno bipolar como antecedente del inicio del consumo de drogas. Por esta razón son esenciales un diagnóstico y un tratamiento precoz al objeto de evitar la comorbilidad.

 La existencia de trastornos mentales hace vulnerable al adolescente frente al inicio del consumo de drogas, mientras que su consumo puede aumentar el riesgo de desarrollar problemas de salud mental en personas vulnerables o exacerbar los ya existentes.

PATOLOGÍA DUAL/TRASTORNO DUAL

Desde los años noventa del siglo XX, se vienen utilizando los términos *trastorno dual/patología dual* para definir la coexistencia o comorbilidad de un trastorno mental y otro por uso de drogas. Sin embargo, los avances y cambios experimentados en el conocimiento de las adicciones y los trastornos mentales han provocado la revisión y redefinición de estas denominaciones que, en la actualidad, se entienden como «la existencia simultánea o secuencial a lo largo del ciclo vital de un trastorno adictivo y otro trastorno mental». En el presente capítulo, al objeto de facilitar la exposición, se emplearán indistintamente ambos términos. Por su parte, los dos manuales utilizados en la actualidad en la clasificación de los trastornos mentales, la CIE 11 de la Organización Mundial de la Salud (OMS) y el DSM-5 de la Asociación Americana de Psiquiatría (APA), no contemplan los términos *trastorno dual/patología dual* y definen los trastornos por uso de sustancias y psicopatología comórbida en la forma que se explica a continuación.

El **DSM-5** considera el trastorno por consumo de sustancias como «un modelo problemático de consumo de droga (alcohol, tabaco, *cannabis*, etc.), que provoca un deterioro o malestar clínicamente significativo y que se manifiesta, al menos, por dos de los hechos siguientes en un plazo de 12 meses». Desaparecen las categorías de *abuso* y *dependencia*, que eran mutuamente excluyentes en las anteriores versiones del DSM. El capítulo se estructura en dos grandes grupos: los **Trastornos relacionados con sustancias**, que incluyen los trastornos por consumo de sustancias (diez clases de sustancias, excepto la cafeína), y los **Trastornos inducidos por sustancias**, que, a su vez, quedan divididos en intoxicación, abstinencia y trastornos mentales inducidos por sustancias que aparecen específicamente en su capítulo correspondiente. Otro grupo, denominado **Trastornos no relacionados con sustancias**, incluye el juego patológico y excluye otras adicciones comportamentales, como el trastorno de juego por internet, ya que necesita de más investigación, por lo que aparece en el apartado **Afecciones que necesitan más estudio (Tabla 26-2)**.

El **CIE-11** cambia la denominación a **Trastornos debidos al consumo de sustancias o a comportamientos adictivos**. Define estos trastornos como «los trastornos mentales y del comportamiento que se desarrollan como resultado del consumo de sustancias predominantemente psicoactivas, lo que incluye los medicamentos, o comportamientos específicos y repetitivos de búsqueda de recompensa y de refuerzo». En primer lugar, se ha de identificar la sustancia (alcohol, *cannabis*, cannabinoides sintéticos, opioides, sedantes-hipnóticos y ansiolíticos, cocaína, estimulantes, catinonas sintéticas, cafeína, alucinógenos, nicotina, disolventes volátiles, metilendioximetanfetamina [MDMA] o drogas relacionadas y drogas disociativas). Seguidamente, se determinará el síndrome clínico del que se trate: episodio único de consumo

Tabla 26-2. Trastornos por consumo de sustancias (Manual Diagnóstico y Estadístico de Trastornos Mentales, 5ª edición)

Criterios

1. Se consume droga (alcohol, tabaco, *cannabis*, etc.) con frecuencia, en cantidades superiores o durante un tiempo más prolongado del previsto
2. Existe un deseo persistente o esfuerzos fracasados de abandonar o controlar el consumo
3. Se invierte mucho tiempo en las actividades necesarias para conseguir droga (alcohol, tabaco, cannabis, etc.), consumirla o recuperarse de sus efectos
4. Ansias o un poderoso deseo o necesidad de consumir
5. Consumo recurrente que lleva al incumplimiento de los deberes fundamentales en el trabajo, la escuela o el hogar
6. Consumo continuado a pesar de sufrir problemas sociales o interpersonales persistentes o recurrentes, provocados o exacerbados por los efectos de la droga (alcohol, tabaco, *cannabis*, etcétera)
7. El consumo provoca el abandono o la reducción de importantes actividades sociales, profesionales o de ocio
8. Consumo recurrente en situaciones en las que provoca un riesgo físico
9. Se continúa con el consumo de la droga en cuestión, a pesar de saber que se sufre un problema físico o psicológico persistente o recurrente probablemente causado o exacerbado por la sustancia psicoactiva
10. Tolerancia, definida por alguno de los siguientes hechos:
    a) Una necesidad de consumir cantidades cada vez mayores de la droga (alcohol, tabaco, *cannabis*, etc.) para conseguir la intoxicación o el efecto deseado
    b) Un efecto notablemente reducido tras el consumo continuado de la misma cantidad de la droga en cuestión
11. Abstinencia, manifestada por alguno de los siguientes hechos:
    a) Presencia del síndrome de abstinencia característico de la droga en cuestión (véanse los criterios de la abstinencia en el DSM-5)
    b) Se consume la droga en cuestión (o alguna sustancia muy similar) para aliviar o evitar los síntomas de abstinencia

Gravedad actual del trastorno

- Leve: presencia de 2-3 síntomas
- Moderado: presencia de 4-5 síntomas
- Grave: presencia de 6 o más síntomas

Tabla 26-3. Trastornos debidos al consumo de sustancias o a comportamientos adictivos (Clasificación Internacional de Enfermedades, 11ª edición)

Episodio de consumo nocivo: episodio único. Causa daños a la salud física o mental. Provoca comportamiento que puede dañar la salud de otras personas. Daño a la salud: 1) comportamiento relacionado con la intoxicación; 2) efectos tóxicos directos o secundarios sobre los órganos y sistemas corporales, o 3) vía perjudicial de administración

Patrón nocivo de consumo: patrón de consumo que ha causado daños a la salud física o mental o producido un comportamiento que puede dañar la salud de otras personas

- Episódico (evidente durante un período de al menos 12 meses)
- Continuo (evidente durante un período de al menos 1 mes)
- Sin especificar

- Dependencia: trastorno de la regulación del consumo que surge del consumo repetido o continuo. Rasgo característico: fuerte impulso interno para consumir. Incapacidad de controlar el consumo, aumentando la prioridad otorgada al consumo sobre otras actividades. Persistencia del consumo a pesar del daño o las consecuencias negativas
- Características fisiológicas de la dependencia también pueden estar presentes. Las características de la dependencia suelen ser evidentes durante un período de al menos 12 meses, pero el diagnóstico puede realizarse si el consumo de alcohol es continuo (diario o casi diario) durante al menos 1 mes
  - Continua
  - Episódica

- Intoxicación
- Abstinencia

Delírium inducido por consumo de sustancias

Trastorno psicótico inducido por consumo de sustancias

Trastornos mentales o del comportamiento especificados inducidos por consumo de sustancias:
- Trastorno del estado de ánimo
- Trastorno de ansiedad
- Trastorno obsesivo-compulsivo
- Trastorno del control de los impulsos
- Trastorno amnésico
- Demencia

Otros trastornos inducidos por consumo de sustancias

Trastorno por consumo de sustancias sin especificar

---

nocivo, patrón de consumo nocivo, dependencia, delírium inducido, trastorno psicótico inducido, trastorno del estado de ánimo inducido, trastorno de ansiedad inducido, otros trastornos inducidos y trastornos por consumo sin especificar. A estos se suman el trastorno amnésico y la demencia inducidos por sustancias. Asimismo, se incluyen la intoxicación y la abstinencia de sustancias al poder ser motivo de asistencia y tratamiento (**Tabla 26-3**).

CLÍNICA ASOCIADA A LOS EFECTOS DE LAS DROGAS

Los síntomas asociados al consumo de drogas en adolescentes están condicionados por la existencia de una corta historia de consumo, lo que reduce la intensidad y gravedad de su presentación. El tipo de droga consumida también será un factor determinante: depresora, estimulante, psicodélica. La presencia, en muchos casos, del consumo de varias sustancias puede modificar la presentación del cuadro clínico, enmascarando los

síntomas típicos de cada una de ellas y obligando al control en muestras biológicas para confirmar las drogas ingeridas.

- Los síntomas asociados al uso de drogas en adolescentes están condicionados por la existencia de una corta historia de consumo, lo que reduce la intensidad y gravedad de su presentación.
- La mayor parte de los adolescentes consumen varias drogas (policonsumidores), lo que modifica el cuadro clínico, dificulta el diagnóstico y el tratamiento, e incrementa las complicaciones asociadas.

Siguiendo la clasificación propuesta al inicio del capítulo, se podrán distinguir los siguientes síntomas asociados a la intoxicación y la abstinencia:

Drogas depresoras

Se trata de sustancias que disminuyen, apagan o retardan la actividad cerebral dando lugar a un marcado enlentecimiento cognitivo.

Intoxicación por alcohol

Es la intoxicación por drogas más frecuente en nuestro medio, especialmente en los adolescentes y jóvenes en consumos de fin de semana, celebraciones y festivos. En los últimos años se ha visto acrecentado por el denominado consumo de atracón o *binge drinking*: ingesta de cinco o más bebidas en hombres y cuatro o más bebidas en mujeres en un intervalo de 2 horas. La clínica de la intoxicación alcohólica es debida al efecto tóxico del alcohol sobre los diferentes órganos y sistemas, especialmente en el sistema nervioso central. Sus efectos pueden variar en función de la edad, sexo, cantidad ingerida, peso, tiempo de consumo, graduación alcohólica, presencia de otras drogas, etc. La sintomatología varía desde el estado de desinhibición, euforia, optimismo, aumento de sociabilidad y sobrevaloración personal de los primeros momentos a la afectación progresiva del sistema nervioso central, traducida en sedación, inducción al sueño, afectación de la coordinación psicomotora, alteración de la visión y aumento del tiempo de reacción a estímulos. La persistencia en la ingestión de alcohol, a pesar de los síntomas reseñados, incrementa las concentraciones de alcohol en sangre y el efecto depresor sobre el cerebro, apareciendo torpeza motriz, afectación de la capacidad de juicio, confusión y aturdimiento. El resultado final es la anestesia casi completa, el coma y la muerte. En algunas ocasiones, pequeñas cantidades de alcohol se acompañan de una respuesta exagerada en la que predominan agitación, agresividad, hiperactividad, ansiedad, depresión, alucinaciones visuales y delírium. Al cuadro clínico se le denomina *intoxicación etílica aguda patológica*, y se considera una reacción idiosincrática al alcohol, más frecuente en pacientes con epilepsia, daño cerebral o personalidad inestable. La acumulación de elevadas concentraciones de alcohol en el sistema nervioso afecta a la capacidad de razonamiento, la toma de decisiones y el autocontrol, con una relación directa en el incremento de otras conductas de riesgo y complicaciones: conducir bajo los efectos del alcohol, accidentes de tráfico, caídas y traumatismos, desinhibición de la conducta sexual (relaciones sexuales no planificadas o sin protección), desinhibición de impulsos agresivos (discusiones, peleas, agresiones), comportamientos autoagresivos/autodestructivos (autolesiones, gestos autolíticos), consumo de otras sustancias y la comisión de delitos de diversa índole.

Abstinencia de alcohol

Poco habitual en adolescentes por el bajo grado de dependencia fisiológica asociada al corto tiempo de consumo. Se caracteriza por un síndrome clínico en el que se puede observar: inquietud, nerviosismo, temblor, sudoración, taquicardia, desorientación, insomnio, síntomas gastrointestinales, etc. En los casos más graves, a lo largo de su evolución pueden aparecer: alucinaciones, ideación delirante y crisis convulsivas.

Intoxicación por hipnótico-sedantes

Los signos y síntomas habituales típicos de los efectos depresores de estas drogas son sedación, letargia, disminución de la capacidad de atención, nistagmo, ataxia y disminución de la capacidad de juicio. A dosis altas o mezclados con otras drogas depresoras pueden llegar a producir pérdida de conciencia, coma y muerte por depresión respiratoria.

Abstinencia de hipnótico-sedantes

Está en relación con el cese repentino o la reducción del consumo prolongado de estas drogas. Se caracteriza por un estado de hiperactividad del sistema nervioso autónomo en el que son habituales ansiedad, nerviosismo, temblor, parestesias, sudoración, taquicardia, insomnio, náuseas y vómitos, contracturas, algias musculares y calambres. En casos más graves, pueden aparecer agitación, ilusiones y/o alucinaciones, ideación suicida, problemas de concentración y memoria, convulsiones tónico-clónicas, etcétera.

Intoxicación por opiáceos

A pesar de tratarse de una droga de consumo poco habitual en adolescentes (0,3 % en el caso de la heroína y 0,9 % en el caso de otros analgésicos opiáceos), la gravedad clínica y su potencia letal nos comprometen a realizar una breve reseña. Además de la analgesia típica de estas sustancias se podrán observar sopor, letargo, bradipsiquia, bradicardia, bradipnea, obnubilación de la conciencia. La intoxicación o sobredosis por opiáceos es una urgencia vital. La presencia de afectación de la conciencia unida a bradipnea, enlentecimiento psicomotor, miosis, habla farfullante, disprosexia y disminución de movimientos peristálticos intestinales deben hacernos sospechar que se está ante una intoxicación/sobredosis de opiáceos que puede evolucionar al coma y la muerte.

Abstinencia de opiáceos

Conocido como *mono* o *pavo*, el tipo de opiáceo y su vida media marcarán el inicio de los síntomas tras su supresión. También puede desencadenarse tras la administración de un antagonista opiáceo (naloxona). En el caso de la heroína, los síntomas se inician a las 6-8 horas del último consumo con lagrimeo, bostezos y rinorrea. Con el paso de las horas a los síntomas anteriores se suman piloerección (*piel de gallina*), escalofríos, calambres musculares, midriasis, algias difusas, inquietud, náuseas y vómitos, diarrea, taquicardia, aumento de la presión arterial, fiebre, insomnio y un intenso deseo de droga (*craving*). La sintomatología decrece en los días siguientes (3-5 días) para autolimitarse hacia el séptimo día, en el que quedan síntomas residuales: apatía, astenia, algias difusas, enlentecimiento motor e insomnio. Este último puede mantenerse durante semanas.

Drogas estimulantes

Las drogas estimulantes actúan sobre el sistema nervioso central produciendo un estado de activación, hipervigilia y excitación psicomotriz.

Intoxicación por psicoestimulantes

El cuadro sintomatológico por consumo de cocaína, anfetaminas y otros estimulantes está relacionado con la sobreestimulación simpática de origen central y periférico, caracterizado por temblor, taquicardia, escalofríos, hipertermia, hipertensión, arritmias, dolor precordial, midriasis, visión borrosa, hiperreflexia, sequedad de boca, náuseas, etc. A los anteriores pueden sumarse euforia, nerviosismo, inquietud, irritabilidad, agresividad, insomnio y conducta sexual impulsiva. A dosis elevadas pueden llegar a producirse convulsiones, accidentes cerebrovasculares, infarto de miocardio y síntomas psicóticos (alucinaciones, ideación paranoide) en los que puede conservarse el juicio de la realidad. Suelen tener un curso limitado (24-48 horas) y desaparecer con la abstinencia. Conviene descartar complicaciones renales asociadas a rabdomiólisis. Los cuadros más graves suelen asociarse con el consumo de psicoestimulantes sintéticos, *drogas de diseño*, de alta potencia: parametoximetil anfetamina (PMMA), 4-clorometanfetamina (PCMA), catinonas (α-pirrolidinovalerofenona o *flakka*, eutilona, 3-metilmetcatinona o 3MMC, etc.), entre otras.

Abstinencia de psicoestimulantes

Situación poco habitual en adolescentes por el patrón de consumo. Se caracteriza por un síndrome clínico que aparece tras su suspensión en consumidores habituales de dosis elevadas. Suele iniciarse a las 8-12 horas del último consumo con síntomas como inquietud, irritabilidad, agitación, disforia, mialgias, afectación del estado de ánimo (tristeza, depresión), que puede acompañarse de ideación suicida. Evoluciona en los días siguientes, en los que se pueden apreciar tristeza, anhedonia, apatía, anergia, ansiedad, disforia, etc. Todo ello puede acompañarse de un deseo intenso y creciente de consumo o *craving* que favorece la recaída. En adolescentes suele pasar inadvertido o cursar con síntomas leves.

Intoxicación por xantinas

En los últimos años está de moda entre los adolescentes el consumo de bebidas energéticas con altas concentraciones de cafeína al objeto de permanecer alerta, reducir el cansancio, alargar las horas de fiesta o combatir los efectos depresores del alcohol. El consumo de altas cantidades de este tipo de bebidas en un corto período de tiempo puede ocasionar un estado de intoxicación por cafeína caracterizado por inquietud, nerviosismo, agitación, temblores, taquicardia, arritmias, insomnio, aumento de la diuresis y contracciones musculares.

> **!** Concentraciones de cafeína en sangre de 150 mg/kg de peso pueden causar la muerte como consecuencia de arritmias cardíacas o de complicaciones renales asociadas a rabdomiólisis. El patrón de consumo de esta sustancia por los adolescentes hace infrecuente la presencia de síndrome de abstinencia. De presentarse, los síntomas remedan un cuadro gripal: cefalea, fatiga, algias difusas, apatía, insomnio y ánimo cambiante (irritabilidad, disforia, etcétera).

Intoxicación por nicotina

Situación poco habitual en el consumo fumado, aunque se puede encontrar de forma leve en adolescentes que acuden a urgencias después de varias horas o días de consumo intensivo y mezcla con otras drogas. En otras ocasiones, los afectados son niños que han ingerido de forma accidental chicles, parches o nicotina líquida de los envases de recarga de cigarrillos electrónicos. El cuadro clínico se caracteriza por: inquietud, excitación, aumento de salivación, palpitaciones, cefalea, náuseas, vértigo, debilidad muscular, etc. En los casos más graves puede producir *shock* y muerte por parálisis cardiorrespiratoria.

Abstinencia de nicotina

No es habitual en jóvenes adolescentes por los cortos períodos de consumo. En casos excepcionales, se pueden observar inquietud, irritabilidad, insomnio, etcétera.

Drogas psicodélicas

Las drogas psicodélicas, también conocidas como alucinógenos, son sustancias que producen alteraciones y/o distorsiones de las percepciones (ilusiones y alucinaciones), el humor y el pensamiento.

Intoxicación por cannabis

Situación cada vez más frecuente en adolescentes, asociada tanto al aumento de la prevalencia de su consumo en este grupo de edad como a los incrementos experimentados en los últimos años en las concentraciones de tetrahidrocannabinol (THC) de las diferentes presentaciones de esta droga. En el año 2020, el contenido medio de THC de la resina de *cannabis* era del 21 %, casi el doble que en la hierba de *cannabis*, con un 11 %. En una primera fase, se pueden encontrar euforia, sensación de bienestar, dilatación pupilar, congestión conjuntival, boca seca, náuseas, vómitos y taquicardia. La segunda fase se caracteriza por un síndrome confusional en el que predominan: desorientación, alucinaciones visuales y auditivas, alteración en la percepción del espacio y el tiempo, alteración de la memoria inmediata, capacidad de juicio alterada, sedación y somnolencia. Al cuadro comentado pueden sumarse reacciones de ansiedad y crisis de pánico, ideación paranoide, despersonalización y desrealización. El cuadro de intoxicación puede presentarse en las diferentes formas de consumo fumado, aunque cada vez es más frecuente en la ingestión oral, generalmente por repostería preparada con compuestos cannábicos. Los cuadros más graves suelen asociarse con el consumo de *spice drug*, agonistas cannabinoides sintéticos de alta potencia. El *cannabis* fue la sustancia más frecuentemente notificada por la red hospitalaria Euro-DEN Plus en 2020 y representó el 23 % de las admisiones por toxicidad aguda de drogas.

Abstinencia de cannabis

Aparece en las primeras horas tras la supresión en consumidores de dosis altas o con un largo historial de consumo. El síndrome clínico se caracteriza por inquietud, nerviosismo, intranquilidad, espasmos, temblor, ansiedad, insomnio, pérdida de apetito, sudoración, cefalea, abdominalgias, fiebre, etcétera.

Intoxicación por otros alucinógenos

A los síntomas relacionados con los efectos directos de las drogas sobre el sistema nervioso central se deben sumar, cuando existieran, los de las enfermedades mentales preexistentes, que pueden ser agravados por la neurotoxicidad de aquellas. Los pacientes con un trastorno por consumo de drogas y otras enfermedades mentales a menudo presentan síntomas que son más persistentes, graves y resistentes al tratamiento, en comparación con los pacientes que tienen uno solo de los dos trastornos. Estas manifestaciones clínicas más graves y complejas son fruto de la interacción e interferencia de uno sobre el otro, en ambas direcciones, que alarga los procesos de recuperación, reduce las tasas de remisión, incrementa los ingresos hospitalarios, propicia la recaída en el consumo de drogas y favorece la cronificación (**Tabla 26-4**).

 En los últimos años asistimos a un notable incremento en las concentraciones de tetrahidrocannabinol en las diferentes presentaciones del *cannabis*, lo que aumenta su capacidad neurotóxica y potencial de provocar trastornos psicopatológicos.

Tabla 26-4. Características clínicas en la comorbilidad de los trastornos por uso de drogas y otros trastornos mentales

- Mayor número de reagudizaciones/recidivas del trastorno mental comórbido (depresión, ansiedad, psicosis, etcétera)
- Edad de inicio más temprana del consumo de drogas
- Aumento del número de recaídas en el consumo de drogas
- Más conductas disruptivas y violentas
- Mayor prevalencia de tentativas y suicidios consumados
- Frecuentación de los servicios de urgencias
- Mayores tasas de rehospitalización psiquiátrica
- Más problemas y patologías orgánicas asociados a comportamientos de riesgo (ETS, infecciones por VIH, VHB y VHC, tuberculosis, etcétera)
- Afectación de la capacidad funcional más intensa
- Más problemas en las relaciones sociales que propician el estigma, la marginación social y la soledad
- Mayores tasas de absentismo escolar y problemas disciplinarios
- Dificultades en el acceso al mercado laboral
- Frecuentes problemas legales
- Dificultad en la relación personal sanitario-paciente (problemas en la adherencia y cumplimentación de las pautas de tratamiento, tendencia a la automedicación)
- Mayor sensibilidad a los efectos secundarios de los tratamientos farmacológicos
- Refractariedad al tratamiento
- Frecuentes reinicios de tratamiento
- Cronificación de ambos trastornos
- Peor calidad de vida
- Mayores tasas de mortalidad y disminución de la esperanza de vida

ETS: enfermedad de transmisión sexual; VHB: virus de la hepatitis B; VHC: virus de la hepatitis C; VIH: virus de la inmunodeficiencia humana.

DIAGNÓSTICO

La detección y tratamiento del uso de drogas en adolescentes pasa por ser uno de los problemas más complejos en la práctica clínica diaria, ya que a la negación o minimización del consumo por el afectado se suma, en muchos casos, el desconocimiento o rechazo del problema por la familia. La existencia de rechazo social y estigmatización de los consumidores de drogas puede ser la causa por la que los padres, ante los primeros signos y síntomas de sospecha, tiendan a minimizar o atribuir los cambios del adolescente a los típicos de esta edad. Entender la singularidad del adolescente, en la mayor parte de los casos obligado a acudir a la consulta por las consecuencias asociadas al consumo (familiares, académicas, judiciales, salud, etc.), es fundamental a la hora de establecer el diagnóstico correcto. Las dificultades diagnósticas se complican aún más si se tiene en cuenta la ausencia de marcadores biológicos específicos propios de estas edades. Los primeros contactos con el profesional sanitario reflejan sus sentimientos de omnipotencia y omnisciencia, a los que se suma la precontemplación respecto a sus problemas relacionados con el consumo de drogas. Difícilmente aceptan que determinados comportamientos puedan ser problemáticos para su salud, ni ante la presencia de complicaciones, simplemente porque repiten y comparten los modelos de sus iguales. El conocimiento e identificación de los signos y síntomas relacionados con el consumo de drogas es de gran utilidad para padres, educadores y profesionales sanitarios al permitir, de forma precoz, la sospecha y posterior confirmación diagnóstica del problema, y posibilitar la intervención inmediata que evite las complicaciones asociadas. La puerta de entrada al sistema sanitario suele producirse por complicaciones asociadas al consumo: problemas de salud inespecíficos (cefalea, cambios de apetito, problemas de sueño, etc.), presencia de cambios frecuentes de estado de ánimo y/o comportamientos inadecuados (apatía, desinterés, agresividad, rebeldía, baja tolerancia a la frustración, etc.), problemas familiares (aislamiento, incomunicación, enfrentamiento y rechazo a las normas, violencia intrafamiliar), problemas académicos (bajo rendimiento, absentismo, etc.), problemas legales (consumo en espacios públicos, tenencia de drogas, *trapicheo*, etc.), episodios de urgencia hospitalaria (intoxicación de drogas, agudización de trastorno psicopatológico preexistente, traumatismo o lesiones accidentales asociadas al consumo) y evolución deficiente o agravamiento de patologías previas (físicas y/o mentales). La realización de una completa y exhaustiva anamnesis y exploración clínica, en la que se incluya el consumo de drogas, es inexcusable, a pesar de que se pueda obtener, de inicio, la negación como respuesta. Las preguntas directas acerca del consumo, edad de primeros contactos, frecuencia, cantidad, droga consumida, vía de administración y patrón de consumo (reconstrucción de un día típico de consumo) son recomendables en la primera toma de contacto con el adolescente. La evaluación psicopatológica y la presencia de comorbilidad física y psiquiátrica previa en el paciente y sus familiares directos (padres, hermanos, abuelos, tíos carnales) completarán la exploración clínica. A la hora de establecer la relación causal y facilitar el diagnóstico diferencial, adquiere una gran importancia la cronología en la presentación de síntomas, su relación con el consumo de drogas y su presencia en los períodos de abstinencia.

> Se debe prestar una especial atención y realizar una búsqueda activa de antecedentes de maltrato físico y/o psicológico, abusos sexuales y acoso escolar o en redes sociales: *bullying, ciberbullying*. Asimismo, debe explorarse la presencia de comportamientos suicidas o de ideación suicida en el pasado o en el momento de la evaluación.

Al objeto de facilitar el relato por parte del adolescente, se le debería ofertar la entrevista en solitario e indicarle la privacidad y confidencialidad de la información que aporte. Las preguntas deben ser abiertas y posibilitar que pueda explicar en detalle las características de su relación con las drogas, así como sus conocimientos, actitudes y creencias respecto al consumo, fundamentales en el diseño del tratamiento. Toda la información se contrastará y completará con la que ofrezcan los familiares o personas del núcleo de relación cercano al paciente. Con frecuencia, los padres relatan en consulta todo un listado de signos, síntomas y cambios de comportamiento que venían observando en el adolescente en las semanas o meses previos, asociados al consumo de drogas, que pueden ser muy útiles en la aproximación diagnóstica. En ningún caso pueden considerarse patognomónicos, ya que pueden presentarse en otras patologías o ser característicos de la propia adolescencia, aunque sí pueden ser orientativos. Entre los más importantes destacan el desempeño escolar, interés y motivación en las actividades, rutinas cotidianas, selección de amigos, personalidad, comportamiento en el ámbito familiar y social, y objetos no habituales en las pertenencias del adolescente.

Las pruebas de laboratorio con un estudio analítico completo de sangre y orina aportan datos sobre el estado de salud del paciente, al tiempo que confirman la presencia de drogas o sus metabolitos en las diferentes muestras orgánicas: sangre, orina, fluidos orales, sudor, pelo y uñas. El tiempo de detección real depende de la muestra orgánica elegida, tipo de droga, dosis consumida, frecuencia de uso (puntual, crónico), vía de administración, metabolismo individual y aclaramiento renal. Lo más habitual, por su rapidez y seguridad, es el control de orina, aunque existen otras pruebas biológicas (sangre, saliva, sudor, etc.) que aportan información objetiva sobre el consumo, además de evitar la presencia de falsos positivos y falsos negativos o la posible manipulación por el paciente en la recogida de la muestra de orina. La presencia de consumo de drogas supone, por lo general, un factor de confusión diagnóstica cuando se presenta asociada a patología psiquiátrica.

> Los efectos de las drogas sobre el sistema nervioso central, tanto en intoxicación como en abstinencia, remedan síndromes clínicos psiquiátricos, lo que dificulta su identificación. También las drogas pueden modificar la expresión clínica de los trastornos mentales primarios tanto en su inicio como en su evolución.

La dificultad es aún mayor si se está ante pacientes policonsumidores en los que se mezclan los síntomas relacionados con cada una de las drogas consumidas. En definitiva, establecer el diagnóstico diferencial entre los trastornos mentales primarios y los relacionados con el consumo agudo o crónico de drogas no está exento de dificultad. Todo ello puede complicarse aún más si la evaluación clínica se centra únicamente en uno solo de

los trastornos, obviando, quitando importancia o no profundizando en la existencia del otro. También la actitud del propio paciente es fundamental a la hora de facilitar el diagnóstico, con el reconocimiento y la descripción del consumo de drogas y/o los otros trastornos mentales asociados de forma clara y concisa, más allá del temor a la estigmatización o el rechazo que, con frecuencia, le hacen ocultar o minimizar una u otra patología.

No se debe pasar por alto un apartado para investigar los factores de riesgo y protección en el inicio/continuidad del consumo, de gran importancia en el diseño del plan de tratamiento.

El procedimiento diagnóstico se completa con la evaluación de las consecuencias neuropsicológicas negativas asociadas al uso de drogas: funciones ejecutivas (memoria a corto y a largo plazo, velocidad de procesamiento, memoria visoespacial, aprendizaje, planificación, atención, etc.), que pueden también condicionar la respuesta a los tratamientos. Los datos aportados por la anamnesis y exploración clínica se objetivan y complementan con instrumentos validados de detección y diagnóstico en población adolescente, que permitirán una mayor precisión y la evitación de posibles errores (**Tabla 26-5**).

Tabla 26-5. Instrumentos de cribado y evaluación en patología dual

Cribado

- Cannabis Abuse Screening Test (CAST). Fernández-Artamendi S, et al. Subst Abuse Treat Prev Policy. 2012;7,13.
- Crafft/Carlos. Pérez A, Scoppetta O. Rev Col Psic. 2011;20(2):265-74.
- Cannabis Problem Questionnaire in Adolescents (CPQ-A-S). Férnandez-Artamendi S, et al. Adicciones. 2012;24(1):41-9.
- Alcohol Use Disorders Identification Test (AUDIT). Gual A, Segura L, Contel M, Heather N, Colom J; Alcohol. 2002;37(6):591-6.
- Problem Oriented Screening Instrument for Teenagers (POSIT). Mariño MC, González-Forteza C, Andrade P, Medina-Mora E. Salud Mental. 1998;21(1):27-36.
- Rutgers Alcohol Problems Index (RAPI). López-Núñez C, Fernández-Artamendi S, Fernández-Hermida JR, Campillo Álvarez Á, Secades-Villa R. Int J Clin Health Psychol. 2012;12(2):251-64
- Alcohol, smoking and substances involvement screening test (ASSIST). Rubio Valladolid G, Martínez-Raga J, Martínez-Gras I, Ponce Alfaro G, de la Cruz Bértolo J, Jurado Barba R, et al. Psicothema. 2014;26(2):180-5.

Adicción y complicaciones

- Teen Addiction Severity Index (Teen-ASI). Díaz R, Castro-Fornieles J, Serrano L, González L, Calvo R, Goti J, et al. Addict Behav. 2008;33(1):188-95.
- Severity of Dependence Scale (SDS). Martin G, Copeland J, Gates P, Gilmour S. Drug Alcohol Depend. 2006;83(1):90-3.
- Diagnostic Interview Schedule for Children-IV (DISC-IV). Saldivia S, Vicente B, Valdivia M, Melipillán R. Revista Chilena de Neuropsiquiatria. 2013;51(1):70-8.
- Structured Clinical Interview for the DSM-Substance Abuse Disorders Module (SCID-SUDM). Torrens M, Serrano D, Astals M, Pérez-Domínguez G, Martín-Santos R. Am J Psychiatry. 2004;161(7):1231-7.
- Schedule for Affective Disorders and Schizophrenia for Children (K-SADS). Ulloa RE, Ortiz S, Higuera F, Nogales I, Fresán A, Apiquian R, et al. Actas Esp de Psiquiatr. 2006;34(1):36-40.
- Factores de Riesgo Interpersonales para el consumo de Drogas en Adolescentes (FRIDA). Secades R, Carballo JL, Fernández JR, García O, García E. Madrid: TEA Ediciones; 2006.

Los adolescentes que consumen drogas y evolucionan al abuso y dependencia de estas acumulan múltiples factores de riesgo, mientras son bajos o inexistentes los factores de protección.

TRATAMIENTO

La adecuada identificación y el diagnóstico correcto y completo de la comorbilidad de los trastornos por consumo de drogas y los otros trastornos mentales son fundamentales a la hora de diseñar estrategias de tratamiento exitosas. En los últimos años, existe un importante debate sobre el modelo más eficaz y eficiente en el abordaje de la patología dual. Los estudios más recientes parecen indicar que el **tratamiento integrado** es el que aporta resultados más positivos tanto en la reducción del consumo como en la mejoría de los síntomas psiquiátricos. La Confederación de Salud Mental de España en una reciente comunicación abogaba por la necesidad de disponer de dispositivos de intervención integrados, de mejorar la coordinación entre recursos y eliminar los criterios de exclusión existentes para acceder o permanecer en programas de salud mental a personas que consumen drogas. Este modelo integrado está formado por unos principios básicos, que se muestran en la **Tabla 26-6.** El tratamiento abordará todos los trastornos de forma simultánea y desde el primer contacto del paciente con el dispositivo asistencial. Recordemos que estos pacientes presentan problemas y dificultades en la adherencia y cumplimentación de las pautas de tratamiento, por lo que tener en cuenta las características individuales permitirá optar por la mejor opción para cada paciente. El tratamiento deberá ser multidisciplinar, de modo que implique a los profesionales de las diferentes áreas afectadas (psiquiatría, pediatría, especialistas en patologías orgánicas, enfermería,

psicología, trabajo social, etc.) e interinstitucional por las posibles complicaciones asociadas, responsabilidad de distintas administraciones: académicas, laborales, judiciales, protección a la infancia, etc. Puede ser útil la creación de un *gestor del caso* como profesional de referencia que ejerza la función de coordinación de todas las intervenciones y jerarquice cada una de ellas en los distintos momentos evolutivos, facilite el seguimiento y favorezca la adherencia y cumplimentación de los tratamientos. Se incluirán de forma integrada y simultánea estrategias psicosociales y farmacológicas, valorando las características individuales de cada paciente.

A pesar de los principios básicos comentados, la existencia aún en varias comunidades autónomas de nuestro país de dos redes asistenciales paralelas que se ocupan, por una parte, del tratamiento de los trastornos por uso de drogas y, por otra, de los otros trastornos mentales dificultan el desarrollo de este modelo integrado. A esto se suma la escasez de programas específicos para adolescentes con patología dual, en la mayor parte de los casos, tratados con programas de adultos adaptados a las características de este grupo de edad. En definitiva, unas y otras razones dan lugar a la ausencia de una intervención adecuada, a problemas de adherencia en la cumplimentación de los programas de tratamiento, al distanciamiento del sistema asistencial y, finalmente, al agravamiento y cronificación de ambas patologías.

Existen diferentes modelos de tratamiento utilizados en adolescentes con patología dual sin que, hasta el momento, se hayan conseguido resultados consistentes en cuanto a la consecución de la abstinencia del consumo de drogas o la remisión completa del trastorno psicopatológico. El análisis de los elementos comunes de los modelos de intervención más efectivos ha dado lugar a un decálogo de elementos claves en el abordaje del trastorno dual del adolescente (**Tabla 26-7**).

 El tratamiento integrado es el que aporta resultados más positivos en el tratamiento del trastorno dual: reduce el consumo de drogas, a la vez que mejora los síntomas psiquiátricos.

Tratamiento psicoterapéutico

Son intervenciones psicológicas, planificadas y estructuradas cuyo objetivo es influir sobre el comportamiento, el humor y los patrones emocionales de reacción a diversos estímulos.

Tabla 26-6. Principios básicos del tratamiento integrado en patología dual

- Asistencia sanitaria integrada en el sistema sanitario y coordinada con los servicios sociales para asegurar la continuidad de cuidados
- Especialistas capacitados para tratar tanto los trastornos por uso de sustancias como las enfermedades mentales graves
- Equipos multidisciplinares constituyen la infraestructura básica del modelo de atención para los pacientes con patología dual
- Disponibilidad de múltiples intervenciones, individuales, grupales, de autoayuda y familiares
- Disponibilidad de programas de baja exigencia
- Supervisión permanente con un enfoque holístico del paciente
- Naturaleza colaborativa del tratamiento de manera que se involucra a familiares y cuidadores
- Expectativas realistas, expresando confianza en la eficacia del tratamiento
- Actitud de no juzgar, evitar confrontaciones
- Intervenciones motivacionales en todas la etapas y aproximación cognitivo-conductual con prevención de recaídas
- Consideración entre los objetivos de la reducción de consumo/daños
- Utilización de fármacos efectivos, bien tolerados y que faciliten la adherencia

Tabla 26-7. Abordaje del trastorno dual en adolescentes

- Énfasis en la detección precoz y en la intervención preventiva
- Uso de programas escalonados
- Necesidad de estrategias de vinculación inicial y creación de una adecuada alianza terapéutica
- Evaluación exhaustiva de cada caso
- El tratamiento debe ser integrado
- El abordaje psicoterapéutico constituye el elemento clave
- Valoración de la necesidad de tratamiento psicofarmacológico
- Necesidad de programas de intervención flexibles e individualizados
- Los programas deben considerar un período de seguimiento prolongado
- La coordinación del programa con los recursos comunitarios y la creación de una red de apoyo social son esenciales

Terapias motivacionales

Inicialmente utilizadas en el tratamiento de las adicciones, se han adaptado al tratamiento en patología dual tanto en adultos como en adolescentes. Son especialmente eficaces en pacientes con baja conciencia de enfermedad, escaso compromiso en la abstinencia y motivación para el cambio, o con un importante deterioro psicofísico. Son insuficientes por sí mismas para conseguir el control del trastorno dual, pero mejoran significativamente la participación, seguimiento, adherencia y retención en el tratamiento. Se utilizan en todas las etapas del tratamiento y, en combinación con terapia cognitivo-conductual y terapia familiar, facilitan la disminución del consumo y la mejoría de los trastornos psicopatológicos.

Terapias cognitivo-conductuales

Son las que más apoyo empírico han desarrollado con altos niveles de evidencia y recomendación. Más efectivas que otras modalidades psicoterapéuticas y farmacológicas por separado, su eficacia se incrementa en tratamientos multicomponentes, especialmente importante en adolescentes con patología dual. Efectiva en formato individual y grupal, a mayor tiempo de exposición a la terapia, mejores resultados a largo plazo. En jóvenes adolescentes con patología dual es eficaz a corto plazo en la reducción del consumo de drogas y la mejora de las relaciones familiares. De las diferentes técnicas de intervención destacan el entrenamiento en habilidades sociales y de afrontamiento (*coping/social skills training*), exposición a señales, prevención de recaídas, reforzamiento comunitario, manejo de contingencias, habilidades de afrontamiento basadas en la prevención de recaídas y terapia cognitiva.

Terapia dialéctica conductual

Integra elementos de la terapia cognitivo-conductual con elementos del *mindfulness* y la meditación zen. Adaptada para adolescentes, integrando, además, elementos de terapia familiar, ha sido probada en patología mental grave relacionada con problemas de control de impulsos, y se ha constatado que mejora la retención en el tratamiento y disminuye la conducta suicida, las hospitalizaciones y el uso de sustancias, entre otros problemas.

Terapias conductuales

Se basan en los principios del condicionamiento operante, por el que se recompensan las conductas o actividades que son incompatibles con el uso de sustancias y, en el polo contrario, se sanciona o se retira la recompensa cuando se produce la conducta problema (consumo de drogas, etcétera).

Terapias de intervención familiar y terapias sistémicas

Se centran en la familia como parte de la solución del problema del consumo por la interrelación que existe entre sus miembros. En ocasiones, el consumo es una señal del malestar del funcionamiento familiar. Se distinguen los tipos siguientes: terapia familiar multidimensional, terapia familiar multi-sistémica, terapia familiar breve estratégica, terapia de refuerzo comunitario, terapia familiar conductual y grupo psicoeducativo para padres. Es la intervención en adolescentes con la que este tipo de terapias han mostrado mejores resultados.

Terapias grupales

Están basadas en la importancia que en los adolescentes tiene el grupo de iguales. El adolescente se siente identificado con las experiencias y el relato de otros miembros del grupo. El grupo crea un clima de apoyo mutuo en el que toma conciencia de la naturaleza de su problema al tiempo que aprende estrategias de afrontamiento y posibles vías de solución para el cambio de estilo de vida. Algunos autores sugieren realizar una selección de pacientes previa a la incorporación al grupo al objeto de evitar yatrogenia, lo que resulta importante en la práctica clínica. Habitualmente integran componentes motivacionales, psicoeducativos y psicoterapéuticos, fundamentales en los adolescentes con consumo de drogas y otras patologías mentales.

- El abordaje psicoterapéutico es el eje del tratamiento de los adolescentes con patología dual, y en algunas ocasiones el farmacológico es un complemento necesario.
- Las terapias cognitivo-conductuales, individuales o grupales son las más efectivas en el tratamiento de adolescentes con patología dual. Su eficacia se incrementa en tratamientos multicomponentes.

TRATAMIENTO FARMACOLÓGICO

Como ya ha sido comentado, el abordaje farmacológico deberá incluir tanto la conducta adictiva como los otros trastornos psicopatológicos. Los problemas de adherencia y cumplimentación suelen incrementarse cuando se trata de pautas de tratamiento farmacológico. La resistencia y/o el rechazo a la medicación por parte de los adolescentes suelen ser muy habituales. La utilización de pautas sencillas y con pocos fármacos, la oferta de varias opciones de tratamiento, la supervisión del tratamiento (tratamientos directamente observados) y la participación del propio paciente en la toma de decisiones, estando abiertos a escuchar su opinión y facilitar los cambios de medicación cuando sea ineficaz o produzca efectos adversos mal tolerados, serán claves a la hora de asegurar el correcto seguimiento.

Los psicofármacos utilizados habitualmente en el tratamiento de los trastornos mentales de los adolescentes/jóvenes son los mismos que deben utilizarse cuando coexiste un trastorno por consumo de drogas con el objetivo de conseguir la estabilidad y/o remisión, siempre complementando al tratamiento psicoterapéutico.

El tratamiento farmacológico del trastorno por consumo de drogas es fundamentalmente *sintomático* y está dirigido a aliviar las manifestaciones y el posible malestar asociados a la supresión/abstinencia del consumo y evitar las recaídas. La utilización de fármacos *amables* facilitará la adherencia y cumplimentación de las pautas de tratamiento (**Tabla 26-8**). Los principios de la evidencia científica incluidos en las guías de

Tabla 26-8. Características de los tratamientos psicofarmacológicos en la comorbilidad trastornos por uso de drogas/otros trastornos mentales

- Eficaces
- Pautas sencillas. Preferiblemente monoterapia/inyectables de acción prolongada
- Efecto rápido/remisión lo más rápida posible
- Reducción del deseo compulsivo y del consumo de drogas
- Que no produzcan *craving* de drogas
- Eficaces en los síntomas residuales/prevención de recaídas
- Que faciliten la recuperación de la capacidad funcional
- Buena tolerancia/efectos adversos mínimos
- Perfil mínimo de interacción con drogas u otros fármacos (CYP P-450)
- No afectación de la capacidad cognitiva
- No afectación de la función metabólica/no aumento de peso
- No afectación cardiovascular/QTc del electrocardiograma
- Respetuosos con la capacidad hedónica/no afectación de la función sexual
- Respetuosos con la arquitectura del sueño
- Que eviten el exceso de sedación
- Bajo potencial adictivo. Que no produzcan síndrome de discontinuación tras su supresión

CYP: cytochrome P-450 (en español CIP: citocromo P).

Tabla 26-9. Tipos de prevención en adicción a drogas

Universal. Dirigida a la totalidad del grupo diana sin distinción (p. ej., población infantojuvenil; beneficia a todos por igual)

Selectiva. Dirigida a un segmento de población concreto que, por características personales, del entorno social, familiar, sociocultural y de relación, se halla expuesto a diversos factores de riesgo capaces de generar problemas relacionados con las drogas

Indicada. Dirigida a menores que ya están haciendo consumos sistemáticos de drogas y con importantes trastornos de conducta y autocontrol, además de déficits adaptativos potenciados por su consumo problemático. Personas de alto riesgo

tratamiento pueden orientarnos en la elección de los fármacos más apropiados para cada caso. Llamamos la atención sobre la prescripción de algunos fármacos con potencial adictivo y/o posible desvío al mercado ilegal, que se deberían indicar con sumo cuidado y, preferiblemente, bajo control y supervisión parental. Un ejemplo de ello es la presencia de benzodiazepinas, analgésicos opiáceos y psicoestimulantes (metilfenidato y lisdexanfetamina) en el tráfico y el *menudeo* de los ambientes de consumidores.

> En la prescripción de psicofármacos se debe tener en cuenta su potencial adictivo, el uso inadecuado al margen de la pauta indicada y el posible desvío al mercado ilegal.

Durante mucho tiempo las adicciones se han considerado *enfermedades huérfanas* por la escasez de recursos farmacológicos para la desintoxicación-deshabituación. En los últimos años se han incorporado al tratamiento diferentes fármacos que han ampliado las posibilidades terapéuticas, aunque, por el momento, el arsenal farmacológico dista mucho del de otros trastornos mentales. A esto se suma el que la mayor parte de los tratamientos han sido utilizados en adultos, lo que supone que, en la actualidad, no se tengan las evidencias científicas suficientes sobre la eficacia y seguridad para el tratamiento en adolescentes. Prueba de ello es que, por el momento, no se dispone de fármacos aprobados por la Asociación Española de Medicamentos y Productos Sanitarios en menores/adolescentes. Por tanto, los principios de cautela y seguridad, el *primun non nocere*, deben regir las decisiones terapéuticas, mucho más si se tienen en cuenta las posibles interacciones entre los tratamientos dirigidos al consumo de drogas y los de las otras patologías psiquiátricas, a los que se suman bien sean independientes o relacionadas directamente con el consumo de drogas.

La existencia, habitualmente, de un corto período de consumo supone una ventaja, ya que la dependencia fisiológica de la droga tiene un menor protagonismo que la dependencia psicológica, lo que acorta los tiempos de desintoxicación y centra la intervención en los programas de deshabituación. Esta circunstancia hace que el abordaje psicoterapéutico sea el eje del tratamiento de los adolescentes con trastorno dual, para el que el farmacológico es un complemento, en muchas ocasiones, necesario.

Atendiendo a las drogas más consumidas en población adolescente, se centrará la atención en tabaco, alcohol, *cannabis* e hipnótico sedantes, con reseñas para el resto de las drogas.

Tabaco

La importancia de la prevalencia de su consumo en la población adolescente (30,7 %), segunda sustancia después del alcohol, su protagonismo como puerta de entrada al posible consumo de otras drogas, *fenómeno de escalada*, y la frecuencia de su consumo por adolescentes con problemas de salud mental nos obligan a actuar desde la prevención en sus diferentes modalidades (**Tabla 26-9**).

> En la actualidad, se dispone de fármacos en la deshabituación tabáquica con diferentes mecanismos de acción: sustitutivos de nicotina en todas sus presentaciones (chicles, parches, aerosol nasal, comprimidos), el hidrocloruro de bupropión y la citisina.

La vareniclina fue otra de las alternativas de tratamiento hasta julio de 2021, cuando fue retirada por la Agencia Española de Medicamentos y Productos Sanitarios al detectarse una nitrosamina (N-nitrosovareniclina) potencialmente cancerígena. Existen varios ensayos clínicos controlados que confirman la eficacia de estos fármacos en adolescentes, aunque los mejores resultados se obtienen de la combinación de varias intervenciones: psicofarmacológica, psicoterapéutica y psicosocial.

Alcohol

Es la primera droga de consumo en adolescentes (70,5 %). La utilización de fármacos en la desintoxicación de alcohol, no en todos los casos necesaria, tiene por objeto aliviar los síntomas asociados a la abstinencia y evitar complicaciones que pudieran aparecer como resultado de ella.

Son de uso habitual benzodiazepinas (diacepam, loracepam, clordiacepóxido, cloracepato dipotásico, etc.), clometiazol, anticonvulsivantes (gabapentina, pregabalina, oxcarbazepina), tiaprida, betabloqueantes y suplementos vitamínicos (complejo vitamínico B). En adolescentes, debido al bajo grado de dependencia fisiológica, suele ser suficiente con el apoyo familiar, el alejamiento del alcohol y dar tiempo a la eliminación sin necesidad de tratamiento farmacológico.

En el caso de la deshabituación alcohólica, se carece, hasta el momento, de estudios con alto nivel de evidencia que aporten alternativas al tratamiento farmacológico de estos pacientes. Existen datos que orientan a la eficacia de naltrexona y disulfiram en esta población, aunque, en el caso de disulfiram, no está exento de controversia debido tanto al patrón de consumo como a la actitud de los propios adolescentes frente al alcohol.

> **!** Fármacos como acamprosato o nalmefeno podrían ser una estrategia válida en la reducción del consumo de alcohol, aunque se precisan de ensayos clínicos que confirmen su eficacia y tolerancia en este grupo de edad.

Cannabis

Es la primera de las drogas ilegales consumida por los adolescentes (22,2 %). La mayoría de los consumidores habituales que suspenden de forma brusca el consumo no precisan de tratamiento farmacológico por la levedad o inexistencia de síntomas de abstinencia. En los casos en los que es necesario utilizar fármacos para mitigar los síntomas, se han utilizado antidepresivos (bupropión, mirtazapina, trazodona), anticonvulsivos (valproico, gabapentina, pregabalina), cannabinoides sintéticos (dronabinol) y antipsicóticos, sin resultados convincentes en ensayos aleatorizados y controlados. De todos ellos, el **dronabinol** ha mostrado una mayor eficacia, aunque, en nuestro país, por el momento, no está aprobada en ficha técnica la indicación en la abstinencia de *cannabis*.

La deshabituación no corre mejor suerte, y los diferentes fármacos utilizados como complemento del tratamiento psicosocial no se han mostrado eficaces, además de carecer de la suficiente evidencia científica.

> **!** Únicamente gabapentina en adultos y N-acetilcisteína en adolescentes se han mostrado eficaces en la deshabituación de *cannabis* en ensayos doble ciego y controlados con placebo.

El tratamiento de una intoxicación por *cannabis* dependerá de la presentación del cuadro clínico:

- **Pacientes con crisis de pánico**: se optará por la observación en ambiente con baja estimulación sensorial y acompañamiento familiar. Puede ser necesaria la prescripción de benzodiazepinas.
- **Pacientes que presentan cuadro confusional** con síntomas productivos (delirios y/o alucinaciones). Suelen remitir en las primeras 24 horas. Pueden precisar de antipsicóticos.

- **Pacientes con sintomatología congruente con psicosis cannábica** (ideación delirante autorreferencial, persecutoria, paranoide). Prescripción de antipsicóticos.

Hipnótico-sedantes

Son sustancias de uso frecuente en adolescentes (20,9 %). Habitualmente forman parte de patrones de policonsumo. La abstinencia suele ser más probable cuando se consumen dosis altas, en hipnótico-sedantes de vida media corta y elevada potencia, o cuando se mezclan con otras drogas, como alcohol.

La desintoxicación de esta sustancia puede realizarse a partir de dos modalidades de intervención:

- En la primera, se procede a la reducción progresiva (pauta descendente) en 4-5 semanas, ajustando la dosis a las necesidades de cada paciente. En otras ocasiones, se sustituye la benzodiazepina de abuso por otra de vida media larga y buenas propiedades anticonvulsivas, y se procede a la reducción progresiva en el mismo espacio temporal.
- La segunda posibilidad se basa en la supresión total y la utilización de psicofármacos que alivien los síntomas y posibles complicaciones de la abstinencia. De forma habitual se utilizan anticomiciales (carbamazepina, valproico, gabapentina, pregabalina, topiramato), antidepresivos sedantes cuando existen problemas de insomnio o trastornos de ansiedad comórbidos (trazodona, mirtazapina, agomelatina), antipsicóticos (quetiapina, olanzapina), melatonina y betabloqueantes (propanolol).

La posibilidad de presentar síntomas residuales, *síndrome de abstinencia prolongado*, aconseja la monitorización del paciente y, de forma inmediata, tras la finalización de la desintoxicación, al inicio del programa de deshabituación, cuando las intervenciones psicosociales orientadas a la prevención de recaídas se complementarán con apoyo psicofarmacológico centrado en el tratamiento de las comorbilidades (trastornos de ansiedad, depresivos, del sueño, trastorno por déficit de atención e hiperactividad [TDAH], trastornos de conducta, etc.) y de los síntomas residuales.

La intoxicación por hipnótico-sedantes es mucho más habitual en adolescentes que el tratamiento de la abstinencia. Los servicios de urgencia atienden con frecuencia episodios de intoxicación por estas drogas con fines autolíticos. En estos casos se administra flumacenilo en bolo intravenoso de 15-30 segundos, con una dosis inicial 0,01 mg/kg (máx. 0,2 mg). Puede repetirse a dosis de 0,01 mg/kg después de 45 segundos y cada minuto hasta un máximo acumulado de 0,05 mg/kg o 1 mg.

> La intoxicación por hipnótico-sedantes en adolescentes es habitual en los servicios de urgencia por consumo con fines autolíticos.

Psicoestimulantes

El consumo de este grupo de drogas en adolescentes está muy por debajo de las comentadas hasta el momento: cocaína (2,1 %), MDMA (1,8 %), metanfetamina (1,1 %) y anfetamina (0,8 %). Por regla general, su desintoxicación no suele precisar de tratamiento farmacológico. La presencia de síntomas que generen malestar al paciente puede aconsejar la prescripción de benzodiazepinas de semivida larga (diacepam, cloracepato, etc.), hipnóticos, antipsicóticos (olanzapina, quetiapina) y anticonvulsivos (gabapentina y pregabalina).

A pesar del arsenal farmacológico utilizado tanto en desintoxicación como en deshabituación/prevención de recaídas, se carece de la suficiente evidencia científica sobre su eficacia demostrada por ensayos clínicos controlados.

> **!** En caso de intoxicación, la intervención se centrará en controlar los síntomas y prevenir posibles complicaciones: diacepam si presentara convulsiones, antipsicóticos atípicos no cardiotóxicos si existieran síntomas psicóticos, y medidas generales de control vital.

No se debe pasar por alto la posibilidad de graves complicaciones orgánicas: hipertermia, rabdomiólisis e insuficiencia renal, que pueden causar la muerte y obligan a la hospitalización en unidad de cuidados intensivos.

Opiáceos

Con una prevalencia de consumo por los adolescentes de nuestro país del 0,4 % para el consumo de heroína en los últimos 12 meses, en general, las intervenciones se centrarán en el tratamiento de los cuadros por intoxicación/sobredosificación, bien por efecto único de la heroína o por mezcla con otras drogas (*cannabis*, benzodiazepinas, alcohol, etcétera).

De presentación infrecuente, suelen aparecer en jóvenes consumidores inexpertos, por mal cálculo de la dosis o desconocimiento del grado de pureza y la utilización de la vía parenteral o inhalada/fumada. La administración de 5-10 mg de **naloxona** (atomizador nasal o inyectable intramuscular o subcutánea) y el mantenimiento de la función respiratoria suelen revertir el cuadro. En ocasiones son necesarias varias dosis de naloxona o el ingreso en unidad de cuidados intensivos si no remiten los síntomas o la sobredosis ha sido producida por opiáceos de alta potencia (fentanilo) o en policonsumo.

Teniendo en cuenta que, habitualmente, los tiempos de consumo son reducidos y la dependencia fisiológica media/baja, los tratamientos de desintoxicación cursan sin apenas complicaciones y con una buena respuesta. La utilización de analgésicos no opioides (paracetamol), benzodiazepinas (clonazepam) y clonidina ayuda a superar los síntomas de la abstinencia. También es habitual el uso de opiáceos de vida media prolongada (buprenorfina) en dosis decreciente en un período de 10-20 días. Los tratamientos con sustitutivos opiáceos (metadona, buprenorfina), muy extendidos en adictos a opioides adultos por sus buenos resultados en programas de mantenimiento/reducción de daños, plantean múltiples controversias en su indicación en adolescentes, por lo que el tratamiento de deshabituación se orienta a las intervenciones psicosociales intensivas apoyadas en tratamiento psicofarmacológico (naltrexona).

> **💡** La sobredosis de opiáceos es una urgencia potencialmente letal que cursa con depresión respiratoria, miosis (pupilas puntiformes) y afectación del nivel de conciencia.

OTROS TRATAMIENTOS

El modelo de tratamiento integrado se desarrolla habitualmente a nivel ambulatorio, aunque puede existir un conjunto de condicionantes personales y/o familiares que aconseje la hospitalización o internamiento.

> **!** Aconsejan el ingreso en unidad de hospitalización psiquiátrica o unidad de desintoxicación/patología dual, hasta la consecución de la abstinencia y la remisión del trastorno psicopatológico:
> - La existencia de múltiples tratamientos de desintoxicación no concluidos por abandono o recaída en el consumo.
> - La ausencia de soporte y apoyo familiar.
> - La existencia de policonsumo o trastorno por uso de drogas moderado-grave.
> - La presencia de descompensación a nivel psicopatológico.
> - La ideación suicida.

Existen otros dispositivos de hospitalización/internamiento parcial o total que pueden ser utilizados como alternativa *temporal* ante la falta de respuesta al tratamiento de deshabituación/rehabilitación o el deterioro progresivo del paciente: centro de día, hospital de día, comunidad terapéutica, etc. En ocasiones, estos dispositivos son utilizados como alternativa al cumplimiento de condenas en instituciones de menores o prisión.

TRATAMIENTO PREVENTIVO

Adquiere una importancia capital en el tratamiento de los adolescentes con consumo de drogas y patología psiquiátrica asociada. La psicoeducación aplicada al fenómeno de la *doble vulnerabilidad* o *vulnerabilidad de ida y vuelta* en los dos componentes del trastorno dual es el eje sobre el que gira la intervención preventiva. Las modalidades de prevención selectiva e indicada tanto en niños-adolescentes como para sus padres están orientadas a intervenir de forma temprana con el fin de evitar que los jóvenes vulnerables se inicien en el consumo de drogas y lleguen a un consumo habitual problemático (v. **Tabla 26-9**).

A medio camino entre la prevención y el tratamiento se sitúa la *intervención breve*, con especial relevancia en este grupo de edad. Se entiende por tal toda intervención limitada en el tiempo y siempre de duración inferior a un tratamiento tradicional, cuyo objetivo es proactivo (avanzarse a la demanda del paciente) y su estrategia, oportunista (aprovecha la consulta del paciente por cualquier otro motivo). Su fundamento teórico se sustenta en la conjunción del modelo transteórico del cambio (Prochaska y DiClemente) y el abordaje motivacional (Miller y Rollnick). Aprovecha los recursos personales de los adolescentes a partir de la información que se les facilita sobre su propia situación, como motor de reflexión y motivación para el cambio. Consta, básicamente, de evaluación y consejo, aunque es deseable un cierto seguimiento de variable duración, habitualmente no superior al año. El reconocimiento temprano de los primeros signos y síntomas, la identificación de los factores de riesgo y protección, y la intervención efectiva temprana, tanto en la psicopatología como en el abuso de drogas, serán prioritarios en la transición de la infancia a la adolescencia/juventud. El mejor tratamiento siempre es el preventivo: *pre-venir* es tanto como adelantarse a lo que puede venir.

 PUNTOS CLAVE

- Droga es toda sustancia que introducida en el organismo vivo por cualquiera de los medios de administración clásicos o nuevos es capaz de modificar la actividad del sistema nervioso central y el comportamiento del individuo receptor, así como de producir una situación de adicción.
- La infancia/adolescencia/juventud, momento trascendental en el neurodesarrollo, es un periodo de especial vulnerabilidad a los efectos tóxicos de las drogas sobre el sistema nervioso. El inicio del consumo a edades más tempranas conlleva un mayor daño cerebral, además de incrementar el riesgo de evolucionar a adicción.
- Los efectos neurotóxicos de las drogas también pueden provocar cambios estructurales y funcionales en áreas cerebrales implicadas en el origen de otros trastornos mentales.
- La existencia de trastornos mentales constituye un factor de vulnerabilidad en los adolescentes frente al inicio del consumo de drogas, mientras que dicho consumo puede aumentar el riesgo de desarrollar problemas de salud mental o exacerbar los que existían previamente.
- Se denomina trastorno dual o patología dual a la existencia simultánea o secuencial a lo largo del ciclo vital de un trastorno adictivo y otro trastorno mental.
- La presencia de trastornos psicopatológicos comórbidos al consumo de drogas en los adolescentes/jóvenes es habitual en la práctica clínica y constituye más la regla que la excepción.
- La adecuada identificación y el diagnóstico correcto y completo de la comorbilidad de los trastornos adictivos y los otros trastornos mentales son fundamentales a la hora de diseñar estrategias de tratamiento exitosas.
- Las características clínicas de la patología dual junto con la actitud y creencias de los adolescentes/jóvenes sobre el consumo de drogas y los trastornos mentales suponen un factor de complejidad diagnóstica que obliga a realizar un esfuerzo importante en la recogida de la mayor cantidad de información que posibilite el diagnóstico. La exploración clínica se puede complementar con instrumentos validados de detección y diagnóstico en población adolescentes que permitirán una mayor precisión y la evitación de posibles errores.
- El tratamiento integrado es el que aporta resultados más positivos en el tratamiento del trastorno dual: reduce el consumo de drogas a la vez que mejora los síntomas psiquiátricos.
- Se debe prestar especial atención a la adherencia y cumplimentación de las pautas de tratamiento, fundamentales en la evolución y el pronóstico de los adolescentes con patología dual.
- El abordaje psicoterapéutico es el eje del tratamiento de los adolescentes con patología dual. En concreto, las terapias cognitivo-conductuales, individuales o grupales, son las más efectivas en estos pacientes. Su eficacia se incrementa en tratamientos multicomponentes. El tratamiento farmacológico, en algunas ocasiones, es un complemento necesario.
- La prescripción de psicofármacos en adolescentes debe tener siempre en cuenta su potencial adictivo y el posible uso al margen de la pauta indicada o de los objetivos establecidos. La supervisión parental puede resolver este problema.
- El mejor tratamiento siempre es el preventivo. El reconocimiento temprano de los primeros signos y síntomas de consumo de drogas, la identificación de los factores de riesgo y protección, y la intervención efectiva temprana tanto en el trastorno psicopatológico como en el consumo de drogas serán prioritarios en la transición de la infancia a la adolescencia/juventud.

BIBLIOGRAFÍA

Álvarez-Vázquez CM, González JM, Rodríguez C, Seijo E, et al. Abordaje de las adicciones en poblaciones especiales. Adolescentes. En: Bobes J, Casas M, Gutiérrez M (eds.). Manual de Trastornos Adictivos. 3ª ed. ADAMED. 2020. p. 243-52.

American Psychiatric Association. Manual diagnóstico y estadístico de los trastornos mentales (DSM-5). 5ª ed. Madrid: Editorial Médica Panamericana; 2014.

Arbex C, Mora C, Moreno G. Guía de intervención: menores y consumo de drogas. Madrid: Asociación de Técnicos para el Desarrollo de Programas Sociales (ADES); 2002.

Beauchamp G, Amaducci A, Cook MD. Caffeine toxicity: a brief review and update. Clin Pediatr Emerg Med. 2017;18(3):197-202.

Becoña E, Cortés MT. Manual de adicciones para psicólogos especialistas en psicología clínica y en formación. Barcelona: Socidrogalcohol; 2011.

Cañedo M, Alonso L, Castillo A, Fernández O, Moral E. "Sudar Material": cuerpos, afectos, juventud y drogas. Una etnografía de los consumos de atracón entre jóvenes madrileños. Madrid: Centro Reina Sofía sobre Adolescencia y Juventud. Ministerio de Sanidad, Servicios Sociales e Igualdad; 2017.

Caudevilla F, Herranz C, González I. Consumo de otras drogas. Problemas y tratamiento. En: Hidalgo MI, Rodríguez L y Muñoz MT (eds.). Medicina de la Adolescencia. Atención Integral. 3ª ed. Madrid: Ergon; 2021. p. 1293-300.

Centro de Información Online de Medicamentos. Madrid: Agencia Española de Medicamentos y Productos Farmacéuticos. [internet] [consulta el 11 de junio de 2024]. Disponible en: https://cima.aemps.es/cima/publico/home.html

Comité de Medicamentos de la Asociación Española de Pediatría. Flumazenilo. Pediamécum. Madrid: Asociación Española de Pediatría [internet]; 2015 [consulta el 11 de junio de 2024]. Disponible en: https://www.aeped.es/comite-medicamentos/pediamecum/flumazenilo

Comisión Clínica de la Delegación del Gobierno para el Plan Nacional sobre Drogas. Drogas emergentes. Informes de la Comisión Clínica. Madrid: Ministerio de Sanidad, Política Social e Igualdad Centro de Publicaciones; 2011.

Confederación Salud Mental España. Apuntes sobre Patología Dual. Propuestas de la Red Salud Mental España. Madrid: Confederación Salud Mental España; 2020.

Departamento de Justicia de EE. UU. Administración para el Control de Drogas y Departamento de Educación de EE. UU. Washington D. C.: Oficina de Escuelas Seguras y de Apoyo. Crecer libre de drogas. Una guía parental para prevenir el uso de estupefacientes. Administración para el Control de Drogas y Departamento de Educación de Estados Unidos (eds.) [internet]; 2021 [consulta el 11 de junio de 2024]. Disponible en: https://oese.ed.gov/offices/office-of-formula-grants/safe-supportive-schools

Fernández-Artamendi S, Weidberg S. Avances en la evaluación de las adicciones. Papeles del Psicólogo. 2016;37(1):52-61.

Fernández JJ, Frías DF, Gomes S. Comorbilidad psiquiátrica en adicciones. En: Pereiro C, Férnandez JJ (coord.). Guía de adicciones para especialistas en formación. Barcelona: Socidrogalcohol; 2018.p. 319-48.

Flórez G, Balcells M, Uzal C, Domínguez I, Balseiro E. Alcohol. En: Pereiro C, Férnandez JJ (coord.). Guía de adicciones para especialistas en formación. Barcelona: Socidrogalcohol; 2018.p.77-113.

Goldstein BI, Bukstein OG. Comorbid substance use disorders among youth with bipolar disorder: opportunities for early identification and prevention. J Clin Psychiatry. 2010;71(3):348-58.

Goti J, Díaz R, Arango C. Adolescentes y patología dual. En: Sociedad Española de Patología Dual. Protocolos de intervención en Patología Dual. Barcelona: EdikaMed; 2016.

Guerri C. Consecuencias bio-psico-sociales derivadas del consumo intensivo. Investigación básica en animales. En: Consumo intensivo de alcohol en jóvenes. Guía Clínica. Barcelona: Socidrogalcohol; 2015.p. 59-67.

Lado M, Iglesias A, Novo A, Pereiro C. La atención a las conductas adictivas en los servicios de urgencias. En: Pereiro C, Férnandez JJ, editores. Guía de Adicciones para especialistas en formación. Barcelona: Socidrogalcohol. 2018. p. 349-87.

Martínez-Redondo P, Arostegui E. Situación en España de la violencia de género y el abuso de sustancias. Revisión de la evidencia y propuestas para el abordaje conjunto de la violencia de género y el abuso de sustancias en los servicios de atención. Madrid: Ministerio de Sanidad. Delegación del Gobierno para el Plan Nacional sobre Drogas; 2021.

National Institute on Drug Abuse (NIDA). The Connection Between Substance Use Disorders and Mental Illness. Parte 1 [internet]; 2022 [consulta el 11 de junio de 2024]. Disponible en: https://nida.nih.gov/publications/research-reports/common-comorbidities-substance-use-disorders/part-1-connection-between-substance-use-disorders-mental-illness

Nistal I, Serrano P. Consumo de drogas en la adolescencia. Pediatría Integral. 2022;5:306-15.

Observatorio Europeo de las Drogas y las Toxicomanías. Informe Europeo sobre Drogas 2021: Tendencias y novedades. Luxemburgo: Oficina de Publicaciones de la Unión Europea; 2021.

O'Neil KA, Conner BT, Kendall PC. Internalizing disorders and substance use disorders in youth: comorbidity, risk, temporal order, and implications for intervention. Clin Psychol Rev. 2011;31(1):104-12.

Organización Mundial de la Salud. Clasificación Internacional de Enfermedades. 11ª ed. (CIE-11) [internet]. Ginebra: Organización Mundial de la Salud; 2023 [consulta el 11 de junio de 2024]. Disponible en: https://icd.who.int/browse11/l-m/es

Plan Nacional Sobre Drogas. Encuesta sobre Uso de Drogas en Enseñanzas Secundarias en España (ESTUDES). 1994-2021. Plan Nacional sobre Drogas. Madrid: Ministerio de Sanidad. Gobierno de España; 2021.

Polanczyk GV, Salum GA, Sugaya LS, Caye A, Rohde LA. Annual Research Review: A meta-analysis of the world prevalence of mental disorders in children and adolescents. J Child Psychol Psychiatry. 2015;56(3):345-65.

Puighermanal E, Marsicano G, Busquets-Garcia A, Lutz B, Maldonado R, Ozaita A. Cannabinoid modulation of hippocampal long-term memory is mediated by mTOR signaling. Nat. Neurosci. 2009;12(9):1152-8.

Ricart M. ¿Regular el cannabis?. La paradoja de la marihuana: efectos negativos y propiedades medicinales. La Vanguardia [internet]. 2021 [consulta el 11 de junio de 2024]. Disponible en: https://www.lavanguardia.com/vida/20211018/7796747/paradoja-marihuana.html

Rodríguez-Martos A. Lo bueno, si breve, dos veces bueno ... a veces. Revista Española de Drogodependencias. 2007;32(1):68-76.

Szerman N, Martinez-Raga J. Dual disorders: two different mental disorders? Advances in Dual Diagnosis. 2015;8(2):61-4.

Terán A. Adolescentes y consumo de drogas. En: Asociación Española de Pediatría de Atención Primaria, editores. Congreso de Actualización en Pediatría. Madrid: Lúa Ediciones 3.0; 2022. p. 167-75.

Terán A. Paciente psiquiátrico adicto a drogas legales e ilegales. Revista Española de Sanidad Penitenciaria. 2022;24(1):26-30.

The European Monitoring Centre for Drugs and Drug Addiction (EMCDDA). Women with drug problems. En: Health and social responses to drug problems. A European Guide. Luxembourg: Publications Office of the European Union; 2017.p. 105-10.

Torrens M, Mestre-Pintó JI, Domingo-Salvany A. Comorbidity of substance use and mental disorders in Europe. European Monitoring Centre for Drugs and Drug Addiction (EMCDDA). Luxembourg: Publications Office of the European Union; 2015.

Vega P, Szerman N, Roncero C, et al. Recursos y Necesidades Asistenciales en Patología Dual. Libro Blanco sobre Recursos para pacientes con Patología Dual en España. Resultados de una encuesta a nivel nacional. Sociedad Española de Patología Dual. Madrid: Saned; 2015.

Verdejo-García, AJ, López-Torrecillas F, Orozco C, Pérez García M. Clinical implications and methodological challenges in the study of the neuropsychological correlates of cannabis, stimulant, and opioid abuse. Neuropsychol Rev. 2004;14(1):1-41.

Willens TE, Rosenbaum JF. Transitional aged youth: a new frontier in child and adolescent psychiatry. J Am Acad Child Adolesc Psychiatry. 2013 Sep;52(9):887-90.

Organización Mundial de la Salud. Neurociencia del consumo y dependencia de sustancias psicoactivas [internet]. Management of Substance Dependence Team [consulta el 11 de junio de 2024]. Ginebra: Organización Mundial de la Salud; 2004. Disponible en: https://iris.who.int/handle/10665/42865

Agresividad y violencia: joven, familia y sociedad 27

I. Escamilla Canales y M. Rapado Castro

OBJETIVOS

- Describir las conductas agresivas y violentas en la población juvenil.
- Concienciar de la magnitud del problema de la violencia en la etapa de edad comprendida entre 14 y 19 años.
- Identificar los factores de riesgo para desarrollar una conducta agresiva o violenta.
- Promover el establecimiento de medidas de prevención eficientes desde los diferentes servicios del Estado: educativo, sanitario, social, de seguridad ciudadana y judicial.
- Establecer pautas de actuación en la consulta de psiquiatría para identificar la conducta violenta, establecer un buen diagnóstico diferencial y diseñar un plan de intervención y tratamiento para su control.

DEFINICIÓN

La Organización Mundial de la Salud (OMS), en el informe realizado en el 2016 sobre violencia y salud, define *violencia* como el uso intencionado de la fuerza o el poder físico, de hecho o como amenaza, contra uno mismo, otra persona o un grupo o comunidad, que cause o tenga muchas probabilidades de causar lesiones, muertes, daños psicológicos, trastornos del desarrollo o privaciones.

Cuando se hace referencia a la *violencia juvenil* se refiere a aquella que acontece por lo general fuera del domicilio entre personas de 10 a 29 años de edad que no están emparentadas y que pueden conocerse o no. La intimidación, la agresión física, con o sin el uso de un arma, y la violencia de pandillas son ejemplos de violencia juvenil.

El informe de la OMS clasifica la violencia juvenil, **según el contexto** donde acontezca, del siguiente modo:

- Violencia dirigida contra uno mismo: suicidio, automaltrato o autolesión.
- Violencia interpersonal: puede darse en la familia, incluso en la pareja o en la comunidad.
- Violencia colectiva: hace referencia a la violencia social, política y económica.

A su vez, según el acto violento, puede tratarse de violencia física, sexual, emocional o psicológica, o el resultado de la negligencia.

Por otra parte, el término *agresividad* tiene diferentes acepciones. Algunas clasificaciones lo reservan para aquellas conductas puramente biológicas, independientes de la educación y la cultura, que se utilizan como forma de supervivencia. Además, en algunas ocasiones, con el objetivo de diferenciar los factores neurobiológicos subyacentes al tipo de conducta agresiva, se diferencia la **agresividad reactiva** (emocional e impulsiva) de la **agresividad proactiva** (planificada), y se asume que la conducta violenta se presenta cuando fallan algunas de las estructuras y procesos neurobiológicos de regulación implicados. En otras ocasiones, se utiliza el término agresividad para referirse a una conducta similar a la conducta violenta, pero de menor intensidad y/o gravedad, o bien a una conducta que, aun siendo grave, no ha persistido en el tiempo. Sin embargo, esta última distinción tiene una gran relevancia cuando se suceden actos violentos de forma totalmente imprevisible o sin signos previos en el agresor de la agresividad u otros factores que nos hagan sospechar del desarrollo de una conducta violenta futura.

NEUROBIOLOGÍA DE LA AGRESIVIDAD

Diferentes estructuras han sido implicadas en el control de la conducta agresiva.

Estructuras implicadas en el control de la respuesta emocional

La corteza prefrontal (CPF), especialmente la corteza orbitofrontal (COF), es la responsable de integrar la información emocional con la información del resto de áreas asociativas, y de enviar señales emocionales de contenido interno a las estructuras límbicas, entre ellas, la amígdala y el hipotálamo. La corteza cingulada anterior (CCA) es de especial importancia en la regulación del estado de excitación debido al control que ejerce sobre la respuesta autónoma a través de sus conexiones directas con los núcleos del tronco del cerebelo.

Estructuras implicadas en la génesis de experiencias emocionales

La amígdala es responsable de activar el sistema de alerta ante una amenaza en conexión con el resto de estructuras del sistema límbico: el hipocampo, la CCA y el hipotálamo. A este último llegan las aferencias excitatorias de la amígdala, y es el responsable de la regulación hormonal en situaciones de estrés por sus conexiones con la glándula pineal.

Además, debe tenerse presente la integridad del **fascículo uncinado**, que establece la conexión entre la amígdala y la CPF, fundamentalmente la COF y prefrontal ventromedial. Lesiones en este fascículo se han asociado con el hecho de dejar de responder a la recompensa positiva y reaccionar tan solo ante el castigo. Estudios estructurales en adultos violentos han demostrado diferencias en el tamaño de la amígdala y en su estructura en comparación con el grupo de adultos control. Estudios funcionales realizados en adultos con trastorno antisocial de la personalidad (TAP) han observado niveles más bajos de actividad en la amígdala respecto a la población normal. Los adolescentes con problemas de conducta muestran también menos actividad en la amígdala cuando se les muestran caras de miedo, aunque no a otras expresiones faciales, que los sujetos con problemas de conducta agresiva pero con rasgos de *callosidad emocional* menor. Estos hallazgos neurobiológicos estarían relacionados con la agresividad proactiva.

En cuanto a la CPF, los estudios realizados en psicópatas (TAP) muestran una actividad similar a la de los sujetos control, mientras que los estudios con una conducta agresiva impulsiva tenían una actividad menor en la CPF que los sujetos no agresivos. Sin embargo, en ambos casos los sujetos tenían un exceso de actividad subcortical a nivel del lóbulo temporal (que contiene la amígdala) en comparación con los sujetos no agresivos. Revisando los estudios de neuroimagen que subdividen la CPF, se ha encontrado que los sujetos violentos y antisociales y psicópatas muestran una disminución de la actividad cerebral en la COF derecha, la CPF dorsolateral izquierda y la CCA derecha.

> **!** La lateralización de la COF y CCA se correlaciona con la alteración en la conducta social, procesamiento emocional y toma de decisiones, mientras que la actividad de la CPF del estriado está relacionada más bien con la impulsividad y el pobre control de la conducta.

MANIFESTACIONES DE LA AGRESIVIDAD EN FUNCIÓN DE LA EDAD Y LA ETAPA DEL DESARROLLO

La agresividad se manifiesta de diferentes formas según la etapa de desarrollo y de maduración neurobiológica en la que se encuentre el sujeto (**Tabla 27-1**).

La agresividad puede ser de carácter reactivo, entendida como la que se presenta en **respuesta a algún hecho no deseado** —como puede ser una norma impuesta, un límite—, o bien en **respuesta a un estado emocional de frustración**, considerando los intereses del niño o adolescente y su etapa de desarrollo. Atendiendo a la clasificación de la agresividad según criterios neurobiológicos, se contemplarían tanto la agresividad predadora (proactiva) —cuando la conducta agresiva obedece a una decisión tomada de forma deliberada, con anterioridad, conforme a un objetivo individual o una creencia distorsionada o delirante (episodio disociativo o psicosis)— como el devenir lógico de una actitud o comportamiento desadaptado. Este último, instaurado con anterioridad en el niño o adolescente (trastornos de conducta), como la agresividad reactiva (afectiva o emocional), cuando se produce de forma impulsiva y previsible (aunque con mayor intensidad de la esperada), en respuesta a un sentimiento

Tabla 27-1. Manifestaciones de la conducta agresiva y violenta según la edad y etapa de desarrollo

Infantil preescolar (3-6 años)	Infantil escolar (7-11 años)	Adolescencia temprana (12-14 años)	Adolescencia tardía (15-18 años)	Inicio edad adulta (19-29 años)
Trastorno por déficit de atención e hiperactividad (TDAH)				
Trastorno oposicionista desafiante (TOD)				
Enfermedad bipolar (EB)				
			Trastorno por abuso de sustancias (TUS)	
			Trastorno de conducta (TC)	
				Personalidad antisocial
Déficits sensoriales				
Déficits de la comunicación social				
Trastorno del espectro autista (TEA)				
Problemas en el neurodesarrollo				
			Psicosis	
				Episodio disociativo

negativo o de frustración, o sin una razón lógica aparente, y obedece a una percepción distorsionada, como en el caso de déficits sensoriales, percepción delirante o alucinatoria, o a un déficit en la integración de la información, como en los déficits de aprendizaje.

La agresividad en respuesta a un estado de frustración puede considerarse normal, dependiendo del factor que la ocasionó, la intensidad y la etapa de desarrollo. Se presenta con mayor frecuencia entre los **2 y 3 años** de edad, y tiene un segundo pico en la etapa de la adolescencia. En el primer caso, la inmadurez de las estructuras cerebrales que gestionan los procesos de autorregulación afectiva son los factores responsables de las llamadas *rabietas*.

Cuando la **frecuencia** de las rabietas se incrementa hasta afectar e interferir en el funcionamiento diario familiar o afectar al niño en su desarrollo, bien por la dificultad en seguir rutinas básicas, de comida y sueño, o porque interfiere negativamente en la integración con sus iguales, debe valorarse la presencia de otros problemas o trastornos que, con frecuencia, se inician a partir de los 4 años de edad: trastorno por déficit de atención e hiperactividad (TDAH) y trastorno oposicional desafiante (TOD).

La prevalencia del TOD en la edad escolar se encuentra entre un 2 y un 4 %, según nos refiramos a niñas o niños. Se caracteriza por una resistencia continua a cumplir y seguir órdenes y una actitud desafiante, además de la irritabilidad y agresividad, generalmente moderada, ante límites y frustraciones, y, en ocasiones, pérdida de respeto ante la autoridad, los padres o el profesor.

En el caso de TDAH, con una prevalencia superior (de hasta un 7 % en la edad escolar), aunque puede manifestarse con una conducta agresiva de intensidad leve o moderada, como en el caso del TOD, se trata de una agresividad puramente impulsiva y emocional como consecuencia de un fallo del desarrollo cerebral frontal que deriva en una dificultad del control de la respuesta emocional, y no existe, por tanto, la actitud continua de no querer aceptar normas ni la intención deliberada de molestar. Sin embargo, la realidad es que hasta el 60 % de los niños con TDAH presentan un TOD asociado en la infancia e inicio de la adolescencia. El TDAH persiste en la adolescencia en un porcentaje superior al 75 %, aunque la intensidad de sus manifestaciones disminuye hacia el inicio de la edad adulta. El 10 % de estos adolescentes presenta un trastorno de conducta asociado, aproximadamente el 40 % desarrollará un trastorno de personalidad antisocial al inicio de la edad adulta, mientras que el resto presentará, con mayor frecuencia, sintomatología depresiva.

La agresividad es también frecuente en la enfermedad bipolar pediátrica, aunque su prevalencia es del 1 % en la población pediátrica. En los niños con TDAH, la prevalencia oscila entre un 15 y un 75 %. El 60 % de los casos de enfermedad bipolar tienen su inicio antes de los 13 años de edad. El debut puede presentarse en la edad preescolar, en forma de rabietas de mayor intensidad que las que caracterizan a los cuadros clínicos previamente referidos; existe una mayor pérdida de control de la conducta, no responden a las estrategias de conducta habituales, precisan de un tiempo determinado, entre al menos media hora o 1 hora como mínimo, y el niño presenta un estado de hiperarousal. En consulta o en situaciones públicas, a veces estos niños tienen que ser abrazados, contenidos físicamente para salvaguardar su integridad, hasta que se controlan, al menos, los síntomas físicos de agitación, taquicardia e incremento de la tensión muscular, y es capaz de dirigir de nuevo la atención a otro foco o al que se le está indicando. En ocasiones, la sintomatología física no es tan llamativa, pero el tiempo y el riesgo de agresividad para consigo mismo o el de su entorno obligan, de nuevo, a precisar de control y de la disposición de lugares o espacios para este fin. En su mayoría, estos episodios no responden a un desencadenante concreto, ni a un estado de frustración, aunque pudieran darse circunstancias de cambio, por el lugar o las rutinas de sueño, que predisponen a la mayor presencia de estos episodios. Aproximadamente, el 50 % de los adolescentes con enfermedad bipolar y hasta el 80 % de los adolescentes con un trastorno por consumo de sustancia (TUS) presentarán un trastorno de conducta asociado.

La intensidad de este tipo de episodios puede darse en otros trastornos orgánicos, trastornos en el neurodesarrollo e incluso trastornos del espectro autista (TEA). Por este motivo, es importante conocer el estado del niño entre episodios y la evolución en el tiempo, retrospectivamente, de estos episodios, que nos puede ayudar a definir un patrón de ciclación característico de la enfermedad bipolar y, concretamente, de la enfermedad bipolar en la edad pediátrica.

Generalmente, en el caso de los niños con TEA que presenten algún tipo de episodio o crisis similar a la anterior, ya se conocen, habitualmente, algunos de sus déficits característicos del TEA desde su nacimiento, al menos su déficit en la interacción social, en el desarrollo del lenguaje o en su patrón de conducta. Frecuentemente, estos episodios responden a la frustración ante alguno de sus obsesiones/intereses restringidos o manías. Los niños con TEA y trastornos pragmáticos al inicio de la adolescencia con frecuencia presentan una descompensación clínica, un cuadro de carácter depresivo, o bien un trastorno de conducta. El debut de uno u otro cuadro depende de los factores individuales, fundamentalmente psicológicos, y de las circunstancias que se sucedan en su entorno más cercano. Los niños con problemas en el neurodesarrollo tienen una historia con un déficit en la adquisición de hitos del desarrollo y, a menudo, antecedentes de complicaciones perinatales o durante el embarazo. Algunas otras enfermedades médicas, como disfunciones endocrinas y metabólicas, enfermedades neurológicas y traumatismos craneoencefálicos, pueden causar una conducta agresiva por el daño cerebral adquirido.

Los niños con discapacidad intelectual, dificultades en el aprendizaje, del lenguaje, de comunicación social y déficits sensoriales, como la sordera, con frecuencia pueden presentar una conducta agresiva al carecer de las herramientas adecuadas para comunicarse o hacerse entender o al tener una dificultad en la integración adecuada de los estímulos sensoriales externos, o bien en el procesamiento de la información exterior, como en el trastorno de carácter pragmático.

Los trastornos de conducta se presentan, generalmente, en la adolescencia, con una prevalencia del 2 %. En la adolescencia, los cambios hormonales, la desregulación dopaminérgica y los cambios psicológicos producen un incremento significativo de las experiencias emocionales, que no se ve correspondido con el desarrollo de las áreas de control a nivel de la CPF y de autorregulación de la respuesta emocional, todavía inmaduras en esta etapa.

> ❗ En el caso de los trastornos de conducta, se trata de adolescentes con una alteración en el comportamiento persistente de al menos 6 meses de duración con conductas de agresión a personas (destrucción de la propiedad ajena, robo, fraude u otras violaciones graves de la ley).

A pesar de que se conoce que todos los trastornos de personalidad antisocial han tenido un trastorno de conducta en la adolescencia, no todos los trastornos de conducta desarrollarán un trastorno antisocial en la edad adulta; la probabilidad aumenta en presencia de un TDAH y/o un trastorno por consumo de sustancia asociado, y dependerá del resto de los factores de riesgo y protectores presentes.

EPIDEMIOLOGÍA Y PREVALENCIA DE LA CONDUCTA VIOLENTA: MAGNITUD DEL PROBLEMA

El homicidio es la cuarta causa de muerte en el grupo de edad comprendida entre los 10 y los 29 años, y el suicidio es la tercera causa de muerte en el grupo de jóvenes de esta misma etapa de edad. Según un informe de la OMS, se calcula que cada año se producen 200.000 homicidios en esta población, el 43 % del total de homicidios anuales de todo el mundo. El 83 % de las víctimas de homicidio son varones, al igual que la mayoría de los homicidas, y se encuentran en países de ingresos bajos y medianos. La tasa de homicidios en varones en esta etapa de edad supera hasta más de seis veces la tasa de homicidios en la etapa de edad anterior (entre 5 y 9 años); en las mujeres, se incrementa también hasta más del doble, aunque sigue siendo hasta cinco veces inferior a la de los varones de la misma etapa de edad. La tasa de homicidios a nivel mundial se estima en 1,7 por cada 100.000 jóvenes, 2,4 por cada 100.000 niños y 1,3 de cada 100.000 niñas. Sin embargo, existen grandes diferencias entre países. La tasa más alta se encuentra en América, con prevalencias de hasta un 9,3 % en varones y un 2,1 % en mujeres. Se debe considerar que estas tasas se incrementan significativamente si nos referirnos a las lesiones originadas por actos violentos que no llegan a ser letales en su atención hospitalaria. Sin embargo, la forma más frecuente de violencia juvenil es la que se da mediante actos violentos que no causan lesiones graves, como la intimidación o las agresiones físicas que no requieren de una atención sanitaria.

Por otra parte, aproximadamente el 20 % de los niños han padecido algún tipo de maltrato por sus padres o cuidadores, según los datos recogidos en un metaanálisis de 300 estudios publicados entre 2017 y 2020 basados en autoinformes acerca de los diferentes tipos de abusos y/o maltrato sufridos en su infancia. La prevalencia del abuso sexual oscila entre un 14 y un 20 % en los países de Europa y Norteamérica, respectivamente, siendo dos veces inferior en los niños respecto a las niñas. Por el contario, la prevalencia del **maltrato físico** es similar en ambos sexos en la mayoría de los países, excepto en Europa, donde la prevalencia oscila desde un 27 % en niños hasta un 12 % en niñas. Sin embargo, en los países africanos

estas tasas aumentan hasta un 60 y un 50 % en niños y niñas, respectivamente. La prevalencia del **maltrato emocional** es nuevamente dos veces superior en niñas que en niños, tanto en los países de Europa como de América, con una prevalencia del 28 % en las primeras.

Respecto a la violencia y las experiencias de abuso sufridas por pares o acoso escolar (*bullying*), la Organización de las Naciones Unidas para la Educación, la Ciencia y la Cultura (Unesco) publicó un informe en el año 2019 donde recogía que el 32 % de los estudiantes entre 13 y 15 años de edad había sido víctima de algún tipo de abuso por sus iguales. En la mayoría de ocasiones se trataba de un abuso físico, y le seguía en frecuencia el abuso sexual. El *ciberbullying* afectaba a 1 de cada 10 niños. Se estima que 1 de cada 3 niños, con edades comprendidas entre los 11 y los 15 años, sufrió acoso escolar en el último mes, sin diferencias significativas entre sexos.

> ❗ La **violencia sexual** es otra forma de violencia que puede darse en diferentes etapas de la vida. Diversos estudios realizados en todo el mundo indican también que, aproximadamente, un 20 % de las mujeres y entre un 5 y un 10 % de los varones declaran haber sido víctimas de abusos sexuales. Frecuentemente, este tipo de violencia se presenta al final de la adolescencia y el inicio de la edad adulta como una forma temprana de *violencia de pareja*.

Un metaanálisis de 101 estudios, publicados entre 2000 y 2017, acerca de la violencia de pareja o en el noviazgo en jóvenes, con edades comprendidas entre 13 y 18 años, concluyó que la prevalencia de violencia física en este tipo de relaciones se encontraba alrededor de 20 % y de violencia sexual, en torno al 9 %. Previamente, la OMS, en su informe de 2016 acerca de violencia juvenil, advertía que el porcentaje de mujeres y hombres jóvenes que habían sufrido algún tipo de violencia durante el noviazgo difería mucho dependiendo del estudio revisado y de los métodos de medición utilizados. De hecho, una revisión sistemática realizada de los estudios publicados hasta entonces sobre la prevalencia de violencia durante el noviazgo en América del Norte y en Europa reveló que del 4,2 al 46 % de las mujeres y del 2,6 al 33 % de los hombres habían sufrido violencia física durante las salidas de pareja. Respecto a la prevalencia de violencia sexual en estos casos, un informe del Fondo de las Naciones Unidas para la Infancia (Unicef) de 2014 reveló que un tercio de las mujeres adolescentes con edades comprendidas entre 15 y 19 años habían sido víctimas de violencia emocional, física o sexual por sus parejas.

Otra forma de maltrato o abuso es el emocional, que es el que sufren aquellos niños expuestos a violencia familiar y/o doméstica. Esta última hace referencia, generalmente, a los abusos que sufre la madre por parte de su pareja, aunque la violencia puede darse en cualquier forma dentro del núcleo familiar. Se estima que uno de cada cuatro niños menores de 5 años convive con su madre víctima de maltrato por parte de su pareja.

La violencia intrafamiliar cobró especial importancia durante la pandemia. El aislamiento social, el confinamiento, la disminución de ingresos y las nuevas fuentes de estrés que surgieron de forma súbita en este entorno ocasionaron un repunte de la prevalencia de la violencia intrafamiliar. De echo aumentó la incidencia de las llamadas a emergencias por abuso infantil. En cambio disminuyó la incidencia de violencia juvenil por el menor acceso al alcohol y se redujo la asistencia a centros hospitalarios como consecuencia de actos violentos. La pandemia, a su vez, dejó las consecuencias de un uso y abuso de las redes, y un encubrimiento de las dificultades de aprendizaje que generaría un desfase académico o un fracaso posterior y un cambio en la interacción social, con mayor afectación en los adolescentes.

Las repercusiones de esta violencia, en el caso de los homicidios y la violencia no mortal entre los jóvenes, se sabe que, directamente, contribuyen en gran medida a la cifra mundial de muertes prematuras, lesiones y discapacidad en la población juvenil. A nivel psicológico, la violencia juvenil puede tener repercusiones graves que perduran e interfieren en el desarrollo social y profesional de la persona. La exposición a violencia y/o el haber sido víctima de algún tipo de violencia incrementa significativamente el riesgo de problemas del neurodesarrollo, sufrir problemas mentales (depresión, ansiedad, etc.) y tener un fracaso académico.

> **!** Los niños que han sufrido abuso tienen un 13 % más de posibilidades de no superar sus estudios de secundaria frente a los que no han sufrido estos abusos. De hecho, las posibilidades de absentismo escolar se triplican en aquellos adolescentes que han sufrido abusos sexuales.

Reiterativamente y de diferentes formas se constata que la violencia o las experiencias de intimidación y violencia entre iguales aumentan los síntomas de ansiedad, entre otros, y disminuyen el rendimiento académico. Se estima que el 19 % de los niños que acuden a consultas de salud mental han estado expuestos a algún tipo de violencia doméstica. Por otra parte, haber sido víctima de maltrato infantil es uno de los factores que con mayor frecuencia predice el convertirse en perpetrador o víctima de violencia en la edad adulta. Las mujeres que han sufrido algún tipo de abuso físico o sexual en la infancia tienen hasta 16 veces más probabilidades de ser víctimas de algunos de estos abusos por parte de su pareja. De hecho, en el informe INSPIRE (OMS, 2020) se recoge que la probabilidad de que un hombre tenga una conducta violenta con su pareja se multiplica por 16 en aquellos que han sido víctimas de maltrato físico o sexual. Además, el hecho de haber estado expuesto a episodios de violencia juvenil se asocia con el desarrollo de comportamientos nocivos para la salud, como el consumo de drogas y alcohol y la adquisición de hábitos perjudiciales para la salud, como el tabaquismo y la falta de actividad física, y con la presencia de mayores niveles de estrés, que, a su vez, son factores de riesgo para desarrollar enfermedades médicas como las de origen cardiovascular. Por último, las familias de las víctimas, sus amigos y comunidades pueden verse afectados por estos hechos, tanto a nivel económico como socioemocional y quedar expuestas a diferentes procesos judiciales. Por lo tanto, estas cifras representan solo el origen de un problema mayor a diferentes niveles, no únicamente sanitario, sino también social, económico y político.

> Violencia juvenil:
> - Uno de cada cuatro niños sufre algún tipo de maltrato cada año.
> - Tres de cuatro niños de entre 2 y 4 años sufren, regularmente, castigos físicos y/o maltrato psicológico por parte de sus padres y cuidadores.
> - Uno de cada tres estudiantes de entre 11 y 15 años sufrió *bullying* en el último mes.
> - Uno de cada cuatro niños menores de 5 años convive con una madre que sufre violencia de género.
> - El homicidio es la cuarta causa de muerte en la etapa de edad comprendida entre 14 y 19 años.

FACTORES DE RIESGO IMPLICADOS EN EL DESARROLLO DE LA CONDUCTA VIOLENTA

Determinar las causas de la violencia juvenil exige un estudio integral de la persona, de su contexto social, familiar e individual, tanto a nivel psicológico como profesional o académico. Habitualmente, no existe un factor único causal, sino que son la suma de diferentes factores, cada uno en diferentes ámbitos de la vida del joven, que interactúan hasta incrementar, de forma exponencial, el riesgo de desarrollar una conducta violenta o de implicarse en otras conductas de riesgo que atentan directamente contra su salud física y emocional. Gran parte de estos factores resultan modificables, por lo que una buena definición de los mismos por parte del terapeuta/profesional resulta un paso esencial en su abordaje y prevención.

Factores de riesgo individuales

A continuación se abordan los factores de riesgo a nivel individual de desarrollar conductas violentas.

Antecedentes de conducta delictivas

El hecho de haber cometido algún delito, aun sin violencia, es el factor que con mayor fuerza se ha asociado, en algunos estudios, a la futura comisión de actos violentos y delitos graves. La probabilidad de cometer un acto violento es mayor cuanto mayor es la conducta agresiva en la infancia (antes de los 10 años).

Exposición a episodios de violencia y adversidad social

Diferentes estudios demuestran que los jóvenes que han sido víctimas de algún tipo de violencia o han estado expuestos a ella durante su infancia son tres veces más proclives a cometer actos violentos en etapas posteriores de la vida. Así, el hecho de haber sido víctima de acoso o intimidación aumenta un 10 % el riesgo de cometer actos violentos en la vida adulta, mientras que el haber sido acosador aumenta este riesgo hasta un 50 %. Los estudios de adversidad social en la infancia como factor predictivo demuestran que el riesgo de implicarse en conductas violentas como víctima o perpetrador se multiplica por siete en aquellos niños que han estado expuestos a cuatro o más factores de adversidad social en la infancia (incluyendo abuso físico, sexual y emocional) y la probabilidad de cometer un acto suicida aumenta hasta 30 veces en comparación con aquellos que no han sufrido este tipo de experiencias.

Víctima de maltrato infantil o exposición a situaciones de estrés elevado o amenaza

Se sabe que los niños que han sufrido maltrato infantil, físico, abuso sexual, maltrato emocional o desamparo, o se han visto en situaciones de acoso o estrés elevado tienden a manifestar conductas antisociales y violentas en la niñez y la adolescencia, más a menudo que los que no han sido expuestos a estas situaciones. Las estadísticas demuestran que estos niños tienen mayor probabilidad de cometer actos violentos en la edad adulta e, incluso, de ser arrestados en la juventud y la edad adulta por este motivo.

> **!** La probabilidad de cometer actos violentos en la vida adulta se multiplica por tres en los niños que han sufrido maltrato.

El maltrato infantil genera los daños estructurales característicos de una exposición crónica al estrés y al efecto de los cambios neuroendocrinos producidos: aumento en los niveles de cortisol y de catecolaminas y disminución de oxitocina. Este estado genera fenómenos de apoptosis y reorganización neuronal que modifican el proceso de neurodesarrollo normal. Se generan sentimientos de desconfianza y hostilidad al entorno, disminuye la capacidad empática y de responder ante situaciones de estrés o amenazantes, tanto a nivel personal como del entorno, debido a su nivel de sensibilización. A nivel neuropsicológico se producen alteraciones en el procesamiento de la información (enlentecimiento y déficit en los procesos asociativos) y en la toma de decisiones (disminución de la flexibilidad cognitiva), con conductas rígidas y mayor riesgo de presentar sintomatología ansiosa. Estudios de neuroimagen revelan diferencias estructurales en adultos víctimas de maltrato infantil.

Desempeño académico errático o bajo

El desempeño académico deficiente, la falta de apego a la escuela, los cambios de centro educativo frecuentes, el absentismo y la deserción escolar son factores de riesgo de violencia juvenil. El mal desempeño académico a menudo es un factor predictivo de conducta delincuente en años posteriores. El apego a la escuela es un factor que protege contra la violencia, aunque la relación no sea muy firme. Los jóvenes que se ausentan del centro educativo con regularidad tienen mayores probabilidades de cometer actos violentos en la adolescencia y la edad adulta, y el abandono escolar prematuro también es un factor predictivo de violencia en años posteriores.

Convivencia en entornos antisociales y escasa vinculación social

La falta de vínculos sociales y el trato con compañeros antisociales se asocian con la violencia juvenil. Diferentes estudios han demostrado la estrecha relación entre el trato con compañeros antisociales y los delitos violentos, la intimidación y la agresividad. Así, ser miembro de una pandilla se ha asociado con una probabilidad de un 10 a un 21 % mayor de cometer actos violentos. Los adolescentes en riego de exclusión social, en el deseo de buscar su identidad, tienen una elevada probabilidad de integrarse en una pandilla. La asociación entre el trato con compañeros antisociales y la violencia juvenil puede valorarse desde diferentes direcciones: algunos estudios indican que los compañeros antisociales pueden reforzar la conducta antisocial, mientras que otros apuntan a que los adolescentes que ya son propensos a cometer actos violentos eligen asociarse con compañeros antisociales.

Consumo de alcohol y drogas

El 70 % de la conducta violenta en adolescentes está relacionada con el consumo de sustancias, del cual el 50 % está asociado al consumo de alcohol. El consumo de sustancias adictivas produce más frecuentemente desinhibición social y emocional, y disminuye la conciencia de riesgo y el control de impulsos. Estos factores predisponen no solo a cometer actos violentos, sino también a ser víctimas de ellos. Además, este consumo aumenta la probabilidad de relacionarse con compañeros con conductas antisociales o frecuentar entornos con mayor nivel de delincuencia.

Rasgos psicológicos

Los individuos con mayor impulsividad o con dificultades de autocontrol tienen mayor probabilidad de implicarse en un futuro, en actos de violencia, delincuencia y crimen. La baja capacidad de autocontrol ha sido también relacionada con la implicación en conducta de *bullying* o acoso escolar entre adolescentes. Muchos de los actos violentos entre adolescentes suceden de forma repentina e impulsiva, al contrario que las matanzas o ataques que se han sucedido en las escuelas, que son planeadas.

Otros rasgos de personalidad relacionados con conductas agresivas y violentas son los de psicopatía, los antisociales y el narcisismo. Algunos rasgos de personalidad poco empáticos podrían ser capaces también de generar algún tipo de violencia, por ejemplo, en el caso de los narcisistas, que anteponen el cumplimiento de sus objetivos al hecho de ser reconocidos.

Exposición a contenidos violentos en internet, televisión o videojuegos

La mayoría de los estudios realizados con el objetivo de describir los efectos de la exposición a contenidos violentos a través de internet, videojuegos o televisión revelan que en los adolescentes producen un incremento de pensamientos negativos, de sentimientos de enfado, estados de hiperexcitabilidad frecuentes y provocan, además, una desensibilización progresiva a la violencia. Consecuentemente, incrementan la percepción hostil del entorno, disminuyen los comportamientos prosociales y empáticos, y aumentan el riesgo de desarrollar una conducta agresiva y violenta.

Factores de riesgo atribuibles a la familia

Se exponen a continuación los factores de riesgo de desarrollar conductas violentas atribuibles a la familia.

Implicación de los padres en conductas antisociales y delictivas

En un estudio poblacional realizado en Suecia, se examinaron las relaciones familiares de personas que habían sido sentenciadas por delitos violentos. El estudio reveló que la probabilidad de haber sido sentenciado por un delito violento era cuatro veces mayor en personas cuyo hermano o hermana había recibido la misma sentencia, y dos veces mayor si se trataba de un primo o una prima. Diversos estudios en otros lugares arrojaron resultados muy parecidos. En uno de ellos, realizado en Cambridge, Reino Unido, se determinó que el 63 % de los niños varones con padres convictos también habían sido declarados culpables de delitos (hasta violentos en algunos casos), en comparación con el 30 % de los niños cuyos parientes nunca habían sido sentenciados.

 Estudios realizados con gemelos y hermanos con crianzas diferentes sugieren la presencia de un factor genético en el desarrollo de la conducta violenta.

Nivel socioeconómico bajo

La pobreza se ha relacionado consistentemente con la violencia juvenil. Pertenecer a una familia con dificultades económicas, en situación de desempleo o pobreza aumenta el riesgo de participar en delitos violentos, cometer intimidación y ser víctima de ella.

Estilos de educación familiar inflexibles, vínculos intrafamiliares laxos y falta de supervisión y acoso escolar

Niveles bajos de cohesión familiar, poca comprensión del desarrollo infantil y adolescente, de las habilidades de crianza, habitualmente con estilos de educación rígidos e inflexibles que pueden derivar en situaciones de abuso o abandono o en la escasa supervisión de los hijos por parte de los padres o de los educadores primarios se han relacionado con la comisión posterior de actos violentos. En concreto, la probabilidad de cometer actos violentos en la vida adulta se multiplica por tres en los niños que han sufrido maltrato, se incrementa entre el 10 y el 20 % si forma parte de una pandilla, se incrementa un 10 % en los niños que han sido víctimas de acoso y hasta un 50 % en los niños que han sido acosadores.

Estrés y aislamiento social

El estrés o crisis familiar, que incluye violencia doméstica y conflictos conyugales, o una familia monoparental, el aislamiento social o de la familia extendida, junto con situaciones en las que un miembro del núcleo familiar tenga una discapacidad física o del desarrollo o una enfermedad física o mental, como una depresión o un trastorno por estrés postraumático (TEPT), también son factores de riesgo de desarrollar conductas violentas.

Factores de riesgo atribuibles a la sociedad

A continuación se abordan los factores de desarrollar conductas violentas de riesgo atribuibles a la sociedad.

Acceso a armas

Estudios transversales realizados en su mayor parte en países de ingresos altos revelan que los países en los que las armas son más accesibles, particularmente armas de fuego, tienen una prevalencia mayor de muertes por armas de fuego. Si se estudia la prevalencia en el hogar, las muertes por armas de fuego ocurren con mayor frecuencia en aquellos hogares donde se tienen armas de este tipo que en aquellos donde no las hay. En estos estudios no se contempló la prevalencia específica en la etapa adolescente, aunque es muy probable que los resultados se apliquen por igual a la violencia juvenil, habida cuenta de que, en casi todas partes una gran proporción de los homicidios son cometidos por jóvenes.

Protección social deficiente

Se ha encontrado que los mecanismos de protección social muestran una asociación inversa con las tasas nacionales de homicidios. Todas las formas de violencia se asocian estrechamente con factores determinantes de tipo social, como la mala gobernanza, la precariedad del Estado de derecho, las normas culturales, sociales y de género, el desempleo, la desigualdad de ingresos y la desigualdad entre los sexos. También los cambios sociales acelerados y la escasez de oportunidades educativas. Las políticas dirigidas a fortalecer la protección social pueden mitigar las consecuencias sociales y económicas de estas dificultades en quienes viven en la pobreza.

En relación con las carencias referidas al Estado de derecho (uno de los principales determinantes sociales de la violencia juvenil), de especial importancia son las estrategias para que los episodios de violencia interpersonal se puedan notificar sin peligro y que la protección y el asesoramiento jurídicos estén al alcance de todos los ciudadanos. En otras circunstancias, el temor a ser sometido a sanciones criminales puede tener un efecto disuasorio. Ello sucede, por ejemplo, cuando la persona tiene un fuerte vínculo social con el agresor o cuando sabe con certeza que habrá sanciones, aunque no sepa cuán graves serán.

 No se debe olvidar que más de la mitad de los niños con un alto riesgo de violencia nunca llegarán a participar en actos violentos de gravedad.

 Agresividad previsible:
- Dificultades en los estudios.
- Absentismo escolar y comportamiento destructivo.
- Compañeros con conductas antisociales.
- Padres con antecedentes de conductas disociales, problemas de conducta y/o consumo de drogas.
- Cuidado inconsistente o negligente o estilos de crianzas muy rígidos.
- Residencia en un lugar con un índice alto de pobreza.
- Falta de gobernanza y de Estado de derecho.
- Acceso fácil al alcohol, las drogas o las armas.

Actitudes y aceptación social de la violencia hacia la infancia

En muchas ocasiones, se habla de violencia estructural e institucional y desprotección hacia la infancia, sobre todo en entornos en los que la violencia se encuentra normalizada. A pesar de que son numerosos los estudios que han demostrado que el castigo físico (azotes, golpes u otros medios para causar dolor) e incluso los insultos o humillaciones pueden provocar un aumento de la agresividad, el comportamiento antisocial, las lesiones físicas y los problemas de salud mental de los niños aún hoy en día la negligencia emocional o violencia física sobre los niños resulta socialmente aceptada tanto por padres, cuidadores o educadores como por las normas sociales vigentes, como forma de disciplina adecuada. En este contexto en el que nos encontramos, existe un riesgo elevado de sufrir desprotección o maltrato infantil. Los niños con alguna enfermedad, discapacidad, malformación física, mayor necesidad de cuidados, por ejemplo, por prematuridad, rasgos comportamentales más difíciles de manejar, cuando ha sido un parto múltiple, problemas en el embarazo o en el parto o con hermanos con necesidades de cuidado especiales, o bien cuando no responden a las expectativas de los padres por cualquier motivo son, con mayor frecuencia, víctimas de maltrato físico, psicológico o de negligencia. A su vez, los padres o cuidadores con mayor riesgo de incurrir en alguna forma de maltrato son aquellos que, a su vez, han sufrido maltrato (incluso cuando no haya sido reconocido como tal) en su infancia. Son padres o cuidadores que tienen dificultad para establecer vínculos afectivos seguros con el niño, que no son capaces de comprender las necesidades y comportamientos del menor (por ejemplo, cuando interpretan su mal comportamiento como una actitud intencional en lugar de contextualizarlo en una etapa de su desarrollo); no son conscientes de las necesidades de cuidado que entraña un niño (incluso por falta de formación si es joven); responden a lo que ellos entienden como mal comportamiento con castigos o medidas inapropiados, excesivos o violentos. Además, los hijos de padres con conductas de riesgo o delictivas, o que padecen algún problema de salud física o mental, o deficiencias cognitivas que puedan interferir en el desarrollo de su función parental tienen un riesgo mayor de sufrir maltrato por parte de sus cuidadores.

Así, los programas de educación y apoyo en la crianza de los hijos han resultado eficaces en la prevención del maltrato infantil en población de riesgo. Además, la disponibilidad de servicios de salud integral en la detección e intervención del maltrato infantil en los centros sanitarios, incluso en los servicios de urgencias, resulta de especial relevancia para la detección del maltrato en el niño y la puesta en marcha de las medidas necesarias para protegerlo.

Factores de protección

Por contraposición, los factores protectores que los estudios han identificado hasta ahora son los siguientes: una inteligencia superior a la media, poca impulsividad, actitudes prosociales, relación estrecha y de confianza con los padres, cohesión social, supervisión por parte de los padres, situación socioeconómica media, apego hacia la escuela, asociación con compañeros que no manifiestan conductas problemáticas y residencia en un vecindario sin pobreza ni violencia.

ADOLESCENCIA, SOCIEDAD Y FAMILIA

En la actualidad, la globalización y la elevada conectividad han favorecido la exposición rápida de preadolescentes y adolescentes a información novedosa y atractiva, que supone una ruptura con los roles y expectativas generados por sus padres para los que no habían sido preparados, cuando todavía no se encuentran madurativamente preparados para tomar decisiones responsables y de forma independiente. Si bien la familia hace de soporte social y se presupone como un factor amortiguador en esta etapa, se queda desprovista de herramientas para poder enfrentarse a tal invasión, más aún si a ello se suma la retirada de apoyos de un Estado de derecho en el que prima la voluntad del menor frente a la del núcleo familiar/de cuidados de referencia, y se legitima su exposición a conductas de riesgo, con independencia del conocimiento de su grupo de apoyo natural, quien todavía, en esta etapa, es su soporte social. Legislaciones como la del menor maduro y todas aquellas que suponen la pérdida de la cobertura social del menor frente a la exposición a conductas y cambios en su formación, perspectiva del mundo y eje de valores, suponen un grave riesgo para su integridad física, psicológica y moral. En esta burbuja adolescente, amparada por el Estado, mientras se desautoriza a la familia, a pesar de que se la obliga a cubrir las necesidades de sus hijos, los adolescentes buscan sin límite el grupo donde sentirse bien, puesto que, en esta etapa, el pensamiento analítico y crítico del joven es especialmente vulnerable por el área emocional y afectiva. No atiende al contexto que da significado a los hechos y difícilmente desarrolla el análisis necesario antes de actuar. En este contexto, cada vez se encuentra a más jóvenes herméticos y desvinculados no solo de la familia, sino de la sociedad, por la que surfean sin interés de sumergirse en ella o de dejarse impregnar por tal desconcierto. La red o conexión *online* les sirve de plataforma donde generar sus demandas y buscar sus intereses al tiempo que les hace sentirse acompañados.

Ante esta visión utilitaria de la sociedad, la conciencia social y los valores promulgados como medida de prevención de la violencia en el mundo, se difuminan. Así, la familia/núcleo de cuidados se enfrenta a retos cada vez mayores, la necesidad de comunicación con sus hijos también aumenta, mientras que las circunstancias son cada vez más desfavorables. En este contexto, algunos jóvenes se integran en lo que se denominan tribus urbanas, que tienen una estética que les caracteriza y unos intereses musicales o gustos comunes que les definen (por ejemplo, *hippies*, góticos, raperos, *hipsters, emos, otakus, gamers, punks, heavies, geeks, skaters*). Otros adolescentes, con los factores de riesgo previamente descritos, se integran en grupos antisociales y/o delictivos. Algunos grupos se forman por intereses políticos y/o ideológicos; otros, por intereses comunes, por ejemplo, el fútbol, y otras formas las constituyen las denominadas bandas, entre ellas, las bandas latinas.

Generalmente, los dos grupos previamente referidos, fundamentalmente los que se forman por fanatismos deportivos, no tienen una estructura clara e, incluso, sus integrantes no suelen utilizar la violencia cuando no están en grupo; solo en él encuentran la validación de sus actos. Sin embargo, las bandas tienen una estructura que las define: jerarquía, territorio de dominio, lugar de reunión, símbolos y/o jerga que las diferencia del resto, y comisión de actos delictivos. Las bandas latinas, en concreto, tienen su origen en el proceso migratorio. A partir de 2013 en España se observa un cambio en el perfil de los menores internados en centros judiciales, mientras que, con anterioridad a esta fecha, especialmente antes de

2010, las tres cuartas partes de los menores internados eran de origen español. Este porcentaje ha ido decreciendo a favor de menores migrados de África inicialmente y menores de los países del Este después. La rápida inserción laboral de estos últimos engrosó, de forma transitoria, los índices de menores extranjeros internados en centros judiciales para dar paso a los adolescentes de origen latinoamericano que han pasado a engrosar los números de estos centros. Para muchos de ellos, la pertenencia a una banda era una forma de supervivencia en el país de origen y la mayoría de ellos consideran la conducta violenta como una forma lícita de conseguir lo que desean. Cuando estos adolescentes llegan a su nuevo país, lo hacen años después de que sus familiares llegasen por primera vez. Cuando estos familiares han conseguido integrarse en el sistema, tener una actividad laboral que pueda cubrir sus necesidades, e incluso han llegado a formar una nueva reagrupación familiar (en la que el adolescente no ha convido), el joven llega al nuevo país. El desarraigo y la ausencia de apegos y vínculos familiares fuertes son claros factores predisponentes para la integración y formación de este tipo de bandas.

Por otra parte, esa estructura jerárquica de la banda, aparentemente protectora en su inicio, se convierte en el atractivo de adolescentes inseguros, muchos de ellos víctimas de violencia. Además, este sistema organizativo y con unos planteamientos lógicos, aunque al margen social, es un grupo que resulta especialmente cómodo para niños con trastornos del neurodesarrollo. Estos adolescentes, al perder el contexto y desvincularse del núcleo de referencia, adoptarán de inmediato un nuevo marco de referencia, el del grupo en el que estén, sin crítica alguna, siempre y cuando los planteamientos sigan siendo lógicos conforme a este marco o constructo. A su vez, estos grupos son la cobertura social de adolescentes violentos, con independencia de su origen cultural o social.

VALORACIÓN Y TRATAMIENTO DE LA CONDUCTA VIOLENTA DESDE LA CONSULTA DE PSIQUIATRÍA

La historia clínica del menor es la herramienta diagnóstica fundamental, en este caso, centrada en el estudio y definición funcional de la conducta problema. En primer lugar, es fundamental hacer un buen diagnóstico diferencial entre trastornos del humor, trastornos de conducta y TDAH. Para ello, conviene definir los siguientes criterios:

a) Frecuencia de la conducta agresiva (todos los días, al menos una vez al día).
b) Intensidad (leve-moderada o con riesgo de violencia contra él mismo o hacia terceros).
c) Desencadenante, su presencia y tipo (norma, límite, frustración, manía o ilógico) o su ausencia y presentación episódica (puede corresponder con un patrón de ciclación rápida, más difícil de detectar si no se tiene una historia retrospectiva).
d) Tiempo de evolución (durante al menos 2 semanas, 6 últimos meses o desde siempre (**Tabla 27-2**).

Tabla 27-2. Diagnóstico diferencial de la conducta agresiva y violenta

*Tipos de agresividad/violencia	Desencadenante	Características	Enfermedad/trastorno
Reactiva	• Norma/límite • Comportamiento reincidente y persistente (mínimo 6 últimos meses)	Actitud oposicional y desafiante	Trastorno oposicionista desafiante (TOD)
		Conductas antisociales	Trastorno de conducta (TC)
	Frustración esperable para la etapa de desarrollo	• Conducta impulsiva • Intensidad desproporcionada	Trastorno por déficit de atención e hiperactividad (TDAH)
	Frustración no esperable	Manías, hiperestimulación sensorial	Trastorno del espectro autista (TEA)
	Frustración no entendible por un razonamiento lógico	• Alteración en la percepción sensorial • Déficit en el procesamiento de la información social • Déficit en la expresión de emociones de forma adaptada • Percepción distorsionada (estrés agudo) • Comportamiento alucinatorio	• TEA. Déficit sensoriales • Déficit en la comunicación social • Déficit del lenguaje • Discapacidad cognitiva • Ansiedad • Psicosis
Episódica	No existe/no hay un factor concreto	Riesgo de agresión grave contra uno mismo o su entorno	Enfermedad bipolar
Variable	Efecto de la droga	Presentación variable	Trastorno por consumo de sustancias (TCS)
Premeditada	• Objetivo escogido • Objetivo esperable (según el motivo de la humillación)	• Conducta reincidente, rasgos antisociales • Antecedentes de conductas agresivas ante su autoridad	• Psicopatía • Personalidad narcisista
	Creencia delirante	Congruente con delirio	Psicosis
	Estado disociativo	Consciencia alterada, impredecible	Trastorno disociativo

* La distinción de agresividad reactiva y premeditada obedece a criterios clínicos (no necesariamente neurobiológicos). Los déficits neurobiológicos subyacentes son los propios de cada trastorno.

En la exploración psicopatológica, es imprescindible prestar atención a los síntomas de los trastornos que pueden cursar con conductas agresivas y violentas: disociativo, psicótico, afectivo, TEA, la presencia de un trastorno de la comunicación social, déficits y problemas de integración sensorial. Así, la historia médica debe revisarse con cautela para valorar posibles alteraciones en el desarrollo, cuadros sindrómicos y déficits sensoriales, entre otros. Es fundamental analizar la historia y dinámica familiar con el objetivo de identificar factores de riesgo o relacionados directamente con la conducta violenta del adolescente. Por ello un análisis funcional de la conducta, resulta de vital importancia para desentrañar los principales factores y personas implicadas en el desarrollo de la conducta violenta, y, a partir de él, poder trabajar a nivel terapéutico o preventivo.

Historia clínica

La historia clínica debe recoger la siguiente información:

- **Anamnesis:**
  - Edad. Número de hermanos y el lugar que ocupa.
  - Lugar de residencia (urbano o semiurbano).
  - Escolarización, tipo de colegio y grado de educación.
- **Historia de la enfermedad:**
  - Frecuencia de la conducta agresiva (todos los días, al menos una vez al día).
  - Intensidad (leve-moderada o con riesgo de violencia contra él mismo o hacia terceros).
  - Tipo de desencadenante si lo hubiera. Desencadenante, su presencia y tipo (norma, límite, frustración, manía o ilógico).
  - Evolución: crónica, al menos 6 meses, 2 o 1 semana o episódico.

Exploración psicopatológica

- Nivel de conciencia.
- Comunicación: pragmática y expresión verbal.
- Resonancia afectiva (congruente o no) frente a aplanamiento afectivo.
- Conducta: adaptada o no frente a desorganizada.
- Alteraciones sensoperceptivas (tanto acústicas como olfativas o al tacto) y de integración espacial.
- Pensamiento: acelerado, desorganizado o perseverante.
- Procesamiento de la información: normal o literal y concreta.
- Signos motores: inquietud, agitación, estereotipias, manierismos, tics, control postural y de la marcha (tono muscular, coordinación motora y persistencia de la marcha de puntillas en niños).
- Explicación de lo sucedido: contenido, crítica y nivel de introspección.
- Estado de humor, congruente o no, y síntomas de ansiedad.
- Manías, obsesiones o rituales.
- Intereses restringidos y estereotipados. Nivel de integración social.
- Patrón de sueño y de conducta alimentaria.

Historia del desarrollo

- Cumplimientos de los hitos del desarrollo.
- Dificultad en la transición de alimentos. Adaptación a los cambios.
- Problemas de sueño de bebé.
- Rabietas. Autolesiones.
- Integración e interacción social.
- Rendimiento académico. Historia de dificultades en el aprendizaje. Conducta en el entorno académico.
- Cambios de lugar de residencia, cambio de amigos. Acontecimientos vitales. Exposición a algún incidente traumático.

Problemas médicos

- Parto, complicaciones en el embarazo y perinatales.
- Capacidad auditiva y visual.
- Infecciones. Problemas endocrinos o metabólicos, alergias. Tratamientos recibidos y tolerancia a cada uno de ellos.
- Epilepsia, otros signos y síntomas neurológicos.
- Hábitos tóxicos.

Antecedentes psiquiátricos familiares

- Problemas en el control de impulsos.
- Consumo de alcohol y/o drogas.
- Antecedentes de carácter peculiar o excéntrico.

Historia familiar

- Dificultades económicas, desempleo, nivel de educación.
- Tipo de familia, soporte de familiar no nuclear.
- Creencias acerca de la crianza de los niños y expectativas sobre ellos.

Exploración/evaluación funcional de la conducta

- Qué y en qué situaciones ocurre.
- Qué pasa antes, cuáles son los detonantes.
- Quién o quiénes están presentes.
- Qué sucede después.
- Qué factores o personas tienden a agravarla o a suavizarla.
- En qué lugar o lugares ocurre.
- Con cuánta frecuencia e intensidad.
- Desde cuándo está ocurriendo.
- ¿Para qué?, ¿es realmente problemática?, ¿para quién?

Además, las exploraciones complementarias deben ser indicadas según la sospecha diagnóstica. De este modo, puede considerarse que son necesarias y/o recomendables:

- **Necesarios:**
  - Análisis de tóxicos en orina.
  - Hemograma, perfil tiroideo, pruebas de función hepática, hierro y ferritina.
- Recomendables y necesarias **si se sospecha de capacidad intelectual baja o dificultades en el aprendizaje:**
  - Evaluación neuropsicológica.

- Recomendable y necesaria **si el objetivo es delinear rasgos de personalidad antisocial, narcisista o neuróticos**:
  - Evaluación psicodiagnóstica.
- Recomendables y necesarios **si existen signos neurológicos, antecedentes de epilepsia, hallazgos neuropsicológicos sugerentes de lesión orgánica o antecedentes de complicaciones perinatales**:
  - Electroencefalograma (EEG).
  - Resonancia magnética cerebral.
- Recomendable y necesario **en el caso de que se observen rasgos sindrómicos**:
  - Estudio genético.

PREVENCIÓN E INTERVENCIÓN SOBRE LA CONDUCTA VIOLENTA

La prevención e intervención sobre la conducta violenta es multimodal y multifactorial, y requiere de la implicación tanto del propio sujeto como de su entorno más cercano.

En el caso de **episodios agudos** de conducta violenta, se requiere de una **intervención aguda o en crisis** y de la planificación de un tratamiento a medio plazo. La intervención en crisis es fundamentalmente cognitivo-conductual y está basada en estrategias de contención, comunicación no violenta y relajación/desactivación de la emoción, aunque en ocasiones se precisa del tratamiento con fármacos, en su mayoría antipsicóticos, para disminuir la agresividad. Esta intervención aguda o en crisis está dirigida a controlar el riesgo del paciente de atentar contra sí mismo, un tercero o la comunidad, y, con frecuencia, se precisa de medidas de contención física que pueden ser proporcionadas por su familia o tutor a nivel ambulatorio hasta que lleguen los servicios de seguridad ciudadana, o bien, por los profesionales paramédicos especializados, de acuerdo con las indicaciones del médico en el centro sanitario. Así, en función del problema o enfermedad médica que subyace a la conducta agresiva y violenta, puede tratarse de un episodio de agresividad reactivo a alguna frustración, como en el caso de los trastornos de conducta, TEA o trastornos pragmáticos en la adolescencia. En estos casos, la conducta agresiva cede después de un tiempo determinado, volviendo a la situación clínica basal del paciente.

En ocasiones, el control de estos episodios precisa, además, de la asistencia de un experto, no necesariamente médico, en consulta o en el propio domicilio, con los siguientes objetivos:

- **Establecer unas pautas de conducta** en conformidad con los padres o tutores y adolescentes. Extinguir el factor desencadenante, si lo hubiera, o establecer unas normas de uso; por ejemplo, el uso de videojuegos suele ser un factor desencadenante.
- **Evitar el riesgo de reincidencia inmediata**: por ejemplo, en el caso de ciberacoso o pertenencia a pandillas, cortar el acceso a las redes de comunicación social hasta una próxima valoración del riesgo, tanto por el estado del paciente de hacer un uso inadecuado de las redes como por el riesgo de exponerse a contenido o información que pueda dañar la integridad del paciente o de su familia.
- **Informar a las autoridades competentes**: seguridad civil y ciudadana cuando se presuma de la existencia de un riesgo para la integridad de paciente menor de edad, su familia o la comunidad; por ejemplo, en el caso de que existan amenazas o se sospeche de la pertenencia a grupos antisociales o bandas.
- **Controlar los factores intrafamiliares y/o externos**:
  - Disminuir el nivel de estrés familiar.
  - Definir entornos, compañías y actividades que puedan actuar como factor amortiguador.
  - Evitar la exposición a lugares con una alta tasa de conductas delictivas y/o de uso de sustancias psicoactivas.

En otros casos, la conducta agresiva y violenta es la **descompensación de su psicopatología de base**, como puede ser en la enfermedad bipolar pediátrica o el debut de un cuadro psiquiátrico. En estos casos, habrá que plantearse el riesgo y la gravedad de una reincidencia cuando se haya conseguido controlar el episodio, o bien, si el riesgo es asumible con medidas específicas, según el cuadro clínico del que se esté hablando, con el tratamiento a nivel ambulatorio.

Cuando el episodio se debe al consumo de sustancias, puede que se precise de tratamiento de urgencia a nivel hospitalario hasta que se controle o ceda el efecto provocado por la sustancia.

Prevención e intervención a nivel familiar y educativo

En el desarrollo de un plan de control y manejo de la conducta violenta, se ha de plantear la intervención a nivel individual, familiar y en colaboración con el colegio, e informar a los padres/educadores de la naturaleza de la conducta agresiva, contextualizada según el desarrollo madurativo en función de la franja de edad. Proporcionar herramientas para controlar la conducta violenta es fundamental, en cualquier caso, y se puede realizar a través de diferentes intervenciones.

Psicoeducación

Cuando la conducta violenta es secundaria a la presencia de un trastorno psiquiátrico, es esencial destacar el carácter sintomático y derivado de un desequilibrio neurobiológico, no de una actuación personal deliberada. Los padres deben ser informados de la búsqueda de un entorno menos hostil para el paciente, en el que pueda percibir menos estrés o en el que sus dificultades le ocasionen menos desigualdades y limitaciones, donde su integración sea un reto y sirva de motivación, y no suponga una frustración continúa con barreras infranqueables. Es necesario ajustar las expectativas de los padres/educadores respecto a la conducta esperada, forma de proceder en el ámbito social o rendimiento académico.

Entrenamiento en comunicación no violenta

La ciencia del lenguaje positivo se viene desarrollando y probando experimentalmente en laboratorios desde hace ya más de dos décadas, principalmente en el campo de la neurociencia cognitiva, con indicadores de cambio favorable en el estado de ánimo, funcionamiento cerebral y bienestar subjetivo. A nivel aplicado, a finales de los años setenta, el psicólogo estadounidense Marshall B. Rosenberg desarrolló un paradigma de comunicación denominado *comunicación no violenta* (CNV), un proceso de comunicación y mediación para resolver conflictos y diferencias entre individuos de un modo pacífico.

> ❗ Utilizado como parte de un programa más amplio o como entrenamiento/programa educativo específico, la CNV supone un modelo de comunicación o de intercambio de información basado en la conexión con nuestras necesidades y el respeto a las necesidades del otro, de forma consciente, en lugar de hacerlo de un modo automático basado en patrones, esquemas o reacciones aprendidas, alejado de juicios y evaluaciones, y utilizando la empatía para comunicar de manera efectiva.

Los elementos clave de la CNV son: observar sin evaluar, identificar y expresar los sentimientos, asumir la responsabilidad de nuestros sentimientos y formular a los demás peticiones conscientes para enriquecer nuestra vida. En los pocos estudios que existen al respecto, el empleo de estas estrategias ha demostrado reducir un 90 % de los indicadores de violencia, como el uso de mecanismos de contención y aislamiento en unidades de media estancia, y un 50 % en unidades de larga estancia psiquiátricas. También se ha señalado la eficacia de la CNV en la disminución de la violencia doméstica en un programa de intervención para agresores en California, que tuvieron un 0 % de reincidencia, en comparación con una reincidencia del 40 % en 5 años de aquellos que no participaron en el programa de CNV. Por último, se han examinado también los efectos del entrenamiento combinado de CNV y *mindfulness* en 885 presidiarios, y se encontró que el programa redujo la reincidencia de un 37 a un 21 %, lo que ahorró al Estado 5 millones de dólares anuales en costes de encarcelamiento. Estos datos han de ser replicados.

Programas de mindfulness o atención plena

La práctica del *mindfulness* o desarrollo de la atención plena con foco en el momento presente, de manera consciente y sin juicio también se ha propuesto como una estrategia para promover la regulación emocional en los adolescentes en general y para los afectados de diversas patologías psiquiátricas, como el TDAH, los trastornos de ansiedad y estado del ánimo, trastornos del sueño, de la alimentación, dolor crónico y uso de sustancias, con resultados positivos en distintas áreas. En programas específicos, como el *Dot Be Program*, de la organización británica Mindfulness in Schools Project, o de forma concomitante con otros tratamientos psiquiátricos, las técnicas que han sido más estudiadas en niños, adolescentes y sus familias son las estrategias basadas en *mindfulness* para la reducción del estrés, terapia cognitivo-conductual basada en *mindfulness*, yoga meditacional, meditación trascendental, técnicas de mente-cuerpo (meditación/relajación) y cuerpo-mente (posturas de yoga, movimientos de taichí). En el caso de la adolescencia —un momento crítico en el desarrollo del cerebro, cuando los grandes cambios que se suceden hacen a los menores más susceptibles a la impulsividad de las emociones—, a través del entrenamiento de la atención y la meditación, los programas de *mindfulness* o *mindfulness* y compasión tienen como objetivo el desarrollo de una mayor autonomía en la gestión de su bienestar físico, mental y emocional. De manera individual o a través de grupos que promueven el aprendizaje social y emocional, fundamentados en la neurociencia, tratan de explorar cómo funciona el cerebro y cómo la práctica de estrategias de *mindfulness* de forma regular promueve la relajación, el control de los estados del ánimo, de la ansiedad y el estrés, y la regulación emocional. Estos programas se aplican con éxito tanto en el ámbito clínico como en el educativo.

Programas específicos para padres de niños con problemas de conducta

Hay numerosos programas de escuela de padres o específicos de manejo de conducta de corte cognitivo-conductual que han demostrado efectividad a corto plazo en el abordaje de conductas disruptivas. Entre aquellos que se comercializan, uno de los más conocidos es *The incredible years*, diseñado por la psicóloga americana Carolyn Webster-Stratton, con distintas versiones para ser utilizadas en el aula, en servicios clínicos, entornos sociosanitarios y dirigidas a padres de niños en general o a padres/educadores de niños con una patología psiquiátrica específica. Este programa trata de promover el desarrollo de una relación positiva entre padres e hijos o menores con sus educadores, fundamentalmente a través del uso frecuente del juego y el establecimiento de límites efectivos, así como del empleo selectivo de estrategias para redirigir, distraer o disminuir la agresión, incluyendo el tiempo fuera. Su eficacia es mayor cuando se desarrolla en grupos, a través de la sucesión de experiencias de frustraciones ocasionadas mediante el juego guiado y modificado por el especialista. Sin embargo, la evidencia sobre los efectos a largo plazo de este tipo de programas es limitada.

En este sentido, los hallazgos de la neurociencia y la neuroeducación nos dirigen hacia la aplicación de programas cuyo objetivo es la comprensión de la conducta del niño desde los preceptos fundamentales del funcionamiento del cerebro y la emoción, desde un punto de vista *positivo* o que integra componentes/herramientas de la disciplina positiva, la neurociencia, el estudio de la motivación y la psicología adleriana (Alfred Adler). Estos modelos tratan de abordar la conducta que se ve y los factores que intervienen en esa conducta visible, ocultos bajo la apariencia disruptiva que se manifiesta, de manera que proporcionan un abordaje que acompaña y ayuda a configurar la mente del niño. Estos modelos entienden la conducta agresiva desde un punto de vista adaptativo, que pretende asegurar la pertenencia del individuo al sistema familiar/social. Adler sostenía que el comportamiento humano es motivado por un deseo de pertenencia, importancia, conexión y valía, algo que demuestran los estudios recientes sobre el desarrollo cerebral en los primeros años de vida. En ellos se señala la predisposición innata del cerebro humano a buscar conexiones con los demás y la tendencia a un mejor comportamiento de aquellos que consiguen esta sensación de conexión. La disciplina positiva entiende los comportamientos disruptivos como el intento equivocado de consecución de metas por parte del niño/adolescente. Es el adulto quien tiene que comprender qué significa el comportamiento para la persona que lo muestra («el comportamiento que se ve es la solución del niño/adolescente a un problema que no se ve»). Así, el comportamiento es una parte muy pequeña de lo que está ocurriendo en el fondo de una persona. Por tanto, esta disciplina promueve el entendimiento de la otra persona en profundidad, en su conjunto, y no solo cómo se comporta, para garantizar su pertenencia. Explora, por tanto, el nivel de desarrollo del niño o adolescente en distintas áreas (física, socioemocional, comunicativa), el temperamento, antecedentes de trauma, necesidades especiales, déficit de habilidades, incluso hambre, cansancio, sed o incomodidad física. Las herramientas de la disciplina positiva incluyen el uso de consecuencias naturales, preguntas de curiosidad («¿Cómo podríamos hacer para…?», ¿Qué necesitas para…?»), el aliento/enfoque en las fortalezas de la persona y en la búsqueda de soluciones (no de culpables) para asegurar pertenencia y cooperación. El enfoque por sí solo en las habilidades que sí tiene el niño/adolescente le ayuda a tener un autoconcepto mejor y a que pueda pertenecer y contribuir a su entorno. A partir de ahí, los educadores/terapeutas pueden continuar con intervenciones dirigidas a gestionar conflictos y modos de relación a través del modelado, constituyendo el ejemplo de cómo van a ser sus relaciones futuras (considerando la importancia de generar relaciones seguras con las figuras de cuidado/parentales). En este sentido, un aspecto fundamental de estos programas es el enfoque centrado en soluciones y la importancia de que las figuras de cuidado/parentales no tomen las actitudes conductas/comportamientos del niño/adolescente de forma personal, comprendiendo las necesidades subyacentes, y teniendo en cuenta la importancia que tiene para los niños/adolescentes sentirse vistos, sentidos y comprendidos.

 En resumen, los cinco criterios de la disciplina positiva son:

1) Ayuda a los niños/adolescentes a tener un sentido de conexión (pertenencia e importancia).
2) Es amable y firme al mismo tiempo (respetuosa y alentadora).
3) Es efectiva en el largo plazo (el castigo o las consecuencias negativas funcionan, pero tienen resultados negativos a largo plazo).
4) Enseña habilidades sociales y de vida valiosas para un buen carácter (respeto, preocupación por los demás, solución de problemas, cooperación).
5) Invita a los niños/adolescentes a descubrir su valor (fomenta el uso constructivo del poder personal y la autonomía).

De acuerdo con este modelo de disciplina positiva, el cambio social está en la búsqueda de la firmeza, acompañada de amabilidad. La prevención pasa, por tanto, por el cambio social centrado en el conocimiento del desarrollo del niño y su integración en la sociedad.

Talleres de comunicación con el adolescente

Tal como se ha visto, las características de la interacción y comunicación con otras personas pueden estar relacionadas con la aparición de conductas agresivas. Es importante contemplar que la alteración de la conducta puede estar conectada con la presencia o comentarios de una persona en concreto,

con el tono de voz, con un contacto físico demasiado distante o cercano, la atención que recibe, el nivel de exigencia del entorno, las correcciones o comentarios que se realizan o, incluso, con el cambio de personas que la atienden. Así, resulta fundamental que se pueda dar una buena comprensión del mensaje que se quiere transmitir, así como que el profesional, cuidador o acompañante sea capaz de comprender y traducir las señales del individuo. En el caso de los trastornos psiquiátricos, las alteraciones cognitivas que los acompañan pueden ser la causa de las dificultades de comunicación efectivas, por lo que se requiere de una completa evaluación cognitiva y del manejo de técnicas de comunicación específicas, dirigidas a paliar o compensar los déficits que provocan las dificultades de comunicación, tales como déficits de atención o de manejo/procesamiento de la información y dificultades de memoria y aprendizaje, de control ejecutivo o de fatiga o comprensión del lenguaje. A nivel global, para paliar de un modo óptimo las dificultades en estas áreas, pueden ser de utilidad algunos programas de entrenamiento en resolución de problemas, como *Collaborative problem solving*, entre otros.

Características físicas y sensoriales del entorno

En la medida de lo posible, el control y acondicionamiento de las características físicas del entorno resulta un amortiguador esencial de la conducta violenta, particularmente en lo que se refiere a los trastornos del neurodesarrollo y trastornos psiquiátricos. El entorno físico por sí mismo puede constituir un desencadenante. Los cambios frecuentes de domicilio, el entorno social, los espacios reducidos o demasiado amplios, un mobiliario incómodo o la falta de elementos que faciliten la participación e implicación del adolescente en distintas actividades son factores que pueden ser detonantes de agresividad. Elementos sensoriales tales como exceso de ruido, olores penetrantes, luz potente o demasiado tenue, temperatura desagradable y colores fuertes o brillantes pueden provocar malestar o irritación y ser, a su vez, un desencadenante de las alteraciones conductuales.

Planificación de actividades

Del mismo modo, la programación de las tareas, actividades habituales y la rutina diaria del individuo pueden constituir un factor que afecte el desarrollo y mantenimiento de la conducta agresiva. De esta manera, un exceso de planificación o una planificación rígida de las actividades que no dé al niño/adolescente la oportunidad de elegir o formular su opinión, o, por el contrario, la falta de planificación o exceso de tiempo libre, así como los cambios frecuentes o imprevistos en la rutina, pueden provocar frustración y nerviosismo y derivar en conductas agresivas.

Abordaje familiar y educativo en estilos parentales y de apego, y prevención del acoso escolar

A través de la relación con los demás, se produce la construcción de las conexiones neuronales de las que emerge la mente humana. El estilo de apego (la forma de vincularnos efectivamente con los demás) comienza a fraguarse desde los primeros meses de vida, en función de los cuidados y atención que recibe el niño y las figuras con las que establece relación en la infancia, y, posteriormente, con compañeros, amigos y educadores. La teoría del apego de Bowlby distingue entre 1) apego seguro: ante cuidadores sensibles a las necesidades, que responden de forma consistente y adaptada a las circunstancias, el niño crece sintiéndose seguro y valorado, es capaz de confiar en otros y tiene un buen concepto de sí mismo; 2) apego evitativo: los cuidadores ignoran las necesidades y llamadas de atención del niño y no responden a sus emociones, de manera que el pequeño aprende a reprimir lo que siente y a ser dependientes, y tendrá dificultades para confiar en el otro, para lograr una verdadera intimidad o para mostrarse vulnerable, lo que puede derivar en conductas agresivas que demuestren que no necesita a los demás; 3) apego ambivalente: los cuidadores son inconsistentes e impredecibles; en ocasiones responden de forma adaptada a las necesidades del infante y en otras se muestran hostiles y desinteresados, lo que genera inestabilidad en el niño, que sufre de ansiedad e inseguridad, falta de autovalor y necesidad de asegurar constantemente el afecto y presencia de los demás; 4) apego desorganizado: se forma cuando el niño vive abusos, negligencia grave o abandono. Se configura entonces su personalidad en torno a una serie de síntomas de ambivalencia y evitación, y puede tener conductas explosivas, gran frustración y un fuerte rechazo (y a la vez anhelo) de vínculos emocionales.

Las personas con un estilo de vinculación inadecuado tienden a sufrir y a tener problemas en sus relaciones. El estilo de apego condiciona, además, la probabilidad de sufrir acoso o convertirse en acosador, por lo que, a nivel preventivo y de intervención, es importante detectar estos esquemas y abordarlos desde un punto de vista que proporcione información y trate de revertir los efectos de los estilos de apego disfuncionales, redirigiéndolos hacia un estilo de apego seguro y funcional. Para ello, resultan fundamentales los programas educativos centrados en favorecer la estimulación al niño y la satisfacción de sus necesidades por parte de sus figuras de apego, ya que de esta forma se produce el adecuado desarrollo del cerebro. Así, la educación emocional de los progenitores y educadores resulta fundamental para facilitar el reconocimiento y atención de las distintas reacciones emocionales, que facilitarán el desarrollo cerebral, potenciando el bienestar personal y social.

Terapia de familia

En los casos en los que se observe una disfunción familiar, esta deberá abordarse de forma específica a través de programas que integren un componente de terapia familiar o multifamiliar, o bien centrados en la conducta agresiva y los factores que lo perpetúan u originan, o bien dirigidos a mejorar las dinámicas familiares disfuncionales.

Colaboración con el terapeuta

En los programas de adolescentes y menores se necesita que la familia/convivientes y/o los educadores colaboren estrechamente con los terapeutas para asegurar la continuidad e instauración, dentro de la dinámica del hogar o centro de convivencia, de las pautas, estrategias y herramientas trabajadas para la modificación de conducta.

> **!** En definitiva, el conocimiento acerca de cómo funciona el cerebro infantil y adolescente, el manejo de la comunicación, y la regulación del entorno físico, social y de la actividad habitual del sujeto pueden prevenir la aparición o frecuencia de la conducta agresiva, por lo que el diseño de los espacios y tareas, el control de la estimulación sensorial ambiental, junto con el entrenamiento en habilidades y estrategias de comunicación (de terapeutas, educadores y familiares) constituyen el primer abordaje en la prevención e intervención de la conducta agresiva.

Intervención a nivel individual

Independientemente del modelo de intervención, un análisis funcional de la conducta nos permitirá recoger y analizar información sobre el entorno social, físico e interpersonal del individuo, así como sobre todas las circunstancias relativas a la definición de la conducta violenta. El análisis funcional constituye, por tanto, la primera fase dentro del proceso de evaluación e intervención en los problemas de conducta. Se trata de un proceso de recogida y examen de información para determinar las variables causales que contribuyen a la aparición y mantenimiento de una conducta con el objetivo de diseñar programas orientados a modificar o disminuir las variables que la motivan para producir cambios en la conducta problema. Descubrir los puntos fuertes y débiles tanto del individuo como del contexto en el que está ocurriendo la violencia, las características de la conducta violenta en sí misma y las relaciones que se establecen entre lo que ocurre antes y después de la presentación de la conducta serán la información que nos permita establecer hipótesis sobre la función de este comportamiento y la razón de su mantenimiento en el tiempo.

Terapia conductual o de conducta

Este tipo de terapia consiste en la evaluación funcional de la conducta (variables que favorecen la aparición y el mantenimiento de la conducta, así como las posibles conductas alternativas), el diseño de la intervención (apoyos, aprendizajes, control de antecedentes y consecuentes, y manejo de situaciones) y la valoración de resultados (cambios observados y su duración, validez ecológica, generalización y posibles efectos secundarios). Si la presencia de la conducta violenta supone un alto riesgo para el propio niño/adolescente u otras personas de su entorno, resulta conveniente, en primer lugar, hacer un análisis de los riesgos que supone y plantear una estrategia reactiva de control situacional o restrictiva de contención y aislamiento para facilitar el manejo de la conducta mientras se realiza la descripción funcional y se conforma el programa de apoyo conductual.

Este tipo de intervenciones se deben realizar durante un espacio de tiempo delimitado, con objetivos concretos y supervisados por el especialista, quien reevaluará la progresión de las medidas adoptadas, su flexibilidad y la disminución de la exigencia conforme al estado emocional del paciente y al nivel de estrés familiar que se puede generar, trabajando tanto con el niño como con la familia. Esta fórmula resulta de especial utilidad en los trastornos de conducta.

Terapia cognitivo-conductual

Este tipo de terapia añade a la anterior un componente de manejo de cogniciones o de pensamientos disfuncionales que estarían en el origen de la conducta violenta (pensamientos o sentimientos de rechazo, de no ser amado, de minusvalía, etc.). Estaría indicada en los niños y adolescentes con trastornos del humor y ansiedad asociados a la conducta agresiva o violenta. También en los niños y adolescentes con un déficit en el control de la respuesta emocional, asociado o no a un TDAH, puede ser de utilidad la identificación de los pensamientos previos y sesgos cognitivos instaurados en el tiempo, que llevan a la explosión de la conducta agresiva, y el aprendizaje de técnicas de manejo de conducta. En los trastornos pragmáticos, aunque el origen de la conducta no es debida al déficit de control frontal, sino a la percepción de amenaza por un procesamiento alterado de la información, pueden ser de utilidad este tipo de intervenciones complementarias a los programas de entrenamiento en habilidades sociales.

Programa de entrenamiento en habilidades sociales

En general, estos programas resultan beneficiosos cuando el origen de la conducta violenta se encuentra en las relaciones interpersonales o en el entorno social del niño o adolescente, o si existe una dificultad importante en la expresión de necesidades, asertividad o falta de conocimiento de las normas sociales (niños en ambientes socialmente muy empobrecidos o situación de desamparo). Se trata de entrenar a los niños y adolescentes en las competencias necesarias de interacción con los demás (estrategias de comunicación asertiva, hacer y recibir elogios, expresar quejas, expresión emocional adaptada a las circunstancias, relajación). Los niños con trastornos pragmáticos, déficits sensoriales y discapacidad cognitiva, además de los niños con TDAH o TEA, pueden beneficiarse del entrenamiento en grupo de sus competencias sociales, a través de juegos adaptados a su edad y etapa de desarrollo. A nivel individual, puede trabajarse también la adquisición de herramientas de comunicación social, incluso las atribuidas a déficits sensoriales, como la modulación de la voz.

Programas específicos de intervención psicopedagógica

Frecuentemente, los niños con problemas en el desarrollo del lenguaje adoptan una conducta disruptiva ante la frustración por no lograr comunicarse de forma adecuada o, al contrario, se muestran inhibidos e irascibles, con mayor probabilidad de desarrollar problemas de humor futuros, por lo que requieren de programas de intervención específicos y adaptados a su discapacidad o dificultad pedagógica.

Programas de entrenamiento en técnicas de autocontrol de la repuesta emocional o estrategias de control de la ira

Son programas, habitualmente de corte cognitivo-conductual, que incorporan elementos de identificación de antecedentes y consecuentes (cadena A-B-C), identificación de sensaciones corporales y pensamientos negativos, parada de pensamiento (objetivar y normalizar la situación, estrategias de solución de problemas, autoverbalizaciones positivas, reestructuración cognitiva), técnicas de relajación (respiración profunda, atención centrada en la respiración, respiración abdominal), tiempo fuera y estrategias de comunicación efectiva. A diferencia de otras técnicas de modificación de conducta, el desarrollo de estas estrategias está basado en el autocontrol y no en el control externo de la conducta disruptiva.

> **!** El autocontrol ha demostrado ser más efectivo a largo plazo, fomenta la autonomía e independencia, propicia la expresión de necesidades de forma adecuada y supone el desarrollo de una habilidad adaptativa para vivir en sociedad.

En el caso de niños en edad infantil y primaria, se pueden desarrollar estas habilidades a través de técnicas como la de la tortuga (replegar, relajar, solución de problemas) o la del semáforo (parar, pensar, actuar) u otra imagen/palabra clave para los mayores (*stop*), que suponga desarrollar la secuencia de autocontrol de acuerdo con las estrategias anteriormente descritas.

Tratamiento específico del trauma

Los niños y adolescentes con trauma tienen dificultades para tener en cuenta las consecuencias de su conducta, leer la mente o ponerse en la situación del otro, leer las intenciones de los demás, ser flexibles, anticipar, planificar, respetar límites o detectar el peligro. En los casos en los que exista una experiencia traumática de la infancia, deberá ser atendida de forma específica con un tipo de abordaje dirigido al trauma. Tanto las terapias de tipo cognitivo-conductual (terapias de exposición) como la terapia de desensibilización y reprocesamiento por movimientos oculares (EMDR) han mostrado evidencia para el tratamiento de los recuerdos traumáticos. En este sentido, la terapia EMDR es uno de los tratamientos para los trastornos relacionados con el trauma recomendados por la OMS. La EMDR es un método de psicoterapia ampliamente investigado con eficacia en la recuperación de un trauma y otras experiencias vitales angustiosas asociadas a problemas de salud mental, como TEPT, la ansiedad, la depresión y otras patologías. En el caso del trauma o los trastornos como el TEPT, los individuos se mantienen habitualmente en un modo de *detección de amenaza constante*, incluso ante estímulos, personas o situaciones potencialmente beneficiosos para ellos, que en ocasiones deriva en conductas o actuaciones violentas hacia sí mismos o hacia los demás. Esto es, cuando un niño o adolescente vive una situación algo amenazante, como, por ejemplo, la negligencia o el maltrato, o presencia una situación social de violencia familiar o social puntual o constante, el cerebro aprende a protegerse y a priorizar la defensa frente a cualquier otra respuesta. La terapia EMDR desensibiliza sensaciones de malestar al tiempo que potencia sensaciones, recursos y creencias positivas. Los programas que aplican EMDR han demostrado eficacia en distintos trastornos, principalmente en la disminución de síntomas asociados de ansiedad y depresión. La EMDR tiene protocolos para el trabajo individual y en grupos en estrés agudo, como, por ejemplo, el protocolo *Acute Stress Syndrome Stabiliza-*

tion Procedures (ASSYST), que se utiliza en modo individual y grupal. Los resultados muestran efectos significativos del ASSYST sobre los síntomas del TEPT, de intrusión, ansiedad y depresión.

Tratamiento específico y farmacológico

En función del cuadro psicopatológico subyacente y la necesidad de control farmacológico de la conducta agresiva, los pacientes deberán seguir el tratamiento indicado por el especialista.

En general, para asegurar el éxito de la prevención y/o la terapia, se necesita la colaboración del equipo educativo y la disponibilidad de los recursos necesarios, de acuerdo a los siguientes objetivos:

- Formación para profesionales de la enseñanza sobre el origen de los problemas de conducta, trastornos del neurodesarrollo y aspectos socioemocionales del aprendizaje en el niño y adolescente para poder dar respuesta a las necesidades del alumnado o identificar y derivar a los profesionales o áreas de educación competente.
- Disponer de colegios y métodos de enseñanza, si no específicos, diversos, entre los que poder escoger el que mejor se adapte al niño.
- Facilitar entornos, medidas físicas y programación de actividades que adapten el entorno al niño y el niño a él (como en los déficits sensoriales y diferentes discapacidades).
- Colaboración con los servicios médicos y de seguridad ciudadana, notificar a las autoridades competentes sospechas de violencia o maltrato hacia un menor, así como el riesgo de agresión o de conducta violenta por parte de un menor.

- Considerar de forma eficiente los programas de prevención de acoso escolar y control de la violencia.
- Además, se precisa de un sistema social, político y judicial que colabore en la disminución del riesgo de aparición de la violencia y reincidencia en la población juvenil, adoptando modelos de protección, desarrollo social y bienestar que impidan la aparición de factores de riesgo.

Intervención desde Servicios Sociales

- Ofrecer programas de ocupación y capacitación profesional.
- Apoyar a familias con dificultades de empleo o bajos niveles de renta, altos índices de conductas violentas y problemas psiquiátricos graves en los padres para la crianza de los hijos y el acceso a la educación.
- Favorecer el acceso a la vivienda y evitar el aislamiento y desarrollo de áreas marginales, con un alto índice de conductas antisociales.

Intervención desde seguridad Ciudadana

- Organizar programas de información y prevención en el control de conductas de riesgo.
- Limitar el acceso a armas blancas y de fuego, y el de consumo de alcohol y otras sustancias adictivas en la población juvenil.
- Vigilar los entornos con alto índice de conductas violentas y antisociales.
- Proteger a los menores en riesgo de maltrato o abandono y acoso.
- Promover el cumplimiento de la ley.

PUNTOS CLAVE

- La violencia juvenil es un problema que afecta negativamente a nivel individual, familiar y social.
- La agresividad y la violencia es prevenible en la mayoría de los casos.
- Las conductas violentas provocan un incremento de la morbimortalidad, aumentan los costes sociosanitarios y empobrecen el desarrollo social del país.

- La prevención y el control de la violencia requieren de un abordaje conjunto de los diferentes servicios sociales, sanitarios, educativos, de seguridad ciudadana y judicial.

BIBLIOGRAFÍA

Anderson CA, Bushman BJ, Bartholow BD, Cantor J, Christakis D, Coyne SM, et al. Screen Violence and Youth Behavior. Pediatrics. 2017;140 (Suppl 2):S142-7.

Bushman BJ, Newman K, Calvert SL, Downey G, Dredze M, Gottfredson M, et al. Youth violence: What we know and what we need to know. Am Psychol. 2016;71(1):17-39.

Dunning DL, Griffiths K, Kuyken W, Crane C, Foulkes L, Parker J, et al. Research Review: The effects of mindfulness-based interventions on cognition and mental health in children and adolescents - a meta-analysis of randomized controlled trials. J Child Psychol Psychiatry. 2019 Mar;60(3):244-58.

Garaigordobil M. Antisocial behavior: Connection with bullying/cyberbullying and conflict. Psychosocial Intervention. 2017;26(1):47-54.

González A. Las cicatrices no duelen. Cómo sanar nuestras heridas y deshacer los nudos emocionales. Barcelona: Planeta; 2021.

Guerrero R. El cerebro infantil y adolescente: claves y secretos de la neuroeducación. Barcelona: Libros Cúpula; 2021.

Guerrero R. Educación emocional y apego. Pautas prácticas para gestionar las emociones en casa y en el aula. Barcelona: Libros Cúpula; 2018.

Hogg B, Gardoki-Souto I, Valiente-Gómez A, Rosa AR, Fortea L, Radua J, et al. Psychological trauma as a transdiagnostic risk factor for mental disorder: an umbrella meta-analysis. Eur Arch Psychiatry Clin Neurosci. 2023;273(2):397-410.

Liu J, Lewis G, Evans L. Understanding Aggressive Behavior Across the Life Span. J Psychiatr Ment Health Nurs. 2013;20(2):156-68.

National Scientific Council on the Developing Child. Early Experiences Can Alter Gene Expression and Affect Long-Term Development: Working Paper 10 [internet]. 2010 [consulta el 12 de junio de 2024]. Disponible en: https://developingchild.harvard.edu/resources/early-experiences-can-alter-gene-expression-and-affect-long-term-development/

National Scientific Council on the Developing Child. Persistent Fear and Anxiety Can Affect Young Children's Learning and Development: Working Paper 9 [internet]. 2010 [consulta el 12 de junio de 2024]. Disponible en: https://developingchild.harvard.edu/resources/persistent-fear-and-anxiety-can-affect-young-childrens-learning-and-development/

National Scientific Council of the developing child. The Science of Neglect: The persistent absence of responsive care disrupts the developing brain. Working paper 12 [internet]. 2012 [consulta el 12 de junio de 2024]. Disponible en: https://developingchild.harvard.edu/resources/the-science-of-neglect-the-persistent-absence-of-responsive-care-disrupts-the-developing-brain/

Nicolle M, Perez MC, Osorio A, Givaudan M, Jarero I. Multisite Clinical Trial on the ASSYST Individual Treatment Intervention Provided to General Population with Non-Recent Pathogenic Memories. Review Article. Psychol Behav Sci Int J. 2022;19(5).

Nelsen J. Cómo educar con firmeza y cariño. Barcelona: Editorial Medici; 2007.

Organización Mundial de la Salud. Global status report on violence prevention. Ginebra: Organización Mundial de la Salud; 2014.

Organización Panamericana de la Salud. La prevención de la violencia juvenil: panorama general del la violencia. Washington D. C.: Organización Panamericana de la Salud; 2016.

Ortega-Escobar J, Alcazar-Córcoles MA. Neurobiología de la agresión y violencia. Agresión y psicopatía. Aspectos psicológicos, neurobiológicos y legales. Editorial Pirámide; 2019.

Rosenberg M. Educar a los niños desde el corazón: Ser padres según la comunicación no violenta. Vallromanes: Acanto; 2019.

Siegel DJ, Payne TF. El cerebro del niño. Barcelona: Alba; 2012.

Unesco. School violence and bullying: Global status and trends, drivers and consequences. Unesco; 2018.

Väkiparta L, Suominen T, Paavilainen E, Kylmä J. Using interventions to reduce seclusion and mechanical restraint use in adult psychiatric units: an integrative review. Scand J Caring Sci. 2019;33(4):765-78.

Van Dis EAM, Van Veen SC, Hagenaars MA, Batelaan NM, Bockting CLH, Van den Heuvel RM, et al. Long-term Outcomes of Cognitive Behavioral Therapy for Anxiety-Related Disorders: A Systematic Review and Meta-analysis. JAMA Psychiatry. 2020;77(3):265-73.

Worl Health Organization. La prevención de la violencia juvenil: panorama general del la violencia. Washington, D.C: Worl Health Organization; 2016. Global status report on preventing violence against children. Ginebra: Organización Mundial de la Salud; 2020.

Trastornos de personalidad en la adolescencia

28

M. L. Catalina Zamora

OBJETIVOS

- Los pacientes con trastornos de la personalidad han aumentado en los últimos años de manera considerable y representan ya uno de los problemas más importantes en las consultas de psiquiatría y psicología.
- Su inicio a edad temprana determina un empeoramiento a largo plazo del funcionamiento emocional, familiar, social y laboral de los pacientes.
- El propósito de este módulo es:
  - Analizar los rasgos y dimensiones de la personalidad presentes en el ser humano.
  - Conocer los criterios diagnósticos de los trastornos de personalidad admitidos en el Manual Diagnóstico y Estadístico de Trastornos Mentales, 5ª edición (DSM-5).
  - Enumerar los principales trastornos comórbidos de los trastornos de personalidad.
  - Señalar los principales diagnósticos diferenciales de los trastornos de personalidad.
  - Conocer las técnicas psicoterapéuticas más recientes y los tratamientos farmacológicos más utilizados en estos trastornos.
  - Aunque el objetivo de este módulo no es exponer la etiopatogenia ni la epidemiología, se abordan estos aspectos muy brevemente.
  - Dada la alta frecuencia y gravedad del trastorno límite de personalidad, se estudiará de manera más extensa.

INTRODUCCIÓN

El interés psiquiátrico por los trastornos de personalidad es reciente y comienza en la década de los sesenta. En los años sesenta y setenta, los trastornos de personalidad ocupan un lugar periférico en las clasificaciones diagnósticas, y no es hasta 1980, con la aparición del Manual Diagnóstico y Estadístico de los Trastornos Mentales, 3ª edición (DSM-III), cuando se definen tal como hoy se conocen.

El estudio de los trastornos de personalidad en niños y adolescentes ha sido escaso hasta hace 15 o 20 años. En este grupo de edad, este diagnóstico ha creado mucha controversia. Los clínicos han sido reticentes a hacerlo al considerar que la personalidad a estas edades está en desarrollo y, por tanto, es cambiante, y por temor al estigma asociado. Sin embargo, cada vez es más claro que los síntomas se inician en la infancia, que en un porcentaje muy importante de los casos se mantienen en la edad adulta, y que el diagnóstico temprano permite la intervención terapéutica.

DEFINICIONES

La personalidad es la organización más o menos estable y duradera del afecto, la cognición y la conducta de una persona que determina su adaptación única al ambiente. La personalidad tiene un sustrato biológico hereditario y neuroquímico sobre el que se añaden elementos aprendidos a lo largo del

desarrollo y dependientes del ambiente, la crianza y la cultura. Se diferencia, así, entre temperamento y carácter.

 Temperamento (biológico) + carácter (adquirido) = personalidad.

El **temperamento** sería la parte de la personalidad mediada por respuestas automáticas ante los estímulos percibidos; refleja inclinaciones probablemente heredables y que se manifiestan prácticamente desde el momento de nacer o en etapas muy tempranas. El temperamento es la parte biológicamente determinada de la personalidad. Se hereda de forma moderada (alrededor del 50 %) y es estable desde la infancia hasta la etapa adulta. El temperamento constriñe y mediatiza el desarrollo del carácter. Ciertas configuraciones muy extremas de temperamento pueden predisponer a conductas desadaptadas, aunque no las determinan completamente, ya que pueden ser influidas por los efectos del aprendizaje sociocultural y de la experiencia.

El carácter sería la parte de la personalidad no automática e intencional. Se desarrolla a partir del aprendizaje en el medio sociocultural y se compone de valores, metas, estrategias de afrontamiento y creencias sobre uno mismo y el entorno.

La Clasificación Internacional de Enfermedades, 10ª edición (CIE-10) diagnostica **trastornos de personalidad** (**Tabla 28-1**) ante actitudes y comportamientos faltos de armonía con la cultura y que afectan a varios aspectos, como

Tabla 28-1. Pautas diagnósticas del trastorno de la personalidad según la Clasificación Internacional de Enfermedades, 10ª edición (CIE-10)

Presencia de una alteración de la personalidad no atribuible a una lesión o enfermedad cerebral o a otros trastornos psiquiátricos, que reúne las siguientes pautas:

A. Actitudes y comportamientos marcadamente faltos de armonía, que afectan, por lo general, a varios aspectos de la personalidad, por ejemplo, a la afectividad, a la excitabilidad, al control de los impulsos, a las formas de percibir y de pensar, y al estilo de relacionarse con los demás
B. La forma de comportamiento anormal es duradera, de larga evolución y no se limita a episodios concretos de enfermedad mental
C. La forma de comportamiento anormal es generalizada y claramente desadaptativa para un conjunto amplio de situaciones individuales y sociales
D. Las manifestaciones anteriores aparecen siempre durante la infancia o la adolescencia y persisten en la madurez
E. El trastorno conlleva un considerable malestar personal, aunque este puede aparecer solo en etapas avanzadas
F. El trastorno se acompaña, por lo general, aunque no siempre, de un deterioro significativo del rendimiento profesional y social

Tabla 28-2. Pautas diagnósticas del trastorno general de la personalidad según el Manual Diagnóstico y Estadístico de Trastornos Mentales, 5ª edición (DSM-5)

A. Un patrón permanente de experiencia interna y de comportamiento que se aparta acusadamente de las expectativas de la cultura del sujeto. Este patrón se manifiesta en dos (o más) de las siguientes áreas:
   1. Cognición (formas de percibir e interpretarse a uno mismo, a otras personas y los acontecimientos)
   2. Afectividad (rango, intensidad, labilidad y adecuación de la respuesta emocional)
   3. Funcionamiento interpersonal
   4. Control de los impulsos
B. El patrón persistente es inflexible y se extiende a una amplia gama de situaciones personales y sociales
C. El patrón persistente provoca malestar clínicamente significativo o deterioro de la actividad social, laboral o en otras áreas importantes
D. El patrón es estable y de larga duración, y su inicio se remonta, al menos, a la adolescencia o edad adulta temprana
E. El patrón persistente no se explica mejor como una manifestación o consecuencia de otro trastorno mental
F. El patrón persistente no es atribuible a los efectos fisiológicos de una sustancia (p. ej., una droga o un medicamento) o de otra afectación médica (p. ej., traumatismo craneoencefálico)

emociones, impulsos, formas de percibir y de pensar, y estilo de relaciones interpersonales. Estas actitudes son generalizadas, duraderas y provocan malestar en la persona o en su entorno.

> ! Los trastornos de personalidad se diferencian de las transformaciones de la personalidad por el momento y el modo de aparición. Los trastornos de personalidad son alteraciones del desarrollo que aparecen en la infancia o la adolescencia y persisten en la madurez. Por el contrario, la transformación de la personalidad se produce normalmente durante la vida adulta como consecuencia de situaciones estresantes graves o prolongadas, carencias ambientales extremas, trastornos psiquiátricos graves o lesiones o enfermedades cerebrales.

El Manual Diagnóstico y Estadístico de los Trastornos Mentales (DSM-5) define los **trastornos de personalidad** como un patrón permanente de experiencia interna y de comportamiento que se aparta acusadamente de las expectativas de la cultura del sujeto. Este patrón se manifiesta en, al menos, dos áreas (cognición, afectividad, funcionamiento interpersonal y control de impulsos) (**Tabla 28-2**).

El DSM-5 divide artificialmente los trastornos de personalidad en tres grupo que comparten características similares (**Tabla 28-3**):

- El **grupo A (excéntricos)** se caracteriza por presentar síntomas que recuerdan tanto a los síntomas positivos como a los negativos de esquizofrenia, como desconfianza, pensamientos extraños, comportamientos bizarros, anhedonia y aislamiento social.
- El **grupo B (dramático)** se caracteriza por dramatismo en sus manifestaciones, excesiva emocionalidad y conductas y proyectos erráticos.

- El **grupo C (ansioso)** aglutina los trastornos de personalidad con rasgos de inseguridad, ansiedad y temor.

La personalidad influye en todos los aspectos de la vida del individuo (relaciones personales, trabajo, salud física, salud mental, grado de felicidad, valores). Por ello, los trastornos de la personalidad determinan un gran sufrimiento para el individuo y para su entorno.

MODELOS DIMENSIONALES Y CATEGORIALES

A continuación se van a describir brevemente los principales modelos categoriales y dimensionales de los trastornos de personalidad.

Modelos dimensionales

Estos modelos consideran que los individuos presentan atributos estables que se manifiestan en distintas situaciones, sobre todo interpersonales, dando lugar a conductas observables y a pensamientos y percepciones referibles. Estos atributos

Tabla 28-3. Grupos de trastornos de personalidad según el Manual Diagnóstico y Estadístico de Trastornos Mentales, 5ª edición (DSM-5)

Grupo A (excéntrico)	Grupo B (dramático)	Grupo C (ansioso)
• Trastorno paranoide • Trastorno esquizoide • Trastorno esquizotípico	• Trastorno antisocial • Trastorno límite • Trastorno histriónico • Trastorno narcisista	• Trastorno evitativo o evasivo • Trastorno dependiente • Trastorno obsesivo-compulsivo

estables son los llamados *rasgos de personalidad*. El rasgo es una tendencia que da estabilidad y consistencia a las acciones, las reacciones emocionales y los estilos cognitivos de los sujetos.

Entre los modelos dimensionales destacan los que se citan a continuación.

Modelo de Eysenck

Desarrolla su teoría sobre la base del análisis factorial de una serie de cuestionarios de personalidad de los que se infieren distintos rasgos. El análisis factorial de los rasgos permite extraer dimensiones. Una dimensión de personalidad podría ser introversión-extraversión. Entre ambos extremos de esa dimensión se podrían clasificar todos los individuos.

> ! El análisis factorial de Eysenck redujo estos rasgos de personalidad a tres dimensiones:
> - Neuroticismo (N)-estabilidad emocional.
> - Extraversión (E)-introversión.
> - Psicoticismo (P)-normalidad.

- **Neuroticismo frente a estabilidad emocional**: describe a los sujetos neuróticos como ansiosos, preocupados, tensos, de carácter depresivo, inestables emocionalmente, que se frustran con facilidad, tendentes a las somatizaciones y que presentan gran reacción emocional ante distintas situaciones y estímulos.
  En el polo opuesto, y teniendo en cuenta que entre los polos hay un continuo en el que se van situando los individuos, se encuentran los sujetos emocionalmente estables, que se caracterizan por el equilibrio, la calma, el control y la despreocupación, y capaces de volver fácilmente a la normalidad tras un acontecimiento estresante.
- **Extraversión frente a introversión**: un individuo extravertido es sociable, vivaz, activo, asertivo, espontáneo. Los dos rasgos centrales de esta dimensión, según Eysenck, son la sociabilidad y la actividad.
  Los introvertidos se definen por varios rasgos de primer orden, como persistencia, rigidez, irritabilidad, subjetividad y timidez.
- **Psicoticismo frente a normalidad**: esta dimensión del modelo de Eysenck no está relacionada con la psicosis como trastorno mental, sino con rasgos de personalidad, como agresividad, hostilidad, falta de empatía, tendencia al aislamiento y conducta y pensamiento extravagantes. En el extremo opuesto al psicoticismo, se encontrarían personas altruistas, empáticas, responsables, sociables y convencionales.

Modelo de los cinco factores (Costa y McCrae)

Es un modelo dimensional, ampliamente estudiado, que observa cinco factores de personalidad:

- **Extraversión-introversión**.
- **Amabilidad-antagonismo**.
- **Responsabilidad-irresponsabilidad**.
- **Neuroticismo-estabilidad emocional**.
- **Apertura a la experiencia-cerrazón a la experiencia**.

Tabla 28-4. Modelo de los cinco factores

Dimensión	Definición	Rasgos
Amabilidad (Antagonismo)	Calidad de las interacciones que una persona prefiere	• Confianza • Franqueza • Altruismo • Actitud conciliadora • Modestia • Sensibilidad social
Responsabilidad (Irresponsabilidad)	Grado de organización, persistencia, control y motivación de las conductas dirigidas a metas	• Competencia • Orden • Sentido del deber • Necesidad de logro • Autodisciplina • Reflexión
Extraversión (Introversión)	Cantidad e intensidad de las interacciones interpersonales, nivel de actividad, necesidad de estimulación y capacidad para la alegría	• Cordialidad • Gregarismo • Asertividad • Actividad • Búsqueda de emociones • Emociones positivas
Neuroticismo (estabilidad emocional)	Tendencia a experimentar emociones negativas y pensamientos irracionales, capacidad para controlar impulsos y situaciones de estrés	• Ansiedad • Hostilidad • Depresión • Timidez • Impulsividad • Vulnerabilidad
Apertura a la experiencia (Cerrado a la experiencia)	Motivación, curiosidad, creatividad para explorar nuevas experiencias	• Fantasía • Creatividad

La definición de estos factores y sus rasgos específicos se describen en la **tabla 28-4**. Hay evidencia de que desde los 3 años, estos rasgos ya están presentes.

Modelo de Cloninger

Propone siete dimensiones de la personalidad (**Tabla 28-5**). Cuatro de ellas son dependientes del temperamento y tres, dependientes del carácter.

Tabla 28-5. Dimensiones de la personalidad según el modelo de Cloninger

Temperamento	Carácter
Búsqueda de novedades	Autodirección
Evitación del daño	Cooperación
Dependencia de la recompensa	Trascendencia
Persistencia	

- Las **cuatro dimensiones temperamentales** tendrían base biológica, probablemente heredable. Serían respuestas automáticas a recuerdos y emociones que se recuperan involuntariamente, sin llegar a ser conscientes. Distintas áreas cerebrales, como el putamen y el caudado, estarían especialmente implicadas en estos rasgos.
  - **Búsqueda de novedades**: tendencia heredada a responder fuertemente a estímulos nuevos y señales de recompensa (o alivio de castigo) que conduce a una actividad exploratoria (en búsqueda de satisfacción, así como en la evitación de monotonía y castigo). La búsqueda de novedades a nivel cerebral está mediada por la dopamina. Las emociones frecuentes en estas personas serían la excitación, la cólera y la ira. Los individuos que puntúan alto en esta dimensión se caracterizan por una alta excitabilidad exploratoria, se aburren con facilidad, son impulsivos sin evaluar las consecuencias de sus actos y tienden a la improvisación. Por el contrario, los individuos que puntúan bajo en este rasgo se sienten más cómodos ante lo conocido, evitan el riesgo, reflexionan antes de actuar, son precavidos y prefieren la reglamentación estricta a la improvisación.
  - **Evitación del daño**: es una tendencia a inhibir comportamientos en respuesta a estímulos aversivos, con el fin de mitigar castigos y frustraciones. Los individuos con este rasgo evitarían exponerse a situaciones nuevas y, según su punto de vista, arriesgadas por temor al daño tanto físico como emocional. Tenderían a responder de forma intensa a las señales o estímulos aversivos, por lo que aprenderían a inhibir conductas para evitar el castigo y la frustración.
  - **Dependencia de la recompensa**: las personas con alta puntuación en esta dimensión actúan para conseguir el apego y la afiliación social y basan su estado emocional en este logro. Se aprecian en ellos manifestaciones tales como sentimentalismo, dependencia social y necesidad de aprobación.
  - **Persistencia**: se caracteriza por la capacidad de mantener el esfuerzo de forma continua para conseguir logros y metas a largo plazo. El neurotransmisor implicado sería la noradrenalina.

    Un estudio realizado sobre una población de gemelos permitió concluir que estos cuatro factores del temperamento:
    - Tienen una heredabilidad de entre el 50 y el 65 %.
    - Son genéticamente homogéneos e independientes unos de otros.
- Las **tres dimensiones caracteriales** implicarían la recuperación de recuerdos de forma consciente y voluntaria (intencional y no automática). Una de las áreas cerebrales implicadas sería el hipocampo.
  - **Autodirección**: capacidad de la persona para controlar, regular y adaptar la conducta, ajustándola a la situación, de acuerdo con sus propias metas y valores. Se relaciona con la madurez, la integridad personal y la autoestima. Las personas con alta autodirección se responsabilizan de sus actos sin culpar a los demás, son disciplinadas, se marcan objetivos. Según Cloninger, la baja autodirección se correlaciona con la existencia de cualquier trastorno de personalidad en los modelos categoriales.
  - **Cooperación**: describe a personas con empatía, tolerancia social, compasión y poseedoras de principios éticos y morales.
  - **Trascendencia**: describe a los individuos con capacidad para trascender sus propios límites. Se refiere a rasgos como intuición, imaginación, espiritualidad e idealismo.

Modelos categoriales

Estudian la personalidad patológica y consideran que los trastornos de personalidad son síndromes clínicos cualitativamente distintos entre sí. Es el modelo seguido por el DSM-5, que describe nueve trastornos de personalidad, y la CIE-10, que define ocho (**Tabla 28-6**).

Estos modelos consideran que existen distintos trastornos de personalidad según una agrupación de síntomas.

> ! Los modelos categoriales han sido ampliamente criticados por las siguientes razones:
> - Escasa concordancia entre pacientes y prototipos diagnósticos.
> - Excesivo solapamiento entre los distintos trastornos de personalidad con otros trastornos psiquiátricos.
> - Ausencia de base empírica en los constructos diagnósticos. Los criterios diagnósticos se han formulado sobre la base de observaciones clínicas y opiniones de expertos.
> - Ausencia de hipótesis etiopatogénicas para la mayoría de los trastornos.

Tabla 28-6. Trastornos de personalidad la Clasificación Internacional de Enfermedades, 10ª edición (CIE-10) y el Manual Diagnóstico y Estadístico de Trastornos Mentales, 5ª edición (DSM-5)

Trastorno de la personalidad CIE-10	Trastorno de la personalidad DSM-5
	Trastorno esquizotípico
Trastorno paranoide	Trastorno paranoide
Trastorno esquizoide	Trastorno esquizoide
Trastorno disocial	Trastorno antisocial
Trastorno de inestabilidad emocional • Tipo impulsivo • Tipo límite	Trastorno límite
Trastorno histriónico	Trastorno histriónico
Trastorno narcisista	Trastorno narcisista
Trastorno anancástico	Trastorno obsesivo-compulsivo
Trastorno dependiente	Trastorno dependiente
Trastorno ansioso (con conductas de evitación)	Trastorno evasivo

Existe una **correlación entre las dimensiones de la personalidad y los trastornos de la personalidad**. Las dimensiones alto neuroticismo y baja autodirección estarían presentes en la mayoría de los trastornos de personalidad.

El grupo A (excéntrico) se correlaciona con puntuaciones bajas en dependencia de la recompensa y altas en introversión, el grupo B (dramático) se asocia con puntuaciones elevadas en búsqueda de novedad, y el *cluster* C (ansioso) se correlaciona con puntuaciones elevadas en evitación del riesgo.

Por otra parte, los subtipos de trastorno de la personalidad se caracterizan por un único perfil de puntuación en las dimensiones del temperamento. Por ejemplo, el trastorno de la personalidad histriónico se caracteriza por puntuaciones altas en búsqueda de novedad y dependencia de la recompensa, y puntuaciones bajas en evitación del daño. El trastorno de personalidad antisocial tendría un perfil temperamental similar, con la excepción de tener puntuaciones bajas en dependencia de la recompensa. El compartir dos de las dimensiones temperamentales puede explicar la similitud fenomenológica y descriptiva en ciertas conductas y expresión de los afectos hallada entre estos dos trastornos de la personalidad.

EPIDEMIOLOGÍA

Existen pocos estudios epidemiológicos de trastornos de la personalidad en niños y adolescentes. Se estima que la prevalencia en adolescentes está entre el 6 y el 17 %, con una prevalencia media del 11 %. Se puede inferir que la prevalencia de trastornos de personalidad en adolescentes es similar a la de adultos.

Los trastornos de personalidad más frecuentemente observados en muestras clínicas de adolescentes son el trastorno de personalidad antisocial (33 %), el trastorno evitativo (28 %) y el límite (23 %). La aplicación de criterios diagnósticos DSM en adolescentes posiblemente sobrediagnostique el trastorno antisocial y el evitativo.

Teniendo en cuenta que la prevalencia total estimada de los trastornos de personalidad es próxima al 9,1 %, la prevalencia del grupo A es de un 5,7 %, la del grupo B es de un 1,5 %, y la del grupo C es del 6 %.

Los trastornos de la personalidad tienden a presentarse en la infancia y adolescencia y a persistir durante la edad adulta. Existe un ligero descenso de prevalencia en los grupos de mayor edad, lo que induce a pensar en el papel modificador de factores madurativos.

ETIOPATOGENIA

A continuación se analizan las principales hipótesis etiopatogénicas que explican los trastornos de personalidad.

Temperamento genéticamente determinado

El ambiente familiar y la crianza no explican muchas de las características de personalidad del niño. Se observa que niños en ambientes familiares muy desfavorables por desestructuración familiar o falta de cuidados y afecto no desarrollan ningún tipo de síntoma psicológico y, por el contrario, niños con problemas psicológicos intensos provienen de entornos familiares estables.

La hipótesis de Thomas y Chess es que el niño tiene un **temperamento genéticamente determinado**, y describen nueve características temperamentales observables ya desde los 2 o 3 meses de edad.

> ! Características temperamentales según Thomas y Chess:
> - Actividad motora.
> - Regularidad en sueño, apetito y ritmo intestinal.
> - Respuesta a nuevos objetos o personas: exploración o retirada.
> - Adaptabilidad de la conducta a cambios en el ambiente.
> - Sensibilidad a los estímulos.
> - Intensidad de respuesta.
> - Ánimo general: placer/llanto, amistoso/arisco.
> - Distraibilidad.
> - Persistencia en la actividad.

Estas nueve características o rasgos temperamentales se agrupan frecuentemente en tres patrones más amplios, denominados *niños fáciles*, *niños difíciles* y *niños de adaptación lenta*. El 65 % de los niños que estudiaron podrían ser encuadrados en uno de estos tres grupos. El 40 % eran niños fáciles, el 10 %, niños difíciles y el 15 %, de lenta adaptación. El 70 % de los niños difíciles desarrollaron problemas de conducta, frente al 18 % de los niños fáciles.

Los estudios de Thomas y Chess constituyen el primer modelo integrador (dimensional y categorial) en el estudio de los trastornos de personalidad.

Neurobiología y trastornos de personalidad

Como ya se ha visto, ciertas dimensiones de la personalidad se han asociado con el nivel de actividad de neurotransmisores. Esta correlación es simplista, pero existe evidencia de que ciertos comportamientos, como la impulsividad y la agresividad, y ciertas emociones, como la tristeza o la ansiedad, están mediados por los neurotransmisores y por la activación o inhibición de ciertas áreas cerebrales.

La impulsividad, frecuente en los trastornos de personalidad del grupo B, precisa un motivo (corteza frontal), un proceso de activación (tronco cerebral, hipotálamo), una activación motora (corteza motora, ganglios de la base) y la inhibición del proceso de razonamiento (corteza orbitofrontal). El motivo para una conducta impulsiva depende también de la percepción según el estado emocional (sistema límbico). La disminución de serotonina se ha asociado con impulsividad y agresividad. Otros neurotransmisores, como noradrenalina, acetilcolina y dopamina, también intervienen. Los neurotransmisores que incrementan la impulsividad son los aminoácidos excitadores, como NMDA (N-metil-D-aspartato) y AMPA (ácido α-amino-3-hidroxi-5-metil-4-isoxazolpropiónico), noradrenalina, dopamina y vasopresina. Los neurotransmisores que disminuyen la impulsividad son los opioides, el ácido γ-aminobutírico (GABA) y la serotonina.

La búsqueda de novedad se ha correlacionado con características genéticas y con la activación del sistema de recompensa

Tabla 28-7. Trauma, acontecimientos vitales adversos y factores de desventaja social asociados a trastornos de personalidad

- Abuso sexual
- Maltrato físico
- Negligencia (falta de afecto y de cuidados de los padres)
- Abandono
- Enfermedad psiquiátrica de los padres
- Aislamiento social de la familia
- Familia monoparental
- Muerte de uno de los padres
- Pobreza

(área tegmental ventral, sistema límbico, núcleo *accumbens* y lóbulo frontal) mediado por dopamina.

La **evitación del daño está muy ligada a la ansiedad y estaría mediada por déficit serotoninérgico**.

Trauma, abuso y negligencia

Se considera como factor de riesgo de trastornos de personalidad en la adolescencia y en la edad adulta, la presencia de distintas situaciones traumáticas y de adversidad social. Las más frecuentemente descritas aparecen en la **tabla 28-7**.

El **abuso sexual, físico o emocional y la negligencia emocional, física y de supervisión aumentan el riesgo de cualquier trastorno de personalidad**. No existe una correlación directa entre el tipo de trauma y el trastorno de personalidad concreto, pero sí se observan ciertas tendencias y correlaciones significativas.

El maltrato físico es de especial riesgo para desarrollar rasgos antisociales.

El abuso sexual crónico es un factor de riesgo para desarrollar trastorno límite e histriónico, y también se asocia con rasgos evitativos y dependientes.

El abuso emocional (abuso verbal, humillación, acoso escolar) aumenta el riesgo de trastorno de personalidad, debido a que favorece la culpa, el resentimiento, la ansiedad social, la vergüenza, la desconfianza y la baja autoestima.

La negligencia (falta de afecto y supervisión por parte de los padres) favorece todos los trastornos de personalidad.

Crianza y apego

Durante años, se valoró como primordial en el desarrollo del niño la influencia del ambiente familiar y, sobre todo, el vínculo con la madre. Surge así la **teoría del apego**, que considera que el tipo de apego con la madre determina ciertas características de personalidad. Esta teoría es un modelo biopsicosocial para describir y explicar la forma en que un individuo se relaciona con otros seres cercanos, como sus padres, hijos y parejas sexuales. Esta forma de relacionarse es aprendida durante la infancia temprana y sirve de molde para todas las relaciones íntimas durante la vida del sujeto. Un adulto con un apego seguro ha internalizado una relación de confianza con sus padres o cuidadores durante la infancia y es, por lo tanto, capaz de adaptarse a distintos contextos sociales y de mantener un equilibrio adecuado entre autonomía y dependencia para la regulación del estrés. Los estilos inseguros de apego se dividen en tres:

- Ansioso: el individuo es hipersensible al rechazo e intenta llamar la atención de los otros de manera compulsiva.
- Evitativo: el individuo es hiposensible a las interacciones sociales, por lo que tiende a aislarse.
- Desorganizado: el sujeto es incapaz de controlar sus reacciones de estrés, por lo que tiende a sufrir disregulaciones afectivas generalizadas.

Cultura y sociedad

Los trastornos de personalidad están mediados por factores biológicos, que son modulados por factores ambientales y culturales, inhibiendo o potenciando su expresión.

Se postula que ciertas sociedades que potencian la dependencia del grupo y penalizan el individualismo favorecerían la expresión de trastornos de personalidad del grupo C, como el evitativo y el dependiente. Por el contrario, las sociedades que potencian el individualismo y premian el logro personal y el estatus individual, potenciarían trastornos como el narcisista o el histriónico. El trastorno límite podría verse favorecido por cambios familiares más frecuentes en las últimas décadas, como la desestructuración familiar y la pérdida de familias extensas, que proveen de cuidados y soporte al individuo más frágil.

CLÍNICA

Los trastornos de personalidad pueden iniciarse en la infancia, y ya, desde los 9 o 10 años, se detectan síntomas inespecíficos, como trastornos de conducta, agresividad, gestos o amenazas de suicidio, rechazo al colegio, mutismo electivo, síntomas de estrés postraumático y ansiedad. Al llegar la adolescencia, se ve que estos síntomas de inicio están relacionados con una personalidad patológica.

Características de la personalidad patológica:

- Escasa flexibilidad adaptativa, con tendencia a relacionarse consigo mismo y enfrentarse a las demandas del ambiente mediante estrategias rígidas e inflexibles, que se aplican de forma siempre igual.
- Tendencia a crear círculos viciosos, producto de esas estrategias rígidas e inflexibles, que hacen que el malestar de la persona persista y se intensifique.
- Fragilidad ante situaciones que provocan estrés.

Es importante conocer las características de la personalidad normal de los adolescentes. Los ítems que mejor describen la **personalidad adolescente normal** son:

- Capacidad de expresar afecto apropiadamente a la situación, en calidad e intensidad.
- Capacidad de establecer relaciones de amistad intensas y duraderas en las que se ofrece apoyo mutuo y se comparten experiencias.
- Capacidad de encontrar significado y satisfacción ante el logro de metas y la búsqueda de proyectos.
- Capacidad de autoafirmación cuando es necesario.
- Tendencia a ser enérgico y extravertido.
- Facilidad para estar contento y satisfecho con las actividades diarias.

- Capacidad de disfrutar las oportunidades y los logros.
- Tendencia a sentirse cómodo en las situaciones sociales.
- Capacidad de usar talentos, habilidades y energía de forma efectiva y productiva.
- Capacidad de buscar alternativas, incluso ante situaciones que desencadenan fuertes sentimientos.
- Resiliencia al estrés y capacidad de afrontar eficazmente las pérdidas, los traumas y los acontecimientos adversos.
- Tendencia a disfrutar con los demás.
- Capacidad de comprenderse a sí mismo y a los demás.
- Capacidad de tener valores y vivir de acuerdo con ellos.
- Capacidad de escuchar información emocionalmente amenazante.
- Empatía y sensibilidad hacia los demás.
- Tendencia a ser consciente y responsable.
- Capacidad de apreciar y responder al humor.

DIAGNÓSTICO

El diagnóstico de trastorno de personalidad se basa en la entrevista clínica. Además de escuchar la historia biográfica, las dificultades actuales referidas por el paciente y de observar su conducta durante la entrevista, es fundamental basarse en tantas fuentes de información como sea posible, en el caso de niños y adolescentes, de la familia y los profesores. Generalmente, son necesarias varias entrevistas para hacer una aproximación diagnóstica. Se debe valorar la comorbilidad asociada.

El diagnóstico de trastorno de personalidad en adolescentes debe hacerse de forma prudente y sin transmitir un mensaje negativo respecto a la evolución y al pronóstico.

Aunque el diagnóstico es eminentemente clínico, existen distintas escalas útiles en la evaluación, valoración de la evolución y con fines de investigación. Algunas de estas escalas y cuestionarios se describen en la **tabla 28-8**.

COMORBILIDAD

La comorbilidad entre distintos trastornos de personalidad y de los trastornos de personalidad con otros trastornos psiquiá-

tricos es tan frecuente, que hace dudar de la sostenibilidad de este diagnóstico, tal como hoy está concebido.

 Los **principales trastornos psiquiátricos asociados a trastornos de personalidad**, en la adolescencia y la edad adulta, son:

- Trastornos de conducta.
- Trastorno por uso de sustancias.
- Trastorno por déficit de atención e hiperactividad.
- Trastorno depresivo.
- Trastorno de ansiedad.
- Trastorno de la conducta alimentaria.

Existe también una alta comorbilidad entre los trastornos de personalidad entre sí. Hasta un 73,5 % de los pacientes tendrían más de un trastorno de personalidad. Esta tasa disminuye al 28 % cuando el diagnóstico es eminentemente clínico y no exclusivamente basado en criterios diagnósticos DSM o CIE.

EVOLUCIÓN Y PRONÓSTICO

En la valoración clínica se observan, desde edades tempranas, patrones disfuncionales de personalidad, tales como comportamientos paranoides y esquizoides, comportamientos que indicarían un posible trastorno límite, conductas características del narcisismo y diversas formas de comportamientos de evitación y dependencia, además de problemas emocionales.

Uno de los motivos de que no se realice el diagnóstico de trastorno de personalidad en adolescentes es la idea de que los síntomas son transitorios y desaparecen con la maduración.

Sin embargo, cada vez más estudios observan la **estabilidad diagnóstica**. Por un lado, los rasgos de personalidad se mantienen a lo largo del tiempo de forma moderada, igual que ocurre en los adultos. Los rasgos de personalidad y los síntomas del trastorno tienden a disminuir con la edad, siendo más intensos en la adolescencia temprana y declinando, paulatinamente, desde la adolescencia tardía hasta la edad adulta. La estabilidad diagnóstica de los trastornos de personalidad definidos categorialmente, es moderada tanto en adolescentes como en adultos. Esta moderada estabilidad puede depender de que la mejoría de algún síntoma impida ya el diagnóstico, a pesar de que persistan los problemas y dificultades vitales asociados al mismo. Esto es muy frecuente que ocurra con las conductas autolesivas del trastorno límite de personalidad, que remiten con la edad, pero se mantienen subyacentes otros rasgos y síntomas desadaptativos.

 Los trastornos de personalidad se asocian con un mayor riesgo de inadaptación en la vida adulta, que se manifiesta en:

- Problemas familiares.
- Problemas en la relación con iguales.
- Problemas de pareja.
- Fracaso académico.
- Problemas laborales.
- Aislamiento social.
- Problemas en la crianza de los hijos.
- Conductas violentas y problemas legales.
- Muerte por suicidio.

Tabla 28-8. Instrumentos diagnósticos

- **Cuestionario de personalidad para niños de Eysenck (EPQ-J)**, aplicable de 8 a 15 años
- **Cuestionario de personalidad para adolescentes de Eysenck (EPQ-A)**, aplicable a partir de los 16 años
- **Cuestionario de los cinco factores para niños y adolescentes (BFQ-NA)**, aplicable a partir de los 16 años
- **Inventario clínico de Millon para adolescentes (MACI)**: diseñado especialmente para adolescentes (no adaptado desde una escala de adultos). Evalúa no solo dimensiones de personalidad, sino también trastornos clínicos DSM-IV
- **Inventario multifásico de personalidad de Minnesota para adolescentes (MMPI-A)**. Es una de las escalas más utilizadas. Analiza 10 escalas clínicas de hipocondriasis, depresión, histeria, desviación, masculinidad-feminidad, paranoia, psicoastenia, esquizofrenia, hipomanía e introversión social. Valora también ansiedad, obsesividad, depresión, problemas de salud, alienación, nivel de malestar social, problemas familiares y problemas escolares

DSM-IV: Manual Diagnóstico y Estadístico de los Trastornos Mentales, 4ª edición.

TRASTORNOS DE PERSONALIDAD. CLASIFICACIÓN SEGÚN EL MANUAL DIAGNÓSTICO Y ESTADÍSTICO DE TRASTORNOS MENTALES, 5ª EDICIÓN

Se describen a continuación los diagnósticos categoriales según el DSM-5.

Trastorno de la personalidad paranoide

Epidemiología

La prevalencia de este trastorno en población general oscila entre el 2 y el 4%.

Clínica

La personalidad paranoide se caracteriza por un patrón de **suspicacia general y de desconfianza hacia los demás**. Esta desconfianza provoca problemas de relación con tendencia al aislamiento, conductas litigantes y hostiles o actitud de distanciamiento emocional y frialdad. Desde un punto de vista intrapsíquico, la suspicacia y desconfianza surgen de un sentimiento de inferioridad, verdadera o supuesta, que provoca inseguridad y ansiedad ante una relación. Esta inseguridad la trasforma el paranoide en la idea de que son los demás los que le atacan. La **sensibilidad personal** es un rasgo de carácter fuertemente asociado a la personalidad paranoide; se caracteriza por el temor que el sujeto siente al efecto que produce en otras personas, la necesidad de aprobación, la timidez y la baja autoestima. Algunos acontecimientos traumáticos, como el acoso en la infancia o la adolescencia, predisponen al trastorno de personalidad paranoide, al trastorno delirante crónico y a la esquizofrenia paranoide.

El paranoide es un individuo desconfiado, suspicaz, que se siente fácilmente atacado por los demás y que encuentra signos de ser explotado o engañado por los otros ante mínimos detalles. Su actitud es de hostilidad e hipervigilancia. Se aísla con frecuencia, ya que siente que la intimidad con los demás le hace vulnerable, por lo que tiende a mostrarse autosuficiente.

Intenta controlar a los demás por el temor a ser engañado. Suele ser crítico, intransigente y litigante. Culpa a los demás de sus propios errores. Sus relaciones personales son tormentosas, ya que provoca en los demás una reacción hostil que, a su vez, confirma en el paranoide sus expectativas iniciales. En respuesta al estrés pueden presentar episodios psicóticos muy breves.

El trastorno puede observarse ya desde la infancia o la adolescencia. La desconfianza a estas edades puede manifestarse con agresividad o con aislamiento. Son niños ansiosos, tensos, solitarios. Tienen tendencia al bajo rendimiento escolar, la ansiedad social y la hipersensibilidad. Son niños considerados por los demás como raros y excéntricos y pueden sufrir acoso escolar.

Al igual que otros trastornos de personalidad del grupo A, el trastorno paranoide de personalidad puede ser difícil de diferenciar de la esquizofrenia o el trastorno delirante crónico, y algunos autores lo han considerado como un continuo con estos trastornos. La personalidad paranoide puede ser premórbida a esquizofrenia y trastorno delirante crónico.

Tabla 28-9. Trastorno de la personalidad paranoide. Criterios del Manual Diagnóstico y Estadístico de Trastornos Mentales, 5ª edición (DSM-5)

A. Desconfianza y suspicacia intensa frente a los demás —cuyos motivos se interpretan como malévolos— que comienza en las primeras etapas de la edad adulta, está presente en diversos contextos, y se manifiesta por cuatro (o más) de los hechos siguientes:

1. Sospecha, sin base suficiente, de que los demás explotan, causan daño o decepcionan al individuo
2. Preocupación con dudas injustificadas por la lealtad o confianza de los amigos o colegas
3. Poca disposición a confiar en los demás debido al miedo injustificado a que la información se utilice maliciosamente en su contra
4. Lectura encubierta de significados denigrantes o amenazadores en comentarios o actos sin malicia
5. Rencor persistente (es decir, no olvida los insultos, injurias o desaires)
6. Percepción de ataque a su carácter o reputación que no es apreciable por los demás y disposición a reaccionar rápidamente con enfado o a contraatacar
7. Sospecha recurrente, sin justificación, respecto a la fidelidad del cónyuge o la pareja

B. No se produce exclusivamente en el curso de la esquizofrenia, un trastorno bipolar o un trastorno depresivo con características psicóticas, u otro trastorno psicótico, y no se puede atribuir a los efectos fisiológicos de otra afección médica

---

Diagnóstico

Los criterios DSM-5 se presentan en la **tabla 28-9**.

Diagnóstico diferencial

- **Trastorno esquizotípico de la personalidad.** Los esquizotípicos son más excéntricos y tienen más deterioro de relaciones sociales que los paranoides. La diferencia fundamental es que el paranoide no tiene los trastornos de la comunicación, el lenguaje del esquizotípico ni los pensamientos mágicos.
- **Trastorno esquizoide de la personalidad.** El esquizoide tiene más aislamiento social y no presenta el patrón de sospecha general y querulancia del paranoide.
- **Trastorno delirante tipo persecutorio.** El delirio del trastorno delirante está bien estructurado y generalmente se circunscribe a un tema. En cambio, el trastorno de personalidad paranoide tiene una actitud general de sospecha y suspicacia no circunscrita a una única temática.
- **Esquizofrenia paranoide.** El pensamiento del esquizofrénico es claramente delirante y no de sospecha y suspicacia general. Además, en la esquizofrenia se asocian otros síntomas, como alucinaciones. El paranoide tiene una percepción de la realidad conservada, aunque el juicio esté distorsionado; en el esquizofrénico, la percepción de la realidad está distorsionada.

Comorbilidad

- Episodios depresivos.
- Agorafobia y otros trastornos de ansiedad.
- Trastorno obsesivo-compulsivo.
- Trastorno por abuso de sustancias.

Evolución y pronóstico

Se conoce poco sobre la evolución de este trastorno. Los síntomas son moderadamente estables en jóvenes. En estudios de seguimiento, se ha observado la persistencia en adultos de rasgos ya presentes en la infancia, como falta de empatía, rigidez mental, sensibilidad interpersonal y aislamiento. En ocasiones, a lo largo de los años se asocian síntomas de trastorno esquizotípico o se desarrolla esquizofrenia.

Trastorno de la personalidad esquizoide

Epidemiología

El trastorno de personalidad esquizoide se diagnostica generalmente en la edad adulta, aunque comienza en la infancia y se mantiene en la adolescencia.

La prevalencia varía, según los criterios diagnósticos utilizados, entre el 1 y 5 %. Es más frecuente en varones que en mujeres, con una relación 2/1.

Clínica

Es uno de los trastornos de la personalidad menos estudiado y comprendido. Se caracteriza por un desinterés por las relaciones interpersonales que propicia el aislamiento social, la ausencia de emociones genuinas y la anhedonia o incapacidad de disfrutar y experimentar placer.

Debido a que este tipo de personalidad está presente en algunos casos de esquizofrenia antes de que se desarrolle la enfermedad, en el pasado se consideró que el trastorno esquizoide y la esquizofrenia constituían dos momentos evolutivos de una misma enfermedad.

> **!** Aunque hoy se consideran trastornos separados, no hay que olvidar que en torno al 30 % de los pacientes con personalidad esquizoide desarrollarán una esquizofrenia. En los últimos años, se ha propuesto la eliminación de este trastorno de las clasificaciones psiquiátricas.

Los rasgos de personalidad esquizoide se pueden detectar a partir de los 2 o 3 años, pero la consulta médica no suele realizarse hasta que el niño es escolarizado. En el colegio, se ponen de manifiesto las dificultades de relación y el mal rendimiento académico, a pesar de presentar una inteligencia normal.

Los niños y adolescentes con trastorno esquizoide de personalidad son **solitarios**, ya que no desean el contacto social. Se relacionan poco con su familia y menos aún con los iguales. Son percibidos por los demás como extraños, por lo que son un grupo de riesgo de sufrir acoso escolar. Evitan los juegos en grupo y prefieren actividades solitarias.

Parecen **fríos y no expresan emociones**. No son capaces de empatizar con los sentimientos de los demás. Suelen ser rígidos y poco adaptables, y sus puntos de vista son poco modificables por la experiencia propia o la de los demás. **No disfrutan de las actividades que, en general, producen placer**. Utilizan la fantasía como refugio. Al igual que en otros trastornos de personalidad, los pacientes pueden experimentar episodios psicóticos breves en situaciones de estrés.

Tabla 28-10. Trastorno de la personalidad esquizoide. Criterios del Manual Diagnóstico y Estadístico de Trastornos Mentales, 5ª edición (DSM-5)

A. Patrón dominante de desapego en las relaciones sociales y poca variedad de expresión de las emociones en contextos interpersonales, que comienza en las primeras etapas de la edad adulta, está presente en diversos contextos y se manifiesta por cuatro (o más) de los hechos siguientes:

1. No desea ni disfruta las relaciones íntimas, incluido el formar parte de una familia
2. Casi siempre elige actividades solitarias
3. Muestra poco o ningún interés en tener experiencias sexuales con otra persona
4. Disfruta con pocas o con ninguna actividad
5. No tiene amigos íntimos ni confidentes, aparte de sus familiares de primer grado
6. Se muestra indiferente a las alabanzas o a las críticas de los demás
7. Se muestra emocionalmente frío, con desapego o con afectividad plana

B. No se produce exclusivamente en el curso de la esquizofrenia, un trastorno bipolar o un trastorno depresivo con características psicóticas, otro trastorno psicótico o un trastorno del espectro autista, y no se puede atribuir a los efectos fisiológicos de otra afección médica

---

Comorbilidad

No se han observado altas tasas de comorbilidad en este trastorno; quizás la escasa intensidad afectiva de estos pacientes los proteja de episodios depresivos y trastornos de ansiedad.

La mayor comorbilidad se produce con otros trastornos de personalidad, como el evitativo y el esquizotípico.

Diagnóstico

Los criterios diagnósticos DSM-5 aparecen en la **tabla 28-10**.

Diagnóstico diferencial

- **Trastorno esquizotípico de la personalidad.**
- **Trastorno paranoide de la personalidad.**
- **Trastorno evitativo de la personalidad.** El evitativo desearía tener contacto social e interpersonal, el esquizoide no tiene este deseo.
- **Episodio depresivo.** El aislamiento social del depresivo va asociado a apatía, tristeza, ansiedad y trastornos del sueño y del apetito que no presenta el esquizoide.
- **Esquizofrenia.**
- **Trastornos del espectro autista. Antiguo síndrome de Asperger.** El esquizoide tiene capacidad comunicativa tanto verbal como no verbal, aunque no la utilice; en el trastorno autista se carece de estas habilidades. En los esquizoides no están presentes los patrones estereotipados y repetitivos propios del autista.

Evolución y pronóstico

Los rasgos esquizoides de personalidad se mantienen estables a lo largo de la vida. La dificultad en las relaciones personales persiste y es una fuente de sufrimiento para el paciente y su familia. Sin embargo, la mayoría de los pacientes son capaces de adaptarse a sus características. Durante la infancia y adolescencia necesitan que el entorno comprenda y en lo posible se adapte a sus necesidades.

Trastorno de la personalidad esquizotípico

Epidemiología

Las tasas de este trastorno en población general oscilan entre el 0,6 y el 4,6 %.

Clínica

El trastorno de la personalidad esquizotípica se caracteriza por la presencia de una serie de síntomas semejantes a los de la esquizofrenia, como pensamiento mágico, suspicacia, ideas de referencia, problemas en la comunicación interpersonal, conductas extravagantes y afecto restringido.

> **!** Este trastorno puede considerarse una forma atenuada de esquizofrenia y es frecuente que los familiares de primer grado de pacientes con esquizofrenia lo sufran. El DSM-5 mantiene este trastorno entre los trastornos de personalidad. Sin embargo, la CIE-10 no lo considera un trastorno de personalidad, sino una esquizofrenia.

En este trastorno, se combinan experiencias cognitivo-perceptivas anómalas que recuerdan los síntomas positivos de la esquizofrenia, con déficit sociales e interpersonales similares a los síntomas negativos.

Los estudios factoriales determinan tres factores principales: anomalías cognitivo-perceptivas, déficit interpersonal y desorganización.

- Las **distorsiones cognitivas** incluyen ideas de referencia (los incidentes casuales se interpretan como relacionados con el sujeto), sin llegar a la convicción delirante de los esquizofrénicos, creencias extrañas como fenómenos paranormales o que se tienen poderes especiales (saber que algo va a ocurrir antes de que ocurra), pensamiento mágico (creer que haciendo determinado ritual se puede prevenir un daño o que las cosas ocurren porque el sujeto lo ha pensado antes), suspicacia e ideación paranoide no delirante.
- Las **distorsiones perceptivas** pueden consistir en notar la presencia de otra persona o de un fallecido, oír murmullos nombrando al sujeto o notar alterada en tamaño o forma una parte del cuerpo.
- La **desorganización del pensamiento y los trastornos formales del pensamiento** se manifiestan con un lenguaje vago, extraño, impreciso, divagante o prolijo, concreto o abstracto, sin llegar a la disgregación o incoherencia propia de la esquizofrenia.
- Las **relaciones interpersonales** se alteran porque no manejan adecuadamente el afecto y la comunicación. Con frecuencia se aíslan porque sienten que no encajan y son diferentes a los otros. Aunque tengan deseo de comunicación, son socialmente ineptos, por lo que no suelen conseguir amigos.

Al igual que otros trastornos de la personalidad, pueden experimentar episodios psicóticos breves en situaciones de estrés.

> **!** Los niños esquizotípicos tienen frecuentemente otros síntomas asociados, como tendencias agresivas, irritabilidad, ansiedad, déficit de atención, hipersensibilidad a los ruidos, trastornos del sueño, ideación suicida e intentos autolíticos. Suelen ser el centro de las burlas por su peculiar comportamiento y tienen bajo rendimiento escolar.

Comorbilidad

- Los pacientes diagnosticados de trastorno esquizotípico de personalidad cumplen, frecuentemente, criterios de trastorno esquizoide de personalidad, evitativo y dependiente.
- Hasta un 50 % puede sufrir un episodio de depresión mayor a lo largo de la vida.

Diagnóstico

Los criterios DSM-5 de este trastorno se recogen en la **tabla 28-11**.

Diagnóstico diferencial

- **Trastorno del espectro autista**. Aunque los casos más leves de autismo pueden ser difíciles de diferenciar del trastorno esquizotípico, los niños autistas tienen más dificultades de

---

Tabla 28-11. Trastorno de la personalidad esquizotípica. Criterios del Manual Diagnóstico y Estadístico de Trastornos Mentales, 5ª edición (DSM-5)

A. Patrón dominante de deficiencias sociales e interpersonales, que se manifiesta por un malestar agudo y poca capacidad para las relaciones estrechas, así como por distorsiones cognitivas o perceptivas y comportamiento excéntrico, que comienza en las primeras etapas de la edad adulta y está presente en diversos contextos, y que se manifiesta por cinco (o más) de los hechos siguientes:

1. Ideas de referencia (con exclusión de delirios de referencia)
2. Creencias extrañas o pensamiento mágico que influye en el comportamiento y que no concuerda con las normas subculturales (p. ej., supersticiones, creencia en la clarividencia, la telepatía o un *sexto sentido*; en niños y adolescentes, fantasías o preocupaciones extravagantes)
3. Experiencias perceptivas inhabituales, incluidas ilusiones corporales
4. Pensamientos y discurso extraños (p. ej., vago, circunstancial, metafórico, superelaborado o estereotipado)
5. Suspicacia o ideas paranoides
6. Afecto inapropiado o limitado
7. Comportamiento o aspecto extraño, excéntrico o peculiar
8. Falta de amigos íntimos y confidentes, aparte de sus familiares de primer grado
9. Ansiedad social excesiva que no disminuye con la familiaridad y tiende a asociarse a miedos paranoides más que a juicios negativos sobre sí mismo

B. No se produce exclusivamente en el curso de la esquizofrenia, un trastorno bipolar o un trastorno depresivo con características psicóticas, otro trastorno psicótico o un trastorno del espectro autista

reciprocidad social y emocional, y presentan más conductas e intereses estereotipados.

- **Trastorno de personalidad esquizoide**. En ambos trastornos, la consecuencia suele ser el aislamiento social. Sin embargo, el déficit básico es diferente: mientras que el esquizoide no experimenta emoción o placer en distintos ámbitos (entre ellos, las relaciones interpersonales), el esquizotípico no sabe interpretar las señales interpersonales, y cognitivamente desconoce los códigos de las motivaciones e intenciones del otro.
- **Trastorno de la personalidad paranoide**.
- **Trastorno de la personalidad evitativa**: el esquizotípico no teme tanto al rechazo como el evitador.
- **Esquizofrenia**.

Evolución y pronóstico

Un 30 % de jóvenes diagnosticados de trastorno esquizotípico de personalidad desarrollan esquizofrenia en los años posteriores. En estos casos, es difícil diferenciar si el trastorno de personalidad previo era tal o se trataba de la fase prodrómica de la esquizofrenia.

Los rasgos esquizotípicos tienden a ser estables en la edad adulta y el trastorno persiste a lo largo de los años con complicaciones sociales y ocupacionales.

Trastorno de la personalidad antisocial

Epidemiología

El trastorno de la personalidad antisocial tiene una prevalencia de vida del 2 al 3 %, si se aplican las pautas del DSM, que diagnostican según criterios casi exclusivamente conductuales. La prevalencia se reduce al 1 % si se utilizan criterios no solo conductuales, sino también emocionales.

Clínica

El factor de riesgo ambiental más consistentemente observado en este trastorno es la crianza en una familia disfuncional por psicopatología en los padres, estilo parental coercitivo, incoherente o poco consistente, abuso físico y violencia hacia el niño, falta de cuidados o cariño y conflictividad familiar. Ciertos rasgos temperamentales mediados por características biológicas predisponen al trastorno, como la impulsividad o la búsqueda de novedades. Déficits cognitivos, como un coeficiente intelectual límite o trastornos del aprendizaje en el lenguaje y la escritura, pueden ser también factores de riesgo.

El trastorno de la personalidad antisocial se ha definido por un patrón general de desprecio y de violación de los derechos de los demás, que comienza en la infancia o adolescencia temprana y que se mantiene en la edad adulta. El trastorno no puede diagnosticarse antes de los 18 años, y los trastornos de conducta deben haberse iniciado antes de los 15 años. El trastorno es también conocido como psicopatía o trastorno disocial de la personalidad.

Los trastornos de conducta en la infancia pueden ser pródromos de este trastorno. Un 40 % de los niños con trastornos de conducta desarrollan algún tipo de trastorno de la persona-

lidad (no necesariamente antisocial), y el 90 % de los adultos con trastorno antisocial de personalidad tienen antecedentes de trastorno de conducta antes de los 13 años.

Los criterios DSM-5 definen el trastorno desde un punto de vista fundamentalmente conductual, con **comportamientos antisociales**, como actos delictivos, falta de honestidad, agresividad e irresponsabilidad. Otros autores (Cleckley y Hare) y la CIE-10 destacan, en este trastorno, una serie de **características intrapsíquicas e interpersonales**, como la falta de empatía e insensibilidad hacia los demás, ausencia de remordimientos y sentimientos de culpa, incapacidad de reconocer la responsabilidad de sus actos con tendencia a culpar a los demás, ausencia de emociones profundas y tendencia a la manipulación de los demás (**Tablas 28-12** y **28-13**). Así, aunque sean considerados como un mismo trastorno, la psicopatía y el trastorno antisocial

---

Tabla 28-12. Factores que componen la psicopatía (Hare, 1991)

Factor 1 – Dimensión conductual:

1. Encanto superficial y locuacidad
2. Egocentrismo y sentimiento de grandiosidad
3. Mentira patológica
4. Manipulación
5. Falta de sentimientos de culpa y de arrepentimiento
6. Superficialidad emocional
7. Insensibilidad/falta de empatía
8. Incapacidad de reconocer la responsabilidad de sus actos

Factor 2 – Dimensión afectiva:

1. Búsqueda de sensaciones
2. Estilo de vida parásito
3. Falta de autocontrol
4. Problemas de conducta precoces
5. Sin metas realistas
6. Impulsividad
7. Irresponsabilidad
8. Delincuencia juvenil

Factor 3 – Estilo de vida:

1. Conducta sexual promiscua
2. Muchas relaciones maritales breves
3. Versatilidad delictiva

Tabla 28-13. Criterios de Cleckley para el diagnóstico de psicopatía

1. Encanto superficial
2. Inexistencia de alucinaciones y otras manifestaciones de pensamiento irracional
3. Ausencia de nerviosismo
4. Indigno de confianza
5. Mentiras e insinceridad
6. Falta de sentimientos de culpabilidad y de vergüenza
7. Conducta antisocial, sin aparente remordimiento
8. Razonamiento insuficiente y falta de capacidad para aprender de la experiencia vivida
9. Egocentrismo patológico e incapacidad para amar
10. Gran pobreza de reacciones afectivas
11. Pérdida específica de intuición
12. Irresponsabilidad en las relaciones interpersonales
13. Comportamiento fantástico
14. Amenazas de suicidio raramente cumplidas
15. Vida sexual impersonal, trivial y poco integrada
16. Incapacidad para seguir cualquier plan de vida

Tabla 28-14. Trastorno de la personalidad antisocial

A. Patrón dominante de inatención y vulneración de los derechos de los demás, que se produce desde antes de los 15 años de edad y que se manifiesta por tres (o más) de los hechos siguientes:

1. Incumplimiento de las normas sociales respecto a los comportamientos legales, que se manifiesta por actuaciones repetidas que son motivo de detención
2. Engaño, que se manifiesta por mentiras repetidas, utilización de alias o estafa para provecho o placer personal
3. Impulsividad o fracaso para planear con antelación
4. Irritabilidad y agresividad, que se manifiestan por peleas o agresiones físicas repetidas
5. Desatención imprudente de la seguridad propia o de la de los demás
6. Irresponsabilidad constante, que se manifiesta por la incapacidad repetida de mantener un comportamiento laboral coherente o cumplir con las obligaciones económicas
7. Ausencia de remordimiento, que se manifiesta con indiferencia o racionalización del hecho de haber herido, maltratado o robado a alguien

B. El individuo tiene como mínimo 18 años
C. Existen evidencias de la presencia de un trastorno de la conducta antes de los 15 años
D. El comportamiento antisocial no se produce exclusivamente en el curso de la esquizofrenia o de un trastorno bipolar

de personalidad no son conceptos idénticos. En la psicopatía es necesaria una clara afectación de las emociones, mientras que, en el trastorno de personalidad antisocial, el énfasis se pone en los trastornos de comportamiento.

Diagnóstico

Los criterios diagnósticos del DSM-5 se recogen en la **tabla 28-14**.

Comorbilidad

- Trastorno por consumo de sustancias.
- Trastorno por somatización.

Diagnóstico diferencial

- **Trastorno por consumo de sustancias**. El abuso y la dependencia de las drogas pueden generar conductas antisociales similares a las del trastorno antisocial. Cuando los rasgos de personalidad antisocial aparecen posteriormente al consumo, se debe diagnosticar exclusivamente el trastorno por consumo.
- **Trastorno de personalidad narcisista**. Aunque comparten muchos síntomas, el narcisista no tiene la impulsividad del antisocial, ni los antecedentes de trastornos de conducta en la infancia.
- **Trastorno de personalidad límite e histriónica**. El paciente que lo padece es más exagerado en sus emociones que el antisocial, y no suele cometer conductas delictivas o antisociales. El trastorno límite puede manipular en busca de afecto, el histriónico, en busca de atención y el antisocial, para obtener beneficios económicos o poder.

- **Comportamiento delictivo sin trastorno de personalidad asociado**. El delincuente realiza conductas antisociales por circunstancias externas como necesidad económica y oportunidad de delinquir, pero no presenta la agresividad injustificada, falta de culpa ni la irresponsabilidad general del antisocial.

Evolución y pronóstico

El trastorno tiene un curso crónico. Los síntomas son más intensos en la adolescencia y primeros años de la edad adulta, y con la edad declinan los comportamientos más agresivos y la impulsividad. Las posibilidades de integración social de estos pacientes son malas y no se adaptan a las exigencias laborales o familiares.

Trastorno de la personalidad límite

Definición

El concepto de trastorno límite (TLP) aparece, en la década de los cuarenta para referirse a aquellos pacientes que comparten síntomas psicóticos y neuróticos, pero que no pueden clasificarse en ninguna de estas categorías. Para referirse a estos pacientes se han usado términos como *grupo límite de las neurosis, esquizofrenia seudoneurótica* y *organización «borderline» de la personalidad*.

En 1980, se incorpora por primera vez el trastorno límite de la personalidad como entidad definida en el DSM-III. En la CIE-10 se denomina *trastorno de inestabilidad emocional de la personalidad* y define dos subtipos: límite e impulsivo.

Epidemiología

Los estudios realizados en poblaciones clínicas han mostrado que es el trastorno de la personalidad más frecuente, ya que entre el 30 y el 60 % de los pacientes que consultan con trastorno de la personalidad tienen TLP.

El trastorno límite de personalidad afecta al 1-3 % de la población y es dos veces más frecuente en mujeres que en hombres en entornos clínicos, pero no se observa diferencia entre hombres y mujeres en población general. A los 16 años, la prevalencia estaría en torno al 1,6 % para aumentar al 3,2 % a los 22 años. Los síntomas de trastorno límite de personalidad se atenúan con los años, de modo que un 85 % de los pacientes no cumplirían los criterios diagnósticos 10 años después.

Clínica

La presencia de malos tratos físicos, emocionales y sexuales durante la infancia es uno de los factores que más se correlacionan con trastorno límite de personalidad: estos antecedentes se observan hasta en el 84 % de los pacientes con este diagnóstico.

 El trastorno límite de personalidad se caracteriza por un patrón de inestabilidad en:

- La regulación del afecto.
- El control de los impulsos.
- Las relaciones interpersonales.
- La imagen de sí mismo.

La **inestabilidad afectiva** y de las emociones consiste en una elevada respuesta emocional a situaciones ambientales, como la pérdida, el rechazo o la frustración. Se manifiesta con cambios bruscos de humor: el paciente pasa de la tristeza a la alegría de forma brusca y, más frecuentemente, a la ira, la irritabilidad y la agresividad. Se queja con frecuencia de sentimientos de vacío crónico, desilusión, abatimiento. Estos cambios afectivos son reactivos a estímulos ambientales, a veces imperceptibles para el observador, que puede considerarlos arbitrarios y sin motivo.

El malestar emocional y la impulsividad precipitan numerosos gestos e intentos de suicidio, generalmente reactivos a situaciones mal toleradas por el paciente, como el sentimiento de ser abandonado o rechazado por alguien de su entorno. Los cortes y autolesiones (quemarse con un cigarro) son especialmente frecuentes en la adolescencia y tienen por objetivo llamar la atención de los demás, expresar ira o evitar el malestar emocional. En este último caso, el adolescente puede mantener ocultas estas autolesiones. Las conductas autolesivas, incluidos los gestos suicidas, están presentes en el 80 % de los casos.

Presentan con frecuencia otras **conductas de riesgo**, como problemas de alimentación, tanto conductas anorexiformes como bulímicas con atracones y vómitos, promiscuidad sexual e inicio de relaciones con personas potencialmente peligrosas y abuso de tóxicos. Estas conductas impulsivas obedecen a un deseo de placer y gratificación inmediata para así evitar los sentimientos de vacío.

Las **relaciones interpersonales** de estos adolescentes son inestables y tumultuosas. Se enfrentan a la familia y a los amigos cuando se sienten defraudados, y establecen relaciones indiscriminadas con otras personas. Estas relaciones inicialmente son muy estrechas, ya que idealizan al otro; sin embargo, rápidamente pasan a sentirse desilusionados y a reaccionar con ira y hostilidad. Inicialmente, generan en otros adolescentes gran proximidad para intentar ayudarles y, posteriormente, rechazo ante sus demandas continuas de afecto y atención y su tendencia a la manipulación.

La **inestabilidad de la identidad** se manifiesta con cambios frecuentes de aspecto, planes y proyectos, valores, e incluso cambios en la identidad sexual.

Al igual que otros trastornos de personalidad, pueden presentar **episodios psicóticos breves** y experiencias casi psicóticas, como delirios y alucinaciones transitorias, experiencias perceptivas inusuales, pensamientos extravagantes, suspicacia no delirante, despersonalización, desrealización y comportamientos regresivos en situaciones de estrés.

Los delirios son menos frecuentes que las alucinaciones, y suelen ser de contenido depresivo y paranoide. Las alucinaciones auditivas y visuales y las seudoalucinaciones visuales son muy frecuentes en situaciones de ansiedad.

Los síntomas seudopsicóticos, como suspicacia y experiencias paranoides, ideas de referencia, desrealización, despersonalización, desorganización y regresión, son más frecuentes que los delirios y las alucinaciones, y están presentes en más del 50 % de los TLP en algún momento de su evolución.

En ocasiones, los síntomas psicóticos del TLP impresionan de facticios por la forma vaga, inconsistente y dramática en que son referidos.

Las dimensiones de la personalidad dominantes son alta búsqueda de novedades, alta evitación del daño y baja dependencia de la recompensa.

> **!** Síntomas del TLP:
> - Emociones inestables y que cambian rápidamente (tristeza, infelicidad, ansiedad y rabia).
> - Necesidad de los demás para descargar sus emociones. Incapacidad de calmarse a sí mismos.
> - Conductas y pensamientos irracionales ante estados emocionales.
> - Cogniciones catastróficas ante pequeños estímulos.
> - Alteraciones de la percepción en situaciones de estrés (disociación, desrealización, despersonalización, síntomas psicóticos).
> - Inestabilidad en el sentido del *yo* con cambios frecuentes en metas, ideales, valores, sentimientos sobre sí mismos y los demás, e identidad sexual.
> - Sentimientos de vacío.
> - Sentimientos de ser maltratados, abandonados, rechazados por los demás.
> - Inestabilidad en la valoración de los demás, que pasan de ser muy buenos a muy malos.
> - Relaciones interpersonales caóticas e inestables y rápidamente cambiantes.
> - Incapacidad de tolerar la soledad y el abandono
> - Sentimiento de ser incomprendido, maltratado, de ser una víctima.
> - Conductas impulsivas.
> - Conductas autodestructivas (mutilaciones, intentos de suicidio, relaciones de riesgo sexual y físico).

Comorbilidad

El TLP es uno de los trastornos psiquiátricos con más comorbilidad. Hasta el 85 % de los adultos sufren otros trastornos psiquiátricos comórbidos. Las mujeres con TLP son más propensas a tener trastornos concurrentes, como depresión mayor, trastornos de ansiedad o de la alimentación. En el caso de los hombres, se asocia con más frecuencia a abuso de sustancias y trastorno de personalidad antisocial.

Algunos de los **trastornos comórbidos** más frecuentemente descritos son los siguientes:

- **Trastorno por déficit de atención e hiperactividad (TDAH)**: la prevalencia del TDAH en pacientes con TLP se ha considerado alta al situarse en el 41,5 % en la infancia y en el 16,1 % en la edad adulta. La presencia de TDHA en la infancia predice la aparición de TLP en la adolescencia, por lo que no está claro si son trastornos comórbidos o el TDHA es un factor de riesgo de TLP años después. Se ha observado que la presencia de TDHA y trastorno oposicionista-desafiante a la edad de 8 años predice TLP a los 14 años, correlación que no se observa con los niños que a esa edad han presentado un trastorno de conducta o un episodio depresivo.
- **Trastorno oposicionista-desafiante**: como ya se ha dicho, con frecuencia antecede al TLP y puede ser considerado como un factor de riesgo o un trastorno comórbido.
- **Trastorno depresivo mayor y distimia**: es comórbido entre el 40 y el 87 % de los TLP.

- **Trastornos por abuso de sustancias**: la sustancia de abuso más común para los pacientes límite es el alcohol, aunque lo más frecuente es un patrón de abuso con múltiples sustancias (alcohol, *cannabis*, derivados anfetamínicos, etcétera). El abuso tiende a ser episódico e impulsivo, y es más frecuente en varones que en mujeres. Bajo los efectos del alcohol y las drogas es más fácil que aparezcan otros síntomas, como gestos o intentos de suicidio, episodios de agresividad y promiscuidad sexual. El abuso de sustancias comórbido es un factor de riesgo para consumar un suicidio.
- **Trastornos de la conducta alimentaria**, fundamentalmente bulimia. Es más frecuente en mujeres.
- **Trastorno por estrés postraumático**.
- **Otros trastornos de personalidad**, fundamentalmente histriónico, narcisista, antisocial, esquizotípico, evitativo y dependiente.

Diagnóstico

Los criterios diagnósticos que contempla el DSM-5 se describen en la **tabla 28-15**.

En la adolescencia, el trastorno límite de personalidad puede ser difícil de diagnosticar, ya que los adolescentes normales presentan rasgos típicos del trastorno como la inestabilidad emocional y la impulsividad. Es fundamental valorar la duración de la sintomatología, que debe estar presente al menos 1 año, la inflexibilidad en los patrones de pensamiento y comportamientos patológicos en distintas áreas, y la afectación de la actividad escolar, familiar y social.

Tabla 28-15. Trastorno de la personalidad límite. Criterios del Manual Diagnóstico y Estadístico de Trastornos Mentales, 5ª edición (DSM-5)

Patrón dominante de inestabilidad de las relaciones interpersonales, de la autoimagen y de los afectos, e impulsividad intensa, que comienza en las primeras etapas de la edad adulta y está presente en diversos contextos, y que se manifiesta por cinco (o más) de los hechos siguientes:

1. Esfuerzos desesperados para evitar el desamparo real o imaginado (nota: no incluir el comportamiento suicida ni de automutilación que figuran en el criterio 5)
2. Patrón de relaciones interpersonales inestables e intensas que se caracteriza por una alternancia entre los extremos de idealización y de devaluación
3. Alteración de la identidad: inestabilidad intensa y persistente de la autoimagen y del sentido del *yo*
4. Impulsividad en dos o más áreas que son potencialmente autolesivas (p. ej., gastos, sexo, drogas, conducción temeraria, atracones alimentarios) (nota: no incluir el comportamiento suicida ni de automutilación que figuran en el criterio 5)
5. Comportamiento, actitud o amenazas recurrentes de suicidio, o comportamiento de automutilación
6. Inestabilidad afectiva debida a una reactividad notable del estado de ánimo (p. ej., episodios intensos de disforia, irritabilidad o ansiedad que generalmente duran unas horas y, rara vez, más de unos días)
7. Sensación crónica de vacío
8. Enfado inapropiado e intenso, o dificultad para controlar la ira (p.ej., exhibición frecuente de genio, enfado constante, peleas físicas recurrentes)
9. Ideas paranoides transitorias relacionadas con el estrés o síntomas disociativos graves

Es fundamental descartar la presencia de otros trastornos, como depresión, ansiedad o consumo de drogas, que explicarían los síntomas.

A pesar de la polémica que hay sobre la indicación de diagnosticar este trastorno en menores, la evidencia indica que los criterios diagnósticos de TLP (y de otros trastornos de la personalidad) son tan fiables, válidos y estables antes de los 18 años de edad como en la edad adulta. Algunos estudios evidencian que el diagnóstico es estable entre el 21 y el 40 % de los jóvenes durante un período de 2-3 años. Sin embargo, otros estudios muestran las posibilidades de recuperación del trastorno y aconsejan tener precaución al realizar el diagnóstico de TLP en jóvenes por su estigma asociado. En la práctica clínica habitual, el diagnóstico de TLP no suele hacerse antes de los 16 años, y siempre y cuando los síntomas se hayan manifestado a lo largo de 1 año.

> **!** Se recomienda utilizar el diagnóstico del TLP con prudencia y hacer un uso restrictivo en menores, utilizándolo preferentemente a partir de los 16 años, siempre y cuando los síntomas se hayan mantenido a lo largo de 1 año.

Diagnóstico diferencial

- **Trastorno histriónico de personalidad**. El límite tiene conductas autodestructivas graves que no tiene el histriónico. Los sentimientos de vacío y los problemas de identidad son más típicos del límite que del histriónico.
- **Trastorno depresivo**. Los episodios depresivos de la adolescencia pueden presentar síntomas similares a los del TLP, como impulsividad, irritabilidad y autolesiones. Se diferencian por el inicio rápido de los trastornos depresivos frente al inicio larvado del TLP. La alteración mantenida del sueño y apetito es más común en el trastorno depresivo. El afecto triste y apático es más continuo y menos dependiente del entorno en el trastorno depresivo, y más fluctuante y reactivo a circunstancias ambientales en el TLP.
- **Trastorno bipolar II**. Es uno de los diagnósticos diferenciales más difíciles. En el TLP, las conductas impulsivas y los problemas afectivos tienen una causa externa, generalmente un problema interpersonal, mientras que, en el trastorno bipolar II estos síntomas son independientes de acontecimientos externos y más persistentes.
- **Trastornos psicóticos**. La presencia de episodios psicóticos en el TLP hace necesario realizar el diagnóstico diferencial con otros trastornos psicóticos.

Evolución y pronóstico

A pesar de que el TLP es un patrón estable de comportamiento, pensamiento y sentimiento, es frecuente que la evolución sea fluctuante con épocas de mejoría y otras de intensificación de la clínica en momentos de crisis. Se han observado, en estudios longitudinales, tasas medias de remisión en torno al 33 %. En algunos estudios se observan tasas muy altas de remisión: 34 % a los 2 años, 49 % a los 4 años y 68 % a los 6 años. Sin embargo, no todos los síntomas remiten. Persisten a largo plazo los síntomas depresivos, el sentimiento de vacío crónico, la dificultad para tolerar la soledad o el abandono. Mejoran o desaparecen los síntomas asociados a la impulsividad, como ataques de ira, intentos de suicidio y otras conductas de riesgo. El riesgo de muerte por suicidio se da en el 4-9 % de los pacientes.

Trastorno de la personalidad histriónica

Epidemiología

Se estima que la prevalencia en población general está en torno al 2 %. Aunque se considera un trastorno más frecuente en mujeres, en estudios epidemiológicos en población general no se han observado diferencias de género.

Clínica

Desde el punto de vista biológico, el rasgo temperamental más asociado es la alta dependencia de la recompensa. Es frecuente en este trastorno el antecedente de abuso sexual.

- Los adolescentes con este trastorno tienen problemas en las **relaciones interpersonales**. Tienen la fantasía de encontrar un amor o una relación perfecta e ideal, se vinculan rápida e intensamente, y desarrollan fuertes sentimientos hacia la otra persona que no se correlacionan con la realidad y el contexto de la relación, y que son fácilmente frustrados. Expresan emociones de forma teatral y exagerada, y buscan ser el centro de atención, por lo que son fácilmente rechazados por otros adolescentes. Pueden mostrar una conducta sexualizada con predominio de la seducción y la provocación, sus relaciones son inestables y tormentosas, y pueden elegir parejas muy alejadas de su edad, nivel cultural o social, en las que buscan el apoyo y la aceptación que no encuentran en su grupo. Tienden a usar su atractivo físico para obtener reconocimiento y atención. En contraste con su conducta sexualizada, a veces se comportan de forma inapropiadamente infantil.
- **Dependencia y desamparo**. Son personas dependientes y necesitan un exceso de atención y confirmación. Tienen miedo a ser rechazados o abandonados por las personas que son significativas emocionalmente para ellos; a veces, rechazan a estas personas por miedo a que les abandonen. También tienen miedo a la soledad, por lo que buscan relaciones a veces a la desesperada. Dan la sensación de ser egocéntricos y egoístas, y los demás sienten que son *absorbidos* por las necesidades del paciente. Son fácilmente sugestionables, y sus opiniones y sentimientos son muy cambiantes, dependiendo de su entorno.
- **Conducta desordenada**. En este aspecto, su conducta es contraria a la de la personalidad obsesiva.
Suelen ser desorganizados, impuntuales y con escaso interés por la organización de los detalles más mecánicos de la vida. Muchos de estos síntomas son similares a los del trastorno límite de personalidad. Con frecuencia presentan síntomas depresivos, ansiosos y de somatización. Al igual que en los TLP, los intentos de suicidio son frecuentes y se producen ante problemas en las relaciones; en el observador crean la impresión de que pretenden aumentar la atención de los demás.

Al igual que en otros trastornos de personalidad es posible la presencia de episodios psicóticos breves en situaciones de estrés o conflicto emocional.

Los síntomas pueden diferir entre hombres y mujeres. En las mujeres serían más frecuentes la dramatización y la inestabilidad emocional, y, en los hombres, el descontrol de impulsos y las tendencias asociales, similares a las del trastorno antisocial.

Las dimensiones de personalidad dominantes son alta búsqueda de novedades, baja evitación del daño y alta dependencia de la recompensa.

Comorbilidad

- Trastorno por somatización. La comorbilidad es muy elevada (podría ser hasta del 60 %).
- Trastorno depresivo mayor.
- Trastorno de ataque de pánico.
- Otros trastornos de personalidad, sobre todo los del grupo B.

Diagnóstico

Los criterios diagnósticos DSM-5 aparecen en la **tabla 28-16**.

Diagnóstico diferencial

- **Trastorno límite de personalidad**.
- **Trastorno narcisista de personalidad**.
- **Trastorno antisocial de personalidad**.
- **Distimia**.

Evolución y pronóstico

Al igual que en otros trastornos de la personalidad, los síntomas se atemperan con la edad, pero persisten las dificultades sociales, laborales y familiares a lo largo de la vida.

Tabla 28-16. Trastorno de la personalidad histriónica. Criterios del Manual Diagnóstico y Estadístico de Trastornos Mentales, 5ª edición (DSM-5)

Patrón dominante de emotividad excesiva y de búsqueda de atención, que comienza en las primeras etapas de la edad adulta, y está presente en diversos contextos y se manifiesta por cinco (o más) de los hechos siguientes:

1. Se siente incómodo en situaciones en las que no es el centro de atención
2. La interacción con los demás se caracteriza con frecuencia por un comportamiento sexualmente seductor o provocativo inapropiado
3. Presenta cambios rápidos y expresión plana de las emociones
4. Utiliza constantemente el aspecto físico para atraer la atención
5. Tiene un estilo de hablar que se basa excesivamente en las impresiones y que carece de detalles
6. Muestra autodramatización, teatralidad y expresión exagerada de la emoción
7. Es sugestionable (es decir, fácilmente influenciable por los demás o por las circunstancias)
8. Considera que las relaciones son más estrechas de lo que son en realidad

Trastorno de la personalidad narcisista

Epidemiología

La prevalencia de este trastorno es del 1 % en población general, y del 2 al 16 % en población clínica, con mayor prevalencia en varones que en mujeres.

Clínica

En los antecedentes biográficos de los pacientes con este trastorno se describen situaciones ambientales y de crianza traumática, como los abusos, el abandono y la negligencia en los cuidados y la convivencia con un progenitor alcohólico. Se ha descrito también que la sobreprotección y la sobreindulgencia o sobrevaloración del niño sin base que lo justifique puede ser un factor de riesgo.

Las situaciones que producen un gran sentimiento de vulnerabilidad en el niño podrían favorecer una reacción de defensa contra el mundo con mecanismos de personalidad narcisistas.

Las manifestaciones tempranas de este trastorno son inespecíficas y pueden aparecer en la infancia tardía o los primeros años de la adolescencia con problemas en la relación con los amigos, mal rendimiento escolar y ansiedad por separación.

Los síntomas fundamentales del trastorno se relacionan con la **alteración del autoconcepto**. Necesitan formarse un punto de vista de sí mismos grandioso para mantener su autoestima. Se consideran merecedores de derechos especiales, exhiben sus logros magnificándolos, son hipersensibles a la más mínima crítica. La divergencia entre *lo que realmente es* y lo que, según él, *debería ser* les conduce a tener sentimientos muy dolorosos de vergüenza, humillación y fracaso.

Las **relaciones interpersonales** son conflictivas debido a la envidia y falta de empatía que presentan. Idealizan y devalúan a los demás con rapidez. Al sentirse superiores consideran que solo se relacionan con gente excepcional a la que devalúan cuando no cumplen todas sus expectativas. Tienden a explotar a los demás porque se sienten merecedores de un trato especial. Ante el fracaso, culpan a los demás y reaccionan con rabia. Los adolescentes narcisistas con frecuencia consideran que su familia les trata injustamente o que no han hecho por ellos lo que debería. Pueden explotar a la familia para resarcirse de esta supuesta deuda. Cuando no consiguen la valoración de los demás, sufren intensos sentimientos de vergüenza y presentan síntomas depresivos o ansiosos.

Su estilo cognitivo es de **percepción egocéntrica de la realidad**. Al estar centrados en sí mismos, pueden atribuir significados autorreferenciales a hechos que nada tienen que ver con ellos. Desprecian y no atienden las opiniones de los demás.

La dimensión de personalidad dominante es la alta dependencia de la recompensa.

Comorbilidad

- Trastorno distímico.
- Trastorno depresivo mayor.
- Trastorno por abuso de sustancias.

Tabla 28-17. Trastorno de la personalidad narcisista. Criterios del Manual Diagnóstico y Estadístico de Trastornos Mentales, 5ª edición (DSM-5)

Patrón dominante de grandeza (en la fantasía o en el comportamiento), necesidad de admiración y falta de empatía, que comienza en las primeras etapas de la vida adulta, se presenta en diversos contextos y se manifiesta por cinco (o más) de los hechos siguientes:

1. Tiene sentimientos de grandeza y prepotencia (p. ej., exagera sus logros y talentos, espera ser reconocido como superior sin contar con los correspondientes éxitos)
2. Está absorto en fantasías de éxito, poder, brillantez, belleza o amor ideal ilimitado
3. Cree que es *especial* y único, y que solo pueden comprenderle o solo puede relacionarse con otras personas (o instituciones) especiales o de alto estatus
4. Tiene una necesidad excesiva de admiración
5. Muestra un sentimiento de privilegio (es decir, expectativas no razonables de tratamiento especialmente favorable o de cumplimiento automático de sus expectativas)
6. Explota las relaciones interpersonales (es decir, se aprovecha de los demás para sus propios fines)
7. Carece de empatía: no está dispuesto a reconocer o a identificarse con los sentimientos y necesidades de los demás
8. Con frecuencia envidia a los demás o cree que estos sienten envidia de él
9. Muestra comportamientos o actitudes arrogantes, de superioridad

Diagnóstico

Los criterios del DSM-5 se encuentran en la **tabla 28-17**.

Diagnóstico diferencial

- **Narcisismo normal**: el narcisismo normal se caracteriza por una autoestima alta pero saludable y una correcta autoimagen. En el narcisismo patológico, la imagen está hipertrofiada y la persona está insatisfecha y no es capaz de mantener unas relaciones interpersonales satisfactorias.
- **Trastorno límite**.
- **Trastorno histriónico**.
- **Trastorno antisocial**.
- **Trastorno obsesivo-compulsivo de la personalidad**: las personalidades narcisistas y las obsesivas pueden tener un alto nivel de autoexigencia. El obsesivo busca la perfección en sí mismo y es muy autoexigente; el narcisista centra esta exigencia de perfección en los demás.

Evolución y pronóstico

En un estudio prospectivo, se observó que el 40 % de los pacientes con este diagnóstico mejoraban durante un período de seguimiento de 3 años, mientras que el 40 % se mantenían estables o empeoraban. Los que habían empeorado eran aquellos que no habían conseguido logros personales. Estos datos sugieren que la evolución del trastorno podría depender de las experiencias personales de los pacientes.

Trastorno de la personalidad evitativa o evasiva

Epidemiología

La prevalencia del trastorno de la personalidad evitativa o evasiva en población general es del 2,4 %.

Tabla 28-18. Trastorno de la personalidad evasiva. Criterios diagnósticos

Patrón dominante de inhibición social, sentimientos de incompetencia e hipersensibilidad a la evaluación negativa, que comienza en las primeras etapas de la edad adulta y está presente en diversos contextos, y que se manifiesta por cuatro (o más) de los hechos siguientes:

1. Evita las actividades laborales que implican un contacto interpersonal significativo por miedo a la crítica, la desaprobación o el rechazo
2. Se muestra poco dispuesto a establecer relación con los demás, a no ser que esté seguro de ser apreciado
3. Se muestra retraído en las relaciones estrechas porque teme que lo avergüencen o ridiculicen
4. Le preocupa ser criticado o rechazado en situaciones sociales
5. Se muestra inhibido en nuevas situaciones interpersonales debido al sentimiento de falta de aceptación
6. Se ve a sí mismo como socialmente inepto, con poco atractivo personal o inferior a los demás
7. Se muestra extremadamente reacio a asumir riesgos personales o a implicarse en nuevas actividades porque le pueden resultar embarazosas

Clínica

Las personalidades evitativas se caracterizan por la tendencia al aislamiento social ante el **temor de ser rechazados y humillados por los demás**. Son adolescentes con pocos amigos que evitan las situaciones de intimidad, son tímidos e introvertidos. Exageran potenciales peligros, por lo que su conducta suele ser inhibida, y huyen de las situaciones nuevas. Al contrario que en las personalidades esquizoides, su aislamiento no es deseado, ya que les gustaría estar socialmente integrados, pero no se arriesgan al rechazo. Su **estado emocional** está compuesto por ansiedad anticipatoria y baja autoestima. Tienen miedo al ridículo y a la crítica negativa.

Las **conductas de evitación** suelen comenzar en la infancia con timidez, aislamiento, miedo a los extraños y a las situaciones nuevas. La timidez en la infancia puede ser un precursor del trastorno; sin embargo, la mayoría de los niños tímidos dejan de serlo a lo largo del desarrollo, mientras que las personalidades evitativas aumentan su timidez y aislamiento al llegar a la adolescencia.

Las dimensiones de personalidad dominantes son baja búsqueda de novedades, alta evitación del daño y baja dependencia de la recompensa.

Comorbilidad

Fobia social.

Diagnóstico

Los criterios diagnósticos se describen en la **tabla 28-18**.

Diagnóstico diferencial

- **Timidez normal**: la timidez tiende a remitir con la edad y no produce impacto significativo en la vida del paciente. El tímido es capaz de establecer relaciones íntimas, realizar una actividad académica o laboral normal y no llega al aislamiento social.

- **Fobia social**: la línea entre ambos trastornos es difusa, hasta el punto de que no está claro si se trata de dos trastornos independientes. El trastorno evitativo de personalidad tiene un patrón de evitación más amplio que la fobia social. En la fobia social hay miedo a que los síntomas de ansiedad (sudoración, rubor, temblor) aparezcan y sean percibidos por los demás. En la personalidad evitativa no hay tanto componente ansioso ante la interacción.
- **Trastorno de personalidad dependiente**.
- **Trastorno esquizoide de la personalidad**.

Evolución y pronóstico

Aunque el trastorno es crónico, los síntomas se atenúan con la edad e incluso pueden llegar a desaparecer. Cuando hay comorbilidad con trastornos depresivos o de ansiedad, el pronóstico es malo, ya que se acentúan los síntomas evitativos, y los síntomas ansiosos y depresivos tienden a la cronicidad.

Trastorno de la personalidad dependiente

Epidemiología

La prevalencia del trastorno de la personalidad dependiente es del 0,6 %.

Clínica

Durante la infancia, es frecuente observar una pauta de crianza sobreprotectora o autoritaria, y pueden presentar especial riesgo de ansiedad por separación.

La persona dependiente **cree que no puede cuidar de sí misma** y, por tanto, necesita de otros.

Los afectados por este trastorno son **incapaces de tomar decisiones**, desde las más cotidianas e irrelevantes a las más importantes. Necesitan que una figura de confianza les asesore y anime a actuar. Son **pasivos y sumisos**, no muestran inconformidad o desacuerdo por miedo a perder a las figuras de las que dependen. Pueden someterse totalmente a los deseos del otro para no perder su apoyo. No toleran la soledad; el temor a perder su persona o personas de apoyo genera sentimientos depresivos y ansiosos. **Su sentimiento básico es de desamparo**.

Las dimensiones de personalidad dominantes son baja búsqueda de novedades, alta evitación del daño y alta dependencia de la recompensa.

Comorbilidad

- Trastornos depresivos.
- Trastornos de ansiedad.

Diagnóstico

Los criterios diagnósticos del DSM-5 para este trastorno se encuentran en la **tabla 28-19**.

Diagnóstico diferencial

- **Dependencia reactiva a otras situaciones**: la enfermedad tanto física como psíquica puede volver dependientes a las

Tabla 28-19. Trastorno de la personalidad dependiente. Criterios del Manual Diagnóstico y Estadístico de Trastornos Mentales, 5ª edición (DSM-5)

Necesidad dominante y excesiva de que le cuiden, lo que conlleva un comportamiento sumiso y de apego exagerado, y miedo a la separación, que comienza en las primeras etapas de la edad adulta y está presente en diversos contextos, y que se manifiesta por cinco (o más) de los hechos siguientes:

1. Le cuesta tomar decisiones cotidianas sin el consejo y la reafirmación excesiva de otras personas
2. Necesita a los demás para asumir responsabilidades en la mayoría de los ámbitos importantes de su vida
3. Tiene dificultad para expresar el desacuerdo con los demás por miedo a perder su apoyo o aprobación (nota: no incluir los miedos realistas de castigo)
4. Tiene dificultad para iniciar proyectos o hacer cosas por sí mismo (debido a la falta de confianza en el propio juicio o capacidad, y no por falta de motivación o energía)
5. Va demasiado lejos para obtener la aceptación y apoyo de los demás, hasta el punto de hacer voluntariamente cosas que le desagradan
6. Se siente incómodo o indefenso cuando está solo por miedo exagerado a ser incapaz de cuidarse a sí mismo
7. Cuando termina una relación estrecha, busca con urgencia otra relación para que le cuiden y apoyen
8. Siente una preocupación no realista por miedo a que lo abandonen y tenga que cuidar de sí mismo

personas. Los trastornos psiquiátricos que pueden cursar con síntomas de dependencia son el trastorno depresivo, la agorafobia y el trastorno obsesivo-compulsivo.

- **Trastorno histriónico de la personalidad**: aunque en ambos trastornos existe una necesidad de aprobación, el dependiente se anula para conseguirla, mientras que el histriónico exige atención.
- **Trastorno de personalidad evitativa**: en ambos trastornos existe inseguridad personal y necesidad de ser aceptado por los demás. Sin embargo, el evitativo se aísla si teme ser rechazado, mientras que el dependiente intenta cualquier forma de relacionarse para evitar la soledad.

Evolución y pronósticos

Al relacionarse casi exclusivamente con las personas de las que depende, su vida es muy limitada, y su evolución estará en función de la calidad de la relación con la figura o figuras de protección. Puede padecer trastornos depresivos de consideración si fracasa o se interrumpe su relación vincular.

Trastorno de la personalidad obsesivo-compulsiva

Epidemiología

Se estima que la prevalencia es del 1-2 % en población general, y de hasta el 26 % en muestras clínicas. Afecta por igual a hombres que a mujeres.

Clínica

La personalidad obsesivo-compulsiva, también denominada *anancástica*, se caracteriza por una **preocupación excesiva por el orden y la disciplina**. Los afectados por este trastorno mantienen una vida regulada, estructurada y estrictamente organizada.

Tienden al **perfeccionismo y exceso de control mental e interpersonal**, a expensas de la flexibilidad, la apertura y la eficiencia. El perfeccionismo que se exigen a sí mismos hace que les sea difícil acabar una tarea, y las exigencias hacia el comportamiento de los demás les hacen críticos e intolerantes. El perfeccionismo interfiere con la toma de decisiones y la finalización de las tareas.

Tienen **un respeto excesivo a los convencionalismos, normas sociales, éticas y morales**. Prefieren las relaciones sociales educadas, formales y correctas que las más espontáneas a costa de perder el afecto.

Constriñen el mundo en reglas, normas, programaciones de tiempo, rendimiento y jerarquía. Son obstinados e indecisos. Valoran la disciplina y la perfección. Toleran mal pequeños cambios en la rutina o nuevas ideas.

Su **estilo cognitivo es rígido**. Suelen ser personas tensas, con un ánimo solemne. Mantienen las emociones bajo un control riguroso.

Muchos de los rasgos de este trastorno aparecen en la infancia. Los niños con este perfil de personalidad parecen hipermaduros y carecen de la espontaneidad, flexibilidad y creatividad propia de la infancia. Son ansiosos y rutinarios. Toleran muy mal los cambios, que les producen mucha ansiedad.

Comorbilidad

- **Trastorno obsesivo-compulsivo**: mientras algunos autores consideran la existencia de un espectro obsesivo-compulsivo que englobaría la personalidad obsesiva, el trastorno obsesivo-compulsivo, la tricotilomanía, la cleptomanía, el juego patológico, la dismorfofobia y los trastornos de la conducta alimentaria, otros consideran que el trastorno obsesivo-compulsivo y el trastorno obsesivo de la personalidad son entidades independientes.
- **Trastorno de la conducta alimentaria**. Este trastorno de personalidad es el más frecuente entre los pacientes con anorexia nerviosa restrictiva.
- **Episodio depresivo**. Hasta el 75 % de los pacientes sufren algún episodio depresivo a lo largo de su vida.
- **Abuso de alcohol y drogas**. Comórbido en el 30 % de los pacientes con trastorno obsesivo de personalidad.
- **Trastornos por somatización**: son frecuentes en este tipo de personalidad; su dificultad para expresar sentimientos y emociones puede llevar a síntomas de somatización ante conflictos emocionales.
- **Otros trastornos de personalidad**. La comorbilidad más frecuente es con el trastorno paranoide (27,5 %) y el evitativo (27,5 %).

Diagnóstico

Los criterios diagnósticos del DSM-5 aparecen en la **tabla 28-20**.

Diagnóstico diferencial

- **Personalidad normal con estilo obsesivo**: las personas con estilo obsesivo son perfeccionistas y autoexigentes, por lo que pueden sufrir ansiedad cuando se enfrentan a una

Tabla 28-20. Trastorno de la personalidad obsesivo-compulsiva. Criterios del Manual Diagnóstico y Estadístico de Trastornos Mentales, 5ª edición (DSM-5)

Patrón dominante de preocupación por el orden, el perfeccionismo y el control mental e interpersonal, a expensas de la flexibilidad, la franqueza y la eficiencia, que comienza en las primeras etapas de la vida adulta y está presente en diversos contextos, y que se manifiesta por cuatro (o más) de los siguientes hechos:

1. Se preocupa por los detalles, las normas, las listas, el orden, la organización o los programas hasta el punto de que descuida el objetivo principal de la actividad
2. Muestra un perfeccionismo que interfiere con la terminación de las tareas (p. ej., es incapaz de completar un proyecto porque no se cumplen sus propios estándares demasiado estrictos)
3. Muestra una dedicación excesiva al trabajo y la productividad que excluye las actividades de ocio y los amigos (que no se explica por una necesidad económica manifiesta)
4. Es demasiado consciente, escrupuloso e inflexible en materia de moralidad, ética o valores (que no se explica por una identificación cultural o religiosa)
5. Es incapaz de deshacerse de objetos deteriorados o inútiles, aunque no tengan un valor sentimental
6. Está poco dispuesto a delegar tareas o trabajo a menos que los demás se sometan exactamente a su manera de hacer las cosas
7. Es avaro hacia sí mismo y hacia los demás; considera el dinero como algo que se ha de acumular para catástrofes futuras
8. Muestra rigidez y obstinación

Tabla 28-21. Dificultades en el funcionamiento personal e interpersonal

El funcionamiento personal engloba:

- Identidad. Experiencia de uno mismo como único con límites claros con los demás:
  - Estabilidad de la autoestima
  - Capacidad realista de autoevaluarse y capacidad de regular las experiencias emocionales
- Autodirección. Persecución de objetivos y metas coherentes y significativas:
  - Uso de normas internas de comportamiento constructivas y prosociales
  - Capacidad de reflexionar productivamente

El funcionamiento interpersonal incluye:

- Empatía. Comprensión y valoración de experiencias y motivaciones de los demás:
  - Tolerancia para aceptar diferentes puntos de vista
  - Capacidad para discernir los efectos de la propia conducta en los demás
- Intimidad. Profundidad y duración de las relaciones con los demás:
  - Deseo y capacidad de cercanía
  - Capacidad de reciprocidad

tarea; sin embargo, son capaces de finalizar lo que empiezan y no tienen la restricción emocional ni el exceso de control de la personalidad obsesiva.

- **Trastorno obsesivo-compulsivo**: los pacientes con trastorno obsesivo-compulsivo presentan pensamientos intrusivos (miedo a la contaminación), que les llevan a la compulsión para contrarrestar la ansiedad ante dichos pensamientos. El paciente ve estos síntomas como absurdos. En el trastorno obsesivo de personalidad no hay obsesiones ni compulsiones, y el paciente considera que su forma de ver el mundo y actuar es la correcta.

MODELO ALTERNATIVO DEL MANUAL DIAGNÓSTICO Y ESTADÍSTICO DE TRASTORNOS MENTALES, 5ª EDICIÓN, PARA LOS TRASTORNOS DE LA PERSONALIDAD

Las deficiencias actuales en el diagnóstico de trastornos de la personalidad, como muestra la frecuencia con la que los pacientes presentan síntomas compatibles con varios trastornos de la personalidad, ha llevado a la elaboración de un *Modelo alternativo del DSM-5* para dichos trastornos. En este modelo, los trastornos de la personalidad se caracterizan por:

- Dificultades en el **funcionamiento**.
- **Rasgos** de personalidad patológicos.

Las dificultades en el **funcionamiento personal e interpersonal** constituyen el núcleo de la psicopatología del trastorno de la personalidad. El funcionamiento personal implica la identidad y la autodirección. El funcionamiento interpersonal incluye la empatía y la intimidad (**Tabla 28-21**).

Los **rasgos patológicos de la personalidad** se organizan en cinco grandes ámbitos o dominios, que, a su vez, se componen de 25 facetas de rasgos (**Tabla 28-22**).

Tabla 28-22. Rasgos patológicos de la personalidad

Dominios-rasgos

- Afecto negativo (frente a estabilidad emocional):
  - Inestabilidad emocional
  - Ansiedad
  - Inseguridad de separación
  - Sumisión
  - Hostilidad
  - Perseverancia
  - Afecto restringido

- Desapego (frente a extraversión):
  - Evitación
  - Evitación de la intimidad
  - Anhedonia
  - Depresión
  - Afecto restringido
  - Suspicacia

- Antagonismo (frente a amabilidad):
  - Manipulación
  - Falsedad
  - Grandiosidad
  - Búsqueda de atención
  - Insensibilidad
  - Hostilidad

- Desinhibición (frente a escrupulosidad):
  - Irresponsabilidad
  - Impulsividad
  - Distraibilidad
  - Asunción de riesgos
  - Perfeccionismo rígido

- Psicoticismo (frente a lucidez):
  - Creencias y experiencias inusuales
  - Excentricidad
  - Desregulación cognitiva y perceptiva

PUNTOS CLAVE

- La personalidad tiene un componente biológico que se manifiesta en etapas tempranas del desarrollo (temperamento) y un componente adquirido dependiente del ambiente, la crianza y la cultura (carácter).
- El abordaje de la personalidad, según los modelos dimensionales, se realiza a través de rasgos de personalidad (introversión, neuroticismo, evitación del daño, etc.) que, agrupados, definen tanto la personalidad normal como la patológica. Los modelos categoriales se basan en la personalidad patológica y describen varios trastornos de personalidad, como el esquizoide, el paranoide, el límite o el evitativo.
- La prevalencia de los trastornos de personalidad en niños y adolescentes es del 11 %, y los trastornos más frecuentemente observados son el antisocial, el evitativo y el límite.
- Aunque se evita hacer el diagnóstico de trastorno de personalidad en la infancia y adolescencia debido a la idea de

que los síntomas son transitorios y desaparecen con la maduración, cada vez más estudios observan la estabilidad diagnóstica a lo largo de la vida, pero, en general, con una atenuación de síntomas con el paso del tiempo.
- Los trastornos de personalidad se asocian con un mayor riesgo de inadaptación en la vida adulta, que se manifiesta en problemas en distintos ámbitos de la vida (familia, trabajo, amistad).
- El tratamiento de los trastornos de personalidad combina la farmacoterapia con la psicoterapia. Los fármacos modifican y modulan estados emocionales y cognitivos extremos y tratan los trastornos comórbidos, como ansiedad o depresión. La psicoterapia se encamina a modificar estados emocionales, mejorar la valoración de la realidad, tolerar el malestar emocional y tratar los problemas de relación interpersonal.

BIBLIOGRAFÍA

American Psychiatric Association. Manual diagnóstico y estadístico de los trastornos mentales. (DSM-5). 5ª ed. Madrid: Editorial Médica Panamericana; 2014.

Chanen AM, Kaess M. Developmental pathways to borderline personality disorder. Curr Psychiatry Rep. 2012;14(1):45-53.

Chess S, Thomas A, Birch HG. Your Child is a Person: A Psychological Approach To Childhood Without Guilt. Nueva York: The Viking Press; 1965.

Cleckley HM. The Mask of Sanity: an Attempt to Reinterpret the So-Called Psychopathic Personality. San Luis, Misuri: C.V. Mosby; 1941.

Cloninger CR, Svrakic DM, Przybeck TR. A psychobiological model of temperament and character. Arch Gen Psychiatry. 1993;50(12):975-90.

Cloninger CR. A systematic method for clinical description and classification of personality variants: a proposal. Arch Gen Psychiatry. 1987;44(6):573-88.

Cohen P, Cohen J, Kasen S, Velez CN, Hartmark C, Johnson J, et al. An epidemiological study of disorders in late childhood and adolescence, I: age and gender-specific prevalence. J Child Psychol Psychiatry. 1993;34(6):851-67.

Costa P, McCrae R. Normal personality assessment in clinical practice: The NEO Personality Inventory. Psychological Assessment. 1992;4(1):5-13.

Esterberg L, Goulding M, Walker S. Cluster A Personality Disorders: Schizotypal, Schizoid and Paranoid Personality Disorders in Childhood and Adolescence. J Psychopathol Behav Assess. 2010;32(4):515-28.

Eysenck HJ. The Biological Basis of Personality. Nueva York: Routledge; 2006.

Guilé JM, Boissel L, Alaux-Cantin S, de La Rivière SG. Borderline personality disorder in adolescents: prevalence, diagnosis, and treatment strategies. Adolesc Health Med Ther. 2018 Nov 23;9:199-210.

Frías A. Vivir con un TLP. Una guía clínica para familiares y allegados. Bilbao: Desclée de Brouwer; 2019.

Hare RD. La psicopatía: teoría e investigación. Barcelona: Herder; 1984.

Johnson JG, Bromley E, Bornstein RF, Sneed JR. Adolescent personality disorders. En: Wolfe DA, Mash EJ (eds). Behavioral and emotional disorders in children and adolescents: Nature, Assessment and Treatment. Nueva York: Guilford Press. 2006. p. 463-84.

Organización Mundial de la Salud. Clasificación de los Trastornos Mentales y del Comportamiento: descripción clínica y guía diagnóstica. 10ª ed. (CIE-10). Madrid: Meditor; 1992.

Philipsen A, Limberger MF, Lieb K, Feige B, Kleindienst N, Ebner-Priemer U, et al. Attention-deficit hyperactivity disorder as a potentially aggravating factor in borderline personality disorder. Br J Psychiatry. 2008;192(2):118-23.

Porter C, Palmier-Claus J, Branitsky A, Mansell W, Warwick H, Varese F. Childhood adversity and borderline personality disorder: a meta-analysis. Acta Psychiatr Scand;141(1):6-20.

Ronningstam E. Pathological narcissism and narcissistic personality disorder in Axis I disorders. Harv Rev Psychiatry. 1996;3(6):326-40.

Stepp S, Burke J, Hipwell A, Loeber R. Trajectories of attention deficit hyperactivity disorder and oppositional defiant disorder symptoms as precursors of borderline personality disorder symptoms in adolescent girls. J Abnorm Child Psychol. 2012 Jan; 40(1):7-20.

Westen D, Shedler J, Durrett C, Glass S, Martens A. Personality diagnoses in adolescence: DSM-IV axis II diagnoses and an empirically derived alternative. Am J Psychiatry. 2003;160(5):952-66.

White CN, Gunderson JG, Zanarini MC, Hudson JI. Family studies of borderline personality disorder: a review. Harv Rev Psychiatry. 2003;11(1):8-19.

Zanarini MC, Frankenburg FR, Hennen J, Silk KR. The longitudinal course of borderline psychopathology: 6-year prospective follow-up of the phenomenology of borderline personality disorder. Am J Psychiatry. 2003;160(2):274-83.

Problemas asociados al mal uso de las nuevas tecnologías: identificación, evaluación y abordaje

29

I. M. Nistal Franco y P. Serrano Pérez

OBJETIVOS

- Reconocer los principales problemas de salud mental provocados por las nuevas tecnologías.
- Identificar las conductas que alerten de un problema subyacente grave con las nuevas tecnologías en el adolescente.
- Diferenciar entre un uso normalizado y un uso problemático de las nuevas tecnologías.
- Proponer pautas básicas de control conductual ante situaciones problemáticas.

INTRODUCCIÓN

En este capítulo se considerará bajo el término *nuevas tecnología* a todas aquellas tecnologías que se caracterizan por la integración de internet en su funcionamiento. La principal característica de internet es que es bidireccional, envía datos al usuario y los recoge, de manera que puede utilizarlos, posteriormente, para adherir al usuario al uso de la tecnología. Por tanto, las adicciones a nuevas tecnologías no dependen del dispositivo, sino de la inteligencia artificial que aprende del comportamiento del sujeto o de grupos poblacionales para generar algoritmos de refuerzo que adhieren al usuario tanto al propio proveedor de servicios como al contenido proporcionado por el servicio, lo que puede desencadenar un proceso adictivo.

Las nuevas tecnologías se han convertido en un elemento casi imprescindible en la vida de todos, y especialmente en aquellos jóvenes que han crecido en la era tecnológica. La oferta de contenido digital es mayor que nunca en la historia y los jóvenes tienen acceso a un volumen de contenido sin precedentes a través de diferentes dispositivos, desde el teléfono móvil hasta tabletas, ordenadores o videoconsolas.

Los datos disponibles son, en ocasiones, limitados y los estudios miden aspectos relacionados pero distintos, solapándose a veces datos sobre el uso de pantallas, internet o redes sociales (RRSS).

La exposición a las nuevas tecnologías suele iniciarse en los primeros años de vida y, en Estados Unidos, se ha señalado que niños por debajo de 2 años presentan una media de uso de 42 minutos al día.

En España, el 98 % de los jóvenes de 11 a 20 años es usuario de internet, según el estudio realizado por la Fundación Pfizer (2009). De ese porcentaje, 7 de cada 10 afirman acceder a la red durante un tiempo diario de al menos 1,5 horas, si bien solo una minoría (en torno al 3-6 %) hace un uso abusivo de internet.

Datos recientes señalan que el 95 % de los adolescentes en Estados Unidos, de entre 13 y 18 años, tienen acceso a teléfonos inteligentes y el 88 %, acceso a ordenadores en casa. Los estudios señalan, además, que el incremento se ha acelerado en los últimos años.

El impacto de las nuevas tecnologías no se conoce aún con exactitud, y si bien cada vez se identifican nuevos problemas generados por estas, también existen multitud de beneficios y aspectos positivos asociados a su correcto uso.

Existen muchos aspectos que pueden predisponer a la aparición de un uso problemático o una adicción a las nuevas tecnologías. El acceso y la disponibilidad existente en algunas sociedades es muy alta y, sin embargo, solo un porcentaje pequeño de los menores presenta problemas de adicción. Los adolescentes, dada su tendencia a la búsqueda de sensaciones y emociones nuevas, así como su familiarización con la tecnología, son el grupo de mayor riesgo. Aspectos personales como la impulsividad, la intolerancia a la frustración, la búsqueda de emociones fuertes, determinados rasgos de personalidad (timidez, baja autoestima, impulsividad, etc.) o trastornos psiquiátricos, como depresión, ansiedad, trastorno por déficit de atención e hiperactividad (TDAH) o fobia social, pueden predisponer al desarrollo de una conducta adictiva.

Si bien solo la adicción a los videojuegos ha sido incluida en las clasificaciones oficiales, como la Clasificación Internacional de Enfermedades, 11ª edición (CIE-11), y los videojuegos por internet en el Manual Diagnóstico y Estadístico de Trastornos Mentales, 5ª edición (DSM-5), cada vez se dispone de mayor evidencia acerca de la existencia de patrones adictivos asociados al uso de las nuevas tecnologías.

Existe un debate conceptual acerca de si cada adicción sin sustancia debe ser categorizada aparte o dentro de una categoría común al existir similitudes en su desarrollo y efectos sobre el individuo.

Lo que caracteriza a una adicción es la pérdida de control y la dependencia. Las conductas adictivas están controladas inicialmente por reforzadores positivos —el aspecto placentero de la conducta en sí—, pero terminan por ser controladas por reforzadores negativos —el alivio del malestar emocional en muchas ocasiones—. Es decir, una persona sin adicción puede hablar por el móvil o conectarse a internet por la utilidad o el placer de la conducta en sí misma, pero cuando ya se ha desarrollado una adicción, lo hará buscando aliviar el malestar emocional que aparece si no lo hace (aburrimiento, soledad, ira, nerviosismo, etcétera).

 Se considera que la ciberadicción aparece cuando el niño deja de realizar actividades habituales, como quedar con sus amigos, realizar nuevos vínculos afectivos o empeora el rendimiento académico, porque pasa cada vez más tiempo utilizando dispositivos digitales.

En este capítulo se ha decidido exponer principalmente la problemática asociada al uso excesivo de las redes sociales, por ser uno de los que mayor impacto están generando en la actualidad, y la adicción a los videojuegos por ser la única reconocida hasta el momento en las clasificaciones oficiales.

Los adolescentes, dada su tendencia a búsqueda de sensaciones y emociones nuevas, así como su familiarización con la tecnología, son el grupo de edad de mayor riesgo.

REDES SOCIALES

A continuación se va a profundizar en la problemática asociada al uso excesivo de las redes sociales y la adicción a los videojuegos.

Introducción

Las RRSS aparecen muchas veces como elemento clave en la oferta de entretenimiento digital. Las RRSS se definen como una herramienta digital que permite al usuario interactuar socialmente con otros, crear y consumir contenido digital.

Al aparecer nuevas formas de comunicarse, socializar y entretenerse, aparecen también nuevas formas de abuso o de enfermar. Términos como adicción a las *redes sociales, uso problemático de las redes sociales* y *uso compulsivo de las redes sociales* sirven indistintamente para describir un empleo inadecuado de las mismas que genera sufrimiento y deterioro del funcionamiento normalizado de la persona.

Acerca de la etiología de la adicción a las RRSS, existen diferentes teorías que han tratado de dar explicación al fenómeno. En la **tabla 29-1** se recogen las más estudiadas hasta el momento.

La evidencia científica de estudios individuales sobre el impacto de las RRSS en la salud mental, disponible hasta el momento, es contradictoria y deja aspectos sin aclarar. Aunque gran parte de la narrativa pública sobre los efectos de las redes sociales implica que la mera exposición está relacionada con problemas de salud mental, estudios más específicos sugieren que el tipo de contenido es más importante que la cantidad de tiempo invertido en ellas. Se señala que uno de los mecanismos que más daño provoca es el uso de las RRSS para la comparación social negativa que, sumado a la rumiación, se ha relacionado con la aparición de cuadros depresivos. Por el contrario, otros estudios señalan que, si el uso de las redes

es para una presentación auténtica de uno mismo, se asocia con bienestar en los usuarios.

 La idea de que la forma en que uno usa las RRSS puede ser más importante que la mera exposición difiere de gran parte del diálogo público centrado en su peligro potencial y merece, por ello, mayor consideración.

En este contexto, se expondrán los riesgos y beneficios identificados hasta el momento en los diferentes períodos del desarrollo del menor.

Daños y beneficios potenciales en menores de 0 a 5 años

Los bebés y niños pequeños aprenden sobre todo mediante interacciones personales con los adultos cercanos a ellos. El primer contacto con las RRSS que tienen los menores a estas edades es a través del uso que hacen de estas los padres y cuidadores. Padres distraídos por su propio uso de las redes sociales tienden a mostrar menos interacciones con sus hijos, tanto verbales como no verbales, de modo que pueden presentar menor capacidad de respuesta a las necesidades de sus hijos, lo cual genera mayor número de conflictos a medida que los niños manejan peor su propia frustración.

 Si bien no hay estudios que relacionen de forma clara las RRSS con daños a estas edades, se puede inferir que desplazan otro tipo de interacciones sociales o actividades físicas que son necesarias en el correcto desarrollo de los infantes.

Aunque los estudios que han relacionado obesidad y tecnología se han centrado en la televisión, no deja de poder haber un cierto riesgo de asociación positiva entre determinados tipos de comida poco saludable, fidelidad a determinadas marcas o hábitos y nuevas tecnologías.

La presencia de una pantalla en el dormitorio conduce a menos minutos de sueño para los niños de todas las edades, incluyendo infantes.

En relación con los beneficios, hay datos que señalan que algunos programas o aplicaciones bien diseñadas podrían ayudar en el aprendizaje de niños de entre 3 y 5 años o incluso menores. A pesar de ello, en general, queda una gran brecha entre el número de aplicaciones y programas que afirman apoyar el aprendizaje en la primera infancia y aquellos cuyas afirmaciones están respaldadas por evidencia científica.

Daños potenciales para niños y adolescentes

Uno de los efectos perjudiciales mejor estudiado es la alteración del sueño que provoca tener dispositivos en el dormitorio, mantenerlos encendidos por la noche y, especialmente, el uso de redes sociales. El deterioro de la calidad del descanso se correlaciona con un empeoramiento en el rendimiento académico, otros problemas en el centro escolar, sintomatología depresiva, fallos mnésicos y más accidentes de tráfico.

El uso excesivo de las RRSS puede provocar preocupación por la actividad en redes, disminución del interés por la

Tabla 29-1. Teorías causales en la adicción a las redes sociales

Teorías con perspectiva de diferencia disposicional	Resumen	Estudios empíricos en redes sociales
Teoría de apego	Las interacciones tempranas de los individuos con los padres y otras figuras significativas darían forma a sus expectativas, cogniciones y comportamientos relacionados con las relaciones interpersonales en la vida adulta	Blackwell *et al.*, 2017; Chen, 2019; Flynn *et al.*, 2018; Liu y Ma, 2019a, 2019b; Marino *et al.*, 2019; Vaillancourt-Morel, Daspe, Lussier y Giroux-Benoît, 2020; Worsley *et al.*, 2018
Teoría de la perspectiva temporal (Zimbardo y Boyd, 1999)	Las percepciones de los individuos sobre las diferentes dimensiones temporales (pasado, presente y futuro) influyen en sus cogniciones, emociones y comportamiento	Przepiorka y Blachnio, 2016
Perspectiva cognitiva social de Identidad (Berzonsky, 1989)	La identidad se conceptualiza como una estructura que proporciona un marco de referencia personal para interpretar información relevante para uno mismo, resolviendo problemas y toma de decisiones. También es vista como un proceso que gobierna y regula las estrategias socio-cognitivas utilizadas para construir, mantener y/o reconstruir un sentido de identidad personal	
Teorías desde una perspectiva motivacional	**Resumen**	**Estudios empíricos en redes sociales**
Teoría de usos y gratificaciones (Katz, Blumler y Gurevitch, 1973)	Los usuarios buscan gratificaciones de los medios y uso de la tecnología en función de sus necesidades individuales o motivaciones	Casale y Fioravanti, 2018; Chen y Kim, 2013; Huang *et al.*, 2014; Kircaburun *et al.*, 2018; Koc y Gulyagci, 2013; Masur *et al.*, 2014; Sofiah, Omar, Bolong y Osman, 2011; Balakrishnan y Shamim, 2013; Casale y Fioravanti, 2018; Chen y Kim, 2013; Kircaburun *et al.*, 2018; Masur *et al.*, 2014; Tamir y Mitchell, 2012
Teoría de la autodeterminación (Ryan y Dec, 2000)		Masur *et al.*, 2014; Casale y Fioravanti, 2015; Cao *et al.*, 2020
Teoría del flujo (Csikszentmihalyi, 1988)	El flujo se refiere a un estado mental completamente inmerso (de alta participación, energía y alegría) que experimentan las personas al realizar una actividad	Huang *et al.*, 2014
Teoría de la pertenencia (Baumeister & Leary, 1995)	Las personas están motivadas para establecer conexiones sociales con otros para satisfacer su necesidad de pertenencia	Gao *et al.*, 2017
Teoría de la autoevasión (Baumeister,1990)	Cuando los individuos perciben una discrepancia entre su situación actual y sus expectativas, buscan escapar de ellos mismos (es decir, la autoconciencia) para eliminar las reacciones/emociones negativas	Walburg *et al.*, 2016
Teorías desde una perspectiva neurobiológica	**Resumen**	**Estudios empíricos en redes sociales**
Teoría del incentivo-sensibilización de adicción (Robinson y Berridge, 1993)	El comportamiento adictivo se debe, en gran parte, a progresivas y persistentes neuroadaptaciones (cambios en los nervios del sistema responsable de atribuir incentivos frente a los estímulos) causadas por un repetido consumo de drogas (proceso de sensibilización)	Seo y Ray, 2019; Turel, 2015
Teoría del sistema dual (Evans, 2008; Kahneman, 2011)	Las conductas de acción (o evitación) estarían guiadas por un *tira y afloja* entre dos tipos de sistemas cerebrales diferentes estructural y conceptualmente: un sistema impulsivo, en su mayoría automático, y un sistema reflexivo controlado que inhibe.	Turel y Qahri-Saremi, 2016; Osatuyi y Turel, 2018

(Continúa)

Tabla 29-1. Teorías causales en la adicción a las redes sociales (*Cont.*)

Teorías desde la perspectiva de la toma de decisiones	Resumen	Estudios empíricos en redes sociales
Teoría de la adicción racional (Becker y Murphy, 1988)	Se producen cambios en la capacidad de evaluación intrínseca de recompensas del sujeto al reducir la atención a futuros resultados negativos y aumento de las propias expectativas de recompensas futuras a medida que se desarrolla la adicción	Turel, 2015; Wang *et al.*, 2015
Teoría del comportamiento planificado (Ajzen, 1991)	El comportamiento real de las personas está influenciado por su intención de realizar la conducta, que es predicho además por tres claves antecedentes: actitud, normas subjetivas y el control del comportamiento percibido	Ho *et al.*, 2017
Perspectiva del aprendizaje	**Resumen**	**Estudios empíricos**
Condicionamiento clásico (Pávlov, 1897)	Proceso de aprendizaje mediante el cual un organismo establece una asociación entre un estímulo condicionado y un estímulo incondicionado-neutro, siendo capaz el estímulo condicionado de elicitar una respuesta condicionada, posteriormente	Wang, 2019
Condicionamiento operante (Skinner, 1938)	Un tipo de aprendizaje que emplea recompensas y castigos: recompensas por comportamientos más similares a los deseados en el futuro y castigos que disuaden a las personas de realizar ciertas conductas	Wang, 2019
Teoría del aprendizaje social (Bandura 1989)	El aprendizaje es el resultado de la interacción entre persona, entorno y conducta	Wu *et al.*, 2013; Xu *et al.*, 2015; Yu *et al.*, 2016; LaRose *et al.*, 2010
Teorías basadas en el uso tecnológico	**Resumen**	**Estudios empíricos en redes sociales**
Teoría de los marcos tecnológicos (Orlikowski y Gash, 1994)	Durante la aceptación de un nuevo sistema, los usuarios emplean dispositivos cognitivos específicos para lograr un nuevo sentido de su utilización, de la facilidad de su uso y de la utilidad de esta tecnología	Tarafdar *et al.*, 2020
Modelo de aceptación tecnológica (TAM) (Davis, 1989)	La intención de un individuo de aceptar una nueva tecnología está influenciada por dos factores principales: la facilidad de uso percibida y la utilidad percibida	Wang *et al.*, 2015
Teorías centradas en las redes sociales	**Resumen**	**Estudios empíricos en redes sociales**
Teoría de la influencia social (Kelman, 1959)	La cognición y la conducta humana pueden estar influidas por tres procesos sociales: sumisión, identificación e interiorización	Marino *et al.*, 2016
Modelo de capital social (Nahapiet y Ghoshal, 1998)	El capital social se refiere a la suma de los recursos actuales y potenciales, derivados de la red de relaciones, que se pueden medir con tres dimensiones: estructural, cognitiva, y relacional	Yang *et al.*, 2016
Modelos específicos de internet	**Resumen**	**Estudios empíricos en redes sociales**
Modelo cognitivo-conductual de Davis de uso patológico de internet (UPI) (Davis, 2001)	Los síntomas de UPI son el resultado de cogniciones desadaptativas, precedidas por psicopatología, introducción de internet y elementos situacionales, como el contexto social del individuo	De Bérail *et al.*, 2019; Yu *et al.*, 2016; Wang *et al.*, 2015
Modelo de habilidades sociales de Caplan de uso problemático de internet (Caplan, 2003)	Las personas que sufren trastornos psicosociales (por ejemplo, habilidades sociales deficientes) pueden desarrollar preferencias por las redes sociales en línea, interacciones y uso de internet para regular sus estados de ánimo, lo que conduce aún más a autorregulación deficiente sobre el UPI que trae resultados negativos	Shettar, Karkal, Kakunje, Mendonsa y Chandran, 2017; Lee-Won *et al.*, 2015; LaRose *et al.*, 2010; Assunção *et al.*, 2017; Moretta y Buodo, 2018
Modelo de Interacción de Persona-Afecto-Cognición-Ejecución (I-PACE) de trastorno de uso de internet	Los trastornos específicos del uso de internet se consideran consecuencia de la interacción entre factores predisponentes, moderadores y mediadores, reforzados por procesos condicionantes	Wegmann *et al.*, 2020

Sun Y, Zhang Y. A review of theories and models applied in studies of social media addiction and implications for future research. Addict Behav. 2021;114:106699. doi: 10.1016/j.addbeh.2020.106699.

vida *fuera de línea* o las *relaciones reales*, intentos fallidos de disminuir su uso y síntomas de abstinencia cuando lo hacen. Otro aspecto relacionado y que genera intenso malestar es el denominado *Fear of Missing Out* (FOMO). FOMO es la preocupación de que los eventos sociales u otras actividades placenteras puedan estar ocurriendo sin que la persona esté presente para disfrutarlos. Se caracteriza por la necesidad de estar constantemente conectado con lo que otras personas están haciendo para no perderse nada. El FOMO se ha asociado con un estado de ánimo más bajo y una menor satisfacción vital.

Existe algo de controversia acerca de la relación causal entre el uso de las redes sociales y los trastornos del estado de ánimo, si bien las publicaciones señalan una correlación clara. La asociación puede basarse, en parte, en las diferentes maneras de usar las redes sociales. Así, los que siguen a amigos parecen menos deprimidos que aquellos que siguen a extraños, y los usuarios que publican activamente parecen más felices que los que *acechan*, prefiriendo ver las publicaciones de otros.

Aunque múltiples estudios han demostrado una posible relación entre el uso de medios digitales y los síntomas de trastorno por déficit de atención e hiperactividad, ninguno ha determinado que los medios realmente causen el trastorno. La utilización de varios dispositivos de forma simultánea (*multitasking*) o el uso de dispositivos mientras se realiza otra actividad, sin embargo, sí afecta negativamente la atención y focalización. La mitad de todos los adolescentes informan que «a menudo» o «algunas veces» ven la televisión (51 %) o usan las redes sociales (50 %) mientras hacen la tarea. Otros dicen enviar mensajes de texto (60 %) y escuchar música (76 %). Aunque la mayoría de los adolescentes no creen que estos comportamientos afecten la calidad de su trabajo, son numerosos los datos que sugieren lo contrario.

Otro problema que ha recibido la atención de la sociedad y la literatura científica es el *cyberbulling*. Se ha visto que uno de cada cuatro adolescentes refiere sufrir *ciberbullying*, que se ha asociado con más síntomas depresivos incluso que el *bullying* tradicional. En el *cyberbulling*, está menos claro quién es el acosador y quién es la víctima, e incluso suele haber alternancia de roles durante un conflicto. Como con el acoso tradicional, el acoso cibernético puede llevar a consecuencias sociales, académicas y de salud negativas a corto plazo para ambas partes.

Los pediatras que tratan los trastornos alimentarios también deben ser conscientes de la existencia de perfiles *pro-ana*, que son aquellos que promueven y animan a pacientes que pueden estar buscando comentarios de apoyo para mantener la alimentación restrictiva y contrarrestar aquellos otros que reciben de amigos y miembros de la familia. El contacto con este tipo de páginas se ha relacionado con problemas de autoestima, estereotipos de género, autocosificación y estándares de cuerpo irreales. Recientemente, algunos estudios han llegado a señalar que el uso de determinadas RRSS y aplicaciones de edición de fotos se han asociado a un aumento en la aceptación de cirugía estética.

Aunque con menor frecuencia, otros problemas que se han relacionado con el uso de las redes sociales son el aumento en el consumo de sustancias u otras conductas de riesgo, como algunas prácticas sexuales. El más común es el llamado *sexting*, que consiste en el envío de fotos desnudo o semidesnudo o de mensajes de texto explícitamente sexuales. Aproximadamente el 12 % de los menores de entre 10 y 19 años asegura recibir este tipo de material sexual. El *sexting* en sí mismo puede ser visto como una parte normal de cómo los adolescentes exploran su sexualidad, y también puede servir como marcador de conductas sexuales de alto riesgo. Por último, es importante señalar la extorsión a la que se pueden ver expuestos por parte de los receptores mediante el material enviado. Se ha descrito el riesgo de ser contactado por extraños y sobre todo por adultos. Un 9 % de los menores de entre 10 y 17 años refieren haber sido contactados y, en muchos casos, se les ha solicitado un contacto físico.

Por último, se debe reseñar la exposición publicitaria, recogida de datos o información sin supervisión ni control al que se exponen los menores a través de las aplicaciones, que luego pueden utilizarse para influir sobre ellos.

Beneficios potenciales en niños y adolescentes

En relación con los aspectos positivos que pueden tener las RRSS en niños y adolescentes, se debe señalar cómo la exposición a nuevas ideas y conocimientos facilita el conocimiento del entorno y la actualidad. Son un medio a través del cual interactúan con la comunidad, y que permite establecer o mantener relaciones con amigos/familiares que no están físicamente cerca. Se ha visto que, en personas aisladas socialmente, puede ayudar a expresar emociones, contactar con personas en situaciones similares y, gracias a ello, reducir la sensación de soledad.

Si bien las primeras aplicaciones digitales se vieron como refugio de la vida real, actualmente el mundo en línea se ha convertido en un complemento y refuerzo de las vidas fuera de línea de los jóvenes.

Se sabe con certeza que los adolescentes usan las redes sociales para desarrollar y mantener relaciones de amistad y sentimentales, y que les ayudan a comprender las emociones de sus iguales. Se ha visto que pueden ayudar a practicar habilidades sociales o relacionadas con el desarrollo de la identidad, así como ayudar a jóvenes con dificultades de aprendizaje o a aquellos que sufren dificultades por su identidad sexual al poder conectar con personas en situaciones similares.

Existen estudios que señalan una asociación entre tiempo conectado a RRSS e incremento de autoestima, aumento del capital social, capacidad de exploración segura de la identidad, soporte social y más oportunidades de autorrevelación. Algunos estudios señalan, incluso, el poder de las RRSS para llevar a cabo intervenciones en personas con problemas de salud mental.

Otro beneficio potencial es la posibilidad de desarrollar conductas más autosuficientes, como acceder a información sobre cuestiones relacionadas con su salud, favorecer el desarrollo de tareas, aspiraciones y adquirir capacidades sociales para relacionarse con iguales.

¿Aplicaciones buenas y malas?

Se ha visto que existen RRSS que se asocian con efectos más negativos sobre el ánimo que otras.

> **!** Un estudio realizado por la Royal Society of Public Health y la Universidad de Cambridge señaló que Instagram y Snapchat eran las aplicaciones más dañinas, ya que afectaban negativamente a la autoestima (imagen corporal), a las horas de sueño, e incrementaban el miedo a quedarse fuera de eventos sociales (FOMO).

Además, se las asoció de forma más acentuada con la aparición de ciberacoso, síntomas de ansiedad y, en menor medida, síntomas depresivos y sensación de soledad (**Fig. 29-1**).

Desde algunos ámbitos, se ha señalado la responsabilidad de las propias aplicaciones y el poder que tienen para reducir el daño potencial y, al mismo tiempo, potenciar su capacidad de ayuda a los menores. Algunas de las estrategias propuestas por organismos sanitarios han sido las siguientes:

- Establecer avisos que alerten del uso excesivo que se lleve a cabo en un determinado espacio de tiempo, de modo que el usuario pueda decidir posteriormente si continúa utilizando la aplicación.
- Señales que alerten de cuándo una fotografía ha sido modificada digitalmente.
- Aplicar un filtro de calidad a la información ofrecida por diferentes fuentes, especialmente a la relacionada con aspectos de la salud.
- Detectar a personas que estén sufriendo patología mental y proporcionarles información o contactos para recibir apoyo.

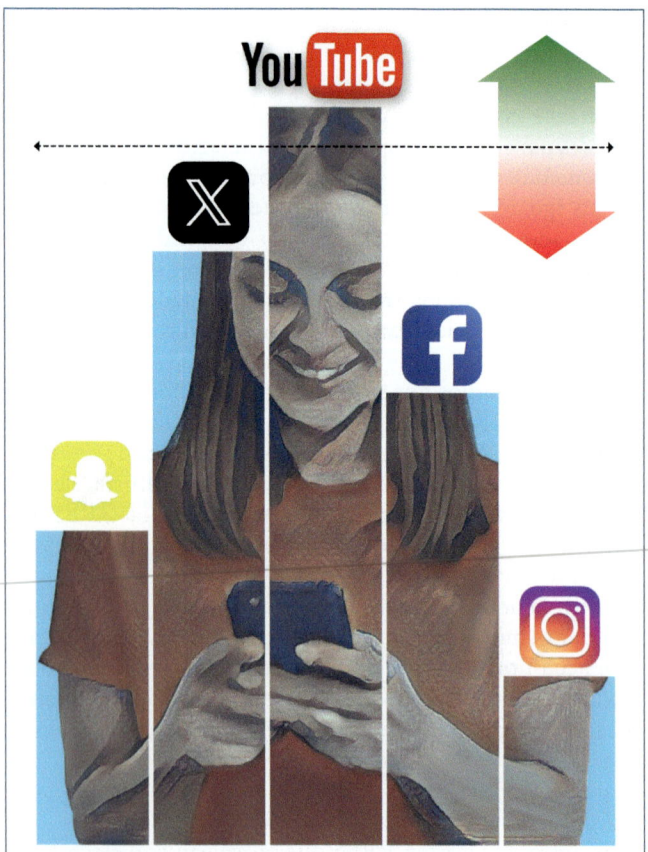

Figura 29-1. Redes sociales según efectos positivos/negativos.

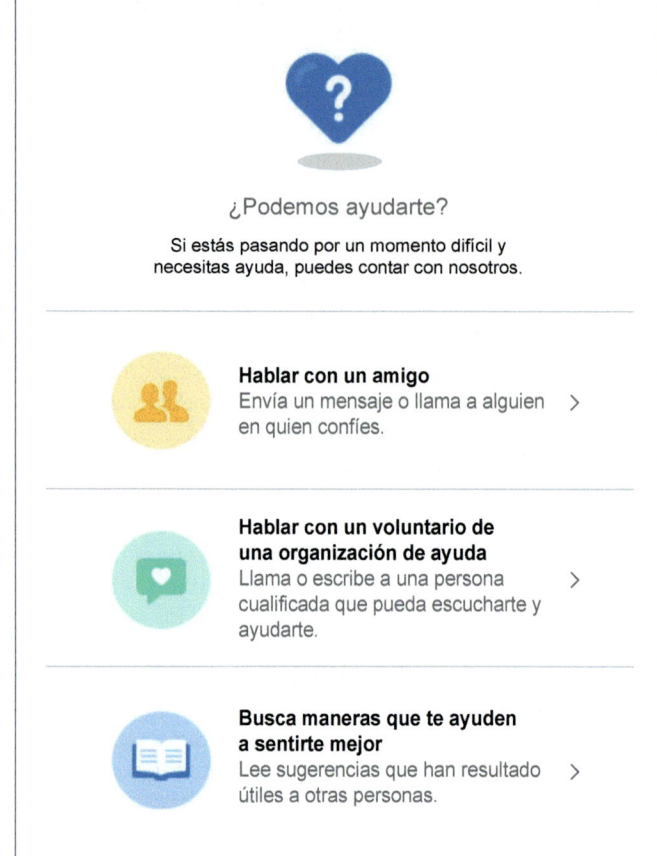

Figura 29-2. Instagram: opciones de ayuda.

Esta última propuesta se ha puesto ya en marcha. Algunas aplicaciones, como Instagram, han recogido el mensaje de la comunidad científica y han comenzado a presentar opciones de ayuda en respuesta a determinados términos utilizados por los usuarios. Algunas de las recomendaciones de la *app* son cuidarse a uno mismo, mantener la calma o cuidar el entorno que te rodea. Esta función está activa desde principios de 2022, pero aún no es muy conocida por los usuarios habituales de la aplicación (**Fig. 29-2**).

Diagnóstico

En ocasiones, puede ser complicado diferenciar entre un uso lúdico y un uso patológico o adictivo. Aunque progresivamente van desarrollándose herramientas que permiten apoyar nuestro diagnóstico clínico, lo más fiable es la identificación de síntomas sugestivos y determinadas señales de alarma.

Algunos de los **aspectos que pueden alertarnos** son:

- Privarse de sueño (<5 horas) para estar conectado a la red, a la que se dedica unos tiempos de conexión anormalmente altos.
- Descuidar otras actividades importantes, como el contacto con la familia, las relaciones sociales, el estudio o el cuidado de la salud.
- Recibir quejas en relación con el uso de la red de alguien cercano, como los padres o los hermanos.

- Pensar en la red constantemente, incluso cuando no se está conectado a ella, y sentirse irritado excesivamente cuando la conexión falla o resulta muy lenta.
- Intentos infructuosos de limitar el tiempo de conexión.
- Mentir sobre el tiempo real que se está conectado.
- Sentir una euforia y activación anómalas cuando se está delante del ordenador, así como enfado desproporcionado cuando se le obliga a desconectar.

Con relación a las **herramientas de apoyo al diagnóstico**, algunas de las más conocidas son:

- Escala de adicción a las redes sociales: formulario para estudiantes (*Social Media Addiction Scale-Student Form*, SMAS-SF). Validada al castellano. Utilizada en estudiantes de bachiller y universitarios.
- Test de adicción a internet (*Internet Addiction Test*). No es específica de redes sociales, pero es de las más utilizadas y validadas en numerosos idiomas de todo el mundo.

En España tenemos:

- **Escala de riesgo de adicción-adolescente a las redes sociales e internet (ERA-RSI).** Puede ser aplicada a adolescentes como una prueba de cribado para detectar el riesgo de adicción a las redes sociales e internet en las cuatro dimensiones estudiadas. La escala consta de 29 ítems que evalúan el riesgo de adicción a internet, integrando cuatro dimensiones: síntomas-adicción, uso-social, rasgos frikis y nomofobia.

Prevención

En relación con la prevención y tratamiento, las recomendaciones actuales son aplicables a las nuevas tecnologías en general. Progresivamente y a medida que las diferentes variantes se estudian por separado, como es el caso del trastorno de juego por internet, se desarrollan programas específicos para cada trastorno. Por el momento, las recomendaciones generales son:

- A nivel médico, promover un descanso adecuado, ejercicio y hábitos académicos y sociales, pudiendo utilizar guías como la *American Academy of Pediatrics Family Media Use Plan* (www.healthychildren.org/MediaUsePlan).
- Hablar pronto sobre el uso familiar de los medios. Preguntar a los padres de niños pequeños acerca del uso que se hace en la familia de las nuevas tecnologías, los hábitos de los hijos y lugares de uso de los dispositivos.
- Establecer un número de horas totales por día: ayudar a las familias a desarrollar un *plan familiar de uso de nuevas tecnologías* (www.healthychildren.org/MediaUsePlan) con pautas específicas para cada tipo de niño y de padres.
- Educar a los padres sobre el desarrollo del cerebro en los primeros años y la importancia del juego simbólico, no estructurado y social para desarrollar el lenguaje, la cognición y habilidades socioemocionales.
- En el caso de niños menores de 18-24 meses, desaconsejar totalmente el uso de dispositivos/pantallas que no sean videollamadas.

- Para padres de niños de 18 a 24 meses de edad que quieren introducir medios digitales, asesorarles para que elijan programas o aplicaciones de alta calidad y usarlos junto a los niños, porque así es como los niños pequeños aprenden mejor. Valorar la posibilidad de la posibilidad de prohibir el uso de los dispositivos de forma solitaria y autónoma.
- Guiar a los padres a encontrar productos educativos de calidad (PBS Kids, Barrio Sésamo, etcétera).
- En niños mayores de 2 años, limitar el uso de nuevas tecnologías a 1 hora o menos al día de programación de alta calidad.
- Tipo de medios: fomentar la participación activa, en lugar de la visualización pasiva.
- Recomendar el uso compartido entre padre e hijo para mejorar el aprendizaje, la interacción y el establecimiento de límites.
- Animar a las familias a designar horas de comida libres de medios (cena) y zonas (dormitorios), y no usar tecnologías 1 hora antes de irse a dormir.
- Fomentar la relación con otras personas.
- Potenciar aficiones tales como la lectura, el cine y otras actividades culturales.
- Estimular el deporte y las actividades en equipo.
- Desarrollar actividades grupales, como las vinculadas al voluntariado.
- Estimular la comunicación y el diálogo en la propia familia.
- Animar a las familias a tener una comunicación continua con niños sobre ciudadanía y seguridad en línea.
- Tratar a los demás con respeto en línea y fuera de línea.
- Tener cuidado con las solicitudes en línea y denunciar cualquier contacto sospechoso.
- Eliminar la publicidad en las aplicaciones. Los niños a ciertas edades no diferencian información real frente a anuncios y, por tanto, no es ético.
- Enseñar a los niños a desarrollar una red de adultos de confianza con los que puedan relacionarse a través de las redes sociales, y a quienes puedan acudir cuando tengan problemas o preguntas.
- Animar a los padres a usar recursos sobre alfabetización digital, como los que se encuentran en Common Sense Media (www.commonsense.org), para ayudar a educar a los niños y adolescentes sobre el uso de los medios.

Tratamiento

Si bien en la adicción a sustancias u otras conductas adictivas, como el juego patológico, el objetivo terapéutico es la abstinencia absoluta, en la adicción a las nuevas tecnologías, como internet, móvil o las redes sociales, la meta de la abstinencia resulta poco realista. Se trata de conductas descontroladas, pero que resultan necesarias en la vida cotidiana actual y, por ello, el objetivo debe ser alcanzar una conducta normalizada en ese ámbito.

Los bordajes al respecto suelen consistir, en la fase inicial, en un tratamiento de choque centrado en el aprendizaje de respuestas de afrontamiento adecuadas ante las situaciones de riesgo (control de estímulos) y, en una segunda fase, en la exposición programada a las situaciones de riesgo (exposición a los estímulos y situaciones relacionadas con la conducta adictiva).

Así, por ejemplo, el control de estímulos se refiere al mantenimiento de una abstinencia absoluta al objeto de la adicción (redes sociales, internet o juegos interactivos) como primer paso siempre necesario durante las primeras semanas de tratamiento. Un segundo paso, en una fase posterior, será la exposición gradual y controlada a los estímulos de riesgo. De este modo, el paciente puede, inicialmente bajo el control de otra persona y después a solas, conectarse a la red, estar un tiempo limitado (1 hora, por ejemplo) y llevar a cabo actividades predeterminadas (atender el correo solo una vez al día a una hora concreta, navegar por unas páginas fijadas de antemano o entrar en una red social), sin quitar horas al sueño y eliminando los pensamientos referidos a la red cuando no está conectado a ella. Solo cuando se ha llegado a esta fase decrece la intranquilidad subjetiva y el sujeto adquiere confianza en su capacidad de autocontrol ante las diversas situaciones cotidianas.

Cuando el paciente ha logrado el control de la conducta, el tratamiento debe centrarse en la prevención de recaídas. Esto conlleva identificar situaciones de riesgo, aprender respuestas adecuadas para protegerse de ellas o afrontarlas y modificar las distorsiones cognitivas sobre la capacidad de control del sujeto.

Por otro lado, se deben abordar posibles problemas que hayan iniciado la conducta adictiva, y ayudar a recuperar el funcionamiento previo, planificando el tiempo libre e introduciendo cambios en el estilo de vida.

Una vez expuesta la problemática asociada al uso excesivo de las redes sociales, nos centramos a continuación en la adicción a los videojuegos, relevante por ser el único trastorno reconocido hasta el momento en las clasificaciones oficiales.

 Aunque gran parte de la narrativa pública sobre los efectos de las redes sociales implica que la mera exposición está relacionada con problemas de salud mental, estudios más específicos sugieren que el tipo de contenido es más importante que la cantidad de tiempo invertido en ellas.

TRASTORNO DE JUEGO POR INTERNET

El trastorno de juego por internet se clasifica, en el DSM-5, dentro de las afecciones que necesitan más estudio. Los criterios diagnósticos se resumen en la **tabla 29-2**.

La diferencia fundamental con la CIE-11 es que, en esta clasificación, se incluye el juego *online* y *offline* (**Tabla 29-3**).

Epidemiología

Si bien hay poca información, dado que se trata de una entidad nueva a nivel conceptual, es conocido que existen grandes variaciones por edad, sexo, sustrato socioeconómico y país.

Existen datos que recogen una prevalencia media de entre el 5,5 y el 2 %, con una variabilidad de un 11,9 % en hombres y de un 2,9 % en mujeres, lo que apunta a la posibilidad de que exista una perspectiva de género. La edad de mayor prevalencia es entre los 12 y los 20 años, y es mayor en China y Corea del Sur (hasta 50 %) que en Estados Unidos y Europa.

En España existen **15,8 millones de usuarios de videojuegos**, 56 % de ellos varones y el 44 % restante de mujeres,

---

Tabla 29-2. Trastorno de juego por internet. Criterios del Manual Diagnóstico y Estadístico de Trastornos Mentales, 5ª edición (DSM-5)

Se cumplen cinco o más de los siguientes criterios, en un período de 12 meses:
- Preocupación por los juegos de internet (piensa en actividades previas o anticipa)
- Síntomas de **abstinencia** al no jugar (irritabilidad, ansiedad, tristeza; sin signos físicos)
- Tolerancia (cada vez se dedica más tiempo)
- Intentos infructuosos de **controlar** la participación
- Pérdida de interés por aficiones y entretenimientos previos diferentes
- Se continúa el uso excesivo pese a **problemas psicosociales** asociados
- Engaña a miembros de su familia, terapeutas u otras personas sobre el tiempo dedicado
- Usa los juegos para **evadirse o aliviar un afecto negativo**
- Ha puesto en peligro o **perdido** una relación significativa, trabajo u oportunidad académica o laboral

---

lo que supone prácticamente la mitad de la población en la franja de edad de los 6 a 64 años. Los españoles dedican una media de 6,6 horas a la semana a esta actividad.

Factores de riesgo

Entre los factores de riesgo asociados al uso de videojuegos y la posibilidad de desarrollar este trastorno destacan aquellos que dependen de las características de videojuego, de aspectos psicosociales, de rasgos de personalidad y de la presencia o ausencia de comorbilidades.

De esta manera, resultarían más adictivos aquellos juegos que *incluyen* redes sociales, recompensas o castigo dentro del mismo juego, una representación idealizada y/o diseño procedural (juegos que no finalizan, aunque se interrumpan, con la posibilidad de continuar en cualquier momento, como *role-playing games* [RPG] y *massively multiplayer online role-playing game* [MMORPG]), juegos competitivos, con jerarquías sociales, aquellos de mayor inmersividad (narrativas y gráficos atractivos), juegos *freemium* (aquellos que ofrecen servicios básicos gratuitos, mientras se cobra dinero por otros servicios más avanzados o especiales), juegos con refuerzos intermitentes e inmediatos, el consumo ostensible (gasto de dinero y adquisición de bienes y servicios de lujo para exhibir públicamente el poder económico de los ingresos o de la riqueza acumulada del comprador en el juego).

En relación con los aspectos psicosociales, tienen mayor riesgo aquellos niños o adolescentes con tendencia a la inhi-

---

Tabla 29-3. Trastorno por uso de videojuegos. Criterios de la Clasificación Internacional de Enfermedades, 11ª edición (CIE-11)

- Patrón de juego con pérdida de **control**
- **Se prioriza** y dedica progresivamente **más tiempo** que a otras actividades e intereses pese a la aparición de **consecuencias negativas**
- Deterioro significativo a nivel personal, familiar, social, educacional, ocupacional u otras áreas importantes de funcionamiento durante al menos **12 meses**

bición social, dado que ofrecen un entorno seguro —el ya mencionado FOMO—, aspectos relacionados con la reputación social y estatus virtuales, menores con un soporte familiar pobre, el fácil acceso a las consolas, el ambiente urbano y el estrés asociado a la edad adolescente. Se plantea en algunos estudios la posibilidad de que la religiosidad proteja.

Son de mayor riesgo personalidades que tienden a la búsqueda de novedad, a la evitación, el *cluster* B por la tendencia a evadir emociones negativas, dramatizar, evidenciar impulsos antisociales, personalidades con deficiencias en regulación afectiva y de recompensas, y la elevada impulsividad.

> **!** Se postula la posibilidad de que ciertas comorbilidades psiquiátricas, como la depresión, el comportamiento suicida, el bajo rendimiento escolar, la ansiedad y ansiedad social, el TDAH y el trastorno del espectro autista (TEA), trastorno bipolar, trastornos por uso de sustancias (alcohol), la alexitimia y el trauma, incrementen el riesgo de desarrollar este trastorno, si bien la causalidad no está clara y no hay asociaciones específicas. Se piensa que podría agravar otras patologías, y viceversa.

Neurobiología

A nivel neurobiológico, existen grandes similitudes con la adicción a sustancias. El adicto no lo está a una determinada sustancia o conducta, sino a la respuesta cerebral asociada.

El principal modelo explicativo es el modelo dual, que consta de múltiple evidencia (resonancia magnética funcional [fMRI] y resonancia magnética funcional en estado de reposo [*resting-state* fMRI, rsfMRI], *voxel-based morphometry*, tomografía por emisión de positrones [PET], electroencefalograma [EEG], neuropsicología) que explica un disbalance entre *go network* y *stop network* (**Fig. 29-3**).

El *go network* (sistema reactivo) media en respuestas inmediatas resultantes de conductas (gratificación inmediata) y está

relacionado con rutas mesolímbicas y mesocorticales dopaminérgicas. Los videojuegos causan liberación de dopamina en el núcleo *accumbens*, lo que genera placer.

El *stop network* (= sistema reflexivo), ejerce el control inhibitorio basado en proyecciones a largo plazo y está relacionado con el córtex prefrontal, cingulado, ínsula, hipocampo, etcétera.

Los pacientes con una adicción tienen menos capacidad de mantener objetivos a largo plazo frente a distracciones, dado que presentan peor capacidad de inhibición de respuestas y regulación emocional, peor memoria de trabajo y capacidad de decisión (que, sin embargo, es mejor en jugadores asiduos sin trastorno), y deficiencia en su sistema de recompensas.

Se ha observado también que pacientes con este disbalance tienen volúmenes elevados del núcleo caudado y el *accumbens*, y menos receptores de dopamina estriatales, y que la exposición prolongada y excesiva a recompensas inmediatas, se asocia a una disminución de **receptores de dopamina y glutamato** en el núcleo *accumbens*, lo cual se relaciona con la tolerancia, abstinencia y la búsqueda compulsiva de estimulación.

Es importante destacar que el cerebro adolescente presenta este disbalance *per se*, y que las principales diferencias entre la adicción a los videojuegos frente a las adicciones con sustancia son que la abstinencia no se sacia nunca, hay tolerancia infinita, está más restringida a una conducta y hay más motivación para el tratamiento. Cabe asimismo mencionar la posibilidad de que las alteraciones observadas sean causas o efectos del juego.

Por otro lado, se ha relacionado un polimorfismo genético que produce menos receptores de dopamina en el circuito mesolímbico con comportamientos más adictivos en *gamers* (escala de dependencia de recompensa).

En cuanto al modelo etiológico, la probable interacción entre factores psicosociales y neurobiológicos, una gestión desadaptativa de emociones y frustraciones, y la sobreestimulación digital que altera el sistema de recompensa (modelos animales) explican el desarrollo de la adicción, que se trata de un *continuum* entre juego por placer, juego patológico y adicción al juego, en el que se genera una pérdida de control sobre el juego en el contexto de una búsqueda de recompensas inmediatas que desprecia las consecuencias negativas a largo plazo.

Prevención

Existen algunas pautas que pueden ayudar a la prevención del desarrollo de adicción a los videojuegos (**Tabla 29-4**).

Tratamiento

La evidencia en relación con el tratamiento específico es muy limitada, dado que se trata de una entidad nueva y con poca

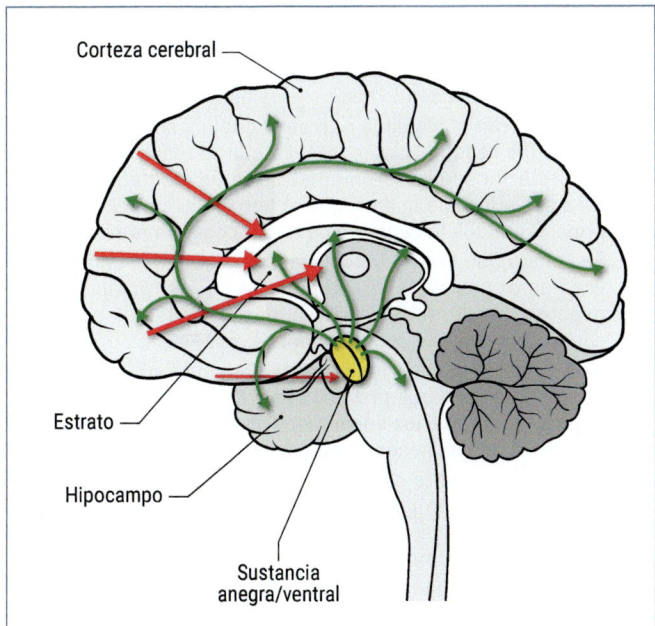

Corteza cerebral

Estrato

Hipocampo

Sustancia anegra/ventral

Figura 29-3. Modelo dual.

Tabla 29-4. Pautas para la prevención de la adicción a videojuegos
• Establecer un horario de juego
• Programar qué actividades se realizarán en los momentos de no juego
• Evitar o controlar el uso de los juegos *online*
• No instalar la videoconsola ni el ordenador en la habitación
• La familia debería conocer el contenido de los videojuegos

evidencia. En líneas generales, se recomienda manejo conservador. Se podrían aplicar las pautas generales mencionadas en el apartado de adicción a redes sociales.

Existen algunos programas basados en intervenciones cognitivo-conductuales y enseñanza de habilidades, la terapia de familia, el tratamiento de las comorbilidades, y podrían ser útiles intervenciones empleadas en abuso de sustancias y en trastornos de personalidad impulsivas.

Existe el Programa Individualizado Psicoterapéutico para la Adicción a las Tecnologías de la información y la comunicación (PIPATIC).

Asimismo, existe el Playmancer, un videojuego serio que se ha testado en el tratamiento de juego patológico y trastorno de la conducta alimentaria (TCA), y parece mejorar el autocontrol, la conducta impulsiva y las habilidades emocionales al reducir el estado de activación y mejorar la toma de decisiones y planificación con resultados significativos.

 Las principales diferencias entre la adicción a los videojuegos frente a las adicciones con sustancia son que la abstinencia no se sacia nunca, hay tolerancia infinita, está más restringida a una conducta y hay más motivación para el tratamiento.

Discusión

En una revisión realizada al respecto, se identificaron carencias importantes en los estudios realizados hasta el momento que sería importante resolver para una mejor comprensión de las causas y consecuencias de la relación entre el uso de las nuevas tecnologías y los problemas psicosociales o de salud mental. Los aspectos más problemáticos identificados fueron los siguientes:

- **Falta de estudios prospectivos**, lo cual limita la comprensión de las relaciones causales entre la actividad con las nuevas tecnologías y los resultados psicosociales o de salud mental.
- **Diferentes tipos de participación** en actividades basadas en nuevas tecnologías y su relación con la salud mental y los resultados psicosociales.
- **Datos sobre las experiencias y perspectivas de los niños o jóvenes** acerca de las actividades realizadas con nuevas tecnologías y su relación con la salud mental y el bienestar psicosocial.

Como tema de discusión, se podría resaltar que faltan modelos animales y estudios longitudinales prospectivos, y actualmente se halla una causalidad poco evidenciada.

Es importante no patologizar comportamientos normativos ni infradiagnosticar adicciones normalizadas.

Por otro lado, si bien no son objeto de este capítulo, son conocidos los efectos positivos de los videojuegos: la inclusión social, la mejora en autoestima y aceptación social, el entrenamiento y rehabilitación en diversos campos (cognición, concentración, coordinación, memoria, atención visual, orientación espacial, cambio de tarea, etc.), entretienen, pueden ejercer un modelo ideal de aprendizaje con posibilidad de desarrollar aplicaciones creativas, desarrollan la coordinación óculo-manual y los reflejos, favorecen la sensación de dominio y control, y reducen la posibilidad de otras conductas problemáticas.

También, como terapeutas, pueden acercarnos a una parte quizás importante de la persona, mostrarle nuestro interés por algo que le importa, explorar a través del conocimiento del tipo de personajes que emplea y características, y los tipos de dinámicas que se generan en los videojuegos a los que juega.

 PUNTOS CLAVE

- Se consideran en este texto *nuevas tecnologías* todas aquellas tecnologías que se caracterizan por la integración de internet en su funcionamiento. La principal característica de internet es que es bidireccional, envía datos al usuario y los recoge, de modo que puede utilizarlos, posteriormente, para adherir al usuario al uso de la tecnología.
- El impacto de las nuevas tecnologías no se conoce aún con exactitud, y si bien cada vez se identifican nuevos problemas generados por estas, también existen multitud de beneficios y aspectos positivos asociados a su correcto uso.
- Los adolescentes, dada su tendencia a la búsqueda de sensaciones y emociones nuevas, así como su familiarización con la tecnología, son el grupo de mayor riesgo para desarrollar una adicción.
- Aspectos personales, como la impulsividad, la intolerancia a la frustración, la búsqueda de emociones fuertes, determinados rasgos de personalidad (timidez, baja autoestima, impulsividad, etc.), o trastornos psiquiátricos, como depresión, ansiedad, TDAH o fobia social, pueden predisponer al desarrollo de una conducta adictiva.
- Se considera que la ciberadicción aparece cuando el niño deja de realizar actividades habituales, como quedar con sus amigos, establecer nuevos vínculos afectivos, o empeora su rendimiento académico porque pasa cada vez más tiempo utilizando dispositivos digitales.
- Aunque gran parte de la narrativa pública sobre los efectos de las redes sociales implica que la mera exposición está relacionada con problemas de salud mental, estudios más específicos sugieren que el tipo de contenido es más importante que la cantidad de tiempo consumida en ellas.
- Se señala que uno de los mecanismos que más daño provoca es el uso de las RRSS para la comparación social negativa, lo que, sumado a la rumiación, se ha relacionado con la aparición de cuadros depresivos.
- Uno de los efectos perjudiciales mejor estudiado es la alteración del sueño que provoca tener dispositivos en el dormitorio, mantenerlos encendidos por la noche y, especialmente, el uso de redes sociales.
- El empeoramiento de la calidad del descanso se correlaciona con un empeoramiento en el rendimiento académico, otros problemas en el centro escolar, sintomatología depresiva, fallos mnésicos y más accidentes de tráfico.
- El uso excesivo de las RRSS puede provocar preocupación por la actividad en redes, disminución del interés por la vida

(Continúa)

PUNTOS CLAVE (*Cont.*)

fuera de línea o relaciones reales, intentos fallidos de disminuir su uso y síntomas de abstinencia cuando lo hacen. Otro aspecto relacionado y que genera intenso malestar es el denominado *Fear of Missing Out* (FOMO). FOMO es la preocupación de que los eventos sociales u otras actividades placenteras puedan estar ocurriendo sin que la persona esté presente para disfrutarlas.

- Existe algo de controversia acerca de la relación causal entre el uso de las redes sociales y los trastornos del estado de ánimo, si bien las publicaciones señalan una correlación clara.

- Los que siguen a amigos parecen menos deprimidos que aquellos que siguen a extraños, y los usuarios que publican activamente parecen más felices que los que *acechan*, prefiriendo ver las publicaciones de otros.

- La utilización de varios dispositivos de forma simultánea (*multitasking*) o el uso de dispositivos mientras se realiza otra actividad, sin embargo, sí afecta negativamente la atención y la focalización.

- Se ha visto que uno de cada cuatro adolescentes refiere sufrir *ciberbullying*, que se ha asociado con más síntomas depresivos incluso que el *bullying* tradicional.

- Los pediatras que tratan los trastornos alimentarios también deben ser conscientes de la existencia de perfiles *proana*, que son aquellos que promueven y animan a pacientes que pueden estar buscando comentarios de apoyo para mantener la alimentación restrictiva y contrarrestar aquellos otros que reciben de amigos y miembros de la familia.

- Se han relacionado con el uso de las redes sociales el aumento en el consumo de sustancias u otras conductas de riesgo, como algunas prácticas sexuales. Es importante señalar la extorsión a la que se pueden ver expuestos por parte de los receptores con el material enviado.

- Entre los factores de riesgo asociados al uso de videojuegos, destacan aquellos que dependen de las características

del videojuego, de aspectos psicosociales, de rasgos de personalidad y de la presencia o ausencia de comorbilidades.

- Se postula la posibilidad de que comorbilidades psiquiátricas, como la depresión, el comportamiento suicida, el bajo rendimiento escolar, la ansiedad y ansiedad social, el TDAH y el TEA, trastorno bipolar, trastorno por uso de sustancias (alcohol), la alexitimia y el trauma, incrementen el riesgo de adicción a videojuegos, si bien la causalidad no está clara y no hay asociaciones específicas. Se piensa que podría agravar otras patologías, y viceversa.

- Los pacientes con una adicción tienen menos capacidad de mantener objetivos a largo plazo frente a distracciones, dado que presentan peor capacidad de inhibición de respuestas y regulación emocional, peor memoria de trabajo y capacidad de decisión (que, sin embargo, es mejor en jugadores asiduos sin trastorno), y deficiencia en su sistema de recompensas.

- Las principales diferencias entre la adicción a los videojuegos frente a las adicciones con sustancias son que la abstinencia no se sacia nunca, hay tolerancia infinita, está más restringida a una conducta y hay más motivación para el tratamiento.

- Por otro lado, se ha relacionado un polimorfismo genético que produce menos receptores de dopamina en el circuito mesolímbico, y se ha asociado a comportamientos más adictivos en *gamers* (escala de dependencia de recompensa).

- Existen algunos programas de tratamiento en la adicción a videojuegos basados en intervenciones cognitivo-conductuales y enseñanza de habilidades, la terapia de familia, el tratamiento de las comorbilidades, y podrían ser útiles intervenciones empleadas en abuso de sustancias y en trastornos de personalidad impulsivas.

- Existe el Programa Individualizado Psicoterapéutico para la Adicción a las Tecnologías de la información y la comunicación (PIPATIC).

BIBLIOGRAFÍA

Asociación Española de Distribuidores y Editores de Software de Entretenimiento. Asociación Española de Videojuegos [internet]. (n.d.) [consulta el 16 de junio de 2024]. Disponible en: http://www.aevi.org.es/

American Psychiatric Association. DSM-5: Manual Diagnóstico y Estadístico de los Trastornos Mentales. 5ª ed. Madrid: Editorial Médica Panamericana; 2014.

Berryman C, Ferguson CJ, Negy C. Social Media Use and Mental Health among Young Adults. Psychiatr Q. 2018 Jun;89(2):307-14. doi: 10.1007/s11126-017-9535-6. PMID: 29090428.

Cabero-Almenara J, Pérez-Díez de los Ríos JL, Valencia-Ortiz R. Escala para medir la adicción de estudiantes a las redes sociales. Convergencia [internet]. 2020 [consulta el 16 de junio de 2024];27. Disponible en: https://doi.org/10.29101/crcs.v27i0.11834

Chen J, Ishii M, Bater KL, Darrach H, Liao D, Huynh PP, et al. Association between the use of social media and photograph editing applications, self-esteem, and cosmetic surgery acceptance. JAMA Facial Plast Surg. 2019 Sep 1;21(5):361-7. doi: 10.1001/jamafacial.2019.0328. PMID: 31246236; PMCID: PMC6604085

Dickson K, Richardson M, Kwan I, Macdowall W, Burchett H, Stansfield C, et al. Screen-based activities and children and young people's mental health and psychosocial wellbeing: a systematic map of reviews. Londres: EPPI-Centre, Social Science Research Unit, UCL Institute of Education, University College London [internet]. 2019 [consulta el 16 de junio de 2024]. Disponible en: https://eppi.ioe.ac.uk/cms/Default.aspx?tabid=3748

Echeburúa E, de Corral P. Adicción a las nuevas tecnologías y a las redes sociales en jóvenes: un nuevo reto. Adicciones. 2010;22(2):91-6, 2010. ISSN 0214-4840.

González-Bueso V, Santamaría JJ, Fernández D, Merino L, Montero E, Ribas J. Association between internet gaming disorder or pathological videogame use and comorbid psychopathology: A comprehensive review. Int J Environ Res Public Health [internet]. 2018 [consulta el 16 de junio de 2024];15(4):668. Disponible en: http://doi.org/10.3390/ijerph15040668

Hill DL. Social Media: Anticipatory Guidance. Pediatr Rev. 2020 Mar;41(3):112-9. doi: 10.1542/pir.2018-0236. PMID: 32123022.

Jiménez-Murcia S, Fernández-Aranda F, Kalapanidas E, Konstantas D, Ganchev T, Kocsis O et al. Playmancer project: a serious videogame as an additional therapy tool for eating and impulse control disorders. Stud Health Technol Inform. 2009;144:163-6. doi 10.3233/978-1-60750-017-9-163.

Kruzan KP, Williams KDA, Meyerhoff J, Yoo DW, O'Dwyer LC, De Choudhury M, et al. Social media-based interventions for adolescent and young adult mental health: A scoping review. Internet Interv. 2022 Sep 28;30:100578. doi: 10.1016/j.invent.2022.100578. PMID: 36204674; PMCID: PMC9530477.

Kuss DJ, Pontes HM, Griffiths MD. Neurobiological correlates in internet gaming disorder: A systematic literature review. Front Psychiatry [internet]. 2018 [consulta el 18 de junio de 2024]; 9:166. Disponible en: http://doi.org/10.3389/fpsyt.2018.00166

Nesi J. The Impact of Social Media on Youth Mental Health: Challenges and Opportunities. N C Med J. 2020 Mar-Apr;81(2):116-21. doi: 10.18043/ncm.81.2.116. PMID: 32132255.

Organización Mundial de la Salud. Clasificación Internacional de Enfermedades. 11ª ed. (CIE-11) [internet]. Ginebra: Organización Mundial de la Salud; 2023 [consulta el 4 de abril de 2024]. Disponible en: https://icd.who.int/ browse11/l-m/es

Paulus FW, Ohmann S, von Gontard A, Popow C. Internet gaming disorder in children and adolescents: a systematic review. Dev Med Child Neurol [internet]. 2018 [consulta el 18 de junio de 2024];60(7):645-59. Disponible en: http://doi.org/10.1111/dmcn.13754

Peris M, Maganto C, Garaigordobil M. Escala de riesgo de adicción-adolescente a las redes sociales e internet: fiabilidad y validez (ERA-RSI). Revista de Psicología Clínica con Niños y Adolescentes. 2018;5(2):30-6. doi: 10.21134/rpcna.2018.05.2.4.

Royal Society for Public Health. Status of Mind: Social media and young people's mental health [internet]. May 2017 [consulta el 18 de junio de 2024]. Disponible en: www.rsph.org.uk

Rubio Morell B, Moreno Pardillo D, Lázaro García L. Manual de psiquiatría de la infancia y la adolescencia. Barcelona: Elsevier España; 2021. ISBN: 978-84-9113-847-1.

Sussman CJ, Harper JM, Stahl JL, Weigle P. Internet and Video Game Addictions: Diagnosis, Epidemiology, and Neurobiology. Child Adolesc Psychiatr Clin N Am [internet]. 2018 [consulta el 18 de junio de 2024];27(2):307-26. Disponible en: http://doi.org/10.1016/j.chc.2017.11.015

Torres-Rodríguez A, Griffiths MD, Carbonell X. The Treatment of Internet Gaming Disorder: a Brief Overview of the PIPATIC Program. Int J Ment Health Addict [internet]. 2018 [consulta el 18 de junio de 2024];16(4):1000-15. Disponible en: http://doi.org/10.1007/s11469-017-9825-0

Turner PG, Lefevre CE. Instagram use is linked to increased symptoms of orthorexia nervosa. Eat Weight Disord. 2017 Jun;22(2):277-84. doi: 10.1007/s40519-017-0364-2. Epub 2017 Mar 1. PMID: 28251592; PMCID: PMC5440477

Uhls YT, Ellison NB, Subrahmanyam K. Benefits and Costs of Social Media in Adolescence. Pediatrics. 2017;140(Suppl 2):S67-S70. doi: 10.1542/peds.2016-1758E

Trastornos de salud mental asociados a problemas físicos

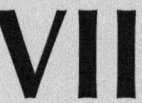

Trastornos de la conducta alimentaria

30

M. Graell Berna

 OBJETIVOS

- Conocer el concepto y presentaciones clínicas de los trastornos de alimentación y de la ingesta de presentación en la infancia y adolescencia.
- Aprender la evaluación diagnóstica y el diagnóstico diferencial de los trastornos de alimentación.
- Estudiar las intervenciones terapéuticas con evidencia científica para los niños y adolescentes que sufren un trastorno de alimentación.
- Conocer las principales actuaciones de prevención en trastornos de alimentación.

CONCEPTO Y CUADRO CLÍNICO

En este capítulo se explicará la conceptualización pasada y actual de los trastornos de alimentación en el contexto del desarrollo evolutivo. Las presentaciones clínicas en niños y adolescentes se explicarán siguiendo la evaluación psicopatológica, psicométrica, familiar y social.

Conceptos básicos

Los trastornos de la conducta alimentaria (TCA) son trastornos mentales de origen bio-psico-social que, con frecuencia, se convierten en graves por la importante repercusión que tienen en el desarrollo biológico, psicológico, familiar y social de las personas que los sufren. Presentan síntomas psicopatológicos (restricción alimentaria, miedo a engordar, distorsión de la imagen corporal) que producen alteraciones físicas (derivadas de la malnutrición, principalmente), que, a su vez, generan más alteraciones psicológicas (depresión, incremento de la obsesividad, entre otras), de forma que perpetúan el trastorno.

Existen descripciones de cuadros clínicos a lo largo de la historia (príncipe de Avicena, Friderada de Walpurgis, santa Catalina de Siena) que corresponden a lo que actualmente se denomina anorexia o bulimia nerviosa. Sin embargo, las primeras descripciones clínicas y de tratamiento específicas de la anorexia nerviosa se realizaron en el siglo XIX por Gull, en Inglaterra, y Laségue, en Francia, de forma concurrente. Ambos hacen énfasis en el carácter mental (ausencia de otras causas orgánicas de la inanición) del cuadro clínico. Desde ese momento y tras una etapa de concepción endocrinológica de los TCA (principios del siglo XX), el concepto de TCA ha evolucionado desde un trastorno casi exclusivamente ligado a la cultura (cultura del cuerpo delgado) a una concepción más similar a otros trastornos mentales, en los que una compleja interacción de factores de vulnerabilidad biológica (genética),

factores de desarrollo y aprendizaje (en este caso, en relación con la alimentación y la corporalidad) y factores de funcionamiento psicológico, familiar y cultural pueden explicar estos trastornos.

Son trastornos de aparición principal en la infancia y adolescencia, aunque puedan también iniciarse o mantenerse en la edad adulta. El cuerpo se constituye desde el nacimiento (mucho antes que el lenguaje) como un vehículo de expresión del malestar psicológico, relacional y de las dificultades de autorregulación del niño a través de síntomas físicos, como el dolor, el prurito, los vómitos y la inapetencia, entre otros.

Para una mejor comprensión de los síndromes clínicos alimentarios que aparecen en niños y adolescentes, se expone un breve repaso del desarrollo evolutivo de la alimentación, haciendo énfasis en los hitos que con más frecuencia están alterados en las presentaciones clínicas y que pueden constituir un trastorno de alimentación.

1. **Desde el nacimiento**, la alimentación es el acto de cuidado parental y relacional (vincular) por excelencia. El niño debe recibir suficientes nutrientes de forma regular y adecuada emocionalmente. El éxito en la tarea de alimentar y cuidar determinará la velocidad de crecimiento, desarrollo psicomotor y emocional durante los primeros años de vida del niño. Desde el nacimiento, con la lactancia, se observa el estilo alimentario del niño (apetente, voraz, pasivo, inapetente, irritable) y la respuesta de la madre u otros cuidadores ante la *oferta temperamental* del niño. A los 6 u 8 meses de edad, aparece un hito evolutivo importante: la introducción de alimentos sólidos (cuchara) y aprendizaje de las características organolépticas de los alimentos (texturas, sabores). Las dificultades importantes en esta etapa con repercusiones en el desarrollo pueden constituir un trastorno de alimentación tipo anorexia nerviosa del lactante. Sin embargo, muchas consultas habituales en esta edad se relacionan con problemas transitorios

para alimentar al niño (hasta un 25 % de niños) y que no constituirán un trastorno de alimentación.

2. **Durante la etapa infantil (2-5 años)**, el niño desarrolla los rituales de la comida y manifiesta, aún más claramente, el interés y apetencia (o no) por la comida. Aparece el *no*, también hacia los nuevos alimentos (neofobia), que cede progresivamente hasta que entre los 3-5 años el niño adquiere la suficiente autonomía para elegir algunos alimentos, y con ello aparecen las preferencias alimentarias, que deben ser reguladas por los cuidadores para que no se hagan excesivamente selectivas.

3. **En la edad escolar (6-13 años)**, se establece progresivamente la autonomía en el comportamiento alimentario y el acceso casi libre a los alimentos disponibles. A veces, aparecen actitudes desafiantes que involucran la comida, y algunos prepúberes aumentan o evitan alimentos según sus cambios emocionales. Desde el inicio de esta etapa, se crea e interioriza progresivamente la imagen del propio cuerpo en cuanto a estimación de tamaño y el valor social de la corporalidad, y también la relación de la corporalidad con el alimento. Se entiende la imagen corporal como una representación mental de nuestro propio cuerpo, socialmente determinada y que influye en el procesamiento de información y en el comportamiento. Es un concepto dinámico y, como refieren Raich *et al.*, implica lo que uno piensa, siente y cómo se percibe y actúa en relación con su propio cuerpo. La alteración de la imagen corporal engloba dos conceptos: la estimación de tamaño o distorsión perceptual y la insatisfacción corporal o emociones y pensamientos asociados al cuerpo. Durante esta etapa, aparecen pensamientos acerca del efecto de los alimentos en el organismo, que en algunos niños vulnerables pueden derivar a miedos o fobias definidas (p. ej., miedo a tragar o a engordar). También la creciente autonomía motora hará que puedan modificar la actividad física voluntariamente y realicen ejercicio físico excesivo o incluso compulsivo, a veces con intención de eliminar el efecto del alimento en el organismo. Es raro, aunque posible, la presencia de vómitos autoprovocados. Los vómitos de repetición y el dolor abdominal persistente a veces surgen como expresión de un malestar psicológico o emocional (no asociado necesariamente con un TCA) que no encuentra otra forma de expresión.

4. **En la adolescencia**, la autonomía respecto de la alimentación es total. Con amplia disponibilidad de alimentos de nuestra sociedad, el adolescente tiene una oferta que muchas veces no ha aprendido aún a modular. Según su endofenotipo biológico de regulación de la ingesta, sus características temperamentales (tendencia al perfeccionismo, impulsividad, necesidad de control, insatisfacción) y la calidad de interiorización de su imagen corporal, el adolescente regulará con más o menos eficacia su comportamiento alimentario.

> ! En esta etapa son muy relevantes los factores cognitivos y emocionales, así como los modelos familiares, del grupo de coetáneos y los modelos culturales en la sinergia entre alimentación y corporalidad. Es una etapa con alta vulnerabilidad para el desarrollo de los TCA tipo anorexia y bulimia.

El conocimiento y la identificación de los principales hitos evolutivos del desarrollo de la alimentación y la corporalidad permiten observar las posibles ausencias, desviaciones y/o persistencia de los que deben ser transitorios, lo cual, al igual que otras enfermedades mentales, puede originar patología.

Cuadro clínico

Los TCA (anorexia, bulimia y otros) son trastornos mentales con diferentes expresiones clínicas, mediadas por varios factores:

- Momento de desarrollo evolutivo del niño o adolescente (capacidad verbal, abstracción, modulación de emociones, *insight*).
- Rasgos temperamentales.
- Capacidad y estilo de información de los padres a los clínicos que recogen los síntomas.
- Momento del curso clínico del trastorno (pródromos, síntomas iniciales o cuadro completo y activo).
- Y, posiblemente, género (incremento en el porcentaje de mujeres después de la pubertad).

Los síntomas pueden dividirse, para una mejor comprensión, en conductuales, cognitivos, psicopatológicos y biológicos derivados de la malnutrición.

Es característica la presencia de distintas **conductas alteradas de la ingesta**, como restricción de la cantidad y/o tipo de alimentos (presente en la edad infantil, escolar y adolescencia), y también otros comportamientos alimentarios patológicos, como atracones recurrentes de comida y conductas compensatorias del efecto de la comida (vómitos, ayuno de horas, ingesta de laxantes y/o diuréticos, ejercicio excesivo/compulsivo) que, en su conjunto, conducen a un estado de malnutrición. Los afectados por TCA también pueden restringir la cantidad de agua, o bien ingerir grandes cantidades y de forma compulsiva (potomanía). Cuando el trastorno está instaurado y el paciente sufre desnutrición, es característica la presencia de síntomas conductuales derivados de ese estado clínico, como un estilo alimentario peculiar (enlentecimiento, troceamiento excesivo) y rituales y compulsiones con la comida y la actividad física.

> ! Los síntomas conductuales son los principales en los TCA de inicio prepuberal e infantil, a excepción de los vómitos autoprovocados y los atracones.

En las etapas de desarrollo que sea posible, especialmente a partir de la adolescencia, las personas que sufren TCA presentan **alteraciones cognitivas** consistentes en preocupación excesiva/rumiación/pensamientos obsesivos o insatisfacción mórbida, o ideas sobrevaloradas relativas al peso, las calorías de los alimentos y la imagen corporal, con intenso deseo de perder peso y/o miedo a engordar. El pensamiento se vuelve más rígido y presentan distorsiones cognitivas (abstracción selectiva, dicotomía, sobregeneralización, pensamiento mágico) centradas en la comida, el peso o la forma corporal, que centran la actividad mental del niño o adolescente. Esta sintomatología está menos estructurada y escasamente verbalizada en menores de 12 años. En edades prepúberes o infantiles, es frecuente que no puedan explicar la razón de la conducta alimentaria alterada, y las manifestaciones clínicas se limiten a las conductas alteradas observadas y sus consecuencias biológicas, como detención del desarrollo y pérdida de peso. También la preocupación por el peso es menor o diferente en población masculina adolescente, posiblemente en relación con los diferentes modelos estéticos más musculados que delgados, respecto a los modelos femeninos.

 A nivel **psicopatológico**, es característica la escasa conciencia que tiene el niño/adolescente de su estado físico y mental, de modo que las alteraciones no son percibidas por el paciente en su magnitud real. En consecuencia, no suelen ver necesarias o proporcionadas las medidas de tratamiento que se indican.

Los pacientes pueden presentar sobreestimación del tamaño corporal, aunque no está presente en todas las formas clínicas. Se observan graves alteraciones neuropsicológicas, como dificultades de atención y concentración, perseverancia y rigidez cognitiva, que pueden mediar negativamente en el desarrollo y son compensadas por un incremento en las horas de dedicación al estudio, entre otras cosas.

Todos estos pacientes sufren síntomas de ansiedad y depresión (irritabilidad, tristeza) de más o menos intensidad; además, tienen serias dificultades para aceptarse a sí mismos y tienden a autodescalificarse. Presentan, además, intenso temor a perder el control sobre su vida (Morandé *et al.*, 2014). Se debe destacar la presencia de impulsividad elevada que subyace a algunas conductas características de algunos TCA, como los atracones, vómitos y uso de laxantes.

Ayudan a comprender algunos síntomas referidos por los pacientes, el conocer que sufren importantes dificultades en el reconocimiento de las señales corporales relacionadas con el procesamiento de la sensibilidad interoceptiva (mediada por el sistema nervioso vegetativo, áreas cerebrales parietales y el área de la ínsula), como la sensación de plenitud gástrica o de hambre, sensación de sed y volumen corporal, de modo que dichas alteraciones pueden facilitar y mantener la baja ingesta, con la consecuente disminución de peso corporal y malnutrición.

La **malnutrición**, como epifenómeno del trastorno, produce un agravamiento de la mayoría de síntomas conductuales (estilo alimentario alterado, incremento de actividad física), cognitivos (incremento de las distorsiones cognitivas) y psicopatológicos (ansiedad, depresión y obsesividad, alteraciones neuropsicológicas, entre otros).

! Los síntomas y signos propios de este estado físico alterado aparecen de forma progresiva, según la evolución de la enfermedad, y pueden alcanzar un nivel de gravedad que requiera atención médica urgente.

El síntoma más característico es la pérdida progresiva de peso, que, en etapas prepuberales, se manifiesta primero por la detención del incremento de peso normal para la edad (manteniendo a veces la talla) y posteriormente, y mucho más grave, se produce descenso de peso y consecuentemente retraso del desarrollo pondoestatural, y también del desarrollo

cognitivo y emocional del niño. Los síntomas iniciales correspondientes a la pérdida de peso son estreñimiento, molestias digestivas inespecíficas, sensación de frío, sequedad de piel y mucosas, falta de energía (muchas veces no percibida por el paciente), y, si progresa o se mantiene la malnutrición, aparecen alteraciones cardiovasculares, como bradicardia e hipotensión, hipotermia, alteración hematológica y electrolíticas (sodio y potasio) —especialmente si hay conductas purgativas—, y de la inmunidad y amenorrea, con la consecuente osteopenia u osteoporosis.

Tradicionalmente, los TCA han sido tres: anorexia nerviosa de tipo restrictivo y de tipo purgativo/atracón, bulimia nerviosa y los cuadros incompletos de ambos trastornos.

 Desde la publicación del Manual Diagnóstico y Estadístico de Trastornos Mentales, 5ª edición (DSM-5), se ha añadido el trastorno por evitación/restricción de la ingesta de alimentos para reunir distintos síndromes que presentan dificultades para la ingesta, con repercusión física, pero que no tienen las cogniciones alteradas de peso e imagen, y que aparecen especialmente en la edad infantil y escolar. También se describe en el DSM-5 el trastorno por atracón.

En cuanto al curso clínico, son trastornos que suelen cursar por episodios, con cierta tendencia a las recaídas y a la cronicidad, por lo cual el seguimiento clínico debe prolongarse en el tiempo al menos 4 años. Se estima que la tasa de recuperación parcial o total, incluyendo todos los subtipos de TCA (anorexia, bulimia y trastornos incompletos), es del 70-80 %, y la tasa de cronicidad es del 20 %, y ambas se relacionan con la gravedad clínica y la presencia de comorbilidad psiquiátrica (Morandé *et al.*, 2014).

A lo largo de su evolución, el 30-50 % de los casos de anorexia nerviosa pueden cambiar las características clínicas hacia formas con síntomas purgativos, atracones y peso normal (bulimias nerviosas). Esta migración diagnóstica parece más probable si existen antecedentes de trastorno de ansiedad, abuso sexual en la infancia, baja autodirección y ambiente familiar hostil (Morandé *et al.*, 2014).

Los trastornos por atracón suelen presentar complicaciones psiquiátricas a lo largo de su evolución, como trastornos de ansiedad, episodios depresivos, abuso de sustancias y riesgo suicida (Swanson *et al.*, 2011).

En la adolescencia, el riesgo de mortalidad de los pacientes con anorexia es superior al de otras enfermedades graves, como asma o diabetes, u otros trastornos mentales (Hoang *et al.*, 2014). Presenta tasas de mortalidad de entre el 5 y el 10 % a lo largo de la vida, y en la edad adulta alcanza tasas del 20 % (Morandé *et al.*, 2014).

EPIDEMIOLOGÍA

En general, los problemas en la alimentación son relativamente frecuentes en la edad infantil, pero la gran mayoría de ellos no constituyen trastornos médicos y/o psicológicos, y pueden ser subsanados con recomendaciones médico-psicológicas a los padres.

La prevalencia e incidencia de los TCA depende de la edad, género y momento evolutivo de la población estudiada. Se estima que entre el 1 y el 5 % de los lactantes y niños pequeños y hasta el 35 % de los niños pequeños con enfermedades médicas pueden sufrir trastornos de alimentación con complicaciones médicas que afectan al desarrollo físico y psicológico, así como producir disfunción familiar.

En la edad escolar, algunos niños con trastornos emocionales asocian síntomas alimentarios o digestivos, y otros sufren trastornos alimentarios específicos, como anorexia nerviosa, síndrome del comedor selectivo, disfagias y otros (v. el apartado «Diagnóstico»). En estas edades, el trastorno puede alterar gravemente el desarrollo pondoestatural y puberal. Los estudios epidemiológicos muestran que los TCA son poco frecuentes a estas edades. La incidencia anual está entre 4,2 y 26,3/100.000 en niñas y entre 3,3 y 3,7/100.000 en niños de 10 a 14 años, o entre 1 y 3,01/100.000 en niños menores de 13 años. En estas edades, la proporción por género es de cuatro niñas a un niño (Nichols *et al.*, 2011).

En la adolescencia se incrementan significativamente la incidencia y la prevalencia de todos los TCA, especialmente la anorexia nerviosa. Desde la década de los sesenta y hasta hace una década, se observó en áreas industrializadas un incremento de la prevalencia e incidencia de la anorexia nerviosa (Smink *et al.*, 2012; Dalsgaard *et al.* 2019). Hay evidencias de que la edad de inicio de la anorexia ha ido decreciendo en las últimas décadas, y el pico de edad de inicio actual más frecuente se da a la edad de 13 años (Favaro *et al.*, 2009). Los estudios epidemiológicos describen que las mujeres de edad adolescente o joven (13-25 años) son la población de mayor vulnerabilidad para padecer TCA. La prevalencia de los TCA en la adolescencia es de 2,7 %, con diferencia por género (3,8 % en mujeres y 1,5 % en hombres) (Merikangas *et al.*, 2010).

La mayor incidencia de anorexia se registra durante la adolescencia con cifras entre 47,5/100.000/año (Micali *et al.*, 2013) hasta 109,3/100.000/año (Van Son *et al.*, 2006); estas cifras se han incrementado a expensas de la franja de 13-14 años de edad en las últimas dos décadas en áreas industrializadas (Cybulsky *et al.*, 2021), a excepción de los años de pandemia, cuando aumentaron en todas las edades. Se estima que 1 de cada 225 adolescentes mujeres pueden padecer algún tipo de TCA.

La bulimia comienza más tarde que la anorexia, durante la adolescencia tardía o edad adulta joven. Su prevalencia es superior que la de la anorexia nerviosa y alcanza el 4 % (Smink *et al.*, 2012). Los trastornos por atracón tienden a ser más frecuentes a mayor edad y en varones, respecto a otros trastornos alimentarios, además de afectar, al menos, al 20 % de la población obesa (Smink *et al.*, 2012), aunque las conductas de atracón (no el trastorno) son frecuentes en los hombre y mujeres adolescentes. Los varones sufren anorexia nerviosa en una proporción 1:9 respecto a las mujeres a partir de la adolescencia.

PROCESO ETIOLÓGICO

La etiología de los TCA es multifactorial e intervienen de forma interrelacionada factores biológicos, psicológicos, familiares, sociales y culturales. Se hace referencia a los factores de riesgo asociados a los TCA, es decir, aquellos que incrementan la vulnerabilidad de la persona que los presenta a padecer un trastorno de alimentación. Hay algunos factores de riesgo específicos de algunos trastornos mentales —aunque la mayoría poco sensibles— (p. ej., hacer dietas es factor de riesgo para TCA), pero la mayoría son compartidos por varios trastornos (p. ej., el perfeccionismo es factor de riesgo para TCA y trastornos afectivos).

Se resumen, a continuación, los factores de riesgo más frecuentemente relacionados con los TCA.

Factores neurobiológicos

Por los datos epidemiológicos de prevalencia, se conoce que el sexo femenino y la edad adolescente son factores de riesgo claros. La vulnerabilidad biológica genética relacionada con la regulación de la ingesta, el estilo de afrontamiento del estrés y las características temperamentales (perfeccionismo, insatisfacción, obsesividad) parecen factores fundamentales para la aparición de los trastornos de alimentación en ambientes contemporáneos, donde existe presión por la perfección y/o delgadez corporal (Morandé *et al.*, 2014). Los factores genéticos explicarían alrededor del 50-65 % de la vulnerabilidad para padecer anorexia nerviosa (Trace *et al.*, 2013).

Se trata de una **herencia poligénica** (vías serotoninérgica y dopaminérgica y de genes implicados en la regulación de la ingesta) que transmite la vulnerabilidad a padecer el trastorno por diferentes trayectorias: presencia de un familiar con TCA u otros trastornos relacionados genéticamente con los TCA (ansiedad, trastorno obsesivo-compulsivo [TOC], alcoholismo o depresión) o a través de la transmisión de rasgos temperamentales que se consideran predisponentes para el TCA (perfeccionismo, endofenotipo de evitación de daños, impulsividad), o bien por endofenotipos particulares de control del peso corporal (Watson *et al.*, 2019; Bulik *et al.*, 2022) .

La expresión genética se producirá solo en determinadas condiciones de ambiente interno (p. ej., aparición de hormonas puberales sexuales femeninas, que parecen incrementar la expresividad de los genes relacionados con el TCA) o ambiente externo (p. ej., familia con alto nivel de crítica al cuerpo). Parece que la influencia genética es más probable cuanto más cercana a la pubertad y adolescencia está la aparición del TCA.

También se han descrito **factores perinatales**, como complicaciones obstétricas, que incrementan el riesgo de padecer TCA y que se relacionan con un inicio más temprano del trastorno. Este tipo de factores es probable que interfieran en la capacidad y estilo del individuo para el afrontamiento del estrés e incrementen la probabilidad de expresar la vulnerabilidad genética a los TCA (Favaro *et al.*, 2010).

Finalmente, varios estudios concluyen que el **sobrepeso o la obesidad prepuberal** constituyen un factor de riesgo para el desarrollo de TCA en la adolescencia. Esta interacción es explicada por factores biológicos, en especial la maduración de hormonas sexuales y su interacción con genes relacionados con la regulación de la ingesta, y factores ambientales, como intolerancia al sobrepeso en el grupo de adolescentes (Berowitz *et al.*, 2016).

Factores individuales

El **estilo de relación vincular**, establecido desde el nacimiento con el cuidador principal (en general, la madre), puede estar en relación con estilos alimentarios (y vinculares) determinados a lo largo de la edad infantil y hasta la adolescencia. De este modo, apegos inseguros ansiosos se han asociado a la aparición de anorexia nerviosa en la adolescencia (Morandé *et al.*, 2014). Además de las **características temperamentales** señaladas en el apartado anterior, algunas condiciones propias de la etapa adolescente facilitan la aparición de los TCA, como la ansiedad y el temor ante el cambio, el desarrollo y la maduración, la inestabilidad emocional, la corporalidad (grado de satisfacción) y la vulnerabilidad a los mensajes sociales. Las **experiencias traumáticas en la infancia**, como maltrato físico y sexual, se han descrito con más frecuencia que en la población general, pero con la misma frecuencia que en otras poblaciones psiquiátricas.

La conducta de riesgo más asociada al desarrollo de TCA es **hacer dieta**. Es específica, pero no es muy sensible, dado que, a la luz de los datos epidemiológicos, aunque todos los pacientes con TCA iniciaron una dieta restrictiva, relativamente pocas personas, de las muchas que inician una dieta restrictiva (se calcula que un 80 % de la población adolescente ha iniciado una dieta alguna vez), sufren un TCA. Esta conducta es de más riesgo cuando se asocia a afecto negativo o neuroticismo e insatisfacción corporal.

Factores ambientales

Se hace referencia a factores relacionados con el grupo familiar, grupo social y grupo cultural. La **actitud familiar** expresa un modelo de aprendizaje de la relación con la comida y el cuerpo; familias que practican dietas estrictas con frecuencia, que supervisan poco la alimentación de sus hijos o que son muy críticas y poco tolerantes con la diversidad corporal, pueden promover modelos de conducta de riesgo para TCA. También las disfunciones estructurales, de dinámica y comunicación familiar constituyen factores de riesgo para el desarrollo de TCA.

> **!** El **grupo de coetáneos** tiene mucha influencia, especialmente en la adolescencia. La transmisión horizontal del deseo de adelgazar y alcanzar un determinado modelo corporal entre las chicas, que se realiza a través de mecanismos como la presión, identificación, imitación y competencia, tiene especial relevancia como proceso etiológico en esta etapa de la vida.

Hay chicas más vulnerables a estos mensajes de su grupo de pares por razones temperamentales (insatisfacción, perfeccionismo) o biológicas (peso alto al llegar la pubertad), y serán *contagiadas* por compañeras que actúan como vectores de transmisión de esos mensajes, pero que probablemente no contraerán la enfermedad. La práctica de algunos deportes y ciertas profesiones para los que el peso y forma corporal son un factor impor-

tante de rendimiento (gimnasia, natación, atletismo, modelos) pueden incrementar también el riesgo de padecer TCA.

Los modelos estéticos culturales de los países desarrollados han focalizado su atención en el cuerpo femenino (y joven), haciendo prevalecer una delgadez no saludable, la *perfección impuesta* y la homogeneidad corporal, evitando, y a veces negando, los valores saludables y la tolerancia a la diversidad corporal. Algunas mujeres aceptan ese desafío que, si se une a una vulnerabilidad determinada, puede llevarlas al desarrollo de un TCA.

> **!** En el proceso etiológico, merecen especial atención los factores precipitantes del trastorno, es decir, las circunstancias estresantes que están inmediatamente relacionadas con el inicio de los síntomas y que, probablemente, disparan los factores de vulnerabilidad.

Nos referimos a condiciones como la presencia de una enfermedad que cursa con pérdida de peso o síntomas digestivos (p. ej., mononucleosis infecciosa), una primera experiencia romántica, la menarquia, discusiones con compañeros o acoso escolar.

EVALUACIÓN

La evaluación de los niños y adolescentes con sospecha de TCA es un proceso amplio e interdisciplinar encaminado a establecer un diagnóstico y tratamiento. Comprende la valoración de forma integral de las manifestaciones clínicas y sociales derivadas de las siguientes presentaciones:

1. **Alteración conductual** (p. ej., dieta restrictiva o selectiva, potomanía) y **psicopatológica** (p. ej., miedo a engordar, pensamientos obsesivos de la comida y el cuerpo).
2. **Alteraciones físicas de la malnutrición** (p. ej., pérdida de peso) y de la propia alteración conductual (p. ej., hipopotasemia por vómitos).
3. **Repercusión familiar, académica y social del trastorno**.

La evaluación es el comienzo del proceso terapéutico. Es cuando se genera la alianza terapéutica con el paciente y su familia, y es una de las intervenciones más eficaces para los pacientes TCA (Oyer *et al.*, 2015).

Dadas las características diferenciales de los signos y síntomas en las etapas evolutivas, se dividirá la evaluación por etapa: infantil, escolar y adolescencia. En todas ellas, se cuenta con varios informantes: el paciente, los padres y otros, como los maestros.

La evaluación debe ser lo más precoz posible, por lo que, el conocimiento de los signos de alarma por parte de los profesionales de atención primaria y otros no dedicados específicamente a estos trastornos, es esencial; por esta razón, se le dedica un apartado específico.

Evaluación de signos de alarma de los trastornos de la conducta alimentaria

Dada la alta prevalencia de población de riesgo en las edades que nos ocupan, es recomendable que pediatras y médicos de familia conozcan los signos, síntomas y condiciones de alarma (factores de riesgo, pródromos o síntomas iniciales de TCA), la mayoría, de naturaleza conductual y biológica, que pueden alertar sobre la aparición de los TCA en diferentes edades. Por tanto, el primer nivel de evaluación será la valoración y seguimiento del comportamiento alimentario —y sus hitos evolutivos— y del estado nutricional, en todos los niños y adolescentes atendidos en atención primaria.

En la edad infantil, algunas condiciones médicas o enfermedades pueden considerarse de riesgo para TCA, como niños con crecimiento intrauterino retardado, con bajo peso al nacer para su edad gestacional, con enfermedades neurológicas, digestivas, orofaríngeas, y con los tratamientos que precisan (alimentación artificial).

 El signo de alerta principal en esta etapa es la no progresión del desarrollo pondoestatural; también la persistencia de la neofobia evolutiva y el mantenimiento de la comida selectiva.

Las dificultades vinculares por asincronía entre el cuidador y el niño, generadas bien por insensibilidad (niños institucionalizados) o enfermedad del cuidador (p. ej., depresión posparto, trastornos de la personalidad, adicciones), o por dificultades de la oferta vincular del niño que presenta características temperamentales no facilitadoras de la relación (irritabilidad o pasividad excesivas), pueden impedir, entre otras alteraciones conductuales y emocionales, la alimentación adecuada (Chatoor *et al.*, 2000).

En la edad escolar, los principales signos de alarma son conductuales y físicos. Destaca la rapidez con la que se desarrolla el cuadro clínico completo. Los principales signos conductuales y que deben ser corregidos rápidamente son evitar comer algún tipo específico de alimento o textura (que antes comía) y acumular comida en la boca y evitar tragarla. La presencia de dolor abdominal difuso e inespecífico posprandial que acompaña las conductas antes referidas es motivo de consulta frecuente en pediatría y puede constituir el inicio de un trastorno de ánimo, ansiedad o alimentación, por lo que merece seguimiento por parte del pediatra. El signo de alarma más específico es la detención del desarrollo pondoestatural y puberal. Algunos cambios de ánimo (irritabilidad, ansiedad de separación, reaparición de miedos evolutivos) pueden ser concomitantes o desarrollarse antes que los cambios alimentarios, indicando el malestar psicológico del niño.

La adolescencia constituye un período crítico y complejo en el desarrollo humano. Es una etapa de transición entre la infancia y la edad adulta. Es tiempo de cambios físicos, hormonales, psicológicos, cognitivos y sociales. Durante la adolescencia, es más frecuente la aparición de los TCA. El diagnóstico precoz puede cambiar su curso clínico y pronóstico. Por tanto, reconocer los signos de alarma es una excelente oportunidad para actuar de forma temprana.

 Los patrones alterados de la ingesta, en especial saltarse comidas, ayuno de 12-24 horas y vómitos autoprovocados, son los signos de alarma con menos falsos positivos.

La alarma debe saltar cuando existe una pérdida de peso no justificable, aunque sea inmediatamente después de una enfermedad física (p. ej., mononucleosis infecciosa) o cuando hay vómitos sin aparente causa orgánica, exista o no verbalización de cambios en el interés, deseo de perder peso o insatisfacción corporal. Alrededor del 50 % de los adolescentes pueden manifestar insatisfacción corporal e incluso sobreestimación del tamaño corporal, por lo cual, para evitar falsos positivos, es importante valorar los cambios que se producen en estas preocupaciones y si van acompañadas de modificaciones en el patrón alimentario o en el peso, e incluso incremento en el número de horas de estudio. El incremento de interés por las dietas y calorías o la corporalidad muchas veces precede al cambio de peso; así, los adolescentes pueden acudir a atención primaria en busca de dietas hipocalóricas, aun sin precisarlas, y, si tienen sobrepeso y las precisan, deben monitorizarse adecuadamente. También el escaso interés por socializarse y el aislamiento de su grupo de pares pueden preceder a los cambios conductuales y físicos.

Los adolescentes que sufren diabetes constituyen un grupo especial de riesgo para sufrir TCA. Existen algunos signos de alarma específicos de esta población: curso clínico inestable de la diabetes con frecuentes hipoglucemias o hiperglucemias, solicitud insistente de cambio de dieta, ejercicio excesivo y seguimiento médico irregular.

Existen algunos cuestionarios para la detección precoz de trastornos de alimentación en atención primaria a partir de los 15 años. El SCOFF es el más usado por su elevada sensibilidad (97,7 %) y especificidad (94,4 %); existe, además, la validación en población española (García-Campayo, 2005). La encuesta de hábitos alimentarios (EHA) elaborada en población española ha demostrado también su eficacia en la detección en atención primaria.

Evaluación en edad infantil (desde el nacimiento a 6 años)

En esta etapa, la evaluación de niños con sospecha de TCA se basa en la historia de desarrollo y la anamnesis a los padres acerca de las dificultades con la alimentación, la evaluación física y la valoración nutricional, la observación del niño y de la interacción madre-hijo en el juego y durante la alimentación, y las exploraciones complementarias que se estimen según el resultado de las exploraciones referidas.

La **evaluación médica en edad infantil** es realizada por el pediatra. Va encaminada a evaluar, de forma detallada, el estado físico y nutricional del niño, y comienza con la anamnesis, donde se recogen los hábitos, síntomas y signos que presenta el niño.

Hábito de alimentación actual

Se recoge información sobre inicio, duración y antecedentes del rechazo alimentario, horario de comidas, tipo de aversiones alimentarias, hitos evolutivos alcanzados y superados, relación con el cuidador durante las comidas; también el hábito de sueño, hábito intestinal (cólicos del lactante) y otros ritmos circadianos generales, tono muscular predominante y desarrollo de todos los hitos evolutivos. Se explora la presencia de síntomas físicos (regurgitaciones, vómitos, rumiación, llanto continuo) y los antecedentes médicos relevantes del niño:

parto, embarazo, período neonatal, historia de alimentación (estilo, hitos evolutivos alcanzados) y desarrollo ponderal, desarrollo psicomotor, estilo relacional con padres y otros niños, enfermedades por aparatos.

> ! Es importante recoger una historia dietética breve con el número de comidas, las tomas entre horas, cantidad y tipo de alimento en las principales comidas del día, y frecuencia diaria y semanal de los diferentes grupos de alimentos.

Exploración física

Se inicia recogiendo los signos físicos que hagan descartar una enfermedad orgánica que requiera una atención específica (distensión abdominal, edemas, hábito malabsortivo, lesiones orales que dificulten o impidan la ingesta, déficits neurológicos). Se explora la coloración cutáneo-mucosa, calidad de la masa muscular, la cantidad de panículo adiposo, la existencia de pliegues de delgadez o el adelgazamiento de las extremidades. Se realizará una valoración antropométrica, midiendo peso, talla y perímetro craneal (menores de 2 años) y circunferencia braquial.

Con estos datos, se calcula el índice de masa corporal (IMC) para estimar el percentil en las tablas de referencia y su evolución a lo largo de la vida del niño y en las siguientes evaluaciones. Se completa la exploración nutricional con la medición de los pliegues cutáneos (tricipital, bicipital, subescapular y suprailíaco). Se continúa con la exploración física completa por aparatos. Según el resultado de la anamnesis y exploración física, puede ser necesaria una analítica general —en especial si se sospechan carencias nutricionales específicas por comida selectiva— u otras exploraciones complementarias.

Hay que tener en cuenta que una proporción importante de lactantes o niños pequeños con TCA padecen o han padecido alguna enfermedad médica o algún tratamiento —p. ej., nutrición enteral continua— que ha podido estar en el inicio o en el mantenimiento de los problemas con la ingesta.

Si el peso o IMC se sitúa por debajo del percentil 3, es necesario profundizar en la evaluación orgánica, y, si las dificultades en la alimentación no se justifican por ninguna causa orgánica, deberá indicarse una evaluación psicológica y familiar.

Evaluación psicológica o psiquiátrica

Se centra en varias áreas:

1. Evaluación de los hitos de desarrollo y del hábito de la alimentación mediante los datos referidos por los padres en la evaluación médica.
2. Evaluación de la capacidad de regulación interna del niño: homeostasis, adaptación a los cambios.
3. Evaluación de la capacidad de comunicación con las personas y mediante el juego: dificultades en la atención compartida e intención comunicativa que sugiera algún trastorno del neurodesarrollo que curse con marcadas dificultades en la alimentación, sobre todo aversiones sensoriales. También la exploración de la relación con el entorno, los otros niños, mediante aproximación adecuada

al entorno, estableciendo reciprocidad, imitación y simbolización en el juego.
4. Evaluación de la respuesta emocional en aspectos como la modulación emocional, capacidad de tolerancia a la frustración, ansiedad excesiva.
5. Observación de la comida en consulta: actitud del niño antes, durante y después de la presentación de la comida (grado de interés por la comida, rechazo oposicionista o pasivo, acúmulo en la boca evitando tragar, juego con la comida sin llevársela a la boca), y actitud de los padres mediante observación de la posición corporal al alimentar a su hijo, tiempos de espera entre cucharadas, ofrecer más comida, sincronía de acciones, técnicas de distracción, focalización o distracción en la tarea por parte del adulto, desesperación.
6. Exploración y observación de la interacción vincular: contacto visual, oral, sonrisa. Sintonía emocional entre ellos. Conflictividad manifiesta o latente durante o también fuera de las comidas.
7. Exploración y observación de los padres para conocer la vivencia subjetiva de esta experiencia y también descartar psicopatología (depresión, duelo). Exploración de la dinámica familiar y la red de apoyos.

Evaluación en edad escolar (7 a 13 años)

En esta etapa, la evaluación interdisciplinar (al menos dos profesionales de disciplinas diferentes: salud mental y pediatría, por ejemplo) de niños con sospecha de TCA se basa en la anamnesis al niño y a los padres, focalizada en las dificultades con la ingesta y su repercusión en la vida del niño y la familia; además, siempre es necesaria la evaluación física y la valoración nutricional del niño, las exploraciones complementarias que se consideren necesarias, la evaluación psiquiátrica-psicológica del niño y la evaluación familiar.

> En este período evolutivo, la clínica de los TCA es muy heterogénea y variable; los síntomas conductuales son, muchas veces, los únicos signos de las alteraciones psicológicas que no suelen ser referidas verbalmente por el niño, por lo cual, la evaluación médica y conductual es muy importante para el diagnóstico.

Dado que la evaluación es el inicio del proceso terapéutico, es esencial mantener una actitud comprensiva y acrítica que permita iniciar la relación terapéutica con el niño y su familia. El modo de comenzar la evaluación —es decir, de forma conjunta (niño y padres) o con el niño y la familia por separado— dependerá de la experiencia de cada profesional. Se recomienda secuenciar la primera entrevista en tres tiempos: comenzar por una entrevista conjunta, continuar con una individual y finalizar con los padres (esta última puede ser realizada otro día). La entrevista de devolución de información (a los pocos días de la primera), en la que se explica la orientación diagnóstica y terapéutica, se realiza, habitualmente, de forma conjunta.

Evaluación médica

Se inicia con una anamnesis a los padres y al niño de los síntomas y signos clínicos actuales y los antecedentes médicos y traumáticos (importante en las dificultades para tragar), con especial interés en los hitos evolutivos de la ingesta. La historia dietética es útil para recoger el tipo, frecuencia y cantidad de alimentos sólidos y líquidos ingeridos. Se recogen los síntomas médicos principales de alteración de la ingesta, como rechazo a la comida, inapetencia, aversión a algunos alimentos o texturas, dificultad para tragar, regurgitaciones o vómitos, y también otros síntomas comunes asociados, como dolor abdominal, sensación de plenitud digestiva o estreñimiento.

En la **exploración física**, sobre todo con la antropometría, se evalúan los marcadores esenciales de malnutrición, que son el peso y talla (si es posible, es más específico medir pliegues).

> El ritmo de crecimiento es uno de los marcadores más sensibles de enfermedad en la infancia.

Algunos estudios confirman que la detención del crecimiento es común —que no universal— como signo de anorexia nerviosa de duración mayor a 6 meses en el período prepuberal o puberal. La pérdida de peso en los niños prepúberes puede ser rápida y tener consecuencias negativas, sin que sea necesario alcanzar el 15 % de pérdida de masa corporal según edad o el IMC de 17,5 kg/m^2 (establecido en los criterios diagnósticos de la Clasificación Internacional de Enfermedades, 10ª edición [CIE-10], de anorexia nerviosa). El momento de aparición del trastorno alimentario en esta etapa tiene repercusión en la talla final prevista; así, en las niñas, dado que el pico máximo de crecimiento se produce alrededor de los 11 años (estadio 3 de Tanner de desarrollo puberal), si el trastorno alimentario se inicia después de la menarquia (que señala el fin del desarrollo puberal a una edad media de 12,5 años), el compromiso en el crecimiento es menor. Sin embargo, en los niños, dado que el pico de crecimiento ocurre aproximadamente a los 15 años, el efecto de detención de crecimiento es mayor cuando el trastorno aparece antes de esta edad. La monitorización del peso cada semana, durante 2-4 semanas, puede ayudar a observar el cambio (muchas veces rápido) que se produce en el estado físico del niño.

> 💡 Es obligatorio evaluar las constantes vitales y el estado puberal (estadios de Tanner), además de analizar si la edad cronológica se corresponde a la evolutiva o ha habido detención de desarrollo puberal, como retraso en la aparición de la telarquia o menarquia.

La exploración general y por aparatos mostrará los signos de desnutrición o deshidratación y descartará otras enfermedades médicas posibles. Las exploraciones complementarias básicas son la analítica general (v. «Etapa adolescente»), electrocardiograma, ecografía abdominal y test de Mantoux. Algunas exploraciones se derivarán de la exploración física.

Evaluación psiquiátrica y psicológica

Desde la atención primaria, se considera que la evaluación psiquiátrica y psicológica es necesaria cuando la clínica se mantiene en el tiempo, existe incapacidad por parte de la familia para alimentar adecuadamente al niño, aun con las recomendaciones pediátricas generales, y se han producido consecuencias en el desarrollo del paciente y su familia.

Evaluación conductual

En la evaluación individual se pretende escuchar y comprender la percepción del problema por parte del niño. Tras los primeros minutos con el escolar, en los que se procura crear un clima de confianza, la historia clínica se centra en el motivo de consulta: en general, la presencia de síntomas de comportamiento alimentario («Hablemos de tus comidas»). Se le preguntará por la frecuencia y tipo de sus ingestas («¿Cuántas veces comes al día?», «¿qué cosas te gustan?», «¿qué cosas no te gustan?»), las posibles dificultades con la comida (comer sin hambre, restricción de la cantidad, rechazo o evitación de tipos alimentos, problemas para tragar, selección de alimentos, comidas a escondidas, esconder comida, beber mucha agua) y el motivo que atribuye el niño a los problemas con la comida (inapetencia, miedo a atragantarse, no le gusta una determinada comida, considera que le ponen mucha cantidad, cree que ciertas comidas le engordan, o si no sabe cuál es el motivo de los problemas que presenta con la comida).

Un niño o niña en edad escolar o prepúber puede presentar conductas de restricción alimentaria, como la evitación de comidas grasas o que considera calóricas, realizar ejercicio excesivo tras las comidas o, incluso, presentar vómitos autoinducidos, pero no expresar preocupación o insatisfacción con el peso o la figura. La restricción puede ser tan intensa que se llegue a un total rechazo al alimento, situación que requiere una atención médica urgente. La hiperactividad (no estructurada; p. ej., quedarse de pie, mover las piernas mientras está sentado en el borde la silla) y el ejercicio físico (ejercicios gimnásticos, saltar, correr por la casa) tras las comidas o nocturno son síntomas frecuentes a estas edades. Es importante destacar que esta sintomatología es vivida de forma egosintónica por el niño. Las razones o motivaciones para el desarrollo de tales conductas pueden expresarse —especialmente, al inicio del trastorno— como inapetencia, dolor o molestias abdominales, o quejas por el exceso de comida servida por sus padres.

Otros niños presentan dificultades desde la infancia, pero agravadas con la edad, para ingerir algunos alimentos, limitando su comida a pocos tipos o texturas de alimentos, aunque en cantidades adecuadas; estos niños a veces no desarrollan los hábitos y rituales de la comida (comedores selectivos), sin existir intolerancias o alergias a dichos alimentos. Algunos niños muestran serias y súbitas dificultades para tragar manteniendo la comida en la boca, salivando y, finalmente, negándose a comer alimentos sólidos (disfagia funcional).

Evaluación psicopatológica

La clínica es muy heterogénea y, por tanto, la exploración psicopatológica debe ser muy detallada. La conducta alimentaria anómala se acompaña con frecuencia de alteraciones emocionales como ansiedad, miedos, irritabilidad, actitud omnipotente y tristeza, tanto en relación con las comidas, lo que es parte de la clínica del propio TA, como formando parte de trastornos psiquiátricos asociados.

También en esta etapa evolutiva, es necesaria la exploración del lenguaje y comunicación social, para descartar trastornos del neurodesarrollo que cursan con serias dificultades de alimentación, además de sus déficits propios. Algunos niños de edad escolar presentan un cuadro clínico consistente en ansiedad y depresión grave, que se acompaña de síntomas físicos, entre los que se incluyen la inapetencia y el rechazo a comer, percibido de forma egodistónica y que produce un estado de malnutrición grave. En estos niños no se encuentra ningún síntoma orgánico que justifique la clínica ni psicopatología de preocupación por el peso ni la imagen corporal. La escuela inglesa (Bryant y Bryant-Waugh) lo denominó *trastorno por rechazo emocional de la comida*, una entidad entre los trastornos depresivos y los de alimentación.

Los **síntomas cognitivos** característicos de la anorexia del adolescente o el adulto pueden estar presentes o no. Como se señalaba anteriormente, esta variabilidad se debe a las diferentes etapas del neurodesarrollo, que implican distinta capacidad de pensamiento y atribución de las conductas y diferente habilidad de expresión y descripción de las emociones. También, la tendencia a la expresión somática de los conflictos psíquicos, más frecuente en los niños. Las alteraciones de pensamiento —en especial, la rumiación u obsesividad respecto a la comida o el cuerpo— son frecuentes en los pacientes de edades cercanas a la pubertad. Se explorará la presencia de rituales (relacionados o no con la comida) no evolutivos.

En los escolares y prepúberes, también debe evaluarse la corporalidad, en términos de satisfacción y autopercepción del cuerpo, así como su influencia en la ingesta y en la autoestima o autoconcepto; cuanto más cerca de la edad puberal se encuentre el niño, más probable es que existan alteraciones de la imagen corporal, especialmente en el caso de las niñas.

Se examinará el hábito de sueño (ritmo y calidad), así como las dificultades para dormir solo, que orientan hacia ansiedades fóbicas o de separación.

El rendimiento cognitivo se examinará clínicamente y, si hay sospecha de dificultades, se realizarán exploraciones psicométricas específicas (Escala de inteligencia para niños de Wechsler [WISC]). Algunos TCA, tipo comedores selectivos, se asocian a ciertos trastornos del aprendizaje, como dispraxias o dislexias.

También se evalúan los rasgos temperamentales: irritabilidad, excitabilidad, dependencia, ansiedad, obsesividad, perfeccionismo o impulsividad.

Evaluación familiar

La evaluación familiar se realiza en la entrevista conjunta, y especialmente en la entrevista con los padres. Además de ayudar al niño a exponer la historia de los síntomas y su biografía, se pretenden conocer aspectos de organización, estructura y funcionamiento familiar a lo largo del tiempo, cuidadores principales, antecedentes familiares de trastornos de la alimentación u otros trastornos o enfermedades, historia perinatal (concepción, embarazo, parto y período neonatal) del niño y la familia, estilo de apego, estilo educativo y comunicacional familiar, presencia de factores u acontecimientos de estrés familiar, grado de preocupación por la comida, el peso y la imagen corporal y estilo alimentario familiar.

Evaluación social

La evaluación social y escolar se realiza en la entrevista conjunta y en la individual con el niño. Se exploran las conductas prosociales desde la primera infancia y la sociabilidad tanto en el colegio como en la comunidad (amigos, invitaciones de otros). La adaptación social y académica en los diferentes niveles educativos (guardería, escuela infantil, primaria e inicio de secundaria) es un antecedente relevante para evaluar dificultades sociales y de aprendizaje. Se pregunta por la historia escolar en cuanto a asistencia, rendimiento, relaciones con profesores y compañeros. Se consideran los cambios en alguno de estos parámetros.

Exploración psicométrica

Según la sintomatología específica, existen dos tipos de evaluación psicométrica: las entrevistas estructuradas o semiestructuradas y los cuestionarios autoaplicados. Algunas entrevistas de psicopatología general, como la Entrevista Diagnóstica para Niños y Adolescentes (*Diagnostic Interview for Children and Adolescents*, DICA) o la Escala para la Evaluación de los Trastornos Afectivos y la Esquizofrenia en Niños (*Kiddie-Schedule for Affective Disorders and Schizophrenia*, K-SADS) tienen una sección para problemas de la alimentación. Sin embargo, es más útil usar entrevistas específicas para patología de la conducta alimentaria, que consiguen evaluar con más detalle los síntomas alimentarios.

> ❗ La única entrevista adaptada y modificada para niños y adolescentes es el Examen de trastornos de la conducta alimentaria infantil (*Child Eating Disorder Examination*, ChEDE), que procede de la *Eating Disorder Examination* (EDE) de Fairburn y Cooper, pero que no está validada en español.

En cuanto a los cuestionarios específicos, existen dos adaptados para niños menores de 12 años:

- Test de actitudes alimentarias de los niños (*Children's Eating Attitudes Test*, ChEAT), de Maloney *et al.* (1988), traducido al español y con validación preliminar, diseñado para niños de 8 a 12 años y punto de corte en 25 puntos.

> ❗ Este cuestionario no es diagnóstico, pero puede ser útil como instrumento de cribado en niños con riesgo potencial de desarrollar un trastorno de la alimentación y en el seguimiento de la mejoría en los pacientes en tratamiento.

- La Encuesta sobre trastornos alimentarios en niños (*Kids' Eating Disorders Survey*, KEDS), de Childress *et al.* (1993), un cuestionario de 14 preguntas diseñado para el cribado en la población general; no está traducido ni adaptado al español.

En la evaluación de psicopatología general, pueden usarse las entrevistas y cuestionarios disponibles para la evaluación de psicopatología de la infancia y adolescencia. Los autores sugieren el uso del Inventario de Conducta Infantil (*Child Behavior Checklist*, CBCL), el Inventario de Depresión Infantil (*Children's Depression Inventory*, CDI) y la Escala de Yale-Brown para obsesiones y compulsiones para niños (CY-BOCS).

Evaluación en la edad adolescente

En esta etapa, la evaluación integral e interdisciplinar de adolescentes con sospecha de TCA se basa en la anamnesis al adolescente y a los padres, focalizada en las dificultades con la ingesta y sus consecuencias en el funcionamiento del adolescente y la repercusión familiar. Son obligatorias la evaluación física y la valoración nutricional del adolescente, las exploraciones complementarias que se consideren indicadas, la evaluación psiquiátrica-psicológica del adolescente y la evaluación familiar y social. En el caso de pacientes adolescentes, puede llevarse a cabo, en primer lugar, con sus padres, o de forma conjunta, padres e hija o hijo.

Evaluación médica

Se pretenden evaluar los síntomas y signos físicos para realizar el diagnóstico del trastorno de alimentación y sus posibles complicaciones médicas, y también establecer el diagnóstico diferencial ante la pérdida ponderal o las alteraciones menstruales. En la evaluación médica se determina la gravedad del caso y la necesidad de atención urgente. Desde el punto de vista médico, ante la sospecha de que un paciente padezca un trastorno de alimentación, es recomendable realizar una anamnesis de los síntomas y signos clínicos, con especial hincapié en la conducta alimentaria, incluyendo síntomas encaminados a la compensación del efecto de la comida, como vómitos autoinducidos, abuso de laxantes o diuréticos, o ejercicio físico, más probables en esta etapa evolutiva. Es probable que el adolescente, en una primera entrevista, no refiera abiertamente la restricción de alimentos que está realizando, pero sí los síntomas físicos que la acompañan, como estreñimiento, sensación de plenitud gástrica y/o mareo, por lo que pueden constituir síntomas guía para continuar la entrevista con él. La anamnesis debe incluir todos los signos físicos de las posibles complicaciones de los trastornos de alimentación.

 Es muy importante interrogar sobre el estado menstrual, dado que, aunque en la actualidad no es un criterio diagnóstico, como se verá más adelante, es un marcador clínico de disfunción hormonal con importantes consecuencias físicas.

Suele aparecer cuando la pérdida de peso es importante (aproximadamente un 20 % de masa corporal), aunque, en un 8 % de los casos la amenorrea aparece sin pérdida de peso importante.

- La **exploración física** ha de incluir las siguientes pruebas:
  - **Antropometría**: peso y talla, determinación del IMC y, siempre que sea posible, medición de pliegues cutáneos. También, en el adolescente, es necesario el uso de tablas de percentiles de peso, talla e IMC para calcular el estado nutricional y comparar estos valores con los anteriores registros del paciente a fin de confirmar si se ha reducido el percentil de IMC, peso y talla. En los adolescentes con antecedentes de sobrepeso u obesidad, es más útil conocer el peso en valor absoluto y el porcentaje de masa corporal perdido, dado que los percentiles de

peso o IMC pueden ser normales tras pérdidas de altos porcentajes de masa corporal, lo cual es de alto riesgo médico, sobre todo si se produce de forma rápida (más de 1 kg por semana). La monitorización del peso una o dos veces por semana durante 1-4 semanas (según el estado físico) por parte de la enfermera, ayuda a observar los cambios y mostrar si se está ante un cuadro clínico en rápida evolución.

  - **Constantes vitales**: temperatura, presión arterial y frecuencia cardíaca. La hipotermia, hipotensión y bradicardia sinusal pueden indicar desnutrición moderada o grave o ejercicio físico excesivo. Constituyen un criterio de gravedad y determinan la necesidad de conseguir cuanto antes la recuperación de peso, lo que a veces requiere ingreso hospitalario.
  - **Exploración física por aparatos** que muestran los signos físicos de desnutrición (p. ej., lanugo) o deshidratación (sequedad de piel y mucosas), o resultado de las conductas alteradas (p. ej., erosión del dorso de la mano por inducción de vómito).

- Las **exploraciones complementarias** de rutina en la evaluación médica de los adolescentes con sospecha de TCA, encaminadas a valorar el estado médico y nutricional son las siguientes:
  - Electrocardiograma.
  - Analítica general: hemograma, iones sodio, potasio, cloro, calcio, fósforo y magnesio, glucosa, colesterol, triglicéridos, perfil renal (urea y creatinina), perfil hepático (bilirrubina, transaminasas), amilasa, lipasa, proteínas totales, albúmina, prealbúmina, hierro, ferritina, vitamina B_{12}, ácido fólico, 25-OH-vitamina D, coagulación y complemento C3 y C4, marcadores nutricionales (proteína transportadora del retinol, colinesterasa y transferrina). Hormonas tiroideas, prolactina, sexuales, factor de crecimiento insulínico tipo 1 (IGF-1), cortisol.
  - Ecografía abdominal y pélvica.
  - Prueba de Mantoux.
  - Densitometría ósea si hay más de 6 meses de amenorrea.
  - Otras exploraciones por interconsulta a especialista según signos y síntomas de anamnesis o exploración física (p. ej., reflujo gastroesofágico, dificultades para tragar, vómitos nocturnos e incoercibles).

- **Evaluación psiquiátrica y psicológica**: puede realizarse en la entrevista conjunta con los padres o en entrevista individual, según la experiencia del entrevistador. La autora de este capítulo recomienda un espacio individual para el adolescente.

- **Evaluación conductual**: consiste en la valoración de conductas relacionadas con la alteración de la ingesta (y otras conductas alteradas que presente) mediante una entrevista focalizada, tal como se expresó para la etapa escolar. Por las dificultades que pueden aparecer en la recogida de conductas anómalas en la entrevista con el adolescente, hay que tener en cuenta que, en la mayoría de ocasiones, estos adolescentes son llevados a la consulta por sus padres sin su conformidad, tienen escasa conciencia de enfermedad y mucho menos mental, y su colaboración suele ser reducida al principio de la evaluación. El evaluador debe facilitar la entrevista, mostrando una actitud empática, comprensiva y acrítica, y así comenzar la construcción del vínculo terapéutico, básico para una buena evaluación y tratamiento.

En la etapa adolescente puede aparecer toda la constelación de conductas alteradas propias de los trastornos de alimentación: restricción de cantidad y/o tipos de comida, preparación peculiar de los alimentos, horarios alterados de comidas, rituales de comida, restricción de líquidos, saltarse comidas o ayunos de horas, atracones de comida con sensación de pérdida de control, consumo excesivo de agua, vómitos autoinducidos, ejercicio excesivo o compulsivo, uso de laxantes, diuréticos, pastillas adelgazantes, incluidos fármacos (p. ej., hormonas tiroideas, psicoestimulantes). Es interesante la cronología de aparición de estas conductas para establecer el tiempo de evolución y, por tanto, la gravedad del trastorno. El registro de comidas y síntomas compensatorios mediante un modelo de análisis funcional, realizado por el paciente y también por algún miembro de la familia durante 2 o 3 días, resulta muy útil como evaluación directa de las conductas patológicas.

> **!** En caso de que las conductas principales referidas sean los atracones recurrentes con sensación de pérdida de control y seguidos de vómitos, es preciso evaluar si antes de la aparición de estos síntomas hubo un período de restricción alimentaria y, en caso afirmativo, cuál fue su duración.

Debe preguntarse expresamente por algunas conductas que pueden ser encubiertas o secretas, como son el ejercicio físico compulsivo (nocturno), ingesta masiva de líquidos, vómitos o uso de laxantes.

Los TCA de inicio en la adolescencia pueden presentar otras conductas anómalas relacionadas con características temperamentales, como alta impulsividad e inestabilidad emocional, autolesiones, conductas con intención suicida, conductas adictivas, cleptomanía o promiscuidad.

Evaluación psicopatológica

La atención y concentración están alteradas en fases activas del curso clínico por la presencia de los síntomas cognitivos (rumiaciones, pensamientos obsesivos) y por los síntomas neuropsicológicos, como la rigidez cognitiva, la perseverancia y la atención excesiva al detalle.

Los síntomas emocionales son muy comunes y deben explorarse siempre. La ansiedad flotante generalizada y, sobre todo, la ansiedad fóbica a la comida, al peso (a engordar) y a la corporalidad (cambios corporales) producen un profundo malestar en el paciente, en especial cuando se hacen intentos de cambiar el menú cada vez más restrictivo que realiza el adolescente, es decir, cuando siente que pierde el control sobre la comida y su efecto en su cuerpo. Cuando la desnutrición es moderada o grave, son frecuentes los sentimientos depresivos manifestados con irritabilidad, tristeza, falta de interés, anhedonia y tendencia al aislamiento del grupo de pares.

La exploración de los síntomas cognitivos relacionados con el TCA puede ser difícil por la escasa conciencia de enfermedad, que produce una actitud de negación de los síntomas. Es útil comenzar preguntando por las preocupaciones que tiene el adolescente, y si tiene algún pensamiento que le ocupe mucho tiempo durante el día; también la exploración de la imagen corporal, en cuanto a preocupación por el desarrollo corporal, su tamaño o forma de alguna zona (dismorfofobia). Los pensamientos de suicidio deben ser explorados en todos los casos, dado que más de la mitad de las causas de mortalidad de estos trastornos se atribuyen a suicidios.

Las atribuciones cognitivas y la falta de reconocimiento de las señales procedentes de la sensibilidad interoceptiva digestiva (sensación de plenitud), del sistema hambre-saciedad y, probablemente, de los barorreceptores de presión arterial pueden explicar la *resistencia* o tolerancia al ayuno o al ejercicio extenuante que puede hallarse en el paciente con TCA.

Evaluación psicométrica

La mayoría de guías recomienda la aplicación de una serie de test psicométricos para estandarizar la sintomatología en muestras clínicas y de investigación, y realizar un seguimiento de la evolución a lo largo del tratamiento. Se recoge tanto sintomatología específica como general. Los test específicos más usados en esta etapa evolutiva y validados en español son los siguientes:

* *Eating Disorders Inventory*, EDI-III (Garner, 1991).
* *Eating Disorders Examination Questionnaire* (EDE-Q) (Fairburn, 1993).
* *Eating Attitude Test* (EAT-40 y EAT-26) (Garner y Garfinkel 1979, 1982).
* *Body Shape Questionnaire* (BSQ) (Cooper, 1987).
* *Body Image Assessment* (BIA) (Collins, 1991).

Evaluación familiar

En la adolescencia, la información y alerta de la familia de las conductas observadas es de gran valor para la evaluación y seguimiento, y no debe despreciarse o minimizarse por parte de los profesionales, los cuales deben estar entrenados para la escucha e interpretación de la información familiar. La familia aporta datos importantes de los antecedentes y del estado físico y psicológico actual del adolescente.

> **!** Sin embargo, y dado que el tratamiento principal para esta edad, como ya se verá más adelante, es la terapia basada en la familia, en el momento de la valoración es muy importante evaluar su capacidad o competencia para cuidar de su hijo enfermo y participar activamente en el tratamiento.

Se evaluará la estructura de la familia (miembros, convivencia), el funcionamiento del grupo familiar, es decir, las funciones desarrolladas propias de una familia —cuidado, supervisión, contención emocional y conductual, consejo y guía—, y el modo de desarrollar dichas funciones: comunicación, distribución de roles, expresividad emocional, rigidez, aglutinamiento, negligencia; el estilo de crianza y vincular, el estilo educativo, el estilo de afrontamiento del estrés (enfermedad de un hijo) de la familia. La salud de los padres para hacerse cargo de su hijo enfermo y la disponibilidad de tiempo para las tareas que se les solicitarán son dos factores esenciales que hay que tener en cuenta. Ante una enfermedad con un alto componente conductual, los padres del paciente pueden realizar atribuciones erróneas a las conductas observadas, bien como resultado de algún posible fallo que se haya producido en la crianza y que les hace sentir culpables, o bien, con menos frecuencia, porque los comportamientos se entienden como agresiones de los hijos a los padres. En todas las familias existe un intenso malestar psicológico que debe ser evaluado y abordado al inicio del proceso terapéutico.

Evaluación social

La evaluación de las relaciones sociales es obligatoria, con especial atención a la tendencia al aislamiento, pérdida de interés o indiferencia por el grupo de pares y sentimiento de soledad social. El aislamiento social es considerado un factor de mantenimiento de los TCA, por lo que su evaluación y abordaje terapéutico son esenciales.

 La evaluación social debe incluir los antecedentes o presencia de acoso en el medio escolar, ya que en la población de adolescentes con TCA la frecuencia de acoso es superior a la población general y puede constituir otro factor de mantenimiento del trastorno, además de producir un intenso malestar psicológico.

Para finalizar la evaluación, se debe señalar que existen una serie de situaciones o condiciones especiales que *no descartan* el trastorno de alimentación, sino que, por el contrario, pueden ser signos de alarma, por lo que es recomendable el seguimiento médico:

- **Una analítica de rutina con resultados normales** en una adolescente que ha perdido peso o con estilo alimentario anómalo referido por la familia no descarta la posibilidad de que padezca un trastorno de alimentación, y así debe ser comunicado por el pediatra al paciente y su familia, además de realizar el conveniente seguimiento semanal durante varios meses.
- **La presencia de un acontecimiento estresante** (incluida una enfermedad médica que haya hecho perder peso) inmediatamente antes del inicio de los síntomas no solo no descarta la existencia de un TCA, sino que puede ser un factor desencadenante.
- **La negación manifiesta y con gran intensidad emocional, por parte del adolescente de los síntomas alimentarios** (p. ej., vómito, ejercicio excesivo) referidos por los padres u otros informantes sugiere que las conductas son egosintónicas en el paciente y, por tanto, con elevado riesgo de formar parte de un trastorno de alimentación.
- **El interés creciente (casi compulsivo) por páginas web o redes sociales** de dietas, imagen corporal y trastornos de alimentación es un signo de alarma para trastornos de alimentación en un adolescente.

Al final de una evaluación se estará en disposición de realizar la orientación diagnóstica multiaxial que abarque los síntomas clínicos alimentarios específicos, la psicopa-tología general, las complicaciones físicas y el funcionamiento familiar, social y académico. Un diagnóstico que comprende varias áreas, no solo la clínica, permite diseñar programas de tratamiento adecuados a las necesidades de estos niños.

DIAGNÓSTICO

La orientación diagnóstica será determinante para el diseño del tratamiento en cada niño y adolescente. Las clasificaciones actuales (CIE-11 y DSM-5) han adaptado sus criterios a las condiciones específicas de niños y adolescentes.

Proceso y orientación diagnóstica

La orientación diagnóstica será determinante para el diseño del tratamiento en cada niño y adolescente. El diagnóstico no debe demorarse dada la rápida evolución de algunos casos y el compromiso físico que producen estos trastornos. En casos leves o moderados como se señalaba en la sección anterior, la monitorización del peso semanal durante 2-4 semanas y el registro de comidas mediante un análisis funcional de 3-4 días pueden esclarecer el diagnóstico para el paciente, su familia, y los evaluadores, siempre tras una adecuada anamnesis y una exploración física y complementaria que descarten enfermedades médicas que cursan con pérdida de peso, hiperfagia, vómitos recurrentes o dificultades de alimentación.

Si la evaluación se realiza en salud mental, para completar la orientación diagnóstica debe procurarse con rapidez una exploración física por parte de un pediatra o médico de atención primaria. Es inadmisible, actualmente, que los profesionales de salud mental que evalúan y atienden a estos pacientes trabajen ciegos al conocimiento de uno de los marcadores biológicos de trastorno mental más potentes que se tiene, que es el peso e IMC del paciente, por lo que no nos cansaremos de recomendar que la enfermera de salud mental o el propio profesional puedan medir en sus consultas este marcador tan preciso y específico de evolución clínica.

 La atención médica deberá ser urgente en todos los casos en los que se observen los siguientes síntomas y signos: negativa a la ingesta, pérdida de más del 50 % de masa corporal (aunque venga de sobrepeso), nivel de consciencia alterado, ictericia, calambres o edemas en extremidades inferiores, vómitos muy frecuentes (3-4 al día), bradicardia sinusal de <50 latidos por minuto, grandes y frecuentes atracones, planificación suicida y sospecha firme de no contención familiar.

La orientación diagnóstica (y terapéutica) se comunicará al paciente y a la familia, de forma conjunta con un planteamiento constructivo y humano.

Clasificaciones diagnósticas actuales

La actualización de las clasificaciones actuales DSM-5 y CIE-11 proponen criterios diagnósticos más amplios e inclusivos para que las personas que padecen un trastorno de la alimentación con consecuencias nutricionales y complicaciones físicas, pero que no presentan todos los síntomas (especialmente cognitivos, relacionados con la imagen corporal o físicos), puedan ser diagnosticadas y, por tanto, recibir tratamiento adecuado.

El diagnóstico de *trastorno de alimentación no especificado* era especialmente frecuente en la población infantil y de edad escolar (prepuberal), porque los síntomas cognitivos, tal como se presentaban en los criterios diagnósticos, son menos frecuentes a esas edades por la etapa de neurodesarrollo en la que se encuentran estos niños. Se presentan, a continuación, los criterios diagnósticos de los *trastornos de la ingesta* del DSM-5, que, como novedades, plantean los mismos criterios para todas las edades y eliminan algunos criterios (amenorrea) y otros los hacen menos restrictivos, adecuándolos a la edad y etapa de desarrollo del paciente. También utilizan un lenguaje menos estigmatizante (p. ej., evitan la denominación *rechazo de la ingesta,* que tenía un fondo de voluntad). Especifican los subtipos de trastorno, la gravedad actual y el momento del curso clínico (remisión parcial o total). Además, se introducen dos trastornos nuevos, el **trastorno por evitación/restricción de la ingesta de comidas** y el **trastorno por atracón**, con el ánimo de reflejar todas las presentaciones clínicas de los TCA.

Los criterios diagnósticos del DSM-5 de la anorexia nerviosa, bulimia nerviosa, trastorno por evitación/restricción de la ingesta de comida y trastorno por atracón aparecen en las **tablas 30-1**, **30-2**, **30-3** y **30-4**, respectivamente.

Tabla 30-1. Criterios diagnósticos de la anorexia nerviosa según el Manual Diagnóstico y Estadístico de Trastornos Mentales, 5ª edición (DSM-5)

1. Restricción de la alimentación en relación con las necesidades energéticas, hasta presentar un peso significativamente bajo respecto al esperado según edad, género, desarrollo y estado de salud. Tener un peso significativamente bajo se define como un peso menor a la franja mínima de normalidad o, en niños y adolescentes, menor al mínimo esperado
2. Presencia de miedo intenso a ganar peso o a volverse obeso, o persistencia de conductas que interfieren en la recuperación de peso, incluso estando con bajo peso
3. Alteración de la percepción del peso o la silueta corporal, exageración de su importancia en la autoevaluación o negación del peligro que comporta el bajo peso

Especificar si:

(F50.01) Tipo restrictivo: durante los últimos 3 meses, el individuo no ha realizado episodios recurrentes de atracones o conductas purgativas (por ejemplo, vómitos autoinducidos o abuso de laxantes, diuréticos o enemas). Este subtipo describe presentaciones clínicas en las cuales la pérdida de peso es lograda principalmente por la dieta, el ayuno y/o ejercicio

(F50.02) Tipo purgativo: durante los últimos 3 meses, el individuo ha realizado episodios recurrentes de atracones o conductas purgativas (por ejemplo, vómitos autoinducidos o abuso de laxantes, diuréticos o enemas)

Especificar si:

En remisión parcial: después de haber cumplido todos los criterios diagnósticos para anorexia nerviosa, el individuo no cumple el criterio A (bajo peso) durante un período sostenido, pero mantiene el criterio B (miedo intenso a ganar peso o a volverse obeso, o persistencia de conductas que interfieren en la recuperación del peso) o el criterio C (alteración de la percepción del peso o la silueta corporal)

En remisión completa: después de haber cumplido todos los criterios diagnósticos para anorexia nerviosa, ninguno de ellos se mantiene durante un período sostenido de tiempo

***Especificar* la gravedad actual**:
El nivel mínimo de gravedad está basado para adultos en el índice de masa corporal (IMC) y para niños y adolescentes, en el percentil de IMC. Los intervalos abajo citados están obtenidos de las categorías de delgadez en adultos de la Organización Mundial de la Salud (OMS); para niños y adolescentes, se deberían usar los percentiles de IMC correspondientes. El nivel de gravedad se puede aumentar en función de los síntomas clínicos, el grado de desajuste funcional y la necesidad de supervisión

Leve: IMC ≥ 17 kg/m²
Moderada: IMC = 16-16,99 kg/m²
Grave: IMC = 15-15,99 kg/m²
Extrema: IMC < 15 kg/m²

Tabla 30-2. Criterios diagnósticos de bulimia nerviosa según el Manual Diagnóstico y Estadístico de Trastornos Mentales, 5ª edición (DSM-5)

1. Presencia de atracones recurrentes. Un atracón se caracteriza por:

   • Ingesta de alimento en un corto espacio de tiempo (p. ej., en un período de 2 horas) en cantidad superior a la que la mayoría de las personas ingerirían en un período de tiempo similar y en las mismas circunstancias
   • Sensación de pérdida de control sobre la ingesta del alimento (p. ej., sensación de no poder parar de comer o no poder controlar el tipo o la cantidad de comida que se está ingiriendo)

2. Conductas compensatorias inapropiadas, de manera repetida, con el fin de evitar ganar peso, como son provocación del vómito, uso excesivo de laxantes, diuréticos, enemas u otros fármacos, ayuno y ejercicio excesivo
3. Los atracones y las conductas compensatorias inapropiadas tienen lugar, como promedio, al menos una vez a la semana durante un período de 3 meses
4. La autoevaluación está exageradamente influida por el peso y la silueta corporales
5. La alteración no aparece exclusivamente en el transcurso de una anorexia nerviosa

Especificar si:

En remisión parcial: después de haber cumplido, con anterioridad, todos los criterios para la bulimia nerviosa, algunos de esos criterios han dejado de cumplirse en la actualidad

En remisión total: después de haber cumplido, con anterioridad, todos los criterios para la bulimia nerviosa, ninguno de los criterios ha seguido cumpliéndose en la actualidad

***Especificar* gravedad actual**:
El nivel mínimo de gravedad se basa en la frecuencia de conductas compensatorias inapropiadas. El nivel de gravedad puede aumentar para reflejar otros síntomas y el grado de discapacidad funcional

Leve: un promedio de 1 o 3 episodios de conductas compensadoras inapropiadas a la semana
Moderada: un promedio de entre 4 y 7 episodios de conductas compensadoras inapropiadas a la semana
Grave: un promedio de entre 8 y 13 episodios de conductas compensadoras inapropiadas a la semana
Extrema: un promedio de 14 o más episodios de conductas compensadoras inapropiadas a la semana

Tabla 30-3. Criterios diagnósticos del Manual Diagnóstico y Estadístico de Trastornos Mentales, 5ª edición (DSM-5), del trastorno por evitación/restricción de la ingesta de comida

1. Alteración de la conducta relacionada con la ingesta de comida (aparente falta de interés en la ingesta; evitación de comida debido a sus características sensoriales; preocupación respecto a consecuencias negativas de la ingesta) y que se manifiesta como un fracaso persistente en alcanzar las necesidades nutricionales y energéticas apropiadas, por lo que se asociará a algunos de los problemas siguientes:
   - Pérdida de peso significativa (o fracaso en alcanzar el aumento de peso y talla esperada en niños)
   - Déficit nutricional significativo
   - Dependencia de alimentación enteral o de suplementos nutricionales orales
   - Acusada interferencia en el funcionamiento psicosocial
2. La alteración no se explica mejor por la falta de comida disponible ni por prácticas aceptadas culturalmente
3. La alteración de la ingesta no ocurre exclusivamente al mismo tiempo que un problema médico concurrente ni se explica mejor por otro trastorno mental. Cuando el trastorno ocurre en el contexto de otro problema, la gravedad del trastorno de la ingesta excede de la que habitualmente se asociaría con el trastorno y requiere atención clínica adicional

Tabla 30-4. Criterios diagnósticos del Manual Diagnóstico y Estadístico de Trastornos Mentales, 5ª edición (DSM-5), del trastorno por atracones

1. Presencia de atracones recurrentes. Un atracón se caracteriza por:
   - Ingesta de alimento en un corto espacio de tiempo (p.ej., en un período de 2 horas) en cantidad superior a la que la mayoría de las personas ingerirían en un período de tiempo similar y en las mismas circunstancias
   - Sensación de pérdida de control sobre la ingesta del alimento (p. ej., sensación de no poder parar de comer o no poder controlar el tipo o la cantidad de comida que se está ingiriendo)
2. Los atracones se asocian a tres o más de estos síntomas:
   - Ingesta mucho más rápida de lo normal
   - Comer hasta sentirse desagradablemente saciado
   - Ingesta de grandes cantidades de alimento a pesar de no tener hambre
   - Comer a solas para esconder su voracidad
   - Sentirse a disgusto con uno mismo, deprimido o con sentimiento de culpa después del atracón
3. Profundo malestar al recordar los atracones
4. Los atracones tienen lugar, como media, al menos una vez a la semana durante 6 meses
5. El atracón no se asocia con estrategias compensatorias inadecuadas (p. ej., purgas, ayuno, ejercicio físico excesivo) ni aparece exclusivamente en el transcurso de una anorexia nerviosa o bulimia nerviosa

Especificar si:
   Leve: entre 1 y 3 atracones por semana
   Moderada: entre 4 y 7 atracones por semana
   Grave: entre 8 y 13 atracones por semana
   Extrema: 14 o más atracones por semana

Diagnóstico diferencial

Puede existir un diagnóstico concomitante de los TCA con algunas de las siguientes patologías, bien por presentarse asociadas (comorbilidad) o porque algunas constituyen condiciones de riesgo para sufrir TCA en los niños y adolescentes por el compromiso de la función alimentaria que suponen.

Patologías orgánicas que cursan con pérdida de peso

Son las siguientes:

- **Patología digestiva**: síndromes de malabsorción intestinal, como enfermedad celíaca, enfermedad inflamatoria intestinal, intolerancias alimentarias, gastritis y úlceras gastroduodenales, pancreatitis, acalasia esofágica, hernia de hiato, estenosis pilórica. Todas estas entidades se acompañan de otra sintomatología y alteraciones analíticas, además de la pérdida de peso, como puede ser dolor abdominal, diarrea, dificultades para tragar alimentos, alteración enzimática (amilasa o lipasa) o lesiones de la mucosa digestiva, entre otras.
- **Alergias alimentarias**.
- **Enfermedades endocrinológicas**: diabetes *mellitus*, hipertiroidismo, enfermedad de Addison, enfermedad de Cushing.
- **Enfermedades oncológicas**: especial atención a los tumores encefálicos que cursan con vómitos por incremento de la presión intracraneal.
- **Enfermedades infecciosas**: tuberculosis.
- **Enfermedades neurológicas**: enfermedad de áreas límbicas, hipotalámicas o diencefálicas que cursan con alteración del sistema hambre-saciedad; enfermedades que compromete la motilidad esofágica o faríngea.
- **Enfermedades genéticas**: síndrome de Kleine-Levin, que cursa con hiperfagia.
- **Hiperfagia secundaria a fármacos**: corticoides, antipsicóticos.

Otros trastornos mentales

Son los siguientes:

- **Trastornos de ansiedad** que cursan con sintomatología que afecta a la alimentación, como disminución de apetito o vómitos recurrentes. También en el trastorno obsesivo-compulsivo puede haber ideación obsesiva con rituales que comprometan la alimentación. Fobias específicas a alimentos, fobias sociales que produzcan vergüenza a comer delante de otros. En general, no son tan graves como para producir alteración física, y la sintomatología de pérdida de peso será siempre egodistónica. Cabe destacar la fobia específica a tragar, en la que, por el frecuente compromiso que produce en la ingesta y el estado nutricional, prevalece el diagnóstico de trastorno evitativo/restrictivo de la ingesta sobre el de fobia específica.
- **Trastornos afectivos que cursan con pérdida de apetito y peso o con hiperfagia, pero no con los síntomas cog-**

nitivos de los TCA. La pérdida de peso en estos pacientes es egodistónica y las sobreingestas son menos abundantes que en la bulimia o el trastorno por atracón.

- **Dismorfofobia**: es un trastorno exclusivo de la imagen corporal que no afecta a la conducta alimentaria.
- **Trastornos del espectro autista** que pueden cursar con aversiones sensoriales, similares a las diagnosticadas como trastorno por evitación/restricción de la ingesta, pero que no acostumbran a producir las alteraciones físicas de este TCA; si esto se produjera, se realizarían los dos diagnósticos.
- **Trastorno reactivo de la vinculación**, que, al presentar una grave alteración en la relación cuidador-niño desde la primera infancia, puede cursar con alteración en la alimentación; igual que en el caso anterior si afecta al desarrollo, podrán realizarse los dos diagnósticos.
- **Trastorno oposicionista-desafiante**, que puede cursar con rechazo al alimento (o a algunos alimentos) como conducta retadora en alguna etapa del desarrollo. En general, no alcanzará estados nutricionales patológicos.
- **Trastornos psicóticos que presentan rechazo al alimento en el contexto de una ideación delirante**. En general, la alteración de la ingesta no llega a producir malnutrición y, además, se acompañan de otros síntomas psicóticos.

Diagnóstico diferencial entre los subtipos de trastornos de alimentación

Según la nueva clasificación de los TCA en el DSM-5 y la CIE-11, con criterios más amplios, pueden existir algunas dificultades para distinguir entre sí los diferentes trastornos propuestos, en especial, en lo que se refiere a la presencia o no de síntomas cognitivos, lo cual, como se ha señalado anteriormente, depende más de la etapa de desarrollo evolutivo que de la minimización de los síntomas por parte del paciente. Se han recogido, en la **tabla 30-5**, las características clínicas de los TCA y su presencia en las diferentes entidades que señala el DSM-5.

En resumen, el **diagnóstico multiaxial**, sea cual sea la clasificación diagnóstica que se utilice, comprende los siguientes puntos:

- El trastorno alimentario específico, su gravedad y curso clínico.
- Los trastornos mentales comórbidos.
- La evaluación física, que incluye estado nutricional y desarrollo puberal.
- Las complicaciones médicas y las enfermedades concomitantes, si las hubiera.
- La valoración familiar.
- El impacto social del trastorno.
- El nivel académico y el impacto del trastorno en el rendimiento escolar.

TRATAMIENTO

En este apartado, se recogen las intervenciones terapéuticas que han demostrado evidencia científica en niños y adolescentes.

Indicación y principios generales de tratamiento

Dada la afectación que producen estos trastornos en múltiples áreas de la vida del niño o adolescente, el tratamiento eficaz de los TCA debe ser multimodal, interdisciplinar y coordinado. Se compone de intervenciones médicas (estabilización médica, rehabilitación nutricional, farmacológicas), psicoterapéuticas, familiares y sociales.

 El tratamiento está orientado a revertir los factores de mantenimiento del TCA (malnutrición, ejercicio físico excesivo, aislamiento social, factores psicológicos, como la autoevaluación negativa o basada en la imagen corporal, y factores familiares) más que a las causas o a los factores precipitantes.

Todas las guías terapéuticas (*American Psychological Association* [APA], *National Institute for Health and Clinical Excellence* [NICE], Guía de Práctica Clínica de TCA española (2009) indican que la evaluación completa y el establecimiento de la relación terapéutica con el paciente y su familia son la fase inicial de un tratamiento exitoso. Existen varias actuaciones necesarias para crear una alianza terapéutica con el paciente y con los padres: adoptar una aproximación adecuada por parte del terapeuta, colaborar con los padres, mejorar la motivación tanto de padres como de pacientes y manejar los miedos y ambivalencias ante el trastorno y el tratamiento. El clínico deberá prestar apoyo (buscar la forma no coercitiva para que el paciente pueda alimentarse) y mostrar interés por los síntomas, que es lo contrario de la actitud punitiva y crítica, que solo lleva al alejamiento y el abandono del tratamiento.

Los **principios generales del tratamiento** de los TCA son:

- **Realizar el tratamiento en un contexto clínico adecuado** al estado del paciente, es decir, proporcionar al paciente la modalidad de tratamiento que necesita (ambulatorio, hospital de día, hospitalización).
- **Proporcionar un manejo multifactorial o integral** con demostrada eficacia que aborde las diferentes áreas de la vida del paciente que están afectadas y que facilite completar el desarrollo del niño y adolescente.
- **Contar con un equipo terapéutico competente y organizado** para la tarea de tratamiento del TCA. La familia debe ser incluida en el equipo como agente de tratamiento.
- **Proporcionar un tratamiento que aborde todas las etapas del curso clínico de los TCA.**

! El abordaje terapéutico eficaz atiende, a la vez, a ambos componentes del trastorno: el estado físico y el estado psicológico. Debe iniciarse rápidamente tras la evaluación. Excepto en los casos leves, el tratamiento será intensivo y extensivo, es decir, con elevada frecuencia de visitas y prolongado durante unos 3 o 4 años.

El tratamiento puede ser proporcionado por un equipo de profesionales relativamente reducido, siempre que estén preparados y coordinados. Es necesario clarificar los roles y responsabilidades de cada uno de los miembros del equipo

Tabla 30-5. Diagnóstico diferencial de los trastornos de conducta alimentaria (TCA), según sintomatología

Síntomas TCA	Rumiación	PICA	TERI	AN	BN	TA	TANE
Alteración de la ingesta	Sí	Sí	Sí	Sí	Sí	Sí	Sí
Restricción ingesta	No	No	Puede	Sí	Períodos	No	Puede
Aversión sensorial de alimentos	No	No	Sí	No	No	No	Puede
Ingesta alimentos no nutritivos	No	Sí	Raro	Raro	Raro	Raro	Puede
Miedo a tragar	No	No	Sí	No	No	No	Puede
Atracón con pérdida de control	No	No	No	Subtipo purgativo	Sí	Sí	Puede
Vómitos	No	No	Puede	Subtipo purgativo	Sí	No	Puede
Regurgitaciones	Sí	No	Raro	Subtipo purgativo raro	Raro	No	Puede
Ejercicio excesivo	No	No	Raro	Sí	Sí	No	Puede
Abuso laxantes	No	No	Raro	Subtipo purgativo	Sí	No	Puede
Pérdida de peso (o no alcanza esperado edad)	Casos graves	No	Sí	Sí	Peso normal	Obesidad	Puede
Alteraciones nutritivas	Casos graves	Sí	Sí	Sí	Sí	Sí	
Preocupación peso e imagen	No	No	No	Sí	Sí	No	Puede
Trastorno imagen corporal	No	No	No	Frecuente	Frecuente	No	Puede
Comorbilidad frecuente	Trastorno vínculo	CI bajo Psicosis	Trastorno ansiedad	Trastorno ansiedad, afectivos, personalidad	Trastorno ansiedad, afectivos, personalidad	Trastorno ansiedad, afectivos, personalidad	

AN: anorexia nerviosa; BN: bulimia nerviosa; CI: coeficiente intelectual; TA: trastorno por atracón; TANE: trastorno de alimentación no especificado; TERI: trastorno evitación/restricción de la ingesta.

para conseguir máxima eficacia de las intervenciones y consistencia entre los profesionales y entre el equipo terapéutico y los padres.

No hay un tratamiento único de elección establecido. Se emplean diferentes combinaciones de intervenciones, según las necesidades clínicas y la disponibilidad.

La rehabilitación del estado nutricional con la recuperación de percentil de peso e IMC y de los hábitos alimentarios, será siempre el objetivo inicial. Las diferentes intervenciones psicoterapéuticas se aplicarán según la edad y el estado clínico del niño o adolescente a lo largo de la evolución.

La modalidad o contexto de tratamiento (ambulatorio, hospital de día u hospitalización) será indicada según el estado clínico (físico y psicopatológico) y, en ocasiones, según las condiciones sociales y familiares. La disposición y capacidad del paciente y su familia para seguir las indicaciones médicas y psicológicas determinará, en algunas ocasiones, la modalidad de tratamiento. Así, por ejemplo, los padres dispuestos a organizarse (a veces, recurriendo a la familia extensa o amigos o cuidadores profesionales) y con capacidad para aprender los cuidados que requiere la nueva situación de sus hijos facilitarán la indicación de tratamiento ambulatorio —intensivo— de los adolescentes con un primer episodio de anorexia nerviosa con moderada desnutrición y limitada motivación al cambio, pero que quieren evitar el ingreso hospitalario.

Siempre que sea posible, se iniciará el tratamiento en modalidad ambulatoria para mantener la continuidad de la vida del niño o adolescente, especialmente en lo que respecta a la familia, los amigos y la escuela. Sin embargo, existen situaciones clínicas en las que deben ser ingresados en el hospital o en el hospital de día.

Desde el inicio, debe establecerse la jerarquía del manejo terapéutico para facilitar el cumplimiento de las indicaciones médico-psicológicas y para evitar las consecuencias del poder que el paciente de cualquier edad ha obtenido tras enfermar (control de la comida y la actividad física, cambios de horarios o protestas que intimidan a los padres, entre otras). En este sentido, los profesionales proporcionan unas indicaciones que deben ser cumplimentadas por el paciente de edad escolar o adolescente con la ayuda de los padres. Al paciente se le explica que deberá seguir unas indicaciones médicas dirigidas a cambiar algunas conductas que le producen riesgos físicos, y que será apoyado psicológicamente y escuchado con interés en sus dudas y sentimientos. Los padres son siempre afirmados como figuras de poder —empoderamiento parental— y, desde el principio, se hacen cargo de los hijos en los aspectos relativos al cuidado y asumen esa responsabilidad. Se les asegura que serán preparados e instruidos para realizar estos cuidados que su hijo necesita en este momento, y se les anima a no ser intimidados por las expresivas protestas o amenazas de sus hijos o por sus propios miedos y sentimientos de culpa.

El instrumento esencial en el proceso terapéutico interdisciplinar que reúne las indicaciones médico-conductuales es el **plan de vida** (Tabla 30-6).

Para una mejor comprensión, se enumeran los **objetivos generales del tratamiento**:

Tabla 30-6. Ejemplo de plan de vida de un hospital de día para adolescentes con trastornos de la conducta alimentaria*

Alimentación

Menú: Suplemento: Líquidos:

- En comedor acompañado
- Debe tomar todo
- No debe intervenir en la preparación de la comida
- No debe acudir al baño hasta 1 hora después de las comidas

Reposos

Una hora después de comer y cenar; media hora después del desayuno y la merienda

Horario escolar

Completo, parcial, tiempo de estudio, evaluaciones escolares

Actividades

Paseos, deportes, gimnasia escolar, otras actividades

Mediación

Otra

* Hospital Infantil Universitario Niño Jesús de Madrid. Adaptado de: Morandé G, Graell M, Blanco MA. Trastornos del comportamiento alimentario y obesidad: un enfoque integral. Madrid: Editorial Médica Panamericana; 2014.

- Restablecer el estado nutricional (y físico) saludable mediante la adquisición o restauración de un patrón alimentario adecuado.
- Garantizar el crecimiento y desarrollo físico y psicológico normales.
- Tratar las complicaciones físicas asociadas.
- Incrementar la colaboración (*motivación*) para el tratamiento.
- Modificar las alteraciones psicopatológicas que inician o mantienen el trastorno (cogniciones anómalas, alteraciones de la imagen corporal y de la autoestima, dificultades en las relaciones interpersonales, afrontamiento del estrés, entre otras).
- Tratar la comorbilidad asociada.
- Proporcionar apoyo familiar, asesoramiento y terapia familiar apropiados.
- Conseguir la consolidación y el mantenimiento de la mejoría psicológica y biológica.
- Ayudar al niño o adolescente a continuar con su desarrollo.

Para conseguir estos objetivos, se establece un **proceso terapéutico** que incluye lo siguiente:

- Evaluación como proceso terapéutico.
- Tratamiento médico centrado en el tratamiento de las complicaciones médicas y en la rehabilitación nutricional.
- Psicoeducación de paciente y familia e intervención con padres.
- Manejo de conductas alimentarias y actividad física.
- Intervenciones psicoterapéuticas individuales y familiares.
- Tratamiento psicofarmacológico.
- Estrategias de prevención de recaídas.

Programas de rehabilitación nutricional

La rehabilitación nutricional siempre es la intervención inicial por el riesgo para el desarrollo (o vital) que produce la malnutrición, para mejorar algunos síntomas del TCA y para facilitar la eficacia de las intervenciones psicoterapéuticas al mejorar el estado de funcionamiento cerebral. Todas las guías de tratamiento de los TCA le otorgan el valor de evidencia más elevada (A).

 La valoración nutricional permite establecer la gravedad clínica del paciente con TCA y la mayoría de veces determina los objetivos de tratamiento y su modalidad (hospitalización, hospital de día o ambulatorio).

El tratamiento nutricional de los TCA hace referencia a la restauración de hábitos alimentarios normalizados, del peso corporal y de las funciones fisiológicas. Específicamente, incluye la recuperación metabólica, la restauración del estado de malnutrición, la reversión de las complicaciones médicas y la mejora de las conductas alimentarias.

El tratamiento nutricional es individualizado, en forma de un programa de ingesta calórica progresiva por vía oral. Para que sea exitoso, nunca debe realizarse de forma aislada, sino combinado con un tratamiento psicológico. Es decir, para conseguir que la indicación nutricional sea cumplimentada por el niño o adolescente, son necesarias intervenciones psicológicas que faciliten el cumplimiento. Entre dichas intervenciones las que han demostrado más eficacia en este sentido y en las primeras etapas del TCA del niño y el adolescente son las **técnicas de modificación de conducta y cognitivas**, realizadas preferentemente en un contexto familiar que haya sido preparado para el cuidado del hijo enfermo.

Los **objetivos principales** son:

- Restaurar el intervalo de percentil de IMC saludable, según edad y etapa de desarrollo.
- Tratar las complicaciones físicas.
- Normalizar las conductas y hábitos alimentarios y dietéticos.
- Proporcionar educación nutricional para el paciente y su familia.

Cada objetivo precisa de una actuación determinada. La **restauración del IMC** saludable se realiza mediante un programa de ingesta calórica progresiva oral, que consiste en la indicación inicial de un menú variado de contenido calórico por debajo del necesario estimado por edad, con o sin suplementos (batidos), de aproximadamente 30-40 kcal/kg/día.

> ❗ Cuanto más grave y rápida haya sido la desnutrición, más bajo será el contenido calórico aportado inicialmente (5-20 kcal/kg/día), ya que los pacientes presentan un estado hipometabólico más marcado y se incrementa el riesgo de presentar *síndrome de realimentación*, que consiste en un hiperinsulinismo provocado por un aporte rápido de glucosa que desencadena hipopotasemia, hipofosfatemia e hipomagnesemia, por paso de los iones al espacio intracelular.

Además, se produce un aumento del volumen extracelular por la reabsorción renal de sodio y agua, lo que da lugar a edemas e insuficiencia cardíaca. Este síndrome también surge por déficits de vitamina B_1 o tiamina, que pueden producirse por una ingesta muy selectiva que ocasiona este déficit nutricional (p. ej., dietas veganas prolongadas en niños pequeños). La aparición de este síndrome es una urgencia médica y debe ser tratado en medio hospitalario con los aportes correspondientes de iones, agua y de nutrientes de forma muy lenta.

Tras la indicación nutricional inicial, se incrementará progresivamente el contenido calórico hasta aportes de unas 40-80 kcal/kg, que permitirán alcanzar un percentil de IMC saludable; los aportes habituales de mantenimiento en niños y adolescentes son de 40-50 kcal/kg. El incremento de peso adecuado en desnutrición por TCA es de 250-500 g/semana en tratamiento ambulatorio, o de 500 g a 1,5 kg/semana en tratamiento hospitalario. Tras la renutrición, y por la propia desnutrición y el ejercicio físico excesivo, hay una hipoleptinemia que puede alterar el metabolismo de la ingesta (menos sensación de hambre), por lo cual, para evitar las recaídas, es recomendable mantener aportes calóricos más elevados que lo habitual para la edad, tras haber alcanzado el IMC saludable, y monitorizar con frecuencia semanal el peso del paciente durante al menos 1 año.

En los pacientes con **bulimia nerviosa**, el tratamiento nutricional consiste en desarrollar un plan de ingesta con un menú progresivamente variado en el tipo de alimentos (con la intención de incluir también los alimentos que consideran prohibidos o de atracón), estructurado y planificado en unas cinco ingestas, que disminuya la probabilidad de atracón al eliminar la sensación de hambre/ansia por la comida que provocan las horas de ayuno a las que se someten estos pacientes.

En el heterogéneo grupo de pacientes con trastorno por evitación/restricción de la ingesta, el tratamiento nutricional se centrará en la reestructuración progresiva del patrón alimentario, incluyendo en el menú los alimentos evitados o restringidos, normalizando la cantidad y la textura de las comidas y reorganizando la forma de la ingesta en relación con la masticación y deglución. Estas últimas funciones pueden estar tan alteradas, especialmente en niños pequeños, que quizá requieran la intervención de un logopeda.

> ❗ Es muy recomendable que el nutricionista o médico especialista en nutrición también realice indicaciones acerca de la actividad física saludable que debe realizarse en cada etapa del tratamiento, dado que es un componente esencial del gasto metabólico de los individuos.

En todos los casos, para que la indicación nutricional sea cumplida por el paciente, estará condicionada a un programa de intervención psicológica de modificación de conducta, cognitivo, motivacional y familiar que se adecuará al contexto de tratamiento (hospitalario, hospital de día o ambulatorio). En este sentido, el plan de vida es un instrumento que reúne tanto las indicaciones nutricionales como conductuales, sociales y farmacológicas.

Intervenciones psicoterapéuticas

A continuación, se describen las intervenciones psicoterapéuticas.

Intervención familiar

Todas las guías clínicas destacan que las familias (los padres) deben estar implicadas en el tratamiento de los TCA en niños y adolescentes. La guía NICE, de 2017, señala que la intervención focalizada específicamente en movilizar a la familia como recurso para tratar el problema alimentario es un tratamiento efectivo de la anorexia nerviosa del adolescente.

El trabajo con la familia o intervención familiar tiene una larga historia en los TCA. Sin embargo, se produjo un profundo cambio de paradigma cuando en los años ochenta el grupo de terapeutas de familia del Maudsley (Ivan Eisler y Chris Dare) propuso la familia no como un agente causal, sino como un recurso terapéutico para los adolescentes con anorexia nerviosa. Este mismo grupo ha protocolizado la intervención familiar (*terapia basada en la familia*) en modalidad ambulatoria y ha realizado ensayos clínicos controlados que demuestran la eficacia de la intervención familiar frente a la individual para mejor el peso y el funcionamiento psicológico de los pacientes con anorexia nerviosa médicamente estables.

La **terapia basada en la familia** tiene varias fases en las que la familia, bajo las indicaciones del terapeuta, toma a su cargo temporalmente la alimentación de sus hijos (supervisión de comidas, evitación de conductas compensatorias):

- La primera fase se centra en la realimentación y recuperación de patrones alimentarios.
- La segunda fase corresponde a una mejoría en el estado nutricional del adolescente y se centra en devolver al paciente, de forma progresiva, la responsabilidad en el autocuidado de la alimentación, mientras los padres se retiran y se centran en aspectos del desarrollo adolescente.
- En la tercera fase, el trabajo terapéutico se focaliza en aspectos del desarrollo (autonomía, límites) y en neutralizar la interferencia que ha producido el TCA en dicho desarrollo.

Otras intervenciones familiares basadas en la terapia de familia clásica o en el trabajo con padres mediante el entrenamiento en habilidades de cuidado, junto con la rehabilitación nutricional, también han demostrado eficacia.

> **!** En la Unidad de Trastornos Alimentarios del Hospital Infantil Universitario Niño Jesús, de Madrid, la intervención familiar tiene un papel muy destacado en todas las etapas del proceso terapéutico.

Se consideran de interés varias intervenciones:

- Movilizar a la familia (padres) mediante la información, la modificación de creencias y atribuciones de la enfermedad, y el aprendizaje de cuidados para que se convierta en un recurso terapéutico válido.
- Ayudar a la familia a desarrollar estrategias de afrontamiento sanas del trastorno y del desarrollo familiar continuo.
- Insistir en que se debe mantener el compromiso con el tratamiento. La intervención familiar tiene cuatro componentes principales (4C): **comprensión** (del trastorno y del tratamiento), **colaboración** (en la evaluación y tratamiento, compromiso), **capacitación** (aprendizaje para el cuidado de su hijo, cambios en el clima familiar) y **crecimiento** (desarrollo del adolescente, regulación emocional, comunicación familiar, autocuidado). Se utilizan técnicas psicoeducativas y consejos de aprendizaje de habilidades de cuidado nutricional, así como técnicas psicológicas y de resolución de problemas, motivacionales, estructurales familiares y de mejora de la comunicación familiar. La intervención familiar se desarrolla en todos los pacientes (desde edad infantil a adolescente) y todos los contextos terapéuticos de la unidad, en diferentes formatos: familiar, multifamiliar con padres y pacientes, o grupal de padres.

Intervenciones individuales

Aunque el tratamiento basado en la rehabilitación nutricional y la intervención familiar es el de elección, existen varias intervenciones individuales que son también recomendadas en las guías clínicas por su eficacia *para dar voz* al paciente, o cuando ya se han resuelto la mayor parte de las complicaciones físicas y el foco puede situarse en la psicopatología y los conflictos psicológicos que subyacen al TCA. Los ensayos clínicos con muestras de adolescentes (la mayoría mezclados con adultos) no presentan diferencias en los resultados entre las diferentes técnicas psicoterapéuticas. Sin embargo, se enumerarán para una mejor comprensión.

Técnicas de terapia de apoyo

Son útiles en las fases iniciales del tratamiento, especialmente en pacientes muy desnutridos que presentan alteraciones neuropsicológicas (perseverancia, obsesividad, rigidez extrema, perplejidad) derivadas de la desnutrición, que impiden otras técnicas psicoterapéuticas.

Terapia cognitivo-conductual

La terapia cognitivo-conductual (TCC), que combina la utilización de técnicas conductuales de control estimular (p. ej., planificación de comidas, reorganización del espacio de comidas, control de desencadenantes externos del atracón, entre otros) con técnicas de restructuración cognitiva y solución de problemas dirigidas a la modificación de los aspectos cognitivos mantenedores del trastorno, ha demostrado eficacia en bulimia nerviosa sin comorbilidad y es la modalidad terapéutica más recomendada en los TCA no restrictivos.

La modalidad de **TCC intensificada**, basada en la perspectiva transdiagnóstica de los TCA, es decir, en que todos tienen unos síntomas comunes, ha sido estudiada para anorexia nerviosa del adolescente y ha demostrado una adecuada eficacia, aunque los estudios no tenían grupo control de comparación. La TCC intensificada para adolescentes se compone de tres fases:

1. Análisis de los factores de mantenimiento del trastorno, incluyendo exámen de los pros y los contras.
2. Modificación cognitiva de pensamientos de peso e imagen.
3. Mantenimiento de los cambios y desarrollo de estrategias para evitar recaídas.

Se acompaña de intervención familiar, con implicación de los padres en los cuidados de alimentación.

Las técnicas cognitivas se adecúan a la edad y clínica principal del paciente. Un instrumento muy útil, en todas las edades, es el diario, donde el niño o adolescente, guiado por el terapeuta, expresa mediante dibujos o escritos las preocupaciones, emociones o miedos relacionados con la comida y otros conflictos.

Terapia psicodinámica focal

Ha demostrado la misma eficacia, después de 1 año de tratamiento, que la TCC intensificada en pacientes adultos con anorexia nerviosa; sin embargo, la TCC intensificada produce buenos resultados más rápidamente. No hay estudios controlados publicados en pacientes adolescentes o niños.

> **!** En opinión de la autora, las terapias de orientación dinámica pueden ser muy eficaces en etapas finales del tratamiento, cuando la conducta alimentaria anómala haya mejorado, pero queden aspectos psicológicos y de desarrollo por resolver.

Manejo clínico de apoyo especializado

Se refiere a intervenciones de manejo médico y nutricional (monitorización e indicación nutricional), con componentes de psicoeducación referidos al TCA y en el contexto de una sólida relación terapéutica entre paciente y terapeuta, que crea un ambiente empático y de aceptación.

> ! Ha demostrado su eficacia en adolescentes mayores frente a terapia interpersonal y TCC en al menos, dos estudios.

Es una intervención que puede ser realizada en contextos clínicos variados, como centros médicos generales psiquiátricos generales u hospitales pediátricos, pero requiere un terapeuta preparado y sensible a los TCA.

Terapia de remediación cognitiva

Desarrollada para mejorar la flexibilidad y el funcionamiento cognitivo, en el sentido de trabajar *cómo* piensa más que *en qué* piensa el paciente, ha demostrado escasa o moderada eficacia en medidas de flexibilidad cognitiva para adolescentes con anorexia, probablemente porque no han desarrollado las alteraciones cognitivas de enfermos de larga evolución.

Trabajo en el vínculo

Los aspectos relacionados con el estilo vincular subyacen de forma especial en la etiopatogenia de los TCA principalmente en niños pequeños y de edad escolar. No son trastornos del vínculo *per se*, sino anomalías y desencuentros entre el cuidador y el niño fundamentalmente por aspectos temperamentales de ambos que impiden la interacción adecuada en diferentes áreas, y especialmente en la alimentación. Las **áreas de trabajo para conseguir la reestructuración vincular** son las siguientes:

1. Articular la oferta vincular del niño, modulando los rasgos temperamentales y de autorregulación.
2. Trabajar con el cuidador su propia oferta vincular, incrementando la comprensión del sufrimiento del niño, reinterpretando atribuciones de la enfermedad y mejorando la sensibilidad y la respuesta del cuidador a las necesidades del menor.
3. Trabajar en la relación niño-cuidador con la intención de mejorar el ajuste, incrementar la sincronía entre ambos y evitar situaciones de rechazo y desencuentro.

El resultado esperable de esta intervención es la mejora de la interacción niño-cuidador que permita la (re)adquisición de hábitos saludables y la modulación emocional, pilares básicos para el desarrollo del niño.

Intervenciones psicofarmacológicas

El tratamiento farmacológico formará parte del abordaje multimodal y, con frecuencia, está indicado para el tratamiento de los trastornos psiquiátricos asociados.

La mayoría de fármacos usados en el tratamiento de los TCA, especialmente en niños y adolescentes, no están aprobados para esta indicación y son usados *off-label*, por lo que deben ser prescritos con precaución. Aunque existe escasa evidencia científica sobre su utilidad para los TCA, son usados frecuentemente en la práctica clínica. Es necesario realizar un estrecho seguimiento del niño o adolescente con tratamiento farmacológico para valorar en cada momento el beneficio del tratamiento y evitar efectos secundarios.

> El uso de psicofármacos en anorexia nerviosa (y trastornos de alimentación no especificados y trastorno por evitación/restricción de la ingesta) estaría limitado a formas clínicas de intensidad grave (con agitación, hiperactividad, intensa rumiación) que interfieran en la rehabilitación nutricional y en la intervención psicoterapéutica y, sobre todo, para el tratamiento de los trastornos comórbidos o asociados con indicación de tratamiento psicofarmacológico.

Los **antidepresivos** más usados en la práctica clínica son los inhibidores de la recaptación de serotonina, especialmente fluoxetina y sertralina, que han demostrado su eficacia en los trastornos de ansiedad, depresión y síntomas obsesivo-compulsivos asociados. La máxima eficacia se da tras la realimentación, dado que esta tiene *per se* un efecto *antidepresivo y antiobsesivo*.

La **olanzapina** (con preferencia frente a otros antipsicóticos, probablemente porque ha sido más estudiada) a dosis bajas y por cortos períodos de tiempo estaría indicada como tratamiento sintomático para reducir la intensa obsesividad y la compulsión por el ejercicio físico, y, de este modo, facilitar el tratamiento médico y la intervención familiar, en casos con agitación muy intensa que se resisten a la realimentación. No tiene eficacia en mejorar el estado nutricional ni la psicopatología específica. Se considera más eficaz y segura que otros antipsicóticos, pero aun así exige una estrecha monitorización cardiológica (intervalo QT), bioquímica (hiperglucemia) y endocrinológica (hiperinsulinismo).

Las **benzodiazepinas** (p. ej., loracepam sublingual) pueden ser muy útiles como uso sintomático para evitar la ansiedad anticipatoria ante las comidas, que puede interferir en la realimentación. Este uso debe ser limitado a etapas más agudas del TCA. Del mismo modo, de forma transitoria pueden usarse hipnóticos.

En resumen, no hay evidencia clara para recomendar el tratamiento farmacológico combinado con psicoterapia en el abordaje de la anorexia nerviosa, excepto en los casos en que existen comorbilidad con indicación de farmacoterapia. Aunque varios fármacos han sido propuestos para el tratamiento de la anorexia nerviosa, no se ha demostrado definitivamente su eficacia en la mejoría de sus síntomas esenciales.

En bulimia nerviosa del adolescente, solo está indicado el uso de **fluoxetina** (40-60 mg/día) como monoterapia, si no existe otra posibilidad de tratamiento, pero sobre todo se indica como parte de un plan integral que incluya tratamiento cognitivo-conductual e intervención familiar. Los antipsicóticos pueden ser útiles para el control de alteraciones conductuales asociadas o para el conjunto sintomático de la mutiimpulsividad que aparece en la bulimia nerviosa grave del adolescente mayor, con rasgos anómalos de la personalidad asociados.

Se ha referido mejoría psicopatológica y, por tanto, facilitación del tratamiento psicoterapéutico específico con risperidona y aripiprazol.

 No se recomienda el uso de olanzapina o clozapina, por el incremento de apetito que producen.

Contextos de tratamiento

Los niños y adolescentes pueden ser tratados en diferentes contextos o modalidades, habitualmente en ambulatorio, hospital de día, hospitalización y tratamiento residencial. El uso de las diferentes modalidades depende no solo del estado clínico del paciente, sino también de la disponibilidad de recursos.

 La recomendación general de tratamiento para los TCA es la modalidad ambulatoria. Sin embargo, en niños y adolescentes, la necesidad de recuperar el itinerario de desarrollo hace que la recuperación de peso sea muchas veces urgente y, por tanto, se indiquen tratamientos intensivos, como la hospitalización o el hospital de día, y también formas intensivas de tratamiento ambulatorio.

Hospitalización

Es un tratamiento basado en un modelo de continuidad de cuidados. La hospitalización es la alternativa humana cuando otros niveles de tratamiento no funcionan o cuando la clínica es muy grave.

Las guías clínicas europeas están de acuerdo en los siguientes **criterios generales de ingreso**:

- **Necesaria estabilización médica por malnutrición**: índice de masa corporal (IMC) < 16 kg/m, bradicardia < 60 l.p.m, hipotensión, hipoglucemia, hipopotasemia, hiponatremia u otras alteraciones en analítica.
- **Insuficiente respuesta al tratamiento ambulatorio u hospital de día.** Por ejemplo, pérdida de > 1 kg/semana, negativa a la ingesta.
- **Riesgo de suicidio o de autolesión.**
- **Comorbilidad psiquiátrica** que requiera ingreso o problemas familiares que impidan el cuidado del niño o adolescente.

En los niños y adolescentes, está claro el efecto perjudicial de prolongar la desnutrición en el desarrollo físico, cerebral y en su sentido de autoeficacia, por lo cual esta joven población se beneficia claramente de programas de hospitalización basados en la rehabilitación nutricional asociada a un programa de modificación de conducta e intervención cognitiva y familiar. Se organiza en tres etapas sucesivas (estabilización médica, etapa media y etapa de transición a casa y al colegio) con una duración media de 5 semanas. El alta del ingreso se da cuando el paciente alcanza percentiles de IMC saludables (P20-25), se ha recuperado un patrón alimentario adecuado, y la psicopatología le permite mantener un plan de vida saludable en relación con la alimentación, actividad física, actividades escolares y de ocio.

 La continuidad de tratamiento tras la hospitalización garantiza el mantenimiento y progresión de la mejoría física y psicopatológica.

Hospital de día

Es una modalidad de tratamiento intensivo que puede ser alternativa a la hospitalización o para reducir el tiempo de ingreso. Tiene varias ventajas respecto a la hospitalización, como una mejor transición y generalización a la vida real de los cambios adquiridos en el hospital, además de incrementar la autonomía, la autoconfianza y mantener el contacto social con los amigos y la escuela. Las intervenciones terapéuticas son en su mayoría similares a las de la hospitalización, con más intervenciones de terapias cognitivas e interpersonales. El formato principal de trabajo es el grupo. Proporciona un medio terapéutico corrector para los niños con TCA.

Ambulatorio

Es la modalidad de tratamiento de elección en los casos leves y moderados y aplica las intervenciones terapéuticas explicadas en los apartados anteriores por profesionales experimentados en el tratamiento de los TCA, tal como señalan las guías clínicas. Debe tener una frecuencia semanal y prolongarse durante al menos 3 años para luego continuar con un seguimiento mensual, después cada 3 meses, 6 meses y anual durante otros 2 años.

PREVENCIÓN

La prevención tiene como objetivo cambiar el curso clínico de estos trastornos, actuando sobre todos los factores asociados a los TCA.

La **prevención primaria** pretende disminuir la probabilidad de inicio del trastorno de alimentación, evitando factores de riesgo y potenciando factores de protección. Sus actuaciones, que deben realizarse desde edades infantiles, son recomendaciones a la familia y programas en la escuela, universales (a todos los niños) o específicos (grupos de riesgo) para fomentar hábitos de vida saludables. Algunos adolescentes con sobrepeso u obesidad constituyen un grupo de especial riesgo, dado que, en sus intentos de perder peso, llevan a cabo prácticas insanas, como saltarse comidas o usar laxantes o diuréticos.

Existe una interacción entre prevención de la obesidad y TCA en adolescentes. La investigación demuestra que ciertas conductas, como hacer dieta, conversaciones acerca del peso, animar a los niños a perder peso y expresar burlas sobre el peso, así como la insatisfacción corporal, predisponen tanto a la obesidad como a los TCA en adolescentes, mientras que las comidas familiares son protectoras de ambos trastornos. Los profesionales de atención primaria tienen una posición privilegiada para la prevención primaria de los TCA. A continuación, se exponen algunas **recomendaciones para pediatras para prevenir problemas relacionados con el peso**:

- Disuadir de hacer dieta, saltarse comidas o usar pastillas para perder peso. El foco debe estar en un estilo de vida sano más que en el peso.

- Aconsejar la realización de comidas familiares con frecuencia, lo cual proporciona una oportunidad para la selección de comidas sanas y tiempo para que los adolescentes y sus padres interactúen.
- Promover una imagen corporal positiva entre adolescentes. La insatisfacción corporal no debe ser una razón para perder peso.
- Recomendar a las familias que no hablen acerca del peso, sino sobre la alimentación saludable y mantenerse activos para estar sanos.
- Monitorizar cuidadosamente la pérdida de peso en adolescentes obesos o con sobrepeso, asegurándose de que no desarrollan las complicaciones médicas del semiayuno.

La **prevención secundaria** quiere conseguir el diagnóstico lo más precoz posible. La sensibilización y formación de las familias acerca de los signos de alarma del TCA para conseguir que consulten de forma precoz, y la formación de los pediatras en detección de estos trastornos son las actuaciones principales.

La **prevención terciaria** tiene como objetivo conseguir un tratamiento precoz y eficaz. En este sentido, las intervenciones terapéuticas deben ser realizadas antes de los 3 años de iniciado el trastorno, ser accesibles, con eficacia probada y coordinadas. El seguimiento médico-psicológico adecuado en tiempo y tipo de intervención (también rehabilitación social y académica) evitará recaídas y la persistencia del trastorno.

PUNTOS CLAVE

- La presentación clínica es distinta según la etapa de desarrollo. Los criterios diagnósticos actuales son sensibles a estas especificidades clínicas. La evaluación debe ser amplia y completa, dado que es el inicio de la relación terapéutica.
- La orientación diagnóstica correcta y a tiempo, así como una formulación del caso adecuada, son determinantes para el diseño de la intervención terapéutica individualizada en cada niño y adolescente.
- Las intervenciones terapéuticas eficaces atienden a la vez a los dos componentes del trastorno: el estado físico y el estado psicológico. La indicación de elección es el tratamiento ambulatorio, pero existen criterios específicos de tratamiento intensivo.
- La prevención tiene como objetivo cambiar el curso clínico y pronóstico de estos trastornos, actuando sobre todos los factores de riesgo (insatisfacción corporal, hacer dietas, incremento de la tolerancia a la diversidad corporal) de los TCA y proporcionando diagnóstico y tratamiento precoz a las personas afectadas por los TCA.

BIBLIOGRAFÍA

Baudinet J, Simic M. Adolescent Eating Disorder Day Programme Treatment Models and Outcomes: A Systematic Scoping Review. Front Psychiatry. 2021 Apr 29;12:652604.

Bryant-Waugh R. Feeding and eating disorders in children. Curr Opin Psychiatry. 2013; 26(6):537-42.

Bulik CM, Flatt R, Abbaspour A, Carroll I. Reconceptualizing anorexia nervosa. Psychiatry Clin Neurosci. 2019 Sep;73(9):518-25.

Golden NH, Schneider M, Wood C; Committee on Nutrition; Committee on Adolescence; Section on Obesity. Preventing Obesity and Eating Disorders in Adolescents. Pediatrics. 2016;138(3):e20161649.

Grupo de trabajo de la Guía de Práctica Clínica sobre Trastornos de la Conducta Alimentaria. Guía de Práctica Clínica sobre Trastornos de la Conducta Alimentaria. Madrid: Plan de Calidad para el Sistema Nacional de Salud del Ministerio de Sanidad y Consumo. Barcelona: Agència d'Avaluació de Tecnologia i Recerca Mèdiques de Cataluña; 2009.

Herpertz-Dahlmann B, van Elburg A, Castro-Fornieles J, Schmidt U. ESCAP Expert Paper: New developments in the diagnosis and treatment of adolescent anorexia nervosa: a European perspective. Eur Child Adolesc Psychiatry. 2015 Oct; 24(10):1153-67.

Jewell T, Blessitt E, Stewart C, Simic M, Eisler I. Family Therapy for Child and Adolescent Eating Disorders: A Critical Review. Fam Process. 2016; 55(3):577-94.

Kerzner B, Milano K, MacLean WC, Berall G, Stuart S, Chatoor I. A practical approach to classifying and managing feeding difficulties. Pediatrics. 2015; 135(2);344-53.

Morandé G, Graell M, Blanco A. Trastornos de la conducta alimentaria y obesidad: un enfoque integral. Madrid: Editorial Médica Panamericana; 2014.

National Institute for Clinical Excellence (NICE). Eating disorders: recognition and treatment (última actualización: diciembre de 2020) [internet]. 2017 [consulta el 16 de junio de 2024]. Disponible en: https://www.nice.org.uk/guidance/ng69

Van del Heuvel LL, Jordaan GP. The psychopharmacological management of eating disorders in children and adolescent. J Child Adolesc Ment Health. 2014;26(2):125-37.

Watson HJ, Yilmaz Z, Thornton LM, Hübel C, Coleman JRI, Gaspar HA, et al. Genome-wide association study identifies eight risk loci and implicates metabo-psychiatric origins for anorexia nervosa. Nat Genet. 2019 Aug;51(8): 1207-14.

Yager J, Devlin MJ, Halmi KA, Herzog DB, Mitchell JE, Powers P, et al. Guideline watch: Practice Guidelines for the treatment of eating disorders (3ª ed.); 2012: Washington D. C.: APA Practice Guidelines.

Trastornos del sueño: presentación clínica, evaluación, diagnóstico diferencial y recomendaciones terapéuticas

31

O. Sans Capdevila y M. E. Russi Delfraro

 OBJETIVOS

- Actualización de la patología del sueño en población infantojuvenil.
- Reconocer las variaciones normales del sueño en las distintas edades pediátricas.
- Conocer los diferentes trastornos del sueño en edad pediátrica, edades de presentación más frecuentes y presentaciones clínicas habituales.
- Ser capaces de realizar una evaluación sistematizada del niño con trastorno del sueño e iniciar los tratamientos necesarios.
- Puesta al día de avances en diferentes temas de sueño, especialmente en niños con trastorno del neurodesarrollo (trastorno del espectro autista [TEA] y trastorno por déficit de atención e hiperactividad [TDAH]).
- Aprender las pautas de derivación a las unidades especializadas de sueño, en aquellos casos más complejos.

INTRODUCCIÓN

El sueño es un proceso activo e imprescindible para la vida, que ha sido evolutivamente conservado en la mayoría de las especies y que aparece en el ser humano con una periodicidad habitualmente circadiana (aproximadamente cada 24 horas). Estudios neuroanatómicos y bioquímicos demuestran la existencia de diferentes estructuras y neurotransmisores que contribuyen a su regulación. Asimismo, estudios experimentales demuestran que la estimulación/lesión de distintas regiones (tronco encefálico, hipotálamo, tálamo, etc.) modifica el estado de alerta y, por tanto, se pueden considerar como posibles centros reguladores de los estados de vigilia y sueño.

La diferenciación electroencefalográfica (EEG) entre vigilia y sueño se inicia aproximadamente, a las 24 semanas de gestación, sin poderse diferenciar en estadios previos del desarrollo fetal. A partir de entonces, comienzan a producirse cambios en el patrón EEG que nos permitirán diferenciar entre vigilia y sueño, además de las distintas fases de sueño, como el sueño tranquilo y el sueño activo (a partir de las 28-30 semanas). Estas fases, se pueden considerar las precursoras de las fases de sueño con/sin movimientos oculares rápidos (de las siglas en inglés REM y NREM respectivamente), que se observarán con mayor precisión después del nacimiento. La fase NREM ejerce una función sobre todo restauradora, aunque también en esa fase se libera la hormona de crecimiento y disminuye la respuesta al estrés. Por su parte, es sobre todo durante la fase REM cuando se consolidan los aprendizajes.

La distribución y duración de las distintas fases de sueño y del tiempo total de sueño (TTS) irán modificándose a lo largo de la vida, y existen unos valores de referencia establecidos por grupos de expertos (**Tabla 31-1**). En los recién nacidos a término, por ejemplo, la duración total suele superar las 16 horas (distribuidas en distintos períodos), con una mayor proporción de fase REM, mientras que los adolescentes suelen dormir unas 8 horas y la proporción de NREM es superior a la de REM. Se considera que la duración adecuada de sueño es aquella que permite al individuo desarrollar un correcto funcionamiento cognitivo-conductual, así como de los aprendizajes y la calidad de vida.

> ! El TTS normal es aquel que permite el correcto funcionamiento del individuo en diferentes actividades de su vida diaria (impactando directamente sobre la conducta, los aprendizajes y, consecuentemente, la calidad de vida del paciente y su familia), y puede ser variable de un niño a otro.

Tabla 31-1. Recomendaciones de horas de sueño por franjas de edad

Edad	Nº recomendado de horas	Mínimo-máximo nº horas
RN– 3 meses	14-17	11-19
4-12 meses	12-15	10-18
1-2 años	11-14	9-16
3-5 años	10-13	8-14
6-13 años	9-11	7-12
14-17 años	8-10	7-11

RN: recién nacido.

TRASTORNOS DEL SUEÑO

Son un conjunto de procesos que alteran la capacidad de dormir adecuadamente, lo que provoca un impacto negativo en el funcionamiento normal (biológico, psicológico, social y/o académico) del niño y/o su familia. En este sentido, un mismo número de despertares puede considerarse insomnio en un niño y no en otro, atendiendo a la repercusión e impacto que puedan llegar a ocasionar en diferentes áreas de la vida del individuo. Esto demuestra la importancia de llevar a cabo una exhaustiva historia clínica, que será el pilar fundamental sobre el cual se podrá fundamentar el diagnóstico de cualquier trastorno del sueño. Dicha historia clínica deberá incluir antecedentes (personales, patológicos y familiares), con especial énfasis en los hábitos/horarios habituales del niño durante toda la semana. Además, deberá ir siempre acompañada de una rigurosa exploración física y, cuando sea posible, de una agenda libre de sueño que permita obtener una valiosa información sobre cómo duerme el niño. También existen escalas de valoración específicas y validadas al español (BEARS [B = *Bedtime Issues*, E = *Excessive Daytime Sleepiness*, A = *Night Awakenings*, R = *Regularity and Duration of Sleep*, S = *Snoring*], *Brief Infant Sleep Questionnaire* [BISQ], etc.) que pueden complementar la valoración clínica y resultar útiles en el cribado de estos trastornos.

Los trastornos del sueño constituyen uno de los motivos de consulta más frecuentes en la práctica clínica pediátrica, y producen un gran impacto en la calidad de vida de los pacientes y sus familias. Su incidencia exacta es desconocida, pero se estima en torno a un 30 % de los menores de 5 años. Una revisión de diferentes artículos muestra que entre el 13 y el 27 % de los padres de niños de 4 a 12 años, refieren alguna dificultad en relación con el sueño (reticencia a acostarse, ronquido, despertares nocturnos, etc.). El diagnóstico es principalmente clínico (salvo excepciones) y las exploraciones complementarias (videopolisomnografía nocturna [VPSGN], análisis de sangre, actigrafía, etc.), aunque muy útiles, deben solicitarse solamente en casos seleccionados. La VPSGN, por ejemplo, está indicada ante la sospecha de síndrome de apnea-hipopnea de sueño (SAHS), parasomnias, síndrome de piernas inquietas (SPI) atípicas, trastorno por movimiento periódico de extremidades (TPME), sospecha de somnolencia diurna excesiva (especialmente en el diagnóstico de la narcolepsia) o en la epilepsia (cuando el EEG convencional no es concluyente).

En el año 2014, la Academia Americana de Medicina del Sueño (AASM) publicó la tercera edición de la Clasificación Internacional de los Trastornos del Sueño (ICSD-3), en donde realizaba la siguiente división: insomnio, trastornos respiratorios del sueño, hipersomnias de origen central, trastornos del ritmo circadiano, parasomnias, trastornos del movimiento relacionados con el sueño. Aquí, además, se van a tratar los problemas de sueño en dos de los trastornos del neurodesarrollo más frecuentes: el trastorno por déficit de atención con hiperactividad (TADH) y el trastorno del espectro autista (TEA).

Insomnio

Es el trastorno de sueño más frecuente en la infancia. Su incidencia se estima en un 20-30 % en recién nacidos, y se mantiene en un 14 % hasta los 5 años. Se define como la incapacidad significativa de dormirse (resistencia a acostarse y/o latencia de conciliación prolongada en condiciones ambientales adecuadas), y/o la presencia de frecuentes despertares nocturnos (prolongados y/o precoces), que repercuten negativamente en la vida del niño o familia, sin otra causa que lo justifique. Se considera crónico, cuando el trastorno se mantiene un mínimo de tres veces/semana durante al menos 3 meses. Esta definición incluye múltiples causas, lo que obliga a individualizar el tratamiento en función de la etiología. A continuación se hablará del insomnio de tipo conductual por su frecuencia, pero se ha de tener en cuenta que el insomnio también puede ser secundario a otras patologías, con diferente incidencia según la edad (por ejemplo: reflujo gastroesofágico, asma, epilepsia, trastornos del neurodesarrollo, etcétera).

Insomnio conductual

Es la causa más frecuente de insomnio infantil y puede asociarse a múltiples factores (emocionales, sociales, médicos, etc.), siendo a menudo transitorio o edad-dependiente. A continuación, se describen algunas de sus variantes descritas y su tratamiento.

- **Por asociación inadecuada**: son aquellos casos en los que existe una latencia prolongada de sueño, a menos que se repitan las mismas medidas o circunstancias *facilitadoras* con las que el niño suele quedarse dormido (alimentación, chupete, contacto físico, etcétera).
- **Dificultades en establecer límites**: reticencia a la hora de acostarse. Si bien es típica en menores de 5 años, puede observarse también en niños mayores, máxime si coexiste patología neuropsiquiátrica.
- **Por higiene de sueño inadecuada**: se produce al no promoverse las condiciones apropiadas u óptimas (tanto físicas como ambientales) que favorezcan una correcta conciliación (por ejemplo, hacer siestas diurnas prolongadas, actividad física por la tarde-noche o usar pantallas antes de acostarse).
- **Psicofisiológico**: en esta categoría, las dificultades de conciliación vienen derivadas de un condicionamiento negativo respecto al sueño (por ejemplo, ansiedad anticipatoria antes de ir a la cama por miedo a la oscuridad).
- **Tiempo excesivo en la cama**: existe una desproporción entre el tiempo en cama (TEC) y el TTS. Se puede corregir disminuyendo la latencia de sueño (aunque signifique retrasar temporalmente la hora de acostarse).

> **!** El insomnio (especialmente el conductual) es el trastorno de sueño más frecuente en la primera infancia y es, por tanto, prioritario un alto índice de sospecha para un diagnóstico y tratamiento adecuados.

Diagnóstico

El diagnóstico es clínico. Las exploraciones complementarias solo deben indicarse cuando existan dudas diagnósticas o se sospeche alguna comorbilidad (por ejemplo, SAHS).

Tratamiento

El primer paso debe ser siempre optimizar las rutinas y hábitos de sueño, adecuándolos a cada grupo de edad. De lo contrario, la terapia puede no ser efectiva y provocar la pérdida de confianza de los padres respecto a este u otros tratamientos.

Intervención cognitivo-conductual

Existe evidencia científica que demuestra la eficacia de la terapia cognitivo-conductual (TCC), pero únicamente se han llevado a cabo dos ensayos clínicos aleatorizados en niños (5-13 años) para valorarla. Su objetivo es conseguir la conciliación autónoma. Los métodos más conocidos son los siguientes:

- **Extinción**: acompañar al niño a su cama a la hora apropiada y dejarle en la habitación, sin atender a sus protestas posteriores. Si bien es un método efectivo, es poco aceptado por las familias, lo que dificulta su implementación.
- **Extinción gradual**: en estos casos, se utiliza la extinción por períodos fijos de tiempo (que se acuerda con las familias para evitar la percepción de abandono), y los padres incrementan los tiempos progresivamente hasta conseguir no intervenir.

Existen, sin embargo, otros métodos, como el *bedtime fading*, el refuerzo positivo o el retraso en la hora de acostarse, que también han demostrado ser útiles, según la edad.

Tratamiento farmacológico

Esta opción terapéutica tiene un bajo nivel de evidencia científica y escasos estudios de seguridad a medio-largo plazo. Por lo tanto, únicamente deben ser utilizados cuando sea imprescindible, con la menor dosis y durante el menor tiempo posible. Los principales tratamientos recomendados en el documento más reciente de consenso sobre insomnio pediátrico son:

- **Melatonina (1ª elección)**: efecto principalmente hipnótico. Dosis: 1-5 mg, según la edad. Debe administrarse siempre a la misma hora (30-60 minutos antes de dormir). Se ha de administrar durante un máximo de 4 semanas y siempre asociada a las medidas de higiene del sueño.
- **Antihistamínicos de 1ª generación (hidroxicina, difenhidramina)**: efecto principalmente hipnótico. Se administra en dosis única antes de acostarse, y debe ser valorada en aquellos casos en los que la melatonina fracasa. Dosis: 1-2,5 mg/kg (de 1 a 6 años) y 1-2 mg/kg (> 6 años). Clásicamente se ha utilizado la alimemazina con respuesta similar en dosis de 2,5-5 mg en mayores de 2 años.

Otros fármacos deben ser utilizados con cautela y tras una exhaustiva valoración en una unidad especializada en trastornos del sueño. Cabe señalar que la fitoterapia, aunque de uso extendido, carece de evidencia científica para recomendarla a nuestros pacientes.

> El tratamiento del insomnio debe basarse siempre en una adecuada higiene de sueño, potenciando hábitos saludables. El tratamiento (TCC y/o farmacológico) debe realizarse cuando persiste la clínica tras la optimización de las rutinas. Nunca se recomienda el tratamiento farmacológico como primera y única opción terapéutica en el abordaje del insomnio infantil.

Trastornos respiratorios del sueño: síndrome de apnea-hipopnea obstructiva del sueño

Esta denominaciçon abarca un espectro de trastornos que ocurren durante el sueño, y que van desde el ronquido habitual hasta la apnea obstructiva. El SAHS es el grado más grave de hipoventilación obstructiva, caracterizado por episodios recurrentes de cierre (parcial o completo) de la vía aérea superior durante el sueño que interfieren con el descanso del individuo. La apertura forzada que sigue al cierre provoca el sonido propio del ronquido, que es tan característico.

Se considera que el 10-12 %, de los niños son roncadores habituales, mientras que la prevalencia estimada de SAHS se estima entre un 2 y un 4 %. No obstante, se aprecia una tendencia al alza, paralela al incremento de la obesidad infantil en los países desarrollados. Mención especial merecen los pacientes con trisomía 21, en los que la prevalencia de SAHS se sitúa alrededor del 70 %. Por todo ello, sumado al enorme impacto sanitario y económico que este trastorno produce, se recomienda su cribado en las visitas de seguimiento de todos los pacientes pediátricos.

Según su gravedad, puede acompañarse de: desaturación de hemoglobina, hipercapnia, *arousal* o microdespertares (responsables de la fragmentación y alteración de la arquitectura del sueño), así como de alteraciones del sistema nervioso autónomo. Sucede más en la fase de sueño REM, y puede conllevar una alteración en la conducta, los aprendizajes y la calidad de vida de los niños. Su fisiopatología es multifactorial, pero la causa más frecuente en pediatría es la hipertrofia adenoamigdalar (HAA). El SAHS es un factor de riesgo de patología cardiovascular al producir con el tiempo un aumento de la presión arterial y de la presión arterial pulmonar, además de favorecer la formación de radicales libres de oxígeno. También se han descrito alteraciones en el crecimiento asociados al SAHS de etiología multifactorial (alteración de la síntesis de la hormona de crecimiento, del funcionamiento del factor de crecimiento insulínico y de su proteína transportadora, o aumento del gasto energético por el esfuerzo respiratorio) que mejoran tras el tratamiento.

Los síntomas nocturnos más frecuentemente reportados son ronquido, sueño inquieto, enuresis, despertares y sudoración nocturna. Cabe señalar que no todo niño roncador sufre de SAHS, de la misma manera que tampoco existe ronquido en todos los pacientes con dicho trastorno. Eso remarca la importancia de la confirmación diagnóstica con VPSGN. También pueden existir manifestaciones diurnas, como cefalea matutina, voz nasal con respiración bucal, dificultades de aprendizaje (inatención/hiperactividad) o excesiva somnolencia diurna (ESD). La sospecha clínica se debe considerar en todos aquellos pacientes con síntomas típicos, con factores de riesgo (malformación de Arnold-Chiari, pacientes neuromusculares, trisomía 21, etc.) o con malformaciones craneofaciales (secuencia Pierre Robin, estenosis subglótica, malformaciones velopalatinas, etc.). La exploración física es un elemento muy importante en el estudio del niño con SAHS y debe incluir, además de la valoración de la vía aérea superior (escalas de Friedman/Mallampati), los datos antropométricos, la presión arterial y la auscultación cardiorrespiratoria del paciente.

El SAHS es el grado más intenso de obstrucción de la vía aérea superior durante el sueño. Genera síntomas nocturnos y diurnos que impactan en la calidad de vida de los niños. El diagnóstico se confirma con la VPSGN, y hay que mantener un alto índice de sospecha en niños con HAA u otros factores de riesgo.

Diagnóstico

El *gold standard* del diagnóstico es la VPSGN, siguiendo los criterios de la AASM.

Tratamiento

En presencia de una hipertrofia adenoamigdalar y un SAHS leve (índice de apnea/hipopnea por hora de sueño [IAH] de <3 apneas por hora de sueño), el tratamiento de elección será el médico. Fármacos antiinflamatorios, como los corticoides tópicos nasales y los antileucotrienos, han demostrado ser eficaces en la disminución de la resistencia de la vía aérea obtenida por la descongestión de las fosas nasales y de la nasofaringe (por reducción del tamaño adenoamigdalar). Por su parte, el tratamiento quirúrgico solo se reserva para aquellos pacientes con hipertrofia adenoamigdalar y SAHS moderado-grave (IAH >3). Se aconseja la resección total del tejido adenoideo y parcial del amigdalar (adenoamigdalectomía), por su menor índice de hemorragias y dolor posoperatorios, y una recuperación más rápida.

El tratamiento con ventilación no invasiva está indicado en niños con SAHS residual tras la cirugía o en casos de contraindicación quirúrgica, y la presión aérea positiva continua (CPAP) es la técnica de primera elección. En caso de intolerancia o imposibilidad de acceso a este método, se indicará la ventilación con presión inspiratoria y espiratoria (BiPAP). Si existe obesidad concomitante, debe incidirse en la importancia de reducir el peso.

El tratamiento de elección del SAHS en niños >2 años con HAA es la cirugía resectiva, adeno-amigdalectomía (AAT), pero se puede considerar el tratamiento conservador como alternativa útil o como paso previo a la cirugía en los casos no complicados (SAHS leve).

Hipersomnia o somnolencia diurna excesiva

Un niño somnoliento durante el día es un niño que puede ser intimidado/acosado por sus compañeros en la escuela (*bullying*), ser etiquetado como un *vago* y tener una baja autoestima y/o un bajo rendimiento académico. Por tanto, resulta de fundamental importancia conocer el origen de la somnolencia diurna excesiva (SDE).

Hipersomnia primaria o de origen central: narcolepsia tipos 1 y 2

La SDE se define como la incapacidad para mantener la vigilia y el grado de alerta durante la mayor parte del día, lo que provoca episodios de necesidad imperiosa de dormir que escapan al control voluntario. Se evalúa mediante el test de latencias múltiples (TLM), que consiste en el registro polisomnográfico de cuatro o cinco siestas de 30 minutos de duración (separadas entre ellas por 2 horas), que se realiza la mañana siguiente a haberse llevado a cabo la VPSGN. En pacientes pediátricos con narcolepsia, se considera compatible con el diagnóstico una latencia media de sueño <8,2 minutos y la presencia de ≥2 períodos de inicio del sueño REM (*Sleep Onset REM Period*, SOREMP).

La narcolepsia es un trastorno crónico de la regulación del sueño REM, de etiología multifactorial y base autoinmune, que tiene la ESD como síntoma prácticamente invariable. De hecho, el término *narcolepsia* hace referencia a los ataques irrefrenables de sueño, de los que el individuo se suele levantar descansado. Otras manifestaciones típicas son la cataplejia, las alucinaciones hipnagógicas o hipnopómpicas (al inicio o final del sueño, respectivamente), la parálisis del sueño y su fragmentación (aunque no son los únicas).

La presentación clínica completa es muy infrecuente y, además, la cataplejia puede pasar inadvertida en los primeros años desde el debut. Se caracteriza por una disminución parcial o completa del tono muscular (más típica en niños), que se produce en vigilia tras un estímulo emocionalmente intenso (habitualmente la risa) y que es patognomónica de la narcolepsia tipo 1. No obstante, puede presentarse también en formas secundarias de narcolepsia (Niemann-Pick tipo C, síndrome de Prader-Willi, tumores hipotalámicos, etc.). Su presencia se asocia a la disminución de los niveles de hipocretina-1/orexina A en líquido cefalorraquídeo (LCR), aunque se han descrito excepciones. Esta hormona, sintetizada en las neuronas del hipotálamo dorsolateral, contribuye a la regulación del estado de vigilia-sueño, y su determinación ayuda a clasificar la narcolepsia de tipo 1 y tipo 2 (NT1 y NT2), como se verá más adelante.

La prevalencia de narcolepsia es de unos 25-50 casos/100.000 habitantes, pero varía entre distintas etnias (más frecuente en la población japonesa y poco frecuente en la judía), probablemente por diferencias en factores de susceptibilidad genética y ambientales. Se observa cierta predisposición en varones (1.8:1) y existen dos picos de incidencia: en la adolescencia y en la tercera década de la vida, pero puede iniciarse en otras edades.

Sobre la base inmunológica de este trastorno, se ha visto que hasta el 70% de los pacientes pediátricos con NT1 (hasta el 98% en adultos) tienen las mismas variantes alélicas del complejo mayor de histocompatibilidad (MHC) HLA DQA1*0102 y HLADQB1*06:02. No obstante, también está descrita su expresión hasta en un 38% de la población general. Apoya esta teoría la relación epidemiológica entre la vacuna del virus de la gripe A o la infección estreptocócica y el debut de la enfermedad. Asimismo, en autopsias de pacientes con NT1, se observa una destrucción casi completa de neuronas hipocretinérgicas. Todo ello apunta a una posible respuesta inmunológica desproporcionada y autodirigida, que provoca la destrucción neuronal responsable de la sintomatología de la narcolepsia.

La narcolepsia es un trastorno crónico de la regulación del sueño REM, de origen multifactorial y base autoinmune, que se caracteriza principalmente por una ESD, además de síntomas propios de la fase REM durante la vigilia (cataplejia, alucinaciones o parálisis del sueño).

Tabla 31-2. Criterios diagnósticos de la Clasificación Internacional de los Trastornos del Sueño, 3ª edición (ICSD-3), para la narcolepsia tipo 1 y 2

Narcolepsia tipo 1	Narcolepsia tipo 2
Episodios diarios de necesidad irresistible de dormir/siestas diurnas durante ≥3 meses y, además, ≥1 de los siguientes criterios: • Cataplejia con una latencia media de sueño ≤8 minutos y un total ≥2 SOREMP en TLM + VPSGN o únicamente con TLM • Niveles de hipocretina-1 en LCR ≤110 pg/mL o <33 % respecto de los valores de referencia en niños sanos, utilizando la misma técnica estandarizada de inmunoensayo	Se deben cumplir todos estos criterios: • Episodios diarios de necesidad irresistible de dormir siestas diurnas durante ≥3 meses • Latencia media de sueño ≤8 minutos y un total ≥2 SOREMP en TLM + VPSGN o únicamente con TLM • Ausencia de cataplejia • Niveles de hipocretina-1 en LCR o no solicitados, o bien ≥110 pg/mL o >33 % respecto de los valores de referencia en niños sanos, utilizando la misma técnica estandarizada de inmunoensayo • La ESD y/o los hallazgos en TLM no se deben explicar por otras causas

ESD: excesiva somnolencia diurna; LCR: líquido cefalorraquídeo; SOREMP: períodos de inicio del sueño REM (*Sleep Onset REM Period*); TLM: test de latencias múltiples; VPSGN: videopolisomnografía nocturna.

Diagnóstico

La sospecha se establece a partir de una buena anamnesis y exploración física completas, con el apoyo de escalas para valorar la ESD y los horarios de sueño. No obstante, su confirmación precisa de la realización de pruebas, como la VPSGN, el TLM y/o la punción lumbar (para medir los niveles de hipocretina-1). La Clasificación Internacional de Trastornos del Sueño en su 3ª edición (ISCD-3) establece los criterios diagnósticos que se recogen en la **tabla 31-2**.

Tratamiento

No existen tratamientos aprobados para la edad pediátrica, y todos los fármacos son utilizados fuera de indicación de ficha técnica.

- **No farmacológico**: higiene de sueño adecuada con horarios regulares, dieta, práctica de deportes, además de permitir la realización de siestas programadas durante el día.
- **Farmacológico**: se escoge el fármaco según el síntoma más invalidante (v. **Tabla 31-2**), dado que es difícil el control clínico de varios síntomas con un único fármaco. A continuación, se describen los más utilizados:
  - **Psicoestimulantes**: efecto promotor de la vigilia. Inhibidor de la recaptación de dopamina: **metilfenidato** (0-5-1,8 mg/kg/día en una o dos dosis al día)/**modafinilo** (200-400 mg/día en dos dosis al día). Antagonista/agonista inverso de los receptores H₃: pitolisant (dosis 4,5-18 mg/día).
  - **Oxibato sódico**: (dispensación en farmacia hospitalaria por el potencial riesgo de abuso). Promotor de la vigilia y efecto anticataplejia. Agonista de receptores ácido γ-ami-

nobutírico (GABA) tipo B. Dosis: 2-9 g/día (dos dosis; la primera se administra manteniendo 2 horas en ayunas antes de acostarse (efecto sedante inmediato), y la segunda se administra 3 horas después. Se debe evitar el consumo de alcohol y sedantes, además de excluir depresión o SAHS.
  - **Antidepresivos** (efecto anticataplejia): tricíclicos: clomipramina/imipramina (25-75 mg/día). Inhibidor de la recaptación de serotonina/noradrenalina: venlafaxina (75-150 mg/día). Inhibidor selectivo de la recaptación de serotonina: fluoxetina (10-40 mg/día).

 El tratamiento de la narcolepsia debería consistir en la implementación de medidas no farmacológicas apropiadas y, en caso necesario, farmacológicas, utilizando una medicación con actividad frente al síntoma más incapacitante en nuestro paciente.

Hipersomnia secundaria

En este caso, es muy importante identificar las causas que puedan provocar privación de sueño/sueño insuficiente (malas rutinas y hábitos de sueño, problemas psicológicos/psiquiátricos (depresión, TADH, alteración del ritmo circadiano, causas secundarias médicas o farmacológicas, etc.). Se deben buscar causas que puedan provocar un sueño de mala calidad o fragmentado (problemas en las condiciones ambientales de la habitación, SAHS, movimientos periódicos de las piernas u otros trastornos del movimiento durante el sueño, parasomnias, etcétera).

 La causa más frecuente de SDE en niños y adolescentes es la privación de sueño (dormir menos horas que las indicadas para su edad).

Trastorno del ritmo circadiano: síndrome de retraso de fase

Como se ha mencionado anteriormente, el sueño aparece en el ser humano con una periodicidad circadiana. Esto se produce debido a la interacción entre distintos estímulos externos (luz, sonido y temperatura) y las estructuras cerebrales reguladoras del propio individuo (células ganglionares de la retina, núcleo supraquiasmático del hipotálamo, glándula pineal, etc.). Este proceso, en condiciones normales, termina con la síntesis de melatonina, que permite la sincronización progresiva de nuestro ciclo vigilia-sueño desde el nacimiento hasta la edad adulta. Es importante destacar que cualquier alteración en dichos factores (p. ej., el uso de dispositivos electrónicos durante la tarde-noche) puede modificar la sincronización con las estructuras encargadas de promover la síntesis de melatonina y provocar un trastorno del ritmo circadiano (ya sea avanzando o retrasando el inicio de la fase de sueño). Además, no existe una *fase de sueño* correcta: el motivo por el que un cambio de fase genera interferencia con el funcionamiento del niño es el horario socialmente convenido para desempeñar las actividades diarias.

 La modificación de las condiciones de luz y temperatura en determinados momentos del día puede alterar la regulación de la síntesis de melatonina y provocar un trastorno del ritmo circadiano.

En este capítulo, nos centraremos, por su frecuencia, en el síndrome de retraso de fase (SRF), que precisamente consiste en el retraso en la síntesis de melatonina que demora en unas horas la fase de sueño de los pacientes. Este trastorno constituye un porcentaje no despreciable de las causas de insomnio crónico, que es más frecuente durante la adolescencia. Su causa exacta no es del todo conocida, pero existen probablemente factores genéticos y ambientales que se relacionan con su aparición. La clínica del SRF consiste en una latencia de sueño aumentada (>2 horas habitualmente), sin dificultades en su continuidad, que condiciona un impedimento importante para despertarse a la hora necesaria para poder llevar a cabo las actividades escolares/sociales. Si no hubiera un horario de despertar obligatorio, se mantendrían estables tanto el TTS como la calidad del descanso del niño. El déficit de sueño que conlleva despertarse antes de cumplir las necesidades de sueño del individuo genera SDE, problemas atencionales y conductuales, que pueden impactar negativamente en la vida del niño.

Diagnóstico

El diagnóstico es clínico, pero pueden resultar útiles tanto la agenda de sueño como la actigrafía para objetivar el retraso en el horario de sueño.

Tratamiento

- **Higiene de sueño**: la modificación de hábitos/rutinas puede ayudar a mejorar las dificultades de conciliación en el SRF. Hay que promover unos horarios de despertar ajustados a la vida social y académica del niño, además de fomentar el ejercicio físico (idealmente aeróbico, por la mañana y en el exterior), para exponer al paciente a una intensidad de luz ultravioleta adecuada para volver a sincronizar su ciclo vigilia-sueño con los horarios deseados. Asimismo, sería recomendable no realizar siestas para evitar disminuir la presión de sueño; cuanto mayor sea nuestra presión de sueño, más rápida será la conciliación del sueño por la noche.
- **Melatonina**: existe evidencia que indica que la administración de melatonina exógena es eficaz en el tratamiento del SRF. Es importante señalar que, en el tratamiento de este trastorno, es más importante su horario de administración que la dosis, dado que el efecto deseado es adelantar el horario de inicio de la secreción vespertina de la melatonina (*dim light melatonin onset*, DLMO). Por ello, se recomienda su administración 5 horas antes del DLMO del paciente, que se puede estimar indirectamente con una agenda libre de sueño o con la determinación de la concentración de melatonina en saliva.
- **Fototerapia**: la exposición a la luz blanca (con intensidad, distancia y duración determinadas) por la mañana, ha demostrado eficacia en el tratamiento de SRF del adulto, pero no existe suficiente evidencia científica para su indicación en pediatría.

Parasomnias en la infancia

Son conductas, motoras o verbales, indeseadas que suceden en relación con el sueño, y se consideran un trastorno cuando interfieren con la vida del niño. Se clasifican en: trastornos del *arousal* (asociados al sueño NREM), parasomnias REM y otras parasomnias. En la edad pediátrica los más frecuentes son los primeros. Es muy habitual que cualquier niño experimente alguna parasomnia durante su infancia.

Trastornos del arousal o del despertar

También se denominan parasomnias NREM por la fase de sueño en la que se producen. Se manifiestan como terrores nocturnos, despertares confusionales o sonambulismo (en la ICSD-3 también se incluye el trastorno alimentario relacionado con el sueño, pero es menos frecuente en pediatría) y, a pesar de sus diferencias, constituyen un espectro clínico del mismo fenómeno. Aparecen principalmente durante el sueño de ondas lentas o N3 (pudiendo aparecer también en fase N2), por lo que se observan esencialmente durante el primer tercio de la noche, y los pacientes no recuerdan el episodio al día siguiente. Algunos rasgos importantes para su diagnóstico diferencial con la epilepsia hipermotora relacionada con el sueño (SHE) son: su frecuencia (<3 episodios/noche habitualmente), su duración (5-40 minutos), la presencia de ojos abiertos y la variabilidad en las manifestaciones motoras. Su causa exacta se desconoce, pero se considera asociada a una alteración en la regulación de la transición vigilia-sueño o a la inhibición del lóbulo frontal durante el sueño NREM. Existen, además, cierta predisposición familiar y distintos factores que pueden favorecer su aparición: privación de sueño, fiebre, estrés, SAHS y algunos fármacos (hipnóticos, antihistamínicos, neurolépticos, etc.), ya sea aumentando la proporción de sueño N3 o incrementando los *arousal* durante el sueño.

- **Terrores nocturnos**: son episodios en los que el niño empieza a gritar confuso, con un llanto inconsolable y expresión de pánico, acompañados a menudo de síntomas autonómicos (palidez, sudoración, taquicardia, etc.). Descrito en <2 años, su pico de incidencia se sitúa alrededor de los 7 años. En condiciones normales desaparecen de manera progresiva (también descritos en adultos).
- **Despertares confusionales**: el niño, habitualmente, abre los ojos (puede mantenerse tumbado o se incorpora de la cama), pero se muestra desorientado y puede emitir palabras o frases incoherentes para volver, tras varios minutos, a seguir durmiendo. Los síntomas autonómicos, a diferencia de los terrores, no son habituales. Típicos entre los 2 y 5 años.
- **Sonambulismo**: es el fenómeno conductual más complejo del espectro. Se manifiesta con conductas automáticas en un contexto o lugar inapropiados (caminar a medio vestir y salir a la calle, orinar en el comedor, manipular sin acierto un objeto, etc.). El niño se mantiene tranquilo y el episodio finaliza espontáneamente. La gravedad de los episodios se produce según el posible daño que ocasione su conducta. Su frecuencia aumenta con la edad y su pico de incidencia es entre los 4 y los 8 años. Los niños con antecedentes de parasomnias NREM tienen mayor riesgo de presentar este fenómeno posteriormente.

Los trastornos del *arousal* son un espectro de conductas involuntarias y automáticas frecuentes en los primeros años de vida, que predominan en el primer tercio de la noche, el niño no las recuerda al día siguiente y no suelen requerir tratamiento.

Parasomnias REM

- **Pesadillas**: despertares nocturnos en los que el niño recuerda un sueño con contenido desagradable y, en ocasiones, asocia síntomas autonómicos. Durante ese sueño, por la atonía característica del REM, el niño no se suele mover. Aparecen sobre los 3 años y pueden apreciarse hasta en el 30 % de los niños.
- **Trastorno de conducta del sueño REM (TCSR)**: es la representación, motora o verbal, con ojos cerrados, de sueños habitualmente de contenido violento debido a la pérdida de la atonía REM. Se puede ver relacionada con patología neurodegenerativa en pacientes adultos, siendo muy infrecuente en la edad pediátrica (descrito en pacientes con NT1, entre otras causas).
- **Parálisis del sueño**: período de incapacidad para realizar movimientos voluntarios al inicio del sueño (forma hipnagógica) o al despertar (hipnopómpica). De manera aislada, se puede ver en el 40-50 % de la población normal. Los episodios suelen producirse por hábitos de sueño irregulares, falta de sueño y otras alteraciones del ritmo sueño-vigilia. El estrés mental, cansancio excesivo y dormir en decúbito supino se han informado como factores predisponentes en algunos individuos.

Otras parasomnias

La principal es la enuresis, que es fisiológica antes de los 5 años y, posteriormente, obliga a descartar causas sintomáticas o secundarias (si no existen antecedentes familiares).

Diagnóstico

Clínico. Un registro en vídeo de los episodios puede resultar muy útil, pero una anamnesis exhaustiva suele ser suficiente para su diagnóstico. La VPSGN se reserva para los casos atípicos, en los que se sospecha una SHE, o para descartar SAHS como desencadenante.

Tratamiento

Habitualmente, no suele ser necesario el tratamiento y únicamente hay que insistir en las rutinas adecuadas de sueño, no despertar al niño durante los episodios y dar un mensaje de tranquilidad a las familias. Se debe aconsejar, no obstante, que se tomen medidas de seguridad en la habitación y el domicilio para prevenir accidentes en el caso del sonambulismo o terrores nocturnos, principalmente. La terapia conductual (despertares programados) puede ser útil cuando la parasomnia NREM sucede a una hora previsible. Únicamente, en los casos graves puede ser necesaria la medicación: el clonazepam a dosis bajas una alternativa útil en parasomnias NREM y TCSR. También existen casos de parasomnias NREM con

respuesta al L-triptófano, pero no existe suficiente base para recomendarlo de forma generalizada.

Trastornos del movimiento relacionados con el sueño

Dentro de los trastornos del movimiento relacionados con el sueño, se abordarán en el capítulo el síndrome de piernas inquietas (SPI), los movimientos rítmicos relacionados con el sueño y el sueño inquieto en la infancia (*Restless Sleep Disorder in Children*).

Síndrome de piernas inquietas

Es un trastorno sensitivo-motor crónico de etiología multifactorial (genética, déficit de hierro y excitabilidad cortical, entre las principales hipótesis) que se presenta en alrededor del 2 % de la población pediátrica, según algunos estudios, aunque probablemente esté infradiagnosticada. Puede presentarse aislada o asociada a comorbilidades (p. ej., TDAH o enfermedad renal crónica), y sus síntomas característicos son una sensación desagradable en las extremidades de aparición en reposo, que mejora con el movimiento, se acompaña de necesidad de movimiento y empeora por la tarde-noche.

Diagnóstico

Clínico, aunque la VPSGN puede constituir un criterio auxiliar en la confirmación diagnóstica. Para el diagnóstico en niños, se debe cumplir la presencia de todos los síntomas mencionados anteriormente (descritos con las palabras del niño o referidas por sus padres), además de dos de los tres siguientes criterios: que estos síntomas provoquen un trastorno del sueño, que exista un familiar de primer grado afecto y/o que el niño sufra > 5 movimientos periódicos en las extremidades (MPE)/hora de sueño en una VPSGN (criterios del grupo de trabajo internacional que estudia el SPI en niños y adultos [*International Restless Legs Syndrome Study Group*, IRLSSG]). Es importante el diagnóstico diferencial con los dolores de crecimiento por su frecuencia en la práctica clínica pediátrica. Ayuda a su diferenciación, por ejemplo, la aparición bilateral (más común en dolores de crecimiento) y la presencia de una molestia más que dolor (más habitual en SPI), pero no hay síntomas exclusivos de uno u otro trastorno.

Tratamiento

Las **medidas de higiene de sueño** deben encabezar cualquier algoritmo terapéutico en trastornos del sueño, y en el SPI del adolescente es especialmente importante evitar la cafeína, alcohol o tabaco, pues se ha demostrado que empeoran de forma directa sus síntomas. Teniendo en cuenta la fisiopatología del SPI y basándose en la evidencia científica más reciente, el IRLSSG elaboró una guía de práctica clínica para su tratamiento. En esta guía, se recomienda determinar los niveles de **ferritina sérica en casos compatibles** y, si los niveles son < 50 ug/L, iniciar tratamiento con sulfato de hierro oral a una dosis mínima de 3 mg/kg/día durante > 3 meses, porque se ha demostrado eficaz en el control clínico de la enfermedad. En caso de que no haya respuesta, existen otras opciones terapéuticas (hierro intravenoso, gabapentina, agonistas dopaminérgicos), pero deben ser utilizadas con cautela y valoradas en una unidad especializada en trastornos del sueño.

Movimientos rítmicos relacionados con el sueño

Se definen, según la ICSD-3, como movimientos estereotipados, repetitivos, rítmicos y de elevada amplitud, que aparecen a intervalos aproximados de un segundo sobre todo durante la transición vigilia-sueño, aunque también pueden presentarse durante el sueño. Existe una gran variedad de ellos, entre los cuales los más frecuentes son el cabeceo (***head banging***) y el balanceo (***body rocking***). Entran en la categoría de trastornos del sueño cuando se demuestra una interferencia con la calidad del sueño o el funcionamiento diario, o si causan daño físico al niño. Es importante conocerlos por su elevada frecuencia de aparición en la infancia, y, por lo general, son autolimitados en los 5 primeros años de vida. Su persistencia posterior puede verse asociada a trastornos del neurodesarrollo. Su fisiopatología es desconocida, pero se considera una variante de la normalidad, dada su elevada frecuencia en población sana.

Diagnóstico

Clínico, aunque el registro en vídeo de los episodios resulta de utilidad. La actigrafía también puede ayudar a cuantificar el movimiento nocturno y su distribución, así como a valorar evolutivamente la respuesta al tratamiento.

Tratamiento

Habitualmente es innecesario, y existe escasa evidencia científica para recomendar un tratamiento, pero se ha utilizado el condicionamiento negativo para reducir la proporción de movimientos rítmicos voluntarios que utilizan los niños como método de relajación para dormir. En casos graves o con riesgo de lesión, el clonazepam se ha descrito con eficacia.

> Los trastornos del movimiento relacionados con el sueño son un grupo heterogéneo de entidades con diagnóstico clínico. El tratamiento debe ser individualizado y valorado juiciosamente en una unidad especializada de trastornos del sueño.

Sueño inquieto en la infancia (restless sleep disorder in children)

En los últimos 2 años, se ha propuesto si el llamado *sueño inquieto* debe ser considerado un nuevo trastorno del sueño. En 2018, la doctora Del Rosso *et al.* publicaron la primera referencia sobre el trastorno de sueño inquieto (RSD, por sus siglas en inglés de *Restless Sleep Disorder*). En este trabajo, se analizaron mediante cuestionario, VPSG y estudio del hierro si existían diferencias clínicas y/o videopolisomnográficas en tres poblaciones (15 pacientes diagnosticados de SPI, 15 pacientes etiquetados de sueño inquieto y 37 controles sanos). Los resultados publicados por este grupo indicaban que existían diferencias clínicas y polisomnográficas entre los tres grupos, especialmente entre los niños con SPI y los niños con sueño inquieto.

En 2020, apareció el primer consenso de expertos para definir el sueño inquieto como un trastorno del sueño independiente. En este consenso, el sueño inquieto en la infancia se define como un trastorno del sueño caracterizado por grandes movimientos corporales y reposicionamiento, que dura toda la noche, con al menos cinco movimientos corporales por hora y un impacto significativo en los comportamientos diurnos. Se requiere para su diagnóstico validación clínica y polisomnográfica de los síntomas. El tratamiento consta de hierro oral hasta obtener niveles de ferritina iguales o superiores a 50 µg/L. Cabe destacar que la prevalencia, etiología y secuelas (incluyendo deficiencias diurnas) del sueño inquieto en los niños son temas importantes que merecen más investigación. Es por esto por lo que se hace imprescindible desarrollar definiciones clínicas basadas en evidencia empírica que pongan las bases diagnósticas y de tratamiento de este nuevo trastorno del sueño.

TRASTORNOS DEL SUEÑO EN PATOLOGÍA PSIQUIÁTRICA Y POBLACIONES ESPECIALES

Los trastornos del sueño son muy frecuentes entre los niños con trastornos psiquiátricos, por lo que el reconocimiento y adecuado manejo de los trastornos pediátricos del sueño serán un paso importante para mejorar el resultado del tratamiento y la prevención de la recaída de la enfermedad mental. Ha habido un progreso sustancial durante las últimas dos décadas en la comprensión de la compleja relación entre el sueño y el desarrollo emocional y conductual en niños y adolescentes. Numerosos estudios han avanzado nuestro conocimiento sobre el impacto de la pérdida de sueño y su fragmentación sobre el desarrollo cognitivo y neuroconductual de estos niños.

> Los estudios epidemiológicos indican que los niños y adolescentes con trastornos psiquiátricos reportan, desde el punto de vista clínico, problemas significativos del sueño, como el miedo a la oscuridad, ansiedad anticipatoria a la hora de acostarse, pesadillas, terrores nocturnos, colecho, sueño inquieto, ronquidos, enuresis, así como movimientos excesivos durante el sueño.

Este apartado revisa los datos de investigación sobre la epidemiología, presentación clínica y enfoques de tratamiento para los trastornos del sueño que se observan con frecuencia en el contexto de afecciones psiquiátricas comunes en niños y adolescentes. Los lectores aprenderán sobre la interacción entre los problemas relacionados con el sueño y síntomas de TDAH, trastornos de ansiedad y del estado de ánimo y TEA, así como sobre el impacto de la pérdida de sueño y su fragmentación en el desarrollo emocional y conductual en los niños.

Trastornos de ansiedad y problemas de sueño asociados

Los trastornos de ansiedad son una de las categorías más prevalentes de los trastornos psiquiátricos infantiles, con una prevalencia estimada que va del 12 al 20 %.

Dentro de los trastornos de ansiedad se incluyen el trastorno de ansiedad por separación, trastorno de ansiedad generalizada, fobia social, fobias específicas, trastorno obsesivo-compulsivo, trastorno por estrés postraumático, trastorno de pánico (con o sin agorafobia) y trastorno de ansiedad.

Síntomas transitorios de ansiedad, como la preocupación y los miedos, se ven comúnmente en los niños durante el curso de su desarrollo normal y suelen ser pasajeros. Por otra parte, los síntomas graves y crónicos de ansiedad pueden causar impedimentos que afectan diferentes áreas del desarrollo del niño. La ansiedad se caracteriza por un estado de hipervigilancia o hiperarausabilidad y, en consecuencia, está íntimamente ligada a la regulación del sueño.

Los estudios que investigaron los problemas del sueño en niños con trastornos de ansiedad indicaron una fuerte relación entre la ansiedad y los trastornos del sueño durante la infancia.

> La presencia de problemas de sueño a los 4 años tiene una fuerte correlación con la aparición de síntomas de ansiedad y depresión durante la adolescencia. Los niños con rasgos de ansiedad o temperamento ansioso pueden exhibir trastornos del sueño a una edad temprana; el problema persistirá durante años si no se trata adecuadamente.

Estudios basados en informes clínicos (médico) y cuestionarios rellenados por los padres indican que alrededor del 85 % de los niños y adolescentes con trastornos de ansiedad tienen problemas transitorios de sueño y que hasta el 50 % tiene trastornos crónicos del sueño.

> La mayoría de los problemas de sueño en niños con trastornos de ansiedad incluyen problemas de iniciación y mantenimiento del sueño, frecuentes despertares nocturnos, rechazo/dificultades a la hora de acostarse, colecho, pesadillas y miedos nocturnos.

Al comparar las características del sueño que presentan niños con ansiedad, se objetivó que esos síntomas estaban fuertemente asociados con hábitos de sueño, como la necesidad de dormir con las luces encendidas, la necesidad de un juguete/objeto para iniciar el sueño, sensibilidad aumentada a los ruidos, miedo a la oscuridad o a estar solo, realización de rituales antes de acostarse, así como una incidencia aumentada de pesadillas y llanto durante la noche. El número de despertares nocturnos está aumentado.

Factores como la dinámica familiar (falta de estructura familiar) y la psicopatología de los padres han demostrado tener una fuerte correlación con los problemas del sueño y los síntomas de ansiedad en estos niños. El estilo de crianza también se ha relacionado con los problemas de sueño. Padres demasiado involucrados, intrusivos o excesivamente controladores, que conceden muy poca autonomía a sus hijos, crean, además, una importante ansiedad social y fobia escolar.

Trastornos del estado de ánimo

El **trastorno depresivo mayor (TDM)** ocurre en aproximadamente un 2 % de los niños y hasta en el 8 % de los adolescentes y, a menudo, es recurrente. Los jóvenes con TDM no tratados se encuentran en una situación de morbilidad aumentada, que incluye mal funcionamiento psicosocial, abuso de sustancias, embarazo temprano, rendimiento académico deficiente e incluso suicidio consumado.

Informes subjetivos de problemas del sueño en el trastorno depresivo mayor

Pocos estudios han evaluado la prevalencia y la naturaleza de los trastornos del sueño en niños con TDM. Los primeros estudios en niños prepuberales con este trastorno revelaron que aproximadamente dos tercios de ellos reportaron insomnio de inicio y dificultades en el mantenimiento del sueño, mientras que casi el 50 % experimentó un insomnio de mantenimiento. Liu *et al.*, al evaluar los síntomas diurnos y nocturnos relacionados con el sueño en niños (de 7,3-14,9 años de edad) diagnosticados con un TDM, observaron que estos problemas estuvieron presentes en el 72,7 % de los niños: un 53,5 % experimentó solo insomnio, un 9 % tuvo solo hipersomnia y un 10,1 % mostró tanto insomnio como hipersomnia.

> ! Es importante apuntar que los niños con trastornos del sueño presentaron un trastorno depresivo de mayor gravedad y una probabilidad más elevada de asociar ansiedad comórbida.

Trastorno bipolar y sueño

El trastorno bipolar en niños prepúberes se presenta con frecuencia con ciclados rápidos o incluso ciclados continuos. Un estado mixto es típico con la aparición simultánea de manía y depresión. Los niños con manía comúnmente presentan agitación psicomotora, irritabilidad, beligerancia, fracaso escolar y sexualización inapropiada, entre otros comportamientos. Los problemas del sueño se observan durante los episodios maníacos. Se cree que una menor necesidad de dormir es un síntoma central en el trastorno bipolar prepuberal, junto con síntomas de estado de ánimo eufórico, hipersexualidad, grandiosidad, carreras pensamientos y fuga de ideas. En un estudio de Geller *et al.*, un 40 % de los niños diagnosticados con manía presentaron una disminución sustancial de la necesidad de dormir, en comparación con solo un 6,2 % de los niños con TDAH y un 1,1 % de los niños controles comunitarios sanos.

SUEÑO Y TRASTORNO DEL NEURODESARROLLO

Existe una gran variedad de patología neuropsiquiátrica que asocia trastornos del sueño, pero, por su elevada prevalencia en la población general, en esta sección nos centraremos en el TEA y el TDAH.

Trastornos del sueño y trastorno del espectro autista

Las causas de esta relación bidireccional son múltiples, entre las que destacan variantes genéticas, alteraciones en la neurotransmisión, comorbilidades y deficiencias nutricionales. Aunque el tipo de trastornos del sueño de estos pacientes es similar, comparado con niños con desarrollo normal, la frecuencia con la que se presentan en niños con TEA es mucho más alta y llega hasta el 86 % en el caso del insomnio, por ejemplo. Sin embargo, existen pocos estudios que evalúen mediante VPSGN las características del sueño en el TEA, y los que hay confirman la presencia de una latencia prolongada de sueño, baja eficiencia de sueño, menor tiempo en cama, menor TTS, así como una menor latencia de sueño REM, que ya se había apuntado en estudios basados en cuestionarios o actigrafía. Asimismo, se ha demostrado que la reducción del TTS se correlaciona con la gravedad de la Escala de Autismo Infantil (CARS), y está inversamente relacionada con el cociente social en un estudio piloto. Por ello, es de suma importancia evaluar y tratar los problemas de sueño en esta población.

El diagnóstico de los trastornos del sueño en este grupo de pacientes, no difiere del que se hace en otros, y no existe mucha evidencia sobre consideraciones terapéuticas específicas para ellos. A este respecto, se debe ser flexible a la hora de implementar medidas conductuales, como la extinción o el horario fijo de acostarse, por ejemplo, porque sus dificultades de adaptación a los cambios puede ser una fuente importante de estrés que impacte directa y negativamente en la latencia de sueño. Respecto al tratamiento farmacológico, sí existen algunos estudios con poca muestra en los que la melatonina se demuestra efectiva contra el insomnio de los niños con TEA, pero la evidencia científica es limitada. Otras medicaciones pueden ser útiles, pero se necesitan más estudios para su recomendación.

Trastornos del sueño y trastorno por déficit de atención e hiperactividad

Del mismo modo que sucede en pacientes con el TEA, los trastornos del sueño en pacientes con TDAH son más prevalentes que en los niños sanos, y su presencia también impacta negativamente en el rendimiento cognitivo y el funcionamiento del niño. No obstante, a diferencia del anterior grupo, la evidencia científica es inconsistente entre los estudios realizados mediante cuestionario o mediante VPSGN/actigrafía. Las alteraciones más frecuentemente encontradas en niños con TDAH son SAHS, SPI/MPE, trastornos del ritmo circadiano, narcolepsia e insomnio de inicio.

Respecto a la causa de este incremento de la prevalencia de trastornos del sueño, existen múltiples hipótesis, pero probablemente sea multifactorial, con una predisposición genética de base sobre la que actúan factores neuroquímicos (como el desequilibrio en la actividad dopaminérgica en el TDAH), conductuales (malos hábitos) y también nutricionales, como en el TEA.

Igual que en el grupo anterior, no existen diferencias respecto al diagnóstico o tratamiento de los trastornos del sueño en los niños con TDAH, y la intervención multimodal, con la melatonina como hipnótico es la principal estrategia recomendada por la mayoría de los autores.

PUNTOS CLAVE

- Aproximadamente, un 30 % de los niños y adolescentes experimentan algún tipo de trastorno del sueño, desde una dificultad aislada para iniciarlo o mantenerlo hasta problemas más graves, como el síndrome de apnea-hipopnea del sueño.

- Los trastornos del sueño presentan claras manifestaciones clínicas durante la noche que resultan fácilmente identificables: ronquido, respiración ruidosa y dificultosa, pausas respiratorias, respiración bucal, posturas anormales, sudoración profusa, excesivos movimientos nocturnos o enuresis. Sin embargo, debe ser considerada, además, la presencia de síntomas diurnos, dada su relevancia sobre la calidad de vida del paciente y sus familiares: inquietud motora, somnolencia, mal rendimiento escolar, alteración del comportamiento y de la conducta, agresividad y accidentes. En su diagnóstico, pueden ser de utilidad tanto los cuestionarios estructurados que facilitan el cribado inicial como el uso de otras pruebas complementarias, como la polisomnografía nocturna.

- La principal causa de trastorno del sueño durante las edades preescolar y escolar reside en unos hábitos inadecuados, en especial los relacionados con la televisión. Su uso como método para conciliar el sueño y una exposición prolongada (más de 2 horas al día) han demostrado ser factores que reducen el tiempo eficaz de sueño, incrementan los despertares nocturnos y generan problemas a la hora de acostarse. Además, hay que considerar que este tipo de hábitos van a perdurar durante la adolescencia y la vida adulta, con las consecuencias sociales y laborales que implican. En la actualidad, debe tenerse en cuenta también el fácil acceso de los niños a las consolas de videojuegos e internet.

- Coincidiendo con la pubertad, se produce un retraso fisiológico del inicio del sueño, sin implicar una reducción de las necesidades del tiempo total de descanso nocturno durante la adolescencia. Los planes escolares exigen un horario de despertar específico que podría condicionar una carencia de sueño y tener consecuencias para el aprendizaje. Una adecuada higiene de sueño en esta etapa de la vida incluye evitar a determinadas horas la televisión, las consolas de videojuegos, los móviles, las bebidas excitantes, como el café y la cola, el alcohol y otras drogas. Es aconsejable que los horarios de sueño de los días laborables se mantengan durante el fin de semana, así como la práctica deportiva regular. La exposición matutina a la luz natural favorece la fisiología correcta del sueño durante la noche. Es preciso, además, controlar otras patologías concomitantes, como el asma y la obesidad, y, en general, todas aquellas que puedan repercutir sobre el sueño.

- Los problemas de sueño son comunes en los niños y adolescentes que se ven afectados por trastornos psiquiátricos. El porcentaje de alteraciones del sueño es también muy elevado en niños con problemas del neurodesarrollo. Un diagnóstico precoz y un eficaz tratamiento de las alteraciones del sueño en estas poblaciones no solo mejorarán el descanso nocturno, sino que ayudarán a mejorar el funcionamiento diurno, con importante repercusión en la calidad de vida del paciente y su familia.

- Los profesionales sanitarios involucrados en la atención de estos niños tienen un papel fundamental en la detección precoz, diagnóstico, tratamiento y seguimiento de este tipo de pacientes, así como en el apoyo a las familias. Deben fomentar una adecuada higiene de sueño y reconocer, si fuera preciso, la necesidad de derivación a un especialista en patología del sueño. Una relación fluida con el experto permitirá tener acceso a pruebas complementarias más complejas, como la polisomnografía, y acceder a un tratamiento específico para el trastorno.

(Continúa)

PUNTOS CLAVE (*Cont.*)

- Como conclusión final, hay que remarcar el hecho de que el sueño es una necesidad fisiológica y que su pérdida, en calidad o cantidad, conlleva importantes repercusiones para la salud física, cognitiva y psicosocial tanto en el presente como en el futuro del niño. Además, su trastorno genera estrés y complicaciones en el entorno familiar. Muchos de los problemas pueden ser resueltos fácilmente durante las primeras semanas de vida del niño, y es posible que persistan durante años si no se orientan adecuadamente.

BIBLIOGRAFÍA

Adams HL, Matson JL, Cervantes PE, Goldin RL. The relationship between autism symptom severity and sleep problems: Should bidirectionality be considered? Res Autism Spectr Disord. 2014;8(3):193-9.

Allen RP, Picchietti DL, García-Borreguero D, Ondo WG, Walters AS, Winkelman JW, et al. International Restless Legs Syndrome Study Group. Restless legs syndrome/Willis-Ekbom disease diagnostic criteria: updated international restless legs syndrome study group (IRLSSG) consensus criteria-history, rationale, description, and significance. Sleep Med. 2014;15(8):860-73.

American Academy of Sleep Medicine. International Classification of Sleep Disorders (ICSD-3). Darien: AASM; 2014.

American Academy of Sleep Medicine. The AASM Manual for the Scoring of Sleep and Associated Events. Rules, terminology and technical specifications. American Academy of Sleep Medicine. Version 3. Darien: American Academy of Sleep Medicine; 2023.

American Psychiatric Association. Diagnostic and Statistical Manual of Mental Disorders (DSM-5). 5ª ed. Washington D. C.: American Psychiatric Association; 2013.

Becker SP. ADHD and sleep: recent advances and future directions. Curr Opin Psychol. 2020;34:50-6. doi: 10.1016/j.copsyc.2019.09.006.

Bruni O, DelRosso LM, Melegari MG, Ferri R. The Parasomnias. Child Adolesc Psychiatr Clin N Am. 2021;30(1):131-42. doi: 10.1016/j.chc.2020.08.007. Epub 2020 Oct 27.

Chervin RD, Archbold KH, Dillon JE, Pituch KJ, Panahi P, Dahl RE, et al. Associations between symptoms of inattention, hyperactivity, restless legs, and periodic leg movements. Sleep. 2002;25(2):213-8.

Chaste P, Clement N, Mercati O, Guillaume JL, Delorme R, Botros HG, et al. Identification of pathway-biased and deleterious melatonin receptor mutants in autism spectrum disorders and in the general population. PLoS One. 2010;5(7):e11495.

Cortese S, Faraone SV, Konofal E, Lecendreux M. Sleep in children with attention-deficit/hyperactivity disorder: meta-analysis of subjective and objective studies. J Am Acad Child Adolesc Psychiatry. 2009;48(9):894-908.

Cortese S, Konofal E, Lecendreux M, Arnulf I, Mouren MC, Darra F, et al. Restless legs in attention deficit hyperactivity disorder. Child Adolesc Psychiatr Clin N Am. 2009;18(4):863-76.

DelRosso LM, Bruni O, Ferri R. Restless sleep disorder in children: a pilot study on a tentative new diagnostic category. Sleep. 2018 Aug 1;41(8). doi: 10.1093/sleep/zsy102.

DelRosso LM, Mogavero MP, Bruni O, Ferri R. Restless Legs Syndrome and Restless Sleep Disorder in Children. Sleep Med Clin. 2023 Jun;18(2): 201-12. doi: 10.1016/j.jsmc.2023.01.008.

Díaz-Román A, Hita-Yáñez E, Buela-Casal G. Sleep Characteristics in Children with Attention Deficit Hyperactivity Disorder: Systematic Review and Meta-Analyses. J Clin Sleep Med. 2016;12(5):747-56. doi: 10.5664/jcsm.5810.

Geller B, Zimerman B, Williams M, Delbello MP, Bolhofner K, Craney JL, et al. DSM-IV mania symptom in a prepubertal and early adolescent bipolar phenotype compared to attention-deficit hyperactive and normal controls. J Child Adolesc Psychopharmacol. 2002;12(1):11-25.

Grupo de trabajo de la Guía de Práctica Clínica sobre Trastornos del Sueño en la Infancia y Adolescencia en Atención Primaria. Guía de Práctica Clínica sobre Trastornos del Sueño en la Infancia y Adolescencia en Atención Primaria. Plan de Calidad para el Sistema Nacional de Salud del Ministerio de Sanidad, Política Social e Igualdad. Unidad de Evaluación de Tecnologías Sanitarias de la Agencia Laín Entralgo; 2011. Guías de Práctica Clínica en el SNS: UETS Nº 2009/8; 2011.

Ivanenko A, Johnson K. Sleep disturbances in children with psychiatric disorders. Semin Pediatr Neurol. 2008 Jun;15(2):70-8. doi: 10.1016/j.spen.2008.03.008.

Kaditis AG, Alonso Alvarez ML, Boudewyns A, Abel F, Alexopoulos EI, Ersu R, et al. ERS statement on obstructive sleep disordered breathing in 1- to 23-month-old children. Eur Respir J. 2017 Dec 7;50(6):1700985. doi: 10.1183/13993003.00985-2017.

Kushida CA, Chediak A, Berry RB, Brown LK, Gozal D, Iber C, et al. Clinical guidelines for the manual titration of positive airway pressure in patients with obstructive sleep apnea. Positive airway pressure titration. Task Force of the American Academy of Sleep Medicine. J Clin Sleep Med. 2008 Apr 15;4(2):157-71.

Merino Andreu M, Hidalgo Vicario MI. Hipersomnia. Somnolencia diurna excesiva y alteraciones del ritmo circadiano en Pediatría. Pediatr Integral. 2010;XIV(9):720-34.

Owens J, Sangal RB, Sutton VK, Bakken R, Allen AJ, Kelsey D, et al. Subjective and objective measures of sleep in children with attention-deficit/hyperactivity disorder. Sleep Med. 2009;10(4):446-56.

Pin Arboledas G. The sleep in children with neurodevelopmental disorders. Medicina (B Aires). 2019;79(Suppl 1):44-50.

Simakajornboon N, Kheirandish-Gozal L, Gozal D. Diagnosis and management of restless legs syndrome in children. Sleep Med Rev. 2009;13(2):149-56.

Stepanova I, Nevsimalova S, Hanusova J. Rhythmic movement disorder in sleep persisting into childhood and adulthood. Sleep. 2005;28(7):851-7.

Tomas Vila M, Miralles Torres A, Beseler Soto B. Versión española del Pediatric Sleep Questionnaire. Un instrumento útil en la investigación de los trastornos del sueño en la infancia. Análisis de su fiabilidad [Spanish version of the Pediatric Sleep Questionnaire (PSQ). A useful instrument in investigation of sleep disturbances in childhood. Reliability analysis]. An Pediatr (Barc). 2007 Feb;66(2):121-8.

Van der Heijden KB, Smits MG, Van Someren EJ, Ridderinkhof KR, Gunning WB. Effect of melatonin on sleep, behavior, and cognition in ADHD and chronic sleep-onset insomnia. J Am Acad Child Adolesc Psychiatry. 2007;46(2):233-41.

Weiss MD, Wasdell MB, Bomben MM, Rea KJ, Freeman RD. Sleep hygiene and melatonin treatment for children and adolescents with ADHD and initial insomnia. J Am Acad Child Adolesc Psychiatry. 2006;45(5):512-9.

Trastornos psicosomáticos

32

M. Real López y C. Ramos Vidal

OBJETIVOS

- Definir el término *psicosomático* y todas sus acepciones.
- Conocer factores psicológicos asociados al proceso de enfermedad.
- Identificar factores que pueden interferir en el cumplimiento terapéutico.
- Relacionar factores que actúen como predisponentes, desencadenantes o mantenedores de los síntomas somáticos.
- Clasificar los síntomas y establecer diagnósticos según las clasificaciones más recientes.
- Establecer diagnóstico diferencial y plan terapéutico para el abordaje de los casos.

INTRODUCCIÓN

Cuando intentamos aproximarnos al término *psicosomático*, los mismos profesionales podemos albergar dudas respecto a su definición. En este capítulo vamos a abordar a distintos grupos de pacientes en los que mente y cuerpo mantienen una estrecha interrelación, pero el origen y abordaje del sufrimiento va a tener diferentes connotaciones y, por tanto, distintos abordajes y formas de entender la patología.

La práctica de la medicina psicosomática se ha modificado desde sus orígenes y, en su día a día, engloba a distintos grupos de pacientes: aquellos en los que coexisten una enfermedad médica y una psiquiátrica, otros cuya patología psiquiátrica tiene una enfermedad médica o su tratamiento como agente causal, y aquellos que padecen trastornos somatomorfos o funcionales. Es principalmente a esta última acepción a la que solemos referirnos cuando coloquialmente se habla de *psicosomática*, pero no se debe perder de vista la idea más general que abarca el término de *enfermedad psicosomática*.

> **!** Resulta primordial, para el psiquiatra que trabaje en contacto con la enfermedad médica, entender que no será posible realizar un abordaje del paciente concreto sin entender su forma subjetiva de enfrentarse a su afección. Más allá de los diagnósticos, desde los más leves a los más nefastos, cada individuo va a vivir una experiencia propia e individual, con distinta carga emocional y diferente forma de actuar.

Estos aspectos, relacionados con el proceso de enfermar, suelen ser abordados desde la psiquiatría de enlace que trabaja por proximidad con muchas otras especialidades médicas. La atención clínica, en la actualidad, se presta en diferentes entornos sanitarios, y tiene a su alcance un conjunto de herramientas para el diagnóstico cada vez más amplio. La investigación ha permitido una mayor comprensión de la relación entre las enfermedades médicas crónicas y los trastornos psiquiátricos que pueden cursar de modo concomitante.

El fenómeno de la somatización, por su parte, podría entenderse como un modo de enfermar justo en la dirección opuesta, cuando el sufrimiento emocional lleva al paciente a experimentar síntomas físicos para los que no existen explicaciones o hallazgos que los justifiquen. Estos síntomas, también llamados funcionales, somatomorfos o psicógenos son muy frecuentes en la población general, pero aún más en la infancia debido a su inmadurez cognitiva y a la menor capacidad para elaborar explicaciones sobre su malestar emocional.

Es por ello por lo que los síntomas funcionales son una causa de consulta frecuente en pediatría y, cuando adquieren entidad suficiente, motivo para ser derivados para una intervención psicológica o psiquiátrica.

RESPUESTA ANTE LA ENFERMEDAD

El hecho de enfermar supone un estrés para la persona y para su entorno, con una serie de **respuestas emocionales, psicológicas y conductuales** que difieren en cada individuo, atendiendo a variables propias.

Entre estas variables personales destacan las estrategias de defensa, los mecanismos de afrontamiento y los rasgos de personalidad. Todo ello va a condicionar respuestas más o menos adaptativas a la enfermedad o psicopatología.

No hay una respuesta correcta o incorrecta a la hora de afrontar una enfermedad, las estrategias pueden ser más o menos adaptativas, atendiendo al entorno del paciente, su percepción del proceso de enfermar o, incluso, el estado evolutivo de la propia patología. Así, podría darse una actitud de optimismo ante un diagnóstico grave en función de si la enfermedad es o no tratable; este optimismo puede llegar a ser muy difícil de manejar para la elección de tratamiento o para la familia del paciente (que pueden tener una visión más realista o pesimista del pronóstico). Por otro lado, podría aparecer una actitud derrotista si la patología es tratable y el enfermo no es capaz de ponderar los riesgos y beneficios del tratamiento que se le ofrece.

Más allá de la propia enfermedad, todo lo asociado al **cuidado médico u hospitalario** puede resultar estresante, ya que es un entorno muchas veces ligado a experiencias dolorosas, incluso pérdidas y recuerdos personales o familiares desagradables. La hospitalización, además, rompe con el entorno habitual (amigos, familia, rutinas, etc.) y lo sustituye por encuadres asépticos, reglados y despersonalizados. El paciente y la familia deben lidiar con personas y procesos desconocidos que generan miedo e incertidumbre.

Es habitual también la **pérdida de intimidad**, la exposición del cuerpo ante varios extraños (médicos distintos, enfermeras, estudiantes, etc.), el relato de aspectos de la vida que se consideran privados y pueden producir pudor, sometimiento a pruebas invasivas y en ocasiones dolorosas y, todo ello, en aras de una supuesta mejoría que en ocasiones tarda en llegar o no es completa.

También, en las hospitalizaciones, por motivos médicos es frecuente el **mal descanso nocturno** debido a la enfermedad y sus síntomas o al propio entorno hospitalario con sus horarios y rutinas poco favorecedoras del descanso mantenido.

Si la patología, además, es un **proceso doloroso** en sí mismo, el paciente puede experimentar una importante pérdida de calidad de vida. Un buen control de este síntoma favorece, muchas veces, una mejor actitud general del paciente.

En los adultos y aún más en los niños, el proceso de enfermedad es algo ajeno y que se vive con distancia y con cierta sensación de invulnerabilidad hasta que sucede. Adaptarse a un nuevo *yo enfermo* difiere si la enfermedad es un **proceso agudo o crónico**, con posibilidad de restablecimiento completo o con la probabilidad de secuelas.

Una enfermedad crónica va a modificar la visión de uno mismo de forma permanente y va a requerir, en mayor o menor medida, de un proceso de cambio y adaptación.

Si la patología además implica un **riesgo vital** inmediato o a medio plazo, el paciente puede enfrentarse a gran angustia y a la toma de decisiones complejas (para el paciente y para la familia), y a la vivencia de emociones y sentimientos de gran intensidad.

En el caso de los niños y adolescentes, **la edad y momento evolutivo** del paciente y la capacidad de entender los conceptos de muerte o enfermedad van a ser también determinantes a la hora del proceso de adaptación y las respuestas emocionales al mismo.

El concepto de enfermedad está influido por todos estos factores, por los mecanismos de afrontamiento individuales (y familiares) y por los tipos de personalidad tanto del paciente como de los cuidadores.

Con todo ello, se pueden encontrar pacientes que vivan la enfermedad como un desafío, como un enemigo a batir o como un castigo, y también como una debilidad que hay que esconder, una pérdida irreparable o, incluso, como un valor o algo que da sentido a la vida y se convierte en el eje del día a día del paciente.

> **!** De entre todos los mecanismos de defensa que las personas despliegan para adaptarse a la amenaza psicológica que supone una enfermedad, probablemente **la negación** sea el que más interfiera en los tratamientos y es, por lo tanto, el motivo más habitual por el que puede requerirse una intervención del psiquiatra. Se describe como el rechazo, consciente o inconsciente, ante un acontecimiento para evitar el miedo, la ansiedad u otros efectos desagradables.

Aunque la negación de la enfermedad o sus consecuencias puede formar parte del proceso de adaptación a la misma, si esta negación interfiere en el tratamiento y en la evolución inmediata o en su empeoramiento, puede ser motivo de preocupación para los médicos que atienden al paciente o para sus familiares.

Cuando la negación está presente y se evalúa como desadaptativa, las intervenciones deberían dirigirse hacia las emociones subyacentes. Debería evitarse la confrontación directa, porque resultan más eficaces la empatía y no juzgar. En ocasiones, es necesario disminuir la intensidad de las emociones negativas y la angustia mediante intervenciones farmacológicas, ya que evitar ese malestar puede ser la función de la negación.

En estos casos, es necesario tener en cuenta las relaciones interpersonales que estén influyendo en esta respuesta desadaptativa: algunos familiares, amigos, comunidades religiosas o, incluso, médicos u otros cuidadores.

Las **respuestas emocionales** más intensas ante las enfermedades médicas pueden ser comprensibles, en muchas ocasiones, con suficiente información sobre el entorno, creencias o estilos de afrontamiento del paciente, y dicho conocimiento puede favorecer las alianzas terapéuticas útiles para el paciente, sin rupturas con la familia o con los propios médicos.

> Las reacciones iniciales de ira, miedo, ansiedad, tristeza o incluso culpa o vergüenza pueden ser experimentadas, en mayor o menor medida, aisladas o combinadas entre ellas, en las diferentes fases de la enfermedad, y deben ser abordadas con empatía, permitiendo su expresión e intentando que interfirieran lo menos posible en el tratamiento médico necesario.

Estas emociones llevarán a los pacientes a presentar una **respuesta conductual**, a veces adaptativa y, a veces, desadaptativa. Entre las respuestas adaptativas, estarían la búsqueda de apoyo (familiares, conocidos o grupos de apoyo formados por pacientes), las conductas altruistas (voluntariado, unirse a grupos para compartir experiencias, actos solidarios), reorganización de las prioridades vitales, estudiar e informarse sobre la propia enfermedad (la información ayuda a calmar miedos). Las respuestas desadaptativas suelen llevar al incumplimiento terapéutico o a la solicitud de alta voluntaria, y pueden obedecer a factores identificables que también se pueden abordar en el marco de una intervención:

miedo al estigma, impotencia ante la pérdida de autonomía, ira muy intensa hacia la enfermedad o hacia el médico que la diagnosticó, etcétera.

Otro factor que puede influir en el incumplimiento terapéutico es la existencia de un trastorno psiquiátrico, habitualmente ligado a trastornos afectivos, trastornos psicóticos, trastornos por consumo de sustancias o trastornos cognitivos.

Las intervenciones dirigidas a **mejorar la adherencia al tratamiento** deberían tener en cuenta todas estas reflexiones previas:

- Explorar el incumplimiento sin juzgar los motivos.
- Asegurarse de que el paciente está correctamente informado.
- Descartar déficits cognitivos.
- Diagnosticar y tratar trastornos psiquiátricos comórbidos.
- Identificar factores culturales.
- Evitar confrontación directa.
- Involucrar a los miembros de la familia en el plan terapéutico.
- Explorar todos los factores psicosociales que pueden influir (económicos, geográficos, falta de apoyos cercanos, etcétera).

 El proceso de adaptación a la enfermedad es individual, hay que explorar factores psicológicos, ambientales, emocionales y conductuales en cada paciente. El objetivo final es construir una alianza terapéutica útil para el abordaje del paciente.

TRASTORNOS POR SOMATIZACIÓN

A diferencia de la mayoría de las enfermedades psiquiátricas, en los trastornos por somatización, las quejas y síntomas del paciente son de tipo físico. Es por este motivo por lo que los pacientes suelen acudir a las consultas de psiquiatría tras un peregrinaje más o menos largo por las de otros facultativos.

Tampoco es extraño que, llegados a ese punto, en el entorno del paciente se hayan generado distintas reacciones, desde la preocupación desmesurada hasta cierto cansancio hacia la perseverancia del síntoma, dado que todas las pruebas realizadas habrán sido anodinas y sin arrojar ningún tipo de luz a lo que sucede.

En el mejor de los casos, la información aportada a pacientes y cuidadores habrá sido tranquilizadora, pero, dependiendo de la intensidad e interferencia del síntoma, el nivel de preocupación es posible que en lugar de haber disminuido, haya aumentado.

! El término **somatización** se utiliza para describir la tendencia de determinados pacientes a describir síntomas físicos ante la presencia de problemas psicológicos o interpersonales, sin poder atribuir estos síntomas a una patología médica o ser desproporcionados con respecto a ella. Se ha descrito un componente de **amplificación somatosensorial**, es decir, la tendencia a experimentar sensaciones físicas de una forma intensa, nociva o perturbadora.

Este fenómeno de amplificación consta de tres elementos:

- Hipervigilancia a las sensaciones corporales.
- Predisposición para seleccionar y centrarse en sensaciones leves o infrecuentes.
- Una reacción con cogniciones y afectos que las intensifican.

Un ejemplo simple y gráfico de este fenómeno sería la percepción de malestar abdominal: ante fenómenos cotidianos que pueden aumentar el peristaltismo, como las propias comidas, el paciente se centra en la percepción de los movimientos intestinales y ruidos, y la propia ansiedad que le generan, activa las preocupaciones y distorsiones cognitivas, le lleva a creer que tiene algún tipo de enfermedad grave.

Los síntomas somáticos son un motivo de consulta muy frecuente entre la población infantojuvenil, entre la que se estima un porcentaje del 10 % de los pacientes que acuden a las consultas pediátricas. En los servicios de salud mental infantojuvenil hasta el 5 % de pacientes acuden por este motivo.

Los estudios demuestran que el 2-10 % de los niños y adolescentes presentan dolores y quejas físicas recurrentes. Los síntomas somáticos funcionales son muchísimo más frecuentes y en algunas muestras llegan hasta el 50 % en las últimas 2 semanas en niños en edad escolar y adolescente. Los síntomas más frecuentes en la población pediátrica varían también en función del rango de edad. En edades más tempranas, son frecuentes los dolores abdominales, y más adelante y en la adolescencia, las quejas más habituales son de cefalea, cansancio e insomnio.

También existen diferencias por sexo: son más frecuentes, sobre todo a partir de la pubertad, en el sexo femenino.

Con respecto a los trastornos somatomorfos, es difícil establecer la incidencia en población infantojuvenil, ya que los criterios diagnósticos de las principales clasificaciones establecen los criterios para población adulta, y es habitual que los menores no cumplan los ítems referidos a la duración del trastorno.

 La somatización se convierte en clínicamente significativa cuando lleva asociada una disfunción para el paciente en cualquiera de los ámbitos de su vida, además de resultar un problema que puede llevar asociada una importante **yatrogenia**.

La persistencia de estos síntomas puede llevar a presentar un malestar psicológico intenso y acabar desarrollando, a la vez, cuadros afectivos o ansiosos.

Clasificación

En la actualidad, los trastornos somatomorfos se clasifican en función de los dos manuales diagnósticos de uso más extendido, el Manual Diagnóstico y Estadístico de los Trastornos Mentales, 5ª edición (DSM-5), y la Clasificación Internacional de Enfermedades, 11ª edición (CIE-11).

Este tipo de trastornos fueron clasificados por primera vez dentro de los trastornos mentales en el DSM-III. Este grupo permaneció, con muy ligeras modificaciones, en el DSM-IV, en el DSM-IV-TR y en la CIE-10. Ha sido en las versiones más actuales de estos manuales en las que se aprecian mayores cambios en las definiciones, clasificaciones y criterios diagnósticos.

El **DSM-5**, en su apartado «Trastorno de síntomas somáticos y trastornos relacionados», incluye:

- Trastorno de síntomas somáticos.
- Trastorno de ansiedad por enfermedad.
- Trastorno de conversión (trastorno de síntomas neurológicos funcionales).
- Factores psicológicos que influyen en otras afecciones médicas.
- Trastorno facticio.

Las principales diferencias entre el actual DSM-5 y en la cuarta edición revisada del manual (DSM-IV-TR) son que en la versión más actual se ha excluido el *trastorno dismórfico corporal* (que se incluye ahora en el *trastorno obsesivo-compulsivo y trastornos relacionados*), y que se ha añadido el *trastorno facticio* (que previamente estaba en una categoría propia junto a la *simulación*).

La **CIE-11**, por su parte, clasifica estas patologías en el apartado «Trastornos de distrés corporal o de la experiencia corporal» y las divide según su nivel de gravedad. Ha creado otro apartado diferente para el *trastorno disociativo con síntomas neurológicos* y también ha excluido el *trastorno facticio*.

La versión anterior de la clasificación, la CIE-10, contemplaba, dentro del apartado de «Trastornos somatomorfos» tanto los trastornos por somatización como el trastorno hipocondríaco. También excluí, de este apartado los *trastornos disociativos de conversión*.

La CIE-10 también incluía el diagnóstico de neurastenia (actualmente síndrome de fatiga crónica), que en la CIE-11 se clasifica en la categoría de *síndrome de fatiga posviral* en la sección «Otros trastornos del sistema nervioso».

En la siguiente tabla, se puede ver la equivalencia entre diagnósticos de ambas clasificaciones y observar cómo el DSM-5 los agrupa en un mismo apartado y la CIE-11 los clasifica en apartados distintos (**Tabla 32-1**).

Tabla 32-1. Equivalencia entre diagnósticos de la Clasificación Internacional de Enfermedades, 11ª edición (CIE-11), y el Manual Diagnóstico y Estadístico de Trastornos Mentales, 5ª edición (DSM-5)

Diagnósticos CIE-11	Diagnósticos DSM-5
Trastorno de distrés corporal	Trastorno de síntomas somáticos
Excluido de esta categoría	Trastorno de ansiedad por enfermedad
Trastorno disociativo con síntomas neurológicos, excluido de esta categoría e incluido en los trastornos disociativos	Trastorno de conversión (trastorno de síntomas neurológicos funcionales)
Excluido de esta categoría e incluido en los trastornos mentales, del comportamiento y del desarrollo	Trastorno facticio
Excluido de esta categoría	Trastornos psicológicos que influyen en otras enfermedades médicas

Etiopatogenia

A lo largo de la historia, múltiples autores han hipotetizado sobre la etiología del fenómeno de somatización desde diversos enfoques y teorías, pasando por las psicodinámicas, psicofisiológicas y socioculturales. Esta variedad nos pone sobre la mesa la complejidad explicativa de estas patologías.

Desde la perspectiva biológica, se han considerado las tres vías neurofisiológicas (neurovegetativa, neuroendocrina y corticoespinal) relacionadas usualmente con la génesis de estos trastornos. Los síntomas somáticos funcionales podrían atribuirse a diferencias funcionales del eje hipotálamo-hipófiso-adrenal, desequilibrios en los tonos vagal y simpático, irregularidades de la función inmunológica, elevada excitación autonómica y alteraciones de los sistemas de activación corticofrontal y límbica.

> !
> - Para entender la fisiopatología de estos síntomas, la teoría neurobiológica del estrés aporta luz sobre la base somática del cuadro al incidir en la relación entre los estresores psicológicos y la activación del sistema nervioso autónomo, que provocaría una activación general, tensión muscular, hiperventilación, cambios vasculares y alteraciones del sueño, entre otras respuestas corporales.
> - En este punto entrarían en acción los mecanismos psicológicos del individuo (factores de percepción, creencias, estado de ánimo, factores de personalidad) y los mecanismos interpersonales (refuerzos o estresores).

No se ha establecido la explicación causal definitiva para la mayoría de los trastornos de síntomas somáticos, pero desde el modelo explicativo biopsicosocial se contempla factores que se asocian a su desarrollo y mantenimiento.

En cuanto a los **factores predisponentes** descritos, se han identificado los siguientes:

- Algunos problemas físicos y tratamientos médicos (como dolores abdominales recurrentes tras padecer un cuadro de abdomen agudo).
- La pubertad temprana en el género femenino.
- Somatización de los padres, enfermedad orgánica en una persona cercana, psicopatología en miembros cercanos a la familia.
- Cuadros ansiosos o afectivos.
- Personalidad sensible con tendencia a fenómenos internalizantes.
- Base genética: el trastorno psicosomático aparece en el 10-20 % de los familiares de primer grado, y tiene una mayor tasa de concordancia en los estudios de gemelos monocigóticos.
- Experiencias emocionales negativas en la infancia: traumas, abusos, conflictos intrafamiliares.

Respecto a **factores desencadenantes**, algunos pueden coincidir con los predisponentes:

- Enfermedades médicas.
- Comorbilidad con cuadros ansiosos o depresivos.

- Estresores psicosociales: hay que tener en cuenta que muchas familias reaccionan al trauma negando su impacto, y esta evitación inconsciente prepara el escenario para que el conflicto se exprese en forma de síntomas físicos.

Los **factores mantenedores** de estas patologías, que se encuentran con frecuencia son los siguientes:

- El estrés sobre el eje hipotálamo-hipófiso-adrenal puede contribuir a la experiencia de síntomas conversivos.
- La comorbilidad ansiosa y depresiva que no mejora o no se interviene.
- Fenómenos de evitación.
- El rol de enfermedad que se desarrolle con posibilidad de ganancias secundarias que perpetúen el cuadro.
- Opiniones médicas enfrentadas con distintos abordajes o enfrentamiento entre el médico y la opinión de los familiares.
- Factores socioculturales: el estigma asociado a la enfermedad psiquiátrica puede propiciar mayor tendencia a la somatización, dado que la enfermedad física puede ser mejor aceptada y explicada.

 Es importante, a la hora de valorar la posibilidad de un trastorno por somatización, la búsqueda e identificación de aspectos psicológicos que estén influyendo en la génesis o mantenimiento del problema. Esto permite individualizar el abordaje.

Clínica

Tal y como se ha expuesto previamente, los criterios diagnósticos en las principales clasificaciones están diseñados para la población adulta. Justo en el caso de los trastornos por somatización la forma de presentación está muy influenciada por el momento evolutivo del paciente, por lo que la población infantojuvenil presenta síntomas diferentes o más frecuentes que los adultos.

Durante la primera infancia, el malestar se exterioriza mediante las funciones básicas: alimentación y sueño. Por ello, entre los 0 y 12 meses de edad, los síntomas más frecuentes están en relación con la alimentación (cólicos, regurgitaciones, vómitos, anorexia) y el sueño (insomnio). La afectación dermatológica con aparición de dermatitis atópica también es frecuente en esta etapa.

En la etapa escolar, las manifestaciones afectan a diversos órganos y se presentan síntomas digestivos (enuresis, encopresis, estreñimiento), cuadros dolorosos (dolor abdominal, dolor articular, etc.) y síntomas neurológicos (cefaleas, mareos, desmayos, alteración de la marcha, seudocrisis epilépticas).

En la adolescencia, la sintomatología es más polimorfa, aparecen síntomas relacionados con la alimentación (anorexia y bulimia, abdominalgias, úlcera), neurovegetativos (taquicardias, sudoración, palidez, sensación de ahogo), neurológicos (cefaleas, mareos, desvanecimientos, seudocrisis epilépticas), trastornos del sueño (insomnio), etcétera.

El diagnóstico de un síntoma como psicosomático es complejo de inicio, aunque puede ayudar si se encuentran acontecimientos vitales que guarden relación temporal con la clínica. Aun así, este diagnóstico es arriesgado por varias razones:

- Podría haber una enfermedad física, que aún no se haya manifestado y el diagnóstico psiquiátrico puede finalizar prematuramente los procedimientos diagnósticos.
- Podría haber una enfermedad de base cuyo conocimiento sea aún insuficiente.
- Podría haber un problema orgánico que esté siendo exacerbado por aspectos psicológicos.

No ha de perderse de vista nunca la necesidad de realizar un cribado orgánico inicial completo y adecuado, que debería repetirse en el caso de una evolución tórpida o de nueva información que nos lleve a dudar del origen del cuadro.

Los **síntomas somáticos** más frecuentes en la infancia y adolescencia son el dolor abdominal y las cefaleas, que presentan ciertas características habituales que pueden ayudar a diferenciarlas de las de origen orgánico.

- El **dolor abdominal** funcional suele describirse como intenso, de localización difusa o periumbilical y con tendencia a tener mejorías y empeoramientos a lo largo del día. Suele mejorar de cara a la noche y no acostumbra a despertar al paciente una vez dormido. El hábito intestinal suele ser normal.
- Las **cefaleas** suelen describirse como tensionales, frontales, normalmente bilaterales y pueden ir a asociadas a mareos u otros síntomas inespecíficos. Pueden coexistir cefaleas de características psicosomáticas con otras de tipo migrañoso en el mismo paciente.
- Si se sospecha que el cuadro es de tipo psicosomático, debe explorarse la relación temporal entre los síntomas y los posibles factores desencadenantes: períodos vacacionales, de exámenes, cambios familiares, etcétera.
- En cuanto a los **síntomas de tipo neurológico**, como ya se ha apuntado, pueden ser muy variados. Clásicamente, se conocían como síntomas conversivos. Se asemejan a una disfunción neurológica y su duración puede ser muy variable. En la población infantil, a diferencia de los adultos, no se suele describir la *belle indifférence* (aparente despreocupación del síntoma y su gravedad, y escasa implicación emocional en todo lo que conlleva).

La edad de inicio para estos síntomas suele ser entre los 10 y los 14 años, y hay predominio en las chicas. Lo habitual es que se presente más de un síntoma al mismo tiempo. Los síntomas neurológicos más frecuentes son:
  - Seudocrisis epilépticas: cambio brusco en el comportamiento, movimiento y/o nivel de conciencia que asemeja una crisis epiléptica, pero que está generada por mecanismos psicológicos. Pueden coexistir con crisis epilépticas en algunos pacientes, pero en las seudocrisis no hay descarga eléctrica cerebral anómala que correlacione con los síntomas.
  - Alteraciones del movimiento: temblores, distonías, ataxia, etcétera.
  - Debilidad funcional o parálisis de alguno de los miembros o grupo muscular, sin pérdida de reflejos acompañante.
  - Alteraciones de los sentidos: problemas de visión o audición, anestesia, parestesia, etcétera.
  - Problemas de emisión del habla o de la deglución.

Los síntomas somáticos pueden interferir con la vida del paciente y llegar a ser muy limitantes. Es frecuente la asociación entre el trastorno psicosomático y la ansiedad y depresión. Esta comorbilidad afecta al 30-50 % de los niños con síntomas somáticos funcionales. Los niños con trastorno de ansiedad y quejas somáticas presentan un cuadro de ansiedad más grave, con mayor deterioro funcional y mayor absentismo escolar. Cuando mejora el trastorno de ansiedad, suelen disminuir las quejas somáticas. También puede asociarse a trastornos comportamentales, de personalidad, al abuso de sustancias y a la conducta suicida.

Principales diagnósticos

Se realizará un repaso de los criterios diagnósticos de los principales trastornos, utilizando como base la clasificación DSM-5, aunque se señalará su equivalencia en la CIE-11 y CIE -10 por estar todavía en uso.

Trastorno de síntomas somáticos

Los pacientes con este trastorno presentan uno o más síntomas somáticos que causan malestar o problemas significativos en la vida diaria, y preocupaciones persistentes o que producen ansiedad relacionados con estos síntomas. Dentro de este diagnóstico, se puede especificar si el síntoma predominante es el dolor, el nivel de gravedad y si el cuadro es persistente (dura más de 6 meses; aunque el síntoma no esté presente de forma continuada, sí lo está la preocupación). La creencia de que el síntoma corresponde con una enfermedad que no se ha detectado se mantiene a pesar de que todas las pruebas médicas realizadas arrojen resultados normales. La evolución de este trastorno suele ser episódica y cronológicamente coincidir los episodios con reagudizaciones de los estresores ambientales.

Trastorno de ansiedad por enfermedad

Los pacientes están muy preocupados por padecer una enfermedad o por la posibilidad de enfermar. Los síntomas de dicha enfermedad no están presentes o son muy leves y producen un nivel de preocupación o ansiedad desproporcionado. Esta preocupación hace que el paciente realice comprobaciones o evite situaciones específicas. El criterio temporal que, en muchas ocasiones, no cumplen los menores es que debe mantenerse al menos 6 meses. Los temores, en ocasiones, se refieren a la creencia de padecer una enfermedad en concreto (el cáncer suele ser un temor bastante habitual).

Trastorno de conversión (Trastorno de síntomas neurológicos funcionales)

(En la CIE-10 y en la CIE-11 está incluido en la categoría de *trastornos disociativos*).

Uno o más síntomas de pérdida, parcial o completa, o alteración de la función motora o sensitiva, o presencia de seudoconvulsiones. Los hallazgos clínicos aportan pruebas de la incompatibilidad del síntoma y afecciones médicas reconocidas. Se puede especificar según el tipo de síntoma y se puede también apuntar a si la duración es aguda o persistente y si se detecta el factor psicológico desencadenante. Hay que tener en cuenta que los pacientes diagnosticados de trastorno de conversión pueden tener asociados diagnósticos médicos en ocasiones de tipo neurológico, por lo que el diagnóstico y abordaje pueden estar dificultados.

Trastorno facticio

El paciente falsifica signos o síntomas físicos o psicológicos, o se induce lesión o enfermedad mediante un engaño identificado. El paciente se presenta frente a los demás como enfermo. Este comportamiento es evidente, incluso en ausencia de recompensa externa obvia. Este trastorno puede diagnosticarse aplicado a otro, es decir, se fingen los síntomas en otra persona. El diagnóstico no se le aplica en este caso a la víctima, sino al autor del engaño. A la víctima, en estos casos, se le puede hacer el diagnóstico de maltrato.

Síndrome de fatiga crónica o neurastenia

En el DSM-5 quedaría englobado en el *trastorno de síntomas somáticos*; en la CIE-11, *síndrome de fatiga posviral* o *trastorno de distrés corporal*.

El paciente presenta fatiga crónica que aumenta con esfuerzos de escasa entidad o con tensión emocional, que no mejora con reposo y produce interferencia con la vida diaria. Puede asociar otra, quejas somáticas más difusas y quejas cognitivas.

Factores psicológicos que influyen en otras afecciones médicas

Esta categoría, incluida en el DSM-5, se refiere a factores de tipo psicológico o conductual que afectan negativamente a una afección médica (conocida, contrastada y no de origen mental) o síntoma. Estos factores han influido en el curso de la enfermedad, poniéndose de manifiesto por una asociación temporal estrecha. Estos factores pueden influir interfiriendo en el tratamiento (por ejemplo, el incumplimiento) o constituyendo otros riesgos, porque precipitan o empeoran los síntomas (ignoran señales de alarma, ansiedad que agrava el problema, visitas reiteradas a urgencias, etcétera).

Nos detendremos con más atención en este diagnóstico por la multitud de enfermedades médicas que pueden verse influenciadas y cuyo curso o pronóstico puede verse influido, tanto positiva como negativamente, si no se tienen en cuenta los factores psicológicos implicados.

Ya se ha citado previamente la teoría neurobiológica del estrés como explicación de múltiples cambios en el organismo que son vehiculizados a través de neurotransmisores, hormonas y mediante el sistema inmunitario. Ante la confluencia de factores estresantes vitales, se pueden ver afectados diversos órganos o sistemas al precipitar la aparición de síntomas funcionales y también influir en la patología médica que afecte a dichos órganos. Los más frecuentemente influidos por causas psicológicas son:

- **Sistema gastrointestinal**: tanto en la edad adulta como en la infancia, son muy frecuentes los síntomas funcionales que alteran la normalidad del tránsito o producen molestias y dolores. Además, algunas patologías médicas pueden ver influido su curso y pronóstico: úlcera péptica, colitis ulcerosa, enfermedad de Crohn, etc. Son especialmente sensibles las fases iniciales, ya que se producen los primeros brotes de la enfermedad en edades infantiles o en la adolescencia.

- **Sistema cardiovascular**: menos frecuentes que los anteriores en edades pediátricas, pero con clara influencia de los factores psicológicos (personalidad y manejo del estrés). En edad infantil son poco frecuentes las cardiopatías, excepto las congénitas, pero sí se pueden encontrar los síncopes vasovagales relacionados con la hipotensión, anemias y fenómenos que faciliten la deshidratación.
- **Sistema respiratorio**: la enfermedad respiratoria más frecuente en la infancia es el asma, cuya interrelación con los trastornos de ansiedad es clara, con una retroalimentación entre la patología médica y la psiquiátrica. Los pacientes con asma y ansiedad tienen más tendencia al uso de los fármacos broncodilatadores inhalados que aquellos que no presentan clínica ansiosa. También sus hospitalizaciones son más largas en el caso de padecer ansiedad.
- **Sistema endocrino**: se han estudiado, sobre todo, los síntomas psiquiátricos y psicológicos asociados a las alteraciones de la glándula tiroides y de las glándulas suprarrenales. El inicio súbito de la diabetes *mellitus* está, en ocasiones, asociado al estrés emocional. Los pacientes con diabetes deben mantener un control estricto de la dieta y horarios en relación con su enfermedad médica, pero, cuando sufren ansiedad o depresión, es frecuente que se descompense la enfermedad de base por abandono del cuidado o porque se vea afectado el apetito. Esta reacción es especialmente frecuente en pacientes con diabetes juvenil o tipo 1.
- **Piel**: los diagnósticos más frecuentes que pueden verse influidos por los estresores vitales son la dermatitis atópica, la psoriasis, la hiperhidrosis, la urticaria y algunas formas de prurito.
- **Sistema musculoesquelético**: además de existir relación con las exacerbaciones en este tipo de patologías, se han encontrado asociaciones claras entre diagnósticos psiquiátricos (sobre todo afectivos) y enfermedades médicas. Es el caso de la artritis reumatoide, el lupus eritematoso sistémico, la lumbalgia y la fibromialgia.

EVALUACIÓN

Ante un menor que presente quejas somáticas, la actitud inicial del médico que le atienda, ya sea pediatra, médico general u otro especialista, debe ser la de realizar una anamnesis correcta y lo más extensa posible.

En muchas ocasiones, incluso cuando se sospecha una base psicológica, una correcta atención y exploración puede tranquilizar tanto a los padres como al paciente y hacer que el cuadro se resuelva con prontitud. Ello es factible cuando los estresores o desencadenantes presentes se pueden resolver o son leves o temporales.

Parte de una correcta anamnesis debe ser la búsqueda e identificación de los posibles factores de riesgo, predisponentes, desencadenantes o mantenedores del cuadro. En todo caso, deben evitarse actuaciones terapéuticas o diagnósticas innecesarias y la yatrogenia.

Ya se han repasado previamente las características de los síntomas psicosomáticos más frecuentes y su asociación temporal con los estresores que se pueden identificar.

También es útil considerar los factores estresores inherentes a cada edad para poder explorarlos: los cambios de escolarización, períodos vacacionales, nacimiento de hermanos, etc., y los individuales de cada caso: separaciones, fallecimientos, viajes, pérdida de referentes, etcétera.

> **!** Es necesario tener siempre presente la relación entre la somatización y los antecedentes de maltrato o abuso, que deben explorarse en casos de evolución poco clara o con muchas quejas físicas.

Es importante, mientras se realiza la valoración del caso, ya sea en una única visita o en varias para solicitar pruebas y ver resultados, manejar la ansiedad que tanto los pacientes como los familiares pueden tener ante la posibilidad de una enfermedad médica más o menos grave. En ocasiones, la propia incertidumbre actúa como estresor y factor de mantenimiento del síntoma. Una correcta relación médico-paciente y una información adecuada y suficiente ayudan a manejar el período de mayor duda mientras se espera un estudio o cambios evolutivos.

DIAGNÓSTICO DIFERENCIAL

El diagnóstico diferencial debe incluir tanto enfermedades somáticas que podrían justificar el cuadro y, por lo tanto, requerir de un tratamiento concreto como comorbilidades de tipo psiquiátrico.

Cabe recordar la existencia de enfermedades médicas sistémicas de manifestaciones muy diversas por afectar a distintos órganos y cuyo diagnóstico inicial puede resultar complejo (lupus, linfomas, sarcoidosis, esclerosis múltiple, miastenias, enfermedades reumatológicas, etc.), y que el diagnóstico de algunas de ellas no implica que no existan factores psicológicos asociados a la patología que pueden requerir también de intervención.

Existen diversos trastornos mentales que incluyen síntomas o percepciones físicas entre sus criterios diagnósticos y no por ello deben llevar aparejado un doble diagnóstico:

- Trastorno de angustia.
- Trastorno depresivo.
- Trastornos delirantes.
- Anorexia nerviosa.
- Fobia escolar.
- Mutismo selectivo.

Tampoco hay que perder de vista la posibilidad de que coexista una enfermedad médica y un trastorno por somatización y que la diferencia entre los síntomas de uno u otro sea en ocasiones muy compleja (por ejemplo, un paciente con epilepsia que presente tanto crisis convulsivas como seudocrisis).

Cuando hay una comorbilidad entre trastorno por somatización y otras patologías psiquiátricas —las más habituales, cuadros ansiosos y afectivos—, es necesario abordar el tratamiento de ambos, puesto que la mejoría de uno suele suponer también la del otro trastorno. Y, al contrario, el mantenimiento de clínica no tratada de tipo ansioso o afectivo actúa como factor mantenedor de los trastornos de tipo somatomorfo. De hecho, la recurrencia de la clínica psicosomática en menores suele estar ligada a una comorbilidad no tratada.

Otros factores asociados a una mala evolución del cuadro somatomorfo son la realización de numerosas pruebas o intervenciones terapéuticas no útiles y la falta de aceptación del origen psicógeno por parte del paciente o de la familia. Ello suele conllevar la visita a múltiples especialistas en búsqueda de la deseada mejoría que no llega.

El pronóstico mejora si los períodos de síntomas son breves antes de llegar al diagnóstico correcto.

La actitud de los progenitores hacia el diagnóstico y hacia las pautas que se les indiquen resulta fundamental. Hay que supervisar la posibilidad de ganancias secundarias a nivel familiar, social o educativo que pueden contribuir a reforzar el rol de enfermedad y condicionar la evolución.

Por todo ello, el papel del pediatra, como primer especialista que va a atender este tipo de casos, es fundamental. Resulta inestimable la utilidad de una adecuada recogida de información y la detección de situaciones en las que es necesaria una derivación a los especialistas en salud mental:

- Con intención diagnóstica cuando no está clara la importancia de los factores psicológicos en el cuadro.
- Cuando se detecta comorbilidad psiquiátrica.
- Cuando el niño no responde al tratamiento pediátrico habitual.
- Cuando se detectan problemas psicosociales graves que afectan a la resolución de los síntomas y requieren intervención.

 Una correcta anamnesis debe recoger información que permita descartar patología médica y detectar comorbilidad psiquiátrica, ya que ambos factores van a condicionar la evolución del cuadro psicosomático.

TRATAMIENTO

Es posible que tan solo con un abordaje tranquilo, minucioso y devolviendo información de forma adecuada a la familia muchos casos se orienten rápidamente hacia una mejoría. Cuando esto no sucede, es posible que nos vayamos a enfrentar al abordaje de la comorbilidad psiquiátrica o problemática psicosocial debido al nivel de interferencia que provocan los síntomas objeto de la consulta. La derivación a profesionales de la salud mental tiene por objeto también proteger al paciente y a la familia de un periplo infructuoso de consultas y pruebas médicas e incluso de tratamientos innecesarios o perjudiciales.

Al inicio del tratamiento es necesario un **trabajo psicoeducativo con la familia y con el paciente** para que todos entiendan la naturaleza psicosomática del síntoma y comprendan que, en la formulación del caso y en la propuesta de tratamiento, se van a abordar aspectos relativos a la realidad biopsicosocial del individuo, aunque es muy posible que ese no fuese el objetivo con el que acudieron a consulta. Por eso es habitual encontrar de entrada algunas resistencias no solo por parte del paciente.

 Los objetivos clave de la intervención psicoeducativa van encaminados a entender los siguientes elementos:
- El síntoma es real y no está provocado a propósito por el paciente.
- No existe una enfermedad médica que origine los síntomas (o al menos no justifica su intensidad).
- Existe un estresor psicológico.
- Si son necesarias, se seguirán realizando pruebas médicas.
- Si es preciso, se puede combinar la intervención médica y la psicológica.
- Es necesario realizar una explicación de los síntomas desde el marco de la terapia cognitivo-conductual (que ha demostrado eficacia en la mejoría de los síntomas psicosomáticos).

A partir de ese momento, es necesario establecer un **plan de intervención individualizado**, con metas realistas y encaminadas a la recuperación funcional y, si es viable, a la disminución o desaparición del síntoma (pero este no es el propósito prioritario inicial).

En determinados síntomas relacionados con el dolor y con la limitación de la movilidad, la recuperación funcional puede requerir de una intervención de rehabilitación física junto con la psicoterapéutica. Se pueden utilizar programas de refuerzos positivos para los logros conseguidos.

En los casos en los que el paciente ha dejado de asistir al centro educativo, es preciso coordinarse con el equipo docente para organizar una incorporación progresiva del alumno que le permita ir recuperando la normalidad y le evite las ganancias secundarias y el riesgo de cronificación del trastorno.

Los casos en los que la limitación funcional es muy intensa, pueden requerir de un ingreso hospitalario. Una parte muy importante de esta intervención pasa por separar al paciente de sus cuidadores, que pueden estar reforzando el rol de enfermedad y dificultando los avances en la recuperación.

En cuanto a las **intervenciones psicoterapéuticas**, los abordajes que han demostrado efectividad en los trastornos somatomorfos son la terapia familiar y la terapia cognitivo-conductual.

En el caso de que existan conflictos intrafamiliares (entre hermanos, de pareja, padres-hijos, etc.), los síntomas pueden haberse convertido en una forma de comunicar el malestar, por lo que para que desaparezcan es probable que se tengan que abordar estas dificultades previamente. La **terapia familiar** ha demostrado mejoras relacionadas con la disminución de los síntomas, de la recurrencia y de las recaídas. La intervención va encaminada a que se puedan entender y manejar los síntomas de forma más eficaz, evitando que se refuercen las conductas de enfermedad y enseñando estrategias de afrontamiento de los problemas más efectivas.

 Los estudios demuestran que la **terapia cognitivo-conductual** es una intervención eficaz en niños con síntomas físicos, independientemente de que su origen sea médico o funcional. Por este motivo, se trata del abordaje fundamental en el caso de síntomas de tipo psicosomático.

Es preciso que se inicie mejorando los hábitos de vida saludable para promover el bienestar general (higiene del sueño, alimentación saludable, horarios regulares, etc.) y para que el niño aprenda que hay cuestiones que sí puede modificar y controlar. Asimismo, es necesario incidir en la activación conductual que le permita, poco a poco, la reincorporación a actividades cotidianas.

También es esencial realizar psicoeducación emocional para que el menor aprenda a identificar emociones negativas y estrategias de afrontamiento y resolución efectivas, técnicas de relajación para poder gestionar el malestar, estrategias de distracción y autoinstrucciones.

En cuanto a la **farmacoterapia**, es preciso señalar que no existe ningún tratamiento que esté especialmente indicado para los síntomas psicosomáticos. El abordaje farmacológico está dirigido a abordar la comorbilidad, principalmente orientado a la ansiedad, los cuadros afectivos o el insomnio.

Los fármacos más utilizados, por tanto, son los inhibidores selectivos de la recaptación de serotonina (ISRS) y las benzodiazepinas o hipnóticos.

> **!** Debido a las indicaciones aprobadas por las agencias de medicamentos, los fármacos seleccionados serán la fluoxetina, escitalopram, sertralina o fluvoxamina, según la edad del paciente y el tipo de comorbilidad.

Según la Administración de Alimentos y Medicamentos de Estados Unidos (FDA), la fluoxetina está indicada para el tratamiento del trastorno depresivo mayor (TDM) a partir de los 8 años y para el trastorno obsesivo-compulsivo (TOC) a partir de los 7 años; el escitalopram está indicado para el TDM a partir de los 12 años; la sertralina, para el TOC a partir de los 6 años y la fluvoxamina a partir de 8 años.

Las benzodiazepinas están indicadas para el manejo de la ansiedad y el insomnio durante períodos de tiempo cortos. Para el insomnio, también es frecuente el uso de la melatonina o de fármacos antihistamínicos.

En el caso de los trastornos por somatización relacionados con el dolor, se puede requerir el uso de analgesia, pero este tipo de fármacos se recomienda que sean aplicados por el pediatra en estrecha coordinación con el psiquiatra de referencia (y siempre aclarando al paciente y familiares las expectativas en cuanto a mejoría del síntoma y temporalidad de la medida).

> El abordaje de los síntomas psicosomáticos debe incluir intervenciones de psicoeducación para el paciente y su familia, terapia cognitivo-conductual y familiar (si existen conflictos detectados), y, solo en caso de comorbilidad, psicofármacos.

 PUNTOS CLAVE

- Los síntomas psicosomáticos son muy frecuentes en la población general y en la población infantojuvenil en particular. Los más frecuentes son los dolores abdominales y las cefaleas.
- La intervención inicial con las exploraciones necesarias y, sobre todo, con mucha comunicación con los pacientes y familias, puede mejorar una parte importante de los síntomas, sin llegar a requerir un abordaje específico.
- Los especialistas en salud mental deben intervenir cuando existe interferencia cotidiana notable, comorbilidad psiquiátrica, problemas psicosociales que influyen en la evolución o recurrencia de los síntomas.
- El plan terapéutico debe incluir psicoeducación sobre el trastorno y abordaje psicoterapéutico individual y familiar si se precisa.
- Las intervenciones farmacológicas van dirigidas a tratar la comorbilidad que acompañe el caso y que, previamente, se debe identificar de forma correcta.

BIBLIOGRAFÍA

Ajuriaguerra J. Manual de Psiquiatría Infantil, 4ª ed. Barcelona: Ed. Masson; 1977.

American Psychiatric Association. Manual Diagnóstico y Estadístico de los Trastornos Mentales, 4ª ed. Madrid: Editorial Médica Panamericana; 2001.

American Psychiatric Association. Manual Diagnóstico y Estadístico de los Trastornos Mentales, 5ª ed. Madrid: Editorial Médica Panamericana; 2014.

Garber J, Walker LS, Zeman J. Somatization symptoms in a community sample of children and adolescents: further validation of the Children's Somatization Inventory. Psychol Assess. 1991;3(4):588-95.

Lázaro ML, Moreno DM, Rubio B. Manual de Psiquiatría de la infancia y la adolescencia. Barcelona: Elsevier; 2021.

Levenson JL. Tratado de medicina psicosomática. Barcelona: Ars Médica; 2006.

Mardomingo Sanz MJ. Trastornos psiquiátricos de los niños y adolescentes en la consulta de Pediatría. Guía práctica y digital para pediatras. Barcelona: Ediciones Mayo; 2021. ISBN electrónico: 978-84-9905-290-8.

Ochando Perales G. Patología psicosomática en la infancia y adolescencia. Pediatr Integral. 2022;XXVI(1):34-9.

Organización Mundial de la Salud. Clasificación de los Trastornos Mentales y del Comportamiento: descripción clínica y guía diagnóstica. 10ª ed. (CIE-10). Ginebra: Organización Mundial de la Salud; 1992.

Organización Mundial de la Salud. Clasificación Internacional de Enfermedades. 11ª ed. (CIE-11). Ginebra: Organización Mundial de la Salud; 2019.

Romero L, Meizoso O, Ugalde-Abiega B, Manso A. Alteraciones endocrinológicas prevalentes en la adolescencia. Medicine. 2022;13(61):3600-10.

Rubio B, Gastaminza X (eds.). Paidopsiquiatría psicosomática. La interconsulta y la psiquiatría de enlace. Madrid: Editorial Selene; 2014.

Sadock BJ, Sadock VA, Ruiz P. Kaplan & Sadock. Sinopsis de Psiquiatría. 11ª ed. Barcelona: Wolters Kluwer; 2015.

Sánchez Boris IM. Los trastornos psicosomáticos en el niño y el adolescente. Medisan. 2020;24:943.

Sánchez Mascaraque P, Guerrero Alzola F. Actualización del trastorno psicosomático en la infancia y adolescencia. Pediatr Integral. 2017;XXI(1):32-8.

Teo WY, Choong CT. Neurological presentations of conversion disorders in a group of Singapore children. Pediatr Int. 2008;50(4):533-6.

Vallejo Pareja MA. De los trastornos somatomorfos a los trastornos de síntomas somáticos y trastornos relacionados. C Med Psicosom. 2014;110:75-8.

Vila M, Garralda E. Trastornos somatomorfos y síntomas somáticos funcionales. En: Soutullo C, Mardomingo MJ (coords.). Manual de Psiquiatría del Niño y del Adolescente. Madrid: Editorial Médica Panamericana; 2010.

Tratamientos

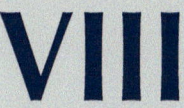

Conceptos generales del uso de fármacos en edad infantil y juvenil

33

C. Lamborena Ramos

OBJETIVOS

- Conocer los principios generales que se deben considerar dentro de la psicofarmacología en niños y adolescentes.
- Identificar las peculiaridades farmacocinéticas y farmacodinámicas de los fármacos en infancia y adolescencia.
- Reconocer los potenciales efectos indeseables del uso de psicofármacos.
- Conocer e identificar los grandes grupos de psicofármacos, así como su aplicabilidad en población infantojuvenil.
- Reconocer los últimos avances en el campo de la psicofarmacología; la farmacogenética.
- Valorar cuál sería la recomendación farmacológica según el paciente y en edad infantojuvenil.

INTRODUCCIÓN

Los diferentes estudios apuntan, pese a las amplias variedades entre ellos, a una prevalencia de un 20 % de trastornos mentales en población menor de 18 años, si se habla de trastorno mental diagnosticable, y que aumentaría de forma considerable si se incluye sintomatología específica o problemas subclínicos, que sitúan la prevalencia en torno al 36 %. Los trastornos neuropsiquiátricos son considerados el principal problema de salud entre la población joven del mundo, y son responsables del 15-30 % de los años de vida ajustados en función de la discapacidad (*disability-ajusted life years*, DALY) en las tres primeras décadas de vida. Dichas siglas se utilizan para ajustar los años de vida de una persona con discapacidad, expresado como el número de años perdidos, por falta de salud, una discapacidad o una muerte prematura.

Los niños y adolescentes con problemas psiquiátricos y emocionales graves están recibiendo más psicofármacos que en el pasado; estudios recientes muestran que entre un 27 y un 45 % de los niños y adolescentes en contacto con psiquiatras infantiles reciben medicación psicotrópica. Este incremento ha podido venir justificado por varios factores. En primer lugar, por los avances en el conocimiento del funcionamiento del cerebro y los mecanismos de acción de los psicofármacos. También por el reconocimiento de que los niños y adolescentes padecen trastornos mentales, y que las diferencias en las manifestaciones clínicas y en la eficacia y seguridad de los psicofármacos en un cerebro inmaduro en proceso de desarrollo exigen una investigación específica en población pediátrica, y no solo la extrapolación de los resultados en adultos. Finalmente, por la necesidad de conocer la importancia de intervenir de forma precoz en edades tempranas, dado que muchos de los niños que presentan síntomas subclínicos padecerán trastornos al llegar a la vida adulta.

Gracias a lo anterior, se han producido avances en el campo de la psicofarmacología en niños y adolescentes.

Otro de los factores que ha podido contribuir a este progreso es el reciente reconocimiento oficial de la especialidad de psiquiatría infantil y de la adolescencia en España.

Es lógico, igual que en adultos, que los niños y adolescentes reciban un abordaje biopsicosocial (familiar, escolar, comunitario, educación especial) de los trastornos mentales de su edad y sean atendidos por psiquiatras y psicólogos si lo precisan.

En consecuencia, la psiquiatría infantojuvenil es una parte de la medicina importantísima que está en expansión y redefinición. La reciente aprobación de la especialidad de psiquiatría de la infancia y adolescencia en España debe contribuir necesariamente a una mejor formación de los profesionales que atienden a los menores con trastornos mentales y, por tanto, a un mayor conocimiento de las características específicas del tratamiento psicofarmacológico en esta población.

FARMACOLOGÍA GENERAL EN POBLACIÓN PEDIÁTRICA

En el último siglo, nuestro país redujo de forma importante la tasa de mortalidad infantil debido al incremento de acciones destinadas a fortalecer nuestra salud pública. Si bien se han producido muchos avances en el conocimiento del funcionamiento de los medicamentos en el paciente pediátrico, aún existen brechas en relación con los adultos. La farmacología pediátrica es una ciencia que estudia los fármacos usados en pediatría y abarca aspectos relacionados con su acción, forma de administración, indicaciones terapéuticas y acciones tóxicas.

A pesar de los avances en farmacología pediátrica ocurridos en los últimos años, los niños siguen siendo «huérfanos terapéuticos», expresión utilizada, en los años sesenta por el doctor Harry Shirkey para referirse a la falta de recursos terapéuticos específicos para esta población.

Los niños y adolescentes conforman una población única, con diferencias fisiológicas y de desarrollo definidas con respecto a los adultos. Además, no son un grupo homogéneo, ya que estas mismas características son muy diferentes en distintos tramos de la edad pediátrica:

- **Neonatos:** recién nacido hasta la cuarta semana de vida.
- **Lactante:** desde el mes de vida hasta los 2 años.
- **Preescolar:** desde los 2 años hasta los 6 años.
- **Escolar:** desde los 6 años hasta los 12 años.
- **Adolescente:** desde los 12 años hasta los 18 años.

> ❗ En pediatría no se trata de prescribir ajustando proporcionalmente las dosis del adulto según el peso o la superficie corporal del niño; es importante tener conocimiento de la farmacocinética y la farmacodinamia de un organismo en constante desarrollo y maduración para una terapéutica efectiva, segura y racional.

FARMACOCINÉTICA

Es el área de la farmacología que se dedica al análisis de los procesos de absorción, distribución, metabolización y excreción de los fármacos o medicamentos en el organismo, lo que se conoce con las siglas ADME.

- **Absorción:** la absorción de un fármaco por el organismo depende en gran medida de la vía de administración. En pediatría, la mayoría de los fármacos son administrados por vía oral, por lo que es necesario considerar cómo cambian distintos elementos de la absorción oral según la edad pediátrica.
- **Distribución:** una vez que el fármaco ingresa en el organismo, una parte se une a proteínas plasmáticas y el resto circula en forma libre, que es la fracción que llega al sitio de acción en donde se producirá el efecto farmacológico. En el proceso de distribución, los cambios edad-dependientes en la composición corporal alteran los espacios fisiológicos en los que un fármaco puede ser distribuido. El valor del volumen aparente de distribución de muchos fármacos en la población pediátrica difiere significativamente del de la adulta. Estas diferencias se deben a las siguientes modificaciones que se producen con la edad:
  - **Contenido corporal de agua:** la fracción de agua corporal total es muy alta en el feto y se va reduciendo a partir del nacimiento en paralelo al aumento del porcentaje de grasa corporal.
  - **Concentración de proteínas plasmáticas:** la unión a proteínas se encuentra reducida en neonatos, porque la concentración total de proteínas es menor y, adicionalmente, se observa una menor capacidad de unión a fármacos. Esto se podría traducir en un incremento de los volúmenes de distribución de los medicamentos con alta unión a proteínas y, subsecuentemente, una reducción de las concentraciones plasmáticas.
- **Metabolismo:** los fármacos, para ser eliminados del organismo, deben ser transformados en compuestos más polares e hidrosolubles, los *metabolitos*. Aunque este proceso puede ocurrir en una diversidad de tejidos, la mayor parte de las biotransformaciones se producen en el hígado. Las reacciones de transformación metabólica pueden dividirse

en dos grupos: reacciones de fase I, en las cuales se introducen grupos polares en las moléculas mediante reacciones de oxidación, reducción e hidrólisis; y reacciones de fase II o de conjugación, por medio de las cuales el fármaco se une de manera covalente con una sustancia de origen endógeno (ácido glucurónico, glicina, glutatión, sulfato, entre otros). Las reacciones de fase I son realizadas por un grupo de enzimas, llamadas *citocromos P450*, las cuales, a su vez, se subdividen en isoformas. La isoforma más importante dentro de los citocromos es la CYP3A4, seguida por la CYP2D6. La capacidad metabólica de los citocromos se va desarrollando de forma lenta a partir del nacimiento y, por ello, está reducida en el recién nacido. En la edad preescolar, algunas isoformas de citocromo incrementan su capacidad metabólica en comparación con otras edades pediátricas, fenómeno que se va atenuando a medida que se alcanza la pubertad. Con respecto a las reacciones de fase II, como la sulfatación, existe un buen desarrollo en el recién nacido. Sin embargo, las de conjugación con glucurónido alcanzan valores de adulto cerca de los 2-4 años. Por ello, las drogas que necesitan este proceso tienden a acumularse en los primeros meses de vida.

- **Excreción:** los fármacos deben ser eliminados del organismo, y el principal órgano excretor es el riñón. La maduración de la función renal es un proceso dinámico que comienza durante la organogénesis fetal y se completa en la infancia. La tasa de filtración glomerular y el flujo sanguíneo renal son más bajos en el recién nacido, en comparación con niños mayores, y alcanzan los valores del adulto entre los 6 meses y el año de vida. Por esta razón, la capacidad de eliminación renal de los fármacos se iguala a la del adulto a partir de los 3 años de edad.

> Los procesos farmacocinéticos que tener en cuenta en la edad pediátrica incluyen la absorción, distribución, metabolismo y excreción del fármaco.

FARMACODINAMIA

Estudia los efectos bioquímicos y fisiológicos que produce el fármaco sobre el organismo. Debe ser considerada en el escenario cambiante del paciente pediátrico. Sin embargo, a pesar de la importancia del comportamiento farmacodinámico de los fármacos en niños, los datos son escasos.

En la edad pediátrica, algunos medicamentos tienen un comportamiento farmacodinámico distinto al que mantienen en los adultos, lo que determina particularidades en sus efectos terapéuticos. Desde el punto de vista del desarrollo estructural del cerebro, son múltiples los trabajos que indican que el volumen total de materia gris en la corteza se comporta como una *U* invertida. Aumenta antes de la pubertad y alcanza, en primer lugar, un volumen máximo en la corteza motora y sensorial y, posteriormente, en las áreas de asociación relacionadas con la cognición y conductas adaptativas. A los 11-12 años, se alcanza un pico máximo de materia gris en el lóbulo frontal.

En la adolescencia, se produce un cambio en las proporciones entre la sustancia gris, que disminuye (aumenta la eficacia, pero baja la flexibilidad), y la sustancia blanca (crece la conectividad). Estos cambios parecen deberse a una mayor *mielinización* que aumenta la velocidad axónica, así como a la poda sináptica, que mejoraría la organización del cerebro al consolidar las conexiones que se utilizan frecuentemente. Estos dos fenómenos indican una gran plasticidad y permiten una mayor eficiencia cortical, la conectividad intracraneal y, en especial, el papel regulador de la corteza prefrontal.

A nivel de absorción, la población pediátrica es muy heterogénea. En el período neonatal y niños prematuros, el pH gastrointestinal y el tránsito gastrointestinal están aumentados.

> **!** Así, los fármacos alcalinos se absorben más rápidamente en el niño que en el adulto. El tiempo de tránsito gastrointestinal y vaciamiento gástrico se van prolongando hasta la adolescencia, lo que podría impedir la absorción completa de determinados fármacos.

Los recién nacidos y lactantes tienen un incremento del agua corporal total y extracelular y menor albúmina, lo que podría condicionar un aumento en el volumen de distribución de fármacos hidrofílicos. En cuanto a los fármacos lipofílicos (benzodiazepinas o la mayoría de antidepresivos), presentan un volumen de distribución similar en niños y adultos, si bien la concentración en el sistema nervioso central podría ser mayor en los menores debido a que la permeabilidad de la barrera hematoencefálica es superior en niños.

NEUROTRANSMISIÓN

Los cambios en los sistemas de neurotransmisión durante la infancia y adolescencia están en sincronía con los cambios anatómicos que se producen en estas etapas.

La neurotransmisión dopaminérgica es una diana de importancia en el tratamiento psicofarmacológico del niño, adolescente y adulto. Sobre ella actúan muchos psicofármacos, como psicoestimulantes, antipsicóticos y algunos antidepresivos.

Los **receptores D_2** aumentan de forma transitoria durante los primeros 2 años de vida, disminuyen a partir de los 2-5 años, y después de los 10 años bajan en un 2,2 % por década. El recambio de dopamina alcanza sus niveles máximos en la adolescencia para disminuir posteriormente en edad adulta. Los receptores de D_1 aumentan de forma más tardía y alcanzan niveles más altos en adolescencia y edad adulta, lo que favorece la maduración de la corteza prefrontal, así como la consolidación de funciones ejecutivas y cognitivas en esta etapa del ciclo vital.

En cuanto a los **receptores adrenérgicos**, la neurotransmisión serotoninérgica es uno de los sistemas más precoces en aparecer en el cerebro de los mamíferos. Desde la quinta semana de gestación, se detectan niveles de serotonina, que aparece mucho antes que la noradrenalina y dopamina. En los humanos, el funcionamiento de la serotonina es más alto en el cerebro en desarrollo (entre los 2 y los 5 años), declina antes de la pubertad y alcanza a los 11 años, los niveles del adulto. Al madurar antes el sistema serotoninérgico, los inhibidores selectivos de la recaptación de serotonina (ISRS) son eficaces en todas las edades.

El patrón excitatorio viene dado tanto por el ácido γ-aminobutírico (GABA) como por el glutamato. A medida que madura el sistema nervioso en el menor, las neuronas gabaérgicas van madurando y se van configurando las redes glutamatérgicas, y, en la adolescencia, se establece el equilibrio entre la excitación mediada por el glutamato y la inhibición mediada por las neuronas gabaérgicas adultas. El cambio de la función excitatoria e inhibitoria del GABA no se produce hasta la adolescencia tardía.

> **!** De ahí que en los niños los compuestos gabaérgicos exciten neuronas inmaduras, hecho por el cual las benzodiazepinas son poco eficaces o pueden provocar reacciones paradójicas.

INTRODUCCIÓN A LA PSICOFARMACOLOGÍA EN NIÑOS Y ADOLESCENTES

La psicofarmacología pediátrica supone una parte importante de la práctica clínica, ya que un número considerable de niños y adolescentes está afectado por un trastorno psiquiátrico. El psiquiatra ha de tener en cuenta algunas consideraciones farmacológicas fundamentales antes de prescribir psicofármacos a niños y adolescentes.

La psicofarmacología moderna se inicia en la llamada *década de oro de la psicofarmacología*, en los años cincuenta del siglo xx, con el descubrimiento de fármacos como la clorpromazina, imipramina, benzodiazepinas y sales de litio, aún vigentes.

El primer hito de la psicofarmacología infantil data de 1937, cuando Charles Bradley publicó su experiencia con la anfetamina (benzedrina) en niños agitados y con trastornos de la conducta. Pese a que el inicio fue precoz, la evolución de la psicofarmacología infantil fue lenta debido a la concepción psicodinámica de la psicopatología infantil, desde donde se consideraba únicamente el abordaje psicoterapéutico como el eficaz y la intervención psicofarmacológica se creía perjudicial.

Hay dos áreas de enorme impacto de la psicofarmacología infantil: los trastornos del comportamiento infantil y la prevención y tratamiento de los trastornos psiquiátricos que pueden iniciarse en la infancia y desarrollar su máximo apogeo en la edad adulta.

LIMITACIONES EN LA INVESTIGACIÓN PSICOFARMACOLÓGICA EN NIÑOS Y ADOLESCENTES

Son varios los motivos que han demorado el desarrollo de la investigación en psiquiatría infantil: la escasa financiación, que se traduce en un número de investigaciones bajo, las dificultades éticas y de reclutamiento para el estudio de fármacos en población pediátrica, y la influencia previa de las corrientes psicodinámicas que defendían solo intervenciones psicoterapéuticas. Otro motivo ha sido el escaso incentivo para la industria farmacéutica en invertir en este tipo de población debido a las dificultades éticas, sociales, burocráticas y administrativas para el empleo de psicofármacos en niños y adolescentes.

Esta situación ha llevado a una elevada prescripción de fármacos sin autorización en población pediátrica, extrapolando los resultados de población adulta a niños y adolescentes. Los fármacos *off-label* se definen como aquellos medicamentos que se utilizan en condiciones distintas a las incluidas en la ficha técnica autorizada. Si bien el uso de estos fármacos debería suponer una excepción, en la práctica clínica su prescripción varía en función de las áreas de capacitación específica pediátricas, pero oscila entre el 20 y el 80 % de todas las prescripciones.

Pese a ello, hay una serie de factores que han contribuido al incremento en la investigación en psicofármacos en niños y adolescentes:

- Aceptación cada vez mayor del modelo biomédico, frente al psicosocial de la enfermedad mental en la infancia.
- Constatar la presencia de trastornos mentales, ya en la infancia, que se creían exclusivos de la edad adulta (depresión, trastorno bipolar, ansiedad o trastorno obsesivo-compulsivo).
- Los cambios legislativos realizados para favorecer la investigación de medicamentos en población pediátrica. Las agencias de regulación de medicamentos, la Administración de Alimentos y Medicamentos (FDA) de Estados Unidos y la Agencia Europea de Medicamentos (EMA) han desarrollado nuevas normativas que obligan a llevar a cabo ensayos clínicos específicos en la población pediátrica, a la vez que tratan de promover esta investigación con algunas medidas, como la prolongación de la patente en fármacos de uso pediátrico.

> ! La investigación clínica en pediatría es una responsabilidad compartida entre la industria farmacéutica, las autoridades sanitarias reguladoras y los profesionales de la salud. Lo recomendable sería que el uso de psicofármacos fuera evaluado correctamente con formulaciones pediátricas, disminuir el uso de fármacos *off-label* y minimizar los problemas de seguridad, dosificación, reacciones adversas e interacciones farmacológicas.

GRUPOS FARMACOLÓGICOS EN NIÑOS Y ADOLESCENTES E INDICACIONES

La utilización de psicofármacos en niños y adolescentes es relativamente reciente. La psiquiatría infantil ha estado impregnada de creencias que llevaban a pensar que los problemas psiquiátricos en estas edades son benignos, pasajeros y casi siempre de causa ambiental y por ello la intervención más recomendada era la psicoterapia. Hoy en día, podemos prescribir psicofármacos a niños y adolescentes con rigor científico que tienen eficacia y bajo riesgo de efectos secundarios.

Antidepresivos

La eficacia de los antidepresivos en el tratamiento de la depresión mayor en niños y adolescentes está claramente documentada, y su tasa de respuesta es del 50-60 %. En 2004 la autoridad reguladora de la Administración de Alimentos y Medicamentos de los Estados Unidos (FDA) advirtió de la posible asociación entre el tratamiento con antidepresivos y el incremento de ideación suicida. Pero en 2007 un nuevo documento de la FDA sobre ideación y comportamiento suicida en jóvenes tratados con antidepresivos señaló que no hay datos suficientes para excluir ningún fármaco por su asociación con un aumento del riesgo de pensamiento y comportamientos

autolesivos. Pese a lo comentado anteriormente, se cuenta con los siguientes antidepresivos aprobados en edad pediátrica y adolescente.

- **Inhibidores selectivos de la recaptación de serotonina (ISRS)**: son fármacos que inhiben de forma selectiva la recaptación de serotonina, incrementando la disponibilidad de serotonina (5-HT) en el espacio sináptico y, por consiguiente, la neurotransmisión de la misma. Son fármacos de primera línea en el tratamiento de la depresión y ansiedad en niños y adolescentes (**Tabla 33-1**).
- **Inhibidores selectivos de la recaptación de noradrenalina y serotonina (ISRSN)**: inhiben de forma no selectiva la recaptación de monoaminas (5-HT y noradrenalina).
  - **Venlafaxina**. Se transforma en **desvelafaxina**, que induce una mayor inhibición de la recaptación de noradrenalina (metabolito activo). Su uso se aplica en el tratamiento de la depresión y prevención de recaídas y recurrencias de nuevos episodios, así como en el tratamiento de la ansiedad generalizada, fobia social (trastorno de ansiedad social) y trastorno de pánico (*off-label*).
    Tanto en niños como en adultos ha demostrado su utilidad en el tratamiento de la cataplejia y otras manifestaciones anormales del sueño *rapid eye movement* (REM), como la parálisis de sueño y las alucinaciones hipnagógicas o hipnopómpicas (*off-label*).
  - **Mirtazapina**: fármaco tetracíclico derivado piperazinoacepínico, análogo a la mianserina. Su acción antidepresiva deriva de su capacidad de modificar la neurotransmisión serotoninérgica y noradrenérgica. Mirtazapina actúa antagonizando los receptores de serotonina (5-HT), especialmente los subtipos 5-HT$_2$ y 5-HT$_3$. Asimismo, es un antagonista potente de los receptores α_2-adrenérgicos presinápticos, aumentando la neurotransmisión adrenérgica, casi sin modificar la recaptación de nora-

Tabla 33-1. Inhibidores selectivos de la recaptación de serotonina (ISRS)

Antidepresivos	Edad	Posología	Indicación
Fluoxetina	>8 años	10-20 mg/día	Trastorno depresivo mayor
Escitalopram	>12 años	• Niños: 5-10 mg/día • Adolescentes: 10-15 mg/día	Trastorno depresivo mayor
Sertralina	>6 años	25-200 mg/día	• Trastorno depresivo mayor • Trastorno obsesivo-compulsivo
Fluvoxamina	>8 años	50-100 mg/día	Trastorno obsesivo-compulsivo
Escitalopram	>12 años	5-10 mg/día	Trastorno depresivo mayor

Tabla 33-2. Fármacos que aumentan la actividad serotoninérgica y noradrenérgica

Antidepresivos duales	Edad	Posología	Indicación
Venlafaxina	≥7 años	• Inicio: 12,5-37,5 mg/día • Dosis máxima: 114 mg/día	• Tratamiento de la depresión, prevención de recaídas y recurrencias de nuevos episodios • Trastorno de ansiedad generalizada, fobia social (trastorno de ansiedad social) y trastorno de pánico (*off-label*)
Mirtazapina	≥7 años	• Inicio: 7,5 mg/día • Mantenimiento: 15-10 mg/día	Trastorno del sueño y apetito (*off-label*)

drenalina. También posee propiedades antihistamínicas sobre los receptores histaminérgicos H_1, responsables del efecto sedante. Es recomendable en niños cuando hay trastornos del sueño y disminución del apetito. Dosis máxima: 15 mg/día-30 mg/día (**Tabla 33-2**).

- **Antidepresivos tricíclicos clásicos (ATC).** Tienen una estructura muy similar a la de las fenotiacinas. Los antidepresivos tricíclicos inhiben de forma no selectiva la recaptación de 5-HT y noradrenalina (NA). Además de la captación de aminas, la mayoría de ATC actúan sobre otros receptores, como los colinérgicos muscarínicos y los de histamina. Se asocian a efectos secundarios importantes: sedación (bloqueo de H1), hipotensión postural (bloqueo del receptor adrenérgico α), visión borrosa, boca seca, estreñimiento (bloque muscarínico) (**Tabla 33-3**).
- **Inhibidores de la recaptación de noradrenalina y dopamina**.
  - **Bupropión.** Tratamiento de la depresión mayor en adultos. El bupropión no está indicado para uso en niños o adolescentes menores de 18 años de edad.

 Fármacos antidepresivos aprobados para depresión en edad infantojuvenil: inhibidores selectivos de la recaptación de serotonina (ISRS): fluoxetina, sertralina, fluvoxamina, citalopram y escitalopram.

Estabilizadores del humor

La enfermedad bipolar (BP) o maníaco-depresiva es un trastorno del humor grave, crónico y recurrente, de origen principalmente genético, que debuta antes de los 18 años en un 50-60 % de los pacientes. La prevalencia en niños y adolescentes

Tabla 33-3. Antidepresivos tricíclicos (ATC)

ATC	Edad	Posología	Indicación
Clomipramina	≥5 años	• 10-50 mg/día • 3 mg/kg/día o 25-200 mg/día	• Enuresis nocturna • Trastorno obsesivo-compulsivo
Amitriptilina	≥6 años	5- 50 mg/día	Enuresis nocturna
Imipramina	≥5 años	Hasta 1,7 mg/kg/día	Enuresis nocturna

es del 1 %. Supone un impacto importante sobre la calidad de vida de la persona, y aumenta el riesgo de suicidio a lo largo de la vida unas 15 veces con respecto a la población general.

- **Litio**: es el único estabilizador del humor aprobado por la FDA para el tratamiento de la manía aguda y el trastorno bipolar en mayores de 12 años. Disminuye el número de recaídas y se le atribuyen factores protectores del suicidio y neuroprotectores. Es una sal iónica, cuyo mecanismo de acción exacto se desconoce, si bien se cree que actúa a través de un sistema de membrana y segundos mensajeros, reduce la actividad de la proteína cinasa C y aumenta las proteínas citoprotectoras. El rango terapéutico es estrecho y requiere controles de sus niveles plasmáticos. Se recomienda una dosis de 30 mg/kg/día, dividida en tres tomas, para conseguir concentraciones séricas ideales (entre 0,6-1,2 mEq/L). Se deben mantener controles de litemia mediante analíticas cada 2-3 meses durante los primeros 6 meses tras el inicio. Una vez que se hayan estabilizado los niveles, se debe realizar una analítica cada 6-12 meses.

  Los principales efectos tóxicos que pueden aparecer durante el tratamiento son el temblor, náuseas, vómitos, diarrea, efectos renales (poliuria debido a la inhibición de la acción de la hormona antidiurética), crecimiento de la glándula tiroides y aumento de peso.
- **Antiepilépticos**: tienen como objetivo inhibir la descarga neuronal anómala, y sus mecanismos de acción más importantes son tres: potenciar la acción del GABA, inhibir la función de los canales de sodio e inhibir la función de los canales de calcio.
  - **Valproato**. Antiepiléptico cuyo mecanismo de acción es aumentar los niveles de GABA en el encéfalo, para lo que inhibe la GABA-transaminasa y la succínico semialdehído-deshidrogenasa. Tres estudios apuntan su eficacia para el tratamiento de la manía aguda en niños y adolescentes, con unas tasas de respuesta del 53 y 75 %, respectivamente. En España, solo está aprobado para epilepsia desde los 28 días de vida. No se ha de usar en mujeres en edad fértil debido a que se ha relacionado con teratogenia.
  - **Carbamazepina**. Antiepiléptico cuyo mecanismo de acción es inhibir el monofosfato de adenosina (AMP) cíclico y estabilizar la membrana celular. Un estudio en abierto sobre su uso en monoterapia durante 8 semanas apunta una reducción en un 30 % en los síntomas de manía/hipomanía, y en el 32 % de los pacientes del estudio se objetivó una remisión de la clínica. Como efec-

tos adversos se han descrito algunos casos de síndrome de Stevens-Johnson, anemia aplásica y agranulocitosis. Aprobada solo para tratar la epilepsia a cualquier edad.

– **Oxcarbazepina**. Antiepiléptico análogo de la carbamazepina con menor riesgo de exantema, leucopenia e interacción farmacológica. Aprobada solo para tratar la epilepsia desde los 6 años.

– **Lamotrigina**. Antiepiléptico aprobado solo para tratar la epilepsia desde los 2 años.

– **Gabapentina**. Agonista de los receptores GABA que atraviesa la barrera hematoencefálica. No ha demostrado ser superior al placebo en niños con trastorno bipolar. Se ha usado en el tratamiento combinado en pacientes con ansiedad comórbida. Aprobada solo para tratar la epilepsia desde los 6 años.

– **Topiramato**. Potencia la acción del GABA e inhibe los canales de sodio y calcio. No ha demostrado eficacia superior al placebo en niños con trastorno bipolar. Aprobado solo para tratar la epilepsia desde los 2 años.

• **Antipsicóticos atípicos**: fármacos de primera línea aprobados para el tratamiento de la manía en trastorno bipolar en niños y adolescentes. Se han realizado estudios a doble ciego y controlados con placebo.

– **Risperidona**: eficacia demostrada a dosis de 0,5 mg-6 mg/día. Como efectos secundarios potenciales, se encuentran el incremento de peso, la sedación, hipotensión y síntomas extrapiramidales (temblor, rigidez, acinesia).

– **Aripiprazol**: dosis inicial de 2 mg/día. Se recomienda incremento gradual cada semana, para evitar una excesiva activación/acatisia, ya que es un agonista parcial de dopamina. Las tasas de respuesta y de remisión son 88,9 y 72 %, respectivamente. Al ser un agonista parcial de dopamina, no eleva la prolactina, y se asocia a un menor incremento de peso y menos alteraciones en el perfil lipídico.

– **Quetiapina**: su uso es recomendable como coadyuvante al valproato en el tratamiento de la manía (dosis de 450 mg/día); se ha visto que disminuye de forma significativa las puntuaciones en la Escala de Young para la evaluación de la manía (*Young Mania Rating Scale*, YMRS) frente a la monoterapia con valproato.

– **Olanzapina**: su eficacia fue demostrada en estudios clínicos controlados y aprobada por la FDA, en 2007, para el tratamiento de la manía aguda en niños y adolescentes. Presenta tasas de respuesta del 48,6 % y de remisión completa del 35,2 %.

> Litio:
> • Fármaco de primera línea en el tratamiento del trastorno afectivo bipolar por encima de los 12 años.
> • Dosis: 30 mg/kg/día, repartiéndolo en 2-3 tomas.
> • Monitorización de perfil tiroideo y renal. Concentraciones plasmáticas entre 0,6-1,2 mEq/L.

Antipsicóticos

El tratamiento de la psicosis ha de ser multidisciplinar, incluyendo intervenciones psicosociales, psicoeducativas y farmacológicas (antipsicóticos). Todos los antipsicóticos son antagonistas o agonistas parciales de los receptores D_2 de dopamina.

La potencia antipsicótica depende de la selectividad sobre este receptor. La mayoría bloquean otros receptores (muscarínicos y 5-HT_{2a}), lo que puede determinar la aparición de efectos adversos.

Clásicos

• **Haloperidol**. Antagonista de los receptores dopaminérgicos D_2. Reduce los síntomas positivos de psicosis, así como la conducta explosiva y combativa. Aprobado como coadyuvante en trastorno de ansiedad grave, agitación psicomotriz de cualquier etiología, psicosis agudas y crónicas, tics y corea. No presenta límite de edad. La dosis terapéutica recomendada es de 0,05 mg/kg/día.

• **Clorpromazina**. Antagonista de los receptores de dopamina D_2, aprobada desde 1 año para el tratamiento de la agitación psicomotriz de cualquier etiología, psicosis agudas y crónicas, y *curas de sueño*. La dosis aproximada es 1 mg/kg/día.

• **Levomepromazina**. Indicada para estados de ansiedad, agitación psicomotriz, estados depresivos, psicosis agudas y crónicas, trastornos del sueño y algias graves. Desde los 3 años. Dosis: 0,5 mg-2 mg/kg/día, repartida en dos-tres tomas.

• **Flufenazina**. Antagonista de los receptores de dopamina D_2, indicada para esquizofrenia y psicosis a partir de los 12 años de edad. La dosis es de 1-10 mg/día.

• **Pimozida**. Antagonista de los receptores de dopamina D_2 en la vía mesolímbica. También actúa sobre los receptores de dopamina en la vía nigroestriada, de forma que reduce los tics en el síndrome de Tourette. Indicada en psicosis agudas y crónicas, trastornos de ansiedad por encima de los 3 años y tratamiento de los tics motores y fónicos en pacientes con síndrome de Tourette.

Antipsicóticos de segunda generación (atípicos)

• **Risperidona**. Antagonista de los receptores de dopamina D_2, y de los receptores de serotonina 5-HT_{2A}. Incrementa los niveles de dopamina en ciertas regiones cerebrales de forma que reduce los efectos secundarios motores, además de mejorar los síntomas cognitivos y afectivos.
Indicada en el tratamiento sintomático a corto plazo (hasta las 6 semanas) de la agresividad persistente en trastornos de la conducta por encima de los 5 años de media, y en adolescentes con funcionamiento intelectual por debajo de la media o retraso mental diagnosticado, en los que la presencia de episodios de conducta requiera de tratamiento psicofarmacológico. Este tratamiento debe formar parte de un programa terapéutico más exhaustivo en el que se incluyan medidas educacionales y psicosociales.

• **Paliperidona**. Antagonista de los receptores de dopamina D_2, de los receptores de serotonina 5-HT_{2A} y del receptor de 5-HT_7. Contribuye a mejorar los síntomas afectivos y cognitivos. Aprobada para esquizofrenia y trastorno esquizoafectivo por encima de los 12 años de edad. En cuanto a la posología, se recomiendan dosis de 3-12 mg/día. Existe la formulación inyectable de liberación prolongada, aprobada por encima de los 12 años.

- **Ziprasidona**. Antagonista de los receptores de dopamina D_2, bloquea los receptores de serotonina 5-HT_{2A} y el receptor 5-HT_{1D} y 5-HT_7, lo que contribuye a mejorar los síntomas cognitivos y afectivos en algunos pacientes. Aprobada para episodio maníaco agudo a partir de los 10 años de edad, en dosis de 20-160 mg/día. Su administración en *depot* no está aprobada en menores de 18 años.

- **Amisulpirida**. Antagonista de los receptores de dopamina D_2 y D_3, y agonista parcial de los receptores de D_2 lo que podría contribuir a reducir las concentraciones de dopamina cuando son altas y las incrementa cuando son bajas. No tiene acciones sobre los receptores de serotonina 5-HT_{2A} o a 5-HT_{1A}, pero sí tiene acciones antagonistas en los receptores de 5-HT_7 y serotonina 5-HT_{2B}. Aprobada en esquizofrenia por encima de los 15 años.

- **Aripiprazol**. Agonista parcial de los receptores de dopamina D_2, lo que permite reducir las concentraciones de dopamina cuando son altas e incrementa la función dopaminérgica cuando las concentraciones son bajas, lo que mejora los síntomas cognitivos, negativos y afectivos. Debido al bloqueo que realiza de los receptores 5-HT_{1A}, 5-HT_7, 5-HT_{2C} tiene una acción antidepresiva y contribuye a mejorar el estado de ánimo.
  Está aprobado para:
  – Esquizofrenia: a partir de los 15 años, en dosis de 2,5-30 mg/día.
  – Episodio maníaco agudo en el trastorno bipolar tipo I: a partir de los 13 años, en dosis de 2,5-10 mg/día durante un máximo de 12 semanas.
  – Irritabilidad asociada a trastornos del espectro autista (TEA), por encima de los 6 años de edad.
  – Tics motores y fónicos asociados al trastorno de Tourette, sin especificar edades. Dosis de 2,5-10 mg/día.

- **Lurasidona**. Fármaco recientemente aprobado en España para esquizofrenia por encima de los 13 años de edad. Bloquea los receptores dopaminérgicos D. Es antagonista de los receptores 5-HT_{2A}, 5-HT_7 y agonista parcial de los receptores 5-HT_{1A}, con lo que tiene efectos beneficiosos sobre el estado de ánimo y el sueño y los síntomas cognitivos y negativos asociados a la esquizofrenia. No tiene acciones sobre los receptores de dopamina D_1, muscarínicos M_1 e histamina H_1, lo que apuntaría menor afectación cognitiva, aumento de peso o sedación, en comparación con otros agentes. La dosis inicial es de 18,5 mg y la dosis máxima, de 148 mg una vez al día. Se recomienda hacer las tomas con alimento (al menos 350 kcal).

- **Cariprazina**. Agonista parcial de los receptores de dopamina D_2, D_3. Tiene mayor afinidad por D_3 que por D_2, lo que podría contribuir a mejorar la sintomatología negativa presente en la esquizofrenia, además de ser útil para tratar cognición, ánimo, emociones y trastorno por uso de sustancias. Aprobada para esquizofrenia por encima de los 18 años y manía bipolar. En población por debajo de los 18, hay varios estudios en fase I que avalan su eficacia y tolerancia. Se recomienda iniciar posología con dosis de 1,5 mg/día hasta alcanzar la dosis recomendada de 3 mg/día-6 mg/día. El principal efecto indeseable es la acatisia.

- **Clozapina**. Aprobada en mayores de 18 años en pacientes con esquizofrenia resistente a antipsicóticos clásicos, pacientes con esquizofrenia que no toleran efectos adversos de otros antipsicóticos, pacientes con psicosis por enfermedad de Parkinson resistente a otros fármacos y pacientes con esquizofrenia o trastorno esquizoafectivo con conducta suicida recurrente. En menores de 18 años que cumplan con alguna de las indicaciones previas, en particular en aquellos que presentan psicosis de inicio temprano, podría utilizarse clozapina posterior a la información al representante legal y al paciente, y al acuerdo y compromiso de ambos de seguir las indicaciones de monitorización del fármaco. Estudios recientes apuntan su eficacia en el abordaje de agresividad y trastornos de la conducta grave en pacientes TEA por encima de los 15 años (*off-label*).

Ansiolíticos e hipnóticos

La prevalencia de los trastornos de ansiedad en niños y adolescentes es del 10 %. Son los trastornos psiquiátricos más frecuentes en estas edades. Es indispensable individualizar el tratamiento de cada niño. La medicación para la ansiedad está indicada en niños por encima de los 6 años si los síntomas son muy importantes y provocan disfunción significativa (si provocan mucho sufrimiento, le hacen evitar actividades cotidianas). En cuanto a fármacos de primera línea tenemos los antidepresivos ISRS; en segunda línea, los antidepresivos duales (venlafaxina, duloxetina y mirtazapina), y en tercera línea, los antidepresivos tricíclicos, bupropión y benzodiazepinas.

- **Benzodiazepinas (BZD)**. Presentan una acción selectiva sobre los receptores GABA. Actúan sobre el sistema nervioso central como mediadores en la transmisión sináptica inhibidora. Se unen de manera específica a un sitio regulador diferente de los sitios de unión del GABA y actúan de manera alostérica, incrementando la afinidad de GABA por su receptor.
  Hay pocos estudios sobre el uso de BZD en población pediátrica y no están aprobados por la FDA para niños, pese a que se utilicen con frecuencia. Es mejor no usarlas: debido a que son muy efectivas y rápidas, los pacientes desarrollan tolerancia tras su uso y dependencia física y psíquica.
  Las más utilizadas en niños y adolescentes son de vida media larga por su menor riesgo de efecto rebote, tolerancia y dependencia: clorazepato dipotásico, clonazepam, diazepam y lorazepam. Conveniente evitar el alprazolam o bromazepam.

Uso de benzodiazepinas en niños y adolescentes:
- Es preferible su empleo a partir de los 9 años.
- Tratamientos de corto plazo (varias semanas).
- Administrar la dosis mínima efectiva. Los niños suelen requerir dosis más bajas que los adultos.
- Usar preferentemente BDZ de vida media larga, repartidas en dos-tres tomas.
- Los incrementos de dosis se realizan cada 3-7 días, según efectividad y tolerabilidad.
- Deben retirarse progresiva y lentamente. Si el paciente ha estado en tratamiento menos de 3 meses, se debe reducir la dosis cada 7 días; si ha estado en tratamiento durante más de 3 meses, debe reducirse la dosis aún más lentamente, cada 2-3 semanas.
- No deben usarse dos BZD a la vez.

Otros psicofármacos: psicoestimulantes y no psicoestimulantes

El trastorno por déficit de atención e hiperactividad (TDAH) es un trastorno del neurodesarrollo de base genética, en el que se ven afectados genes que codifican para receptores y transportadores de dopamina y noradrenalina, sobre todo en la corteza prefrontal, ganglios de la base y en otras áreas cerebrales implicadas en las funciones ejecutivas, sistema de recompensa, inhibición de la respuesta y control de la respuesta.

- **Psicoestimulantes.** Tienen una estructura química similar a la de los neurotransmisores catecolaminérgicos (dopamina y noraderenalina). Favorecen la activación del núcleo estriado, así como del córtex prefrontal dorsolateral e ínsula. Atenúan las anomalías funcionales y estructurales en pacientes con TDAH en comparación con pacientes no medicados y acercan su funcionamiento y estructura (grosor cortical) al de los controles sanos. Son fármacos que actúan, fundamentalmente, aumentando la disponibilidad de la dopamina en la corteza prefrontal.
  Suelen ser bien tolerados. Sus efectos adversos son leves y/o transitorios —condicionan la retirada del tratamiento en menos de un 4-5 % de los casos—, de los cuales los más frecuentes son la pérdida de apetito e insomnio de conciliación.
- **Metilfenidato.** Bloquea el transportador presináptico de la dopamina (DAT) y, por tanto, la recaptación presináptica de dopamina y en menor medida de noradrenalina, lo que aumenta la concentración de ambas catecolaminas en el espacio sináptico. Aprobado en personas de 6-18 años y en adultos solo como continuación de un tratamiento iniciado en la infancia/adolescencia. No se permite iniciar su uso en la vida adulta. En cuanto a la posología, se recomienda 0,5-1 mg/kg/día, y la dosis máxima es de 60 mg/día en edad infantojuvenil. Existe una posología de liberación prolongada, que permite la administración de una única dosis al día (recomendable dar en el desayuno) y hace efecto durante un período de 8-10 horas. Este tipo de formulaciones tienen la ventaja de cubrir la sintomatología propia del TDAH durante una ventana temporal extensa.
- **Lisdexanfetamina.** Comparte mecanismo de acción con el metilfenidato, además de aumentar la liberalización de dopamina desde las vesículas presinápticas. Es la única anfetamina aprobada en España para esta enfermedad. Tiene aprobación para personas de 6-18 años que no responden adecuadamente o no toleran el metilfenidato. En adultos, solo como continuación desde la infancia/adolescencia (no se permite iniciar su uso en adultos). En cuanto a su posología, la dosis de inicio es de 30 mg/día y la dosis máxima es de 70 mg/día.
- **No estimulantes.** Fármacos que actúan fundamentalmente sobre la noradrenalina. Tienen algunas ventajas con respecto a los psicoestimulantes: la vida media es más larga, lo que posibilita una toma diaria, y se asocia a menor número de efectos secundarios (hiporexia e insomnio). Es el tratamiento que se debe tener en cuenta cuando los psicoestimulantes no se toleran bien, en casos refractarios, o bien cuando el TDAH se asocia a trastornos de ansiedad, tics o síndrome Gilles de la Tourette.
- **Atomoxetina.** Inhibidor muy selectivo del transportador presináptico de noradrenalina que favorece la difusión de noradrenalina y dopamina en el córtex prefrontal. No aumenta las concentraciones de dopamina en el núcleo estriado (que participa en el control de movimientos), de forma que no aumenta la aparición de tics ni los empeora. Aprobada para el TDAH en niños ≥ 6 años y adolescentes. En población ≤ 70 kg, la dosis de inicio es de 0,5 mg/kg/día, con incremento semanal, según respuesta. En ≥ 70 kg, empezar con dosis de 40 mg repartida en dos-tres tomas hasta un máximo de 60 mg.
- **Guanfacina de liberación prolongada.** Agonista selectivo de los receptores α_{2A} adrenérgicos que modula la liberación de noradrenalina. Al activar los receptores α_{2A}, se produce un aumento de la eficacia en la neurotransmisión adrenérgica de la neurona postsináptica. Tiene baja afinidad por los receptores α_{2B}, por lo que su efecto hipotensor y cardiovascular es menor que el de la clonidina. Se presenta en comprimidos de liberación prolongada de 1, 2, 3 y 4 mg. Aprobada en España desde 2015.
  - La dosis recomendada es de 0,05-0,12 mg/kg/día.
  - Puede que no se observe un efecto inmediato al comienzo del tratamiento; algunos pacientes notan una mejoría tras la primera semana, aunque se puede tardar más.
  - La dosis diaria será de entre 1 y 7 mg, dependiendo de la edad del paciente y de cómo responda, aunque no será superior a 7 mg.
- **Clonidina.** Agonista selectivo de los receptores α_{2A} adrenérgicos, α_{2B} y α_{2C}. Es menos selectiva para α_{2A}, de forma que tiene un efecto hipotensor y cardiovascular. No tiene indicación para TDAH en España (sí en Estados Unidos).

Melatonina

La N-acetil-5-metoxitriptamina se sintetiza fundamentalmente en la glándula pineal. Su secreción sigue un ritmo circadiano dependiente de la luz, de forma que la oscuridad promueve su secreción y la luz la inhibe, y su función es facilitar la inducción del sueño, regulando el ritmo circadiano. Favorece la regulación inmunitaria y de la presión arterial y puede modificar la neurotransmisión del sistema nervioso central (SNC), ya que se ha demostrado que las concentraciones de serotonina y GABA se incrementan en el cerebro tras su administración.

Es el único psicofármaco recomendado para el insomnio pediátrico por la *Guía de práctica clínica sobre los trastornos del sueño en la infancia y adolescencia*. Se tolera bien y es segura a corto y largo plazo. Se recomienda en los siguientes casos:

- Está en peligro la seguridad y bienestar del niño.
- La familia no es capaz de mitigar las alteraciones en el patrón del sueño mediante medidas no farmacológicas.
- El insomnio está en un contexto de enfermedad médica o ante una situación estresante.
- La edad mínima de administración son los 6 meses. Si el objetivo es hipnótico, administrar 30 minutos antes de

acostarse en dosis de 1-3 mg. Si se busca efecto cronobiótico, administrar 3-4 horas antes de irse a la cama en dosis de 0,2-0,5 mg. Si no hay respuesta, se debe incrementar 0,2-0,5 mg/semana hasta que sea efectiva (dosis máxima de 3 mg en niños y de 5 mg en adolescentes).

Otros hipnóticos

- **Zolpidem**. Hipnótico no benzodiazepínico (por lo que no posee las acciones miorrelajantes, ansiolíticas y anticonvulsionantes de las benzodiazepinas) derivado de las imidazopiridinas con acción agonista del GABA, usado en el tratamiento del insomnio a corto plazo. En menores de 2 años no hay estudios de farmacocinética; el único caso publicado es el de un paciente de 18 meses en el que se usó una dosis de 1,5 mg (no se especifica el peso del paciente). De 2-18 años: 0,25 mg/kg/día (máximo 10 mg). En algunos pacientes la dosis de 5 mg puede resultar efectiva. Se debe administrar 30 minutos antes de acostarse (*off-label*).
- **Antihistamínicos**. Son fármacos indicados para procesos alérgicos que, como efectos secundarios, aumentan el apetito y son inductores del sueño. Se han utilizado en los trastornos del sueño. Doxilamina y difenhidramina son los de uso más frecuente. Atraviesan la barrera hematoencefálica para unirse a los receptores H1 del SNC. Sus ventajas son que se absorben rápido, su vía media es corta, pueden adquirirse sin receta médica y son bien aceptados por los padres. Destaca un estudio a doble ciego con niños con insomnio y tratados con difenhidramina (1 mg/kg/día), en el que se demostraron mejoras en el tiempo de latencia del sueño y ante despertares nocturnos.

FARMACOGENÉTICA

La farmacogenética es la ciencia que estudia el rol de los diferentes componentes del genoma humano en la respuesta a los fármacos (variantes en secuencias genéticas, cambios estructurales en los cromosomas, variantes epigenéticas, variaciones en la expresividad de los genes, etc.), así como al uso de dicha información genómica para individualizar la selección de tratamientos, con el fin de evitar reacciones adversas y potenciar la efectividad.

Existe una gran variabilidad interindividual en la respuesta a los fármacos, de tal modo que en individuos con un mismo peso y edad, los niveles plasmáticos pueden diferir significativamente, y parte de esta variación en la respuesta se debe a factores genéticos que se pueden llegar a identificar.

Desde los estudios iniciales sobre la influencia de la genética en las respuestas individuales a los fármacos, partiendo de un determinado fenotipo, la ciencia de la farmacogenómica no ha dejado de evolucionar y se ha desarrollado en paralelo a los grandes avances científicos en materia genética, como son el conocimiento del genoma humano, los avances en materia molecular y el proceso de secuenciación del ácido desoxirribonucleico (ADN). Así, actualmente, podemos tener mucha más información sobre estos factores que se pueden incorporar a la práctica clínica, y que incluso se encuentra indexada en los registros de salud informatizados de algunos hospitales, a la vez que se multiplican los estudios en este campo.

Para mejorar la eficacia de los tratamientos psiquiátricos indicados para niños y adolescentes es importante conocer, *a priori*, la posible respuesta de un paciente a los diversos fármacos con indicación en su patología por varios motivos. Primero, se ahorraría tiempo y sufrimiento al paciente y a su familia; segundo, se reducirían las prescripciones fallidas, el número de consultas que se generan por este motivo y el gasto farmacéutico, y, en tercer lugar, se aminoraría la probabilidad de desarrollar efectos adversos indeseados y, por tanto, todas las consecuencias negativas derivadas de los mismos.

> **!** La identificación de posibles biomarcadores predictores de respuesta, al menos como orientación en la práctica clínica, sería un gran paso para lograr un tratamiento individualizado. Estos biomarcadores, vinculados al metabolismo farmacológico, podrían predecir el efecto de un fármaco según el genotipo-fenotipo del individuo, lo que optimizaría recursos, disminuiría el tiempo invertido hasta conseguir la respuesta deseada y mejoraría la calidad asistencial ofrecida a nuestros pacientes.

Hay que destacar la importancia de los diferentes perfiles de metabolizadores en función de la actividad del citocromo P450. Se distinguen varios fenotipos: metabolizadores lentos, intermedios, rápidos y ultrarrápidos. Los lentos tenderán a acumular los diferentes psicofármacos, lo que aumenta los niveles plasmáticos y, por tanto, también los efectos secundarios de los mismos. En cambio, los metabolizadores rápidos y ultrarrápidos no alcanzarían los niveles plasmáticos deseados, por lo que se encontrarían una menor respuesta clínica y una menor frecuencia de aparición de secundarismos farmacológicos.

El CYP2D6 es el citocromo más importante y el que está más implicado en las diferencias en la farmacocinética de varios psicofármacos. Es la enzima del complejo enzimático citocromo P450 mejor caracterizada en humanos y que interviene ampliamente en el metabolismo de infinidad de fármacos. Lo hace, en concreto, mediante reacciones de oxidación de fase I. El CYP2D6 es altamente polimórfico; se conocen alrededor de unas 90 variantes alélicas.

Son sustratos principales de dicha enzima varios inhibidores selectivos de la recaptación de serotonina (ISRS: fluoxetina, paroxetina, fluvoxamina), inhibidores de la recaptación de serotonina y noradrenalina (venlafaxina, duloxetina), inhibidores selectivos de la recaptación de noradrenalina (atomoxetina), moduladores de la actividad serotoninérgica (vortioxetina) y antidepresivos tricíclicos (amitriptilina y nortriptilina). Aunque no todos estos fármacos tienen indicación en las poblaciones de niños y adolescentes, se utilizan fuera de indicación en aquellos casos que no responden a los fármacos habituales. Los pacientes tratados con estos medicamentos y que presenten polimorfismos en esta enzima tendrán cambios en los niveles en plasma de dichos fármacos. Por otro lado, el bupropión (inhibidor de la recaptación de dopamina y noradrenalina) se metaboliza sustancialmente, pero no exclusivamente, por CYP2D6. En el caso de la fluoxetina, diferentes polimorfismos en CYP2D6 y CYP2C9 pueden influir en las concentraciones en sangre de este fármaco. Un caso especial es el de la paroxetina, debido a que el propio fármaco puede inhibir este citocromo y su metabolización, realizando un fenómeno de fenoconversión (un individuo con un genotipo de metabolizador rápido puede pasar a ser un metabolizador lento tras el suministro de dicho fármaco).

> **!** La totalidad de los test farmacogenómicos disponibles en la actualidad están comercializados por empresas privadas y, aunque presentan una adecuada validez clínica, al no haber una estandarización en los genes o en las variantes alélicas que contienen estos test, los resultados pueden diferir entre laboratorios, lo que añade más confusión a la hora de interpretar la utilidad de los resultados en la práctica clínica.

Aunque en nuestra revisión, no se han encontrado estudios de coste/beneficio sobre el uso de estas pruebas en población de niños y adolescentes, se puede sugerir que las indicaciones de realizar test farmacogenéticos en las que el coste/beneficio, *a priori*, podría ser más favorable serían las siguientes:

- Pacientes con patologías graves, ya que, al mejorar la precisión de la indicación se reducirían los tiempos de ingreso, la frecuencia de consultas, los efectos secundarios, así como otros gastos indirectos, como costes por traslados y pérdidas laborales para los cuidadores y de escolarización para el paciente.
- Pacientes con historia de fracasos terapéuticos y/o incremento de probabilidad de efectos secundarios graves de algunos grupos de medicamentos ensayados.
- Pacientes polimedicados y/o con múltiples patologías para los que precisar más las indicaciones podría reducir el riesgo de interacciones medicamentosas y de los efectos de la toxicidad de las asociaciones de fármacos.

La farmacogenética se ofrece como un campo prometedor y en rápido desarrollo, y es probable que llegue a convertirse, en un futuro próximo, en una herramienta complementaria de utilidad en la toma de decisiones clínicas en el ámbito de la psiquiatría.

PUNTOS CLAVE

- Los antidepresivos ISRS, como fluoxetina, sertralina, citalopram y escitalopram, han demostrado su eficacia en el tratamiento de la depresión mayor en niños y adolescentes.
- El riesgo de no tratar la depresión con un ISRS es mayor que el de no tratarla.
- El litio es el estabilizador del humor de primera elección en el tratamiento del trastorno bipolar en niños y adolescentes de más de 12 años de edad.
- Al menos uno de cada 10 niños tiene un trastorno de ansiedad.
- En los trastornos de ansiedad, el tratamiento farmacológico de primera línea son los ISRS (fluoxetina, escitalopram, sertralina, citalopram); si no hay respuesta a dos ISRS, debe valorarse un antidepresivo dual (venlanfaxina o mirtazapina).
- En población infantojuvenil se recomiendan BZD de vida media larga y durante el menor tiempo posible, debido al riesgo de tolerabilidad y de dependencia física y psíquica.
- Los antipsicóticos de segunda generación o atípicos (paliperidona, risperidona, aripiprazol, lurasidona y cariprazina)

están aprobados para el tratamiento de la esquizofrenia a edades tempranas.
- Risperidona y aripiprazol son los únicos psicofármacos recomendados para irritabilidad, trastornos de la conducta en niños y adolescentes con trastorno del espectro autista.
- El tratamiento farmacológico para el TDAH puede realizarse con fármacos psicoestimulantes (metilfenidato y lisdexanfetamina) y no psicoestimulantes (atomoxetina y guanfacina). El primer grupo es el más utilizado en la práctica clínica.
- Los psicoestimulantes son seguros, se toleran bien y son eficaces, en general. En menos de un 5 % de los casos se precisa retirada por efectos adversos.
- Los fármacos no psicoestimulantes para el TDAH están indicados cuando no hay respuesta a psicoestimulantes o existen trastornos comórbidos (ansiedad, tics, trastorno Gilles de Tourette).
- La melatonina es el único psicofármaco aprobado para el tratamiento de los trastornos del sueño en edad pediátrica.
- La farmacogenética se ofrece como una potencial herramienta en el ámbito de la psiquiatría para individualizar la toma de decisiones clínicas.

BIBLIOGRAFÍA

Agencia de Medicamentos y Productos Sanitarios, A. E. (s/f): CIMA: Centro de información de medicamentos [internet]. Aemps.es [consulta el 19 de junio de 2024]. Disponible en: https://cima.aemps.es/cima/publico/home.html

Álamo C. Peculiaridades psicofarmacológicas en la infancia. Ensayos clínicos. Revista de Psiquiatría Infanto-Juvenil. 2008;25:22-5.

Arranz MJ, Gutiérrez B. Farmacogenética en psiquiatría: la necesidad de demostrar sus beneficios. Rev Psiquiatr Salud Ment. 2011;4(3):117-8.

Goldstein BI, Sassi R, Diler RS. Pharmacologic treatment of bipolar disorder in children and adolescents. Child Adolesc Psychiatr Clin N Am. 2012 Oct;21(4):911-39. doi: 10.1016/j.chc.2012.07.004. PMID: 23040907

Owens JA. Pharmacotherapy of pediatric insomnia. J Am Acad Child Adolesc Psychiatry. 2009 Feb;48(2):99-107. doi: 10.1097/CHI.0b013e3181930639. PMID: 20040822.

Riccobene T, Riesenberg R, Yeung PP, Earley WR, Hankinson AL. Pharmacokinetics, safety, and tolerability of cariprazine in pediatric patients with bipolar I disorder or schizophrenia. J Child Adolesc Psychopharmacol. 2022;32(8):434-43.

Ritter JM, Flower RJ, et al. Range y Dale. Farmacología. 9ª ed. Barcelona: Elsevie; 2020.

Rothärmel M, Szymoniak F, Pollet C, Beherec L, Quesada P, Leclerc S, et al. Eleven years of clozapine experience in autism spectrum disorder: Efficacy and tolerance. J Clin Psychopharmacol. 2018;38(6):577-81.

Russo RM, Gururaj VJ, Allen JE. The effectiveness of diphenhydramine HCl in pediatric sleep disorders. J Clin Pharmacol. 1976 May-Jun;16(5-6):284-8. doi: 10.1002/j.1552-4604. 1976.tb02406. x. PMID: 770511.

Soutillo Esperón S. Guía Esencial de Psicofarmacología del Niño y del Adolescente. Madrid: Editorial Médica Panamericana; 2017.

Stahl S. Guía del prescriptor en psicofarmacología para niños y adolescentes: Psicofarmacología esencial de Stahl. Madrid: Aula Médica; 2020.

Stahl S. Psicofarmacología Esencial de Stahl. Bases neurocientíficas y aplicaciones prácticas. 5ª ed. Madrid: Aula Médica; 2022.

Vallejo MS, Peralta Rodrigo C, Pastor Ruiz J. Tratado de Psicofarmacología. Bases y aplicación clínica. Madrid: Editorial Médica Panamericana; 2009.

Yalcin O, Kaymak G, Erdogan A, Tanidir C, Karacetin G, Kilicoglu AG, et al. A retrospective investigation of clozapine treatment in autistic and nonautistic children and adolescents in an inpatient clinic in Turkey. J Child Adolesc Psychopharmacol. 2016;26(9):815-21.

Tratamiento farmacológico y psicoterapia de la depresión y el trastorno bipolar en la práctica clínica

34

C. Soutullo Esperón, A. Díez Suárez, M. Vallejo Valdivielso, M. Ribeiro Fernández,
A. E. Figueroa Quintana y P. de Castro Manglano

 OBJETIVOS

- Conocer los síntomas de la depresión mayor y del trastorno bipolar en niños y adolescentes, y cómo su presentación puede ser diferente de la de los adultos a lo largo del desarrollo.
- Aprender los diferentes abordajes farmacológicos de la depresión en niños y adolescentes, y cómo la medicación ayuda a reducir el riesgo de suicidio y la duración de los episodios.
- Conocer los diferentes abordajes psicoterapéuticos de la depresión en niños y adolescentes, incluyendo el trabajo con las familias.
- Aprender el manejo psicofarmacológico inicial del trastorno bipolar en niños y adolescentes desde el punto de vista psicofarmacológico y psicoterapéutico (*Family Focused Therapy*).

INTRODUCCIÓN

Para mayor facilidad de estudio y lectura, se divide este capítulo en dos partes:

1. Tratamiento farmacológico y psicoterapia de la depresión mayor.
2. Tratamiento farmacológico y psicoterapia del trastorno bipolar; siempre en niños y adolescentes, y siempre refiriéndose a pacientes con o sin síntomas psicóticos. Los aspectos generales de estos dos trastornos se revisan en el capítulo «Diagnóstico y manejo de los trastornos del humor en niños y adolescentes (depresión mayor, TB y psicosis)», del *Curso experto en Psiquiatría del Niño y del Adolescente* (Soutullo *et al.*, 2017), y en el capítulo «Diagnóstico y manejo de los trastornos de ansiedad en niños y adolescentes» de este Máster en Práctica Clínica en Psiquiatría del Niño y del Adolescente, ambos de Editorial Médica Panamericana.

TRATAMIENTO FARMACOLÓGICO Y PSICOTERAPIA DE LA DEPRESIÓN MAYOR CON Y SIN SÍNTOMAS PSICÓTICOS

Epidemiología

La prevalencia de la depresión mayor (DM) es del 2,8 % en niños hasta 12 años y del 5,6 % en adolescentes (13-18 años) con un rango del 4 al 6 %, y una recurrencia en la edad adulta de hasta el 60 %. Se estima que esta prevalencia ha podido aumentar hasta el 12,9 % con consecuencia de diferentes factores estresantes en 2019-2022, durante la pandemia de SARS-CoV-2 (COVID-19). Además, los adultos con DM que tuvieron episodios en la adolescencia tienen tasas más altas de suicidio que los adultos con DM sin esta historia. Por lo tanto, la DM es un problema de salud pública, un trastorno frecuente, grave y tratable, y una causa potencialmente prevenible de discapacidad, fracaso académico, abuso de sustancias, embarazo en adolescentes y mortalidad en niños y adolescentes.

Clínica y diagnóstico

Los criterios diagnósticos del *Manual Diagnóstico y Estadístico de los Trastornos Mentales*, 5ª edición-texto revisado (DSM-5-TR) de la DM son prácticamente iguales para niños y adultos, a excepción del humor irritable, aceptado en niños y adolescentes como criterio A, junto con el humor triste y la anhedonia, pero no en adultos. Sin embargo, la presentación de los síntomas puede ser diferente y depende de la edad. Los niños tienen más frecuentemente síntomas somáticos, inquietud psicomotriz, ansiedad por separación, fobias y alucinaciones. Los adolescentes con DM suelen tener anhedonia, desinterés/aburrimiento, desesperanza, hipersomnia, cambio de peso retraso en la ganancia en peso y talla, uso de alcohol u otras drogas e intentos de suicidio (Tabla 34-1).

Tratamiento de la depresión en niños y adolescentes

Los antidepresivos inhibidores selectivos de la recaptación de serotonina (ISRS) son eficaces para la DM, ansiedad generalizada y trastorno obsesivo-compulsivo (TOC) en niños y adolescentes. Aunque son denominados antidepresivos, son más eficaces en trastornos de ansiedad no TOC, de eficacia intermedia en TOC y tiene una eficacia algo menor en la DM.

 En niños y adolescentes (8-17 años), la fluoxetina es el único fármaco aprobado para tratamiento agudo y de mantenimiento de la DM. En adolescentes (12-17 años) el escitalopram está aprobado. También hay dos estudios positivos de sertralina en niños de 6-17 años.

Tabla 34-1. Depresión mayor en niños y adolescentes. Criterios diagnósticos del Manual Diagnóstico y Estadístico de los Trastornos Mentales, 5ª edición-texto revisado (DSM-5-TR)

Dos semanas en las que están presentes cinco o más de los siguientes síntomas

- Síntomas afectivos/del humor:
  - Humor triste o irritable
  - Anhedonia; sentimiento de inutilidad o culpa

- Síntomas físicos:
  - Elevación o disminución del apetito
  - Aumento o disminución del sueño
  - Disminución de energía o cansancio
  - Retardo o agitación psicomotriz

- Síntomas cognitivos:
  - Mala concentración o indecisión
  - Ideas de autoculpa o inutilidad
  - Ideas de muerte, de suicidio o intentos de suicidio

Adaptado de: DSM-5-TR.

Hay algunos estudios negativos de los ISRS citalopram (N = 1), escitalopram (N = 1), paroxetina (N = 3) y de otros antidepresivos no-ISRS: mirtazapina (N = 2), nefazadona (N = 2), venlafaxina (N = 2) y vortioxetina (N = 1). Es importante resaltar que estos estudios tuvieron tasas de respuesta similares a las de los estudios positivos, pero el efecto placebo fue mucho mayor, por lo que esa mejoría no resultó significativa. Más adelante se revisarán los factores asociados con tasas más altas de respuesta a placebo. También hay estudios de *eventos adversos emergentes* del tratamiento con ISRS, incluyendo ideación suicida (sin suicidio consumado) en niños y adolescentes con DM tratados con ISRS, pero no en aquellos con trastornos de ansiedad, por lo que se hipotetiza que este efecto esté relacionado con el trastorno y no tanto con la medicación.

El clínico debe conocer bien la evidencia sobre eficacia, tolerabilidad y seguridad en los estudios aleatorios doble-ciego controlados con placebo de ISRS en DM en niños y adolescentes, incluyendo sus métodos y limitaciones, y la mejor forma de interpretarlos. Esto facilitará la conversación de consentimiento informado con los padres, durante la que el clínico también debe informar del riesgo de no tratar y valorar la ratio riesgo/beneficio para seleccionar el tratamiento basado en la evidencia disponible. El médico debe informar sobre factores que puede indicar la necesidad del uso de ISRS, como, por ejemplo, gravedad de la DM (moderada o grave), historia de un episodio previo de DM o tratamiento previo con ISRS, antecedentes familiares de DM unipolar frente a trastorno bipolar, e historia familiar de buena respuesta a ISRS, estresores ambientales (especialmente historia de trauma, acoso escolar o gran discordia familiar) que se han eliminado sin que mejore el humor, y evidencia de un buen ensayo de terapia cognitivo-conductual (TCC) con falta de respuesta. En estos casos los padres deben saber que probablemente su hijo no mejore sin un tratamiento con ISRS.

Eficacia de los antidepresivos en niños y adolescentes con DM

Hay al menos 19 estudios publicados que evaluaron la eficacia de los antidepresivos comparado con placebo, 15 con ISRS y 4 con antidepresivos de nueva generación no ISRS en un total de 3.335 niños o adolescentes. De los 15 estudios con ISRS, 5 se hicieron con fluoxetina, 2 con escitalopram, 2 con sertralina, 2 con citalopram y 4 con paroxetina (**Tabla 34-2**).

Respecto a otras clases de antidepresivos, existen dos ensayos publicados juntos del inhibidor selectivo de la recaptación de norepinefrina (ISRN) venlafaxina y dos ensayos del antidepresivo tetracíclico mirtazapina.

El **Estudio de Tratamiento de Adolescentes con Depresión (TADS)** fue el primer ensayo que comparó directamente la eficacia de la fluoxetina, la TCC, su combinación (fluoxetina + TCC) y placebo en adolescentes con DM. Tras 3 meses de tratamiento, la fluoxetina fue superior al placebo (tasa de respuesta del 61 % frente al 35 %), pero la respuesta de la TCC (43 %) no fue diferente del placebo (**Fig. 34-1**). Respecto a las tasas de remisión completa, solo en el grupo de uso combinado de fluoxetina + TCC las tasas de remisión eran más altas que con placebo (37 frente a 17 %). En los siguientes 6 meses de tratamiento (en abierto) había una convergencia gradual de la eficacia entre los tres grupos activos de tratamiento. Así, las tasas de respuesta tras 9 meses con fluoxetina (81 %) TCC (81 %, y su combinación (86 %) fueron muy similares (**Fig. 34-2**).

Tabla 34-2. Estudios controlados de tratamiento de depresión mayor en niños y adolescentes

	Medicación	Referencia	Edades	Número de estudios
Estudios positivos*	Fluoxetina	Emslie, 1997; Emslie, 2002; TADS, 2004; Almeida-Montes, 2005	6-17	4
	Escitalopram	Emslie, 2009	12-17	1
	Sertralina	Wagner, ensayos 1 + 2	6-17	1 (a priory pooled analysis, individual trials negative)
Estudios negativos	Escitalopram	Wagner, 2006	6-17	1
	Citalopram	Von Knorring, 2006	13-18	1
	Paroxetina	Keller, 2001; Emslie, 2006; Berard, 2006; Paroxetine, trial 1	7-17	4
	Venlafaxina	Emslie, 2007a; Emslie, 2007b	7-17	2
	Mirtazapina	Mirtazapine, trials 1 and 2	7-17	2

*En medidas de eficacia primaria. TADS: Estudio del Tratamiento para Adolescentes con Depresión.

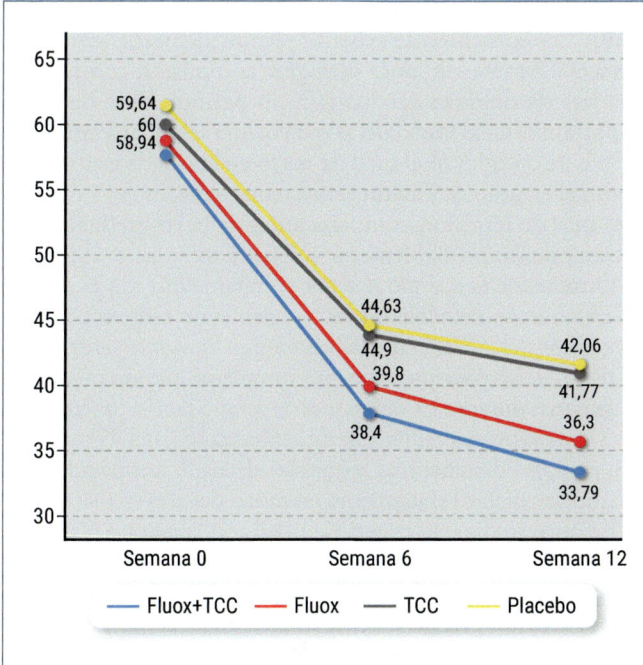

Figura 34-1. Estudio TADS (Tratamiento de Adolescentes con Depresión). Tasas de respuesta a las cuatro ramas de tratamiento, primeras 12 semanas, doble ciego. Adaptado de: March J, Silva S, Petrycki S, *et al*; Treatment for Adolescents With Depression Study (TADS) Team. Fluoxetine, cognitive-behavioral therapy, and their combination for adolescents with depression: Treatment for Adolescents With Depression Study (TADS) randomized controlled trial. JAMA. 2004 Aug 18;292(7):807-20.

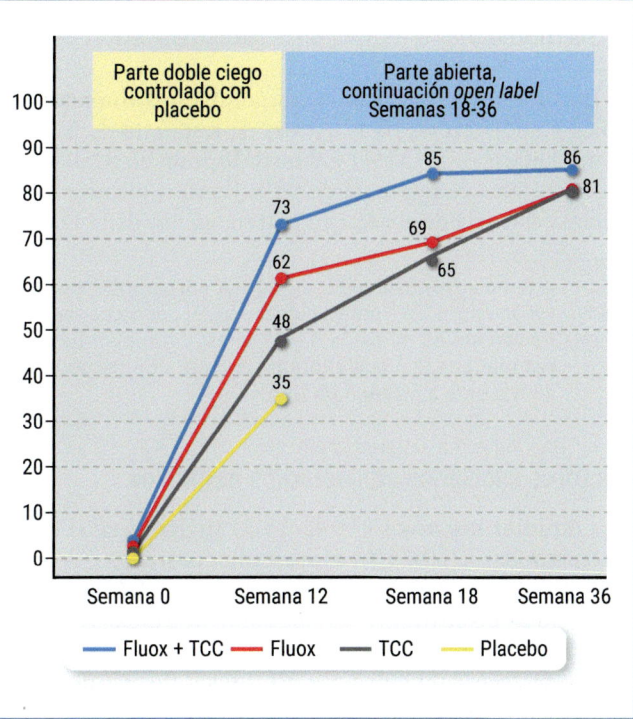

Figura 34-2. Estudio TADS (seguimiento a largo plazo en abierto tras la fase doble ciego). Tasas de respuesta a las cuatro ramas de tratamiento. Adaptado de: March JS, Silva S, Petrycki S, *et al*. The Treatment for Adolescents With Depression Study (TADS): long-term effectiveness and safety outcomes. Arch Gen Psychiatry. 2007 Oct;64(10):1132-43.

! La conclusión de estos dos estudios, el inicial y el de seguimiento, es que, en el caso de un niño con DM moderada a grave, probablemente se deba usar **fluoxetina** desde el inicio, porque la respuesta es más rápida que solo con TCC. Seguramente sería razonable usar fluoxetina+ TCC porque las tasas de respuesta tras 3 meses son mayores que usando solo fluoxetina. Sin embargo, si la depresión es leve y se puede esperar una respuesta, el uso de TCC sola o de fluoxetina sola alcanza niveles de respuesta similares tras 9 meses que si se usa fluoxetina + TCC.

Esto es importante en sistemas de salud con recursos limitados (todos) al seleccionar el mejor tratamiento para cada paciente con las mejores tasas de remisión y el menor coste posible.

Sin embargo, en otros estudios, la combinación de ISRS + TCC fue superior al tratamiento con solo ISRS en un estudio, pero no en otros tres estudios agudos de DM en niños y adolescentes. Los predictores de mejor respuesta a la TCC + medicación fueron: más comorbilidad, ausencia de antecedentes de maltrato y menor desesperanza.

En 2007, un metaanálisis de Bridge *et al.* de 13 ensayos (N = 2.919) encontró que las tasas absolutas de respuesta en niños y adolescentes fueron del 61 % (IC del 95 %, 58-63 %) en los pacientes tratados con antidepresivos y del 50 % (IC del 95 %, 47-53 %) en los tratados con placebo, con una diferencia de riesgo agrupada del 11 % (IC del 95 %, 7-15 %) y número necesario para tratar (NNT) de 10 (IC del 95 %, 7-15 %), y de 6 para fluoxetina. Las tasas absolutas de ideación suicida/ intento de suicidio fueron del 3 % en los pacientes tratados con antidepresivos frente al 2 % en los que recibieron placebo.

La diferencia de riesgo agrupado fue del 1 %, por lo que el número necesario para dañar (NNH) fue de 112. En este exhaustivo metaanálisis, el NNT para ISRS en 6 ensayos en TOC (N = 705) fue de 6 (95 % IC, 4-8), y el NNT para ideas o intento de suicidio en los ensayos en TOC fue de 200. El NNT para ISRS en seis ensayos no-TOC (N = 1.136) fue de 3 (95 % IC, 2-5) y el NNH para la ideación suicida/intento de suicidio en estos ensayos fue de 143. Así, la eficacia de los antidepresivos parece ser mayor en ansiedad no-TOC, intermedia en TOC y menor en DM, y el riesgo mayor de ideación/ intento de suicidio en DM que en ansiedad, pero con una ratio riesgo/beneficio favorable de 11 sobre 112. Los predictores de aumento de ideas/intentos de suicidio fueron:

- Alta ideación suicida basal (mayor gravedad).
- Conflicto familiar (percepción de falta de apoyo).
- Abuso de drogas o alcohol (mayor impulsividad).

¿Qué antidepresivo se debe usar?

Los dos únicos medicamentos aprobados por la Administración de Alimentos y Medicamentos de Estados Unidos (FDA) para el tratamiento de la DM en edades pediátricas son:

- **Fluoxetina** (para niños y adolescentes de 7 a 17 años).
- **Escitalopram** (adolescentes 12-17).

También hay otros ISRS con estudios positivos (aunque no aprobados por la FDA) que apoyan el uso de estos fármacos:

- **Citalopram** (un estudio en pacientes de 7 a 17 años).
- **Sertralina** (dos estudios en pacientes de 7 a 17 años).

Basándonos en los estudios disponibles, la **fluoxetina** en niños y adolescentes (6-17) (tasas de respuesta de 52-61 % frente a placebo: 33-37 %) y el **escitalopram** en adolescentes (12-17) (tasas de respuesta de 64 % frente a placebo: 53 %) tienen evidencia de eficacia en el tratamiento de la DM.

> **!** Además, hay evidencia de que la sertralina (tasa de respuesta: 63 % frente a placebo 53 %) podría ser beneficiosa en los niños de 6 a 17 años, y también hay un estudio positivo con citalopram (tasas de respuesta: 45 % frente a placebo 45 %).

Factores asociados con estudios negativos

Los estudios negativos (**Tabla 34-2**) tuvieron tasas de respuesta similares (49-69 %) a los estudios positivos (52-64 %), pero la respuesta placebo fue mucho mayor (41-61 %) que en los estudios positivos (37-53 %), por lo que estos ISRS no se separaron significativamente del placebo.

Los **factores asociados con altas tasas de respuesta placebo** incluyeron:

- Edad más temprana del paciente.
- Menor gravedad basal de los síntomas depresivos.
- Mayor número de sedes en el estudio.

Duración del tratamiento en un episodio de depresión mayor

Para intentar responder a la pregunta que frecuentemente plantean los padres en consulta de cuánto tiempo hay que mantener el tratamiento en un episodio depresivo está el estudio de Cheung *et al.* en 93 adolescentes con DM, que recibieron tratamiento en abierto (sin doble ciego controlado con placebo) con sertralina durante 3 meses. Los pacientes que respondieron (N = 51, 54,8 %) continuaron tomando sertralina en abierto durante otros 6 meses. Al final de estos 9 meses en total, los que mantuvieron la respuesta (N = 22; 23,6 % de la muestra original) fueron aleatorizados en doble ciego a continuar con sertralina (N = 13) o cambiar a placebo (N = 9) durante 1 año. Después de 1 año de doble ciego, tras 3 + 6 meses de tratamiento inicial (total de 1 año y 9 meses), el 38 % de los que había seguido con sertralina mantuvo la respuesta, pero ninguno (0 %) de los que cambiaron a placebo mantuvo la respuesta. Por lo tanto, tras 6 meses lograr una respuesta, una interrupción del ISRS dio lugar a un 100 % de recaídas. A pesar de la limitación del pequeño tamaño muestral, este estudio indica un posible beneficio del tratamiento de mantenimiento con sertralina más allá de 6 meses de respuesta. Son necesarios estudios más extensos, porque el análisis de supervivencia no encontró diferencias significativas entre los grupos (p = 0,17).

El mantenimiento del tratamiento después de lograr una buena respuesta es importante para aumentar la probabilidad de remisión sostenida y prevenir una recaída. Si 6 meses es demasiado corto para la continuación, ¿cuánto tiempo es suficiente? No hay una respuesta empírica clara a esta pregunta. Los consensos de expertos recomiendan el tratamiento hasta 9-12 meses después de lograr la remisión completa, y una bajada de dosis gradual, en un período libre de estrés importante (no al inicio del año escolar, o si hay un cambio de ciclo o de colegio, ni al final de curso en época de exámenes). Según el estudio de Cheung *et al.*, conseguir unos 12 meses o algo más de remisión completa antes de bajar gradualmente el tratamiento probablemente previene recaídas.

Otro factor es cuándo detener el tratamiento. En el estudio de Tratamiento de adolescentes con depresión resistente a ISRS (*Treatment of SSRI-resistant depression in adolescents study*, TORDIA), los pacientes que interrumpieron su tratamiento de 12 semanas durante las vacaciones de verano tenían probabilidades 1,7 veces mayores (intervalo de confianza [IC] del 95 % = 1,02-2,8, p = 0,04) de tener una respuesta adecuada comparados con los que detenían su tratamiento en mitad del año escolar.

En otro estudio interesante, Kennard *et al.* trataron a 66 adolescentes con DM (11-17 años) con fluoxetina en abierto durante 12 semanas. Los que respondieron fueron aleatorizados a continuar con fluoxetina (N = 24) o continuar con fluoxetina + TCC (N=22). Tras 6 meses de tratamiento, las tasas de recaída fueron significativamente mayores con fluoxetina (37 %) que con fluoxetina + TCC (15 %). Por lo tanto, como en el Estudio del Tratamiento para Adolescentes con Depresión (TADS), al añadir TCC se reduciría la tasa de recaída más que con el uso de fluoxetina en monoterapia.

Paciente no respondedor al primer ISRS (dosis y duración adecuadas)

Hay alguna evidencia disponible de qué hacer si el paciente no responde a una prueba con dosis y duración adecuadas (8 semanas) de un ISRS que viene del estudio TORDIA.

En el estudio de Tratamiento de la depresión resistente a los ISRS en adolescentes (TORDIA) (N = 334, edad: 12-18) pacientes con DM clínicamente significativa (Escala de depresión niños > 40) y gravedad moderada a grave (Escala de impresión clínica global; gravedad CGI-S > 4) que no habían respondido a un ISRS durante 8 semanas fueron asignados aleatoriamente a uno de los cuatro tratamientos:

1. Cambiar a otro ISRS (citalopram o fluoxetina).
2. Cambiar a venlafaxina.
3. Cambiar a ISRS + terapia cognitivo-conductual (TCC).
4. Cambiar a velanfaxina + TCC.

Aunque este estudio se realizó en medio de la controversia de las ideas de suicidio y los antidepresivos, y tuvo dificultades en el reclutamiento, se pudo terminar. La fase aguda fue de 12 semanas, los respondedores permanecieron en su brazo de tratamiento y los no respondedores recibieron tratamiento abierto durante 12 semanas adicionales. Estos fueron los resultados:

- Tasa de respuesta del 50 % a un tratamiento alternativo.
- Respuesta similar a otro ISRS (47 %) o venlafaxina (48 %), pero esta última se asoció con más efectos secundarios.
- La combinación de antidepresivo + TCC tuvo mejor tasa de respuesta (55 %) que el antidepresivo solo (41 %).

> ❗ La recomendación basada en la evidencia para un adolescente con depresión moderada a grave que no responde a un ISRS tras 8 semanas de tratamiento a dosis eficaces es **cambiar a otro ISRS** (fluoxetina o citalopram) **y agregar TCC**. Se lograría una respuesta en el 55 % de los pacientes. La venlafaxina obtuvo una respuesta similar con peor tolerabilidad que los ISRS.

Los predictores de respuesta incluyeron depresión menos grave, menos conflictos familiares y ausencia en conductas autolesivas no suicidas.

Seguridad de los antidepresivos en niños y adolescentes

Los antidepresivos ISRS suelen ser bien tolerados en niños y adolescentes, pero sus efectos a largo plazo no se conocen. Lo que sí se conoce son los riesgos a largo plazo de no tratar la depresión. Los efectos adversos de los ISRS y antidepresivos nuevos parecen ser similares, dosis-dependientes, y pueden disminuir con el tiempo.

Los efectos adversos más frecuentes de los ISIRS incluyen síntomas gastrointestinales, cambios de sueño (insomnio/somnolencia, sueños vívidos, pesadillas, sueño alterado), inquietud, diaforesis, cefalea, acatisia, cambios de apetito/peso (aumento/disminución) y disfunción sexual (retraso en la eyaculación). La venlafaxina puede producir aumento moderado de la presión arterial. Alrededor del 3-8 % de los pacientes, especialmente los niños, pueden mostrar una mayor impulsividad, agitación, irritabilidad y activación conductual con los antidepresivos. Algunos efectos adversos son más frecuentes inicialmente, por lo que se recomienda comenzar con una dosis baja durante 1-2 semanas, luego aumentar hasta la dosis terapéutica inicial y esperar 3-4 semanas (no más de 6) hasta realizar el siguiente aumento de dosis. Aumentar la dosis más rápidamente no acelerará la respuesta, sino que aumentará el riesgo de eventos adversos.

Según un metaanálisis de 2021 en adultos con DM resistente al tratamiento de Wang *et al.*, la **esketamina intranasal** aceleraba la respuesta a los ISRS, con mejorías rápidas (en 2-4 horas) de síntomas depresivos, incluidas las ideas de suicidio. Se están realizando estudios en adolescentes con DM.

Ideas e intentos de suicidio

Un evento adverso potencial que ha generado atención médica, familiar y mediática es la posible asociación del uso de antidepresivos con un aumento de ideas/intentos de suicidio. Históricamente, desde 1950 se observó que los antidepresivos se asocian con un ligero aumento en la ideación suicida. Inicialmente se vio con tricíclicos, luego con ISRS en adultos en los años ochenta-noventa, y siguieron casos de niños en los años noventa. Una revisión de 24 estudios (16 de DM) encontró que el uso de antidepresivos en niños y adolescentes se asoció con un modesto aumento de ideas o intentos de suicidio, pero no hubo suicidios consumados en los ensayos. El riesgo relativo general de ideación suicida para todos los ensayos con ISRS e indicaciones (depresión, ansiedad y TOC) fue de 1,95 (IC del 95 %: 1,28-2,98), y en los ensayos de DM 1,66 (IC del 95 %: 1,02-2,68). Sin embargo, en los 24 estudios, el intervalo de confianza [IC]

del 95 % incluyó siempre el valor 1, por lo que hay un 95 % de probabilidad de que el riesgo de ideación suicida con ISRS se multiplique por 1 respecto al placebo (es decir, sea igual al del placebo). Otra limitación de este estudio es que los resultados no se basan en datos recogidos prospectivamente en el diseño del estudio, sino en datos retrospectivos, con gran variabilidad entre ensayos y en lo que se informa como ideas de suicidio.

> ❗ En una revisión más reciente de 27 estudios, los autores hallaron una tasa de ideas/intentos de suicidio del 3 % (0 % de suicidio consumado) en pacientes tratados con ISRS para depresión, ansiedad y TOC (IC del 95 %, 2-4 %) frente a 2 % (IC del 95 %, 1-2 %) con placebo. **La diferencia de riesgo fue de 1 %** (IC del 95 %, −0,1-2 %), **no estadísticamente significativa** (p = 0,08). Ninguno de los metaanálisis encontró suicidios consumados.

Tras los metaanálisis sobre este posible riesgo aumentado de ideación/intentos de suicidio, la Agencia Británica de Regulación de Medicamentos y Productos Sanitarios (MHRA) advirtió en 2004 a los médicos contra el uso pediátrico de sertralina, citalopram y escitalopram debido al *perfil de riesgo-beneficio desfavorable*. En octubre de 2004, la FDA de EE. UU. emitió en 2007 un aviso con recuadro negro (*black box warning*) sobre todos los antidepresivos para informar de un aumento del riesgo de ideas/intentos de suicidio en niños y adolescentes y adultos hasta 24 años de edad, y advertencias similares aparecieron en otros países. El objetivo de la advertencia era informar a médicos y familias sobre este riesgo potencial de baja frecuencia durante el necesario consentimiento informado valorando riesgo/beneficio, pero no prohibir el uso de antidepresivos hasta los 24 años.

Entre 1999 y 2003, antes de la advertencia del recuadro negro de la FDA de Estados Unidos, hubo un aumento en la tasa de diagnóstico de DM y en el uso de ISRS en todas las edades (2002-2003: el uso pediátrico de antidepresivos aumentó significativamente un 36 %), y paralelamente, hubo una disminución del 35,7 % en tasas de suicidio.

Después de la advertencia con recuadro negro de la FDA, hubo una disminución en el diagnóstico de DM en niños y adolescentes, y una disminución del 22 % de la prescripción de ISRS en jóvenes en EE. UU., Holanda y otros países. En este período hubo un aumento en las tasas de suicidio consumado del 14 % en EE. UU. (2003-2004), 49 % en Holanda (2003-2005) y 25 % en Canadá (2003-2005). Aunque la asociación en el tiempo no implica causalidad, si los ISRS estuvieran realmente asociados con mayor riesgo de ideas/intentos de suicidio, una reducción de su uso debería haber bajado las tasas de suicidio, o al menos no aumentarlas.

Bridge *et al.* encontraron que el número necesario para tratar (NNT) en niños y adolescentes con DM era de 10, y el número necesario para dañar (NNH) para ideas o intentos de suicidio de 112.

> ❗ La ratio 112/10 sugiere una relación riesgo/beneficio favorable al uso de ISRS en niños y adolescentes con DM moderada o grave. Es decir, si no se trata a un niño con DM para evitar la aparición de ideas/intentos de suicidio, por cada niño al que se evita ese riesgo se deja sin tratar a 11 niños que potencialmente podrían haber respondido.

Por otro lado, el tratamiento de la DM con ISRS debe combinarse con TCC cuando esté disponible, ya que disminuye el riesgo de ideas o intentos de suicidio.

Debido a que en el estudio de adolescentes con depresión TADS se excluyó a los pacientes con alto riesgo de suicidio, el Instituto Nacional de Salud Mental (NIMH) de Estados Unidos financió el estudio de **Tratamiento de Adolescentes con Intento de Suicidio (TASA)**. Este ensayo abierto incluyó a 124 adolescentes con DM que habían tenido un intento de suicidio reciente. La mayoría recibió psicoterapia y medicación específicas, y fueron seguidos durante 6 meses. Los riesgos mórbidos de los eventos suicidas y los intentos fueron 0,19 y 0,12, respectivamente, menor que en otras muestras comparables, lo que sugiere que la intervención fue útil.

En resumen, la frecuencia de ideas de suicidio (2,6-16%) y de intentos de suicidio (0,5-5%) en la población pediátrica general es alta, y la ideación suicida es un síntoma común en la DM. El suicidio fue la segunda causa de muerte entre los 10 y los 14 años y la tercera entre 14-24 según el CDC 2022. Sin embargo, la depresión y el suicidio reciben mucha menos atención de la ciudadanía y menos fondos de investigación que otras enfermedades menos frecuentes y con menos mortalidad (p. ej., cáncer de próstata, VIH, enfermedades de la motoneurona), quizás por sesgo, o desconocimiento de que la DM es una enfermedad médica del cerebro que se puede prevenir.

Los antidepresivos ISRS pueden aumentar estas ideas de suicidio en algunos niños, por lo que debe hacerse un seguimiento cercano. En los estudios realizados sobre muertes por suicidio los pacientes no estaban tomando antidepresivos, e incluso aquellos a los que se les había recetado una medicación, no tenían niveles plasmáticos en el momento de la muerte (no la estaban tomando).

En la mayoría de los pacientes los ISRS son muy útiles y eficaces en el tratamiento de la DM y mejoría de ideas/intentos de suicidio, con un perfil muy favorable riesgo/beneficio, como hemos visto anteriormente: NNT: 10, NNH: 112.

- La fluoxetina y el escitalopram son eficaces y seguros en el tratamiento de la depresión mayor en niños y adolescentes y tienen la aprobación de la FDA de Estados Unidos.
- Si un paciente no responde al primer ISRS, la recomendación es probar otro ISRS y añadir TCC.
- La duración aconsejada de tratamiento del episodio de DM, una vez alcanzada la remisión, es de al menos 1 año, pero debe evitarse una interrupción brusca del tratamiento o hacerla en épocas de mayor estrés.
- El posible aumento modesto de la ideación suicida en algunos pacientes debe ser conocido por los médicos. El NNT para niños y adolescentes con DM es de 10, y el NNH para ideas/intentos de suicidio es 112, lo que indica una relación riesgo/beneficio favorable al uso de ISRS en niños con DM moderada o grave.
- No hubo ningún suicidio consumado en los 19 ensayos aleatorios doble ciego controlados con placebo.

Tratamiento de la depresión mayor con psicoterapia

El uso de la **TCC** en el tratamiento de la DM (y también de la ansiedad que frecuentemente acompaña la DM) en niños,

y especialmente en adolescentes, se basa en la evidencia de que los pacientes con DM tienen sesgos cognitivos y errores en el procesamiento de la información que atienden preferentemente a estímulos emocionales negativos que refuerzan su humor deprimido.

Entre los sesgos de percepción y errores cognitivos más frecuentes presentes en DM están los siguientes:

- **Abstracción selectiva** (filtro mental) por la cual solo se considera una pequeña parte (la negativa) de la información disponible.
- **Conclusión arbitraria**: se llega a una conclusión apresurada con información contraria o insuficiente («Aunque he aprobado este examen, en realidad soy un inútil y solo he tenido suerte»).
- Pensamiento **absoluto** (todo/nada) («No tengo amigos, no sirvo para nada, soy feísima»).
- **Magnificación y minimización**.
- **Personalización**: asumir responsabilidad de sucesos externos.
- **Pensamiento catastrófico**: las cosas que pasan se perciben como un desastre absoluto y ya no tiene solución.

La TCC interrumpe los ciclos negativos de pensamiento negativo («Es culpa mía»), humor deprimido («Estoy triste, no sirvo para nada») y acción mal-adaptativa («Me quedo en la cama» o «Me corto con un cúter»). Esta teoría cognitiva de la depresión está basada no solo en la observación y evidencia clínica, sino también en estudios de resonancia magnética funcional (fMRI) que han encontrado una disminución del control cognitivo *top-down* (de arriba abajo) de las respuestas emocionales (el córtex prefrontal controla mal la actividad del sistema límbico). La TCC tiene como objetivo también mejorar la capacidad de la corteza prefrontal a través de una reestructuración cognitiva.

Otra de las claves de la TCC es la **técnica de activación conductual**, que ayuda al paciente a normalizar sus rutinas saludables y a reiniciar actividades que les produzcan recompensa (que le gusten o motiven), ya que se sabe que una de las cosas que hacen los adolescentes con DM es abandonar actividades placenteras o interesantes (sociales, de ocio, deporte, etcétera).

Como se ha mencionado al revisar los resultados del TADS (**Fig. 34-1**), en adolescentes con DM moderada a grave, el tratamiento con fluoxetina en monoterapia o combinada + TCC acelera la respuesta (además, fluoxetina + TCC consigue tasas de respuesta más altas tras 3 meses de administración), en comparación con el uso solo de TCC (que no se diferencia del placebo en 3 meses). En el caso de depresión leve, para la que se puede esperar más tiempo, la TCC sola acaba alcanzando tasas de respuesta similares a TCC + fluoxetina o fluoxetina sola tras 9 meses de tratamiento (estudios abiertos). Por otro lado, usar TCC + fluoxetina mejora la seguridad respecto a la ideación suicida (presente en el 29% de los pacientes basalmente; mejoría significativa con todos los tratamientos, pero más con TCC + fluoxetina [p = 0,02]), por lo que es recomendable un tratamiento combinado (fluoxetina + TCC) para mejorar su eficacia y seguridad (**Figs. 34-2** y **34-3**).

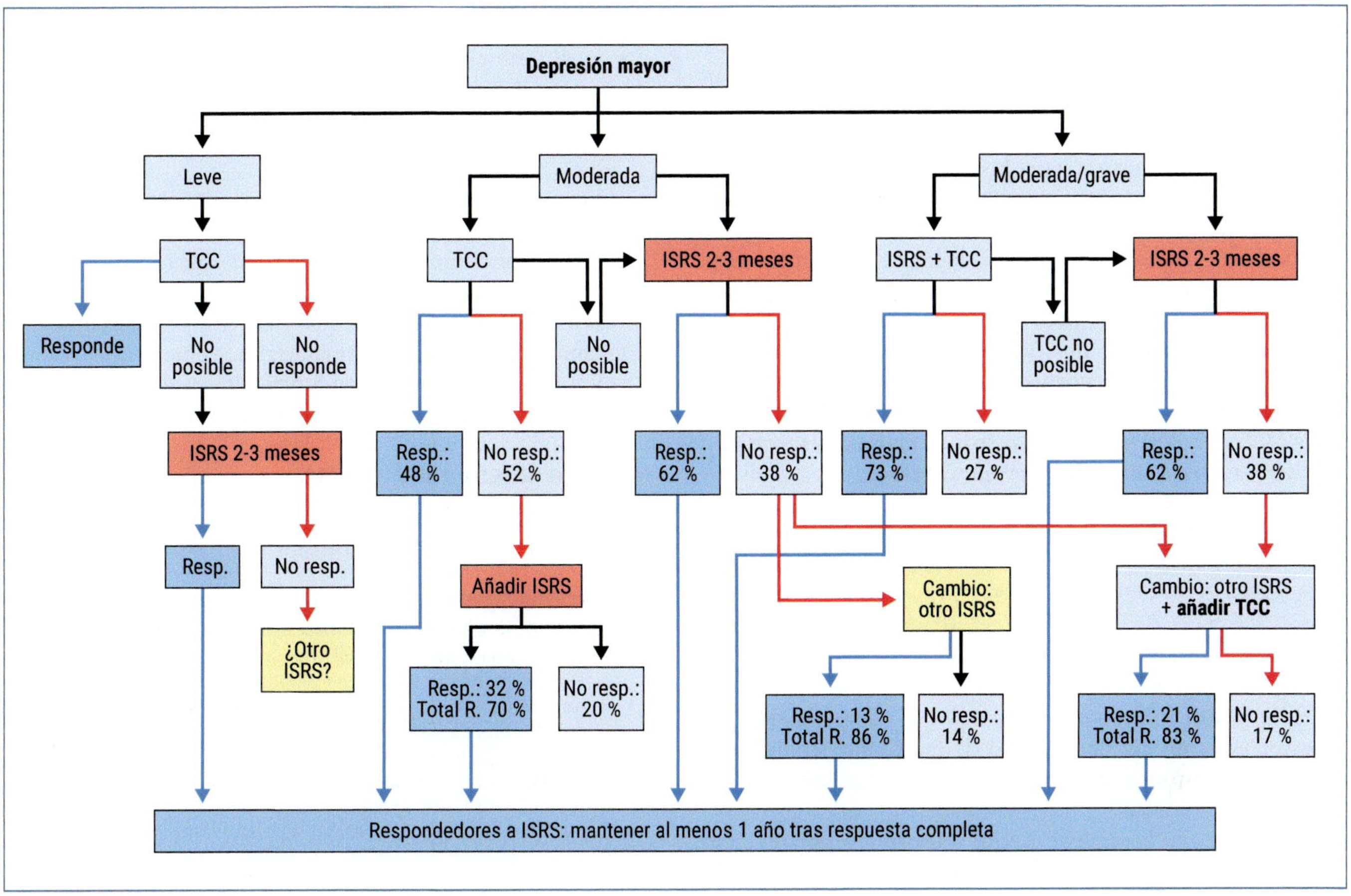

Figura 34-3. Posible algoritmo de tratamiento inicial de la depresión mayor en niños y adolescentes. Basado en tasas de respuesta y recomendaciones de TDAH y TORDIA. Diagrama alternativo (ruta de respondedores en azul, no respondedores en rojo). Tasas de respuesta: TCC + ISRS: 73 % - ISRS: 62 % - TCC: 48 % - 2º ISRS: 47 % - 2º ISRS + TCC: 55 %. ISRS: inhibidores selectivos de la recaptación de serotonina; TADS: Estudio del Tratamiento para Adolescentes con Depresión; TCC: terapia cognitivo-conductual, TDAH: trastorno por déficit de atención e hiperactividad; TORDIA: *Treatment of SSRI-resistant depression in adolescents study.*

TRATAMIENTO FARMACOLÓGICO Y PSICOTERAPIA DEL TRASTORNO BIPOLAR CON Y SIN SÍNTOMAS PSICÓTICOS

Introducción

La enfermedad bipolar (BP) o maníaco-depresiva es un trastorno del humor grave, crónico y recurrente, de origen principalmente genético, que debuta antes de los 18 años en un 50-60 % de los casos (**Fig. 34-4**).

La prevalencia de vida en niños y adolescentes está alrededor del 1 %, y es más frecuente en adolescentes que en niños. Genera un gran impacto sobre la calidad de vida del paciente y su familia, y se estima que aumenta el riesgo de suicidio a lo largo de la vida unas 15 veces respecto a la población general.

Definición

La BP puede cursar con episodios de manía o hipomanía (humor eufórico o irritable) alternando con episodios de depresión (humor triste o irritable), y también puede tener características mixtas (manía/hipomanía, si tiene, además, al menos tres síntomas depresivos, como disforia, anhedonia, retardo psicomotor, cansancio, ideas de inutilidad o culpa, o ideas

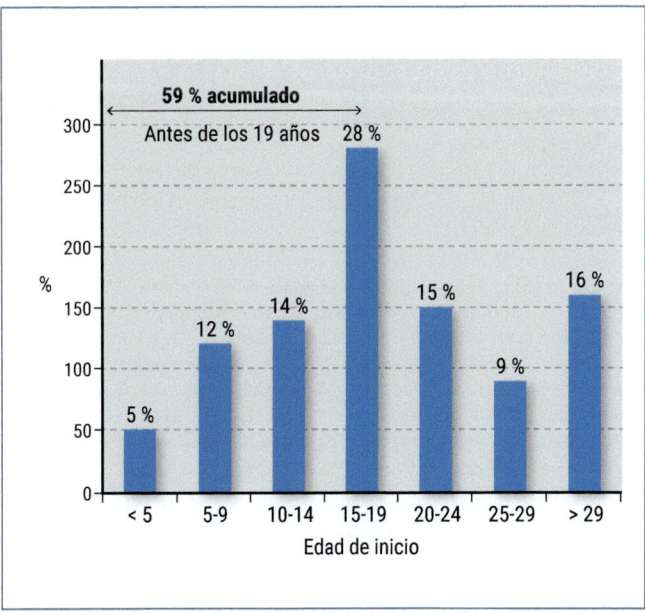

Figura 34-4. Edad de inicio de la enfermedad bipolar. Adaptado de: Lish JD, Dime-Meenan S, Whybrow PC, Price RA, Hirschfeld RM.The National Depressive and Manic-depressive Association (DMDA) survey of bipolar members. J Affect Disord.1994;31(4):281-94.

de muerte o suicidio. En el DSM-5-TR se han eliminado los episodios mixtos (episodios completos simultáneos de manía/hipomanía y depresión). A pesar de los estudios que apoyan su debut antes de los 18 años, persiste la controversia sobre la BP especialmente en niños, y menos en adolescentes, y sobre su estabilidad diagnóstica hasta la edad adulta.

Aunque aparentemente los criterios de enfermedad bipolar y episodio de manía no cambian mucho en el DSM-5 respecto al DSM-IV-TR, hay más cambios de los que a primera vista se podrían apreciar.

Por un lado, se han separado los *trastornos bipolares* de los *trastornos depresivos* en dos capítulos diferentes (antes estaban juntos en «Trastornos del humor»). Además, en niños se ha creado el *trastorno de desregulación disruptiva del humor* (*DMDD* en inglés) para intentar reducir el uso de *enfermedad bipolar no especificado* en este grupo de edad.

> ❗ Para cumplir criterio de episodio de manía (**Tabla 34-3**), ahora (DSM-5-TR) en el criterio A se requieren cambios no solo en humor (elevado, expansivo o irritable), sino también en actividad y energía, simultáneamente, y también los criterios B.

El episodio mixto se sustituye por el especificador *con características mixtas* de episodio de manía/hipomanía y al menos tres síntomas depresivos (ya no se requiere episodio depresivo completo).

Por último, en la parte de «Otros trastornos bipolares específicados y relacionados» se añaden aquellos pacientes con historia familiar de BP que tienen episodios de hipomanía breve (2-3 días, pero no 4) (esto se llamaba bipolar-IV por algunos autores, como Akiskal *et al.*, en 1987 y 2000, y aquellos que no cumplen criterios de BP-II porque les falta algún síntoma de hipomanía, pero cumplen el criterio de duración, o aquellos con hipomanía que no han tenido episodio depresivo propio).

Tabla 34-3. Episodio de manía. Criterios del Manual Diagnóstico y Estadístico de Trastornos Mentales, 5ª edición-texto revisado (DSM-5-TR)*

A. Un **período bien** definido de humor elevado, expansivo o irritable, **y un aumento normal y persistente de la actividad o la energía de** >1 semana de duración (o cualquier duración si necesita hospitalización)

B. En este período además hay >3 síntomas (>4 si el humor es sólo irritable): 1) autoestima elevada o grandiosidad, 2) disminución de la necesidad de dormir, 3) está más hablador de lo habitual, verborreico/*presión* al habla, 4) fuga/vuelo de ideas o pensamiento muy acelerado, 5) distraibilidad, 6) aumento de la actividad intencionada (social, laboral, escolar, o sexual) o agitación psicomotriz, 7) participación excesiva en actividades con alto riesgo de consecuencias dolorosas (indiscreciones sexuales, gastos excesivos)

C. La alteración del humor causa un **deterioro importante** en el funcionamiento ocupacional, social o para necesitar hospitalización (para prevenir el daño a sí mismo del paciente o a otras personas a su alrededor) o porque existen características psicóticas

D. El episodio no se puede atribuir a los efectos de una sustancia (droga o fármaco), ni a otra enfermedad médica

*En naranja, cambios respecto al Manual Diagnóstico y Estadístico de Trastornos Mentales, 4ª edición (DSM-IV).

> ❗ En el caso de que el episodio de manía aparezca durante el tratamiento antidepresivo y persista más allá del efecto fisiológico de ese tratamiento, sería diagnosticado como trastorno bipolar I. Esto se llamaba **bipolar-III** por algunos autores (Akiskal *et al.*, 1987; Akiskal, 2000).

Un episodio de **hipomanía** tiene criterios similares a los de manía, pero con duración de al menos 4 días (en vez de 7 días), y, aunque debe cumplir el criterio B (tiene que haber un cambio claro en el funcionamiento, y la presencia de tres o más de los síntomas de manía supone un cambio claro en el comportamiento), este cambio no es lo suficientemente grave como para causar una disminución significativa en el funcionamiento social y ocupacional, no necesita hospitalización, ni asocia síntomas psicóticos.

Tipos de enfermedad bipolar

Hay varios tipos de enfermedad bipolar (**Tabla 34-4**). Además, puede haber **manía inducida por sustancias/medi-**

Tabla 34-4. Tipos de enfermedad bipolar

- **Enfermedad bipolar tipo I** (BP-I) 293.89 (F06.1):
  - Presencia de al menos un episodio de manía. Antes o después pueden haber existido episodios de hipomanía o depresión mayor (en niños el estado de ánimo puede ser irritable). Con frecuencia el paciente presenta también episodios depresivos a lo largo de la evolución, pero no son imprescindibles para diagnosticar BP-I
  - La CIE-10 exige al menos dos episodios, uno de manía y otro episodio de cualquier polaridad (manía, mixto o depresión) para el diagnóstico de BP

- **Enfermedad bipolar tipo II** (BP-II) 296.89 (F31.81):
  - Al menos un episodio de hipomanía de al menos 4 días (nunca manía, porque entonces sería BP-I), y además al menos un episodio depresivo mayor (duración de más de 2 semanas)
  - Es la forma más frecuente de bipolaridad
  - Este tipo es bastante estable en el tiempo: una minoría de pacientes evoluciona a trastorno bipolar tipo I
  - La CIE-10 no diferencia entre estos dos tipos de BP

- **Trastorno ciclotímico** 301.13 (F34.0):
  - Numerosos episodios breves y recurrentes de síntomas subsindrómicos de hipomanía y de depresión durante al menos 1 año en niños y adolescentes (o 2 años en adultos)
  - Durante este tiempo el paciente no está nunca asintomático durante más de 2 meses. Clínicamente se manifiesta como una inestabilidad en el humor persistente (aunque el paciente puede tener eutimia breve). En algunos casos puede progresar hacia BP-I o BP-II

- **Otro trastorno bipolar especificado y trastornos relacionados**:
  - Episodios de hipomanía de corta duración (2-3 días) y episodios depresivos mayores
  - Episodios de hipomanía con síntomas insuficientes y episodios depresivos mayores
  - Episodio de hipomanía sin episodio previo de depresión mayor
  - Ciclotimia de corta duración de menos de 24 meses (adultos) o menos de 12 meses (niños y adolescentes)
  - Estos tipos de BP arriba descritos se llamaban en el DSM-IV *BP no especificada*

En el DSM-5-TR además se ha añadido la categoría **BP inespecificado y trastornos relacionados**, que se usará solo si no se cumplen criterios completos y no hay suficiente información para darle un diagnóstico de BP especificado (por ejemplo, en urgencias)

CIE-10: Clasificación Internacional de Enfermedades, 10ª edición; DSM-5-TR: Manual Diagnóstico y Estadístico de Trastornos Mentales, 5ª edición-texto revisado.

Tabla 34-5. Fármacos y tóxicos que pueden causar síntomas o episodios de manía

- Quimioterápicos, inmunosupresores y antiinflamatorios: procarbacina, ciclosporina, corticoesteroides y esteroides anabólicos

- SNC:
  - Anticonvulsivantes (a niveles altos en sangre, como carbamazepina)
  - Antidepresivos[1] (tricíclicos, ISRS, IMAO, trazodona, y algo menos bupropión), selegilina (antiparkinsoniano y antidepresivo)
  - Dopaminomiméticos, simpaticomiméticos, amantadina, loxapina, metoclopramida, anfetaminas y derivados, bromocriptina
  - Hipnóticos, benzodiazepinas, buspirona
  - Baclofeno (antiespasmódico)

- Dermatológicos: isotretinoina (antiacné)

- Cardiológicos: betabloqueantes, captopril, digitalis, propafenona

- Gastrointestinales: cimetidina, dextrometorfano

- Antibióticos, antivirales y antiparasitarios: dapsona (tratamiento de la lepra), zidovudina (antirretroviral), cloroquina (tratamiento de la malaria), dietiltoluamida (DEET, repelente de insectos)

- Antigripales y antiasmáticos: fenilpropanolamina, efedrina/seudoefedrina, antihistamínicos H2, teofilina

- Otras sustancias: drogas de uso recreacional (estimulantes, cocaína, alcohol, *cannabis*, alucinógenos)

- Intoxicaciones: metales (plomo) y disolventes (tolueno)

[1] La manía secundaria a antidepresivos se llamaba bipolar-III por algunos autores (Akiskal et al., 1987; Akiskal, 2000). IMAO: inhibidor de la monoaminooxidasa; ISRS: inhibidor selectivo de la recaptación de serotonina.

Tabla 34-6. Causas médicas de manía

- Enfermedades víricas (influenza)

- Enfermedades endocrinológicas (hipertiroidismo o tirotoxicosis, enfermedad o síndrome de Cushing, hipercalcemia, hiponatremia, diabetes *mellitus*)

- Enfermedades autoinmunes (lupus eritematoso sistémico)

- Enfermedades neurológicas (hematoma subdural, esclerosis múltiple, tumor cerebral, traumatismo craneoencefálico, epilepsia no controlada, infección del sistema nervioso central, enfermedad de Huntington, convulsiones parciales complejas, sida, enfermedad cerebrovascular, tumores diencefálicos y del tercer ventrículo, y traumatismos craneoencefálicos, corea reumática)

- Neoplasia

- Mononucleosis infecciosa

- Déficit ácido fólico, pelagra

- Cambios hormonales propios de la pubertad

cación (Tabla 34-5). En estos casos no se trataría de una enfermedad bipolar, sino de un episodio de manía secundario a un fármaco o tóxico. También puede ser secundario a una enfermedad médica (Tabla 34-6).

Especificadores en enfermedad bipolar

En los episodios de manía/hipomanía o de depresión, se pueden especificar las siguientes características: *distress* ansioso, síntomas mixtos, ciclación rápida (al menos cuatro episodios/año), síntomas melancólicos, síntomas atípicos, síntomas psicóticos, catatonía, patrón estacional, remisión parcial y remisión completa.

No se ha incorporado al DSM-5-TR la ciclación ultrarrápida o ultradiana (muchos episodios de horas o días de duración), descrita en niños por algunos autores, como Dubovsky y Buzan en 1999.

Tratamiento

El tratamiento de la BP requiere de un abordaje multidisciplinar, y un plan terapéutico específico para cada paciente, según sus características individuales, familiares y socioambientales, y según la fase (aguda, continuación, mantenimiento) o episodio de la enfermedad (manía/hipomanía o depresión). Este capítulo se va a centrar en el tratamiento farmacológico, especialmente del episodio de manía, y se mencionarán las otras partes del tratamiento (psicoeducación y psicoterapia) (Fig. 34-5).

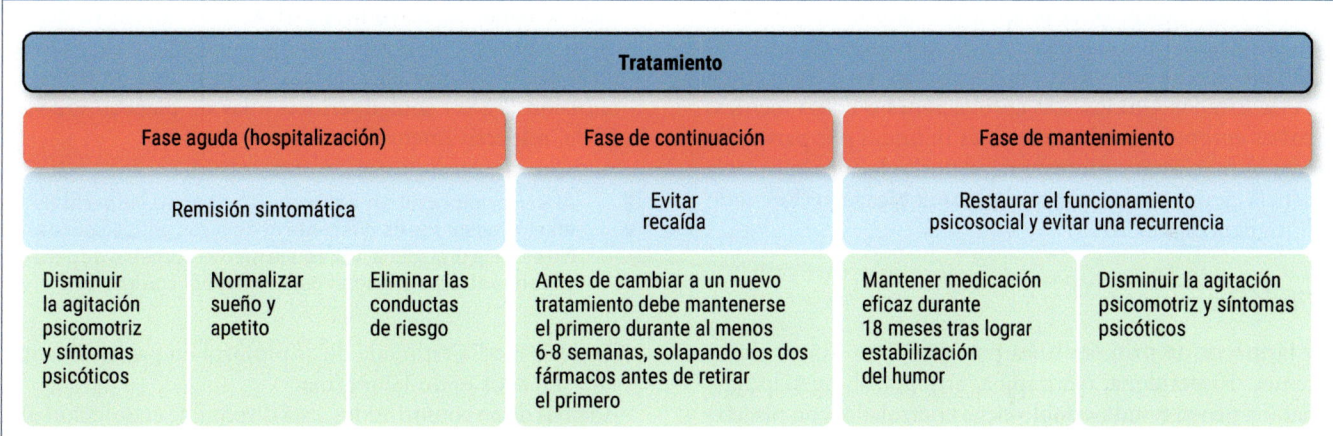

Figura 34-5. Partes del tratamiento de la enfermedad bipolar.

Tabla 34-7. Medicaciones que han mostrado evidencia en ensayos clínicos en el tratamiento de episodios mixtos o de manía, o depresivos, y en fase de mantenimiento en niños y adolescentes

Episodio de enfermedad bipolar	Medicación
Manía o mixto	Litio
Depresivo	• **Risperidona** • **Olanzapina** • **Quetiapina** • **Aripiprazol** • Divalproato • Asenapina • Ziprasidona • Olanzapina + fluoxetina
Mantenimiento	• [Lurasid]* • Aripiprazol • Lamotrigina (solo en adolescentes) • Litio • Divalproato

* Lurasid®, nombre comercial de olanzapina + fluoxetina, no disponible en España. En naranja, medicaciones aprobadas por la FDA en niños y adolescentes con enfermedad bipolar. Adaptado de: Findling RL, Stepanova E, Youngstrom EA, Youg AS. Progress in diagnosis and treatment of bipolar disorder among children and adolescents: an international perspective. Evid Based Mental Health. 2018;21(4):177-81.

Farmacoterapia de la enfermedad bipolar

La farmacoterapia de la enfermedad bipolar se centra en el uso de antipsicóticos o estabilizadores del humor (litio o antiepilépticos) para los episodios de manía. También hay evidencia del uso de estas y otras medicaciones en episodios depresivos o para fases de mantenimiento (Tabla 34-7).

La FDA de Estados Unidos ha aprobado, para el tratamiento de episodios mixtos o de manía en adolescente, el estabilizador del humor litio, y los antipsicóticos risperidona, olanzapina, quetiapina, aripiprazol y asenapina. Ziprasidona fue superior a placebo en un estudio, pero no fue aprobada. Valproato (VPA), topiramato y oxcarbazepina no han sido capaces de demostrar superioridad respecto a placebo en estudios doble ciego.

Debido a que Estados Unidos es el país donde más congruencia hay entre la evidencia científica encontrada en los estudios y las indicaciones terapéuticas (aprobaciones de la agencia nacional del medicamento), al menos en los antipsicóticos, se hará referencia a medicaciones aprobadas por la FDA de Estados Unidos. Las aprobaciones o fichas técnicas en países europeos pueden estar más influidas por particularidades burocráticas y procesos regulatorios locales que por la evidencia científica de ensayos clínicos doble ciego (Revisado en Putignano *et al.*, 2019).

Antipsicóticos

Son fármacos de primera línea para la BP en niños y adolescentes. Risperidona, olanzapina, aripiprazol, quetiapina y asenapina tienen estudios doble-ciego controlados con placebo que apoyan su eficacia en niños y adolescentes con BP, y han sido aprobados por la FDA para manía en niños y adolescentes.

Sus números necesarios para tratar (NNT) para obtener respuesta están entre 3 (risperidona) y 5 (quetiapina y asenapina) (4 para aripiprazol y olanzapina). Sus números necesarios para dañar (NNH), para una ganancia de peso de >7%, son de 3 (olanzapina), 9 (quetiapina), 16 (risperidona) y 29 (aripiprazol).

Los antipsicóticos se han convertido en parte fundamental del tratamiento de muchos trastornos psiquiátricos graves, incluyendo los del espectro de la esquizofrenia, la manía en el trastorno bipolar, la irritabilidad/agresividad en los trastornos del espectro autista (TEA) y en el trastorno negativista desafiante/trastorno de la conducta asociados al trastorno por déficit de atención e hiperactividad (TDAH) y al uso de sustancias. Además, algunos antipsicóticos tienen eficacia en la depresión bipolar, depresión mayor y ansiedad generalizada.

Los antipsicóticos atípicos han demostrado en los estudios doble ciego una eficacia en el tratamiento de la manía aguda similar o superior a los estabilizadores del humor, aunque los niños y adolescentes son más susceptibles que los adultos a efectos adversos: aumento de peso, somnolencia e hiperprolactinemia.

- **Risperidona**: eficacia demostrada a dosis de 0,5-6 mg/día, y como las dosis superiores a 2,5 mg/día no se asociaron con mejor respuesta, se recomiendan dosis bajas. En pacientes con mala adherencia, que hayan tenido recaídas por interrumpir la medicación, se puede usar la posología intramuscular de liberación a lo largo de 2 semanas (risperidona) o su metabolito activo (paliperidona) en inyecciones mensuales, o la nueva formulación de paliperidona trimestral. En el caso de administración de risperidona i.m. quincenal, las primeras 2 semanas debe suplementarse con risperidona oral. También está disponible en posología flas y en solución oral para niños que no saben tragar comprimidos. En los estudios las tasas de respuesta a dosis altas (63%) y a dosis bajas (59%) eran superiores a las tasas con placebo (26%) (Goldstein *et al.*, 2012).
  - Efectos secundarios: aumento de peso, sedación, hipotensión ortostática, hiperprolactinemia y síntomas extrapiramidales (temblor, rigidez, acinesia).
- **Aripiprazol**: aprobado por la FDA para el tratamiento de la manía en niños y adolescentes. Dosis inicial de aripiprazol de 2 mg/día, que debe subirse muy gradualmente, cada semana, para evitar la activación/acatisia, ya que es un agonista parcial dopaminérgico (DA). Se sube hasta dosis de 10-30 mg/día. Las tasas de respuesta 88,9% y de remisión (72%) son superiores a las de placebo (52% y 32%, respectivamente).

> ! Al ser aripiprazol un agonista DA parcial, su perfil de efectos adversos es diferente al de otros antipsicóticos. No eleva la prolactina, y produce menos aumento de peso y menos alteraciones del perfil metabólico/lipídico.

La dosis media estimada de aripiprazol en pacientes entre 10 y 17 años es de 10 mg/día.

Además de en comprimidos, está disponible en solución oral por si el niño no sabe tragar pastillas y en formulación *depot* para inyección i.m. mensual (Maintena®) para pacientes con mala adherencia. La dosis de la inyección es de 300 o 400 mg/mes. En los ensayos clínicos en adultos, los pacientes que tomaban entre 10 y 30 mg de aripiprazol oral recibieron, una vez estables, 400 mg/mes de *depot*. Para niños y adolescentes que pueden precisar dosis menores (2,5-7,5 mg/día), se puede usar la mitad de una jeringa de 300 mg/mes (150 mg/mes). Para pasar de aripiprazol oral a intramuscular, se pone la inyección, y durante 2 semanas se mantiene el aripiprazol oral. Dos semanas más tarde administrar aripiprazol i.m. se retira el oral, y otras 2 semanas después (1 mes tras la primera dosis i.m.) se pone la segunda inyección. Si el paciente no está tomando aripiprazol oral ni otro antipsicótico previamente, y se quiere poner directamente la inyección, debe darse unos días aripiprazol oral para asegurarse que no es alérgico a él; luego se pone la inyección, y tras 2 semanas se retira la pastilla oral. En pacientes que ingresan debido a descompensaciones por mala adherencia, se les puede pasar directamente a i.m. al ingreso. Una vez estable con la inyección i.m., si se ve que al final del mes el paciente empeora un poco, se le puede subir la dosis o ponérsela un poco antes (a los 20 días). Y si se ve que el paciente tolera mal la medicación y tiene algún efecto adverso, como síntomas extrapiramidales poco después de la inyección, se espacia la dosis, dándosela unas 5-6 semanas después, en vez de 1 mes después, o, si no, se puede bajar la dosis y dársela cada mes.

• **Quetiapina**: primer antipsicótico atípico con el que se diseñó un estudio doble ciego controlado con placebo en adolescentes con manía. El tratamiento combinado (quetiapina [450 mg/día] + valproato [20 mg/kg]) se asocia con una disminución significativamente mayor en la puntuación de la *Young Mania Rating Scale* (YMRS), frente a la monoterapia con VPA. La respuesta al tratamiento con quetiapina (400-600 mg/día) frente al VPA (niveles séricos: 80-120 µg/mL) se asocia con un porcentaje de respuesta y remisión significativamente mayor. En otro estudio doble ciego, las tasas de respuesta con 400 mg/día (64 %) y con 600 mg/día (58 %) fueron superiores a las de placebo (37 %). Está también disponible en presentación *prolong*, que se administra alargando su efecto a 24 horas. Fue efectiva en el tratamiento de la depresión bipolar en adultos, pero los estudios en niños y adolescentes deprimidos con enfermedad bipolar, no se separaron del placebo en eficacia.

• **Olanzapina**: tras evidencia en series de casos y luego en ensayos clínicos, fue aprobada por la FDA en Estados Unidos para manía en niños y adolescentes, con tasas de respuesta (48,6 %) y remisión completa (35,2 %) superiores al placebo (22,2 y 11,1 %, respectivamente).

> **!** Olanzapina produce mayor aumento de peso que otros antopsicóticos (NNH: 3) y aumento del colesterol, resistencia a insulina e hiperprolactinemia, incluso tras solo 3 semanas de tratamiento. Probablemente no es de los primeros fármacos que se deberían usar.

• **Ziprasidona**: no obtuvo aprobación de la FDA para manía en niños y adolescentes: a pesar de estudios iniciales prometedores, no se demostró superior a placebo. Produce sedación/somnolencia/cansancio y cefalea.

• **Clozapina**: ha sido valorada en series de casos de niños y en pacientes hospitalizados con BP. Sus efectos secundarios graves y potencialmente mortales, como la agranulocitosis, la miocarditis y las convulsiones, lo convierten en fármaco de segunda línea en caso de falta de efectividad o tolerancia de al menos dos antipsicóticos. A veces, es el único antipsicótico al que responden los niños y adolescentes, por lo que un clínico experto debe saber manejarlo prudentemente para reducir su potencial de efectos adversos. Un inicio muy lento y un seguimiento con hemogramas semanales mejoran su tolerabilidad y reducen el riesgo de agranulocitosis.
  - **Posología**: iniciar dosis de 25 mg/día e ir aumentando 25 mg a la semana. Es recomendable dar la primera dosis por la noche porque puede producir somnolencia, y añadir 25 mg en desayuno (25-0-25) la semana 2, para añadir otros 25 mg por la noche (25-0-50) la semana 3, y otros 25 mg en el desayuno (50-0-50) la semana 4, y así sucesivamente si el paciente lo tolera, hasta llegar a 200 mg/día. Generalmente antes de alcanzar esta dosis no se percibe mejoría, y con frecuencia la dosis estable es de 200-300 mg/día. El aumento de dosis rápido (más que el que se indica aquí) aumenta el riesgo de agranulocitosis (grave) y de sedación (molesto).
  - **Recomendaciones terapéuticas**: en España es obligatorio un hemograma basal y semanal durante 18 semanas, y luego mensual indefinidamente. Debe guardarse un registro de las dosis y analíticas e informar al registro nacional central de clozapina.

> **!** La clozapina es una alternativa cuando al menos dos pruebas adecuadas en dosis y duración con otros antipsicóticos no son efectivas. Es eficaz en casos resistentes.

Farmacocinética general de los antipsicóticos

El mecanismo de acción de los antipsicóticos es por bloqueo del receptor D_2 dopaminérgico (DA). El objetivo del tratamiento es reducir la activación de los circuitos DA que en parte median la psicosis, la manía, los tics y la agresividad. A la vez, los circuitos DA que regulan los movimientos (vía nigroestriatal), la secreción de prolactina (vía tuberoinfundibular) y la cognición (vía mesocortical) deben ser preservados (**Figs. 34-6**, **34-7**, **34-8** y **34-9**).

Además, los antipsicóticos atípicos tienen afinidad, aunque menor, por receptores serotoninérgicos (efectos adversos sexuales), α-adrenérgicos (produciendo potencialmente alteraciones en la conducción cardíaca y elevación del pulso), histaminérgicos (disminución de la ansiedad, sedación y aumento del apetito), y muscarínicos (visión borrosa, sequedad de boca, estreñimiento y confusión), y esta afinidad media en parte efectos terapéuticos y efectos adversos que se pueden predecir (**Tabla 34-8**).

Efectos adversos

Los más frecuentemente observados durante el tratamiento con antipsicóticos atípicos son sedación, hipotensión, aumento de peso (**Fig. 34-10**), mareos y discinesias bucolinguales.

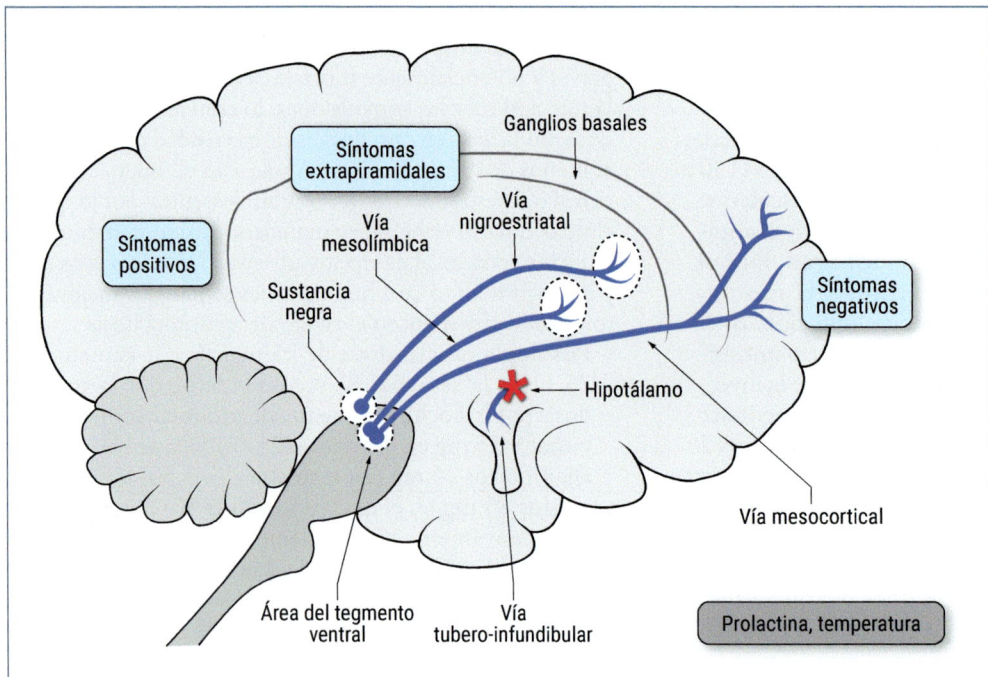

Figura 34-6. Ubicación de la psiquiatría infantil. Entre las ciencias y las humanidades.

Manejo farmacológicamente informado de antipsicóticos

Hay algunas particularidades para el uso, subida de dosis y cambio de un antipsicótico a otro que son importantes y conocerlas puede optimizar su uso.

- **Quetiapina es muy antihistamínico a dosis bajas y no inicia su actividad de bloqueo DA más que con dosis altas.** Si se inicia su administración muy despacio y se mantienen dosis bajas, produce mucha sedación. Por ejemplo, si se empieza quetiapina un viernes para el lunes se debería estar ya por 200-300 mg/día. Sorprendentemente seda menos con dosis altas que con dosis bajas. Y es más eficaz como antipsicótico a dosis de 600 mg/día que a dosis de 250 mg/día. Algo parecido pasa con el antidepresivo mirtazapina.

- **Al cambiar un antipsicótico por otro, hay que tener en cuenta las dosis equivalentes**: 2 mg de risperidona equivalen aproximadamente a 10-15 mg de aripiprazol, a 10 mg de olanzapina y a 200 mg de quetiapina.

- **Al cambiar de un antipsicótico a otro hay que tener en cuenta el tipo de bloqueo que producen en los receptores, su afinidad.**
  - Si se cambia de una medicación a otra similar en sus bloqueos histaminérgico y colinérgico (p. ej., entre quetiapina y olanzapina), no hace falta solapar los antipsicóticos, se para uno y se inicia el segundo al día siguiente.
  - Pero si se cambia de una medicación con más **bloqueo histaminérgico** (clorpromazina, clozapina, olanzapina o quetiapina) o de una medicación con más **bloqueo colinérgico** (como asenapina, clorpromazina, clozapina, olanzapina o quetiapina) a otra con menor bloqueo de estos receptores (como aripiprazol, risperidona/paliperidona, ziprasidona o haloperidol), se deben **solapar** los dos antipsicóticos un tiempo para evitar rebote farmacológico histaminérgico (ansiedad, agitación, insomnio, SEP e inquietud psicomotriz) o colinérgico (agitación, confusión o SEP).
  Es decir, para acordarse, se pueden cambiar entre sí -*inas* (clorpromaz**ina**, clozap**ina**, olanzap**ina** o quetiap**ina**) o entre sí -*os* u -*onas* (aripipraz**ol**, risperid**ona**/paliperid**ona**, ziprasid**ona** o haloperid**ol**) más rápidamente, pero debe hacerse más lentamente si cambiamos de -*inas* a -*onas*.

- Al cambiar de un antipsicótico a otro hay que tener en cuenta sus vidas medias (**Tabla 34-9**).
  - Si se cambia de un antipsicótico de vida media más corta (clozapina, quetiapina de liberación inmediata, ziprasi-

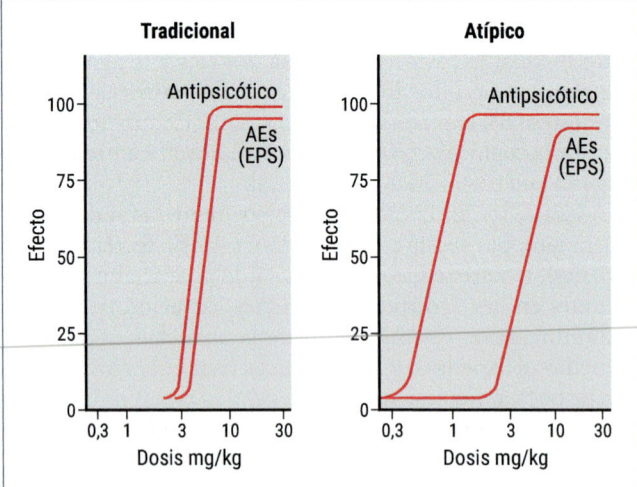

Figura 34-7. Diferencia en eficacia antipsicótica frente a síntomas extrapiramidales (EPS) entre antipsicóticos tradicionales y atípicos (novel). Los antipsicóticos atípicos han conseguido desplazar a la derecha (a dosis más altas) los EPS, y alejarlos de las dosis terapéuticas. Adaptado de: Casey DE. Motor and mental aspects of extrapyramidal syndromes. Int Clin Psychopharmacol. 1995 Sep;10 Suppl 3:105-14.

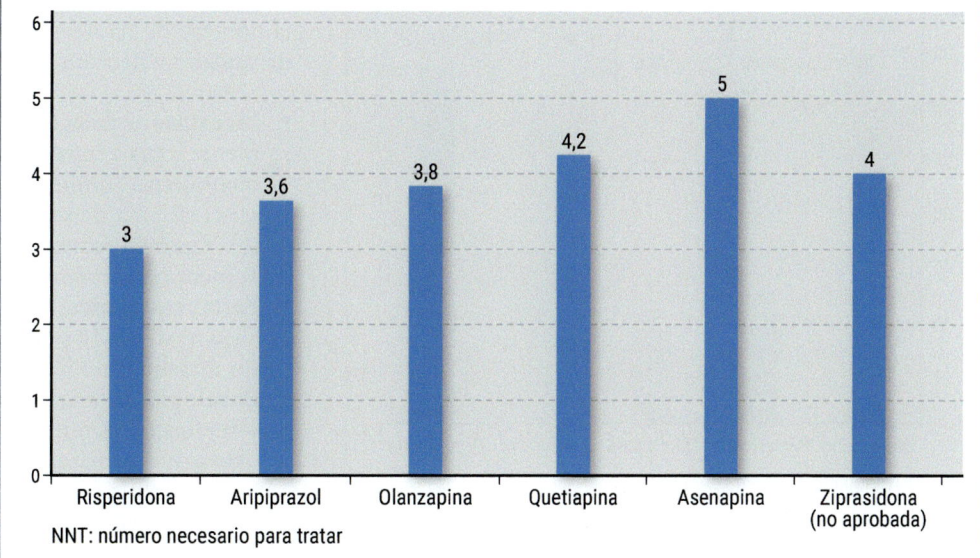

Figura 34-8. Eficacia de antipsicóticos frente a placebo en manía aguda. Porcentaje de respuesta. Adaptado de: Singh MK, Ketter TA, Chang KD. Antipsychotics for acute manic and mixed episodes in children and adolescents with bipolar disorder: efficacy and tolerability. Drugs. 2010;70(4):433-42.

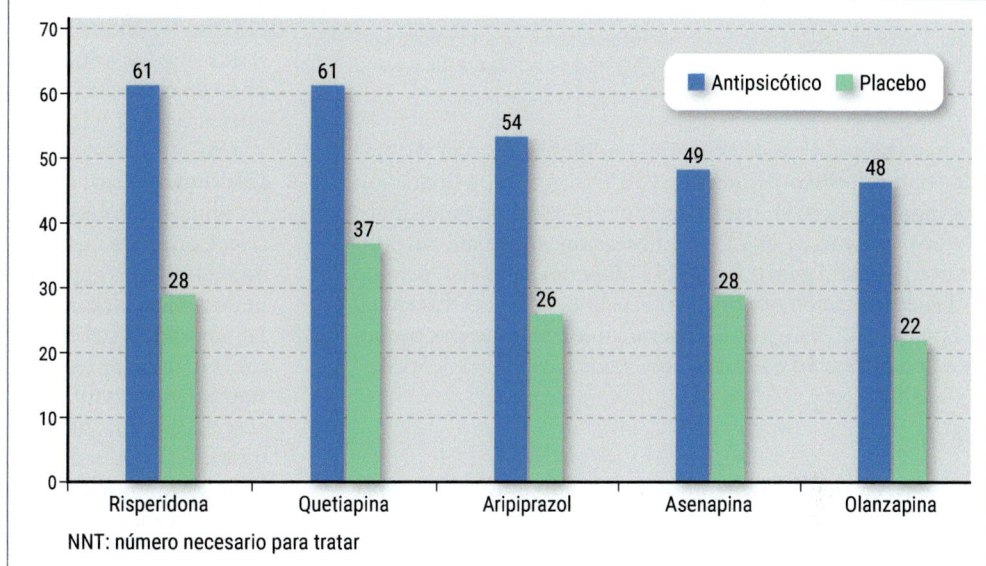

Figura 34-9. Eficacia de antipsicóticos en manía aguda. Porcentaje de respuesta al tratamiento frente a placebo en manía en niños. Adaptado de: Singh MK, Ketter TA, Chang KD. Antipsychotics for acute manic and mixed episodes in children and adolescents with bipolar disorder: efficacy and tolerability. Drugs. 2010;70(4):433-42.

Tabla 34-8. Resumen de vías dopaminérgicas en el cerebro humano y sus funciones. Predicción de efectos terapéuticos y efectos adversos

1. Vía mesolímbica. Agitación, psicosis, manía, desorganización. Un bloqueo DA de esta vía produce efectos terapéuticos, reduciendo estos síntomas

2. Vía nigroestriatal. Control de movimientos. Un bloqueo DA de esta vía produce efectos adversos (extrapiramidales) de: temblor, rigidez, acinesia, distonías, discinesia

3. Vía mesocortical (al lóbulo frontal). Esta vía debe estar activada para preservar funciones cognitivas. Una disminución de DA en esta vía produce síntomas negativos, dificultad cognitiva, depresión y acatisia

4. Vía tuberoinfundibular. Controla la secreción de prolactina (DA inhibe secreción de PRL; si se bloquea DA con un antipsicótico, se eleva la PRL: produce amenorrea, galactorrea, ginecomastia y disfunción sexual). Controla también la regulación de la temperatura. Si se bloque DA, riesgo de hipertermia (como, por ejemplo, en el síndrome neuroléptico maligno)

DA: dopamina/dopaminérgico; PRL: prolactina.

dona) a otro de vida media larga (risperidona-paliperidona, olanzapina, aripiprazol), hay que solapar los dos durante un tiempo, hasta que el segundo antipsicótico tenga tiempo de llegar a estado de equilibrio (*steady state*), que, en el caso de aripiprazol, puede ser hasta de 2 semanas desde que se llega a la dosis final. Una vez alcanzada una dosis adecuada y esperadas esas 2 semanas con los dos antipsicóticos, se puede bajar el primer antipsicótico gradualmente a razón del 25 % de su dosis cada 4 o 5 vidas medias (p. ej., bajar 25 % de risperidona cada 5-6 días) hasta retirarlo del todo.

Hay que tener en cuenta que, aunque la risperidona tiene una vida media de 3 horas, su metabolito activo, la paliperidona, tiene una vida media de 21-30 horas.

Estabilizadores del humor

El **valproato (VPA) de liberación inmediata** fue superior al placebo en uno de los cuatro estudios doble ciego controlados

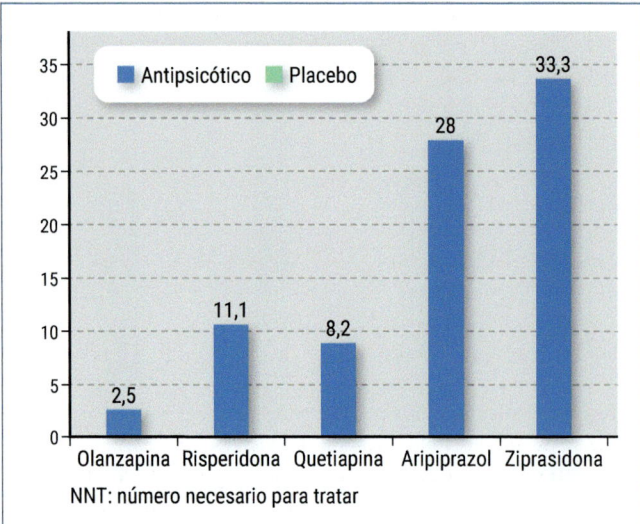

Figura 34-10. NNH (número necesario para dañar, para producir aumento de peso) en antipsicóticos. Porcentaje de respuesta al tratamiento frente a placebo en manía en niños. Adaptado de: Singh MK, Ketter TA, Chang KD. Antipsychotics for acute manic and mixed episodes in children and adolescents with bipolar disorder: efficacy and tolerability. Drugs. 2010;70(4):433-42.

con placebo publicados en niños y adolescentes con BP tratados con valproico y litio (N = 153), valproico de liberación prolongada (N=144), oxcarbazepina (N = 116) y topiramato (N = 56). Solamente el VPA de liberación inmediata tuvo un número necesario para tratar (NNT) superior a placebo, pero no el VPA de liberación prolongada, ni el litio, ni la oxcarbazepina, ni el topiramato. Esto puede deberse a que eran muestras pequeñas en comparación con las de los estudios con antipsicóticos.

Litio (Li)

Único estabilizador del humor tradicional aprobado por la FDA para el tratamiento de la manía aguda y la BP en mayores de 12 años. Eficaz en estudios abiertos, disminuye el número de recaídas y se le atribuyen factores protectores de suicidio y neuroprotectores.

- **Mecanismo de acción**: desconocido en parte, probablemente actúa a través del sistema de membrana y segundos mensajeros. Inhibe la inositol-monofosfatasa, afectando así el sistema de segundo mensajero del fosfatidil-inositol. También reduce la actividad de la proteína cinasa C y aumenta las proteínas citoprotectoras.
- **Farmacocinética**: absorción en tracto gastrointestinal. Vida media de 18 horas en niños. Eliminación por el riñón, sin metabolismo hepático.
- **Posología**: su rango terapéutico es estrecho, y la dosis baja o ineficaz está muy cerca de la dosis tóxica, por lo que deben monitorizarse los niveles plasmáticos. Dosis de 30 mg/kg/día (dividida en tres tomas) en niños prepuberales (6-12 años) deberían producir niveles séricos de 0,6-1,2 mEq/L. Esto se consigue con dosis de 900 a 1.200 mg/día, dividida en dos o tres dosis a lo largo del día. Es posible que los niños precisen mayor nivel de concentración sérica que los adultos para mantener niveles terapéuticos de Li en el cerebro. Los niños con trastornos del desarrollo intelectual o con trastornos médicos cerebrales comórbidos a la BP necesitan menos dosis (**Tabla 34-10**).
- **Efectos adversos**: náuseas, molestias abdominales, poliuria, polidipsia, temblor, sedación y diarrea. Empeora el acné, puede producir hipotiroidismo y aumento de peso. Los efectos secundarios graves son poco frecuentes: diabetes insípida nefrogénica, bloqueo auriculoventricular y arritmia sinusal.
- La **toxicidad** del litio produce diarrea persistente, vómitos o náuseas intensas, temblor de manos y piernas, contracciones musculares frecuentes, visión borrosa, mareos, ataxia, disartria, arritmias cardíacas, edemas de los miembros inferiores, sedación y eventualmente muerte. Hay que tener en cuenta las posibles interacciones medicamentosas del litio (**Tabla 34-11**).

Tabla 34-9. Perfil farmacodinámico, según constante de afinidad a receptores (Ki) y vida media (V₁/₂) de los fármacos											
Antipsicótico	**IC V₁/₂ (h)**	**Tiempo hasta concentración máxima (h)**	**Metabolismo**	**Afinidad a receptores (constante Ki)**							
				D₂	**5-HT₁A**	**5-HT₂A**	**5-HT₂C**	**α₁**	**α₂**	**H**	**M₁**
Aripiprazol	50-72	3-5	P450 2D6 >> 3A4	0,66	5,5	8,7	22	26	74	30	6,7
Clozapina	12	1-4	P450: 1A2	210	160	2,6	4,8	6,8	158	3,1	1,4
Haloperidol	3-6	24	P450: 3A4	2,6	1.800	61	4.700	17	600	260	>1.000
Risperidona	3	1-2	P450: 2D6	3,77	190	0,15	32	2,7	8	5,2	>10.000
Paliperidona	21-30	24	<10% hepático	2,8	480	1,2	48	10	80	3,4	>10.000
Quetiapina	6-7 IR 24 XR	2	P450: 3A4	770	300	31	3.500	8,1	80	18	120
Olanzapina	30	6	P450: 1A2	20	610	1,5	4,1	44	280	0,08	2,5
Ziprasidona	7	5	Aldehído oxidasa	2,6	1,9	0,12	0,9	2,6	154	4,6	300

Se señalan las Ki para cada receptor de cada antipsicótico en naranja. IC: intervalo de confianza; IR: liberación inmediata; P450: citocromo hepático P450; XR: liberación prolongada. Adaptado de: Correll CU. From receptor pharmacology to improved outcomes: individualising the selection, dosing and switching of antipsychotics. Eur Psychiatry. 2010;25 Suppl 2:S12-21

Tabla 34-10. Guía aproximada de dosificación (en mg) de litio y horario de administración en niños hasta 12 años

Peso	8:00	Mediodía	18:00	Dosis total diaria
> 25 kg	150	150	300	500
25-40	300	300	300	900
40-50	300	300	600	1.200
50-60	600	300	600	1.500

Adaptado de: Green WH. Child and Adolescent Clinical Psychopharmacology. 2ª ed. Filadelfia: Williams y Wilkins; 1995.

- **Recomendaciones terapéuticas**: hay que realizar analíticas basales de hemograma (especialmente recuento leucocitario), ionograma (función renal: creatinina) y función tiroidea, y monitorización con controles cada 6 meses. Debe hacerse un inicio de administración gradual con una subida de dosis lenta, tomando niveles de litio en sangre cuando se llegue a dosis terapéuticas o si el paciente presenta efectos adversos a cualquier dosis.

Antiepilépticos en manía aguda

Valproato

Tres estudios abiertos de valproato (VPA) en manía aguda en niños y adolescentes encontraron respuestas entre el 53 y el 75 %. Un estudio grande (N = 150) de niños entre 10 y 17 años de 4 semanas encontró respuestas del 24 % con VPA y 23 % con placebo. Hay otros estudios de VPA + antipsicóticos (como quetiapina).

- **Mecanismo de acción**: potencia la función GABA, puede actuar como neuroprotector.

Tabla 34-11. Interacciones del litio

Diuréticos: aumentan los niveles de Li al afectar su aclaramiento renal: tiazidas, derivados de las xantinas, diuréticos del asa (suelen producir menos problemas)

Antiinflamatorios no esteroideos (AINES): aumentan los niveles de Li al reducir su aclaramiento: diclofenaco (suele producir menos problemas), indometacina, ibuprofeno, naproxeno, fenilbutazona, sulindaco

Antipsicóticos: combinación con Li empeora síntomas extrapiramidales

Antiarrítmicos: pueden potenciar efectos en la conducción cardíaca

Inhibidores la enzima convertidora de angiotensina (ECA): aumentan los niveles de Li

Metronidazol: puede facilitar la toxicidad por Li al disminuir el aclaramiento renal

La acetazolamida (inhibidor de la anhidrasa carbónica, los agentes alcalinizantes, los preparados de xantina y la urea) puede disminuir las concentraciones plasmáticas de Li

Li: litio.

- **Farmacocinética**: se absorbe rápidamente en el tracto gastrointestinal y se metaboliza en el hígado: un 25 % depende del P450. La vida media plasmática es de 8-16 horas en niños. En adultos el rango terapéutico está en 50-125 µg/mL, pero el nivel terapéutico en niños no ha sido claramente descrito.
- **Posología**: la dosis eficaz en adultos es de 15-20 mg/kg/día de VPA, dividido en dos tomas. Se puede iniciar a esa dosis (dosis de carga) en manía aguda, o a mitad de dosis unos días y luego 20 mg/ kg/día. Una vez alcanzada la dosis diana, se medirán niveles valle de VPA (12 horas después de la última dosis) unos 5 a 7 días después, y se ajusta la dosis según respuesta y tolerabilidad.
- **Recomendaciones terapéuticas**: debe hacerse analítica basal de función hepática y hemograma (especialmente plaquetas), y beta-hCG en chicas que hayan tenido la menarquia, previamente al inicio del tratamiento por los efectos teratogénicos (retraso de cierre del tubo neural) sobre el embrión en desarrollo. Se debe monitorizar VPA en sangre, hemograma y perfil hepático cada 6 meses. Ha de monitorizarse el peso, ya que el VPA aumenta el apetito.
- **Efectos adversos**: aumento de peso, sedación, náuseas, caída de pelo y temblor. Más graves: trombopenia, toxicidad hepática, pancreatitis, defectos del tubo neural en el embrión (teratogénico) y discrasias sanguíneas. Obesidad, aumento de la insulina y niveles de andrógenos, acné, hirsutismo, alteraciones menstruales y síndrome de ovario poliquístico. Los niños menores de 2 años tienen riesgo elevado de hepatotoxicidad.
- **Interacciones**: el VPA duplica los niveles de lamotrigina y aumenta los niveles de carbamazepina (CBZ), fenobarbital y fenitoína por interacción hepática. Los niveles de VPA se pueden reducir con CBZ, fenitoína, etosuximida, fenobarbital y rifampicina. La aspirina puede inhibir el metabolismo del VPA y elevar sus niveles.

Lamotrigina

Estudios abiertos han encontrado que tiene eficacia en manía aguda, manía mixta y depresión bipolar, pero el estudio doble ciego comparado con placebo está en prensa.

Sin embargo, un estudio de prevención de recaídas no encontró beneficio en mantener el tratamiento con lamotrigina (LMTG) frente a cambiar a placebo en 173 pacientes (el 53 % de la muestra inicial de 298) que habían respondido a una fase abierta de 18 semanas con LMTG. El tiempo medio (DE) en días hasta una recaída de episodio del humor con LMTG frente a placebo fue de 155 días (14,7 %) frente a 50 (3,8 %) para episodio depresivo; 163 (12,2 %) frente a 120 (12,2 %) para episodio de manía/hipomanía, y 136 (15,4 %) frente 107 (13,8 %) días para episodio mixto. Estas diferencias no fueron estadísticamente significativas.

Se ha estudiado como tratamiento en monoterapia o coadyuvante en la BP, sobre todo durante episodios depresivos. La combinación de varios estabilizadores del humor ha probado ser más efectiva que el tratamiento en monoterapia y es bien tolerada.

Tabla 34-12. Guía práctica de manejo de los IECA o ARAII en IC-FER

Lamotrigina + litio	El patrón de escalada de dosis es el explicado
Lamotrigina + VPA	Reducir dosis a la mitad porque el VPA eleva los niveles de lamotrigina
Lamotrigina + CBZ	Duplicar dosis porque la CBZ reduce los niveles de lamotrigina

CBZ: carbamazepina; VPA: valproato.

! Su empleo en niños y adolescentes está limitado por los efectos adversos dermatológicos. Puede producir rash de piel, más peligroso si afecta también las mucosas, y puede llegar a síndrome de Stevens-Johnson y necrólisis epidermotóxica, potencialmente letal. Este riesgo se minimiza iniciando con una dosis muy baja y subiéndola muy lentamente (cada 2 semanas).

• **Posología**: una dosis inicial baja y un aumento de dosis lento y progresivo disminuye el riesgo de rash grave. En adolescentes la dosis inicial de tratamiento recomendada es de 25 mg/día las primeras 2 semanas, 50 mg/día (25-0-25) las semanas 3 y 4 de tratamiento, 75 mg/día (25-0-50) las semanas 5 y 6, 100 mg/día (50-0-50) las semanas 7 y 8, y a partir de la novena semana de tratamiento se puede ir aumentando la dosis hasta 200 mg/día, según la evolución clínica y la tolerancia. En niños la dosis puede ser la mitad o menos, según el peso del paciente.

Cuando se utiliza como tratamiento coadyuvante hay que tener en cuenta que VPA eleva los niveles de lamotrigina (los duplica), por lo que debe reducirse la dosis a la mitad, o iniciar la lamotrigina de forma aún más gradual (25 mg/día en días alternos durante 2 semanas, luego 25 mg/día todos los días 2 semanas, etc.). Cuando se combina con CBZ, hay que aumentar la dosis de lamotrigina, porque la CBZ reduce los niveles de lamotrigina por inducción hepática (**Tabla 34-12**).

Oxcarbazepina, topiramato y gabapentina

Ni oxcarbazepina, ni topiramato ni gabapentina han conseguido separarse del placebo en eficacia en niños y adolescentes con BP en ensayos doble ciego. No está justificado su uso en niños y adolescentes con enfermedad bipolar.

La FDA recomienda la monitorización del riesgo de suicidio en los pacientes tratados con antiepilépticos por el riesgo observado en estudios previos (**Tablas 34-13** y **34-14**, **Fig. 34-11**).

Estrategias terapéuticas

Véanse **figura 34-11** y **tablas 34-13, 34-14** y **34-15**.

Tabla 34-13. Evidencia de eficacia y tolerabilidad del tratamiento farmacológico en manía aguda en niños y adolescentes

Fármaco	Evidencia en niños y adolescentes	Problemas
	Manía	
Estabilizadores del humor		
Valproato	(++)	Ganancia de peso, ovario poliquístico, teratógeno
Litio	++ FDA (posible utilidad también en depresión BP)	Ganancia de peso, diabetes insípida, hipotiroidismo, acné, neurotoxicidad, teratógeno, precisa niveles en sangre
Carbamazepina	(++)	Rash, supresión de médula ósea (rara), teratógeno
Oxcarbazepina	(+/-)	Hiponatremia, sedación
Lamotrigina	(++) (posible utilidad también en depresión BP)	Rash cutáneo grave, teratógeno
Antipsicóticos atípicos		
Aripiprazol	+++ FDA	Acatisia, leve ganancia de peso, malestar gastrointestinal
Clozapina	+++	Convulsiones, sialorrea, ganancia de peso, agranulocitosis, precisa monitorización de hemogramas
Olanzapina	+++ FDA	Ganancia de peso +++, sedación
Quetiapina	+++ FDA (posible utilidad también en depresión BP)	Ganancia de peso ++, sedación
Risperidona	+++ FDA	Aumento de prolactina, ganancia de peso ++, síntomas extrapiramidales
Ziprasidona	+++	Leve ganancia de peso, aumento QTc (no clínicamente problemático)

BP: bipolar; FDA: fármaco aprobado por la Administración de Alimentos y Medicamentos de Estados Unidos; QTc: intervalor QT corregido; +++ Evidencia clara, estudios aleatorizados, doble ciego controlados con placebo; ++ Evidencia sustancias, múltiples series; + Alguna evidencia de posible efectividad; +/Evidencia mínima; ( ) Datos ambiguos; 0 Sin efecto. Adaptado de: Robert M (ed.). Clinical Trials with Children Update Earlier Treatment Guidelines. Bipolar Network News. 2008;12(2):3.

Tabla 34-14. Efectos secundarios más importantes y frecuentes de los estabilizadores del humor, controles de seguimiento necesarios y frecuencia con la que deben hacerse

	Frecuentes	Infrecuentes	Raros	Exámenes basales	Exámenes seguimiento	Frecuencia exámenes	Comentarios
Litio	• Poliuria • Polidipsia • Temblores • Aumento peso • Náuseas/diarrea • Hipotiroidismo • Enlentecimiento cognitivo • Sedación • Leucocitosis	• Acné o psoriasis • Bradicardia • Caída del cabello • Cambios en el ECG (aplanamiento ondas T)	• Daño del riñón, cerebral y muerte (por toxicidad aguda) • Disminución función renal • Seudotumor cerebral • Síntomas extrapiramidales • Alteraciones del movimiento • Nistagmo • Convulsiones • Hiperparatiroidismo • Disfunción nodo sinusal • Arritmias	• BUN • Creatinina • Análisis de orina • TSH, T4 libre • Hemograma completo • Electrólitos • Calcio • Albúmina • Peso	• Nivel de litio • BUN • Creatinina • Análisis de orina • Calcio • Albúmina • Peso	• En cada cambio[1] de dosis y cada 3-6 meses y PRN • Cada 3-6 meses	Orina de 24 horas para depuración de proteínas y creatinina si hay proteinuria, poliuria marcada o cambio en la creatinina sérica
Valproato	• Aumento peso • Temblores • Náuseas • Diarrea • Enlentecimiento cognitivo • Sedación, fatiga • Ataxia • Mareo	• Aumento de la transaminasa sérica • Alopecia • Testosterona elevada • Síndrome de ovario poliquístico • Erupciones cutáneas • Caída de cabello	• Fallo hepático • Trombocitopenia • Pancreatitis • Reacciones dermatológicas graves • Mielosupresión • Síndrome de hipersensibilidad a anticonvulsivantes	• Hemograma completo • AST • ALT • Lipasa • Peso • Antecedentes menstruales	• Nivel de valproato sódico • Conteo de plaquetas • AST • ALT • Peso • Antecedentes menstruales	• En cada cambio[1] de dosis y PRN • Cada 2 semanas ×2 • Después cada mes ×2 después cada 3-6 meses	El resto de insuficiencia hepática es mayor en los primeros 6 meses de tratamiento. Repetir la lipasa si se sospecha pancreatitis
Carbamazepina	• Náuseas/vómitos • Torpeza/mareo • Nistagmo • Sedación • Visión borrosa, diplopia, fotosensibilidad • Enlentecimiento cognitivo • Ataxia • Inducción enzimática CYP450	• Hiponatremia • Erupciones cutáneas • Leucopenia • Confusión	• Reacciones dermatológicas graves • Agranulocitosis • Anemia aplásica • Bloqueo atrioventricular, arritmias • Hepatitis • Disfunción renal • Síndrome de hipersensibilidad a anticonvulsivantes	• Hemograma completo • AST • ALT • Sodio	• Nivel de carbamazepina • Hemograma completo • AST • ALT • Sodio	• 1 y 3-4 semanas[1] después del cambio de dosis y PRN • Con exámenes de sangre después del cambio de dosis y después de cada 3-4 meses	• Revisar los exámenes de laboratorio si hay fiebre inexplicable, dolor de garganta, linfadenopatía o fatiga grave
Lamotrigina	• Mareo • Ataxia • Dolor de cabeza • Temblores • Visión borrosa, diplopia	• Erupciones cutáneas • Náuseas, vómitos • Ataxia • Enlentecimiento cognitivo • Confusión	• Reacciones dermatológicas graves • Anemia • Síndrome de hipersensibilidad a anticonvulsivantes	• Hemograma completo • AST • ALT	• Hemograma completo • AST • ALT	• Cada 3-6 meses	• Dar instrucciones claras sobre cómo evitar erupción cutánea y comunicar si aparece erupción

[1] Inicialmente, se requieren análisis de sangre regulares para verificar el nivel sérico. Una vez se alcanza el nivel deseado y estable, las otras pruebas son para comprobar los niveles séricos y otros parámetros (p. ej., la función renal y tiroidea). AIMS: Escala de Movimientos Involuntarios Anormales; ALT: alanina-aminotransferasa; AST: aspartato-aminotransferasa; BUN: nitrógeno ureico en sangre; ECG: electrocardiograma; HDL: lipoproteína de alta densidad; IMC: índice de masa corporal; LDL: lipoproteína de baja densidad; PRN: cuando es necesario; TSH: hormona estimulante de tiroides.

Terapia electroconvulsiva (TEC)

La TEC estaría indicada en adolescentes con BP-I con un episodio de manía o depresión grave que no responden al tratamiento psicofarmacológico (Ghaziuddin *et al.*, 2004). Debido a la falta de estudios disponibles se desaconseja el uso de la TEC en adolescentes con BP-NOS (no especificada) y presentaciones atípicas de BP.

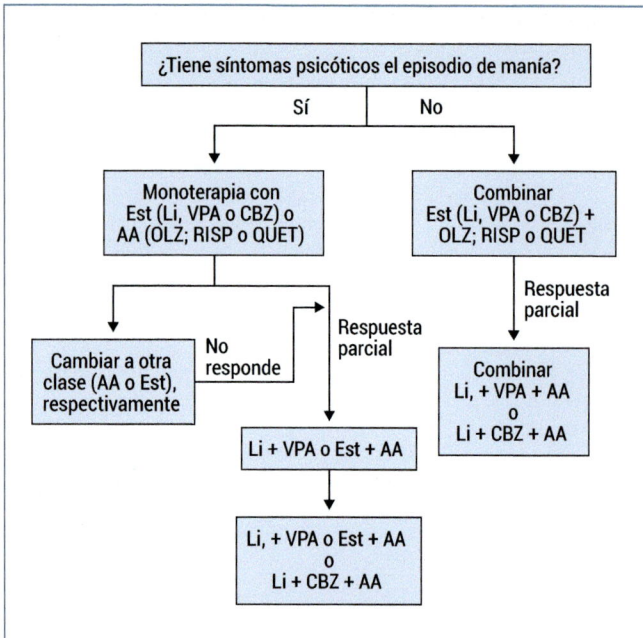

Figura 34-11. Tratamiento de la manía aguda. AA: antipsicóticos atípicos; CBZ: carbamopecina; Est: estabilizador del humor; Li: litio; QUET: quetiapina; RISP: risperidona; VPA: valproato.

Psicoterapia en niños y adolescentes con BP

Se ha reconocido la eficacia de la terapia cognitivo-conductual, la psicoterapia interpersonal y la terapia centrada en la familia (FFT) para adolescentes con BP.

> ! Existe mucha evidencia sobre la efectividad de la psicoterapia, incluyendo psicoeducación en la enfermedad bipolar.

Tabla 34-15. Estrategias de manejo, según tipo de episodio, presencia o no de psicosis y comorbilidad

Manía *clásica* (eufórica), sin síntomas psicóticos, de inicio después de la pubertad y sin trastornos comórbidos de personalidad (Kafantaris *et al.*, 2003)	Litio
Irritabilidad crónica, manía mixta y ciclación rápida (Daniel *et al.*, 2005; Kowatch *et al.*, 2006)	VPA
Depresión bipolar en la edad pediátrica (Chang *et al.*, 2006; Patel *et al.*, 2006; Sputullo *et al.*, 2006)	Litio + lamotrigina + ATD
Manía con síntomas psicóticos en BP (Kowatch *et al.*, 2005)	Estabilizador + AA
BP + TDAH (Galanter *et al.*, 2003)	Estabilizar humor y posteriormente iniciar el tratamiento del TDAH
BP + trastorno de ansiedad	Quetiapina u Olanzapina

AA: antipsicóticos atípicos; ATD: antidepresivos; BP: enfermedad bipolar; TDAH: trastorno por déficit de atención e hiperactividad; VPA: valproato.

Psicoterapia y psicoeducación

La psicoterapia de apoyo es necesaria para todos los niños y adolescentes con un BP y sus familias. Los tratamientos psicosociales son eficaces en el manejo de los trastornos comórbidos, tales como las conductas negativistas, el consumo de sustancias y los trastornos de ansiedad; están indicados antes de iniciar la terapia farmacológica para estos trastornos comórbidos (Diler *et al.*, 2018).

Existen **cuatro líneas de terapias psicológicas**, para los niños y adolescentes con BP y sus familias, que han mostrado su efectividad (Diler *et al.*, 2018). Están diseñadas para adaptarse a los diferentes grupos de edad y métodos de intervención específicos.

1. Grupos de psicoeducación multifamiliar y de psicoeducación individual familiar (PIF) como tratamientos adjuntos para jóvenes del espectro bipolar y depresivo. Este método destaca la psicoeducación en torno al papel de los medicamentos y las estrategias de afrontamiento. Los objetivos son aumentar el conocimiento y la comprensión de la BP, sus causas, sus síntomas, sus recaídas, y su tratamiento. Así, se pretende mejorar el manejo de los síntomas, la adherencia al tratamiento y los trastornos asociados, la comunicación y capacidad de resolver problemas, y aumentar el sentido de apoyo del niño y la familia en el manejo de la BP (Fristad, 2006). Favorece la estructuración de la vida del paciente (horarios de sueño, comidas, trabajo, descanso, ocio, relaciones interpersonales, etc.), la prevención o detección temprana de conductas suicidas, y aumenta la conciencia de enfermedad.

2. Terapia centrada en la familia para adolescentes con BP (*Family Focused Therapy* [FFT]): diseñada específicamente para niños de 8-18 años con BP (West *et al.*, 2007). Integra los principios de la TCC basada en recompensas, con la psicoterapia interpersonal, con un énfasis en la validación empática. Tiene como objetivo principal reducir los síntomas a través de estrategias para afrontar mejor el trastorno, disminuir los niveles de expresión emocional de la familia y mejorar la resolución de conflictos familiares y la capacidad de comunicación (Miklowitz *et al.*, 2011; 2016). La FFT tiene un protocolo con un modelo de 21 sesiones en tres módulos a lo largo de 9 meses con los siguientes elementos:
   - **Psicoeducación**. Sesiones semanales durante 3 meses. Se entrena al paciente y a la familia para reconocer los episodios de manía y los síntomas concretos, se informa sobre la importancia del estrés a la hora de desencadenar o empeorar episodios, se enseñan conceptos como la vulnerabilidad genética o biológica que tienen, se ayuda a identificar tipos de estrés: trabajar muchas horas, cambiar turnos de trabajo, conflictos familiares, relaciones románticas, insomnio. Se fomenta la detección temprana de empeoramientos, así como las adaptaciones ambientales: reducir al mínimo las expectativas familiares justo después de un episodio.
   - **Entrenamiento en mejoría de la comunicación**. Sesiones semanales y luego cada 2 semanas durante 3 meses. Se entrena al paciente y la familia para interrumpir los

patrones negativos de interacción, aumentar le escucha activa y afirmaciones de empatía, recuperar un equilibrio entre expresiones de elogio frente a crítica, y para tener objetivos claros cuando se habla. Esta parte de la FFT es muy parecida a los modelos cognitivo-conductuales de terapia de pareja, y modelos estratégicos de terapia familiar que animan a la familia a hacer *menos de lo mismo* y más de algo diferente.

- **Entrenamiento en habilidades de resolución de problemas.** Sesiones cada 2 semanas, y luego mensuales hasta el mes 9. Este módulo se centra en problemas específicos de cada familia, con un *brainstorming*/tormenta de ideas sobre posibles soluciones, pensando los *pros y contras* de todas ellas. Esto se aplica a problemas diversos, como hábitos caóticos de alimentación, uso de pantallas, uso de dinero, cómo venir a las consultas, tareas de la casa. Este modelo no se aplica a temas en los que interviene menos la opinión y más la evidencia científica, como si el adolescente se niega a tomar la medicación. En este caso se revisan los posibles riesgos, plazos de tiempo, y qué se hará en cada caso si va mal (p. ej., ingresar en el hospital). Al hablar este tema con la familia, con frecuencia se encuentra que la raíz de que el adolescente no quiera tomar la medicación está en desacuerdos implícitos y no expresados entre los padres sobre la seguridad y eficacia de la medicación, el diagnóstico en sí (si no toma el tratamiento y no pasa nada es que quizás no tiene el trastorno), desacuerdos que deben ponerse encima de la mesa y hablar del riesgo/beneficio de cada intervención o no intervención.

- **Terapia dialéctica conductual adaptada para el tratamiento de adolescentes con BP**. Es una psicoterapia inicialmente diseñada para adultos con trastorno de inestabilidad emocional de la personalidad, que se centra en la atención plena (*mindfulness*), tolerancia del malestar, regulación emocional y efectividad interpersonal (Goldstein *et al.*, 2007).
- **Terapia interpersonal adaptada para adolescentes con BP**. Se abordan las dificultades en el funcionamiento interpersonal y el manejo de los síntomas afectivos para reducir su influencia negativa en el funcionamiento psicosocial (Hlastala *et al.*, 2010).

Tratamiento de la depresión bipolar en niños y adolescentes

Al igual que en adultos, el tratamiento de un episodio depresivo en pacientes con enfermedad bipolar es un reto, debido al riesgo de precipitar manía o ciclación rápida si se les trata con un antidepresivo ISRS.

En cualquier caso, el episodio de manía o hipomanía debe estar controlado con la medicación adecuada antes de empezar a tratar el episodio depresivo.

Hay pocos estudios sobre la mejor manera de tratar la depresión bipolar en niños y adolescentes, pero los datos indican que la primera elección sería añadir psicoterapia, y si esta no funciona, probar con litio (Patel *et al.*, 2006) o lamotrigina, y como tercera línea, probar quetiapina, bupropión, o una introducción muy lenta y cuidadosa, a dosis lo más bajas posibles y durante el menor tiempo posible, de un ISRS.

PUNTOS CLAVE

- La enfermedad bipolar en niños y adolescentes es un trastorno grave de origen genético.
  - Frecuentemente se asocia con trastornos por uso de sustancias, trastorno por déficit de atención e hiperactividad (TDAH) y trastorno negativista desafiante (TND).
  - Origina una importante incapacidad e impacto en la vida del niño, del adolescente y de sus padres, con aumento de la morbimortalidad en la edad pediátrica.
- Los estudios sugieren que la BP en niños y adolescentes está siendo todavía infradiagnosticada en algunos países, sobre todo fuera de Estados Unidos.
- La presentación distinta a la de la edad adulta y su elevada comorbilidad pueden afectar negativamente su detección.
- El tratamiento de primera elección es el **empleo de medicación combinada con psicoterapia**:
  - Antipsicóticos atípicos.
  - Estabilizadores del humor (litio).
- Los antipsicóticos atípicos han demostrado en estudios doble ciego una eficacia en el tratamiento de la manía aguda similar o superior a los estabilizadores del humor, aunque los niños y adolescentes son más susceptibles que los adultos a presentar efectos adversos por los antipsicóticos: ganancia de peso, somnolencia e hiperprolactinemia.

- En estudios con estabilizadores del humor, el número necesario para tratar (NNT) fue superior a placebo solamente para valproato de liberación inmediata, pero no para VPA de liberación prolongada, litio, oxcarbazepina, ni topiramato, aunque esto puede deberse al tamaño de las muestras relativamente bajo en los estudios (en comparación con los estudios con antipsicóticos).
- Generalmente se precisa de la combinación y el empleo de diferentes fármacos a lo largo del seguimiento.
  - Los resultados publicados hasta ahora sobre la eficacia de la terapia combinada (medicación asociada a intervención psicológica) sugieren un aumento en tasas de respuesta.
  - Tanto el litio como los antipsicóticos atípicos (risperidona, olanzapina, quetiapina, aripiprazol, ziprasidona y asenapina) son generalmente seguros y eficaces para el manejo a corto plazo de un episodio agudo de manía o mixto.
- El episodio depresivo de la enfermedad bipolar en niños y adolescentes es más difícil de tratar debido a un aumento del riesgo de manía inducido por antidepresivos, y a los datos disponibles limitados sobre el manejo de la depresión bipolar.

BIBLIOGRAFÍA

American Psychiatric Association. Guía de Consulta de los Criterios Diagnósticos del DSM-5-TR. 5ª ed. Madrid: Editorial Médica Panamericana; 2023.

Biederman J, Mick E, Spencer T, Dougherty M, Aleardi M, Wozniak J. A prospective open-label treatment trial of ziprasidone monotherapy in children and adolescents with bipolar disorder. Bipolar Disord. 2007 Dec;9(8):888-94.

Biederman J, Mick E, Wozniak J, Aleardi M, Spencer T, Faraone SV. An open-label trial of risperidone in children and adolescents with bipolar disorder. J Clin Adolesc Psychopharmacol. 2005;15(2):311-7.

Birmaher B, Brent D. Assessment and treatment of child and adolescent Depressive disorders. En: Martin A, Scahill L y Kratochvil CJ (eds.). Pediatric Psychopharmacology, Principles and Practice. 2ª ed. Oxford: Oxford University Press; 2011. p. 453-65.

Birmaher B, Brent D; Work Group on Quality Issues. Practice parameters for the assessment and treatment of children and adolescents with depressive disorders. J Am Acad Child Adolesc Psychiatry. 2007;46(11):1503-26.

Birmaher B, Goldstein DA, Pavuluri M. Bipolar spectrum disorders. En: Martín A, Bloch MH, Volkmar FR (eds.). Lewis's Child and Adolescent Psychiatry. A comprehensive textbook. 5ª ed. Filadelfia: Wolters Kluwer; 2018.

Brent DA. Depressive disorders. En: Martín A, Bloch MH, Volkmar FR. Lewis´s Child and adolescent Psychiatry. A comprehensive textbook. 5ª ed. Filadelfia: Wolters Kluwer; 2018.

Brent DA, Birmaher B. British warnings on SSRIs questioned. J Am Acad Child Adolesc Psychiatry. 2004 Apr;43(4):379-80.

Brent D, Emslie G, Clarke G,et al. Switching to another SSRI or to venlafaxine with or without cognitive behavioral therapy for adolescents with SSRI-resistant depression: The TORDIA randomized controlled trial. JAMA. 2008;299(8):901-13.

Brent DA, Greenhill LL, Compton S, et al. The Treatment of Adolescent Suicide Attempters study (TASA): predictors of suicidal events in an open treatment trial. J Am Acad Child Adolesc Psychiatry. 2009 Oct;48(10):987-96.

Bridge JA, Iyengar S, Salary CB, et al. Clinical response and risk for reported suicidal ideation and suicide attempts in pediatric antidepressant treatment. A meta-analysis of randomized controlled trials. JAMA. 2007;297(15):1683-96.

Bridge JA, Birmaher B, Iyengar S, Barbe RP, Brent DA. Placebo response in randomized controlled trials of antidepressants for pediatric major depressive disorder. Am J Psychiatry 2009;166(1):42-9.

Chang KD, Simenova D. Mood Stabilizers: Use in Pediatric Psychopharmacology. En: Steiner, H, Chang K, Lock J, Wilson J (eds.). Handbook of Mental Health Interventions in Children and Adolescents: An Integrated Developmental Approach. Nueva York: Jossey-Bass; 2004. p. 363-412.

Cheung A, Kusumakar V, Kutcher S, et al. Maintenance study for adolescent depression. J Child Adolesc Psychopharmacol. 2008;18(4):389-94.

Correll CU. From receptor pharmacology to improved outcomes: individualising the selection, dosing and switching of antipsychotics. Eur Psychiatry. 2010;25 Suppl 2:S12-21.

Emslie GJ, Heiligenstein JH, Wagner KD, et al. Fluoxetine for acute treatment of depression in children and adolescents: a placebo-controlled randomized clinical trial. J Am Acad Child Adolesce Psychiatry. 2002;41(10):1205-15.

Emslie GJ, Rush R, Weinberg WA, et al. A double blind, randomized, placebo-controlled trial of fluoxetine in children and adolescents with depression. Arch Gen Psychiatry. 1997;54(11):1031-7.

Emslie GJ, Ventura D, Korotzer A, Tourkodimitris S. Escitalopram in the treatment of adolescent depression: a randomized placebo-controlled multisite trial. J Am Acad Child Adolesce Psychiatry. 2009;48(7):721-9.

FDA public health advisory. Suicidality in children and adolescents being treated with antidepressant medications. US Food and Drug Administration; 2004 https://www.fda.gov/drugs/postmarket-drug-safety-information-patients-and-providers/suicidality-children-and-adolescents-being-treated-antidepressant-medications.

Findling RL, Chang KD. Improving the diagnosis and treatment of pediatric bipolar disorder. J Clin Psychiatry. 2018;79(2):1-8.

Findling RL, Chang K, Robb A, et al. Adjunctive Maintenance Lamotrigine for Pediatric Bipolar I Disorder: A Placebo- Controlled, Randomized Withdrawal Study. J Am Acad Child Adolesc Psychiatry. 2015; 54(12):1020-31.

Findling RL, Stepanova E, Youngstrom EA, Youg AS. Progress in diagnosis and treatment of bipolar disorder among children and adolescents: an international perspective. Evid Based Mental Health. 2018;21(4):177-81.

Fristad MA, Young AS, Vesco AT, et al. A Randomized Controlled Trial of Individual Family Psychoeducational Psychotherapy and Omega-3 Fatty Acids in Youth with Subsyndromal Bipolar Disorder. J Child Adolesc Psychopharmacol.2015;25(10):764-74.

Goldstein BI, Birmaher B, Carlson GA, et al. The international society for bipolar disorders Task Force report on pediatric bipolar disorder: Knowledge to date and directions for future research. Bipolar Disord. 2017;19(7):524-43.

Goldstein BI, Sassi R, Diler RS. Pharmacologic treatment of bipolar disorder in children and adolescents. Child Adol Psychiatric Clin N Am. 2012;21(4):911-39.

Hammad TA, Laughren T, Racoosin J. Suicidality in pediatric patients treated with antidepressant drugs. Arch Gen Psychiatry. 2006 Mar;63(3):332-9.

Hetrick SE, McKenzie JE, Cox GR, Simmons MB, Merry SN. Newer generation antidepressants for depressive disorders in children and adolescents. Cochrane Database Systc Rev. 2012;11: CD004851.

Kowatch RA, Fristad M, Birmaher B, Wagner Kd, Findling Rl, Hellander M; Child Psychiatric Workgroup On Bipolar Disorder: Treatment guidelines for children and adolescents with bipolar disorder. J Am Acad Child Adolesc Psychiatry. 2005;44(3):213-35.

March JS, Silva S, Petrycki S, et al. The Treatment for Adolescents with Depression Study (TADS): long-term effectiveness and safety outcomes. Arch Gen Psychiatry. 2007;64(10):1132-44.

March J, Silva S, Petrycki S, Curry J, et al. TADS Team. Fluoxetine, cognitive-behavioral therapy, and their combination for adolescents with depression: Treatment for Adolescents With Depression Study (TADS) randomized controlled trial. JAMA. 2004;292(7):807-20.

McClellan J, Kowatch R, Findling RL; Work Group on Quality Issues. Practice parameters for the assessment and treatment of children and adolescents with bipolar disorder. J Am Acad Child Adolesc Psychiatry. 2007;46(1):107-25.

Miklowitz DJ. Family-focused therapy for children and adolescents with bipolar disorder. Isr J Psychiatry Realt Sci. 2012;49(2):95-101.

Miklowitz DJ, Chung B. Family-focused therapy for bipolar disorder: reflections on 30 years of research. Fam Process. 2016 Sept;55(3):483-99.

Putignano D, Clavenna A, Reale L, Bonati M. The evidence-based choice for antipsychotics in children and adolescents should be guaranteed. Eur J Clin Pharmacol. 2019;75(6):769-76.

Racine N, McArthur BA, Cooke J, Eirich R, Zhu Jeney, Madigan S. Global prevalence of depressive and anxiety symptoms in children and adolescents during COVID-19. A Meta-analysis. JAMA Pediatr 2021;175(11):142-1150.

Ribeiro-Fernández M, Díez-Suárez A, Soutullo C. Phenomenology and diagnostic stability of pediatric bipolar disorder in a spanish simple. J Affective Disord. 2019;242:224-33.

Shamseddeen W, Clarke G, Wagner KD, et al. Treatment-resistant depressed youth show a higher response rate if treatment ends during summer school break. J Am Acad Child Adolesc Psychiatry. 2011;Nov;50(11):1140-8.

Singh MK, Post RM, MD, Miklowitz DJ, Birmaher B, Youngstrom E, Goldstein B, Soutullo C, Axelson D, MD, Chang KD, DelBello MP. A commentary on youth-onset bipolar disorder. Bipolar Disord. 2021 Dec;23(8):834-7.

Soutullo CA, Díez-Suárez A, Figueroa-Quintana A. Adjunctive lamotrigine treatment for adolescents with bipolar disorder: retrospective report of five cases. J Child Adolesc Psychopharmacol. 2006;16(3):357-64.

Soutullo C, de Castro P, Vallejo Valdivielso M, Figueroa-Quintana A. Diagnóstico y manejo de los trastornos del humor en niños y adolescentes. Depresión Mayor y Enfermedad Bipolar con y sin síntomas psicóticos. En: Curso experto en Psiquiatría del Niño y del Adolescente. Editorial Médica Panamericana. Universitat de Barcelona. 2016. ISBN: 978-84-9110-099-7.

Soutullo CA, Sorter MT, Foster KD, McElroy SL, Keck PE. Olanzapine in the treatment of adolescent acute mania: a report of seven cases. J Affect Disord. 1999;53(3):279-83.

Towbin K, Axelson D, Leibenluft E, Birmaher B. Differentiating bipolar disorder-not otherwise specified and severe mood dysregulation. J Am Acad Child Adolesc Psychiatry. 2013;52(2): 466-81.

Van Meter AR, Burke C, Kowatch RA, Findling RL, Youngstrom EA. Ten-year updated meta-analysis of the clinical characteristics of pediatric mania and hypomania. Bipolar Disord. 2016;18(1):19-32.

Von Knorring AL, Olsson GI, Thomson PH, Lemming OM, Hulten A. A randomized, double blind, placebo controlled study of citalopram in adolescents with major depression. J Clin Psychopharmacol. 2006;26(3):311-5.

Wagner KD, Ambrosini P, Rynn M, et al. Sertraline Pediatric Depression Study Group. Efficacy of sertraline in the treatment of children and adolescents with major depressive disorder. JAMA 2003;290(8):1033-41.

Wagner KD, Jonas J, Findling RL, Ventura D, Saikali K. A double-blind, randomized, placebo-controlled trial of escitalopram in the treatment of pediatric depression. J Am Acad Child Adolesc Psychiatry. 2006;45(3):280-8.

Wagner KD, Robb AS, Findling RL, Jin J, Gutierrez MM, Heydorn WE. A randomized, placebo-controlled trial of citalopram for the treatment of major depression in children and adolescents. Am J Psychiatry.2004;161(6):1079-83.

Wagner KD, Rosenbaum-Asarnow J, Vitiello B, et al. Out of the Black Box: Treatment of Resistant Depression in Adolescents and the Antidepressant Controversy. J Child Adolesc Psychopharmacol. 2012;22(1):5-10.

Wang SM, Kim NK, Na HR, Lim HK, Woo YS, Bahk WM. Rapid onset on intranasal esketamine in patients with treatment resistant depression and major depression with suicide ideation: a meta-Analysis. Clin Psychopharmacol Neurosci 2021, May 31; 19(2): 341-354.

Tratamiento farmacológico y terapias de conducta en el trastorno por déficit de atención e hiperactividad y los trastornos de la conducta

35

P. del Sol Calderón

OBJETIVOS

- Conocer las diferentes estrategias terapéuticas, tanto psicofarmacológicas como psicológicas, para el trastorno por déficit de atención e hiperactividad (TDAH) y trastornos de la conducta.
- Abordar las pautas de seguimiento durante el tratamiento de un paciente con TDAH o trastornos de la conducta.

TRATAMIENTO DEL TRASTORNO POR DÉFICIT DE ATENCIÓN E HIPERACTIVIDAD

El trastorno por déficit de atención e hiperactividad (TDAH) es uno de los más prevalentes en población infantojuvenil. Se trata de un trastorno crónico y genera elevada repercusión en las diferentes esferas de la vida del paciente (escolar, familiar, interpersonal, social). Asocia un número elevado de comorbilidades y empeora si no se realiza una intervención temprana y ajustada a las necesidades de cada paciente.

Es de gran importancia resaltar que el tratamiento debe de ser multidisciplinar y multimodal, siendo objeto de intervención el paciente con TDAH y su familia, y debiendo cubrir las necesidades comportamentales, psicológicas, escolares u ocupacionales. De este modo, las medidas educativas implementadas por el centro escolar son fundamentales para la optimización del rendimiento académico del paciente. Por eso, para un abordaje completo, se necesita una adecuada coordinación y comunicación entre los diferentes integrantes del tratamiento a fin de poder ir adaptando y ajustando la intervención a las nuevas necesidades del menor, que son cambiantes a lo largo de la vida.

 El tratamiento del TDAH debe de ser multimodal y multidisciplinar, incluyendo intervención en el paciente, la familia y el centro educativo.

A la hora de realizar un plan de intervención, se debe incluir al paciente y su familia, escuchar sus preocupaciones y preferencias, explicar de forma adecuada y pausada los riesgos y beneficios de la intervención, y realizar, también, recomendaciones de estilos de vida saludables. Esto ha de realizarse en más de una ocasión y, sobre todo, ante cambios vitales del menor (de preescolar a escolar, en el paso a la adolescencia y en el paso a la vida adulta).

Los tratamientos incluyen intervenciones farmacológicas y psicológicas. El tipo de intervención variará en función de la intensidad de los síntomas, la repercusión funcional y la edad del paciente.

Las guías del National Institute for Health and Clinical Excellence (NICE) para el tratamiento del TDAH, recomiendan que no se trate farmacológicamente a menores de 6 años (prescolar). Para este grupo de edad recomiendan intervenciones centradas en programas educativos y de entrenamiento para padres o cuidadores. En caso de gravedad en este grupo de edad, tampoco aconsejan ofrecer medicación hasta que por lo menos se realice una segunda valoración por otro profesional experto en TDAH. La guía de la Academia Americana de Pediatría recomienda las intervenciones psicológicas (terapia conductual) en menores de 4-5 años y reservar la medicación para casos en los que dicha intervención no den un resultado eficaz, valorando los riesgos de intervenir farmacológicamente o esperar.

 Las guías NICE recomiendan que no se emplee tratamiento farmacológico en menores de 6 años y aconsejan la intervención psicológica en este grupo de edad.

En los pacientes mayores de 5 años (6-18 años), las guías NICE mantienen que las intervenciones psicológicas deben ser la primera elección, y señalan que el tratamiento farmacológico se debe emplear tras la intervención psicológica, en casos de afectación moderada. Sería de primera elección el tratamiento farmacológico en casos graves. La guía de la Academia Americana de Pediatría, por el contrario, recomienda desde el inicio un tratamiento combinado, farmacológico junto con terapia conductual, en los pacientes mayores de 5 años.

Tratamiento farmacológico

Antes de iniciar un tratamiento farmacológico, es fundamental asegurarse de que el paciente cumple criterios para TDAH y que el trastorno repercute negativamente en todas las esferas de la vida del paciente. Se debe conocer con exactitud cuáles son los síntomas que más afectan al paciente, más allá de los síntomas nucleares (hiperactividad, impulsividad e inatención), así como sus dificultades en regulación emocional, relaciones interpersonales y estado anímico, y la presencia o no de comorbilidades, ya que son factores de riesgo en la evolución del TDAH.

Uno de los estudios clave, sobre el cual se consolidó el tratamiento multimodal como el *gold-standard* para el abordaje el TDAH, es el estudio multimodal de tratamiento de niños con TDAH (**estudio MTA**). Lo inició en 1997 el Instituto Nacional de Salud Mental con el objetivo de evaluar y comparar los diferentes tratamientos para el TDAH en menores. Fue un estudio longitudinal multicéntrico, de 14 meses de duración, que incluyó 579 participantes de 7 a 10 años (media de 8,5 años). Se establecieron cuatro brazos de intervención: metilfenidato de liberación inmediata (tres veces al día), tratamiento conductual intensivo, combinado de los dos anteriores y, por último, tratamiento habitual de la comunidad (grupo control). Se encontró que en los cuatro grupos las diferencias fueron importantes: el uso de fármacos y el brazo combinado para el control de síntomas nucleares y síntomas conductuales tipo oposicionista/desafiante fueron significativamente superiores. También resultó relevante el hecho de que el grupo combinado empleó menor dosis de fármaco que el brazo de exclusivamente fármaco.

> **!** El estudio MTA, iniciado en 1997, concluye que la intervención que más eficacia obtuvo en el tratamiento del TDHA fue la combinada: medicación + intervención psicológica.

Existen diferentes tipos de tratamientos farmacológicos para el TDAH. Se podrían agrupar en dos grandes grupos: **estimulantes y no estimulantes** (Tabla 35-1). Ambos han demostrado ser eficaces para el tratamiento de los síntomas de TDAH y han mejorado otros aspectos en la funcionalidad de los pacientes como la calidad de vida, el rendimiento académico o el índice de accidentes y daños, entre otros.

Tabla 35-1. Tratamiento farmacológico del trastorno por déficit de atención e hiperactividad (TDAH) aprobado en España

Estimulantes	Metilfenidato	• **Liberación inmediata**: Rubifen® y Medicebran® • **Liberación modificada (pellets)**: Medikinet® y Rubifen Retard® (50:50), Equasym®, Methysim retard (30:70) • **Liberación prolongada (OROS)**: Concerta®, Rubicrono® y Metilfenidato-Sandoz®, Doprilten®, Atenza® (22:78)
	Lisdexanfetamina	Elvanse®
No estimulantes	Atomoxetina	Strattera®
	α_{2A}-agonistas	Intuniv®

Otros fármacos sin indicación: clonidina (α_{2A}), bupropión, antidepresivos tricíclicos y modafinilo

Antes de iniciar cualquier tratamiento para el TDAH, el clínico debe asegurarse de recoger en su historia clínica los siguientes datos:

- Examen físico que incluya antecedentes médicos y tratamiento habitual del paciente, peso y talla, y frecuencia cardíaca y presión arterial.
- No es necesario realizar un electrocardiograma (ECG), siempre y cuando el paciente no presente estas características:
  - Antecedentes de patología cardíaca congénita o cirugía cardíaca previa.
  - Muerte súbita en familiar de primer grado menor de 40 años que sugiera patología cardíaca.
  - Disnea al realizar ejercicio físico.
  - Sensación de palpitaciones súbitas.
  - Dolor torácico.
  - Signos de fallo cardíaco.
- Existencia de soplo en exploración cardíaca.
- Cifras de presión arterial que cumplan criterio de hipertensión arterial o que sean superiores a percentil 95, ajustado a edad y altura en menores.

> No es necesario realizar un ECG antes iniciar el tratamiento con estimulantes, pero es importante realizar un cribado de antecedentes personales y familiares cardiológicos.

Estimulantes

El uso de estimulantes es el principal grupo de fármacos empleados para el tratamiento de los síntomas nucleares del TDAH. En España, es de primera elección el uso de metilfenidato. En casos resistentes o cuando hay mala tolerancia está aprobado el uso en segunda línea de lisdexanfetamina. A continuación se presenta el mecanismo de acción de este grupo de fármacos, y las características de cada uno de ellos.

Mecanismo de acción

Existe la hipótesis de que los síntomas nucleares del TDAH se deben, generalmente, a una disregulación de los niveles de dopamina (DA) y norepinefrina (NE) en diferentes regiones del córtex prefrontal. De los resultados de diferentes estudios se extrae que los síntomas de atención selectiva se corresponden a alteraciones en el procesamiento del córtex dorsal cingulado anterior, mientras que la atención mantenida implica circuitos del córtex prefrontal dorsolateral. Los síntomas de impulsividad se relacionan con desequilibrios en el córtex orbitofrontal, mientras la hiperactividad se asocia a una disfuncionalidad en el área motora complementaria.

Parece que, en general, existe una dificultad en los pacientes con TDAH para activar las áreas del córtex prefrontal ya descritas. Algunos estudios hablan de que esto se debe a una desregulación de DA y NE. Lo que hipotéticamente se estima como más habitual es una desregulación, por medio de una señalización deficiente, que se traduce en una disminución de los neurotransmisores, con una menor estimulación de los receptores. No obstante, en algunos casos se cree que el TDAH también puede estar asociado con excesiva señali-

Existen diferencias en el perfil de funcionamiento de metilfenidato de liberación inmediata y de liberación prolongada. El de acción inmediata puede producir unos niveles de ocupación rápidos, altos, saturantes del DAT y de acción breve, que pueden causar euforia con riesgo de abuso. Por otro lado, el metilfenidato de liberación prolongada produce una ocupación de DAT que se inicia de forma lenta, y que puede tener acciones antidepresivas y mejorar los síntomas nucleares de TDAH.

> 💡 El metilfenidato actúa bloqueando los transportadores de DA y NE en presináptica, aumentando la concentración de DA y NE en hendidura sináptica.

Por tanto, no existen diferencias en el mecanismo de acción, sino más bien en consideraciones farmacocinéticas y en la naturaleza del DAT.

Lisdexanfetamina

El mecanismo de acción de la anfetamina, para la mejora de los síntomas del TDAH tiene lugar mediante la actuación sobre diferentes elementos de las neuronas dopaminérgicas y noradrenérgicas.

> ❗ Una peculiaridad de la lisdexanfetamina es que se trata de un profármaco y, por tanto, una sustancia inactiva.

Este fármaco presenta una peculiaridad. Se trata de un profármaco, por lo que en sí mismo no tiene ningún efecto. Este profármaco no atraviesa la barrera hematoencefálica. Para activar el fármaco se tiene que dar un proceso enzimático. Esto se produce a través de una escisión de la lisina y la dextroanfetamina (parte activa), lo que ocurre en la membrana de los eritrocitos a través de una hidrólisis enzimática. La parte activa ya atraviesa barrera hematoencefálica.

Una vez que se ha producido el fármaco activo, este ya tiene efectos en el sistema nervioso central, actuando en diferentes puntos de la membrana presináptica DA y NE de córtex prefrontal.

- Al igual que el metilfenidato, la anfetamina produce un bloqueo de transportador de dopamina y norepinefrina (DAT y NET) de vuelta a la neurona presináptica, aumentando los niveles de neurotransmisores en hendidura sináptica. Lo hace a través de una inhibición competitiva del DAT.
- Inhibidor competitivo de transportador vesicular (VMAT) para DA y NE: mediante un transporte pasivo, la anfetamina entra en la neurona presináptica y más tarde en las vesículas sinápticas, compitiendo con la DA almacenada allí y produciendo una expulsión de neurotransmisores al citoplasma. La elevada cantidad de DA en citoplasma invierte la dirección del DAT y abre canales presinápticos, expulsando a hendidura sináptica grandes cantidades de DA.

Eficacia de los estimulantes

Los estimulantes han sido de los fármacos más estudiados en población infantojuvenil, y sus estudios han sido llevados a cabo con rigor científico. En general, un 70-80 % de los

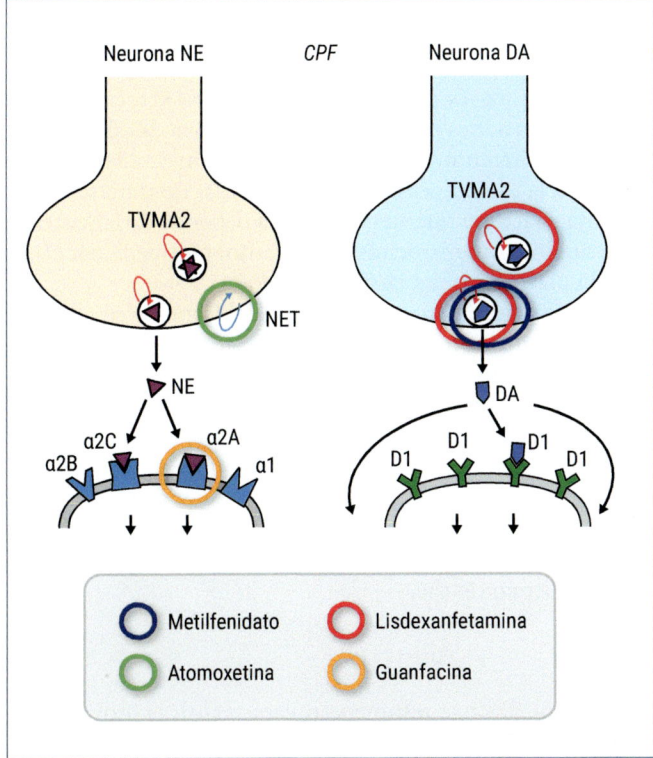

Figura 35-1. Mecanismos de acción de fármacos para el trastorno por déficit de atencióne e hiperactividad (TDAH) aprobado en España. Stahl, 2013. CPF: córtex prefrontal; TVMA2: transportador de monoamina vesicular 2.

zación en las vías de DA y NE corticales prefrontales, que también produciría los síntomas nucleares del trastorno. Esto parece ser más habitual en adultos y adolescentes con TDAH, y puede albergar el origen de las comorbilidades, como el uso de sustancias o trastornos de ansiedad. Las teorías de este exceso de activación se relacionan con el estrés de padecer un TDAH, más otros factores ambientales. Cuando se produce un estrés de forma crónica, terminan por caer los niveles de DA y NE, pero sin aliviar los síntomas en este proceso. Los mecanismos de acción se muestran en la **figura 35-1**.

> ❗ La etiopatogenia del TDAH parece estar relacionada con una disregulación de los neurotransmisores de dopamina y noradrenalina en la región del córtex prefrontal, por lo que los fármacos actúan en esa zona cerebral.

Metilfenidato

El metilfenidato actúa en los receptores presinápticos de neuronas NE y DA. El aumento de neurotransmisores de DA y NE en el espacio sináptico se obtiene a través del bloqueo de **los transportadores de NE y DA (NET y DAT)**. Normalmente la DA es liberada de la neurona presináptica al espacio sináptico para ser recogida por el transportador (DAT) y llevada de vuelta a la neurona dopaminérgica. Actúa de forma similar sobre el NET. Al bloquear la recaptación de neurotransmisores, se produce un aumento de ellos en la hendidura sináptica, pudiendo actuar así en los receptores postsinápticos y activar el circuito.

pacientes con TDAH en tratamiento con estimulantes responden en la reducción de los síntomas nucleares del TDAH, y llegan a una remisión sintomática, aproximadamente, un 60 % de ellos. Tienen un nivel de evidencia A (evidencia *Scottish Intercollegiate Guidelines Network* [SIGN] 1++) en el caso de tratamiento de TDAH en pacientes de entre 6 y 18 años, y un nivel de evidencia E (fuera de guía) en pacientes con TDAH menores de 6 años.

Además, los estimulantes resultan ser fármacos con un elevado tamaño del efecto. Este parámetro se emplea para conocer la magnitud de la potencia de acción de un fármaco con respecto a síntomas que se busca tratar. Se considera un tamaño del efecto pequeño cuando es > 0,2, mediano cuando alcanza 0,5, y grande cuando supera 0,8. El tamaño del efecto de los estimulantes se estima en alrededor de 1,0 con un rango: 0,7-1,8 entre los diferentes estudios. El tamaño del efecto de atomoxetina está entre 0,7-0,8. En un metaanálisis, publicado en 2009 por Faraone *et al.*, se estima el tamaño del efecto de anfetamina en 1,15, y el de metilfenidato en 0,73. Se ha observado un mayor tamaño del efecto sobre síntomas de inatención que sobre hiperactividad e impulsividad. Además, el rango del número necesario para tratar (NNT) para las medicaciones en TDAH es de 1,9 a 5,3, superior al de otros fármacos para otros trastornos (antidepresivos o antipsicóticos).

Un estudio destacable, publicado en 2018 por Cortese *et al.*, analiza, mediante un metaanálisis en red, el perfil de eficacia y tolerabilidad de los fármacos empleados para el TDAH en niños y adolescentes, así como en población adulta. En concreto, analiza la eficacia y los efectos adversos tras 12 semanas de intervención en una muestra total de 10.068 niños y adolescentes. En él, se observa que la lisdexanfetamina se coloca como más eficaz que el metilfenidato y que el resto de fármacos aprobados para el TDAH, si bien todos los fármacos resultan ser más eficaces que el placebo.

Farmacocinética

La farmacocinética estudia la acción del cuerpo sobre el fármaco e incluye absorción, distribución, metabolismo y excreción. A continuación se explica el perfil farmacocinético del metilfenidato y la lisdexanfetamina.

Metilfenidato

- **Absorción**: se absorbe de forma rápida y completa (< 30 min). Debido al extenso metabolismo de primer paso, su disponibilidad sistémica es de solo un 30 % de la dosis. A las 2 horas, se da la concentración máxima en plasma. No se metaboliza por citocromo P-450. En las formulaciones modificadas, se da un primer pico hora y media después y un segundo pico a las 4-5 horas.
- **Distribución**: escasa unión a proteínas (10-33 %). Se distribuye en plasma (57 %) y eritrocitos (13 %).
- **Eliminación**: la principal vía de eliminación es la renal.

Lisdexanfetamina

- **Absorción**: su absorción también es rápida (1 hora), pero más lenta que la del metilfenidato, logrando el pico de concentración máximo en plasma a las 3 horas. No se metaboliza por citocromo P-450. La absorción intestinal no se ve afectada por el pH gástrico. Como peculiaridad que le otorga un mayor perfil de seguridad, no se ven cambios en concentraciones plasmáticas cuando la vía de administración es diferente a la oral (intranasal o inyectada). Esto se debe a la característica, ya mencionada, de tratarse de un profármaco, ya que su parte activa depende de la reacción enzimática en eritrocitos y, por tanto, no puede haber un pico plasmático del fármaco activo.
- **Distribución**: el tiempo que tarda el fármaco en alcanzar la concentración máxima ($T_{máx}$) de la dexanfetamina es de aproximadamente 3,5 horas, mientras que el de la lisdexanfetamina es de 1 hora.
- **Eliminación**: casi exclusivamente por la orina. Al ser un componente alcalino, la acidificación de la orina incrementa el aclaramiento renal y reduce su vida media.

 Ni metilfenidato ni lisdexanfetamina se metabolizan por citocromo P-450.

Posología

En la tabla 35-2 se resumen las características individuales de los estimulantes.

- **Metilfenidato de liberación inmediata (Rubifen® y Medicebran®) (MTF-LI)**. El efecto dura 4-6 horas, por lo que hay que repetir la dosis dos-tres veces al día. Está descrita, en ocasiones, la sensación de falta de efecto del fármaco a las 5 horas. Se puede además dar el llamado **efecto rebote**, consistente en un empeoramiento sintomático sobre los síntomas de TDAH previos al tratamiento. Se recomienda no administrar la última toma por lo menos 4 horas antes de que el paciente se acueste.
  Se iniciará el tratamiento con 0,3 mg/kg/dosis o 2,5-5 mg/dosis dos veces al día e ir aumentando 0,1 mg/kg/dosis o 5-10 mg/día en intervalos semanales, en función de la respuesta clínica y la presencia de efectos secundarios (máximo: 20 mg/dosis). Dosis habitual: 0,3-1 mg/kg/día o 20-30 mg/día, divididas en dos-tres administraciones. Dosis máxima diaria, según la ficha técnica: 60 mg/día (algunas guías, para pacientes con peso > 50 kg, recogen dosis de hasta 100 mg/día). En la clínica práctica habitual, es razonable pensar que el ajuste de medicación se considera dosis habitual 1 mg/kg/día. Se realiza el ajuste con incrementos semanales de 5 mg/toma hasta alcanzar una dosis eficaz.
- **Metilfenidato de liberación modificada 50:50 (Medikinet® y Rubifen Retard®)**. Tiene dos tipos de gránulos (*pellets*): 50 % de liberación inmediata y el otro 50 % de liberación prolongada. Tiene una equivalencia de 1:1 con respecto al metilfenidato de liberación inmediata. En la tabla 35-2 se pueden ver las características de cada subtipo de metilfenidato con respecto a las vías de administración y la posibilidad de ser disuelto o no en alimentos).
- **Metilfenidato de liberación modificada 30:70 (Equasym®)**. funciona también por *pellets*: un 30 % se libera de forma inmediata y un 70 % de forma prolongada. Tiene una equi-

Tabla 35-2. Características individuales de los estimulantes

Tipos	Metilfenidato liberación inmediata	Metilfenidato liberación modificada 50:50	Metilfenidato liberación modificada 30:70	Metilfenidato liberación prolongada OROS (22:78)	Lisdexanfetamina
Nombre comercial	Rubifen® Medicebran®	Medikinet® Rubifen Retard®	Equasym® Methysim retard®	Concerta® Rubicrono® Metilfenidato-Sandoz® Doprilten® Atenza®	Elvanse®
Presentaciones	5, 10 y 20 mg	5, 10, 20, 30 y 40 mg	10, 20, 30 y 40 mg	18, 27, 36, 54 mg	30, 50, 70 mg
Duración	4 horas	8 horas	8-9 horas	10-12 horas	10-13 horas
Posología dosis habitual	0,3-1 mg/kg/día	Equivalencia con MTF 1:1	Equivalencia con MTF 1:1	18 mg → 15 mg MTF-LI 27 mg → 20 mg MTF-LI 36 mg → 25 mg MTF-LI 54 mg → 40 mg MTF-LI	Dosis/respuesta
Dosis máxima en ficha técnica	60 mg	60 mg	60 mg	54 mg	70 mg
¿Se puede diluir en agua/alimento?	Sí	Sí	Sí	No	Sí
En relación con la comida	Durante o después de las comidas	Durante o después de las comidas	Antes de las comidas	Con o sin alimentos	Con o sin alimentos

MTF: metilfenidato; MTF-LI: metilfenidato de liberación inmediata.

valencia de 1:1 con respecto al metilfenidato de liberación inmediata.

- **Metilfenidato de liberación prolongada OROS (osmótico) 22-78 (Concerta®, Rubicrono y Metilfenidato-Sandoz®, Doprilten®, Atenza®) (MTF-OROS).** Tiene una cápsula recubierta de metilfenidato de liberación inmediata (22 %) y rellena de metilfenidato de liberación prolongada (78 %). Tiene la ventaja de que únicamente se toma por la mañana, reduciendo así el estigma al no tener que tomarla en el centro escolar. Se comienza con la dosis más baja y se van ascendiendo 18 mg cada semana, hasta alcanzar la dosis más apropiada según el peso del paciente y su respuesta y tolerancia. No tiene una equivalencia con el metilfenidato de liberación inmediata de 1:1, por lo que 18 mg de MTF-OROS equivalen, aproximadamente, a algo menos de 15 mg/día de MTF-LI; 27 mg, a algo menos de 20 mg de MTF-LI; 36 mg, a algo menos de 25mg de MTF- LI; 54 mg, a algo menos de 40 mg de MTF-LI, y 72 mg, a algo menos de 50-55 mg/día.
- **Anfetamina: lisdexanfetamina (Elvanse®) (LDX).** En España, se considera de segunda elección cuando existe una mala tolerancia a MTF o por respuesta insuficiente tras 6 semanas de ensayo con MTF. La pauta de inicio que se recomienda es de 30 mg durante 1 semana; más tarde, 50 mg durante otra semana y luego, 70 mg. Lo habitual es que los niños pequeños respondan con 30 mg, niños más mayores lo hagan con 50 mg y los adolescentes, con 70 mg. A diferencia del metilfenidato, no se ajusta por peso, sino que es dosis/respuesta.

La **tabla 35-2** recoge características de los diferentes estimulantes aprobados en España.

Al iniciar la administración de un estimulante, se debe saber que los efectos plenos no se comenzarán a ver hasta las 2 semanas desde su inicio, y se deberá valorar su eficacia a las 6 semanas desde una dosis adecuada a las características del paciente. Se ha de realizar seguimiento estrecho de los pacientes, teniendo en cuenta que las guías clínicas aconsejan revisar la necesidad de tratamiento y dosis necesaria al menos una vez al año, así como valorar al paciente cada 1-2 semanas, y evaluar la necesidad de tratamiento y revisar la dosis.

Tradicionalmente se realizaba lo que se llaman **vacaciones terapéuticas**, que consistían en la retirada del fármaco en período vacacional para reducir los efectos secundarios. Existen múltiples estudios que han examinado los efectos tanto a nivel de hiperactividad, atención e impulsividad como en la intensidad y frecuencia de los efectos adversos que se dan al realizar el descanso vacacional de estimulantes. Sus resultados no son del todo homogéneos, aunque encuentran una mejoría en la talla de aquellos que realizaban los descansos. Además, los que interrumpían el tratamiento los fines de semana mantenían mejor descanso y apetito, pero estaban más agresivos e hiperactivos.

> ! En el momento actual, la Guía NICA (National Institute for Health and Clinical Excellence) no recomienda realizar vacaciones terapéuticas, aunque contempla que se valoren sus beneficios en aquellos pacientes cuyo crecimiento no alcanza lo esperado para la edad.

Esta guía recalca que se debe tener en cuenta la opinión del paciente y su familia, y su vivencia de efectos secundarios. Muchas guías recomiendan considerar la posibilidad de una disminución de la dosis en período vacacional.

Interacciones

En general, los estimulantes son compatibles con fármacos de uso habitual, tales como antibióticos, analgésicos…

- **Metilfenidato**:
  - Inhibidores de la monoaminooxidasa (IMAO): se recomienda no iniciar el tratamiento con metilfenidato hasta pasados 14 días desde la suspensión de los IMAO para evitar el riesgo de cefalea y crisis hipertensiva.
  - Alcohol: puede aumentar los efectos del metilfenidato en el sistema nervioso central (SNC). En un estudio, se observó que aumentaban hasta en un 40 % las concentraciones máximas del fármaco.
- **Lisdexanfetamina**:
  - IMAO: se recomienda no iniciar el tratamiento con lisdexanfetamina hasta pasados 14 días desde la suspensión de los IMAO para evitar el riesgo de cefalea y crisis hipertensiva.
  - Fármacos que alcalinicen o acidifiquen la orina pueden incrementar o disminuir la concentración plasmática, respectivamente.

Efectos adversos

Los estimulantes se asocian con efectos secundarios menores (no graves, pero molestos) que se dan en un 10-15 % de los pacientes tratados. Están descritos como efectos adversos muy frecuentes (> 1/10) el insomnio, nerviosismo, cefalea y pérdida de peso.

Peso y talla

La pérdida de apetito es algo que hay que explicar a los pacientes al inicio del tratamiento. Si bien aparece en muchos casos, existen estrategias para mitigar que repercuta en la pérdida de peso, como reforzar la merienda y la cena, ya que la comida a mediodía es la principal afectada. También se puede recomendar tomar la medicación al final del desayuno.

La preocupación por la repercusión en la estatura es algo muy presente y ha generado inquietud en los profesionales. En el estudio MTA, de 1997, se refleja que el uso continuado de estimulantes podría repercutir a largo plazo en una reducción en la talla final esperada de 1,29 ± 0,55 cm.

> ! Seguimiento de talla y peso en pacientes en tratamiento con estimulantes.
> - Peso: control cada 3 meses en menores de 10 años; cada 3-6 meses al inicio del tratamiento en mayores de 10, y cada 6 cuando esté con dosis de mantenimiento.
> - Altura: control cada 6 meses.

Insomnio

Hasta el 25-50 % de los pacientes con TDAH tienen dificultad para dormir antes de empezar a tomar estimulantes. Si existe una elevada repercusión del sueño, se pueden administrar hasta 5 mg al día de melatonina (en España se vende en formato de 1,98 mg) por lo menos 1 hora antes de acostarse. Si el paciente se encuentra con estimulante y con guanfacina, esta última se podrá tomar en la cena, buscando el efecto de leve sedación.

 Los efectos adversos de los estimulantes más frecuentes son insomnio, pérdida de peso y nerviosismo.

Riesgo cardiovascular

Existía una creciente preocupación en torno a la afectación cardíaca de los estimulantes y su riesgo de producción de arritmias. Múltiples estudios y metaanálisis han reflejado que la presencia de efectos adversos con estimulantes no es grave. En algunos estudios se han descrito como frecuentes, los cambios en cifras de presión arterial sistólica y diastólica de hasta 10 mmHg, dándose en ficha técnica como frecuente palpitación, taquicardia o arritmia. Por ello, se deben tomar constantes de pulso y presión arterial en cada ajuste de dosis y, después, al menos cada 6 meses.

Tics

Cabe destacar que la presencia de tics es más habitual en pacientes con TDAH que en pacientes sanos, y que la edad de manifestación del TDAH es anterior a la de los tics. De entrada, el tratamiento no debe ser distinto al paciente con TDAH sin tics, pero se debe tener presente que existe el riesgo de empeorar la intensidad o frecuencia de los tics.

Cuando aparecen tics en pacientes con tratamiento, lo primero que hay que hacer es confirmar que están relacionados con la medicación. Si esto es así, se debe considerar bajar la dosis de estimulante, o bien cambiar de fármaco, o valorar cambiar el estimulante por un no estimulante.

Eventos adversos menos frecuentes

Está descrita la posible aparición de **síntomas psicóticos** en pacientes en tratamiento con estimulante. Este evento está catalogado como poco frecuente al ocurrir en una tasa de > 1/1.000 a 1/100. Se relaciona con el aumento de niveles dopaminérgicos a nivel central.

Con respecto al **riesgo de abuso** de los estimulantes, se ha de valorar el peligro de conductas de abuso por parte del paciente y su familia, ya que pueden ser consumidos a mayores dosis buscando el efecto euforizante. Las formulaciones de liberación prolongada son las que menos han sido empleadas en este contexto al no detectarse con tanta intensidad el fenómeno de *on/off* de su efecto. Además, se señala de nuevo el perfil de seguridad de la lisdexanfetamina al tratarse de un profármaco y no alcanzar elevados picos de concentración plasmática de fármaco activo.

No estimulantes

A continuación se describen las características de los dos fármacos no estimulantes: atomoxetina y guanfacina.

Atomoxetina (Strattera®)

A continuación se describen las diferentes características del fármaco.

Mecanismo de acción

La atomoxetina es un inhibidor selectivo de la recaptación de norepinefrina (inhibe NET). Se sabe que en el TDAH no hay altas concentraciones de DAT en córtex prefrontal y que la DA está inactivada en esta localización por el NET. Por tanto, una inhibición del NET aumenta NE y DA en prefrontal. Es destacable que no tiene acción sobre el núcleo *accumbens*, por lo que no tiene potencial de abuso.

 La atomoxetina actúa inhibiendo el transportador de NE en neurona presináptica.

Eficacia

Múltiples estudios han demostrado la eficacia de la atomoxetina en síntomas nucleares del TDAH. Se ha identificado que este fármaco tiene un tamaño del efecto que varía en función de los estudios (de 0,3 a 0,7), menor que el observado con estimulantes, pero, aun así, considerado como medio y muy cercano a un efecto elevado. Destaca una revisión sistemática de Pringsheim *et al.*, de 2015, en cuyos resultados se observa que, además de mejorar los síntomas nucleares del TDAH, mejoraba los rasgos de oposición y desafío entre los pacientes incluidos en los estudios analizados.

Por su mecanismo de acción, también se han encontrado efectos en los **niveles de ansiedad** de los pacientes con TDAH, por lo que un perfil clínico que se ha de tener en cuenta son aquellos pacientes que asocian comorbilidad con trastornos de ansiedad, aunque siempre se mantenga como primera línea el uso de estimulantes.

Farmacocinética

- **Absorción**: rápida y casi completa tras su administración oral; alcanza la concentración plasmática máxima después de las 1-2 horas.
- **Distribución**: tiene una unión a proteínas del 98 %.
- **Metabolismo**: sufre biotransformación enzimática por vía citocromo P450 2D6 (CYP2D6), por lo que los metabolizadores lentos (7 %) aumentarán la concentración del fármaco. Se debe ajustar la dosis en pacientes con daño hepático moderado-grave (Escala de Child-Pugh, clase B y C).
- **Eliminación**: principalmente en la orina.

Posología

La dosis eficaz para la mayoría de los pacientes es entre 1,2 y 1,8 mg/kg/día. Se recomienda comenzar con 0,5 mg/kg/día y, tras 1-2 semanas, aumentar a 1,2 mg/kg/día. Si el paciente pesa más de 70 kg, se inicia con 40 mg/día. Se toma una vez al día y por la mañana, pero, si presenta mala tolerancia, puede ser preferible pasar a toma nocturna o a dos tomas. Su tolerancia mejora si se administra con alimentos ricos en grasas. Pueden pasar hasta 12 semanas para que sea posible observar los efectos plenos del fármaco. La dosis de mantenimiento habitual es de 80 mg. La dosis máxima diaria, 100 mg.

- Presentaciones: 10, 18, 25, 40, 60, 80, 100 mg y formulación líquida (4 mg/mL).
- Duración: 24 horas.

 Se puede administrar por la mañana, por la noche o en dos tomas, pero sabiendo que esta última modalidad tiene menos eficacia, aunque también menos efectos adversos.

Interacciones

- **Inhibidores de CYP2D6**: como algunos inhibidores selectivos de la recaptación de serotonina (ISRS), como fluoxetina o paroxetina. Estos fármacos pueden incrementar la concentración plasmática de atomoxetina.
- **IMAO**: se recomienda no iniciar el tratamiento con atomoxetina hasta pasados 14 días desde la suspensión de los IMAO.
- **Fármacos β-agonistas (salbutamol u otros)**: por relación con efectos cardiológicos.
- **Fármacos que prolonguen el QT**: riesgo de arritmia.
- **Fármacos que bajan el umbral convulsivo**: se ha de tener en cuenta que la atomoxetina puede producir convulsiones.

Efectos adversos

La cefalea, el dolor abdominal y la disminución del apetito son los efectos adversos más comúnmente presentados (19, 18 y 16 %, respectivamente), sin que influyan en la retirada, en general. Los dos últimos suelen ser transitorios. Las náuseas, vómitos o somnolencia se dan en alrededor de un 10 % de los casos, y aparecen con más frecuencia en las primeras semanas de tratamiento.

Se ha visto que pueden ocasionar tanto aumento de frecuencia cardíaca (media: 7 pulsaciones/minuto) y presión arterial (media: 2,1 mmHg) como síncopes en relación con hipotensión ortostática.

Agonistas α₂ adrenérgicos

Hay dos fármacos que actúan como agonistas de acción directa sobre el receptor α₂: la guanfacina y la clonidina.

Guanfacina (Intuniv®)

A continuación se describen las diferentes características de la guanfacina.

Mecanismo de acción

Los receptores α_{2A} están ampliamente distribuidos por el sistema nervioso central, sobre todo en córtex prefrontal y *locus coeruleus*. Se piensa que estos receptores son los principales mediadores de los efectos de NE en el córtex prefrontal, regulando los síntomas nucleares del TDAH. Los receptores α_{2B} podrían tener que ver con acciones sedantes de NE.

Guanfacina es relativamente más selectiva para receptores α_{2A}. Presenta efectos directos sobre los receptores postsinápticos, aumentando la señalización de NE.

 Guanfacina es el único fármaco aprobado para el TDAH con acciones postsinápticas.

Eficacia

Se ha demostrado en múltiples estudios que la guanfacina es un fármaco eficaz para la reducción de los síntomas de TDAH. En dichos estudios se ha logrado mostrar superior al placebo, y en otros se ha podido constatar que su eficacia en comparación con la atomoxetina es superior. El tamaño del efecto difiere en los estudios y se coloca en 0,7-1,3. Se ha visto que resulta eficaz tanto en monoterapia como en tratamiento combinado con estimulantes. Además, no produce empeoramiento en los tics, por lo que junto a la atomoxetina podría utilizarse en caso de aparición de tics tras el inicio de estimulantes. Por otro lado, dado que los pacientes con trastorno del espectro autista (TEA) tienen peor tolerancia a los estimulantes y presentan con más facilidad efectos adversos, se ha observado que la guanfacina ha mostrado eficacia en pacientes con trastorno del espectro autista comórbido con TDAH. Por último, en relación con su mecanismo de acción, parece que niveles bajos de NE se relacionan, hipotéticamente, con síntomas de desobediencia, agresividad y rabietas, por lo que la guanfacina podría mejorar este perfil de paciente con disregulación emocional, y así se ha demostrado en la literatura médica.

Farmacocinética

- **Absorción**: alcanza concentración plasmática máxima a las 5 horas de su administración oral.
- **Distribución**: tiene una unión moderada (70 %) a proteínas plasmáticas.
- **Metabolismo**: la guanfacina se metaboliza mediante oxidación mediada por citocromo P450 3A4/5 (CYP3A4/5). Es un sustrato de CYP3A4 y CYP3A5, por lo que se ve afectada por inductores/inhibidores de estos.
- **Eliminación**: el 80 % por vía renal y el resto por vía hepática. Tiene una semivida de eliminación de 18 horas.

Posología

Se toma una vez al día, de forma indistinta por la mañana o por la noche. Muchas veces se puede buscar el efecto adverso de leve sedación para paliar síntomas de insomnio. El tratamiento se inicia con 1 mg al día. Se realiza un aumento de 1 mg a la semana en función de la respuesta, tolerancia y peso del paciente. La dosis de mantenimiento se encuentra en 0,05-0,12 mg/kg/día. La dosis máxima es de 7 mg.

> **!** Es importante conocer que la retirada ha de hacerse de forma gradual, reduciendo 1 mg cada 3-7 días para evitar un efecto rebote de aumento de pulso o presión arterial.

- Presentaciones: 1, 2, 3 y 4 mg.
- Duración: 24 horas.

Interacciones

Se ha de tener en cuenta que su metabolismo se ve afectado por fármacos inhibidores o inductores de CYP3A4/5. Se debe tener precaución con fármacos que prolonguen el intervalo QT corregido (QTc) y otros antihipertensivos. Está descrito, sin conocer el mecanismo, que puede aumentar las concentraciones de ácido valproico si se administra conjuntamente. Por último, hay que tener precaución con otros fármacos sedantes o depresores del SNC.

Efectos adversos

Los efectos adversos más comunes son somnolencia, fatiga, cefalea y dolor abdominal, que los estudios describen como leve-moderados. Un 7,2 % de los participantes de un estudio lo abandonaron por dichos efectos adversos.

Está descrito síncope, hipotensión y bradicardia con la toma de Intuniv®, por lo que se recomienda el control de la presión arterial y el pulso de forma semanal durante el ajuste hasta estabilización de la dosis. Más tarde, el control será trimestralmente en el primer año para, posteriormente, realizarlo con una periodicidad semestral. Está descrito un aumento en las cifras de presión arterial y frecuencia en retiradas bruscas.

Clonidina

Es un agonista no selectivo α_2, con acciones sobre α_{2A}, α_{2B} y α_{2C}, 5-HT_{2C}, y tiene, además, acción en el receptor de imidazolina, implicado en efectos sedativos e hipotensores. Cabe destacar que no tiene indicación para TDAH, sino únicamente para hipertensión arterial.

Otros tratamientos

Existen otros tratamientos sin indicación para el TDAH, pero que por su mecanismo de acción se han utilizado clásicamente.

El **bupropión** es un inhibidor selectivo de la recaptación de norepinefrina débil (actúa como un bloqueador de NET) y también un inhibidor de DAT débil. Otros **antidepresivos tricíclicos**, como la desipramina o la nortriptilina, tienen acciones de bloqueo de NET notables. Otro medicamento clásicamente utilizado es el **modafinilo**, un fármaco con indicación para la narcolepsia, cuyo mecanismo de acción es desconocido.

A modo de resumen, la **figura 35-2** recoge un algoritmo de actuación en el manejo farmacológico del TDAH.

Situaciones especiales

Pacientes con comorbilidad de trastorno del espectro autista, tics o ansiedad, con trastorno por déficit de atención e hiperactividad

La Guía NICE establece que los pacientes con los siguientes trastornos comórbidos a TDAH deben recibir, al inicio del plan terapéutico, la misma medicación que si fuera el caso de no presentar dichas comorbilidades.

Pacientes con trastorno por déficit de atención e hiperactividad que presentan síntomas psicóticos o episodios maníacos

La Guía NICE recomienda detener la medicación para el TDAH. Se debe valorar reintroducir la medicación cuando el cuadro psicótico/maníaco haya remitido, teniendo en cuenta las circunstancias individuales, así como el riesgo-beneficio de la medicación.

Figura 35-2. Algoritmo del tratamiento farmacológico del trastorno por déficit de atención e hiperactividad (TDAH).

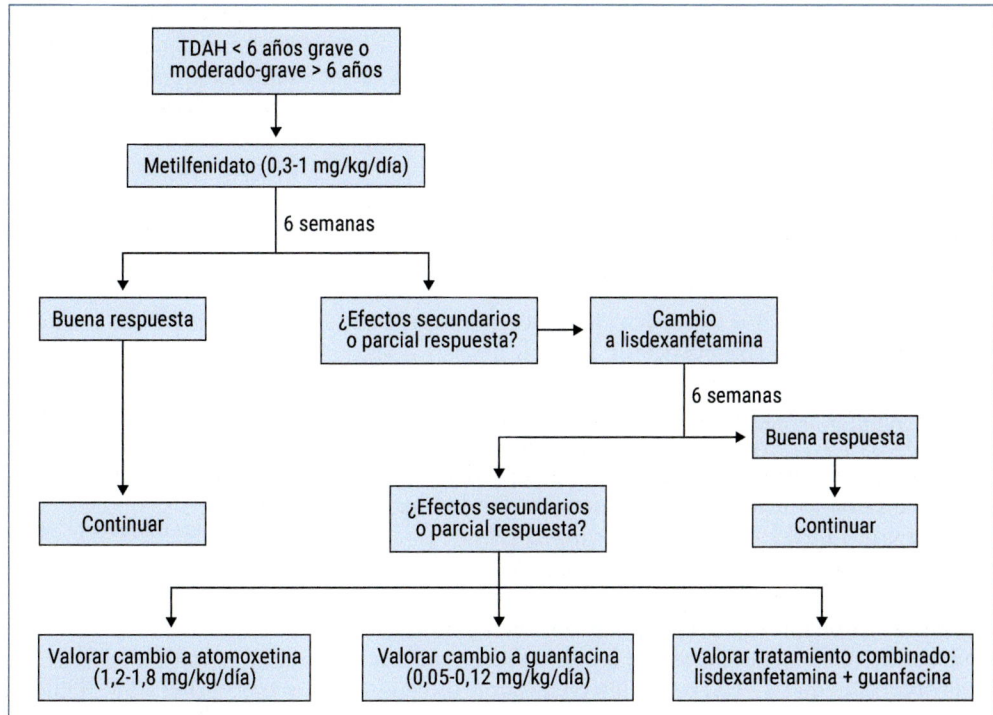

 En caso de aparecer síntomas psicóticos, se debe suspender la medicación para el TDAH.

Crisis epiléptica

Si el paciente presenta una crisis o empeoran en caso de ya estar diagnosticado, se recomienda revisar la medicación para el TDAH y retirar aquella que afecte al umbral convulsivo.

Situaciones en las que titular la dosis más despacio

- Personas con trastorno del neurodesarrollo.
- Existencia de otros trastornos: trastornos de ansiedad (incluyen trastorno obsesivo-compulsivo [TOC]), esquizofrenia o trastorno bipolar no descompensados, depresión, trastornos de la personalidad, trastornos de conducta alimentaria, trastorno por estrés postraumático y trastorno por uso de sustancias.
- Condiciones físicas tales como epilepsia, enfermedades cardíacas o daño cerebral.

Tratamiento psicológico

Como se ha descrito al inicio del tema, la intervención del TDAH ha de ser multimodal y multidisciplinar. Por tanto, la intervención psicológica es fundamental para el paciente y su familia.

Un reciente metaanálisis de febrero de 2022, de Groenman *et al.*, determinó que las intervenciones psicológicas tienen un tamaño del efecto sobre los síntomas cardinales del TDAH de un 0,4 (efecto pequeño-mediano), y encontró mejoras significativas sobre conductas oposicionistas-desafiantes y en síntomas de trastorno de la conducta comórbido a TDAH.

Un metaanálisis publicado en 2014 por Daley *et al.*, a través del cual se evaluaba la eficacia de las intervenciones psicológicas, en el que analizaron un total de 32 artículos, señaló que las intervenciones psicológicas producen, en los padres una mejoría significativa en cuanto a la potenciación de sus intervenciones positivas, reducción de las intervenciones negativas y mejora de su autoconcepto. Sobre los pacientes con TDAH, estas intervenciones repercuten positivamente en los síntomas de TDAH y problemas de conducta, y producen una mejoría del rendimiento académico y de las habilidades sociales.

 La intervención psicológica, además de repercutir en los síntomas de TDAH, mejora otras áreas del paciente, como los síntomas oposicionistas, las habilidades sociales o la capacidad de organización.

Las guías NICE estructuran las intervenciones en función de la edad, fundamentalmente en menores de 6 años y mayores de 6 años. En ella se señala que la intervención en menores de 6 años ha de ser exclusivamente psicológica, principalmente intervención parental y en formato grupal, sin recomendar para este grupo la intervención farmacológica.

Intervención grupal de padres

Consiste en una intervención estructurada con un número determinado de sesiones (lo óptimo son 8-12 sesiones) con diferentes objetivos, entre los que destacan los siguientes:

- Psicoeducación sobre el trastorno (dar información, hacer *profesionales* del trastorno a los padres para conocer el funcionamiento de sus hijos).
- Entrenamiento en técnicas de modificación de conductas.
- Incrementar su competencia parental.

- Mejorar las relaciones paternofiliales y las dinámicas intrafamiliares.

Algunos ejemplos de estas intervenciones son el Triple P (*Positive Parenting Program*), *The incredible Years*® o el entrenamiento conductual parental de Barkley.

Intervenciones individuales

A continuación se describirán las características de las diferentes intervenciones que se pueden aplicar a nivel individual con los pacientes con diagnóstico de TDAH.

Terapia cognitivo-conductual

La terapia cognitivo-conductual (TCC) es la que más evidencia científica ha demostrado en el tratamiento individual de personas con TDAH.

Parte de la consideración de que la mayor parte de las conductas inadecuadas se adquieren, mantienen y cambian según los mismos principios que regulan las conductas adecuadas (ambas nacen como consecuencia de la historia de aprendizaje). Se ha observado que la TCC puede intervenir sobre dimensiones que no siempre son cubiertas por la medicación. Destacan la mejoría en habilidades sociales, entrenamiento en solución de problemas, mayor autocontrol y habilidades de escucha, así como una mejoría en el manejo y expresión de las emociones.

Para el tratamiento del TDAH, se ha encontrado que, dentro de la TCC, existen intervenciones que han resultado especialmente positivas:

- **Terapia de modificación de conducta.** Se basa en condicionamientos operantes, esto es, en el uso de contingentes de reforzadores y castigos. Destacan intervenciones como economía de fichas, refuerzo positivo, tiempo fuera o intervenciones orientadas a la extinción.
- **Entrenamiento en solución de problemas.** Tiene como objetivo ampliar los recursos de los pacientes con TDAH para afrontar los problemas del día a día. Existe tanto en individual como en grupal.
- **Terapia cognitiva.** Trata de resolver pensamientos automáticos y cogniciones distorsionadas. Esto es conocido como un proceso de reestructuración cognitiva. Uno de los modelos más empleados es el modelo ABC de Ellis a través del cual se trabaja sobre acontecimientos, pensamientos y creencias y consecuencias.
- **Entrenamiento en habilidades sociales.** El entrenamiento en estrategias de comunicación funcionales y asertividad repercute positivamente en la autoestima y reduce el posible rechazo y la dificultad para la interacción social que muchas veces presentan estos pacientes.

Habilidades de organización

Dado que los pacientes con diagnóstico TDAH presentan una disfuncionalidad importante en funciones ejecutivas, las intervenciones orientadas a mejorar la planificación, la gestión del tiempo o la organización resultan muy acertadas para mejorar su funcionamiento.

El tratamiento farmacológico parece no influir positivamente en algunos dominios del TDAH, por lo que las intervenciones psicológicas son clave. Una de ellas recae sobre las **habilidades de organización**, que tienen que ver con la capacidad de organizar el material, las pertenencias y el tiempo necesario para planificar una tarea.

Hay dos programas de 20 sesiones que han resultado positivos (dos veces por semana, en general): el *Organizational Skills Training* y el *Parents and Teachers Helping Kids Organize*. Ambos trabajan bajo intervenciones motivacionales, con recompensas cuando se alcanzan determinadas metas. Otro programa que también ha dado resultados positivos es el *Homework, Organization and Planning Skills,* cuya peculiaridad es que se realiza durante la jornada escolar.

Terapias de tercera generación

Las terapias de tercera generación o terapias contextuales son un conjunto de terapias derivadas de los principios de la terapia cognitivo-conductual, pero que tienen un componente más experiencial que cognitivo. De entre ellas, destacan la terapia de aceptación y compromiso, la psicoterapia analítico-funcional y las terapias basadas en *mindfulness*.

Respecto a esta última, cada vez hay más estudios que obtienen evidencia de cómo el *mindfulness* es eficaz para el manejo de síntomas del TDAH y comorbilidades asociadas (sobre todo, síntomas de ansiedad).

TRATAMIENTO DEL TRASTORNO DE LA CONDUCTA

Se engloban, dentro de esta categoría, principalmente los trastornos de la conducta y el trastorno negativista desafiante. Tienen altas tasas de comorbilidades, por lo que es fundamental la intervención precoz, que ha de ser multimodal y multidisciplinar, e incluir la intervención individual, familiar y escolar.

Tratamiento farmacológico

El tratamiento de primera elección de los trastornos de la conducta es psicosocial. No hay evidencia que apoye el uso de fármacos en primera línea. No obstante, los fármacos están indicados para el tratamiento de los trastornos comórbidos y suelen repercutir en una disminución de la conducta antisocial.

En los casos de gravedad con elevada agresividad o disregulación emocional, estos síntomas pueden mejorar con antipsicóticos atípicos. Dentro de estos, destaca la **risperidona**, que muestra una mejora en la irritabilidad y la agresividad en niños de 5 a 18 años. Se ha de evitar un uso prolongado por el riesgo metabólico que conlleva. También han resultado eficaces los estimulantes en casos comórbidos con TDAH, pero siempre se debe tratar primero el TDAH. Otros fármacos estudiados, pero cuya eficacia ha sido menor, han sido atomoxetina, clonidina, carbamazepina, valproato de sodio y litio, cuyo uso ha de ser estudiado con cautela por el perfil de sus efectos adversos.

Tratamiento psicológico

La intervención psicológica es de primera elección en estos pacientes. Se ha de realizar intervención sobre la familia (o cuidadores principales), el centro educativo y sobre el paciente.

- **Individuales con el menor**:
  - Psicoeducación.
  - Habilidades sociales.
  - Autocontrol.
  - Resolución de problemas.
  - Aprendizaje y práctica de nuevos patrones.
- **Familiares**:
  - Potenciar la conducta prosocial de los hijos.
  - Fortalecer la vinculación afectiva entre padres e hijos.
  - Favorecer la creación de un clima familiar positivo.

Se ha observado una mejora en la comunicación, con mejoría en las habilidades parentales, menor puntuación de niveles de depresión maternos y mejora del estrés parental.

- **Escolar**:
  - Promover el comportamiento positivo.
  - Prevenir problemas de comportamiento.
  - Enseñar habilidades sociales y emocionales.
  - Prevenir la escalada de ira.
  - Promoción de la implicación académica y el aprendizaje.

PUNTOS CLAVE

- El tratamiento del TDAH ha de ser multimodal y multidisciplinar.
- El tratamiento farmacológico del TDAH moderado-grave está indicado en pacientes mayores de 6 años.
- La primera línea de tratamiento son los estimulantes, entre los cuales el metilfenidato es el primero de elección en España. La lisdexanfetamina está indicada en casos de respuesta parcial o efectos adversos con metilfenidato.

- Los principales efectos adversos de los estimulantes son nerviosismo, pérdida de apetito e insomnio.
- Como segunda línea de tratamiento están la atomoxetina y la guanfacina.
- La terapia cognitivo-conductual es la que más eficacia ha mostrado en pacientes con TDAH.
- La intervención grupal de padres ha resultado eficaz en los trastornos de la conducta, siendo una de las intervenciones que resultan eficaces.

BIBLIOGRAFÍA

Cortese S, Adamo N, Del Giovane C, Mohr-Jensen C, Hayes AJ, Carucci S, et al. Comparative efficacy and tolerability of medications for attention-deficit hyperactivity disorder in children, adolescents, and adults: a systematic review and network meta-analysis. Lancet Psychiatry. 2018 Sep;5(9):727-38.

Daley D, van der Oord S, Ferrin M, Danckaerts M, Doepfner M, Cortese S, et al. European ADHD Guidelines Group. Behavioral interventions in attention-deficit/hyperactivity disorder: a meta-analysis of randomized controlled trials across multiple outcome domains. J Am Acad Child Adolesc Psychiatry. 2014 Aug;53(8):835-47, 847.e1-5.

Fairchild G, Hawes DJ, Frick PJ, Copeland WE, Odgers CL, Franke B, et al. Conduct disorder. Nat Rev Dis Primers. 2019 Jun 27;5(1):43.

Faraone SV, Buitelaar J. Comparing the efficacy of stimulants for ADHD in children and adolescents using meta-analysis. Eur Child Adolesc Psychiatry. 2010;19(4):353-64.

Ficha técnica metilfenidato [internet] [consulta el 21 de junio de 2024]. Disponible en: https://cima.aemps.es/cima/pdfs/es/ft/77777/77777_ft.pdf

Ficha técnica lisdexanfetamina [internet] [consulta el 21 de junio de 2024]. Disponible en: https://cima.aemps.es/cima/pdfs/es/ft/77644/77644_ft.pdf

Ficha técnica atomoxetina [internet] [consulta el 21 de junio de 2024]. Disponible en: https://cima.aemps.es/cima/pdfs/es/ft/67660/FT_67660.html.pdf

Ficha técnica guanfacina [internet] [consulta el 21 de junio de 2024]. Disponible en: https://cima.aemps.es/cima/dochtml/ft/1151040002/FT_1151040002.html

Groenman AP, Hornstra R, Hoekstra PJ, Steenhuis L, Aghebati A, Boyer BE, et al. An Individual Participant Data Meta-analysis: Behavioral Treatments for Children and Adolescents With Attention-Deficit/Hyperactivity Disorder. J Am Acad Child Adolesc Psychiatry. 2022 Feb;61(2):144-58.

Grupo de trabajo de la Guía de Práctica Clínica sobre las Intervenciones Terapéuticas en el Trastorno por Déficit de Atención con Hiperactividad (TDAH). Guía de Práctica Clínica sobre las Intervenciones Terapéuticas en el Trastorno por Déficit de Atención con Hiperactividad (TDAH). Ministerio de Sanidad, Servicios Sociales e Igualdad. Instituto Aragonés de Ciencias de la Salud (IACS); 2017: Guías de Práctica Clínica en el SNS.

Guía NICE sobre TDAH - Marzo 2018 - ADOLESCENCIASEMA [internet]. ADOLESCENCIASEMA | Sociedad Española de Medicina de la Adolescencia. adolescenciasema [internet]; 2018 [consulta el 21 de junio de 2024]. Disponible en: https://www.adolescenciasema.org/guia-nice-sobre-tdah-marzo-2018/

Martínez-Núñez B, Quintero J. Actualización del estudio del Tratamiento Multimodal en TDAH (MTA): dos décadas de aprendizajes. Actas Esp Psiquiatr. 2019;47(1):16-22.

Orjales I, Polaino-Lorente A. Programa de Intervención cognitivo-conductual para niños con Déficit de Atención con Hiperactividad; 2018. Madrid: editorial CEPE.

Pediamecum. AEP. Metilfenidato [internet]; 2020 [consulta el 21 de junio de 2024]. Disponible en: https://www.aeped.es/pediamecum/generatepdf/api?n=83644

Soutullo Esperón C, Álvarez Gómez MJ. Tratamiento farmacológico del TDAH basado en la evidencia. Pediatr Integral. 2014;XVIII(9):634-42.

Stahl S. Psicofarmacología esencial de Stahl. Bases neurocientíficas y aplicaciones prácticas. Madrid: Aula Médica; 2013.

Wolraich ML, Hagan JF Jr, Allan C, Chan E, Davison D, Earls M, et al. Clinical practice guideline for the diagnosis, evaluation, and treatment of Attention-Deficit/Hyperactivity Disorder in children and adolescents. Pediatrics. 2019;144(4):e20192528.

Psicoterapias en psiquiatría infantil. Indicaciones y eficacia

36

A. Bigorra Gualba

OBJETIVOS

- Conocer las psicoterapias más eficaces en el tratamiento de los trastornos mentales de la infancia y la adolescencia.
- Profundizar en las técnicas específicas para cada trastorno, de aquellas orientaciones que hayan demostrado eficacia.
- Conocer los conceptos fundamentales de la psicoterapia basada en la evidencia.

INTRODUCCIÓN

Los trastornos mentales en la infancia y la adolescencia son relativamente frecuentes, y tienen un impacto negativo en la adaptación psicosocial, familiar y académica, por lo que es esencial que se apliquen tratamientos eficaces para su mejora, utilizando prácticas basadas en la evidencia. Para muchos trastornos mentales que afectan a niños y adolescentes, se recomienda la intervención psicológica como tratamiento de primera elección en las guías clínicas.

A pesar de que en los años cincuenta, en una revisión bibliográfica, Eysenck cuestionaba la eficacia de la psicoterapia, al no ser superior al paso del tiempo, actualmente, gracias a los avances no solo a nivel psicoterapéutico, sino también en la evaluación, diagnóstico, nomenclatura y en los diseños de evaluación

de las intervenciones, es posible afirmar que la intervención psicológica es eficaz en los trastornos mentales, también en aquellos que acontecen en población infantojuvenil.

> ! Datos metaanalíticos demuestran que la intervención psicológica en jóvenes es eficaz, con un tamaño del efecto (**Tabla 36-1**) moderado posintervención y no significativo a largo plazo, aunque es importante señalar que la psicoterapia impacta de forma diferencial en función del trastorno al que va dirigida.

Y no solo eso, sino que algunas formas de psicoterapia son más eficaces que otras. Por todo ello, en las últimas décadas, se ha pasado de preguntarse si la psicoterapia es eficaz a identificar qué tratamientos psicológicos específicos son eficaces

Tabla 36-1. Conceptos básicos en investigación basada en la evidencia	
Ensayo clínico	Estudio experimental prospectivo controlado en el que el investigador asigna aleatoriamente a los participantes a las diferentes intervenciones que se quieren evaluar
Tipos grupo control	**Activos**: aquellos en los que se realiza algún tipo de intervención. Algunos ejemplos son el tratamiento habitual, *as usual*, o un tratamiento de comparación. Permiten controlar factores no específicos de la intervención que pueden tener efectos sobre la eficacia, como la implicación en un ensayo clínico o recibir atención por parte de los investigadores
	Pasivos: aquellos en los que no se realiza ninguna intervención (ausencia de tratamiento o grupo control en lista de espera). Habitualmente, cuando las intervenciones se comparan con grupos control pasivos, obtienen resultados de eficacia mayores que cuando se comparan con grupos control activos
Significación estadística	Valora si el resultado obtenido en un análisis se debe o no al azar. En un ensayo clínico, si un resultado es estadísticamente significativo (a favor del grupo experimental), se considera que la intervención es eficaz. Se representa con el valor p, y se suelen considerar significativos valores $p \leq 0,05$. La significación estadística depende de la magnitud de la diferencia que se quiera analizar y del tamaño de la muestra
Tamaño del efecto	Valor que cuantifica la magnitud del efecto estudiado. Se representa con el valor d. En ensayos clínicos, compara el cambio obtenido en el grupo experimental con el cambio en el grupo control, y se calcula como la diferencia media entre una condición tratamiento y una condición control, dividida por la desviación estándar. Se considera un tamaño del efecto pequeño cuando su valor está comprendido entre 0,1 y 0,49, moderado entre 0,50 y 0,79, y grande a partir de 0,80
Metaanálisis	Forma robusta de análisis de datos que permite el cálculo de la eficacia global de una intervención, integrando resultados de diferentes estudios de intervención. De esta manera, se maximiza el poder estadístico, reduciendo la probabilidad de error tipo II e incrementando la validez externa. La evaluación de la eficacia para determinar el apoyo empírico a una determinada intervención se debe hacer mediante revisiones metaanalíticas

para cada trastorno mental, y es de esperar que en el futuro se puedan individualizar aún más las intervenciones al identificar, mediante el análisis de variables moderadoras, cuáles son las más eficaces en función de las características del sujeto al que van dirigidas (v. **Tabla 36-1**).

En general, en población adulta existen bastantes estudios de eficacia terapéutica rigurosos a nivel metodológico, pero en población infantil y adolescente estos estudios son más escasos. Además, en esta población, pocos son de alta calidad, con lo que en general los resultados de estudios a gran escala, como los metaanálisis, se tienen que interpretar con cautela.

A lo largo de este capítulo se analizan las intervenciones psicológicas que han demostrado ser más eficaces para los principales trastornos mentales en población infantojuvenil, haciendo hincapié en las especificidades de la intervención en cada patología. Asimismo, en la **tabla 36-2** se resumen los fundamentos básicos de las principales orientaciones teóricas en intervención psicoterapéutica infantojuvenil. Por exceder a los objetivos del presente capítulo, en el texto no se describen en detalle los programas específicos de intervención que han demostrado eficacia (es decir, no se describen manuales de tratamiento), sino que se realiza una descripción general de las técnicas usadas en estos programas en el marco de su orientación teórica. El lector interesado en manuales concretos puede consultar la bibliografía correspondiente detallada al final del capítulo.

DEPRESIÓN Y CONDUCTAS AUTOLESIVAS

Los tratamientos psicológicos para la **depresión** incluyen terapias psicodinámicas, humanistas, interpersonal, sistémicas, conductuales y cognitivo-conductuales (incluidas las de tercera generación), aunque las orientaciones más utilizadas son la terapia cognitivo-conductual, la interpersonal y la psicodinámica, de las cuales la terapia cognitivo-conductual es la más ampliamente estudiada. La etiología del trastorno depresivo es compleja e incluye factores biológicos, psicológicos y sociales, por lo que los tratamientos psicológicos para la depresión tienen como objetivo cambiar los factores individuales que generan predisposición a desarrollar el trastorno depresivo y promover la resiliencia al estrés. Además, todas las terapias psicológicas suelen tener como objetivos comunes cambiar pensamientos, conductas o emociones e incrementar el nivel de conciencia. Globalmente, la psicoterapia ha demostrado ser eficaz en la reducción de la sintomatología depresiva, aunque con un tamaño del efecto pequeño, lo que sugiere que es necesario desarrollar tratamientos para este trastorno que sean más eficaces. La terapia conductual, cognitivo-conductual y la psicoterapia interpersonal han demostrado ser tratamientos eficaces para la depresión en la infancia y adolescencia, aunque hay que señalar que la mayoría de tratamientos analizados incluyen elementos centrales de la terapia cognitivo-conductual.

 Según los criterios *Task Force* de tratamientos bien establecidos (**Tabla 36-3**), la terapia cognitivo-conductual cumple criterios de tratamiento bien establecido en esta población, mientras que la psicoterapia interpersonal es un tratamiento bien establecido solo en adolescentes. En niños, la terapia conductual es un tratamiento probablemente eficaz.

La terapia cognitivo-conductual para la depresión fue desarrollada por Beck, y se fundamenta en la reestructuración cognitiva, es decir, la modificación de las distorsiones cognitivas típicas en individuos propensos a la depresión, que producen una visión negativa de ellos mismos, el mundo y el futuro. Dos de las distorsiones cognitivas más frecuentes en la depresión son el estilo atribucional negativo y la indefensión aprendida. El **estilo atribucional negativo** se caracteriza por considerar los acontecimientos negativos como internos, estables y duraderos, mientras que los acontecimientos positivos se contemplan como transitorios y externos. La **indefensión aprendida** consiste en el fracaso o incapacidad parar percibir control sobre acontecimientos negativos.

 La terapia cognitivo-conductual promueve la adopción de una actitud activa ante los acontecimientos vitales y suele incluir técnicas de resolución de problemas. Las terapias cognitivo-conductuales de tercera generación aún no tienen evidencia clara en niños y adolescentes.

La terapia conductual aplicada a este trastorno se centra en incrementar el acceso a acontecimientos placenteros y reforzadores mediante la activación conductual y el desarrollo de habilidades sociales.

Por último, la terapia interpersonal considera que el conflicto interpersonal, las dificultades en las transiciones de rol y las experiencias de pérdida son factores de riesgo para el desarrollo del trastorno depresivo. Promueve la resolución de problemas interpersonales y el apoyo social para la mejora del procesamiento emocional y de las habilidades interpersonales. Enseña al paciente a expresar y explorar diferentes emociones en situaciones sociales, y utiliza el *role playing* parar mejorar el estilo comunicacional.

Las **conductas autolesivas** son frecuentes en niños y adolescentes con trastornos mentales y en aquellos que presentan rasgos de personalidad emergentes similares al trastorno límite de la personalidad. Además, estos adolescentes muestran baja adherencia terapéutica posterior, con abandonos del 20-50 %.

Se han utilizado varias intervenciones psicológicas para la reducción de conductas autolesivas, como la terapia cognitivo-conductual, la terapia dialéctico-conductual adaptada a población adolescente, la terapia basada en la mentalización, o la terapia familiar. La terapia cognitivo-conductual promueve la identificación y evaluación crítica de las interpretaciones y valoraciones de experiencias y acontecimientos emocionales perturbadores, con el objetivo de cambiar la conducta y la manera de resolver problemas para desarrollar un comportamiento positivo y funcional. La terapia dialéctico-conductual adaptada a población adolescente, mediante la combinación de sesiones individuales y familiares, utiliza el entrenamiento en resolución de problemas, el entrenamiento en habilidades, el entrenamiento en reestructuración cognitiva y técnicas *mindfulness* con el objetivo de que los pacientes acepten sus pensamientos, sentimientos y conductas sin intentar, necesariamente, cambiarlos, suprimirlos o evitarlos. La terapia basada en la mentalización se fundamenta en que las acciones propias y de otros tienen significado a partir del conocimiento de los deseos, creencias, sentimientos, emociones y motivaciones subyacentes

Tabla 36-2. Principales orientaciones teóricas en psicoterapia infantojuvenil

Terapia psicodinámica	Enfoque terapéutico que da mucha importancia a los procesos inconscientes como desencadenantes de la conducta, los pensamientos y las emociones. Trata de explicar los fenómenos mentales producidos por conflictos, teniendo en cuenta que el conflicto deriva de la lucha entre fuerzas inconscientes que pugnan por expresarse y el control constante de fuerzas que impiden su manifestación. Se utiliza la relación terapéutica para explorar y resolver conflictos inconscientes mediante el uso de la interpretación y la transferencia
Terapia basada en mentalización (MBT)	Intervención diseñada, inicialmente, para el tratamiento del trastorno límite de la personalidad, que consiste en aprender a percibir e interpretar la conducta a través de estados mentales intencionales; es decir, tomar conciencia de los estados mentales de uno mismo y los demás a través de la comprensión de los deseos, creencias, sentimientos, emociones y motivaciones subyacentes a la conducta. Su objetivo es explicar la conducta y evitar pensamientos y sentimientos negativos sobre uno mismo
Terapia de juego	Utiliza técnicas para implicar a los participantes en actividades como el juego, escuchar música o actividades al aire libre con el objetivo de afrontar y tratar problemas. Frecuentemente, tiene fundamentaciones psicodinámicas
Terapia humanista	Terapia de apoyo, ofrece una aproximación empática, no directiva y sin juicio, basada en los principios del paciente
Psicoterapia interpersonal	Utiliza diferentes técnicas para mejorar la función social y relacional. Promueve el desarrollo de habilidades relacionales, la resolución de problemas interpersonales y el acceso al apoyo social, disminuyendo el estrés interpersonal. Enseña al paciente a expresar y explorar diferentes emociones en situaciones sociales, y utiliza el *role playing* parar mejorar el estilo comunicacional
Terapia sistémica o familiar	Intervención que considera al individuo en su contexto, es decir, siempre relacionado con su medio ambiente. Las personas forman parte de sistemas más amplios por los que son determinadas de forma simultánea y recíproca. Para entender y abordar un problema, es importante extender el punto de vista desde el individuo hacia su sistema más amplio de pertenencia, habitualmente el sistema familiar
Terapia conductual	Intervención dirigida a cambiar conductas (incrementar las conductas deseables y disminuir las no deseables) a partir de los principios del aprendizaje social y otras teorías clásicas, como el condicionamiento operante. Puede incluir técnicas como la exposición, la desensibilización sistemática, la activación conductual, la planificación de actividades, el entrenamiento en resolución de problemas, y el entrenamiento en habilidades sociales y de comunicación. Cuando se aplica al asesoramiento a padres, promueve el uso del refuerzo positivo, la extinción de conductas negativas menores, el castigo de conductas negativas graves con tiempo fuera y coste de respuesta, la monitorización y el uso de órdenes, así como el establecimiento de límites y consecuencias lógicas, claras y consistentes
Terapia cognitivo-conductual	Asume que los pensamientos, emociones y conductas están conectados, y, específicamente, que los pensamientos generan emociones y conductas, con lo que, a partir de la identificación y modificación de pensamientos disfuncionales, se pueden cambiar conductas y emociones desadaptativas. Incluye la reestructuración cognitiva, que consiste en la identificación, exploración y modificación de las relaciones existentes entre pensamientos, conducta y emoción, la intensidad de los diferentes estados de ánimo, el reconocimiento de aquellos pensamientos y conductas que contribuyen a ellos, aprendiendo a modificarlos, evaluando y desafiando pensamientos inútiles, y promoviendo conductas que contribuyen a mejorar el estado de ánimo. Suele incluir, también, el entrenamiento en resolución de problemas, en el que se asume que se pueden mejorar conductas de afrontamiento ineficaces y desadaptativas, desarrollando un rango de soluciones constructivas y eficaces. Se promueve el uso de estrategias racionales, así como la reducción del uso de conductas de evitación y de la impulsividad
Terapias cognitivo-conductuales de tercera generación	Comparadas con la terapia cognitivo-conductual clásica, se caracterizan por utilizar técnicas centradas en el proceso más que en el contenido de los pensamientos de modo que los individuos sean conscientes y acepten sus pensamientos sin juzgarlos. Forman parte de este grupo de intervenciones la terapia de aceptación y compromiso (ACT), la terapia cognitiva basada en *mindfulness* (MBCT), la terapia dialéctico-conductual (DBT) y el modelo de activación conductual. La MBCT implica prestar atención a lo que se está experimentando en el momento actual, sin juicio. La DBT es una intervención desarrollada por Linehan para adultos diagnosticados de trastorno límite de la personalidad, que incluye entrenamiento en habilidades y de resolución de problemas, reestructuración cognitiva y técnicas *mindfulness*. A diferencia de la terapia cognitivo-conductual clásica, recomienda la aceptación de pensamientos, sentimientos y conductas, sin necesariamente intentar cambiarlos, suprimirlos o evitarlos. El objetivo de esta intervención consiste en ayudar a los pacientes a regular sus emociones, mejorar la eficacia interpersonal, así como la tolerancia a pensamientos o sentimientos angustiosos, y el manejo de los propios pensamientos y conductas. Con ello, se pretende reducir las conductas autolesivas, las conductas que interfieren con el éxito de la intervención (como la falta de adherencia terapéutica), y otros factores, como la frecuencia o duración de las hospitalizaciones psiquiátricas
Entrevista motivacional	Intervención centrada en el paciente en la que se trabaja con la ambivalencia que surge del conflicto entre las vías de acción del cambio vs. las vías de acción del mantenimiento de la conducta problemática. Se trabaja con la hipótesis que la resistencia al cambio se produce por los beneficios percibidos de mantener la conducta y los costes asociados al cambio. Utiliza técnicas como la escucha reflexiva para provocar un cambio verbal en el paciente (p. ej., verbalizaciones a favor del cambio), reducir la ambivalencia y fortalecer el compromiso con el cambio, produciendo una disonancia entre la conducta presente y el objetivo deseado. Es un método que también se basa en la calidad de la relación terapeuta-paciente, puesto que se espera que el contexto relacional promueva la implicación del paciente en la terapia y el proceso de cambio. Por ello, a diferencia de los modelos clásicos, la relación terapéutica es colaborativa en lugar de autoritaria, enfatiza la propia motivación del paciente más que la insistencia del terapeuta, y respeta su autonomía

(Continúa)

Tabla 36-2. Principales orientaciones teóricas en psicoterapia infantojuvenil (*Cont.*)	
Entrenamiento cognitivo	Intervención que utiliza actividades conductuales o tareas de aprendizaje cognitivo o socioafectivo, diseñadas de forma específica para intentar mejorar una habilidad cognitiva o el funcionamiento cognitivo general. Habitualmente, es un entrenamiento computarizado con incremento progresivo del nivel de dificultad. El entrenamiento cognitivo se ha aplicado a diferentes trastornos mentales, al considerarlos resultado de modelos neuronales ineficientes, desadaptativos y/o sesgados, subyacentes a procesos cognitivos y emocionales críticos, necesarios para una correcta adaptación funcional
Neurofeedback	Entrenamiento que utiliza la visualización de la actividad cerebral para enseñar a modificarla. Frecuentemente, se basa en la electroencefalografía: se colocan sensores en el cuero cabelludo para medir la actividad y se muestran los datos en una pantalla o mediante sonidos. De este modo, se entrena el control de la actividad cerebral según los principios del condicionamiento operante

a la conducta, y tiene como objetivo regular las emociones propias, mejorando las habilidades para empatizar con otras personas mediante la comprensión de cómo sus propias conductas pueden impactar en sentimientos de otros. La terapia familiar considera que las conductas autolesivas en adolescentes se pueden relacionar con la disfunción familiar, por lo que se realizan sesiones con los familiares para trabajar la comunicación familiar, la negociación de objetivos, el análisis de la conducta autolesiva y la resolución de problemas. Otras intervenciones se centran en mejorar el cumplimiento terapéutico, como, por ejemplo, las intervenciones por contacto remoto, que favorecen que los pacientes busquen ayuda cuando sienten malestar. En cuanto a la evaluación de la eficacia de estas intervenciones, existen escasos estudios

en adolescentes, y las evidencias iniciales indican resultados positivos con la terapia dialéctico-conductual y la terapia familiar, con calidad de evidencia baja (**Tabla 36-3**).

ANSIEDAD

La terapia cognitivo-conductual es, probablemente, la intervención más utilizada en el tratamiento de la **ansiedad** en niños y adolescentes mediante la aplicación de técnicas específicas dirigidas a cada trastorno de ansiedad concreto. Las técnicas cognitivo-conductuales incluyen psicoeducación, automonitorización, identificación de emociones, resolución de problemas, habilidades de afrontamiento, planes de reforzamiento, identificación de errores cognitivos, cuestionamiento socrático y reestructuración

Tabla 36-3. Clasificación de las intervenciones en función del nivel de eficacia	
La sociedad *Task Force on Promotion and Dissemination of Psychological Procedures* describe una serie de criterios para clasificar las intervenciones en función del nivel de eficacia que hayan demostrado.	

Tratamiento bien establecido	Aquel que dispone de, como mínimo, dos estudios con diseños de grupos realizados por, como mínimo, dos equipos de investigación independientes, que además cumplen las siguientes características:
	1. Los estudios demuestran que el tratamiento es superior a un tratamiento alternativo o placebo o a otro tratamiento; o que es equivalente (no diferente estadísticamente) a un tratamiento bien establecido en estudios, con un poder estadístico adecuado para detectar diferencias moderadas
	2. Los estudios siguen los siguientes criterios metodológicos:
	– Son ensayos clínicos con asignación aleatoria
	– La intervención se realiza siguiendo un manual de tratamiento:
	  ○ Incluyen una población de pacientes claramente especificada mediante criterios de inclusión/exclusión, definidos de forma válida y fiable
	  ○ El tamaño de la muestra es suficiente
	  ○ Los estudios contemplan medidas de evaluación válidas y fiables
	  ○ Los estudios cuentan con análisis estadísticos adecuados

Tratamiento probablemente eficaz	1. Es una intervención que ha demostrado ser más eficaz que la ausencia de tratamiento (o grupo control en lista de espera) en, como mínimo, dos ensayos clínicos 2. También una intervención que tienen uno o más estudios que demuestran su eficacia y que cumple todos los criterios de la clasificación de tratamiento bien establecido, excepto que los hayan realizado equipos de investigación distintos
Tratamiento posiblemente eficaz	1. Requiere la presencia de, como mínimo, un estudio que demuestre que la intervención es más eficaz que la ausencia de tratamiento (o lista de espera) en un ensayo clínico con asignación aleatoria que cumple con todos los criterios metodológicos de los tratamientos bien establecidos 2. También lo es aquel que demuestra ser eficaz en dos o más estudios que no son ensayos clínicos con asignación aleatoria, pero cumple el resto de criterios metodológicos de los tratamientos bien establecidos
Tratamientos experimentales	1. Aquellos que no se han evaluado en ensayos clínicos con asignación aleatoria 2. También los que han sido evaluados en uno o más estudios, pero no cumplen los criterios de tratamiento posiblemente eficaz
Tratamientos de eficacia cuestionable	Aquellos que han sido evaluados en experimentos con diseños de alta calidad y que han demostrado ser inferiores a otros tratamientos y/o a un grupo control en lista de espera

cognitiva. Las estrategias más puramente conductuales incluyen, también, la exposición imaginada o *in vivo* junto con entrenamiento en relajación y procedimientos de refuerzo contingente. Algunos programas contemplan también entrenamiento en habilidades sociales y exposición a situaciones sociales.

 La terapia cognitivo-conductual es eficaz en la reducción de la ansiedad, con un tamaño del efecto moderado tanto tras la intervención como a largo plazo.

Algunos estudios señalan que la intervención es más eficaz en formato grupal y, aunque es esperable que la implicación parental mejore la respuesta a la intervención, dado que los niños pueden tener dificultades en la verbalización de pensamientos y sentimientos, y en la generalización de las estrategias aprendidas fuera del ámbito de intervención, es igual de eficaz con o sin implicación de los padres o cuidadores en el tratamiento. Algunos programas incluyen sesiones dirigidas a los padres de niños con estos trastornos, con asesoramiento en el manejo de las alteraciones emocionales y entrenamiento en comunicación y en la resolución de problemas. Se han identificado factores moderadores en la respuesta a esta intervención. Así, son predictores de buena respuesta el sexo femenino y la menor edad, y predictores de mala respuesta, la presencia de disfunción familiar, síntomas depresivos, miedo y hostilidad en los padres, y síntomas internalizantes en los niños. La eficacia de la psicoterapia cognitivo-conductual sobre los síntomas de ansiedad es de las más elevadas comparada con sus efectos sobre otros trastornos, y ello probablemente se debe a varios factores, como la estrecha relación entre la investigación básica y los métodos para el tratamiento de la ansiedad (p. ej., los procesos de extinción y exposición), la existencia de una tendencia dominante de la intervención más eficaz (es decir, la intervención cognitivo-conductual), la disponibilidad de medidas de resultados observables objetivamente, o el elevado nivel de motivación al cambio y cumplimiento terapéutico que frecuentemente muestran los jóvenes con trastornos de ansiedad. Ninguna intervención cumple los criterios *Task Force* de tratamiento bien establecido, puesto que la mayoría de estudios utilizan grupos control en lista de espera; la intervención cognitivo-conductual cumple criterios de tratamiento probablemente eficaz.

TRASTORNO POR ESTRÉS POSTRAUMÁTICO

En el **trastorno por estrés postraumático (TEP)**, varios metaanálisis indican que la intervención psicológica (en general, independientemente de su orientación teórica) es eficaz en la reducción de los síntomas *Anxiety and Neurosis Review Group's Specialised Register* (CCDANCTR), con un tamaño del efecto de moderado a grande, así como en la reducción de síntomas ansiosos y depresivos comórbidos, con un tamaño del efecto moderado. Estos efectos no solo se producen posintervención, sino que también se mantienen a largo plazo. Por lo tanto, se puede afirmar que niños y adolescentes con TEP pueden ser tratados de forma eficaz con tratamiento psicológico. Las intervenciones psicológicas de diferentes orientaciones suelen incluir elementos comunes, como la psicoeducación (para normalizar las reacciones al

acontecimiento traumático), así como técnicas de resolución de problemas y de manejo de la ansiedad.

 Por lo que respecta a orientaciones teóricas concretas, la terapia cognitivo-conductual centrada en el trauma es la más eficaz, con tamaños del efecto de moderados a grandes, aunque también hay que señalar que es el tipo de intervención más estudiado. Es la única intervención que cumple los criterios *Task Force* de tratamiento bien establecido.

Intenta modificar patrones de pensamiento distorsionados y negativos asociados al trauma para desarrollar cogniciones y conductas más adaptativas. Utiliza la exposición a claves o recuerdos relacionados con el trauma a través de narraciones, dibujos o la imaginación para extinguir la respuesta negativa asociada a estos, la reestructuración cognitiva para modificar asunciones y reacciones al acontecimiento traumático, y el entrenamiento en habilidades de afrontamiento. Otra intervención que también ha demostrado ser eficaz en el TEP infantojuvenil con tamaños de efecto menores (de pequeños a moderados) es la terapia de desensibilización y reprocesamiento por movimientos oculares (*Eye movement desensitization and reprocessing* [EMDR]). En este tratamiento, el individuo se expone de forma gradual e imaginada a una imagen, recuerdo, emoción o cognición perturbadora asociada al trauma mientras realiza movimientos oculares rápidos voluntarios.

 Según los criterios *Task Force*, la EMDR es un tratamiento posiblemente eficaz.

Aparte de la orientación teórica, existen otras características de la intervención para el TEP infantojuvenil relevantes que inciden en su eficacia, como que el tratamiento se haga de forma individual (en lugar de grupal) o que incluya a los cuidadores. La inclusión de los padres aumenta la eficacia de estas intervenciones, porque mejora el reconocimiento paterno de los síntomas del trauma y sus habilidades para manejar el malestar del niño y los problemas conductuales relacionados. Además, parece que las intervenciones psicológicas son más eficaces a mayor edad, lo que señala la necesidad de adaptar estos tratamientos para atender las necesidades específicas de los más pequeños. Por otra parte, las evidencias no describen diferencias en la eficacia de esta intervención en función del tipo de trauma experimentado (desastres naturales, guerras, abuso sexual o físico, violencia hacia uno mismo u otros, exposición a actos suicidas, heridas graves, enfermedades de riesgo vital).

TRASTORNO OBSESIVO-COMPULSIVO

En el **trastorno obsesivo compulsivo (TOC)**, la psicoterapia más utilizada y estudiada es la de orientación cognitivo-conductual tanto en adultos como en población infantojuvenil. En general, escasean estudios metodológicamente rigurosos y con psicoterapias de otras orientaciones. También son pocos los estudios de eficacia con población infantojuvenil. La mayoría de estudios de eficacia con intervenciones para este trastorno se han realizado con adultos, y señalan que la terapia cognitivo-conductual es eficaz en la reducción de síntomas.

> **!** Varios metaanálisis demuestran que la terapia cognitivo-conductual es eficaz en el tratamiento del TOC pediátrico, con un tamaño del efecto grande sobre los síntomas primarios del trastorno, y tamaños del efecto menores en síntomas comórbidos, como ansiedad y depresión.

El componente principal de la terapia cognitivo-conductual es la exposición con prevención de respuesta, mediante la que se realiza una exposición a las obsesiones o a los estímulos temidos, evitando las compulsiones o conductas de evitación. De esta forma se suprime el refuerzo negativo y se reducen los niveles de ansiedad a través de un proceso de habituación. Frecuentemente, la **terapia cognitivo-conductual aplicada al TOC** se acompaña de otros componentes, como los siguientes:

- Psicoeducación.
- Técnicas de reestructuración cognitiva y de manejo de la ansiedad, que intentan cambiar creencias y sesgos cognitivos que mantienen el trastorno, como el sentido exagerado de la responsabilidad o la fusión pensamiento-acción.
- Asesoramiento a padres, que permite modificar creencias y actitudes de los cuidadores hacia el trastorno y su participación activa en la intervención, aplicando la exposición en el entorno familiar.
- Prevención de recaídas. Los estudios de eficacia con terapia cognitivo-conductual en población infantojuvenil señalan que, la intervención aplicada de forma individual o grupal, tiene una eficacia similar que la intervención intensiva, es tan eficaz como la de formato más largo, y que los programas familiares son eficaces.

> Según los criterios *Task Force*, la terapia cognitivo-conductual aplicada al TOC es un tratamiento probablemente eficaz y, en la actualidad, es la intervención psicológica que ha demostrado mejores resultados.

TRASTORNO POR DÉFICIT DE ATENCIÓN E HIPERACTIVIDAD

En el **trastorno por déficit de atención e hiperactividad (TDAH)**, se pueden diferenciar las intervenciones aplicadas sobre el propio niño/adolescente y las intervenciones dirigidas a su entorno (familia, escuela, grupo de iguales). La terapia conductual dirigida a padres, maestros y al grupo de iguales tiene como objetivo modificar comportamientos, es decir, incrementar la proporción, frecuencia o intensidad de conductas deseables, y reducir las conductas no deseables, utilizando los principios del aprendizaje social y el manejo de contingencias. Esta intervención se considera un tratamiento bien establecido para el TDAH, aunque es menos eficaz en adolescentes que en niños.

> **!** Según los resultados metaanalíticos, la terapia conductual es la única intervención psicoterapéutica que ha demostrado ser claramente eficaz en la reducción de síntomas del TDAH con un tamaño del efecto moderado.

Esta intervención también mejora la competencia social, la adaptación funcional, reduce el estrés parental, los síntomas internalizantes comórbidos, y tiene un efecto protector sobre los problemas conductuales comórbidos.

En la terapia cognitivo-conductual, se trabaja directamente con el sujeto con TDAH, utilizando la reestructuración cognitiva para cambiar pensamientos automáticos y creencias irracionales que pueden generar conductas desadaptativas. También incluye el uso de autoinstrucciones verbales, estrategias de resolución de problemas, de detección de emociones, empatía o habilidades sociales.

Las intervenciones tipo entrenamiento para el TDAH agrupan entrenamiento cognitivo, *neurofeedback* y entrenamiento en habilidades organizacionales. Este último tiene como objetivo mejorar los déficits en el manejo de materiales y en la planificación de tareas y del tiempo (especialmente, en el contexto académico), aspectos que están relacionados con los déficits en funciones ejecutivas típicos de este trastorno. Estas técnicas se aplican, principalmente, a través de mediadores como los padres o los maestros en el entorno escolar o familiar. Son programas de entrenamiento conductual que incluyen estrategias para mejorar la motivación de los niños y adolescentes mediante incentivos, para que realicen tareas que requieren habilidades organizativas. Se utilizan técnicas conductuales, como el modelaje, el refuerzo y el manejo de contingencias, de manera que los padres/maestros estimulan, elogian y recompensan el rendimiento y aprendizaje del niño en habilidades específicas con el objetivo de reforzar conductas deseables y promover la generalización en múltiples contextos.

> Esta intervención ha demostrado ser eficaz en la mejora de las habilidades organizativas y cumple criterios *Task Force* de tratamiento bien establecido para el TDAH. En cambio, el *neurofeedback* y el entrenamiento cognitivo (habitualmente en atención o en funciones ejecutivas) no han demostrado ser eficaces en estudios metaanalíticos.

El *neurofeedback* cumple criterios *Task Force* de tratamiento posiblemente eficaz, mientras que el entrenamiento cognitivo cumple criterios de tratamiento experimental.

Otras intervenciones combinan diferentes aproximaciones y tratamientos fisiológicos, como la actividad física, el entrenamiento en habilidades sociales y los suplementos alimentarios. Según los criterios *Task Force*, estas intervenciones son de eficacia cuestionable para este trastorno.

TRASTORNO NEGATIVISTA DESAFIANTE Y TRASTORNO DE CONDUCTA DISOCIAL

En el **trastorno negativista desafiante** y en el **trastorno de conducta disocial**, la terapia cognitivo-conductual también ha demostrado ser eficaz, con un tamaño del efecto grande sobre los síntomas del trastorno negativista desafiante, y moderado sobre los síntomas de trastorno de conducta disocial, efectos que se mantienen a largo plazo. Esta intervención dirigida a niños y/o adolescentes se centra en las distorsiones y deficiencias en el procesamiento cognitivo de acontecimientos y en la disregulación emocional (especialmente de la rabia como componente central). El entrenamiento en control de la ira se realiza mediante el uso de la resolución de problemas y el trabajo de la empatía, entrenamiento en asertividad y habilidades sociales, autoinstrucciones, técnicas de relajación, así como reestructuración cognitiva.

> **!** Es una intervención probablemente eficaz, según los criterios *Task Force*. La mayoría de estudios utilizan un grupo control en lista de espera, lo que no permite clasificar las intervenciones como tratamiento bien establecido.

Se ha demostrado que esta intervención, es más eficaz cuando se implica al cuidador en el tratamiento. Los programas conductuales de asesoramiento a padres se centran en mejorar la interacción filio-parental mediante entrenamiento en técnicas de disciplina eficaces, como la monitorización, dar órdenes de forma efectiva, el uso de consecuencias lógicas, el establecimiento de límites claros y consistentes, el refuerzo de conductas positivas, ignorar conductas negativas menores, y el castigo de conductas negativas graves con tiempo fuera y coste de respuesta. La intervención conductual dirigida a padres cumple los criterios *Task Force* de tratamiento bien establecido. Algunos programas dirigidos a padres, que también han demostrado ser eficaces y cumplen criterios de tratamiento probablemente eficaz, incluyen técnicas cognitivo-conductuales junto con terapia familiar. En cuanto a las variables moderadoras del efecto del tratamiento, algunos resultados son inconsistentes: en algunos estudios, la intensidad de los síntomas se ha asociado a mala respuesta a la intervención, mientras que en otros no, y, de forma similar, la asociación entre etnia y efecto terapéutico ha sido inconsistente. Otros mediadores del efecto terapéutico son las habilidades de manejo de los cuidadores, la presencia de depresión materna, de consumo de tóxicos en los padres y de ansiedad/depresión comórbida en el niño, y la relación con grupos de iguales conflictivos.

TRASTORNOS RELACIONADOS CON SUSTANCIAS, ADICCIONES COMPORTAMENTALES Y JUEGO PATOLÓGICO

Los adolescentes con **trastornos relacionados con sustancias** difieren en varios aspectos de los adultos, por lo que tienen necesidades terapéuticas distintas. Por ejemplo, son más susceptibles a las influencias del grupo de iguales, más vulnerables a los efectos adversos de las sustancias por tener menor tamaño corporal y menores niveles de tolerancia, y experimentan una mayor afectación cognitiva y emocional con el consumo, al estar en una etapa del desarrollo más precoz. Las intervenciones más utilizadas en estos trastornos son la psicoeducación, la terapia cognitivo-conductual en formato individual o grupal, la entrevista motivacional y la terapia familiar. Los resultados de los metaanálisis más recientes indican que, los programas de terapia familiar son los más eficaces, con un tamaño del efecto mayor, mientras que la entrevista motivacional y la terapia cognitivo-conductual también son eficaces, pero el tamaño del efecto es más pequeño. La terapia familiar aplicada al consumo de tóxicos en adolescentes se basa en considerar

que el consumo y otros problemas de conducta se deben a interacciones familiares desadaptativas. Se centra en alianzas familiares inadecuadas, límites familiares excesivamente rígidos o permeables, y la identificación de miembros individuales (habitualmente el adolescente) como la fuente de disfunción. Utiliza estrategias como la unión familiar para promover el compromiso, identificar patrones de interacción repetitivos que son desadaptativos, y la reestructuración para desarrollar patrones nuevos más adaptativos. Esta intervención se puede aplicar en sesiones con todo el sistema familiar o con únicamente uno de sus miembros.

En la terapia cognitivo-conductual, el consumo de sustancias se considera una conducta que se aprende en el contexto de interacciones sociales (p. ej., observando a los padres, hermanos, iguales, u otros modelos en los medios de comunicación) y que se establece como resultado de las contingencias del entorno. En esta intervención, habitualmente se combinan estrategias cognitivas (como la identificación de patrones de pensamiento distorsionados) con estrategias conductuales (p. ej., el condicionamiento aversivo, afrontamiento al *craving*, automonitorización, entrenamiento en resolución de problemas, en comunicación y en habilidades parar rechazar el consumo, evitando situaciones de alto riesgo, así como asesoramiento en el manejo de contingencias a padres y al mismo adolescente). En algunos casos, en las sesiones iniciales se ofrece un componente motivacional.

> **!** Tanto la intervención cognitivo-conductual como la terapia familiar han demostrado ser tratamientos bien establecidos para el consumo de tóxicos en adolescentes.

Las intervenciones psicológicas en las **adicciones comportamentales** y el **juego patológico** se dirigen a los determinantes psicológicos (p. ej., cogniciones) y contextuales (p. ej., claves ambientales) de la adicción. Son intervenciones que, habitualmente, se aplican en sesiones presenciales, aunque cada vez existen más programas remotos disponibles (por teléfono o internet), así como programas de autoayuda y sesiones de soporte grupales. La mayoría de las intervenciones psicológicas para este trastorno se basan en modelos cognitivo-conductuales. La terapia cognitiva se centra en corregir las distorsiones cognitivas relacionadas con la adicción/juego y los sesgos en el procesamiento de la información. Las creencias erróneas sobre la independencia estadística y la aleatoriedad, el exceso de confianza en la habilidad para identificar sistemas para ganar, la creencia de que las actitudes y conductas pueden influir en los resultados del juego, o la tendencia a recordar las ganancias y no las pérdidas son algunas de las distorsiones cognitivas principales en este trastorno. En cambio, la terapia conductual se fundamenta en la asunción de que el juego es una conducta aprendida desadaptativa, que se inicia con la exposición precoz al juego (que queda reforzada positivamente por ganancias financieras iniciales, y reforzada negativamente por escapar de estados emocionales negativos), y se mantiene mediante procesos de condicionamiento asociados a estímulos externos relacionados con el juego, que producen excitación y deseo de jugar. La terapia conductual, habitualmente, se basa en los principios del condicionamiento clásico y operante, y puede incluir terapia aversiva, desensibilización sistemática, consejo conductual, planificación de actividades, entrenamiento en resolución de problemas, y entrenamiento en habilidades sociales y comunicación. Otra orientación terapéutica aplicada a este trastorno es la entrevista motivacional, un asesoramiento centrado en el paciente en el que se trabaja con la asunción de que el principal obstáculo para el cambio es la ambivalencia que surge del conflicto entre las vías de acción para el cambio frente al mantenimiento de la conducta adictiva, cada una de ellas asociada a costes y beneficios. Utiliza técnicas específicas para producir el cambio.

Las evidencias en población infantojuvenil con estos trastornos son muy escasas.

> **!** En adolescentes, la terapia cognitivo-conductual se ha aplicado con cierta eficacia en las adicciones comportamentales como el juego patológico, implicando al paciente y su familia, y utilizando la psicoeducación y el entrenamiento en el manejo de contingencias.

En adultos, la terapia cognitivo-conductual ha demostrado ser eficaz en la reducción de la conducta de juego y de la sintomatología depresiva y ansiosa asociada, mientras que la entrevista motivacional, por el momento y a falta de mayor evidencia, ha demostrado ser eficaz únicamente, en la reducción de las conductas de juego.

TRASTORNOS DEL ESPECTRO AUTISTA

Se han descrito muchas intervenciones que afirman tratar los síntomas de los **trastornos del espectro autista (TEA)**, pero la evidencia científica en este trastorno es pobre. En la literatura médica, aparecen dos tipos de prácticas de intervención: los modelos de tratamiento comprehensivo, diseñados para alcanzar un amplio impacto en los déficits nucleares de este trastorno, y las intervenciones que se dirigen a una única habilidad u objetivo, como, por ejemplo, las habilidades sociales (HHSS).

En cuanto a las intervenciones comprehensivas, algunos ejemplos son el modelo conductual UCLA (Universidad de California, Los Ángeles) de Lovaas, *Treatment and Education of Autistic and Related Communication Handicapped Children* (TEACCH), desarrollado por Schopler *et al.*, *Early Start Denver Model* (ESDM) y *Learning Experiences and Alternative Program for Preschoolers and Their Parents* (LEAP). Estas intervenciones se desarrollan alrededor de un marco de referencia conceptual, son intensivas y de larga duración (habitualmente 1 o 2 años), y tienen por objetivo múltiples aspectos, como la comunicación, la conducta y la competencia social. Entre estas intervenciones, la que tiene más evidencia es la del modelo basado en el análisis conductual aplicado de Lovaas; sobre la eficacia del resto en el momento actual no se dispone de datos suficientes.

> **!** La intervención cognitivo-conductual y especialmente las técnicas conductuales, como el refuerzo, el refuerzo diferencial, el análisis de los antecedentes a una alteración conductual y el modelaje, han demostrado eficacia limitada en la mejora de los síntomas TEA, así como de los síntomas ansiosos y depresivos comórbidos.

Cada vez, existen más evidencias de que las intervenciones más eficaces en TEA son aquellas que se aplican en etapas precoces del desarrollo. Las intervenciones precoces para niños con TEA se pueden categorizar en tres tipos:

1) Programas que enfatizan principios conductuales para mejorar el aprendizaje y la conducta, que se basan en el análisis conductual aplicado (*Applied Behavior Analysis*, ABA), como, por ejemplo, UCLA de Lovaas.
2) Programas que hacen énfasis en el entrenamiento en habilidades de comunicación social, atención conjunta y reciprocidad, como *Pediatric Autism Communication Therapy* (PACT).
3) Programas que utilizan estrategias educativas y del desarrollo, que tienen como objetivo un amplio rango de aspectos del desarrollo infantil, como el modelo ESDM mencionado anteriormente.

Globalmente, estas intervenciones han demostrado ser eficaces en la mejora de la reciprocidad y la interacción social, pero, con los escasos datos de los que se dispone actualmente, no se puede afirmar una eficacia diferencial entre ellas sobre los síntomas nucleares del autismo, ni sobre otros aspectos relevantes en este trastorno, como la capacidad intelectual, el lenguaje, la reciprocidad o la conducta adaptativa.

Las intervenciones grupales en HHSS son ampliamente utilizadas para el tratamiento de la competencia social en jóvenes con TEA, y dos metaanálisis indican que estas intervenciones son eficaces en la mejora de estas habilidades, con un tamaño del efecto moderado. De todas formas, algunos resultados cuestionan la generalización de las habilidades sociales aprendidas en entornos reales, puesto que las valoraciones de padres en entornos naturales y los resultados en medidas observacionales muestran un tamaño del efecto pequeño, y los efectos no son significativos en las valoraciones hechas por maestros. Algunos estudios han descrito efectos moderadores sobre la intervención en habilidades sociales, con resultados contradictorios: aunque ciertos estudios describen que se producen mayores mejoras en participantes de mayor edad que en más pequeños, otros sugieren lo contrario; un estudio describe que los sujetos con mayor capacidad intelectual se benefician más del entrenamiento en habilidades sociales, pero este resultado no se confirma en un metaanálisis posterior. Algunos resultados indican que la eficacia es diferente en función del tipo de comorbilidad psiquiátrica, de manera que los TEA con TDAH comórbido mostrarían escasas mejoras en HHSS, mientras que la comorbilidad con ansiedad facilitaría la mejora en estas habilidades. Sin embargo, otros estudios no confirman estos resultados.

TRASTORNOS ALIMENTARIOS

Por lo que respecta a los **trastornos alimentarios**, en la **anorexia nerviosa**, el tratamiento conductual familiar es el que ha demostrado ser más eficaz. Esta intervención (también llamada método Maudsley) es una forma específica de terapia familiar con énfasis en aspectos conductuales, que promueve el manejo parental de la recuperación de peso mediante psicoeducación y apoyo. Se centra de forma específica en los síntomas del trastorno alimentario, más que en las dinámicas familiares, como elementos que contribuyen al inicio o mantenimiento de esta patología.

> ❗ La terapia sistémica centrada en el sistema familiar y la terapia cognitivo-conductual centrada en la reestructuración cognitiva no han demostrado ser claramente eficaces en este trastorno.

En la **bulimia nerviosa**, los estudios de eficacia disponibles en población infantojuvenil son escasos, y los tratamientos que han demostrado ser más eficaces son la terapia cognitivo-conductual y la terapia familiar de tipo conductual.

En el **trastorno por atracones**, la mayoría de estudios son con población adulta, y en ellos se han demostrado eficacia la terapia cognitivo-conductual y la psicoterapia interpersonal. En población infantojuvenil se han realizado estudios con psicoterapia interpersonal y con terapia cognitivo-conductual en formato de autoayuda facilitada por internet, sin que de momento se puedan establecer evidencias de eficacia concluyentes. En el Manual Diagnóstico y Estadístico de Trastornos Mentales, 5ª edición (DSM-5), se incluye, por primera vez, el *trastorno de alimentación evitación/restricción de la ingesta de alimentos*, pero de momento existen pocos estudios empíricos sobre tratamientos para esta patología. En los trastornos alimentarios de la infancia y la adolescencia, se consideran tratamientos experimentales que carecen de clara evidencia la terapia dialéctico-conductual, el entrenamiento cognitivo y la psicoterapia interpersonal.

TRASTORNO BIPOLAR

En el **trastorno bipolar** de inicio infantojuvenil, las guías clínicas recomiendan el uso de farmacoterapia junto con psicoterapia; esta última es especialmente útil para manejar los acontecimientos desencadenantes que precipitan o empeoran los síntomas de este trastorno. Las intervenciones psicológicas que han demostrado evidencia para este trastorno se enmarcan en las orientaciones cognitivo-conductual, familiar e interpersonal, e incluyen psicoeducación sobre síntomas emocionales y comórbidos, establecimiento de rutinas diarias y hábitos saludables, estrategias para la mejora de la comunicación y de las relaciones sociales, reestructuración cognitiva, entre-

namiento en regulación y manejo emocional, resolución de problemas, prevención de recaídas y la implicación de los familiares o cuidadores. La intervención dirigida a la familia tiene como objetivo proporcionar conocimientos y habilidades que pueden incidir en la evolución del trastorno, e incluye la psicoeducación sobre los síntomas, el curso y los tratamientos disponibles, habilidades de manejo emocional, entrenamiento en mejora de la comunicación, entrenamiento en resolución de problemas y apoyo social.

> ❗ La intervención familiar con psicoeducación es la más eficaz en la mejora de los síntomas anímicos y conductuales, cumpliendo criterios de intervención probablemente eficaz según criterios *Task Force*, mientras que la terapia cognitivo-conductual es un tratamiento posiblemente eficaz, y la terapia interpersonal y la dialéctico-conductual son experimentales, según estos criterios.

Hasta la fecha no se ha descrito ninguna intervención bien establecida para este trastorno, y hay que señalar que escasean los estudios con muestras infantojuveniles metodológicamente rigurosos.

TRASTORNOS PSICÓTICOS

Existen escasos datos sobre la evidencia de intervenciones psicológicas en **trastornos psicóticos** en población no adulta. En los adolescentes, únicamente el entrenamiento cognitivo parece ser eficaz en la mejora de los déficits cognitivos, aunque con escasa evidencia de calidad, sin que ninguna intervención psicológica haya demostrado ser útil en la mejora de los síntomas psicóticos.

> ❗ En adultos menores de 25 años, tampoco hay evidencias de que la intervención psicológica mejore los síntomas primarios del trastorno, pero la terapia familiar combinada con la terapia cognitivo-conductual ha demostrado ser eficaz en el incremento del tiempo de recaída y sobre el funcionamiento psicosocial a largo plazo.

Es posible que estos resultados sean extrapolables a población más joven, pero factores como la inmadurez cognitiva podrían limitar la eficacia de estas intervenciones en población infantojuvenil.

PUNTOS CLAVE

- La intervención psicológica para trastornos de la infancia y la adolescencia es eficaz y, frecuentemente, es el tratamiento de primera elección.
- En general, la intervención psicológica en población infantojuvenil incluye al entorno del niño o adolescente, es decir, su familia y/o los profesionales del entorno educativo/escolar.

- Dada la especificidad de la población infantil y adolescente, no se pueden extrapolar a niños y adolescentes los resultados obtenidos en estudios de eficacia con población adulta. Son necesarios más estudios de eficacia psicoterapéutica en población infantojuvenil.
- Las intervenciones psicológicas aplicadas en la práctica clínica deben estar basadas en la evidencia.

BIBLIOGRAFÍA

Baker HJ, Lawrence PJ, Karalus J, Creswell C, Waite P. The Effectiveness of Psychological Therapies for Anxiety Disorders in Adolescents: A Meta-Analysis. Clin Child Fam Psychol Rev. 2021;24(4):765-82.

Bateman A, Fonagy P. Mentalization-Based Treatment for Personality Disorders: A Practical Guide. Oxford, Nueva York: Oxford University Press; 2016.

Beck AT. Cognitive Therapy and the Emotional Disorders. Londres: Penguin; 1979.

Bikic A, Reichow B, McCauley SA, Ibrahim K, Sukhodolsky DG. Meta-analysis of organizational skills interventions for children and adolescents with Attention-Deficit/Hyperactivity Disorder. Clin Psychol Rev. 2017;52:108-23.

Chambless DL, Hollon SD. Defining empirically supported therapies. J Consult Clin Psychol. 1998;66(1):7-18.

Cowlishaw S, Merkouris S, Dowling N, Anderson C, Jackson A, Thomas S. Psychological therapies for pathological and problem gambling. Cochrane Database Syst Rev. 2012;11:CD008937.

Datta SS, Daruvala R, Kumar A. Psychological interventions for psychosis in adolescents. Cochrane Database of Syst Rev. 2020;7(7):CD009533.

Evans SW, Owens JS, Wymbs BT, Ray AR. Evidence-Based Psychosocial Treatments for Children and Adolescents With Attention Deficit/Hyperactivity Disorder. J Clin Child Adolesc Psychol. 2018;47(2):157-98.

Fristad MA. Evidence-Based Psychotherapies and Nutritional Interventions for Children With Bipolar Spectrum Disorders and Their Families. J Clin Psychiatry. 2016;77 Suppl E1:e4.

Gabbard GO. Psiquiatría psicodinámica en la práctica clínica. 3ª ed. Madrid: Editorial Médica Panamericana; 2002.

Gates JA, Kang E, Lerner MD. Efficacy of group social skills interventions for youth with autism spectrum disorder: A systematic review and meta-analysis. Clin Psychol Rev. 2017;52:164-81.

Hawton K, Witt KG, Taylor Salisbury TL, Arensman E, Gunnell D, Townsend E, et al. Interventions for self-harm in children and adolescents. Cochrane Database Syst Rev. 2015;(12):CD012013.

Keshavan MS, Vinogradov S, Rumsey J, Sherrill J, Wagner A. Cognitive training in mental disorders: update and future directions. Am J Psychiatry. 2014;171(5):510-22.

Kothgassner OD, Robinson K, Goreis A, Ougrin D, Plener PL. Does treatment method matter? A meta-analysis of the past 20 years of research on therapeutic interventions for self-harm and suicidal ideation in adolescents. Borderline Personal Disord Emot Dysregul. 2020;7:9.

Linehan MM. Cognitive-behavioral treatment of borderline personality disorder. Nueva York: Guilford Press; 1993.

Lipsitz JD, Markowitz JC. Mechanisms of change in interpersonal therapy (IPT). Clin Psychol Rev. 2013;33(8):1134-47.

Lock J. An Update on Evidence-Based Psychosocial Treatments for Eating Disorders in Children and Adolescents. J Clin Child Adolesc Psychol. 2015;44(5):707-21.

March JS, Mulle K. OCD in children and adolescents: A cognitive-behavioral treatment manual. Nueva York: Guilford Press; 1998.

Mavranezouli I, Megnin-Viggars O, Daly C, Dias S, Stockton S, Meiser-Stedman R, et al. Research Review: Psychological and psychosocial treatments for children and young people with post-traumatic stress disorder: a network meta-analysis. J Child Psychol Psychiatry. 2020;61(1):18-29.

Miller AL, Rathus JH, Linehan MM. Dialectical behavior therapy with suicidal adolescents. Nueva York: Guilford Press; 2007.

Miller WR, Rollnick S. Motivational interviewing: Preparing people to change addictive behaviors. Nueva York: Guilford; 1991.

Mingebach T, Kamp-Becker I, Christiansen H, Weber L. Meta-meta-analysis on the effectiveness of parent-based interventions for the treatment of child externalizing behavior problems. PLoS One. 2018;13(9):e0202855.

Rosa-Alcázar Á, Sánchez-Meca J, Rubio-Aparicio M, Bernal-Ruiz C, Rosa-Alcázar AI. Cognitive-Behavioral Therapy and Anxiety and Depression Level in Pediatric Obsessive-Compulsive Disorder: A Systematic Review and Meta-Analysis. Psicothema. 2022;34(3):353-64.

Shimshoni Y, Lebowitz ER. Childhood Avoidant/Restrictive Food Intake Disorder: Review of Treatments and a Novel Parent-Based Approach. J Cogn Psychotherapy. 2020;34(3):200-24.

Storebø OJ, Elmose Andersen M, Skoog M, Joost Hansen S, Simonsen E, Pedersen N, et al. Social skills training for attention deficit hyperactivity disorder (ADHD) in children aged 5 to 18 years. Cochrane Database Syst Rev. 2019;6(6):CD008223. pub3. PMID: 31222721; PMCID: PMC6587063.

Tachibana Y, Miyazaki C, Ota E, Mori R, Hwang Y, Kobayashi E, et al. A systematic review and meta-analysis of comprehensive interventions for pre-school children with autism spectrum disorder (ASD). PLoS ONE. 2017;12(12):e0186502.

Tanner-Smith EE, Wilson SJ, Lipsey MW. The comparative effectiveness of outpatient treatment for adolescent substance abuse: a meta-analysis. J Subst Abuse Treat. 2013;44(2):145-58.

Teasdale JD, Segal Z, Williams JM. How does cognitive therapy prevent depressive relapse and why should attentional control (mindfulness) training help? Behav Res Ther. 1995;33(1):25-39.

Watts RE, Garza Y. El uso de habilidades relacionales de la terapia de juego en terapia constructivista. Revista de Psicoterapia. 2012;23(90/91):7-24.

Zhou X, Hetrick SE, Cuijpers P, Qin B, Barth J, Whittington CJ, et al. Comparative efficacy and acceptability of psychotherapies for depression in children and adolescents: A systematic review and network meta-analysis. World Psychiatry. 2015;14(2):207-22.

Formación y asesoramiento de los padres. Una medida imprescindible de la práctica clínica

37

R. Agustín Morrás

OBJETIVOS

- Adquirir conocimientos sobre las bases de la intervención grupal con padres, sobre su eficacia y la respuesta lograda ante diversos trastornos de la salud mental infantojuvenil.
- Comprender las bases del entrenamiento a padres.
- Identificar las características claves de cada tipo de intervención.
- Aplicar dichos conocimientos a la elaboración de sus propias propuestas de formación a los padres.

INTRODUCCIÓN

En el trabajo cotidiano de los profesionales de la salud mental infantojuvenil, el trabajo con las familias es clave y, en muchos casos, agotador. En esta profesión, la intervención con las familias es, quizás, la parte más difícil, la que más energía consume y una de las más gratificantes.

Está claro que se debe incluir desde el principio a la familia, principalmente a los padres, ya que, a través de ellos, las intervenciones podrán tener una mayor repercusión y beneficio para el menor.

Se habla de familias y no solo de padres, ya que en muchos casos también se debe implicar a los hermanos y los abuelos, de forma directa, dándoles pautas o abordando las dificultades o el malestar que el trastorno les genera, o de forma indirecta, ayudándoles a gestionar la influencia que ejercen en el paciente o en el trastorno.

No se trata, en este capítulo, de profundizar en la intervención terapéutica familiar, sino de hacerse una idea aproximada de en qué se basa y en qué consiste el asesoramiento a las familias.

La base fundamental de esta medida es el *principio de autonomía* del paciente. La tendencia actual es abordar la toma de decisiones de forma conjunta con el paciente y su familia, de acuerdo con sus preferencias y valores, algo que solo puede hacerse desde la formación y el asesoramiento. Si los padres y el paciente conocen el trastorno y las alternativas de tratamiento, podrán elegir mejor y colaborar activamente en el proceso.

En este capítulo, se proponen los **grupos psicoeducativos de padres** como el pilar de cualquier intervención, en los que se les da la información para entender el problema de su hijo, las herramientas necesarias para su manejo y las alternativas de tratamiento, mejorando la alianza con los terapeutas, al potenciar el vínculo y la confianza entre todos ellos.

PROGRAMAS DE FORMACIÓN PARENTAL

La familia es el principal entorno en el que se fragua el desarrollo infantil, y los padres y madres son los principales agentes de socialización. Por eso, los programas de intervención temprana han ido evolucionando hacia actividades encaminadas a la educación y formación de los padres. La intervención sobre los progenitores termina repercutiendo positivamente en sus hijos.

La repercusión familiar también se ha estudiado en sentido inverso, es decir, cómo influye la percepción que los padres tienen de la enfermedad sobre la petición de ayuda, o sus conocimientos y creencias al tomar la decisión de iniciar o no el tratamiento farmacológico (Coletti *et al.*, 2012).

Respecto a la adherencia al tratamiento, Thiruchelvam *et al.* (2001) valoran como causa principal de abandono la falta de colaboración de los padres, por lo que el grupo de padres es una herramienta ideal.

El grupo de padres es una herramienta ideal para mejorar la colaboración de los padres en la adherencia al tratamiento.

Desde la investigación y la práctica clínica se constata la necesidad de que los padres se conviertan en verdaderos *profesionales* no del trastorno en sí, sino de cómo le afecta a su hijo, como factor de buen pronóstico para su desarrollo.

Estos programas también intentan dar respuesta a las demandas de apoyo de las familias. Ofrecen los conocimientos y habilidades necesarios para afrontar los problemas que presentan sus hijos, mediante un entrenamiento que fortalece su rol parental.

Si el aprendizaje de estas habilidades se hace en grupo, no solo se aprende del terapeuta, sino de las experiencias e ideas de otros padres, además del apoyo emocional que proporciona el propio grupo.

Modalidad

En los últimos años, se ha generado un debate sobre cómo debería ser la intervención familiar por parte de los profesionales, qué metodología se debería seguir, cuáles son los principales contenidos que se tendrían que abordar y qué perfil profesional tendría que asumir la atención.

> **!** Es importante reflexionar sobre cuál es la modalidad más eficaz, valorando las características específicas de cada familia. ¡No a todas les funciona lo mismo!

- **Intervenciones puntuales**: diálogos entre padres y profesionales, en los que se dan consejos y respuestas a las demandas concretas sobre las actuaciones que se deben aplicar ante determinadas situaciones o problemáticas. O sea, lo que se hace (o se debería hacer) en las visitas individuales, en las que también se ven a las familias.
- **Programas**: intervención mediante acciones y recursos planificados de forma anticipada, ordenados en el tiempo y dirigidos a conseguir determinados objetivos.

Generalmente, las intervenciones se realizan en formato grupal, ya que se considera el mejor procedimiento. Permiten rentabilizar el tiempo y que los padres se relacionen entre sí, estableciendo un tejido de apoyo social. A veces, les ayuda más lo que les funciona a otros padres que están pasando por lo mismo que ellos, que la *teoría* que se les ofrece.

Resulta esencial, como punto de partida, contar con las necesidades de las familias participantes, con sus problemas y sus preocupaciones. Cuando el apoyo ofrecido responde a sus necesidades, será mayor la motivación y más probable el éxito del programa.

Sin embargo, no resulta fácil conseguir que un grupo se reúna con cierta regularidad. ¿Qué dificultades se pueden encontrar a la hora de realizar un grupo de padres? Veamos algunos ejemplos:

- Dificultad de conciliación familiar (a qué hora hacer el grupo para que los profesionales estén en horario laboral, los padres no estén trabajando y los hijos estén en la escuela o puedan quedarse a cargo de alguien. ¡No es fácil!).
- Desconfianza hacia este tipo de programas (se supone que los padres deberían saber cómo educar a sus hijos: «¿Qué me van a enseñar que yo no sepa?»).
- Estigmatización por acudir a un curso de educación parental (solo quienes tengan problemas importantes necesitarían este apoyo).

Evolución de los programas parentales

Los primeros programas de formación de padres surgieron en Estados Unidos hacia 1960. La intervención se dirigía a compensar deficiencias del comportamiento familiar, modificando las pautas de progenitores considerados poco competentes, para que aportasen un entorno de desarrollo menos deficitario.

A partir de 1970, se comienzan a desarrollar otras iniciativas con un enfoque más positivo, basado en la optimización de capacidades. Se consideraba que la crianza es una tarea complicada para la que no se recibe formación y para la que todas las familias necesitan apoyo.

- **Modelo académico**: desde el ámbito escolar, surgen iniciativas para enseñar también a los padres. Así surgieron las **escuelas de padres**, que pretenden mejorar las prácticas educativas familiares mediante conferencias o charlas llevadas a cabo por profesionales expertos para adquirir conceptos sobre el desarrollo evolutivo, la educación, el establecimiento de normas, etc. El profesional ejerce como *profesor*.
- **Modelo de entrenamiento de padres**: al ver que la primera modalidad no era lo bastante eficaz porque se limita a transmitir información, se desarrollan otros programas encaminados a que los padres aprendan y apliquen técnicas y procedimientos concretos mediante actividades y tareas específicas para realizar en el entorno familiar. El profesional es *el entrenador*, para que luego los padres ejerzan de *coterapeutas* en casa.
- **Modelo experiencial**: es un paso más hacia la capacitación de los padres. El objetivo principal es utilizar los propios episodios de la vida familiar como material para la práctica y el aprendizaje. Los padres conocen otras experiencias educativas y las pueden contrastar con las suyas, desarrollando la confianza en la propia capacidad para educar. El profesional asume una función de mediador o facilitador.
- **Otros modelos**: lo más reciente es intervenir al mismo tiempo con padres e hijos.
  - **Intervención socioeducativa**: su objetivo es conseguir mejorar la tarea educativa de los padres y desarrollar una adecuada socialización de los niños.
  - **Intervención terapéutica**: pretende ayudar a resolver dificultades que condicionan las relaciones entre padres e hijos a partir de la detección de problemas.

> En el modelo más recomendado (el experiencial), se utilizan los episodios reales de la vida familiar como material para el aprendizaje, contrastando sus experiencias con las de otros padres, lo que facilita la generalización de lo aprendido.

Modelos de relación de los profesionales con los padres

Estos modelos siguen la propuesta de Cuningham y Davis (1988) respecto al rol que asumen los profesionales.

Modelo experto

Los profesionales seleccionan la información que consideran importante para los padres al tener más experiencia y conocimientos. Entre el profesional y los padres no existe un intercambio o una negociación. Los padres se convierten en receptores para resolver las situaciones de una manera determinada. Esta relación puede producir que los padres se sientan dependientes de las opiniones y consejos del profesional y, por tanto, poco competentes e inseguros.

Modelo trasplante

Los profesionales consideran que sus conocimientos pueden ser transferidos a los padres, que necesitan conocer nuevas técnicas y aplicarlas, convirtiéndose en extensiones del profesional. La metodología es más abierta y participativa, pero continúa sin ser negociada. Los padres reciben instrucciones concretas para resolver ciertas situaciones, que deben practicar y después comunicar los resultados (a través de registros). Se puede depositar demasiada confianza en los conocimientos del profesional y provocar cierta dependencia e inseguridad en la propia tarea. Es el método que habitualmente se utiliza; se entrena a padres para hacer de coterapeutas, practicar en casa y poder generalizar los resultados.

Modelo usuario

El profesional asume una posición de respeto a las decisiones de los padres sobre el modelo educativo que prefieren (¡adiós, paternalismo: hola, autonomía!). El profesional ofrece una serie de opciones igualmente válidas, así como la información necesaria, para que los padres elijan, y los acompaña en la decisión. Se estimula a los padres para que experimenten nuevas maneras de hacer y actuar, animándolos a descubrir sus propios recursos. Es el método que se debería aprender a desarrollar de forma habitual, aunque suponga más esfuerzo y más tiempo. El respeto a la autonomía es un derecho, y la toma compartida de decisiones debe ser el objetivo.

> **!** Es fundamental animar a los padres a encontrar sus propios recursos, dándoles la información necesaria sobre varias opciones válidas, para aumentar su competencia parental y su seguridad.

Objetivos de los grupos de psicoeducación

Entre los objetivos terapéuticos deben figurar tanto el conocimiento de la enfermedad como el de las estrategias psicológicas y farmacológicas que puedan precisarse en su abordaje. Para lograrlos se deben ofrecer estos elementos.

- Información y comprensión del trastorno.
- Apoyo a la familia.
- Información de las alternativas terapéuticas.
- Entrenamiento en estrategias de manejo del comportamiento (estimular al paciente, mejorar su autoestima, manejo de conductas, estrategias de ayuda académica).
- Entrenamiento en estrategias de comunicación, interacción y autocontrol.
- Conocer los tratamientos farmacológicos (alternativas, efectos secundarios, etcétera).

Modalidades de atención e intervención con familias

En función de los objetivos y la metodología que siguen, se establecen tres tipos de programas.

Tabla 37-1. Modelos de formación parental

Modelo tradicional de formación	Modelo participativo de formación
Nivel de comunicación fundamentalmente informativo	Nivel de comunicación existente entre distintas personas
La eficacia depende de la capacidad transmisora del formador y de la capacidad receptora de los oyentes	La eficacia es fruto del trabajo en grupo y de la actividad crítica y reflexiva de los participantes
La adquisición de conocimientos viene dada por la transmisión del formador	La adquisición de los conocimientos se apoya en diversos medios
La técnica principal es la exposición oral por parte de la persona encargada	Existe un amplio número de técnicas de grupo, aplicables en este modelo

Programas de formación

El **objetivo general** es enseñar a los padres destrezas y estrategias para desarrollar de forma adecuada el papel de educadores. El objetivo fundamental es llegar a percibir a los hijos como competentes y llenos de potencial, y aumentar la percepción de competencia parental (**Tabla 37-1**).

Las **características** de estos programas son las siguientes:

- Van dirigidos al conjunto de familias de la población, a diferencia de otras modalidades que atienden problemas específicos de familias concretas.
- Se plantean aspectos generales de la práctica educativa, más que problemas individuales.
- Pretenden desarrollar las habilidades educativas de los padres.
- Usan un modelo preventivo, puesto que se realizan antes de la aparición de cualquier problemática, enfatizando la vertiente educativa de las prácticas de crianza.

Programas de intervención socioeducativa

Sus **objetivos** están orientados a introducir cambios sociales en la comunidad, de forma previa a la detección de cualquier problema, cumpliendo una finalidad preventiva. Se consideran prioritarias las siguientes actuaciones:

- Apoyar a las familias en el ejercicio del rol parental.
- Favorecer el vínculo afectivo, especialmente en los primeros años de vida.
- Ofrecer pautas educativas y de formación a padres y madres.
- Favorecer espacios de socialización.
- Ofrecer espacios de diálogo e intercambio.
- Promover y prevenir la salud mental infantil.

Sus **características** principales son:

- En el proceso, son imprescindibles la planificación, la intervención y la evaluación.
- Estos programas han de incluir las estrategias que se van a desarrollar, los recursos que se utilizarán (materiales y humanos) y la planificación temporal prevista.

Programas de intervención terapéutica

Entre sus **objetivos** figuran los siguientes:

- Intervenir en las familias para resolver los problemas detectados que dificultan desarrollar las funciones parentales sin apoyo.
- Prevenir dificultades futuras.
- Ofrecer a las familias tratamiento a medio y/o largo plazo, de forma planificada.
- Ofrecer a los padres modelos de intervención y actuación en aspectos concretos.
- Contribuir a mejorar la salud mental infantil.

Sus **características** principales son:

- En estos programas, la familia ha pasado antes por un proceso diagnóstico, que permite elaborar un plan de trabajo específico, adaptado a una problemática concreta. Con frecuencia las familias reciben también terapia individual, por lo que la intervención grupal puede ser un complemento, siendo la combinación de ambas la que mejores resultados produce.

En la **tabla 37-2** se pueden ver las características principales de las distintas modalidades de programas de apoyo a la parentalidad.

Algunas **ventajas** que tienen los grupos terapéuticos para padres, son las siguientes:

- Reducen los sentimientos de aislamiento y soledad de la familia.
- Logran una mayor implicación en el proceso terapéutico.
- Facilitan la toma de conciencia sobre el trastorno.

- Permiten compartir experiencias, promoviendo que las soluciones vayan siendo aportadas por todos.
- Suponen un ahorro en el coste económico de los servicios.

 Los grupos terapéuticos familiares logran una mayor implicación de los padres en el proceso terapéutico y facilitan que la familia tome conciencia del trastorno.

Los **objetivos** más comunes al trabajar con familias en el ámbito terapéutico son:

- Que la familia tome conciencia de la enfermedad, de que no son *tonterías de la edad*.
- Conocer la enfermedad.
- Motivar a la familia para que colabore, participe y continúe con el tratamiento.
- Señalar la importancia del trabajo en equipo, entre padres, madres, hijos y profesionales.
- Fomentar en los padres un sentimiento de responsabilidad a la hora de buscar soluciones.
- Detectar pautas familiares que contribuyan al mantenimiento de la enfermedad.
- Dar a las familias un lugar para compartir experiencias, para sentirse apoyadas en sus dudas y miedos y aliviar así la sobrecarga que sufren.

- Los programas de formación y los de intervención socioeducativa tienen una finalidad preventiva al realizarse antes de la aparición o detección de cualquier problema.
- Los programas de intervención terapéutica tienen la finalidad de resolver problemas una vez detectados en el proceso diagnóstico.

Tabla 37-2. Modalidades de programas de apoyo a la parentalidad

Programas	Objetivos	Características	Metodología
Formación	• Aumentar la percepción de competencia parental • Percibir la competencia y el potencial de los hijos • Conocer diversas formas de interacción, estimulación y aplicación de estrategias educativas	• Dirigidos a población general • Abordan aspectos generales de la práctica educativa familiar • Pretenden desarrollar las competencias y habilidades educativas de los padres • Enfatizan la vertiente educativa de las prácticas de crianza	• Conferencias y coloquios • En pequeño o en gran grupo • Material impreso y visual
Intervención socioeducativa	• Dar apoyo a las familias en el ejercicio del rol parental • Ofrecer una red de relaciones sociales • Posibilitar contextos de desarrollo y socialización para los hijos	• Destinados a padres e hijos • Abordan temas de salud, educación y bienestar social • Participación multidisciplinar de profesionales • Función preventiva	• Grupos de padres e hijos • Atención frecuente durante varios meses
Intervención terapéutica	• Intervenir para resolver problemáticas detectadas • Ofrecer tratamiento grupal • Prevenir dificultades futuras • Ofrecer modelos de actuación en aspectos específicos • Contribuir a la mejora de la salud mental infantil	• Destinados a familias con diagnóstico previo • Profesionales de ámbito psicológico y psicopedagógico	• Contexto clínico • Preferible combinar grupal e individual • Atención frecuente semanal/quincenal

Eficacia de los programas de entrenamiento de padres

Hasta las últimas décadas, apenas se había investigado acerca de la eficacia de los tratamientos psicológicos sobre el curso y el pronóstico de las enfermedades. El aumento del rigor científico en la psicología clínica ha permitido la aplicación progresiva de tratamientos con suficiente apoyo empírico en términos de eficacia y efectividad.

La metodología utilizada para evaluar la eficacia se basa, principalmente, en cuestionarios y escalas pre y post. En muchos casos, la tasa de abandonos sería una información importante para determinar la eficiencia y resultado real de los programas, ya que dificulta conocer la generalización de estos programas y el mantenimiento de los resultados a largo plazo.

Hoy día, se dispone de bastantes resultados de la evaluación de distintos programas de formación de padres, que nos informan sobre las características que suelen tener las intervenciones que demuestran ser más eficaces. En concreto, los programas de formación que funcionan bien, suelen ser programas que cumplen estas premisas:

- Utilizan una metodología que fomenta la participación activa de los padres y las madres.
- Suelen ser semiestructurados, es decir, flexibles y abiertos a ciertas modificaciones en función de los intereses y de las características específicas de los participantes.
- Combinan información y conocimientos con grandes dosis de apoyo emocional.
- Consiguen crear y promover sistemas de apoyo social entre los participantes.
- El terapeuta del grupo desempeña un papel fundamental, pero no como experto, sino como guía del grupo.
- Tratan de influir en los distintos ámbitos de la dinámica familiar (relaciones padres-hijo, relaciones de pareja, con el medio social, etcétera).
- Se llevan a cabo en los momentos de transición familiar (por ejemplo, al convertirse en padres o al llegar a la adolescencia).
- Suelen prolongarse en el tiempo, porque las intervenciones puntuales no aseguran los efectos a largo plazo.

 Los programas de educación parental que mejor funcionan son los que tienen en cuenta y se adaptan a las necesidades e intereses de las familias participantes, combinando conocimientos y apoyo emocional.

Asimismo, las conclusiones que pueden extraerse de la evaluación de programas, también permiten apuntar algunos obstáculos para el éxito de la intervención. En este sentido, es fundamental tener en cuenta:

- La difícil transferencia de los conocimientos aprendidos en un programa a la vida diaria, lo que resalta la importancia de los métodos basados en la reflexión y en la discusión.
- Disponer de la información adecuada es una condición necesaria pero no suficiente para modificar las ideas y creencias de madres y padres.
- La falta de conciencia que tienen los padres y madres sobre sus propias ideas y creencias.

 No existe una única forma de ser buen padre o buena madre; intentar imponer un único modelo puede generar sentimientos de incompetencia.

En el trabajo de revisión realizado por Isabel lozano y Luis Valero en 2017 sobre la eficacia de estos programas y las repercusiones sobre los propios padres en su estrés diario, los resultados muestran que este tipo de intervenciones son eficaces para las intervenciones clínicas en niños y jóvenes con distintos tipos de problemáticas.

- Muestran beneficios tanto en los comportamientos parentales o estilos de crianza como en las conductas de sus hijos, en problemas como los trastornos del comportamiento perturbador.
- Serían tratamientos de elección para reducir, especialmente, los trastornos de la conducta en niños, ya que estos tratamientos muestran mayor evidencia en sus comparaciones y replicaciones.
- Tienen beneficios también en trastornos generalizados del desarrollo, educación afectivo-sexual, problemas de agresividad y *bullying*, prevención del abuso de drogas y trastornos de la conducta alimentaria en adolescentes.
- También son eficaces para la adquisición de habilidades parentales y estrategias de crianza.
- Se observan mejores resultados en la intervención grupal frente al formato individual.
- La incorporación del maestro en estas intervenciones mejoraría los resultados (Webster-Stratton, Reid y Hammond, 2004).
- No hay diferencias de género, son igualmente efectivos en niños y niñas. Sin embargo, en algunos estudios aparecen mayores efectos en las madres en comparación con los padres.

- Los programas para padres son el tratamiento de elección para los trastornos de la conducta en niños.
- Los resultados son mejores en formato grupal y si incorpora al maestro.

La American Psychological Association (APA) ha establecido unos criterios para clasificar los tratamientos, según el nivel de evidencia científica presentada. Aplicando estos criterios a los programas de padres, se pueden identificar tres categorías:

- **Tratamientos bien establecidos**: son los que muestran mejores resultados.
  - Programas que inciden en los trastornos de la conducta. Por ejemplo, *Incredible Year*s (Eamesa *et al.*, 2010).
  - Programas basados en la crianza positiva: el que ha demostrado mayor eficacia está dirigido a la adquisición de habilidades parentales y estrategias de crianza para reducir el *bullying* en niños agresivos (*Parents Plus Children's Programme*, Mendoza *et al.*, 2014).
- **Tratamientos probablemente eficaces**: presentan resultados beneficiosos en el tratamiento de problemas infantiles, con robustez metodológica. Son programas para padres que presentan dificultades en la vida familiar y la crianza

de los hijos, y resultan eficaces en la intervención en problemas de la conducta en niños. Por ejemplo, el programa *Home Start* (Hermanns *et al.*, 2013, Van Aar *et al.*, 2015).

- **Tratamientos experimentales**: son la mayoría (77 %). Se considera *experimental* un programa aunque sus resultados sean prometedores y positivos cuando no incluye estudios independientes que evalúen la eficacia; los autores *crean* su propio programa y tratan de probar su eficacia, pero ningún otro equipo de investigadores lo prueba de forma independiente.

Esto indica la necesidad de crear nuevas investigaciones con metodologías experimentales que evalúen la eficacia, comparando entre sí diversos tipos de programas y su replicación.

PROGRAMAS DE PADRES DE INTERVENCIÓN TERAPÉUTICA EN DIVERSOS TRASTORNOS

En el proceso grupal terapéutico, las familias buscan inicialmente información sobre el trastorno del paciente y demandan soluciones para los problemas que se les presentan.

Trastornos de la conducta

En los últimos años, los estudios han mostrado que la intervención dirigida a padres en edades tempranas es decisiva en la modificación conductual.

Precisamente, es en este contexto en el que surgen los programas de entrenamiento de padres como herramienta clínica, y constituyen una de las modalidades de intervención mejor investigada y considerada de mayor calidad por la literatura científica.

La perspectiva grupal resulta más atractiva para las familias que la terapia individual tradicional. El formato grupal brinda a los padres la oportunidad de debatir y compartir experiencias con otras personas en su misma situación bajo la supervisión de un profesional. Además, posee una óptima relación coste-beneficio y con unos resultados satisfactorios, especialmente cuando va acompañada de material audiovisual.

Sin embargo, no se puede olvidar que el formato individual podría ser el abordaje de elección para aquellas familias con un riesgo mayor de abandonar la intervención, por ejemplo, cuando hay una mayor presencia de psicopatología.

- El formato grupal permite a las familias intercambiar y debatir experiencias con otros padres en su misma situación con la guía de un profesional.
- El formato individual es de elección para las familias con mayor psicopatología.

Estudios de eficacia

Las intervenciones examinadas reflejaron robustez en la promoción de cambios positivos tanto en la conducta del niño como en la de los padres, en el incremento de las habilidades parentales y en la reducción de los problemas de conducta.

Además, mostraron su eficacia en otros aspectos implicados en la dinámica familiar, como la comunicación, la resolución de problemas y la disminución del estrés parental y de la depresión materna.

- Estudio sobre 10 programas familiares de prevención de la conducta antisocial. Los resultados sugieren que estos programas son los más eficaces en la prevención, frente a otros programas sociales o educativos.
- Los metaanálisis de 31 estudios han encontrado como predictores de la eficacia del entrenamiento de padres la gravedad de la conducta y la participación de los padres.
- Los metaanálisis de 77 estudios para identificar los componentes asociados a la efectividad del entrenamiento parental han observado que enseñar a los padres las técnicas de resolución de problemas y la promoción del desarrollo académico o de las habilidades sociales, se asocian con mejores efectos en la intervención.

La eficacia de la intervención es mejor cuando se enseñan a los padres técnicas de resolución de problemas, de comunicación positiva y de habilidades sociales.

De acuerdo con Lochman y Steenhoven (2002), las **mejoras en las prácticas parentales logradas con el entrenamiento parental** incluyen:

- Reducciones en la conducta hostil de los padres y en el castigo físico.
- Mayor número de respuestas contingentes hacia la conducta inapropiada.
- Incremento de las expresiones de afecto hacia el niño.
- Más satisfacción con su papel de padres después de la intervención y más implicación con la escuela.
- Incremento de las estrategias de resolución de problemas y comunicación positiva.
- Más receptividad entre los miembros de la familia.
- Reducción sustancial de los conflictos familiares.

Los resultados procedentes de otras revisiones indican que las madres continúan utilizando las estrategias aprendidas durante las sesiones, además de incrementar la atención positiva y reducir el número de comentarios críticos hacia el niño. Asimismo, la información proporcionada por las madres refleja unas expectativas más realistas acerca del comportamiento del niño, menos dependencia de la riña y del castigo físico como estrategias de disciplina, un aumento de los sentimientos de autocompetencia y autoestima, y reducción de la depresión, ansiedad e irritabilidad.

- En los programas de entrenamiento parental, no hay diferencias de género en cuanto a los resultados en los niños, pero sí en los padres.
- Las madres continúan utilizando las estrategias aprendidas más que los padres, mejorando su sentimiento de autocompetencia. También reflejan unas expectativas más realistas acerca del comportamiento del niño.

Los programas de entrenamiento de padres han mostrado ser superiores a otras formas de intervención familiar, como los programas a domicilio (*Home Visiting Programs*), las escuelas de padres para niños preescolares y los programas basados en la terapia multisistémica, según refleja el estudio de Farrington y Welsh (2003).

Por otra parte, algunos estudios indican que el entrenamiento de corte conductual se muestra muy eficaz en la reducción de los comportamientos negativos, pero menos eficaz en otros aspectos, como en la mejora de la autoestima del niño y en la cohesión familiar.

Variables moderadoras de los resultados de la intervención

- **Relativas a las características del niño.**
  - La edad. Es una de las variables más consistentes, por su influencia sobre los programas de entrenamiento. Los niños de más edad serán los que más se beneficiarán de la intervención.
  - La intensidad de los problemas conductuales. Los padres que informan de problemas más graves son más difícilmente implicables en las sesiones de entrenamiento y más proclives al abandono. Los niños que presentan problemas más graves en el contexto familiar y escolar parecen responder peor al tratamiento.
- **Relativas a los padres.**
  - El nivel de estudios y sociocultural de los padres. Es esperable que los padres con un bajo nivel sociocultural respondan peor al tratamiento y abandonen más.
  - El nivel de asistencia a las sesiones. Los padres más implicados son los que más beneficios muestran en sus prácticas parentales.

Mantenimiento de los resultados

Aquellos estudios que han realizado un seguimiento, una vez finalizada la intervención revelan que los cambios logrados se conservan, aunque en algunos casos de forma atenuada. Este mantenimiento se hace especialmente patente en las intervenciones que incluyen componentes de comunicación y resolución de problemas, y en las intervenciones que implican a otros agentes sociales, como los profesores.

Los resultados que principalmente se mantienen son:

- Cambios en la conducta del niño.
- Empleo de las estrategias aprendidas durante el programa.
- Autoestima, actitud y percepción del estrés en los padres.

Además, se ha detectado el mantenimiento de los efectos a medio y a largo plazo en la prevención de conductas de riesgo, como el consumo de drogas y las conductas delictivas.

Tasas de abandono

Algunos autores españoles han hecho patente la elevada tasa de abandonos registrada en los programas de entrenamiento de padres, que algunos estudios establecen en el 40-60 %.

No obstante, Naciones Unidas ha aportado datos más optimistas a este respecto al establecer que los programas bien organizados podrían llegar a registrar índices de retención de más del 80 %.

Trastorno por déficit de atención e hiperactividad

Los programas de entrenamiento de padres han mostrado de forma consistente ser eficaces en el tratamiento del trastorno por déficit de atención e hiperactividad (TDAH), por lo que son considerados una alternativa clínica. Tanto la APA como la guía española, *Guía de Práctica Clínica para el TDAH*, recomiendan los programas de entrenamiento parental para el tratamiento de niños y adolescentes con TDAH.

En 2018, se publicó una revisión sobre evidencia de las intervenciones psicológicas que había encontrado un nivel de evidencia 1 en las intervenciones familiares, sobre todo de entrenamiento de padres en técnicas conductuales, para niños y adolescentes de 3 a 15 años con TDAH.

En el estudio del National Institute of Mental Health de los Estados Unidos, que compara la eficacia de los distintos tratamientos para el TDAH, se concluye que, si se detecta la presencia de síntomas ansiosos, la acción combinada de fármacos con el programa de entrenamiento de padres es mejor que la farmacoterapia aislada.

Las intervenciones conductuales con padres revisadas suelen ser de breve duración (entre 8 y 17 semanas), lo que sugiere que es una modalidad de tratamiento con una buena relación coste-eficacia.

En general, se están utilizando traducciones o adaptaciones de programas ingleses, como el *Defiant Children* de Barkley o el *Incredible Years*, o también programas creados por los aplicadores, pero que no llegan a publicarse para que otros puedan aprovecharlos, por lo que apenas se dispone de programas de entrenamiento parental públicos y protocolizados en español.

Destacan numerosos hallazgos de la eficacia del entrenamiento de padres en los diversos estudios realizados.

- Los datos mostraron mejoras especialmente significativas en problemas afectivos, de ansiedad y de negativismo desafiante, y moderadas en síntomas nucleares del TDAH. Por otra parte, hubo mejoras moderadas en los estilos de crianza, con un descenso evidente en permisividad y autoritarismo.
- Se pone de manifiesto una reducción de los síntomas del TDAH, independiente del uso de la medicación, que mantienen sus resultados especialmente en niños preescolares (Coates *et al.*, 2015).
- La intervención en edades preescolares (menores de 6 años) es la que ha mostrado resultados más satisfactorios, con más evidencias a favor de su uso que el tratamiento farmacológico (Daley, 2006). Estos hallazgos avalan la recomendación de las guías National Institute for Health and Clinical Excellence (NICE) y APA sobre la intervención conductual con padres, en lugar de medicación, en niños menores de 6 años.
- La intervención grupal con padres muestra mejores resultados en el tratamiento del TDAH que la intervención individual (Chronis *et al.*, 2004).
- El entrenamiento parental logra la reducción de los problemas de conducta comórbidos, mejora la autoestima de los padres y consigue mejorías moderadas en el bienestar y el estrés parental. También produce mejoría en las expectativas maternas, las atribuciones relacionadas con el comportamiento disruptivo y la discapacidad familiar en general (Coates *et al.*, 2015).
- Se recomienda reforzar el entrenamiento de padres, con intervenciones similares, en un contexto no clínico, especialmente

el escolar, puesto que esta combinación es la que mejores resultados presenta (Chronis *et al.*, 2004; Barkley *et al.*, 2000).

- La *Guía Práctica sobre las Intervenciones Terapéuticas en TDAH*, del Sistema Nacional de Salud, resume la necesidad de incluir programas de entrenamiento conductual en primera línea de tratamiento para padres de niños con TDAH (de 4-11 años de edad), y recomienda aplicar los programa psicoeducativos y de entrenamiento conductual para padres de niños de 3-12 años de edad.

- El entrenamiento de padres mejora de forma importante los problemas afectivos, de ansiedad y de negativismo desafiante y de forma moderada, los síntomas nucleares del TDAH.
- La intervención con padres en niños preescolares (menores de 6 años) tiene más evidencias a su favor que el tratamiento farmacológico.

Son interesantes algunos estudios que han demostrado la eficacia de estas intervenciones grupales. Por ejemplo, Sonuga-Barke *et al.* (2013) señalan que los grupos de entrenamiento de padres mejoran el bienestar de la madre, asociado a una reducción de los síntomas de TDAH en los niños, además de realizar un metaanálisis de 54 estudios en esta línea en los que se aprecia una mejoría de la sintomatología.

Chronis *et al.* (2006) revisaron los programas de entrenamiento de padres de niños de 3-14 años de edad y encontraron una disminución del número/intensidad de los problemas conductuales, comportamientos negativos y nivel de estrés percibido por los padres, así como una mejora del comportamiento y la aceptación social del niño (**Tabla 37-3**).

Trastornos del espectro autista

En la actualidad, es incuestionable la importancia de desarrollar escuelas de formación de padres de niños con TEA tanto por los datos relacionados con el estrés familiar como por los beneficios directos que se generan sobre los niños.

El objetivo principal del entrenamiento parental es capacitar a los padres para que potencien al máximo el desarrollo de sus hijos, y dotarles de estrategias prácticas que los ayuden a solucionar gran parte de los conflictos que surgen en la convivencia diaria con un niño con TEA. El objetivo es que sean ellos quienes lleven gran parte del tratamiento en su contexto cotidiano, además de disminuir los efectos estresantes del manejo de sus hijos.

El objetivo del entrenamiento parental es empoderar a los padres para que potencien al máximo el desarrollo de sus hijos al ofrecerles estrategias para manejar los conflictos de la convivencia, disminuir el estrés que les produce y aumentar la percepción de disfrute con sus hijos.

Está ampliamente demostrado y aceptado que la formación de los padres influye directamente en el pronóstico y evolución de los niños por las siguientes razones:

- Reduce el sentimiento de impotencia e inseguridad que manifiestan muchos padres en cuanto a las estrategias de

educación y crianza de sus hijos con autismo, con lo que mejora su sentimiento de eficacia, factor claramente relacionado con el nivel de estrés familiar.
- Como los padres pasan mucho tiempo con sus hijos, convertirse en coterapeutas les permitirá aprovechar situaciones naturales para reforzar sus aprendizajes y desarrollo.
- Facilita la estimulación en entornos naturales, con lo que se potencia la generalización de los aprendizajes adquiridos en entornos más estructurados y artificiales (como los centros terapéuticos).

Hay numerosos estudios que avalan los efectos positivos de los programas de entrenamiento parental en cuestiones concretas y específicas del desarrollo:

- A través de un programa de entrenamiento en estrategias de estimulación de la comunicación, se consiguió reforzar las conductas comunicativas de los niños, con un aumento de las vocalizaciones en contextos naturales (Laski *et al.*, 1988).
- Disminución de las conductas disruptivas en los niños.
- Los padres aprenden y aplican diversas estrategias para potenciar el desarrollo de sus hijos, y los programas de entrenamiento garantizan la generalización de sus aprendizajes.
- Mejorías en medidas de salud mental (disminución del insomnio, la somatización y la ansiedad) en los padres de niños pequeños con autismo, especialmente si se incluían estrategias dirigidas a mejorar las conductas desafiantes de los hijos (Tonge *et al.*, 2006).
- En estudio sobre la eficacia de la adaptación del Programa de Interacción Audiovisual para Promover la Parentalidad Positiva (iBASIS-VIPP) en niños con riesgo de TEA (Green *et al.* 2015) sugiere que la intervención reduce los comportamientos autistas de riesgo, aumenta la atención a los padres, mejora la desconexión de la atención restringida y la función adaptativa infantil y disminuye la actitud directiva de los padres.
- Un estudio sobre la eficacia de un programa de Intervención Temprana Basada en Rutinas (RBEI) frente a las visitas domiciliarias tradicionales (Ali Wen *et al.*, 2015) muestra que dicha intervención fomenta la colaboración entre profesionales y familias para mejorar la participación de los niños en rutinas familiares con objetivos seleccionados por la familia. También que es más efectiva para promover resultados funcionales en autocuidado, independencia y sociales, y alcanzar metas seleccionadas por la familia.

En un estudio español (Ayuda-Pascual *et al.*, 2012) sobre eficacia de un programa de escuela de familias, se detectan tendencias de mejora en los siguientes aspectos:

- Los sentimientos de eficacia en el abordaje de situaciones cotidianas y de las conductas desafiantes, con disminución del estrés de los padres.
- La percepción que los padres tienen de las dificultades y del impacto familiar, así como de la respuesta que dan a las conductas de sus hijos.
- La valoración de la calidad del tiempo compartido de los padres y de los hermanos con desarrollo típico, con un aumento de la percepción de disfrute.

Tabla 37-3. Ejemplo de programa de entrenamiento de padres en el trastorno por déficit de atención e hiperactividad. Descripción de las sesiones, basadas en el programa de Barkley

Sesión	Contenido
1ª sesión: información sobre TDAH	• El objetivo es el conocimiento del trastorno para identificar los síntomas y mejorar las dificultades del niño • Se da información actualizada sobre los distintos síntomas del TDAH, criterios diagnósticos, etiología y prevalencia, tratamiento multimodal • Se entrega documentación y bibliografía sobre TDAH • Se ofrece espacio para aclarar dudas y preguntas sobre la sesión
2ª sesión: conducta del niño con TDAH y sus consecuencias	• El objetivo es dar información básica sobre los principios del aprendizaje social, funcionamiento de la conducta, factores que influyen • Incentivar el empleo de técnicas para incrementar las conductas positivas, el refuerzo positivo, el elogio y la economía de fichas o sistema de puntos • Se realiza un taller para elaborar un listado de refuerzos positivos y conductas que elogiar de cada niño. Se enfatiza la importancia de evitar las etiquetas negativas
3ª sesión: mejorar hábitos de autonomía	• El objetivo es incentivar y potenciar la autonomía del niño con TDAH, así como conocer los hábitos de autonomía básicos, sus ventajas y qué objetivos se pueden pedir a un niño con TDAH • Crear un sistema de puntos adecuado para cada niño con el fin de incrementar la frecuencia de conductas apropiadas y responsables, que los padres deberán utilizar durante la semana
4ª sesión: reducir conductas inapropiadas	• El objetivo de la extinción es mejorar las relaciones paternofiliales, reduciendo las críticas continuas de los padres, y focalizar la atención de los padres en las conductas adecuadas • Presentación de estrategias para disminuir conductas disruptivas menores • Se realiza un entrenamiento de cuándo y cómo realizar la extinción de una conducta • En el taller, se definen de forma individualizada las conductas objetivo para aplicación de extinción en casa
5ª sesión: autoestima y autoconcepto	• Taller introductorio de cómo definen a sus hijos, cómo los ven • Se analizan los factores que influyen en la autoestima, identificación de la influencia de los padres en su aumento y mejora de la percepción positiva del niño con TDAH • Taller sobre la visión positiva de los propios hijos
6ª sesión: alternativas al castigo	• Debate sobre formas de castigo más habituales y la ineficacia del castigo físico y verbal como técnica de disciplina ante la conducta grave. Se presentan como alternativa las técnicas de tiempo fuera y reparación del daño ante comportamientos agresivos o destructivos • Se instruye a los padres en una serie de claves para un uso eficaz de las técnica, como duración, lugar de aplicación y manejo de posibles dificultades durante su aplicación, y se establece un plan de uso de la técnica
7ª sesión: autocontrol y retirada de privilegios	• Se pretende mejorar el autocontrol de los padres ante la conducta desadaptada de los hijos, ya que, debido al aumento del estrés, es necesario dotarles de estrategias de afrontamiento para evitar repercusiones en las relaciones familiares • Se entrena a los padres en la aplicación de técnicas de control de pensamientos y de relajación basada en la respiración
8ª sesión: obediencia	• El objetivo es incrementar la autoridad de los padres de forma apropiada y mejorar la coherencia educativa • Se realiza una descripción de los distintos estilos educativos de los padres y su influencia en los niños • Los padres son instruidos en el establecimiento de límites a la conducta, formulando adecuadamente órdenes y peticiones a los niños, evitando el exceso de instrucciones y el empleo de órdenes vagas • Se debate sobre el establecimiento de reglas básicas para la familia y cómo mejorar los estilos educativos de cada padre
9ª sesión: relación padres-hijos	• El objetivo es conocer la importancia de la comunicación en los procesos de interacción diaria con sus hijos • Distintos patrones de relación entre padres e hijos, gestión e identificación de sentimientos en los niños • Entrenamiento en habilidades de recepción de mensajes (escucha activa), al igual que en habilidades de transmisión de mensajes (comunicación positiva)
10ª sesión: resumen sobre las estrategias educativas	• Repaso de las técnicas aprendidas a lo largo del programa • Se insiste en la importancia de la creación de una base firme y segura a partir de la promoción de las conductas positivas y en el empleo selectivo y consistente de las técnicas de disciplina aprendidas para los comportamientos negativos • Se propone una serie de indicaciones para afrontar las conductas problemáticas más frecuentes, algunas sucedidas fuera del hogar • Se debaten dudas y preguntas

TDAH: trastorno por déficit de atención e hiperactividad.

Este tipo de intervención presenta una serie de ventajas sobre otras modalidades.

• Permite asesorar a las familias sobre el comportamiento de sus hijos en situaciones cotidianas.

• Al contar con la asistencia del terapeuta o maestro, se facilita la puesta en común y el acuerdo de las estrategias concretas que se van a emplear en todos los entornos del niño, con lo que se facilitan sus aprendizajes y su generalización.

- Permite a los padres compartir entre ellos sus preocupaciones, inseguridades, éxitos y fuentes de satisfacción, con lo cual se crea el ambiente adecuado para que las familias reciban el necesario apoyo emocional.

Trastorno de conducta alimentaria

El papel crucial asignado a la familia en la mejora y recuperación de pacientes jóvenes con trastornos de conducta alimentaria (TCA) ha cambiado la intervención familiar de un modelo deficitario (normalizando la patología familiar) a un enfoque basado en los recursos (dirigido a movilizar las competencias familiares).

La evidencia actual de la eficacia del tratamiento es moderada, pero sugiere de forma consistente que las intervenciones familiares deben ofrecerse en el tratamiento de los pacientes con TCA siempre que sea posible, especialmente para los adolescentes con anorexia nerviosa.

Los niveles de actuación propuestos por Jáuregui (2005) en la intervención familiar en los trastornos de conducta alimentaria son tres:

1. **Identificación.** Clarificar el trastorno, identificando las actitudes familiares que pueden ser un obstáculo para el tratamiento, como la negación o la aceptación incompleta del trastorno.
2. **Información.** Proporcionar una información clara para tranquilizar a la familia y restaurar la confianza en su capacidad educativa, desviando los sentimientos de culpa hacia la búsqueda de soluciones.
3. **Intervención.** Focalizada en la conducta del paciente y la familia. Se enfatiza el papel activo del paciente en su curación y se ofrecen a la familia pautas concretas, reduciendo así la ansiedad y desesperanza en las relaciones con el paciente.

- En la intervención familiar en el TCA, es importante identificar las actitudes que pueden ser un obstáculo para el tratamiento.
- También es clave restaurar la confianza de los padres en su capacidad, ayudándoles a avanzar de los sentimientos de culpa a la búsqueda de soluciones, y potenciar el papel activo del paciente en su curación.

Los objetivos que los padres consideran más importantes del entrenamiento parental son: obtener información sobre el trastorno, las alternativas de tratamiento psicológico y el pronóstico. También, aprender pautas concretas para manejar situaciones, resolver problemas e intervenir de forma eficaz, especialmente ante la amenaza suicida y la comorbilidad.

Los estereotipos más extendidos entre los padres tienen que ver con los límites entre las conductas adolescentes y las propias del TCA. También están muy difundidos los estereotipos sobre la delgadez femenina entre familiares de pacientes con TCA.

En la práctica clínica, se ha desarrollado una gama de diferentes intervenciones y modelos para involucrar a las familias en el tratamiento, que incluye terapia familiar, consejo parental, grupos multifamiliares de tratamiento y psicoeducación grupal para padres de adolescentes.

- **Consejo parental.** Se sugieren cuatro componentes clave del asesoramiento parental:
  - Cohesión. Alude a que los padres trabajen juntos como un equipo.
  - Consistencia. Se refiere al hallazgo de un enfoque de mutuo acuerdo entre ambos padres que se aplica de forma mantenida en el tiempo, lo que aumenta las posibilidades de un mejor resultado. Por eso es aconsejable que los padres reciban apoyo en su esfuerzo por perseverar, a pesar de la inevitable oposición temprana del niño.
  - Comunicación. Debería ser abierta y directa, lo que contribuirá a una comprensión más clara de los sentimientos involucrados y de los temas que hay que resolver.
  - Resolución de conflictos. Es un área clave del funcionamiento familiar saludable y contribuye a la resolución temprana del trastorno alimentario.

En el asesoramiento parental en el TCA, es clave que los padres trabajen juntos como un equipo, y que reciban apoyo en su esfuerzo por perseverar para que mantengan este enfoque en el tiempo.

- **Grupos psicoeducativos.** Adaptan elementos de la terapia cognitivo-conductual a la intervención de padres, como complemento al tratamiento ambulatorio. Los padres perciben un profundo impacto en su gestión del trastorno alimentario al disminuir la carga que experimentan. Este tipo de enfoque puede representar un método útil y económico en el tratamiento multimodal de los trastornos alimentarios.
- **Grupos terapéuticos multifamiliares.** El objetivo principal de las intervenciones familiares más efectivas es restaurar el funcionamiento de la crianza, lo que permitirá a los padres ayudar a sus hijos a lograr un peso saludable y unos hábitos alimentarios libres de síntomas.

Se necesitan intervenciones específicas con las familias, no solo psicoeducativas, para mejorar el acompañamiento al paciente.

El equipo de terapia no solo debe comprender y respetar la posición de la familia, brindando apoyo, sino también centrarse en objetivos concretos, construyendo las intervenciones de acuerdo con las necesidades de cada familia.

El tratamiento, generalmente, consta de tres etapas:

- Inicialmente se alienta a los padres a interrumpir los comportamientos alimentarios desordenados y a separar estos comportamientos de la propia identidad del adolescente.
- En la segunda etapa, el control del comportamiento sintomático se transmite de los padres al adolescente.
- La última etapa consiste en abordar los efectos del trastorno en los procesos de desarrollo del adolescente.

En familias con un alto nivel de expresividad emocional, es mejor trabajar con los padres, por un lado, y con los adolescentes, por otro, en vez de con toda la familia junta.

A continuación, se exponen algunos de los modelos más utilizados de terapia familiar en el TCA.

Modelo de familia psicosomática de Minuchin

Este modelo pone el foco en cambiar la estructura de la familia y las relaciones al considerar el TCA como expresión del conflicto interpersonal (la vulnerabilidad individual interactúa con las disfunciones familiares, generando el trastorno).

Las bases en las que se fundamenta la intervención con la familia son:

- Clarificar los límites intrafamiliares.
- Facilitar la individualización.
- Facilitar la tolerancia al conflicto.
- Bloquear el rol del TCA como mediador del conflicto familiar.

Terapia estratégica de Haley (Problem Solving Therapy)

Analiza la función que puede estar cumpliendo el síntoma (en este caso, el TCA) en la dinámica familiar. La etiología del trastorno no es la familia.

Pone el foco en movilizar a los padres para traer cambios conductuales a través de distintas estrategias:

- Aumentar la ansiedad en los padres (por ejemplo, confrontándolos con los riesgos de la enfermedad) para movilizarlos a que tomen el control (pero, ojo con los padres ansiosos, que se pueden bloquear y generar sentimientos de incapacidad).
- Externalizar el TCA (diferenciando al individuo de su trastorno para que perciba como algo externo) con el fin de reducir los sentimientos de culpa.
- Fortalecer el sistema ejecutivo parental para ayudar a los padres a diferenciarse de su hijo.
- Fortalecer la autoeficiencia parental. Estos padres son la mejor apuesta que se puede tener y hay que hacer equipo, trabajar en equipo (padre-madre, padres-terapeuta, padres-paciente).

Terapia basada en la familia (modelo Maudsley)

Este modelo es ampliamente utilizado en la actualidad por las unidades específicas de abordaje del TCA en psiquiatría infantojuvenil. Es una terapia con la familia, no una terapia de la familia. Además, se acompaña de un gran componente de **terapia motivacional**.

Se basa en el fenómeno de acomodación de la familia al TCA. A veces, se categoriza a una familia como disfuncional, cuando en realidad es una adaptación, a veces inadecuada o ineficaz, al manejo del trastorno. Cuando la familia se adapta demasiado al TCA y se estanca, hay que ayudarla a hacer cambios (de perspectiva, de roles, etc.). La enfermedad está en la familia (la enfermedad tiene un papel central en la vida familiar) y esta se acomoda a la enfermedad persistente (se intenta disminuir así la intensidad emocional, la ansiedad, la impotencia, etcétera).

- Se produce una inflexibilidad en los patrones de la vida diaria.
- Se da una amplificación de aspectos del funcionamiento familiar (por ejemplo, el rol de conciliador que trata de evitar la tensión, se intensifica, en vez de regularse).

- Se produce una disminución de la capacidad para satisfacer las necesidades del ciclo de la vida familiar (por ejemplo, pérdida en la relación de pareja y del espacio familiar de ocio, menos atención a las necesidades de los otros hijos), por lo que se aconseja no focalizar la intervención psicoeducativa únicamente en los padres, sino ampliarla también a los hermanos con el fin de otorgarles espacio para expresar cómo se sienten.
- Los padres sienten la pérdida del sentido de agente activo (impotencia, al no poder conseguir que su hijo coma).

- La terapia basada en la familia no es una terapia de la familia. Considera que los patrones de interacción no son la causa del TCA, sino el resultado de la acomodación de la familia al TCA.
- La terapia basada en la familia compromete a todo el núcleo familiar en unos objetivos compartidos.

Las **bases de esta terapia** se resumirían en las siguientes:

- No se trata la disfunción familiar (ver qué hace mal la familia y qué hay que cambiar), sino que se movilizan recursos de la familia («¿Qué respuesta podríais dar que fuera distinta de lo que ya estáis haciendo para generar cambios?»).
- Pone el foco en comprometer a toda la familia en objetivos de tratamiento compartidos.
- Se trata de evitar la centralidad del síntoma.
- Es fundamental cuidar, en vez de controlar.
- Restablecer experiencias familiares positivas.
- Facilitar la tolerancia a la incertidumbre (a que no vaya tan bien, a no controlar la situación al 100 %) tanto del adolescente como de su familia.
- Formar equipo con el paciente y su familia.
- Inicialmente, el profesional tiene un rol muy activo, que va dando paso a uno menos activo y más volcado en el rol de la familia («Yo sé más sobre la enfermedad, pero vosotros sabéis más sobre el paciente y su entorno familiar»).

Otra de las bases de esta terapia es considerar el TCA como una oportunidad de cambio. Los marcos de cambio que se plantean son los siguientes:

- En el problema central: las preocupaciones sobre la alimentación y el peso son un problema identificado, y el enfoque terapéutico inicial se mantendrá en ese tema.
- En las relaciones (entre el terapeuta y el adolescente, entre el paciente y la familia).
- En los patrones de interacción: no son la causa del TCA, sino el resultado del mismo.
  - Hay que explorar los significados que atribuyen (por ejemplo, al inicio de la enfermedad, a decirle: «Come», etc.) y las emociones que generan.
  - El profesional trata de entender qué le pasa al adolescente y qué siente para mostrarlo a la familia y al propio paciente para que puedan reflexionar sobre ese patrón.
  - Es necesario reforzar los patrones positivos y los cambios.
- En las creencias y significados: hay que crear una comprensión alternativa de los problemas para dar una perspectiva

distinta, invitando a adoptar una postura autorreflexiva o a distanciarse del impacto emocional de las conductas de los demás. Es fundamental la validación para alentar una mayor disposición a disminuir los intercambios emocionales inmediatos.

• En las percepciones centrales:
  – Es tarea de los padres ayudar a su hijo temporalmente, pasando del control al cuidado y apoyo.
  – Es necesario prestar atención a las creencias o cogniciones que refuercen la desesperanza, generando un cambio en la percepción del TCA como una enfermedad crónica y de por vida.
  – El terapeuta puede ofrecer su experiencia con otros casos.

> • La terapia basada en la familia considera el TCA como una oportunidad de cambio.
> • Hay que generar una comprensión alternativa a los problemas para dar una perspectiva distinta, reflexionando y distanciándose del impacto emocional.

Prevención

Los programas de entrenamiento de padres no se plantean únicamente para la intervención sobre determinados trastornos, sino también para la prevención, actuando sobre los factores de riesgo y sobre la influencia que los padres ejercen en sus hijos.

Prevención de riesgo de suicidio en adolescentes

Hay un estudio de evaluación del impacto de la educación grupal dirigida a padres en la reducción de los factores de riesgo del suicidio en adolescentes (Toumbourou y Gregg, 2002). El objetivo de estos grupos es capacitar a los padres para que se ayuden entre sí a mejorar las habilidades de comunicación y las relaciones con los adolescentes.

Demuestran una mejora significativa de algunos factores relacionados con el riesgo de suicidio en adolescentes, principalmente:

• Mayor cuidado materno.
• Reducción del conflicto con los padres.
• Reducción del consumo de sustancias (los adolescentes, cuyos padres participaron en el grupo tenían mayor incidencia de consumo al inicio de la intervención).

El impacto de la intervención fue mayor en las familias que participaron directamente, pero se observó un fenómeno de contagio social, con una transferencia de los impactos positivos en los mejores amigos de los participantes (reducción del consumo de sustancias en los mejores amigos de participantes que habían logrado unas relaciones familiares positivas).

> El objetivo de estos grupos es capacitar a los padres para que se ayuden entre sí a mejorar las habilidades de comunicación y la relación con los adolescentes.

Prevención del consumo de drogas en adolescentes

Hay un estudio de evaluación de la eficacia en la prevención a través de un taller para padres (Riggs, Elfenbaum, y Pentz, 2006). Este estudio analiza los efectos del programa de capacitación en habilidades para padres en la percepción sobre la influencia que ejercen sobre sus hijos en la prevención del consumo de sustancias.

Los hallazgos de este estudio sugieren que las intervenciones de los padres aumentan la autoeficacia en el manejo entre padres e hijos y las habilidades de comunicación, mejorando la percepción de influencia en la prevención, especialmente en aquellos que, además, participaron en la asociación de padres de la escuela y en las sesiones de tareas para practicar en casa.

PUNTOS CLAVE

• Los grupos psicoeducativos de padres son el pilar de cualquier intervención. Estos programas ofrecen los conocimientos y habilidades necesarios para entender y afrontar los problemas que presentan sus hijos, mediante un entrenamiento que fortalezca su rol parental, mejorando la alianza con los terapeutas.

• Los programas de formación parental dan respuesta a las demandas de apoyo de las familias. Si el aprendizaje de estas habilidades se hace en grupo, no solo se aprende del terapeuta, sino de las experiencias e ideas de otros padres. Además, permite que los padres se relacionen entre sí al establecer una red de apoyo social y emocional.

• El formato grupal logra una mayor implicación en el proceso terapéutico, facilita la toma de conciencia sobre el problema, permite rentabilizar el tiempo y supone un ahorro en el coste económico.

• Es importante reflexionar sobre cuál es la modalidad de intervención familiar más eficaz para cada familia en concreto, valorando sus características específicas. No existe una única forma de ser buenos padres, no a todas las familias les funciona lo mismo; intentar imponer un único modelo puede generar sentimientos de incompetencia.

• Las intervenciones más eficaces fomentan la participación activa de los padres; el terapeuta actúa como guía del grupo. La intervención se adapta a los intereses y características de los participantes, combinando la información con grandes dosis de apoyo emocional. Deben prolongarse en el tiempo para asegurar los efectos a largo plazo.

• La incorporación de los terapeutas, los maestros y los agentes sociales al grupo de formación de padres mejora los resultados y facilita la generalización de la intervención.

• El formato individual puede ser de elección para las familias con mayor presencia de psicopatología, que tienen un mayor riesgo de abandono.

• En las familias con un alto nivel de expresividad emocional, es mejor trabajar con los padres, por un lado, y los adolescentes, por otro, en vez de con toda la familia junta.

• Los grupos de entrenamiento de padres son el tratamiento de elección para los trastornos de la conducta en niños y para el TDAH en edad preescolar. También son fundamentales en el abordaje de los trastornos del espectro autista y en la anorexia nerviosa en adolescentes.

BIBLIOGRAFÍA

Australian Psychological Society. Evidence-based psychological interventions in the treatment of mental disorders. A review of the literature. 4ª ed. Melbourne: Australian Psychological Society; 2018.

Ayuda-Pascual R, Llorente-Comí M, Martos-Pérez J, Rodríguez-Bausá L, Olmo-Remesal L. Medidas de estrés e impacto familiar en padres de niños con trastornos del espectro autista antes y después de su participación en un programa de formación. Rev Neurol. 2012;54(1):S73-80.

Bruning Brown J, Winzelberg AJ, Abascal LB, Taylor CB. An evaluation of an Internet-delivered eating disorder prevention program for adolescents and their parents. J Adolesc Health. 2004 Oct;35(4):290-6.

Castro U, Larroy, Gómez MA. Intervención cognitivo-conductual para pacientes adolescentes y sus padres en el tratamiento de la bulimia nerviosa. Revista de Psicopatología y Psicología Clínica. 2010;15(1):49-60.

Chronis AM, Jones HA, Raggi VL. Evidence-based psicosocial treatments for children and adolescents with attention-deficit/hyperactivity disorder. Clin Psychol Rev. 2006;26(4):486-502.

Coates J, Taylor JA, Sayal K. Parenting Interventions for ADHD: a systematic literature review and meta-analysis. J Atten Disord. 2015 Oct;19(10): 831-43.

Coletti DJ, Pappadopulos E, Katsiotas NJ, Berest A, Jensen PS, Kafantaris V. Parent perspectives on the decision to initiate medication treatment of attention-deficit/hyperactivity disorder. J Child Adolesc Psychopharmacol. 2012;22(3):226-37.

De Frutos Guijarro JJ, Bernal Gutierrez AI. ¿Qué le está pasando a mi hija? Manual para psicoeducación grupal de padres en trastornos de la conducta alimentaria. Hospital Universitario de Móstoles. Consejería de Salud de la Comunidad de Madrid; 2012.

Farrington DP y Welsh BC. (2003). Family-based prevention of offending: A meta-analysis. Australian and New Zeland Journal of Criminology, 2003; 36(2), 127-151.

Ferrer Ribot M. Los programas de intervención familiar y de apoyo a la parentalidad. Indivisa. Bol Estud Invest. 2010;11:39-56.

Garreta E, Jimeno T, Servera M. Análisis de la efectividad de un programa de entrenamiento de padres de niños con TDAH en un ambiente hospitalario. Actas Esp Psiquiatr. 2018;46(1):21-8.

Green J, Charman T, Pickles A, Wan MW, Elsabbagh M, Slonims V, et al. Paret-mediated intervention versus no intervention for infants at high risk of autism: a parallel, single-blind, randomised trial. Lancet Psychiatry. 2015;2(2):133-40.

Grupo de Trabajo de la Guía de Práctica Clínica sobre las Intervenciones Terapéuticas en el Trastorno por Déficit de Atención con Hiperactividad (TDAH). Guías de Práctica Clínica en el SNS. Madrid: Ministerio de Sanidad, Servicios Sociales e Igualdad. Instituto Aragonés de Ciencias de la Salud (IACS); 2017.

Herráez Martín de Valmaseda MC. Grupos psicoeducativos para padres de niños con trastorno por déficit de atención e hiperactividad. Acta Pediatr Esp. 2020;78(1-2):14-8.

Hwang AW, Chao MY, Liu SW. A randomized controlled trial of routines-based early intervention for children with or at risk for developmental delay. Res Dev Disabil. 2013, Oct. 34(10):3112-23.

Jáuregui-Lobera I. Autoayuda y participación de la familia en el tratamiento de los TCA. Trastornos de Conducta Alimentaria. 2005;2:158-98.

Lozano Rodríguez I, Valero Aguayo L. Revisión sistemática de la eficacia de los programas de entrenamiento a padres. Revista de Psicología Clínica con Niños y Adolescentes. 2017;4(2): 85-91.

MTA Group. A 14-month randomized clinical trial of treatment strategies for attention-deficit/hyperactivity disorder. The MTA Cooperative Group. Multimodal Treatment Study of Children with ADHD. Arch General Psychiatry. 1999;56(12):1073-86.

Oliva Delgado A, Hidalgo V, Martín D, Parra A, Ríos M, Vallejo R. Programa de apoyo a madres y padres de adolescentes. Sevilla: Consejería de Salud. Junta de Andalucía; 2007.

Pelham WE Jr, Fabiano GA. Evidence-based psychosocial treatments for attention-deficit/hyperactivity disorder. J Clin Child Adolesc Psychol. 2008 Jan;37(1):184-214.

Rausch Herscovici C. Family approaches. En: Lask B, BryantWaugh R (eds.). Eating Disorders in Childhood and Adolescence. 4ª ed. Londres, Nueva York: Routledge; 2013. p. 239-57.

Riggs NR, Elfenbaum P, Pentz MA. Parent program component analysis in a drug abuse prevention trial. J Adolesc Health. 2006 Jul;39(1):66-72.

Robles Pacho Z, Romero Triñanes E. Programas de entrenamiento para padres de niños con problemas de conducta: una revisión de su eficacia. Anales de Psicología. 2011;27(1):86-101.

Sonuga-Barke EJ, Brandeis D, Cortese S, Daley D, Ferrin M, Holtmann M, et al. European ADHD Guidelines Group. Nonpharmacological interventions for ADHD: systematic review and meta-analyses of randomized controlled trials of dietary and psychological treatments. Am J Psychiatry. 2013;170(3):275-89.

Sonuga-Barke EJ, Daley D, Thompson M, Laver-Bradbury C, Weeks A. Parent-based therapies for preschool attention deficit/hyperactivity disorder: a randomized, controlled trial with a community sample. J Am Acad Child Adolesc Psychiatry. 2001;40(4):402-8.

Thiruchelvam D, Charach A, Schachar RJ. Moderators and mediators of long-term adherence to stimulant treatment adherence to stimulant treatment in children with ADHD. J Am Acad Child Adolesc Psychiatry. 2001;40(8):922-8.

Toumbourou JW, Gregg ME. Impact of an empowerment-based parent education program on the reduction of youth suicide risk factors. J Adolesc Health. 2002 Sep;31(3):277-85.

Desarrollo de servicios y su evaluación

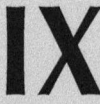

Aspectos diferenciales del desarrollo de programas de hospital de día y de hospitalización en un servicio de salud mental infantil y juvenil

38

B. Sánchez Fernández

OBJETIVOS

- Conocer los aspectos más destacables del ámbito asistencial de la hospitalización total.
- Identificar los aspectos más importantes respecto a los hospitales de día.
- Discernir los aspectos esenciales y diferenciales en la hospitalización psiquiátrica infantojuvenil, tanto total como parcial, desde su indicación, su cultura, su estructura, sus oportunidades y riesgos, y su funcionamiento en el contexto del itinerario terapéutico general.

HOSPITALIZACIÓN PSIQUIÁTRICA AGUDA DE MENORES DE EDAD: OPORTUNIDADES Y RIESGOS

A continuación, se exponen los factores de protección y de riesgo específicos de la infancia y adolescencia que caracterizan la situación de ingreso psiquiátrico.

Marco legal

El ingreso psiquiátrico agudo en menores supone un permiso extraordinario para la restricción de la libertad, hecho que implica ser considerado como ingreso involuntario en el Estado español, aunque el paciente en cuestión lo asumiese como voluntario. Ello hace necesaria su comunicación al juez para que este lo ratifique, habitualmente mediante entrevista al menor por parte del magistrado y el forense en el propio hospital.

Ese permiso extraordinario lo solicita el facultativo y lo firman los tutores del menor. Si estos no dieran su conformidad y el ingreso fuera inevitable a juicio del facultativo, el menor quedaría en retención hospitalaria a la espera de la valoración urgente del juez (artículo 763 del Código Civil).

El ingreso como necesidad: una etapa temporal del proceso de atención

Cuando la integridad del niño, adolescente o su entorno corre un riesgo inasumible desde el contexto ambulatorio, se indica un ingreso para continuar el abordaje terapéutico en situación de seguridad.

También puede estar indicada la observación intensiva para realizar el diagnóstico diferencial de una situación en la que existen dudas de valoración que impiden seguir adelante con el árbol de decisión terapéutica.

Siempre se trata de una excepcionalidad en el itinerario terapéutico del paciente y tendrá la duración más corta posible con un límite máximo aproximado de 3 semanas.

Se trata de pacientes que llegan o bien por derivación de otros centros de salud —programada—, o bien por urgencias. Incluso para los primeros, algunas unidades de ingreso han creado agendas de valoración, denominadas en algunos centros unidades de crisis, para estudiar el caso y poder ayudar mediante una segunda opinión a ofrecer posibles alternativas a esta situación de excepción.

Las diferencias de un ingreso en paidopsiquiatría

- La gravedad psicopatológica no va asociada a la necesidad de encamamiento. Ello implica una diferenciación estructural de espacios de día y espacios de noche o descanso.
- Se trata de ingresos que implican posibilidad de ausencia de los padres.
- El ingreso se basa en aspectos que guardan relación con la convivencia en cuanto al marco que permite la evaluación y la terapia.
- Funcionalmente, implica una especial formación de los profesionales en la lectura y en la gestión de aspectos de dinámica de grupo.

Marco espacial: de la intimidad a la socialización

- Es necesaria la adecuación a la psicomotricidad infantojuvenil y sus condicionantes específicos de amplitud, acceso al exterior, luminosidad y ambiente pediátrico/juvenil.
- Las medidas de seguridad han de tener la discreción necesaria, hecho por el cual se requiere la implementación con

tecnologías que permitan que estén y no se vean, como, por ejemplo, detectores de movimiento.

- Dadas las diferencias de funcionamiento entre niños y adolescentes, por un lado, entre los diferentes síndromes psicopatológicos, por otro, y, por último, entre las diferentes estadificaciones clínicas, han de poder definirse circuitos apropiados que respeten estas limitaciones convivenciales.

Los tres ejes de la propuesta del modelo de hospitalización paidopsiquiátrica

A continuación se abordan las tres características que caracterizan el ingreso en psiquiatría infantil y juvenil.

Multidisciplinariedad: capacidad de adaptación técnica a la especificidad del menor

La característica nuclear que distingue la hospitalización psiquiátrica como pediátrica es su multidisciplinariedad específica. Las disciplinas que concurren, además de las propias del diseño del plan terapéutico individualizado (psiquiatría, psicología y enfermería), son trabajo social, terapia ocupacional/integración sensorial, educación social, integración social y docencia.

En este sentido, el diseño de la **estructura de las actividades terapéuticas y de recogida de información de la vida diaria**, de convivencia o preconvivencia, que definen el calendario individualizado de cada paciente, se basa en los niveles de posibilidad de autonomía que la situación clínica basal o episódica posibilita en cada momento. Estos niveles, en el sentido de avance del motivo de ingreso hacia la autonomía, son:

- **Nivel 1**. Preconvivencial. De organización del sí mismo y orientación hacia los hábitos de autonomía y alivio sintomatológico.
- **Nivel 2**. De estímulo-tonificación o trabajo con la propiocepción individual y grupal.
- **Nivel 3**. De organización cognitiva, representación/expresión mediada o social, y desarrollo de la identidad y la pertenencia.

> ❗ Estas actividades terapéuticas y de recogida de información intermediarias requieren el desarrollo de modelos propios de evaluación de información clínica relevante (las manifestaciones clínicas en menores requieren una exploración mediante técnicas indirectas, fundamentalmente lúdicas, mientras que en los adultos, la capacidad verbal comunicativa adquiere una preponderancia mucho mayor).

La unidad de hospitalización aguda supone una **estructura de alta complejidad**:

- Tres niveles de trabajo terapéutico simultáneo, que deben ser individualizados, hora a hora, para cada paciente.
- Dos franjas etarias (mayores y menores de 12 años).
- Varias dinámicas de tareas terapéuticas específicas por roles profesionales diferenciados y otras conjuntas, en las que es necesario definir al detalle la compatibilización técnica.

Continuidad: enfoque comunitario

Supone un paso hacia fuera de los límites de la hospitalización, es decir, hacia la gestión de la perihospitalización.

Contempla una unificación de la coordinación del proceso agudo, entre la hospitalización total, el área de urgencias/unidad de crisis y la hospitalización parcial.

- **Urgencias**: requiere el desarrollo de un modelo de urgencia específico para la población infantojuvenil en el hospital.
- **Unidad de crisis o espacio de gestión clínica perihospitalización**: se trata de un servicio de respuesta rápida a situaciones clínicas de alta demanda de presencia, intervención y decisión de recurso más adaptado a la necesidad planteada, que posibilita la participación de paciente-familia en su diseño. Estas situaciones van desde demandas de asesoramiento y monitorización clínica, propuestas por los psiquiatras ambulatorios y psiquiatras de urgencias, hasta peticiones de apoyo a pacientes y familias que se preparan para su ingreso.
- **Hospitalización parcial de crisis**: espacio privilegiado de diagnóstico diferencial y desarrollo de la conexión con la atención comunitaria de situaciones de alta demanda de intervención. Sus características centrales son intensidad, agilidad y flexibilidad. Puede evitar ingresos en hospitalización total y permite acortarlos.

Reticularidad: conexión a áreas específicas de desarrollo de conocimiento

Supone un modelo de hospitalización de alta especificidad mediante el cruce, en forma de red, entre procesos asistenciales —hospitalización, perihospitalización, atención ambulatoria—, por un lado, y modelos de generación de conocimiento en áreas específicas —docentes y de investigación—, por otro (por ejemplo, trastornos del desarrollo, trastornos del comportamiento alimentario, trastornos del humor, conducta suicida).

La formación y sesiones clínicas conjuntas con unidades funcionales facilitan la continuidad de procesos entre los dispositivos ambulatorios del territorio y los dispositivos de ingreso (modelo Kaiser Permanente) al integrar el itinerario hospitalario y perihospitalario con el comunitario.

Esto permite una multiplicación de capacidades de generación de conocimiento. La participación en proyectos de investigación garantiza este desarrollo.

Cultura de la situación de ingreso. Misión, visión y valores

En cuanto a la estructura y a la cultura del ingreso, cabe subrayar ciertos aspectos que son esenciales en una hospitalización psiquiátrica.

Marco

Las siguientes características son imprescindibles en la concepción de una unidad de hospitalización de psiquiatría infantojuvenil:

- Segura (seguridad para contingencias somáticas y agresivas).
- Contenedora (asume tensión de último nivel).
- Reactiva (disponible) y flexible (adaptable en objetivos).
- Acogedora (cálida, promociona identidad y pertenencia).
- Motivadora (estructura transicional para el funcionamiento fuera de ella).

El modelo de ingreso en niños y adolescentes contempla la disponibilidad de habitaciones individuales, especialmente para los niños más pequeños o para aquellos que tengan discapacidad intelectual asociada, para poder ser acompañados por su familia, además de la disponibilidad habitual en relación con las contingencias clínicas agudas que requieran un riesgo/supervisión estrechos.

La seguridad es un aspecto central en la concepción de esta hospitalización. En este sentido, tanto los factores propios del diseño arquitectónico-funcional (por ejemplo, amplitud suficiente de espacios comunes y la disponibilidad de una habitación protegida/acolchada que permita una breve desconexión para volver cuanto antes al medio de convivencia) y del diseño de las dinámicas de actividades y circulación de pacientes, por un lado, como la actualización en protocolos y entrenamiento a los profesionales para el manejo de las contingencias de agresividad, por otro, han de tenerse especialmente en cuenta para evitar al máximo el uso de medidas mecánicas de restricción a los pacientes.

A pesar de ser un medio cerrado, el sentido de su diseño y funcionamiento se basa en la apertura a la comunidad, incluso en sus estados agudos, objetivo para el cual las condiciones de prevención de la seguridad se establecen desde los primeros momentos del ingreso. En este mismo sentido, se pretende conservar, en el día a día del paciente y su familia, dentro de la neutralidad respetuosa que exige el medio hospitalario, un trato familiar y humanista, y ser referencia activa y permanente en valores de este mismo respeto para la convivencia como exponente máximo de la proyección de la salud mental.

El ingreso seguirá el objetivo de minimizar el tiempo de estancia, así como disminuir el estrés que supone para el niño y adolescente y su familia. Para ello, los trabajos de coordinación del alta se llevarán a cabo desde el día de su inicio. De esta planificación conjunta con el medio terapéutico extrahospitalario, el paciente y familiar han de ser copartícipes en todo momento.

Función

- Analítica y transparente en la interpretación y el juicio diagnóstico tanto de los problemas que se plantean como motivo de ingreso y los que se plantearon con anterioridad como del papel que la unidad de hospitalización puede desempeñar en el contexto del resto de los agentes asistenciales.
- Abierta a hallar factores de riesgo o de protección no planteados hasta ese momento y a invitar al proceso del ingreso, a los actores necesarios que aporten valor añadido tanto del propio equipo, con la investigación constante de nuevos roles asistenciales, como de otros dispositivos de asistencia, sanitarios y no sanitarios.
- Eficaz en la remisión de síntomas invalidantes, en la implementación de aspectos deficitarios y en la habilitación de la capacidad de pensar, sentir, expresar y relacionarse.

- Educadora en valores de respeto, convivencia, comunicación y apoyo.
- Promocionadora de autonomía y desarrollo de juicio crítico en cuanto a los criterios decisivos para gestionar la evolución de su propia patología en contraposición con expectativas ideales y unilaterales.
- Mediadora con el entorno de modo que facilite la conexión con recursos normalizados o alternativos.

Diseño del equipo, roles terapéuticos y funcionamiento

A continuación, se especificará la organización del equipo de profesionales que componen una unidad de hospitalización.

Equipo profesional

- **Equipo de coordinación**: profesionales del ámbito de la psiquiatría y la enfermería infantojuveniles.
- **Equipo clínico**: profesionales de psiquiatría infantojuvenil, psicología infantojuvenil y enfermería infantojuvenil.
- **Equipo auxiliar**: profesionales de trabajo social, educación social, auxiliares de enfermería, terapia ocupacional/integración sensorial, integración social, docencia escolar y administración.

Roles terapéuticos: cuidados y tratamiento

- Se realiza una valoración global de la salud y necesidades sociales e instrumentales: se vela por la fiabilidad y validez de las medidas utilizadas, la facilidad para las segundas opiniones, el acceso a las interconsultas que se consideren necesarias y a modelos alternativos oportunos, la formulación de un diagnóstico diferencial, y se asegura la disponibilidad de informes previos.
- Se dispone de una amplia gama de abordajes diagnósticos y terapéuticos, y se realiza un programa estructurado individualizado de combinación y sucesión de tratamientos.
- Exploración multidisciplinar.
- Terapia farmacológica sometida a las directrices actualizadas.
- Psicoterapia individual.
- Psicoterapia familiar.
- Psicoterapia grupal.
- Psicoeducación para pacientes: acceso a hábitos de salud y sociales.
- Psicoeducación para padres: capacitación y generalización de la experiencia del ingreso.
- Grupo psicoeducativo de pacientes.
- Grupo psicoeducativo de padres.
- Actividades intermediarias: organización-estímulo-creación.
- El plan de atención está definido por escrito, identificado por profesionales, y es asequible por el paciente y familia, y trazable mediante un cronograma.
- Se asegura el derecho a continuar la formación escolar. La escuela es un espacio en el que se trabaja de forma individualizada y grupal y se halla enmarcada en el nivel 3 de las actividades intermediarias. Por otro lado, tiene el valor añadido específico de representar la conexión con

un medio de convivencia normativo habitual, como es el escolar. Hay un profesional docente especializado que se pone en contacto con la escuela de cada niño para marcar los objetivos que debe seguir durante su ingreso y trabajar la graduación del retorno al centro educativo.

Ejemplo de funcionamiento de una unidad de convivencia

Medidas de ajuste de capacidad de contención/manejo de las dinámicas clínicas de grupo/gestión de las referencias y el ambiente.

A continuación se presenta una posible estructura de coordinación del trabajo clínico.

- **Coordinación interna diaria:**
  - Monitorización de la capacidad de contención de la unidad: contingencias de dotación-actualización protocolos-prevención de la tensión-ambiente-discusión de ratios paciente-profesional.
  - Calendario de actividades y reparto de actividades por grupos de pacientes de primera hora. Diseño multidisciplinar diario de las intervenciones en jornada de ingreso personalizada por edad, diagnóstico, situación clínica y situación familiar: diacronía y sincronía en las dinámicas de grupo.
  - Actualización de novedades relevantes a última hora de la mañana.
- **Reunión de equipo semanal**: asegura la actualización de la comunicación de situaciones significativas funcionales y emocionales dentro del equipo.
- **Reunión de visualización grupo de pacientes-grupo de profesionales:**
  - Se trata de una breve reunión formal de inicio del día para fomentar aspectos de referencia/orientación y de respeto.
  - Se identifica a cada paciente, por un lado, y a cada profesional del equipo, por otro, con su rol funcional en la unidad y su referencia específica para cada paciente.
  - Se realizan presentaciones de pacientes nuevos, se anuncian altas, se preparan permisos y se comunican novedades significativas.
  - Se anuncian las actividades que van a componer la jornada, dando una importancia simbólica especial a los grupos por encima de los factores individuales.
  - En el contexto del internamiento, se busca reforzar elementos escénicos de dinamismo y proceso.
  - Se intenta evitar, en lo posible, la unidireccionalidad y el riesgo de cosificación que puede experimentar el paciente, máxime al estar en situación cerrada y expuesto a intervención por parte de un desconocido.
  - Se intenta subrayar también la fuerza visual del grupo en cuanto a capacidad de contención y la promoción de aspectos de pertenencia.
  - Se aclaran contingencias relevantes que afecten a la convivencia, promocionando valores de salud y respeto, y se sensibiliza a los pacientes en cuanto a interpretar como patológicas o no situaciones acaecidas en la dinámica de hospitalización.
  - Permite hacer una evaluación rápida de la capacidad de funcionamiento social (empatía, adecuación) que el conjunto de pacientes presenta ese día.

- **Formación continua:**
  - Sesiones clínicas semanales de casos complejos.
  - Cursos focales de capacitación específica.
  - Participación en las sesiones clínicas, bibliográficas y formativas generales del servicio.

Efectos de la hospitalización: de la intensidad a la complejidad

- **Restricción de la exposición al medio habitual**, en el momento del ingreso, tóxico o inasumible.
- **Medidas radicales para preservar y estimular la integridad.**
- **Reordenar.** Establecer qué diagnostico no tiene ahora el paciente o qué intervención no toca ahora. El ingreso constituye una referencia para secuenciar de nuevo las actuaciones que hay que realizar. El orden de los factores sí afecta a la lectura de lo que sucede y, por tanto, a su ejecución. Por lo tanto, es el momento para establecer deberes y su calendario para el futuro.
- **Multienfoque.** Una solución no tiende a consolidarse si solo es para aliviar un único aspecto. Se trata de establecer una especie de máximo común divisor entre las diferentes parcialidades. En cuanto a disciplinas, trabajo social/enfermería/actividades propiocepción-mediación-socialización/docencia. O en su traducción a funciones, protección/autonomía/comunicación/socialización.
- **Diferenciar entre grupos de abordaje específico.** El ámbito de hospitalización puede hacer posible reunir suficientes casos para un mismo abordaje.
- **Generar movimientos simbólicos.** La decisión de cuidado que un internamiento supone genera un vector de superioridad en relación con la situación de exposición al riesgo que la provoca.

Innovación en hospitalización: cómo evitar la yatrogenia

Diferenciando los factores que posibilitan la mejoría y los que suponen un riesgo, cuando se ingresa a un menor, es posible diferenciar distintos elementos determinantes.

Oportunidades

- **Protección.** El mensaje de respeto es que no es necesario exponerse ante un riesgo inasumible.
- **Mediación con la familia** en las vicisitudes de dinámicas familiares que entran en espirales de autodestrucción. El trabajo con la separación de las familias puede generar nuevas oportunidades de convivencia futura.
- **Excepción.** Medidas fuera de norma tienen más facilidad para provocar una reacción.
- **Disponibilidad.** La posibilidad de poder realizarse el ingreso supone el paso de una amenaza vaga a una opción de salida concreta.
- **Transición.** El gradiente terapéutico protección-autonomía-comunicación-socialización en que consiste el ingreso prepara para la continuación en el medio natural.

Riesgos

- **Uso por defecto y no por indicación.** Existe el riesgo de usar un ingreso psiquiátrico agudo en situaciones variadas de desesperación terapéutica, por un lado, o de crisis de pertenencia a la familia (o a la alternativa a esta), por otro. En ambos casos es un problema de razones. Se trata de situaciones de difuminación, crisis o agotamiento del itinerario terapéutico, en el primer caso, y del proyecto de familia, en el segundo. El beneficio y la tendencia al acortamiento de un ingreso se basa en la claridad de los objetivos que justifican su uso, y la constancia de que las alternativas al mismo son más perjudiciales y, por contra, el perjuicio de un ingreso y la tendencia a su alargamiento es directamente proporcional al vacío en el grupo primario de apoyo o de pertenencia o en los grupos secundarios o de desarrollo.
- **Riesgo de imprudencia de los recursos actuadores**, propia de la tendencia de recursos intervencionistas, como son los hospitales. Ello se basa en la falacia del supuesto de que la intervención siempre es buena. Es conveniente recordar a menudo la importancia de conocer la evolución natural de los procesos, y ver si la alteración que supone la hospitalización mejora aquella. Se debería tener más presente la primera regla para los profesionales procuradores de salud: primero, no hacer daño y, si se participa, que sea por una ventaja transparente para todos.
- **Alargamiento de los procesos.** El internamiento pierde efectividad cuanto más dura. Se produce más confusión, al hacer más habitual un contexto de superatención excepcional y artificial, y, además, se pierde la potencia diferencial del hábitat exterior.

Graduación de la intervención

- Creación de un espacio virtual perihospitalización (unidad de crisis) para hacer más permeable la indicación de pasar el hiato de la hospitalización.
- Posibilidades de hospitalizaciones abiertas de observación, acompañados de sus familias.
- Facilitar la gestión unitaria con hospitalización parcial y urgencias.

Detecciones que facilita la hospitalización

La hospitalización como opción pone de relieve determinadas situaciones de déficit que pueden requerir otro tipo de intervenciones.

Debilitamiento de la familia

- Insuficiencia para compartir el trabajo dentro del hospital.
- Dinámicas de depositación hospitalaria.
- Agotamiento en el curso del trabajo mantenido en el itinerario terapéutico.

Crisis de los recursos a la familia

- Agresiones en los centros de tutela a menores.
- Fugas en estos dispositivos.

Valoraciones sociales útiles, previas a las demandas de ingreso, que ayudan a ponerlas en primer plano. Ingresos por retención hospitalaria

- Diagnóstico de desprotección/toxicidad/maltrato.
- Evaluación de situaciones de aislamiento en domicilio y no acceso al medio de salud.
- Detección de agotamiento en cuadros crónicos.
- Ayuda en situaciones de claudicación de procesos adoptivos.

La calidad en una unidad de hospitalización de paidopsiquiatría

Los **aspectos conceptuales** que hay que tener en cuenta para definir *calidad* en las unidades de hospitalización son las siguientes:

- Grado en que un servicio o producto satisface las necesidades, deseos y expectativas de sus clientes con los recursos disponibles.
- Implica la noción de grado o proceso, no obedece a una variable categorial.
- Requiere la participación de los clientes para su medición.
- Se puede y se debe medir en concreto el grado de efectividad-eficacia-eficiencia.
- No mide el lujo, sino la optimización o adaptación de los recursos.
- Además de la capacitación técnica, ha de incluir variables que midan trato, bienestar, continuidad, accesibilidad, participación en el tratamiento, satisfacción del profesional.
- Máximas que se han de revisar amparadas en la subjetividad: «Nuestros pacientes ya están satisfechos», «La relación terapéutica es un arte».

Los **siete estándares claves en la valoración** de una unidad de hospitalización son los siguientes:

1. **Entorno e instalaciones:** diseño, calidez, intimidad, separación etaria, accesibilidad y flexibilidad de circulación, personalización, emergencias.
2. **Dotación de personal y formación continuada:** ratios, especialización, equipo multidisciplinar, formación basada en la evidencia, supervisión.
3. **Acceso, admisión y alta:** información a otros profesionales, claridad en los criterios de admisión, alternativas, evaluación y tratamiento sin demora inaceptable, participación de paciente y familia.
4. **Cuidados y tratamiento:** medidas fiables, segundas opiniones, diagnóstico diferencial, informes previos, programas estructurados de combinación de tratamientos, acceso a servicios alternativos, plan de atención definido por escrito, identificado por profesionales y ejecutable por paciente y familia, formación escolar, instrumentos de evaluación válidos, acceso a hábitos saludables.
5. **Información, consentimiento y confidencialidad:** información web, documentación de bienvenida, referente, equipo, acceso a registros de salud, consentimientos informados, marco jurídico de tratamiento involuntario.

6. **Protección de los derechos del menor:** actualización del marco jurídico de restricción de libertad, métodos de control de conducta y restricción física (registro), solicitud de entrevistas, acceso a medios lúdicos y de comunicación apropiados, canal de quejas, promoción de contacto con la familia.

7. **Gestión de las contingencias clínicas, protocolización y capacidad auditora:** encuestas de satisfacción, registro de incidentes, datos de rendimiento, información de riesgos clínicos, protocolos de contingencias, protagonismo del personal en auditoría clínica, descripción de los servicios (personal, capacitación, estándares de calidad).

Integración de recursos no sanitarios en hospitalización: un ejemplo de su función estructural y transicional

Los equipos de hospitalización total y parcial de salud mental infantojuvenil han de contratar en su estructura a personal docente por ley.

La figura docente realiza las siguientes funciones dentro del equipo, además de su función estrictamente de impartir contenido lectivo:

- Evaluar áreas psicopatológicas propuestas por el personal clínico durante el desempeño del aprendizaje, así como monitorizar cambios durante la hospitalización.
- Coordinar con el medio escolar habitual situación tanto de contenido docente como de integración en el contexto grupal e institucional.
- Conocer las implicaciones que la situación psicopatológica concreta tiene en la capacidad instrumental del estudiante/paciente para poder crear estrategias adaptativas alternativas de acción docente.
- Desarrollar conocimiento de dinámicas de grupo para poder diseñar estrategias efectivas de aprendizaje compartido.
- Establecer un itinerario docente transicional que tenga en cuenta la situación psicopatológica, los tratamientos farmacológicos —en relación con su influencia en el rendimiento cognitivo y relacional— y el resto de los abordajes psicoterapéuticos o de intervención social de cara a su progresiva integración en el marco educativo normalizado.
- Hacer pedagogía sanitaria en el marco educativo para facilitar la readaptación escolar.

Aspectos relevantes de especificidad en la hospitalización de salud mental infantojuvenil

- Involucración de la familia en el cuidado, dentro de una unidad de hospitalización, de los pacientes con trastornos del neurodesarrollo más graves, en el circuito de salud mental infantil y juvenil, que no han respondido a tratamientos en unidades de hospitalización estándar o en hospitales de día.
- Contención mecánica cero, a pesar de que el principal factor de ingreso es la agresividad y violencia de los pacientes hacia sí mismos o hacia otros. Autoinstrucción cada 2 semanas en técnicas de aproximación física. Es posible que con un equipo multidisciplinar instruido se pueda contener de una manera efectiva a los pacientes ingresados, usando la grada-

ción de contención desde la intervención verbal, pasando por la restricción temporal del contacto, el uso de una sala de aislamiento de estímulos y la administración de fármacos hasta el empleo de la contención física.

- La individualización del abordaje al paciente mediante pruebas farmacogenéticas en el momento de ingreso y el uso de fármacos basados en evidencia que maximicen su efectividad y minimicen sus efectos secundarios en una población infantil y adolescente con múltiple farmacológica que no ha respondido a tratamiento previo.
- Se focaliza, además del diagnóstico, en la programación de planes funcionales detalladamente establecidos para incrementar la funcionalidad, competencia e integración social de los pacientes ingresados.
- La unidad de ingreso es una unidad abierta a los espacios naturales de desarrollo de su vida cotidiana. Desde el momento del internamiento, se realiza una coordinación activa con los recursos del medio natural para acordar criterios de alta comunes. Los permisos del internamiento pueden servir como guía en este proceso.
- El diseño multidisciplinar del equipo terapéutico guarda relación con esta capacidad de coordinación.
- Los niños y adolescentes conviven y establecen una relación estructurada con el equipo profesional. Este modelo de socialización con figuras pares y jerárquicas permite la externalización de valores funcionales en el medio natural.
- Esta estructura de convivencia es un modelo hacia la humanización y normalización de los pacientes psiquiátricos menores de 18 años para que vivan sus problemas mentales como parte de sí mismos, con una aceptación de los tratamientos que muchos de ellos necesitarán a lo largo de su vida.

Elementos técnicos operativos de una unidad de hospitalización: seguridad y protección

Se pueden estructurar las necesidades para realizar la técnica de la contención física en el contexto de la tendencia a la contención cero del modo que se expone a continuación.

Manejo hospitalario del paciente pediátrico agitado

- **Requerimientos esenciales:**
  - Área específica (segura, tranquila, pocas distracciones, alejada de la salida).
  - Personal entrenado:
    - Valoración de estado médico/descartar patología orgánica subyacente.
    - Habilidades básicas en el manejo de problemas psiquiátricos comunes.
- **Principios de la atención a la agitación.** En todo episodio de agitación psicomotriz, es fundamental asegurar las medidas de protección del paciente y equipo, y una adecuada evaluación médica.
- **Fases de una agitación:**
  - El estadio inicial puede ser una fase verbal con amenazas inespecíficas o lenguaje insultante.
  - En el segundo estadio, la fase motriz, el paciente está en continuo movimiento, agitado y paseando sin finalidad clara.

Tabla 38-1. Criterios de sospecha de etiología médica no psiquiátrica

Inicio brusco

- Alteración de los signos vitales

Antecedentes de TCE o exploración física sugerente

- Síntomas/signos: focalidad neurológica, alteración del nivel de consciencia, fluctuación de la sintomatología, confusión, discurso incoherente, desorientación temporo-espacial, pérdida del ritmo sueño-vigilia, empeoramiento nocturno, alucinaciones visuales, olfativas o táctiles

Alteración de las pruebas complementarias

TCE: traumatismo craneoencefálico.

- El tercero es el daño a pertenencias propias o al espacio y mobiliario.
- Finalmente, la fase de ataque, durante la cual se intenta hacer daño a sí mismo o intenta dañar a otros.
- La escalada no siempre es gradual, pero el signo predictor más importante de violencia es el comportamiento motor (por ejemplo, actitud en puños).
- **Primer paso, descartar organicidad**: véase **tabla 38-1** de criterios de sospecha de etiología médica.

- **Algoritmo diagnóstico-terapéutico** (véase **figura 38-1**).
- **Material y entorno necesario**:
  - Una cama, silla o litera donde se puedan fijar de forma segura las contenciones y sea posible frenar (deberían estar fijadas al suelo), y el equipo de contención.
  - Entorno de seguridad y comodidad para el paciente. Siempre preservar la intimidad del paciente, en la medida de lo posible.
  - Hábitat de calma y confianza.
  - La habitación: ancha, con iluminación natural, que no haya demasiado ruido, sin dispositivos que pueda utilizar el paciente para lesionarse a sí mismo o a los demás (bolígrafos, collares, identificaciones).
  - El mobiliario debe disponer de un sistema de cierre, ocultación o encastración para que no suponga un riesgo (**Fig. 38-2**).
  - Deben retirarse muebles ligeros, como sillas, que puedan arrojarse (v. **Fig. 38-2**).
  - Cámara de videovigilancia.
- **Técnica de contención mecánica**:
  - Las técnicas previas de contención verbal, manejo del tiempo fuera/uso de sala de seclusión o contención química no han sido capaces de revertir la evolución de la agitación.

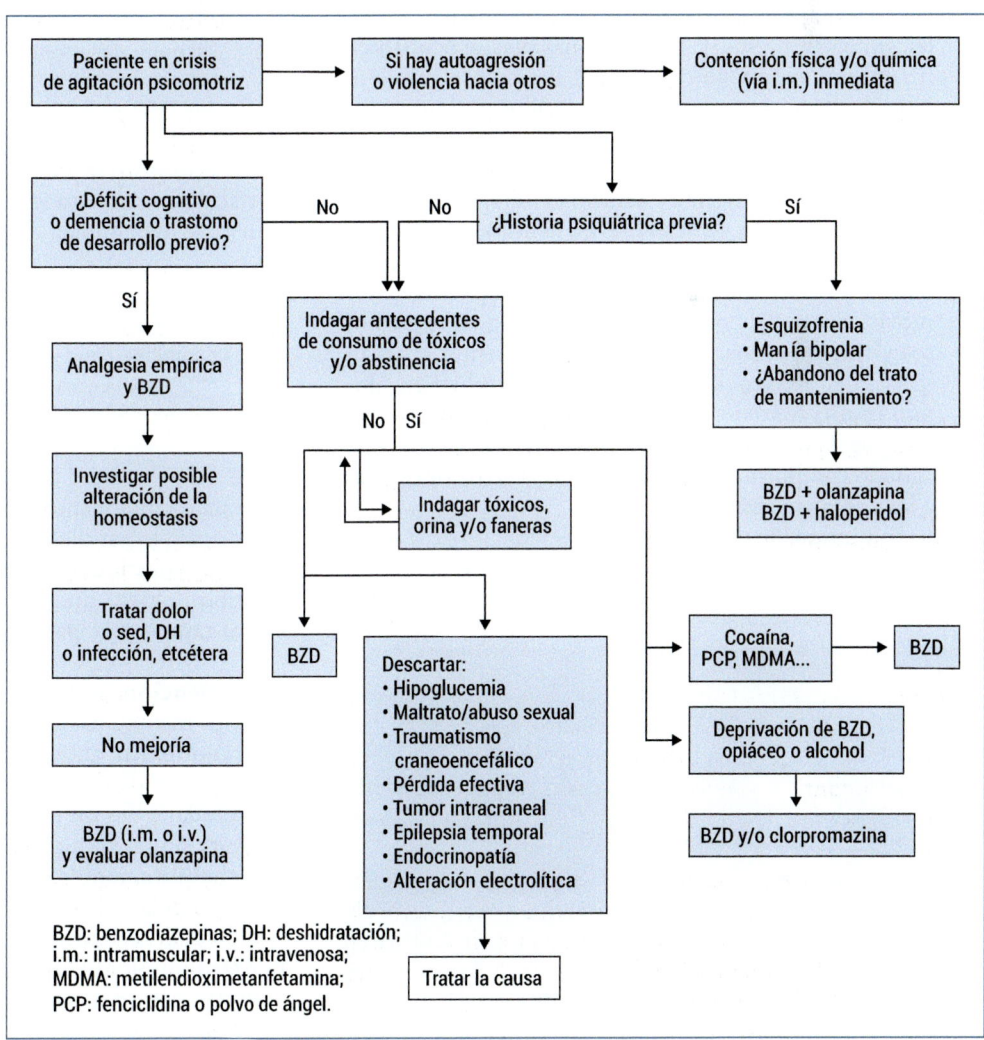

Figura 38-1. Algoritmo diagnóstico-terapéutico.

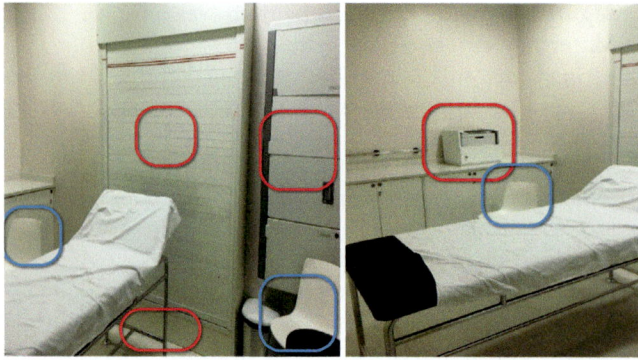

Figura 38-2. Mobiliario.

– Se definirá una serie de secuencias de sujeción física protectora que pueden terminar con la agitación o que, en caso de unidades de hospitalización con disponibilidad de contenciones mecánicas no físicas —textiles—, pueden continuarse a partir de la contención física.
– La contención mecánica se activa por parte del líder clínico mediante una llamada de teléfono que convoca en cuestión de minutos, como un código de paro cardíaco, a los componentes del equipo de contención.
– El equipo lo compondrá un número de cinco personas para sujetar a la camilla las cuatro extremidades y la cabeza, apoyando las partes más proximales contra la camilla (**Fig. 38-3**). Dos personas más se ocupan de ir componiendo y abrochando el sistema de sujeción. Uno-dos técnicos pueden ser requeridos para administrar la contención farmacológica oral o intramuscular. Un líder clínico se encargará de llevar el mando de los tiempos de aproximación y actuación sinérgica, así como de emitir mensajes verbales breves, neutros, orientativos e informativos, como un relator de los pasos que se están dando, y de los contenedores dirigidos al paciente. Los movimientos del conjunto serán decididos, respetuosos y sincronizados. El resto de componentes guardan silencio en referencia al paciente. No se subirá en ningún caso el tono de voz, ni se entrará a responder ninguna agresión verbal o física que la fenomenología de agitado comporte. Se hará salir del espacio de operación a los acompañantes.
– La minimización del posible carácter violento de la situación y de los riesgos de la técnica dependerá en gran medida de la rapidez de ejecución de todos los pasos.

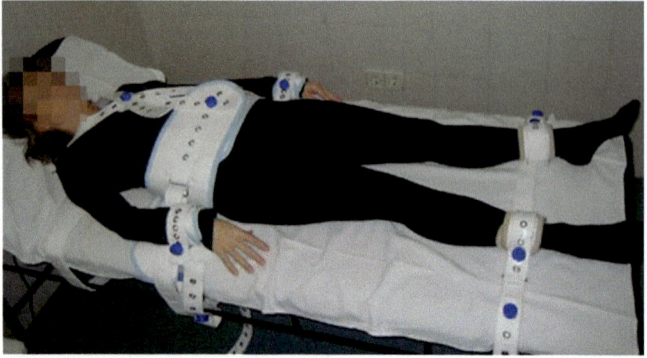

Figura 38-3. Técnica de contención mecánica.

– El seguimiento estrecho de la situación de disminución progresiva de la fenomenología de agitación psicomotriz requerirá con frecuencia ausentarse de la sala de operación, colaborando con la difuminación de estímulos mantenedores de la excitación.
– El control visual con videosupervisión será ininterrumpido.
– El registro de las variables de la fenomenología psicomotriz se hará periódicamente. Los mensajes emitidos tendrán las características ya citadas, facilitando con neutralidad y medida el retorno a esas características de la situación basal del paciente.

HOSPITAL DE DÍA

A continuación se describen las características fundamentales de la hospitalización parcial u hospitalización de día.

Introducción y definiciones

Se trata de una estructura terapéutica ambulatoria intensiva, global y coordinada en la que un equipo terapéutico multidisciplinar, utilizando un amplio espectro de modalidades terapéuticas, particularmente la terapia de grupo, trata a un grupo de pacientes.

> **!** Dispone de los principales métodos diagnósticos y terapéuticos, y está dirigido a pacientes con trastornos mentales graves.

Su nacimiento se produjo como alternativa y complemento del trabajo en las unidades de internamiento. Por ello, para este recurso, se usa también el término de *hospitalización parcial*.

> **!** En este sentido, constituye una estructura terapéutica intermedia o transicional, ya que ofrece una mayor disponibilidad que un programa de visitas ambulatorias y supone una alternativa menos restrictiva y más flexible a la asistencia en régimen de ingreso total.

De ahí su utilidad como estructura intensiva transicional desde un internamiento, o bien como un recurso que se puede valorar para evitar dicho internamiento.

En su evolución, la hospitalización parcial ha contribuido a clarificar cuatro tipos de objetivos que se pueden plantear ante al campo psicopatológico que hay que abordar:

1. **Contención:** aminorar la productividad de síntomas y el dolor mental que amenazan la integridad.
2. **Tratamiento:** abordar las crisis invalidantes y que necesitan más disponibilidad que el encuadre ambulatorio estándar a fin de posibilitar avances en relación con la situación previa a dichas crisis.
3. **Rehabilitación:** habilitar recursos que permitan trabajar con el déficit, la lesión o el bloqueo evolutivo ya establecido para incrementar su funcionalidad.
4. **Mantenimiento:** detener la cronicidad del daño, es decir, evitar más deterioro en el déficit o la presentación de nuevas crisis psicopatológicas.

De este modo, se han definido las diferentes **variantes de hospitalización parcial** según los cuatro tipos de objetivos definidos:

1. **Hospital de día/hospitalización parcial/hospitalización domiciliaria**: como alternativa o como recurso para acortar la hospitalización total, que presenta varios elementos en contra que hay que considerar, como su precio y la yatrogenia propia de la restricción obligatoria, o por la posibilidad de regresión o deterioro por indicaciones poco ajustadas.
2. **Programa de hospital de día como recurso terapéutico específico**, por lo que han venido comportando criterios de exclusión, como el potencial autolesivo o heterolesivo, el abuso de sustancias tóxicas y el retraso mental. Se caracteriza por la disponibilidad de tratamiento intensivo somático y la terapia psicosocial.
3. **Programa de tratamiento de día**. Toma del concepto de *comunidad terapéutica* la importancia del trabajo en grupo, los abordajes multidisciplinares y la diversidad de potencial relación interpersonal disponible. Está destinado a patologías ya establecidas y que suponen una inhabilitación funcional. Se trata de una indicación focal y delimitada en el tiempo dentro del itinerario terapéutico en consultas ambulatorias.
4. **Programa de asistencia diurna**. Exigen una cuidadosa delimitación para evitar la yatrogenia o, en su caso, su uso compasivo en los casos que requieren unidades residenciales o programas de soporte domiciliario en la patología crónica.

El concepto y el planteamiento del tratamiento intensivo han ido variando en consonancia con el progresivo enriquecimiento del tejido terapéutico comunitario tanto cuantitativa como cualitativamente. En primer lugar, la especialización por grupos de patología; en segundo lugar, la capacidad de adaptación a la crisis; en tercer lugar, objetivos y tiempo que requieren, y, por último, el perfil etario.

De este modo, se pueden diferenciar **desde el primer criterio**:

- **Hospitales de día de convivencia**: el eje del abordaje multidisciplinar en convivencia vertebra el proceso terapéutico lineal bajo un formato común.
- **Hospitales de día por programas**: el diseño de diferentes formatos se adapta a las diversas necesidades que la presentación clínica plantea, de manera que se combina la asistencia frecuente pero no diaria al recurso con los planes asistenciales comunitarios.

Desde el segundo criterio:

- **Hospitales de día generalistas**: los diversos grupos de patología conviven.
- **Hospitales de día monográficos**: por ejemplo, para el abordaje de los trastornos del comportamiento alimentario o para el de los trastornos del espectro autista. Con frecuencia, tienen, además, un papel de consultoría con los generalistas.

Desde el tercer criterio:

- **Hospitales de día de media estancia**: unidad de medida de 6 meses. Necesarios para el trabajo terapéutico con aspectos rehabilitadores de funcionalidad en el medio.
- **Hospitales de día de corta estancia**: unidad de medida de 3 meses. Caracterizados por los objetivos estándar.
- **Hospitales de día de crisis**: unidad de medida de 2 semanas. Se caracterizan por la capacidad de toma de decisión terapéutica rápida.

Desde el último criterio:

- **Hospitales de día para adolescentes**: de 12 a 18 años.
- **Hospitales de día para niños**: para menores de 12 años.
- **Hospitales de día para adolescentes-adultos jóvenes**: de 16 a 21 años. Creados ante la situación de riesgo observada en el hiato de los 18 años, que asocia mayor proporción de abandonos asistenciales que ninguna otra franja etaria.

Historia

Durante la Segunda Guerra Mundial, la consideración de las dinámicas grupales demostró mayor efectividad que los factores individuales. En este sentido, las innovaciones realizadas, fundamentalmente por los psiquiatras británicos, impresionaron a sus colegas americanos. El desastre de la guerra empujó a los psiquiatras fuera de los hospitales y las consultas, y se pusieron a trabajar en los entornos de reclutamiento, entrenamiento y las unidades de batalla. Ello mostró el peso de los factores sociales en los campos cognitivo, afectivo y de conducta, lo que supuso el arranque de la psiquiatría social, comunitaria y administrativa. El tratamiento y la rehabilitación del batallón mostraron una progresiva prioridad. Factores relacionados con el poder, la autoridad y la responsabilidad postergaron los factores más intrapsíquicos o psicodinámicos en boga.

El doctor D. Ewen Cameron afirmó que, desde abril de 1946, se había puesto en marcha una nueva forma de hospitalización con carácter experimental en el Allan Memorial Institute of Psychiatry de Montreal. Seguramente, no fue el primero en trabajar con esta fórmula, pero sí lo fue en definir los principios revolucionarios que lo sustentaban: «El hospital de día es la expresión de que los pacientes psiquiátricos no necesitan estar en la cama; no les hace falta estar en un hospital hasta estar recuperados; incluso, al contrario, no mejoran si les obligamos a estar ingresados, y no solo el paciente, sino también su unidad familiar y marco social necesitan tratamiento». El régimen de internamiento dio paso al hospital de día y de noche.

Cameron fue el primero en subrayar la contribución fundamental del personal de enfermería al clima del hospital de día y la moral más alta que se vivía en él, en comparación con el resto de la institución, así como la prevención de la regresión y el ajuste más fácil del paciente tras el alta.

Estos hallazgos tardaron en asentarse debido a que estas altas expectativas se vieron frustradas por una superespecialización de los hospitales de día y por un paradójico aislamiento para una modalidad de tratamiento orientada a la comunidad, en cuanto a su capacidad de explicarse e ilustrar a sus fuentes de referencia. Una especie de dinámica de volcarse hacia adentro en detrimento de un esfuerzo de traducción y transparencia. Como reacción, se ampliaron los criterios de admisión, que llevaron a una disminución en la intensidad del programa. Se produjo un progresivo alargamiento de los tiempos de estancia, y los hospitales de día se fueron llenando de patología crónica para la que no se habían desarrollado los recursos adecuados a nivel ambulatorio. El ambiente de positividad que marcó el nacimiento del recurso se fue tornando en ambiente de desesperación, propia de la consciencia de la falta de utilidad. Estudios posteriores mostraron que las estancias inferiores a 5 meses incrementaban la efectividad, al margen del diagnóstico o del seguimiento posterior.

Aspectos teóricos

- **Psiquiatría biológica**. Antes de la revolución psicofarmacológica, ya se usaron métodos físicos para favorecer la factibilidad del tratamiento en este régimen (coma y subcoma insulínico, terapia electroconvulsiva y condicionamiento de reflejos para el tratamiento del alcoholismo).
- **Psicodinámicas**. Todo dentro de un proceso psicoanalítico tiene significación interactiva, y el análisis de dichas interacciones también es una interacción. La multiplicidad es la prueba de realidad, y su análisis permite aumentar la conciencia, mejorar la comprensión y, a veces, inducir cambios. La terapia de grupo depende del grado de examen e interpretación del proceso grupal.
- **Comunidad terapéutica**. Thomas F. Main, después de su experiencia como psiquiatra durante la Segunda Guerra Mundial, escribió, en 1946, sobre la importancia del hospital en su conjunto como comunidad terapéutica. La supervivencia del grupo como un todo trasciende la vida de cada uno de sus miembros. Según Kraft (1966), la comunidad terapéutica se basaba en que el medio social puede resultar antiterapéutico, así como un instrumento curativo.
- **Teoría general de sistemas**. De especial aplicación en un hospital de día más que en cualquier otro encuadre psiquiátrico por caracterizarse por ser un sistema integrado.
- **Dinámicas de grupo**. Las fuerzas y los procesos que operan en los grupos son distintos de las dinámicas interpersonales e intrapsíquicas.

Objetivos y actividades

A continuación, se definirán los objetivos, objeto de trabajo, actividades y áreas funcionales que instrumentan dichas actividades.

Objetivos

- Observación, diagnóstico y ajuste psicofarmacológico.
- Estructuración y posibilitación del vínculo.
- Contención y aseguramiento del vínculo en situación de riesgo.
- Tránsito o intermediación desde la hospitalización completa a la socialización.

Setting

- Grupo grande de pacientes.
- Grupo seleccionado de pacientes.
- Pacientes individuales.
- Familias de pacientes en grupos seleccionados.
- Familias de pacientes individuales.
- Grupo multifamiliar: familias con pacientes.

Tipo de actividades

- De cuidado.
- De soporte, experienciales y lúdicas.
- Organizadoras y expresivas.
- De contención y elaboración.
- De afianzamiento cognitivo e instrumental.
- De entrenamiento social.

Áreas funcionales

- De cohabitación en el medio hospital de día.
- De cuidados y entrenamientos.
- De valoraciones psicofarmacológicas.
- De juego, música, relajación y ocio.
- De terapia ocupacional/integración sensorial.
- De expresión corporal, psicodramática, plástica y psicomotricidad.
- De deporte.
- De psicopedagogía.
- De contención y elaboración mediante el juego y la palabra.
- De salidas organizadas y entrenamiento social.

Para cada paciente, se diseñará un proyecto terapéutico individualizado (PTI) en el que se priorizarán objetivo, objeto de trabajo, tipo de actividad y áreas funcionales que las instrumenten, horario, periodicidad y plazos de evaluación.

Indicaciones clínicas

Los hospitales de día están previstos para indicaciones clínicas que exceden la capacidad de gestión en visitas ambulatorias o que requieren una mediación para hacerlas posibles o para evitar el ingreso completo.

- Trastornos generalizados del desarrollo o disarmonías evolutivas graves.
- Esquizofrenia, trastornos esquizofreniformes y otras psicosis.
- Trastornos del humor.
- Trastornos neuróticos graves.
- Trastornos por déficit de atención e hiperactividad de mal pronóstico.
- Trastornos de rasgos desadaptativos de la personalidad.
- Trastornos de la alimentación.
- Trastornos por estrés postraumático.
- Reacciones de adaptación que comprometen la funcionalidad.
- Ideación o conducta suicida que permita control ambulatorio.
- Situaciones clínicas complicadas y/o duraderas que requieran diagnóstico diferencial.

Criterios de exclusión

Además de situaciones clínicas gestionables mediante visitas ambulatorias o que necesitan medidas de restricción completa propias de una hospitalización total, los hospitales de día están excluidos para los siguientes casos:

- Conducta psicopática estructurada.
- Consumo de tóxicos como primer diagnóstico.
- Conductas de alto grado suicida.
- Retraso mental, trastornos psicoorgánicos o déficits cognitivos de cualquier etiología como primer diagnóstico.

Estructura

Se pueden diferenciar distintas áreas estructurales, en la composición de un hospital de día.

Espacio físico

- Salas grupales:
  - Sala comedor/asamblea/tiempo de ocio.
  - Sala de terapia ocupacional.
  - Aula psicoeducativa.
  - Sala de juego/psicodrama/expresión corporal/relajación/ grupos de palabra.
- Área administrativa/recepción/sala de espera.
- Área de enfermería con camilla y báscula, y área de gestión de psicofármacos.
- Área de despachos individuales.

Equipamiento

- Mobiliario, monitores de televisión, vídeo, equipo de música. Materiales ignífugos, ventanas y espejos de seguridad.
- Material psicométrico.
- Material necesario para terapia ocupacional, juegos, infraestructura de relajación.
- Material de ofimática/infraestructura de comunicaciones.
- Sistema de control de entrada y de salida.

Personal

- Coordinador: psiquiatra o psicólogo infantojuvenil.
- Psiquiatra infantojuvenil.
- Psicólogo infantojuvenil.
- Enfermero de salud mental.
- Trabajador social.
- Profesional docente.
- Educador social.
- Integrador social.
- Terapeuta ocupacional/integrador sensorial.
- Administrativo.

Ejemplo de un esquema de funcionamiento y diseño de dinámicas de grupo

1. Reunión de equipo (preparación de la jornada).
2. Buenos días (acogida, novedades, comentarios).
3. Grupos simultáneos (de cinco pacientes-terapia ocupacional/expresión corporal/expresión plástica/psicodrama/ psicomotricidad/fórum musical).
   - Terapia de juego/terapia de grupo para pacientes o familias.
   - Escuela.
4. Salidas a actividades externas/grupo multifamiliar.
5. Almuerzo.
6. Grupos simultáneos: mismo esquema que punto 3, redistribuyendo a los pacientes.
7. Comida.
8. Ocio.
9. Hasta mañana (despedida, novedades, comentarios, planes)/asamblea.

Actividad en despacho

- Reunión de circuito con la red asistencial.
- Recepción de nuevos casos.
- Preparación y registro de actividades.
- Entrevistas clínicas individuales y familiares.
- Entrevistas de cuidados individuales y familiares.
- Entrevistas sociales individuales y familiares.

 PUNTOS CLAVE

Aspectos más destacables del ámbito asistencial de la **hospitalización total**:

- Las implicaciones del marco restrictivo que supone un ingreso.
- El ingreso como necesidad, no como opción. La indicación de ingreso.
- Especificidades de un ingreso de salud mental infantojuvenil.
- El modelo de hospitalización infantojuvenil.
- La cultura de ingreso: misión, visión y valores como marco de protección.
- Estructura de una unidad de hospitalización, roles terapéuticos y funcionamiento.
- Los efectos que puede producir la situación de un ingreso: la transformación de la intensidad de la demanda a la adecuación a la complejidad de su influencia en el itinerario terapéutico.
- La innovación en el campo de las hospitalizaciones de este ámbito debe promover las oportunidades que supone esta herramienta y minimizar los riesgos que comporta. Por ejemplo, la creación de estructuras funcionales transicionales, vinculadas a la hospitalización clásica.
- La identificación del déficit que pone de relieve la indicación de la hospitalización y que permite poner en marcha alternativas de otra índole.
- Las nociones que se han de tener en cuenta para evaluar la calidad de una unidad de hospitalización.
- La integración de recursos no sanitarios en la asistencia de salud mental infantojuvenil.

(Continúa)

PUNTOS CLAVE (*Cont.*)

- Los aspectos relevantes que deben estar presentes en la consideración de la especificidad de una unidad de hospitalización de salud mental infantojuvenil.
- Los elementos técnicos operativos en una unidad de hospitalización para salvaguardar la seguridad y la protección. En concreto, en la contención física.

Aspectos más destacables respecto a los **hospitales de día**:

- Los conceptos básicos de los cuidados intensivos para comprender la ubicación asistencial de la hospitalización de día: contención, tratamiento, rehabilitación y mantenimiento.
- Diferenciar el diseño de los cuatro tipos de programas existentes: la hospitalización parcial, el hospital de día, el tratamiento de día y la asistencia diurna.
- La clasificación de los hospitales de día en relación con el progresivo enriquecimiento del tejido terapéutico comunitario, tanto cuantitativa como cualitativamente, la especialización por grupos de patología, la capacidad de adaptación a la crisis o a los objetivos que requieren más tiempo, y el perfil etario.

- Cómo surgieron: qué necesidades vinieron a cubrir.
- Los aspectos teóricos que los sustentan: biológicos, psicodinámicos y de comunidad terapéutica.
- Las indicaciones clínicas que exceden la capacidad de gestión en visitas ambulatorias o que requieren una mediación para hacerlas posibles o para evitar el ingreso completo.
- Los criterios de exclusión, aparte de las situaciones clínicas gestionables mediante visitas ambulatorias o que necesitan medidas de restricción completa propias de una hospitalización total.
- Los objetivos del recurso, los tipos de *setting*, las diferentes actividades que se proponen y las áreas funcionales en que se concretan.
- La estructura del recurso: espacio físico, equipamiento y profesionales necesarios.
- El esquema de funcionamiento y el diseño de las dinámicas de grupo.
- Qué actividades requieren el *setting* de despacho.

BIBLIOGRAFÍA

Alda Díez JA, Gabaldón Fraile S. Urgencias psiquiátricas en el niño y el adolescente. Barcelona: Masson; 2006.

Blader JC, Foley CA. Milieu-Based Treatment: Inpatient and Partial Hospitalization. Residential Treatment. En: Martin A, Bloch MH, Volkmar FR (eds.). Lewis's Child and Adolescent Psychiatry. A Comprehensive Textbook. 5th Ed. Philadelphia: Wolters Kluwer; 2018.

Colegio Oficial de Médicos de Barcelona. Quaderns de la bona praxi. Contencions. Barcelona: Centre d'Estudis Col·legials; 2013.

Comité de Bioètica de Catalunya. L'ingrés no voluntari i la pràctica terapèutica de mesures restrictives en pacients psiquiàtrics i persones demenciades. Barcelona: Departament de Sanitat i Seguretat Social. Generalitat de Catalunya; 2022.

Dolan MA, Fein JA; Committee on Pediatric Emergency Medicine. Pediatric and adolescent mental health emergencies in the emergency medical services system pediatrics. Pediatrics. 2011;127(5):e1356-66.

England NHS. Children and adolescent mental health service (CAMHs) inpatient services [internet] [consulta el 25 de junio de 2025]. Disponible en: https://www.england.nhs.uk/mental-health/cyp/children-and-adolescent-mental-health-service-inpatient-services/

Gabaldón G, Pallarès N, Pérez S, Valero A. Protocol de mesures restrictives Servei de Psiquiatria i Psicologia. Hospital Universitari Materno-Infantil St Joan de Déu Esplugues de Llobregat (BCN); diciembre de 2003.

Gobierno de Canarias. El HUC estrena una Unidad de Hospitalización Breve Infanto-Juvenil para pacientes de salud mental [internet]. 2023 [consulta el 25 de junio de 2024]. Disponible en: https://www3.gobiernodecanarias.org/noticias/el-huc-estrena-una-unidad-de-hospitalizacion-breve-infanto-juvenil-para-pacientes-de-salud-mental/

Hampson Ch, Lucas H. Quality Network for Inpatient CAMHS Standards for Services. Cycle 18 Annual Report. Londres: Royal College of Psychiatrist; 2020.

Hayes C, Simmons M, Simons C, Hopwood M. Evaluating effectiveness in adolescent mental health inpatient units: A systematic review. Int J Ment Health Nurs. 2018;27(2):498-513.

James A, Worrall-Davies A. Provision of intensive treatment: intensive outreach, day units and inpatient units. En: Thapar A, Pine DS, Leckman JF, Scott S, Snowling MJ, Taylor E (eds.). Rutter's Child and Adolescent Psychiatry. 6ª ed. Oxford: Wiley Blackwell; 2015. p.648-59.

Mardomingo Sanz MJ, Sánchez Mascaraque P, Catalina Zamora ML. Agitación psicomotriz y violencia. En: Alda Díez JA, Gabaldón Fraile S (eds.). Urgencias Psiquiátricas en el niño y el adolescente. Madrid: Masson; 2006. p. 25-47.

Perers C, Bäckström B, Johansson BA, Rask O. Methods and strategies for reducing seclusion and restraint in child and adolescent psychiatric inpatient care. Psychiatr Q. 2022;93(1):107-36.

Petit TA. Milieu Treatment: Inpatient, Partial Hospitalization and Residential programs. En: Dulcan's Textbook of Child and Adolescent Psychiatry. 2ª ed. Arlington: American Psychiatric Association Publishing; 2016. p 1027-46.

Quintero Gutiérrez del Álamo FJ, San Sebastián Cabasés J, Coro López M. Urgencias en Psiquiatría infantojuvenil. En: Chinchilla A, Correas J, Quintero FJ, Vega M (eds.). Manual de Urgencias Psiquiátricas. Barcelona: Masson; 2004.

Ramos Brieva JA. Contención mecánica. Restricción de movimientos y aislamiento. Manual de uso y protocolos de procedimiento. Colección Psiquiatría Médica. Barcelona: Masson; 1991.

Reavey P, Poole J, Corrigall R, Zundel T, Byford S, Sarhane M, et al. The ward as emotional ecology: adolescent experiences of managing mental health and distress in psychiatric inpatient settings. Health Place. 2017;46:210-8.

Salado C, Montiano J. Trastornos de la esfera psiquiátrica en urgencias de Pediatría. En: Benito J, Luaces C, Mintegi S, Pou J (eds.). Tratado de Urgencias en Pediatría. Madrid: Ergon; 2005. p. 817-25.

Scivoletto S, Boarati MA, Turkiewicz G. Psychiatric emergencies in childhood and adolescence. Braz J Psychiatry. 2010:32 (Suppl.2):S112-20.

Sevillano Arroyo MA. Abordaje al paciente agitado. Protocolo de enfermería para la contención mecánica. Psiquiatría.com; 2003:7(3).

Urgencias en salud mental infantil y juvenil, su organización y abordaje

39

J. Á. Alda Díez y M. Á. Pozuelo López

OBJETIVOS

- Conocer qué es una urgencia en psiquiatría de la infancia y de la adolescencia.
- Explicar datos relevantes a nivel epidemiológico.
- Aplicar los conocimientos para el abordaje específico de la urgencia en esta población, incluyendo aspectos como el espacio donde se llevará a cabo, el personal que brindará la atención y aspectos concretos relacionados con la intervención urgente.
- Distinguir cuáles son los criterios de ingreso urgente.
- Gestionar los principales cuadros psiquiátricos atendidos en la urgencia.

INTRODUCCIÓN

La urgencia en salud mental se define como la alteración del pensamiento, las emociones, la percepción o la conducta que, por su gravedad necesita una intervención terapéutica inmediata.

 También se considera una urgencia en salud mental a toda aquella tensión emocional, derivada de un proceso, que el menor o su entorno valoran que excede su capacidad de control, independientemente de la gravedad.

Se podrían diferenciar dos tipos de pacientes en urgencias: pacientes agudos y pacientes en crisis. Existe una sutil diferencia entre estos pacientes. El paciente agudo haría referencia a aquel que está experimentando una exacerbación repentina o intensificación aguda de sus síntomas de salud mental; esto puede incluir un aumento repentino de ansiedad, síntomas psicóticos graves, un episodio maníaco o depresivo grave o cualquier otra condición mental que se haya vuelto repentinamente más intensa. El término *agudo* en este contexto se refiere a la gravedad clínica de la situación. En cambio, el paciente en crisis implicaría una situación en la que el menor está experimentando un estado de desequilibrio emocional o conductual que puede ser resultado de varios factores de índole familiar, académicos, de ocio o relacionados con la sociedad en general. Ambos, tanto el paciente agudo como el paciente en crisis, necesitarían de intervención y apoyo inmediatos para abordar la situación y proporcionar una ayuda adecuada.

Los servicios psiquiátricos de urgencias atienden a menores agudos y/o en situaciones de crisis, generalmente, con sínto-

mas intensos que se han producido durante los últimos días u horas. Algunos de estos menores consultan por primera vez con salud mental, y otros ya tienen un seguimiento preexistente y se dirigen al servicio de urgencias ante las descompensaciones o agudizaciones de su trastorno de base conocido. Los pacientes suelen ser acompañados por los padres o tutores legales. Algunas veces llegan a urgencias en compañía de otros adultos cuidadores que estaban presentes en el momento de la situación que causa la atención urgente.

Los motivos clásicos de consulta a urgencias psiquiátricas son: la excitación aguda con agitación psicomotriz y la ideación y/o conducta autolítica, que en los últimos años ha tenido un aumento importante. Los trastornos más frecuentes en urgencias psiquiátricas se reparten entre trastornos de la conducta, trastornos de ansiedad, trastornos afectivos, psicosis y trastorno por consumo de sustancias. En los últimos años también han aumentado los motivos de consulta relacionados con dificultades en la alimentación y la presencia de trastornos de conducta alimentaria relacionados.

La atención de las urgencias psiquiátricas del niño y del adolescente, como en el resto de disciplinas médicas, supone el nivel de atención sanitaria de mayor complejidad, y requiere una especial sensibilización. Los principales objetivos del abordaje de las urgencias psiquiátricas infantojuveniles serán definir las expresiones psicopatológicas y los síntomas del niño y de la familia de la manera más objetiva posible; ubicar los distintos niveles de sufrimiento, allí donde correspondan, y actuar de la forma más consecuente.

 Los menores pueden acudir a las urgencias psiquiátricas tanto por síntomas graves como por situaciones de reciente aparición que ellos o su entorno crean que deben de ser atendidas de manera urgente por exceder su percepción de capacidad de control.

En población infantil y juvenil, se han de tener en consideración siempre los conceptos de entorno y de interrelación, de realimentación constante en toda relación humana, y recordar la especial vulnerabilidad en estas etapas del desarrollo humano. Ambos, tanto el paciente agudo como el paciente en crisis, necesitarían de intervención y apoyo inmediatos para abordar la situación y proporcionar una ayuda adecuada.

EPIDEMIOLOGÍA

Se ha estimado siempre que la tasa de prevalencia mundial de urgencias psiquiátricas en población adulta y en hospitales generales estaba entre un 1 y un 10 %. En población infantil, la prevalencia de urgencias psiquiátricas en hospitales generales ha sido menos estudiada. Sin embargo, hasta la fecha, algún estudio estimaba que suponía el 1 % del total de urgencias atendidas en pediatría.

En España, coincidiendo con la pandemia y las consecuencias derivadas de la misma, tras un momento inicial en el que se observa una disminución importante del volumen de la asistencia global en los servicios de urgencias, grupos de estudio de servicios de urgencias pediátricas han registrado que los motivos de consulta relacionados con la salud mental en los servicios de urgencias pediátricos estarían ahora en torno a un 10 % del total. En un análisis desglosado, los motivos de consulta que más aumentaron fueron la ideación y conducta suicida, alteraciones alimentarias, quejas relacionadas con el estado de ánimo y conducta agresiva.

En centros especializados para dicha atención se encuentran datos de hasta un 47 % de incremento de consultas relacionadas con motivos de salud mental en niños y adolescentes en comparación con años previos, en los que ya se observaba una tendencia discretamente ascendente.

 En los últimos años, se ha visto una tendencia al aumento de consultas en urgencias pediátricas por motivos relacionados con la salud mental.

MODELO DE ABORDAJE

El abordaje de la urgencia debería seguir un procedimiento protocolizado para disminuir la improvisación y la posibilidad de error, y debería ser llevado a cabo por personal muy entrenado en salud mental y en la urgencia.

Cribado/evaluación inicial no especializada

Los menores llegarían a urgencias en compañía de familiares, tutores legales o cuidadores principales, e informarían de un motivo de consulta. Lo primero es la realización de un cribado o valoración inicial no especializada en el punto de triaje.

! Esta valoración inicial es necesaria para estimar el nivel de priorización de la atención especializada (rapidez) y la necesidad o no de valoración por parte de pediatría u otras especialidades médicas (de manera previa o en paralelo a la atención por el equipo de urgencias de salud mental).

En casos en los que se considere que el estado clínico o las propias condiciones del trastorno de base así lo requieran, los menores pueden pasar directamente a un box de salud mental (que debería contar con las recomendaciones establecidas que se tratarán en los siguientes puntos) o esperar su atención en una sala de espera común.

Acogida y valoración especializada

Una vez triado, el menor puede ser directamente atendido por el psiquiatra, o bien recibir una primera acogida por parte de enfermería. Esta acogida amplia el conocimiento del motivo de consulta y los antecedentes, y ofrece la posibilidad de incluir aspectos de valoraciones más avanzadas. En los casos en los que esta acogida pueda ser realizada por enfermeros especializados o expertos en salud mental, ya se considerará que se ha iniciado la valoración especializada.

 El psiquiatra realizará un proceso de evaluación diagnóstica (anamnesis, exploración física y psicopatológica) ligada al motivo de consulta urgente.

Se recogerá la información que aportan el menor y su entorno (se detallará la exploración en el apartado «Desarrollo de la evaluación especializada» de este mismo capítulo).

Es recomendable realizar la atención en un espacio íntimo y seguro. Se debería poder visitar, tanto de manera conjunta como separada, al menor y a sus padres, para lograr un equilibrio entre la necesidad de ver la interacción entre ellos, clarificar algún aspecto con preguntas conjuntas y preservar la confidencialidad (dentro de las posibilidades).

Intervención urgente

Una vez hecha una valoración especializada, se obtiene una orientación diagnóstica que justifica el plan de intervención urgente.

La intervención urgente puede suponer desde la psicoeducación e intervenciones psicoterapéuticas breves hasta la incorporación a estas medidas de procedimientos terapéuticos, como la administración de psicofármacos por diferentes vías y el uso de medidas restrictivas terapéuticas.

Pese a la rapidez en la respuesta que requieren los servicios de urgencias, no se debería descuidar la adecuada ponderación de los riesgos y beneficios del uso del psicofármaco que se decida administrar puntualmente o iniciar desde la urgencia, y habrá que plantearse también la situación de privación de libertad que se derivaría del uso de medidas restrictivas. Al mismo tiempo, no se deben perder de vista las posibles consecuencias sobre el paciente, su entorno y los propios profesionales de la no intervención, cuando se requiere, o del retraso en la instauración de intervenciones terapéuticas necesarias.

Una vez atendida la urgencia psiquiátrica, hay que decidir si se decide el ingreso urgente para continuar la intervención desde el hospital o si se procede al alta.

Aquellos casos en los que se valora una situación en la que se visibiliza por primera vez o ha aumentado el riesgo de daño hacia el propio paciente o hacia terceros, y que en ese momento excede la capacidad de contención en su entorno habitual y, por consiguiente, resulta imposible el manejo extrahospitalario, se realizará un ingreso hospitalario urgente. En el caso de alta a domicilio, tendrán que quedar claros aspectos como con quién se va el menor y a dónde, pautas que se deben seguir por parte del entorno y del propio paciente, pautas de tratamiento farmacológico en los casos que lo requieren y lugar de seguimiento (atención primaria o red de salud mental y dispositivo específico).

La tensión en el servicio de urgencias suele ser alta, por lo que, generalmente, se requiere una respuesta rápida y eficaz por parte del personal. También es importante lograr una buena alianza terapéutica con el menor y su entorno, pero facilitando una transición de la atención hacia los dispositivos que pueden garantizar una buena evolución a través del seguimiento. En caso de excederse en una intervención urgente, esto podría suponer un problema para otros menores que también precisen de una intervención urgente, y en el propio menor atendido podría contribuir a una dificultad de vinculación al dispositivo de referencia (al identificar que la demanda puede ser resuelta inmediatamente en el momento en el que surge la necesidad, sin necesidad del compromiso que implica una vinculación a un proceso terapéutico que ha de ser constante y largo).

 El abordaje de la urgencia debería seguir un procedimiento protocolizado para disminuir la improvisación y la posibilidad de error, y debería ser llevado a cabo por personal muy entrenado en salud mental y en la urgencia.

ESPACIO: UBICACIÓN Y BOX

El servicio de urgencias psiquiátricas del niño y del adolescente debe estar integrado dentro de un servicio médico hospitalario, ya que existe una alta comorbilidad con patología médica, por lo que es imprescindible la colaboración con pediatría y otras especialidades.

 Además, la integración del servicio dentro del hospital contribuye a no fomentar el estigma psiquiátrico.

Es importante que el lugar de abordaje de estos pacientes esté ubicado en un sitio tranquilo dentro de las urgencias y que pueda ofrecer privacidad. Una vez encontrado el sitio, los espacios de atención o boxes deberían disponer de unas medidas de seguridad adecuadas. Los boxes deberían permitir una buena visibilidad y supervisión constante del paciente con recomendación de sistema de videovigilancia incorporado. El mobiliario ha de ser resistente y no ha de suponer riesgo para el paciente ni para el personal. La camilla apropiada debería ser aquella que permita anclaje al suelo. Habría que disponer de espacio suficiente para permitir una movilidad segura del paciente y médico, y minimizar la posibilidad de bloqueo de salidas mediante sistemas de puertas correderas y/o doble puerta. El box debería disponer de timbre o botón de alarma para activación de código de contención y permitir una buena cobertura por si este sistema se activara desde otro dispositivo electrónico que sea llevado por los profesionales para tal fin (buscas con sistema de alarma o buscas con extensión para activación del código). Si los boxes son polivalentes (usados también para otros pacientes diferentes a los de salud mental) y no existe la posibilidad de disponer de almacenaje de medicación u otros objetos potencialmente

lesivos, estos deberían quedar debidamente ocultados e inaccesibles para el paciente.

PERSONAL

Los equipos de urgencias de salud mental deberían estar formados por psiquiatras, psicólogos y enfermeros que trabajen de manera conjunta y coordinada.

Es muy importante también que los psiquiatras y enfermeros de salud mental estén formados en la detección y manejo inicial de patología médica y que trabajen de manera coordinada, en los casos que así lo requieran, con pediatría y otras especialidades. Esta acción coordinada con pediatría es muy importante en la atención a menores que han realizado sobreingestas medicamentosas, autolesiones o en el caso de menores que presentan cuadros de agitación; el riesgo de causa orgánica subyacente es inversamente proporcional a la edad del paciente y puede aumentar en el caso de menores con discapacidad intelectual.

Dada la presencia de pacientes agudos, en crisis, y agudos y en crisis en las urgencias, es fundamental la incorporación de trabajadores sociales al equipo. También es de interés poder definir y aislar en algunos casos demandas de atención por motivos estrictamente sociales y redirigirlas a los profesionales del ámbito social/infancia.

Es importante poder ofrecer una atención especializada de manera continuada las 24 horas del día los 365 días del año.

DESARROLLO DE LA EVALUACIÓN ESPECIALIZADA

El objetivo principal de la evaluación psiquiátrica en el ámbito de urgencias es realizar una adecuada valoración del paciente con la finalidad de establecer una aproximación diagnóstica inicial. Por ello es necesario identificar los factores precipitantes y/o mantenedores del síntoma que motivan la consulta, y ofrecer las medidas inmediatas para la estabilización del síndrome o atenuación del síntoma, garantizando la mejor calidad asistencial para el paciente.

Debido a la complejidad e intensidad de la manifestación de síntomas presentados por el menor y al posible riesgo de daño hacia sí mismo u otras personas, el psiquiatra debe intentar recoger la información de la historia clínica más rápido que en otros escenarios, pero sin perder datos de interés y estructura.

El *setting* inicial para la exploración del paciente debería escogerse priorizando su seguridad del paciente y la del profesional. También debería garantizar intimidad y confidencialidad, como ya se ha comentado previamente. El profesional debe abordar la situación de una forma clara, racional, congruente, respetuosa y empática. Estas actitudes son vitales para establecer una buena alianza terapéutica y dar un primer paso hacia el abordaje y tratamiento eficaz.

Durante la entrevista, es importante prestar atención a la comunicación verbal y no verbal del paciente. Es necesario observar el comportamiento del paciente, prestando atención a los movimientos espontáneos y anticipando posibles escaladas hacia una agitación psicomotriz.

Durante la evaluación psiquiátrica urgente, se deben recoger todos los elementos que conforman la historia clínica (**Tabla 39-1**).

Tabla 39-1. Elementos que conforman la historia clínica

Motivo de consulta	Identificar el motivo de la demanda
Antecedentes personales médicos y quirúrgicos	Diagnósticos y tratamientos relevantes para el motivo de consulta
Antecedentes personales de salud mental	Diagnósticos, tratamiento psicológico, historia de tratamiento psicofarmacológico (debería incluir respuestas y posibles efectos adversos), dispositivos de atención a lo largo del seguimiento y fecha de últimas/siguientes visitas, en caso de seguimiento activo.
Antecedentes familiares de salud mental	Diagnósticos, tratamientos, existencia de ingresos
Psicobiografía	Datos relevantes para el motivo de consulta (familiar, escolar, social)
Episodio actual	Secuenciar la aparición de síntomas, variables cuantitativas y cualitativas ligadas a la evolución del síntoma e interferencia en el funcionamiento global del menor

Se debe recordar que se trata de una evaluación urgente y la recogida de toda esta información no es incompatible con la brevedad de la atención. Eso sí, para poder compatibilizar el éxito de una recogida de información suficiente en un breve período de tiempo, es necesaria la presencia de profesionales estables en los servicios de urgencias y personal muy entrenado.

La evaluación especializada debe incluir también la exploración psicopatológica, en la que deben examinarse diferentes elementos (**Tabla 39-2**).

En todos los casos, es necesario descartar la existencia de una patología física (no psiquiátrica) subyacente que justifique los síntomas que presenta el paciente. Por este motivo, es esencial realizar siempre una exploración física y, en los casos que se considere oportuno, incluir pruebas complementarias (analítica de sangre, tóxicos en orina, etcétera).

Tabla 39-2. Elementos que conforman la exploración psicopatológica

Nivel de consciencia	Pensamiento
Orientación en las tres esferas	Sensopercepción
Apariencia	Impulsividad
Actitud hacia el evaluador/colaboración	Biorritmos
Aspectos motores	Conducta autoagresiva/heteroagresiva
Atención y memoria	Ideación autolítica
Comunicación verbal/no verbal	Proyección vital
Habla	Impresión capacidad intelectual
Discurso	Juicio de realidad

 El objetivo principal de la evaluación psiquiátrica en el ámbito de urgencias es realizar una adecuada valoración del paciente con la finalidad de establecer una aproximación diagnóstica inicial. Es necesario identificar los factores precipitantes y/o mantenedores del síntoma que motiva la consulta, y atender las necesidades inmediatas para la estabilización del síndrome o atenuación del síntoma, garantizando la mejor calidad asistencial para el paciente.

INGRESO HOSPITALARIO

Es complejo concretar y generalizar sobre qué trastornos psiquiátricos y pacientes, una vez evaluados, deberían ingresarse en una unidad psiquiátrica hospitalaria. Existen distintas variables y factores que pueden condicionar el ingreso, tales como la capacidad de contención familiar y soporte social, la posibilidad de seguimiento ambulatorio, junto con la presión asistencial y el grado de ocupación de las unidades de hospitalización.

! Sin duda alguna, el ingreso debe ser el mejor tratamiento posible para el menor en ese momento por no existir otra alternativa extrahospitalaria que ofrezca el mismo beneficio.

Se estima que al menos el 25 % de las urgencias psiquiátricas de niños y adolescentes finalizan con la hospitalización psiquiátrica urgente del menor. Con el auge de dispositivos especializados y accesibles (como, por ejemplo, para la atención de pacientes con primeros episodios psicóticos) y los nuevos programas de atención domiciliaria para pacientes agudos y/o en crisis, algunos listados de patologías y síntomas que suponían la realización de un ingreso a día de hoy ya no serían de utilidad.

! En coherencia con lo previamente citado, parece sensato huir de referencias a patologías concretas o datos aislados para plantearse la indicación de ingreso. Se podría basar la indicación del ingreso en la aparición de un riesgo de daño para el propio paciente o para terceros que en ese momento excede la capacidad de contención por parte del entorno y, por tanto, no permite la intervención extrahospitalaria o la realización de un ingreso programado; siempre, sin perder de vista que no debe existir otra alternativa que permita el control de la situación.

Hay que tener presente que, a día de hoy, la Ley Orgánica de Protección Jurídica del Menor establece la obligatoriedad de la autorización judicial de la hospitalización, y no es válido el consentimiento que pueden dar los menores ni sus tutores legales.

 Los ingresos de menores en salud mental requieren de autorización judicial.

PRINCIPALES CUADROS PSIQUIÁTRICOS ATENDIDOS EN LA URGENCIA Y MANEJO

Los principales cuadros psiquiátricos atendidos en urgencias son agitación psicomotriz, ideación y conducta autolítica, alteraciones de la conducta alimentaria y cuadros de ansiedad, y, aunque en menor número por las dificultades asociadas al manejo de menores que consultan, se ha considerado incluir en este apartado los abusos sexuales y maltrato.

Agitación psicomotriz

La agitación psicomotriz se define como un estado de excitación mental acompañado de hiperactividad motora.

> ! La excitación y agitación psicomotora es un síndrome que puede reflejar distintas condiciones subyacentes, es decir, puede aparecer debido a una enfermedad orgánica (alteraciones neurológicas o metabólicas, consumo de tóxicos, etc.), a partir de la manifestación de varios trastornos psiquiátricos (trastorno de la conducta, trastorno oposicionista, trastorno bipolar, trastorno psicótico, trastornos de personalidad, trastorno secundario al abuso de sustancias) y/o debido a una causa reactiva (estrés postraumático o abuso sexual).

En menores con discapacidad intelectual y/o trastorno del espectro autista, es muy importante descartar condición médica subyacente, porque muchos de estos cuadros podrían estar motivados incluso por dolor relacionado con patología banal.

Se debe diferenciar un paciente con agitación psicomotriz, que puede comportarse autoagresivamente o heteroagresivamente, de un paciente violento. El abordaje del segundo debe llevarse a cabo por miembros de seguridad y/o fuerzas del orden público, no psiquiatrizando al individuo violento.

Abordaje de la agitación psicomotriz

Este tipo de cuadro obliga a los servicios de urgencias a actuar de forma inmediata y en ocasiones con escasa información de lo que le pasa al paciente. Delante de un cuadro de agitación, el paciente puede realizar actos imprevisibles que a veces impliquen autoagresividad o heteroagresividad. El objetivo principal en el tratamiento de estados agudos de excitación y agitación es minimizar y evitar riesgos de autoagresión y heteroagresión. Hay que tener en cuenta que un episodio de agitación puede mantenerse durante un corto período de tiempo, pero puede volver a aparecer de forma rápida y más intensa. Se recomienda seguir el protocolo de manejo de episodios de agitación (**Fig. 39-1**).

> ! En el abordaje de estos cuadros, es importante y bastante efectivo realizar contención verbal; por ello, es muy necesaria la formación en desescalada verbal del personal que forma parte del equipo. El objetivo de la contención verbal es calmar, relajar, escuchar y facilitar que el paciente se exprese, ofreciéndole ayuda. Hay que hablar al paciente de una forma amigable y calmada, con un tono uniforme y manteniendo contacto visual, sin ser prolongado y excesivo, y se le debe mostrar un interés real por su problema, utilizando expresiones de apoyo y entendimiento. En estas situaciones es esencial poner límites firmes a la conducta, pero sin mostrarse hostil o amenazante, evitando palabras de ira o de frustración, y buscando algún punto en el que el paciente pueda tener capacidad de decisión.

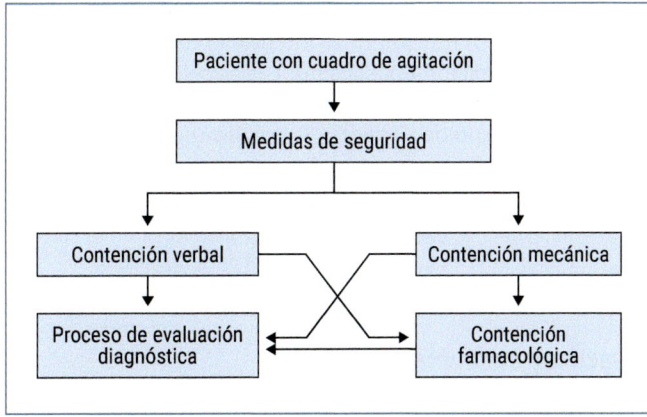

Figura 39-1. Protocolo de manejo de episodios de agitación.

En algunas ocasiones, será necesaria la contención física y/o mecánica hasta que el individuo recupere el control de la conducta (minimizando el riesgo elevado de autoagresión o heteroagresión). La contención física o mecánica solo debe realizarse tras descartar la posibilidad de uso, o ausencia de efectividad, de otras intervenciones menos traumáticas física y psicológicamente, pero tampoco se puede demorar en exceso su inicio en caso de indicación por el potencial riesgo de la no actuación sobre el paciente y terceros.

> ! La contención mecánica está indicada como una medida terapéutica para garantizar la seguridad del paciente y la de otras personas. Siempre que sea posible, debe informarse al paciente y a la familia de la medida que se va a adoptar y los motivos de esta actuación.

Esta explicación favorece en muchas ocasiones la colaboración del paciente en la contención.

La contención mecánica debe estar indicada por un facultativo y ha de quedar registrada en las órdenes médicas. Hay que recordar que para inmovilizar a un paciente generalmente son necesarias entre tres y cinco personas, y que se debe hacer uso de material homologado (Segufix®). Se recomienda que el facultativo que indica la medida, si es posible, no participe en la contención para no dificultar el vínculo terapéutico con el paciente. También es aconsejable que, mientras dure la contención, el personal de enfermería y auxiliar mantenga una observación y seguimiento regular del paciente. La contención será retirada por indicación del facultativo cuando se minimice el riesgo que motivó su indicación, que tendrá que ser revaluado como mínimo una vez por turno (cada 8 horas), pero siguiendo la máxima de que sea una medida terapéutica de duración suficiente para el control de la situación y que no se prolongue por otros motivos.

En algunos casos, también será necesaria la contención farmacológica, especialmente cuando se realiza contención mecánica. Generalmente, en un cuadro de agitación, se administra medicación sedativa para reducir la agudeza del cuadro clínico. En función de la patología basal, se utilizará un tipo de medicación u otro. En pacientes con trastornos psicóticos, los fármacos de elección serán los antipsicóticos, mientras que para el abordaje de la agitación no psicótica se escogerán las benzodiazepinas (a no ser que haya sospecha de organicidad/estados de intoxicación). La vía de administración (oral o intramuscular) se decidirá en función de la intensidad de los síntomas, el grado de cooperación del paciente y la necesidad de sedación rápida o no. Se descarta la administración por vía endovenosa, ya que en este tipo de pacientes es prácticamente inviable.

 El objetivo de la intervención en la agitación psicomotriz es ayudar al paciente a recuperar el control de la conducta, sin riesgo para sí mismo ni para terceros.

Ideación y conducta autolítica

Pese a que se puede consultar un capítulo específico centrado en la atención a la ideación y conducta autolítica, por el elevado volumen de casos que se atienden en los servicios de urgencias en los últimos años se dedicará un apartado centrado en su atención urgente.

Pautas de intervención

En el servicio de urgencias, lo primero es priorizar la atención pediátrica en aquellos casos en los que se haya realizado un intento autolítico, ya que el pronóstico puede depender de la velocidad en el inicio de la intervención. Se recomienda también en esos primeros momentos una aproximación al menor y a su entorno para facilitar unas pautas a familiares y personal sanitario que doten de mayor seguridad su estancia en urgencias y puedan ofrecer posibilidad de surtir cierto alivio inicial.

! Esta primera aproximación no debe causar obstrucción a la prioritaria atención pediátrica y debe ser respetuosa con el estado médico del niño o adolescente y con las posibles respuestas del entorno.

Una vez conseguida o asegurada la estabilidad orgánica, se procederá a una evaluación completa. Se debe poner de manifiesto si existe trastorno mental subyacente y, si lo hubiera, ofrecer tratamiento, teniendo presente que la conducta autolítica se puede dar no solo en menores con trastorno mental de base (p. ej., trastornos psicóticos, trastornos depresivos, etc.), sino que también puede encontrarse en menores en los que dicha conducta supone una respuesta no adaptativa ante situaciones de crisis en las que no pueden poner en práctica otras estrategias de afrontamiento y/o les generan un sufrimiento que valoran como suficiente para realizar dicha conducta. En estas situaciones, como en cualquier urgencia psiquiátrica, es importante establecer una buena relación terapéutica y que la intervención sea percibida por el paciente como una experiencia de ayuda.

Durante la evaluación del riesgo suicida se deberían valorar tanto el grado de elaboración de la idea suicida como la gravedad de intentos previos y del actual, la capacidad de realizar una crítica y un conjunto de factores de riesgo y protección para la reincidencia (por ejemplo, la capacidad de pedir ayuda, el soporte familiar, el formar parte de un grupo, etc.). Se recomienda evitar conductas hostiles, desafiantes o amenazantes durante la entrevista clínica. Durante la exploración, es necesario hablar de la problemática suicida y establecer acuerdos concretos. Hay que tener especial precaución con pacientes que no cooperan, con aquellos que rechazan la ayuda, con pacientes o familias que trivializan el peligro del intento autolítico y con los pacientes que manifiestan un cambio abrupto en el estado de ánimo (altamente relajado o eufórico).

El objetivo principal en la fase aguda suicida es evaluar el riesgo suicida y la reducción del malestar emocional que se le asocie.

! Es especialmente importante la decisión de alta o ingreso, que requerirá de una muy buena valoración del entorno del menor, que, sumada a la de este, permitirá un análisis de los factores de riesgo y protección para la reincidencia de la conducta que facilitará la toma de decisión.

Si se adopta la decisión de ingreso, este podrá realizarse con o sin el acompañamiento familiar, según se considere cuál será el mejor escenario para la evolución del menor. Generalmente, la opción óptima sería junto a la familia. Si el riesgo es pequeño y se considera que el paciente puede volver al domicilio o lugar de residencia habitual, siempre bajo vigilancia familiar o de los tutores legales, se establece un *contrato* con el paciente en el que este se compromete a buscar ayuda médica en situaciones en las que considere que no va a poder controlar su intencionalidad suicida, y se da un plan de seguridad al entorno que incluye recomendaciones, como la limitación del acceso a medicación o elementos potencialmente dañinos. En estos casos, se debe hacer un seguimiento del caso y el menor debería ser revisado en un plazo máximo de 72 horas.

Alteraciones de la conducta alimentaria

El término de *alteraciones de la conducta alimentaria* es amplio y la consulta puede ser debida a conductas de restricción de alimentos, conductas purgativas, ingestión de alimentos no nutritivos, etc. Pero, uno de los motivos más habituales de consulta es la restricción, que puede darse en diferentes trastornos, como el *trastorno restrictivo de la ingesta de alimentos* o la *anorexia nerviosa*. Precisamente este segundo trastorno es la razón más habitual de consulta.

! En cualquier caso, el impacto que la restricción de alimentos, las conductas purgativas o la ingestión de alimentos no nutritivos puede tener sobre la salud física requiere, en la mayoría de los casos, de la incorporación de una evaluación pediátrica. Si el cambio en la conducta alimentaria es de reciente aparición o no hubiera sido valorado previamente, podría suponer la valoración pediátrica desde urgencias (exploración física, índice de masa corporal [IMC], temperatura, presión arterial, electrocardiograma, analítica sanguínea, etcétera).

En muchos casos, la consulta a urgencias supone una puerta de entrada a la salud mental. En otros casos, supone una consulta que responde a un momento de estancamiento o empeoramiento a lo largo de un proceso largo hacia la estabilización o curación. La consulta a urgencias, en estos últimos casos, puede deberse al sufrimiento emocional derivado del propio trastorno y que en ese momento es percibido como incontrolable para el menor o la familia. Tampoco es infrecuente que los menores sean derivados por su psiquiatra referente ante la aparición de negativa casi total o total a la ingesta de alimentos y/o líquidos y/o la aparición o intensificación de conductas purgativas.

En los casos en los que no exista criterio de ingreso pediátrico (criterios que tienen en cuenta aspectos como el IMC-peso, sistema cardiovascular, hidratación, temperatura, presión sanguínea, hallazgos en la bioquímica, valoración de la ingesta y de la actividad compensatoria) o psiquiátrico urgente, es muy importante poder ofrecer alivio y transmitir confianza, reforzando la vinculación con el dispositivo de atención habitual, así como realizar una coordinación con sus referentes.

Cuadros de ansiedad

La ansiedad es uno de los motivos de consulta más frecuentes en urgencias. Puede presentarse acompañada de enfermedades médicas, comórbida a otro trastorno o como entidad aislada. Por este motivo, es fundamental la investigación de la etiología del cuadro de ansiedad, explorar si es secundaria a una patología psiquiátrica u orgánica, si responde a algún desencadenante, o si se trata de un trastorno primario de ansiedad.

El principal motivo de consulta urgente relacionada con la ansiedad es el ataque de pánico. También se observan trastornos somatomorfos (conversivos y disociativos). La manifestación clínica de la ansiedad se produce a través de síntomas físicos (taquicardia, sudoración, temblores, disnea, opresión o dolor torácico, náuseas, mareo) y psíquicos (desrealización, despersonalización, miedo a perder el control o a volverse loco, sensación de muerte inminente, sensación de inestabilidad).

La labor inicial en el abordaje de la sintomatología ansiosa es valorar hasta qué punto el grado de ansiedad que muestra el paciente es acorde con la magnitud del estímulo, o bien resulta desproporcionado en duración o intensidad, de modo que implica un intenso malestar subjetivo o una reducción significativa del funcionamiento psicosocial del niño y su familia. En el tratamiento de estas situaciones, después de descartar patología orgánica, se recomienda explicar al menor y a su familia en qué consiste la ansiedad y cómo se va a abordar el cuadro que presenta desde la urgencia. Se recomienda tranquilizar al paciente, proporcionar un clima de seguridad e informarle de que no existe un riesgo vital. Es de utilidad realizar técnicas de respiración, respiración abdominal y, si el paciente hiperventila y hay parestesias, se recomienda respirar en una bolsa.

El tratamiento farmacológico más utilizado en estas situaciones son las benzodiazepinas de vida media corta. Desde urgencias, no estaría justificado el inicio de tratamiento con antidepresivos.

Abusos sexuales y maltrato

Existen diferentes tipos y clasificaciones de maltrato. El maltrato puede clasificarse en activo o pasivo. El maltrato activo implica una acción física o psicológica por parte terceros que provoca un daño al menor. Como ejemplos de maltrato activo se encuentran el abuso físico, el abuso sexual, el maltrato psicológico y el acoso escolar. El maltrato pasivo hace referencia a la omisión de acciones necesarias para el bienestar del menor. Dentro del maltrato pasivo se encuentran la negligencia y el abandono.

Actuación en urgencias en caso de sospecha de maltrato

Todo profesional sanitario tiene la obligación legal de comunicar cualquier tipo de sospecha fundamentada de maltrato o maltrato evidente, según el art. 262 de la Ley de Enjuiciamiento Criminal. Debe notificarse la situación a los Servicios Sociales más próximos de la zona, al fiscal de menores y al juzgado de guardia. Si no puede notificarla a las autoridades competentes, deberá ponerla en conocimiento del funcionario del cuerpo de policía más próximo.

El personal sanitario de urgencias debe colaborar con la justicia, pero en ningún caso quedará vinculado como parte del proceso. No obstante, puede ser citado por el juez para declarar como testigo. En todo proceso judicial, el profesional sanitario debe decir la verdad sobre las lesiones y síntomas observados, lo que nunca implica la obligación de probar quién es el autor de los hechos.

En los casos de **abusos sexuales**, existe un protocolo ligeramente diferenciado. En niños menores de 4 años, debe creerse el relato detallado sobre el encuentro sexual, y, en mayores de esa edad, si el relato y explicación resultan adecuados para su desarrollo y conocimientos. Durante la entrevista clínica, se debe enfatizar la mala acción del agresor, así como respetar siempre la decisión del niño de no hablar sobre el abuso. Es importante no realizar nunca las preguntas de forma directa y/o inductora. En todos los casos, debe recogerse en la historia clínica el relato literal del menor. Siempre que sea posible, se recomienda realizar la exploración, de forma preferente en unidades especializadas en la valoración de estos casos.

Aparte de los hallazgos físicos que pueda presentar el menor, se observan también determinados comportamientos inapropiados que pueden hacer sospechar la existencia de un abuso. Entre estas conductas inadecuadas se encuentran: una curiosidad sexual exagerada, un acercamiento físico al adulto con connotaciones sexuales y un conocimiento sobre el comportamiento sexual no apropiado para la edad del menor. En estos casos, aparecen también síntomas psíquicos y/o comportamentales diversos (sintomatología ansiosa-depresiva, disminución del rendimiento académico que no se explica por las capacidades del niño, alteraciones de la conducta, alteración en el ritmo sueño-vigilia, cambios en la ingesta, enuresis secundaria, entre otros).

Respecto a los aspectos legales que hay que tener en cuenta en estos casos, se destaca que se deben notificar al juzgado de guardia, a la fiscalía de menores y a la Administración los casos de abusos sexuales seguros o muy probables. Se deberá adjuntar un informe médico junto con el impreso específico. Si la víctima (en caso de adolescentes) es madura emocional e intelectualmente, prevalecerá el derecho de confidencialidad del menor, sin perjuicio de notificar la agresión sexual a las autoridades competentes.

DESARROLLO DE LAS INTERVENCIONES

El tratamiento en urgencias psiquiátricas puede abarcar desde la intervención sobre los síntomas hasta la iniciación de tratamiento para un trastorno psiquiátrico específico. Puede consistir en un tratamiento puntual o puede ser el inicio de un tratamiento psiquiátrico de media-larga duración.

> ❗ Para realizar un abordaje óptimo de las urgencias psiquiátricas, se recomienda hacerlo desde una perspectiva biopsicosocial. Generalmente, el tratamiento farmacológico en urgencias se dirige principalmente a reducir la sintomatología aguda. Las medicaciones más utilizadas en urgencias son las benzodiazepinas y los antipsicóticos.

En el abordaje de las urgencias psiquiátricas en niños y adolescentes, los padres son uno de los objetivos básicos de la intervención. Durante la entrevista y exploración, el personal sanitario especialista debe estar alerta y prestar atención a los sentimientos y reacciones de culpa de los progenitores y a los mecanismos de defensa proyectados. Durante la atención en urgencias, hay que establecer criterios de realidad y dar esperanza incidiendo sobre la plasticidad y potencialidad de cambio de los niños, pero en ningún momento hay que crear falsas expectativas. Es imprescindible no culpabilizar y ofrecer una orientación diagnóstica y terapéutica adecuada para cada caso, con la finalidad de crear una vinculación con los dispositivos ambulatorios de salud mental.

Como se ha comentado previamente, los grupos de fármacos más usados en la urgencia son los antipsicóticos y las benzodiazepinas. Aunque se pueden consultar temas dedicados a los psicofármacos para ampliar la información, no se debe acabar el capítulo sin nombrar específicamente algunos de los más usados y ciertas particularidades relacionadas con la urgencia.

En cuanto a los antipsicóticos, son muy utilizados en casos de agitación y dirigidos a la conducta disruptiva, en general. Algunos de los más usados son el **haloperidol** y la **olanzapina**. Ambos se pueden administrar por vía oral o intramuscular.

> ❗ • En el caso del haloperidol, ante una agitación, se administrarán 25 gotas en niños o 50 gotas en adolescentes (o el equivalente de media ampolla o una ampolla, respectivamente). El haloperidol es especialmente útil cuando hay sospecha de intoxicación/organicidad, pero sin olvidar su elevado riesgo de sintomatología extrapiramidal.
> • En el caso de olanzapina, la dosis orientativa sería de 2,5 mg en el caso de niños y de 5 mg en el de adolescentes, con la posibilidad de administración tanto oral como intramuscular. Es importante recordar que no se recomienda la inyección simultánea de olanzapina y benzodiazepinas debido a la posible sedación excesiva, depresión cardiorrespiratoria y, en muy raros casos, muerte.

Asimismo, está aprobado el uso de la **risperidona** para tratar la irritabilidad/agresividad de menores con trastorno del espectro autista.

> ❗ En cuanto al uso de las benzodiazepinas, principalmente dirigidas al control de la ansiedad, se ha de recordar la posible aparición de respuesta paradójica tras su administración (agitación/excitación, especialmente en niños). También que, en caso de utilizarse, se priorizará la vía oral, ya que la absorción por vía intramuscular es errática.

Las benzodiazepinas más usadas en urgencias son el cloracepato dipotásico (2,5/5 mg), el clonazepam (0,5/1 mg), el diazepam (2,5/5 mg) y, en mayores de 6 años, el lorazepam (0,25/0,5 mg).

Para el abordaje del insomnio, podría valorarse la prescripción de antihistamínicos o la de melatonina si se dan las condiciones de plantearse el inicio de tratamiento farmacológico.

> Generalmente, se hace uso de fármacos antipsicóticos para el manejo de la agitación/conducta y de benzodiazepinas en el de la ansiedad.

 PUNTOS CLAVE

- Las consultas a urgencias pediátricas por motivos relacionados con la salud mental han aumentado en los últimos años.
- El niño es un ser en desarrollo y con un marcado grado de dependencia de la familia, y la sociedad en general, cuyos factores de protección, factores de riesgo y vulnerabilidad son diferentes a los del adulto. Este es uno de los motivos que hacen más compleja la valoración e intervención urgente sobre esta población.
- Los servicios psiquiátricos de urgencias proporcionan un acceso rápido a la evaluación psiquiátrica y tratamiento a corto plazo. De una intervención en urgencias se espera encontrar alivio para el menor y su entorno de manera inmediata a través de una actuación que ha de ser puntual y breve.
- El abordaje y el manejo del menor deben llevarse a cabo en un espacio adecuado y tranquilo, y en su atención hay que dar prioridad a la seguridad del paciente y del personal sanitario.
- Los servicios de urgencias psiquiátricas deberían estar integrados dentro del hospital general a fin de ofrecer una atención integral e inclusiva.
- El equipo que atiende a estos pacientes está generalmente formado por psiquiatras, psicólogos clínicos, personal de enfermería experto en salud mental y trabajadores sociales.
- Deberían existir protocolos específicos para la atención del paciente que consulta a urgencias por motivos relacionados con salud mental con el objetivo de disminuir la imprevisibilidad y el error.

BIBLIOGRAFÍA

Alda JA, Ferreria-Garcia E, Hernández I, Gabaldon S. Urgencias psiquiátricas en niños y adolescentes. En: Soutullo C (coord.). Psicofarmacología pediátrica: Seguridad y eficacia. Madrid: Springer; 2013. p. 251-67.

Baren JM, Mace SE, Hendry PL, Dietrich AM, Goldman RD, Warden CR. Children's mental health emergencies-part 2: emergency department evaluation and treatment of children with mental health disorders. Pediatr Emerg Care. 2008 July; 24(7):485-98.

Baren JM, Mace SE, Hendry PL. Children's mental health emergencies-part 3: special situations: child maltreatment, violence, and response to disasters. Pediatr Emerg Care. 2008 July;24(8):569-77.

Chinchilla A, Correas J, Quintero, Vega J. Manual de urgencias psiquiátricas. Barcelona: Masson; 2003.

Di Lorenzo R, Cimino N, Di Pietro E, Pollutri G, Neviani V, Ferri P. A 5-year retrospective study of demographic, anamnestic, and clinical factors related to psychiatric hospitalizations of adolescent patients. Neuropsychiatr Dis Treat. 2016;12:191-201.

Grupo de Trabajo Multidisciplinar sobre Salud Mental en la Infancia y Adolescencia. La pandemia ha provocado un aumento de hasta el 47 % en los trastornos de salud mental de los menores. Nota de prensa. Madrid: Asociación Española de Pediatría; 2022 [consulta el 24 de junio de 2024]. Disponible en: https://www.aeped.es/noticias/pandemia-ha-provocado-un-aumento-hasta-47-en-los-trastornos-salud-mental-en-los-menores

Kennedy A, Cloutier P, Glennie E, Gray C. Establishing best practice in pediatric emergency mental health: a prospective study examining clinical characteristics. Pediatr Emerg Care. 2009;25(6):380-6.

Kowal J, Swenson JR, Aubry TD, Marchand HD, Macphee C. Improving access to acute mental health services in a general hospital. J Ment Health. 2011;20(1):5-14.

Mavrogiorgou P, Brüne M, Juckel G. The management of psychiatric emergencies. Dtsch Arztebl Int. 2011;108(13):222-30. doi: 10.3238/arztebl.2011.0222.

Medical Emergencies in Eating Disorder. Guidance on Recognition and Management (Replacing MARSIPAN and Junior MARSIPAN). May 2022 (Updated March 2023). College Report CR233. Londres: Royal College of Psychiatrists; 2023.

O'Mara RM, Hill RM, Cunningham RM, King CA. Adolescent and parent attitudes toward screening for suicide risk and mental health problems in the pediatric emergency department. Pediatr Emerg Care. 2012;28(7):626-63.

Tarbal A (coord.). Una mirada a la salud mental de los adolescentes. Claves para comprenderlos y acompañarlos. Cuaderno Faros nº 12. Sant Joan de Déu; 2021.

Programa de soporte a la atención primaria: abordaje desde la prevención y la psicopatología leve

40

E. Seijo Zazo y P. García Vázquez

OBJETIVOS

- Conocer la importancia de la salud mental en la infancia y adolescencia, y la importancia de los equipos multidisciplinares para un abordaje integral.
- Identificar las patologías más prevalentes en cada edad y su evolución para poder realizar una detección precoz.
- Valorar de manera integral y específica, mediante entrevista clínica a la población menor, siendo capaz de adecuarse a la situación evolutiva del paciente.
- Reconocer las principales herramientas y escalas empleadas en la psiquiatría infantil y de la adolescencia.
- Identificar los factores de riesgo y de protección más importantes para la salud mental.
- Reconocer las patologías más frecuentes tanto en infancia como en adolescencia, y sus características clínicas principales o manifestaciones específicas.
- Detectar los signos de alerta de enfermedad mental.
- Señalar las actividades que se deben realizar de atención primaria.
- Definir las indicaciones de derivación a salud mental infantojuvenil.
- Realizar un informe de derivación completo, y conocer la información necesaria para valorar de manera integral al paciente.

INTRODUCCIÓN

La salud mental es un campo interdisciplinar, por lo que la intervención en los pacientes ha de ser de forma integral a nivel biopsicosocial, en su contexto y con una perspectiva comunitaria. Los equipos multiprofesionales han de complementarse e integrar estrategias de intervención e investigación. Desde esta perspectiva, la estrategia grupal implica un abordaje coordinado entre disciplinas con límites permeables que favorezca los intercambios y aportaciones. La interdisciplinariedad, además, no está exenta de riesgos, como puede ser la perpetuación de una jerarquización rígida y cerrada.

! Los trastornos mentales, como grupo, constituyen la causa más frecuente de consulta por patología no orgánica en pediatría de atención primaria. En concreto, en el caso de los niños y adolescentes, es necesario tener en cuenta las particularidades de la atención a niños y adolescentes en salud mental, tanto en las manifestaciones clínicas como en la evaluación del grado de disfunción asociado en las diferentes áreas del desarrollo (académico, familiar, social o personal), y sus características especiales diferentes de las del adulto. Es necesaria, igualmente, una adecuada continuidad terapéutica, ya que es frecuente la expresión de conductas que pueden ser consideradas patológicas únicamente en momentos puntuales y de manera reactiva a circunstancias externas adversas que no tienen por qué mantenerse en el tiempo.

Según una revisión reciente realizada en España, los pediatras de atención primaria suelen ser muy específicos en la detección de patología de salud mental en población infantil, pero son poco sensibles. Es decir, que identifican de manera correcta a los niños sanos, pero existen dificultades en la detección de enfermos. Esto se traduce en la no derivación a dispositivos de salud mental específicos y, por tanto, en la ausencia de tratamiento y seguimiento. Teniendo en cuenta que los trastornos mentales en la adolescencia no detectados a tiempo suponen un incremento en el consumo de recursos sanitarios, de servicios sociales, jurídicos y educativos, el pediatra tiene un papel esencial en la detección precoz de los trastornos mentales en la infancia y adolescencia.

Para ayudar a esta tarea de la detección, en la actualidad existen herramientas como la telemedicina, que se puede definir como el uso de la tecnología de las comunicaciones para brindar atención médica de calidad, ofreciendo, por tanto, múltiples modalidades. En cuanto a la satisfacción de los profesionales, se encuentra una mayoría notable en el campo de la psiquiatría del niño y del adolescente y entre los médicos de atención primaria, por lo que constituye una opción útil a tener en cuenta para abordajes futuros. No obstante, el hecho de poder realizar intervenciones mediante herramientas tecnológicas no debe impedir la observación de los máximos estándares de confidencialidad y calidad asistencial. En este caso, estas herramientas pueden ser un complemento para mantener la continuidad asistencial y facilitar la coordinación fluida entre los servicios de atención primaria y salud mental infantil y de la adolescencia.

PREVALENCIA

En los últimos años, se está documentando una elevada prevalencia en los trastornos afectivos y del comportamiento en infancia y adolescencia. Existe un consenso internacional que indica una prevalencia de uno de cada cinco adolescentes de padecer algún tipo de enfermedad mental, con independencia de su origen o cultura. Las cifras de prevalencia de los trastornos psiquiátricos en niños y adolescentes oscilan entre el 15 y el 25 %. De ellos, un 4-5 % sufre un trastorno mental grave.

> Para la detección precoz es importante conocer cuáles son los trastornos mentales más importantes en cada etapa y aquellos que comienzan de forma habitual en la infancia y modulan sus características clínicas con la edad.

Por ejemplo, los retrasos del desarrollo, el autismo y otros trastornos generalizados del desarrollo se manifiestan desde los primeros meses de vida. Los problemas de comportamiento, desde los 2 años; los síntomas de ansiedad, desde los 4-5 años o incluso antes; la depresión, desde los 5-6 años; el consumo de sustancias, desde los 11-12 años, y la esquizofrenia con características similares a las del adulto, a los 14-15 años.

En la adolescencia, la mayoría de los trastornos suelen ser internalizantes, fundamentalmente ansiedad y depresión, aunque es más habitual la detección de trastornos externalizantes, como la hiperactividad o alteraciones de conducta. Los problemas más importantes de salud mental en adolescentes, de mayor a menor frecuencia, son trastornos de ansiedad y depresión, problemas de comportamiento y trastorno por déficit de atención e hiperactividad. Menos importante en frecuencia, aunque en continuo incremento, son las psicosis o los trastornos del comportamiento alimentario.

Asimismo, es importante profundizar sobre las características de los síntomas psicológicos disfuncionales, aunque no alcancen los criterios necesarios para ser considerados como trastornos establecidos. Este último aspecto puede resultar de importancia de cara a la detección precoz, ya que, en ocasiones, pueden considerarse síntomas subclínicos de trastornos mentales. Por ejemplo, la disforia y las quejas somáticas, en forma de cefalea, abdominalgia o síntomas vasculares, pueden ser indicadores de sintomatología depresiva no clínica.

Además, actualmente hay que tener en cuenta el impacto de la pandemia por enfermedad infecciosa causada por el coronavirus 2 del síndrome respiratorio agudo grave (COVID-19) en infancia y adolescencia. Fegert *et al.* realizaron un estudio que analizaba las consecuencias del confinamiento en la salud mental de esta población. Los resultados muestran consecuencias significativas en la salud mental tanto en niños como en adolescentes, aunque se desconoce el efecto a largo plazo. Las consecuencias en los niños se encuentran, mayoritariamente, en el ámbito afectivo y también a nivel conductual. Asimismo, se ha constatado que durante el confinamiento presentaban mayores niveles de ansiedad, depresión y menor integración y competencia social. En contraposición, las quejas somáticas disminuyeron durante este período. El análisis en población adolescente obtuvo similares resultados, con diferencias de la problemática además en función del género; de hecho, las mujeres de 13-18 años se vieron más afectadas que los varones. Ellas mostraron más problemas de ansiedad, regulación emocional y menor autoestima. En el caso de los varones, presentaron más dificultades en competencias sociales. Por ello, la detección e intervención de niños y adolescentes en riesgo ha aumentado, y una identificación temprana puede ayudar a prevenir la aparición o el empeoramiento de psicopatologías.

ENTREVISTA CLÍNICA

Durante las entrevistas realizadas en menores se ha de tener en cuenta la situación del desarrollo evolutivo, la especificidad situacional de la etapa y el papel de los adultos, que habitualmente se encuentran presentes durante la misma o la complementan de forma independiente. Además, es importante valorar la determinación ambiental.

La narrativa de la enfermedad que hacen el paciente, su familia u otras partes implicadas se obtiene a través de la entrevista clínica, junto con la realización de un examen mental. El manejo de la entrevista es determinante para establecer un vínculo adecuado que permita la creación de un clima de confianza, en el que el menor se encuentre seguro para compartir su problemática. Para lograrlo, es importante una escucha activa de modo que el paciente se sienta respetado y valorado, lo que permitirá una exploración más fiable.

Para facilitar la estructuración de la entrevista y recordar los elementos que se deben valorar, varios autores han empleado acrónimos. García-Tornel, por ejemplo, propone FACTORES, que corresponde a los siguientes elementos:

- Familia: el tipo, la calidad de las relaciones.
- Amistades: tipo y calidad de las mismas. Es importante explorar varios círculos, si existiesen.
- Colegio-trabajo: rendimiento, adaptación. Rutinas, actividades complementarias.
- Tóxicos: inicio, cantidad, experimentación y cese.
- Objetivos: motivación, planes de futuro.
- Riesgos: dieta, sueño, violencia, situaciones de abuso, autolesiones, suicidio.
- Estima: autoconcepto, autoestima, aceptación.
- Sexualidad: identidad, actividad, detección de situaciones de riesgo.

En el caso de Cohen, el acrónimo empleado es HEADSS, cuyo significado es Hogar, Educación, Actividades, Drogas, Sexualidad y Suicidio.

El formato de la entrevista clínica puede adoptar cualquiera de los esquemas clásicos, y se lleva a cabo mediante preguntas cerradas, entrevistas abiertas o semiestructuradas. Un grupo de expertos pertenecientes a la Asociación Española de Psiquiatría del Niño y del Adolescente (AEPNYA) proponen un modelo de entrevista semiestructurada, de la cual destacamos cuatro apartados relacionados con la detección precoz de los trastornos mentales, útil en atención primaria.

1. **Historia evolutiva de los trastornos o problemas psicopatológicos principales**. Explora el inicio y evolución de los mismos, la existencia o no de un desencadenante, y la percepción de la gravedad subjetiva. También se pregunta si el paciente consultó en otra ocasión por la misma clínica, si precisó tratamiento o si en algún momento fue necesaria la valoración de otra alteración psicopatológica.
2. **El entorno**. Resulta importante conocer los hábitos del menor, tanto sus actividades recreativas como lectivas, además de las características del sueño y la alimentación. También la relación con iguales, familia o figuras de autoridad, así como su carácter, autopercepción, ánimo y conducta. En la actualidad, la facilidad en el acceso a las tecnologías de la información y comunicación es otro apartado que se debe valorar.
3. **El desarrollo evolutivo**. Se han de recabar datos sobre el embarazo, parto y adquisición de hitos del desarrollo, así como la existencia de enfermedades somáticas o la necesidad de intervenciones quirúrgicas. También de la evolución en las relaciones sociales y la adquisición de la independencia.
4. **Exploración psicopatológica**. Es necesario valorar la esfera afectiva, la existencia de alteraciones a nivel cognitivo, atencional, de memoria y concentración. También las dificultades en la comunicación o motricidad, así como en la percepción.

Existen múltiples instrumentos de valoración psicopatológica en forma de escalas o cuestionarios. En algunos casos son específicos de ciertas patologías y en otros son generales y se emplean como herramientas de cribado. Entre los más empleados destacan las escalas para la valoración del trastorno por déficit de atención e hiperactividad (TDAH), como la Escala de Valoración del Trastorno por Déficit de Atención e Hiperactividad (ADHD-RS), el Cuestionario Swanson, Nolan And Pelham (SNAP-IV) o la escala de Conners. Para el empleo en atención primaria, resultan más útiles los instrumentos de cribado, como el Inventario de Conducta Infantil (CBCL) o el Cuestionario de Cualidades y Dificultades (SDQ). Este último detecta probables casos de trastornos mentales y del comportamiento entre los 4 y los 16 años. En la **tabla 40-1** se adjuntan algunas de estas herramientas.

FACTORES DE RIESGO Y PROTECTORES

Los factores de riesgo son aquellas características que hacen más probable que un paciente sufra un trastorno. Estos factores pueden ser crónicos o agudos, modificables o no. Los trastornos psiquiátricos suelen tener una etiología multifactorial, en la que intervienen factores de origen biopsicosocial (**Tabla 40-2**).

El conocimiento de estos factores de riesgo por parte del pediatra tiene una implicación práctica importante, ya que permite llevar a cabo las siguientes actuaciones:

- Identificar niños en situación de riesgo de desarrollo de patología mental.

- En el caso de niños con factores de riesgo, detectar alteraciones psicopatológicas.
- Si no existe presentación clínica, fomentar los factores de protección e intervenir en la disminución de factores de riesgo, realizando así una prevención primaria adecuada.
- En el supuesto de presentar síntomas, se puede facilitar el diagnóstico e intervención precoz con prevención secundaria, y, finalmente, reducir las posibles complicaciones en forma de prevención terciaria.

Los factores de riesgo interactúan entre sí y con los factores de protección, y estos últimos son las circunstancias que disminuyen la probabilidad de que aparezca una enfermedad. Estas interrelaciones se producen de una manera dinámica, aumentando o disminuyendo el riesgo de enfermedad (**Fig. 40-1**).

A continuación se van a detallar algunos de los factores de riesgo y protección más frecuentes en los trastornos mentales.

Biológicos

- **Edad**: en el caso de preescolar, son más frecuentes los trastornos de ansiedad; el trastorno por déficit de atención e hiperactividad, en edad escolar, y el trastorno por consumo de tóxicos, en la adolescencia.
- **Sexo**: la influencia de este factor varía en función del trastorno. En el caso de varones, existe mayor riesgo de trastornos del espectro autista, trastornos del comportamiento o psicóticos. En el caso de mujeres, se trataría de trastornos de la conducta alimentaria.
- **Cociente intelectual (CI)**: se trataría de factores de riesgo un CI bajo (< 80) o muy alto (> 130) y de factores protectores, CI normales o altos.
- **Temperamento**: la inhibición conductual, la emocionalidad negativa, el temperamento difícil o la apatía se considerarían características de peligro, mientras que el temperamento fácil, la sociabilidad o la emocionalidad positiva serían protectores.
- **Interpretación del entorno**: se considerarían factores de riesgo una baja autoestima, la dificultad para la gestión de situaciones cotidianas y las escasas habilidades sociales o autonomía. Por otra parte, una autoestima adecuada, con inteligencia emocional y social, resiliencia y autonomía son factores positivos.
- **Enfermedad**: un niño sano con una vida activa tiene menor riesgo que otro con alguna patología tanto somática como psíquica.

Ambientales

- **Factores perinatales**: consumo de tóxicos, fármacos o padecimiento de enfermedades, junto con complicaciones en el parto, bajo peso al nacer, prematuridad, malnutrición y enfermedades los primeros meses de vida son factores de riesgo, frente a un embarazo, parto y evolución sin complicaciones.
- **Nivel de educación**: un nivel medio-alto junto con un buen rendimiento académico son factores protectores frente al fracaso escolar.

Tabla 40-1. Escalas y test

Cuestionario de Capacidades y Dificultades (SDQ-Cas)

Por favor, ponga una cruz en el cuadro que usted cree que corresponde a cada una de las preguntas: no es cierto, un tanto cierto, absolutamente cierto. Nos sería de gran ayuda si respondiese a todas las preguntas lo mejor que pudiera, aunque no esté completamente seguro/a de la respuesta o le parezca una pregunta rara. Por favor, responda a las preguntas basándose en el comportamiento del niño/niña durante los últimos 6 meses o durante el presente curso escolar

Nombre de su hijo/a .... Varón/Mujer ....

Fecha de nacimiento..

	No es cierto	Un tanto cierto	Absolutamente cierto
Tiene en cuenta los sentimientos de otras personas	❑	❑	❑
Es inquieto/a, hiperactivo/a, no puede permanecer quieto/a por mucho tiempo	❑	❑	❑
Se queja con frecuencia de dolor de cabeza, de estómago o de náuseas	❑	❑	❑
Comparte frecuentemente con otros niños/as chucherías, juguetes, lápices, etcétera	❑	❑	❑
Frecuentemente tiene rabietas o mal genio	❑	❑	❑
Es más bien solitario/a y tiende a jugar solo/a	❑	❑	❑
Por lo general, es obediente, suele hacer lo que le piden los adultos	❑	❑	❑
Tiene muchas preocupaciones, a menudo parece inquieto/a o preocupado/a	❑	❑	❑
Ofrece ayuda cuando alguien resulta herido, disgustado o enfermo	❑	❑	❑
Está continuamente moviéndose y es revoltoso	❑	❑	❑
Tiene por lo menos un/a buen/a amigo/a	❑	❑	❑
Pelea con frecuencia con otros niños/as o se mete con ellos/ellas	❑	❑	❑
Se siente a menudo infeliz, desanimado o lloroso	❑	❑	❑
Por lo general, cae bien a los otros niños/as	❑	❑	❑
Se distrae con facilidad, su concentración tiende a dispersarse	❑	❑	❑
Es nervioso/a o dependiente ante nuevas situaciones, fácilmente pierde la confianza en sí mismo/a	❑	❑	❑
Trata bien a los niños/as más pequeños/as	❑	❑	❑
A menudo miente o engaña	❑	❑	❑
Los otros niños se meten con él/ella o se burlan de él/ella	❑	❑	❑
A menudo se ofrece para ayudar (a padres, maestros, otros niños)	❑	❑	❑
Piensa las cosas antes de hacerlas	❑	❑	❑
Roba cosas en casa, en la escuela o en otros sitios	❑	❑	❑
Se lleva mejor con adultos que con otros niños/as	❑	❑	❑
Tiene muchos miedos, se asusta fácilmente	❑	❑	❑
Termina lo que empieza, tiene buena concentración	❑	❑	❑

Firma .... Fecha ....

Madre/padre/maestro/otros (indique, por favor)

Muchas gracias por su ayuda

(Continúa)

Tabla 40-1. Escalas y test (*cont.*)

Escala SNAP-IV de valoración de síntomas de trastornos de déficit de atención e hiperactividad
(Swanson, Nolan y Pelham)-Versión Abreviada (para los trastornos de déficit de atención con o sin hiperactividad)

Alumno/a: .... Edad: ....

Curso: .... Centro escolar: .... Localidad: ....

Profesor/a: ....

Lea atentamente las frases que se presentan a continuación para valorar la actitud que mejor describa al niño/a, siguiendo los siguientes criterios de puntuación:

	1ª evaluación				2ª evaluación				3ª evaluación			
	0	1	2	3	0	1	2	3	0	1	2	3
1. Frecuentemente no presta atención suficiente a los detalles o tiene descuidos en los trabajos escolares o en otras tareas												
2. Frecuentemente mueve los dedos o los pies, o se mueve en la silla cuando está sentado												
3. Frecuentemente tiene dificultad para permanecer atento en juegos y tareas												
4. Frecuentemente se levanta de su asiento de clase o en otras situaciones cuando no debe hacerlo												
5. Con frecuencia parece que no escucha cuando le hablan												
6. Frecuentemente da vueltas o se columpia en exceso en situaciones en las que esta actitud no es apropiada												
7. Frecuentemente no sigue bien las instrucciones para poder finalizar una tarea escolar o tareas que se le encomiendan												
8. Frecuentemente tiene dificultades para jugar o hacer actividades en silencio												
9. Con frecuencia tiene dificultad para ordenar												
10. Frecuentemente se mueve muy rápidamente *como si tuviera un motor*												
11. Frecuentemente evita o no le gusta o se niega a aceptar tareas que exigen un esfuerzo mental sostenido (por ejemplo, deberes o tareas de casa)												
12. Con frecuencia habla en exceso												
13. Con frecuencia pierde materiales necesarios para hacer sus tareas (por ejemplo, libro de deberes, juguetes, lápices o herramientas)												
14. Frecuentemente responde antes de que hayan terminado la pregunta												
15. Frecuentemente se distrae por cualquier ruido o cosas que ocurren a su alrededor												
16. Frecuentemente tiene dificultad para esperar su turno												

(*Continúa*)

Anexo 40-1. Escalas y test (*cont.*)

Escala SNAP-IV de valoración de síntomas de trastornos de déficit de atención e hiperactividad (Swanson, Nolan y Pelham)-Versión Abreviada (para los trastornos de déficit de atención con o sin hiperactividad)

	1ª evaluación				2ª evaluación				3ª evaluación			
	0	1	2	3	0	1	2	3	0	1	2	3
17. Frecuentemente interrumpe o se inmiscuye en las cosas de los demás (por ejemplo, se entromete en una conversación o juego)												
Suma total												
Suma puntuación apartados TDAH-inatención (impares)												
Suma puntuación apartados TDAH-hiperactividad-impulsividad (pares)												

TDAH: trastorno de déficit de atención con hiperactividad. 0 = no o no del todo. 1 = sí, un poco. 2 = sí, bastante. 3 = sí, mucho.

- **Acontecimientos estresantes**: a mayor intensidad y frecuencia junto con inicio precoz, mayor riesgo de sufrir enfermedad psiquiátrica.
- **Respuesta a estresantes**: dificultad en la adaptación y mecanismos de afrontamiento como la negación o evitación son considerados factores de riesgo.
- **Familia y amigos**: un entorno que ofrece apoyo y seguridad, con buena comunicación, cuidado y estímulos adecuados, junto con estilos educativos democráticos o asertivos, son factores protectores de gran importancia frente a enfermedades mentales.
- **Circunstancias sociodemográficas**: la pobreza, marginación, dificultad o falta de recursos sociosanitarios, además de un ambiente conflictivo o escaso sentimiento de pertenencia a la comunidad y aislamiento son agentes que se deben tener en cuenta por su elevada peligrosidad.

Genéticos

Los trastornos psiquiátricos habitualmente se relacionan con muchos genes, pero actualmente no se ha establecido cuáles ni qué combinaciones están implicadas directamente. De todas formas, como las enfermedades mentales tienen una elevada heredabilidad, es importante conocer los antecedentes familiares de los pacientes.

MANIFESTACIONES CLÍNICAS

Los síntomas emocionales y conductuales pueden no ser, únicamente manifestaciones de patologías psiquiátricas, sino también de enfermedades somáticas o de su tratamiento.

Por ejemplo, las alteraciones en la sensopercepción obligan a descartar infecciones a nivel de sistema nervioso central o intoxicaciones. La ansiedad o las alteraciones anímicas pueden ser ocasionadas por alteraciones endocrinas o infecciones igualmente.

A continuación, se revisarán las patologías más frecuentes, tanto en infancia como en adolescencia, y sus características principales o manifestaciones específicas en estas etapas.

Trastornos de ansiedad

Son los segundos en frecuencia, tras los trastornos de la conducta, que se comentarán más adelante. Las manifestaciones

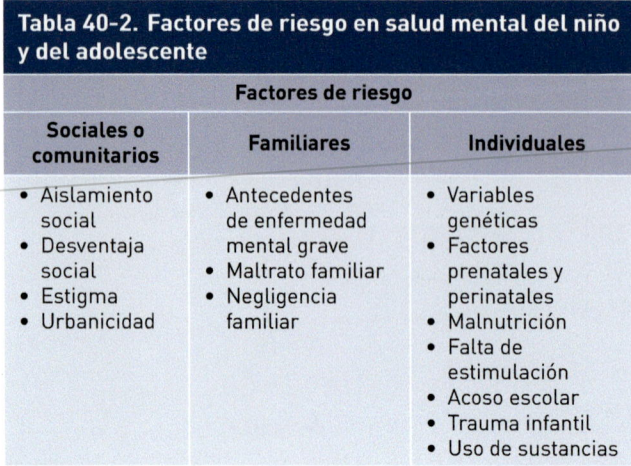

Tabla 40-2. Factores de riesgo en salud mental del niño y del adolescente

Factores de riesgo		
Sociales o comunitarios	**Familiares**	**Individuales**
• Aislamiento social • Desventaja social • Estigma • Urbanicidad	• Antecedentes de enfermedad mental grave • Maltrato familiar • Negligencia familiar	• Variables genéticas • Factores prenatales y perinatales • Malnutrición • Falta de estimulación • Acoso escolar • Trauma infantil • Uso de sustancias

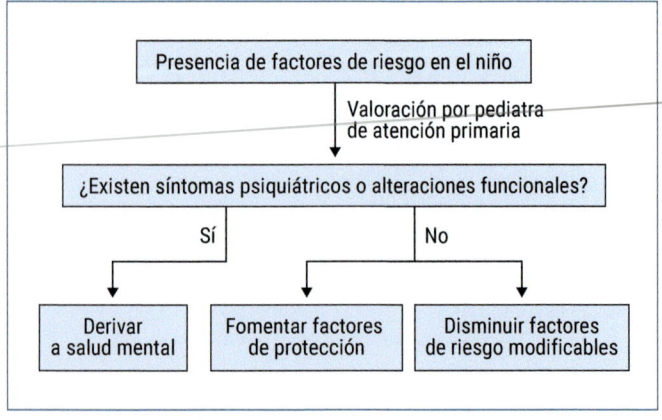

Figura 40-1. Detección y actuación del pediatra sobre factores de riesgo.

pueden variar en función de la edad y el grado de desarrollo, y habitualmente tienen repercusión importante a nivel somático. Los niños más pequeños, sin adquisición de lenguaje, suelen manifestarlo en forma de pérdida de apetito, insomnio, irritabilidad o llanto. Posteriormente, en la etapa escolar, aparecen dificultades en la atención, memoria y concentración. En la adolescencia, puede aparecer la sensación de desrealización o despersonalización.

- **Trastorno de ansiedad generalizada (TAG)**. Patrón de ansiedad excesiva que se prolonga durante más de 6 meses y genera importante deterioro en el paciente. La preocupación es excesiva sobre múltiples acontecimientos.
- **Trastorno de angustia, con o sin agorafobia**. Las crisis de angustia son entendidas como períodos de tiempo de temor intenso, acompañado de ideas de desastre inminente o pérdida de control de la realidad. Este trastorno se caracteriza por la presencia de estas crisis de manera repetida e inesperada, y, posteriormente, con preocupación anticipatoria sobre la repetición de las mismas. Es más frecuente en adolescentes, y en adultos correspondería al trastorno de pánico. La agorafobia es el temor a permanecer solo sin ayuda en situaciones en las que no es posible escapar con facilidad.
- **Fobia social**: temor a situaciones que implican contacto social ante la posibilidad de evaluación por parte de terceros. Es frecuente que se trate de niños tímidos, y que la exposición a esta situación se acompañe de ansiedad. Su inicio es insidioso, pero afecta al proceso de socialización.
- **Trastorno obsesivo-compulsivo (TOC)**: esta patología se caracteriza por la presencia de obsesiones y compulsiones que ocupan una cantidad de tiempo significativa y generan un sufrimiento intenso y diferentes grados de discapacidad. Su prevalencia en menores es alrededor de un 1 %, pero la prevalencia de estos síntomas sin alcanzar el rango de trastorno se estima en un 19 %. Es habitual que durante el desarrollo del niño aparezcan conductas repetitivas fisiológicas, pero cuando los rituales interfieren en el funcionamiento o incluso en el desarrollo del niño, se trataría de un TOC.
- **Trastorno por estrés postraumático (TEPT)**: es la respuesta diferida a un acontecimiento traumático con clínica ansiosa elevada, que interfiere con el normal funcionamiento del paciente, y se acompaña de recuerdos intrusivos y recurrentes del evento traumático, que causan malestar psicológico intenso. El tiempo de alerta se ha de mantener durante los 6 meses posteriores al acontecimiento. En niños, es frecuente la expresión de forma compulsiva de aspectos del trauma en juegos repetitivos y no gratificantes.
- **Trastorno de ansiedad por separación**: característico entre los 7 y 9 años, y más frecuente en niñas. Consiste en una angustia excesiva derivada de la separación del cuidador principal, o de otra persona significativa, de al menos 4 semanas de duración, con repercusión en el adecuado funcionamiento del niño.

Depresión y suicidio

La depresión mayor se define como un trastorno mental que implica una alteración del estado de ánimo (generalmente deprimido, aunque en los más jóvenes es común la irritabilidad), la pérdida casi completa de interés o placer en actividades que antes se disfrutaban y, en mayor o menor grado, síntomas de tipo cognitivo y somático. Esta clínica se presenta con una frecuencia diaria a lo largo de la mayor parte del día, durante al menos 2 semanas. Esta patología altera el desarrollo normal del menor al generar interferencias en su evolución social, escolar y emocional. Entre los síntomas más frecuentes de la depresión se encuentran el humor disfórico, tristeza, llanto, pesimismo, autoestima baja, irritabilidad y trastornos del sueño o del apetito.

Cuando los síntomas depresivos se asocian con ansiosos, estos episodios se caracterizan por tener mayor duración, incremento de conductas de riesgo, aumento de problemas psicosociales y escasa respuesta al tratamiento psicoterapéutico. Los menores que han sufrido depresión tienen entre un 20 y un 40 % de riesgo de desarrollar trastorno bipolar en los 5 años siguientes.

 El suicidio, sobre todo en adolescencia, no siempre está asociado a la depresión, ya que en esta etapa la impulsividad tiene un papel muy importante. Lo fundamental para evitar intentos autolíticos es la realización de una adecuada prevención primaria.

Trastorno bipolar

Se trata de un trastorno del estado de ánimo persistente, caracterizado por la alternancia de fases de manía y depresión. La presentación en la adolescencia suele ser en forma de episodio maníaco, con exaltación del ánimo y, en el caso de los niños, como expansividad e irritabilidad, además de acompañarse de otros síntomas, como sentimientos de grandiosidad, taquilalia, elevada distraibilidad, incremento de la actividad motriz, agitación o conductas desorganizadas. Todo ello, genera un deterioro en el funcionamiento del menor. Los episodios de manía se alternan con depresión, ambos con diferentes grados de intensidad.

Trastornos externalizantes

Se trata de aquellas alteraciones de conducta en niños y adolescentes, que muestran un patrón de elevada agresividad o comportamientos tales como impulsividad, agresión, negativismo o hiperactividad.

Trastorno por déficit de atención e hiperactividad (TDAH)

Se trata de un trastorno del neurodesarrollo, caracterizado por la presencia de hiperactividad, impulsividad y falta de atención antes de los 7 años de edad, cuyos síntomas están presentes en al menos dos contextos de la vida del niño. Existe una alta comorbilidad entre el TDAH y los trastornos de la conducta.

Trastorno oposicionista-desafiante

Se caracteriza por un patrón de comportamiento oposicionista, desafiante y hostil, que en ocasiones puede mostrarse con actitudes rencorosas y negativas y molestando y culpando de manera deliberada a otros. Esta actitud debe mantenerse al menos durante 6 meses. También existe una fase fisiológica de negativismo y oposición en el niño de los 18-36 meses, durante el período de adquisición de autonomía.

Trastorno de conducta disocial

Se caracteriza por un modelo de comportamiento antisocial, con transgresiones de las normas y actos perjudiciales para otros, que provoca una dificultad en el funcionamiento del paciente. Se debe prestar especial atención a las agresiones a seres vivos, destrucción de la propiedad, robos o violaciones graves de las normas. Al menos tres de estas conductas deben estar presentes durante un período de 12 meses y una de ellas debe haber estado presente en los últimos 6 meses.

Esquizofrenia y otros trastornos psicóticos

Los síntomas psicóticos, entendidos como alucinaciones, ideas delirantes, lenguaje incoherente y desorganización de conducta, cuando aparecen en niños, no deben hacer pensar en la esquizofrenia en primer lugar. Es necesario descartar patología somática o incluso otros trastornos psiquiátricos.

La esquizofrenia de presentación en la infancia es de difícil diagnóstico por su inicio insidioso. Existen peculiaridades que la diferencian de la psicosis en el niño, como, habitualmente, la menor frecuencia y complejidad de los delirios. En la adolescencia, es frecuente que aparezcan alucinaciones auditivas y afecto aplanado o inapropiado. Algunos niños no viven los síntomas psicóticos como algo anormal, y por eso es frecuente que no los compartan con adultos.

Consumo de tóxicos

Cada droga presenta signos y síntomas diferentes tanto de intoxicación como de abstinencia. Señales de alerta para tener en cuenta, si existe sospecha de consumo, son la disminución en el rendimiento académico, cambios de conducta, necesidad de dinero, cambio en rutinas u horarios, así como una actitud esquiva.

Trastornos del espectro autista

Se trata de un trastorno del neurodesarrollo, cuya alteración primaria es una dificultad en la comunicación y en las habilidades sociales. Su diagnóstico se basa en la detección de alteraciones cualitativas en la interacción y comunicación social, así como en la identificación de conductas o patrones repetitivos o de intereses restringidos.

SIGNOS DE ALERTA EN LA ADOLESCENCIA

Un signo de alerta es aquel que indica una sospecha de psicopatología, y debe hacerse un seguimiento adecuado. Es importante que en el adolescente se otorgue la necesaria importancia a las quejas somáticas como posible modo de expresión de una psicopatología más oculta. Se entiende como *señal de alerta* aquel síntoma o manifestaciones que, si aparecen a determi-

nada edad, hacen sospechar la posibilidad de presentación de un trastorno psicopatológico.

- **Signos de alerta en depresión.** Entre los signos de alerta destacan la tristeza, el llanto, pesimismo, impotencia o dificultad para tomar decisiones. La persistencia de estos síntomas puede hacer sospechar una depresión. Un punto de inflexión que se ha de tener en cuenta es el deterioro en el rendimiento escolar o la irritabilidad como primer síntoma.
- **Signos de alerta en ansiedad.** Es importante diferenciar lo adaptativo de lo patológico. La ansiedad tiene un valor fundamental en la supervivencia y autoconservación de la especie. Hay que sospechar cuando esta interfiere y condiciona el adecuado funcionamiento del adolescente.
- **Signos de alerta en esquizofrenia.** Lo más característico son las alteraciones en la sensopercepción en forma de alucinaciones auditivas. Son frecuentes el miedo o la vergüenza a compartir estas alucinaciones, pero en ocasiones son percibidas como algo normal, y por ello no buscan ayuda. Es útil explorar, en la entrevista con familiares, si han percibido soliloquios o risas inmotivadas. El consumo de *cannabis* puede ser el desencadenante de un episodio psicótico en adolescentes.
- **Signos de alerta en trastorno bipolar.** La presentación del trastorno bipolar en la adolescencia suele ser en forma de manía, como una exaltación del ánimo. También puede acompañarse de incrementos en la actividad o agitación psicomotriz, involucración en actividades placenteras que conllevan cierto riesgo —por lo que hay que vigilar las conductas sexuales—, gastos desmesurados o disminución de la necesidad de descanso.
- **Signos de alerta en trastornos de la conducta.** Las alteraciones de conducta son el principal motivo de derivación a los servicios de salud mental. Los adolescentes muestran un patrón específico de elevada agresividad en respuesta a acontecimientos adversos o comportamientos tales como agresión o impulsividad. En la adolescencia, es más frecuente entre mujeres, y se relaciona con un nivel sociocultural más bajo y con problemas emocionales.
- **Signos de alerta en trastornos de conducta alimentaria.** Estos trastornos son más frecuentes en mujeres, que tienden a negar o esconder estos síntomas. Es importante la exploración de conductas compensatorias o purgas, así como la restricción para valorar alteraciones a nivel somático.
- **Signos de alerta en trastornos del espectro autista.** Algunas presentaciones del espectro, como los de alto rendimiento, pueden permanecer sin diagnosticar hasta la adolescencia. Es útil la exploración de problemas en la socialización, la dificultad para comprender ironías o metáforas, incluso excesiva literalidad, además de si se enfada por no comprenderlas.

ACTIVIDADES QUE REALIZAR POR ATENCIÓN PRIMARIA

La demanda de asistencia médica suele provenir de los padres o de los centros escolares, no de los niños o adolescentes, y se ha de tener en cuenta el grado de desarrollo evolutivo, así como las variaciones en las manifestaciones clínicas según la edad del paciente. El pediatra de atención primaria, por su situación, es el que mejor conoce a la familia y el desarrollo del niño.

Entre las actividades que realiza el pediatra de atención primaria, destacan las siguientes:

- **Prevención de la enfermedad y promoción de la salud mental**.
  - Prevención del maltrato. Promoción de habilidades en los padres para mejora del cuidado, así como las relaciones educativas y afectivas que establecen con sus hijos.
  - Promoción de intervenciones orientadas al aprendizaje de afrontamiento de situaciones vitales estresantes para evitar la medicalización.
  - Mejorar aptitudes de crianza en los padres: cómo jugar con el niño, cómo ayudarle a aprender, empleo de premios, establecimiento de límites, resolución de problemas.
  - Identificación mediante cribado de depresión posnatal tanto en padres como en madres.
  - Mejorar las tasas de reconocimiento de los trastornos mentales en la población infantojuvenil.
- **Entrevistar a la población infantojuvenil y a los padres de forma separada**. Realizar una exploración completa e identificación de los factores de riesgo y de protección del paciente y su entorno. Para ello, son necesarios una adecuada anamnesis y los exámenes complementarios pertinentes.
- **Detectar alteraciones en la salud mental de los padres, tutores o familiares**, ya que afectan al bienestar de los hijos.
- **Detectar el estado de salud mental de la población infantojuvenil**: conocer las características clínicas principales de los trastornos mentales más prevalentes en menores. Tener presente que muchos niños y adolescentes presentan síntomas físicos y consumo de drogas que traducen alteraciones psíquicas.
- **Diferenciar entre una situación leve y transitoria**, en la que las causas ceden por sí solas y la situación del niño se normaliza, **y un verdadero trastorno psiquiátrico**, que requerirá derivación a unidades de salud mental.
- **Apoyar al paciente y su familia en el tratamiento**, colaborando en el seguimiento con otros profesionales, ya que el diagnóstico y el tratamiento precoz son cruciales para minimizar la repercusión negativa de estos trastornos.
- **Conocer los protocolos de derivación a unidades de salud mental**, así como realizar una adecuada coordinación con los mismos, para un abordaje terapéutico multidisciplinar.

INDICACIONES DE DERIVACIÓN A CENTROS DE SALUD MENTAL

La indicación de derivación a salud mental está relacionada con la presencia de determinados factores de riesgo y señales de alerta. Es imprescindible que los menores de 16 años acudan acompañados por tutores legales y, en el caso de padres separados, ambos progenitores han de estar informados de la derivación a salud mental y han de consentirlo.

Cuando haya un único factor de riesgo, el seguimiento ha de realizarse por atención primaria, y, si existen varios, dicho seguimiento ha de ser más meticuloso. Si se detecta alguna señal de alerta, se recomienda interconsulta o, en su defecto,

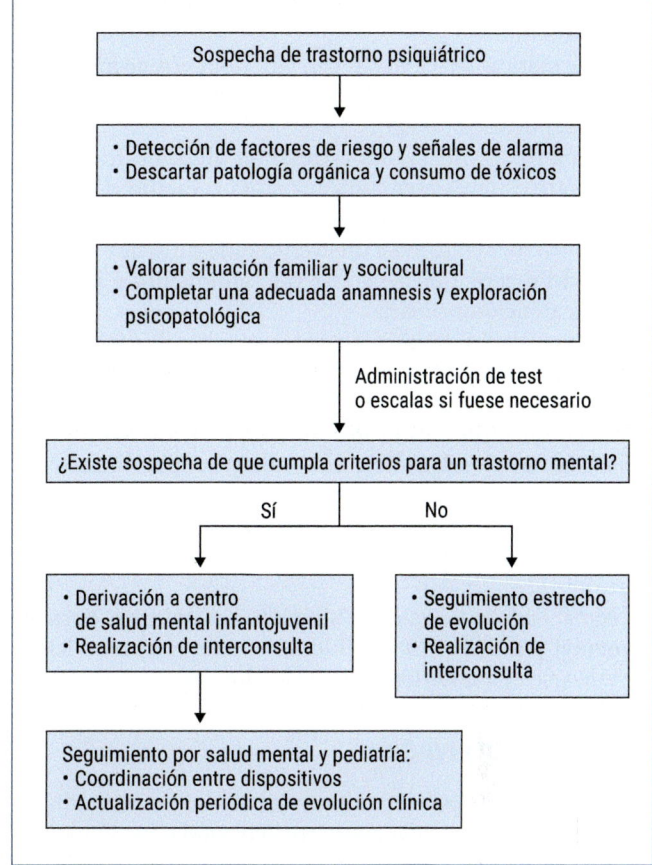

Figura 40-2. Manejo de patología mental en atención primaria.

derivación a salud mental infantojuvenil. La coexistencia de factores de riesgo y señales de alerta ha de manejarse mediante la derivación a atención especializada (**Fig. 40-2**).

Existen también situaciones que no tienen indicación de derivación, como las que a continuación se mencionan:

- Solicitud de derivación por parte de la familia u otros sin valoración previa por parte del pediatra o médico de atención primaria. La interconsulta o derivación a las unidades de salud mental infantojuveniles se ha de hacer a través de atención primaria.
- Dificultades o trastornos específicos del aprendizaje. Se trata de problemas educativos que tienen que ser evaluados y abordados desde el ámbito educativo, por lo que deben ser derivados a los equipos de orientación educativa psicopedagógica (EOEP).
- Valoración de la capacidad intelectual: derivar a EOEP.
- Valoración de discapacidad: derivar a centro de valoración de la discapacidad.
- Problemas sociales y/o disfunciones familiares: este tipo de problemáticas deben ser atendidas desde el ámbito social, por lo que tienen que ser derivados al trabajador social del centro de atención primaria.
- Sintomatología presente en un único ambiente (familiar, social, escolar): en general, para que un cuadro sea considerado *trastorno*, la repercusión tiene que estar presente en al menos dos ambientes. De esta manera, estas situaciones han de ser abordadas en el ámbito pertinente. En

caso de duda, existe la posibilidad de coordinación y asesoramiento.
- Problemáticas relacionadas con adicciones (tengan que ver con tóxicos o no): derivar a unidades de atención a las drogodependencias (UAD).
- Reacciones a situaciones estresantes vitales o trastornos adaptativos leves con clínica ansiosa o estado depresivo de menos de 6 meses de evolución. Constituyen reacciones normales en torno a un evento estresante que altera la vida del menor, que deben recibir seguimiento y abordaje desde atención primaria.
- Fenómenos evolutivos que pueden aparecer de forma esporádica durante una etapa del desarrollo y sin ser, por tanto, constitutivos de patología.
- Pacientes en proceso de descartar patología orgánica presumiblemente asociada a síntomas psicopatológicos. El diagnóstico de la patología de salud mental se realiza tras un proceso de exclusión de causas orgánicas.
- Valoraciones periciales. No son competencia del ámbito sanitario.
- Demandas con fines administrativos. Las unidades de salud mental son dispositivos clínicos, y las derivaciones deben realizarse con criterios y finalidad clínicos.

INFORME DE DERIVACIÓN

Para derivar a un paciente a una unidad de salud mental o realizar una interconsulta es necesario recopilar los siguientes contenidos:

- Datos de filiación.
- Prioridad de la derivación.

- Antecedentes personales: embarazo, perinatales, adquisición de hitos del desarrollo, enfermedades somáticas y psíquicas e intervenciones quirúrgicas.
- Antecedentes familiares de interés, sobre todo existencia de patología mental.
- Motivo de consulta y clínica presente:
  – Síntomas.
  – Tiempo de evolución.
  – Factores desencadenantes.
  – Repercusión en el funcionamiento tanto a nivel familiar y académico como social.
  – Exploraciones complementarias.
  – Origen de la demanda.
  – Existencia o no de informe psicopedagógico del centro de estudios.
- Sospecha diagnóstica.
- Actitud terapéutica.

CONCLUSIONES

- La prevalencia de la enfermedad mental es muy alta y muchas veces su debut se produce en la infancia. Es necesario un abordaje multidisciplinar para optimizar la actuación sobre estas patologías.
- La detección precoz ayuda a mejorar el pronóstico y disminuye la comorbilidad.
- Es importante el conocimiento de los factores de riesgo y de protección, así como las manifestaciones clínicas y los signos de alerta más frecuentes.
- La entrevista clínica en población infantojuvenil es la principal herramienta de valoración y ha de adaptarse al momento evolutivo del paciente.

PUNTOS CLAVE

- Las enfermedades mentales son muy prevalentes, por lo que es importante conocer cuáles son los trastornos mentales más frecuentes en cada etapa, así como que la edad modula las características clínicas de aquellos que comienzan de forma habitual en la infancia.
- Durante las entrevistas realizadas en menores, se ha de tener en cuenta la situación del desarrollo evolutivo y la especificidad situacional de la etapa. Es necesario crear un vínculo adecuado con el paciente para que se muestre abierto a compartir su situación y confíe en el profesional.
- Los factores de riesgo y de protección interactúan de una forma dinámica, aumentando o disminuyendo la probabilidad de enfermedad. Es importante conocerlos para promover la prevención de patología mental.

- La presencia de síntomas emocionales o conductuales no es únicamente una manifestación de un trastorno psiquiátrico. Es necesario descartar un origen somático de dichos síntomas o incluso un origen fisiológico o adaptativo, según las etapas de desarrollo del paciente.
- El conocimiento de los signos de alerta de las alteraciones psicopatológicas es de vital importancia para poder realizar un seguimiento adecuado.
- El pediatra de atención primaria es quien conoce mejor a la familia y el entorno del niño. Por ello es muy importante su actividad de prevención y promoción de la salud mental, así como que posea un adecuado conocimiento de la clínica y particularidades de la patología mental para una intervención precoz.

BIBLIOGRAFÍA

Aussilloux C, Denis H. Descripción clínica del TOC infanto juvenil. En: En Tomàs J, Casas M, (eds.). Trastorno obsesivo-compulsivo en la infancia y la adolescencia. Barcelona: Laertes; 2004. p. 13-25.

Aussilloux C, Grall C. Esquizofrenia infantil: evolución del concepto y descripciones actuales. En: Tomàs J, Bielsa A, Bassas N, Casas M (eds.). Esquizofrenia en la infancia y adolescencia. Barcelona: Laertes; 2006. p. 59-70.

Beesdo K, Knappe S, Pine DS. Anxiety and Anxiety Disorders in Children and Adolescents: Developmental Issues and Implications for DSM-V. Psychiatr Clin North Am [internet]. 2009 [consulta el 25 de junio de 2024];32(3):483-524. Disponible en: https://doi.org/10.1016/j.psc.2009.06.002

Belfer ML. Child and adolescent mental disorders: the magnitude of the problem across the globe. J Child Psychol Psychiatry [internet]. 2008 [consulta el 25 de junio de 2024];49(3):226-36. Disponible en: https://doi.org./10.1111/j.1469-7610.2007.01855.x

Bofill Moscardo I, Fernandez Corchero A, Villegas Briz MA, García del Moral A, Hijano Bandera F. Psiquiatría infantil: patología prevalente en Atención Primaria, abordaje y tratamiento. Rev Pediatría Aten Primaria. 2010;12(Supl. 19):93-106.

Castro J, Fernández A, Gómez M, Rivero Corte P. Informe sobre la salud mental de niños y adolescentes. En: Cuadernos Técnicos, 14. Madrid: Asociación Española de Neuropsiquiatría (AEN); 2009.

Codovilla C. Dificultades diagnósticas, comorbilidad e instrumentos de evaluación en preescolares. Rev Psiquiatr Infant Juv. 2010;27(2):96-7.

Cohen E, Mackenzie RG, Yates GL. HEADSS, a psychosocial risk assessment instrument: Implications for designing effective intervention programs for runaway youth. J Adolesc Heal [internet]. 1991 [consulta el 25 de junio de 2024];12(7):539-44. Disponible en: https://doi.org/10.1016/0197-0070(91)90084-Y

Cornellà i Canals J, Llusent A. La entrevista clínica como herramienta básica para el diagnóstico en salud mental del adolescente. En: Tomàs J, Casas M (eds.). Trastorno obsesivo-compulsivo en la infancia y la adolescencia. Barcelona: Laertes; 2004. p. 229-44.

Cornellà i Canals J, Llusent A. Objetivación clínica del «espectrum autista» durante la pubertad y adolescencia. En: Tomàs J (ed.). El espectrum autista. Barcelona: Laertes; 2003. p. 45-56.

Costello EJ, Mustillo S, Erkanli A, Keeler G, Angold A. Prevalence and Development of Psychiatric Disorders in Childhood and Adolescence. Arch Gen Psychiatry [internet]. 2003 [consulta el 25 de junio de 2024]1;60(8):837-44. Disponible en: https://jamanetwork.com/journals/jamapsychiatry/fullarticle/207725

DeMaso DR, Martini DR, Cahen LA. Practice Parameter for the Psychiatric Assessment and Management of Physically Ill Children and Adolescents. J Am Acad Child Adolesc Psychiatry [internet]. 2009 [consulta el 24 de junio de 2024];48(2):213-33. Disponible en: https://linkinghub.elsevier.com/retrieve/pii/S0890856709600198

Essau CA, Lewinsohn PM, Olaya B, Seeley JR. Anxiety disorders in adolescents and psychosocial outcomes at age 30. J Affect Disord [internet]. 2014 [consulta el 25 de junio de 2024];163:125-32. Disponible en: https://linkinghub.elsevier.com/retrieve/pii/S0165032713008860

Fonseca-Pedrero E, Paino M, Lemos- Giráldez S, Muñiz J. Prevalencia y características de la sintomatología depresiva en adolescentes no clínicos. Actas Españolas Psiquiatr. 2011;39(4):36-40.

Frade Moreira B, Costa Santos C, Duarte I. Consent for Teaching-The Experience of Pediatrics and Psychiatry. Healthcare [internet]. 2023 [consulta el 25 de junio de 2024];11(9):1270. Disponible en: https://www.mdpi.com/2227-9032/11/9/1270

Godoy L, Hamburger S, Druskin LR, Willing L, Bostic JQ, Pustilnik SD, et al. DC Mental Health Access in Pediatrics: Evaluating a Child Psychiatry Access Program in Washington, DC. J Pediatr Health Care. 2023;37(3):302-10.

Goodman R. The Strengths and Difficulties Questionnaire: A Research Note. J Child Psychol Psychiatry [internet]. 1997 [consulta el 25 de junio de 2024];38(5):581-6. Disponible en: https://onlinelibrary.wiley.com/doi/10.1111/j.1469-7610.1997.tb01545.x

Grant KE, Compas BE, Stuhlmacher AF, Thurm AE, McMahon SD, Halpert JA. Stressors and child and adolescent psychopathology: Moving from markers to mechanisms of risk. Psychol Bull [internet]. 2003 [consulta el 25 de junio de 2024];129(3):447-66. Disponible en: http://doi.apa.org/getdoi.cfm?doi=10.1037/0033-2909.129.3.447

Gutiérrez-Rojas L, Alvarez-Mon MA, Andreu-Bernabeu Á, Capitán L, De las Cuevas C, Gómez JC, et al. Telepsychiatry: The future is already present.

SJPMH [internet]. 2023 [consulta el 25 de junio de 2024]; Disponible en: https://linkinghub.elsevier.com/retrieve/pii/S1888989122001045

Hidalgo Vicario M. El pediatra y la salud mental. Pediatr Integr. 2012;16(9):673-5.

Mardomingo MJ. Psiquiatría para padres y educadores. Madrid: Narcea; 2002.

McCann JB, James A, Wilson S, Dunn G. Prevalence of psychiatric disorders in young people in the care system. BMJ [internet]. 1996 [consulta el 25 de junio de 2024];14;313(7071):1529-30. Disponible en: https://www.bmj.com/lookup/doi/10.1136/bmj.313.7071.1529

McClellan J, Stock S. Practice Parameter for the Assessment and Treatment of Children and Adolescents With Schizophrenia. J Am Acad Child Adolesc Psychiatry [internet]. 2013 [consulta el 25 de junio de 2024];52(9):976-90. Disponible en: https://linkinghub.elsevier.com/retrieve/pii/S0890856713001123

Merikangas KR, He J, Burstein M, Swanson SA, Avenevoli S, Cui L, et al. Lifetime Prevalence of Mental Disorders in U.S. Adolescents: Results from the National Comorbidity Survey Replication–Adolescent Supplement (NCS-A). J Am Acad Child Adolesc Psychiatry [internet]. 2010 [consulta el 25 de junio de 2024];49(10):980-9. Disponible en: https://linkinghub.elsevier.com/retrieve/pii/S0890856710004764

Merikangas KR, Nakamura EF, Kessler RC. Epidemiology of mental disorders in children and adolescents. Dialogues Clin Neurosci [internet]. 2009 [consulta el 29 de septiembre de 2023];31;11(1):7-20. Disponible en: https://www.tandfonline.com/doi/full/10.31887/DCNS.2009.11.1/krmerikangas

Mojarro D, Benjumea P, Ballesteros C, Soutullo C. Historia clínica y evaluación psiquiátrica. En: Soutullo CA, Mardomingo M (eds.). Manual de psiquiatría del niño y del adolescente. Madrid: Editorial Médica Panamericana; 2010.

Murray J, Farrington DP. Risk Factors for Conduct Disorder and Delinquency: Key Findings from Longitudinal Studies. Can J Psychiatry [internet]. 2010 [consulta el 25 de junio de 2024];55(10):633-42. Disponible en: http://journals.sagepub.com/doi/10.1177/070674371005501003

Pedreira Massa L, Sánchez Gimeno B. Métodos de screening de trastornos mentales infanto-juveniles en Atención Primaria de salud. Rev Esp Salud Publica. 1992;66(2):115-9.

Rodríguez Hernández PJ, Cornellà i Canals J. Signos de alerta en la psicopatología del adolescente. En: Moro M, Málaga S, Madero L (eds.). Tratado de pediatría. Madrid: Editorial Médica Panamericana; 2014(Vol. 1). p. 466-9.

Rodríguez Hernández PJ. Trastornos del comportamiento. Pediatr Integr. 2017;21(2):73-81.

Rodríguez Hernández PJ, Hernández González ER. Patología psiquiátrica prevalente en la adolescencia. Pediatr Integr. 2017;XXI(5):334-42.

Saluja G, Iachan R, Scheidt PC, Overpeck MD, Sun W, Giedd JN. Prevalence of and Risk Factors for Depressive Symptoms Among Young Adolescents. Arch Pediatr Adolesc Med [internet]. 2004 [consulta el 25 de junio de 2024];158(8):760. Disponible en: http://archpedi.jamanetwork.com/article.aspx?doi=10.1001/archpedi.158.8.760

Stanway T. Cotgrove AJ. Affective and emotional disorders. En: Gowes S (ed.). Adolescent Psychiatry in Clinical Practice. Londres: Arnold Publishers; 2001. p. 112-5.

Venables M. Conduct disorder and delinquency. En: Gowers S (ed.). Adolescent Psychiatry in Clinical Practice. Londres: Arnold Publishers; 2001. p. 127-49.

Salud mental infantil y juvenil, programas desde un enfoque comunitario y multidisciplinario

41

M. Rodó Amat, J. Llorca Sánchez y A. Hervás Zúñiga

 OBJETIVOS

- Adquirir conocimientos sobre los diferentes programas comunitarios derivados de las necesidades que pueden aparecer en los distintos trastornos de salud mental infantojuvenil.
- Contemplar la atención a la persona desde una visión holística y que tiene en cuenta su preservación en su entorno natural.
- Incluir en la práctica profesional la intervención interdisciplinar y con red comunitaria, lo que favorecerá la atención integral e integrada de la persona.
- Desarrollar propuestas de intervención en casos clínicos, teniendo en cuenta la interdisciplinariedad, las fases del proceso y las áreas de intervención.
- Conocer los roles y funciones de los profesionales de los equipos de atención en salud mental comunitaria.

SALUD MENTAL COMUNITARIA

En el presente capítulo se trata la importancia de la intervención comunitaria desde sus orígenes, su marco teórico y como esta es clave para la contención y la mejora de la salud individual y colectiva.

Contexto histórico del enfoque comunitario

El abordaje de la salud mental desde la acción comunitaria contempla la atención del niño-adolescente (y de su familia) en su entorno natural, y fomenta la implicación y autonomía en su propia rehabilitación psicosocial. De este modo, se promueven en la comunidad aspectos de promoción de la salud, prevención y atención multidisciplinaria a los problemas de salud mental y desestigmatización de la enfermedad mental.

El foco de intervención no es únicamente la atención del niño-adolescente; también se promueve la atención, adaptación y el cambio del entorno más inmediato (familia, escuela, entorno laboral y social), y la implicación de aquellos agentes y recursos de la red comunitaria más amplia. Se considera la intervención desde un abordaje integral, para el cual se hace necesario el trabajo multidisciplinar e interdisciplinar.

La salud mental comunitaria, tal y como se conoce ahora, es fruto de diversos hechos que toman especial relevancia después de la Segunda Guerra Mundial. Así, se pueden destacar los siguientes:

- La Asamblea de la Organización Mundial de la Salud introdujo en 1953 la salud mental como una «formula-

ción discursiva que supone ampliar la mirada de la atención psiquiátrica a la prevención, el desarrollo de servicios comunitarios y revisar la asistencia *manicomial*, haciendo hincapié en la necesidad de un trabajo comunitario que supere la atención centrada en los hospitales psiquiátricos» (Desviat, 2020).
- A finales de los años setenta, en Wisconsin, se desarrolla el tratamiento asertivo comunitario (Ludwig, Stein, Test y Marx). «Los servicios de salud mental comunitarios ponían más énfasis en el apoyo al derecho a la participación en la comunidad, y organizaron un abordaje multidisciplinar y multisectorial más intensivo, combinando abordajes a nivel poblacional para la prevención y la promoción de la salud» (Guido *et al.*, 2017).
- En 1996, la Organización Mundial de la Salud (OMS) y la Asociación Mundial de Rehabilitación Psicosocial (WAPR) consensúan una declaración en torno a la rehabilitación psicosocial como «un proceso que facilita la oportunidad a individuos —que están deteriorados, discapacitados o afectados por el hándicap o desventaja de un trastorno mental— para alcanzar el máximo nivel de funcionamiento independiente en la comunidad. Implica, a la vez, la mejoría de la competencia individual y la introducción de cambios en el entorno para lograr una vida de la mejor calidad posible para la gente que ha experimentado un trastorno psíquico o que padece un deterioro de su capacidad mental que produce cierto nivel de discapacidad. La rehabilitación psicosocial apunta a proporcionar el nivel óptimo de funcionamiento de individuos y sociedades, y la minimización de discapacidades, dishabilidades y hándicap, potenciando las elecciones individuales sobre cómo vivir satisfactoriamente en la comunidad».

Plan de Acción Integral sobre Salud Mental de la Organización Mundial de la Salud

En el actual Plan de Acción Integral sobre Salud Mental (2013-2030), la OMS pone de relieve los aspectos en los que son necesarios mayores cambios y una mejor manera de proceder. Así, ofrece un plan maestro a los gobiernos, las instituciones académicas, los profesionales de la salud, la sociedad civil y otros interesados para que establezcan redes comunitarias de servicios interconectadas entre sí y que colaboren en la mejora de la salud mental de la población.

Este plan de acción es fundamental, teniendo en cuenta que, en el tiempo actual, ha habido una transformación social aguda con la tendencia hacia una equiparación laboral relacionada con el género; un menor número de hermanos y primos; una vida más activa de las personas mayores, con la consecuente disminución del rol de la familia extensa y cuidado de los nietos por sus abuelos. Todo ello ha llevado a un mayor aislamiento afectivo de los niños-adolescentes y un menor apoyo emocional más allá de sus padres.

 Son necesarias nuevas estructuras sociales, basadas en nuestra realidad actual, para prevenir problemas de salud mental en nuestros niños y adolescentes.

Las actuaciones recomendadas se agrupan en tres vías centradas en cambiar las actitudes, dar respuesta a los riesgos y fortalecer los sistemas de atención a la salud mental:

1. Profundizar en el valor y compromiso que se atribuye a la salud mental.
2. Reorganizar los entornos que influyen en la salud mental, como las familias, comunidades, escuelas, lugares de trabajo y servicios de atención de salud o el medio natural.
3. Reforzar la atención en la salud mental, promoviendo nuevos contextos, lugares, modalidades y personas que ofrecen y reciben atención a la salud mental.

LA PERSONA Y LA COMUNIDAD

El abordaje comunitario enfoca a la persona desde una visión holística que tiene en cuenta, no solo su particularidad como individuo, sino también su desarrollo como miembro de un colectivo o de una comunidad o sociedad determinadas. En la atención comunitaria, se hace indispensable conocer entornos, agentes, recursos, etc., y promover la creación de vínculos, el fortalecimiento de las relaciones y la cooperación hacia una auténtica inclusión de la salud mental en la sociedad.

Se plantean dos modelos que se pueden tener en cuenta en el abordaje comunitario de la salud mental, focalizándose en la atención al niño-adolescente y en su desarrollo dentro de su entorno: el modelo de atención centrada en la persona y el modelo ecológico del desarrollo humano.

El modelo de atención centrada en la persona

No se puede hablar de atención comunitaria sin hacer una mención especial a la atención centrada en la persona (ACP). La ACP, según la OMS, se definió en el año 2008 como «aquella atención que se consigue cuando se pone a la persona en el eje donde interactúan el resto de dimensiones relacionadas con: la intervención basada en la evidencia científica, organización del servicio, equipo, interdisciplinariedad y ambiente».

Los modelos de atención han cambiado y evolucionado a lo largo de la historia y de la mano de la sociedad. Esta, a su vez, no es algo estático, sino que se encuentra en constante cambio y evolución. Por ello la ACP es un modelo reconocido a nivel internacional centrado en la mejora de aquella población que requiere una atención especial.

El modelo de ACP se sitúa en contraposición a los demás modelos de cuidado tradicional, en los que muy frecuentemente la atención viene dada por procedimientos rígidos y generalistas, modelos que no entienden a la persona como única, sino una más del colectivo que se ha de atender. Por ello, la ACP facilita el conocimiento de las historias de vida individuales, y esto condiciona al profesional de atención directa para convertirse en un agente facilitador de la autonomía personal.

 La atención centrada en la persona instaura un modelo basado en la escucha activa para así entender mejor y facilitar los apoyos necesarios y las oportunidades para que los seres humanos puedan desarrollarse.

En el caso de los niños y adolescentes, la aplicación de la ACP supone individualizar las necesidades de cada uno de ellos y de sus familias mediante una evaluación compleja de la problemática y de las intervenciones multidisciplinarias y desde los múltiples servicios necesarios para resolverla. De esta manera, se favorecerá la autonomía de las familias, evitando la sobreprotección y canalizando las enseñanzas e intervenciones de los equipos de salud mental hacia una mayor competencia de los niños-adolescentes y de sus familias.

El **modelo ACP** considera:

- El respeto a la dignidad, entendida como una condición universal para todos.
- Un modelo centrado en la persona solo puede apoyar los proyectos de vida del individuo, sus intereses, su historia de vida, sus aficiones, sus preferencias, etc., así como las motivaciones personales en pro de su bienestar emocional.
- Ante todo, es un modelo profesionalizado, con pautas y estructuras, cuyo objetivo principal es la calidad de vida de la persona.
- La ACP aporta otros enfoques, con el fin enriquecer y mejorar siempre la atención.

Modelo ecológico del desarrollo humano

Como punto de partida y para situar los diferentes sistemas y contextos que influyen y en los que se desarrolla el individuo, se tendrá en cuenta el modelo ecológico del desarrollo humano que elaboró Urie Bronfenbrenner (1987), y que «comprende el estudio científico de la progresiva acomodación mutua entre un ser humano activo, en desarrollo, y las propiedades cambiantes de los entornos inmediatos en los que vive la persona en desarrollo, en cuanto a que este proceso se ve afectado por las relaciones que se establecen entre estos entornos y por los contextos más grandes en los que están incluidos los entornos».

Del modelo de Bronfenbrenner se desean destacar tres características importantes: considera al individuo como sujeto dinámico que se adentra y reestructura el entorno próximo; considera la bidireccionalidad y reciprocidad en la interacción de la persona con el medio; considera las interconexiones e influencias entre los distintos entornos o sistemas.

En el modelo ecológico del desarrollo humano, se desarrollan seis sistemas concéntricos e interconectados entre sí:

1. **Microsistema**. El nivel más cercano a la persona, que incluye a la familia y la escuela, así como aquellos espacios en los que más frecuentemente interacciona el individuo.
2. **Mesosistema**. Se trata de la interrelación entre dos o más entornos (microsistemas) en los que el individuo se desarrolla. Por ejemplo, la relación entre la familia y la escuela.
3. **Exosistema**. Hace referencia a los contextos en que se desarrolla la persona (comunidad) y que pueden condicionar y condicionan su desarrollo, teniendo en cuenta que la persona no es un agente activo de este contexto, sino que se ve influenciada directamente por él.
4. **Macrosistema**. Abarca la cultura y los valores que influyen en nuestro desarrollo.
5. **Globosistema**. Hace referencia a los efectos de la naturaleza que escapan totalmente del control del sujeto.
6. **Cronosistema**. Tiene que ver con la dimensión temporal, e incluye tanto agentes externos que influyen en la persona como aspectos internos (biológicos).

En el caso de la salud mental infantil y juvenil, el modelo ecológico adquiere especial trascendencia, dado que este grupo de edad está en constantes cambios evolutivos que influyen de gran manera en su desarrollo físico, cognitivo, afectivo y de autonomía. Todo ello exige una gran flexibilidad de las familias, educadores-profesores y sociedad en general para adaptarse a los cambios sociales y culturales actuales tan importantes que ocurren en los niños y adolescentes (**Fig. 41-1**).

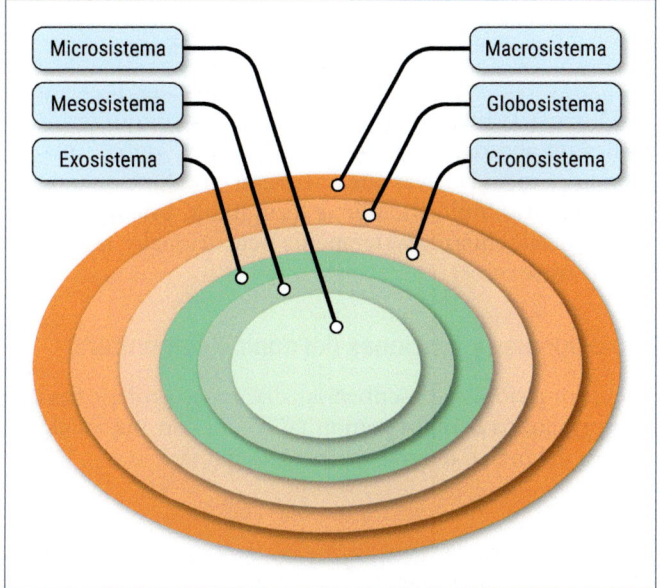

Figura 41-1. Modelo ecológico del desarrollo humano según Urie Bronfenbrenner.

> **!** Tener en cuenta esta visión en nuestra práctica nos acerca a la complejidad de los sistemas de interacción entre el individuo y el medio, así como a las oportunidades y recursos que puede generar esta interrelación.

EL PROCESO DE ATENCIÓN COMUNITARIA

En este apartado se sitúan objetivos, ámbitos de trabajo, áreas de intervención y fases de trabajo de los equipos comunitarios.

Ámbitos de trabajo

Se debe considerar a la comunidad e incluirla como un área de intervención que basa su definición en la integración de los servicios de salud mental en la propia comunidad y requiere la participación activa de los distintos agentes implicados (familia, escuela, paciente y profesionales).

Trasladar el servicio de atención a la salud mental a la comunidad implica pasar de la atención individual a la colectiva, rompiendo la rigidez que supone para el paciente la atención en un centro sanitario. Adicionalmente, se tiene en cuenta a la persona, implicando a su entorno en pro del bienestar emocional propio.

Según Caplan (1974), la atención de la salud mental comunitaria implica cuatro ámbitos de trabajo relacionados entre sí: rehabilitación, promoción, tratamiento y prevención. En la gran mayoría de las ocasiones, trabajar directamente sobre uno de ellos implica el trabajo indirecto sobre los demás.

Tal y como indica la OMS, «la atención a la salud mental debe proporcionarse mediante los servicios de salud general y en entornos comunitarios...». En esta línea, el servicio comunitario prioriza la implicación de los diferentes agentes de salud en ámbitos transversales, como entornos académicos, familiares y sociales, además de la implicación activa tanto de los profesionales como de los diferentes agentes sociales.

Este aspecto es relevante en lo que se refiere a la salud mental en las etapas infantil y juvenil, dado que es en estas edades cuando la persona vive en interrelación constante con figuras adultas encargadas de su desarrollo afectivo, cognitivo, educacional y social.

> **!** Es de vital importancia que el marco de la atención de la salud mental infantil y juvenil se desplace de ambientes hospitalarios y despachos hacia ambientes naturales en los que se puedan hacer intervenciones de salud mental en el colectivo, se incremente su competencia y, en especial, la de sus familias, profesores y compañeros de clase (sobre todo en lo que concierne a la comprensión, implicación y técnicas terapéuticas que se pueden aplicar en los diferentes contextos en los que viven estos menores).

Objetivos generales y específicos

El objetivo general de la intervención comunitaria es promover una atención personalizada, con intervenciones concretas que persiguen la mejora de la calidad de vida del niño-adolescente, individualizándola y decidiendo las acciones más adecuadas para cada persona.

Los **objetivos específicos** son los siguientes:

- Favorecer la adhesión al tratamiento farmacológico.
- Establecer, favorecer y mantener la vinculación del paciente con los servicios públicos de salud.
- Potenciar el principio de autonomía e independencia funcional de la persona.
- Asegurar la vinculación a los servicios de salud mental de adultos en su paso a la mayoría de edad.
- Apoyar a la familia en su entorno.
- Favorecer aspectos de tolerancia, respeto y flexibilidad en el entorno familiar, comunitario y en relación con la salud mental.
- Establecer, favorecer y mantener la vinculación a los servicios y recursos comunitarios en el territorio.
- Fomentar las relaciones interpersonales entre iguales en entornos naturales.

Otros objetivos, metodología y líneas de intervención fundamentales en la atención comunitaria son:

- La evaluación multidisciplinaria de los problemas de salud mental en la comunidad y en cómo influye el entorno familiar, escolar y social en la problemática de la salud mental en el niño-adolescente, en el desarrollo de competencias para conseguir la efectividad de su tratamiento y, también, en el funcionamiento general de su salud mental.
- El desarrollo de un plan de tratamiento multidisciplinar en el que participan el niño-adolescente y su entorno, con objetivos claros, funciones de los profesionales implicados, responsabilidades por parte del paciente y de su entorno (familia, escuela, servicios sociales etc.), tiempo de desarrollo de los programas (sesiones), previsión de tratamiento y previsión del alta por parte del equipo comunitario.
- El desarrollo de un plan de mejora de la funcionalidad de la persona con problemas de salud mental que incluya el establecimiento de un análisis funcional, con objetivos claros para la mejora de su funcionalidad y con las ayudas necesarias para conseguirlos.
- El desarrollo de un plan de incorporación del niño-adolescente y de su familia a un entorno social integrador. Deben plantearse objetivos claros sobre los cambios que han de darse en el entorno (familia, escuela, trabajo, amigos, entorno social) para facilitar dicha integración, la aceptación desestigmatizante del paciente, el logro de sus propios objetivos y la igualdad de derechos como persona.
- Deberán introducirse medidas estandarizadas y no estandarizadas, clínicas y de evaluación, y medición del progreso y la efectividad del programa comunitario. Se evaluará también el grado de satisfacción del niño-adolescente y de su entorno con el equipo comunitario y su intervención.

Áreas de intervención de los equipos comunitarios

Como enfoque para el trabajo multidisciplinario e interdisciplinario, y orientado a la recuperación funcional, se plantean una serie de áreas de intervención orientadas al abordaje completo e integral de la persona:

- Evaluación y diagnóstico multidisciplinario e integral.
- Intervención de las disciplinas psiquiátrica, psicológica, enfermería, trabajo social, educación social, terapia ocupacional y psicoeducativa.
- Cuidado de la salud física y hábitos de vida saludables.
- Integración comunitaria.
- Atención al núcleo familiar y de convivencia.
- Atención a la escuela, entorno laboral y entorno social.
- Transición a la vida adulta, apoyo en su incorporación laboral, social y de vida independiente.

Fases de la intervención

La intervención se plantea como un proceso continuado con unas fases claramente definidas y que deben integrar no solamente al equipo multidisciplinar, sino también al niño-adolescente, a la familia y a la red comunitaria. Se habla, pues, de la participación y trabajo interdisciplinar de todos los agentes implicados en el proceso de rehabilitación (**Tabla 41-1**).

LOS EQUIPOS: MULTIDISCIPLINARIEDAD E INTERDISCIPLINARIEDAD

Se verá a continuación la importancia del trabajo en equipo y cómo las diferentes visiones de la variedad de profesionales pueden aportar y enriquecer la atención a las personas y a su entorno.

Multidisciplinariedad e interdisciplinariedad

Según la OMS (1948), «la salud es un estado de completo bienestar físico, mental y social, y no solamente la ausencia de afecciones o enfermedades».

> **!** Se considera, de este modo, la necesidad de abordar la salud desde todas las dimensiones y, por tanto, desde equipos multidisciplinares que trabajan de forma interdisciplinar, con objetivos comunes y mediante estrategias que impliquen también a la red comunitaria.

Durante la intervención de los equipos comunitarios, se realiza un abordaje terapéutico continuado, global (interviniendo en todas las áreas que interfieren en el funcionamiento adaptativo) y multidisciplinar (psiquiatra, psicólogo, educador social, enfermera, terapeuta ocupacional y trabajador social, entre otros).

Profesionales y funciones del equipo comunitario

A continuación, se describen las diferentes profesiones que conforman los equipos comunitarios, así con sus funciones dentro del marco del trabajo interdisciplinar.

Psiquiatra

La psiquiatría tiene como objetivo principal el estudio, prevención, diagnóstico, tratamiento y rehabilitación de los trastornos mentales.

Tabla 41-1. Fases de la intervención

Fase	Definición
1. Presentación del caso y objetivo inicial a trabajar	• Evaluación de la derivación del caso • Valoración con familia y paciente de la adecuación de la evaluación y tratamiento en la comunidad • Designación del profesional de referencia dentro del equipo comunitario de salud mental
2. Aproximación al paciente y a su entorno	• Recogida del historial de salud del niño-adolescente • Recogida de datos y evaluaciones de interés por los profesionales • Contacto con personas y profesionales referentes en la vida del paciente • Realización de una evaluación exhaustiva individual, de la familia y del entorno que recoja información sobre los problemas actuales y se focalice, en especial, en aspectos de funcionalidad, historia evolutiva, tratamientos previos (en qué han sido efectivos y en qué han fallado), entorno familiar, escolar, social y en que está teniendo problemas el paciente • Establecimiento de un plan funcional integral que incluya los objetivos de la intervención para el niño-adolescente, familia, escuela y entorno, contemplando la intervención a corto y medio término, así como los profesionales que se encargarán de los objetivos concretos y la temporalización para conseguirlos • Diseño previo del plan de aproximación a la persona y su entorno
3. Establecimiento del vínculo terapéutico	• Primeras intervenciones para favorecer el vínculo terapéutico • Diseño de objetivos del propio plan de rehabilitación por parte del niño-adolescente (familia), sus problemas, deseos de mejora y método deseado por el paciente para realizar la intervención

4. Definición de plan de trabajo y puesta en marcha de los programas terapéuticos	• El plan terapéutico individual (PTI) debería incluir:
	   – Devolución de datos relevantes desde las diferentes disciplinas
	   – Programas de intervención individual, objetivos y acciones
	   – Programa de intervención con la familia, objetivos y acciones
	   – Valoración de los agentes y recursos del entorno que intervienen o pueden favorecer la rehabilitación del paciente y objetivos que se deben realizar dentro de estos contextos
	• Implementación de los diferentes programas y acciones definidas y consensuadas por el equipo, el paciente y la familia

5. Generalización de los objetivos en los diferentes entornos	• Implicación de la familia para dar continuidad a las diferentes intervenciones • Trabajo interdisciplinar y transdisciplinar para el abordaje con la red comunitaria
6. Seguimiento	• Revisión periódica del plan terapéutico individual para supervisar la evolución, incorporar los programas que se consideren necesarios y actualizar la información al paciente y su familia sobre el proceso rehabilitador
7. Finalización de la intervención. Alta del equipo comunitario. Retorno a la comunidad	• Proceso de alta clínica • Devolución del proceso al paciente, la familia, escuela y agentes sociales implicados • Establecimiento de reuniones previas de planificación del alta del equipo comunitario • Vinculación a la red asistencial y social ordinaria que permita el alta clínica del equipo comunitario de salud mental
8. Evaluación	• Evaluación de la eficiencia y efectividad del programa comunitario • Evaluación del proceso de valoración diagnóstica, intervención y resultados obtenidos • Revisión periódica de los resultados obtenidos y establecimiento de objetivos de mejora • Evaluación de la satisfacción del paciente con la intervención del equipo, así como de su familia

A grandes rasgos, los **ámbitos generales de actuación**, incluyen los siguientes:

- Las causas biológicas, las motivaciones psicológicas y los condicionamientos socioculturales del trastorno mental en sus múltiples formas.
- Los aspectos psíquicos que inciden y afectan a la patología somática.
- La educación para la salud, la prevención, la rehabilitación y reinserción social de las personas con problemas de salud mental en el marco de la medicina comunitaria y de los objetivos de la OMS.
- La planificación y gestión de los servicios psiquiátricos y de salud mental desde el trabajo y la formación multidisciplinar.
- Los problemas de orden jurídico-legal relacionados con la práctica psiquiátrica y con la conducta de las personas con problemas de salud mental.
- La investigación biomédica que incluye la salud mental infantil y juvenil, y es esencial en la medicina moderna. A este respecto, la investigación *básica* supone el avance del conocimiento, con futuras implicaciones clínicas, y la investigación directamente clínica o *aplicada* significa la resolución de problemas concretos que incumben a los clínicos.
- La coordinación de la evaluación continuada de los servicios ofrecidos y de la satisfacción de todos los agentes implicados.
- Establecimiento de un plan de docencia para la comunidad y para el equipo multidisciplinario.

El **psiquiatra del equipo comunitario** tendrá las siguientes responsabilidades:

- La coordinación clínica de los diferentes profesionales del equipo comunitario.
- Las evaluaciones que hay que realizar con el paciente y su entorno.
- La devolución diagnóstica al paciente y a su familia.
- La planificación de los objetivos terapéuticos conjuntamente con todos los profesionales del equipo comunitario y programa terapéutico para conseguirlos.
- Supervisión del logro de los objetivos establecidos y, conjuntamente con el equipo, establecimiento del alta terapéutica y del plan postalta.
- Disposición de las reuniones clínicas en las que coordinará la evaluación y diagnóstico de la problemática de salud mental, los objetivos terapéuticos y el plan funcional, los cometidos de los diferentes profesionales del equipo multidisciplinario, planes para las revisiones de los objetivos terapéuticos y fecha de alta terapéutica.
- Organización de la reunión del alta terapéutica con todos los estamentos y profesionales que intervendrán en el plan postalta del paciente y su entorno.
- Coordinación de los informes clínicos escritos que incluyan la intervención diagnóstica y tratamiento de los diferentes profesionales del equipo comunitario, coordinaciones realizadas y plan de alta, así como de los profesionales implicados en el seguimiento del paciente.
- Coordinación con los diferentes profesionales del equipo comunitario del procedimiento de evaluación continuada de los métodos establecidos, reuniones de valoración de las evaluaciones, establecimiento de objetivos que se deban mejorar y supervisión de la obtención de las mejoras establecidas como objetivos.
- Coordinación de la formación continuada de los profesionales del equipo y de los profesionales del entorno comunitario.

Psicólogo

El objetivo que persigue la actuación del psicólogo es atender a las personas con problemas de salud mental desde la evaluación de los procesos individuales, familiares, sociales que influyen en su psicopatología a aquellos otros que pueden obstaculizar su funcionamiento psicosocial, y que son necesarios para conseguir el proceso de desarrollo y crecimiento personal adecuados para su edad y su cultura.

El planteamiento de los objetivos concretos de tratamiento a nivel individual, familiar, grupal y social, y la supervisión de la implementación de objetivos terapéuticos que incluyan otras disciplinas tienen como finalidad promover un cambio que permita mejorar la autonomía, calidad de vida y el bienestar del sujeto.

A continuación se exponen las funciones del **psicólogo del equipo comunitario**.

- **Atención directa**:
  - Atención individual. Los psicólogos realizan, entre otras funciones, la evaluación diagnóstica exhaustiva (mediante pruebas estandarizadas y no estandarizadas)

y procedimientos clínicos de los procesos emocionales, cognitivos y conductuales del niño-adolescente con problemas de salud mental, así como de las dinámicas familiares, escolares y sociales que influyen en sus alteraciones funcionales.
  - El establecimiento de aspectos positivos en los que se pueda apoyar la intervención.
  - Orientación y tratamiento de las problemáticas detectadas.
  - Atención grupal. Incluye grupos psicoeducativos y soporte a proyectos grupales.
  - Atención a la familia.
- **Atención comunitaria**:
  - Participa en las acciones comunitarias, tanto en el estudio de las situaciones o fenómenos psicosociales que se dan en un territorio como en el diseño de proyectos, en su implementación y en la evaluación de los mismos, y también en los programas de prevención y promoción de la salud.
  - El establecimiento, junto con el equipo multidisciplinar, de los planes, objetivos de intervención psicológica, individual, familiar, escolar y social.
  - La supervisión de los objetivos terapéuticos y las intervenciones a realizar por cada profesional.
  - La formación al equipo en referencia a las intervenciones psicológicas.
  - Las reuniones comunes de supervisión que incluyan, en algún momento, al paciente y la familia.
- **Investigación**: entendida como la participación en estudios y tareas de investigación en el marco diagnóstico de situaciones y/o territorios, y complementada con otros profesionales.
- **Evaluación continuada** de la efectividad de las evaluaciones e intervenciones psicológicas realizadas y el cambio funcional conseguido por el equipo multidisciplinario.
- **Docencia** asociada a la transmisión de la práctica y en el marco de proyectos comunitarios (dirigida a grupos, colectivos o agentes sociales) o en el marco de intercambios profesionales.

Educador social

El educador social tiene un rol específico dentro del programa de atención del niño-adolescente con problemas de salud mental en la comunidad. Su prioridad es el cambio hacia una integración funcional positiva de la persona en su entorno social y también de su familia. Para ello, deberá:

- Evaluar los entornos sociales en los que vive el paciente con problemas de salud mental, los aspectos que están impidiendo su integración social, las necesidades y cambios en su entorno, la estigmatización y el trabajo social necesario en los ambientes naturales en que vive la persona.
- Desarrollar su labor directamente en los diferentes ámbitos sociales en los que interactúa la persona con problemas de salud mental: académico, familiar, social y sanitario.

A continuación, se verán las funciones de la **educación social del equipo comunitario**.

Atención en el ámbito académico

- Promover las relaciones sociales en el contexto escolar, tanto entre iguales como con los profesionales educativos.
- Proporcionar estrategias para superar fobias escolares, prevención del acoso escolar y herramientas de autoprotección al paciente.
- Trabajar con el entorno escolar, profesores, equipos directivos y compañeros con un enfoque hacia la desestigmatización de los problemas de salud mental y en pro del acercamiento e integración de la persona con problemas de salud mental, así como una aceptación real e integradora por sus compañeros y profesores en el día a día.
- Supervisar que los profesionales educativos realicen una evaluación de los problemas de aprendizaje de los niños y adolescentes con problemas de salud mental, así como las ayudas necesarias que se deben proveer para conseguir los objetivos pedagógicos mediante el establecimiento de planes educacionales individualizados que se ejecuten de manera apropiada.

Atención en el ámbito familiar

- Interacción con la familia directa para analizar las conductas disruptivas del paciente, ofreciendo alternativas y recursos para reconducir la conducta e identificando fortalezas.
- Establecimiento de objetivos con la familia para la mejora de las dinámicas familiares, e integración de la familia en la sociedad.

Atención en el ámbito social

- Ofrecer alternativas de ocio saludable; dar estrategias para mejorar las relaciones de amistad, afectivas y sociales en general y fomentar la prevención de conductas de riesgo.
- Supervisar la comprensión y adaptación social de las diferentes relaciones sociales que las personas deben desempeñar, así como una correcta adaptación al entorno.

Atención en el ámbito de salud

Favorecer la vinculación al servicio sanitario y mejorar el vínculo paciente-facultativo. Reforzar las pautas sanitarias de adhesión al tratamiento y fomentar la prevención de posibles conductas de riesgo.

Atención en el ámbito personal

Acompañamiento individual en las distintas áreas sociales, así como mejora y aumento de la autonomía personal y fomento de las relaciones sociales.

El educador social, en sus intervenciones terapéuticas, estará supervisado por los profesionales clínicos del equipo comunitario, por el psiquiatra o el psicólogo clínico.

Terapeuta ocupacional

El objetivo principal de la terapia ocupacional es favorecer que las personas participen en las actividades de la vida coti-
diana. Este resultado se logra trabajando con personas y con su comunidad para fomentar la participación en las actividades que quieren, necesitan o se espera que hagan, realizando las adaptaciones necesarias.

La terapia ocupacional tiene las siguientes funciones:

- **Asistencial:** aplicación y realización de técnicas de carácter ocupacional; orientación y estimulación de las funciones físicas o psíquicas disminuidas o perdidas y prevención de la disfunción, así como tratamiento en la fase aguda de una alteración física, psíquica, social u ocupacional. Trabajo desde la perspectiva de la integración sensorial, mejora de la psicomotricidad, control sensorial, de las emociones y autonomía.
- **Prevención:** se utiliza la actividad con el propósito de prevenir el deterioro funcional de la persona.
- **Informar/educar:** enseña al usuario y a su unidad de convivencia las nuevas maneras de llevar a cabo las actividades con el fin de que la persona consiga su máximo nivel de autonomía y perciba una mayor calidad de vida.
- **Asesoramiento** sobre el uso de adaptaciones del entorno y ayudas técnicas.

Por su parte, la **terapia ocupacional del equipo comunitario** se ocupa de las siguientes labores:

- Atención desde la perspectiva de la integración sensorial, enfocada dentro de los objetivos de un equipo multidisciplinar y mediante una evaluación personalizada, y establecimiento de objetivos concretos para conseguirlo.
- Su intervención específica será, prioritariamente, en ámbitos precognitivos; uso funcional del cuerpo y psicomotricidad; alteraciones sensoriales; desarrollo efectivo de control de esfínteres; patrones de sueño y alimentación; control de la agresividad y regulación emocional desde una perspectiva sensorial y de uso funcional del cuerpo; establecimiento de patrones de regulación emocional.
- Es importante la incorporación de la integración sensorial en la atención multidisciplinaria de las alteraciones del neurodesarrollo, discapacidad intelectual, regulación emocional y alteraciones del control de esfínteres, hábitos alimentarios, autonomía y patrones de relación con el sueño.

Enfermería

Del área de enfermería dependen las siguientes funciones:

- **Prevención primaria.** Abarca actividades relacionadas con la promoción de la salud, como los hábitos de vida saludable. Es fundamental educar en estos términos a la población infantojuvenil, puesto que incide directamente en la mejora o estabilización de sus problemas mentales.
- **Prevención secundaria.** No son tanto actividades dirigidas al cribado de enfermedades como su detección (problemas alimenticios, conductas sexuales de riesgo, diferentes tipos de violencias, etcétera).
- **Prevención terciaria.** Implica actividades dirigidas al tratamiento y rehabilitación de una enfermedad ya establecida para ralentizar su progresión y evitar reagudizaciones e ingresos hospitalarios.

La **enfermera comunitaria** integra en su competencia:

- Actividades preventivas y de promoción de la salud.
- Evaluación e intervención comunitaria de los problemas de salud mental en el niño-adolescente.
- La atención en el menor del cuidado físico y mental.
- La supervisión del tratamiento farmacológico y de los efectos secundarios relacionados con los fármacos.
- La aplicación de técnicas terapéuticas individuales y familiares, supervisadas por el psicólogo clínico.
- El desarrollo de la autonomía individual y de la competencia familiar.
- La coordinación de las diferentes disciplinas médicas que intervienen en el cuidado del paciente, así como la asistencia de la familia a las diferentes citas.

Trabajo social

Según las asambleas de la International Federation of Social Workers (IFSW) y la International Association of Schools of Social Work (IASSW) de 2014, el trabajo social es una profesión basada en la práctica, y una disciplina académica que promueve el cambio y el desarrollo social, la cohesión social, el fortalecimiento y la liberación de las personas.

Integra las siguientes competencias (Garcés, 2010):

- **Función de atención directa**. Significa prestar atención a individuos, familias y grupos que presentan o se encuentran en riesgo de presentar problemas de carácter social en relación con un problema de salud mental. También potenciar los recursos propios del paciente y la familia.
- **Función preventiva, de promoción e inserción social**. Su objetivo es lograr la adecuación de la persona a su medio social y familiar mediante la aceptación y la integración.
- **Función de coordinación**. Implica incorporar los factores sociales asociados a los problemas de salud mental.

En el **equipo de atención comunitaria, el trabajo social** integra en su competencia las siguientes responsabilidades:

- Defender los derechos de la persona con problemática de salud mental y de su familia mediante la información y ayuda en la obtención de todos los derechos sociales y económicos de los que puedan ser beneficiarios.
- Asegurar la protección del bienestar y seguridad de los niños y adolescente con problemas de salud mental.
- La coordinación con todos los profesionales sociales para obtener dicha protección y el desarrollo de planes específicos con objetivos claros, cuando existe una brecha en cualquiera de los derechos del niño y adolescente, y la supervisión de que se ejecutan dichos planes. Asimismo, debe activar los mecanismos necesarios y la implicación de los estamentos precisos de manera conjunta con los diferentes profesionales del equipo comunitario en caso de que sea necesario.
- Coordinación con los diferentes profesionales del equipo multidisciplinario para conseguir los objetivos mencionados.

RED DE APOYO COMUNITARIO

A continuación se define qué es la comunidad y cuáles son las relaciones entre los diferentes agentes.

El entorno próximo y los agentes comunitarios

La familia y la comunidad son elementos clave; son aliados que acompañarán en la rehabilitación y asegurarán la continuidad de la intervención y el soporte para la incorporación a la cotidianidad del niño-adolescente. Es importante mantener el vínculo y potenciar el trabajo común y consensuado entre los diferentes redes y sistemas (microsistema, mesosistema y exosistema) durante la intervención y en el proceso de mantenimiento posterior al alta.

Dado que la intervención desde los equipos comunitarios tiene lugar en el entorno natural del niño-adolescente, las intervenciones que se realicen han de estar alineadas y adaptarse a las realidades comunitarias y a sus recursos.

 Deben establecerse mecanismos de derivación y coordinación de los diferentes agentes comunitarios, políticas locales y de la sociedad para implementar programas de inclusión, de promoción de la participación de las personas, así como acciones conjuntas de impacto comunitario.

Tradicionalmente, se relacionan los recursos y servicios comunitarios con la salud, la educación, el bienestar social, la vivienda, el empleo, la legislación sobre la igualdad de derechos y el sistema judicial, en general, y, sin embargo, hay muchos otros sistemas que ocupan un papel importante en el desarrollo del individuo en el medio y que no se pueden pasar por alto: entidades asociativas, programas de voluntariado, centros educativos, equipamientos culturales y deportivos, servicios de investigación científica, entidades del tercer sector, planes urbanos y medioambientales, etcétera.

Es necesario un enfoque multidimensional, integral y coordinado que asegure una buena calidad de vida de las personas y, en consecuencia, de los sistemas.

Red de recursos de apoyo comunitario

En la **figura 41-2** se muestra el esquema de la red comunitaria de referencia en relación con la persona.

MODALIDADES DE INTERVENCIÓN DEL EQUIPO COMUNITARIO EN SALUD MENTAL INFANTIL Y JUVENIL

A continuación se verá la intervención que llevan a cabo los diferentes profesionales según el perfil del paciente.

Intervención en crisis

La intervención en crisis tiene el objetivo de prevenir la hospitalización, las urgencias hospitalarias, el excesivo uso de fármacos, la desestigmatización de la problemática de salud mental y el abordaje natural e integral, utilizando todos los recursos disponibles para la estabilización del niño-adolescente en su entorno.

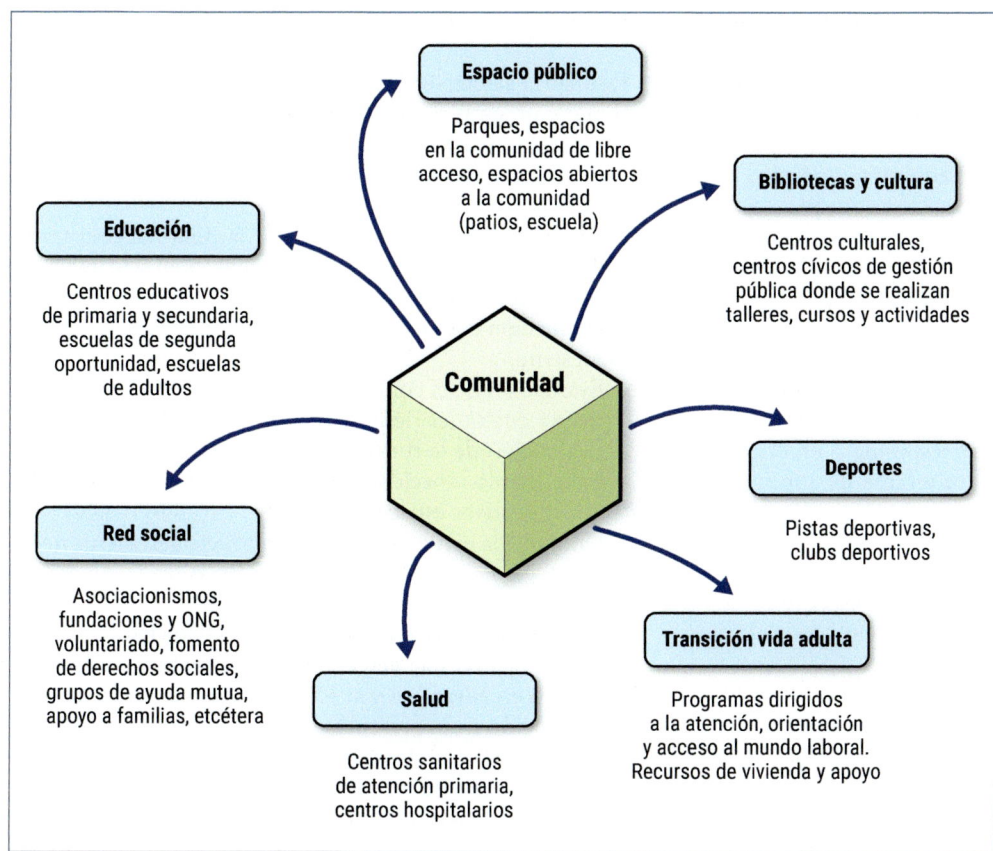

Figura 41-2. Esquema de la red comunitaria de referencia en relación con la persona.

Las problemáticas más frecuentes son las siguientes:

- Episodios de agresividad, autolesiones o agresiones hacia otros.
- Desestabilización aguda del problema de salud mental.
- Escapismos o desaparición del domicilio.
- Situaciones que amenacen la vida o la seguridad del niño-adolescente o su de familia.
- Negación de comer, dormir, o situaciones con amenaza física.
- Acontecimientos vitales (muerte de familiar, agresiones físicas, sexuales, etc.) que impacten en la estabilidad física, emocional o conductual del niño o adolescente.

Para ello:

- Se intervendrá de manera inmediata en un problema agudo que se desencadena en la comunidad, ya sea en la familia, escuela o entorno social.
- Se evaluarán y diagnosticarán los factores individuales, familiares, escolares, sociales, etc., desescadenantes de la crisis aguda.
- Se establecerá un plan de acción con objetivos terapéuticos y profesionales para las diferentes funciones.
- Se establecerán las coordinaciones con los diferentes profesionales y estamentos implicados en el cuidado del paciente, y las vinculaciones con servicios o estamentos para la estabilización del paciente.
- Se planificarán el alta del equipo comunitario y la reunión de coordinación con los profesionales implicados en el cui-

dado continuado del paciente y su familia, con el establecimiento de objetivos a medio y largo plazo.

Programas de vinculación de pacientes con escasa vinculación terapéutica

Este programa va dirigido a aquellos niños, adolescentes o sus familias que no quieran vincularse a un servicio terapéutico de salud mental y se nieguen a una evaluación diagnóstica o/y a un abordaje terapéutico, que, por otra parte, es requerido.

En este caso, el plan del equipo terapéutico incluirá las siguientes actuaciones:

- Recaba toda la información previa de informes, diagnósticos, intervenciones realizadas y profesionales implicados. Si es necesario, contactar con profesionales que hayan estado implicados previamente en el caso y con los que lo puedan estar en la actualidad. Evaluar las posibles causas de una falta de vinculación terapéutica.
- Contacto con la familia del niño o adolescente antes de la primera visita. Clarificar con la familia la situación actual, la causa de su falta de vinculación terapéutica, los objetivos, su implicación y medios requeridos para conseguir una vinculación terapéutica positiva.
- Establecer contacto con profesionales o personas en los que confía el paciente o la familia para establecer un plan de acción y ver qué medios se van a necesitar.
- Contacto con el niño-adolescente con problemas de salud mental para evaluar cuál es la necesidad desde su punto de vista. Establecimiento de una vinculación terapéutica

que ayude al niño-adolescente en las áreas importantes que considere prioritarias.

- Vinculación a grupos sociales en la comunidad o en los servicios de atención primaria (programas de soporte a la primaria [PSP]).
- Establecimiento de vínculos con el equipo terapéutico de su zona, determinando un plan de acción común.
- Vinculación progresiva a grupos terapéuticos de los servicios de salud mental infantil y juvenil (CSMIJ)/de adultos (CSMA) y de los servicios infantojuveniles de hospitalización diaria (HDAIJ), y establecimiento progresivo de atención psicológica o psiquiátrica, en caso de que sea necesaria, y del lugar más recomendable para la vinculación terapéutica, sea en casa o en la comunidad, en el servicio local que le corresponde o en el centro de atención primaria, vía el programa de soporte a atención primaria.

Problemas más comunes en los pacientes con escasa vinculación terapéutica

- Problemas de conducta.
- Problemas de consumo de tóxicos.
- Problemas psicóticos.
- Trastornos alimentarios.
- Aislamiento y fobia escolar.
- Trastornos del neurodesarrollo (trastorno del espectro autista [TEA], trastorno por déficit de atención e hiperactividad [TDAH], síndrome de Tourette, etc.) con aislamiento, problemas de conducta o ausencia escolar.
- Trastornos de neurodesarrollo: discapacidad intelectual con problemas de conducta, con padres que son reticentes a llevarlos a recursos de salud mental por problemas con previos abordajes terapéuticos.

Programa para pacientes con trastorno mental grave

El programa va dirigido a aquellos niños y adolescentes con problemas de salud mental más crónicos e interferidores, con más afectación funcional y con más probabilidad de recaídas. Incluye, por lo general, trastornos psicóticos en toda su variedad, trastornos bipolares, cuadros de depresión recurrentes o de ansiedad aguda, trastorno obsesivo-compulsivo, trastorno de conducta alimentaria (TCA), trastorno límite de la personalidad, trastornos de dependencia de alcohol y tóxicos, trastornos del espectro autista, discapacidad intelectual asociada a trastornos de la conducta. A continuación se hará referencia, de forma independiente, a cada uno de los trastornos incluidos en este grupo con sus necesidades particulares.

Trastornos psicóticos, trastornos afectivos graves

El objetivo prioritario es el establecimiento de un vínculo terapéutico con el servicio profesional, compliancia con el tratamiento farmacológico y tratamiento en general, y funcionalidad en el día a día, es decir, incorporación a una escuela apropiada o programa de formación laboral o centro de día, así como a un núcleo social y apoyo familiar en el manejo del estrés y relaciones familiares.

Los objetivos realizar son los siguientes:

- Evaluar la afectación funcional del trastorno mental en el funcionamiento personal, familiar y social.
- Parámetros de obligatoria consideración:
  - El diagnóstico del trastorno mental, si no se ha realizado previamente.
  - La actitud de la persona y de la familia hacia el tratamiento farmacológico y el tratamiento en general.
  - Adherencia farmacológica.
  - Evaluación cognitiva y de cualquier deterioro cognitivo presente.
  - Evaluación de la comorbilidad afectiva, intentos autolíticos y cualquier riesgo vital.
  - Evaluación de la funcionalidad durante el día.
  - Examinar la capacidad de aprendizaje y si hay necesidades educativas especiales.
  - Valorar si la escuela está ofreciendo respuesta a sus necesidades o necesita cambio educativo o hacia ciclos formativos o centros de día.
  - Evaluación de la familia, relaciones familiares, necesidad de ayudas sociales, económicas, problemas de salud mental en la familia y si están recibiendo tratamiento.
  - Evaluación de la presencia y/o incorporación del niño y adolescente a núcleos sociales y de tiempo libre.
- Establecimiento de un plan con objetivos concretos basados en la evaluación del equipo multidisciplinario.

A continuación se verán las funciones de los distintos profesionales al respecto.

Enfermera

Será la referente para el control y supervisión del tratamiento farmacológico y su adherencia, para los aspectos médicos, incluyendo efectos secundarios, controles médicos y aspectos relacionados con la autonomía.

Psicólogo clínico

- Evaluará los aspectos neurocognitivos y de aprendizaje, y establecerá un programa (en caso de que sea necesario) de rehabilitación cognitiva.
- Se coordinará con el equipo escolar para conseguir los soportes necesarios para el aprendizaje educativo y el establecimiento de una adaptación curricular o un cambio de colegio para maximizar su aprendizaje y disminuir su estrés educacional.
- Supervisará y dirigirá la intervención de la rehabilitación neurocognitiva que haya que aplicar en la comunidad (en caso de que sea necesario).

Educador social

- Evaluará la actividad funcional y social del niño-adolescente con el problema de salud mental, y potenciará actividades sociales familiares.
- Facilitará el contacto con la escuela, hará el seguimiento del plan de aprendizaje establecido por el psicólogo clínico

que se realice en la escuela, y evaluará cuál es la situación social dentro del centro educativo.

- Facilitará la integración social escolar mediante el establecimiento de un plan de mejora de la comprensión y aceptación del alumno con problemática de salud mental para su ayuda, que implicará a los docentes y a los compañeros.
- Vinculará al paciente a actividades sociales, deportivas y culturales en el ámbito comunitario mediante el acompañamiento y orientación a los profesionales de los recursos. Establecerá un vínculo para cualquier problema que pueda surgir.
  - El establecimiento de grupos de adolescentes con características similares en la comunidad y de grupos sociales lúdicos dirigidos por el educador social favorece la integración social y el desarrollo de amistades dentro de un ámbito comunitario, integrador y desestigmatizante.
  - Es de vital importancia establecer objetivos que mejoren las dinámicas familiares y las intervenciones familiares para mejorar la crítica, la sobreprotección y la autonomía, y fortalecer vínculos positivos familiares, así como facilitar apoyo familiar. En este sentido, es muy importante favorecer la vinculación a asociaciones familiares locales o grupos de apoyo comunitario.

El trabajador social

- Establecerá las necesidades tanto del niño o adolescente con problemas de salud mental como de la familia.
- Ayudará en todos los procesos administrativos para la obtención de ayudas y recursos.
- Vinculará la familia a los agentes sociales comunitarios, en caso de que no lo estén.

El **objetivo final** del equipo comunitario es vincular al adolescente y su familia a los recursos sociales, escolares y comunitarios para su seguimiento y apoyo social; al adolescente con el equipo de salud mental en el centro de salud mental para su seguimiento de tratamiento, y a los familiares con problemas de salud mental con el centro de salud mental del adulto para atención clínica.

Es necesario el establecimiento de un profesional de referencia del equipo comunitario para el paciente y la familia, para la resolución de posibles problemas y para la posible futura intervención del propio equipo comunitario.

Programas para trastornos del neurodesarrollo

A continuación, veremos en profundidad la intervención en referencia a la discapacidad y su relación con la salud mental del paciente.

Programa de discapacidad y salud mental

El programa comunitario para trastornos del neurodesarrollo incluirá la atención a las siguientes afecciones:

- Autismo.
- Discapacidad intelectual asociada o no al autismo.

- Problemas de conducta o otros problemas de salud mental.
- Problemas de conducta asociados a TDAH u otras alteraciones del neurodesarrollo.

La **intervención** del equipo comunitario debe incluir:

- Una valoración completa previa y también la valoración del trastorno del neurodesarrollo y de las comorbilidades existentes; la capacidad cognitiva verbal y no verbal; la capacidad de aprendizaje y comprensión verbal; los niveles expresivos de lenguaje y la capacidad de aprender técnicas de comunicación alternativa; la valoración sensorial; la valoración de su adaptación funcional y si hay discrepancia importante con su valoración evolutiva.
- Un examen del espacio educativo, si está respondiendo a sus necesidades o si es necesario un cambio de entorno o marco educativo.
- La valoración de las características de la familia, apoyo de salud mental, si es necesario para los padres u otros miembros familiares; ayudas sociales, económicas que ya llegan a la familia y ayudas que no reciben, pero pueden llegar a percibir.
- Vinculación a redes sociales comunitarias de la familia y a profesionales de la red comunitaria social.

Los **objetivos principales** del programa de discapacidad y salud mental son:

- Mejorar la comprensión de la familia, adultos en contacto con los niños y adolescentes con autismo, discapacidad intelectual u otras alteraciones del neurodesarrollo.
- Valoración del funcionamiento del niño y adolescente en su autonomía, comunicación, conducta e integración familiar, social y escolar para mejorar los asceptos que lo requieran.
- Examinar los aspectos relacionados con la comunicación. Para aquellos que tengan dificultades comunicativas, considerar la necesidad de apoyos visuales y valorar si son necesarias estrategias de comunicación alternativa (por ejemplo, sistema de comunicación por intercambio de imágenes [PECS]). La creación de espacios más adaptados para cada actividad, siguiendo dinámicas del Tratamiento y educación de niños con autismo y con problemas de la comunicación (*Treatment and Education of Autistic and Related Communication Handicapped Children* [TEACCH]) puede ayudar tanto en casa como en la escuela. También el diseño de apoyos visuales en casa y en el colegio con planificación de actividades para la mejora de su autonomía.
- La incorporación de perfiles profesionales de terapia ocupacional con especialización en integración sensorial puede ser útil para crear espacios específicos para regularse emocional y conductualmente dentro de casa. Se dará soporte en la creación de espacios tranquilos, que utilicen estímulos sensoriales o sensorialidad disminuida, habiendo hecho un estudio previo de cuáles son las características sensoriales del niño-adolescente, qué estrategias son necesarias para regularlos y espacios que se han de desarrollar en casa y en el colegio.
- También este perfil profesional valorará aspectos relacionados con la hiposensorialidad o hipersensorialidad impli-

cados en los problemas de sueño, alimentación, control de esfínteres y conductuales, y diseñará un plan de acción para tratarlos dentro del espacio natural.

- Se planificará una mejora de las condiciones funcionales en el entorno natural que permita la disminución del tratamiento farmacológico para problemas de conducta en esta población, ya que no hay tratamientos específicos y la cronificación de tratamientos farmacológicos con antipsicóticos en esta población es algo que se debe evitar.
- Es necesario concretar objetivos para la vinculación del niño-adolescente con el equipo educativo, que el niño-adolescente obtenga una buena valoración de sus necesidades educativas y sociales, y que sean satisfactorias.
- La vinculación a estructuras sociales de base comunitaria, de tiempo libre, respiro familiar, asociaciones de familiares y, si es necesario, la incorporación de figuras de soporte individualizado (trabajadores familiares sociales o integradores sociales comunitarios).
- La compresión de la familia sobre las necesidades comunicativas sensoriales de sus hijos y de cómo aplicar las técnicas comunicativas y sensoriales enseñadas por el equipo comunitario; la importancia del tratamiento farmacológico, en caso de que se haya prescrito por el psiquiatra, y la importancia de seguir un control en el CSMIJ y, posteriormente, se dará el alta del equipo comunitario. Habrá un referente profesional del equipo comunitario para que se contacte si surge cualquier problema con el caso señalado.

Programas para trastornos alimentarios

En el programa comunitario de trastornos alimentarios, el principal objetivo es la prevención del ingreso hospitalario y la atención e integración de estos niños y adolescentes dentro de su ambiente natural, donde puedan dar continuidad a sus estudios y vida social.

Se trabajará la formación de la familia en el manejo del trastorno de conducta alimentaria (TCA), la toma de conciencia por el paciente del problema, así como su aceptación y motivación para el cambio respecto a su alimentación e imagen corporal.

Tras una valoración por el equipo comunitario del diagnóstico, comorbilidades asociadas, tratamientos previos y en el caso de que haya habido obstáculos para conseguir una mejora terapéutica cuáles ha sido, se establecerán los objetivos del equipo comunitario.

- La **enfermera comunitaria** se encargará de los aspectos físicos, peso, constantes vitales y seguimiento médico. Conjuntamente con la nutricionista hospitalaria, elaborará un plan nutricional en colaboración con el paciente y con su familia. Realizará, conjuntamente con psiquiatría, el seguimiento y la supervisión del tratamiento farmacológico relacionado con las comorbilidades asociadas. Supervisará *in situ* situaciones relacionadas con la alimentación. Asesorará a la familia en el manejo de situaciones estresantes relacionadas con la alimentación, favoreciendo la competencia familiar en este aspecto.
- La **terapeuta ocupacional** trabajará aspectos relacionados con la alimentación, cuando se asocia a alteraciones sen-

soriales o restricción alimentaria que impida la evolución de la incorporación de alimentos que están prohibidos por el paciente en la alimentación. También trabajará la autoconciencia de su propio cuerpo, la conciencia de sí mismo y la integración en su persona de su concepto corporal.

- El **psicólogo clínico** elaborará un programa para tratar la ansiedad relacionada con la alimentación, rasgos obsesivos y perfeccionistas, rigidez cognitiva y relación con rituales, patrones alimentarios y con la autoimagen del paciente. Elaborará objetivos para el tratamiento de las distorsiones cognitivas relacionadas con su autoimagen y alimentación. Los objetivos terapéuticos establecidos por el psicólogo clínico se aplicarán también por otros profesionales del equipo terapéutico, *in situ*, supervisados por el psicólogo, dentro del contexto natural en el que vive el adolescente con TCA.
- El **educador social** le vinculará en la escuela y a la comunidad en aspectos relacionados con el ocio y tiempo libre, lo que mejorará su inclusión social.

Los diferentes perfiles del **equipo comunitario** trabajarán con el paciente, la autoconciencia de su problema, implicaciones presentes y futuras y una mejora en su autoestima.

El objetivo final es, según el grado de gravedad o éxito del equipo comunitario, la vinculación con los equipos de atención primaria que puedan hacer seguimiento con la nutricionista y enfermería comunitaria en el momento en que se logre una estabilidad de peso y unos correctos hábitos de alimentación, de tal manera que se pueda dar el alta al equipo de atención primaria.

En caso de que el equipo comunitario no haya tenido éxito en sus objetivos, se vinculará al equipo de salud mental, CSMIJ o a los servicios hospitalarios de día u hospitalización total, teniendo un referente en el equipo comunitario en caso de que se requiera una nueva intervención.

Programas para consumos de tóxicos

La evaluación, antes de la intervención del equipo comunitario, debe incluir una valoración diagnóstica del consumo de tóxicos, comorbilidades asociadas, características de la persona que consume, de su familia, de su entorno social, factores de fortaleza del adolescente-familia-entorno, factores relacionados con previos fracasos terapéuticos y adaptación funcional en su autonomía, educación e integración social.

Se establecerán **objetivos concretos** con la finalidad de conseguir los siguientes logros:

- Una vinculación terapéutica por parte del adolescente y de su familia.
- Una mayor conciencia del problema por el adolescente, su familia, las implicaciones en su salud, en su funcionamiento, y la conciencia de qué factores están manteniendo el consumo.
- Una disminución del consumo e, incluso, consumo cero en conjunción con el adolescente.
- Una conciencia de los factores sociales que están manteniendo el consumo, en particular grupos sociales, y el reconocimiento de que necesita ayuda social para mantener la disminución o ausencia de consumo. Implicación

de amistades que favorezcan el no consumo, relaciones sociales positivas y amistosas que generen una positividad hacia su salud y su futuro.

- Construcción de una estructura durante el día, educacional o laboral, que genere una positividad hacia su futuro y una mejora en su autoestima. Vinculación con los equipos educativos para la compresión del adolescente, y promoción de su educación mediante ayudas educativas y sociales que hagan falta. Valoración de si otros estamentos educativos son necesarios.

Son **funciones del equipo** en el programa de consumo de tóxicos las siguientes:

- El **educador social** estudiará y establecerá un plan de intervención social mediante la constitución de una red social positiva que limite los núcleos sociales que mantienen el consumo y fomente ambientes sociales que disminuyan el consumo. Potenciará la vinculación con los estamentos educativos para mejorar las ayudas educativas sociales y también para la generación de nuevos espacios sociales comunitarios, deportivos y culturales que favorezcan aspectos físicos, autoestima y relaciones sociales positivas libres de consumo.
- El **psicólogo clínico** establecerá objetivos de intervención específicamente relacionados con los factores de personalidad mantenedores del consumo: impulsividad, baja autoestima, tolerancia a la frustración, aspectos cognitivos favorecedores del consumo que, bajo supervisión del equipo comunitario, se irán trabajando *in situ*.
- El **psiquiatra** coordinará el tratamiento farmacológico, bien para conseguir una desintoxicación si es necesaria o para el tratamiento de aspectos relacionados con la comorbilidad.
- La **enfermera comunitaria** supervisará el tratamiento farmacológico, posibles efectos secundarios, cuestiones vitales, aspectos relacionados con la salud, autonomía, sexualidad y conductas de riesgo. Se coordinará con los estamentos médicos en caso de que requiera su supervisión.

Programas de reinserción a la comunidad tras hospitalizaciones

El programa tiene, como objetivo principal, el mantenimiento de la mejora conseguida en el ámbito hospitalario y la consolidación de la mejora terapéutica en el ambiente natural en el que vive el adolescente o el niño.

Es esencial la coordinación con el equipo hospitalario y establecer conjuntamente los objetivos terapéuticos que se desean conseguir en la comunidad. Cuestiones relevantes respecto a los principales fines del programa son la disminución del tiempo de hospitalización y el hospitalismo, y evitar la ruptura del niño y adolescente con su familia y el entorno educativo y social.

Los **principales objetivos** son:

- Coordinación con el equipo hospitalario sobre los objetivos terapéuticos que se desean conseguir en la comunidad.

- Coordinación con el equipo de salud mental (CSMIJ/CSMA). Establecimiento del equipo comunitario de puente entre el CSMIJ-CSMA y el equipo hospitalario.
- Supervisión de la adherencia al tratamiento farmacológico.
- Acompañamiento durante la incorporación del niño-adolescente a la escuela. Educar a los profesionales educativos sobre la problemática de salud mental. Favorecer la incorporación social en la escuela mediante un trabajo grupal con los compañeros de su clase. Promover, en caso de que sea necesario, la comprensión, aceptación y normalización del alumno con problemas de salud mental en su entorno educativo por los profesores y compañeros.
- Supervisión de aspectos físicos y coordinación con médicos de atención primaria y, si es necesario, con especialistas médicos.
- Incorporación a grupos deportivos, sociales o culturales en el área poblacional. Integración social en la comunidad.
- Favorecer la incorporación de padres a grupos de apoyo familiares comunitarios.
- Coordinarse con servicios sociales de base para promover las ayudas sociales y económicas y el apoyo necesario a la familia.
- Psicoeducación, en especial en los primeros diagnósticos, sobre la conciencia del problema de salud mental por la familia y por el adolescente. Desestigmatización del problema de salud mental y aceptación de la problemática. Ayudar a la familia y al adolescente a establecer objetivos realistas sobre su futuro y las ayudas que se requieran para conseguirlos.
- En el momento en que se obtengan los objetivos postalta establecidos con el equipo hospitalario, el equipo comunitario de salud mental dará el alta de su servicio a los estamentos de servicios sociales, sanitarios o educativos, y, si el trastorno mental es crónico y necesita intervención especializada, al equipo de salud mental CSMIJ/CSMA de la zona, informando del nombre del referente del equipo comunitario (en caso de que sea necesario un reenvío este servicio).

Son **funciones del equipo comunitario** las siguientes:

- El **educador social** se hará cargo de una parte relevante del trabajo ya en la hospitalización, cuando se coordine con el equipo hospitalario, el adolescente y su familia y el equipo comunitario, para, conjuntamente, establecer los objetivos y planificar la intervención.
- La **enfermera comunitaria** se encargará de los aspectos médicos, farmacológicos, autonomía y del mantenimiento de la estructura diaria que se hayan conseguido en la hospitalización.
- En los casos de discapacidad intelectual asociada a problemas de salud mental, el **terapeuta ocupacional** establecerá espacios domiciliarios y escolares para tratar aspectos relacionados con la regulación emocional, sensorialidad y estructura.
- El **psicólogo clínico comunitario** establecerá los objetivos de intervención psicológica y supervisará, en caso de que sea necesario, el establecimiento de ayudas visuales y de intervención cognitivo-conductual que son necesarias traspasar a la comunidad.

Programa de modelaje para traspaso de intervención en centro de salud mental infantil y juvenil

Se van a describir las pautas y consideraciones que se han de tener en cuenta en el momento del alta clínica del paciente y su incorporación a entornos sociales normalizadores.

Generalización en comunidad

El programa está orientado a aquellas familias que acuden al CSMIJ, que han obtenido el diagnóstico, intervención psicológica o farmacológica y que, a pesar del trabajo con el entorno educativo y social, siguen con problemas en la familia o en el entorno escolar o social.

>
> El programa tiene como objetivo que el equipo comunitario traspase al entorno familiar, escolar o social los objetivos conseguidos en la clínica mediante modelaje y apoyo psicoeducativo al adolescente y adultos responsables de su cuidado.

El objetivo primordial es mejorar la competencia y autonomía del adolescente, de su familia o de los profesionales educativos.

Para ello se proponen las siguientes actuaciones:

- El equipo comunitario establecerá una reunión con los profesionales del CSMIJ, en la cual se tratarán los objetivos que se han trabajado con el adolescente y su familia, así como los siguientes pasos para implementar estos objetivos en la vida diaria del paciente.
- El **psicólogo clínico** supervisará la aplicación de los objetivos psicológicos que hay que implementar en la comunidad y el modelaje que la enfermera comunitaria/educador social/ terapeuta ocupacional llevará a cabo en la comunidad.
- El **psiquiatra** implementará una correcta administración del tratamiento farmacológico y la supervisión de la enfermera comunitaria para conseguir la autonomía del adolescente en la adherencia y una correcta toma de la medicación.

PUNTOS CLAVE

- El objetivo general de la intervención comunitaria es promover una atención personalizada, con intervenciones concretas que persiguen la mejora de la calidad de vida del niño-adolescente, que será individualizada y contemplará las acciones más adecuadas para cada paciente.
- Es necesario abordar la salud desde todas las dimensiones y, por tanto, desde equipos multidisciplinares que trabajan de forma interdisciplinar, con objetivos comunes y mediante estrategias que impliquen también a la red comunitaria.
- Durante la intervención de los equipos comunitarios, se realiza un abordaje terapéutico continuado, global (interviniendo en todas las áreas que interfieran en el funcionamiento adaptativo) y multidisciplinar (psiquiatra, psicólogo, educador social, enfermera, terapeuta ocupacional y trabajador social, entre otros).
- Es de vital importancia que el *marco* de la atención de la salud mental infantil y juvenil se desplace de entornos hospitalarios y despachos, hacia ambientes naturales en los que

se puedan hacer intervenciones de salud mental en el colectivo de pacientes, se incremente su competencia y, en especial, la de sus familias, profesores y compañeros de clase.
- Se debe considerar a la comunidad como un área de intervención que basa su acción en la integración de los servicios de salud mental y requiere la participación activa de los distintos agentes implicados (familia, escuela, paciente y profesionales).
- Son modalidades de intervención del equipo comunitario en salud mental infantil y juvenil los programas de intervención en crisis, programas de vinculación de pacientes con escasa adhesión terapéutica, programas para pacientes con trastorno mental grave (trastornos psicóticos, trastornos afectivos graves, trastornos del neurodesarrollo), programas para trastornos alimentarios, programas para consumos de tóxicos, programas de reinserción en la comunidad tras hospitalizaciones y programas de modelaje para traspaso de intervención en CSMIJ y generalización en la comunidad.

BIBLIOGRAFÍA

Abdul-Adil J, Suárez LM. The Urban Youth Trauma Center: A Trauma-Informed Continuum for Addressing Community Violence Among Youth. Community Ment Health J. 2022 Feb;58(2):334-42. doi: 10.1007/s10597-021-00827-4.

American Academy of Child and Adolescent Psychiatry (AACAP) Committee on Community-Based Systems of Care and AACAP Committee on Quality Issues. Electronic address: clinical@aacap.org; American Academy of Child and Adolescent Psychiatry (AACAP) Committee on Community-Based Systems of Care and AACAP Committee on Quality Issues. Clinical Update: Child and Adolescent Behavioral Health Care in Community Systems of Care. J Am Acad Child Adolesc Psychiatry. 2023 Apr;62(4):367-384. doi: 10.1016/j.jaac.2022.06.001. Epub 2022 Jun 8. PMID: 35690302.

Ani C, Ayyash HF, Ogundele MO. Community paediatricians' experience of joint working with child and adolescent mental health services: findings from a British national survey. BMJ Paediatr Open. 2022 Apr;6(1):e001381. doi: 10.1136/bmjpo-2021-001381.

Beitchman JH, Inglis A, Schachter D. Child psychiatry and early intervention: IV. The externalizing disorders. Can J Psychiatry. 1992 May;37(4):245-9. doi: 10.1177/070674379203700407.

Ben Amor L, Lachal J, Menard ML, Pelletier W, Mac Dermott V, Ben Amor R, et al. A French community-based intervention for parents of French-Canadian children with behavior problems: The EQUIPE program. Encephale. 2023 Jun;49(3):211-8. doi: 10.1016/j.encep.2021.12.007. Epub 2022 Mar 21.

Berlin IN. The role of the community mental health center in prevention of infant, child and adolescent disorders: retrospect and prospect. Community Ment Health J. 1990 Feb;26(1):89-106. doi: 10.1007/BF00752678.

Budavari AC, Pas ET, Azad GF, Volk HE. Sitting on the Sidelines: Disparities in Social, Recreational, and Community Participation Among Adolescents with Autism Spectrum Disorder. J Autism Dev Disord. 2022 Aug;52(8):3399-412. doi: 10.1007/s10803-021-05216-0.

Bronfenbrenner U. La ecología del desarrollo humano. Barcelona: Paidós; 1987.

Calear AL, Christensen H, Freeman A, Fenton K, Busby Grant J, Van Spijker B, et al. A systematic review of psychosocial suicide prevention interventions for youth. Eur Child Adolesc Psychiatry. 2016 May;25(5):467-82. doi: 10.1007/s00787-015-0783-4.

Campisi SC, Ataullahjan A, Baxter JB, Szatmari P, Bhutta ZA. Mental health interventions in adolescence. Curr Opin Psychol. 2022 Dec;48:101492. doi: 10.1016/j.copsyc.2022.101492.

Caplan B, Lind T, Chlebowski C, Martinez K, May GC, Gomez Alvarado CJ, et al. Training Community Therapists in AIM HI: Individual Family and Neighborhood Factors and Child/Caregiver Outcomes. J Clin Child Adolesc Psychol. 2022 Jul 26:1-13. doi: 10.1080/15374416.2022.2096046.

Castillo EG, Ijadi-Maghsoodi R, Shadravan S, Moore E, Mensah MO 3rd, Docherty M, et al. Community Interventions to Promote Mental Health and Social Equity. Curr Psychiatry Rep. 2019 Mar 29;21(5):35. doi: 10.1007/s11920-019-1017-0.

Chen A, Dinyarian C, Inglis F, Chiasson C, Cleverley K. Discharge interventions from inpatient child and adolescent mental health care: a scoping review. Eur Child Adolesc Psychiatry. 2022 Jun;31(6):857-78. doi: 10.1007/s00787-020-01634-0.

Cleverley K, Davies J, Brennenstuhl S, Bennett KJ, Cheung A, Henderson J, et al. The Longitudinal Youth in Transition Study (LYiTS) Cohort Profile: Exploration by Hospital- Versus Community-Based Mental Health Services. Can J Psychiatry. 2022 Dec;67(12):928-38. doi: 10.1177/07067437221115947.

Colegio de terapeutas ocupacionales de Cataluña. Funciones de la TO [internet]. 2022 [consulta el 27 de junio de 2024]. Disponible en: https://www.cotoc.cat/es/terapia-ocupacional/funciones

Desviat M. Evolución histórica de la atención a la salud mental: hitos esenciales en la construcción del discurso de la salud mental comunitaria. Educació Social. Revista d'Intervenció Socioeducativa. 2020;75:17-45.

Dimitropoulos G, Lindenbach D, Devoe DJ, Gunn E, Cullen O, Bhattarai A, et al. Experiences of Canadian mental health providers in identifying and responding to online and in-person sexual abuse and exploitation of their child and adolescent clients. Child Abuse Negl. 2022 Feb;124:105448. doi: 10.1016/j.chiabu.2021.105448

Garcés Trullenque EM. El trabajo social en salud mental. Cuadernos de Trabajo Social. 2010;23:333-52.

Janssens A, Blake S, Eke H, Price A, Ford T. Parenting roles for young people with attention-deficit/hyperactivity disorder transitioning to adult services. Dev Med Child Neurol. 2023 Jan;65(1):136-44. doi: 10.1111/dmcn.15320.

Hall T, Goldfeld S, Loftus H, Honisett S, Liu H, De Souza D, et al. Integrated Child and Family Hub models for detecting and responding to family adversity: protocol for a mixed-methods evaluation in two sites. BMJ Open. 2022 May 24;12(5):e055431. doi: 10.1136/bmjopen-2021-055431.

Harris TB, Udoetuk SC, Webb S, Tatem A, Nutile LM, Al-Mateen CS. Achieving Mental Health Equity: Children and Adolescents. Psychiatr Clin North Am. 2020 Sep;43(3):471-85. doi: 10.1016/j.psc.2020.06.001.

Hoover S, Bostic J. Schools As a Vital Component of the Child and Adolescent Mental Health System. Psychiatr Serv. 2021 Jan 1;72(1):37-48. doi: 10.1176/appi.ps.201900575.

International Federation of Social Workers. Global definition of social work [internet]. 2014 [consulta el 27 de junio de 2024]. Disponible en: https://www.ifsw.org/what-is-social-work/global-definition-of-social-work/

Kaku SM, Sibeoni J, Basheer S, Chang JP, Dahanayake DMA, Irarrazaval M, et al. Global child and adolescent mental health perspectives: bringing change locally, while thinking globally. Child Adolesc Psychiatry Ment Health. 2022 Nov 7;16(1):82. doi: 10.1186/s13034-022-00512-8.

Keynejad RC, Spagnolo J, Thornicroft G. Mental healthcare in primary and community-based settings: evidence beyond the WHO Mental Health Gap Action Programme (mhGAP) Intervention Guide. Evid Based Ment Health. 2022;25(e1):e1-7. doi: 10.1136/ebmental-2021-300401.

Kennedy SM, Tonarely NA, Halliday E, Ehrenreich-May J. A person-centered approach to understanding heterogeneity of youth receiving transdiag-nostic treatment for emotional disorders. J Consult Clin Psychol. 2022 Mar;90(3):234-45. doi: 10.1037/ccp0000710.

Khalfan N, Coventry C, Cawthorpe D. A New Acute-At-Home Child and Adolescent Clinical Service: Evaluation of Impact. Psychiatry Investig. 2022 Jan;19(1):29-36. doi: 10.30773/pi.2021.0158.

Kjellenberg K, Ekblom O, Ahlen J, Helgadóttir B, Nyberg G. Cross-sectional associations between physical activity pattern, sports participation, screen time and mental health in Swedish adolescents. BMJ Open. 2022 Aug 2;12(8):e061929. doi: 10.1136/bmjopen-2022-061929.

Klasen H, Crombag AC. What works where? A systematic review of child and adolescent mental health interventions for low and middle income countries. Soc Psychiatry Psychiatr Epidemiol. 2013 Apr;48(4):595-611. doi: 10.1007/s00127-012-0566-x.

Lee P, Lang JM, Vanderploeg JJ, Marshall T. Evidence-Based Treatments in Community Mental Health Settings: Use and Congruence With Children's Primary Diagnosis and Comorbidity. Res Child Adolesc Psychopathol. 2022 Apr;50(4):417-30. doi: 10.1007/s10802-021-00877-y.

Milton A, Powell T, Conn K, Einboden R, Buus N, Glozier N. Experiences of service transitions in Australian early intervention psychosis services: a qualitative study with young people and their supporters. BMC Psychiatry. 2022 Dec 13;22(1):788. doi: 10.1186/s12888-022-04413-0.

Paton K, Gillam L, Warren H, Mulraney M, Coghill D, Efron D, et al. How can the education sector support children's mental health? Views of Australian healthcare clinicians. PLoS One. 2022 Jan 24;17(1):e0261827. doi: 10.1371/journal.pone.0261827.

Pieters G, Ruud T, van Weeghel J, Bähler M, Murphy B, Shields-Zeeman L, et al. Recuperación para todos en la comunidad. Aprendiendo mutuamente. Documento de consenso sobre los principios fundamentales y elementos clave de salud mental comunitaria. 2017.

Salmon S, Garcés Dávila I, Taillieu TL, Stewart-Tufescu A, Duncan L, Fortier J, et al. Adolescent health outcomes: associations with child maltreatment and peer victimization. BMC Public Health. 2022 May 6;22(1):905. doi: 10.1186/s12889-022-13310-w.

Schwarzlose RF, Tillman R, Hoyniak CP, Luby JL, Barch DM. Sensory Over-responsivity: A Feature of Childhood Psychiatric Illness Associated With Altered Functional Connectivity of Sensory Networks. Biol Psychiatry. 2023 Jan 1;93(1):92-101. doi: 10.1016/j.biopsych.2022.09.004.

Simic M, Stewart CS, Konstantellou A, Hodsoll J, Eisler I, Baudinet J. From efficacy to effectiveness: child and adolescent eating disorder treatments in the real world (part 1)-treatment course and outcomes. J Eat Disord. 2022 Feb 21;10(1):27. doi: 10.1186/s40337-022-00553-6

Skapinakis P, Caldwell D, Hollingworth W, Bryden P, Fineberg N, Salkovskis P, et al. A systematic review of the clinical effectiveness and cost-effectiveness of pharmacological and psychological interventions for the management of obsessive-compulsive disorder in children/adolescents and adults. Health Technol Assess. 2016 Jun;20(43):1-392. doi: 10.3310/hta20430.

Sowar K, Thurber D, Vanderploeg JJ, Haldane EC. Psychiatric Community Crisis Services for Youth. Child Adolesc Psychiatr Clin N Am. 2018 Jul;27(3):479-90. doi:10.1016/j.chc.2018.03.002.

Stirling K, Toumbourou JW, Rowland B. Community factors influencing child and adolescent depression: A systematic review and meta-analysis. Aust N Z J Psychiatry. 2015 Oct;49(10):869-86. doi: 10.1177/0004867415603129. PMID: 26416916. Copy.

WAPR, OMS. Rehabilitación Psicosocial: Declaración de Consenso WAPR/WHO. WAPR Bulletin. 1996;8(3).

Yatirajula SK, Kallakuri S, Paslawar S, Mukherjee A, Bhattacharya A, Chatterjee S, et al. An intervention to reduce stigma and improve management of depression, risk of suicide/self-harm and other significant emotional or medically unexplained complaints among adolescents living in urban slums: protocol for the ARTEMIS project. Trials. 2022 Jul 29;23(1):612. doi: 10.1186/s13063-022-06539-8.

Desarrollo de programas para la atención al trastorno mental severo-psicosis

42

M. Ibáñez Alario, M. Camino Sánchez y B. Payá González

OBJETIVOS

- Entender la unidad de salud mental como ruta inicial de entrada, atención y integral en el área de salud mental del niño y adolescente.
- Conocer diferentes programas de atención específica del trastorno mental grave (TMG) en niños y adolescentes.
- Conocer los diferentes programas y dispositivos para la atención de los trastornos mentales graves infantojuveniles (TMG-IJ).
- Saber definir las principales diferencias entre los dispositivos y programas existentes para TMG, así como sus ventajas e inconvenientes.
- Conocer criterios de derivación y perfil de pacientes candidatos a cada uno de los programas y dispositivos descritos.
- Conocer la vía de la media estancia como continuación de otros dispositivos.
- Aprender las distintas medidas educativas de atención para alumnos con problemas de salud mental.

INTRODUCCIÓN

Se calcula que una de cada cuatro personas podría desarrollar a lo largo de su vida un trastorno mental y en la población adolescente, una de cada cinco.

Diversos estudios han puesto de manifiesto que una elevada proporción de los trastornos mentales que debutan en infancia y adolescencia persistirán o presentarán recurrencias en la edad adulta. De hecho, se ha encontrado que hasta el 73,9 % de pacientes en edad adulta con un trastorno mental había recibido ya un diagnóstico antes de los 18 años, y un reciente metaanálisis pone de manifiesto cómo la mayor parte de los trastornos mentales tiene su inicio en las dos primeras décadas de la vida y alcanzan su pico de incidencia a los 14,5 años. La repercusión de los trastornos mentales en estas edades no se limita solo al malestar y sufrimiento, sino que conllevan un importante grado de disfunción y pérdida de calidad de vida que afecta a las relaciones familiares, a las relaciones con iguales y al desempeño académico.

La prolongación de estas limitaciones hasta la edad adulta se asocia con mayores tasas de abandono académico y de desempleo en la edad adulta, mayor disfunción social o mayor riesgo de suicidio. De hecho, los trastornos mentales constituyen la primera causa de discapacidad (tanto en años vividos con discapacidad como en años de vida ajustados por discapacidad) entre adolescentes.

La pandemia por enfermedad coronavírica de 2019 (COVID-19) visibilizó la vulnerabilidad de la población infantil y adolescente a los trastornos mentales y, como factor de estrés agudo, agravó aún más la situación subyacente; de hecho, se observó un claro aumento de la demanda de

derivaciones a las unidades de salud mental (USM) infantojuveniles, así como de los casos graves que requieren recursos más especializados.

Se calcula que entre un 4 y un 6 % de los trastornos mentales en edades infantojuveniles son graves (TMG). El TMG se entiende como un conjunto de patologías mentales (psicosis de inicio temprano, trastornos afectivos, trastornos del espectro autista, trastornos de la conducta o de personalidad, etc.) que tienen o pueden llegar a tener una importante repercusión en el desarrollo y en la calidad de vida de las personas que los padecen dada la gravedad de su clínica y su persistencia en el tiempo. Son trastornos que, además, afectan gravemente a la vida familiar, escolar y social del niño o adolescente.

Además de las consecuencias directas en la calidad de vida de los pacientes, los TMG infantojuveniles suponen una gran carga emocional, social y económica para los padres, ya que implican una alta necesidad de cuidados que, a su vez, producen dificultades para la conciliación laboral, problemas emocionales y aislamiento social de los familiares.

La atención a la salud mental de niños y adolescentes ha de estar organizada en dispositivos, de diferentes formas e intensidad de intervención, para poder abarcar las necesidades de la población con TMG infantojuvenil (IJ) y que eviten la transición a formas más graves y crónicas de la patología. En este sentido, para los TMG-IJ se precisan programas y dispositivos con un enfoque preventivo que permitan un diagnóstico precoz y un tratamiento temprano intensivo, especializado e integrado. En estos programas se debe contar con todos los agentes implicados en la vida de los menores y de sus familias, siendo y resultan imprescindibles la continuidad de cuidados y la buena coordinación entre los diferentes dispositivos de salud mental, educativos y sociales.

Dada la reciente creación en España de la especialidad de psiquiatría del niño y del adolescente, el desarrollo de recursos y dispositivos implantados es muy heterogéneo en función de cada comunidad autónoma. Algunas comunidades, como Cataluña, una de las pioneras en crear una red independiente de atención a salud mental infantojuvenil, disponen de una red ya muy desarrollada de recursos, mientras que en otras todavía no se dispone de una red asistencial completa y diferenciada de la de los adultos. En estudios realizados en nuestro país sobre el TMG-IJ se recoge la necesidad de articular programas de mayor atención en las unidades de salud mental infantojuveniles (USM-IJ) y en los hospitales de día, y se constatan las deficiencias en el abordaje del TMG-IJ en nuestro país.

A pesar de ello, la psiquiatría infantojuvenil está viviendo un crecimiento considerable en los últimos años, por lo que cada vez son más los recursos asistenciales, de investigación y de docencia asignados en los distintos planes estratégicos.

En este capítulo se revisarán los diferentes programas y recursos asistenciales de salud mental para el TMG-IJ. Dado que, en el momento de la publicación de este capítulo, aún se encuentra activo el desarrollo de dichos recursos, algunos de los dispositivos o programas descritos solo estarán disponibles en comunidades autónomas concretas, dependiendo de la organización individual de las mismas. Como norma general, los más específicos son los de menor frecuencia de implantación.

UNIDADES DE SALUD MENTAL INFANTOJUVENILES

Las USM-IJ constituyen el eje sobre el que se articula la asistencia en salud mental para la población menor de 18 años. Constituyen *la puerta de entrada* a la red de salud mental especializada, el dispositivo central ambulatorio de la red asistencial de salud mental. Estas unidades funcionan como centro operativo en un área sanitaria. Sus funciones fundamentales son el apoyo a la atención primaria de salud, la atención clínica directa, el desarrollo de programas de enlace y el apoyo a otros dispositivos educativos y sociales.

En ellas se llevan a cabo las actuaciones de prevención y asistencia ambulatoria del niño y del adolescente y ofrecen un servicio especializado en el diagnóstico y tratamiento de los trastornos mentales en menores. Asimismo, proporcionan atención integral a familiares de pacientes y coordinación con otros recursos comunitarios.

En estas unidades se ofrecen los siguientes servicios:

- Evaluación y diagnóstico del paciente.
- Tratamiento farmacológico.
- Terapia individual y grupal, terapia familiar, psicoterapia y programas de intervención temprana.
- Programas multidisciplinares para patologías específicas.
- Servicios de apoyo y seguimiento para ayudar a los pacientes y sus familias a sobrellevar los desafíos de la enfermedad mental.
- Acciones de prevención, promoción, tratamiento y rehabilitación que aseguren la continuidad de cuidados en el marco de la atención comunitaria.

- Coordinación entre las distintas instituciones que tienen competencia en aspectos que afecten al desarrollo psicosocial de los niños y adolescentes.
- Formación continuada de profesionales sanitarios o de otros ámbitos que favorezcan y faciliten la investigación, docencia, y una mejor calidad asistencial.
- Gestión, administración y evaluación de las actividades, estructura y resultados de la asistencia.

> **!** El nivel de actuación de estas unidades debe ser secundario o de atención especializada en el sistema sanitario, en estrecha relación con atención primaria.

De esta manera, los equipos de las unidades de salud mental han de participar en el diseño y ejecución de los programas de detección, prevención y promoción de la salud mental que se desarrollen en atención primaria. Para ello es preciso poner en marcha actuaciones que potencien los factores protectores y mejorar la detección e intervención de factores de riesgo y predisponentes de patología mental.

Las USM-IJ también han de estar relacionadas con el tercer nivel de atención hospitalaria para la utilización de los recursos de hospitalización cuando la necesidad de cuidados en salud mental del paciente lo requiera. Todo esto, con la finalidad de garantizar la continuidad de cuidados de los pacientes, ya que, una vez concluido su período de estabilización, continuarán su seguimiento terapéutico en sus USM-IJ de referencia.

> Es importante señalar, además, que las unidades de salud mental infantojuvenil trabajan en colaboración con los padres y cuidadores para brindar atención integral al paciente joven y mejorar su calidad de vida. Además, se trabaja en estrecha colaboración con otros dispositivos sanitarios, educativos y sociales.

> **!** En las unidades de salud mental infantojuveniles se atiende todo el espectro de gravedad de los trastornos mentales, incluyendo también el abordaje terapéutico y diagnóstico de los TMG. En este sentido, constituyen el dispositivo básico de la atención específica a los pacientes con TMG y son los dispositivos responsables de la articulación de todo el proceso terapéutico y rehabilitación de estos pacientes.

A través de su orientación comunitaria y multidisciplinar, participan en los objetivos generales del paciente, favoreciendo el mantenimiento, la funcionalidad e integración del individuo en la comunidad. Sin embargo, según el modelo conceptual y/o el nivel del desarrollo de la red de salud mental infantojuvenil de cada comunidad autónoma, existen diferencias en la atención a los trastornos mentales que por su gravedad, complejidad o especificidad requieren de un tratamiento más intensivo o específico. De esta manera, los programas específicos o ambulatorios intensivos para los TMG, como los trastornos generalizados del desarrollo, las adicciones comportamentales, los primeros episodios de psicosis o el suicidio pueden estar ubicados dentro de las USM-IJ o en otros recursos hospitalarios o comunitarios.

PROGRAMAS ESPECÍFICOS DE ATENCIÓN A POBLACIÓN INFANTOJUVENIL

Los trastornos mentales tienen un gran impacto en la vida de los niños y adolescentes. Se da una prevalencia de en torno al 13 % para cualquier trastorno mental. En muchos países, se han iniciado acciones específicas tanto para prevenir como para tratar estos trastornos y evitar una transición a modos más graves de patologías. Existen, así, recursos o programas específicos que permiten atender a aquellos casos de mayor gravedad de manera precoz, multidisciplinar, coordinada e intensiva.

Como se ha venido reflejando a lo largo de este capítulo, cada región dispone de planes de salud mental infantojuvenil con diversas características según su población, y destina y organiza recursos que tratan diferentes patologías, atendiendo a variedad de criterios, como el impacto en la calidad de vida, la incidencia o la gravedad del trastorno.

> **❗** Los **protocolos de intervención específica** deben contemplar una serie de cuestiones fundamentales:
> - Dotar a los niños y adolescentes de espacio específico para su tratamiento.
> - Disponer de personal especializado en el diagnóstico, evaluación y tratamiento del trastorno mental destinatario del programa.
> - Diseñar un programa terapéutico protocolizado, basado en la evidencia científica, específico, consensuado y que recoja los acuerdos mínimos entre profesionales, para que pueda ser asumido por todo el equipo asistencial.
> - Este tipo de programas pueden desarrollarse en diferentes niveles de intervención, y todos ellos deben estar bien coordinados con:
>   - Equipos de atención primaria.
>   - Unidades de salud mental infantojuvenil.
>   - Hospitales de día infantojuvenil.
>   - Hospitalización total infantojuvenil.
>   - Otros dispositivos o entornos, como asociaciones, familias e centros escolares.
> - Estos programas tienen por objeto realizar tanto tareas de prevención como de intervención intensiva.
> - Muchos de estos programas incluyen, también, líneas de investigación.

A continuación, se describen con mayor detalle algunos de los programas específicos existentes para población infantojuvenil con TMG.

Recursos de atención para trastornos del espectro autista

Según la Organización Mundial de la Salud (OMS), se calcula que uno de cada 100 niños en el mundo tiene un trastorno del espectro autista (TEA).

La intervención en la primera infancia optimiza el desarrollo y bienestar de las personas con un TEA. Una vez que se ha identificado un caso de TEA, es importante que, tanto el niño como su familia puedan disponer de intervenciones precoces y especializadas, a ser posible enmarcadas en un programa específico para esta patología. Los programas específicos para niños y adolescentes con TEA pueden desarrollarse en las unidades de salud mental infantojuvenil, en consultas externas hospitalarias o en hospitales de día infantojuveniles.

> **❗** Independientemente de su ubicación, los programas específicos incluyen evaluaciones e intervenciones protocolizadas, especializadas, multidisciplinares y más intensivas, dirigidas a mejorar el conocimiento sobre el trastorno, realizar diagnósticos tempranos y diagnósticos diferenciales orgánicos a través de la realización de las pruebas complementarias pertinentes. También ofrecen intervenciones farmacológicas y psicoterapéuticas individuales, grupales y familiares que ayuden al niño y a sus familiares a mejorar su forma de desenvolverse y adaptarse al contexto social en el que viven. La coordinación con el entorno educativo y social del paciente es otro aspecto fundamental de un programa de estas características.

En nuestro país existen, además, otros dispositivos y/o programas de atención al TEA que por sus características distintivas merecen ser destacados.

En el año 2009, en la Comunidad de Madrid se puso en marcha, en el Hospital General Universitario Gregorio Marañón, un programa de atención médica integral para personas con trastornos del espectro autista, referido de forma abreviada como programa AMI-TEA. Este programa surge con el objetivo de lograr que las personas con TEA puedan ser atendidas en sus necesidades médicas igual que el resto de la población. Para ello, los profesionales del programa se encargan de gestionar, facilitar y acompañar a los pacientes con TEA y a sus familiares en los procedimientos y citas médicas, así como de conseguir una mayor profesionalización de los sanitarios y una protocolización de los procesos. Ofrece atención médica ambulatoria a personas con TEA de todas las edades en todas las especialidades. Además, en los casos que precisen hospitalización o atención en urgencias, ofrece protocolos específicos, como acompañamiento y aceleración de los procesos, entre otros. Para conseguir una familiarización previa del entorno hospitalario, tan importante en los pacientes con TEA, se ha desarrollado además una página web (Doctor TEA) con el fin de que los pacientes se familiaricen con los profesionales, el entorno médico y los procedimientos antes de acudir al hospital. El programa AMI-TEA contempla, como otra parte fundamental, el apoyo y asesoramiento a familias para facilitar el acceso a los servicios de salud que los pacientes precisan, así como la coordinación con otros recursos extrahospitalarios en temas relacionados con su salud física. Dada la relevancia del programa de AMI-TEA, el modelo se ha exportado a otros centros sanitarios de la Comunidad de Madrid.

Otro recurso específico distinguido en nuestro país es la Unidad de Hospitalización Terapéutica del Trastorno del Espectro Autista (TEA) del Hospital Universitario Mútua Terrassa. Se trata de la primera unidad que atiende y proporciona tratamiento integral a niños y adolescentes con autismo que tienen graves limitaciones en su funcionamiento y que no han respondido a tratamientos previos. Esta unidad se integra en un contexto hospitalario y ofrece un tratamiento terapéutico intensivo, con programas especializados para el manejo de las alteraciones de conducta mediante técnicas sensoriales y propioceptivas. El eje principal de este programa lo constituyen la familia y el niño, por lo que se trabaja de manera conjunta con la familia la problemática de sus hijos, las limitaciones asociadas y los modos de abordaje. Incluye, también, programas de soporte conductual y escolar, planes terapéuticos integrales basados en el análisis funcional, emocional, conductual y cognitivo, y tratamiento farmacológico.

Programas de atención a niños y adolescentes con psicosis

La psicosis precoz incluye la fase de estado mental de alto riesgo (EMAR) o prodrómica, la fase del primer episodio psicótico y la fase de recuperación o periodo crítico, que incluye de 3 a 5 años tras primer episodio psicótico y que va a ser crucial para el pronóstico. Los pródromos de los trastornos psicóticos se caracterizan por la aparición de síntomas inespecíficos y cambios conductuales. Los estudios muestran que el *estado mental de alto riesgo* es un factor de riesgo para el desarrollo de una psicosis, especialmente si se combina con otros factores de riesgo, como pueden ser los antecedentes familiares. Tienen un 30-40 % de posibilidades de desarrollar psicosis, por lo que son necesarias las intervenciones en esta población.

Los primeros episodios psicóticos (PEP) a menudo cursan, sobre todo en las etapas iniciales, con una clínica sutil e inespecífica de duración variable, por lo que no es extraño que no se disponga de amplitud de datos epidemiológicos de este trastorno en población infantil. Algunos datos estiman una prevalencia de los trastornos psicóticos en niños y adolescentes de edades comprendidas entre 5 y 18 años del 0,4 %.

En el año 2005, la OMS y la Asociación Internacional de Psicosis Temprana ya propusieron una serie de acciones estratégicas para la atención precoz en psicosis. Por otro lado, ya son numerosos los estudios que sugieren que las intervenciones precoces son efectivas para disminuir la gravedad y el impacto de la enfermedad. Por tanto, la detección e intervención en las primeras fases de la psicosis son cruciales en el pronóstico y, además, ofrecen a los jóvenes una mejor calidad de vida cuando se inicia y desarrolla esta enfermedad.

Dentro de las intervenciones destinadas a este objetivo, se incluirían las intervenciones de prevención primaria, que actuarían disminuyendo o atenuando los factores de riesgo para el desarrollo de psicosis (por ejemplo, factores perinatales, consumo de sustancias, antecedentes familiares, etc.), y las intervenciones tempranas una vez que se produce el primer episodio psicótico, lo cual entraría dentro de la prevención secundaria.

Entre las actuaciones de prevención primaria se incluirían programas de detección temprana e intervención en niños y adolescentes de alto riesgo. Así, las intervenciones en ámbito escolar para detección de personas de riesgo y reducción del *bullying* y el seguimiento de niños con riesgo de desarrollar trastornos del neurodesarrollo son algunas de las iniciativas posibles.

Dentro de la prevención secundaria, se incluirían los programas de PEP, que tratan de minimizar las consecuencias de retrasar un tratamiento y, en definitiva, mejorar el pronóstico, favoreciendo la accesibilidad rápida y fácil de los pacientes al tratamiento y a lo largo de todo su proceso asistencial. La exis-

tencia de un período crítico, que condiciona el pronóstico a largo plazo, respalda el seguimiento y las intervenciones optimizadas en los primeros estadios tras el PEP. Estas intervenciones no deben centrarse únicamente en los síntomas, sino que deben incidir en los aspectos psicológicos y psicosociales.

Bajo estas premisas, cualquier modelo asistencial tiene que garantizar la accesibilidad de consulta especializada ante los primeros síntomas de alarma de la enfermedad. En países de Europa, América y en Australia se están llevando a cabo programas de intervención temprana en psicosis, siguiendo las recomendaciones de guías y organismos internacionales. La experiencia aportada por estos países puede facilitar su aplicación en países donde todavía no están del todo implementados, como en España. Todos ellos comprenden intervenciones sociales y clínicas, e incluyen educación y entrenamiento a los colectivos que están en contacto con la población de riesgo, como los médicos de atención primaria, profesores, etc. Algunos de los componentes comunes a estos programas se detallan a continuación:

> - Educación a la población sobre signos que pueden preceder a la psicosis y formación más específica a colectivos médicos y profesorado.
> - Equipos clínicos multidisciplinares, dedicados a la detección precoz de personas con PEP no tratados.
> - Tratamiento integrado con participación de todo el equipo terapéutico mediante reuniones periódicas para el diseño de un plan terapéutico.
> - Ratio de profesionales/paciente de 10-15 casos por profesional.
> - Intervención familiar a través de talleres psicoeducativos, terapia familiar individual y grupos de apoyo.
> - Atención domiciliaria que considere la estructura y el funcionamiento del entorno familiar y el nivel de gravedad sintomática y psicosocial del paciente.
> - Capacitación de los profesionales.

En los programas específicos de atención al PEP trabajan profesionales de atención especializada, como psiquiatras, psicólogos clínicos, enfermería y trabajo social, siguiendo estas directrices. Una vez realizada la evaluación, se propone al menor un plan de intervención personalizado y se desarrollan las actividades terapéuticas propuestas, ya sea en formato individual (farmacológica, psicoeducativa, psicoterapéutica), grupal y familiar. También se ofrece apoyo para el mantenimiento de la salud física y continuidad de su formación académica o laboral a través de la coordinación con recursos comunitarios y trabajando directamente con el entorno social y familiar del paciente.

Programas de atención específica en trastornos de conducta alimentaria

La prevalencia de la anorexia en adolescentes de países occidentales es del 1 %, y del 2-4 % la de la bulimia. A su vez, la del trastorno de conducta alimentaria (TCA) atípico se sitúa en torno al 5-10 %. Los TCA aparecen a edades cada vez más tempranas, y en los últimos años se ha constatado un incremento de en torno a un 15 % en menores de 12 años.

La intervención precoz en estos trastornos auspicia mejores resultados en la evolución y pronóstico que si no la hay, por lo que la detección y derivación desde la atención primaria (pediatras) a este tipo de programas desempeña también un papel fundamental.

Por lo general, las unidades de salud mental infantojuvenil serán el eje de coordinación con los distintos niveles de intervención: atención primaria, hospital de día infantojuvenil, hospitalización total y otros dispositivos, como servicios de endocrinología y ginecología. Este tipo de programas ofrecen un abordaje integral en el que habitualmente participan psiquiatría, psicología clínica, enfermería, nutricionistas, endocrinólogos y trabajo social.

> La meta que persiguen estos programas es la recuperación del menor desde una perspectiva biopsicosocial. Para ello, se establecen los siguientes **objetivos básicos**:
> - Normalización biológica, reduciendo el riesgo vital que supone esta enfermedad. Evaluación y seguimiento ponderal (índice de masa corporal [IMC]) y de las constantes vitales.
> - Recuperación ponderal.
> - Abordaje psicológico con sesiones terapéuticas individuales y/o grupales para estructurar patrones de pensamiento, creencias y actitudes, incidir en los afectos alterados y abordar tanto los factores precipitantes como los mantenedores del problema.
> - Abordaje familiar mediante entrevistas y grupos de padres. Es imprescindible el trabajo con las familias para reorganizar las dinámicas disfuncionales y proporcionarles información sobre la enfermedad y su manejo.
>
> Los equipos de los distintos niveles asistenciales deberán estar coordinados e intervenir según el plan de actuación que tenga cada paciente.

Programas de intervención en adicciones

La alta prevalencia del consumo de sustancias entre los adolescentes, los preocupantes patrones de consumo y el descenso de las edades de inicio, junto con el crecimiento de las adicciones sin sustancia, suponen uno de los grandes desafíos actuales en materia de salud pública. Los datos epidemiológicos disponibles, la literatura científica, así como las sociedades científicas y colegios profesionales, vienen advirtiendo de forma reiterada de la gravedad que suponen las cifras de prevalencia actuales tanto en materia de adicciones con sustancia como sin sustancia. Todo ello justifica la necesidad de implantar nuevos modelos de actuación. Conscientes de ello, algunos países han desarrollado experiencias concretas que muestran evidencia de eficacia de los sistemas de detección precoz, intervención breve y remisión a tratamiento especializado. Desde hace décadas, en Estados unidos, se ha aplicado el modelo de detección, intervención breve y derivación a tratamiento (*Screening, Brief Intervention, and Referral to Treatment* [SBIRT]). Este modelo supone un enfoque integral que permite la prestación de servicios de detección *temprana* y tratamiento tanto para personas con trastornos por uso de sustancias como para aquellas que muestran una elevada probabilidad de desarrollarlos.

La **intervención** consta de tres etapas: detección, intervención breve y derivación a tratamiento especializado.

- La detección implica una evaluación rápida del nivel de riesgo a través de un adecuado cribado de las conductas adictivas de los adolescentes, con herramientas adaptadas a su edad y cultura.
- La segunda etapa se corresponde con los tratamientos o intervenciones breves, cuyo objetivo es educar al adolescente y motivarlo para reducir el consumo, recurriendo, por lo general, a la entrevista motivacional. Asimismo, se ha demostrado que la implicación de los padres, incluyendo intervenciones paralelas con ellos, es más eficaz que los tratamientos llevados a cabo únicamente con los adolescentes.
- En aquellos casos en los que la valoración oriente a un trastorno adictivo (o a una alta probabilidad de desarrollarlo) estaría indicada la derivación a la atención especializada. Para que esta derivación sea efectiva es preciso contar con servicios de referencia, tanto unidades de desintoxicación como de salud mental infantojuvenil, que proporcionen un abordaje específico y especializado en este campo.

En este sentido, aunque la evidencia muestra que estos modelos de intervención son factibles, eficaces y rentables, su puesta en marcha implica un esfuerzo logístico y organizativo importante, que pasa por acometer diferentes cuestiones técnicas, como el desarrollo de instrumentos de cribado, algoritmos de derivación ágiles y eficaces, la formación de los profesionales, la inversión sostenida en recursos asistenciales y, además, por un liderazgo y compromiso institucional manifiesto.

> En cuando al marco de actuación de las políticas de adicciones en España, la Estrategia Nacional Sobre Adicciones 2017-2024 establece como línea prioritaria la detección precoz y la prevención del consumo de drogas en adolescentes. Asimismo, el Plan de Acción Sobre Adicciones 2018-2020 contempla la implementación de programas de detección precoz e intervención breve.

La mayoría de las iniciativas desarrolladas en España en el campo de las adicciones se han centrado en población adulta, aunque algunas comunidades autónomas han ido desarrollando en los últimos años programas de detección e intervención precoz en adolescentes. Así, en los años 2009 y 2010 se puso en marcha en Murcia el proyecto ARGOS para la realización de intervenciones sistemáticas de prevención, detección precoz y tratamiento de problemas de salud relacionados con el consumo de alcohol y otras drogas tanto en adolescentes como en adultos.

En Asturias, en el año 2016, se publicó la *Guía de detección precoz e intervención breve sobre el consumo de alcohol en menores*. Dicha guía es una adaptación de la *Alcohol Screening and Brief Intervention for Youth: A Practitioner's Guide*, elaborada por el National Institute on Alcohol Abuse and Alcoholism (NIAAA) de Estados Unidos, y se creó con el objetivo de incorporar a los profesionales de pediatría de atención primaria a las actividades de prevención del consumo temprano de alcohol de las revisiones pediátricas de los 10 a los 13 años. Más allá de estas experiencias de mayor respaldo institucional, es posible identificar otras comunidades con iniciativas similares, como es el caso de Aragón (centrada en el consumo de alcohol en adultos y jóvenes) o de Cantabria, donde surge el Programa Jóvenes y Drogas, atendido por psicólogos con formación específica en adolescentes y terapia familiar, y el proyecto TEEN de la asociación Proyecto Hombre. Ambos programas están destinados a la atención de adolescentes con conductas de riesgo relacionadas con el uso/abuso de sustancias adictivas, así como a adicciones comportamentales bajo un modelo de intervención familiar.

Galicia también se centra en actuaciones dirigidas al «uso problemático de internet en población pediátrica». En esta última comunidad se publicó el Plan de Salud Mental 2020-2024, que incluía, entre sus líneas de actuación, implantar en el ámbito de atención primaria un programa de detección precoz y consejo breve en adicciones con adolescentes.

En algunas comunidades autónomas, se están comenzando también a desarrollar programas y/o protocolos específicos para adicciones, con y sin sustancias, en el ámbito de atención especializada, dentro de los servicios y unidades de salud mental infantojuvenil.

Sin embargo, en ninguna comunidad autónoma se ha llegado a protocolizar una verdadera sistemática de trabajo, con sus diferentes fases de detección precoz, intervención breve y derivación a unidades específicas de atención especializada. Por otro lado, la mayoría de las comunidades autónomas carecen de dispositivos cualificados, dotados y debidamente adaptados para atender a los adolescentes que sufren algún trastorno adictivo. En cualquier caso, es preciso diseñar algoritmos de derivación ágiles y un plan de formación específico para los profesionales, los cuales tendrán que estar preparados para atender a adolescentes con adicciones, tanto con sustancia como sin sustancia, así como a sus familias. Es previsible que el desarrollo de la especialidad de psiquiatría infantil ayude a la planificación, a una mejor capacitación de los profesionales y al desarrollo de nuevos programas en este ámbito.

Recursos de atención a jóvenes con problemas de gestión emocional

Se calcula que un 2-3 % de los adolescentes alcanzan los criterios estables de trastorno de la personalidad límite (TLP) señalados en el Manual Diagnóstico y Estadístico de Trastornos Mentales de la Asociación de Psiquiatría Americana (DSM-5). Muchos de los pacientes con TLP refieren que su sintomatología se inició antes de los 18 años. Existen programas que tratan de dar cobertura integral e intensiva a pacientes con diagnóstico de trastornos de la personalidad o dificultades graves de regulación emocional. Su objetivo es ofrecer una intervención intensiva e integral para estos jóvenes con dificultades de gestión emocional, riesgo suicida, conductas autolesivas o de riesgo (consumo de sustancias, conductas sexuales de riesgo, etc.) y minimizar el posible impacto en sus vidas y la de su entorno.

Este tipo de programas de atención se desarrollan con una duración mayor a 6 meses y ofrecen un seguimiento intensivo semanal por parte del personal de psicología clínica, y con consultas, también intensivas, por parte de psiquiatría. Se ofrece también tratamiento grupal de forma paralela y

consultas de atención familiar. En muchos de estos programas, se proporciona, asimismo, atención telefónica para contener casos de crisis o urgencias. Este tipo de programas suele desarrollarse en los centros de salud mental en coordinación estrecha con los dispositivos de ingreso hospitalario. En España, se han desarrollado programas que han realizado adaptaciones de la terapia dialéctico-conductual para el tratamiento intensivo de la inestabilidad emocional grave y el trastorno de la personalidad límite en la adolescencia, como el programa Acciones para el Tratamiento de la Personalidad en la Adolescencia (ATraPA) del Hospital Gregorio Marañón, en el que se trabaja con adolescentes con alta inestabilidad emocional y con sus familias.

UNIDADES DE HOSPITALIZACIÓN BREVE O UNIDADES DE AGUDOS

Dentro de los recursos para el abordaje de los trastornos mentales de niños y adolescentes se precisa contemplar la necesidad de unidades de agudos o de hospitalización breve que permitan la contención necesaria en las fases de descompensación aguda o cuando se presentan dificultades de manejo del paciente en el domicilio o en los recursos ambulatorios o intermedios (aparición de conductas de riesgo, auto/heteroagresividad, pérdida grave de funcionalidad, riesgo orgánico, etcétera).

Estas unidades han de aportar seguridad y unos cuidados médicos ajustados a las necesidades de cada caso. Presentan la ventaja de poder realizar una intervención en crisis agudas, de forma más intensiva y en un ambiente distinto, así como más controlado, y posibilitan aislar al paciente de la influencia que el entorno habitual pueda tener en él. También permiten la observación de sintomatología, dado que existe un mayor nivel de supervisión y un estudio más profundo del caso a través de pruebas complementarias (analíticas, pruebas de imagen, electrofisiológicas y genéticas), y la realización de evaluaciones psicológicas complejas.

Epidemiología

Se calcula que, aproximadamente, un 1 % de los pacientes con un trastorno mental en la infancia o la adolescencia precisa de un ingreso psiquiátrico completo a lo largo de este período.

Existen varios factores que influyen en la decisión de ingresar a un paciente, como la gravedad o complejidad del cuadro, la aparición de alteraciones de conducta graves que amenacen su seguridad o la del entorno, el acceso a una unidad de hospitalización aguda o a otros dispositivos intermedios (como alternativas al ingreso), la lista de espera de las unidades de salud mental o el apoyo social. La capacidad de contención en domicilio será muy distinta en función de la red de apoyo primaria y habrá que tenerla en cuenta a la hora de realizar un ingreso en una unidad de hospitalización aguda.

Los principales cuadros clínicos que con mayor frecuencia requieren de un ingreso completo son los TCA, los trastornos afectivos (con predominio de cuadros depresivos) y la esquizofrenia o trastornos psicóticos relacionados. En mujeres, tanto menores como mayores de 13 años, predominan los trastornos de conducta alimentaria y los trastornos afectivos. En varones menores de 13 años, los trastornos de la conducta y el trastorno por déficit de atención e hiperactividad (TDAH). En varones mayores de 13 años predominan los cuadros psicóticos. En los últimos años, se ha observado que la ratio mujer-varón con necesidad de ingreso en unidad de agudos de psiquiatría infantojuvenil se ha incrementado, así como una clara predominancia en el sexo femenino, seguramente relacionado con el aumento de casos de trastorno de conducta alimentaria.

Otros motivos de ingreso serían conflictos con iguales, distocia familiar, situaciones de desamparo, abuso o maltrato. Es frecuente que estos pacientes no cumplan criterios de hospitalización de manera estricta, pero las circunstancias sociales y la demanda externa condicionan dicha decisión.

Modalidades de ingreso

- **Ingreso urgente**: procedente del servicio de urgencias. Suele ser la modalidad más frecuente debido al origen de la demanda.
- **Ingreso programado**: procedente de consultas ambulatorias u otros dispositivos de atención. Normalmente es la modalidad de ingreso deseada, dado que de esta forma la decisión la puede tomar el terapeuta de referencia y establecer sus objetivos, así como realizar coordinación con el equipo de hospitalización.
- **Ingreso tras traslado desde otra unidad de hospitalización**. Decidido conjuntamente con otros servicios médicos a través del equipo de interconsulta psiquiátrica hospitalaria.

La infraestructura del hospital condiciona la normativa de la hospitalización, dado que existen unidades abiertas, unidades cerradas, unidades compartidas con otros servicios, etc. En las unidades abiertas, el acompañamiento familiar será obligado, salvo que exista una decisión terapéutica que lo contraindique. Toda unidad de hospitalización ha de garantizar la seguridad y privacidad del paciente, así como el acceso a una atención médica acorde con las necesidades del cuadro clínico. El mobiliario debe ser adecuado (colchones ignífugos, duchas de techo, muebles anclados al suelo, etc.), sin acceso a material peligroso en la habitación, con medidas especiales en caso de incendio y cámaras de seguridad.

> ⚠️ Desde el punto de vista legal, todo ingreso psiquiátrico de un menor de edad en una unidad de hospitalización a tiempo completo ha de considerarse un internamiento involuntario, y se debe solicitar una autorización judicial para realizar el procedimiento, incluso si existe voluntariedad de ingreso por parte del menor o la familia. Hay que seguir lo establecido en el artículo 763 de la Ley de Enjuiciamiento Civil, es decir, «el internamiento, por razón de trastorno psíquico, de una persona que no esté en condiciones de decidirlo por sí, aunque esté sometida a la patria potestad o a tutela, requerirá autorización judicial, que será recabada del tribunal del lugar donde resida la persona afectada por el internamiento. El internamiento de menores se realizará siempre en un establecimiento de salud mental adecuado a su edad, previo informe de los servicios de asistencia al menor». Es necesaria la valoración por parte de un juez tras el internamiento.

Indicaciones de ingreso hospitalario

En la evaluación clínica de un paciente han de explorarse las tres esferas principales del paciente infantojuvenil: la social, la familiar y la escolar. La funcionalidad global en dichas esferas condiciona en gran medida la necesidad o no de un ingreso completo en una unidad de agudos. Por norma general, se debe considerar el ingreso si existe un funcionamiento alterado en dos o más de las esferas anteriormente mencionadas.

Indicaciones de ingreso hospitalario

- Empeoramiento psicopatológico progresivo grave, resistente a tratamiento ambulatorio intensivo.
- Necesidad de abordaje y/o estudio multidisciplinar (diagnóstico diferencial, interacción biopsicosocial compleja, etcétera).
- Necesidad de valoración y/o tratamiento fuera del entorno familiar.
- Intervenciones invasivas que requieren ingreso hospitalario, como la aplicación de terapia electroconvulsiva.

Los principales cuadros clínicos que conllevan un ingreso hospitalario completo suelen ser la ideación/tentativa autolítica, las alteraciones de conducta graves (incluyendo auto/heteroagresividad) secundarias a trastornos psicóticos o trastornos del espectro autista u otros trastornos generalizados del desarrollo, el deterioro orgánico por estados de desnutrición intensa o riesgo de síndrome de realimentación en trastornos de conducta alimentaria, así como las complicaciones médicas de trastornos psiquiátricos.

> Las principales causas de ingreso hospitalario son:
> - Ideación autolítica.
> - Tentativa o gesto autolítico.
> - Trastorno de conducta alimentaria.
> - Trastornos psicóticos.
> - Alteraciones de conducta.
> - Trastornos afectivos (depresión, cuadros maníacos).
> - Trastornos de ansiedad.

Las tentativas autolíticas suponen el principal motivo de asistencia psiquiátrica en urgencias. Durante la valoración, ha de explorarse, antes de tomar la decisión de ingreso, la letalidad real del método empleado, la letalidad subjetiva percibida, el grado de elaboración de crítica y la persistencia de las ideas de muerte o de ideación autolítica (estructurada/semiestructurada/no estructurada). En el caso de los trastornos psicóticos es imprescindible, durante la exploración psicopatológica, evaluar la repercusión emocional y conductual de la clínica delirante o de las alteraciones sensoperceptivas. En el PEP, suele ser más frecuente la necesidad de realizar un ingreso en hospitalización completa dada la necesidad de realizar un cribado orgánico completo y la baja conciencia de enfermedad e *insight*.

Las alteraciones de conducta con frecuencia están asociadas a una red de apoyo escasa, baja contención familiar e incumplimiento terapéutico.

Los trastornos de conducta alimentaria no siempre cumplirán criterios de ingreso. Habrá que fijarse en la gravedad sintomática, el IMC, la pérdida de peso relativa en los últimos meses (porcentaje de pérdida de peso cuantificada que condiciona el riesgo de aparición del síndrome de realimentación) y otras complicaciones médicas (bradicardia, alteraciones iónicas, hipoglucemia, etcétera).

No es infrecuente la aparición de cuadros comórbidos combinados. En la evaluación de ingreso ha de realizarse una exploración conjunta del cuadro.

HOSPITALIZACIÓN DOMICILIARIA

Esta modalidad de ingreso está escasamente implantada en España. El Hospital Infantil Universitario Niño Jesús ha sido pionero en esta modalidad de ingreso en niños y adolescentes.

> **!** La hospitalización en el domicilio facilita el tratamiento en el entorno natural del paciente y facilita que los cambios alcanzados sean más firmes y estables. Además, ni el niño ni la familia modifican tan dramáticamente sus rutinas personales, familiares, sociales y/o académicas como un ingreso hospitalario.

El menor puede seguir recibiendo sus clases y realizar algunas de sus actividades habituales, en la medida en que su estado clínico lo permita, evitando su dependencia del hospital y la estigmatización. Por otro lado, la hospitalización domiciliaria permite al personal sanitario tener una mayor comunicación con el paciente y sus padres, y un mejor conocimiento del ámbito familiar, esencial para poder modificar, juntos, dinámicas cotidianas que pueden contribuir al mantenimiento de algunas patologías, lo cual lo convierte en un recurso terapéutico idóneo para el abordaje de los TMG. Asimismo, este tipo de modalidad de hospitalización contribuye a mejorar la gestión de los recursos hospitalarios, aumentar la disponibilidad de camas, así como acortar o evitar los períodos de estancia hospitalaria. También potencia la comunicación y cooperación entre distintos niveles asistenciales, servicios del hospital y otros recursos de la comunidad.

HOSPITALES DE DÍA

El programa de tratamiento de hospital de día también es conocido como hospitalización parcial. Se trata de un recurso integrado y coordinado con el resto de recursos de la red de salud mental comunitaria, que garantiza la continuidad de cuidados de los pacientes. Se consideran dispositivos de intervención intermedia porque se encuentran entre el tratamiento ambulatorio y la hospitalización completa. En determinados pacientes, un abordaje en hospitalización completa puede ser excesivamente contenedor o limitador, mientras que un seguimiento en un dispositivo ambulatorio asistencial podría ser insuficiente. La hospitalización completa, si bien tiene sus ventajas, en ocasiones puede tener consecuencias negativas, como el aislamiento del paciente de su entorno habitual. Es en este marco en el que emerge la figura de los hospitales de día, recursos que permiten trabajar y mejorar el

ajuste al entorno, la interacción social, la autonomía y el funcionamiento global del paciente. Tienen un papel importante también en la consolidación de mejoría tras una hospitalización completa, en la prevención de recaídas y en la prevención secundaria cuando existen factores de riesgo que indiquen un posible empeoramiento de la evolución. Desde su consideración como un tipo de dispositivo de nivel intermedio, en ocasiones pueden desempeñar un papel de transición entre la hospitalización total y el abordaje ambulatorio.

> **!** El abordaje integral e intensivo que se realiza en estos dispositivos, que posibilitan la permanencia del paciente en su entorno familiar, los convierte un recurso idóneo para el abordaje de patología mental grave de niños y adolescentes.

El equipo habitual que integra un hospital de día psiquiátrico infantojuvenil es un multidisciplinar (psiquiatría, psicología, enfermería, trabajador social, terapeutas ocupacionales, profesores, etc.). Los programas terapéuticos priorizan las intervenciones grupales y la implicación familiar activa en los tratamientos. Para ello, existe una planificación específica que incluye diferentes tipos de terapias y actividades terapéuticas tanto individuales como grupales para los pacientes y sus familias. En algunos de ellos se incluyen además unas horas de apoyo académico.

Normalmente, los programas terapéuticos de este tipo de dispositivos incluyen los días laborables y una amplitud horaria variable. Existen, así, hospitales de día de mañana, de tarde (para respetar la asistencia escolar), y otros que presentan horarios amplios de mañana y tarde. Por lo general, los planes de tratamiento son individualizados, de tal manera que los horarios y la intensidad del tratamiento dependen de las necesidades de cada paciente.

La coordinación con el entorno escolar y social del paciente es fundamental durante todo el proceso de hospitalización, y adquiere importancia fundamental en las fases previas al alta.

La duración de un ingreso en el hospital de día será habitualmente mayor de 3 meses, y en función de los modelos de abordaje puede alargarse hasta los 12 meses.

Tipos de hospitalización parcial

Dentro de los hospitales de día se pueden encontrar programas diferenciados por grupos de edad, patologías atendidas o enfoque terapéutico.

Según la edad, se pueden diferenciar las siguientes modalidades:

- Hospitales de día dedicados a primera infancia (3-6 años): más enfocados a trastornos del neurodesarrollo, trastorno de la comunicación e interacción o trastornos emocionales.
- Hospitales de día para pacientes escolares (6-11 años): comprenden patologías como el TDAH grave, TEA y trastornos de la conducta.
- Hospitales de día para adolescentes (12-17 años). En ellos es habitual ver patologías como TCA, trastornos depresivos, consumo de tóxicos, trastornos psicóticos y trastornos de ansiedad graves.

En cuanto a las patologías atendidas, se diferencian entre aquellos hospitales de día que atienden conjuntamente diferentes tipos de patologías y otros de tipo monográfico, que disponen de programas específicos en función del diagnóstico (p. ej., TCA, TEA, psicosis, etc.). Los espacios y los tiempos de intervención están adaptados al tipo de pacientes a los que están destinados.

Si se clasifican atendiendo al enfoque terapéutico, se podría diferenciar entre hospitales de día que funcionan como un recurso de transición desde la hospitalización completa al abordaje ambulatorio, y otros con un perfil más rehabilitador, enfocados más a la recuperación biopsicosocial de cuadros clínicos complejos. También existirían algunos modelos, integrados con educación, en los que la parte educativa y pedagógica adquiere especial importancia. Estos últimos estarían destinados a proporcionar atención educativa a los alumnos con problemas psiquiátricos que tienen dificultades para adaptarse a los centros educativos ordinarios.

Indicaciones de ingreso de hospitalización parcial

El hospital de día tiene el objetivo fundamental de aportar a los pacientes y sus familias un entorno seguro, estructurado y con dinámicas positivas para el proceso terapéutico.

> **!** Habitualmente, el perfil más adecuado de pacientes que necesitan de una intervención en hospitalización parcial es aquel en el que el abordaje ambulatorio no es capaz de cubrir las necesidades específicas del caso, como puede ser un mayor nivel de intensidad o estructuración del tratamiento (prevención de recaídas, prevención de ingresos completos, estructuración de ingestas, ritmos cronobiológicos o rutinas, riesgo de autolesiones, consumo de tóxicos, etc.). Otro criterio es la necesidad de hospitalización durante un período prolongado. Estos dispositivos están pensados para realizar abordajes de más duración que la hospitalización completa. Es indispensable que el ambiente habitual sea lo suficientemente contenedor como para poder sostener la hospitalización parcial. Se ha de tener en cuenta que el paciente pasará la mayor parte del tiempo fuera del hospital.

Puede ser útil para diagnósticos complejos que requieran una observación más detallada, extendida o específica en un campo concreto.

La ventaja fundamental de los hospitales de día reside en la capacidad que tienen estos dispositivos de aportar un ambiente nutrido de interacciones y actividades, donde los pacientes pueden desarrollar capacidades relacionales y vínculos satisfactorios, tanto con los diferentes profesionales como con otros pacientes.

El hospital de día también es capaz de centrarse en áreas específicas de trabajo con los pacientes, al disponer de un equipo multidisciplinar. Al ingreso, ha de establecerse un programa asistencial individualizado para cada paciente, con sus objetivos establecidos.

En términos de autonomía, este dispositivo también puede capacitar a los pacientes en diferentes áreas, así como servir de transición en el momento de la reincorporación escolar tras un ingreso hospitalario completo.

Criterios de exclusión de hospitalización parcial

- Conductas disruptivas graves (fugas, actos delictivos, etcétera).
- Auto/heteroagresividad inmanejable en este tipo de recurso.
- Discapacidad intelectual con cociente intelectual total por debajo de 70 (por imposibilidad de aprovechamiento del recurso).
- Trastorno orgánico cerebral como origen primario del trastorno de la conducta o cuadro psicopatológico.
- Condición médica que requiera hospitalización.
- Ideación autolítica activa con riesgo inmediato.
- Ausencia de red de apoyo que sustente los cuidados cuando el horario programado de hospitalización finalice.
- Criterios de exclusión específicos de cada unidad (patologías concretas, consumo de sustancias, etcétera).

Intervenciones en hospitalización parcial

En todo ingreso programado en una unidad de hospitalización parcial ha de hacerse una evaluación inicial previa para decidir de forma conjunta, tras evaluación por parte de psicología clínica, psiquiatría y enfermería, la idoneidad e indicación de dicho ingreso. Es en ese momento cuando ha de valorarse la gravedad sintomatológica, la capacidad de aprovechamiento del recurso, la principal red de apoyo, las relaciones con los otros y con el equipo terapéutico, y el resto de condicionantes que servirán para tomar la decisión última de llevar a cabo el ingreso.

Dependiendo de los objetivos planteados en la evaluación inicial, los pacientes precisarán de diferentes programas específicos y se pondrá el foco allá donde sea necesario de forma individualizada, teniendo en cuenta las esferas más afectadas (escolar, familiar, social).

De esta manera, existen programas específicos de intervenciones grupales de tipo psicoeducativo y para mejora de determinados aspectos: habilidades sociales, autoestima, regulación emocional, autoimagen, etc. El apoyo farmacológico y la terapia individual también se incluyen entre las intervenciones realizadas dentro de los hospitales de día.

Las intervenciones familiares incluyen desde grupos psicoeducativos y de apoyo emocional a los padres hasta terapias centradas en dinámicas familiares disfuncionales. Las sesiones con los padres han de ser preferiblemente semanales para garantizar un abordaje adecuado de los casos.

Paralelamente, en estos dispositivos se desarrollan actividades de toda índole, como pueden ser manualidades, juegos cooperativos, ocio centrado en la potenciación cognitiva, actividades deportivas y talleres musicales, de escritura, teatro o fotografía.

En todo momento, estas intervenciones deben ir acompañadas de un trabajo terapéutico progresivo con el fin de que el paciente generalice lo aprendido y mejore su funcionamiento y vinculación con su entorno educativo, social y familiar. Para lograr este objetivo se precisa de la coordinación estrecha con los recursos sociales y educativos, aspecto que adquiere una mayor relevancia una vez que el paciente esté preparado para la incorporación total a su entorno habitual.

Modalidades de tratamiento en hospitalización parcial

- Terapia individual.
- Terapia grupal.
- Terapia familiar.
- Abordaje psicofarmacológico.
- Psicoeducación.
- Terapia ocupacional.
- Abordaje educativo-terapéutico.

En cuanto a la terapia individual, se podrá desarrollar la más indicada para cada paciente (cognitivo-conductual, interpersonal, dialéctico-conductual, etcétera).

Las terapias grupales suelen centrarse en el desarrollo de habilidades sociales y en la capacidad de control y regulación emocional. Otra modalidad terapéutica grupal habitualmente utilizada consiste en los grupos de relajación.

No ha de olvidarse que el abordaje en un hospital de día es comunitario, principalmente grupal. Enfermería tiene un papel fundamental en el tejido de esta red, dado que es la encargada de los cuidados la mayor parte del tiempo, y su relación con los pacientes será fundamental para la consecución de objetivos.

UNIDADES DE MEDIA ESTANCIA

Hay adolescentes y niños que pueden necesitar un tratamiento en régimen de hospitalización completo, más prolongado que el razonable en las unidades de hospitalización o programas previamente descritos, bien por necesidad de tiempo, optimización del tratamiento, contención ambiental en medio protegido, supervisión estrecha, etcétera.

> **!** A pesar de que se trata de una hospitalización en régimen de ingreso completo, las unidades de media estancia se rigen por una filosofía de comunidad terapéutica, orientada a dar respuesta a las necesidades de aquellos pacientes que precisan de entornos estructurados residenciales, con abordajes de tipo rehabilitador y dentro de un modelo de asistencia comunitario y de continuidad de cuidados.

Actualmente, no existe un gran número de este tipo de unidades puestas en marcha, por lo que no siempre es posible contemplar su utilización. En ocasiones, estos centros se encuentran disponibles, pero no son gestionados directamente por el servicio autonómico de salud, lo que genera algunos problemas de organización y atención a pacientes. Por lo tanto, es crítico que se centralice la gestión de todos los dispositivos disponibles tanto los actuales como los nuevos que se pongan en marcha en los próximos años.

La base del funcionamiento de este tipo de unidades ha de ser eminentemente clínica e integrar también los aspectos psicopedagógicos y de formación profesional, por lo que deberían disponer, además de los servicios sanitarios, de un programa formativo-académico que estaría bajo la responsabilidad de la Administración educativa mediante el establecimiento de los acuerdos intersectoriales que sean necesarios.

> **!** Las principales **funciones de la unidad de media estancia** son:
> - Tratar resistencias psicopatológicas, intensificando y completando acciones terapéuticas ya iniciadas en otros dispositivos asistenciales.
> - Evitar la cronificación y el riesgo de institucionalización.
> - Proporcionar la adquisición de habilidades que mejoren la autonomía del paciente.
> - Intervenir psicoeducativamente de forma individual y familiar con el objetivo de que mejore la implicación en el proceso y la cumplimentación de las medidas terapéuticas.

A las unidades de media estancia se accede a través de las unidades de hospitalización breve o de las comisiones de salud mental del área donde se ubiquen. Al alta, el paciente podrá ser derivado al equipo de salud mental de referencia. Sus características físicas son semejantes a las de las unidades de hospitalización breve.

En este tipo de unidad, se atiende a pacientes con las siguientes características:

- Pacientes cuya sintomatología psiquiátrica activa no remite en el tiempo medio de internamiento en la unidad de hospitalización breve.
- Pacientes con TMG que presentan desadaptación social o familiar y requieren una intervención terapéutica específica complementada con programas de rehabilitación.
- Pacientes con TMG y factores de riesgo de recaída por falta de conciencia y/o conocimiento de la enfermedad, adherencia al tratamiento u otros factores clínicos que aumentan la probabilidad de recaída.

El internamiento en estos dispositivos no puede tener como objetivo único la contención, sino que tiene que ser un medio que favorezca la intervención terapéutica, basada, entre otras cosas, en la relación con una figura significativa y con el grupo, y no en medidas coercitivas.

Son unidades cerradas desde un punto de vista estructural, pero se consideran semiabiertas desde un punto de vista funcional, adaptándose así a las necesidades de cada paciente. El tiempo medio de estancia se sitúa en torno a 3-6 meses. A partir de este tiempo se considerará la larga estancia. El dispositivo se elegirá en función de la fase evolutiva en la que se encuentre la patología del paciente (más o menos cronificada y, por tanto, con mayor o menor dificultad de movilizar), así como de la disponibilidad familiar y social para contener y apoyar. De todas formas, siempre será obligatorio realizar una revisión y evaluación de la situación de cada niño o adolescente cada 6 meses, y el ingreso en media estancia se podrá extender pasados estos 6 meses.

Como principales **profesionales que conforman la unidad de media estancia**, se encuentra los siguientes:

- Psiquiatra infantojuvenil.
- Psicólogo clínico.
- Personal de enfermería.
- Docentes, entre los que se encuentran maestros especialistas en pedagogía terapéutica y educación física.

- Trabajador social.
- Terapeuta ocupacional.
- Personal de mantenimiento y recursos.

Debido al trabajo específico que se hace en estos centros, en el que una base esencial del tratamiento es la relación interpersonal que se establece, es necesario que haya una continuidad en el personal, que debe ser lo más estable posible. Asimismo, es imprescindible que estén claramente especificadas las funciones de cada miembro del equipo y la autoridad de cada cual. La hospitalización en la unidad de media estancia permite un abordaje más prolongado, asistencial y rehabilitador, en un entorno hospitalario estructurado.

El ambiente terapéutico y las actitudes terapéuticas deben marcar las diferencias con respecto a anteriores experiencias vitales de los pacientes, de manera que las unidades de media estancia no sean una repetición del ambiente con el que normalmente se han enfrentado las personas con trastornos mentales graves, en general lleno de contradicciones y aspectos desfavorables para el desarrollo positivo de su proyecto vital.

En resumen, las unidades de media estancia infantojuveniles (UME-IJ) son dispositivos rehabilitadores destinados a dar atención a pacientes cuya sintomatología persiste tras el tratamiento en unidades de agudos y unidades de salud mental. La permanencia de los pacientes es en régimen de internado abierto y puede extenderse de 6 meses a 1 año, lo cual permite una intervención terapéutica más intensiva y rehabilitadora.

Sus **principales objetivos** son mejorar la recuperación lograda durante el ingreso en una planta de psiquiatría de agudos; la estabilización sintomática; rehabilitar el déficit en el funcionamiento psicosocial a través de un programa de intervención multidisciplinar adecuado a las necesidades de cada persona; maximizar la reinserción en el medio del que provenía la persona, y asegurar el bienestar y la calidad de vida de los usuarios y de sus familias.

CONCLUSIONES

Los trastornos mentales graves en la infancia y adolescencia tienen un impacto importante en la vida de las personas que los padecen tanto en su debut como a lo largo de su evolución. Para minimizar su impacto, se requiere de intervenciones precoces y adaptadas a las necesidades de la edad y de la etapa evolutiva de la enfermedad, por lo que se precisa una red constituida de diferentes recursos asistenciales que den continuidad asistencial a los pacientes. El abordaje en estas edades requiere de intervenciones integradas e intensivas que engloben al entorno del paciente y a su familia. Los recursos asistenciales y programas terapéuticos para trastornos mentales graves en esta franja de edad son muy heterogéneos en nuestro país y están todavía en fase de desarrollo.

PUNTOS CLAVE

- Existen diferentes programas y recursos para niños y adolescentes con TMG. Dado que las unidades de salud mental infantojuvenil (USM-IJ) constituyen el eje sobre el que se articula la asistencia en salud mental para la población menor de 18 años, son también la pieza clave de la asistencia en los TMG.
- Existen programas de atención a población infantojuvenil intensivos y específicos, que dan respuesta a patologías graves y con cada vez mayor demanda de intervención.
- Las indicaciones de ingreso hospitalario completo son un empeoramiento psicopatológico progresivo grave resistente a tratamiento ambulatorio intensivo, la necesidad de abordaje y/o estudio multidisciplinar, así como de valoración y/o tratamiento fuera del entorno familiar, y las intervenciones invasivas que requieren estancia hospitalaria.
- Los cuadros que se observan más frecuentemente en hospitalización completa son los trastornos de conducta alimentaria, trastornos afectivos y trastornos psicóticos.

- El perfil más habitual de pacientes que necesitan de una intervención en hospitalización parcial es aquel en el que el abordaje ambulatorio no es capaz de cubrir las necesidades específicas del caso, como puede ser un mayor nivel de intensidad o estructuración del tratamiento.
- Las unidades de media estancia son claves para ofrecer una atención de calidad para la asistencia en régimen de ingreso completo, orientado a dar respuesta a las necesidades de los pacientes que precisan de entornos estructurados residenciales.
- El alumnado con TMG puede requerir, en algún momento de su etapa de escolarización, medidas extraordinarias que atiendan de forma integrada sus necesidades educativas y asistenciales. Los centros educativo-terapéuticos son un tipo de respuesta de atención a la diversidad dentro del contexto educativo.

BIBLIOGRAFÍA

Arango C, Bernardo M, Bonet P, Cabrera A, Crespo-Facorro B, Cuesta MJ, González N, Parrabera S, Sanjuan J, Serrano A, Vieta E, Lennox BR, Melau M. When the healthcare does not follow the evidence: The case of the lack of early intervention programs for psychosis in Spain. Rev Psiquiatr Salud Ment. 2017 Apr-Jun;10(2):78-86. (en inglés y en español). doi: 10.1016/j.rpsm.2017.01.001. Epub 2017 Feb 8. PMID: 28189442.

Arruda W, Bélanger SA, Cohen JS, Hrycko S, Kawamura A, Lane M, et al. Promoting optimal mental health outcomes for children and youth. Paediatr Child Health. 2023 Oct 25;28(7):417-36. doi: 10.1093/pch/pxad032.

Boada L, Parellada M. Ir al médico sin miedo: www.doctortea.org para la habituación al entorno médico de pacientes con autismo. Revista de Psiquiatría y Salud Mental. 2016;10(1):28-32.

Cuéllar Flores I, Valle Trapero M. Programa de Atención Psicológica en Neonatología: Experiencia del Hospital Clínico San Carlos de Madrid. Revista Clínica Contemporánea. Colegio Oficial de Psicología de Madrid; 2017;8;e28, 1-12.

Chaplin R (ed.). College center for Quality Improvement. Standards for Inpatient Mental Health Services. 3ª ed. Londres: Royal College of Psychiatrist [internet]: 2019 [consulta el 27 de junio de 2024]. Disponible en: https://www.rcpsych.ac.uk/docs/default-source/improving-care/ccqi/ccqi-resources/rcpsych_standards_in_2019_lr.pdf?sfvrsn=edd5f8d5_2

De Vicente Abad J. Bienestar y salud mental en la escuela. En: AEPap (ed.). Congreso de Actualización en Pediatría. 2023. Madrid: Lúa ediciones 3.0; 2023. p. 15-21.

Delgado C (ed.). Atrapa: Acciones para el tratamiento de la personalidad en la adolescencia. Madrid: Centro de Investigación Biomédica en Red de Salud Mental (CIBER); 2015.

Doupnik SK, Hill D, Palakshappa D, Worsley D, Bae H, Shaik A, et al. Parent Coping Support Interventions During Acute Pediatric Hospitalizations: A Meta-Analysis. Pediatrics. 2017 Sep;140(3):e20164171. doi: 10.1542/peds.2016-4171. Epub 2017 Aug 17.

Early Psychosis Guidelines Writing Group. Australian Clinical Guidelines for Early Psychosis. 2ª ed. Melbourne: Orygen, The National Centre of Excellence in Youth Mental Health; 2016.

Ferrer M, Prat M, Calvo N, Andión O, Casas M. Prevención del trastorno límite de la personalidad del adulto: tratamiento de los adolescentes con síntomas límites. Rev Psicopatología y salud mental del niño y del adolescente. 2013;4(22):65-70.

Fraguas D, Zarco J, Balanzá-Martínez V, Blázquez García JF, Borràs Murcia C, Cabrera A, et al. Humanization in mental health plans in Spain. Rev Psiquiatr Salud Ment (edición en inglés). 2021 Sep 4:S1888-9891(21)00098-7 (en inglés y español). doi: 10.1016/j.rpsm.2021.08.003. Epub ahead of print.

Fundación Alicia Koplowitz. Libro blanco de la psiquiatría del niño y del adolescente. Madrid: Cátedra de Psiquiatría Infantil Fundación Alicia Koplowitz; 2014.

García-Couceiro N, Gómez Salgado P, Kim-Harris S, Burkhart G, Flórez-Menéndez G, Antonio Rial Boubeta G. El modelo SBIRT como estrategia de prevención de las adicciones con o sin sustancia en adolescentes. Rev Esp Salud Publica. 2021 May 19;95:e202105065.

Golubchik P, Server J, Finzi-Dottan R, Kosov I, Weizman A. The factors influencing decision making on children's psychiatric hospitalization: a retrospective chart review. Community Ment Health J. 2013 Feb;49(1):73-8. doi: 10.1007/s10597-012-9487-0. PMID: 22294510.

González de Audikana M, Ruiz Narezo M, Moro Á. Consumo de Drogas y conductas de riesgo en la adolescencia. Barcelona: Graó; 2021.

Hayes C, Simmons M, Palmer V, Hamilton B, Simons C, Hopwood M. Key features of adolescent inpatient units and development of a checklist to improve consistency in reporting of settings. J Psychiatr Ment Health Nurs. 2023 Feb;30(1):74-100. doi: 10.1111/jpm.12856.

Kendall T, Hollis C, Stafford M, Taylor C. Guideline Development G. Recognition and management of psychosis and schizophrenia in children and young people: Summary of NICE guidance. BMJ Clinical Research. 2013;346:f150.

Kober D, Martin A. Inpatient psychiatric, partial hospital and residential treatment for children and adolescents. En: Sadock BJ, Sadock VA, Ruiz P (eds.).

Kaplan and Sadock's Comprehensive Textbook of Psychiatry. 9ª ed. Filadelfia: Lippincott Williams & Wilkins; 2009.

Lázaro García L, Moreno Pardillo D, Rubio Morell B. Manual de psiquiatría de la infancia y la adolescencia. Barcelona: Elsevier Asociación española de Psiquiatría del Niño y del Adolescente;2021.

Margolles Gareta S. Estructura de un Hospital de Día Infanto Juvenil en salud mental. Revista Electrónica de PortalesMedicos.com. 2021;XVI(11):608.

Monteagudo Cárcel V, Gómez B, Monteagudo Pérez C. Análisis de eficiencia del dispositivo de salud mental, unidad de media estancia (UME). Gestión y Evaluación de Costes Sanitarios. 2008;9(4):53-55.

Morandé G, Graell M, Blanco MA. Trastornos de la conducta alimentaria y obesidad. Un enfoque integral. Madrid: Editorial Panamericana; 2020.

Moylan S. Preparing the ground for mental health reform: key challenges in translating new resources into better care. Med J Aust. 2021 Apr;214(6):257-8. e1. doi: 10.5694/mja2.50931. Epub 2021 Feb 21.

Olza Fernández I, Palanca Maresca I. La experiencia del programa del Hospital Universitario Puerta de Hierro Majadahonda. Psiquiatría perinatal y reproducción. C Med Psicosom. 101;2012:55-64.

Organización Mundial de la Salud. Autismo [internet]; 2023 [consulta el 27 de junio de 2024]. Disponible en: www.who.int/mediacentre/factsheets/autism-spectrum-disorders/es/

Parellada M, Boada L, Moreno C, Llorente C, Romo J, Muela C, et al. Specialty Care Programme for autism spectrum disorders in an urban population: A case-management model for health care delivery in an ASD population. Eur Psychiatry. 2013;28(2):102-9. doi: 10.1016/j.eurpsy.2011.06.004. Epub 2011 Sep 9.

Perkes IE, Birmaher B, Hazell PL. Indications for psychiatric hospitalization of children and adolescents. Aust N Z J Psychiatry. 2019 Aug;53(8):729-31. doi:10.1177/0004867419835930. Epub 2019 Mar 15.

Pozo de Castro JV. Los equipos de salud mental infanto-juvenil: Estructura y definición de actividades. ASMR. 2008;7(1).

Rubenson MP, Gurtovenko K, Simmons SW, Thompson AD. Systematic Review: Patient Outcomes in Transdiagnostic Adolescent Partial Hospitalization Programs. J Am Acad Child Adolesc Psychiatry. 2023 Jun 2:63(2):136-53. doi: 10.1016/j.jaac.2023.03.022. Epub ahead of print.

Unidades de Salud Mental-Las Palmas [internt]. [consulta el 27 de junio de 2024]. Disponible en: https://www.laspalmasgc.es/export/sites/laspalmasgc/.galleries/documentos-participacionciudadana/Unidades-de-salud-mental.pdf

Desarrollo de sistemas de evaluación aplicados a la práctica clínica

43

J. M. Haro Abad

OBJETIVOS

- Conocer la utilidad de la evaluación en los servicios de salud mental infantojuvenil.
- Saber cómo emplear correctamente los instrumentos de evaluación.
- Entender las diferentes estrategias para evaluar la calidad asistencial.
- Conocer los principales elementos metodológicos de la investigación en psiquiatría infantojuvenil.

¿POR QUÉ EVALUAR?

La evaluación es la base de la asistencia médica. La historia clínica, elemento fundamental del trabajo médico y, en particular, la exploración psicopatológica no son más que la **evaluación del problema que presenta el paciente**. En psiquiatría, esta evaluación se realiza fundamentalmente por medios subjetivos, aunque, de manera reciente y, en especial, en psiquiatría infantil, el uso de herramientas de evaluación se ha incrementado. La evaluación de los pacientes no se limita solamente al diagnóstico, sino que es fundamental para conocer el curso de la enfermedad y la respuesta a los tratamientos ofrecidos.

Como profesionales sanitarios, se tiene el deber ético de ofrecer el mejor tratamiento posible a los pacientes. Por ello, más allá de la evaluación individual del paciente que se está atendiendo, se deben conocer la efectividad de la atención y los tratamientos proporcionados con el objetivo de **mejorar la calidad de la asistencia** (entendiendo que una atención de calidad es aquella que es efectiva, segura y proporciona la mejor experiencia posible a los pacientes al estar centrada en ellos y responder a sus necesidades).

Por último, dentro de nuestras posibilidades, se debería intentar **generar nuevo conocimiento** que permita realizar avances en el diagnóstico y tratamiento, aplicables no solo a nuestros pacientes, sino al conjunto de niños y adolescentes que padecen o pueden padecer un trastorno mental. Ese es precisamente el objetivo de la **investigación**.

La evaluación del paciente, la mejora de la calidad asistencial y la investigación son los tres ámbitos de evaluación en los que se centrará en este capítulo. Los tres comparten algunos elementos técnicos, pero difieren de manera importante en aspectos regulatorios y éticos. Así, se van a desarrollar los principios metodológicos que van a facilitar una evaluación adecuada de los pacientes, de la calidad asistencial y que proporcionarán las bases para la investigación. No es el objetivo de este capítulo incluir un desarrollo completo de todas las técnicas utilizadas en investigación, sino centrarse en aquellas que permitirán analizar la atención que se ofrece y la mejora de los tratamientos.

HERRAMIENTAS DE EVALUACIÓN DE LOS PACIENTES

Aunque el juicio clínico tiene un papel central en el diagnóstico y tratamiento de los niños y adolescentes con problemas psiquiátricos, está basado en evaluaciones subjetivas y, por ello, puede variar de manera significativa entre diferentes evaluadores. Esto puede conducir a problemas de validez y fiabilidad. Por este motivo, es necesario contar con herramientas que permitan reducir al máximo esa variabilidad con el fin de obtener unas evaluaciones lo más válidas y fiables que sea posible. Aunque es probable que en los próximos años estén disponibles pruebas que nos den estimaciones objetivas del estado de los pacientes utilizando dispositivos médicos, hoy en día esta evaluación se basa principalmente en instrumentos de estudio psicométrico, ya sean escalas, cuestionarios, test o inventarios. Estos cuatro términos se utilizan habitualmente de manera intercambiable; sin embargo, su significado no es idéntico. Las escalas miden un único constructo y proporcionan una medida resumen. Por ejemplo, las dos escalas de ansiedad estado-rasgo (*State-Trait Anxiety Inventory* [STAI]) miden los constructos de rasgo y estado de ansiedad. Los cuestionarios son similares a las escalas en la medida en el sentido de que también evalúan constructos. Sin embargo, suelen ser más amplios porque miden varios constructos a la vez. Así, el Cuestionario de Cualidades y Dificultades (*Strengths and Difficulties Questionnaire* [SDQ]) tiene cinco subescalas de cinco ítems sobre síntomas emocionales, problemas de conducta, hiperactividad, relaciones con compañeros y conductas sociales. La palabra test se suele utilizar cuando las preguntas realizadas tienen una respuesta correcta, como, por ejemplo, los test de inteligencia. Finalmente, los inventarios constituyen la evaluación de un conjunto de aspectos no directamente relacionados o que no pertenecen a un mismo constructo.

Como ejemplo de inventario se encuentra el Inventario de recibos de servicio al cliente (*Client Service Receipt Inventory* [CSRI]: un listado de diferentes servicios sanitarios (hospitalarios, ambulatorios, residenciales, etc.) que pueden utilizar los pacientes y que se emplea en estudios de costes para describir el tratamiento recibido. Para simplificar la presentación, a partir de ahora se hablará de cuestionarios para referirse a cualquiera de estos cuatro instrumentos de evaluación.

Ante la diversidad de cuestionarios existentes en salud mental, es importante conocer los criterios que se deberían considerar para utilizarlos de manera adecuada. La **tabla 43-1** muestra una clasificación de los cuestionarios en función de sus objetivos. Conocer el objeto del cuestionario, y no solamente el área de evaluación, es fundamental para interpretar sus datos de validación y utilizarlo de manera correcta. Por ejemplo, en algunas ocasiones, cuestionarios de cribado que permiten detectar a personas en riesgo de padecer un tras-

Tabla 43-1. Clasificación de los cuestionarios en función de su objetivo

Objetivo	Descripción	Ejemplos
Cribado	Pretenden detectar niños y adolescentes que tienen alta probabilidad de presentar un trastorno	• Cuestionario TDAH • ASSQ
Diagnóstico	Pretenden diagnosticar con precisión y fiabilidad	K-SADS
Gravedad	Pretenden determinar la gravedad de una patología o la intensidad de una sintomatología	• *Children's Yale-Brown Obsessive Compulsive Scale* para evaluar sintomatología obsesivo-compulsiva
Funcionalidad	Pretenden evaluar la funcionalidad del paciente	• *Children's Global Assessment Scale* • *Child and Adolescent Functional Assessment Scale*
Calidad de vida	Comprende el bienestar físico (salud), material, social, funcionalidad y emocional. Es evaluada por el propio paciente	• Kidscreen • Kindl
Satisfacción	Mide cómo es vivida por el paciente la relación con los servicios sanitarios	*Picker's Pediatric Acute Care Questionnaire*
Otros		*Dyadic Parent-Child Interaction Coding System (DPICS)*

ASSQ: cuestionario de cribado de trastorno del espectro autista; K-SADS: Escala para la Evaluación de los Trastornos Afectivos y la Esquizofrenia en Niños; TDAH: trastorno por déficit de atención e hiperactividad.

Tabla 43-2. Clasificación de los cuestionarios según la manera de administrarlos

Según quién los completa	Características	Ejemplos
Semiestructurados heteroadministrados y por personal experto	Personal clínico experto administra el cuestionario, basándose en directrices flexibles	• K-SADS • MINI-KID • DAWBA
Estructurados heteroadministrados y por personal experto	Personal clínico experto administra el cuestionario, basándose en preguntas concretas	
Estructurados heteroadministrados por personal no experto	Personal no experto administra el cuestionario, basado en preguntas cerradas	• *Composite International Diagnostic Interview for adolescents* • DISC-IV
Autoadministrados	Autoadministrados por el paciente sin ayuda (excepto en casos de imposibilidad de leer el cuestionario)	• Kidscreen • Kindl

DAWBA: *Development and Wellbeing Assessment*; DISC-IV: *Diagnostic Interview Schedule for Children*; K-SADS: Escala para la Evaluación de los Trastornos Afectivos y la Esquizofrenia en Niños; MINI-KID: *Mini-International Neuropsychiatric Interview* para niños y adolescentes.

torno mental determinado, pero que no evalúan de manera precisa todos los criterios diagnósticos, se interpretan como diagnóstico. Evidentemente, estas interpretaciones son erróneas y conducen a confusión. Este es el caso de estudios que proporcionan datos de prevalencia de un trastorno a partir de cuestionarios de cribado, pero que no han evaluado todos los criterios diagnósticos de ese trastorno. Por otra parte, es fundamental utilizar los cuestionarios siguiendo las recomendaciones de quien lo desarrolló y validó. Como ejemplo, los cuestionarios semiestructurados administrados por expertos suelen requerir de una formación previa que garantice la validez y fiabilidad de los resultados.

Otro aspecto fundamental en el momento de escoger un cuestionario es la manera de administrarlos, ya sea autoadministrado por el propio paciente o sus familiares (como es el caso de muchos cuestionarios de cribado), o heteroadministrado por personal no experto en psiquiatría (como es el caso de entrevistas estructuradas) o por personal experto (como es el caso de instrumentos diagnósticos semiestructurados). La **tabla 43-2** detalla esa clasificación.

PATIENT REPORTED OUTCOME MEASURES Y PATIENT REPORTED EXPERIENCE MEASURES

Un sistema sanitario de calidad debe incluir en su evaluación el conocimiento de cómo las personas atendidas se sienten, cómo perciben sus síntomas y qué piensan del tratamiento recibido. Los resultados informados por el paciente (*Patient Reported Outcomes* [PRO]) constituyen actualmente una fuente necesaria de información. Los *Patient Reported Outcome Measures* (PROM) son los instrumentos para medir los PRO, como podría ser la calidad de vida, los síntomas o el funcionamiento subjetivo. Un ejemplo de PROM son los cuestionarios que miden el dolor sufrido por un paciente. Por otro lado, los *Patient Reported Experience Measures* (PREM) miden la experiencia del paciente con los servicios. Típicamente, estos cuestionarios evalúan la satisfacción con la atención o cómo el paciente ha percibido la atención proporcionada.

> **!** Algunas ventajas de los PROM y PREM son que posibilitan una evaluación eficiente del paciente, permiten la detección de síntomas que de otra manera pueden pasar desapercibidos, mejoran la adherencia y la satisfacción, reducen las pérdidas del seguimiento y aseguran que se tiene en cuenta la opinión del usuario.

Evidentemente, esos cuestionarios pueden tener inconvenientes: si toman demasiado tiempo al paciente, preguntan sobre aspectos que no le interesan o sustituyen la evaluación clínica por la entrevista. Hay que tener en cuenta, por otra parte, que la satisfacción del paciente depende en gran medida de las expectativas, por lo que las escalas de satisfacción deben considerar las características de las personas a las que se pregunta. Otro aspecto relevante de las encuestas de satisfacción es su dependencia del conocimiento que el paciente tenga del problema. En ciertas situaciones en las que el paciente no disponga de un conocimiento previo de lo que puede esperar en la atención sanitaria, los resultados de la evaluación de satisfacción pueden tener una alta variabilidad.

La creciente utilización de PRO ha sido favorecida por la mayor participación de los pacientes y sus familias en la atención y el tratamiento. Esa mayor participación también es necesaria en el desarrollo de los cuestionarios. Si se pretende que los cuestionarios PRO reflejen los valores, intereses y preferencias de los pacientes y sus familiares, estos deben tener un rol activo en su desarrollo. Por ello, para el desarrollo de estos cuestionarios se suelen incluir métodos cualitativos, como, por ejemplo, grupos focales, en los que los pacientes y sus familiares valoran lo que creen relevante de una patología o los factores que consideran que hay que tener en cuenta cuando se mide la satisfacción con un servicio.

UTILIDAD DE LOS CUESTIONARIOS

Además de ser utilizados de la manera adecuada y con la finalidad adecuada, los cuestionarios deben cumplir una serie de condiciones para que sus resultados puedan ser válidos. Estos criterios, que se podrían considerar de calidad, se basan en tres parámetros que se explican a continuación.

Validez

Un cuestionario es válido cuando mide realmente lo que pretende medir. Generalmente se utilizan diversos métodos de estimación de la validez:

- **Validez de constructo**: el constructo es el concepto que se pretende medir. La validez de constructo indica si se mide el concepto que se pretende. Se puede estimar de dos maneras: a través de la *validez convergente* (el resultado del cuestionario correlaciona altamente con otras medidas que miden constructos similares o que están asociados al que se estudia), y la *validez discriminante* (el resultado del cuestionario no se relaciona con variables que no están relacionadas con el constructo).
- **Validez de contenido**: grado en que el cuestionario mide todas las áreas incluidas en el constructo. Por ejemplo, si la depresión en niños está caracterizada por tristeza, irritabilidad, hostilidad y disminución del interés, entre otros síntomas, un cuestionario que mida la intensidad de los síntomas tiene que incluir todos los tipos de síntomas presentes en la depresión en los niños.
- **Validez de criterio**: exactitud con que el instrumento mide la variable. La *validez concurrente* se refiere a su correlación con otro instrumento que mida el mismo atributo con gran precisión (*patrón oro*). La *validez predictiva* es la capacidad de predecir hechos futuros que deberían relacionarse con el constructo que se mide. Frecuentemente, la validez de criterio concurrente y la validez convergente se suelen confundir. El estudio de Marshall Godwin *et al.* (2013) nos puede clarificar las diferencias. En ese estudio, los autores validaron un cuestionario abreviado para medir el estilo de vida (*Simple Lifestyle Indicator Questionnaire* [SLIQ]). Para ello, administraron este mismo cuestionario junto con cuestionarios de referencia que medían la dieta, el ejercicio, el consumo de alcohol y el estrés, así como el cuestionario de calidad de vida SF-36 (Short Form-36). Evaluaron la validez concurrente, comparando la puntuación de cada una de las subescalas del cuestionario de estilos de vida SLIQ con una medida válida de esa subescala. Por ejemplo, compararon la puntuación de actividad física del SLIQ con la medida de un podómetro, la puntuación de la dieta de la escala SLIQ con una escala amplia que medía la dieta de la persona, y así sucesivamente con cada una de las subescalas del SLIQ. Los autores midieron la validez convergente, correlacionando las puntuaciones totales del SLIQ con la primera pregunta del cuestionario SF-36, que mide calidad de vida relacionada con la salud, ya que los dos conceptos deberían estar relacionados.

Fiabilidad

La fiabilidad es el grado en el que un cuestionario obtiene los mismos resultados cuando se aplica repetidamente. Un cuestionario poco fiable será aquel que proporcione puntuaciones altamente variables sin que haya cambiado lo que pretende medir. Los criterios de fiabilidad comúnmente usados son:

- **Fiabilidad interexaminadores**. Grado de concordancia entre dos evaluadores que administran el cuestionario de manera independiente. Evidentemente, solo se evalúa en cuestionarios heteroadministrados.
- **Fiabilidad test-retest**. Estabilidad de los resultados en la reevaluación de la misma muestra.
  Una alta fiabilidad es siempre deseable, y especialmente en estudios multicéntricos o en los que diferentes evaluadores tengan que participar en el mismo proyecto. Si el cuestio-

nario que se utiliza en un estudio multicéntrico tiene una baja fiabilidad, se podría concluir que existen diferencias entre los centros participantes cuando, en realidad, estas diferencias podrían estar causadas por discrepancias en la evaluación de los centros.

Para aumentar la fiabilidad interobservador, los cuestionarios deben tener un manual para su administración y, frecuentemente, es necesario un entrenamiento para su correcta utilización. También es conveniente evaluar la fiabilidad interobservador antes de iniciar un estudio. Esta estimación de la fiabilidad se puede realizar de manera eficiente puntuando descripciones de casos clínicos o entrevistas grabadas.

Desde el punto de vista psicométrico, existe otro tipo de fiabilidad, la **consistencia interna**. La consistencia interna de un cuestionario es el grado de relación que mantienen los diferentes ítems del cuestionario entre sí. Clásicamente, se usa el parámetro alfa de Cronbach para medirla. Un cuestionario con alta consistencia interna tendrá todos los ítems muy correlacionados entre sí, indicando que todos miden un mismo constructo. Idealmente, estos ítems deben medir aspectos diferentes dentro del mismo constructo.

Sensibilidad al cambio

Capacidad para detectar cambios en el constructo que se está midiendo. Por ejemplo, una escala sensible al cambio que mide ansiedad proporcionará variaciones en la puntuación total del mismo si disminuyen los niveles de ansiedad. Una buena sensibilidad al cambio es imprescindible si se quiere utilizar la escala para detectar mejoras debidas al tratamiento; utilizar un cuestionario con poca sensibilidad al cambio puede impedir detectar mejoras clínicas relevantes.

A menudo, se considera también criterio de valoración de los cuestionarios la **validez aparente** (*face validity*, en inglés), que es un juicio subjetivo por parte de una persona conocedora de la materia sobre la validez del cuestionario. No está basada en datos, sino que se trata de una opinión sobre si un cuestionario determinado parece medir lo que pretende medir.

EVALUACIÓN Y MEJORA DE LA CALIDAD ASISTENCIAL

La evaluación de la calidad de la asistencia debería ser un componente imprescindible en todos los servicios de salud mental infantojuveniles para conseguir la óptima vinculación de los pacientes y los mejores resultados en salud. La Organización Mundial de la Salud (OMS) ha definido la calidad asistencial como el grado en que los servicios sanitarios consiguen los mejores resultados de salud, teniendo en cuenta el conocimiento actual.

Siguiendo esta definición, para evaluar la calidad asistencial, hay que comparar los servicios ofrecidos en nuestro dispositivo con una referencia, ya sean guías de la práctica clínica (que, en principio, están basadas en el mejor conocimiento disponible para cada una de las patologías), recomendaciones de instituciones sanitarias o resultados en otros dispositivos similares al nuestro. En este sentido, en 2015, la OMS estableció ocho criterios de calidad para los servicios de salud de adolescentes, tal como se muestra en la **tabla 43-3**.

Tabla 43-3. Criterios de calidad para los servicios de salud para adolescentes, según la Organización Mundial de la Salud (2015)

Criterio	Evaluación
Conocimientos básicos sobre la salud	Existen sistemas destinados a lograr que los adolescentes estén bien informados sobre su propia salud y sepan dónde y cuándo obtener los servicios de salud
Apoyo comunitario	Existen sistemas destinados a lograr que los padres, los tutores y otros miembros de la comunidad reconozcan la importancia de prestar servicios de atención de salud a los adolescentes
Conjunto de servicios apropiado	Se ofrecen servicios de información, orientación, diagnóstico, tratamiento y atención que satisfacen las necesidades de todos los adolescentes
Competencias de los proveedores de atención de salud	Los proveedores de atención de salud poseen las competencias técnicas necesarias para ofrecer una prestación eficaz de servicios de salud a los adolescentes. Los profesionales de la salud y también el personal de apoyo respetan, protegen y hacen efectivos los derechos de los adolescentes a la información, la privacidad, la confidencialidad, la no discriminación, a una actitud exenta de prejuicios y al respeto
Características de los establecimientos	El establecimiento de salud ofrece un horario de atención conveniente, un ambiente acogedor y limpio y preserva la privacidad y la confidencialidad. El centro cuenta con los equipos, los medicamentos, los suministros y la tecnología necesarios para garantizar una prestación eficaz de servicios a los adolescentes
Equidad y no discriminación	El establecimiento de salud presta servicios de buena calidad a todos los adolescentes, independientemente de su capacidad de pagar, su edad, sexo, estado civil, grado de instrucción, origen étnico, orientación sexual u otras características
Mejora de la calidad de los datos y del servicio	El establecimiento de salud recoge, analiza y usa los datos sobre la utilización de los servicios y la calidad de la atención, con el fin de respaldar la mejora de la calidad
Participación de los adolescentes	Los adolescentes deben participar en la planificación, el seguimiento y la evaluación de los servicios de salud, y en las decisiones relacionadas con la atención de salud que reciben

SISTEMAS DE MEDIDA DE LA CALIDAD ASISTENCIAL

La calidad asistencial es un concepto que abarca un amplio conjunto de dimensiones, que de manera operativa se denominan criterios. Estos criterios varían obviamente en función del servicio o programa que se está evaluando, y, por tanto, deben definirse caso por caso.

Tipos de criterios

Los criterios para medir la calidad asistencial se han dividido clásicamente en tres tipos: de estructura, de proceso y de resultado.

Criterios de estructura

Los criterios de estructura incluyen aquellas instalaciones, materiales o dotaciones de personal que son necesarias para proporcionar una atención adecuada. Serían ejemplos de criterios de estructura que un servicio ambulatorio tenga un área de recepción de los pacientes que asegure la confidencialidad, que disponga de espacios de atención adaptados a las necesidades de los pacientes, que exista un horario de atención adecuado o que las plazas de profesionales sean las adecuadas y estén cubiertas. Los criterios de estructura suelen ser básicos y habitualmente los establecen las autoridades sanitarias.

Criterios de proceso

Los criterios de proceso miden que los procesos asistenciales sigan unos estándares adecuados. Serían indicadores de proceso variables como el tiempo de espera para una primera visita, una evaluación neuropsicológica en aquellas patologías en que se considere necesario o la realización de las pruebas complementarias adecuadas para atender a pacientes con un determinado trastorno.

Criterios de resultado

El resultado es la consecuencia del proceso de atención, ya sea la medida de la salud, de la calidad de vida o la satisfacción de los usuarios. Las medidas de resultado serían, por ello, las más relevantes en el sentido de que evalúan el objetivo final de los servicios sanitarios. Existen tres tipos básicos de medidas de resultados: los indicadores centinela, los resultados en salud de los pacientes y la satisfacción con los servicios.

Los **indicadores centinela** son sucesos con graves consecuencias que en circunstancias normales no deberían ocurrir o deberían hacerlo con muy poca frecuencia. La aparición de un suceso de un indicador centinela puede advertir de que existe un problema de calidad asistencial, por lo que debe ser analizado para descubrir posibles aspectos que haya que mejorar en la atención. Ejemplos de indicadores centinela son la aparición de un efecto adverso grave o el fallecimiento del paciente. Por ello, en los casos en que un paciente fallezca (que en el caso de psiquiatría infantojuvenil correspondería al suicidio) se debería analizar lo sucedido para descubrir aspectos de mejora. Sin embargo, se debe ser cauto al analizar los casos de suicidio, ya que es prioritario establecer un programa de segundas y terceras víctimas para reducir los impactos psicológicos en familiares y profesionales.

Un segundo grupo de indicadores de resultado lo constituye la **evaluación del estado de salud** de los pacientes atendidos. Naturalmente, se podrán obtener estos indicadores cuando se recoja de forma sistemática el estado de los pacientes de forma repetida. Por ejemplo, en las unidades de hospitalización frecuentemente se evalúa a los pacientes que ingresan con cuestionarios escogidos según el trastorno o síntomas que presentan (por ejemplo, la Escala de los Síndromes Positivos y Negativos [*Positive and Negative Síndromes Scale*, PANSS] en caso de trastornos de la esfera psicótica). Estas escalas se suelen repetir en el momento del alta. Por lo tanto, la diferencia en la puntuación de dichos cuestionarios, como, por ejemplo, la escala PANSS, entre ingreso y alta indica la efectividad de la atención proporcionada durante el ingreso. Este indicador no está, sin embargo, libre de sesgos, puesto que si el evaluador es la misma persona que ha proporcionado o coordinado el tratamiento, puede, de manera consciente o inconsciente, tender a percibir una mejora en el estado del paciente, puesto que así lo espera. En este sentido, los PRO, que en este caso serían escalas sobre el estado del paciente informadas, rellenadas directamente por el paciente, pueden proporcionar ventajas al estar menos influidas por este sesgo de información.

Finalmente, un tercer grupo de indicadores de resultado son los PREM, que son las evaluaciones de la satisfacción de los pacientes con los servicios ofrecidos.

Construcción de los criterios

En cada una de las áreas descritas anteriormente (estructura, proceso y resultados) se deben definir todos los indicadores que se quieren evaluar. Estos indicadores tienen que estar descritos de una manera clara y su medida ha de estar explicada de manera objetiva para que se puedan medir con precisión. Además, cada uno de los indicadores debe tener un estándar.

 El estándar de un criterio es aquel valor mínimo que se considera necesario alcanzar para que el criterio sea considerado cumplido.

La **tabla 43-4** muestra los elementos que hay que tener en cuenta al establecer un indicador.

Como ejemplo de criterio de proceso se podría incluir la accesibilidad al tratamiento. En este caso, el indicador podría definirse así: «Porcentaje de pacientes que tienen hora de primera visita en las 2 semanas siguientes a la primera solicitud de visita». En este caso, el estándar podría ser 80 %, o sea, que para que el indicador se considere cumplido, como mínimo el 80 % de los pacientes deben tener una hora de primera visita programada a las 2 semanas de haberla solicitado. Los indicadores de proceso se suelen obtener a partir de registros sanitarios, por ejemplo, la historia clínica informatizada, ya que requieren la evaluación de un volumen de información importante. Frecuentemente, estos indicadores se establecen a partir de requerimientos de las Administraciones públicas o a partir de recomendaciones establecidas en las guías de la práctica clínica. Un aspecto relevante al valorar los resultados de los indicadores PROM es que los pacientes suelen, en general, tender a valorar de manera positiva los servicios sanitarios. Así, se considera que niveles de satisfacción inferiores al 70-80 % son bajos. Por ello, en el caso de indicadores basados en PROM, es interesante compararlos con valores de referencia de otros servicios.

Tabla 43-4. Elementos que tener en cuenta al establecer un indicador	
Concepto	**Definición**
Descripción del indicador	Describir el suceso que se va a monitorizar
Definición de los términos	En el caso de utilizar conceptos nuevos, definirlos con precisión
Tipo de indicador	Por ejemplo, proporción, número, etcétera
Razonamiento	Justificación del indicador
Descripción de la población diana	Población que se va a evaluar
Fuente de información	Origen de los datos para calcular el indicador. Por ejemplo, entrevistas con los pacientes, historia clínica, etcétera
Registro de los datos	Dónde se almacena la información que servirá para calcular el indicador (en papel o informatizado, etcétera)
Estándar	Nivel mínimo para que el indicador pueda ser considerado alcanzado
Periodicidad de la evaluación	Mensual, anual, etcétera
Responsable del seguimiento	Persona responsable de realizar y revisar el procedimiento

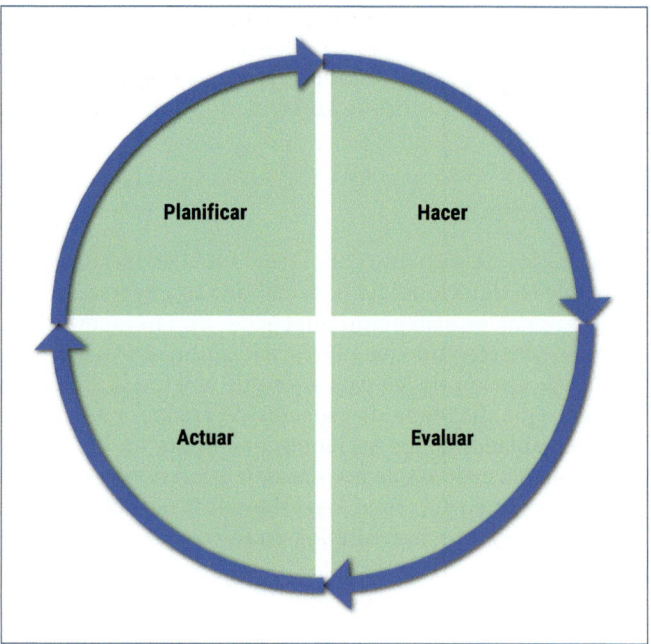

Figura 43-1. Círculo de mejora continua de la calidad de Shewhart (PDCA). Evaluar: efectividad, eficiencia, satisfacción, variabilidad.

MEJORA DE LA CALIDAD ASISTENCIAL

La Agencia de Estados Unidos para la Investigación y la Calidad de la Atención Médica define la atención médica de calidad como «hacer lo correcto, en el momento correcto, de la manera correcta, por la persona adecuada y obtener los mejores resultados posibles».

Para conseguir este objetivo, no es suficiente medir la calidad asistencial como se ha descrito en el apartado anterior, sino que se deben establecer mecanismos para mejorarla cuando los resultados no sean los óptimos. Las metodologías más comunes utilizadas en la mejora de la atención médica son las estrategias planificar-hacer-evaluar-actuar (*Plan, Do, Check, Act* [PDCA]) y Lean. La elección de la metodología depende de la naturaleza del proyecto de mejora.

Ciclo planificar-hacer-evaluar-actuar

El ciclo PDCA (**Fig. 43-1**) es el enfoque más utilizado para la mejora rápida del ciclo de atención sanitaria. Este método implica un enfoque de *prueba y aprendizaje*, en el que se formula una hipótesis o se sugiere una solución de mejora y se realizan pruebas a pequeña escala, antes de realizar cambios en todo el sistema. Todo el ciclo empieza en la evaluación de la calidad, que detecta áreas de mejora. Una vez que estas áreas están definidas, se pone en marcha el ciclo PDCA.

- En la **fase de planificación**, se detallan las ideas de mejora, se asignan tareas y se confirman las expectativas con el equipo de pruebas. A continuación, se seleccionan las medidas de evaluación de la mejora.
- En la **fase de hacer**, se implementa el plan y se documenta cualquier desviación del mismo. Estas desviaciones suelen denominarse *defectos*.
- Seguidamente, los defectos se analizan en la **fase de estudio**. En esta fase, se examinan los resultados del ciclo de prueba y se hacen preguntas sobre qué salió bien, qué salió mal y qué se cambiará en el próximo ciclo de prueba.
- En la **fase de acción**, las lecciones aprendidas de la fase de estudio se incorporan a la prueba de cambio y se toma una decisión sobre la continuación de los ciclos de prueba. Si se considera que el problema está resuelto, acaba el ciclo. Si aún existen aspectos de mejora, para el siguiente ciclo se repiten los pasos antes mencionados.

Sistema Lean

La metodología Lean está orientada a identificar las necesidades del paciente y los actos que proporcionan valor para cubrir esas necesidades, y tiene como objetivo mejorar los procesos, eliminando actividades que no agregan valor. Las actividades sin valor añadido, también conocidas como *desperdicio*, no mejoran el resultado ni la experiencia del paciente, por lo que son unos costes innecesarios en todo el sistema. Se han identificado siete tipos diferentes de *desperdicio*, incluyendo sobreproducción o subproducción, inventario desperdiciado, retrabajo o rechazos (es decir, errores), movimiento desperdiciado (o sea, mala ergonomía del área de trabajo), desperdicio asociado con la espera (referido a pacientes que aguardan a ser atendidos), desperdicios asociados con el procesamiento (tales como políticas y procedimientos obsoletos) y desperdicios del transporte o manipulación (es decir, transportar pacientes innecesariamente). Las herramientas Lean maximizan los pasos de valor agregado en la mejor secuencia posible, para brindar un flujo continuo. Una de las herramientas más utilizadas en la metodología Lean se llama **mapeo del flujo de valor** (*Value Stream Mapping* [VSM]). Esta herramienta muestra gráficamente el proceso de entrega de servicios o productos con el uso de entradas, rendimientos y salidas.

INVESTIGACIÓN EN SERVICIOS SANITARIOS EN PSIQUIATRÍA INFANTOJUVENIL

La investigación es la búsqueda de nuevo conocimiento a través de un proceso sistemático, objetivo y replicable. Este nuevo conocimiento puede tener un alcance local o global, según si el objetivo de la investigación es conocer la situación en nuestro medio de algo anteriormente investigado o generar conocimiento totalmente novedoso.

La misma definición de investigación implica el conocimiento en profundidad del tema de estudio. Sin ese conocimiento, no solamente se pueden estar planteando preguntas de investigación que ya han sido contestadas, sino que también será realmente difícil abordar los temas de actualidad que pueden conducir a avances significativos. En el siguiente apartado se describe la realización de una **búsqueda sistemática**.

El siguiente paso en cualquier investigación debe ser plantear los objetivos y las hipótesis del trabajo. Los **objetivos** son las metas o los propósitos por los que se inicia una investigación y las **hipótesis** son las preguntas que se pretenden contestar. Como se verá en el apartado «El diseño del estudio», una definición clara de los objetivos y las hipótesis facilitará enormemente el correcto diseño del estudio.

Estas tres primeras fases de la investigación, la revisión de los conocimientos existentes en el área, el planteamiento de unos objetivos e hipótesis relevantes, y el diseño del estudio, son las partes fundamentales de cualquier protocolo de investigación.

El **protocolo de investigación** es el documento que describe los objetivos, hipótesis, metodología, análisis e implementación de un estudio, y ha de permitir que todos los investigadores participantes utilicen una misma metodología en su realización. La **tabla 43-5** muestra un ejemplo de redacción de objetivos e hipótesis.

Antes de empezar la **implementación** de cualquier investigación, es necesario evaluar su **factibilidad**. ¿Cuántos pacientes se deben incluir en el estudio para tener suficiente potencia estadística a fin de detectar diferencias, si realmente existen?, ¿existen suficientes pacientes de esa patología para alcanzar esa cifra?, ¿participarán los compañeros para maximizar nuestras posibilidades de reclutamiento?, ¿qué tanto por ciento de pacientes no aceptará participar?, ¿cuánto dura la evaluación de los pacientes?, ¿se cuenta con todo ese tiempo para cada caso de estudio?, ¿será demasiado cansado para los pacientes? Si se va a hacer un seguimiento de los pacientes, ¿qué porcentaje de pérdidas se esperan?, ¿se podrá localizar a los pacientes para el seguimiento?, ¿se tendrá capacidad para realizar las evaluaciones del seguimiento?, ¿son necesarios recursos adicionales?, etc. Contestar a estas preguntas evitará iniciar un estudio cuyos objetivos son relevantes y con un diseño bien realizado, pero con dificultades para ser completado de manera satisfactoria.

Tabla 43-5. Ejemplo de hipótesis y objetivos
Objetivos e hipótesis concretas
O1: Examinar si el abuso de alcohol de la madre durante el embarazo se asocia a un mayor riesgo de padecer trastorno por déficit de atención en el niño O2: Analizar la relación entre volumen de alcohol consumido por la madre durante el embarazo y el riesgo de padecer un trastorno por déficit de atención en el niño
H1: El abuso de alcohol de la madre durante el embarazo se asocia a un mayor riesgo de padecer trastorno por déficit de atención en el niño H2: Entre las madres con abuso de alcohol durante el embarazo, una mayor cantidad de alcohol consumido por la madre durante el embarazo se asocia a un mayor riesgo de padecer un trastorno por déficit de atención en el niño
Objetivos e hipótesis planteados de manera incorrecta
Combinar objetivos e hipótesis: Este estudio pretende investigar los factores asociados con el riesgo de trastorno de déficit de atención en el niño, en especial si el consumo de alcohol en la madre durante el embarazo se asocia a una mayor incidencia de trastorno de déficit de atención
Redactado vago: Este estudio pretende estudiar el abuso de alcohol en el embarazo y el trastorno de déficit de atención en el niño

Todo el tiempo dedicado a la preparación del proyecto de investigación que termina en la concreción del protocolo del estudio es imprescindible para la realización de una investigación que produzca resultados interesantes. Investigar sobre temas ya conocidos o hacerlo con una metodología incorrecta, puede resultar en un estudio irrelevante o sesgado que, a pesar de un gran esfuerzo en la recolección de datos, puede tener un valor muy limitado.

REVISIÓN SISTEMÁTICA Y METAANÁLISIS

Ante la creciente producción de literatura científica, es necesaria la existencia de documentos que resuman el conocimiento producido sobre un área. La revisión sistemática difiere de la revisión de la literatura narrativa por emplear un método sistemático para obtener y resumir la información, disminuyendo, por ello, el riesgo de sesgos en la selección de los estudios que se vayan a incluir o en la obtención de la información.

> **!** El primer paso en la realización de una revisión sistemática es la formulación de la pregunta que se quiere contestar. Al abordar una revisión sistemática hay que preguntarse si responde a una pregunta de actualidad, si la pregunta se formula de manera clara, si se ha producido evidencia científica suficiente sobre ese tema (en caso contrario, no se tendrá información que nos permita contestar a la pregunta que nos planteamos) y, obviamente, si no existe una revisión reciente.

Como en cualquier proyecto científico, en una revisión sistemática es necesario definir un protocolo que debe incluir los siguientes apartados: criterios de inclusión y exclusión de los artículos (la Colaboración Cochrane habla de criterios de Población diana, Intervención, Comparación y *Outcomes* o resultados [PICO]), desarrollar la estrategia de búsqueda en como mínimo dos bases de datos, seleccionar los estudios, evaluar su calidad y analizar e interpretar los resultados. La selección de los artículos para la revisión se suele hacer a partir de los resúmenes o *abstracts*, consultando el artículo completo en el caso de duda. Es muy recomendable que en las revisiones sistemáticas, la selección de los artículos la hagan dos personas en paralelo y que, posteriormente, crucen los artículos seleccionados para analizar posibles discrepancias. Esas discrepancias deben ser discutidas entre las personas que han seleccionado los artículos, con la posible participación de un tercero, para decidir la selección final de los artículos. Esta metodología es fundamental para evitar la exclusión de artículos relevantes.

Las revisiones sistemáticas pueden incluir un metaanálisis. El metaanálisis es una herramienta estadística que permite resumir en un único valor, los resultados de estudios que intentan contestar a una misma pregunta.

Un aspecto muy importante en la realización de una revisión sistemática y de un metaanálisis es la evaluación de la calidad de los estudios incluidos. La calidad de cada estudio influirá en su peso en la revisión de la literatura. Esta evaluación se hace fundamentalmente a partir de los documentos que lo divulgan, generalmente artículos científicos, existiendo diferentes referencias tanto para ensayos clínicos, por ejemplo los criterios de Jadad del año 1996 o los *Consolidated Standards of Reporting Trials* (CONSORT) de 2017, como para estudios observacionales, como los *Strengthening the reporting of observational studies in epidemiology* (STROBE Statement) de 2017. A su vez, existen unas normas claras para la realización y divulgación de las revisiones sistemáticas, tales como la guía *Preferred Reporting Items for Systematic Review and Meta-Analysis* (PRISMA), así como para determinar la calidad de una revisión sistemática (criterios de calidad de *A MeaSurement Tool to Assess Systematic Reviews* [AMSTAR]).

La revisión sistemática y el metaanálisis, cuando están bien realizados, constituyen una fuente de información valiosa, al permitir acceder a una información resumen del conocimiento existente en un área. Aunque se pueden encontrar revisiones sistemáticas frecuentemente publicadas en la literatura científica, existen organizaciones, como la Colaboración Cochrane (www.cochrane.org), que, a través de grupos de trabajo coordinados, realizan revisiones en muchas áreas de la psiquiatría y que contienen un repositorio con todos esos documentos.

EL DISEÑO DEL ESTUDIO

Los objetivos de cualquier estudio determinan de manera importante el mejor diseño que se ha de aplicar. Siguiendo la línea argumental de este capítulo, el presente apartado se centra en aquellos estudios que intentan estimar el resultado de la atención sanitaria y, en particular, la efectividad de una atención o un tratamiento. De manera secundaria, se hace referencia a estudios con objetivos distintos. La **tabla 43-6** muestra los tipos de estudios que se describen en este capítulo.

Ensayos clínicos

El paradigma de la investigación científica es la comparación u observación controlada, realizada a través de un experimento. En un sentido amplio, un experimento científico es un conjunto de observaciones en circunstancias controladas, en las que el investigador manipula un factor con el objetivo de conocer cómo afecta ese factor en un resultado. El estudio experimental prototipo para analizar la efectividad de un tratamiento es el **ensayo clínico aleatorizado**. En el ensayo clínico aleatorizado se compara la eficacia de dos tratamientos, uno de ellos experimental y el otro, el tratamiento control, que suele ser el mejor tratamiento disponible para el trastorno que se está estudiando (se pretende que el nuevo tratamiento tenga ventajas sobre el mejor existente). El procedimiento es la selección de un grupo de pacientes que padecen la patología que se está estudiando, utilizando unos criterios de inclusión y exclusión que aseguran que

Tabla 43-6. Tipos de estudios				
Tipos diseño	**Clase**	**Subclase**	**Aplicaciones**	**Limitaciones**
Intervención	Experimental	Ensayo clínico aleatorizado	Eficacia de un tratamiento	• Caro • No generalizable • Problemas éticos
	Cuasiexperimental	Programas asistenciales		Menor control sobre la intervención y factores de confusión
Observacional	Longitudinal	Cohorte	Estudios descriptivos de curso	• Muestras grandes • Larga duración
			Estudios analíticos de riesgos	• Sesgos de selección • Un solo factor de riesgo
			Efectividad tratamientos	
	Transversal	Casos-controles	Estudios de riesgo	• No mide causas • No secuencia temporal
			Estudios descriptivos de estado de salud	

son tributarios de los tratamientos que se van a comparar, y su asignación por un procedimiento aleatorio a uno de los grupos de tratamiento. La asignación de tratamiento se hace de manera aleatoria para asegurar que el tratamiento que se recibe es independiente de las características del paciente. Los pacientes se evalúan antes del inicio del tratamiento (idealmente antes de la aleatorización) y durante el seguimiento para analizar la respuesta. Para evitar sesgos, ni el evaluador ni el paciente deberían conocer el grupo de tratamiento (evaluación doble ciego). Aunque este diseño tiene la máxima validez, presenta importantes dificultades prácticas y logísticas, como pueden ser la reticencia de los pacientes a que el médico no decida su tratamiento o la imposibilidad de ajustarlo fuera de las pautas que rigen el protocolo, dado que implicaría la salida del paciente del estudio. Además, los ensayos clínicos, debido a su entorno controlado, en el que el tratamiento no se puede desviar del protocolo de estudio, suelen tener unos criterios de inclusión estrictos, por lo que muchos pacientes (aquellos con patología muy grave, con trastornos comórbidos, con dificultades específicas para su tratamiento, o con baja adherencia al tratamiento) no suelen ser incluidos, por lo que puede haber problemas de validez externa. La **validez externa** es el grado en que los resultados de nuestro estudio pueden ser aplicados al conjunto de pacientes con la patología que se ha analizado. En los ensayos clínicos, los estrictos criterios de exclusión pueden provocar que sus resultados no sean aplicables a pacientes que no han entrado en el estudio. En cambio, los ensayos clínicos pueden tener una limitada validez externa, pero consiguen una alta **validez interna.** La validez interna es el grado en que los resultados del estudio son válidos para la población incluida en el estudio.

> ❗ El diseño del ensayo clínico (aleatorización y evaluación doble ciego) consiste en minimizar los sesgos de selección y observación (véase más abajo) y, por ello, conseguir la máxima validez interna.

Estudios observacionales de cohortes

Por los motivos aducidos anteriormente, muchas veces no se está en disposición de realizar un ensayo clínico aleatorizado para determinar la efectividad de un tratamiento. Una alternativa, aunque con importantes limitaciones, la constituyen los **estudios antes-después**, que tienen una metodología de **estudio de cohortes**. En estos estudios, se compara el estado de los pacientes antes y después de empezar un tratamiento. Como el estudio no se hace en un contexto experimental, sino de práctica clínica habitual, solamente se podrán estudiar aquellos tratamientos que están indicados para la patología que se estudia. Estos estudios de cohortes, a menudo también denominados prospectivos, son **estudios observacionales** que se caracterizan por exponer a un grupo de personas a un factor (en este caso, un tratamiento) y realizar un seguimiento de manera prospectiva hasta que aparece el resultado de interés (en nuestro caso, mejora de la sintomatología clínica o respuesta al tratamiento). Se compara la respuesta del tratamiento en función de los tipos de tratamiento a los que ha estado expuesto el paciente. El

diseño de estos estudios es similar al de un ensayo clínico aleatorizado, en el sentido de que un grupo de pacientes se evalúa antes y después de un tratamiento, con la diferencia de que la asignación al tratamiento la decide el psiquiatra tratante y no el protocolo de investigación. Evidentemente, los sujetos que se incluyen en un estudio de cohortes deben cumplir unos criterios de inclusión y de exclusión, que definen a las personas que padecen la enfermedad de estudio. Estos criterios también deben definir los diferentes tratamientos que se desea comparar.

Diversos autores defienden la complementariedad entre los ensayos clínicos y los estudios observacionales de cohortes. Los primeros nos informan de la **eficacia** de un tratamiento, mientras que los segundos nos indican su **efectividad**.

> ❗ Eficacia es el efecto de un tratamiento en circunstancias ideales, mientras que efectividad es el efecto del tratamiento en la práctica clínica real.

Además, los estudios observacionales permiten responder a una mayor variedad de preguntas sobre los efectos del tratamiento, como, por ejemplo, el uso de servicios sanitarios. Es por ello por lo que los estudios observacionales pueden estimar la eficiencia de manera mucho más real que los ensayos clínicos. La **eficiencia o coste-efectividad** mide la relación entre resultados y el coste de un tratamiento (un tratamiento más eficiente que otro será el que consiga los mismos resultados a menor coste; o mejores resultados al mismo coste).

Sesgos en los estudios observacionales

En comparación con el ensayo clínico aleatorizado, los estudios de cohortes están sujetos a un conjunto de potenciales errores o sesgos. Los sesgos son fundamentalmente de dos tipos: el de selección y de información.

- El **sesgo de selección** aparece cuando los grupos que se están comparando difieren en características basales que influyen en los resultados del tratamiento.
- El **sesgo de información** se presenta cuando la calidad de la información que se obtiene de los dos grupos comparados no es la misma.

En los ensayos clínicos aleatorizados, el sesgo de selección se reduce al asignar al azar a los pacientes a grupos de tratamiento. Así, se consigue que los factores conocidos y no conocidos, que puedan influir en el desenlace del tratamiento, sean similares (en la fase de análisis del ensayo, es aconsejable comparar las características clínicas entre los dos grupos, para asegurar que la aleatorización ha funcionado de manera adecuada). Sin embargo, en los estudios observacionales, la asignación al grupo de tratamiento la decide el profesional que trata al paciente. Por ello, puede existir un sesgo de selección, que ocurre cuando los grupos de comparación difieren al inicio de manera que pueden influir en los resultados del estudio. Dado que los tratamientos se eligen en función de las características del paciente y de la enfermedad, estas diferencias entre los grupos de tratamiento ocurren con frecuencia en los estudios observacionales. El sesgo de selección puede ser manifiesto u oculto. Se puede observar un sesgo manifiesto porque se han recopilado datos sobre variables relevantes. El sesgo oculto no puede verse porque la información requerida no fue observada ni registrada. En los estudios observacionales, se han utilizado varios métodos para controlar el sesgo de selección, generalmente el análisis de regresión multivariado, que permite ajustar las diferencias en los factores pronósticos conocidos, aunque existen otros métodos, como el uso de variables instrumentales o la utilización de *propensity scores*. Los modelos de regresión multivariados son el método más utilizado para ajustar el sesgo manifiesto. No solo ajustan la influencia de los factores de confusión, sino que también proporcionan estimaciones directas del impacto de las variables explicativas. Los métodos de regresión generalmente requieren algunos supuestos del modelo y un tamaño de muestra relativamente grande cuando hay una gran cantidad de covariables. Durante el diseño de estudios observacionales, se debe avanzar en el control del sesgo de selección (abierto y oculto), incluyendo todas las covariables que puedan estar asociadas con los tratamientos y/o resultados. Dado que no hay manera de abordar completamente el sesgo oculto, un pequeño cambio en la lista de covariables puede determinar si los resultados del estudio son confiables o no.

La primera cuestión al crear un modelo multivariado es decidir qué variables incluir. Como nuestro objetivo es generar grupos de tratamiento máximamente comparables, no hay razón para evitar el ajuste para una covariable verdadera, y tendrá mínimo impacto el ajuste de factores que eran comparables antes del tratamiento, de manera no relevante, para los resultados de interés. Sin embargo, en la práctica, aumentar el número de covariables utilizadas en los ajustes aumenta la complejidad del análisis y requiere un mayor número de casos (como regla orientativa, se aconseja que por cada covariable de un modelo existan unos 20 sujetos incluidos). Por otra parte, si hay muchas covariables y a cada una de ellas le faltan algunos datos, puede haber pocos sujetos con datos completos, y esto provocará una disminución del tamaño efectivo de la muestra. Aunque, a veces, las covariables incluidas se limitan a aquellas variables que son estadísticamente significativas, no hay razón para creer que la ausencia de significación estadística implique que el desequilibrio en la covariable sea lo suficientemente pequeño como para ignorarlo. Es aconsejable *forzar* en el modelo aquellas covariables que se consideran factores pronósticos consolidados, incluso si no alcanzan significación estadística en la muestra, especialmente si el objetivo del estudio es evaluar la relación de nuevos factores con el pronóstico de la enfermedad.

Un factor que puede provocar un sesgo de selección al comparar dos grupos de tratamiento lo constituyen las pérdidas de seguimiento. Este posible sesgo puede tener lugar también en los ensayos clínicos, puesto que pacientes a los que se ha asignado un tratamiento pueden abandonarlo por falta de respuesta, efectos adversos o porque sencillamente así lo deciden. La pérdida de seguimiento, especialmente si es diferente entre los grupos de tratamiento, puede provocar un sesgo, ya que, por definición, los pacientes que dejen el tratamiento serán diferentes de los que lo mantengan. Una forma de reducir el impacto de este sesgo es hacer los análisis basándose en la asignación de tratamiento (análisis por intención de tratamiento o *intention to treat*), es decir, incluir a todos los pacientes en el análisis, independientemente de que hayan completado todas las evaluaciones o no. Existen dos tipos principales de aproximaciones en los análisis estadísticos: o bien utilizar métodos que incluyan solamente las visitas realizadas (modelos mixtos de medidas repetidas) o utilizar como la medida de resultado la última evaluación realizada por cada paciente (*last observation carried forward*).

El **sesgo del observador** ocurre cuando la evaluación del resultado de interés no es la misma para los grupos de tratamiento que se comparan. En psiquiatría, esta es una preocupación común en la mayoría de los estudios, ya que los investigadores suelen evaluar subjetivamente las medidas de resultado. El sesgo del observador puede ser especialmente problemático cuando los evaluadores pueden tener interés en mostrar la ventaja de un tratamiento sobre el otro, o cuando la investigación es financiada por un patrocinador con interés en un resultado particular. En los ensayos clínicos se evita el sesgo del observador mediante el cegamiento (*simple ciego*, si es el paciente el que no sabe qué tratamiento está recibiendo; *doble ciego*, si no saben el tratamiento asignado ni el paciente ni el profesional que realiza la evaluación). Sin embargo, el cegamiento en los estudios observacionales no suele ser factible por razones logísticas y de costes.

> **!** Cuando el cegamiento no es posible, una forma de evitar el sesgo del observador es centrarse en medidas de resultado objetivas, como la muerte o un marcador biológico. En psiquiatría, la medida objetiva de resultado más utilizada es la hospitalización.

Sin embargo, la hospitalización solamente es aplicable en estudios de pacientes con enfermedad grave, que a menudo son reingresados. Además, el uso de la hospitalización como medida de resultados puede verse influido por muchos factores que varían enormemente entre países y regiones, como la disponibilidad y organización de los servicios. Por lo tanto, las medidas de resultado utilizadas son, a menudo, subjetivas y es importante abordar la cuestión del sesgo del observador. Una forma de evaluar el grado en que puede estar presente el sesgo del observador es comparar los efectos del tratamiento evaluados por los profesionales sanitarios con PROM.

Los estudios observacionales de cohortes se pueden implementar a partir de datos recogidos de forma rutinaria, como, por ejemplo, las medidas de resultado obtenidas de manera regular en los programas de mejora de la calidad asistencial (este diseño se llamaría *estudio de cohortes histórico* o *estudio de cohortes retrospectivo*, puesto que se sigue una muestra de pacientes de manera prospectiva a partir del inicio de un tratamiento, pero la identificación de esa cohorte se realiza de forma retrospectiva). Como los datos del tratamiento proporcionados al paciente suelen estar recogidos de modo fiable, se pueden analizar los cambios producidos por los tratamientos en circunstancias de práctica clínica habitual. En este caso, hay dos aspectos muy importantes: en primer lugar, se debe evaluar al paciente en el momento exacto de realizar el cambio de tratamiento para conocer la situación basal del paciente; por otro lado, es fundamental, como se ha dicho anteriormente, tener en cuenta en los análisis las características basales diferenciales entre pacientes con diferentes tratamientos, lo cual se puede llevar a cabo con análisis multivariantes.

Como se ha señalado, un aspecto importante que determina la calidad de los estudios de cohortes (y también de los ensayos clínicos) es el mantenimiento de los sujetos del estudio durante todo el tiempo de seguimiento, es decir, minimizar las pérdidas de seguimiento. Si un estudio de cohortes no consigue una alta tasa de retención, la representatividad de los sujetos, y con ella la validez de los resultados, quedará considerablemente afectada.

Por último, en algunos casos se quieren evaluar los efectos de un tratamiento sin contar con un grupo control. Por ejemplo, en el caso de iniciarse un nuevo protocolo que afecta a todos los pacientes, es posible no poder comparar los resultados en estos pacientes con un grupo similar que esté recibiendo otra atención. En este caso, se podrían comparar los resultados en esos pacientes con los resultados de los pacientes que se han tratado antes del cambio de protocolo. Para asegurar que el posible efecto detectado se refiere al cambio de protocolo, se pueden incluir en el estudio varios períodos previos. Por ejemplo, si se quiere ver si un cambio de protocolo implantado en el mes de marzo ha conseguido unos mejores resultados, se pueden comparar los resultados de los pacientes de marzo a mayo con los de los períodos de diciembre a febrero, septiembre a noviembre e, incluso, de junio a agosto. Si se observa que los resultados tenían una estabilidad en los tres períodos previos, esto refuerza la hipótesis de que el cambio de protocolo es lo que ha causado la mejora.

Estudios de casos y controles y estudios transversales

Mientras que los estudios de cohortes intentan replicar el diseño de un ensayo clínico aleatorizado (se diferencian en que no existe una intervención del investigador en la exposición y, por tanto, hay una relación conceptual clara), en los estudios de casos y controles existe un paradigma diferente. En ellos, se compara la frecuencia de exposición de un grupo de personas que padece el trastorno (casos) con sujetos que no lo padecen (controles). Si la exposición al factor está relacionada con el trastorno estudiado, su frecuencia será mayor en el grupo de casos.

Un ejemplo de un estudio de casos y controles es el realizado por Hippisley-Cox *et al.* sobre la relación entre depresión, ansiedad y cardiopatía isquémica. El estudio se realizó con 5.623 pacientes de una consulta de atención primaria. A través de la historia clínica informatizada, se seleccionaron los pacientes con un diagnóstico de cardiopatía isquémica o que estaban recibiendo tratamiento con nitritos. Del mismo registro informatizado, se seleccionaron los controles, que eran personas que no tenían el diagnóstico de cardiopatía isquémica y que tenían la misma edad que los casos. El procedimiento fue escoger la primera persona con la misma edad que el caso, del listado de todas las personas de la consulta ordenadas por historia clínica. No se seleccionaron personas con el mismo apellido que el caso para evitar que

los controles fueran hermanos de los casos. Un total de 897 controles, o sea, unos tres controles por caso, apareados por edad, fueron seleccionados. Se estableció una edad de seudodiagnóstico de los controles, que era la edad en que se había diagnosticado la cardiopatía isquémica en los casos. Se evaluó la existencia de un diagnóstico de depresión, ansiedad y uso de psicofármacos para alguno de estos dos trastornos antes del diagnóstico de cardiopatía isquémica. Como los controles no padecieron cardiopatía isquémica, se evaluó la existencia de un diagnóstico de depresión, ansiedad o uso de psicofármacos antes de la edad que tenían los casos cuando fueron diagnosticados de cardiopatía. Se revisaron manualmente algunas historias seleccionadas al azar que mostraron la validez de los datos. El análisis de los datos se realizó de manera independiente para hombres y mujeres, y mostró que el riesgo de cardiopatía isquémica era tres veces superior en los hombres que tenían un diagnóstico de depresión que en los controles de la misma edad (*odds ratio* 3,09). Los hombres con cardiopatía isquémica también tenían más riesgo de padecer depresión después del diagnóstico de la cardiopatía (*odds ratio* 2,3). La depresión no fue un factor de riesgo de cardiopatía isquémica en las mujeres y la de ansiedad tampoco lo fue en ninguno de los sexos.

> **!** Los estudios de casos y controles son adecuados para examinar trastornos o problemas de salud infrecuentes y/o con largos períodos de latencia entre la exposición al factor causal y el trastorno, en los que, además, un estudio de cohortes sería especialmente costoso.

Una ventaja importante de estos estudios es que permiten el análisis de múltiples factores causales o de riesgo simultáneamente, ya que se puede evaluar la presencia de todos estos factores en los sujetos del estudio. Por ello, son especialmente útiles para sugerir hipótesis causales.

Los estudios transversales, típicamente las encuestas, son aquellos en los que se analiza, en un momento determinado, la presencia del trastorno que se estudia y de los factores asociados. El nivel de evidencia que proporcionan los estudios transversales es menor que el de los descritos hasta ahora, puesto que solamente evalúan asociaciones entre trastornos y posibles factores protectores o causales y, por tanto, no definen la asociación temporal. Existen formas de mejorar los estudios transversales para que se asemejen a estudios de casos y controles. Una de ellas es la determinación de las edades de exposición y de inicio del trastorno. Eso nos permite tener en cuenta la temporalidad en el análisis de los datos. Esto no es, sin embargo, un problema cuando se están estudiando factores de riesgo invariables, como pueden ser los genéticos.

> No se pueden utilizar estudios de casos y controles o estudios transversales para analizar los resultados de un tratamiento. La razón es que, cuando no se evalúan todos los pacientes en el momento de iniciar un tratamiento, como en los estudios de cohortes, se pierde la información de aquellos pacientes que han abandonado el tratamiento porque no ha resultado efectivo o no ha sido bien tolerado.

PRECISIÓN Y CÁLCULO DEL TAMAÑO MUESTRAL

Los organismos biológicos tienen una variabilidad innata. En la investigación, se debe tener en cuenta esta variabilidad para asegurarse de que las conclusiones son robustas. Se utilizan los métodos estadísticos para conocer y controlar esa variabilidad. Para ello, se busca precisión en las afirmaciones. La precisión en un estudio consiste en la reducción del error aleatorio. Este error aleatorio tiene múltiples orígenes, entre ellos, la variabilidad intrínseca de todos los procesos, el desconocimiento que se tiene de muchos de los factores que intervienen o los errores asociados a cualquier medición. Uno de los principales componentes de este error aleatorio proviene del muestreo: nunca se evalúa a todos los sujetos que padecen un determinado trastorno, sino solamente a una muestra de ellos. El error aleatorio implicará que cualquier resultado en un estudio nunca será exacto, sino que presentará una variabilidad respecto al valor que se encuentre. Aumentar la precisión quiere decir reducir esta variabilidad.

La precisión puede ser mejorada de dos maneras: incluyendo un mayor número de sujetos en el estudio, o bien haciendo un estudio más eficiente.

> **!** Antes de emprender cualquier estudio es importante hacer un cálculo del tamaño muestral, es decir, del número de individuos que se deben incluir con el fin de tener la precisión necesaria para obtener unos resultados fiables.

Para el cálculo preciso del tamaño muestral se remite al lector a textos de bioestadística. Sin embargo, sí que se señalará que el tamaño muestral depende de estos factores:

- El nivel de significación estadística (error alfa, habitualmente definido al 0,05), que es la probabilidad de que los hallazgos que se han encontrado sean debidos al error aleatorio y no sean ciertos.
- El poder (error beta, habitualmente definido a nivel 0,80 o 0,90), que es la probabilidad de detectar una diferencia que existe.
- La magnitud del efecto que se está evaluando.
- La frecuencia del trastorno en las personas no expuestas (o bien de la proporción de expuestos entre los que no padecen el trastorno).
- La proporción de personas expuestas y no expuestas (o de casos y controles).

Respecto a este último elemento, número de personas expuestas y no expuestas o número de casos y controles, se suele conseguir una máxima precisión incluyendo números iguales en cada grupo. Sin embargo, no siempre esta es la situación óptima. Por ejemplo, en un estudio de casos y controles, si el número de casos es limitado, se puede incrementar la precisión del estudio aumentando el número de controles por caso. Habitualmente la precisión aumenta si se tienen dos controles por caso, o incluso tres, pero a partir de tres controles la precisión que se gana no suele compensar los costes adicionales incurridos. En el caso de estudios de cohortes, se maximiza la precisión aumentando el número de personas que desarrollan el trastorno durante el seguimiento.

MÉTODOS CUALITATIVOS

Se pretende introducir la utilidad y riqueza que puede aportar la metodología cualitativa a un estudio clínico. La investigación cualitativa no reconoce una realidad única y objetiva (como el paradigma racionalista cuantitativo), sino la existencia de múltiples realidades y puntos de vista. El objetivo principal que persigue es introducirse en esta complejidad, intentando entender el hecho que se estudia y sus determinantes. Por ello, normalmente, se utilizan relativamente pocos casos para poder profundizar más en ellos. El número de personas que se incluyen no se decide antes de iniciar el estudio, sino que se decide durante su implementación a partir de diferentes criterios. Uno de esos criterios, por ejemplo, es el de saturación: se deja de incorporar nueva información al proyecto cuando las entrevistas ya no proporcionan nueva información. Las técnicas cualitativas son la entrevista (individual o grupal, semiestructurada o abierta, incluidos los grupos focales); la observación; el análisis de documentos y las técnicas creativas, de consenso o proyectivas (como la lluvia de ideas, el grupo nominal o el relato de historias, respectivamente). El tipo de datos que se producen son narrativos. Se suele utilizar un método inductivo, es decir, no se parte de categorías preestablecidas y rígidas, sino que se desarrollan a partir de los datos. El estudio se realiza en contextos naturales, sin someterlo a control experimental. Por último, el investigador se reconoce como parte del proceso, asumiendo que puede influir en él. De todos modos, esta influencia se intenta disminuir tanto en la recogida de datos como en su análisis.

Existen diferentes modelos para integrar los métodos cuantitativos y cualitativos. El primero de ellos, el **modelo de intensificación**, sugiere que la metodología cualitativa enriquecería a lo cuantitativo de distintas formas:

- Con la generación de hipótesis que serían evaluadas de manera cuantitativa. Por ejemplo, se podría realizar una investigación cualitativa cuyo objetivo fuese conocer cómo describen su calidad de vida las personas afectadas de trastorno por déficit de atención e hiperactividad (TDAH) en función de su género. Si el análisis del contenido del discurso de los pacientes hombres y mujeres fuera diferente, se podría realizar un estudio clínico con el objetivo de analizar si existen diferencias en función del género en la calidad de vida de las personas afectadas de TDAH.
- Al ayudar a construir medidas más complejas. Por ejemplo, si se pretende construir una nueva escala para evaluar los síntomas de un trastorno, se podría partir de un estudio cualitativo previo en el que personas con el trastorno determinado informaran de los síntomas que provocan más malestar o incapacidad. A partir de este estudio previo, los investigadores podrían definir mejor sus variables de interés.
- Al explicar resultados no esperados o sorprendentes que se hayan dado en un estudio cuantitativo previo. Por ejemplo,

en un estudio epidemiológico se reportó que la prevalencia de tratamientos para la depresión que seguían las recomendaciones de las guías de práctica clínica era tan solo del 30 %. Los investigadores realizaron un estudio cualitativo *a posteriori* para entender por qué los profesionales implicados en el tratamiento de la depresión no aplicaban las recomendaciones.

El segundo modelo, denominado **epistemológico**, sugiere que la metodología cualitativa sería una disciplina con valor independiente *per se*, que en todo caso contribuiría a la investigación clínica fundamentalmente mediante el estudio de cómo las personas perciben las enfermedades, profundizando en este tipo de conocimientos, dando más voz a los participantes para *construir* el conocimiento junto a ellos y, por último, cambiando o, al menos cuestionando, las maneras de entender los trastornos desde la clínica.

La combinación de metodología cuantitativa y cualitativa permite aproximarse de una manera más completa al fenómeno que se está estudiando. Los autores del presente capítulo animan a los interesados a consultar la obra de Pope y Mays, *Qualitative Research in Health Care*, o el manual de Vázquez Navarrete *et al.*, *Introducción a las técnicas cualitativas de investigación aplicadas en salud*.

PROGRAMAS DE MEJORA DE LA CALIDAD E INVESTIGACIÓN

A menudo existe confusión sobre si un proyecto está asociado con la mejora de la calidad o con la investigación. La mayoría de los proyectos de mejora de la calidad incluyen la recopilación de datos en muestras pequeñas, cambios frecuentes en los protocolos e intervenciones, el descarte de ideas pobres y la búsqueda de ideas que funcionan. Esta línea de base en constante cambio hace que sea problemático pensar en la mejora de la calidad como una investigación tradicional. Sin embargo, los conceptos de proyectos de mejora de la calidad e investigación no son mutuamente excluyentes.

El objetivo de la mayoría de los proyectos de mejora de la calidad es abordar eficientemente la necesidad de una situación local. La investigación busca abordar los problemas de una manera que proporcione resultados más generalizables. Sin embargo, un proyecto de mejora de la calidad también puede considerarse investigación si se cumplen estas condiciones:

- La intervención probada implica una desviación de las prácticas establecidas.
- Los pacientes individuales son los sujetos.
- Se realiza aleatorización o enmascaramiento.
- Los participantes están sujetos a riesgos o cargas adicionales, más allá de la práctica clínica habitual, para que los resultados sean generalizables.

 Un aspecto muy importante de esta diferenciación es que los estudios de mejora de la calidad asistencial no deben ser evaluados por un comité ético de investigación, y solamente es necesaria la aprobación por los órganos rectores del centro donde se implementan.

Tabla 43-7. Esquema básico de un protocolo de investigación

- Título del proyecto
- Resumen del proyecto
- Planteamiento del problema (justificación científica)
- Justificación de los resultados (objetivos últimos, aplicabilidad)
- Fundamento teórico (argumentación, respuestas posibles, hipótesis)
- Objetivos de investigación (general y específicos)
- Metodología
- Tipo y diseño general del estudio
- Definiciones operacionales (operacionalización)
- Universo de estudio, selección y tamaño de muestra, unidad de análisis y observación. Criterios de inclusión y exclusión
- Intervención propuesta (si aplica)
- Procedimientos para la recolección de información, instrumentos que se van a utilizar y métodos para el control de calidad de los datos
- Procedimientos para garantizar aspectos éticos en las investigaciones con sujetos humanos
- Plan de análisis de los resultados
- Métodos y modelos de análisis de los datos, según tipo de variables
- Programas que se van a utilizar para análisis de datos
- Referencias bibliográficas
- Cronograma
- Presupuesto
- Anexos (instrumentos de recolección de información, consentimiento informado y hoja de información al paciente, ampliación de métodos y procedimientos que se vayan a emplear y otros)

PROTOCOLO DE INVESTIGACIÓN

Antes de iniciar cualquier estudio, es necesario escribir el protocolo de investigación en el que se detallen sus motivaciones, objetivos, metodología y aspectos éticos. El protocolo de investigación es imprescindible para asegurar una metodología correcta, y es la base de una buena implementación de un estudio. La **tabla 43-7** muestra los apartados de un protocolo de investigación. El protocolo, además, permitirá un requerimiento de todo trabajo científico: su reproducibilidad.

ASPECTOS ÉTICOS Y REGULATORIOS

Toda investigación realizada con personas, o con datos de personas, debe ser aprobada por un Comité de Ética de la Investigación con medicamentos (CEIm). Este comité evalúa los riesgos y beneficios de cada uno de los estudios, y emite un dictamen de cumplimiento obligatorio por el investigador. Sin la autorización de un CEIm, no se puede empezar ningún estudio clínico.

! El CEIm nos requerirá el envío del protocolo de investigación, la hoja de información al paciente y/o sus familiares y el consentimiento informado. Excepto en los casos en que específicamente el CEIm nos autorice realizar un estudio de investigación sin pedir el consentimiento informado de las personas que proporcionan sus datos para el estudio, el consentimiento es absolutamente necesario.

PUNTOS CLAVE

- Se debe incorporar la visión de los pacientes y sus familiares a todos los programas de mejora de la calidad asistencial y los proyectos de investigación.
- La mejora continua de la calidad requiere la evaluación de la estructura, procedimientos y resultados de la atención sanitaria.
- Todo proyecto de investigación requiere, previamente a su inicio, la realización de un protocolo de investigación en el que se detalle la metodología del mismo. Ese protocolo debe ser evaluado y aprobado previamente al inicio del estudio por un Comité de Ética de la Investigación con medicamentos (CEIm).
- La evaluación de los pacientes en los programas de mejora de la calidad asistencial e investigación requiere de cuestionarios válidos y fiables, administrados por evaluadores que han recibido la formación necesaria.
- La combinación de métodos cuantitativos y cualitativos nos permite la máxima comprensión del objeto estudiado.

BIBLIOGRAFÍA

Argimon JM, Jiménez J. Métodos de investigación clínica y epidemiológica. 4ª ed. Barcelona: Elsevier. 2012.

Consolidated Standards of Reporting Trials (CONSORT Statement) [internet] [consulta el 27 de junio de 2024]; Disponible en: https://www.equator-network.org/reporting-guidelines/consort/

Fletcher R, Fletcher SW, Fletcher GS. Epidemiología clínica. 5ª ed. Filadelfia: Lippincott, Williams and Wilkins. Wolters Kluwer Health; 2016.

Giménez A. ¿Qué es un meta-análisis? y ¿cómo leerlo? Biomedicina. 2012;7(1):16-27.

Godwin M, Pike A, Bethune C, Kirby A, Pike A. Concurrent and convergent validity of the simple lifestyle indicator questionnaire. ISRN Family Med. 2013 Jun 1;2013:529645. doi: 10.5402/2013/529645. PMID: 24967324; PMCID: PMC4041224.

Hippisley-Cox J, Fielding K, Pringle M. Depression as a risk factor for ischaemic heart disease in men: population based case-control study. BMJ 1998;316: 1714-9. doi:10.1136/bmj.316.7146.1714

Moher D, Liberati A, Tetzlaff J, Altman DG; The PRISMA Group. Preferred Reporting/tems for Systematic Reviews and Meta-Analysis: The PRISMA Statement. PloS Med. 2009;(7):e100097. Epub 2009 Jul 21.

Organización Mundial de la Salud. Global standards for quality health care services for adolescents: Standards and criteria. A guide to implement a standards-driven approach to improve the quality of health care services for adolescents. Ginebra: Organización Mundial de la Salud, 2015.

Quinlan-Davidson M, Roberts KJ, Devakumar D, Sawyer SM, Cortez R, Kiss L. Evaluating quality in adolescent mental health services: a systematic review. BMJ Open. 2021;11:e044929. doi:10.1136/bmjopen-2020-044929

Shea BJ, Grimshaw JM, Wells GA, Boers M, Andersson N, Hamel C, et al. Development of AMSTAR: a measurement tool to assess the methodological quality of systematic reviews. BMC Med Res Methodol. 2007;7:10.

STROBE. STengthening the Reporting of OBservational studies in Epidemiology (STROBE Statement) [internet] [consulta el 27 de junio de 2024]. Disponible en: https://www.strobe-statement.org/index.php?id=strobe-home

Índice analítico

Los números de página seguidos de *f* o de *t* indican figura o tabla.